1 MONTH OF
FREE
READING

at

www.ForgottenBooks.com

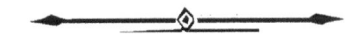

By purchasing this book you are eligible for one month membership to ForgottenBooks.com, giving you unlimited access to our entire collection of over 1,000,000 titles via our web site and mobile apps.

To claim your free month visit:
www.forgottenbooks.com/free1339320

ISBN 978-0-365-08136-4
PIBN 11339320

Handbuch der
Ärztlichen Erfahrungen
im Weltkriege 1914/1918

unter Mitredaktion von

Ludwig Aschoff - Freiburg i. Br., Theodor Axenfeld - Freiburg i. Br.,
Karl Bonhoeffer - Berlin, Carl Franz - Berlin, Rudolf Grashey - München,
Wilhelm Hoffmann - Berlin, Gustav Killian - Berlin, Ludolf v. Krehl - Heidelberg, Karl Kutscher - Berlin, Erwin Payr - Leipzig, Otto Voß - Frankfurt a. M.

herausgegeben von

Prof. Dr. Otto von Schjerning
Generalstabsarzt der Armee a. D. in Berlin,
während des Krieges Chef des Feld-Sanitätswesens

Band VIII.

Pathologische Anatomie

herausgegeben von

Prof. Dr. Ludwig Aschoff
o. ö. Professor, path. Anatom in Freiburg i. Br.,
im Kriege Armeepathologe beim Feldsanitätschef

Verlag von Johann Ambrosius Barth in Leipzig
1921

Pathologische Anatomie

unter Mitwirkung von

Ludwig Aschoff-Freiburg i. Br., Max Askanazy-Genf, Hermann Beitzke-Düsseldorf, Carl Benda-Berlin, Walther Berblinger-Kiel, Max Borst-München, Wilhelm Ceelen-Berlin, Albert Dietrich-Köln, Hermann Dürck-München, Theodor Fahr-Hamburg, Carl Fahrig-München, Eugen Fraenkel-Hamburg, Anton Ghon-Prag, Siegfried Gräff-Freiburg, Hermann Groll-München, Georg B. Gruber-Mainz, David von Hansemann (†)-Berlin, Konrad Helly-St. Gallen, Gotthold Herxheimer-Wiesbaden, R. Hermann Jaffé-Wien, Walter Koch-Berlin, Josef Kyrle-Wien, Max Löhlein-Marburg, Otto Lubarsch-Berlin, Franz Lucksch-Prag, Hermann Merkel-München, Oskar Meyer-Stettin, John Miller-Tübingen, Johann Georg Mönckeberg-Tübingen, Sigfried Oberndorfer-München, Ludwig Pick-Berlin, Gustav Ricker-Magdeburg, Robert Rößle-Jena, Martin Benno Schmidt-Würzburg, Alexander Schmincke-München, Carl Sternberg-Wien, Hermann Sternberg-Wien, Oskar Stoerk-Wien, Ernst Walkhoff-Berlin, August Weinert-Magdeburg, Richard von Wiesner-Wien

herausgegeben von

Ludwig Aschoff
in Freiburg i. Br.

Mit 134 Abbildungen im Text und 6 farbigen Tafeln

Verlag von Johann Ambrosius Barth in Leipzig
1921

Vorwort.

Die pathologische Anatomie sah sich, wie manch andere wissenschaftliche Disziplin, in diesem Weltkriege vor die Aufgabe gestellt, ihr Kriegsarbeitsgebiet und die dazu nötige Organisation sich selbst zu schaffen. Hatten auch in früheren Kriegen pathologische Anatomen und Ärzte Leichenöffnungen vorgenommen, in erster Linie, um für das chirurgische Handeln die nötige Richtschnur zu finden, so waren das, wie der Sanitätsbericht des Krieges 1870/71 zeigt, Ausnahmen geblieben. Über systematische Untersuchungen berichten uns nur die an Reservelazaretten tätig gewesenen pathologischen Anatomen, JULIUS ARNOLD und EDWIN KLEBS. Eine Fülle interessanter Befunde sind in ihren Veröffentlichungen niedergelegt. Das Problem welches damals die Pathologie am meisten beschäftigte, war das der Wundinfektion. KLEBS gelang die Entdeckung der Eitererreger, des Mikrosporon septicum. Er bahnte damit den größten Fortschritt auf dem Gebiete der septischen und pyämischen Erkrankungen an. Auch darf nicht unerwähnt bleiben, daß ein Teil der Chirurgen wertvolles Material in dem damaligen Kriege gesammelt haben. So befindet sich die VOLKMANNsche Sammlung in der Kaiser-Wilhelms-Akademie zu Berlin, die v. BECKsche Sammlung im Pathologischen Institut zu Freiburg i. B.; doch handelt es sich bei diesen und ähnlichen Sammlungen fast ausschließlich um Knochenpräparate, vorwiegend von Schußverletzungen.

Zu Beginn des Weltkrieges kam ein Teil der pathologischen Anatomen sofort mit den Truppen an die Front oder stellte sich sonst zur militärischen Verfügung. Mit der Entwicklung des Stellungskrieges ergab sich ein größeres Arbeitsfeld, welches von den einzelnen Fachkollegen, je nach den örtlichen Verhältnissen, mehr oder weniger ausgenutzt wurde, wenn auch eigene Dienststellen für Pathologen noch nicht bestanden. Eine solche wurde im Gebiet der bayrischen Armee durch BORST, im Festungsgebiet Metz, durch PUNCCIUS, und den Unterzeichneten geschaffen. Durch Zusammenstellung des von den verschiedenen Pathologen an den Fronten und in der Heimat gesammelten Materials in der Kaiser-Wilhelms-Akademie in Berlin (Frühling 1916) wurde der Nutzen der pathologisch-anatomischen Arbeit vor der breiteren Öffentlichkeit dargetan. Auch der anschließende Kriegspathologentag legte genügendes Zeugnis dafür ab. Im Auftrage des Feldsanitätschefs, welcher der Arbeit der Pathologen das größte Interesse entgegenbrachte, wurde von dem Unterzeichneten eine Organisation ausgearbeitet, welche in der Schaffung von besonderen Armeepathologen für jede Armee und beratenden Pathologen für jedes Sanitätsamt in der Heimat, ihren wesentlichen Grundstock erhielt. Durch die rührige Mitarbeit aller Fachkollegen konnte gleichzeitig die kriegspathologische Sammlung in Berlin zu einer Vollkommenheit (über 6000 Präparate) ausgebaut werden, wie sie, soweit bekannt, von keiner anderen Sammlung dieser Art erreicht wurde. Ähnliche Sammlungen wurden in München und Wien errichtet.

Die Berliner Sammlung besitzt auch eine umfangreiche Registratur aller Leichenprotokolle (etwa 70000), sowie ein wertvolles mikroskopisches Untersuchungsmaterial.

In allen diesen Sammlungen fanden die verschiedenen Aufgaben der Kriegspathologen einen Teil ihrer Lösung. Freilich handelte es sich nicht nur darum, die verschiedenen Formen der Schußverletzungen darzustellen und zu beschreiben, so wertvoll dieses Material auch für die Unfallskunde und gerichtliche Medizin sein mag, zumal wenn man bedenkt, daß neben den Schußverletzungen zahlreiche andere Formen mechanischer, physikalischer und chemischer Gewalteinwirkungen, wie sie in dieser geradezu verwirrenden Fülle die Friedenszeit nie hätte bieten können, zur Beobachtung gelangten.

Vielmehr hatte die pathologische Anatomie neben den Kriegsverletzungen dem großen Heer der Seuchen ihre besondere Aufmerksamkeit zuzuwenden. Gab es doch manche darunter, die entweder im Kriege in eigenartiger Form auftraten oder, als bisher kaum gekannte, dem Forscher reichen Anlaß zum eingehenden Studium boten. Der Inhalt des Bandes legt auch davon Zeugnis ab.

Am wichtigsten aber schien das Studium der normalen und krankhaften Konstitution. Das ungeheure Material des Krieges durfte, wenn überhaupt regelmäßige Leichenöffnungen eingeführt wurden, nach dieser Richtung hin nicht unausgenutzt gelassen werden. Wird sich doch voraussichtlich nie wieder die Gelegenheit bieten, gesunde oder anscheinend gesunde Jünglinge und Männer im Alter von 18 bis 45 Jahren in so großen Vergleichsziffern auf das normale Verhalten der Organe, besonders der Drüsen mit innerer Sekretion, hin untersuchen zu können. Es ist bedauerlich, daß diese Untersuchungen nicht noch eingehender und vor allem nicht auch mikroskopisch durchgeführt werden konnten. Dazu fehlte es aber vielfach an Zeit und an äußeren Hilfsmitteln. Doch ist ein wertvolles Beobachtungsmaterial in den Protokollen der Armeepathologen und beratenden Pathologen niedergelegt. Die in den Händen des Regierungs-Medizinalrates Dr. KOCH befindliche Leitung der Sammlung an der Kaiser-Wilhelms-Akademie wird noch genügend zu tun haben, um dieses Material selbst zu verwerten oder es der Beobachtung durch die Fachkollegen zugänglich zu machen. Es soll der Versuch gemacht werden, die von den Kriegspathologen herauszugebenden Arbeiten in einer fortlaufenden Reihe*) zu veröffentlichen, um sie so an sichtbarer Stelle zu sammeln. Diese Veröffentlichungen sollen eine Ergänzung des vorliegenden Bandes über die Erfahrungen der Kriegspathologie bilden.

In ihm ist nur eine die Einzelheiten nicht berücksichtigende Gesamtdarstellung der pathologisch-anatomischen Kriegserfahrungen gegeben, deren Gliederung sich nach dem oben Gesagten von selbst ergibt. Zeit und äußere Umstände zwangen alle Mitarbeiter zur Beschränkung. Trotzdem hoffen alle, das Wesentliche gebracht, die neuen Fragestellungen wenigstens angedeutet zu haben. Auch ihre Zahl ist tausendfach gewachsen. So zwingt uns der Krieg zu immer neuer Forschung im Frieden.

                                        L. Aschoff.

---

*) „Veröffentlichungen aus der Kriegs- und Konstitutionspathologie" (Gustav Fischer, Jena).

VII

Inhalt.

I. Die nicht für den Krieg charakteristischen Krankheitsprozesse.

A. Organkrankheiten.　　　　　　　　　　　　　　　　　　　　Seite

1. Verhalten des Herzens und der Herzkrankheiten von Prof. Dr. THEODOR FAHR in Hamburg.
Mit 2 Abbildungen im Text 1
2. Das Gefäßsystem und seine Erkrankungen von Prof. Dr. JOHANN GEORG MONCKEBERG in Tübingen 8
3. Die Atmungs- und Verdauungsorgane und ihre Erkrankungen. Das Zentralnervensystem
und seine Erkrankungen von Prof. Dr. GOTTHOLD HERXHEIMER in Wiesbaden 18
4. Akute Erkrankungen der Nieren (Feldnephritis) von Prof. Dr. GOTTHOLD HERXHEIMER in
Wiesbaden 25
5. Die Drüsen mit innerer Sekretion von Dr. R. HERMANN JAFFÉ in Wien und Dr. HERMANN STERNBERG 36
6. Die Haut und ihre Erkrankungen von Prof. Dr. JOSEF KYRLE in Wien 45

B. Allgemeine Erkrankungen.

1. Angeborene Mißbildungen und Geschwülste von Dr. AUGUST WEINERT in Magdeburg . . . 48
2. Hat der Krieg die Entstehung bösartiger Geschwülste beeinflußt? von Geh. Rat Prof.
Dr. DAVID VON HANSEMANN † in Berlin 53
3. Allgemeines über phthisische Infektionen von Dr. AUGUST WEINERT in Magdeburg 56
4. Fortschreitende Phthisen von Prof. Dr. HERMANN BEITZKE in Düsseldorf 63
5. Erschöpfungskrankheiten von Geh. Med.-Rat OTTO LUBARSCH in Berlin 66

II. Die für den Krieg charakteristischen Seuchen.

1. Typhus abdominalis (Eberth) von Privatdozent Dr. SIEGFRIED GRAFF in Freiburg. Mit
1 farbigen Tafel (I) 77
2. Paratyphus von Prof. Dr. RICHARD VON WIESNER in Wien 93
3. Ruhr von Prof. Dr. MAX LÖHLEIN in Marburg 100
4. a) Die Haut bei der Fleckfiebererkrankung von Dr. EUGEN FRAENKEL in Hamburg. Mit
7 Abbildungen im Text 117
b) Pathologische Anatomie der inneren Organe bei Fleckfieber von Prof. Dr. WILHELM CEELEN
in Berlin. Mit 10 Abbildungen im Text 127
5. Epidemische Genickstarre (Meningitis meningococcica) v. Priv.-Doz. GEORG B. GRUBER in Mainz 135
6. Heine-Medinsche Erkrankung von Dr. OSKAR MEYER in Stettin 140
7. Grippe von Dr. CARL FAHRIG in München 144
8. Weilsche Krankheit von Prof. Dr. HERMANN BEITZKE in Düsseldorf 152
9. Pocken von Prof. Dr. KONRAD HELLY in St. Gallen 163
10. Rückfallfieber (Febris recurrens) von Prof. Dr. FRANZ LUCKSCH in Prag 167
11. Cholera von Prof. Dr. OSKAR STOERK in Wien 172
12. Malaria von Prof. Dr. HERMANN DÜRCK in München. Mit 1 Abbildung im Text 177
13. Mischinfektionen von Prof. Dr. CARL STERNBERG in Wien 192
14. Allgemeines über die Morphologie der Immunitätsreaktionen von Prof. Dr. MAX ASKANAZY in Genf 197

III. Die direkten Kriegserkrankungen.

A. Direkte Kriegserkrankungen durch Schuß, Stich, Hieb usw.

1. Allgemeines über die Wirkung der Geschosse, Waffen usw. Anatomie über Schock, Verblutung und Verblutungstod, Fettembolie. Verschiedene Widerstandsfähigkeit der Gewebe nach
ihrem physikalischen Aufbau von Prof. Dr. MAX BORST in München. Mit 1 Abbildung im Text 206
2. Die Schußverletzungen usw. der Haut von Dr. med. WALTER KOCH in Berlin. Mit 19 Abbildungen im Text 236
3. a) Schußverletzungen des Knochengerüstes inklusive Gelenke von Dr. ERNST WALKHOFF
in Berlin. Mit 1 Abbildung im Text und 3 farbigen Tafeln (II—IV) 248
b) Die Kriegserkrankungen der Muskeln durch Schuß, Stich, Hieb und stumpfe Gewalt
von Prof. Dr. ALEXANDER SCHMINCKE in München. Mit 6 Abbildungen im Text 282
4. Die Schußverletzungen des peripheren Nervensystems von Prof. Dr. WALTHER BERBLINGER in
Kiel. Mit 12 Abbildungen im Text 291

5. Schußverletzungen der Gefäße von Geh. Hofrat Prof. Dr. MARTIN BENNO SCHMIDT in Würzburg.
Mit 9 Abbildungen im Text 314
6. Verletzungen der Kopfhöhle und ihres Inhaltes.
A. Die pathologische Anatomie der frischen mechanischen Kriegsschädigungen des Hirnes
und seiner Hüllen von Prof. Dr. GUSTAV RICKER in Magdeburg. Mit 19 Abbildungen im Text 334
B. Meningitis von Prof. Dr. ANTON GHON in Prag 383
7. Verletzungen des Wirbelkanals und seines Inhaltes
A. Die pathologische Anatomie der frischen mechanischen Kriegsschädigungen des Rückenmarks und seiner Hüllen von Prof. Dr. GUSTAV RICKER in Magdeburg. Mit 8 Abbildungen
im Text 388
B. Ältere Stadien von Hirn- und Rückenmarksverletzungen von Prof. Dr. CARL BENDA in Berlin.
Mit 7 Abbildungen im Text 404
8. Schußverletzungen des Halses von Prof. Dr. SIGFRIED OBERNDORFER in München. Mit 6 Abbildungen im Text 414
9. Schußverletzungen der Brustorgane von Prof. Dr. HERMANN MERKEL in München. Mit 14 Abbildungen im Text 427
10. Die Schußverletzungen der Bauch- und Beckenhöhle von Prof. Dr. ALBERT DIETRICH in Köln.
Mit 7 Abbildungen im Text 478
B. Direkte Kriegserkrankungen durch gröbere physikalische Einwirkungen
von Dr. HERMANN GROLL in München. Mit 2 Abbildungen im Text 506
1. Absturz aus der Luft 507
2. Verschüttung 510
3. Luftdruck 512
C. Thermische Kriegsschädigungen von Universitätsprofessor Dr. LUDWIG PICK in Berlin.
Mit 3 Abbildungen im Text.
1. Verbrennung 513
2. Hitzschlag 521
3. Erfrierung 523
D. Direkte Kriegserkrankungen durch Einwirkungen chemischer Mittel.
1. Vergiftung durch Gas von Reg.-Med.-Rat Dr. WALTER KOCH in Berlin. Mit 2 farbigen Tafeln (V u.VI) 526
2. Erstickungen besonderer Art von Prof. Dr. JOHN MILLER in Tübingen 536

IV. Die Heilung der Wunden. Störungen der Wundheilung.

A. Die Störungen der Heilung durch Infektion der Wunde
von Geheimem Rat Prof. Dr. LUDWIG ASCHOFF in Freiburg i. Br.
1. Allgemeines über Wundinfektion 541
2. Die Gasödeme 546
3. Der Wundstarrkrampf 567
4. Die von der Wunde unabhängigen komplizierenden Infektionen 574
B. Komplikationen anderer Art, besonders durch Kreislaufstörungen
von Prof. Dr. ROBERT RÖSSLE in Jena.
1. Dekubitus 576
2. Gangrän 578
3. Thrombose 579
4. Erosionen der Magenschleimhaut 581
Alphabetisches Sachregister 582

Verzeichnis der Tafeln.

Tafel I (zu SIEGFRIED GRAFF, Typhus abdominalis) mit Abbildung 1—4 . . . . nach Seite 88
Tafel II (zu ERNST WALKHOFF, Knochengerüst) mit Abbildung 1 und 2 . . . . nach Seite 280
Tafel III (zu ERNST WALKHOFF. Knochengerüst) mit Abbildung 3—5 . . . . nach Seite 280
Tafel IV (zu ERNST WALKHOFF. Knochengerüst) mit Abbildung 6—8 . . . . nach Seite 280
Tafel V (zu WALTER KOCH, Phosgen) mit Abbildung 1—4 . . . . nach Seite 528
Tafel VI (zu WALTER KOCH, Gelbkreuz) mit Abbildung 1 und 2 . . . . nach Seite 534

I. Die nicht für den Krieg charakteristischen, aber durch denselben an Umfang und Schwere beeinflußten Krankheitsprozesse.

A. Organkrankheiten.

1. Verhalten des Herzens und der Herzkrankheiten.

Von Prof. Dr. THEODOR FAHR in Hamburg,
Prosektor am Allgemeinen Krankenhaus Hamburg-Barmbeck.
Im Kriege fachärztl. Beirat des IX. A.-K. für Holstein.

Mit 2 Abbildungen im Text.

Wie der Titel schon andeutet, gliedert sich dieses Kapitel in zwei Abschnitte: Im ersten soll dargestellt werden, wie sich das gesunde Herz unter den veränderten Bedingungen des Kriegsdienstes verhalten hat, im zweiten, in welcher Weise bereits bestehende Herzerkrankungen durch den Krieg beeinflußt worden sind.

Im ersten Abschnitt handelt es sich zunächst um die Frage, ob die Strapazen des Krieges, d. h. im Hinblick auf die vorliegende Frage genauer gesagt, die vermehrten körperlichen Anstrengungen zu einer Vergrößerung des Herzens führen, mit anderen Worten, ob es eine Arbeitshypertrophie des Herzens gibt.

Es ist das ja bekanntlich ein Problem, das schon vor dem Kriege, namentlich von klinischer Seite (MORITZ, KREHL, C. HIRSCH u. a. — auf die umfängliche diesbez. Literatur kann hier aus Mangel an Raum nicht eingegangen werden —), vielfache Bearbeitung erfahren hat und bei dem gerade die Kriegserfahrungen eine sichere Lösung erhoffen ließen. Daß angestrengte Muskelarbeit vorübergehende Blutdrucksteigerung auslöst (MORITZ), ist sicher, und nach den Beobachtungen, die teils experimentell (KOLBS), teils an menschlichem Material gewonnen wurden (FRANTZEL, MONZINGER, HENSCHEN u. a.), schien auch die Annahme gerechtfertigt, daß diese auf vermehrter Muskelarbeit beruhende vorübergehende Blutdrucksteigerung, wenn sie oft genug wiederkehrt, zur Herzhypertrophie führt.

Es liegt auf der Hand, daß eine ganz einwandfreie Antwort auf diese Frage nur auf Grund anatomischer Untersuchungen zu bekommen ist, denn die klinische Untersuchung, auch wenn sie mit Hilfe des Röntgenverfahrens vorgenommen wird, gibt uns über die Masse des Herzens, und darauf kommt es im vorliegenden Falle an, keine so sicheren Aufschlüsse, wie die Wägung. Aber auch diese ist nur dann voll verwertbar, wenn sie sich nicht auf die Gewichtsbestimmung des Herzens beschränkt, sondern gleichzeitig auch das Körpergewicht angibt und damit die Möglichkeit bietet, das Proportionalgewicht des Herzens zu berechnen, d. h. die Muskelmasse des Herzens mit der Masse der Körpermuskulatur in Beziehung zu setzen. Obwohl W. MÖLLER diese Notwendigkeit überzeugend dargetan hat, findet sich leider in den meisten Arbeiten gerade in diesem Punkt eine Lücke, indem die Körpergewichte fehlen und das Proportionalgewicht des Herzens, das allein als völlig einwandfrei gelten kann, infolgedessen nicht zu bestimmen ist (das gilt z. B. von den Angaben HASSNERS über die von ihm beobachteten Herzgewichte).

Nachdem ich die Bearbeitung des vorliegenden Themas übernommen hatte, habe ich in meinem Institut — von Herbst 1916 ab — regelmäßige vergleichende Bestimmungen von Körper und Herzgewicht bei Soldaten und Zivilpersonen vorgenommen und die Proportionalgewichte berechnet. Leider eignete sich mein Material für die

Entscheidung der Frage, ob körperliche Anstrengungen eine Zunahme des Proportionalgewichtes bedingen, von Monat zu Monat weniger, denn an unserem Krankenhaus,
in dem neben einer Herz- und Nieren- auch eine Nerven- und Lungenstation eingerichtet wurde, wuchs die Zahl der an inneren Erkrankungen, namentlich an Lungentuberkulose Gestorbenen unter den Heeresangehörigen, allmählich so sehr, daß sich
das von Soldaten stammende Sektionsmaterial von dem aus der Zivilbevölkerung
kommenden nicht mehr nennenswert unterschied. An Zivilpersonen habe ich, um
Vergleichsmaterial zu bekommen, im ganzen ca. 1000 Bestimmungen des Proportionalgewichts vorgenommen, doch eignen sich zum Vergleich mit den Soldaten natürlich
nur die im gleichen Lebensalter stehenden Männer. Selbstverständlich wurden auch
nur Fälle verwertet, bei denen kein organisches Herzleiden (Herzfehler), keine Nierenerkrankung, keine Ödeme und kein Verlust von Gliedmaßen vorlag. Und nach
Abzug all dieser unbrauchbaren Fälle blieben mir nur 139 Soldaten und 151 Zivilpersonen, die sich zur Berechnung des Proportionalgewichts und zu einem gegen-
seitigen Vergleich dieses Gewichts zwischen Soldaten und Zivilpersonen eigneten.

Die von W. MÜLLER geforderte Berechnung des Proportionalgewichts für die
einzelnen Herzabschnitte habe ich nicht vorgenommen, ich gestehe offen, daß ich
die Fehlerquellen, die sich bei der Zerlegung des Herzens in seine einzelnen Abschnitte ergeben, für größer halte, wie dies W. MÜLLER tut, auch die Entfernung des
Fettes habe ich nicht vorgenommen, dagegen Fälle mit ausgesprochener Lipomatose
nicht mitbenutzt.

Die erhaltenen Durchschnittszahlen ergibt die folgende Tabelle nach Lebensaltern geordnet.

Tabelle L

Soldaten					Zivilpersonen				
Lebens-alter Jahre	Zahl der Fälle	Körper-gewicht kg	Herz-gewicht g	Propor-tional-gewicht g	Lebens-alter Jahre	Zahl der Fälle	Körper-gewicht kg	Herz-gewicht g	Propor-tional-gewicht g
18—20	15	43,6	263	0,00603	18—20	14	44,2	257,5	0,00582
21—30	42	44,9	268	0,00597	21—30	30	44,1	270,0	0,00612
31—40	49	47,5	293,5	0,00618	31—40	50	45,2	277,4	0,00613
41—50	33	45,0	263,7	0,00586	41—50	57	49,1	291,7	0,00594
	139					151			

Zur Erklärung der niedrigen Körpergewichte sei darauf hingewiesen, daß die
Zahlen der vorstehenden Tabelle das Material des furchtbaren Steckrübenwinters
1916/17 mitumfassen, dessen verheerende Wirkungen auf den Ernährungszustand
der Bevölkerung ich an anderer Stelle ausführlicher geschildert habe.

Berechnet man nicht nach einzelnen Abschnitten der vorstehenden Tabelle, bei Soldaten
und Zivilpersonen das Proportionalgewicht, so ergibt sich genau die gleiche Zahl,
nämlich 0,00602 (das Gramm Herzmasse auf das Gramm Körpermasse berechnet).

Außerdem verfüge ich noch über 40 Wägungen von Frontsoldaten aus den
beiden ersten Kriegsjahren, bei denen eine Berechnung des Proportionalgewichts
möglich war.

Sie betreffen 5 Personen zwischen 18 und 20, 26 zwischen 21—30, 7 zwischen
31—35, 1 von 36 und 1 von 44 Jahren.

Das Durchschnittskörpergewicht bei diesen 40 individuen

betrug. . . . .   54,6 kg, Maximum 81,1,   Minimum 37,1
das Durchschnittsherzgewicht. . . . .   318,7 g,   „   450,   „   210
das Proportionalgewicht . . . . 0,00584 g,   „   0,00669,   „   0,00488

Es ergibt sich also aus dem Vergleich dieser beiden Zahlenreihen das zunächst
etwas überraschende Resultat, daß das Proportionalgewicht der Frontsoldaten nicht

höher, sondern sogar niedriger ist, wie bei den in der späteren Kriegszeit gewonnenen Zahlen, die von Zivilpersonen und von Soldaten kamen, die meist gar nicht im Felde gewesen waren. Die Erklärung für diese Zunahme des Proportionalgewichts in der späteren Kriegszeit scheint mir darin gegeben, daß der Ernährungszustand sich gegen das Kriegsende in erheblicher Weise verschlechtert hat. Das Proportionalgewicht des Herzens steigt infolgedessen, da bei allgemeiner Abmagerung in der Regel das Herzgewicht langsamer fällt als das Körpergewicht (VOIT). Man kann also bei dieser Zunahme des Proportionalgewichts natürlich nicht von einer Arbeitshypertrophie reden, und auch das Proportionalgewicht, das ich bei den Soldaten in den beiden ersten Kriegsjahren gefunden habe, bedeutet erst recht keine nennenswerte Erhöhung über die Norm, wie sich beim Vergleich mit den von W. MÜLLER gefundenen Werten ergibt. MÜLLER hat bei Zugrundelegung des Bruttogewichts das Proportionalgewicht bei Männern zwischen 16—20 auf 0,00548, zwischen 21 und 30 auf 0,00580, zwischen 31 und 40 auf 0,00561 angegeben, allerdings scheint es ohne Zweifel, daß dabei pathologische Fälle mitgerechnet sind, die das Proportionalgewicht vielleicht etwas nach oben verschieben. Eine geringe Erhöhung des relativen Gewichts bei Frontsoldaten ist RÖSSLE geneigt, anzunehmen. Er hat das Proportionalgewicht des Herzens im Frieden bei Männern auf 0,0051 berechnet, während er bei seinen Untersuchungen an Soldaten genau das gleiche Proportionalgewicht fand, wie ich, nämlich 0,0058 bei einem Durchschnittskörpergewicht von 54,16 kg und einem Durchschnittsherzgewicht von 318 g. Leider verfüge ich selbst aus der Friedenszeit und den ersten Kriegsjahren über keine an Zivilpersonen vorgenommenen Bestimmungen des Proportionalgewichts, die als Vergleich dienen könnten.

Man wird nun den Einwand machen können, daß die Zahl meiner Fälle zu einer Entscheidung der vorliegenden Frage überhaupt zu gering sei, doch gewinnen die Zahlen dadurch an Wert, daß sie sich vollständig mit den Ergebnissen zweier gleichsinniger Untersuchungsreihen, decken, die von anderen Autoren vorgenommen wurden.

DIBBELT, der leider vor Verdun gefallene Tübinger Pathologe, hat an 22 Soldaten Untersuchungen ausgeführt, die im Prinzip das gleiche Ergebnis, wie die meinigen gezeigt haben. DIBBELT hat genau nach der MÜLLERschen Vorschrift gearbeitet und bei einem Durchschnittskörpergewicht von 65,8 kg ein Durchschnitts(Netto)herzgewicht von 290,3 g und ein Proportionalgewicht von 0,00442 gefunden.

Um einen genauen Vergleich zu den von RÖSSLE und mir gefundenen Zahlen zu bekommen, habe ich die von DIBBELT gleichfalls angegebenen Bruttogewichte der Berechnung zugrunde gelegt. Es ergibt sich dann ein Durchschnittsherzgewicht von 325,8 und ein Proportionalgewicht von 0,00495. Das Herzgewicht ist also höher, das Proportionalgewicht dagegen entsprechend dem gleichzeitig erheblich höheren Durchschnittskörpergewicht (65,8 kg) niedriger wie bei RÖSSLE und mir.

DIBBELT hatte schon festgestellt, daß das Proportionalgewicht bei seinen Untersuchungen geringer war wie bei den Durchschnittszahlen von W. MÜLLER, und er zieht zur Erklärung dieser Tatsache das gleiche Moment heran, das ich oben geltend gemacht habe, um die Zunahme des Proportionalgewichts in der späteren Kriegszeit zu erklären. Bei den im Krankenhaus Verstorbenen, von denen das Material W. MÜLLER stammte, sind mehr Kachektische, wie bei den Fällen DIBBELTs, die durchweg von der fechtenden, aus kräftigen, jungen Männern bestehenden Truppe stammten. Bei der Kachexie aber fällt das Körpergewicht rascher, wie das Herzgewicht (s. o.). Es ist auf diese Weise auch zu erklären, weshalb das von DIBBELT gefundene Proportionalgewicht geringer war, wie das bei RÖSSLE und mir, denn bei den im Krankenhaus verstorbenen Soldaten waren auch im Anfang der Kriegszeit immer Fälle, die schon ein längeres Krankenlager durchgemacht hatten und bei denen das Körpergewicht infolgedessen beträchtlich gesunken war, wie ohne weiteres aus dem Vergleich der Durchschnittskörpergewichte bei DIBBELT einerseits, RÖSSLE und mir andererseits, hervorgeht.

DIBBELT kommt zu dem Schluß, daß bei den Soldaten, die schon schwere körperliche Arbeit zu leisten hatten, auch kräftig entwickelte Herzen gefunden würden, dabei handelt es sich aber nicht um eine Arbeitshypertrophie, eine einseitige Zunahme der Herzmuskulatur an sich, sondern um die Teilerscheinung einer allgemeinen Zunahme der gesamten Körpermuskulatur. Das Herzgewicht bleibt dem Körpergewicht proportional. Dies ist im wesentlichen auch das Ergebnis, zu dem HECHT kommt, der das Material HERXHEIMERs bearbeitet hat. Genaue Berechnungen des Proportionalgewichtes, die einen direkten Vergleich mit den seither mitgeteilten Zahlen zuließen hat HECHT nicht vorgenommen, doch sind seine Angaben trotzdem verwertbar, da er die wesentlichen, für die vorliegende Fragestellung in Betracht kommenden Gesichtspunkte im Prinzip berücksichtigt hat. Er hat einmal eine Scheidung zwischen Soldaten, die der fechtenden Truppe, und solchen, die der Etappe angehörten, vorgenommen, und er hat auf Beziehungen zwischen Herzgewicht zu Körpergröße und allgemeinen Körperbau geachtet. Er fand wenig Beziehungen zur Körpergröße, ausgesprochener hingegen solche zum allgemeinen Körperbau, d. h. also zum Körpergewicht. Das Durchschnittsgewicht des Herzens bei der fechtenden Truppe war nicht größer, wie das bei den aus der Etappe stammenden Leuten, im Gegenteil etwas geringer, was HECHT darauf zurückführt, daß bei der zweiten Kategorie die älteren Leute überwogen. HECHT kommt so zu dem Schluß, „daß sein Sektionsmaterial auf jeden Fall gegen eine auf Grund der Kriegsanstrengungen irgendwie gesetzmäßig, oder in einer großen Häufigkeit entstehende Arbeitshypertrophie des Herzens spricht". Auch ASCHOFF gibt an, daß bei den von ihm an jungen, gesunden Soldaten vorgenommenen Sektionen „Sportherz" fast ganz fehlte.

Man wird nun diesen Angaben gegenüber, abgesehen von dem Einwand, daß sie, soweit eine brauchbare Berechnung des Proportionalgewichts in Frage kommt, nicht groß genug seien, geltend machen, daß sie von Personen stammen, bei denen die körperliche Mehrbelastung vielleicht doch nicht lange genug bestand. Man könnte einwenden, daß eine geringe Erhöhung des Proportionalgewichts nach den Angaben RÖSSLES unter den Anstrengungen des Kriegsdienstes immerhin erkennbar ist und daß die Befunde gegen die Möglichkeit einer Arbeitshypertrophie insofern nichts beweisen, als es bei Leuten, die längere Zeiträume hindurch schwere körperliche Arbeit zu verrichten haben (s. z. B. die Schilderungen MÜNZINGERs über die Lebens- und Arbeitsweise der Tübinger Weingärtner), doch zu einer Arbeitshypertrophie kommen könnte. Freilich ist dazu wieder zu sagen, daß bei den Leuten, die aus höheren Lebensaltern stammen (von den 50 Fällen MÜNZINGERs waren 32 über 50 Jahre alt) immer gefragt werden muß, ob denn außer der körperlichen Mehrbelastung nicht noch andere Momente (vor allem ist an die Arteriosklerose zu denken), die in höherem Maße, wie die vermehrte Arbeitsleistung, eine Herzhypertrophie zu erzeugen imstande sind, bei der Entstehung der Herzvergrößerung in Frage kommen.

Zusammenfassend ist zu sagen, daß die im Krieg gewonnenen Erfahrungen keinen Anhaltspunkt dafür geben, daß körperliche Anstrengungen auch in dem erheblichen Maße, wie sie der Krieg mit sich brachte, zu einer nennenswerten Vermehrung des Proportionalgewichts führen. Die Herzvergrößerungen, die im Anschluß an die hier in Frage kommenden körperlichen Mehrleistungen erworben wurden, entsprechen in der Hauptsache einfach der Zunahme an der Muskelmasse des Gesamtorganismus. Die prinzipielle Frage, ob vorübergehende — entsprechend oft wiederholte — Blutdrucksteigerung zur Herzvergrößerung im Sinne einer Vergrößerung des Proportionalgewichts führen kann — Muskelarbeit ist ja auch gar nicht einmal der einzige hier in Frage kommende Faktor — wird durch diese Feststellung nicht berührt.

Anhangsweise möchte ich hier noch über Versuche berichten, die ich auf Grund einer Besprechung mit Herrn ASCHOFF unternommen habe, um durch Messungen am Herzen der Leiche Vergleichszahlen für die am Lebenden mittels des Röntgenverfahrens vorgenommenen Größenbestimmungen zu bekommen. Wie die untenstehende, einer Arbeit von E. MEYER entnommene schematische Zeichnung (Abb. 1) veranschaulicht, unterscheidet man bei der Röntgenuntersuchung einen Längsdurchmesser L und einen Querdurchmesser, der sich zusammensetzt aus den beiden größten Abständen von der Mittellinie, $MR + ML$. Um einen Vergleich mit dem Längsdurchmesser zu erhalten, habe ich an der Leiche die Entfernung von der Einmündungsstelle der oberen Hohlvene in den rechten Vorhof (äußerer Winkel) bis zur Herzspitze mit einem Tasterzirkel gemessen, s. die Linie L auf Abb. 2. Zum Vergleich mit den Medianabständen ($MR + ML$) habe ich die größte Herzbreite gemessen, die man dadurch bekommt, daß man mit einem gebogenen Tasterzirkel die beiden größten Ausbuchtungen auf der rechten und linken Seite des Herzens berührt (sie liegen beide ziemlich nahe der Atrioventrikulargrenze).

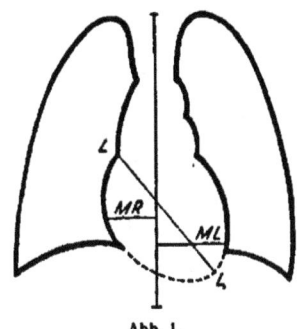 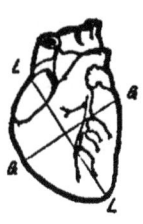

Abb. 1.   Abb. 2.

Ich gebe im folgenden die Zahlen von 275 Männern (130 Soldaten und 145 Zivilpersonen) zwischen 18—50 Jahren, bei denen keine pathologischen Verhältnisse (Herzfehler, Nierenleiden usw.) vorlagen. Die Zahlen haben natürlich zum Vergleich mit den beim Röntgenverfahren gewonnenen nur beschränkten Wert, da die Messung nicht am lebenden, pulsierenden Herzen geschieht, wie bei der Röntgenuntersuchung, sondern am toten Organ, bei dem Zufälligkeiten in der Füllung, sowie Ausbildung oder Lösung der Starre (s. VOLKHARDT) natürlich eine große Rolle spielen, während andererseits wieder die Atmung als beeinflussender Faktor im Gegensatz zum Lebenden wegfällt.

Die gewonnenen Durchschnittszahlen nach Lebensaltern geordnet veranschaulicht die folgende Tabelle:

Tabelle II.

Soldaten					Zivilpersonen				
Alter Jahre	Zahl der Fälle	Körper- länge cm	Herz- länge cm	Herz- breite cm	Alter Jahre	Zahl der Fälle	Körper- länge cm	Herz- länge cm	Herz- breite cm
18—20	3	170,8	12,00	9,69	18—20	13	171,5	12,19	9,88
21—30	39	170,0	12,36	9,96	21—30	28	169,6	12,23	9,80
31—40	59	169,0	12,73	9,88	31—40	48	170,4	13,06	10,25
41—50	29	168,1	12,35	9,83	41—50	56	166,8	12,61	10,07
	130					145			

Für die Soldaten ergibt sich daraus bei einer Durchschnittskörperlänge von 169,3 cm eine Durchschnittsherzlänge von 12,50 cm, eine Herzbreite von 9,9 cm. Für die Zivilpersonen bei einer Durchschnittskörperlänge von 168,9 cm eine Durchschnittsherzlänge von 12,6 cm, eine Durchschnittsherzbreite von 10,0 cm.

Die Durchschnittszahlen weichen also nicht wesentlich voneinander ab, und es ergibt sich bei einer (Gesamt)durchschnittslänge von 169,1 cm eine (Gesamt)durchschnittsherzlänge von 12,56 cm, eine (Gesamt)durchschnittsherzbreite von 9,97 cm.

Es wäre nun bei dem ersten Abschnitt noch die zweite Frage zu beantworten, ob die mit dem Kriegsdienst verbundenen Anstrengungen zu krankhaften Veränderungen des vorher gesunden Herzens geführt haben.

Bei den von klinischer Seite an Soldaten erhobenen pathologischen Befunden standen Erscheinungen von seiten des Herzens sehr im Vordergrund, aber es wurde schon von klinischer Seite darauf hingewiesen, daß es sich dabei mehr um subjektive Störungen, wie um objektiv feststellbare organische Veränderungen handelt. So bekämpft KRAUS die Annahme eines besonderen „Kriegsherzens", auch WILMANS meint, greifbare Veränderungen am Herzen als Typus für das „Kriegsherz" seien trotz der vielen Hilfsmittel der Herzuntersuchung nicht beschrieben worden, ebenso ist WENCKEBACH der Ansicht, daß man viel zu häufig eine wirkliche Herzkrankheit annehme, wo nur subjektive Beschwerden vorhanden sind, und ähnlich äußert sich ROMBERG. WENCKEBACH weist darauf hin, daß Leute mit sitzender Lebensweise oder ungeeignetem Körperbau und allgemeiner Nervosität für die Strapazen des Kriegsdienstes sich wenig eignen, namentlich in der ersten Zeit, und sich an die vielen Bewegungen erst gewöhnen müssen, auch HASSNER meint, daß bei Leuten mit ruhigen Lebensgewohnheiten die körperlichen Anstrengungen des Kriegsdienstes, verbunden mit den unvermeidlichen psychischen Alterationen, nicht ohne Einfluß auf das Herz bleiben, und so mögen akute Überanstrengungen, die zu Dilatationen führen, öfters vorgekommen sein. FORBRINGER hält allerdings Herzerweiterungen für selten, MONTER dagegen meint, daß Überanstrengungen des Kreislaufes die häufigste Kategorie bei den im Felde beobachteten Herzstörungen sei, SCHOTT spricht von Herzmuskelaffektion durch starke körperliche Überanstrengungen, und auch die von REICHE erwähnten myogenen Dilatationen sind wohl z. T. hierher zu rechnen; doch wird man natürlich bei allen organischen Veränderungen immer fragen müssen, ob sie nicht an Herzen sich entwickelt haben, die schon nicht mehr als voll gesund bezeichnet werden konnten, als ihre Träger den Strapazen des Kriegsdienstes ausgesetzt wurden. HASSNER hat darauf aufmerksam gemacht, daß vom 6. Kriegsmonat ab unter den bei Sektionen von Kriegsteilnehmern gemachten Beobachtungen die Menge pathologischer Herzbefunde auffiel, das braucht nun keineswegs damit zusammenhängen, daß erst zu dieser Zeit die Folgen der Kriegsstrapazen anfangen, am Herzen in Erscheinung zu treten, ich glaube vielmehr, daß diese Zunahme der Herzbefunde darauf zurückgeführt werden kann, daß man schon vom Herbst 1914 ab bei dem ungeheuren Bedarf an Nachschub mit der Auswahl des Menschenmaterials weniger wählerisch wurde, und damit kommen wir zu dem zweiten Abschnitt dieses Kapitels, dem

Einfluß des Krieges auf bereits bestehende Herzkrankheiten.

Schon im Jahre 1915 notiert MONCKEBERG unter 140 an Militärpersonen vorgenommenen Sektionen eine ganze Reihe von Befunden, die auf chronische, vor dem Eintritt in den Kriegsdienst bereits bestehende Herzveränderungen zurückzuführen sind: 9 Fälle von alter Endocarditis, 4 Fälle von Cor adiposum, auch MERKEL erwähnt 1915 schon einen Fall von Cor adiposum, MONTER und SCHLESINGER machen gleichfalls 1915 darauf aufmerksam, daß Vitien im Feldzug manifest werden, auch hier also handelt es sich um Leute, deren Herzen bei Beginn des Kriegsdienstes schon krankhafte Veränderungen aufwiesen.

In der späteren Kriegszeit wurden derartige Befunde naturgemäß immer zahlreicher, und wenn in den Mitteilungen von MONCKEBERG z. B. die erwähnten Herzbefunde als Nebenerscheinungen notiert wurden, so erscheinen in späteren Statistiken alte Herzveränderungen, die zweifellos schon vor dem Kriege bestanden haben, vielfach als Hauptbefund und Todesursache.

· So handelt es sich bei 20 Fällen von plötzlichem Tod bei Soldaten, die BUSCH mitgeteilt hat — sie stammen aus dem Material HERXHEIMERS —, bei mehr als der Hälfte der Befunde um chronische, lange zurückliegende Veränderungen des Zirkulationsapparates, die allerdings ganz überwiegend nicht am Herzen selbst, sondern am Gefäßsystem (Koronarsklerose, Arteriosklerose) ihren Sitz hatten. Ich will auf diese Gefäßveränderungen, die ja im nächsten Kapitel zusammenfassend besprochen werden, hier nicht näher eingehen, doch läßt sich der Hinweis auf diese Fälle nicht vermeiden, denn diese Befunde sind natürlich auch zu denen zu rechnen, bei denen beim Eintritt der Herzinsuffizienz der Krieg mit seinen besonderen Bedingungen nicht als ursächlicher, sondern nur als verschlimmernder, für den ungünstigen Ausgang auslösender Faktor angesehen werden kann. Ebenso spielt bei den plötzlichen Todesfällen, über die in zusammenfassender Weise ASCHOFF berichtet hat, in seiner Kategorie II — „Fälle mit unerkannt gebliebener direkter innerer Todesursache" der Herztod u. zw. die Herzinsuffizienz auf Grund älterer Prozesse — Koronarsklerose, Herzfehler, Aneurysma — die Hauptrolle. In der gleichen Weise äußert sich GRUBER.

Bei 374 Fällen, die ich von meinem eigenen Material gesammelt habe, um etwas über die Rolle zu erfahren, die Herzveränderungen bei den Kriegsschäden spielen, war keiner, bei dem der Kriegsdienst als solcher eine organische Herzveränderung ausgelöst hatte, wohl aber mehrere, bei denen alte Veränderungen am Zirkulationsapparat bestanden und den Tod herbeiführten, so 3 Fälle von Aortensyphilis (zweimal mit Aorteninsuffizienz, einmal mit Aneurysma kombiniert), ein Fall von Myofibrosis, einer von Lipomatosis, einer mit starker Dilatation und wandständiger Thrombenbildung ohne organische Veränderungen des Herzmuskels selbst bei einem 50jährigen Major mit arteriosklerotischen Veränderungen. Daß in derartigen Fällen, wo die betreffenden individuen entweder mit einem ausgesprochenen Herzleiden oder mit einem angebrauchten, nicht mehr sehr widerstands- und anpassungsfähigen Herzen in den Krieg gezogen sind, die Strapazen des Krieges leicht zu einer Insuffizienz des Organs führen, ist so selbstverständlich, daß es keiner besonderen Erörterung bedarf.

Natürlich ist ein solch verschlimmernder Einfluß der Kriegsstrapazen auch in den Fällen von Herzschädigung zu erwarten, die im Kriege durch Infektionskrankheiten, durch Impfungen, durch Kampfgase oder durch herzschädigende Einflüsse des Flugdienstes erworben sind. Ich verweise, was diese Punkte anbelangt, auf die besonderen, mit diesen Fragen sich beschäftigenden Kapitel. Als Beispiel zitiere ich nur einen von BUSCH mitgeteilten Fall: 44jähriger Mann, März 1917 an Typhus abdominalis erkrankt, nach 4 wöchentlichem Aufenthalt in einem Genesungsheim Anfang Mai zu einem Genesungsbataillon entlassen. Mitte Mai fiel er plötzlich nach einem kurzen Marsche um und war tot. Bei der Sektion fand sich eine hochgradige Arteriosklerose der Aortenwurzel, der Brustaorta und der abgehenden großen Arterien, Koronarsklerose und ein (posttyphöser) Milztumor. Ich bin durchaus mit BUSCH der Meinung: „daß das infolge der Atherosklerose an sich schon wenig widerstandsfähige Herz durch den Typhus soweit geschwächt wurde, daß es bei einer an sich mittelmäßigen Anstrengung plötzlich versagte".

Wir kommen damit wieder zu dem oben schon erwähnten Punkt, für den der mitgeteilte Fall ein besonders eklatantes Beispiel liefert, daß mit dem Heranziehen immer weiterer Volkskreise für den Kriegsdienst und mit der Notwendigkeit, die Genesungszeit nach Krankheit und Verwundung möglichst abzukürzen, um die immer klaffender werdenden Lücken im Heer auszufüllen, viele individuen mit schonungsbedürftigem Herzen Anstrengungen ausgesetzt werden mußten, denen sie nicht gewachsen waren. Der Raubbau, den der Krieg am deutschen Volke getrieben hat, wird auch gerade an dieser Erscheinung mit erschreckender Deutlichkeit klar. Herzschädigungen von noch andersartiger Genese, die an Kriegsteilnehmern beobachtet wurden, wie z. B. Fälle von Herzlähmung infolge akuter Alkoholvergiftung, über die MERKEL an Hand zweier Beispiele berichtet, stehen mit den eigentlichen durch den Krieg bedingten ursächlichen Moment. hier zur Diskussion stehenden Veränderungen der Lebensgewohnheiten in so losem Zusammenhang, daß sie nur gestreift werden sollen.

Zum Schluß möchte ich mit einigen Worten der subendokardialen Blutungen gedenken, die bei den Sektionen von Kriegsteilnehmern häufig beobachtet und von verschiedenen Autoren (MONCKEBERG, HASSNER, SZUBINSKI) speziell geschildert wurden. Bezüglich der vor dem Krieg entstandenen, auf diesen Punkt sich beziehenden Literatur und der prinzipiellen Seite der Frage verweise ich auf das Sammelreferat von MONCKEBERG (Zbl. f. Herzkrankh. 1915 H. 9). MONCKEBERG unterscheidet bei den ·subendokardialen Blutungen zwei Gruppen: Dyskrasisch (toxisch) bedingte und solche, die auf nervöse Einflüsse, auf Vagusreizung (Erhöhung des intrazerebralen Drucks, Herzmittel — ASCHOFF —) zurückzuführen sind.

Auch bei den im Krieg beobachteten subendokardialen Blutungen werden als Ursache angegeben einerseits infektiös-toxische Zustände, andererseits Hirnläsionen, Anwendung starker Herzmittel, und vor allem die Verblutung; die zuletzt erwähnte Ursache steht natürlich bei den Kriegsteilnehmern ganz im Vordergrund (HASSNER), und die Häufigkeit der bei der fechtenden Truppe zu beobachtenden akut bedingten Anämie macht es verständlich, daß diese Herzveränderungen gerade während des Krieges mehr in den Vordergrund des Interesses traten.

Die Lokalisation der Blutungen ist die gleiche, wie von den Autoren vor dem Krieg schon beschrieben: L. Ventrikel in seinem Septumanteil, Aortenausflußbahn (ASCHOFF) speziell die hier verlaufenden Abschnitte des Reizleitungssystems.

Bezüglich des Mechanismus beim Zustandekommen dieser subendokardialen Blutungen bin ich mit den Autoren einig, daß die Blutaustritte durch krampfhafte Herzkontraktionen ausgelöst werden, die Bevorzugung des Atrioventrikularbündels darf man wohl mit ASCHOFF und STOLL in der Besonderheit seines histologischen Baues suchen: „lockere Einscheidung des Reizleitungssystems", „besondere Blutversorgung dieser Gegend" (ASCHOFF).

SZUBINSKI hat darauf hingewiesen, daß subendokardiale Blutungen auch bei tödlichen Kriegsverletzungen fehlen, die anscheinend dieselben Bedingungen (schwere Anämie, Hirnläsion, Anwendung stärkster Herzmittel) darbieten, wie die positiven Fälle, doch weiß man natürlich nicht, ob trotz gleicher ursächlicher Bedingung das auslösende Moment der krampfhaften Herzkontraktion in den von SZUBINSKI angezogenen negativen Fällen ebenso groß gewesen ist, wie in den positiven, und es scheint mir einstweilen noch kein Grund gegeben, von den obenerwähnten Erklärungen für das Zustandekommen der Blutungen abzugeben.

Nach dem in beiden Abschnitten Gesagten besteht — ich bin darin mit KRAUS u. a. vollständig einig — kein Grund, den Begriff eines „Kriegsherzens" aufzustellen. Stellt man diesen Begriff auf, so liegt die Gefahr nahe, daß durch diese Bezeichnung der Eindruck einer besonderen neuartigen oder doch mindestens eigenartigen Erkrankung hervorgerufen wird, während es sich doch sicher bei den im ersten wie im zweiten Abschnitt dieses Kapitels beschriebenen Zuständen am Herzen um Veränderungen bzw. Störungen handelt, die wir im Frieden in der gleichen Form, wenn auch nicht in der gleichen Häufigkeit, auftreten sehen.

Literatur.

ASCHOFF, Erfahrungen über Obduktionen im Kriege. D. militärärztl. Zeitschr. 1914, 22—33.
— Die plötzlichen Todesfälle vom Standpunkt der Dienstbeschädigung. Die militärärztliche Sachverständigentätigkeit. 2. Teil. Jena 1917 bei G. Fischer.
BUSCH, Plötzliche Todesfälle bei Soldaten. Inaug.-Diss. Leipzig 17.
DIBBELT, Die Beeinflussung des Herzgewichts durch körperliche Arbeit. D. Med. W. 1917. H. 1.
GRUBER, Kriegserfahrungen über den plötzlich eingetretenen Tod ohne direkt ersichtlichen Grund. M. Med. W. 1919. 49 S. 1428.
HASSNER, Pathologische Anatomie im Felde. Virchows Archiv Bd. 221. H. 3.
HECHT, Statistisches über die Ursachen der Herzhypertrophie (Hypertrophie des linken Ventrikels). Zbl. f. Herzkrankh. 1918. H. 15, 16, 17.
MERKEL, 15 plötzliche Todesfälle der Festungsprosektor Metz. D. militärärztl. Zeitschr. 1915. H. 21/22.
MEYER, Einheitliche Untersuchung und Bezeichnung der Herzgröße. D. militärärztl. Zeitschr. 1918. H. 3/4.
MONCKEBERG, Über subendokardiale Blutungen. Zbl. f. Herzkrankh. 1915. H. 9.
— Anatomische Veränderungen am Kreislaufsystem bei Kriegsteilnehmern. Zbl. f. Herzkrankh. 1915. H. 21/22.
MONTER, Über Herzveränderungen bei Soldaten. Med. Klin. 1915. H. 11.
RÖSSLE, Kriegsärztliche Demonstrationen. M. Med. W. 1916 S. 610.
SCHLESINGER, Die Herzkrankheiten und Herzstörungen der Soldaten im Felde. M. Med. W. 1915. H. 42.
SCHOTT, Beobachtungen über Herzaffekt bei Kriegsteilnehmern. M. Med. W. 1915. H. 52.
SZUBINSKI, Subendokardiale Blutungen nach tödlichen Kriegsverletzungen. Zbl. f. Herzkrankh. 1916. H. 6.
VOLKHARDT, Über den Eintritt der Totenstarre am menschlichen Herzen. Ziegt. Beitr. 62/3.
WENCKEBACH, Herzkrankheiten bei Kriegsteilnehmern. Verh. des Konkr. f. inn. Med. Warschau 1916.
WILMANS, Das sogenannte Kriegsherz. M. Med. W. 1916.
Klinische Literatur siehe bei dem betreffenden Artikel.

2. Das Gefäßsystem und seine Erkrankungen.

Von Prof. Dr. JOHANN GEORG MÖNCKEBERG,

o. Prof. der pathol. Anatomie in Tübingen. ·

Im Kriege Kriegsassistenzarzt und fachärztlicher Beirat für pathologische Anatomie bei dem Sanitätsamt des stellv. XV. A.-K. zu Straßburg i. E.

Die Obduktionen von Soldaten, die im Felde fielen oder ohne längeres Krankenlager in den Lazaretten ihren Verwundungen erlagen, ermöglichten eine Nachprüfung der Angaben über die durchschnittliche Weite der großen Arterien im normalen kräftigsten Mannesalter.

Derartige Untersuchungen sind bereits von RÖSSLE[1]), L. KAUFMANN[2]) und JAFFÉ und STERNBERG[3]) publiziert worden. Bei den Messungen wurde der Umfang der aufgeschnittenen Gefäße zugrunde gelegt, und zwar wurde von RÖSSLE und von JAFFÉ und STERNBERG die Weite der Aorta dicht (1 cm) oberhalb der Klappen, dicht oberhalb des Zwerchfells und dicht (1 cm) oberhalb der Teilungsstelle, die Weite der Pulmonalis nur dicht oberhalb der Klappen gemessen und registriert. Die Messungsergebnisse von ROSSLE, denen 326 Fälle zugrunde liegen, sind in Tabelle 1 (cf. S. 10) graphisch dargestellt. „Man sieht die schon bekannte Annäherung der im jugendlichen Alter hinter der Pulmonalis zurückbleibenden Brustaorta (die Kreuzung ihrer Kurven erfolgt gerade am Ende des dienstfähigen Alters), sieht ferner daran die geringe sukzessive Alterserweiterung der Pulmonalis, die gleichmäßig sich verstärkende des Aortenrohrs in verschiedenen Höhen" (ROSSLE). Mit diesen Durchschnittsmaßzahlen stimmen die von JAFFÉ und STERNBERG an einem Material von 756 Soldatensektionen erhobenen, besonders bezüglich der Aorta ascendens, wie die Tabelle II zeigt, fast vollständig überein.

L. KAUFMANN hat seiner Statistik z. T. Messungen an anderen Stellen der Aorta zugrunde gelegt: es wurde die Weite der Aorta außer an der Wurzel „etwa in der Mitte der Aorta thoracica" und „dicht unterhalb des Abgangs der Nierenarterien" notiert. Aus dieser Variation der Messungshöhe ergibt sich, daß sich nur die an der Aortenwurzel gewonnenen Zahlen direkt mit denen der anderen Autoren vergleichen lassen. Diese sind aber, wie die Tabelle III zeigt, wiederum für die einzelnen Altersklassen annähernd die gleichen wie in den übrigen Zusammenstellungen.

Ich selbst habe in 210 Fällen die Maße an der Aorten- und Pulmonalarterienwurzel aufgenommen und bin zu den in der Tabelle IV dargestellten Kurven gekommen. Die etwas höheren Zahlen für die Aortenwurzel in meiner Zusammenstellung erklären sich ohne weiteres daraus, daß in meinem Material zwischen den extremen Werten in den einzelnen Jahresklassen erheblich größere Differenzen vorliegen als bei den anderen Autoren. Das geht aus der Tabelle V hervor, in welcher die tiefsten und höchsten Werte aus den Statistiken von JAFFÉ und STERNBERG [J. u. St.] — bei diesen die Durchschnittszahlen aus den 5 niedrigsten resp. höchsten Maßen —, L. KAUFMANN [L. K.] und mir [M.] und deren Differenzen miteinander verglichen werden können. Die Tabelle zeigt, daß in meinem Material die niedrigsten Werte in den 3 ersten Altersklassen zwar höher sind als bei JAFFÉ und STERNBERG und bei L. KAUFMANN, daß die höchsten Werte in allen Altersklassen aber die höchsten Werte der anderen Autoren so stark überschreiten, daß die Differenz zwischen niedrigsten und höchsten Werten, also die Variationsbreite der Aortenwurzelweite bei mir überall wesentlich größer ist als bei den andern Autoren. Da nun mein Material das kleinste ist, werden die extrem hohen Werte bei der Aufstellung der Durchschnittszahlen diese weit mehr beeinflussen und in die Höhe drücken, als bei größerem Material. Ob das Vorkommen der höheren Höchstmaße bei mir auf Zufall oder auf der Verschiedenartigkeit des in den Statistiken verwendeten Materials beruht, muß dahingestellt bleiben; erwähnen möchte ich nur, daß meinen Messungen, die ausschließlich aus den späteren Jahren des Krieges (nach 1916) stammen, nur in geringer Zahl verwundete Kriegsteilnehmer, die rasch in den Straßburger Festungslazaretten ihren Verletzungen erlagen, in der weit überwiegenden Mehrzahl vielmehr garnisondienstpflichtige oder noch in der Ausbildung begriffene Leute zugrunde lagen, die nach kürzerer oder längerem Krankenlager starben.

Aus den verschiedenen Statistiken, die im ganzen rund 2000 Fälle berücksichtigen, läßt sich entnehmen, daß die Pulmonalarterie während des militärdienstpflichtigen Alters sich allmählich von durchschnittlich 6,53 cm auf 7,24 cm, also um 10,9%/o erweitert, daß die Weite der Aortenwurzel während des genannten Zeitraumes von 5,75 cm bis 6,98 cm, also um 21,4%/o, die der Aorta thoracica in der Mitte ihres absteigenden Teils von 4,05 cm bis 4,97 cm, also um 22,7%/o, die der Aorta thoracica dicht über dem Zwerchfell von 4,045 cm bis 4,875 cm, also um 20,5%/o, die der Aorta abdominalis dicht unterhalb der Nierenarterien von 3,12 cm bis 3,88 cm, also um 24,4%/o, und die der Aorta abdominalis dicht über der Teilungsstelle von 2,88 cm bis 3,76 cm, also um 30,6%/o, zunimmt. Es ergibt sich ferner, daß an der Aorta sowohl Weitenwerte, die das Durchschnittsmaß erheblich überschreiten, als auch solche, die beträchtlich unter dem Durchschnittsmaße liegen, während des ganzen militärdienstpflichtigen Alters nicht selten beobachtet werden, ohne daß aus diesen extremen Werten, wie aus den Ausführungen von L. KAUFMANN und von JAFFÉ und STERNBERG hervorgeht, zwingende Schlüsse auf gleichzeitig vorliegende allgemeine Konstitutionsanomalien zu ziehen sind. —

Außer der Nachprüfung der Angaben über das normale Verhalten des Gefäßsystems war eine der wichtigsten Aufgaben, die den pathologischen Anatomen aus

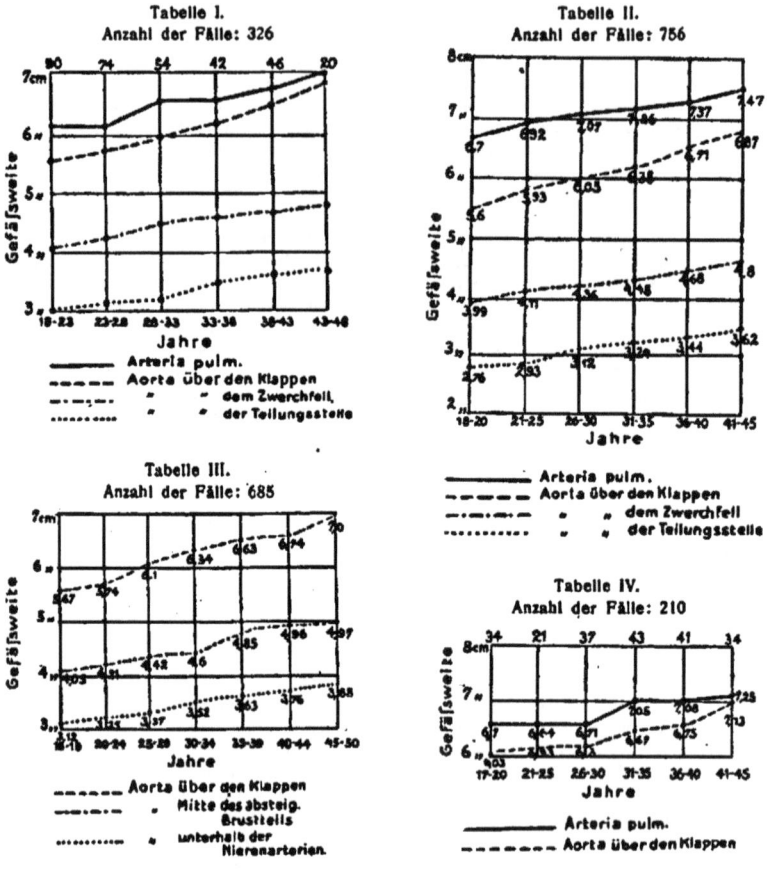

Tabelle I.
Anzahl der Fälle: 326

Tabelle II.
Anzahl der Fälle: 756

Tabelle III.
Anzahl der Fälle: 685

Tabelle IV.
Anzahl der Fälle: 210

Tabelle V.

Alter	Niedrigste Werte an der Aortenwurzel			Höchste Werte an der Aortenwurzel			Differenz der extremen Werte		
Jahre	J. u. St.	L. K.	M.	J. u. St.	L. K.	M.	J. u. St.	L. K.	M.
17—20	4,88	4,7	5,0	6,44	6,0	7,5	1,56	1,3	2,5
21—25	4,96	4,9	5,0	6,96	7,0	7,5	2,00	2,1	2,5
26—30	5,22	4,8	5,5	7,02	6,9	8,0	1,80	2,1	2,5
31—35	5,38	5,4	5,1	7,52	7,5	8,0	2,14	2,1	2,9
36—40	5,66	6,0	5,5	7,72	7,3	7,8	2,06	1,3	2,3
41—45	5,90	5,8	6,0	7,92	—	8,5	2,02	—	2,5

der Bearbeitung des einzigartigen Kriegssektionsmaterials erwuchsen, die Richtigkeit unserer neueren Anschauungen über diejenigen pathologischen Veränderungen des Zirkulationsapparates zu kontrollieren, die gerade im militärdienstpflichtigen Alter in den voraufgegangenen Friedensjahren besonders häufig beobachtet worden waren: die sog. juvenile Atherosklerose und die Mesaortitis thoracica. Bei beiden Erkrankungen kam neben dem mehr theoretischen interesse für ihre Häufigkeit, ihre

Ausdehnung, Pathogenese und Ätiologie noch die in erster Linie praktische Frage in Betracht, ob der Krieg mit seinen stark erhöhten Anforderungen an das Gefäßsystem nicht zu häufigerem Auftreten der Erkrankungen und zu Verschlimmerungen bereits bestehender Veränderungen Veranlassung gegeben habe. Für die Atherosklerose lag insofern ein derartiger Einfluß des Krieges von vornherein auf der Hand, als wir ja nach den Arbeiten von JORES, ASCHOFF, MARCHAND u. a. in ihr einen durch verschiedenartige Faktoren vorbereiteten, letzten Endes aber stets durch mechanische Momente ausgelösten Abnützungsprozeß des elastischen Innenrohrs der Arterien zu erblicken gelernt haben.

Schon im Kriege 1870/71 war einzelnen Obduzenten die Häufigkeit atherosklerotischer Prozesse an der Aorta bei den jugendlichen Verstorbenen aufgefallen. So findet sich im 6. Bande des Sanitätsberichtes (Berlin 1886) bei der Besprechung der Komplikationen des Typhus abdominalis von seiten der Zirkulationsorgane (S. 233) die Bemerkung, daß mutmaßlich der Typhusprozeß als solcher nicht in Betracht komme bei den „atheromatösen Veränderungen, welche METTENHEIMER so häufig, und zwar nicht bloß in der Aorta und in den größeren Arterien, sondern in 3 Fällen auch in den großen Venen des Unterleibes ... antraf. Bei den Angehörigen der deutschen Feldarmee ist nur Oberstabsarzt NEITHART ein ähnliches Verhalten der Aortenintima (und zwar allein im Dezember 13mal bei 33 Obduktionen) aufgefallen; die übrigen Beobachter haben vielleicht nicht darauf geachtet, wie es sich denn auch bei den ebengenannten nur um sehr geringe Grade dieses krankhaften Zustandes gehandelt zu haben scheint, indem METTENHEIMER von »strich- und punktförmigen· Ablagerungen«, NEITHART von »beginnenden· atheromatösen Veränderungen spricht«.

Über die Atherosklerosebefunde an dem von mir bearbeiteten Material habe ich bis Ende April 1916 in mehreren Publikationen [••] berichtet. Bis zu meinem Abgang von Düsseldorf (1. Oktober 1916) wuchs mein Material, das ich in meiner Eigenschaft als fachärztlicher Beirat beim stellv. VII. Armeekorps zur Sektion bekam, auf 246 Fälle an. In Straßburg habe ich dann von 23. Oktober 1916 bis 16. Oktober 1918 als fachärztlicher Beirat des stellv. XV. Armeekorps weitere 916 Obduktionen an Kriegsteilnehmern ausgeführt. Von diesen kann ich aber nur 406 Fälle für die Atherosklerosefrage verwerten, da ich von den übrigen 510 Fällen die Protokolle und Notizen nicht aus Straßburg retten konnte.

Ich gebe zunächst auf Tabelle VI und VII (cf. S.12) Übersichten über das Düsseldorfer und das Straßburger Material und auf Tabelle VIII eine Zusammenstellung des gesamten Materials, wobei die Fälle jedesmal nach dem Alter geordnet sind.

Aus den Tabellen VI und VII geht hervor, daß in den in Düsseldorf zur Sektion gelangten Fällen in 55,6%, in den Straßburger Fällen dagegen nur in 53,2% Atherosklerose gefunden wurde; dabei war das Durchschnittsalter der ersteren 28,7 Jahre, das der letzteren 32,3 Jahre, so daß bei einer Umrechnung der Straßburger Fälle auf das Düsseldorfer Durchschnittsalter sich eine noch größere Differenz der Prozentzahlen ergibt: bei einem Durchschnittsalter von 28,7 Jahren würden die Straßburger Fälle nur in 47,4% Atherosklerose gezeigt haben.

Diese Differenz mag z. T. damit zusammenhängen, daß sich bei einem größeren Material Fehler, die ein kleineres naturgemäß mit sich bringt, ausgleichen (vgl. die Altersklassen von 17 bis 20 Jahren), z. T. aber darauf beruhen, daß gerade in den mittleren Altersklassen (von 23 bis 40 Jahren) in dem Straßburger Material eine Anzahl russischer und rumänischer Kriegsgefangener (im ganzen 160) mitaufgeführt sind, die auffallend viel seltener atherosklerotische Veränderungen (in 44,5%) zeigten als die deutschen Kombattanten (246 mit 57,7%). Reduziert man das Durchschnittsalter der letzteren auf das der Düsseldorfer Fälle, so erhält man für die in Straßburg obduzierten deutschen Kriegsteilnehmer die Zahl von 51,9% Atherosklerose, die sich bei Berücksichtigung der aus dem kleineren Düsseldorfer Material in den jüngsten Altersklassen sich ergebenden Fehlerquellen schon erheblich mehr der Düsseldorfer Prozentzahl nähert.

Die 3 Tabellen lassen übereinstimmend ein allmähliches Ansteigen der Prozentzahlen für die Atherosklerose in den Jahresklassen 17—54 erkennen. Im Gesamtmaterial steigt die Zahl von rund 30% am Ende des zweiten Lebensjahrzehntes auf 47% während des dritten, auf 63% während des vierten und auf 77% während des fünften und der ersten Hälfte des sechsten Dezenniums. Es ergibt sich also eine Bestätigung der Anschauung vom trüben Auftreten atherosklerotischer Veränderungen am Gefäßsystem und von der stetig zunehmenden Häufigkeit dieser Veränderungen mit fortschreitendem Alter. Allerdings erscheinen die Zahlen im einzelnen höher, als man sie früher schätzungsweise angenommen hat, so daß man auf den ersten Blick daran denken könnte, daß der Krieg zu einem früheren Auftreten und zu größerer Häufigkeit der Atherosklerose die Veranlassung gegeben hätte. Daß dies nicht der Fall ist,

Tabelle VIII: Gesamtmaterial.

652 : 353 = 54,1 %

250 : 118 = 47,2 % | 194 : 123 = 63,4 % | 96 : 74 = 77,1 %

71:22=30,9 % · 143:67=46,9 % · 107:51=47,7 % · 95:58=61,1 % · 99:65=65,7 % · 63:47=74,6 % · 33:27=81,8 % · 41:16=39 %

Alter Jahre	Zahl der Fälle	Athero-sklerose
17	2	1
18	17	6
19	40	10
20	12	5
21	28	15
22	26	13
23	34	13
24	26	12
25	29	14
26	22	12
27	26	10
28	24	14
29	19	8
30	16	7
31	17	10
32	28	14
33	14	10
34	22	7
35	14	17
36	20	14
37	21	11
38	22	15
39	22	15
40	14	10
41	15	12
42	12	8
43	13	10
44	13	9
45	10	7
46	14	12
47—54	19	15
Unbek.	41	16
Sa.	652	353

54,1 %

Tabelle VII: Straßburg.

406 : 216 = 53,2 %

96 : 42 = 43,8 % | 133 : 81 = 60,9 % | 79 : 61 = 77,2 %

57:16=28,1 % · 44:20=45,5 % · 52:22=42,3 % · 64:36=56,3 % · 69:45=65,2 % · 51:38=74,5 % · 28:23=82,1 % · 41:16=39 %

Alter Jahre	Zahl der Fälle	Athero-sklerose
17	2	1
18	14	5
19	34	8
20	7	2
21	6	2
22	9	4
23	12	5
24	7	5
25	10	5
26	10	5
27	14	4
28	7	3
29	12	5
30	9	5
31	12	7
32	20	9
33	8	6
34	12	5
35	12	9
36	15	11
37	15	9
38	11	7
39	16	10
40	12	8
41	13	10
42	10	8
43	9	6
44	10	8
45	9	6
46	13	11
47—54	15	12
Unbek.	41	16
Sa.	406	216

53,2 %

Tabelle VI: Düsseldorf.

246 : 137 = 55,6 %

154 : 76 = 49,4 % | 61 : 42 = 68,9 % | 17 : 13 = 76,5 %

14:6=42,9 % · 99:47=47,5 % · 55:29=52,7 % · 31:22=70,9 % · 30:20=66,7 % · 12:9=75 % · 5:4=80 %

Alter Jahre	Zahl der Fälle	Athero-sklerose
17	0	0
18	3	1
19	6	2
20	5	3
21	22	13
22	17	6
23	22	9
24	19	10
25	19	9
26	12	7
27	12	6
28	17	11
29	7	3
30	7	2
31	5	3
32	8	5
33	6	4
34	2	2
35	10	8
36	5	3
37	6	2
38	11	8
39	6	5
40	2	2
41	2	2
42	2	0
43	4	4
44	3	2
45	1	1
46	1	1
47—54	4	3
Unbek.	0	0
Sa.	246	137

55,6 %

geht aus den von mir zusammengestellten Fällen hervor, welche Männer und Frauen im kriegsdienstpflichtigen Alter betrafen, die der zivilen Heimatsbevölkerung angehörten und während des
Krieges zur Obduktion kamen[*]. Es ergab sich für die Männer dieser Untersuchungsreihe ein Plus
von 0,4% Atherosklerose gegenüber den Kriegsteilnehmern vom gleichen Durchschnittsalter, für die
Frauen ein Minus von 5%, was der alten Erfahrungstatsache entspricht, daß die Atherosklerose
durchschnittlich später und seltener bei Frauen als bei Männern beobachtet wird.

Zu noch höheren Prozentzahlen von Atherosklerose bei Kriegsteilnehmern ist KOHLHAAS[*] auf
Grund von 111 Sektionen gekommen, die er in einem Feldlazarett vornahm. In diesem Material
fand er 86mal atherosklerotische Veränderungen, also in 77%. Dabei verteilten sich die Fälle
auf folgende Altersklassen:

unter 20 Jahren 14 Fälle, von denen 5 Atherosklerose zeigten (35,7%),

„	25	„	45	„	„	„	34	„	„	(75,6%),
„	30	„	20	„	„	„	18	„		(90 %),
„	35	„	15	„	„	„	12	„		(80 %),
„	40	„	16	„	„	„	16	„		(100 %),
„	45	„	1	„	„	„	1	„	„	(100 %).

Die Differenz gegenüber meinen Prozentzahlen dürfte ihre Erklärung darin finden, daß KOHLHAAS
neben vorgeschritteneren Fällen, die bereits „Einrisse der Innenhaut" (10%) aufwiesen, auch die
allerersten Erscheinungen an der Aorta in seine Zusammenstellung aufgenommen hat, während ich
„von einer Registrierung der ersten Anfangsstadien der Atherosklerose der Aorta, die man früher
als streifige Intimaverfettungen bezeichnete, absah, da sie möglicherweise akut entstanden und mit
dem zum Tode führenden Leiden in Zusammenhang zu bringen waren" [4]).

Bei den Untersuchungen über die Ausdehnung der atherosklerotischen Veränderungen innerhalb des Gefäßsystems bei den Kriegsteilnehmern konnte naturgemäß nicht das ganze arterielle
System in jedem Falle genau durchforscht werden. Die Registrierungen beschränkten sich vielmehr
auf diejenigen Stellen, an denen der zunächst ja umschrieben herdförmige Prozeß erfahrungsgemäß
zuerst aufzutreten pflegt. Als eine solcher Prädilektionsstellen war mir schon längere Zeit vor dem
Kriege der obere Abschnitt des absteigenden Astes der linken Kranzarterie aufgefallen, der bereits
Veränderungen aufweisen kann, wenn im übrigen Arteriensystem, selbst an den bekannten Prädilektionsstellen der Aorta, noch nichts von Atherosklerose zu bemerken ist. Andererseits gestattet
der positive Befund von Atherosklerose an den Prädilektionsstellen der Aorta einen Rückschluß auf
die anderen primären Lokalisationen des Prozesses (z. B. in den Karotiden dicht an der Teilungsstelle (CHIARI[20]) insofern, als man in der Regel ein zeitliches Zusammenfallen des Auftretens an den
verschiedenen Lieblingssitzen feststellen kann. So wurde denn bei den Befundsaufnahmen vor allen
Dingen das Verhalten der Kranzarterien des Herzens und der Aorta im ganzen Verlaufe registriert.

Auf der Tabelle IX (cf. S. 14) sind die positiven Fälle des Gesamtmaterials nach dem Alter der Verstorbenen und nach der Lokalisation der Atherosklerose an den Prädilektionsstellen geordnet zusammengestellt; dabei wurden die Befunde bei deutschen (D), russischen (R) und rumänischen (Ru) Kombattanten
gesondert aufgeführt. Aus der Tabelle ergibt sich zunächst die überwiegende Häufigkeit der isolierten
Erkrankung der linken Kranzarterie: von den 353 positiven Fällen zeigte 114mal nur sie die herdförmige Atherosklerose. Es handelte sich dabei in der Regel um scharf umschriebene, leicht erhabene,
opak weißgelbliche Flecke von 1—2 mm Durchmesser im oberen Abschnitte des Ramus descendens
anterior; namentlich bei den Fällen zwischen 18 und 30 Jahren war in der Regel nur ein einziger
derartiger Herd nachweisbar. Diese Veränderung kann, wie die Tabelle zeigt, bis in die Mitte des
6. Lebensjahrzehntes die einzige Manifestierung der Atherosklerose an den Arterien sein; der Ramus
descendens anterior braucht aber nicht am frühzeitigsten Atherosklerose aufzuweisen: unter den
22 Fällen bis zu 20 Jahren ist er 7mal isoliert erkrankt, während 9mal die Prädilektionsstellen an
der Aorteninnenfläche Veränderungen aufweisen. Doch tritt im ganzen die Aorta als Sitz der primären
Veränderung hinter der linken Kranzarterie erheblich zurück (73: 114); noch weit ungünstiger für die
Aorta wird dieses Verhältnis, wenn man nur die deutschen Krieger berücksichtigt (47: 102), da die
Russen wie auch namentlich die Rumänen auffallenderweise prozentuell viel häufiger isolierte Aorten-
veränderungen zeigen als die Deutschen. Im ganzen ist die linke Koronaria unter den 353 Fällen
274mal, die Aorta dagegen nur 118mal erkrankt.

In der Zusammenstellung von KOHLHAAS[*] überwiegt aus dem oben bereits erwähnten Grunde
die Erkrankung der Aorta, die in sämtlichen 86 positiven Fällen nachweisbar war und sich in 20%
der Fälle mit einer Erkrankung der Koronararterien kombiniert hatte. In der Aorta war nach KOHLHAAS
am häufigsten „die Innenseite des Bogens", also vermutlich die Stelle der Narbe des Ductus arteriosus,
erkrankt; in 50% der positiven Fälle zeigte auch der absteigende Teil der Aorta Veränderungen.

Tabelle IX: Lokalisation der Atherosklerose.

Alter Jahre	Zahl der Fälle			Nur l. Koronaria			Nur Aorta			Nur beide Koronarien			L. Koronaria u. Aorta			Beide Koron. u. Aorta			Andere Lokalisation		
	D	R	Ru	D	R	Ru	D	R	Ru	D	R	Ru	D	R	Ru	D	R	Ru	D	R	Ru
17	1						1														
18	6			1			4									1					
19	10			4			3			1			1						1 (r. Kor. u. Aorta)		
20	5			2			1						1			1					
21	15			8			3						2			1			1 (r. Kor. u. Aorta)		
22	10+0+3			7			3+0+3									1					
23	11+0+2			7			0+0+2			3						1					
24	11+1			8			2			1						0+1					
25	14			6			4			1			2			1					
26	10+0+2			6			0+0+2			1						3					
27	9+1			5			1			1			1			1			0+1 (r. Kor.)		
28	14			5			1			5						3					
29	6+0+2			2			2+0+1			2			0+0+1								
30	4+2+1			2+1			0+1									1+0+1			1 (art. foss. Sylvii)		
31	6+0+4			2			1+0+2			2+0+1			1						0+0+1 (r. Kor. u. Aorta)		
32	7+1+6			5			1+1+2			0+0+1			0+0+1			1+0+2					
33	5+1+4			3						0+0+2			1+0+2			1+1					
34	5+0+2			2			0+0+1			1			1			1+0+1					
35	11+2+4			4+0+1			2+0+2			2+1			2			1+1+1					
36	9+2+3			3			1+1+1			2			1			2+1+2					
37	6+1+4			1+0+1			2+1						0+0+1			3+0+2					
38	11+1+3			5+1+1			1			2			1+0+1			2+0+1					
39	15			5			2			2			1			5					
40	7+1+2			1+1			1			1			0+0+1			4+0+1					
41	7+0+5						2+0+2			1			2			2+0+3					
42	7+0+1												3			4+0+1					
43	10			2			1			1			1			4			1 (r. Kor. u. Aorta)		
44	10			1			2			2			3			2					
45	7			1			3						2			1					
46	12			2			1			1			3			5					
47—54	15			2			1			2			2			8					
Unbek.	3+3+10			0+2+4			1+1+3						0+0+2			2+0+1					
Summa	279+16+58			102+5+7			47+5+21			34+1+4			31+0+9			61+4+16			4+1+1		
Summa	353			114			73			39			40			81			6		

Auf die Häufigkeit der Koronarsklerose bei Kriegsteilnehmern haben auch KIESEWETTER[11]) und RÖSSLE[1]) hingewiesen. KIESEWETTER fand bei der Durchsicht von 100 BENDAschen Kriegsobduktionsprotokollen aus dem 2. Halbjahr 1918 in 27 Fällen Angaben über makroskopische, schwerere oder leichtere atherosklerotische Veränderungen der Kranzarterien. In RÖSSLES Zusammenstellung ist die Atherosklerose der Kranzarterien im Alter von 15—20 Jahren mit 10,6%, von 20—25 Jahren mit 10,8%, von 25—30 Jahren mit 22,7%, von 30—35 Jahren mit 27%, von 35—40 Jahren mit 34,1%, von 40—45 Jahren mit 31,6% und von 45—50 Jahren mit 50% vertreten.

Anschließend an meine Untersuchungen, allerdings ohne Kenntnis der Originalarbeiten, hat ASKANAZY von seinem Assistenten ORLIANSKY[17]) sein Material auf das Vorkommen von Atherosklerose, besonders der Kranzarterien, hin bearbeiten lassen. Beim Registrieren der Befunde unterscheidet ORLIANSKY „taches graisseuses", „plaques graisseuses", „sclérose" und „athéronécrose", von denen er nur die beiden letzteren zur Atherosklerose rechnet, während die beiden ersteren den streifigen Intimaverfettungen entsprechen, die, wie gesagt, auch in meinen Zusammenstellungen bei der Aorta nicht mit berücksichtigt wurden. ORLIANSKY fand bei Individuen beiderlei Geschlechts unter 20 Jahren noch keine „sclérose" der Aorta: dagegen fanden sich bei 36 Individuen zwischen 16 und 20 Jahren 9mal Läsionen der linken und 6mal Läsionen der rechten Kranzarterien (= 25 resp. 17%), von denen allerdings nur 2 resp. 3 als „sclérose" bezeichnet werden. Zwischen 21 und 30 Jahren konstatierte

ORLIANSKY bei 54 männlichen und 29 weiblichen Individuen 3- resp. 1 mal „sclérose" der Aorta, 35- resp. 14 mal Läsionen der linken und 19- resp. 8 mal Läsionen der rechten Kranzarterie. Im nächsten Lebensjahrzehnt wurden unter 43 männlichen und 28 weiblichen Individuen 4- resp. 2 mal Aortensklerose, 30- resp. 13 mal Läsionen der linken und 19- resp. 4 mal Läsionen der rechten Kranzarterie festgestellt. Zwischen 41 und 50 Jahren waren bei 39 Männern und 24 Frauen die Aorten 10- resp. 5 mal sklerotisch, während die linken Koronarien 34- resp. 18 mal und die rechten 25- resp. 10 mal die genannten Veränderungen aufwiesen. ORLIANSKY kommt zu dem Schlusse, daß die Atherosklerose in der Schweiz langsamer einsetzt als in Deutschland, daß aber für das Alter von 21—30 Jahren („âge du service militaire par excellence") die Prozentzahlen in beiden Ländern die gleichen sind; es hat demnach für das dritte Lebensjahrzehnt der Krieg keinen Einfluß auf die Entwicklung der Atherosklerose gehabt. Weiter betont ORLIANSKY, daß die linke Kranzarterie früher, öfter und stärker zu erkranken pflegt als die rechte, daß beide Koronarien bei Frauen weniger zur Sklerose neigen als bei Männern und daß die Koronarsklerose vor der Aortensklerose aufzutreten pflegt und mit vorschreitendem Alter an Häufigkeit und Intensität zunimmt. — Die Resultate entsprechen demnach in weitgehendem Maße den meinigen. —

Die in den folgenden 3 Rubriken der Tabelle IX aufgeführte Ausbreitung der Atherosklerose umfaßt bereits schwerere Fälle der Erkrankung. Daß der Prozeß mit zunehmendem Alter sich weiter ausdehnt und damit an Schwere zunimmt, geht ohne weiteres aus einem Vergleich der Zahlen in den einzelnen Jahresklassen dieser Rubriken hervor; namentlich in den beiden letzten Rubriken liegt das Häufigkeitsmaximum in den höchsten Jahresklassen. Unter 192 Atherosklerotikern der Jahresklassen 17—35 gehören 127 zu den leichten, 65 zu den schweren Fällen, und von 138 der Jahresklassen 36—54 zeigen 49 die leichte, 89 die schwerere Form der Erkrankung. Hieraus kann man entnehmen, daß die Fälle unbekannten Alters der ersten beiden Rubriken mit größter Wahrscheinlichkeit Leute unter 35 Jahren, die der drei folgenden Rubriken dagegen Leute über 35 Jahre betrafen.

Die 6 Fälle der letzten Rubrik zeigten mit Ausnahme der (wahrscheinlich syphilitischen) isolierten Sklerose der Arteria fossae Sylvii ausschließlich leichte Veränderungen, die nur statt in der linken Koronaria in der rechten lokalisiert waren und bis auf einen Fall gleichzeitig die Prädilektionsstellen der Aorta befallen hatten.

Die Untersuchungen über die Lokalisation und die Ausdehnung der Atherosklerose im Arteriensystem führen demnach zur Bestätigung der Lehre, daß die Atherosklerose als ein herdförmiger Prozeß an bestimmten Prädilektionsstellen frühzeitig beginnt und sich mit zunehmendem Alter allmählich weiter ausdehnt, dabei gleichzeitig an Intensität sich steigernd. Als wichtiges neues Ergebnis darf bezeichnet werden, daß zu den bisher bekannten Prädilektionsstellen die linke Kranzarterie des Herzens, besonders der obere Abschnitt ihres Ramus descendens anterior, als häufigste primäre Lokalisation hinzutritt.

Mit der Lehre von den Prädilektionsstellen ist die neuere Auffassung über die Pathogenese und Ätiologie der Atherosklerose insofern aufs engste verknüpft, als eben der Abnützungsprozeß an denjenigen Stellen des elastischen Innenrohrs zuerst auftritt, die mechanisch am stärksten in Anspruch genommen werden, und diese Stellen dadurch zu den Prädilektionsstellen macht. Während für die bisher bekannten primären Lokalisationen das pathogenetische Moment der stärkeren Inanspruchnahme zutrifft, ist für die linke Kranzarterie in ihrem genannten Abschnitt erst noch der Beweis zu erbringen, daß es sich hier ebenfalls um lokalisierte frühere Abnutzung des elastischen Innenrohrs beim Zustandekommen der Atherosklerose wirklich handelt.

Ich habe in früheren Publikationen[1—?] wiederholt darauf hingewiesen, daß nach meinem Düsseldorfer Material die Atherosklerose bei Leuten, die verwundet von der Front kamen und bald ihren Verletzungen erlagen, weniger häufig gefunden wird, als bei Soldaten, die keinen Frontdienst gemacht hatten, die in der Mehrzahl überhaupt nicht felddienstfähig waren, also in ihrem Vorleben schon in der einen oder anderen Weise körperlich geschädigt und deshalb nicht für den Frontdienst tauglich befunden waren. Erwähnt habe ich ferner schon, daß die Häufigkeitsziffer der Atherosklerose bei den Männern im kriegsdienstpflichtigen Alter, die als völlig untauglich in der Heimat geblieben waren, noch etwas höher ist als bei den unverwundeten Soldaten. Da nun die körperlichen Schädigungen, die bei diesen zur Untauglichkeit für jeden Kriegsdienst, bei jenen zur Untauglichkeit für den Felddienst geführt hatten, zum größten Teil in chronisch konsumierenden Krankheiten resp. in direkt nachweisbaren Residuen solcher und in protrahierten Infektionskrankheiten bei den Obduktionen nachgewiesen werden konnten, lag die Annahme nahe, die frühzeitige Artherosklerose mit diesen Erkrankungen in ätiologischen Zusammenhang zu bringen. Insbesondere für die Lokalisation der Atherosklerose in der linken

Kranzarterie konnte ich darauf hinweisen, „daß bei verschiedenen Infektionskrankheiten der Kinder Veränderungen degenerativer Art an derjenigen Stelle der linken Kranzarterie auftreten können, die im späteren Leben die Prädilektionsstelle für die frühzeitige Atherosklerose darstellt"[7].

Die Rolle, die die Infektionskrankheiten (und alle anderen als ätiologische Momente für das Zustandekommen der Atherosklerose bezeichneten Noxen) in der Pathogenese der Atherosklerose spielen, besteht nun darin, daß sie zu den eingangs genannten „vorbereitenden" Faktoren gehören: die Schädigungen, die sie am elastischen Innenrohr der Arterien verursachen, führen zu einer frühzeitigen Erschöpfung derjenigen Elemente, die die physiologische Regeneration der verbrauchten elastischen Substanz zu regeln haben. So kann an diesen Stellen schon bei gewöhnlicher Inanspruchnahme des elastischen Innenrohrs dasselbe eintreten, was an anderen Stellen durch die lokal erhöhte Inanspruchnahme erfolgt: die frühzeitige Abnutzung des. elastischen Innenrohrs. Es erklärt sich also auch die Prädilektion der Atherosklerose für den Ramus descendens anterior in der gleichen Weise wie die für die bekannten Stellen an der Aorta, nur daß in der Kranzarterie schon der normale Blutdruck zur Abnutzung genügt, weil hier durch vorausgegangene Infektionen ein Locus minoris resistentiae am elastischen Innenrohr geschaffen wurde.

Wenn OSCAR MEYER[13] deshalb die ätiologische Bedeutung der Infektionen und konstitutionellen Momente ablehnen zu müssen glaubt, weil man sonst „eine Arteriosklerose im jugendlichen Alter erheblich häufiger finden müßte, als es tatsächlich der Fall ist", so widersprechen diesem Ablehnungsgrunde die Befunde, die u. a. von SALTYKOW[14] und von mir (l. c.) beigebracht worden sind. Gerade der von ihm publizierte Fall von „gelblichen Intimaflecken" in der Aorta, Arteriosklerose mäßigen Grades der Kranzarterien und der basalen Hirngefäße bei einseitiger Nierenschrumpfung und Herzhypertrophie, in dessen Anamnese eine frühere Malariainfektion verzeichnet wird, scheint mir die große Bedeutung der Infektionen für die Pathogenese und namentlich auch für die Lokalisation der Atherosklerose zu bestätigen: die Nierenschrumpfung wird als Residuum „einer Pyelonephritis oder interstitiellen Nephritis, die in früherer Kindheit überstanden worden ist", also doch wohl einer zweifellosen schweren Infektion aufgefaßt, und für die Bevorzugung der Hirnarterien in diesem Falle käme die ja so häufig mit Gefäßschädigungen des Gehirns einhergehende Malaria in Betracht. —

Nachdem wir somit die Anschauungen über Häufigkeit, Ausdehnung, Pathogenese und Ätiologie der Atherosklerose in den Untersuchungsergebnissen des Kriegsmaterials bestätigt gefunden haben, steht noch die Frage zur Erörterung, ob wir in der Häufung atherosklerotischer Befunde den Ausdruck einer Dienstbeschädigung erblicken dürfen. Diese Frage ist von KOHLHAAS[9], der von der Auffassung ausgeht, daß die hohen Prozentzahlen seines Materials zweifellos eine Steigerung der Atherosklerose im Kriege gegenüber den Friedensverhältnissen sprechen, dahin beantwortet worden, daß durch die Kriegsstrapazen im weitesten Sinne eine „Erhöhung des vasomotorischen Tonus" herbeigeführt wurde und daß dieser eine Schädigung der Gefäße im Sinne einer frühzeitigen Abnutzung bewirkte. Demgegenüber hat OBERNDORFER[16] in der Häufigkeit der Atherosklerosebefunde bei Kriegsteilnehmern im Alter zwischen 20 und 30 Jahren nur eine Bestätigung unserer aus Friedenszeiten gewonnenen Erfahrung erblickt und ausdrücklich betont, daß der Schluß nicht gerechtfertigt sei, „diese Gefäßveränderungen als Folgen der Kriegsstrapazen, der Anstrengungen anzusehen". Ich habe bereits oben darauf hingewiesen, daß die Prozentzahlen der Atherosklerosebefunde bei der männlichen zivilen Bevölkerung im militärdienstpflichtigen Alter etwas höher sind als bei den Kriegsteilnehmern; ich habe ferner ebenfalls bereits betont, daß in meinem Material bei den Verwundeten, die doch in erster Linie die Strapazen des Krieges durchgemacht hatten, seltener Atherosklerose gefunden wurde, als bei den nicht verwundeten, meist im Etappen- und Garnisondienst verwendeten Kriegsteilnehmern. Andererseits glaubte ich aus dem Vergleiche der Lokalisation atherosklerotischer Veränderungen am Gefäßsystem bei den von mir untersuchten 3 verschiedenen Gruppen von Leuten im kriegsdienstpflichtigen Alter (Kriegsteilnehmern, ziviler männlicher und weiblicher Heimatsbevölkerung) den Schluß ziehen zu müssen, „daß das frühzeitigere Auftreten der Atherosklerose an der linken Kranzarterie bei Männern als bei Frauen aller Wahrscheinlichkeit nach infolge durchschnittlich stärkerer Inanspruchnahme des linken Ventrikels zu erklären ist, und daß die prozentuell größere Häufigkeit der Erkrankung der linken Kranzarterie bei den Kriegsteilnehmern als bei den Daheimgebliebenen im gleichen Sinne als Kriegsschädigung aufzufassen ist"[6]). Ich bin daher der Meinung, daß man die obige Frage überhaupt nicht generell beantworten kann, vielmehr die Möglichkeit einer Dienstbeschädigung zugeben muß, namentlich im Hinblick auf diejenigen Fälle, die bei ihrer Einstellung noch keinerlei Symptome der Atherosklerose aufwiesen, nach mehr oder minder langem Kriegsdienst aber an ihrer Atherosklerose zugrunde gingen (cf. die von mir[8a,9]) publizierten Fälle, sowie die Fälle von KIESEWETTER[11]), WEINERT[16]) und OSCAR MEYER[15]), ferner die Ausführungen über diese Frage von ROMBERG[17]), WENCKEBACH[18]), EHRET[19]), BENDA (bei KIESEWETTER), ASCHOFF[20]), RÖSSLE[21]), KRAUS[22]), LUBARSCH[23]) u. a.). Daß in weitaus den meisten Fällen die Atherosklerose nicht als Dienstbeschädigung aufzufassen ist, darf man trotzdem als gesicherte Tatsache bezeichnen. —

•   •   •

Neben der Atherosklerose beansprucht die meist auf Syphilis beruhende Mesaortitis thoracica das Hauptinteresse.

OBERNDORFER[18]) verzeichnet in seinem Material aus dem Felde nur 4 Todesfälle an dieser Erkrankung und registriert nur 2—3 mal Mesaortitis als Nebenbefund, also gleichzeitig hochgradige Atherosklerose, bei Leuten aus dem 4. Lebensjahrzehnt. Diesen sehr niedrigen Prozentsatz glaubt OBERNDORFER eventuell mit der Annahme erklären zu können, daß die Entwicklung der Mesaortitis im allgemeinen so schnell vor sich geht, daß man eben bei den Leuten im militärdienstpflichtigen Alter den Prozeß, dessen Häufigkeitsmaximum nach den Friedenserfahrungen zwischen dem 40. und 60. Lebensjahr liegt, nur relativ selten bereits antrifft. G. B. GRUBER[24]) weist demgegenüber darauf hin, daß die Mesaortitis in größeren Städten weit häufiger beobachtet wird als auf dem Lande, und daß daher die geringere Häufigkeit des Befundes bei Obduktionen im Felde nicht nur auf das tiefere Durchschnittsalter der Obduzierten, sondern vielmehr auch auf die „gute Durchmischung der Soldaten, die aus verschiedenen Himmelsstrichen, aus Stadt und Land in der Truppe (sich) zusammenfanden", zurückzuführen ist. GRUBER selbst beobachtete unter rund 770 Soldatensektionen 16 mal Mesaortitis und sieht darin, daß sein Material sich aus Leuten zusammensetzte, die ihres Alters und ihres „gesundheitlichen Gesamthabitus" wegen nicht felddienstfähig gewesen waren oder doch bald wieder in die Heimat zurückgekehrt waren, den Grund für die absolute und relativ größere Häufigkeit der Mesaortitis unter seinen Obduktionen als unter denen OBERNDORFERS. In 50% der GRUBERschen Fälle war der plötzlich erfolgte Tod auf die Mesaortitis zurückzuführen; im ganzen stand sie 10 mal im Vordergrund des Leichenbefundes, 3 mal fand sie sich zusammen mit progressiver Paralyse, 2 mal bei kruppöser Pneumonie, 1 mal bei Magenkarzinom. Das Alter der Fälle lag 7 mal im 4. und 9 mal im 5. Lebensjahrzehnt.

Während unter meinen 246 Düsseldorfer Fällen mit einem Durchschnittsalter von 28,7 Jahren kein einziger Fall von Mesaortitis beobachtet wurde, finden sich bei den 406 Straßburger Fällen mit dem Durchschnittsalter von 32,3 Jahren 6 Fälle von Mesaortitis, die einen 26 jährigen Rumänen und je einen 26-, 29-, 35-, 39-, 40- und 44 jährigen Deutschen betrafen. Bei zweien (39- und 40 jähriger Deutscher) war der Tod auf die Mesaortitis zurückzuführen (1 mal Aorteninsuffizienz, 1 mal Verschluß eines und Einengung des andern Koronararterienostium); 2 mal lag gleichzeitig Tabes dorsalis und Bronchopneumonie vor (35- und 44 jähriger Deutscher); ein Fall betraf einen 29 jährigen Diabetiker mit Cor adiposum; der Rumäne war an Ruhr zugrunde gegangen. — Unter den 510 Fällen des Straßburger Materials, die nicht zur Statistik der Atherosklerose verwendet werden konnten, finden sich weitere 12 Fälle von Mesaortitis, die sämtlich deutsche Kriegsteilnehmer betrafen; diese standen im Alter von 30, 35, 37, 40, 41 (2), 42, 43, 45 und 60 Jahren, in 2 Fällen war das Alter unbekannt. 5 mal war die Mesaortitis als Todesursache zu betrachten; in den übrigen Fällen war sie Nebenbefund bei progressiver Paralyse, Tabes, Cor adiposum, Diphtherie, Pneumonie, Influenza und Suizidverletzungen.

Aus diesen Zahlen geht hervor, daß in meinem Material die Häufigkeit der Mesaortitis mit der Verschlechterung des obduzierten Menschenmaterials zunimmt: unter den 246 Düsseldorfer Fällen, die vorwiegend Felddiensttaugliche betrafen, 0% Mesaortitis, unter den 406 Fällen der ersten Straßburger Zeit, unter denen sich noch eine Anzahl Felddiensttauglicher fand, 1,5% Mesaortitis und unter den 510 letzten Straßburger Fällen, die wohl ausschließlich nur garnisondiensttauglich waren, 2,4%

Mesaortitis. Der Zusammenhang zwischen prozentualer Häufigkeit der Mesaortitis und dem der Statistik zugrunde liegenden Menschenmaterial erhellt des weiteren daraus, daß unter den 236 Fällen der Zivilbevölkerung im militärdienstpflichtigen Alter (Durchschnittsalter 31,9 Jahre), also unter 236 für jeden Kriegsdienst Untauglichen, sich 8 Fälle von Mesaortitis = 3,4 % fanden.

Die Fragen, ob die Strapazen des Feldzuges eine Verschlimmerung der Erkrankung herbeizuführen vermochten und ob der Tod an Mesaortitis als Dienstbeschädigung aufzufassen ist, werden ebenso wie bei der Atherosklerose nur von Fall zu Fall zu beantworten sein.

Literatur.

[1] Rössle, Bedeutung und Ergebnisse der Kriegspathologie. Jahresk. f. ärztl. Fortb. X. 1919. Januarheft.
[2] L. Kaufmann, Zur Frage der „Aorta angusta". G. Fischer. 1919.
[3] Jaffé u. Sternberg, Über die physiologischen Schwankungen d. Aortenumfanges. Med. Klin. 1311. 1919.
[4] Monckeberg, Über die Atherosklerose der Kombattanten. Zbl. f. Herz- u. Gefäßkrankh. VII. 7. 1915.
[5] — Anatomische Veränderungen am Kreislaufsystem bei Kriegsteilnehmern. Zbl. f. Herz- u. Gefäßkrankh. VII. 336. 1915.
[6] — Zur Frage der Atherosklerose im militärdienstpflichtigen Alter. Zbl. f. Herz- u. Gefäßkrankh. VIII. 2. 1916.
[7] — Über Herzerkrankungen bei Kriegsteilnehmern. Aussprachenteil. Verb. d. außerord. Tagung des D. Kongr. f. inn. Med. in Warschau. 79. 1916.
[8] — Pathologisch-anatomische Grundlagen der bei der militärärztlichen Sachverständigentätigkeit auf dem Gebiete des Ersatzwesens und der militärischen Versorgung in Betracht kommenden Herzkrankheiten. Straßb. Med. Ztg. H. 2. 1917.
[9] Kohlhaas, Vorzeitige Arterienveränderungen beim Feldheer. M. Med. W. 1214. 1917.
[10] Chiari, Über das Verhalten des Teilungswinkels der Carotis communis bei der Endarteriitis chron. deformans. Verb. d. D. path. Ges. IX. 326. 1905.
[11] Kiesewetter, Atherosklerose der Kranzarterien des Herzens als Todesursache bei Kriegsteilnehmern. Inaug.-Diss. Berlin 1919.
[12] Orliansky, La sclérose des artères coronaires en Suisse. Revue médicale de la Suisse rom. XXXIX. Nr. 6. 1919.
[13] Oscar Meyer, Zur Kenntnis der juvenilen Arteriosklerose. Berl. Klin. W. 1191. 1918.
[14] Saltykow, Ätiologie der Arteriosklerose. Korr.-Bl. Schweizer Ärzte 897. 1911.
[15] Oberndorfer, Pathologisch-anatomische Erfahrungen über innere Krankheiten im Felde. M. Med. W. 1154. 1918.
[16] Weinert, Plötzliche Todesfälle bei Soldaten. M. Med. W. 1211. 1917.
[17] Romberg, Beobachtungen über Herz- u. Gefäßkrankheiten während der Kriegszeit. M. Med. W. 673. 1915.
[18] Wenckebach, Über Herzerkrankungen bei Kriegsteilnehmern. Verb. d. außerord. Tagung d. D. Kongr. f. inn. Med. in Warschau 1916.
[19] Ehret, Zur Kenntnis der Herzschädigungen bei Kriegsteilnehmern. M. Med. W. 689. 1915.
[20] Aschoff, Die plötzlichen Todesfälle vom Standpunkte der Dienstbeschädigung. In: Die militärärztl. Sachverständigentätigkeit auf dem Gebiete des Ersatzwesens und der militär. Versorgung. Jena 1917.
[21] Rössle, Kriegsärztliche Demonstrationen. M. Med. W. 610. 1916.
[22] Kraus, Das klinische Bild der Arteriosklerose usw. D. Med. W. 1093. 1918.
[23] Lubarsch, Über Arteriosklerose bei Jugendlichen und besonders Kriegsteilnehmern. Kriegspathol. Tagung in Berlin 55. 1916.
[24] G. B. Gruber, Zum Kapitel der luischen Aortenerkrankungen und des plötzlich eingetretenen Herztodes. Zbl. f. Herz- u. Gefäßkrankh. XI. 173. 1919.

3. Die Atmungs- und Verdauungsorgane und ihre Erkrankungen. Das Zentralnervensystem und seine Erkrankungen.

Von Prof. Dr. GOTTHOLD HERXHEIMER in Wiesbaden.

Im Kriege Stabsarzt und Armeepathologe.

Unter den Kriegsbeobachtungen nehmen neben den eigentlichen Kriegsverletzungen und ihren Folgen, Gasvergiftungen usw. die Infektionskrankheiten das Hauptinteresse in Anspruch. Für die Erkrankungen der inneren Organe sind kaum neue Kenntnisse gezeitigt worden, besonders nicht in pathologisch-anatomischer Hinsicht. Öfters ist das Thema der Häufigkeit einzelner Erkrankungen, insbesondere auch des Respirations- und Verdauungssystems, behandelt worden, aber genauere Vergleichungen haben zumeist gezeigt, daß die Durchschnittszahlen des Friedens nicht übertroffen wurden. Große statistische Zusammenstellungen aller gesammelten Sektionsprotokolle der

Armee- und Beratenden Pathologen können hier erst sichere Erkenntnis des Zusammenhanges mit dem Kriege herbeiführen — soweit überhaupt vergleichbare Friedenszahlen vorliegen.

Für die pathologische Anatomie der Respirationsorgane hat uns der Krieg keine neuen Anhaltspunkte geboten. Anginen scheinen nicht in besonderer Zahl oder Form beobachtet worden zu sein. Frische Anginen sind auch in meinem Sektionsmaterial nur sehr selten vertreten, kaum als alleinige Erkrankung. MAX MEYER[1]) betont für sie das konstitutionelle Moment. Relativ häufig wurde Angina Vincentii mit dem bakteriologischen Befund der Plaut-Vincent'schen Bazillen in Symbiose mit Spirochäten beobachtet.

Interessante Mitteilungen liegen aus Adrianopel von HEINEMANN[2]) und SAUERWALD[3]) vor. Die hier beschriebenen Fälle von Angina Vincentii zusammen mit Noma verliefen sehr schwer, selbst die mittelschweren tödlich (die Patienten waren zumeist durch Skorbut usw. schon heruntergekommen). SAUERWALD spricht, da das Salvarsan keine Heilwirkung ausübte, die fusiformen Bazillen als die eigentlichen, ursächlichen Erreger an. Über Epidemien von Stomatitis berichten aus Gefangenenlagern GRONBAUM[4]), sowie RUMPEL[5]). Auch hier fanden sich die Plaut-Vincentschen Erreger stets, werden aber von den Autoren als sekundär aufgefaßt. Als ursächliches Moment nimmt der erste Autor Quecksilber (mit Hg. imprägnierte Läuseschutzleibbinden) an, und auch RUMPEL denkt an eine ähnliche Ausscheidungserkrankung, vielleicht im Zusammenhang mit einem schädlichen Stoffwechselprodukt. Epidemisches Auftreten von Stomatitis wurde auch bei unseren Gegnern beobachtet, so von BOWMAN[6]), der sie auf die Plaut-Vincentschen Erreger bezieht.

Diphtherie scheint nicht in besonderer Zahl und nicht in Form größerer Epidemien aufgetreten zu sein. Dagegen waren die Fälle z. T. schwer, kompliziert durch ausgedehnte Bronchialabgüsse, weit in die Lungen hinein, so auch in mehreren der wenigen von mir sezierten Fälle. Fibrinöse Pneumonien kamen natürlich auch nicht selten zur Sektion, aber meinen eigenen Erfahrungen wie der Literatur nach kaum in besonderer Häufigkeit oder Schwere. OBERNDORFER[7]) bezeichnet die Zahl im Vergleich zu der Gesamtzahl der Soldaten mit Recht als klein. Die geringe Mortalität — die klinisch auch ARNETH[8]) betont — will OBERNDORFER in Zusammenhang mit der bei Soldaten besonders oft gefundenen geringen Herz-Arbeitshypertrophie bringen, was mir sehr zweifelhaft erscheint. Bronchitis schien nicht häufiger als im Frieden; klinisch betont HOCHHAUS[9]) mit Recht, daß sie oft auch schon aus früheren Zeiten datiert. Bronchopneumonien spielen eine Hauptrolle naturgemäß bei allen Infektionskrankheiten; ganz gewöhnlich stellen sie bekanntlich die letzte Todesursache dar.

Insbesondere wurden allenthalben schwere Bronchopneumonien bei Typhus beobachtet, und die Angabe HOCHHAUS kann ich auf Grund meines eigenen Sektionsmaterials bestätigen, daß die Bronchopneumonien besonders auch bei Tetanus ganz gewöhnlich und in sehr großer Ausdehnung auftreten und zum Tode beitragen. Eine ganz besonders große und ungünstige Verbreitung haben sie ja neuerdings als hauptsächlichste und zumeist zum Tode führende Begleiterscheinung der Grippe-Pandemie gefunden.

Bei den Erkrankungen des Verdauungstraktus sind wir noch mehr auf klinische Beobachtungen angewiesen. Über ihre Häufigkeit im Kriege im allgemeinen machen SCHÜTZ[10]) und CRAMER[11]) stark abweichende Angaben. Eine besondere Rolle spielen die Sekretionsanomalien des Magens.

Sowohl Anazidität (BECHER[12]), ROMHELD[13]), KUTTNER[14]), wie Hyperazidität (von TRUSZCZYNSKI[15]), HEINSHEIMER[16]), CURSCHMANN[17]), CRAMER, GROTE[18]) werden betont. HEINSHEIMER stellte vor allem allmähliches Überwiegen der Superaziditätswerte gegenüber den anfänglich vorherrschenden Achylien fest. Die Sekretionsanomalien werden auf die veränderte Kost bezogen, ROMHELD weist auch auf Ruhr als Anazidität bedingend, KUTTNER auf Steigerung perniziöser Anämien mit Atrophie der Magenschleimhaut hin. Mit Recht wird mehrfach hervorgehoben, daß die Anomalien zum großen Teil auch schon zuvor bestanden, nur, bei der Friedenskost besser reguliert, weniger in die Erscheinung traten. Anatomisch sind ja alle diese pathologisch-physiologischen Zustände des Magens schwer faßbar.

Mit der Superazidität steht die häufiger wiederkehrende Behauptung, daß sich auch die Magen- und Duodenalgeschwüre vermehrt hätten (ZUNTZ[19]), KUTTNER, HOFMANN[20]), WILMS[21]), in nahen Beziehungen. Demgegenüber wird aber auch hier

2*

mit Recht betont, daß die Ulcera vielfach schon zuvor bestanden, nur infolge der veränderten Kost erst in die Erscheinung traten bzw. sich verschlimmerten. Auf jeden Fall scheint die Zahl der bei Sektionen gefundenen Geschwüre und Geschwürsnarben keine irgendwie auffällig hohe gewesen zu sein (s. a. GRUBER[32]). Ich kann auf Grund meines Materials die OBERNDORFERsche Beobachtung, daß er sie sogar auffällig selten (in weniger als 1% der Sektionen) gefunden habe, nur bestätigen. Auch mir scheint hierbei das Moment maßgebend, daß die Geschwüre bei konstitutionell gesunden Männern überhaupt selten sind.

Nur in Einzelfällen sind Magengeschwüre in direktem Anschluß an Verletzungen beobachtet worden, so von JENNICKE[33] oder von EDELMANN[34]) (in 4 Fällen infolge von Luftdruckwirkung einschlagender Granaten bei schon bestehender Disposition in Gestalt von Hyperazidität). OBERNDORFER beschreibt auch je ein Magengeschwür im Anschluß an eine Sepsis und eine Gasinfektion, doch sind derartige Zusammenhänge und überhaupt das Auftreten von Magengeschwüren im Anschluß an Traumen (wie dies auch GRUBER erwähnt und gegen die ROSSLE-BERGMANNsche Theorie der Magengeschwüre als „zweiter Krankheit" ins Feld führt) offenbar äußerst selten. Auch auf Kriegssektionen basieren ASCHOFFS bedeutsame neue Untersuchungen über den anatomisch-funktionellen Aufbau des Magens. Er betont besonders eine trichterartige Verlängerung des oberen Korpusgebietes und eine förmliche Zusammenraffung der Falten, die zu einer Magenenge der Straße führen. Diese Untersuchungen, die sich bei Sektionen leicht bestätigen lassen, sind vor allem auch für die mechanischen Bedingungen der Prädilektionssitze der Magengeschwüre bedeutsam.

Im Darmtraktus wird eine Vermehrung der eingeklemmten Brüche (KÖNIG[35]), WIEMANN[36]), DOOSE[37]), WILMS[38]), sowie der inneren Einklemmungen, Strangulationen, Volvulus usw. (WILMS, DOOSE, HOPMANN[39]) betont. Letzteres ist mir bei meinen Sektionen ebenfalls aufgefallen. Betont wird hierbei als disponierendes Moment die Abmagerung, und es wird mehrfach die Häufigkeit des Volvulus bei Russen mit ihrer auf die vegetabilische Kost bezogenen größeren Darmlänge zum Vergleich herangezogen.

HOPMANN besonders hebt mit Recht hervor, daß, wenn entzündliche Stränge, Meckelsche Divertikel oder dgl. vorliegen, die abnorm gefüllten und geblähten Darmschlingen mit der erhöhten Peristaltik und ihrer abnorm freien Beweglichkeit leicht zu Ileus führen. So habe ich in einer Woche zwei Fälle seziert, in welchen Meckelsche Divertikel indirekt zum Tode führten, einmal durch Invagination, das andere Mal durch Strangulation vermittels eines an einem Meckelschen Divertikel festhaftenden entzündlichen Stranges.

Die Appendizitis hat offenbar gegenüber den Friedenszahlen eine Steigerung nicht erfahren. Ebensowenig die krankhaften Veränderungen der Leber. Kurz erwähnt sei eine Diskussion (B. FISCHER, LUBE usw.) über Leberaffektionen nach Art der akuten gelben Leberatrophie bei Syphilis, ob diese auf die Syphilis selbst oder auf Salvarsanbehandlung zu beziehen sind.

Ich habe in 3 sezierten Fällen die Überzeugung gewonnen, daß in Analogie zu der FISCHERschen Darstellung keine Salvarsanintoxikation, sondern eine syphilitische Veränderung vorlag. Alle drei Fälle waren schon etwas älter, und die erhaltenen Leberpartien waren zu knotigen Hyperplasien umgebildet von schon makroskopisch sehr charakteristischem Aussehen und Sitz.

ROSSLE[40]) schließt aus Gewichtsvergleichungen der Leber (129% des Gehirngewichtes gegenüber 120% im Frieden) auf eine Vergrößerung der Leber bei Soldaten.

Gallensteine waren bei meinen Sektionen ebenso auffallend selten wie bei denen OBERNDORFERS. Erfahrungen über besondere Affektionen des Pankreas konnte ich nicht machen. WILMS bezieht den von ihm beobachteten Rückgang der akuten Pankreatitis auf die geringe Fettnahrung.

Über die den Darm bewohnenden Würmer und ihre Folgen liegen eine Reihe von Mitteilungen vor. Einige andere, welche wohl erst noch veröffentlicht werden, was während des Krieges nicht möglich war, wurden mir in liebenswürdiger Weise vom Herrn Chef des Feldsanitätswesens zugänglich gemacht. Da nach einem Teil der Zusammenstellungen, insbesondere der von WOLFF und DAU[41]), eine Vermehrung der Würmer und besonders des Trichocephalus dispar bei Kriegsteilnehmern anzunehmen war, wurde auch eine diesbezügliche Rundfrage von der Medizinalabteilung des

Kriegsministeriums bei Reservelazaretten, Festungslazaretten usw. in Deutschland veranstaltet, in deren Ergebnisse mir ebenfalls durch die Güte Sr. Exz. des Herrn Feldsanitätschefs als Unterlage meiner Zusammenstellung Einsicht möglich war. Die von mir nach diesen verschiedenen Quellen zusammengestellten Häufigkeitsberechnungen für die Würmer als Darmschmarotzer und für die einzelnen Wurmarten stelle ich in folgender Tabelle kurz zusammen.

Prozentsatz der Wurmbefunde.

Autor usw.	Fundort	Würmer im allgemeinen %	Askaris %	Tricho-cephalus dispar. %	Oxyuris vermic. %	Taenien %
BARDACHZI und BARABAS	Soldaten, Galizien . . .	48,0	22,8	47,9	2,9	
COHNREICH	Feldsoldaten	46,7	21,3	30,7	4,7	
	Garnisonsoldaten	60,0	37,0	35,5	2,5	
WOLFF und DAU .	Feldsoldaten . . . . . . }	50,0	10,0 {	47,5		} 4,0
	Garnisonsoldaten . . . . }			17,7		
	XXV. Res.-Korps	65,0	23,4	38,3	2,5	0,5
Ministerielle Zusammenstellung	In deutschen Reserve-, Festungs- usw. Lazar.	21,0		17,0		
	Getrennt nach solchen, die im Felde waren . .	23,6		19,0		
	die nicht im Felde waren	9,5		6,6		
RHEINDORF	Deutsches Heer	60,0	52,0	8,0	4,0	
	Österr.-ungar. Heer . . .	52,5	26,5	43,5	4,0	
SCHMIDT	Feldsoldaten		21,0	31,0		
	Garnisonsoldaten		30,0	20,0		
	Frische Rekruten		21,0	7,0		
DECKER	Feldsoldaten	39,1	10,8	27,5	2,5	5,0
LAU	Feldsoldaten (Ostheer) .	52,1	48,6	36,4	0,5	2,6
VOGEL	Nordd. Regim.	75,0	63,0	41,0		3,0
	Süddeutsche Kolonne . .	65,0	30,0	60,0		
MOOG	Soldaten bes. der Westfront			55,0		
	Res.-I.-R.202 (viel im Osten gewesen)	70,0				
BLASSBERG	Österr. Soldaten			60,0		
GMELIN	Feldsoldaten	42,8	12,0	18,5	18,4	2,4
BARDACHZI und BARABAS	Zivil in Galizien	50,0	69,1	42,3		
FRICKE	Mazedonien, Soldaten . .	53,0	34,6	30,0	0,6	2,4
WOLFF und DAU .	Zivil in Berlin			7,4		
RHEINDORF	Russische Gefangene . .	80,0	71,0	43,5	14,0	
VOGEL	Russische Gefangene . .	50,0	50,0	14,0		

Aus der vorstehenden Tabelle ergibt sich zunächst die größere Häufigkeit der Würmer bei Soldaten gegenüber den sonstigen Zahlen im allgemeinen. Gleichzeitig zeigt sich aber auch, wie außerordentlich die von den einzelnen Untersuchern gewonnenen Zahlen auseinandergehen.

In Betracht zu ziehen ist dabei, daß das Befallensein von Würmern bekanntlich regionär, nach Alter, Stadt und Land, Jahreszeit, Lebensgewohnheiten, nach sozialen und anderen Gesichtspunkten stets außerordentlich wechselt, und daß alles dies bei den Massenberechnungen, wie sie in Lazaretten usw. angestellt wurden, individuell natürlich nicht berücksichtigt werden konnte. Auch liegen vielfach keine direkt vergleichbaren sicheren Friedenszahlen aus denselben Gründen vor. Zu der ministeriellen Zusammenstellung ist noch zu bemerken, daß die absoluten Zahlen hier kleiner als in allen anderen Zusammenstellungen offenbar deswegen sind, weil es sich nicht um das Ergebnis eigens darauf gerichteter Untersuchungen handelt.

Was die einzelnen Wurmarten betrifft, so können wir uns bei den Taenien und bei den Oxyuren ganz kurz fassen; eine wesentliche Steigerung gegenüber dem Frieden scheint nicht eingetreten zu sein. Die Zahlen sind ganz allgemein klein: Nur GMELIN[33]) gibt die Zahl der von ihm gefundenen Oxyuren auf 18,4% an. Besonders groß war die Zahl bei einer Feldbäckerei. Interessant ist die Mitteilung von SCHNELL[33]) über den Befund massenhafter Exemplare der seltenen Taenia nana im Dünndarm eines sezierten rumänischen Kriegsgefangenen. Bei den Askariden fallen die großen Schwankungen der Zahlen auf. COHNREICH[34]), WOLFF und DAU, SCHMIDT[35]) fanden bei den Feldsoldaten dieselben oder sogar geringere Zahlen als bei Garnisonsoldaten. Auffallend groß sind die Zahlen hingegen bei RHEINDORF[36]), und zwar fast doppelt so groß bei den von ihm untersuchten Angehörigen des deutschen als des österreichisch-ungarischen Heeres, ferner bei LAU[37]) ebenfalls im Osten, und die größte Zahl erreicht ein von VOGEL[38]) genauer untersuchtes nord-deutsches Regiment (63%).

VOGEL, welcher überhaupt am meisten eine Vergleichung mit Friedensverhältnissen berücksichtigt, betont denn auch die stärkere Vermehrung der Askarisinfektion bei diesem Regiment und erklärt dies damit, daß dasselbe im Osten wie im Westen zahlreiche Offensiven mitgemacht und Sommer und Herbst in Südungarn und wärmeren Landstrichen Serbiens verbracht hatte.

Am meisten bearbeitet wurde die Frage nach der Häufigkeit der Trichocephalen. COHNREICH, BARDACHZI und BARABÁS[89]), TELEMANN und DÖHL[40]), DAVIDSOHN[41]) und neuerdings SCHLECHT[42]) gelangen in ihren Zahlen, z. T. auch auf Grund von Vergleichungen, zwar nicht zu dem Ergebnis einer sicheren Zunahme der Trichocephalus-träger unter den Feldsoldaten. Wohl schließen dies aber WOLFF und DAU, MOOG[43]) und VOGEL aus ihren Vergleichungszahlen.

So fanden WOLFF und DAU bei Zivilisten aus der Gegend Berlins die Zahl 7,4%, bei Garnison-soldaten 17,7, bei Feldsoldaten aber 47,5. MOOGs Zahlen betrugen bei letzteren sogar 55,5%. Beide Autoren betonen, daß die Zahl der positiven Befunde mit der Dauer des Aufenthaltes im Felde zu-nähme. VOGEL fand bei einer fast nur aus Württembergern bestehenden Feldbäckereikolonne 60% Trichocephalus dispar-Träger und zieht die von Tübingen bekannte Friedensdurchschnittszahl 24,4 zum Vergleich heran. WOLFF und DAU nahmen die höchsten Zahlen für den östlichen Kriegsschau-platz an, aber die noch höheren MOOGs und VOGELS beziehen sich auf den westlichen.

Die aus diesen Zusammenstellungen hervorgehende Vermehrung der Tricho-cephalusträger bei den Soldaten der West- wie Ostfront findet ihre Bestätigung in der ministeriellen Zusammenstellung, nach welcher die Zahl derselben bei den Sol-daten, die im Felde waren, dreimal so groß ist als bei denen, die nicht im Felde gestanden. Die große Zahl im Darm gefundener Würmer ist auch mir bei Sektionen vielfach aufgefallen, ohne daß ich hierüber zahlenmäßige Angaben besitze. Ich habe den Eindruck, daß die Zahl der Askaristräger auch in der Heimat unter der Zivilbevölkerung gegenwärtig eine besonders hohe ist. Die große Zahl der Wurm-träger wird allgemein mit den, besonders im Felde naturgemäß hervorgetretenen, unhygienischen Verhältnissen in bezug auf Sauberkeit, Fäkalien, Berührung mit dem Erdboden, geringerer Sauberkeit in Zubereitung der Speisen usw. in Zusammenhang gebracht, d. h. als „Schmutzaffektion" aufgefaßt.

Als Methode ist zumeist die einfache mikroskopische Untersuchung des Kotes auf Eier geübt worden, der z. B. VOGEL, DECKER[44]) und COHNREICH den Vorzug geben. Ferner das Anreicherungsver-fahren von TELEMANN mittels Salzsäure und Äther, Filtrieren und Zentrifugieren, und endlich das von WOLFF und DAU empfohlene Anreicherungsverfahren mit Antiformin. Diese Anreicherungsverfahren werden z. B. von MOOG, LAU (der besonders die Trichocephaluseier sehr antiorminfest fand), GMELIN, der das Antiforminverfahren leicht modifizierte, und FRICKE[45]) gerühmt. Letzterer erweist tabellarisch, daß er mit der Anreicherung nach TELEMANN in der Modifikation von MIYAGAWA (ver-dünnte Salzsäure), besonders bei Trichoocephalen, aber auch bei Askariden, weit bessere Resultate erzielte. OMELIN empfiehlt auch das FUNKsche Verfahren, ein offenes Glasröhrchen per rectum ein- zuführen, um so eine kleine Stuhlmenge aus dem untersten Teil der Ampulla recti zu erhalten.

Die Bedeutung der Wurmbefunde liegt nun in Krankheitssymptomen, welche auf ihr Vorhandensein bezogen werden. Darin stimmen fast alle Bearbeiter des Themas überein, daß es sich keineswegs stets um harmlose Schmarotzer handelt. Sind die Würmer allerdings auch zumeist unschädlich, so rufen sie doch in zahl- reichen Fällen (nach MOOG z. B. in 22,5% der Fälle) ausgesprochene Folgeerschei- nungen hervor. Diese werden im allgemeinen in der Form von Durchfällen und Verstopfungen, Übelkeit, Erbrechen, Kopfschmerzen, Mattigkeit usw. geschildert, wo- rauf hier nicht weiter eingegangen werden kann. Ein Hauptpunkt der meisten Ar- beiten ist aber die neuerdings vielfach behandelte Frage, ob und wie häufig die Würmer, insbesondere die Trichocephalen, Ursache okkulter Blutungen im Stuhle darstellen. Die Wichtigkeit der Frage für richtige Diagnosenstellung und Therapie leuchtet von selbst ein; ebenso ihre Bedeutung während des Krieges für Dienst- tauglichkeit, Ersatzansprüche usw. insbesondere haben WOLFF und DAU okkulte Blutungen bei Trichocephalusträgern mit Nachdruck betont. Wollen sie solche doch in 92% gefunden haben. Nach ihren Untersuchungen erscheint daher ihre Forde- rung berechtigt, nur dann eine organische Erkrankung des Verdauungstraktus an- zunehmen, wenn die Anwesenheit der Würmer ausgeschlossen worden ist. Diese Anregung hat denn auch zu vielfachen Nachuntersuchungen Veranlassung gegeben. Die Ergebnisse fielen verschieden aus.

Während TELEMANN und DOHL die Befunde der okkulten Blutungen nicht bestätigen konnten, und auch DECKER sie in 35 Fällen stets vermißte, haben doch andere Untersuchungen die erwähnten Befunde WOLFF und DAUS in mehr oder weniger großem Prozentsatz bestätigt. Nach der ministe- riellen Zusammenstellung fanden sich die Blutungen bei Trichocephalusträgern in 2,4%; MOOG fand schon makroskopisch erkennbare in 12,6%, okkulte in weiteren 1,8%; auch LAU sah sie nicht ganz selten, COHNREICH in 8 von 117 Fällen, SCHMIDT in 15% und FRICKE sowie BARDACHZI und BARABÁS kamen zu einem ähnlich hohen Prozentsatz der okkulten Blutungen beim Vorhandensein von Tricho- cephalus wie WOLFF und DAU. Neuerdings haben allerdings DAVIDSOHN sowie SCHLECHT diese An- gaben wieder in Zweifel gezogen, und letzterer bezieht die Befunde okkulter Blutungen auf nicht exakt durchgeführte Diät während der Untersuchungen. Er selbst fand in 97,7% der Fälle von Tricho- cephalusträgern kein okkultes Blut, hält also den Befund von solchem für mindestens äußerst selten.

Nach alledem scheint es also noch nicht sicher entschieden, ob wirklich der Trichocephalus dispar als Darmbewohner häufiger die Veranlassung okkulter Blu- tungen ist. Dies wäre nach zweierlei Richtung von Wichtigkeit: einmal wegen der schon erwähnten Verwechselungen mit schwereren Magendarmerkrankungen, für die die Blutungen sprechen könnten, insbesondere Magenulcus (LAU, BARDACHZI und BARABÁS) und Magenkarzinom (SCHLECHT), aber auch Dysenterie, besonders wenn noch weitere ruhrähnliche Befunde zu erheben sind (WOLFF und DAU, MOOG, LAU), Typhus usw. Und zweitens sind die Blutungen von interesse im Hinblick auf die Anämie, die ja als Folge der Wurmerkrankung schon lange bekannt ist.

Unter den durch den Krieg bedingten Untersuchungen hat sich vor allem DECKER mit Hämo- globinbestimmungen bei Trichocephalus dispar-Trägern beschäftigt und fand bei Vorhandensein des Wurmes den Hämoglobingehalt des Blutes häufig, zum Teil beträchtlich, herabgesetzt. Daß sich wie bei anderen Wurmerkrankungen auch bei Trichocephalus besonders häufig Eosinophilie, wenn auch selten in so hohen Werten wie bei den Tänien, findet, wurde auch neuerdings mehrfach bestätigt, so von DECKER, BARDACHZI und BARABÁS und insbesondere LAU. Letzterer fand in fast 80% der Trichocephalusträger Vermehrung der eosinophilen Leukozyten, im Durchschnitt 7,1% gegenüber 6,2% bei Askariträgern. Mit der Schwere und Dauer der Infektion steigt in der Regel die Zahl der Eosinophilen. LAU hält die Auszählung der eosinophilen Leukozyten für differentialdiagnostisch wichtig gegenüber dem Typhus, bei dem sie ja bekanntlich zunächst fast ganz fehlen; auch könnte eine Erhöhung der Eosinophilen bei Wolhynischem Fieber vielleicht auf gleichzeitiges Befallensein mit Darmparasiten zu beziehen sein.

Während also unter den Folgeerscheinungen des Trichocephalus dispar die Frage der Darmblutungen an erster Stelle steht, zeitigen die Askariden Folgen meist anderer Art. Allerdings hat auch bei ihnen COHNREICH besonders schwere, ja z. T. bedrohliche, Darmblutungen beobachtet, zumeist aber wird als gefahrdrohender Folgezustand besonders zahlreicher Askariden vor allem ileusartiger Verschluß von Darmteilen beschrieben. So von BARDACHZI und BARABÁS, sowie neuerdings von STEBER[49]), welcher zwei besonders eindrucksvolle zur Operation führende Fälle schildert. In allen diesen Fällen fand sich der Darmverschluß in der Ileoceocalgegend. Als Vorstufe dieses sog. Ileus verminosus sieht RHEINDORF bei Sektionen von ihm um Askariden gefundene hochgradige Rötung des anscheinend kontrahierten Darmes an. Daß Askariden in die Gallenwege einwandern und ikterus bedingen können, ist bekannt, und wird neuerdings von BLASSBERG[47]) erwähnt. RHEINDORF fand in einem Cholesterinstein der Gallenblase als Zentrum ein gut erhaltenes Askarisei.

Der in der Regel als harmlos angesehene Oxyuris vermicularis wird von den Autoren nur nebenbei erwähnt bis auf RHEINDORF, welcher seine vom Frieden her bekannte Anschauung des Zusammenhanges dieses Parasiten mit Appendizitis auch durch seine weiteren im Kriege fortgesetzten Untersuchungen an Soldatenmaterial als bestätigt ansieht. Er betont den häufigen Befund der Oxyuren in wegen Appendizitis exstirpierten Wurmfortsätzen und stellt ihn in Gegensatz zu der Seltenheit des Befundes in Leichenwurmfortsätzen. Der Befund der Parasiten im Processus vermiformis auch ohne Entzündung desselben solle keineswegs gegen deren „Entzündung vorbereitende Tätigkeit" sprechen. Auf die bekannten Einwände ASCHOFFS gegen die von RHEINDORF geltend gemachte Bedeutung der Parasiten für die Genese der Appendizitis sei hier nur hingewiesen.

Von seltenen Darmschmarotzern, welche nach den zusammengestellten Arbeiten vereinzelt gefunden wurden, seien noch folgende erwähnt: RHEINDORF führt das Ankylostoma duodenale einmal an, die große ministerielle Zusammenstellung desselbe in 4 Fällen, davon 2 bei Feldsoldaten. FRICKE fand einmal Hymenolepis nana und VOGEL in einem Falle Eier des beim Menschen so überaus seltenen Dicrocoelium lanceolatum, das er auf Genuß von ungenügend gereinigter infizierter Tierleber zurückführt. Schließlich sei eine Beobachtung aus dem Deutschen Feldlazarett in Bigalli (Dardanellen) erwähnt.

Hier kamen 28 türkische Soldaten in Behandlung, welche Blutegel in den oberen Luftwegen aufwiesen. Sie waren ausnahmslos beim nächtlichen Trinken aus Brunnentrögen aufgenommen worden. Junge, streichholzstarke, etwa 3 cm lange, und ausgewachsene, in vollgesogenem Zustande fingerlange, Blutegel konnten aus Nase, Rachen, Hinterwand des Zäpfchens und Stimmritze entfernt werden. Auch die Kenntnis dieser interessanten Beobachtung verdanke ich der Liebenswürdigkeit des Herrn Feldsanitätschefs.

Fast sämtliche das Zentralnervensystem und dessen Meningen betreffende Beobachtungen sind auf Verletzungen und ihre Folgen zu beziehen. Für die Paralyse, die besonders vom Standpunkt der Dienstbeschädigungsfrage aus behandelt wurde — während eine besondere Häufung während des Krieges nirgends beobachtet worden zu sein scheint — nehmen einzelne Autoren schnelleren und zum Teil schwereren Verlauf an.

So z. B. WEYGANDT[49]) und z. T. WEBER[49]), WAGNER[50]), EDEL und PIOTROWSKI[51]), sowie aus der Reihe unserer Gegner MIGNOT[52]). PILCZ[53]), sowie HAUPTMANN und HAHN[54]) bezweifeln aber nach statistischen Vergleichen einen Unterschied der Kriegsparalysen von den sonstigen. LAUTIER[55]) berichtet über eine Diskussion in der Pariser Gesellschaft für Geisteskrankheiten, deren Schluß sich dahin ziehen läßt, daß der Militärdienst besonders im Kriege in höchstens 20—40% verschlimmernden Einfluß auf die progressive Paralyse aufweise. WEBER betont wohl mit Recht, daß die ganze Frage überhaupt von Fall zu Fall entschieden werden müsse.

Für die Epilepsie betonen REDLICH[56]) und HAUPTMANN[57]) sowie STIER, daß sie unabhängig von akuten exogenen Schädigungen sei und es also eine eigentliche Kriegsepilepsie nicht gäbe.

Aus dem Gebiete der Rückenmarkserkrankungen wüßte ich Neues weder auf Grund eigener Sektionserfahrungen noch literarischer Mitteilungen anzuführen.

LOEWY[46]) beschrieb eine akute Poliomyelitis, welche (zusammen mit Exanthem und Parotitis) im Anschluß an eine Verwundung aufgetreten sein soll.

Literatur.

[1]) D. Med. W. 1916 S. 913. — [2]) Berl. Klin. W. 1917 Nr. 5. — [3]) Berl Klin. W. 1917 Nr. 5. — [4]) M. Med. W. 1915 Nr. 22. — [5]) M. Med. Woch. 1916 Nr. 22. — [6]) Brit. Med. Journ. 1916 4. III. — [7]) M. Med. W. 1918 Nr. 42. — [8]) Zeitschr. für klin. Med. Bd. 82 H. 1/2. — [9]) D. Med. W. 1916 Nr. 38. — [10]) Wien. Klin. W. 1918 Nr. 15 — [11]) Berl. Klin. W. 1917 Nr. 27. — [12]) Berl. Klin. W. 1918 Nr. 51. — [13]) D. Med. W. 1918 Nr. 41. — [14]) D. Med. W. 1918 Nr. 20. — [15]) Inaug.-Diss. Rostock 1917. — [16]) Med. Klin. 1918 Nr. 12. — [17]) M. Med. W. 1918 Nr. 13. — [18]) Zbl. f. inn. Med. 1917 Nr. 36. — [19]) M. Med. W. 1918 Nr. 13. — [20]) M. Med. W. 1917 Nr. 35. — [21]) M. Med. W. 1918 Nr. 8. — [22]) M. Med. W. 1917 Nr. 34. — [23]) D. Med. W. 1917 Nr. 25. — [24]) Wien. Med. W. 1918 Nr. 18. — [25]) D. Med. W. 1917 Nr. 6. — [26]) D. Zeitschr. f. Chir. Bd. 140. — [27]) D. Med. W. 1917 Nr. 46. — [28]) M. Med. W. 1918 Nr. 8. — [29]) M. Med. W. 1917 Nr. 35. — [30]) M. Med. W. 1916 Nr. 17. — [31]) Abdr. d. Med.-Abt. d. Kriegsminister. — [32]) Zbl. f. Bakt. Abt. I. Orig. Bd. 83 H. 6. 1919. — [33]) Zbl. f. Bakt. 1918 Bd. 82. H. 3/4. — [34]) M. Med. W. 1917 Nr. 39. — [35]) Noch nicht veröffentlicht. — [36]) Noch nicht veröffentlicht. — [37]) Noch nicht veröffentlicht. — [38]) Noch nicht veröffentlicht. — [39]) M. Med. W. 1917 Nr. 17. — [40]) D. Med. W. 1917 Nr. 33. — [41]) D. Med. W. 1918 Nr. 11. — [42]) D. Med. W. 1918 Nr. 52. — [43]) Noch nicht veröffentlicht. — [44]) Noch nicht veröffentlicht. — [45]) D. Med. W. 1917 Nr. 27. — [46]) D. Med. W. 1917 Nr. 33. — [47]) Wien. Klin. W. 1916 Nr. 30. — [48]) M. Med. W. 1916 Nr. 33. — [49]) D. Med. W. 1917 Nr. 34. — [50]) M. Med. W. 1916 Nr. 15. — [51]) Neurol. Zbl. 1916 Nr. 5. — [52]) Presse Méd. 1917 Nr. 47. — [53]) Wien. Med. W. 1917 Nr. 46. — [54]) Vers. d. südwestd. Neurol. 1917. — [55]) Presse Méd. 1917 Nr. 47. — [56]) Wien. Klin. Woch. 1918 Nr. 18/19. — [57]) Epilepsie im Lichte der Kriegserfahrungen, Berlin 1917, Springer. — [58]) Wien. Med. W. 1917 Nr. 46.

4. Akute Erkrankungen der Nieren (Feldnephritis).

Von Prof. Dr. GOTTHOLD HERXHEIMER in Wiesbaden.
Im Kriege Stabsarzt und Armeepathologe.

Unter den Erkrankungen der Niere nimmt die Kriegsnephritis das Hauptinteresse in Anspruch. Andere Erkrankungen derselben brauchen nur kurz gestreift zu werden.

So ist die sog. orthostatische Albuminurie, welche vielfach als lordotische aufgefaßt wird (s. z. B. ADOLPH[1]), im Kriege häufig verfolgt worden; ebenso Albuminurie, Auftreten von Blut und Zylindern im Urin und evtl. Ödeme im Anschluß an Märsche und sonstige Anstrengungen, Bedingungen, unter denen sich all dies viel häufiger und leichter findet, als man früher annahm; (ähnliches soll auch bei Durchnässungen, ohne daß Nephritis vorläge, vorkommen). insbesondere sind die in Hamburg und auf dem Kongreß für Innere Medizin (Kriegstagung in Warschau 1916) gemachten Mitteilungen RUMPELS und seiner Schule (FEIGEL und QUERNER) bemerkenswert. Die Frage ist von Wichtigkeit im Hinblick auf die Ätiologie und zur Unterscheidung von Nephritiden (Dienstverwendungsfähigkeit, Ersatzansprüche usw.); doch handelt es sich hier um sozusagen experimentelle Untersuchungen, deren anatomische Seite schwer faßbar ist; ziemlich allgemein wird unter den gegebenen Verhältnissen eingetretene abnorme Durchlässigkeit der Kapillaren als grundlegend angenommen. Naturgemäß sind die verschiedenen anatomischen Veränderungen der Niere auch im Felde häufiger beobachtet worden, so degenerative Veränderungen im Anschluß an die verschiedensten Infektionen und Intoxikationen, ferner die so verbreiteten arteriolosklerotischen Nierenveränderungen, auf die ja die meisten Fälle von Gehirnblutungen bei jugendlichen Individuen zu beziehen sind; ich sezierte eine größere Zahl solcher Fälle besonders bei etwas älteren Soldaten und Offizieren. Sie sind in der Dissertation von BUSCH[2]) "Über plötzliche Todesfälle bei Soldaten" mit verwertet. Ältere wie frische Glomerulonephritiden im Anschluß an Streptokokken- usw. Infektionen kamen natürlich auch vielfach zur Sektion.

Nur den ohne erkennbare Ursache in gehäufter Form aufgetretenen Glomerulonephritiden, welche die sog. Kriegs- oder Feldnephritis darstellen, muß eine ausführlichere Besprechung gewidmet werden; hier zunächst ihren akuten und subakuten Formen.

Als im Jahre 1915 auf den verschiedenen Kriegsschauplätzen gehäufte Fälle von Nierenentzündung auftraten, erregten sie allseitiges Interesse. Ein neues Krankheitsbild schien vorzuliegen. Aber bald zeigte sich, daß der Verlauf der Erkrankung und die Zusammenfügung der klinischen Symptome zwar etwas eigenartig waren; aber es entsprachen ja letztere selbst alle den lange bekannten — wovon hier nicht die

Rede sein kann —, und vor allem konnten die anatomischen Untersuchungen bald den Beweis führen, daß es sich um nichts Neues handelte, sondern, wie ich in dem Referat über die Erkrankung auf der Kriegspathologentagung Frühjahr 1916 darlegen konnte, um eine Nierenerkrankung, „deren anatomisches Substrat einheitlich eine Glomerulonephritis ist". Für den pathologischen Anatomen liegt die Bedeutung darin, daß die Nephritis hier eine selbständige Krankheit bildet, ungetrübt durch Anginen, Scharlach usw., in deren Verlauf die Glomerulonephritis sonst erst aufzutreten pflegt; des weiteren, daß Nephritiden aller Stadien in solcher Reichhaltigkeit hier zusammenkamen, daß ein Material vorliegt, das zum Studium der· Glomerulonephritis überhaupt besonders geeignet ist. Endlich ist von besonderem interesse die noch keineswegs geklärte Frage nach der Ätiologie dieser Fälle.

Unter der „Kriegsnephritis" dürfen wir naturgemäß nur solche Fälle verstehen, die im Zusammenhang mit dem Feld bzw. Krieg gehäufter neu entstanden, nicht etwa nur wieder aufgeflackert sind. Aber wir rechnen am besten auch nur solche Erkrankungen hierher, in denen aus bisher unbekannter Ursache entstanden, die Symptome der Nephritis von vorneherein bestanden und klinisch und anatomisch diese als Krankheit an sich vorliegt, nicht etwa als „zweite Krankheit", im Anschluß an Angina, Pneumonie usw.

Nur Fälle, die diese Postulate erfüllen, dienten meinen Untersuchungen als Grundlage. Mein Material umfaßt dann 97 derartige Fälle. 28 davon habe ich selbst im Kriege zu sezieren bzw. zu sammeln Gelegenheit gehabt; dazu kommt das Material von 9 in meinem Wiesbadener Institut sezierten Kriegsnephritiden. Zu besonderem Dank aber bin ich den seinerzeitigen Armeepathologen, Herren Geheimrat ASCHOFF, Prof. Prof. BORST, MERKEL, BEITZKE, OBERNDORFER, LÖHLEIN für Überlassung von Material verpflichtet.

Im Gegensatz zu der schnell angewachsenen Literatur über die Klinik und besonders Ätiologie der Erkrankung ist die pathologisch-anatomische Literatur der Kriegsnephritis keine sehr umfangreiche. BENDA[3]) beschrieb einen schon älteren Fall, RÖSSLE[4]) einen solchen, der nicht ganz dem Typus entspricht. Auf der Kriegspathologentagung berichtete ich[5]), nachdem ich zuvor 11 Fälle beschrieben hatte[6]) über 14 solche; davon waren 7 von akutem, 7 von subakutem Verlauf; stets lag typische diffuse Glomerulonephritis vor. In der anschließenden Diskussion stellten sich LÖHLEIN, BENDA, MERKEL, ASCHOFF, HENKE auf Grund ihrer Untersuchungen auf den gleichen Standpunkt, während BEITZKE nur für 7 seiner Fälle Glomerulonephritis, für 13 aber „akute parenchymatöse Nephritis" annahm. Anschließend an das klinische Referat HIRSCHs auf dem Kongreß für innere Medizin in Warschau[7]) berichtete JUNGMANN über anatomische Befunde, in denen auch stets Glomerulonephritis wenigstens im Vordergrund stand. LÖHLEIN[8]) faßte später 9 Fälle von Kriegsnephritis mit demselben Ergebnis zusammen. MONCKEBERG[9]) beschrieb· besonders einen interessanten Fall mit Gehirnblutung. OBERNDORFER[10]) erwähnte kurz eine größere Zahl von ihm sezierter Fälle, auch stets Glomerulonephritiden. HEIM[11]) faßte zwei Kriegsnephritiden (ebenfalls Glomerulonephritiden) in seiner Dissertation zusammen. Besonders interessant sind die Mitteilungen von DIETRICH[12]) und BEITZKE[13]) über ganz plötzlich bzw. überraschend zum Tode führende Fälle, anatomisch auch Glomerulonephritiden. Daß auch in den Reihen unserer Gegner die „Kriegsnephritis" auftrat, ist ebenfalls öfters mitgeteilt worden, und auch hier fand ANDREWS[14]) in seinen 6 Fällen von „trench-nephritis" als anatomisches Substrat Glomerulonephritis.

Unter den 97 Fällen, die ich untersuchte, sind 55 akute, 42 subakute, von denen man 17 schon etwas ältere auch als subchronische bezeichnen kann. Die älteren — chronischen — Pormen gehören nicht in den Rahmen meiner Darstellung. Es fragt sich nun, zu welchem Zeitpunkt die Grenze zwischen akutem und subakutem Stadium zu setzen ist, und da zeigt sich, daß das makroskopische Bild der großen weißen Niere einerseits, die viel schärfer scheidbaren mikroskopischen Merkmale der Halbmondbildung (der Kapselepithelien) und Veränderungen des interstitiellen Gewebes andererseits zuerst nach gut dreiwöchigem Verlauf auftreten, so daß wir das akute Stadium mit dem Ende der dritten Woche begrenzen können. Das subakute Stadium dauert dann etwa bis Schluß des zweiten Monats und das subchronische bis Ende des vierten Monats; doch ist hier naturgemäß eine scharfe Grenze nicht mehr ziehbar.

Beschäftigen wir uns zunächst mit den akuten Fällen. Besonders wichtig sind die frühen Fälle, deren sich eine Reihe unter meinem Material befindet.

Dem ersten Beginn von Symptomen nach zu urteilen starben 4 Patienten nach einem Tag Kranksein, weitere 4 am 3.—5. Tag; im ganzen 14 in der ersten, 15 in der zweiten, 22 in der dritten Woche. Doch ist hierbei zu betonen, daß der Krankheitsbeginn fast stets schon etwas länger zurückliegt als es klinisch scheinen mag, wie dies REICHEL schon vor längerer Zeit dartat und ich besonders an der Hand der ganz akuten und rasch zum Tode führenden Fälle, von denen unten noch besonders die Rede sein soll, zeigen konnte[16]. Das Sektionsbild der Niere ist im akuten Stadium sehr wenig charakteristisch. In den allerfrühesten Fällen, in denen die Erkrankung erst wenige Tage datiert, braucht in der Niere überhaupt keinerlei von der Norm abweichender Befund aufzufallen. In anderen Fällen, besonders wenn die Erkrankung mindestens schon 8 Tage klinisch zurückreicht, sind die Nieren etwas groß, teigig, von leicht glasig grauer Farbe, von der sich aber die stark gefüllten Gefäße der Rinde (Stellulae Verheynii), sowie die, oft ganz oder auch besonders an ihren Rändern, ausgesprochen rotgefärbten Markkegel durch ihre Farbe scharf abheben. Blutungen besonders an der Oberfläche sind zuweilen wahrnehmbar, selten in größerer Zahl, werden aber in Frühfällen zumeist vermißt. Ödem der Nierensubstanz läßt sich manchmal erkennen, mindestens ebenso häufig ist solches aber nicht vorhanden, worauf auch MERKEL[16]) hinwies. Im Gegensatz zu diesen geringen Veränderungen wenigstens der zweiten Hälfte des akuten Stadiums wird das Bild im subakuten Stadium, also nach dem oben Gesagten nach etwa drei Wochen, weit auffallender. Jetzt sind die Nieren sehr groß, die Kapseln lassen sich sehr leicht abziehen, die Nierensubstanz quillt dann deutlich hervor, die Niere zeigt meist eine Gewichtszunahme, bis auf über 200 g; auf dem Durchschnitt erscheint die Rinde verbreitert; hier wie auf der Oberfläche herrscht im ganzen eine weißgraue Farbe, öfters mit Einsprenkelung mehr gelber Partien und vor allem auch roter Gebiete, wobei zahlreichere Blutungen in Gestalt von Flecken oder Streifen hervortreten. Auch im Nierenbecken finden sich oft kleine Blutungen. Die Glomeruli sind als glitzernde graue Knötchen deutlich zu erkennen. Das Mark erscheint dunkelrot oder auch von einer mehr braunen Farbe. Also es besteht nunmehr das bekannte Bild der sog. großen weißen, zuweilen auch bunten Niere. In das subchronische Stadium übergehend wird die Niere allmählich kleiner, die Rinde schmäler, es beherrscht die graue bzw. bräunliche Farbe allmählich das ganze Bild. Die Kapsel haftet fester, die Oberfläche verliert ihre Glätte; so bildet sich allmählich das Bild der Schrumpfniere aus.

Weit interessanter ist die mikroskopische Verfolgung der Vorgänge in der Niere. In den akuten Fällen, die wir auch hier scharf von den subakuten trennen können und müssen, überwiegen vollkommen die Veränderungen in den Glomeruli. Der allererste Angriffspunkt liegt in ihren Gefäßschlingen.

Diese Gefäßschädigung äußert sich in mehrfacher Richtung. Einmal, indem die jetzt meist als Endothelien gedeuteten Zellen und in geringerem Maße die Knäuelepithelien angegriffen werden; dies tritt aber nicht sehr deutlich in die Erscheinung. Immerhin nehmen wir über den ganzen Glomerulus zerstreut einzelne Endothelien wahr, welche leicht verfettet sind oder in Zerfall begriffen und vor allem einzelne solche, welche Kerne nicht mehr aufweisen. Nur ganz selten ist dies, wie ich früher darlegte, bei dem ersten Beginn der Glomerulonephritis in augenfälligerer Weise der Fall, ähnlich dem, was BAHR[17]) bei experimenteller Erzeugung von Glomerulonephritis mittels Urannitrat in noch höherem Grade erzeugen konnte. Zumeist tritt die offenbar sofort einsetzende Reaktion in Gestalt von Wucherungen der Endothelien von vornherein das Bild beherrschend in den Vordergrund. Die Zellen werden sehr groß, schwellen an, und vor allem wuchern sie, so daß wir sehr zahlreiche Kerne und Zellen finden und Mitosen nicht selten sind; das sicher als solches erkennbar Knäuelepithel ist zuweilen auch ganz leicht verfettet, die Zellen schwellen auch öfters an, sie verhalten sich aber im ganzen zunächst mehr passiv und irgendeine stärkere Wucherung tritt nicht ein. Der zweite Vorgang, der als Folge der Schädigung der Glomerulusschlingen von vornherein auftritt, spielt sich zunächst im Innern der Kapillaren ab, um sodann zu einem Exsudat, wie aus sonst bei Entzündungen, zu führen. Wir sehen von vornherein, daß die Schlingen ihren Gehalt an roten Blutkörperchen verlieren; sie sind sehr weit, deutlich gebläht und weisen ein feines Netzwerk geronnener Substanz auf, Erscheinungen, wie sie vor allem von LÖHLEIN eingehend geschildert wurden. Von Anbeginn an finden sich in den Schlingen Leukozyten gestaut in auffallend großer Menge. Sodann kommt es zum Exsudat: Serum, rote Blutkörperchen und Leukozyten finden sich im Kapselraum, wenn auch in den einzelnen Fällen in sehr wechselnder Menge, und ebenso in den Harnkanälchen, besonders in den zu den Glomeruli gehörigen Hauptstücken. Durch das geronnene Netzwerk sowie besonders die lokale Zellvermehrung, Endothelien wie Leukozyten, erscheinen die Glomeruli im ganzen trotz ihrer Blutarmut äußerst groß und zellreich, sie buchten sich daher bis in den Anfangsteil des abgehenden Hauptstückes stark vor.

Über die Zellen des Glomerulus habe ich durch meinen seinerzeitigen Assistenten, Herrn Dr. MERTZ, vergleichende genaue quantitative Auszählungen vornehmen lassen[18]). Die Tabelle III seiner Arbeit bezieht sich auf die von mir gesammelten Kriegsnephritiden. Es ergab sich, daß die Leukozytenzahl, nach der Oxydasemethode in der Modifikation von GRAEFF dargestellt, schon bei einer Erkrankung von wenigen Tagen sehr groß ist. So übertraf sie bei einem Fall von einer Woche das Vierfache der Norm. In allen akuten Fällen, wenn auch sehr wechselnd, war die Leukozytenvermehrung durchaus ausgesprochen. Gleichzeitig ergaben diese Untersuchungen aber auch zahlengemäß eine starke Vermehrung der Endothelien, die fast ausnahmslos das zwei- bis dreifache der normalen Werte betrug.

Eine weitere Veränderung betrifft auch in recht frühen Stadien schon die Kapillarschlingenwand selbst, indem diese dicker, gequollen, hyalin erscheint und die einzelnen Schlingen miteinander verbacken. Das Kapselepithel weist in den akuten Fällen zwar nur sehr geringe Veränderungen auf, aber doch mit Ausnahme der allerersten Frühfälle fast stets solche auf. Einzelne Zellen sind verfettet oder kernlos bzw. ausgefallen, daneben sind andere leicht vergrößert, und vor allem neben feinen Lücken finden sich größere Zellen mit mehreren unregelmäßig gestalteten Kernen. An kleinen zellenlosen Stellen haften auch Glomerulusschlingen der Kapsel an. Alle diese Veränderungen treten schon sehr schnell in die Erscheinung bzw. entwickeln sich schnell.

Wie ich früher darlegte[19]), findet man die ersten Glomerulusveränderungen — Blutarmut, Blähung, Gerinnsel, Zellenreichtum — beim allerersten Beginn der Glomerulonephritis allerdings nur in einem Teil der Schlingen der Glomeruli und nicht aller solcher, dies war unter meinem vorliegenden Material von Kriegsnephritiden aber nur in den 4 Fällen, deren klinischer Krankheitsverlauf nur einen Tag betraf, sowie in 2 weiteren Fällen, welche zunächst milde verliefen und nach nicht ganz einer Woche zum Tode führten, der Fall. In allen anderen Fällen, also auch schon bei denjenigen mit einem 3—5tägigen Verlauf, waren, wie dies besonders LOHLEIN stets betonte, alle Schlingen aller Glomeruli beteiligt. Es tritt dies also offenbar sehr bald nach Einsetzen der Erkrankung ein.

Nach dem Geschilderten liegt also in den akuten Fällen der Kriegsnephritis ausnahmslos das typische Bild der akuten Glomerulonephritis vor. Bei dieser handelt es sich um eine echte Entzündung. Sie spielt sich aber hier in der Niere etwas anders ab, als in den anderen Organen. Es hängt dies offenbar mit dem anatomischen Bau und funktionellen Verhalten der Niere selbst zusammen, indem hier ganz eigenartige Kapillarverhältnisse gerade in den Glomeruli, wie sie sich sonst nirgends wiederfinden, gegeben sind.

Die jede Entzündung einleitende Hyperämie ist offenbar auch hier das den ganzen Prozeß einleitende (die noch nicht veränderten Schlingen im allerersten Beginn sind strotzend mit Blut gefüllt, was zum Teil auf Stauung infolge anderer schon veränderter Schlingen, zum Teil aber auch wohl sicher auf die entzünd.iche Anschoppung zu beziehen ist), aber sie schlägt sofort in das Gegenteil um, d. h. wird von den oben geschilderten Prozessen verdrängt: der Blähung der Schlingen, der Erfüllung mit einem Eiweißgerinnsel und der Leukozytenstauung. Ich glaube, daß man dies damit erklären kann, daß infolge der straffen Zusammenfügung der Kapillaren in den Glomeruli ein solcher Widerstand besteht, daß alle diese Formelemente in den Kapillarschlingen selbst liegen bleiben und nur ein Teil als Exsudat zutage tritt, während letztere bei Entzündungen anderer Organe mit ihren gänzlich anders gestalteten Kapillarverhältnissen neben der bestehenden Hyperämie das Bild beherrscht. Im Gegensatz hierzu resultiert in den Glomeruli dann Blutleere mit allen ihren Folgen. Ich glaube, daß die von VOLHARD so besonders stark betonte „Erdrosselung" sich so, d. h. als Entzündung „der Kapillaren" erklären läßt, nicht etwa dadurch, daß die vasa afferentia aus irgendeinem Grunde (Gefäßkrampf! nach VOLHARD) verengt würden und so kein Blut mehr in den Glomerulus eintreten ließen. Diese fand ich gerade in den allerfrühesten Fällen, in denen erst ein Teil der Glomerulusschlingen verändert ist, ebenso wie die noch unveränderten Kapillarschlingen des Glomerulus selbst (s. o.) sogar besonders weit und blutgefüllt. Im übrigen nehmen die vasa afferentia im akuten Stadium in einem Teil der Fälle an den Veränderungen der Kapillarschlingen teil, d. h. weisen auch das Eiweißgerinnsel und vermehrte Leukozyten auf, aber es ist dies eben nur in einem Teil der Fälle der Fall, während sie in zahlreichen anderen vollständig unverändert erscheinen. So lehren die Frühfälle, daß der erste Angriffspunkt in den Glomeruli, d. h. deren

Kapillarschlingen gelegen ist und nicht etwa in den vasa afferentia, wie dies AUFRECHT [40]) will, wogegen ich mich schon an anderer Stelle eingehend gewandt habe. Noch zu erwähnen ist, daß die periglomeruläre Lagerung der Leukozyten, wie sie GRAEFF [41]) betont, zuweilen recht ausgesprochen ist, sehr häufig aber auch fehlt; genaueres ergibt sich aus der Tabelle der MERTZschen Arbeit. Es handelt sich hier m. E. um einen Lymphspalt, in welchen die in den Kapselraum ausgetretenen Leukozyten von diesem aus resorbiert werden.

Die außerhalb des Glomerulus gelegenen Kapillaren sind im akuten Stadium meist strotzend mit Blut gefüllt. Nur in 4 meiner akuten Fälle waren auch in ihnen die Leukozyten (Oxydasereaktion) in vermehrter Menge nachzuweisen, zuweilen nur in nächster Umgebung der Glomeruli, sonst vor allem in den die Hauptstücke umspinnenden Kapillaren.

Verlassen wir nun die Glomeruli und gehen zu den Nierenkanälchen bzw. zu deren Epithel über, so können wir uns kurz fassen.

Daß bei einer die Niere treffenden Entzündung auch das Parenchym nicht unverändert bleibt, ist in der Begriffsfassung „Entzündung" als selbstverständlich eingeschlossen; es erscheint mir aber geradezu auffällig, wie wenig im akuten Stadium das eigentliche Parenchym leidet, und ich habe dies schon früher damit zu erklären versucht, daß eben die Toxine von den Glomeruli zumeist gewissermaßen abgefangen werden. Im Lumen der Kanälchen finden sich hier und da rote Blutkörperchen, Leukozyten und Zylinder. Am auffallendsten verändert sind die Epithelien insofern, als sie trüb geschwollen erscheinen, der Rand der Zellen gegen das Lumen hin nicht scharf begrenzt ist, sondern die Zellsubstanz direkt in einen im Lumen gelegenen feinen geronnenen Inhalt übergeht. Öfters findet sich in den Zellen etwas tropfiges Hyalin, aber zumeist nur in Form ganz feiner Tröpfchen und nur ganz vereinzelt. Auch Fett ist in einem die Norm übersteigenden Maße fast nie vorhanden. Nur in einem einzigen Falle, den ich schon früher genauer beschrieben habe [22]), war nach ganz kurzer Krankheitsdauer auch das Parenchym stark verändert, vor allem im Sinne der Verfettung. Im ganzen — wie betont sei — fanden sich unter meinen 29 Fällen bis etwa Ende der zweiten Woche nur in 3 Fällen stärkere Veränderungen der Epithelien; sonst waren diese stets auffallend gering. Erst bei Fällen der dritten Krankheitswoche etwa treten die Parenchymveränderungen etwas stärker hervor. Es findet sich jetzt zumeist etwas mehr tropfiges Hyalin und ebenso mehr Fett; während im Anfang die Kerne der Zellen noch gut erhalten sind, findet man jetzt auch einige kernlose solche, und die Zahl desquamierter und hochgradig verfetteter Zellen, welche zu Beginn nur sehr gering ist, nimmt nunmehr zu. Des weiteren finden sich jetzt besonders unter der Oberfläche und zumeist mehr in Gruppen gelegen Kanälchen, welche sich durch ihre Weite einerseits, durch stark abgeflachte Zellen andererseits auszeichnen.

Das interstitielle Gewebe ist im allgemeinen von der gewöhnlichen Breite und auch sonst völlig unverändert bis auf meist geringes Ödem, wenn solches überhaupt mikroskopisch nachweisbar ist. Einige wenige Zellhaufen von Rundzellen und Leukozyten fanden sich nur in einem Falle von ganz kurzer Dauer, zweimal bei Fällen, die in der zweiten Woche und zweimal bei solchen, die in der dritten Woche gestorben waren. Zweimal enthielten in der zweiten Woche Zellen des interstitiums auch etwas Lipoid. Die Präkapilaren erschienen im akuten Stadium stets unverändert mit Ausnahme eines Falles von etwa einer Woche Krankheitsdauer, in welchem sie kleine hyaline Verdickungen der Wand und Lumenverengungen aufwiesen (s. auch unten).

Gehen wir nunmehr zu dem mikroskopischen Bild des subakuten Stadiums über, so sind die Veränderungen sowohl der Glomeruli wie des Parenchyms nunmehr viel augenfälligere, dem allgemeinen von der Glomerulonephritis her Bekannten entsprechend; denn, um dies vorweg zu nehmen, auch alle Fälle dieses wie des gleich mit zu besprechenden subchronischen Stadiums erwiesen sich ausnahmslos als typische Glomerulonephritiden. Den Glomeruli nach können wir, wie bekannt, zwei große Gruppen unterscheiden: einmal die intrakapilläre Form, in welcher sich die Kapsel- und Knäuelepithelien ohne große Zellwucherungen aufzuweisen mehr passiv verhalten und sodann die sogenannte extrakapilläre Form, bei welcher die Epithelien in Gestalt der sog. Halbmonde wuchern.

LÖHLEIN bezeichnet die Fälle ersterer Art als solche mit mildem, diejenigen der letzteren als solche mit stürmischem Verlauf. Ob dies in allen Fällen stimmt, erscheint mir aus mehreren Gründen noch nicht völlig gesichert, und ich möchte daher die erstgenannte vor allem von FAHR angewandte mehr morphologische Bezeichnung vorziehen. Unter meinen 42 Fällen gehörten 24 der extrakapillären, 18 der intrakapillären Form an. Stets zeigen die Kapillaren zunächst dieselben Veränderungen wie im akuten Stadium. Aus den schon oben angeführten Tabellen MERTZs ergibt sich, daß die Leukozytenzahl auch im subakuten Stadium zunächst noch vermehrt ist, aber nicht mehr in dem Maße wie im akuten Stadium, und nach etwa 1½ Monaten überhaupt zurücktritt. Nunmehr haben die exsudativen Prozesse den mehr rein proliferativen Platz gemacht; die Zahl der Endothelien ist in der Regel eine stark vermehrte. Bei den extrakapillären Formen läßt sich dies später nicht mehr beurteilen, da ja die Kapselepithelwucherungen die Glomeruli selbst allmählich zur Verödung bringen. In diesen Fällen entsprechen die aus dem Epithelien gebildeten Halbmonde ganz dem Bekannten. Es finden sich vor allem in etwas späteren Zeiten zwischen den Epithelien hyaline Massen, und es läßt sich verfolgen, daß diese offenbar in den Epithelien selbst, hauptsächlich bei ihrem Zerfall, entstehen. Es sei nebenbei bemerkt, daß ganz vereinzelt, so wie es FAHR zuerst beschrieb und wie ich es auch andernorts schon erwähnt habe, auch in den Schlingenepithelien feine hyaline Tropfen zu sehen waren, welche ganz dem Hyalin der Kanälchenepithelien entsprechen. Innen von den Halbmonden finden sich häufig auch ausgetretene rote Blutkörperchen in größerer Zahl. Allmählich werden die Kapillarschlingen der Glomeruli in ihrer Wandung immer dicker und hyaliner, ihr Lumen enger, die Schlingen verbacken gänzlich miteinander, von der Kapsel spannt sich Bindegewebe in den Kapselraum hinein und so gleitet das subakute bzw. subchronische Stadium allmählich in das chronische mit der Verödung der Glomeruli über.

Die Kanälchen und ihre Epithelien zeigen im subakuten Stadium weit schwerere Veränderungen als im akuten. Die Epithelien weisen alle Zeichen des Zerfalles auf, sie enthalten oft viel Fett, auch größere Massen von tropfigem Hyalin, oder sind vakuolär zerklüftet, zahlreiche Zellen erscheinen völlig zerfallen, kernlos; im Lumen liegen viele abgestoßene, völlig verfettete Zellen. Viele Kanälchen sind hochgradig atrophisch, während andere vor allem gruppenförmig hohes Epithel und auch vielfach alle Zeichen von Neubildung solches zeigen. Viele Kanälchen, vor allem in Gruppen unter der Oberfläche gelegen, sind auffällig erweitert. Im Lumen der Kanälchen liegen geronnene Eiweißmassen, vielfach hyaline Zylinder und auch, besonders in Gruppen zusammengelegen, rote und weiße Blutkörperchen bis zur Ausbildung ganzer Erythrozyten- und Leukozytenthromben.

Das Bindegewebe ist besonders an Stellen zwischen den atrophischen Kanälchen vielfach verbreitert und zellreich, d. h. reicher an Spindelzellen und ferner durchsetzt von kleinen Zellhaufen, welche aus Lymphozyten, Plasmazellen und mehr oder weniger reichlichen Leukozyten bestehen. Im Gegensatz zu dem akuten Stadium (s. oben) sind sie im subakuten ein ganz gewöhnlicher Befund. Die interstitiellen Zellen enthalten jetzt vielfach Lipoid in größerer Menge.

Eine starke Ansammlung von Leukozyten in den intertubulären Kapillaren fiel auch in diesem Stadium nur in wenigen Fällen auf. Hingegen sei noch betont, daß nunmehr auch die Präkapillaren häufig im Sinne der hyalinen Wandverdickung usw. und Lumenverengung verändert gefunden werden. Während dies wie oben erwähnt unter den Fällen mit kurzer Krankheitsdauer nur einmal der Fall war, findet sich dies in 9 meiner subakuten Fälle stärker ausgesprochen. Es harmoniert dies ganz mit den Befunden, wie sie LÖHLEIN und auch ich schon früher geschildert haben. Offenbar ist dieser Zustand der kleinen Arteriolen für die weitere Entwickelung des Nierenprozesses keineswegs belanglos, trägt aber zu der ersten Veränderung insbesondere der Glomeruli nicht bei, sondern ist erst Folge einer durch die Stauung begünstigten längeren Toxineinwirkung.

Zwei Punkte scheinen mir zusammenfassend an der Hand des Dargelegten besonders bemerkenswert: Zunächst die Frage nach der primären oder sekundären Bedeutung der Parenchymveränderung. Während von vielen Seiten bei der Glomerulonephritis zwischen Formen mehr rein glomerulären Charakters und solchen mit mehr gemischtem Charakter (glomerulo-tubuläre Nephritis, Nephritis mit „nephrotischem" Einschlag) unterschieden wird, glaube ich, wie ich dies schon früher dargetan habe, auch an der Hand meines durchstudierten Materials von Kriegsnephritiden mit Recht zu der Überzeugung gelangt zu sein, daß derartige Fälle mit stärkerer Beteiligung des Parenchyms von vornherein höchst selten sind, unter meinem ganzen Material nur 3 Fälle. Sonst zeigt eben eine genaue Verfolgung der verschiedenen Stadien, daß, wie oben dargelegt, die Epithelveränderungen im Anfang nur ganz minimal sind und stärkere Veränderungen erst etwa in der dritten Woche und ganz besonders erst im subakuten Stadium aufzutreten pflegen. Den meisten Beobachtern haben eben wohl etwas ältere Fälle vorgelegen, an Hand deren sich die Frage nach dem Primären und Sekundären nicht mehr entscheiden ließ. Ich glaube infolgedessen die stärkeren Veränderungen des Nierenparenchyms als sekundär, d. h. abhängig von der Glomerulusveränderung auffassen zu dürfen, wobei einmal, wie dies vor allem LÖHLEIN betont hat, die durch die Glomerulusveränderungen bewirkte Zirkulationsstörung, andererseits die besonders von JORES in den Vordergrund gestellte Inaktivität mitwirken. Dieser letzte Punkt ist m. E. durchaus mit in Betracht zu ziehen.

Ich betone dies vor allem gegenüber der Darstellung mancher anderen Autoren, so JUNGMANNS[72]), der in seinen zwei Frühfällen von Kriegsnephritis zwar auch die Epithelveränderungen gering fand und sich daher für sie der eben gegebenen Erklärung anschließt, für seine Fälle mit subakutem Verlauf dagegen zwei Gruppen unterscheidet: einmal vorwiegend glomeruläre Erkrankungen (2 Fälle) und sodann vorwiegend tubuläre (3 Fälle). Hier sollen die Parenchymveränderungen selbständigen Charakter tragen, nicht von der Läsion der Glomeruli abhängig sein. Er schreibt: „Man müßte sich sonst vorstellen, daß sich der Funktionsausfall der Glomeruli, der anfänglich bestanden hat, erst verspätet oder enorm protrahiert geltend macht usw." Ich glaube, daß dies in der Tat der Fall ist und sehe darin gar nichts Auffälliges, sondern eigentlich nur das, was zu erwarten war. Man findet eben im subakuten Stadium ausgesprochenere Veränderungen des Parenchyms stets, und eine fortlaufende Kette verbindet Fälle mit Veränderungen der Epithelien schwerer Natur — so daß die Glomerulusveränderungen dahinter morphologisch mehr zurücktreten — mit Fällen, in welchen das Umgekehrte augenfälliger ist. Offenbar kann sogar die Glomerulusveränderung schon wieder im Abklingen begriffen sein und die von derselben abhängige Tubulusveränderung noch bestehen. Wäre die Parenchymveränderung in den Fällen, in welchen sie später stärker hervortritt, primärer Natur, auf das angreifende Toxin von vornherein zu beziehen, so müßte man auch die Fälle öfters finden, in welchen ganz zu Beginn schon die Tubulusepithelveränderung in stärkerem Maße vorlag (vgl. oben). Ich fasse diese daher, wie dargelegt, als in der ganz überwiegenden Mehrzahl der Fälle sekundär von der Glomerulusveränderung abhängig auf. Der von FAHR und VOLHARD gebrauchte Terminus „Glomerulonephritis mit nephrotischem Einschlag" (ganz abgesehen von der wenig glücklichen Namensgebung) scheint mir daher höchstens klinisch verwendbar, wenn im klinischen Bild die Tubulusveränderungen beherrschend sind, was aber eben meist erst in späteren Stadien der Fall ist. Anatomisch wird der Ausdruck glomerulo-tubuläre Nephritis höchstens für die ganz seltenen Fälle, in welchen dies von vorneherein vorliegt, zu reservieren sein.

Der zweite Punkt, welcher mir bemerkenswert erscheint, ist die Frage nach der Schädigung auch der außerhalb des Glomerulus gelegenen Kapillaren der Niere, bzw. der Kapillaren des Körpers überhaupt. Die Ödeme werden ja jetzt von klinischer Seite meist auch bei der Glomerulonephritis, z. T. wenigstens, auf eine Schädigung der Hautkapillaren als Teilerscheinung allgemeiner Gefäßschädigung bezogen, und ich habe selbst früher dargelegt, daß in den leicht und schnell verlaufenden Fällen von Kriegsnephritis, in welchen der Tod überhaupt nicht eintritt und eine histologische Untersuchung somit unmöglich ist, wahrscheinlich überhaupt nur eine geringe Schädigung der Kapillaren ohne ausgesprochene Entzündung vorliegt. Ich dachte dabei allerdings zunächst in erster Linie an eine derartige Schädigung der Kapillaren der Nierenglomeruli; eine Schädigung der extraglomerulären, d. h. intertubulären Kapillaren der Niere und der Kapillaren des übrigen Körpers läßt sich auf jeden Fall anatomisch zumeist nicht nachweisen.

Eine Leukozytenansammlung findet sich in den extraglomerulären Nierenkapillaren, wie oben erwähnt, im Gegensatz zu den Kapillaren der Glomeruli nur selten und auch dann besonders, wie dies auch schon GRAFF[34]) betonte, in den Kapillaren in nächster Nähe der Glomeruli. Blutungen, welche mit Sicherheit diesen Kapillaren entstammten, habe ich auch nur ganz vereinzelt gesehen; dies wird allerdings von MÖNCKEBERG[35]) schärfer betont, und an sich würden sie bei der Stauung der Kapillaren nicht Wunder nehmen und brauchten noch nicht einmal eine entzündliche Schädigung dieser Kapillaren zu beweisen. Auch an den Kapillaren der Haut und anderer Organe, die ich, wie schon früher erwähnt, in einigen Fällen untersuchen konnte, ließen sich anatomische Veränderungen nicht feststellen. Die von TOPPER[36]) für die Kriegsnephritis beschriebenen kleinen Zellinfiltrate um die Hautkapillaren, welche von ihm als charakteristische Veränderungen betrachtet werden, sind, wie ich a. O. nachweisen konnte[37]), banaler Natur, und unterscheiden sich in nichts von den gleichen kleinen Zellansammlungen, wie sie sich in der Haut der verschiedensten Körperpartien überhaupt ganz gewöhnlich finden.

Nun gibt es in allerdings nur vereinzelten Fällen in der Tat auch anatomische Anzeichen, die wenigstens indirekt darauf hinweisen, daß allgemein eine Gefäßschädigung vorliegt. So habe ich

früher schon einen Fall geschildert, in dem sich bei Kriegsnephritis ohne sonst erkennbare lokale
Ursache Gehirnblutungen vorfanden, und das gleiche bestand in einem weiteren mir gütigst überlassenen Falle. Ebenso ist ein von MONCKEBERG (klinisch von ERICH MEYER[17]) genauer mitgeteilter
Fall hierher zu rechnen. In allen 3 Fällen lag ein Krankheitsverlauf von zwei bis drei Wochen vor.
MONCKEBERG betont in seinem Fall auch extraglomeruläre Blutungen der Niere selbst. Durch derartige Fälle scheint die Gefäßschädigung, im allgemeinen betrachtet, erhärtet; sie sind aber
immerhin selten.

Anatomisch steht auf jeden Fall die Niere, und hier wieder die glomerulären
Kapillaren, ganz im Vordergrund. Inwieweit auch sonst — nicht nur in Ausnahmefällen — bei der Glomerulonephritis und besonders Kriegsnephritis, eine Gefäßschädigung das Bild beherrscht, ist anatomisch zunächst nicht erhärtbar. Sie könnte
mehr funktioneller Natur sein. Allerdings sind hier ja auch die von WEISS[18]) mikroskopisch am Lebenden festgestellten Kapillar- und Blutströmungsveränderungen
durchaus bemerkenswert, doch steht hierfür noch eine genaue anatomische Vergleichung aus.

Unter meinen Fällen von Kriegsnephritis finden sich fünf, bei welchen bestimmte
Anzeichen dafür sprechen, daß die Glomerulonephritis im Abheilen bzw. Abklingen
begriffen war; sie gehören alle dem subakuten Stadium an; doch können offenbar
auch geringe und ganz schleichend verlaufende Glomerulonephriditen ohne eigentliches Abklingen ähnliche Bilder bewirken.

Ich verweise auf meine früheren Bemerkungen über derartige Fälle und erwähne nur, daß
besonders in 3 Fällen die starke Blutfüllung der wieder durchgängigen Glomerulusschlingen bei
abheilender Glomerulonephritis, auf die besonders LOHLEIN hingewiesen hat, ausgesprochen war.
In meiner früheren Darstellung der Kriegsnephritis habe ich des weiteren über 4 Fälle berichtet,
in welchen die Nieren im subakuten Stadium der Kriegsnephritis auffallend starke Blutungen aufwiesen und die Frage angeregt, ob es sich hier nicht, da stets anderweitige „septische" Erkrankungen
vorlagen, um sekundäre Blutungen, die auf diesen Zustand bei schon bestehender Kriegsnephritis
(2 Fälle waren abklingender Natur) zu beziehen wären, handeln könnte. Weitere Fälle, die in
diesem Sinne sprächen, fanden sich in meinem erweiterten Material nicht.

Kurz zusammenfassend liegt also in allen Fällen von Kriegsnephritis das
typische Bild der Glomerulonephritis vor. Diese ist eine echte Entzündung
mit Gefäßschädigung und Exsudation, Zellschädigung und Ersatzwucherung und
-Überwucherung. Sie spielt sich zuerst fast nur an den Glomeruli (Glomerulitis) ab.
Daß die übrige Niere zunächst so wenig beteiligt ist, erkläre ich mir, wie erwähnt,
mit der anatomischen Eigenart der Niere, daß hier die Glomeruli bzw. Malpighischen
Körperchen gewissermaßen Organe im Gesamtorgan sind, und so durch Abfangen
der Toxine das übrige Organ zunächst ziemlich geschützt wird. Betrachten wir die
Glomeruli von einem solchen Standpunkt aus, so ist es auch erklärbar, warum sich die
Entzündung im Gegensatz zu Entzündungen anderer Organe hier fast nur an bzw. in
den Glomeruluskapillarschlingen abspielt, wie dies auch LOHLEIN betont, denn eine
solche dichte Zusammenlagerung von Kapillaren mit Zwischenlagerung von nur
wenig „Parenchym", als welches wir dann die Schlingen- und evtl. Kapselepithelien
bezeichnen müssen, finden wir in keinem anderen Organ. Die Folgen der Glomerulus-
affektion für die übrige Niere können aber naturgemäß nicht ausbleiben. Restlos
erklärt sind die auch von LOHLEIN wieder betonten Eigenarten gerade der Glomerulus-
entzündung damit natürlich keineswegs. Aber auf jeden Fall brauchen wir eine so
phantastische und anatomisch unbegründete (s. oben) Annahme wie die VOLHARDSCHE
„Erdrosselung" durch Gefäßkrampf außerhalb der Glomeruli nicht zugrunde zu legen.

Es müssen noch die weiteren Sektionsergebnisse anderer Organe bei der Kriegsnephritis
kurz erwähnt werden. Am wichtigsten erscheint hier, daß äußerst häufig ein, wenn auch nicht sehr
bedeutender, Milztumor gefunden wird. Ich lenkte schon früher die Aufmerksamkeit auf denselben;
er fand sich unter meinen eigenen 28 Fällen 25 mal. Auch unter den mir gütigst überlassenen
Fällen ist er in den begleitenden Sektionsnotizen häufig vermerkt, so daß er sich im ganzen unter
meinen 72 Fällen, in denen mir Sektionsprotokolle vorlagen, 58 mal vorfand. Es fällt dabei in den
Milzen besonders auch eine Hyperplasie der Lymphknötchen auf; diese ist auch im Darm und zwar

entweder Dünndarm oder Dickdarm bzw. beiden öfters wahrzunehmen. Im ganzen fand ich sie in
10 Sektionsprotokollen erwähnt. Ferner ist besonders eine Enteritis angeführt, doch ist es mir in
solchen Fällen zweifelhaft, ob diese Darmbefunde in Zusammenhang mit der Kriegsnephritis
stehen, da wir ja geringe Enteritiden und Follikelschwellung im Darm bei unserem Soldatenmaterial
überhaupt sehr häufig fanden. Blutungen im Darm und in einem Falle auch Geschwüre waren auch
offenbar öfters auf bestehende Urämie zu beziehen. Das Herz weist nicht ganz selten eine Dilatation,
besonders des linken Ventrikels, auf. Ich finde sie in 19 Sektionsprotokollen angegeben; wir dürfen
sie wohl sicher als Folge der Nierenerkrankung ansehen. Es handelt sich ja bei meinen Fällen
nur um solche aus dem akuten und subakuten Stadium, in dem sich ausgesprochene Hypertrophien,
welche auf die Nieren zu beziehen gewesen wären, noch nicht vorfanden. Mehrfach schien die an
sich wohl sicher durch die Nephritis bewirkte Herzaffektion auch klinisch das Bild völlig zu beherrschen, so vor allem in einem Falle, in welchem bei der nach dreiwöchentlicher Krankheit
erfolgten Sektion die Nierenveränderungen nur sehr gering, das Herz dagegen hochgradig hypo-
plastisch und der linke Ventrikel nunmehr ausgesprochen dilatiert gefunden wurde. Eine Bronchitis
bzw. auch Tracheitis und Laryngitis ist unter meinen 72 Fällen mit Sektionsnotizen 48 mal
aufgefallen. Wenn diese Bronchitis usw. auch nicht ohne weiteres im Zusammenhang mit der
Kriegsnephritis zu stehen braucht, so scheint mir dies immerhin doch bemerkenswert, wovon unten
noch die Rede sein soll. Wie bei allen Infektionen sind sehr häufig auch Bronchopneumonien
vorhanden. Diese waren öfters ausgedehnt und führten in 7 Fällen zu Pleuritiden, in einigen Fällen
bestand Empyem bzw. fibrinös-eitrige Pleuritis und mehrfach fand sich auch eitrige Pericarditis.

In einem meiner Fälle, der nach sechswöchentlicher Krankheitsdauer in Wiesbaden zur Sektion
kam, bestand auch schwere Cystitis und Pyelitis, und das ganze makroskopische und mikroskopische Bild ließ es nicht ausgeschlossen erscheinen, daß hier die aufsteigende Erkrankung die
Grundlage zu der Nephritis gelegt hatte, wobei wir aber auch dann, da eine Glomerulonephritis
vorlag, am besten noch eine Einwirkung von Toxinen annähmen. Auf jeden Fall ist zu betonen,
daß selbst bei einer derartigen an sich nicht wahrscheinlichen Annahme unter allen meinen Fällen
nur dieser einzige im Sinne einer aufsteigenden (urinogenen) Nephritis erklärt werden könnte; dies
ist bemerkenswert, weil NAUNYN[30]) die Aufmerksamkeit auf die Frage gelenkt hat, ob bei der Kriegsnephritis nicht dieser Weg öfters der maßgebende sein könnte, was aber eben nach den anatomischen
Feststellungen ausgeschlossen erscheinen kann.

Die ja klinisch stets im Vordergrunde stehenden Ödeme ließen sich auch bei der Sektion
fast stets nachweisen, außer in mehreren Fällen von etwa nur einem Tag Krankheitsdauer. Auch —
oft stärkerer — Hydrothorax und Aszites, evtl. auch — aber meist geringeres — Hydropericard sind
überaus häufig verzeichnet; ebenso ist Lungenödem sehr häufig. In 18 Fällen, welche mit Urämie
verliefen, fand sich, wenn auch oft geringes, Ödem des Gehirns und der weichen Hirnhäute.
Nur in 2 Fällen mit Urämie wurde es vermißt, während es sich in zahlreichen Fällen ohne
Urämie nicht angegeben findet. Dieses Zusammentreffen erscheint mir bemerkenswert im
Hinblick auf die bekannte Auffassung VOLHARDs, d. h. seine Erklärung der sog. akuten Pseudourämie.
Die seltenen Fälle von Gehirnblutungen sind schon oben vorweggenommen.

Was das Alter der an Kriegsnephritis erkrankten Leute betrifft, so wird zumeist angegeben,
daß etwas ältere Soldaten, etwa zwischen 35 und 40 Jahren, am meisten der Krankheit ausgesetzt
sind. Unter meinem Sektionsmaterial konnte ich in 57 Fällen das Alter feststellen. Hiervon starben
21 in den 20ern, 29 in den 30ern und 7 in den 40ern, so daß sich hiernach eine besondere
Mortalität speziell für die älteren Leute nicht feststellen läßt.

Von besonderem Interesse sind noch die Fälle, wie sie DIETRICH[31]) und BEITZKE[32])
schilderten (auch OBERNDORFER[33]) erwähnt sie), in welchen fast ohne alle voraus-
gegangenen Krankheitserscheinungen, höchstens nach ganz kurzem Unwohlsein,
Krämpfen od. dgl., plötzlich, oder wie DIETRICH richtig sagt „überraschend"
der Tod erfolgte. Einen entsprechenden Fall habe ich auch früher geschildert und
darauf hingewiesen, daß in diesen Fällen doch eine wenn auch ganz akute, so doch
schon etwas ältere aber sehr milde verlaufende Glomerulonephritis vorzuliegen
scheint, welche aus uns gänzlich unbekannten Gründen plötzlich einen so infausten
Charakter annimmt, daß sie, wohl infolge von Wirkung auf das Zentralnervensystem,
unvermittelt den Tod bewirkt.

. Unter meinem letzt vorliegenden Gesamtmaterial befinden sich noch 3 weitere Fälle, welche
offenbar hierher gehören. Die Befunde an den Nieren waren die gleichen sonst beschriebenen
und der Gegensatz zwischen diesen geringen Nieren-(Glomerulus-)Veränderungen und dem plötzlichen

Tod äußerst merkwürdig. Auch hier waren zumeist nur ganz kurze Bewußtseinsstörungen, Krämpfe od. dgl. vorangegangen, so daß auch diese Fälle dafür sprechen, daß der Tod durch eine uns noch völlig unbekannte Einwirkung auf das Zentralnervensystem in dem Sinne, wie es DIETRICH annimmt, bewirkt wird. Irgendeine Erklärung bieten diese Fälle ebensowenig wie die früheren Beobachtungen.

Während sich aus meinem gesamten Material in Übereinstimmung mit den früheren Veröffentlichungen mit Bestimmtheit der anatomische Schluß dahin ziehen läßt, daß die Kriegsnephritiden ausnahmslos echte diffuse Glomerulonephritiden darstellen, ist die Frage nach der Ätiologie der Kriegsnephritis noch in keiner Weise gelöst. Immerhin scheint der negative Punkt bemerkenswert, daß von den zahlreichen aufgestellten Hypothesen mehrere durch den weiteren Verlauf des Krieges, d. h. dadurch als widerlegt betrachtet werden können, daß die Kriegsnephritis später wieder völlig zurücktrat, also mit ätiologischen Momenten, die später in demselben oder gar höherem Maße bestehen blieben, nicht zusammenhängen konnte.

Hierher rechne ich die Annahme, daß Entlausungsmittel oder Typhusschutzimpfung die Nephritis bewirkt hätten, wogegen sich auch schon früher aus anderen Gründen z. B. FASSLER [44]), GOLDSCHEIDER [36]), JUNGMANN, CITRON [36]), HIRSCH u. a. gewandt haben. Ebenso ist wohl auch ein mit der Nahrung zusammenhängender Faktor irgendeiner Art als grundlegende Krankheitsursache auszuschalten; hieran hatten seinerzeit ALBU-SCHLESINGER [37]), HIRSCH, JORGENS, HIRSCHSTEIN [38]), BROSCH [39]) u. a. gedacht, ein Gesichtspunkt, gegen den sich andererseits auch früher schon BEITZKE, JUNGMANN, v. STARCK [40]), PASSLER, CITRON, GOLDSCHEIDER, ich u. a. ablehnend ausgesprochen haben.

Am meisten Wahrscheinlichkeit hat nach wie vor die von vielen Seiten begründete Anschauung, daß als Ursache der Kriegsnephritis disponierende Momente und infektion zusammenwirken (CHIARI [41]), GOLDSCHEIDER, SCHITTENHELM [45]), HIRSCH, KNACK [42]), HIS [44]), WIEDEMANN [45]), PORGES [46]), WAGNER [47]), PICK [48]), JUNGMANN, STINTZING [49]), STRASSBURGER [50]), NONNENBRUCH [51]), ERICH MEYER, SLADEN [52]), v. PESSL [53]), WEIGEL [54]), ich u. v. a.).

Als disponierende Momente wurden Erkältung und vor allem Durchnässung (BLUM [55]), MOSSE [56]), HIRSCH und fast alle deutschen Autoren, auch unter den englischen z. B. OLIVER [57]), Anstrengungen bzw. Ermüdungen (Beobachtungen von SELIG [58]), CHRISTENSEN [59]), RUMPEL [60]), HIRSCH u. a.), frühere Nephritiden und ähnlich Hypoplasien des Gefäßsystems (SCHNEYER [61]), BLUM, HIRSCH, ich), mangelhafte Hautpflege (SCHNEYER, KAYSER [62]), AUFRECHT), Orthostatismus (L. F. MEYER [63]), SCHULTZ [64]) und von vielen Seiten Nährungsschäden, Avitaminosen (HIRSCHSTEIN, BROSCH u. a.) betont. Aber hierbei schwankt die subjektive Hinneigung zu den dispositionellen Momenten einerseits, der Infektion andererseits als wichtigstem Faktor doch sehr. So räumen z. B. HIRSCH, MICHAELIS [65]) oder WEISS [66]) dem Erkältungsbzw. Durchnässungsmoment einen gar weiten Spielraum ein, während andererseits GOLDSCHEIDER, STRAUSS [67]), HENKE [68]), ich u. a. den Hauptnachdruck auf die Infektion legen und KNACK mit Recht von einem „scharf markierten infektiös-toxischen Grundton" spricht. Mit Recht hebt auch JUNGMANN in diesem Zusammenhang hervor, daß bei den Experimenten, welche für die Erkältung als nierenkrankmachenden Faktor angeführt zu werden pflegen, anatomisch stets andere Veränderungen der Niere, aber nie echte Glomerulonephritiden festgestellt wurden. Und wiederum warnt auch hier der weitere Verlauf des Krieges, jenen disponierenden Momenten, die sich ja gleichblieben oder gar steigerten — man denke z. B. an die Gewaltmärsche beim Rückmarsch —, zu viel Spielraum einzuräumen.

Durchaus zweifelhaft bleibt allerdings, welcher Art die infektion ist. Bakteriologische Untersuchungen führten zu keinem eindeutigen Ergebnis.

KLEIN und PULAY [69]) hatten zunächst berichtet, daß sie in 15 Fällen aus dem Urin Bacterium coli hatten züchten können, doch wurden Schlußfolgerungen daraus schon in der darauffolgenden Diskussion mit Recht abgelehnt. Auch HIRSCH, PICK u. a. sprachen sich gegen die Annahme des Bacterium coli im Sinne von KLEIN und PULAY aus. Um eine Colipyelitis, d. h. eine urinogene Erkrankung, woran NAUNYN dachte (s. o.), kann es sich ja auch nach dem anatomisch festgestellten Werdegang nicht handeln. PORGES fand mehrmals Streptokokken im Urin, die aber nicht tierpathogen waren. WEINBERG [70]), STINTZING, GOLDSCHEIDER und vor allem BEITZKE-SEITZ [71]) konnten im Urin und z. T. auch Blut keine bakteriellen Befunde erheben. Von MESSERSCHMIDT gefundene Spirochäten konnte BEITZKE auch nicht bestätigen. Bei der histologischen Untersuchung von Nieren von mir und BEITZKE gefundene Kokkenhaufen wurden von uns wegen der Reaktionslosigkeit der Umgebung als agonale Verbreitung vor allem von den Lungen aus gedeutet. TOPFER will dem Pleckfiebervirus ähnliche Gebilde bei Läusen, die er — und ebenso KAYSER — als Überträger der Kriegsnephritis vermutet, gefunden haben. Doch ist dies mehr als zweifelhaft, und die aus histologischen Hautbefunden gezogenen Schlüsse TOPFERS hängen durchaus in der Luft, da diese geringen Zellansammlungen um Hautkapillaren durchaus banaler Art sind (s. o.). So kann man nur sagen, daß die bakteriologischen Untersuchungen keinerlei einwandfreies Resultat ergeben haben.

Daß aber doch die Kriegsnephritis im Grundtyp einer infektionskrankheit entspricht, scheint mir die einzig plausible Annahme. Das plötzliche Auftreten der Erkrankung, das Fieber schon im ersten Beginn, Symptome der Allgemeininfektion, die Verteilung der Fälle weisen, wie JUNGMANN, GOLDSCHEIDER u. a. betonten, klinisch darauf hin. Anatomisch spricht, worauf ich auch früher schon mit Nachdruck hinwies, das sonst von der Ätiologie der Glomerulonephritis Bekannte — und eine solche liegt ja bei der Kriegsnephritis ausnahmslos vor — sowie der von mir und anderen betonte Milztumor eindeutig in diesem Sinne. Auch wurden mehrfach direkte Ansteckungen berichtet, so von CITRON Hausinfektionen, von WAGNER solche bei Wärtern, und last not least spricht das gehäufte Auftreten und dann fast völlige Verschwinden der Erkrankung — man kann also direkt sagen der epidemiologische Verlauf — entschieden für diese Auffassung.

Bei den negativen Befunden bakteriologischer inangriffnahme des Themas muß man sich leider mit allgemeinen Mutmaßungen der Infektionsart begnügen. Man dachte vor allem an Infektionen auf dem Wege des Darmkanals oder der Respirationsorgane.

Ein Teil dieser Annahmen scheint wiederum durch das spätere Nachlassen der Erkrankung einerseits, das epidemische Auftreten gewisser Krankheiten im weiteren Verlauf des Krieges andererseits, widerlegt. So die Vermutung eines Zusammenhanges mit influenza (LILIES[1]), PASSLER, SCHNEYER) oder Ruhr (BROCKNER[73], SCHOTTMÜLLER[74]), RUMPEL). So spricht sich auch LIPPMANN[75]) an der Hand größeren statistischen Materials gegen das Zugrundeliegen einer ruhrartigen Erkrankung aus. Auch Paratyphus (STEPHAN[76]), SCHOTTMÜLLER) ist unwahrscheinlich. Des weiteren ist die Annahme von ROSTOSKI und PANTANIUS[76]), daß Typhus zugrunde liege — sie wollen in 50 % der Fälle Typhusbazillen im Urin gefunden haben — von keiner Seite bestätigt worden und von vornherein sehr unwahrscheinlich. Bei allen diesen Krankheiten muß auch berücksichtigt werden, daß beim Auftreten von Nierenaffektionen in ihrem Verlauf gerade das Bild der Glomerulonephritis nicht zu entstehen pflegt. Auch gegen die ebenfalls geltend gemachte Annahme einer Infektion durch die Haut spricht die Mehrzahl der Fälle.

So bleibt nichts übrig, als auf die oberen Luftwege zurückzugreifen.

Allerdings an eine Grippe im spezifischen Sinne darf man nach dem eben Gesagten hierbei nicht denken; auch nicht an Tonsillitiden im gewöhnlichen Sinn. CITRON (z. T. auch WEIGEL) wollte solche allerdings zu allermeist gefunden haben, wogegen sich mit Recht schon v. STARCK ausgesprochen hat; denn in der Tat lassen fast alle klinischen Untersuchungen solche Tonsillitiden vermissen, und auch bei Sektionen hat die genaue Untersuchung der Tonsillen, auf die aus naheliegenden Gründen besonders geachtet wurde, Veränderungen derselben nicht aufgedeckt. Fälle, welche sich an Anginen anschlossen, kamen naturgemäß in vereinzeltem Auftreten auch im Kriege vor, gehören aber eben nicht zur Kriegsnephritis.

Hingegen bestehen bei dieser doch in einem besonders großen Prozentsatz vom ersten Anbeginn an mehr allgemeine infektionen der oberen Luftwege — Bronchitis, Tracheitis, evtl. Laryngitis —; LILIES, PORGES, CITRON haben diese Eingangspforte klinisch in Erwägung gezogen, und ich habe diesen infektionsweg an der Hand meines Sektionsmaterials schon früher betont; liegt doch auch bei der sonst bekannten Glomerulonephritis überhaupt in den oberen Respirationswegen, allerdings besonders im lymphatischen Rachenring, zu allermeist die Eingangspforte (s. die Zusammenstellung von VOLHARD u. a.). Diplo-Streptokokken, vielleicht nicht spezifischer Art, die ja hier oft gefunden werden, brächten dann die Erkrankung in Analogie zu dem sonst von der Ätiologie der Glomerulonephritis her Bekannten. Leider ist aber auch dieser infektionsweg und eine solche Infektionsart nur Vermutung und wird es nach Erlöschen der Erkrankung wohl auch bleiben. Den oben angeführten

3*

dispositionellen Momenten kann man daneben natürlich als solchen einen wichtigen Spielraum einräumen. Zusammenfassend läßt sich also nur so viel sagen, daß eine Infektion als Grundlage der sog. „Kriegsnephritis" anzusehen ist. Hierfür spricht ihre Klinik, ihr epidemiologischer Verlauf und vor allem ihr oben geschildertes anatomisches Substrat.

Literatur.

¹) M. Med. W. 1917 Nr. 7. — ²) Inaug.-Diss. Leipzig 1917. — ³) Berl. Klin. W. 1916 Nr. 6. — ⁴) M. Med. W. 1916 Nr. 18. — ⁵) Zbl. f. allg. Pathol. usw. Beiheft zu Bd. 27. — ⁶) D. Med. W. 1916 . Nr. 29—32. — ⁷) Verh. d. D. Kongr. f. Inn. Med. Warschau 1916. — ⁸) Med. Klin. 1916 Nr. 35. — ⁹) Straßb. Med. Zig. 1917 H. 3. — ¹⁰) M. Med. W. 1918 Nr. 43. — ¹¹) Inaug.-Diss. Berlin 1917. — ¹²) Berl. Klin. W. 1917 Nr. 22. — ¹³) Berl. Klin. W. 1917 Nr. 37. — ¹⁴) Sitzgsber. d. R. soc of med. 15. II. 1916, s. D. Med. W. 1916 Nr. 21. — ¹⁵) Zieglers Beitr. 1918 Bd. 64 S. 454. — ¹⁶) Kriegspath. Tagung 1916, Kriegsnephritis Diskuss. — ¹⁷) Zieglers Beitr. 1913 Bd. 55 S. 545. — ¹⁸) Zbl. f. allg. Pathol. usw. 1918 Bd. 29 Nr. 12. — ¹⁹) Zieglers Beitr. 1918 Bd. 64 S. 454. — ²⁰) Zur Path. u. Med. d. diff. Nephritiden. Berlin, Hirschwald 1918. — ²¹) D. Med. W. 1916 Nr. 36. — ²²) l. c. — ²³) Zeitschr. f. klin. Med. 1917 Bd. 84 S. 1. — ²⁴) l. c. — ²⁵) l. c. — ²⁶) Med. Klin. 1917 Nr. 25. — ²⁷) M. Med. W. 1918 Nr. 52. — ²⁸) Straßb. Med. Zig. 1917 H. 3. — ²⁹) z. B. M. Med. W. 1916 Nr. 26. — ³⁰) D. Med. W. 1917 Nr. 13. — ³¹) l. c. — ³²) l. c. — ³³) l. c. — ³⁴) M. Med. W. 1916 Nr. 46. — ³⁵) Zeitschr. f. phys. u. diät. Ther. 1917. — ³⁶) D. Kongr. f. Inn. Med. Warschau 1916. — ³⁷) Berl. Klin. W. 1916 Nr. 6. — ³⁸) Berl. Klin. W. 1916 Nr. 38; Warschauer Kongr. — ³⁹) Wien. Klin. W. 1917 Nr. 4/5. — ⁴⁰) M. Med. W. 1917 Nr. 6. — ⁴¹) Wien. Klin. W. 1916 Nr. 40. — ⁴²) Warschauer Kongr. — ⁴³) D. Med. W. 1916 Nr. 18. — ⁴⁴) D. Med. W. 1917 Nr. I. — ⁴⁵) D. Med. W. 1917 Nr. 20. — ⁴⁶) Wien. Klin. W. 1916 Nr. 18; Warschauer Kongr. — ⁴⁷) Wien. Klin. W. 1916 Nr. 37. — ⁴⁸) Med. Klin. 1916 Nr. 6. — ⁴⁹) Warschauer Kongr. — ⁵⁰) Warschauer Kongr. — ⁵¹) Warschauer Kongr.; Habilit.-Schr. Würzbg. 1917. — ⁵²) Wien. Med. W. 1917 Nr. 22/24. — ⁵³) Path. Ges. Kriegstag. — ⁵⁴) Wien. Med. W. 1917 Nr. 29. — ⁵⁵) Wien. Klin. W. 1915 Nr. 46. — ⁵⁶) D. Med. W. 1916 Nr. 3. — ⁵⁷) Brit. Med. Journ. 1918 Nr. 2971. — ⁵⁸) Wien. Klin. W. 1907. — ⁵⁹) D. Arch. f klin. Med. Bd. 98 S. 379. — ⁶⁰) Warschauer Kongr. — ⁶¹) Wien. Klin. W. 1916 Nr. 16. — ⁶²) Berl Klin. W. 1916 Nr. 38; Warschauer Kongr. — ⁶³) Warschauer Kongr. — ⁶⁴) Berl. Klin. W. 1918 Nr. 48. — ⁶⁵) D. Med. W. 1916 Nr. 10. ⁶⁶) l. c. — ⁶⁷) Berl. Klin. W. 1916 Nr. 4. Die Nephritiden Berlin-Wien. II. Aufl. — ⁶⁸) Warschauer Konvr. — ⁶⁹) M. Med. W. 1918 S. 1616. — ⁷⁰) Wien. Klin. W. 1916 Nr. 37. — ⁷¹) Berl. Klin. W. 1916 Nr. 49. — ⁷²) Wien. Klin. W. 1916 Nr. 37. — ⁷³) D. Med. W. 1917 Nr. 51. — ⁷⁴) D. Med. W. 1916 Nr. 20. — ⁷⁵) M. Med. W. 1917 Nr. 18. — ⁷⁶) D. Med. W. 1916 Nr. 49; Warschauer Kongr.

---

5. Die Drüsen mit innerer Sekretion.

Von Dr. R. Hermann Jaffé

Im Kriege Prosektor des Garnisonsspitals Nr. I in Wien

und

Dr. Hermann Sternberg,

Oberarzt a. D.

a) Einleitung.

Die Zahl der primären Erkrankungen der Drüsen mit innerer Sekretion, die in der Kriegspathologie eine größere Rolle spielen, ist relativ beschränkt. Manche Blutdrüsenkrankheiten sind sehr selten und es liegen daher keine besonderen Beobachtungen über ihren Verlauf bei Kriegsteilnehmern vor. Andere treten mit ihren psychischen und physischen Störungen schon frühzeitig in Erscheinung, so daß die mit ihnen Behafteten für den Militärdienst nicht in Betracht kommen. Es werden daher vor allem jene Krankheiten der endokrinen Drüsen zu berücksichtigen sein, die im kräftigen Mannesalter entstehen und einen verhältnismäßig raschen Verlauf nehmen. Hier sind die Schädlichkeiten, wie sie dem Kriegsleben eigen sind, als auslösende Momente hervorzuheben. Man findet häufig die Angabe verzeichnet, daß die betreffende Erkrankung sich unmittelbar an große Anstrengungen, an Aufregungen oder psychische Insulte angeschlossen habe. Dabei handelt es sich wohl meist um das Manifestwerden eines bis dahin latenten Zustandes, der oftmals in der mangelhaften oder fehlerhaften Bildung einer oder mehrerer endokrinen Drüsen seine Ursache hat. Bildungsfehler der Drüsen mit innerer Sekretion werden ja häufig zu Hilfe gezogen, um die vielfach noch dunkle Ätiologie deren Erkrankungen zu klären. Als Beweise dafür gelten die bisweilen zu konstatierende Heredität, das familiäre Auftreten, ferner wird betont, daß die Träger solcher Erkrankungen eine von der Norm abweichende Konstitution besitzen. Damit kommen wir auf die engen Beziehungen zwischen Konstitution und innere Sekretion zu sprechen, und da die Konstitutionslehre wieder in den Vordergrund des Interesses zu treten beginnt, so ist es vielleicht angebracht, wenn auch das allgemeine Verhalten der endokrinen Drüsen, wie es sich bei der Sektion des

Soldatenmaterials geboten hat, mit in den Kreis dieser Besprechungen gezogen wird. Es bestehen in mancher Hinsicht noch immer Widersprüche, wo die Grenzen des Normalen zu suchen seien, Widersprüche die dort, wo objektive Wertangaben unmöglich sind, schwer ausgeglichen werden dürften.

b) Die Schilddrüse.

Allgemeine Durchschnittswerte für die normale Schilddrüse lassen sich nicht angeben, denn die Größe der Schilddrüse ist abhängig von der Gegend, aus der sie stammt. Schon die Schilddrüse des Neugeborenen ist in gebirgigen Ländern schwerer als im Flachlande und auch im späteren Leben, namentlich während des Wachstums, wird das Volumen der Thyreoidea von der Örtlichkeit beeinflußt. Es müßten aus diesem Grunde die physiologischen Grenzen der Schilddrüse gesondert nach den verschiedenen Geburtsorten aufgestellt werden. Nach VIERORDTs Tabellen wiegt die Schilddrüse des Erwachsenen 11—45, im Durchschnitt 33,8 g, LUSCHKA ermittelte als Durchschnittsgewicht in Süddeutschland 60 g, SANDERSON-DAMBERG in Norddeutschland 18—22 g.

Als Durchschnittswert von 482 Wägungen an Soldatenleichen gibt RÖSSLE[1] 34 g an. Nach seinen Erfahrungen bedingt Wegzug nach dem Kindesalter keinen wesentlichen Wechsel mehr im geographischen Charakter der Schilddrüse und so scheint sie auch durch Versetzung ihrer Träger auf verschiedene Kriegsschauplätze keine Veränderung erfahren zu haben. Das durchschnittliche Schilddrüsengewicht des Soldaten der einstigen österreichisch-ungarischen Armee mit Ausschluß der Fälle mit Kropfbildung betrug nach unseren Aufzeichnungen 39,8 g. Besondere Veränderungen ergaben sich bei der Untersuchung dieser Schilddrüsen nicht, sie waren meist ziemlich kolloidreich und wiesen bei kurzer Erkrankungsdauer nur unbedeutende Epitheldesquamationen auf. Hervorgehoben sei noch, daß bei den starken Abmagerungen, die in den späteren Kriegsjahren häufig waren, die Schilddrüse an der Gewichtsabnahme gewöhnlich nicht teilhatte.

Die pathologischen Vergrößerungen der Schilddrüse beruhen einerseits auf einer abnormen Kolloidanhäufung oder auf einer diffusen Parenchymvermehrung, andererseits auf umschriebenen Knotenbildungen. Letztere stellen knotige Hypertrophien dar und bilden die wesentlichste Grundlage des gewöhnlichen Kropfes. Zusammenfassende Berichte über die Häufigkeit des Kropfes in der deutschen Armee während des Krieges stehen bis jetzt noch aus, doch sah z. B. MÖNCKEBERG[2] bei den Sektionen in Reservelazaretten Schilddrüsenveränderungen nicht oft, so daß er auf Grund des gehäuften Vorkommens solcher bei Tetanusfällen an einen Zusammenhang zwischen Schilddrüsenentartung und Disposition zum Wundstarrkrampf denkt.

Größere Strumen, zumal wenn sie mit offensichtlichen Beeinträchtigungen der Leistungsfähigkeit verbunden waren, schlossen namentlich in der ersten Kriegszeit vom Militärdienst aus. Bei der österreichisch-ungarischen Armee, die ihr Material zum großen Teile aus gebirgigen Gegenden schöpfte, konnte man natürlich bei der Auswahl der für den Soldatendienst Geeigneten nicht so rigoros sein, und so finden sich beispielsweise in den Sektionsprotokollen, die während des Krieges an der Wiener Garnisonsprosektur angelegt wurden, sehr häufig Angaben über strumöse Veränderungen. Die Zahl beläuft sich auf fast 16% des Gesamtmaterials, zumeist (²/₃ der Fälle) waren es die knotigen Formen der Struma mit einzelnen kleinen oder größeren, umschriebenen parenchymatösen (26,38%), kolloiden, zystischen oder verkalkten (je ca. 13%) Einlagerungen. Die diffusen Vergrößerungen der Schilddrüse (32%) waren z. T. parenchymatöser (18%), z. T. kolloider (14%) Natur.

Auf die einzelnen Nationen der früheren Donaumonarchie verteilen sich die Kropfträger folgendermaßen:

Deutsch-Österreicher . .	24%	
Polen	18%	
Tschecho-Slovaken . . .	14%	der Gesamtzahl der betreffenden
Jugoslaven	15%	Nationalität.
Ungarn	13%	
Italiener	10%	

Die durchschnittlichen Herzgewichte der Fälle mit kropfig entarteter Schilddrüse lagen nicht höher als die allgemeinen Durchschnittsgewichte des Herzens, und die meisten Schilddrüsenvergrößerungen besaßen wohl nur den Wert von Nebenbefunden. Andererseits betonen einige Autoren die auffallende Häufigkeit von Herzstörungen vom Charakter des leicht erregbaren thyreotoxischen Kropfherzens bei Kriegsteilnehmern (vgl. u. a. A. PINELES[3]). Diese Fälle leiten über zu den schwereren Formen des Hyperthyreoidismus, als deren wichtigster Vertreter die Basedowsche Krankheit gilt. Wenn es sich bei derselben auch um eine Dysfunktion mehrerer endokriner Drüsen, vielleicht des gesamten innersekretorischen Systems handelt, so drücken doch die Störungen der Schilddrüsenfunktion dem Krankheitsbilde den Stempel auf (HART[4]). Akut verlaufender Morbus Basedow war im Felde nicht selten, und wo sich die für ihn charakteristischen Symptome unmittelbar an schwere psychische Traumata angeschlossen hatten, erschien seine neurogene Natur als bewiesen (Tiling[6]), Rothacker[6]), Schötzinger[7]). Doch hatte der Kriegsdienst in diesen Fällen den Basedow nicht verursacht, sondern nur eine bis dahin latente Erkrankung kam durch schwere psychische Einwirkungen zum Ausbruch (Schragenheim[6]). Das wesentlichste Moment lag hier, wie immer bei der Basedowschen Krankheit, in einer hereditären Belastung, in einer abnormen Körperkonstitu:ion (Chvostek). Es waren schon vorher minderwertige Leute, die nach großer Anstrengung, nach lange während dem Trommelfeuer, nach Granatexplosionen (toxische Einwirkung der Explosionsgase?) (Panski[6]), oder nach jähem Klimawechsel, wenn sie aus dem Tieflande plötzlich in Hochgebirgsstellungen kamen (Bar[10]), an Basedow erkrankten.

Markuse[11]) vermißte in drei Fällen von Basedow im Anschluß an den Felddienst Schilddrüsenvergrößerungen und sah in einer Volumszunahme der Prostata einen Ersatz für die Schwellung der Thyreoidea. Die Prostata, als endokrine Drüse des Sexualdrüsenapparates, stünde in enger Beziehung zur Thyreoidea und es gäbe dann einen dem Thyreoidismus analogen Prostatismus. ·

Im allgemeinen nahm der Kriegsbasedow einen günstigen Verlauf und seine Symptome besserten sich rasch, wenn die Erkrankten in die ruhigen Verhältnisse des Hinterlandes kamen. So liegen auch keine besonderen Obduktionsberichte über den Kriegsbasedow vor.

Das Gegenstück des Morbus Basedow, der Hypothyreoidismus in Form des idiopathischen Myxödems kam bei Kriegsteilnehmern wohl nur selten vor. Es waren Fälle mit geringgradiger Beeinträchtigung der Intelligenz und dem Myxödem als vorherrschendem Symptom (Pineles l. c.). Alexander[12]) sah bei einem 33jährigen Armierungssoldaten ein Myxödem sich an eine Granatverschüttung anschließen und betont die auslösende Wirkung des psychogenen Traumas bei bestehender Prädisposition.

Die wichtigste Erkrankung, die auf Funktionsstörungen der Epithelkörperchen beruht, ist die Tetanie. Die idiopathische Tetanie der Erwachsenen tritt bekanntlich zu manchen Jahreszeiten (Frühjahr und Herbst) und in manchen Gegenden (Wien, Heidelberg) gehäuft auf und bevorzugt gewisse Berufsklassen, wie Schuster und Schneider. Auch bei den Soldaten der Wiener Garnison war die Tetanie im Frieden nicht selten (Mattauscheck[13]). Die Ähnlichkeit im Krankheitsbilde der Tetanie mit dem der chronischen Mutterkornvergiftung legte die Vermutung nahe, daß auch erstere nur eine mitigierte Form des chronischen Ergotismus sei (Fuchs und Wasicky). Doch haben die Erfahrungen mit der schärfer kontrollierten und mehr gleichmäßig mit Mehlversorgung aller Bevölkerungsklassen während des Krieges diese Theorie anscheinend nicht bestätigt (Schlesinger[14]). Vereinzelt finden sich Angaben über ein häufigeres Vorkommen von Tetanie während des Krieges in Gegenden, wo sie sonst selten war. Kopczynsky[15]) sah sie in Warschau öfters bei Erwachsenen, die ihre Kost aus Arbeiterküchen bezogen. Der niedrige Kalkgehalt der Nahrung genügte nach seiner Meinung, um bei bestehender spasmophiler Prädisposition den Ausbruch der Tetanie zu fördern.

Unter den Kriegsteilnehmern kam die Tetanie nicht häufiger vor. Stankovič[16]) berichtet über eigenartige, allerdings nicht ganz eindeutige Beobachtungen von akuter Tetanie im Felde. Sie betraten 5 Fälle im Alter zwischen 18 und 42 Jahren. Die Erkrankung brach plötzlich nach der Einwirkung strenger Kälte, großer seelischer und körperlicher Strapazen bei unregelmäßiger Ernährung auf und endete binnen 24 Stunden tödlich. Leider ist über das Obduktionsergebnis dieser Fälle (ob irgendwelche Läsionen der Epithelkörperchen vorlagen) nichts bekannt geworden.

c) Die Thymusdrüse.

Die eingehenden Thymusstudien der letzten Jahre haben in der Beurteilung der Morphologie, Physiologie und Pathologie dieses Organes bedeutende Fortschritte gebracht, wenn wir auch von einer Einheitlichkeit der gewonnenen Anschauungen noch weit entfernt sind. Die Brieseldrüse stellt ein zeitlebens funktionstüchtiges Organ dar und auch im späteren Alter lassen sich noch regelmäßig im retrosternalen Fettkörper Reste eines funktionierenden Thymusparenchyms nachweisen (Sobotta[17]). Die Blütezeit der Thymusdrüse fällt in das jugendliche Alter, in die Periode des lebhaften Wachstums, was für die Auffassung derselben als Organ des Wachstums (Hart) spricht. Nach dem 15. Lebensjahr setzt die Altersinvolution ein. Anfangs rascher, später langsamer schwinden ihre spezifischen Bestandteile, wandern die Lymphozyten aus und zerfallen die epithelialen Reticulumzellen. Schwierigkeiten entstehen dann, wenn die für das spätere Leben charakteristischen Parenchymmengen angegeben werden sollen, denn neben der Altersinvolution gibt es eine akzidentelle Involution. Das Thymusgewebe ist gegen Ernährungsstörungen, infektiöse und toxische

Schädigungen sehr empfindlich und schon kurze Erkrankungsdauer ändert bedeutend ihr physiologisches Bild. Man darf daher für die Aufstellung der normalen Thymusgewichte nur gesunde und kräftige Leute heranziehen, die plötzlich gestorben sind. Aber es kommt weniger darauf an, wie schwer der Thymus in einer bestimmten Altersstufe ist, sondern wieviel Parenchym er noch enthält (ASCHOFF), denn die Parenchymwerte sind für die Bestimmung mancher Konstitutionsanomalien von Wichtigkeit.

Den sorgfältig aufgestellten Normalwerten HAMMARs, die diesen Postulaten genügen und die auch das eigentliche Parenchym gesondert berücksichtigen, wurde zum Vorwurf gemacht, daß sie zu hoch gegriffen seien, daß unter den Fällen, auf denen sie fußen, sich auch solche befanden, die schon in die Gruppe des Status thymico-lymphaticus gehören (BARTEL, HART, SCHRIDDE). Im allgemeinen werden aber die HAMMARschen oder die niedrigeren SCHRIDDEschen Zahlen als normale Grundlagen dienen können, an denen eine Prüfung der bei Soldaten gemachten Befunde möglich sein wird. Zweifellos sind bei dem Thymus auch innerhalb des noch Normalen individuelle Momente von wesentlicher Bedeutung, und vielleicht spielen auch örtliche Verhältnisse und Lebensgewohnheiten bei seiner Gestaltung eine Rolle.

Bei 100 Soldaten (von 700), unter denen sich in größerer Zahl junge, an akuten Infektionen gestorbene Rekruten befanden, konnte RÖSSLE (l. c.) isolierbare Thymusreste nachweisen, als deren Durchschnittsgewicht er 13 g ermittelte. Die Präparation der Brieseldrüse bei 900 Soldaten, die an Schußverletzung oder akuten Infektionen gestorben waren, lieferte in unserem Materiale folgendes Resultat:

Drüsengehalt des Organes	unter 20 Jahren	21—25 Jahre	26—35 Jahre	36—45 Jahre	46—50 Jahre	Summe		
rein drüsig	1	1	—	—	—	2	1¹/₂°/₀	
zum großen Teil drüsig	5	4	2	—	—	11		15°/₀ des Gesamtmaterials
zur Hälfte drüsig	3	7	1	—	—	11		
präparierbare Drüsenreste	21	40	29	9	3	102		

Eine Reihe der Verletzten war nach längerer Krankheit verschieden, so daß die akzidentelle Involution die Werte dieser Zahlen vermindert, und wir haben deshalb auch auf Gewichtsangaben verzichtet. Die Thymusgewichte der rasch Verstorbenen (Verbluten, ausgedehnte Gehirnzerstörung, beginnende Meningitis) schwankten in den einzelnen Altersklassen:

unter 20 Jahren   12—30 g

21—25   „   10—23 g

26—35   „   8—20 g

36—45   „   6—18 g

46—50   „   höchstes Gewicht 13 g

Soweit diese Thymusdrüsen histologisch untersucht werden konnten, boten sie den von HAMMAR beschriebenen Mannestyphus des Thymus: Mehr oder minder reichliches Zwischengewebe vom Charakter des Fettgewebes, zersprengte Parenchyminseln mit spärlichen und kleinen, aber deutlichen Rindenfollikeln, in wechselnder Zahl Hassalsche Körperchen, z. T. verkalkt.

Der innige Zusammenhang zwischen Thymusdrüse und allgemeinem Ernährungszustand kommt in der rapiden Abnahme ihrer Parenchymwerte bei Unterernährung zum Ausdruck. Auch das interstitielle Gewebe verliert hierbei das Fett und atrophiert (HAMMAR). In den Fällen chronischer Unterernährung, wie sie gegen Ende des Krieges oft genug zu sehen waren, wurde daher stets Thymusgewebe vermißt. Nicht selten hatten die Unterernährten bis kurz vor ihrem Tode noch Dienst getan, waren mitten in der Arbeit zusammengebrochen und plötzlich gestorben. Und auch in diesen Fällen war von einem Thymuskörper nichts mehr zu finden.

Die genaue Kenntnis der normalen Parenchymwerte des Thymus schafft die Grundlage für die Umgrenzung einer oft zu findenden Konstitutionsanomalie — des Status thymico-lymphaticus. Der abnorm hohe Parenchymgehalt der Thymusdrüse bildet ein wesentliches, nicht selten das wichtigste Kennzeichen für sie, das auch bei Lebzeiten bis zu einem gewissen Grade als Richtlinie dienen kann (MOHR[18]). Die histologische Untersuchung des Thymus in diesen Fällen liefert entweder das Bild des Kinderthymus mit abnorm reichlichen Lymphozyten (topischer Infantilismus — WIESEL) oder — und letzteres scheint häufiger der Fall zu sein — das Bild einer Markhyperplasie mit Hypoplasie der Rinde (SCHRIDDE). Nach HAMMAR geht aus der mikroskopischen Analyse des Thymus beim Thymustod ein wechselndes Verhalten desselben hervor, das aber noch in den Rahmen des Normalen fällt.

Die meisten Autoren, die zu der Frage des Status thymico-lymphaticus Stellung genommen haben, sind von der großen Bedeutung desselben für die menschliche Pathologie überzeugt, wenn auch manches, was man ihm früher in die Schuhe geschoben hat, einer späteren eingehenden Kritik nicht standhalten konnte (M. RICHTER). Die Leute mit Status thymico-lymphaticus stellen eine minderwertige Menschenrasse dar, sie fallen oft den Schädlichkeiten des täglichen Lebens zum Opfer, die von der Mehrzahl der Menschen anstandslos vertragen werden. Und gerade das Leben im Kriege bot für solche Schädlichkeiten reichlich Gelegenheit.

Der Status thymico-lymphaticus wurde bei den Soldatensektionen im Felde nicht auffallend häufig gefunden. BEITZKE[19]) konnte auf Grund von 400 Feldsektionen keine Vermehrung desselben feststellen, ähnlich lauten die Angaben von SCHMORL[20]), und auch ASCHOFF[21]) berichtet, daß im Felde Thymushyperplasien im. besonderen Maße nicht zu verzeichnen waren. GROLL[22]) fand unter 264 Obduktionen von Kriegsteilnehmern nur 5mal einen großen Thymus von mehr als 15 g, und schließlich lauten auch die Erfahrungen von RÖSSLE (l. c.) im gleichen Sinne. Im Widerspruche dazu stehen nur die Mitteilungen von BENEKE[28]) über ein gehäuftes Vorkommen von Status thymicus und Nebennierenatrophie im Bereiche des 4. Reserve-Armee-Kommandos. Unter 240 Sektionen wurde 36mal (in 15%) eine Thymushyperplasie notiert, davon 28mal mit ausgesprochener Nebennierenatrophie. 15 Fälle (5,4%) boten das allerschwerste Bild des Status thymicus, 5 (2,1%) ein schweres Bild, und in den übrigen Fällen war dasselbe mehr oder minder stark angedeutet. Das Alter der Fälle betrug 19 bis 45 Jahre. BENEKE (l. c.) faßt den Status thymicus als eine erworbene schwankende Stoffwechselstörung auf, beeinflußt durch verschiedene geographische Verbreitung (SCHRIDDE) und eingeleitet durch eine Atrophie der Nebennieren. Auf letztere wollen wir bei Besprechung dieses Organes zurückkommen. Im weiteren Verlaufe des Krieges machte nun BENEKE am gleichen Untersuchungsorte die Erfahrung, daß der Status thymicus bei den Soldaten sich auffallend verringerte, und er sieht auch darin eine Stütze für seine Auffassung, daß der Status thymicus keine angeborene, sondern eine passagere Konstitutionsanomalie sei (NESTE[24]). Demgegenüber finden sich aber in der Literatur Angaben über ein familiäres Vorkommen und einer Vererbung des Status thymico-lymphaticus.

Unter 684 im Freiburger pathologischen Institut sezierten Militärfällen befanden sich 28 mit einem Thymusgewicht über 20 g, 8mal fehlte eine Involution vollkommen, 5mal war dieselbe im Beginn, 2mal mäßig, 4mal weit fortgeschritten und 4mal vollendet. In 5 Fällen wurden nähere Angaben über den Bau des Thymus vermißt. In jenen 8 Fällen (Alter 21—26 Jahre), in denen jede Spur von Involution fehlte, erhielt der Tod durch den Thymusbefund eine unterstützende oder alleinige Aufklärung (ASCHOFF).

Mitunter ergibt die Sektion eines plötzlich Verstorbenen trotz genauer Untersuchung als einziges positives Resultat nur einen Status thymico-lymphaticus, und wir sind in diesem Falle berechtigt, der Konstitutionsanomalie die Schuld an dem plötzlichen Tode zuzuschreiben (KOLISKO, LUBARSCH u. a.). Daß es sich dabei nicht nur um eine Verlegenheitsdiagnose handelt, haben auch die Erfahrungen der Kriegsjahre bestätigt. Der Thymustod war bei den Soldaten nicht allzu selten und das jähe Ende erschien bisweilen um so rätselhafter, als es gerade junge, kräftige, blühend aussehende Leute betraf.

ASCHOFF[26]) stellte 250 plötzliche Todesfälle von Kriegsteilnehmern zusammen und fand unter ihnen 28 mit Status thymico-lymphaticus als Todesursache. Das Durchschnittsgewicht des Thymus in den Fällen mit bekanntem Alter betrug bei 4 zwischen 16 und 20 Jahren 22,5 g, bei 5 zwischen 21 und 25 Jahren 37 g, und bei 13 zwischen 26 und 35 Jahren 25,5 g. 8mal trat der Tod ohne jede Veranlassung ein, in den anderen Fällen gingen Atembeschwerden, nervöse Erregungszustände voraus oder verschiedene äußere Umstände kamen als Gelegenheitsursachen hinzu. Unter den 200 plötzlich gestorbenen Soldaten, die wir während des Krieges sezierten, boten 6 als einziges Sektionsergebnis einen Status thymico-lymphaticus; sie standen im Alter zwischen 16 und 34 Jahren. Das Gewicht des fast nur aus Drüsengewebe bestehenden Thymus betrug 15—45 g.

Von den bereits angedeuteten äußeren Gelegenheitsursachen, die für Menschen mit lymphatischer Konstitution schädlich sind und die nicht selten das Plötzliche des Todes miterklären helfen, sind psychische insulte, Überanstrengungen, allzu reiche Nahrungsaufnahme (DOERING[20]) und vor allem kalte Bäder schon lange bekannt. ASCHOFF verzeichnet drei, wir zwei Beobachtungen von Thymustod im Bade. Die große Bedeutung des Status thymico-lymphaticus für den Tod in der Chloroformnarkose ist wiederholt betont worden. Unter 14 Narkosetodesfällen unseres Materiales finden sich 5 mit schwerem Status thymico-lymphaticus. Von den 8 Todesfällen in Narkose, die ASCHOFF zitiert, wiesen 5 einen Status thymicus auf. MÖNCKEBERG[27]) erwähnt einen Fall von Status thymico-lymphaticus und Hypoplasie des Aortensystems (18jähriger Infanterist), der zu Beginn der Narkose zugrunde ging. Ferner sei auf die Salvarsantodesfälle mit Status thymico-lymphaticus hingewiesen (SCHRIDDE). Bei unserem Material (10 Fälle) findet sich diese Kombination in 75%.

Von Interesse sind die Fälle, bei denen der Tod auf die Applikation eines schwachen elektrischen Stromes (zu Heilzwecken) hin erfolgt (ASCHOFF — 20jähriger Infanterist; O. MEYER[28]) — 26jähriger Trainsoldat, Thymus 42 g; eigene Beobachtungen — 44jähriger Infanterist mit Zitterneurose, Thymus 20 g; 27jähriger Soldat durch den schwachen Strom einer elektrischen Beleuchtungsanlage gelötet, Thymus 45 g).

Beachtenswert ist auch eine Mitteilung von O. MEYER (l. c.), die einen 19jährigen Rekruten betrifft, der zwei Tage nach der zweiten Typhusimpfung plötzlich starb. Die Sektion ergab ein Ödem der linken Hals- und Brustseite, ein Glottisödem und einen drüsigen Thymus von 33 g Gewicht. Eine Infektion war auszuschließen.

Es erübrigt sich noch ein Hinweis auf das Zusammentreffen von Status thymico-lymphaticus und Selbstmord. Bekanntlich haben gerade die Untersuchungen an militärischen Selbstmördern (BROSCH, MILOSLAVICH) die Annahme gefestigt, daß der Status thymico-lymphaticus bei Selbstmördern besonders häufig sei. Doch blieb diese Annahme nicht unwidersprochen. So verglich HAMMAR[29]) die Sektionsbefunde von 18 Selbstmördern zwischen 17 und 35 Jahren mit denen von 17 Verunglückten zwischen 16 und 35 Jahren und kam zu der Ansicht, daß die Vorstellung von dem größeren Parenchymgehalte des Selbstmörderthymus haltlos sei. Es war ihm nur aufgefallen, daß sich bei den Selbstmördern die Hassalschen Körperchen spärlicher fanden. Über das Sektionsergebnis von militärischen Selbstmördern während des Krieges berichtet u. a. NESTE (l. c.). Unter 16 Fällen wurde 8mal ein ausgesprochener, 4mal ein weniger deutlicher Status thymico-lymphaticus konstatiert. Aus dem reichen Selbstmördermaterial der Prosektur des Garnisonsspitals Nr. 1 in den Jahren 1915—1918 wählten wir 271 genau untersuchte Fälle aus und da die meisten dieser Sektionen von uns beiden durchgeführt wurden, so ist einer Einheitlichkeit der Beurteilung Gewähr geleistet. In 29% der Selbstmordfälle lagen schwere Formen von Status thymico-lymphaticus vor, in 14% war er mehr oder weniger ausgesprochen und in 15% angedeutet. Schließlich stellten wir noch zum Vergleich die Thymusbefunde von 90 durch äußere Gewalteinwirkungen jäh aus dem Leben Geschiedenen zusammen und fanden in ca. 10% Werte, die höher waren als die für das betreffende Alter charakteristischen.

Bisher wurde bei Besprechung des Status thymico-lymphaticus nur das Verhalten des Thymus berücksichtigt, da dieses zweifellos für die Beurteilung der fraglichen Konstitutionsanomalie von ausschlaggebender Bedeutung ist. Der abnorme Drüsengehalt des Thymus kombiniert sich nun sehr häufig mit einer Hyperplasie der lymphatischen Apparate des Körpers (Status thymico-lymphaticus), seltener wird letztere vollkommen vermißt (reiner Status thymicus.) Schließlich gibt es auch Fälle, in denen die mächtige Entwicklung des lymphatischen Gewebes in den Vordergrund tritt (Status lymphaticus). Die abnorme Ausbildung des lymphatischen Gewebes stellt aber wohl zumeist eine sekundäre Veränderung dar, die erst im späteren Leben auf dem Boden einer Konstitutionsanomalie erworben wird. Ferner sind gerade bei jungen, gesunden, kräftigen Menschen die lymphatischen Apparate schon normalerweise stark ausgebildet, so daß bei der Aufstellung der „abnormen Werte" große Skepsis am Platze ist. In dieser Hinsicht können wir M. RICHTER[39]) vollkommen beistimmen. GROLL (l. c.) fand bei Soldaten so auffallend häufig große Lymphfollikel, daß er darin einen „Normalzustand" sieht.

d) Die Nebennieren.

Von den beiden genetisch, morphologisch und funktionell differenten Anteilen der Nebenniere weist nur die Rinde Schwankungen in ihrer Struktur auf, die durch physiologische und pathologische Zustände beeinflußt werden. Das Mark stellt im allgemeinen etwas Konstantes dar, das zeitlebens auch unter pathologischen Verhältnissen dasselbe Aussehen bietet. In der Rinde spiegelt sich das Altern des Körpers wieder und kommen tiefergreifende Störungen des Gesamtorganismus häufig zum Ausdruck. Der Habitus der Rinde und damit der der ganzen Nebenniere wird in erster Linie durch den Lipoidgehalt der Rindenzellen bestimmt und seine Ausbildung kann einen wertvollen Hinweis liefern für die Beurteilung des Gesamtzustandes des Körpers (M. LANDAU).

Das Durchschnittsgewicht beider Nebennieren belief sich bei unseren Wägungen auf 13,48 g. Die linke Nebenniere war meistens etwas schwerer (Durchschnitt 7,04 g) als die rechte (Durchschnitt 6,44 g), worauf schon DELMARE (zitiert nach BIEDL, Innere Sekretion) hinwies. DIETRICH[31]) gibt als Nebennierengewicht bei rasch verstorbenen, gutgenährten, kräftigen Männern zwischen 20 und 35 Jahren 10—16 g an. Bei RÖSSLE (l. c.) finden wir als Ergebnis von 425 Gewichtsbestimmungen 14,1 g. Nur wenige Nebennieren wogen unter 10 g (bei unserem Material ca. 8 %). PRYM[36]) ermittelte als Durchschnitt von 50 beliebigen Sektionen 18 g.

Auf der Schnittfläche war die Nebennierenrinde in jenen Fällen, die man als normal bezeichnen konnte, lipoidreich, von hellgelber Farbe, nach innen zu von einer schmalen, dunkelbraunen Pigmentzone eingesäumt. Das Mark erschien grauweiß. Der größte Gehalt an doppelt und einfach brechenden Fetten wurde in den äußeren Zweidritteln der Zona fasciculata angetroffen, die Zellen der Glumerulosa waren lipoidarm, mit dunklen chromatinreichen Kernen (vgl. LANDAU, DIETRICH). Die Chromierbarkeit des Markes war meist deutlich ausgesprochen.

Von besonderem Interesse sind die Mitteilungen über Atrophie der Nebennieren bei Kriegsteilnehmern. BENEKE (l. c.) fand sie, wie bereits erwähnt, auffallend häufig bei Status thymicus, im ganzen 56mal (23,3 %), darunter 19mal hochgradig und 14mal stark ausgebildet. Manchmal war das ganze Organ papierdünn und vor allem war der Rindenteil atrophisch. Die histologische Untersuchung der Nebennieren ergab in diesen Fällen ein Fehlen der Zona glumerulosa, die bekanntlich die Keimschichte darstellt und eine Verkürzung der Zone fasciculata. Das Alter spielte keine Rolle. Am schwersten war die Nebennierenatrophie bemerkenswerterweise bei plötzlichen Todesfällen. BEITZKE (l. c.) und GROLL (l. c.) berichten, daß ihnen im Felde eine Verschmälerung der Nebennierenrinde aufgefallen sei, und auch ASCHOFF machte ähnliche Angaben und betonte den Lipoidreichtum der verschmälerten Rinde. Dieser Zustand schien aber nur ein vorübergehender zu sein, denn in der Etappe und in den Heimatlazaretten wiesen die Soldaten eine breite Nebennierenrinde auf.

Bei dem Versuche, diese Nebennierenatrophie zu erklären, denkt BENEKE an eine Beeinflussung des Cholesterinstoffwechsels bei den Soldaten (Muskelanstrengungen, nervöse Erregung, Ernährung, Folgen der tödlichen Erkrankung?). Die ungünstige Kriegsernährung führte, wie die Untersuchung von ROSENTHAL[38]) ergab, zu einer Cholesterinverarmung der menschlichen roten Blutkörperchen, aber die Nebennierenrinde wurde mit Verschlechterung der Ernährungsbedingungen nicht lipoidärmer, im Gegenteil ihr meist hoher Lipoidgehalt beim Hungerödem stand im schroften Gegensatz zu dem

Fettschwund des ganzen Körpers. Es war ja schon früher bekannt, daß bei Inanition die Nebennierenrinde meist einen erhöhten Lipoidgehalt zeigt (M. LANDAU).

Die häufigste und am besten erforschte Erkrankung der Nebennieren, der Morbus Addison, war bei Soldaten nicht selten. Nach WIESEL bildet in 88 %, eine
fibrös-käsige Tuberkulose der Nebennieren die anatomische Grundlage derselben,
seltener werden akute (ROTH [34]), Pneumokokken) oder chronische Entzündungen der
Nebennieren luetischer Natur oder unklarer Ätiologie (idiopathische, interstitielle
Epinephritis, RÖSSLE [35]), vgl. auch FAHR [36]) u. a.) oder hochgradige Amyloidose (SCHLE-
SINGER [37]) als wesentlicher Befund angegeben.

Hervorzuheben sind die Fälle, in denen der Addison einen ganz akuten Verlauf nahm, in denen bis zum Erkrankungstage schwere Arbeit geleistet wurde und
nur ein Sichtum von wenigen Tagen dem Tode vorausging. Und auch in diesen
Fällen fand sich eine tuberkulöse Zerstörung beider Nebennieren.

ASCHOFF [38]) stellte 4 plötzliche Todesfälle infolge doppelseitiger Verkäsung der Nebennieren
zusammen. MARCHAND [39]) demonstrierte die total verkästen Nebennieren eines 33jährigen Unteroffiziers,
der 14½ Monate im Felde war und rasch ad exitum kam. MANN [40]) berichtet über einen 19jährigen
Infanteristen, der 17 Monate lang bis zu seinem Erkrankungstage Schützengrabendienst getan hatte
und nach 26tägiger Krankheit starb. Die Haut war von brauner Farbe und auf der Wangenschleimhaut fanden sich Pigmentflecken. Beide Nebennieren waren durch eine schwielig-käsige Tuberkulose zerstört. Der Thymus war 12 cm lang. KAISERLING [40]) schildert eine bei Lebzeiten verborgen
gebliebene Tuberkulose der Nebennieren. Sie betraf einen Leutnant, der im Felde gewesen und
verwundet worden war. Bei Lebzeiten hatten nie Addisonsymptome bestanden, nur der Blutdruck
war dauernd niedrig. Bei der Sektion fand sich, daß eine stark vergrößerte Beizwischenniere und
eine unregelmäßig gebaute Beinebenniere von Tuberkulose frei waren und wohl als Ersatzorgane
gewirkt hatten. Es bestand deutlicher Status thymico-lymphaticus. Bei unserem Sektionsmaterial kam tuberkulöse Zerstörung der Nebennieren mit Addisonsymptomen 7mal (³/₄ %) der an Tuberkulose Vorstorbenen) vor. Ein Fall war ein Beweis dafür,
daß die fast vollkommene Vernichtung der Nebennieren eine Zeitlang anscheinend ohne bedeutendere
körperliche Beschwerden ertragen werden kann, bis plötzlich der Tod erfolgt. (30jähriger Infanterist,
früher immer gesund, Tod nach kurzem Unwohlsein gelegentlich eines Besuches bei der Geliebten.
Bronzefarbe der Haut, Verkäsung beider Nebennieren, ausgesprochener Status thymico-lymphaticus.)
Auch VON HANSEMANN [41]) machte eine ähnliche Beobachtung bei einem russischen Kriegs-
gefangenen, der ohne vorhergehende Krankheit unter zunehmender Schwäche rasch zugrunde ging.
Als disponierende Momente für den Morbus Addison werden öfters starke Durchnässung, akute
Infektionen, schlechte Lebensbedingungen und Traumen angegeben. Über die Bedeutung des
Traumas für die Ätiologie des Addison ist noch wenig bekannt. LESCHEZINER [42]) bespricht das klinische
Bild eines Morbus Addison-Falles: Ein 21jähriger Infanterist erkrankte drei Wochen nach einem
Gewehrschuß in die rechte Rückenseite an Addisonsymptomen, unter denen die Braunfärbung der
Haut besonders ausgeprägt war. L. denkt an eine Blutung in die rechte Nebenniere.

Die chronische Tuberkulose der Nebenniere bildet in den von ihr betroffenen
Fällen gewöhnlich die vorwiegendste, nicht selten die alleinige Lokalisation der
Tuberkulose. Es erscheint daher die Annahme berechtigt, daß die Erkrankung sich
in einem schon vorher lädierten, minderwertig gebildeten (WIESEL) oder durch
anderweitige vorangegangene Prozesse (VON HANSEMANN) geschwächten Organ ansiedelt. Eine wichtige Stütze finden wir in dem fast konstanten Zusammentreffen
von Morbus Addison mit Status thymico-lymphaticus (WIESEL, HEDINGER, BARTEL,
GOLDZIEHER u. a.*), bei dem wiederholt, wenn auch keinesfalls konstant, die Nebennieren unterentwickelt befunden werden.

e) Die Hypophyse.

Über den Hirnanhang verzeichnet die Kriegsliteratur keine besondere Beobachtung. RÖSSLE (l.c.)
gibt als Durchschnittsgewicht der frisch gewogenen Hypophyse aus 132 Wägungen 627 mg an.
Dieser Wert ist etwas niedriger als der von SIMMONDS [44]) für das Mannesalter ermittelte (21—30 Jahre:

---

*) Bei den von uns sezierten Addison-Fällen wurde in 80% ein Status thymico-lymphaticus
konstatiert. Siehe auch die oben aus der Kriegsliteratur zitierten Fälle.

733 mg, 31—40 Jahre: 741 mg usw.). Erkrankungen der Hypophyse kamen bei Soldaten nur ganz vereinzelt vor und auch die in ihrer Pathogenese gesichertste Krankheit derselben, die Akromegalie, wurde wohl nur gelegentlich einmal festgestellt. Wir sahen unter 5000 Soldatensektionen nur einen Fall von Akromegalie bei einem ca. 30jährigen Soldaten. Der Hypophysenvorderlappen war in einen walnußgroßen Knoten verwandelt, der sich histologisch als ein aus eosinophilen Zellen aufgebautes Adenom erwies.

Die systematische Untersuchung der Hypophyse, die in den letzten Jahren namentlich von Simmonds durchgeführt wurde, ergab als anatomische Grundlage für manche früher dunkle progrediente Kachexien eine Zerstörung des Hypophysenvorderlappens, meist eine Atrophie desselben, entstanden im Anschluß an embolische Nekrosen. Diese embolischen Nekrosen scheinen aber vorwiegend bei Frauen vorzukommen und ihre Ursache in puerperalen Prozessen zu haben (Simmonds, Fahr[44]), Merkel[46]). Daß Hypophysenschwund auch bei Soldaten (etwa nach vorangegangenen Infektionen) aufgetreten sei, wird bisher kaum erwähnt. Nur Schäfer[46]) berichtet über metastatische Abszesse in der Hypophyse bei einem 26jährigen Soldaten nach vereitertem Kniegelenksschuß. Bei den schweren Ernährungsstörungen, die unter dem Bilde der Ödemkrankheit verliefen, enthielten nach Prym (l. c.) die Epithelien des Vorderlappens, besonders die der vorderen Abschnitte, reichlich Fett.

Zum Schlusse noch einige Worte über den innersekretorischen Anteil der männlichen Keimdrüse. Während in der germinativen Funktion des Hoden, in der Spermatogenese, Störungen beobachtet wurden, verursacht durch große Strapazen und Entbehrung (Kriegsgefangene), durch psychische Einflüsse des Schützengrabenkampfes (Aschoff und Schmorl auf der Kriegspathologen-Tagung in Berlin 1916), scheinen die Zwischenzellen sich hieran nicht beteiligt und keine Veränderungen in quantitativer und qualitativer (Lipoidgehalt) Richtung erfahren zu haben.

Nach Rössle (l. c.) ist der sexuelle Infantilismus bei Soldaten über 35 Jahren selten. Er fand ihn nur zweimal unter 480 Fällen deutlich ausgesprochen. Cornils[47]) berichtet über einen Fall von Späteunuchoidismus bei einem 35jährigen Mann, dem vor einigen Jahren wegen Tuberkulose beide Hoden entfernt worden waren. Die Erscheinungen des Eunuchoidismus (spärlicher Bartwuchs, Fettanhäufung in der Gegend der Mammae usw.) traten erst unter den erhöhten Anforderungen des Krieges auf.

Literatur.

[1]) Rössle, Jahreskurse f. ärztl. Fortbildung. X. 1919 H. 1. — [2]) Monckeberg, M. Med. W. 1915. — [3]) Pineles, Wien. Med. W. 1919 H. 45. — [4]) Hart, Berl. Klin. W. 1917 H. 45. — [5]) Tiling, Monatsschr. f. Psych. u. Neurol. Bd. 43 1918 H. 213. — [6]) Rothacker. M. Med. W. 1916 S. 99. — [7]) Schötzinger M. Med. W. 1916 S. 473. — [8]) Schragenheim, Inaug.-Diss. Berlin 1917. — [9]) Panski, Gazeta lekarska 1916 H. 24 (Ref. Zbl. f. Neurol.). — [10]) Bar, Klin. Monatsbl. f. Augenheilk. Bd. 59 1917. — [11]) Markuse, D. Med. W. 1917 H.3. — [12]) Alexander, Med Klin.1917 H.37. — [13]) Mattauschek, Wien. Klin.W.1907. — [14]) Schlesinger, Wien. Klin. W. 1918 H. 15. — [15]) Kopczynski, Medycyna 1917 H. 17 (Ref. Zbl. f. Neurol.). — [16]) Stankovič, Wien. Klin. W. 1917 H. 35. — [17]) Sobotta, Anatomie der Thymusdrüse. G. Fischer, Jena 1914. — [18]) Mohr (Berl. Klin. W. 1918 H. 2) gibt als Grenze der perkutorischen Nachweisbarkeit des Thymus am Lebenden ein Drüsengewicht von 25 g an. — [19]) Beitzke, Kriegspathol. Tagung, Berlin 1916. — [20]) Schmorl, Kriegspathol. Tagung, Berlin 1916. — [21]) Aschoff, Kriegspathol. Tagung, Berlin 1916. — [22]) Groll, M. Med. W. 1919 H. 30. — [23]) Beneke, Kriegspathol. Tagung, Berlin 1916. — [24]) Neste, Arch. f. Psych. u. Nervenkr. Bd 60 1919 H. 1. — [25]) Aschoff, Die militärärztliche Sachverständigentätigkeit usw. II. G. Fischer, Jena 1917. — [26]) Doering, Viertelj. f. ger. Med. Bd. 58 1919 H. 1. — [27]) Monckeberg, Zbl. f. Herz- u. Gefäßkrankh. Bd. VII 1915 H. 21/22. — [28]) O. Meyer, M. Med. W. 1919 H. 10. — [29]) Hammar Viertelj. f. ger. Med. Bd. 53 H. 2. — [30]) M. Richter, M. Med. W. 1919 S. 890. — [31]) Dietrich, Zbl. f. pathol. Anat. Bd. 29 H.6. — [32]) Prym, Frankf. Zeitschr. f. Pathol. Bd. 21 1919. — [33]) Rosenthal, Berl. Klin. W. 1919 H. 21. — [34]) Roth, Wien. Klin. W. 1917 H. 12. — [35]) Rössle, Verh. d. deutsch. pathol. Ges. XVII. Tagung 1914. — [36]) Fahr, Verh. d. deutch. pathol. Ges. XVII. Tagung 1914 (Diskussionsbemerkung). — [37]) Schlesinger, Wien. Klin. W. 1917 H. 4. — [38]) Marchand, M. Med. W. 1916 S. 204. — [39]) Mann, Wien. Klin. W. 1918 H. 41. — [40]) Kaiserling, Berl. Klin.W. 1917 H. 4. — [41]) von Hansemann, Zeitschr. f. Tub. Bd. 27 1917. — [42]) Lescheziner, Virch.-Arch. Bd. 221 1916. H. 1. — [43]) Simmonds, Verb. d. pa hol. Ges. XVII Tagung 1917; Virch.-Arch. 217; Virch.-Arch. 223: M. Med. W. 1918 H. 31. — [44]) Fahr, M. Med. W. 1917 S. 1594; D. Med.W. 1918 H. 8. — [45]) Merkel, Verh. d. deutsch. pathol. Ges. XVII. Tagung 1914. — [46]) Schäfer, Inaug.-Diss. Jena 1919. — [47]) Cornils, Inaug.-Diss. Kiel 1917.

6. Die Haut und ihre Erkrankungen.

Von Prof. Dr. JOSEF KYRLE in Wien.

Hauterkrankungen fanden sich bei Kriegsteilnehmern sehr häufig. Die Bedingungen für das Zustandekommen derselben waren ja nach allen Richtungen gegeben. Besonders jene Erkrankungstypen, deren Entstehung auf von außen einwirkende Schädigungen zurückzuführen waren, zeigten ein gehäuftes Auftreten. Dabei begegneten uns keine grundsätzlich „neuen" Krankheitsbilder, sondern es wiederholte sich alles das, was uns aus der Friedenszeit her bekannt war; nur daß die Entwicklungsintensität der Hautveränderungen oft eine besonders hohe gewesen ist und daß gelegentlich der eine oder andere, bei uns nicht heimische oder nur ausnahmsweise vorkommende, im übrigen aber gut gekannte Prozeß zur Beobachtung kam [beispielsweise Aleppobeule, „spontane" Genitalgangrän bei Kriegsteilnehmern (KÖTTNER, KYRLE)]. Also eigentlich nur nach der quantitativen und weniger nach der qualitativen Seite ist während des Krieges gegenüber den Vorkommnissen von Hauterkrankungen der Friedenszeit eine Verschiebung eingetreten.

Von äußeren Ursachen, die für das Auftreten von Dermatosen bei Kriegsteilnehmern maßgebend waren, sind zunächst chemische, thermische und mechanische insulte zu erwähnen. Verätzungen verschiedener Art, Dermatitiden, Follikelschädigungen mit folgender Entzündung und Hyperkeratose (durch verunreinigte Schmieröle, „Schmierölkomedo" und Akne, „Schmieröl"-„Vaselin"haut), Verbrennungen bei Explosionen, Erosionen und Exkorationen nach verschiedenen Traumen mit sekundärer infektion und impetiginöser Umwandlung (hier wäre der oft beobachtete „Schuhdruck" zu erwähnen), exzematoide Veränderungen an den mannigfachsten Hautstellen, durch mannigfache Noxen bedingt, gehörten zu den gewöhnlichen Vorkommnissen. Hier müssen auch jene, oft gehäuft zur Beobachtung gelangten Hautentzündungen und Geschwürsprozesse Erwähnung finden, die auf absichtliche Beschädigung zurückzuführen waren. Diese durch die verschiedenartigsten nekrotisierenden Substanzen (Säuren, Alkalien, Petroleum, Terpentin usw.) hervorgerufenen Läsionen hatten durchwegs nicht sehr typische klinische Merkmale, ihre richtige Einschätzung bereitete oft erhebliche Schwierigkeiten. Die Applikation dieser Mittel wurde epi- und subdermal (Einspritzungen) gehandhabt. In der Literatur finden sich eine Reihe von Mitteilungen über solche Beobachtungen (W. PICK, CRIPPA, RIECKE u. a.). Vermerkt müssen unter den absichtlichen Schädigungen, die dem Dermatologen unterkamen, auch noch die Fälle von „chronischem harten Ödem" an den Extremitäten, besonders den oberen, werden, die durch geschickt vorgenommene Strangulierungen erzeugt wurden; diese Vorkommnisse gaben zu mannigfachen diagnostischen Irrtümern Anlaß.

Das Hauptkontingent von Krankheitsfällen stellten aber zweifellos die auf parasitärer Grundlage beruhenden Dermatosen, darunter vor allem die durch Epizoën (Pediculi, insbesondere Ped. vestim., Wanzen) und die durch Dermatozoën (Sarkoptesarten) hervorgerufenen. Die Lebensgewohnheiten dieser Parasiten sind so allgemein bekannt, daß hier darauf nicht näher eingegangen zu werden braucht. Nur bezüglich der Pediculi vestimentorum sei erwähnt, daß auf Grund mannigfacher Feststellung während des Krieges, insbesondere auf Grund der Beobachtungen von HASE und MOLLER als erwiesen angesehen werden muß, daß sich die Kleiderlaus nicht nur in den Stoffhüllen ansiedelt, wie allgemein geglaubt wurde, sondern daß sie auch auf der Haut Aufenthalt nimmt. HASE hat beispielsweise Kleiderläuse und Nisse im äußeren Gehörgang, in der Analgegend, ja auch im Gesicht auffinden können. Die Ped. vestim. als reine Epizoën zu bezeichnen, erscheint daher eigentlich nicht mehr völlig gerechtfertigt. Kleiderläuse kamen bei Soldaten als Krankheitserreger viel häufiger in Betracht als Kopf- und Filzläuse. RIECKE beschreibt bei Trägern dieser Parasiten (Ped. vestim.) neben den typischen knötchenförmigen

Effloreszenzen und ihren Umwandlungsprodukten, hellrosarote, hirsekorn- bis markstückgroße, isolierte Flecke, hauptsächlich am Stamm sitzend, von denen er vermutet,
daß sie durch Speicheldrüsensekret der Pediculi bedingt seien; allem Anscheine
nach handelt es sich um analoge Erythemflecke wie die Maculae coeruleae bei
Pediculi pubis.
    Von den Sarkoptesarten spielte neben der menschlichen Krätzmilbe als Krank-
heitsursache auch noch S. scabiei communis, der Erreger der Pferderäude, eine
Rolle. Über gehäuftes Auftreten von Pferderäude bei Soldaten liegt eine Reihe von
Arbeiten vor (W. PICK, REIF, HASENFELD u. a.). Die klinischen Stigmata letzterer
Dermatose weisen gegenüber der menschlichen Skabies mannigfache Differenzen
auf (Mangel von Gängen, urtikarielle Dermatosen mit Quaddeln u. dgl. m.). Eine
detaillierte Schilderung kann hier nicht erfolgen.
    Allen durch die erwähnten Ektoparasiten hervorgerufenen Dermatosen ist
bekanntlich ein besonders markantes klinisches Merkmal gemeinsam: der intensive
Juckreiz; und dieser ist es auch, der mit seiner weiteren Konsequenz: dem
Kratzen, die letzte Ursache für die vielfach übereinstimmenden Endstadien der
in der Pathogenese so differenten Prozesse abgibt, nämlich für die oft so ausgedehnten Ekzeme vom impetiginös-krustösen Typus. Sind in den Anfangsstadien
beider Erkrankungsformen die Primärläsionen an den Prädilektionsstellen meist gut
zu erkennen — bei der Läusedermatose die akut entzündlichen Knötchen an den
Stichstellen, hauptsächlich dort, wo die Kleider der Haut anliegen, bei der Skabies
die typischen Milbengänge mit oder ohne den kleinen Bläschen und Pustelchen, insbesondere lokalisiert an den Hautpartien mit besonders dünner Hornschicht — und
sind daraus durchwegs unschwer richtige diagnostische Schlüsse möglich, so verwischt sich bei älteren Krankheitsfällen infolge der meist universell entwickelten
Kratzeffekte und ihrer Umwandlungsprodukte oft jeder Unterschied zwischen beiden
Krankheitsbildern. Dort und da beherrscht das Kratzekzem das Bild. Sekundäre
Staphylokokken-Infektionen auf solch lädierter Haut waren, wie selbstverständlich,
nichts Seltenes, und so spielten die Ektoparasiten als mitbestimmendes Moment für
die große Zahl der im allgemeinen beobachteten pyodermatischen Hautveränderungen eine bedeutende Rolle.
    Pyodermien der verschiedensten Art waren ja überhaupt etwas recht Häufiges.
Die im allgemeinen wenig gepflegte Haut, allen möglichen Insulten ausgesetzt, gab,
wenn an irgendeiner Stelle lädiert, nicht unter Schutz gestellt, sondern den
Schädigungen weiter preisgegeben, für die Ansiedlung und Entwicklung der verschiedenen Eitererreger den besten Boden ab. Impetiginöse Hautveränderungen
mannigfacher Art (Impetigo contagiosa, = simplex, = circinata), Furunkel mit kon-
sekutiver Geschwürsentwicklung (besonders an den Unterschenkeln), allgemeine
Furunkulose u. dgl. m. waren häufige Vorkommnisse.
    Eine weitere Gruppe von Hauterkrankungen bei Kriegsteilnehmern war durch
die Dermatomykosen repräsentiert. Ihre Zunahme war allerorts eine außerordentliche. Die verschiedenen Typen und Entwicklungsstadien kamen in einer
Reichlichkeit zur Beobachtung, wie wir dies während der Friedenszeit niemals gesehen
hatten. Im ersten und zweiten Kriegsjahre war ihr Vorkommen selten, erst in den
letzten Jahren kamen die Erkrankungen förmlich explosiv zum Vorschein und zur
Verbreitung. Man kann geradezu von einem epidemischen Auftreten sprechen. Die
Bedingungen für das Anwachsen dieser „Schmutz"-Dermatosen, wie man sie nennen
könnte, waren nach allen Richtungen vorhanden; es dürfte kein Zufall sein, daß der
Beginn dieser Epidemie zeitlich nicht allzuweit von der Einführung der „Seifenkarte"
entfernt liegt. Der Ausgangspunkt für die „Seuche" ist meines Erachtens im Hinterland und nicht an der Front zu suchen, dorthin wurde sie erst verschleppt; und
schließlich zeigten demnach auch die Frontsoldaten häufig derartige Zustände. Im
Hinterlande aber war die Hauptmasse zu finden. Gegen Ende des Krieges zu wuchs

ihre Zahl so an, daß sie sich mit der der Skabieskranken an Reichlichkeit vielfach die Wage hielt. Ob für die Weiterverbreitung der Dermatomykosen nicht etwa auch das Papiergeld eine Rolle gespielt hat (Delbanko), soll hier erwähnt sein.

Die häufigste Manifestation der Dermatomykosen war zweifellos durch die Bartflechte gegeben. In allen Entwicklungsstadien von den oberflächlichen Herpes tonsurans-Scheiben bis zu den tiefgreifenden, furunkuloiden Formen kam sie zur Beobachtung, Kombinationen von oberflächlicher und tiefer Sykosis mit Herpes tonsurans-Herden an den verschiedensten Körperabschnitten (einzeln oder universell entwickelt) waren häufige Vorkommnisse. In der Überzahl von Fällen kam wohl das Trichophyton gypseum als Erreger in Betracht.

Neben diesen „alltäglichen" Krankheitstypen wurden auch wiederholt „seltenere" Trichophytieformen beobachtet: Scutula bildende Körper-Trichophytien, Fälle von Lichen trichophyticus, Dermatomykosen der Nägel u. dgl. m. Im ganzen boten die Dermatomykosen dem Dermatologen überreiche Beschäftigung, unsere Kenntnisse von dem Wesen dieser Prozesse wurden dadurch nach vieler Richtung gefördert, insbesondere war so die Gelegenheit geboten, in die so geheimnisvollen Verhältnisse der Allergie und Immunität der Haut bei diesen Prozessen mannigfachen Einblick zu gewinnen und gewisse biologische Gesetzmäßigkeiten, auf die bekanntlich BLOCH zuerst aufmerksam gemacht hat, an einem großen Beobachtungsmaterial zu erweisen.

Handelte es sich bei den bisher kurz skizzierten Hauterkrankungen um von gesunden Menschen während des Krieges akquirierte Prozesse, so ist nun noch auch kurz auf jene Vorkommnisse zu verweisen, wo seit langem bestehende Dermatosen während und durch die Kriegsdienstleistung Aggravierungen erfahren haben oder wo ruhende Anlagen geweckt wurden. Ekzematiker, Psoriatiker, Lupuskranke u. dgl. kamen gar nicht selten mit frischen Nachschüben von Krankheitsherden auf der Haut in Behandlung. Die geänderten äußeren Lebensbedingungen, die vielfach geänderten Stoffwechsel im Gefolge hatten, neben direkter Reizwirkung auf das Integument vermochten genug Anlaß abzugeben, daß der Boden für das Aufflackern derartiger Prozesse geebnet wurde. Wiederholte Beobachtungen dieser Art führten zu mehrfachen literarischen Diskussionen, ob Träger derartiger Hautprozesse überhaupt als militärdienstfähig anzusehen seien.

Die geänderte, oft völlig einseitige und ungenügende Ernährung, unter der die Kriegsteilnehmer so häufig zu leiden hatten, scheint im ganzen nicht zu oft die Ursache für Hauterkrankungen (urtikarielle Dermatosen, toxische Erythema u. dgl. m.) abgegeben zu haben, wenigstens liegen, soweit ich die Literatur überblicke, Berichte darüber kaum vor. Ein neues Krankheitsbild, das zweifellos durch die Ernährung bedingt war, lernten wir kennen: jene eigentümliche Melanose der Gesichtshaut, auf die RIEHL hingewiesen hat. Die ersten Fälle dieser Art wurden gegen Ende des Krieges zu gesehen, als die Ernährung immer ungenügender wurde, als vor allem die Broternährung vieles zu wünschen übrig ließ. Aller Wahrscheinlichkeit nach handelte es sich um toxische Substanzen, die dem Brot beigemengt waren. Ob derartige Melanosen der Haut bei Fronttruppen häufig beobachtet wurden, kann ich nicht beantworten, im Hinterland war die Zahl solcher Fälle eine recht beträchtliche. Inwieweit Beziehungen dieser Melanose zur Pellagra bestehen, ist nicht geklärt; übrigens ist auch letztere während des Krieges gelegentlich beobachtet worden (OPPENHEIM, eigene Beobachtung).

B. Allgemeine Erkrankungen.

1. Angeborene Mißbildungen und Geschwülste.

Von Dr. AUGUST WEINERT,

Oberarzt der chirurgischen Klinik des städtischen Krankenhauses Sudenburg-Magdeburg.
Im Kriege Pathologe an der Festungsprosektur Metz und fachärztlicher Beirat
für Pathologie beim IV. A.-K. zu Magdeburg.

Bei den Sektionen der im Kriege an Verwundungen oder Krankheiten verstorbenen Militärpersonen spielen die sog. Nebenbefunde eine beachtenswerte Rolle. Auffallend groß, vielfach kaum verständlich war dabei häufig der Gegensatz zwischen im Leben vorhandenen oder gar ärztlich beobachteten Erscheinungen und den nach dem Tode erkennbaren Organveränderungen. Auch bei den plötzlichen Todesfällen förderten die Obduktionen oftmals ganz überraschende Befunde zutage, die ihrer Wichtigkeit wegen von verschiedenen Pathologen in der Literatur niedergelegt worden sind[1]). Die wiederholt bei Familienmitgliedern solcher Soldaten angestellten Nachforschungen ergaben meistens keine Gewißheit darüber, ob der Verstorbene in früherer Zeit oder kurz vor dem Eintritt ins Heer irgendwelche Klagen geäußert, geschweige denn verminderte körperliche Leistungsfähigkeit gezeigt hätte. Auch die Anfragen bei Kameraden oder Vorgesetzten ließen so gut wie niemals den Schluß zu, daß der betreffende die manchmal übermäßigen Anforderungen des Kriegsdienstes schlechter ertragen hätte als andere Soldaten.

Auf dem Gebiete der Mißbildungen und der angeborenen, also der in ersten Anfängen bereits während des embryonalen Lebens vorhandenen Geschwülste war es möglich, eine größere Anzahl wichtiger Einzelbeobachtungen zu sammeln. Dagegen hat die pathologische Anatomie in Hinsicht auf das Frühstadium des Krebses eine besondere Erkenntnis nicht gezeigt. Die folgenden Darlegungen sollen nur einen allgemeinen Überblick verschaffen, sie stützen sich in erster Linie auf Präparate aller Kriegspathologen in der Kriegssammlung der Kaiser-Wilhelms-Akademie zu Berlin, dann aber insbesondere auf Erfahrungen der Metzer Festungsprosektur. Es war unmöglich, alle Protokolle der einzelnen Armeepathologen durchzusehen, demgemäß muß auch eine zahlenmäßige Wiedergabe der in Frage kommenden Veränderungen unterbleiben, ebenso muß auf die Namensnennung der einzelnen Autoren aus raumtechnischen Gründen verzichtet werden.

a) Mißbildungen.

Erkennbare angeborene Mißbildungen der äußeren Gestalt (z. B. Spalthände, amniogene Gliederverunstaltungen, Gesichts- und Kieferspalten, Zwitterbildungen) haben im allgemeinen zum Ausschluß vom Heeresdienst geführt, sie sind in den Leichenbefunden nur äußerst selten erwähnt.

Allgemeine Lageanomalien: Situs inversus totalis wurde mehrfach beobachtet. Einmal handelte es sich um eine gegenseitige Verlagerung aller inneren Organe mit embryonaler Lappung der rechten Niere und ausgesprochenem infantilen Habitus bei einem 19jährigen Soldaten, der nach 7wöchigem Krankenlager an Tuberkulose verstarb. Ein andermal bestand bei der gleichen Lageveränderung auch noch die rechts gelegene Milz aus mehreren kugelförmigen Einzelmilzen.

Herz- und Gefäßsystem: Auch bei den im Kriege vorgenommenen Obduktionen stellte das offene Foramen ovale den häufigsten Nebenbefund am Herzen dar; doch handelte es sich nur wenige Male um größere Öffnungen oder Spalten. Ventrikelseptumdefekte wurden sehr selten beobachtet, desgleichen von der Norm abweichende Zahl der Klappentaschen und der Segel. Aschoff und seine Schüler haben genauer auf abnorm verlaufende Sehnenfäden und Muskelbündel geachtet und daher häufiger über solche berichtet als andere Pathologen. Größere Mißbildungen des Herzens gehen wohl fast immer unter klinisch nachweisbaren Erscheinungen einher (allgemeine Körperschwäche, Herzgeräusche, Blauverfärbung, Atemnot); solche Individuen wurden meistens schon bei der ersten ärztlichen Untersuchung als untauglich für den Frontdienst erklärt und höchstens zu leichteren Arbeiten im Heimatgebiet herangezogen. Immerhin ist auch bei den Leichenöffnungen unmittelbar hinter der Front verschiedentlich offener Ductus Botalli gefunden worden. Einmal ist über eine hochgradige fibröse Stenose des Conus pulmonalis Mitteilung gemacht worden mit größerem Defekt des Ventrikelseptums unter dem Aortenostium, dabei bestand eine muskuläre Hypertrophie der rechten Kammerwand, während die dritte Pulmonalklappentasche fehlte; der Verstorbene war Armierungssoldat gewesen. Von Interesse ist die Beobachtung einer querverlaufenden, membranartigen Faltenbildung an der Innenseite des linken Vorhofes; bei dem an Pneumonie erkrankten Soldaten entwickelte sich scheinbar während der Lazarettbehandlung eine Mitralinsuffizienz, in Wirklichkeit war wohl ein vorher bereits vorhandenes leises Geräusch unter dem Einfluß der zunehmenden Kreislaufsstörung stärker in Erscheinung getreten. Ein besonders großes persistierendes Blutknötchen an der Trikuspidalklappe eines 41 jährigen Soldaten hat ZÜRHELLE beschrieben. Verhältnismäßig oft ist eine abnorme Zahl und ein hoher Abgang von Kranzarterien gefunden, abnormer Verlauf der Aorta ist ebenfalls mehrfach festgestellt worden. OBERNDORFER machte Mitteilung über eine sog. Verdoppelung der unteren Hohlvene.

Atmungsorgane: Überzählige Lungenlappen stellen hier die häufigste Mißbildung dar; öfters hatte eine abnorme Pleurafalte, in der die Vena azygos verlief, zur Teilung des rechten Oberlappens Anlaß gegeben. Einmal ist eine im linken Thoraxraum gelegene Nebenlunge mit fötalen Bronchiektasien beschrieben worden. Verhältnismäßig selten ließen sich einzelnstehende, manchmal auch mehrere angeborene Bronchiektasien nachweisen, meistens betrafen sie nur einen Lungenlappen, kamen aber auch doppelseitig vor. Bei einem Verstorbenen nahmen sie fast den ganzen rechten Unterlappen ein, während die gesamte linke Lunge eine starke kompensatorische Volumzunahme erfahren hatte, ein wichtiger Befund im Hinblick auf die Pneumothoraxtherapie, die neuerdings bei Bronchiektasien angewendet wird. Auffallend oft, nämlich 4mal, fand sich unter den ersten 1600 Metzer Sektionen die als Tracheopathia osteoplastica bezeichnete Mißbildung, bei der es zu knöchernen und knorpeligen Einlagerungen in die Schleimhaut der Luftröhre kommt. In zwei derartigen Fällen glich die Luftröhre einem vollkommen starrwandigen Rohr, das an der Innenseite wie mit Eiszapfen ausgekleidet war. Mehrere Präparate der Kriegssammlung geben angeborene Zwerchfelldefekte und -hernien wieder, meist mit Einwachsung eines Netzzipfels; einmal bestand gleichzeitig ein Duraperitheliom.

Verdauungsorgane: Gaumenspalten und gespaltenes Zäpfchen sind mehrfach erwähnt. Größere Halsfisteln kamen allem Anschein nach nur wenige Male zur Beobachtung. So fand sich bei einem 24 jährigen Soldaten an der rechten Halsseite zwischen oberem Ansatz des Kopfnickers und dem Kiefer ein Tumor, der sich histologisch als Kiemengangszyste erwies, die innerhalb von 3 Wochen entstanden sein sollte. Bei einer operativ entfernten Geschwulst der gleichen Gegend stellte MERKEL (Metz) ein „branchiogenes Karzinom" fest. Auf den Ductus thyreoglossus ist bei den Metzer Obduktionen besonders geachtet worden, ein sehr tiefes Foramen caecum scheint auf sein Bestehen hinzuweisen. Einmal wird über eine Vereiterung des stark zystisch erweiterten Ganges berichtet. Magenschleimhautinseln im oberen Teile der Speiseröhre stellten einen überaus häufigen Befund dar, bemerkenswert waren darunter einige sehr große, die in mehreren Zentimetern Höhe fast zirkulär die Innenwand einnahmen. Während eigentliche Pulsionsdivertikel der Speiseröhre nur selten bemerkt wurden, ist die Zahl der sog. Traktionsdivertikel, deren Herkunft immer noch umstritten ist, verhältnismäßig hoch; unter 2394 Metzer Sektionen sind sie allein 6mal entdeckt worden. Hin und wieder war ein solches Divertikel Anlaß einer mediastinalen Phlegmone. Magenmißbildungen sind in der Berliner Sammlung bisher nicht vertreten; bei einem in Metz wegen Pylorusstenose operierten Soldaten ergab sich eine eigenartige umschriebene Hyperplasie der Muskulatur des Ausganges, angeborenes Bestehen war hier zum mindesten wahrscheinlich. Am Duodenum fielen die neuerdings in der Röntgenologie eine Rolle spielenden Rezessus und Divertikel auf, die manchmal eine bedeutende Größe erreichten. An der Spitze aller Darmmißbildungen steht das Meckelsche Divertikel; OBERNDORFER fand es unter 1000 Sektionen 7mal, eine Angabe, die unseren Feststellungen nahekommt. Divertikel bis 12 cm Länge waren nachweisbar, von ihnen ausgehende Stränge waren mehrfach Ursache eines tödlich verlaufenen Ileus; auch hämorrhagische Infarzierungen solcher Divertikel fanden sich vor. Auffallende Länge des Gesamtdarmes trat bei russischen Landarbeitern in Erscheinung. Dem Abgang des Wurmfortsatzes und seiner Länge wurde an der Metzer Prosektur besondere Aufmerksamkeit gewidmet, nur selten jedoch war der Abgang breit und trichterförmig. Längen bis zu 20 cm wurden verschiedentlich gemessen; sehr selten scheint angeborene Kleinheit (stummelförmige Gestalt) zu sein. Das sog. Mesenterium commune hat in einigen Fällen zu Achsendrehung des Darmes und Ileus geführt*). Vergrößerung des Kolons im Sinne der Hirschsprungschen Krankheit ist wohl nur ganz vereinzelt bemerkt worden, zahlreicher sind Beobachtungen über ein großes Colon sigmoideum mit nahen Fußpunkten, ohne daß besondere Reste früherer entzündlicher Veränderungen vorhanden gewesen wären. Unter den Mesenterialzysten überschritt eine in der Metzer Prosektur beobachtete, im Winkel zwischen ileum und Zökum gelegene die Größe eines Kindskopfes. Sog. versprengte Pankreasanlagen fanden sich im Duodenum, in Meckelschen Divertikeln, einmal sogar als gestieltes, tumorartiges Gebilde im

---

*) Treitzsche Hernien stellten einen gar nicht so seltenen Nebenbefund dar, verschiedentlich war der gesamte Dünndarm retroperitoneal verlagert.

Jejunum. Von den an und für sich seltenen Lebermißbildungen sind abnorme Lappung und Sagittal-furchen zu erwähnen; in einem Falle handelte es sich um den Defekt des ganzen linken Lappens bei mächtiger Vergrößerung des rechten und fast völliger Längsstellung des Organes. Einschnürungen einer größeren Gallenblase am Leberrande sind dann und wann verzeichnet worden; eine sehr seltene Beobachtung scheint mir die Abknickung der Blase durch abnorm verlaufendes Gefäß zu sein, mit der Folge, daß ein mächtiger Hydrops entstanden war, der jedoch Erscheinungen nicht hervorgerufen hatte. An der Milz wurden tiefgreifende Einkerbungen beschrieben, einmal eine Doppelmilz, ein andermal das Vorhandensein mehrerer kugelförmiger Einzelmilzen bei einem Situs inversus totalis. Nebenmilzen sind für den aufmerksamen Obduzenten eine oft wiederkehrende Erscheinung; sie können wohl kaum zu den Mißbildungen gerechnet werden; OBERNDORFER glaubt sie bei jedem 4.—5. Menschen vorhanden.

Harnorgane: Die bei weitem größte Zahl aller Mißbildungen gaben die Harnorgane ab, insbesondere die Nieren selbst. Ältere Statistiken, z. B. die von MORRIS, rechnen auf 3370 Sektionen den Defekt einer Niere, auf 1591 eine Hufeisenniere, SOZIN fand bereits auf 326 Obduzierte eine solche kommend, KÖSTER glaubte auf 1100 Lebende eine Hufeisenniere annehmen zu dürfen. In einer neuen Statistik von MOTZFELD, die sich auf 4600 Sektionen aller Altersklassen erstreckt, sind folgende Zahlen veröffentlicht: Aplasie einer Niere 10 mal, Hypoplasie 11 mal, Hufeisenniere 9 mal, Dystopie eines Organes 5 mal, somit waren in ungefähr 0,75 % größere Nierenmißbildungen vorhanden.

Unter 2500 Sektionen der Metzer Prosektur sind angegeben:

Vollständiger Mangel einer Niere, rechte 1, linke 4	5
Hufeisennieren	8
Angeborene Kleinheit einer Niere, rechte 5, linke 1	6
Angeborene Verlagerung einer Niere, rechte 7, linke 1	8
Abnorm große rechte Niere mit 2 Becken	2
Hydronephrose infolge Nierenbeckenabknickung durch akzessorisches Gefäß	4
Angeborene Zystennieren	4
Ausgesprochene fetale Lappen der Nieren	22

Ich habe diese Befunde zahlenmäßig wiedergegeben, um zu zeigen, daß man eine Einzel-statistik, auch wenn sie 2500 Sektionen berücksichtigt, nicht allzu hoch veranschlagen darf; solch bedeutende Zahlen sind nicht immer von anderen Pathologen, die gleichgroße oder gar größere Erfahrungen sammelten, erhoben worden. OBERNDORFER bemerkte z. B. unter 1000 Sektionen nur einmal eine Hufeisenniere. NIKOLS Protokolle wiesen unter 473 Sektionen folgende Nierenmißbildungen auf: Mangel der rechten Niere 1 mal, der linken ebenfalls 1 mal, Hufeisenniere 1 mal, angeborene Verlagerung der ersten Niere 2 mal, doppeltes Nierenbecken und doppelte Ureteren 2 mal. Die Berliner Sammlung enthält eine größere Anzahl von Nierenmißbildungen, die von den verschiedensten Pathologen gesammelt wurden. Bei angeborenem Mangel einer Niere zeigten sich Vergrößerungen der anderen bis zu einer Länge von 17 cm und einer Breite von 8 cm, einmal war außerdem eine auffallende Hyperplasie des Hodens und der Samenblase auf der Seite des Nierendefektes zu beobachten. Kaum noch erklärlich ist die Nierenfunktion bei einem Soldaten, der eine rechte sehr kleine und angeboren verlagerte Niere besaß, während die linke nur daumennagelgroß war, aller-dings hatten im Leben die Symptome einer chronischen Nephritis bestanden. Hufeisennieren sind in zahlreichen Variationen vertreten, bemerkenswert ist eine, bei der der rechte Schenkel vor der Wirbelsäule lag, bei einer anderen war er sogar vollkommen auf die linke Seite verlagert und wurde auch von links entspringenden Gefäßen versorgt. Kuchennieren erreichten verschiedentlich einen außerordentlich tiefen Stand im kleinen Becken. Für die Erklärung des Zustandekommens einseitiger und doppelseitiger Hydronephrosen sind die Leichenbefunde äußerst wertvoll gewesen, gelang es doch verhältnismäßig oft, in einem akzessorischen Nierengefäß, das den Anfangsteil des Ureters kreuzte, und teilweise bindegewebig mit ihm verwachsen war, die Ursache der Abknickung und der dadurch bedingten Erweiterung zu erkennen. Ganz frühe Stadien dieser Störung kamen zu Gesicht. Neuerdings hat ja die Chirurgie ihr Augenmerk wieder auf diese Veränderungen gerichtet (ältere Arbeiten von KUSSMAUL und ENGLISCH), MERKEL konnte bei den im Erlanger Institut aufbewahrten Präparaten in über 50 % die eben dargelegte Entstehungsursache wahrscheinlich machen. Nach abnorm verlaufenden oder überzähligen Uretern ist wohl von allen Obduzenten zu wenig gesucht worden; die gefundenen Zahlen sind viel zu niedrig. Als Mißbildungen der Harnblase sind einmal mehrere Divertikel an der Rückseite angesprochen worden; ein besonders großes Divertikel ist von SULTAN (Metz) operiert und von KNAUF näher beschrieben worden.

Nebennierenmißbildungen stellen große Seltenheiten dar, am meisten noch fand sich die Verlagerung eines Organes unter die fibröse Kapsel der gleichseitigen Niere, mehrfach bestand eine einseitige Vergrößerung auf das Doppelte trotz Vorhandenseins des zweiten Organes. Vollständiger Mangel einer Nebenniere begleitete einen solchen der zugehörigen Niere.

Geschlechtsorgane: Hypospadie, Leistenhoden, Hypoplasie eines Hodens waren verhältnismäßig oft zu finden, sie traten häufiger im Verein mit Nierenmißbildungen auf. Einmal hatte ein torquierter Bauchhoden zu schweren Ileuserscheinungen Anlaß gegeben, die Entfernung des blutig infarzierten Organes rettete dem Manne das Leben (LORENZ). Angeborener Mangel eines Hodens oder einer Samenblase ist nur wenige Male beschrieben. Einmal wurde ein Fall von Pseudohermaphroditismus masculinus internus beobachtet. Überzählige Brustwarzen sind ebenfalls gesehen worden; einmal fiel die starke Entwicklung der Brustdrüsen auf, auch histiologisch bestätigte sich das Vorhandensein großer, wohlgebildeter Drüsenläppchen.

Bei allen übrigen Organen sind nur verschwindend wenige Mißbildungen verzeichnet worden; so fehlte einmal der linke Lappen der Schilddrüse, ein andermal befand sich an Stelle des Bulbus nervi olfactorii eine ziemlich langgestreckte Zyste; abnormer Reichtum oder auffallende Armut an Hirnwindungen sind hin und wieder beobachtet worden.

b) Geschwulstanlagen und angeborene Geschwülste.

Die Ansichten über die in Frage kommenden Neubildungen und über ihre Herkunft sind noch geteilt, ich muß mich auf die Wiedergabe der wichtigsten beschränken und die eingehende Würdigung einer späteren ausführlicheren Zusammenstellung überlassen. Gar nicht so selten wurden bei den im mittleren Lebensalter Verstorbenen kleinere und größere Befunde der angegebenen Art erhoben, ohne daß zu Lebzeiten nachweisbare Beschwerden vorhanden gewesen wären.

Unter den ersten 1600 Metzer Sektionen befinden sich Aufzeichnungen über 12 Mark- und 3 Rindenfibrome der Nieren, über 10 kleinste Nebennierenkeime und Adenome in den gleichen Organen. Auch kleine Lipome fanden sich vor, in einem Falle waren beide Nieren von kleinen Fettgeschwülsten dicht durchsetzt. Grawitzsche Tumoren oder Hypernephrome konnten von verhältnismäßig kleinen Anfängen bis zu ausgedehnten Geschwülsten verfolgt werden, die schließlich dem Leben ein Ende gesetzt hatten. Verschiedentlich lag die walnußgroße Geschwulst in einer ziemlich festen bindegewebigen Kapsel. Einmal bildete der primäre Tumor im rechten oberen Nierenpole einen auffallend geringen Befund, Erscheinungen während der letzten Lebenswochen waren auf Metastasen im Gehirn zurückzuführen. Das verhältnismäßig junge Alter hatte manchmal auch den behandelnden Arzt an Lungentuberkulose denken lassen, während ausgedehnte Lungenmetastasen die Ursache der Atembeschwerden gewesen waren. Für die klinische Beurteilung ist folgende Beobachtung von Bedeutung: Bei einem 36jährigen Soldaten entfernte WENDEL, Magdeburg, einen fast mannskopfgroßen, die ganze linke Niere einnehmenden Tumor, der sich als Hypernephrom herausstellte, die radikale Ausräumung war jedoch nicht möglich. Es fand daher Nachbehandlung mit Röntgenstrahlen statt. Bis heute — 5 Jahre nach dem Eingriff — ist der Mann ohne nachweisbares Rezidiv, ohne Metastasen geblieben. Man wird wohl annehmen müssen, daß bei solchen Tumoren der Druck des schweren Koppels, die ungewohnten Anstrengungen usw. Anlaß zu Blutungen und demgemäß zur Verschlimmerung gegeben haben, wenn ja auch über ein beschleunigtes Wachstum die Diskussion noch nicht geschlossen ist.

Die größte Gruppe unter den auf Entwicklungsstörungen zurückzuführenden Geschwülsten nehmen die der Hoden ein. Ziemlich alle bekannten Abarten sind gefunden worden, angefangen bei den undifferenzierten Hodentumoren, bis hinauf zu jenen zusammengesetzten Geschwülsten, die Abkömmlinge aller drei Keimblätter in sich bergen. Hier gibt die Berliner Sammlung einen guten Überblick. Manchmal hat auch bei den Trägern dieser Tumoren das jugendliche Alter zu Fehlschlüssen geführt, so bei einem 31jährigen Offizier, dessen primärer Hodentumor für eine Hydrozele gehalten wurde; erst Metastasen in der linken Oberschlüsselbeingrube und mächtige Drüsenpakete im Abdomen brachten die Kenntnis von einem äußerst malignen Teratom; besonders stark waren bei diesem Manne beide Lungen an den Metastasen beteiligt, auffallenderweise sogar die Milz. In einem Falle ähnelte ein Tumor des Hodens in bedeutendem Maße einem Chorionepitheliom. An dieser Stelle müssen auch im Hoden ruhende Geschwulstanlagen kurz gestreift werden, bei denen ein Trauma mit an Sicherheit grenzender Wahrscheinlichkeit ein schnell fortschreitendes Wachstum auslöste, wie dies ja für Hodentumoren von vielen Seiten angenommen wird. In der Metzer Prosektur wurde eine besonders wichtige Beobachtung dieser Art gemacht. Ein 22jähriger Soldat erhielt im April 1915 einen schweren Kolbenschlag gegen den rechten Hoden. Nach einigen Wochen verkleinerte sich nach Ansicht des Mannes der linke Hoden, in Wirklichkeit wurde wohl der rechte

größer. Wieder einige Zeit später kam es zur Lazarettaufnahme; in Anbetracht der Jugend des
Kranken wurde Hodentuberkulose angenommen; von einem operativen Eingriff sah man schließlich
ab, da Lungenerscheinungen auf gleichzeitiges Befallensein durch Tuberkulose hindeuteten. Die
Sektion klärte die Krankheit auf, es handelte sich um ein großzelliges Sarkom des rechten Hodens
mit zahllosen kugelförmigen, bis über kirschgroßen Lungenmetastasen; von anderer Seite liegen
ähnliche Beobachtungen vor.

Mischtumoren der Speicheldrüsen waren wohl mehr Gegenstand chirurgischer Behandlung, auf
dem Sektionstische scheinen sie nur selten bemerkt worden zu sein. Dagegen fanden sich verschiedene Male kleinere und größere Dermoidzysten in den Pleuraräumen, im Mediastinum, auch
im Hoden. Einmal ist ein Cholesteatom des Gehirns beschrieben. Kavernome der Leber sind
vielfach in den Aufzeichnungen vermerkt, ihre Größe wechselte außerordentlich, doch überschritt
sie fast nie die einer Walnuß. Erwähnenswert ist auch ein großes kavernöses Hämangiom des
Rückens mit Phlebolithenbildung, dann auch ein sog. Angioma racemosum der Kopfweichteile.

Alle übrigen Geschwülste der angegebenen Entstehungsart sind nur vereinzelt beschrieben
worden; ihre Aufzählung muß an dieser Stelle unterbleiben.

Dagegen muß noch bei einer besonderen Gruppe von Tumoren verweilt werden, da die Ansicht
immer mehr Verbreitung findet, daß sie auf angeborene Entwicklungsstörungen zurückzuführen sind;
gemeint sind die Gliome des Gehirns. Gar nicht so selten stellt ein solcher Tumor, der nicht einmal
immer eine beträchtlichere Größe erreicht hatte, die Ursache eines plötzlichen oder überaus schnell
eingetretenen Todes dar. An den verschiedensten Stellen des Hirns war es zur Entstehung einer
solchen Geschwulst gekommen, auch die bekannten Unterschiede in der Konsistenz, ausgedehnte
Blutungen usw. kamen zur Beobachtung. Gerade für die Beurteilung dieser Neubildungen sind
2 Fälle von tuberöser Sklerose des Gehirns wichtig, den einen beobachtete FISCHER, Frankfurt, den
andern WEINERT, Metz. Diese in der Gesamtliteratur immer noch sehr selten beschriebene Veränderung liegt ja auf dem Grenzgebiet zwischen angeborener Mißbildung und angeborener
Geschwulst. Bei dem Metzer Falle war fast die gesamte Großhirnrinde von kleinsten und größeren
tumorähnlichen Bildungen eingenommen, die mikroskopisch das charakteristische, besonders durch
VOGTs Arbeiten bekannte Bild darboten, dagegen war die Wand der Ventrikel frei von gliomartigen
Bildungen im Gegensatz zu einer größeren Anzahl früher beschriebener Fälle. Gleichzeitig bestanden
tumorähnliche Bildungen, Zysten, kleine Adenomknoten usw. in den Nieren in einer Ausdehnung,
die eine Funktion dieser Organe fast hätte aufheben müssen. Die Lungen waren von kleinen
Geschwülsten (Fibromyom) dicht durchsetzt, ebenfalls z.T. die thorakalen Drüsen. Die Lymphplatten des
Dünndarmes zeigten eine große Anzahl von gestielten kleinen Gebilden, die mikroskopisch der
Bindegewebsgruppe zugerechnet werden mußten. Myome des Herzmuskels fehlten dagegen vollständig. Im Gesicht fiel eine eigenartige schmetterlingsförmig angeordnete Hautveränderung rechts
und links von der Nase auf, eine Erscheinung, die ebenfalls früher schon beobachtet worden war,
ja in einzelnen Fällen sogar zur richtigen Diagnose geführt hatte. Es bedarf einer ganz besonderen
Betonung, daß dieser 29jährige Soldat bis kurz vor seinem Tode, er starb binnen weniger Tage
an den Folgen eines Rückenmarksschusses, den schweren Frontdienst mitgemacht hatte. Nachforschungen beim Regiment, bei seinen Familienmitgliedern und bei der Heimatbehörde ergaben,
daß niemals im früheren Leben Erscheinungen bestanden hatten, auch nicht in psychischer Hinsicht,
eine wichtige Feststellung, da nach den Angaben VOGTs derartig ausgedehnte Hirnveränderungen
meist Verblödungen oder Idiotie im Gefolge hatten.

Ebenfalls noch nicht sicher eingeordnet ist die Stellung der angeborenen Zystenbildungen in
drüsigen Organen. Nur selten fanden sich Einzelzysten der Milz und der Leber, häufig waren
Solitärzysten oder mehrere Zysten in den Nieren. Unter den ersten 1500 Metzer Sektionen sind
sie 39mal vermerkt; ihre Größe erreichte den Umfang einer Walnuß. Angeborene Zystennieren in
dem Sinne, daß die ganzen Nieren dicht von kleinen und größeren Zysten durchsetzt sind, wurden
bei der gleichen Zahl von Sektionen 4mal vorgefunden; 1mal waren sie mit angeborener Zysten-
leber kombiniert. Bei einem Soldaten, der nur wenige Wochen krank gewesen war, zeitigte die
Leichenöffnung Zystennieren von ganz auffaltender Größe (Gewicht der rechten Niere = 350 g, der
linken Niere = 300 g). Die Diagnose hatte Nierenabszesse gelautet. Interessant war bei einem
durch Unfall plötzlich verstorbenen 37jährigen Manne das Vorhandensein von Zystennieren neben
gleichzeitigem Bestehen von zahlreichen Adenomknoten und einem größeren Nebennierenkeim in
den stark veränderten Organen.

Die vorstehenden Mitteilungen haben wohl kaum Beobachtungen wiedergegeben,
die nicht auch schon früher gemacht worden wären. Bisher war es jedoch nicht
möglich gewesen, bei einer so großen Anzahl Angehöriger des mittleren Mannesalters

auf angeborene Mißbildungen und Geschwülste zu achten. Besondere Bedeutung gewinnen die gesamten Veränderungen dadurch, daß sie fast immer Nebenbefunde darstellten, deren Vorhandensein dem Träger gar nicht zum Bewußtsein gekommen war. Gerade diese Tatsache könnte für die Beurteilung der Begriffe „Krankheit" und „Krankheitsgefühl" besonders wertvoll werden; dann aber wird wahrscheinlich auch ein genaueres Studium der bei den Sektionen in den verschiedensten Stadien aufgefundenen Geschwülste einen .weiteren Fortschritt auf dem umstrittenen Gebiete bringen.

Literatur.

[1]) ASCHOFF, Kriegsärztl. Abend Berlin 1916.
WEINERT, Kriegsärztl. Abend Magdeburg. M. Med. W. 1917.

---

2. Hat der Krieg die Entstehung bösartiger Geschwülste beeinflußt?

Von Geh. Rat Prof. Dr. DAVID VON HANSEMANN[*]) in Berlin.

Im Kriege Oberstabsarzt, Armeepathologe VIII.

Um den Einfluß des Krieges auf die Entstehung von bösartigen Geschwülsten zu beurteilen, ist es notwendig, auf die Ätiologie der Geschwülste überhaupt einzugehen. Bei der Mehrzahl der Ärzte hat sich das Dogma festgesetzt, daß über die Ätiologie der Geschwülste so gut wie nichts bekannt sei. Bei verschiedenen Gelegenheiten habe ich hingewiesen, daß diese Anschauung unrichtig ist, und wesentlich dadurch zustande kam, daß man für die bösartigen Geschwülste nach einer Ursache forschte nach Art der Infektionskrankheiten. Dadurch entwickelten sich die Untersuchungen auf Parasiten, traumatische Einflüsse, Erblichkeit, individuelle Disposition und angeborene Gewebsmißbildungen. Alle diese Untersuchungen führten zu keinem Resultat, und so entstand das Gefühl der Unbefriedigtheit in bezug auf die Ätiologie der bösartigen Geschwülste, die es mit sich brachte, daß man die tatsächlichen Kenntnisse über die Entstehung derselben entweder ganz übersah oder weit unter ihrer Bedeutung einschätzte.

Der zu Gebote stehende Raum verbietet es, die historische Entwicklung dieser ätiologischen Tatsachen darzustellen, und ich beschränke mich deshalb darauf, kurz die Resultate anzuführen.

Nachdem festgestellt war, daß die bösartigen Geschwülste nicht nur Teile des menschlichen Körpers seien, sondern aus den spezifischen Geweben hervorgehen, war es möglich, zu vergleichen zwischen der Natur der Zellen in den Geschwülsten und den entsprechenden Mutterzellen in den Geweben. Daraus ergab sich, daß in den bösartigen Geschwülsten die Zellen ihren Charakter in der Weise ändern, daß sie weniger differenziert sind als ihre Mutterzellen, und eine größere selbständige Existenzfähigkeit, die sie zur Metastasenbildung befähigt, erlangen. Durch die Untersuchungen der Kernteilungsfiguren ist es durch mich und später durch BOVERI sehr wahrscheinlich gemacht worden, daß diese biologische Änderung, die ich mit dem Namen Anaplasie belegt habe, zurückzuführen ist auf Ausschaltung oder auf Änderung bestimmter Chromosomen. Diese Untersuchungen bedürfen aber noch der weiteren Bestätigung. Dagegen ist die biologische Änderung der Zellen in dem obengenannten Sinne als grundlegende Tatsache zu betrachten. Die Frage lautet nun, wodurch kann eine solche biologische Änderung zustande kommen, und es ist von vornherein klar, daß diese nur durch bestimmte Reize hervorgebracht werden kann, die innerhalb gewisser Grenzen liegen, d. h. sie dürfen nicht so schwach sein, daß sie die Zellen in dem gedachten Sinne nicht beeinflussen können, und sie dürfen auch nicht so stark sein, daß sie die Zellen in ihrer Existenz gefährden. Beide Grenzen sind nicht nur eine Funktion des Reizes, sondern auch eine Funktion der

[*]) Während der Drucklegung verschieden am 18. 8. 1920 an Darmkrebs.

Zelle, die abhängig sein kann von ererbten oder erworbenen Zuständen. Auf diese Weise kann der gleiche Reiz bei dem einen Individuum eine bösartige Geschwulst erzeugen, während bei einem anderen Individuum das gleiche Resultat ausbleibt.

Aus dieser Betrachtung ergeben sich schon zwei ätiologische Momente, nämlich das eine, das der Zelle anhaltet, das andere, das von außen an die Zelle herantritt. Auf das Beweismaterial für die Arten der Reize kann ich hier nicht näher eingehen. Es muß aber die Tatsache festgestellt werden, daß trotz zahlreicher Behauptungen in dieser Richtung nicht ein einziger wirklicher Beweis dafür vorliegt, daß durch eine einmalige akute Einwirkung ein solcher Reiz dargestellt werden kann. Vielmehr müßten es immer chronische Reize sein, die längere Zeit einwirken.

Wenn es richtig ist, daß die Anaplasie der Zellen durch Veränderungen an den Chromosomen zustande kommt, so ist diese Möglichkeit abhängig erstens von der Konstitution und zweitens von gewissen Zufälligkeiten. Solange in einem Gewebe physiologischerweise keine Kernteilungen vorkommen (man vergleiche darüber meine „Studien über die Spezifizität, den Altruismus und die Anaplasie der Zellen", Berlin 1893) ist die Wahrscheinlichkeit einer bösartigen Entwicklung ausgeschlossen. Solange in Geweben nur die physiologische Menge der Kernteilungsfiguren sich ereignet, kann die Entstehung bösartiger Geschwülste nur gering sein. Wir können also über die Art des Reizes weiter aussagen, daß derselbe so beschaffen sein muß, daß er in Geweben ohne physiologische Regeneration eine Zellvermehrung anregt oder in Geweben mit physiologischer Regeneration die Zahl der Kernteilungsfiguren steigert. Denn dadurch steigert sich auch die Möglichkeit, daß bei der Kern- und Zellvermehrung biologische Zelländerungen im Sinne der Anaplasie zustande kommen. Daraus ergibt sich, dass die Zeitdauer der Einwirkung eine sehr verschiedene sein kann. Theoretisch könnte sie außerordentlich kurz sein, denn bei der ersten, durch einen Reiz hervorgebrachten Zellteilung könnte ja schon die biologische Änderung der Zellen hervorgerufen werden. Hier setzt nun aber die Erfahrung ein, und diese lehrt, daß alle die chronischen Reize, aus denen man bösartige Geschwülste hat hervorgehen sehen, lange Zeit, in der Regel wohl jahrelang, einwirken mußten.

Aus diesen hier kurz angeführten Betrachtungen ergeben sich folgende ätiologische Momente:

1. eine bestimmte Konstitution der Zellen, die angeboren sein kann, also auch vererbt werden kann, oder die individuell erworben sein kann.

2. ein bestimmter Reiz, dessen Stärke absolut und in Relation zu der Konstitution der Zellen sich verschieden gestaltet, und der erfahrungsgemäß längere Zeit einwirken muß.

Aus diesen Momenten lassen sich alle Erfahrungen, die man über die Entstehung bösartiger Geschwülste gesammelt hat, erklären, die scheinbare Vererbung der bösartigen Geschwülste, die Entstehung aus geweblichen Mißbildungen, die Häufung bei Gruppen von Menschen, die unter gleichen Bedingungen leben, die Erfahrung, daß die Karzinome in der Regel erst im höheren Alter zustande kommen.

Auch über die Art der Reize bestehen gewisse Erfahrungen: sie können mechanischer Natur sein, bedingt durch eine Summe wiederholter äußerer Einwirkungen oder auch durch eine fortgesetzte Zerrung durch Narben, oder durch eine langdauernde chronische Entzündung. Sie können thermischer Natur sein, sie können durch gewohnheitsmäßige Verunreinigungen (Paraffin, Teer usw.) zustande kommen. Das Prototyp aber eines solchen Reizes sind die Röntgenstrahlen, denn hier ist der experimentelle Beweis erbracht, daß Krebse durch einen Reiz, der jahrelang einwirken muß, über den Weg einer chronischen Entzündung (Ekzem) erzeugt werden.

In der Bilharzia-Larve kennen wir einen Reiz, der in ganz ähnlicher Weise auf die Harnblasenschleimhaut einwirkt wie die Röntgenstrahlen auf die äußere Haut. Auch hier entsteht zunächst eine Entzündung, dann eine Wucherung, die zunächst gutartig sein kann. Und schließlich nach langem Bestehen derselben entwickelt sich ein Karzinom. Der Schlußstein für den Beweis dieser Reiztheorie ist durch FIBIGER geliefert worden, der bei Ratten durch die von ihm entdeckte Spiroptera neoplastica Entzündungen erzeugte, auf deren Basis papilläre Wucherungen entstanden, die ihrerseits wieder die Grundlage abgaben für die Bildung von Karzinomen. In allen Fällen entsteht also das gleiche. Nicht die Röntgenstrahlen, oder die Bilharzia-Larve oder die Spiroptera erzeugen das Karzinom, sondern der von diesen Dingen ausgehende Reiz erzeugt zuerst eine Entzündung, auf deren Basis erst durch die biologische Zellumwandlung das Karzinom sich entwickelt. Das Weiterwachstum ist dann von diesen Reizen unabhängig, und in den Metastasen wirken weder die Röntgenstrahlen, noch die Bilharzia-Larve, noch die Spiroptera.

Damit sind die Richtlinien für die Ätiologie der bösartigen Geschwülste tatsächlich gegeben, und wie ich glaube in ebenso befriedigender Weise wie für die Ätiologie irgendeiner anderen Krankheit, die Infektionskrankheiten mit eingeschlossen.

Was hat sich nun tatsächlich während des Krieges in bezug auf die bösartigen Geschwülste beobachten lassen? Auch das kann hier nur kurz zusammengefaßt dargestellt werden. Sämtliche Geschwulstarten, die im Frieden beobachtet wurden, kamen auch bei Kriegsteilnehmern zur Anschauung. Bisher unbekannte Geschwulstarten wurden nicht beobachtet. Eine besondere Häufung solcher Geschwülste konnte nicht bemerkt werden. Auch konnte nicht beobachtet werden, daß die Geschwülste etwa häufiger bei jüngeren Individuen auftraten als bei Nicht-Kriegsteilnehmern. Karzinome wurden hauptsächlich bei älteren Landsturmleuten und nur ausnahmsweise bei jüngeren Soldaten gesehen. Sarkome kamen, wie auch früher schon bekannt war, häufiger auch bei jungen Leuten vor. Es ist behauptet worden, daß man bei Kriegsteilnehmern ein schnelleres Wachstum und eine größere Neigung zur Metastasenbildung beobachten könne. Dem ist entgegen zu halten, daß die bei den Kriegsteilnehmern beobachteten Geschwülste meist Menschen unter 50 Jahren betrafen, in manchen Fällen auch unter 40 Jahren, und es ist eine schon im Frieden festgestellte Tatsache, daß die ich bei vielen Gelegenheiten hingewiesen habe, daß der Krebs bei jüngeren Individuen eine Neigung hat, schneller zu wachsen und ausgedehntere Metastasen zu machen. Also auch in dieser Beziehung kann ich eine Änderung der Beobachtungen gegenüber dem Friedensstande nicht anerkennen. Da die Geschwülste Teile des menschlichen Körpers sind, so werden sie auch mit diesem ernährt, und je besser ein Mensch ernährt wird, um so schneller können auch diese Geschwülste wachsen. Vom theoretischen Standpunkte aus müßte eine schlechte Ernährung den Verlauf der Geschwülste verlangsamen, was sich ja tatsächlich auch bei Menschen im höchsten Alter, die ein Karzinom bekommen, fast ausnahmslos zeigt.

Aus alledem ergibt sich, daß bisher eine Einwirkung des Krieges auf die Entstehung bösartiger Geschwülste nicht nachzuweisen war, und ich habe deshalb meinem Vortrage im Jahre 1916*) nichts hinzuzufügen.

Da aber zum Zustandekommen von bösartigen Geschwülsten lange Reizperioden notwendig sind, die sich erfahrungsgemäß über Dezennien erstrecken, so darf die Frage noch nicht als abgeschlossen betrachtet werden, denn die Folgen des Krieges können sich auch in den kommenden Jahren in dieser Richtung bemerkbar machen. Wenn in alten, durch den Krieg entstandenen Narben und Knochenfisteln Karzinome auftreten, so kann es keinem Zweifel unterliegen, daß diese auf die Kriegstätigkeit zurückzuführen sind, also letzten Endes Erzeugnisse des Krieges sind. Solche Vorkommnisse können mit Sicherheit erwartet werden, und zwar noch nach langen Jahren. Es können aber nur solche Fälle als beweiskräftig angesehen werden, bei denen die Geschwulst wirklich in der Narbe oder in der Fistel zur Entwicklung gelangt,

---

*) Beeinflußt der Krieg die Entstehung und das Wachstum der Geschwülste? (Zeitschr. f. Krebsforschung. 15. Bd. H. 3.)

nicht aber solche Fälle, bei denen irgendeine Region des Körpers von einer Geschwulst betroffen ist, die in einiger Entfernung von einer Kriegsverletzung gelegen ist. Etwaiges Auftreten von Karzinom an inneren Organen nach allgemeinen Körpererschütterungen od. dgl. m. könnte eine wissenschaftliche Stütze nicht beanspruchen.

Die Zukunft, und zwar die nächste Zukunft muß nun eine sichere Aufklärung über eine andere Frage bringen, die immer wieder in der Unfallspraxis und auch von den Chirurgen behauptet wird, nämlich die Möglichkeit der Entstehung von Geschwülsten, speziell Sarkomen und Gliomen nach einmaligem Trauma. In meinem obengenannten Vortrag bin ich auch in bezug auf diese Geschwülste zu einem ablehnenden Standpunkt gekommen. Sollten wirklich Sarkome nach Knochentraumen entstehen können, oder Gliome nach einer Erschütterung des Kopfes, dann müßten beide Geschwulstarten im Laufe der nächsten wenigen Jahre außerordentlich zunehmen, entsprechend der großen Menge von Knochenverletzungen und Schädelerschütterungen, die während des Krieges vorgekommen sind. Findet eine solche·wesentliche Zunahme nicht statt, so betrachte ich das als einen Beweis, daß ein Zusammenhang zwischen Knochentrauma und Geschwulstentwicklung nicht besteht, ebensowenig zwischen Kopferschütterung und Entstehung von Gliomen.

---

3. Allgemeines über phthisische Infektionen.

Von Dr. AUGUST WEINERT,
Oberarzt der chirurgischen Klinik des städtischen Krankenhauses Sudenburg-Magdeburg.
Im Kriege Pathologe an der Festungsprosektur Metz und fachärztlicher Beirat
für Pathologie beim IV. A.-K. zu Magdeburg.

In den letzten 50 Jahren war in Deutschland der Anteil, den die Tuberkulose an der Gesamtsterblichkeit nahm, auf ungefähr 14% gesunken; er ist, soviel jetzt feststeht, im Laufe des Krieges wieder um ein Bedeutsames gestiegen. Es wird einer Unsumme ·von Arbeit, organisatorischen und hygienischen Maßnahmen, einer weitgehenden Besserung der gesamten Lebens- und Ernährungsverhältnisse bedürfen, um den augenblicklich hohen Prozentsatz wieder zu verringern und ihn dauernd auf einer möglichst niedrigen Stufe zu erhalten.

In der Frage der Häufigkeit der menschlichen Tuberkulose standen sich zwei Betrachtungsweisen gegenüber, einmal die pathologisch-anatomische, die ihren Befund an der Leiche oder an ausgeschnittenem Körpergewebe erhob, dann die bakteriologisch-serologische am Lebenden im Sinne der Pirquetschen Tuberkulinreaktion. Es ist zur Genüge bekannt, daß diese bei Erwachsenen in nahezu 100% positiv ausfällt. Die pathologisch-anatomischen Feststellungen konnten sich bis vor dem Kriege nur auf den Ergebnissen der Leichenöffnungen in pathologischen Instituten aufbauen, die meistens einem größeren Krankenhause angegliedert waren. Die Angaben NAEGELIS, der in Zürich bei 500 Leichenöffnungen über 97% tuberkulöser Befunde berichtete, wobei er letale, latent aktive und latent inaktive Tuberkulosen unterschied, und die Zahlen BURCKARDTS mit 91% sind von den meisten späteren Untersuchern auch nicht annähernd mehr erreicht worden. So geben ORTH 68%, HART 63,4%, LUBARSCH 62,2%, BEITZKE 51,4%, STETTER 40% an, nur REINHARDT verzeichnet neuerdings wieder 96% auf Grund von 476 Sektionen am Berner Inselspital.

Man muß sich darüber klar werden, daß die Zahlenwerte der einzelnen Autoren nur schwer miteinander verglichen werden können, es kommt viel zu sehr darauf an, welche Bevölkerungsklassen, Berufsarten und Lebensalter, ob Stadt- oder Landbewohner in die Betrachtungen einbezogen werden konnten. Gibt doch LUBARSCH an, in

Düsseldorf einen geringeren Prozentsatz tuberkulöser Herde festgestellt zu haben als in Zwickau und Posen, und fand doch HART bei Erwachsenen im Westen Berlins nur 45 %. Zudem dürfen die Leichenbefunde der in großen Krankenhäusern Verstorbenen unmöglich verallgemeinert werden. Dann aber besteht unter den pathologischen Anatomen noch keine Einigkeit darüber, welche Veränderungen mit Sicherheit als abgelaufene und obsolete Tuberkulosen, als Ausheilungsformen angesprochen werden dürfen, ja, häufig ist nicht einmal die histologische Untersuchung imstande, völlige Aufklärung zu geben. Es kommt hinzu, daß wohl sicher eine ganze Reihe von tuberkulösen Erkrankungen ausheilen kann, ohne besondere oder gar spezifische Veränderungen im pathologisch-anatomischen Sinne zu hinterlassen (z. B. lediglich Verwachsungen nach Bauchfelltuberkulose).

Die Ansicht, jeder erwachsene Mensch habe einmal eine Tuberkulose-Infektion durchgemacht, ist durchaus nicht allseitig anerkannt; ORTH hat sogar seiner Meinung dahin Ausdruck verliehen, daß die positive Tuberkulinreaktion wohl einer Invasion, nicht aber einer Infektion mit Tuberkelbazillen zu entsprechen brauche.

Die bisherigen pathologisch-anatomischen Statistiken fußten in erster Linie auf Leichenbefunden der frühesten Jugend und des höheren Alters; es war natürlich, daß das Entwicklungsstadium, das Jünglings- und Mannesalter in viel geringerem Maße berücksichtigt werden konnten. Und gerade die tuberkulösen Veränderungen im mittleren Lebensalter konnten allein geeignet sein, im Zusammenhang mit denen der Jugend und des Alters das richtige Bild von der Tuberkulosehäufigkeit zu schaffen, das heißt, die von vielen Seiten als zu hoch angesehenen Angaben früherer Autoren auf eine Stufe zurückzuführen, die der Wirklichkeit möglichst nahekommt.

Die Leichenöffnungen der im besten Jünglings- und Mannesalter dahingerafften Soldaten mußten hier eine Entscheidung herbeiführen können. Das setzte voraus, daß von den Obduzenten auf das Vorhandensein tuberkulöser Prozesse jeglichen Stadiums genügend geachtet wurde, eine zeitraubende Aufgabe, die vor anderen, im Augenblick der Leichenöffnung wichtigeren (Schußverletzung, akute Infektionskrankheiten) vielfach zurückstehen mußte. Trotzdem haben einige Pathologen von vornherein ihre Aufmerksamkeit auch auf die allgemeinen und konstitutionellen Verhältnisse, insonderheit auch auf die tuberkulösen Veränderungen gerichtet.

Schon 1915 machte MONCKEBERG[1]) Mitteilungen über 85 Leichenöffnungen von Kriegsteilnehmern. Bei 5 Soldaten fand er Tuberkulose als Ursache des Todes, bei 22 stellte er akzidentelle Tuberkulose fest, insgesamt zählte er also bei 27 Obduzierten tuberkulöse Prozesse („nur sichere Tuberkulose oder deren Residuen") — 31,76%. Sie betrafen 22 Deutsche, 4 Franzosen und 1 Belgier (Alter der Verstorbenen: 21—43 Jahre). Unter den akzidentellen Tuberkulosen verzeichnete er 3mal frischere und 19mal alte Prozesse, und zwar: schwielige Herde mit Einlagerungen in beiden Lungenspitzen 3, in der rechten Spitze 1, im rechten Unterlappen 1; Verkäsung und Verkalkung von Bronchialdrüsen links 1, rechts 9, von Mesenterialdrüsen 4. Als auffallend erwähnt er das Überwiegen der rechten Lunge und der rechtsseitigen Drüsen. Die Zahlen MONCKEBERGS waren im Jahre 1915 noch zu klein, um weitgehende Schlüsse zu gestatten; immerhin sind sie von Wichtigkeit, weil die Obduzierten dem an und für sich wohl gesundesten Menschenschlage entstammten, der bei Kriegsausbruch schon dem Heere angehörte, oder alsbald unter die Waffen trat.

Unter Berücksichtigung von mehr als 1000 Leichenöffnungen gibt OBERNDORFER[2]) später seine Erfahrungen hinsichtlich der gesamten tuberkulösen Prozesse und deren Ausheilungsformen wieder. Ungefähr 75% der Verstorbenen waren Schußverletzungen und deren Folgen oder akuten Infektionskrankheiten erlegen. Gezählt wurden kleine Kalkherde, größere Spitzennarben und ähnliche abgekapselte Herde. Kleine, oberflächliche Spitzennarben, einfache Pleuraadhäsionen, kleine Lungenfibrome wurden übergangen. In 10% fand OBERNDORFER tuberkulöse Veränderungen; doch rechnet er mit ebensoviel übersehenen Befunden. Er betont, daß man auch trotz positiver Tuberkulinreaktion in nahezu 100% für die Erwachsenen nicht eher von latenter Tuberkulose als deren Ursache sprechen dürfe, bis nicht die genaue „postmortem-Untersuchung" des Körpers dafür Anhaltspunkte gäbe; der oben erwähnten Meinung ORTHS schließt er sich mit Nachdruck an.

RÖSSLE[3]) berichtet an Hand der von ihm in der Heimat ausgeführten Leichenöffnungen Heeresangehöriger über:

	Lunge	andere Organe	
Tödliche Tuberkulose	10,6%	5,6%	in 16,2%
Nebenbefund-Tuberkulose			
(latente Tuberkulose)	3,1%	1,6%	„ 4,7%
		Drüsen	
Tuberkulosereste	2,8%	9,3%	„ 12,1%
		insgesamt über	33%

er gibt ohne weiteres zu, nicht mit eingehender Sorgfalt auf Tuberkulosereste geachtet zu haben, glaubt aber, daß seine Zahlen nicht allzusehr von der Wirklichkeit abwichen.

Beruhen die Ergebnisse OBERNDORFERs auf Leichenöffnungen, die unmittelbar hinter der Front vorgenommen wurden, so beziehen sich die Angaben HARTs[4]) auf 601 Obduktionen von Heeresangehörigen, die der Tod im Heimatgebiet ereilte. Gerade diese Feststellungen von seiten eines Pathologen, der sich seit langer Zeit eingehend mit dem Sitz und der Ausbreitungsweise der Tuberkulose beschäftigt hat, dürften Anspruch auf besondere Aufmerksamkeit machen, zumal sämtliche Leichenteile von HART selbst auf das „sorgfältigste und mit peinlicher Gewissenhaftigkeit" nach tuberkulösen Infektionsherden abgesucht wurden.

Er kommt zu folgenden Zahlen:

Gesamtsektionen.	601		
tuberkulöse Lungenphthisen	28		
abzüglich letzterer also	573	Sektionen	

Davon betrafen:

Tuberkulose besonderer Lokalisationen . . .	18 }	45	
käsige Lymphadenitis	27 }		
bei dieser			
tuberkulöse Meningitis	13		196
Miliartuberkulose	5		
obsolete Tuberkulose der Lungen und tracheo-			
bronchialen Lymphdrüsen	121 }	151	
obsolete Tuberkulose der Gekröselymphdrüsen	30 }		

Unter 573 Sektionen fand er also 196mal oder in 34,2% eine Tuberkulose, die in 151 Fällen obsolet war, also in 26,8%. Würden die 28 Lungenphthisen mitgerechnet, so erhöhte sich der Prozentsatz auf 35,6%.

Die Soldaten gehörten dem besten Mannesalter an, zumeist standen sie zwischen 18 und 30 Jahren, nur wenige hatten das 40. Lebensjahr überschritten; sie entstammten allen Teilen Deutschlands, größtenteils der Landbevölkerung.

In der Festungsprosektur Metz, die von FUNCCIUS und ASCHOFF eingerichtet und von MERKEL, dessen Mitarbeiter ich lange Zeit war, fortgeführt wurde, ist in besonderer Weise auf Tuberkulosebefunde geachtet worden. Die Lage der Festung brachte es mit sich, daß sie Sammelplatz der Schwerverwundeten aus dem vor ihr liegenden großen Kampfgelände und der Ruhr- und Typhuskranken im Spätsommer, Herbst und Winter 1914 wurde. Demgemäß kamen fast nur an Schußverletzungen und akuten Infektionskrankheiten Verstorbene aus den besten Jahren zur Obduktion. Wer die damalige Zeit als Seuchenarzt und Pathologe miterlebt hat, weiß, daß dem Typhus nicht die schwächsten Menschen zum Opfer fielen, daß oft das sog. Strapazenherz Anlaß zum Tode gab. Das ist wichtig zu betonen, da mir von einer Seite eingeworfen wurde, die an Typhus Verstorbenen seien vielleicht von Haus aus schon schwächere Menschen gewesen — vielleicht sogar infolge einer früheren Tuberkulose — und dürften nicht maßgebend für allgemeine Betrachtungen und Schlüsse sein. MERKEL[3]) fand z. B. in den Protokollen von 352 Typhussektionen nur bei ungefähr 12% das Vorhandensein tuberkulöser Prozesse angegeben.

Die in Metz und den vor der Festung liegenden Feld- und Kriegslazaretten Obduzierten entstammten in ersterer Linie dem deutschen, dann dem französischen Heere, in späterer Zeit waren auch Angehörige anderer mit Deutschland im Kampfe stehenden Nationen vertreten. Die einzelnen Volksanteile sind jedoch zu verschieden, als daß man bindende Schlüsse auf die Häufigkeit der Tuberkulose bei dem einen oder andern Volksstamme ziehen könnte. Wollte man Erhebungen über die Gesamtzahl der an Tuberkulose Verstorbenen anstellen und sie als Glied in der Häufigkeitsberechnung aller Tuberkulosebefunde verwerten, so müßte man die verschiedenartige Ernährung, die durchgemachten Anstrengungen, die Unterkunftsverhältnisse und ihren Einfluß auf die Verschlimmerung einer schon bestehenden Tuberkulose mit berücksichtigen. Das würde zu kaum überwindlichen Schwierigkeiten führen. Deswegen ist meiner Meinung nach die Einbeziehung der tödlichen Tuberkulose in die vorliegende Statistik gar nicht möglich, zumal die große Zahl der durch Schußverletzungen und akute Infektionskrankheiten vorzeitig dahingerafften Soldaten unmöglich mit der an chronischer Phthise Leidenden und Verstorbenen verglichen werden kann, deren Lebensdauer größtenteils eng begrenzt war. Man muß auch zwischen den Feld- und Heimatsektionen unterscheiden, hier die vielleicht größere Zahl chronischer Phthisen, deren Träger aus der Front zurückgebracht oder als Arbeitsverwendungsfähige im Heimatgebiet selbst geblieben waren, dort vornehmlich die an schnell verlaufender Tuberkulose (Meningitis, käsige Pneumonie, Miliartuberkulose) Verstorbenen. Einige Prosekturen hatten in ihrem Dienstbereiche Sammellazarette für Tuberkulose und daher besonders große Zahlen an Tuberkulose Verstorbener. Nur die Gesamtstatistik der inneren Krankheiten und die Gesamtsterblichkeitsziffer ist vielleicht imstande, verwertbare Prozentzahlen anzugeben. Ich lasse also die einer tödlichen Tuberkulose Erlegenen außerhalb meiner eigentlichen Feststellungen.

Die Zahl der meinen Betrachtungen zugrunde liegenden Leichenöffnungen aus den ersten drei Kriegsjahren 1914—1916 beträgt 2394, ich habe die Obduktionen nicht mitgezählt, über die nur eine kurze Leichendiagnose in den Papieren vermerkt ist; das war in einer ganzen Reihe von Typhus- und Gasbrandsektionen der Fall. Es ist selbstverständlich, daß von den verschiedenen Obduzenten (ASCHOFF, MERKEL, GRAFF, WEINERT) bei den oft sehr zahlreichen Sektionen der Typhuszeit und der ersten großen Offensiven nicht jeder kleine Kalkbezirk gesucht und angegeben wurde; bei den später von MERKEL und WEINERT allein ausgeführten Obduktionen wurde aber immer wieder auf Tuberkulosebefunde im Sinne von Verkreidungen, Verkalkungen, Verkäsungen, schiefrigen Indurationen und auf frische Knötchen geachtet. Sogenannte Spitzenkappen, Pleuraknöpfe, kleine fibromartige Gebilde in den Lungen usw. wurden außerhalb der Berechnung gelassen. Daß Verkreidungen und Verkalkungen in Drüsen auch Endausgänge anderer Infektionskrankheiten darstellen können (Diphtherie, Scharlach, Typhus) ist bekannt; auch gibt es in Drüsen Knocheneinlagerungen, die mit Tuberkulose nichts zu tun haben brauchen. Unter 573 Sektionen fand HART jedoch 30 mal verkalkte Mesenterialdrüsen, also in 5,2%. ROSSLE stellte sie in 3,1% fest. Zahlen, die sich ungefähr mit den von mir gefundenen decken; es würde schwer fallen, diese Befunde anders als durch Tuberkulose entstanden zu erklären; jedenfalls dürfte man doch dem Typhus und den ihm verwandten Krankheiten nur einen verschwindend kleinen Anteil einräumen.

Bei dem an und für sich außerordentlich gesunden, die Blüte der Nation darstellenden Menschenschlage dieser ersten Kriegsjahre, ist in unseren Aufzeichnungen selten von übermäßig schlankem oder gar phthisischem Habitus die Rede; der Körperbau ist fast durchweg als kräftig und sehr kräftig, die Muskulatur als vorzüglich ausgebildet, der Ernährungszustand fast immer als gut und sehr gut angegeben, was durch zahlreiche Messungen der Dicke des Bauchdeckenfettes bestätigt werden konnte.

Das Durchschnittsalter der ersten 1500 Obduzierten betrug . . 28,1 Jahre
das der nächsten 800 . . . . 30,45 .

Im ganzen konnte ich den Zivilberuf noch bei 1693 Verstorbenen feststellen; auf die einzelnen Berufsarten und Gruppen kommen folgende Zahlen:

Landwirte, Hof- und Gutsbesitzer, Jäger, landwirtschaftliche Arbeiter	537
gelernte Handwerker, gelernte Metallarbeiter, Monteure, Chauffeure usw.	516
ungelernte Arbeiter, Fabrikarbeiter, Erdarbeiter usw.	256
Kaufleute und verwandte Berufe, Wirte usw.	121
Bergleute	86
Post-, Bahn- und Straßenbahnbeamte	55
Ärzte, Philologen, Lehrer, Ingenieure usw.	54
Techniker, Betriebsleiter	22
Studenten, Schüler	20
Berufssoldaten (Feldwebel, Sergeanten usw.)	12
seltenere Berufsarten	14
	1693

Die größte Gruppe der Verstorbenen gehörte also den ausgesprochen landwirtschaftlichen Berufen an (31%); die meistens in größeren Städten lebenden gelernten Handwerker und Metallarbeiter erreichen jedoch fast die gleiche Höhe. Die Gruppe der ungelernten und Fabrikarbeiter steht an dritter Stelle; auffallend hoch sind auch die Bergleute beteiligt.

Von 2394 Obduzierten zeigten Lungenverwachsungen:

```
        unter den ersten 1556 Sektionen . . . . . . . . 770
          „     „   nächsten 838    „    . . . . . . . . . 443
                                     insgesamt 1203 = 50,2%
```

(Andere Autoren erreichen etwa 40%.)

Davon betrafen:

```
ausgedehnte Verwachsungen beider Lungen mit Brustwand und Zwerchfell,
    darunter ein größerer Teil völliger Pleuraobliterationen . . . . . .  168
geringere Verwachsungen beider Oberlappen oder eines Oberlappens und
    eines Unterlappens der anderen Seite usw. . . . . . . . . . . . .  385
Verwachsungen der rechten Lunge bei völlig freier linker . . . . . . . .  366
Verwachsungen der linken Lunge bei völlig freier rechter . . . . . . . .  284
                                                                        1203
```

Unter den ersten 1556 Leichenöffnungen fanden sich bei den 770 Lungenverwachsungen:

```
verkreidete und verkalkte Mesenterialdrüsen . . . . . . . . . . . . . . . . . .  44
schielrig indurierte Bezirke und Kalkeinlagerungen im rechten Oberlappen . . . .  34
                                                im linken Oberlappen . . . . .  35
                                                im rechten Mittellappen . . . .   2
                                                im rechten Unterlappen . . . .   6
                                                im linken Unterlappen . . . .  11
                                                in beiden Oberlappen . . . .  30
                                                in Drüsen und anderen Organen 112
                                                insgesamt 274
```

Bei den ersten 1556 Obduktionen fanden sich 770mal verwachsene Lungen und 786mal völlig freie; die erste Gruppe zeigte im ganzen 274mal Tuberkulosereste, die zweite 113mal. Das darf wohl zur Annahme führen, daß der größte Teil der Tuberkuloseinfektionen mit Pleurabeteiligung und späterer Verwachsung einherging, doch sind auch eine ganze Reihe von älteren tuberkulösen Prozessen beobachtet worden, bei denen weder Pleuraverwachsungen noch Drüsenveränderungen verzeichnet waren.

Insgesamt sind unter 2394 Leichenöffnungen 692 erwähnt, bei denen ältere tuberkulöse Veränderungen oder Reste gefunden wurden, was einem Prozentsatz von 28,9 entspricht.

Verkalkungen, Verkreidungen, alte Verkäsungen, schielrige Indurationsbezirke:

```
rechter Oberlappen . . . . . . . . . . . . . . . . . . . . . . . . . .  80
linker Oberlappen  . . . . . . . . . . . . . . . . . . . . . . . . . .  72
rechter Mittellappen  . . . . . . . . . . . . . . . . . . . . . . . . .   6
rechter Unterlappen . . . . . . . . . . . . . . . . . . . . . . . . . .  18
linker Unterlappen . . . . . . . . . . . . . . . . . . . . . . . . . .  24
beide Oberlappen . . . . . . . . . . . . . . . . . . . . . . . . . . .  80
Tracheobronchiale und Halslymphdrüsen . . . . . . . . . . . . . . 335
Mesenterialdrüsen  . . . . . . . . . . . . . . . . . . . . . . . . . .  92
sonstige Organe . . . . . . . . . . . . . . . . . . . . . . . . . . . .  15
                                                                       692
```

Die Durchsicht eines kleinen Teiles (150) Sektionsergebnisse der von ASCHOFF an der Westfront vorgenommenen Leichenöffnungen läßt einen Prozentsatz von über 30% älterer und obsoleter Tuberkulosebefunde feststellen. Meine eigenen Erfahrungen aus dem Heimatgebiet bei ungefähr 300 Sektionen aus dem Jahre 1917 zeitigten noch höhere Zahlen (über 40%); ich muß aber betonen, daß die Obduzierten nicht mit den in den ersten Kriegsjahren unmittelbar hinter der Front Verstorbenen verglichen werden können; auch fanden sich viele chronisch Kranke unter ihnen. Bei diesen Heimatsektionen hatte ich genau auf Tuberkulosereste geachtet.

Unter den Lungenverwachsungen überwog die rechte Lunge die linke (366 : 284), auch in Hinsicht der obsoleten Tuberkulosebefunde ist die rechte Lunge höher beteiligt (104 : 96), doch ist dieser Unterschied in unseren Feststellungen nicht so groß, wie er von früheren Autoren beschrieben wurde. Die Oberlappen sind bei weitem am stärksten beteiligt. Sehr häufig fand sich der in Frage kommende Bezirk einige Querfinger unterhalb der eigentlichen Spitze, von der Pleura ziemlich weit entfernt. Bei 92 Mesenterialdrüsenverkalkungen und Verkreidungen waren 50 mal die Lungen völlig frei von Verwachsungen, die tracheobronchialen Drüsen unverändert, 42 mal waren Lungenverwachsungen zu verzeichnen; bei einem verhältnismäßig kleinen, nicht in die Zusammenstellung aufgenommenen Teil waren neben diesen Verwachsungen noch ältere Tuberkuloseprozesse in den Lungen oder den thorakalen Drüsen nachzuweisen[*].

6 mal fand sich ein Traktionsdivertikel der Speiseröhre, immer konnte eine ältere in Verkreidung, Verkalkung oder in schiefriger Induration begriffene Drüse festgestellt werden.

Unter 1556 Leichenöffnungen wurden im ganzen 50 frische oder im Wiederaufflackern begriffene tuberkulöse Prozesse erwähnt, also in ungefähr 3,5 %. Diese letzten zeigten fast immer das gleiche Bild: schiefrig indurierter Zentralbezirk meist mit Einschluß älterer Käse- oder Kalkmassen, mit frischer Knötchenaussaat in der unmittelbaren Umgebung, in einer ganzen Reihe von Fällen auch Knötchen in entfernteren Lungenabschnitten. Allein 36 mal findet sich eine derartige Exazerbation. Und zwar ist die rechte Lunge 16 mal als der Sitz dieses alten Bezirkes mit der frischen Aussaat in der Peripherie angegeben (15 mal der Oberlappen, 1 mal der Unterlappen; meistens lag der Bezirk nicht im eigentlichen Spitzenbereiche, sondern tiefer!), die linke nur 5 mal; beide Lungen gleichzeitig 14 mal, davon 13 mal beide Oberlappen und 1 mal der rechte Oberlappen und der linke Unterlappen. 1 mal befand sich eine alte Tuberkulose unter der rechten Spitze, während die linke eine frisch verkäsende unter sich barg. 3 mal wurden frische Drüsentuberkulosen bei alten Lungenveränderungen gezählt, 2 mal frische Drüsenveränderungen bei gleichzeitig vorhandenen alten; 1 mal frische Darmtuberkulose (frisches Geschwür mit Mesenterialdrüsenverkäsung) bei obsoleter Lungentuberkulose. Frische Verkäsungen in den Lungen mit Drüsenbeteiligung waren 4 mal angegeben, frische Tuberkulose der Tracheobronchialen-, Hals- und Mesenterialdrüsen 7 mal. 2 mal wurden frischere Nierenveränderungen (mit Einschmelzung) gleichzeitig mit älteren Befunden in den Lungen und Mesenterialdrüsen erwähnt. Besonders auffallend war die mehrfache Beobachtung jener eigenartigen Tuberkulose des Coecums und des Colon ascendens, die unter narbenartig fibröser Umwandlung der Darmwand zu einer Verengerung des Lumens führte; einmal war diese Form der Darmtuberkulose der einzig nachweisbare Herd im Körper.

Die vorliegenden Beobachtungen über frische oder wieder aufflackernde Tuberkulosen bei Erwachenen sind nicht zahlreich genug, um sie zum Ausgangspunkt allgemeiner Betrachtungen zu machen; es kann auch nicht Aufgabe einer kurzen Übersicht sein, auf die Lokalisationen oder auf die Dispositionen eines bestimmten Lungenabschnittes näher einzugehen, zumal neuerdings umfangreiche Forschungen über dieses schwierige Gebiet in verschiedenen instituten in Angriff genommen sind. HART entwickelt an Hand seiner Kriegserfahrungen nochmals seine bekannte Ansicht, daß sich die Lokalisation der tuberkulösen Phthise in den Lungenspitzen Erwachsener nur durch Annahme einer örtlichen Disposition erklären lasse. Die Erfahrungen aller Pathologen im Kriege haben jedenfalls erneut bestätigt, daß sich im Organismus des Erwachsenen der Kampf mit dem Tuberkelbazillus am augenfälligsten in den Lungen abspielt. Allein gerade in den letzten Kriegsjahren und auch jetzt noch häufen sich die Mitteilungen, daß sowohl bei Militärpersonen als auch bei der Zivilbevölkerung auffallend zahlreiche und ausgedehnte Drüsentuberkulosen festgestellt wurden in der Art, wie sie sonst dem Kindesalter eigentümlich sind. ASCHOFF beschreibt diese Form auch bei den an Tuberkulose verstorbenen Türken, die allem Anschein nach der fortschreitenden Lungenphthise verhältnismäßig selten zum Opfer fallen.

Ein eigenartiges Licht auf die Leistungsfähigkeit an schwerer Tuberkulose leidender Menschen werfen Leichenöffnungen fast plötzlich Verstorbener. Die betreffenden Soldaten hatten fast bis zuletzt Dienst getan, ohne daß sich eine schwere Lungenphthise, eine Bauchfelltuberkulose, eine Nierentuberkulose usw. in auffälliger Weise bemerkbar gemacht hätte. Von OBERNDORFER sowohl

---

[*] Im Verhältnis zu den Lungen und Drüsen ist die Beteiligung aller anderen Organe an den älteren tuberkulösen Veränderungen gering, nur ganz vereinzelt sind die Leber, die Milz, die Nieren und die Nebennieren als Sitz solcher vermerkt.

wie in der Festungsprosektur Metz und im Bereiche des IV. A.-K., Heimat, wurde eine ganze Reihe derartiger Beobachtungen gemacht, die im Frieden wohl zu den allergrößten Seltenheiten gehört hätten. Vom gerichtlich-medizinischen und vom Standpunkte der Rentengewährung aus sind mehrere Soldaten zu erwähnen, die selbst Hand an sich gelegt hatten, wohl im Gefühl verminderter körperlicher Leistungsfähigkeit. Bei diesen Verstorbenen handelte es sich mehrere Male um ziemlich weit fortgeschrittene Nieren-, weniger um ausgedehnte Lungenprozesse. STRASSMANN wies vor kurzem auf ähnliche Befunde bei der Zivilbevölkerung hin.

Die Möglichkeit der Verschlimmerung einer schon bestehenden und das Manifestwerden einer sogenannten latenten Tuberkulose durch Schußverletzungen wird von einigen Autoren zugegeben und durch Einzelbeobachtungen zum mindesten wahrscheinlich gemacht. Nach HART war es einmal im Bereiche eines Bauchschusses zu einer umschriebenen tuberkulösen Peritonitis, bei einer Schußverletzung der rechten Lendengegend zu einer käsigen Tuberkulose der Nebennieren gekommen, beide Male von einer alten Bronchialdrüsentuberkulose aus. Im Magdeburger Reservelazarett verstarb ein durch Bauch- und Lendenwirbelschuß verwundeter Soldat binnen weniger Wochen nach der Verletzung an schnell fortschreitender tuberkulöser Peritonitis. Die traumatische Entstehung einer ganz frischen Tuberkulose in einem durch Schußverletzung in seiner Widerstandsfähigkeit herabgesetzten Körper oder in einem Einzelorgan ist theoretisch denkbar, aber nach Ansicht führender Forscher bisher praktisch noch nicht einwandfrei bewiesen (STERN, RIEDER, SAUERBRUCH usw.). Dagegen ist als sicher anzunehmen, daß bei vorhandener Lungentuberkulose die Einatmung von Kampf- und giftigen Gasen in erhöhtem Maße gefährlich war. Eine größere Reihe von Beobachtungen sowohl aus dem Felde als auch aus der Heimat (z. B. Vergiftung durch Zyankali in Getreideentkeimungsanlage) bestätigt dies.

Die Gesamterfahrungen der Pathologen, die im Kriege auf das Vorhandensein tuberkulöser Prozesse besonders geachtet haben, lassen mit großer Wahrscheinlichkeit den Schluß zu, daß das mittlere Mannesalter hinsichtlich der Tuberkulose eine geringere Beteiligung aufweist, als dies bisher auf Grund der Obduktionsergebnisse großer Krankenhäuser angenommen werden konnte. Bei den Leichenöffnungen an Schußverletzungen und akuten Infektionskrankheiten in den ersten Kriegsjahren verstorbener Soldaten sind in ungefähr 30% tuberkulöse Veränderungen vermerkt; die zu Tode führenden fortschreitenden Prozesse sind in dieser Zahl nicht enthalten. Nach Ansicht von ROSSLE, OBERNDORFER und HART, die auch unserer eigenen entspricht, dürfte sich dieser Prozentsatz auch bei Berücksichtigung der verschiedenen Fehlerquellen um ein beträchtliches nicht mehr erhöhen. Unter den ersten 1600 Metzer Sektionen aus den Jahren 1914 und 1915 fand sich in 3—4% eine frische oder in Wiederaufflackerung begriffene Tuberkulose. Die HARTsche Statistik, die auf Obduktionen im Heimatgebiet aufgebaut ist, gibt für spätere Zeiten eine höhere Beteiligung an. Vielleicht bringt die Durcharbeitung der gesamten Sektionsprotokolle noch weitere Aufklärung auf dem für die Beurteilung der Volksgesundheit wichtigen Gebiete. Eine Diskussion über die im vorliegenden wiedergegebenen Zahlen dürfte erst möglich sein, wenn auf ähnlicher Grundlage fußende Arbeiten aus anderen Ländern (Frankreich, England usw.) vorliegen und zum Vergleich herangezogen werden können.

Literatur.

[1] MONCKEBERG, Tuberkulosebefunde bei Obduktionen von Kombattanten. Zeitschr. f. Tub. 1915. Bd. 24, Heft I.
[2] OBERNDORFER, Pathologisch-anatomische Erfahrungen über innere Krankheiten im Felde. M. Med. W. 1918 Nr. 42/43.
[3] ROSSLE, Bedeutung und Ergebnisse der Kriegspathologie. Jahreskurse für ärztl. Fortbildung. Januarheft 1919.
[4] HART, Zeitschr. f. Tub. 1919.
[5] MERKEL, M. Med. W. 1919 S. 1416.

4. Fortschreitende Phthisen.

Von Prof. Dr. HERMANN BEITZKE in Düsseldorf.

Im Kriege Armeepathologe VII.

Den nachfolgenden Ausführungen liegen die Sektionsprotokolle bzw. Übersichtsbogen der Armeepathologen II, III, IV, VII und der Bugarmee, der Beratenden Pathologen beim Sanitätsamt des Gardekorps und in Düsseldorf, im ganzen 7827 Sektionen von Kriegsteilnehmern mit 413 Fällen von fortschreitender Phthise zugrunde. Des beschränkten Raumes wegen können hier nur die wichtigsten Ergebnisse aus der Durcharbeitung des angegebenen Materials mitgeteilt werden [*]). Im Felde fanden sich unter 5694 Sektionen 197 Fälle mit fortschreitender Phthise = 3,45 %, in der Heimat unter 2133 Sektionen 216 = 9,7 %. Die fast dreimal so hohe Zahl fortschreitender Phthisen im Sektionsmaterial der Heimat erklärt sich einmal dadurch, daß aus dem Felde alle, bei denen ein solches Leiden erkannt worden war, alsbald nach der Heimat abtransportiert wurden, sofern ihr Zustand es gestattete; zweitens daraus, daß ins Heimatheer eine Anzahl körperlich mindertüchtiger Elemente eingestellt werden mußten, von denen ein Teil schon eine ruhende Phthise besaß. Aber auch im Feldheer ist die Zahl von 3,45 % fortschreitenden Phthisen unter den ausgeführten Sektionen noch immer verhältnismäßig hoch. Wodurch sie bedingt wird, erhellt aus folgender Zusammenstellung:

Alle Kriegsteilnehmer . . . 5694, davon mit fortschr. Phthise 197 = 3,45 %,
Kriegsgefangene . . . . . . 1082, „ „ „ „ 88 = 8,13 %,
Deutsche Kriegsteilnehmer 4612, „ „ „ „ 109 = 2,36 %.

Es sind also die Kriegsgefangenen, die die Prozentzahlen in die Höhe treiben, und unter ihnen besonders die Russen, die unter 557 Sektionen 68 = 12,20 % fortschreitender Phthisen haben. Bei den Franzosen ist die Ziffer 5,22, bei den Italienern 4,27 %; nur die englischen Kriegsgefangenen haben eine gleich günstige Prozentzahl wie wir aufzuweisen. Aus diesen Unterschieden geht hervor, daß nicht die allgemeinen Verhältnisse der Gefangenschaft die Phthiseziffer bedingen, sondern der Gesundheitszustand und die Rekrutenauswahl bei den verschiedenen Völkern.

Unter den 197 im Felde sezierten Phthisen finden sich nur 10, in denen die Phthise nicht alleinige Todesursache ist. Die 187 tödlichen Phthisen verteilen sich folgendermaßen: Lungenschwindsucht 91, allgemeine Miliartuberkulose 44, tub. Hirnhautentzündung 32, tub. Brustfellentzündung 7, ausgebreitete Organphthise 4, Urogenitalphthise und Addisonsche Krankheit je 2, Darmphthise und Knochenphthise je 1. Die Fälle sind nach derjenigen Erscheinungsform der Phthise gruppiert, die in der Leiche im Vordergrunde stand. Es ist selbstverständlich, daß viele Fälle von Lungenschwindsucht mit tuberkulöser Brustfellentzündung oder mit Darmphthise oder beiden kompliziert waren. Unter den allgemeinen Miliartuberkulosen und den tuberkulösen Hirnhautentzündungen verbergen sich je 8 Fälle von Urogenitalphthise und Knochenphthise, zwei davon mit beiderlei Phthisen. Die Fälle, in denen sich der phthisische Prozeß auf zahlreiche Organe erstreckte, so daß keines besonders überwog, sind als „ausgebreitete Organphthisen" bezeichnet. Mit wenigen Ausnahmen hatten die an irgendeiner Form der Phthise Verstorbenen schon längere Zeit im Felde gestanden. Die Fälle mit Miliartuberkulose und tuberkulöser Hirnhautentzündung erkrankten oft scheinbar aus voller Gesundheit heraus, wobei die Sektion in einigen Fällen überraschenderweise eine schwere Knochen- oder Genitalphthise zutage förderte. Bei manchen war eine kürzere oder längere Periode von Erschöpfung und Schwäche vorausgegangen. Typisch für derartige Fälle ist VII, 640, der einen neunzehnjährigen Musketier betraf. Der Mann hatte sich mehrfach krank gemeldet und war, da nichts Bestimmtes bei ihm gefunden wurde, in den Verdacht der Drückebergerei gekommen, bis er mit Delirien und Bewußtlosigkeit in ein Feldlazarett eingeliefert werden

---

[*]) Eine ausführlichere Veröffentlichung erfolgt an anderer Stelle.

mußte; die Sektion ergab allgemeine Miliartuberkulose, ausgegangen von einer doppelseitigen Lungenphthise mit verkästen Bronchialdrüsen.

Unter den in der Heimat sezierten 216 fortschreitenden Phthisen lassen sich nur 11 Fälle zählen, in denen die Phthise nicht alleinige Todesursache war. Die 205 tödlichen Phthisen gruppieren sich wie folgt: Lungenschwindsucht 96, allgemeine Miliartuberkulose 43, tuberkulöse Hirnhautentzündung 24, ausgebreitete Organphthise 11, tuberkulöse Herzbeutelentzündung 7, tuberkulöse Brustfellentzündung, Bauchfellentzündung, Knochen- und Urogenitalphthise je 5, Darmphthise 4. Im allgemeinen verliefen die phthisischen Prozesse in der Heimat etwas langsamer. Dafür war aber das Gesamtbild schwerer, die Beteiligung der Organe ausgedehnter. Auch Amyloid war bei den Sektionen in der Heimat viermal so häufig vermerkt wie im Felde, nämlich in 13 von 216 Fällen gegen 3 unter 197. Der Grund dürfte hauptsächlich darin liegen, daß die rasch verlaufenden Fälle im Felde starben, während die chronischen vorher in die Heimat geschafft werden konnten. Kriegsgefangene befinden sich unter den Heimatfällen fast gar nicht, da die Gefangenen auch im Erkrankungsfalle in ihren Lagern zu bleiben pflegten.

Die ausgeführten Sektionen sollen vor allem eine Antwort auf die Frage bringen, ob und inwieweit eine Beeinflussung der Phthise durch den Krieg festzustellen ist. Ein Material, das lediglich die fortschreitenden Phthisen umfaßt, kann selbstverständlich nicht auf alle Unterfragen Antwort geben, vor allem nicht auf die Frage nach der etwaigen größeren Häufigkeit der phthisischen Infektion im Kriege und auch nicht auf die Frage der von mehreren Seiten behaupteten günstigen Beeinflussung der Phthise durch den Krieg (HIS). Bezüglich dieser Dinge muß auf den vorhergehenden Aufsatz verwiesen werden. Das vorliegende Material erlaubt vielmehr nur die Verschlimmerungen der Phthise durch den Krieg zu untersuchen, und zwar sei unterschieden zwischen Verschlimmerung durch die allgemeinen Verhältnisse des Kriegsdienstes, durch Kriegsseuchen und durch Kriegsverletzungen.

Was zunächst die erste Art der Verschlimmerung betrifft, so ist sie sehr schwer zahlenmäßig zu erfassen. Es müßte zunächst die Zahl der Todesfälle an Phthise in Beziehung gesetzt werden zur Kopfstärke der betreffenden Armeen. Das ist wegen des beständigen Wechsels der Truppenteile und der Kopfstärke der verschiedenen Armeen während des Krieges kaum möglich. Ferner brauchte man einen passenden Vergleichsmaßstab aus dem Frieden; aber auch der ist nicht zu beschaffen. Unser Friedensheer war so sorgfältig ausgewählt, daß ein Vergleich mit dem Kriegsheer, bei dem die Anforderungen an körperliche Tüchtigkeit nach und nach herabgesetzt wurden, nicht angängig ist. Ebensowenig läßt sich ein Vergleich mit der gesamten männlichen Friedensbevölkerung zwischen 17 und 45 Jahren durchführen, da beim Kriegsheer immer noch eine Auslese stattfand. Muß so auf Grund des vorliegenden Materials auf eine Feststellung der zahlenmäßigen Zunahme der tödlichen Phthisen im Kriegsheere verzichtet werden, so läßt sich doch in anderer Weise der verschlimmernde Einfluß der allgemeinen Verhältnisse des Kriegsdienstes dartun, und zwar an der prozentualen Zunahme der akuten Formen: allgemeine Miliartuberkulose und tuberkulöse Hirnhautentzündung. Feld- und Heimatheer verhalten sich in dieser Hinsicht zahlenmäßig sehr ähnlich. Zum Vergleiche seien die Tuberkulosetodesfälle der Personen zwischen 20 und 50 Jahren im Düsseldorfer Pathologischen Institut während des Jahres 1919 herangezogen:

	Gesamtzahl der Tuberkulose-todesfälle	Akute Miliar-tuberkulose	Tuberkulöse Hirnhaut-entzündung	Akute Tuber-kulose insgesamt	%
Feldheer	197	44	32	76	38.5
Heimatheer	216	43	24	67	31.0
Pathol. Institut Düsseldorf	61	1	3	4	6.5

Aus dieser Zusammenstellung geht hervor, daß Todesfälle an akuten Phthise-
formen während des Krieges im Heere fünf- bis sechsmal so häufig waren als bei
Zivilpersonen nach dem Kriege. Es kann das nicht wohl anders denn als Beschleunigung des ungünstigen Ausgangs der Phthisen durch die Anstrengungen des
Kriegsdienstes gedeutet werden. Wenn in den Heimatlazaretten fast ebensoviel
Todesfälle an akut verlaufenden Phthisen seziert wurden wie im Felde, so erklärt
sich das, wie oben bereits gesagt, einesteils daraus, daß zahlreiche Phthisische aus
dem Felde, wo sie den ersten unheilvollen Anstoß ihres Leidens erhalten hatten, in
die Heimat abtransportiert wurden, anderenteils aus dem Umstande, daß das Heimatheer nicht so ausgesucht wie das Feldheer war, sondern auch körperlich minder
tüchtige Elemente umschloß, deren latente Phthise schon bei geringen Anlässen
zum Aufflackern und tödlichen Fortschreiten kam. Die Weiterentwicklung dieser
latenten Phthisen hing also wohl weniger von dem Grad der überstandenen Anstrengungen als von dem Grad ihrer Ausheilung ab, worauf auch MÖNCKEBERG
schon hingewiesen hat. Wenn ZADEK auf Grund klinischer Beobachtungen glaubt,
daß im Kriege eine große Zahl fortschreitender Phthisen auf Neuansteckungen beruhe, so findet das in dem vorstehenden Material keine Stütze. In weitaus der
Mehrzahl der Fälle reichten die Anfänge der gefundenen Phthisen ganz fraglos vor
den Krieg zurück. Bemerkenswert ist immerhin, daß sich unter den 413 fortschreitenden Phthisen etwa $120 = 29\%$ mit verkästen Drüsen befanden, also Personen,
die im primären bzw. sekundären Stadium der phthisischen Infektion (RANKE) standen,
ein Stadium, das wir sonst nur bei Kindern zu sehen gewohnt sind. Auch HART
hat gleichartige Beobachtungen gemacht. Jedoch höchstens ein Viertel von diesen
120 Fällen $= 7^{1}/_{4}\%$ befand sich im primären Stadium, hatte also seine Phthise
möglicherweise, aber auch nicht sicher, erst im Kriege erworben.

Was die Verschlimmerung der Phthise durch Kriegsseuchen anbetrifft, so
gelangten folgende Fälle zur Beobachtung: Tödlicher Verlauf einer Lungenphthise
im Anschluß an Typhus wurde einmal (VII, 5), nach Ruhr zweimal (IV, 1226 und
VII, 422) vermerkt; dazu kommen zwei Fälle, in denen sich bei tödlicher Ruhr ganz
frische, von einem älteren Herd ausgehende phthisische Veränderungen fanden
(VII, 868 und 949). Ferner dürften zwei Fälle hierher zu zählen sein, in denen ein
schwerer Darmkatarrh von nicht ganz geklärtem Charakter die vorhandene Phthise
sichtlich zum tödlichen Aufflackern brachte. Im ersten Falle (II, 910) handelte es
sich um eine Miliartuberkulose, im zweiten um einen Fall von azinöser, kavernöser
Lungenphthise. Sieben derartige Fälle unter 413 fortschreitenden Phthisen ist ein
sehr geringer Prozentsatz (1,7 %). In Wirklichkeit dürfte er sich wohl noch höher
stellen. Ich habe in der 7. Armee der Frage der Beeinflussung der Phthise durch
hinzutretende Krankheiten im Felde von vornherein besondere Aufmerksamkeit
geschenkt und darüber Aufzeichnungen gemacht. Fünf der aufgeführten 7 Fälle
stammen aus der 7. Armee. Es ist daher zu vermuten, daß auch in dem Material
der anderen Armeen noch mehr solche Fälle stecken und daß nur die entsprechenden
Hinweise in den Sektionsberichten fehlen. Ferner dürfte ein Teil der Phthisischen,
die im Kriege eine Seuchenerkrankung durchgemacht haben, die dadurch bewirkte
Verschlimmerung erst nach dem Kriege zu spüren bekommen. Das wird vor allem
von der Grippe anzunehmen sein, die ja erst im Sommer und Herbst 1918 ihren
verheerenden Zug antrat, und die in dem vorstehenden Material gar nicht vorkommt.
Nach Beobachtungen, die von klinischer Seite bei der Zivilbevölkerung gemacht
sind (KAYSER-PETERSEN u. a.), soll freilich die Grippe bei Phthisischen oft besonders
milde verlaufen und nur in verhältnismäßig wenigen Fällen einen ungünstigen
Einfluß ausüben.

Von Verschlimmerungen der Phthise durch Kriegsverletzungen finden sich
im ganzen Material nur 5 Fälle. In dreien davon war die Verschlimmerung nur
eine mittelbare, indem eine durch die Verletzung bedingte Infektion die Phthise zum

Aufflackern brachte. Nur im ersten Fall (Sekt. Bug. 210), wo es sich um eine Wundrose handelte, verlief im Anschluß daran die Phthise durch ausgebreitete käsig-pneumonische Prozesse tödlich. In den beiden anderen Fällen D. 439. 16 (Schrapnellverletzung von Wirbelsäule und Rückenmark mit eitriger Zystopyelonephritis) und D. 106. 18 (mehrfache Knochen- und Gelenkeiterungen nach Schußverletzungen) war die eitrige Infektion Todesursache, während die Phthise nur eine mäßige frische Ausbreitung zeigte. Allein in zwei Fällen mit Brustschuß (IV, 1005 und VII, 209) dürfte die Verletzung den unmittelbaren Anlaß zum tödlichen Fortschreiten der Phthise gegeben haben. Beide endeten durch allgemeine Miliartuberkulose. Die Zahl solcher Fälle ist also überraschend gering. Auch FRISCHBIER, der in einer Lungenheilstätte eine größere Zahl von Brustschüssen klinisch beobachtete und die einschlägigen Veröffentlichungen zusammenstellt, gibt an, daß das Fortschreiten einer vorher latenten Phthise durch eine Kriegsverletzung verhältnismäßig selten ist. Phthisische Infektion einer Schußwunde von außen her ist nirgends beobachtet.

Literatur.

FRISCHBIER, Lungenschüsse und Lungentuberkulose. Zeitschr. f. Tub. 26 S. 35.
— Ein weiterer Beitrag zu dem Thema „Lungenschüsse und Lungentuberkulose". Zeitschr. f. Tub. 29 S. 28.
HART, Pathologisch-anatomische Beobachtungen über Tuberkulose am während des Krieges sezierten Soldatenmaterial. Zeitschr. f. Tub. 31 S. 129.
HIS, Der Ausbau der Tuberkulosebekämpfung, Verb. d. D. Zentr.-Komm. z. Bek. d. Tub. 1919 S. 35.
KAYSER-PETERSEN, Über die Beziehungen zwischen Grippe und Tuberkulose. M. m. W. 1919 S. 1261.
MONCKEBERG, Tuberkulosebefunde bei Obduktionen von Kombattanten. Zeitschr. f. Tub. 24 S. 33.
RANKE, Primäraffekt, sekundäre und primäre Stadien der Lungentuberkulose usw. D. A. f. klin. Med. 119 S. 201 u. 297.
ZADEK, Beiträge zur Entstehung und zum Verlauf der Lungentuberkulose im Kriege. M. m. W. 1917 S. 1635.
— Weitere Beiträge zum Verlauf der Lungentuberkulose im Kriege. M. m. W. 1919 S. 1194.

5. Erschöpfungskrankheiten.

Von Geh. Med.-Rat OTTO LUBARSCH in Berlin,

o. Prof. der allgem. Pathol. u. pathol. Anat. u. Direktor des pathol. Instituts u. Museums der Univ. Berlin.
Im Kriege beratender Pathologe des stellv. IX. A.-K. u. des Gardekorps.

Der Weltkrieg und seine unerhört grausame und unmenschliche Führung seitens unserer Feinde hat auch in den sog. zivilisierten Staaten Gelegenheit gegeben, eine Reihe von Erkrankungen näher kennen zu lernen, von deren Dasein man bis dahin wenig wußte. Besonders die deutsche Wissenschaft erhielt die unwillkommene Gelegenheit, auch in der Heimat einen tieferen Einblick zu erlangen in die auf mangelhafte und unzweckmäßige Ernährung zurückzuführenden Erkrankungen, die schließlich als Massenerkrankungen auftraten, während man bis dahin höchstens Gelegenheit gehabt hatte, Einzelfälle zu untersuchen, und besonders unsere Kenntnisse über die durch Hunger hervorgebrachten krankhaften Veränderungen dürftige waren und zum größten Teile aus der ausländischen (russischen, britisch-indischen und japanischen) Literatur stammten. Zwar ist es während der Dauer des eigentlichen blutigen Krieges — im Gegensatz zu dem nach Waffenstillstand, Revolution und sogenannten Friedensschluß einsetzenden Kriege — in Deutschland nicht zu eigentlichen Hungersnöten gekommen, wohl aber zu einer starken, bald absoluten, bald relativen Unterernährung, die sich in verschiedenen Krankheitsformen äußert. Seit langem sind ja bestimmte Krankheitsformen bekannt, die im Anschluß an mangelhafte oder einseitige Ernährung auftreten — der Skorbut und die japanische Beriberi-Krankheit. Die in der bürgerlichen Bevölkerung Deutschlands, Österreich-Ungarns und besetzten Gebieten, sowie unter Kriegs- und Militärstrafgefangenen beobachteten Erschöpfungs- und Unterernährungskrankheiten können wir in der Hauptsache in 3 Gruppen einteilen, die allerdings, so scharf sie auch zunächst in ihren Hauptkrankheitsanzeichen voneinander getrennt zu sein scheinen, durch mannigfache Übergänge verbunden sind und dadurch die innere Zusammengehörigkeit anzeigen: 1. die Ödemkrankheit (Kriegsödem, Hungerödem), 2. der Skorbut, 3. die epidemischen Knochenerweichungen (Hungerosteopathie).

a) Die Ödemkrankheit.

MAASE-ZONDECK bemerken, daß diese Krankheit, wie es scheint, in diesem Kriege nicht zum ersten Male auftrat, sondern auch schon früher beobachtet wurde. Tatsächlich scheint es, daß das 1902 von WHEELER in Burengefangenenlagern in St. Helena beobachtete epidemische Ödem mit der Ödemkrankheit identisch ist oder ihr wenigstens sehr nahesteht.

Auf die Krankheitserscheinungen soll hier nicht ausführlicher eingegangen, sondern im wesentlichen auf das Buch von MAASE-ZONDECK verwiesen werden. Sie sowohl, wie v. JACKSCH, geben 4 Hauptkrankheitsanzeichen an: Wassersucht, Poly- und Pollakisurie, Bradykardie und große Hinfälligkeit. Die hydropischen Schwellungen finden sich am häufigsten und stärksten an Fußrücken, Knöcheln, Unter- und Oberschenkeln, während Gesichts- und Skrotalödeme viel seltener sind, und letztere nur von v. JACKSCH und MAASE-ZONDECK etwas häufiger beobachtet wurden. Höhlenwassersucht tritt demgegenüber zurück, und nur STRAUSS berichtet über häufigeres Vorkommen von Bauchwassersucht. Die Sektionsbefunde zeigen allerdings, daß Höhlenwassersucht keineswegs selten ist, nur öfters nicht in dem Maße, daß sie während des Lebens erkannt werden kann. Daß die wäßrigen Schwellungen auch wieder zurückgehen, um nach einiger Zeit wieder aufzutreten, also intermittierend sind, wird besonders von MAASE-ZONDECK und JANSEN betont. Allgemein wird auch die starke Abmagerung und Abnahme des Körpergewichts — 20 Pfd. und mehr — hervorgehoben, während über das Verhalten des Blutes die Ansichten etwas auseinandergehen und namentlich das Bestehen einer echten Oligozythämie bestritten wird, da die Zahl der roten Blutkörper normal oder sogar etwas vermehrt gefunden wurde. Doch kann sowohl nach den Angaben von JANSEN, MAASE-ZONDECK u. a., wie auch nach meinen eignen pathologisch-anatomischen Befunden kein Zweifel darüber bestehen, daß eine erhebliche Zerstörung von roten Blutkörperchen stattfindet. Dafür sprechen ja auch die Angaben von MAASE-ZONDECK über Aniso- und Poikilozytose, sowie Polychromasie und die Befunde von kernhaltigen roten Blutkörpern in erheblicher Menge, wie sie BUDZYNSKI und CHELCHOWSKI beschreiben, und HOLSES Angaben über basophile Körnelung der roten Blutzellen. Das Verhalten der weißen Blutzellen ist sehr schwankend und die Befunde mehrdeutig. Die öfter beobachtete Vermehrung der oxyphil gekörnten Zellen (Eosinophilie) scheint in keiner unmittelbaren Beziehung zur Ödemkrankheit zu stehen; dagegen ist eine Abnahme der neutrophil gekörnten und eine Lymphozytose bis zu 45% (MAASE-ZONDECK), ja 55% (HOLSE), als ein ständiger Befund anzusehen, soweit nicht etwa durch hinzutretende andere, namentlich infektiöse Krankheiten eine Änderung des Blutbildes bedingt wird. Die Körpertemperatur ist im allgemeinen normal oder unternormal; nervöse Beschwerden bestanden in allgemeiner Unlust und geistiger Trägheit, sowie erheblicher motorischer Schwäche und auffallender Druck- und Schmerzempfindlichkeit — eigentlich polyneuritische Erscheinungen wurden aber nur ausnahmsweise beobachtet. — Eine genaue Statistik über die Häufigkeit der Erkrankung und die Sterblichkeit besitzen wir nicht. — Die leichteren nicht tödlich endenden und bei geeigneter Behandlung bald zur Heilung kommenden Fälle sind namentlich im Winter 1916/17 sehr häufig gewesen, wie aus den Angaben von MAASE-ZONDECK hervorgeht; auch meine zahlreichen Beobachtungen über Inanitionskachexie in den Militärstrafgefangenenlagern an der dänischen Grenze beziehen sich fast ausschließlich auf die Zeit von Ende Oktober 1916 bis Ende Mai 1917, wo auch noch recht empfindliche Kälte herrschte. Auch aus den Beobachtungen von v. JACKSCH (22842 Fälle mit 1028 Todesfällen = 4,5%) ergibt sich die Häufigkeit der Erkrankung, ebenso wie aus mannigfachen Beobachtungen in Kriegsgefangenenlagern und dicht hinter der Front, wo zu manchen Zeiten auch die Sterblichkeit sehr erheblich war. Daß das Wesen der Erkrankung mehr in der Ernährungsstörung, als in der Wassersucht liegt, erhellt aus der Tatsache, daß, wie JANSEN hervorhebt, diese nicht selten ganz fehlen kann („Formes frustes"), was auch v. JACKSCH bei italienischen Kriegsgefangenen beobachtete; auch MAASE-ZONDECK sprechen von „abortiven Formen" und PRYM von „Ödemkrankheit ohne Ödeme". Auch wird von zahlreichen Autoren hervorgehoben, daß starke körperliche Arbeit und Kälte das Auftreten der Ödeme begünstige. Diese Tatsachen sind besonders bedeutungsvoll für die Beurteilung der pathologisch-anatomischen Befunde, bei denen die verhältnismäßig spärlichen Befunde von typischer Ödemkrankheit durch solche, wo die Wassersucht sich zum mindesten nicht in Hautödemen äußert, ergänzt werden müssen. Zweifellos treten bei den tödlich endenden Fällen die Ödeme meist in den Hintergrund:

so vermißte PRYM bei seinen 26 Fällen 19 mal Ödeme vollständig; 2 mal waren nur „leichte", 2 mal „deutliche" und nur 3 mal starke und ausgebreitete Ödeme vorhanden. Bei 36 Fällen von Erschöpfungs- und Inanitionstod, über die ich die Angaben aus den in der K. W. A. niedergelegten Leichenberichten entnehme und die sich auf Beobachtungen an den verschiedensten Kriegsschauplätzen und Okkupations-gebieten an rumänischen, russischen, französischen und belgischen Gefangenen beziehen, finde ich nur 5 mal ausgeprägte Ödeme notiert, während sie 31 mal fehlten. Ähnlich liegen die Verhältnisse bei meinem eignen Material, das sich zum größten Teil auf deutsche Militärstrafgefangene und nur vereinzelt auf russische und italienische Kriegsgefangene bezieht. Hier hatte ich folgende Befunde:

A) Reine, unkomplizierte Fälle: 10 Fälle.

Mit Ödemen (nur Knöchel)	ohne Ödeme	mit Höhlenwassersucht
3 Fälle	7 Fälle	3 Fälle (Ascites u. Hydrothorax).

B) Mit anderen Krankheiten verbundene Fälle: 46 Fälle.

1. verbunden mit fibrinöser Pleuropneumonie: 36 Fälle.

Mit Ödemen (fast immer Knöchel- u. Skrotalödeme) 9 Fälle	ohne Ödeme 27 Fälle	mit Höhlenwassersucht od. entzdl. Exsudaten 26 Fälle (Ascites bis zu 1¼ Liter, Hydro-perikard., Hydrothorax, Hydrocepha-lus; Exsudative Pleuritiden, Perikar-ditis und Meningitis).

2. verbunden mit Ruhr (bakteriolog. und durch Agglutination nachgewiesen): 7 Fälle.

Mit Ödemen 2 Fälle (nur Knöchel)	ohne Ödeme 5 Fälle	mit Höhlenwassersucht 4 Fälle (Ascites bis zu ½ Liter; Hydrothorax und Hydrocephalus).

3. verbunden mit fibrinöser Pleuropneumonie und Ruhr: 5 Fälle.

Mit Ödemen 4 Fälle (Knöchel- u. Skrotalödeme, 1 mal auch Bauchdeckenanschwell.)	ohne Ödeme 1 Fall	mit Höhlenwassersucht 5 Fälle (Ascites bis 1¼ Liter; Hydrothorax bis 700 ccm).

4. verbunden mit Paratyphus-B-Infektion: 1 Fall.

Mit Ödemen 0	ohne Ödeme 1 Fall	mit Höhlenwassersucht 1 Fall (Hydroperikard., Hydro-thorax 150 ccm).

5. verbunden mit Schußverletzungen, die plötzlichen Tod herbeiführten: 2 Fälle.

Mit Ödemen 0	ohne Ödeme 2 Fälle	mit Höhlenwassersucht 1 Fall (linke Pleurahöhle 250, rechte 150 ccm klare Flüssigkeit).

Die Zusammenstellung zeigt eine fast vollständige Übereinstimmung zwischen PRYM und mir (nur in 27 und 24% der Fälle Ödeme, sowie fast regelmäßig Höhlen-wassersucht), während bei den 36 aus den Protokollen der K. W. A. stammenden Fällen der Prozentsatz der Ödeme noch geringer ist, nämlich nur 16%. Auf die Frage, wodurch ich mich für berechtigt halte, auch die mit fibrinöser Pleuropneumonie oder Ruhr verbundenen Fälle zur Ödemkrankheit im weiteren Sinne zu rechnen, ant-worte ich zunächst: weil sie im übrigen den ganz charakteristischen anatomischen Befund der Unterernährungskachexie zeigen. Von den ersten Untersuchern werden im wesentlichen 2 Hauptbefunde angegeben (JANSEN, HÜLSE): 1. starker

Schwund der fettigen und lipoiden Substanzen; 2. starker Eiweißzerfall, gekennzeichnet durch braune Atrophie der inneren Organe, besonders von Leber und Herz, von denen Gewichte bis 700, bzw. 145 g, beobachtet wurden. Dazu hat PRYM noch als 3. die Neigung zu Blutungen hinzugefügt. Nach meinen Erfahrungen kann man die anatomischen Veränderungen in 4 Gruppen teilen:

1. Der ausgeprägte und starke Schwund der fettigen und lipoiden Stoffe.

Diese Veränderungen erreichen in den ausgeprägten, mehr chronisch verlaufenden Fällen außerordentlich hohe Grade. Wenn auch die Angaben mancher Sektionsprotokolle und Diagnosen, wie „vollkommener Schwund des Fettgewebes", „Inanitionskachexie mit Fehlen des Fettgewebes" etwas übertrieben sind, so sind doch die Fälle nicht selten, in denen das Unterhautfettgewebe am Bauch kaum noch 1—2 mm dick ist oder gar überhaupt nur ganz vereinzelt dunkelbraungelbe Fettgewebsläppchen dort gefunden werden. Diese Atrophie des Fettgewebes kann sich dann auf alle Fettdepots des Körpers erstrecken, besonders das suberöse (subepikardiale, subperitoneale) Fettgewebe erscheint sulzig, besteht oft nur noch aus bräunlichen fischfleischartigen Klumpen. Die gleichen Veränderungen zeigt das fettgewebshaltige Mark der großen Röhrenknochen; die fettigen und lipoiden Massen der Nebennierenrinde sind erheblich vermindert, mitunter nur noch in ganz spärlichen Resten vorhanden. Auch das seßhafte Fett in den quergestreiften, willkürlichen Muskeln und im hyalinen Knorpel und Hoden wird angegriffen, hält sich aber hier noch am längsten; meist findet man doch noch in fast jeder Zelle der Rippen-, Kehlkopf-, Luftröhrenknorpel einen Fetttropfen, der allerdings auffallend klein ist. Selbst die lipoiden Beimischungen zu den Pigmenten der Leber-, Ganglien-, Herzmuskel-, Samenbläschenepithelzellen scheinen zu schwinden, da ich in ausgeprägten Fällen auch keine Andeutung des ja allerdings schwankenden Lipoidgehalts dieser Pigmente fand. Dagegen scheinen die lipoiden Pigmente und fettartigen Abbauprodukte an den perivaskulären Lymphscheiden des Gehirns eher zu- als abzunehmen, und besonders bemerkenswert scheint es mir, daß man verhältnismäßig häufig Fetttröpfchen in den Kapillarendothelien (besonders den KUPFERschen Sternzellen der Leber, Gehirn-, Magen- und Darmschleimhautkapillaren) findet, ein Befund, auf dessen grundsätzliche Bedeutung ich weiter unten zurückkomme.

2. Die atrophischen Veränderungen mit Auftreten von Abnutzungs-(Abbau-)Pigmenten, besonders in Herz und Leber.

Die Verkleinerung der großen parenchymatösen Organe wird allgemein hervorgehoben. Das Durchschnittsgewicht des Herzens betrug in meinen Fällen 258,7 g (niedrigstes Gewicht 187 g, höchstes 312 g), bei PRYM 245,3 g (Höchstgewicht 310, niedrigstes 190 g). Die Gewichtsabnahme der Leber ist im allgemeinen geringer — PRYMs Durchschnittsgewicht ist 1390 g (niedrigstes Gewicht 870 g, höchstes 2250 g), doch kommen auch sehr erhebliche Verkleinerungen vor. Auch die Milz ist oft stark verkleinert — Durchschnittsgewicht bei PRYM 114 g (niedrigstes 40, höchstes 220 g). Die übrigen Organe zeigen aber keine regelmäßigen und irgendwie starken Gewichtsabnahmen. — Die Durchschnittsgewichte der Nieren sind z. B. bei PRYM annähernd ganz normal mit zusammen 290,1 g, ebenso der Bauchspeicheldrüse und des Gehirns; auch das der Nebennieren ist höchstens um ein geringes vermindert (Durchschnitt bei PRYM 18 g für beide). Das beweist aber keineswegs eine normale Beschaffenheit der betr. Organe, da gerade auch in ihnen eine sehr erhebliche Ablagerung des braunen Abbaupigmentes vorhanden sein kann, deren Mächtigkeit vor allem bei den noch verhältnismäßig jugendlichen Personen von 25—39 Jahren — wie sie in meinem Material überwogen — auffällt. Besonders stark ist die Pigmentablagerung in der Herzmuskulatur, den Leberzellen und den Zellen der Nebennierenretikularis, den Samenbläschen- und Nebenhodenepithelien, den Ganglienzellen, den Spinalganglien und des Rückenmarks, weniger stark pflegen betroffen zu sein die Epithelien der graden Harnkanälchen und die Zwischenzellen des Hodens; gelegentlich ist auch die willkürliche quergestreifte Muskulatur, die sonst nur bei schwerster Krebskachexie und bei sehr alten Personen ausgeprägte braune Atrophie zeigt, Sitz von reichlichem braunen Pigment, das dann in denselben Beziehungen zum Kern steht, wie in der Herzmuskulatur. Die von PRYM in 6 Fällen erwähnten leichtbräunlichen oder geradezu braunen Färbungen der Bauchspeicheldrüse haben mit Ablagerung von Abbaupigmenten nichts zu tun — hierauf wird erst weiter unten näher eingegangen.

3. Mehr oder weniger hochgradige Zerstörung roter Blutkörperchen und dadurch bedingte ausgedehnte und starke Hämosiderinablagerungen in verschiedenen Organen.

Diesen Veränderungen ist bisher von den pathologischen Anatomen nicht genügend Beachtung geschenkt worden, weil eine systematische mikroskopische Untersuchung der Fälle nicht vorgenommen wurde oder wenigstens mit Methoden, bei denen die Hämosiderinablagerung nicht hervortrat. PRYM erwähnt z. B. nur 4mal Pigmentablagerungen in der Milz, das er merkwürdigerweise als „fetthaltiges Pigment" auffaßte. Ich habe in keinem einzigen meiner 55 Fälle starke und ausgebreitete Hämosiderinablagerungen vermißt, von denen ich am beweisendsten zunächst nur die 10 reinen Fälle betrachte, weil bei den mit kruppöser Lungenentzündung oder Ruhr oder beiden Erkrankungen verbundenen Fällen eine Mitwirkung dieser Krankheiten zunächst nicht ausgeschlossen ist. Daß eine Zerstörung der roten Blutkörper auch in den nicht tödlich endenden Fällen stattfindet, ergibt sich ja schon aus den Angaben von JANSEN, sowie MAASE-ZONDECK; daß sie bei den chronisch verlaufenden tödlich endenden sehr erheblich sein kann, zeigen meine Beobachtungen, von denen ich eine, weil sie auch in klinischer Hinsicht sehr lehrreich ist, ausführlicher anführe.

32jähriger Militärstrafgefangener Th. M., gest. am 8.2.1917 im Gefangenenlager Lügumkloster. Früher bei der 7. Komp. des Res.-Inf.-Regt. 222. — Im Felde 7. 6. 15 wegen Fahnenflucht mit 6 Jahren Gefängnis und Versetzung in die 2. Klasse des Soldatenstandes bestraft.

Hatte sich seit Oktober 1916 30mal krank gemeldet, davon 12mal, ohne daß ein Befund erhoben werden konnte und er für dienstfähig erklärt wurde. Die Beschwerden waren dabei gewöhnlich mehr allgemeiner Natur, „Brustschmerzen, Magen- und Nierenschmerzen, allgemeine Abgeschlagenheit usw." M. war deswegen 2mal mit 3tägigem strengen Arrest bestraft worden, hatte aber stets beteuert, tatsächlich krank zu sein; er hatte sich dann auf Anraten des Kompagnieführers beschwert und war am 1. 2. durch einen Oberstabsarzt in Flensburg untersucht worden, der die Beschwerde für „unberechtigt" und M., von durch kleinere oder größere Märsche bedingten „Auftreibungen an den Beinen" abgesehen, für gesund und dienstfähig erklärte. M. wurde daher am 7. 2. wegen unberechtigter Beschwerde mit 7 Tagen strengem Arrest bestraft. Obgleich er am 5. und 6. 2. wegen Knöchelschwellung mit Bettruhe behandelt wurde, wurde er am 7. 2. zur Arbeit mitgenommen, die er willig ausführte, obgleich er auf den aufsichtsführenden Unteroffizier einen schlappen und kranken Eindruck machte. Auf dem Rückmarsch brach er dann zusammen, mußte ins Lager getragen werden und starb dort am nächsten Tage an „Erschöpfung". —

Die Leichenöffnung (S. N. 144. 17) hatte folgendes Ergebnis: Unterernährung, starke allgemeine Abmagerung (sehr dünnes sulziges braungelbes Fettgewebe), geringer Aszites, Hydrothorax (über 100 ccm klare Flüssigkeit in jedem Brustraum). Atrophie der Herzmuskulatur, der Milz, Nebennieren und Leber, starke Hämosiderose der Milz und Leber. Blutungen der Lungensubstanz, kleine Geschwüre und hämorrhagische Erosionen der Magenschleimhaut, Follikelhämosiderose des Dünndarms, kleine Abschürfungen der Haut des linken Knöchels, der Zehen und des kleinen Fingers. Blutergüsse unter der Haut des linken Auges und linken Scheitelbeins, große subdurale Blutung links mit leichter Kompression der linken Gehirnhälfte, subpiale Blutungen, kleine frische und ältere Zahnfleischblutungen, follikuläreitrige Gaumenmandelentzündung. Stauungshyperämie der Lungen, Nieren und Milz. Pleuraverwachsungen, vernarbende Tuberkulose der linken Lungenspitze, leichte Sklerose der Mitralis, Aorta, Kranzarterien und Karotiden.

Die mikroskopische Untersuchung ergab folgendes: Herz: sehr starke braune Pigmentierung der atrophischen Fasern; das Pigment völlig lipoidfrei. Zwerchfellmuskulatur und Rachenmuskulatur enthält etwas braunes Pigment, kein Fett. Lungen: starke Stauungshyperämie, geringes Ödem, vereinzelt desquantitativ pneumonische Herde mit fetthaltigen Exsudatzellen, frische Blutungen; subpleurale Hämosiderinablagerungen in Spindel- und Rundzellen. Milz: Kapsel- und Trabekelverdickung; ganz geringe feintropfige Trabekelverfettung, sehr starke Pulpa- und peritrabekuläre und perivaskuläre Hämosiderose. Leber völlig fettfrei, reichlich braunes lipoidfreies Pigment in Leberzellen; ausgedehnte feinkörnige Leberzellen — geringere Sternzellenhämosiderose; Herde großer hämosiderinhaltiger Zellen im interlobulären Gewebe. Nieren: starke Stauungshyperämie; völlig fettfrei; reichlich braunes Pigment im den Epithelien der großen Kanälchen des Marks; feinkörniges Hämosiderinpigment im Epithel absteigender Schenkel; vereinzelte Herde hämosiderinhaltiger Spindelzellen im Bindegewebe der Grenzschicht und der Pyramidenspitzen; geringer Fett- und Kalkinfarkt. Nebennieren ziemlich geringe herdförmige Lipoid- und Fettablagerung in der Rinde; starke braune Pigmentierung der reticularis; vereinzelte Herde hämosiderinhaltiger Zellen in fascicularis und reticularis. Pankreas: Drüsenepithelien und LANGERHANS' inseln fettfrei; nur in einigen Kapillarendothelien Fetttröpfchen; in einigen Drüsenepithelien und Retikulumzellen feinkörniges Hämosiderin. Schilddrüse ein kleiner kolloidarmer Adenomknoten; in einigen Drüsen-

epithelien feinkörniges Hämosiderin. Hypophyse im Hinterlappen und Stiel reichlich grobklumpiges Hämosiderin in Spindel- und vielgestaltigen Zellen; vereinzelt feinkörniges Hämosiderin in Epithelien des Vorderlappens. Gaumenmandeln: kleine Eiterherde in den Krypten;
sehr reichlich subepitheliale und perfollikuläre hämosiderinhaltige Spindel- und
Rundzellen; auch im Bindegewebe hämosiderinhaltige Zellen. Magen: kleine peptische
Nekrosen und hämorrhag. Erosionen; vereinzelt Hämosiderinpigment in Drüsenepithelien,
etwas reichlicher in Spindel- und Rundzellen des Bindegewebes der Mucosa und
Submucosa. Dünndarm: hier und da hämosiderinhaltige Rundzellen in den Zottenspitzen;
reichlich hämosiderinhaltige Spindelzellen um die Lymphknötchen und in der Submucosa; im Dickdarm vorwiegend in der Submucosa. Oberschenkelknochenmark: starke gallertige
Atrophie des Fettgewebes; reichlich hämosiderinhaltige Retikulumzellen. Gehirn: im Streifenhügel sehr reichlich grobklumpiges Hämosiderin in Glia- und perivascul. Zellen; etwas
spärlicher in der subst. nigra in kleinen Glia- und Adventitiazellen, z. T. auch feinkörnig
perivaskulär freiliegend. Daneben eisenfreies hellgelbes feinkörniges Pigment.

Natürlich ist nicht in allen Fällen die Hämosiderinablagerung eine über so zahlreiche Organe verbreitete und so starke; aber es gibt Fälle, in denen sie an einzelnen
Organen noch stärker ist — so fand ich z. B. in einigen Fällen stärkere Hämosiderinablagerung in den Epithelien der gewundenen und geraden Kanälchen, in Schilddrüsen-
epithelien, Magendrüsen, selbst in quergestreiften willkürlichen Muskeln und in einem
Fall — dessen Präparate in der kriegspathologischen Sammlung der K. W. A. sind —
auch in der quergestreiften Muskulatur des Herzens, endlich auch in einigen Fällen
ziemlich stark in den Epithelien der Bauchspeicheldrüse. Es ist sehr wahrscheinlich,
daß in den 6 Fällen PRYMS, in denen er schon mit bloßem Auge eine braune oder
bräunliche Färbung des Pankreas beschreibt, die gleichen mikroskopischen Befunde
zu erheben gewesen wären. Ein besonders häufiger Befund sind die Hämosiderinablagerungen im Darm, die teils als Zottenhämosiderose (Pseudomelanose), teils als
follikuläre und perifollikuläre Hämosiderose oder auch als unregelmäßige Hämosiderinablagerungen in Schleimhaut, in Submucosa, besonders auch des Dickdarms, auftreten. Auf sie, ebenso wie auf die mitunter sehr starke Hämosiderinablagerungen
in Lymphknoten, wird erst weiter unten näher eingegangen. Hier sei nur betont,
daß die Hämosiderinablagerungen hinsichtlich der Ausdehnung im ganzen Körper
das übertrifft, was man bei der perniziösen Anämie findet und mehr den Befunden
entspricht, die bei allgemeiner Hämochromatose erhoben werden.

4. Neigung zu wäßrigen Ergüssen und Blutungen, besonders im Verdauungsschlauch.

Die Neigung zu wäßrigen Ergüssen besteht in allen Fällen, wie oben näher gezeigt; sie
ist auch keineswegs auf Unterhautzellgewebe und Höhlen beschränkt, sondern kommt auch in Organen vor, und häufig ist der allerdings mehrdeutige Befund von Lungenödem, nicht selten Pia
und Gehirnödem und Ödem der Darmwand; einige Male fand ich auch Ödem der Nebennieren,
Nieren und Gallenblase. Diese wäßrigen Ausschwitzungen bedingen aus die Neigung zu Infektionen und den durchaus abnormen Verlauf und Charakter mancher Infektionskrankheiten, besonders der kruppösen Lungenentzündung, worauf unten noch näher eingegangen
wird. Ebenso bemerkenswert ist die Neigung zu Blutungen, die auch schon von PRYM hervorgehoben wurde. Tatsächlich sind Blutungen ungemein häufig, unterscheiden sich aber von den
skorbutischen sowohl ihre Lokalisation, wie ihre verhältnismäßig geringe Ausbreitung. Die oben
angeführten Ergebnisse der mikroskopischen Untersuchung des Falles, S. N. 144. 17, zeigen bereits das
Vorhandensein von Blutungsresten in zahlreichen Organen — im interlobulären Bindegewebe der Leber,
perivaskulär in der Milz, in Nieren- und Nebennierenbindegewebe, in der Gaumenmandel, subpleural, in
Schleimhaut und Submucosa von Magen und Darm. Aber auch frische Blutungen sind ein häufiger
Befund: so fanden sich hämorrhag. Erosionen der Magenschleimhaut und rezidivierende hämorrhag.
Gastritis in zehn unkomplizierten Fällen 5 mal, in den mit anderen Erkrankungen verbunden 26 mal,
und zwar 8 mal hämorrhag. Erosionen, 8 mal ältere und frischere Blutungen und 10 mal rezidivierende
hämorrhag. Gastritis; in den 36 Fällen aus den Protokollen der K. W. A. ist der Befund nicht ganz so
häufig (16 Fälle, mit starkem Überwiegen der hämorrhag. Erosionen: 8 Fälle). Noch häufiger sind
die älteren und frischeren hämorrhagischen bzw. auf Blutresorption hinweisenden Veränderungen der
Darmschleimhaut; bald in der Form einer follikular-hämorrhag.-nekrotisierenden Entzündung (7 Fälle),

bald in Form frischer (8 Fälle) oder älterer (Pseudomelanose) Blutungen der Darm- und Dickdarmschleimhaut (18 Fälle) oder follikulärer und perifollikulärer Hämosiderose in Darm oder Dickdarm
(14 Fälle) oder endlich ausgedehnter Zottenhämosiderose des Dünndarms (23 Fälle*). Nur
in 6 von diesen 56 Fällen wurden derartige Veränderungen ganz vermißt, während, wie sich schon
aus den angeführten Zahlen ergibt, nicht selten eine Verbindung der verschiedenen Veränderungen
in den verschiedenen Darmabschnitten vorkam. Die Häufigkeit der Blutungen erklärt es auch,
warum verhältnismäßig häufig schwere, auch verschorfende Entzündungen mit der Unterernährungs-
hinfälligkeit verknüpft sind, was ja namentlich PRYMs Material zeigt, der 16 Fälle von ruhrartigen
Darmveränderungen unter seinen 26 Beobachtungen notierte, während unter meinen 56 Fällen —
außer 12 Fällen von echter Ruhr und einem von schwerer nekrotisierender Enteritis durch Paratyphus B —
nur 7 Fälle schwerer Darmentzündungen vorhanden sind. (Auch unter den 36 Fällen der K.W.A.
ist die Zahl der ruhrartigen oder überhaupt schweren Darmveränderungen viel geringer, als bei
PRYM, aber immerhin ¹/₃ der Fälle 12.) — Es ist wahrscheinlich, daß die Häufigkeit dieser
schweren Darmveränderungen auf die Tätigkeit von Darmbakterien zurückzuführen
ist — in meinen Fällen fand sich sowohl im Darm wie im Herzblut und Milz auffallend häufig
Bacterium coli haemolyticum. — Im übrigen kommen hämorrhagische Veränderungen noch in
vielen anderen Organen vor, recht häufig auch hämorrhagische Entzündungen der Gaumenmandeln,
Blutungen der serösen Häute und vor allem auch nicht selten hämorrhagische Pachymeningitis.
Wie empfindlich und leicht durchlässig die Kapillarwandungen bei diesen Unterernährungszuständen
werden, zeigt der oben ausführlicher beschriebene Fall, S.N. 144. 17, wo sich bei dem vor Schwäche
zusammenbrechenden Militärgefangenen augenscheinlich im Anschluß an den Fall ein großes sub-
durales Hämatom ausbildete. Verständlich wird es hierdurch auch, daß alle entzündlichen Prozesse
bei solchen unterernährten Personen eine große Neigung haben, einen hämorrhagischen Charakter
anzunehmen.

Diese vier Gruppen von Veränderungen, die in dieser Ständigkeit sich weder
bei den durch chronische Infektionskrankheiten, noch durch bösartige Gewächse
hervorgerufenen Abzehrungen vorfinden, gestatten es, die Diagnose auch dann zu
stellen, wenn eine andere Krankheit — besonders akute infektionen — den Tod
herbeigeführt haben. Der ganze Leichenbefund, besonders die Ergebnisse der
mikroskopischen Untersuchung, gestatten aber auch weiter ein abschließendes Urteil
über Wesen und Entstehungsweise der sog. Ödemkrankheit. Wir brauchen
hier auf die seinerzeit von RUMPEL vertretenen Ansicht, daß die Erkrankung mit
Rückfallfieber und Ruhr zusammenhänge und die Wassersucht die Folge einer durch
Rekurrensspirillen bedingten Kapillarschädigung sei, nicht näher einzugehen; ebensowenig kommt Ruhr als ursächliche Erkrankung in Betracht — wenn auch nicht selten
eine Verbindung von Ruhr und Unterernährung gefunden wurde. Als wesentliches
erscheint bei der Krankheit eine schwere Kapillarschädigung, die einerseits zu
den wäßrigen Ergüssen, andrerseits zu den zahlreichen und mehr oder weniger
ausgedehnten Blutungen führt.

Gerade der Nachweis der regelmäßigen Verbindung von wäßrigen Ergüssen
und Blutungen zeigt, daß die Wassersucht weder kardiale noch renale Ursprungs
ist, sondern lediglich auf die schwere Schädigung der Kapillaren zurückgeführt
werden muß. Als ein morphologisches Zeichen dieser Kapillarschädigung kann
man die an nicht wenigen Kapillarendothelien (KUPFFERsche Sternzellen, Darmkapil-
laren) nachweisbaren Fettablagerungen ansehen. Es ist begreiflich, daß die Folgen
der Kapillarschädigung sich besonders bemerkbar machen, wenn infektiöse Schädlichkeiten hinzukommen und entzündliche Prozesse sich entwickeln. Der ganze
Verlauf der Infektionskrankheiten und die Art der entzündlichen Exsudate wird mit
dadurch bestimmt. Das zeigt sich besonders bei der kruppösen Lungenentzündung,
z. T. auch bei der Ruhr.

---

*) Sowohl die Zottenhämosiderose, wie die follikulären Hämosiderinablagerungen sind in der Haupt-
sache auf Blutresorption zurückzuführen, d. h. auf Blutansammlungen im Darmrohr selbst und nicht
auf örtliche Blutungen in der Schleimhaut; während die perifollikulären und submukösen Hämosiderinablagerungen als Reste örtlicher Blutungen angesehen werden müssen. Bei den Zotten- und follikulären Hämosiderinablagerungen findet man daher fast stets auch in dem Sinus der Gekröse-
lymphknoten mehr oder weniger reichlich hämosiderinhaltige Zellen.

Unter meinem Material befanden sich auffallend viel Fälle von kruppöser Lungenentzündung (36 Fälle). Dies erklärt sich dadurch, daß es sich fast ausschließlich um Militärstrafgefangene handelte, die zunächst aus den Gefängnissen ziemlich unterernährt in die Gefangenenlager kamen, wo sie zwar eine leidlich ausreichende Ernährung erhielten, aber ungewöhnlich starken körperlichen Anstrengungen und Witterungsunbilden ausgesetzt waren. Sie mußten vielfach morgens um 4 Uhr aufstehen und hatten einen Marsch von 3 Stunden bis zur Arbeitsstätte, hatten dann den ganzen Tag an den Grenzbefestigungen zu arbeiten, mußten wieder zurückmarschieren und konnten dann erst etwa um 9 Uhr abends wieder zur Ruhe kommen. Es waren also bei ihnen die allseitig hervorgehobenen Einflüsse in hohem Maße vorhanden: nämlich starke körperliche Arbeit und Kälte, die in der Zeit von Oktober 1916 bis Ende Mai 1917 in ungewöhnlich starker Weise und Dauer an der Nordgrenze herrschte. Der Aufenthalt in Kälte und Schnee und in dem sehr kalten Lager begünstigte die Entstehung von Lungenentzündungen. Der Leichenbefund war nun in vieler Hinsicht ein abnormer: 1. war das pneumonische Exsudat meist ausgeprägt hämorrhagisch, selbst in späteren Stadien; 2. waren in ganz ungewöhnlich hohem Prozentsatz fibrinös-eitrige Entzündungen seröser Häute vorhanden, besonders e i t r i g e Leptomeningitis. Während die Pneumoniemeningitis in der Regel in höchstens 2—3% der Fälle vorkommt, wurde sie bei den Militärstrafgefangenen unter 36 Fällen 15 mal, d. h. in 41,7% der Fälle, gefunden, ohne daß etwa in den Fällen ein abnormer Bakterienbefund vorgelegen hätte; es handelte sich fast immer um Pneumokokkenbefunde. Auch sonst waren die Befunde in den serösen Häuten insofern häufig abnorm, als sehr oft die bei der kruppösen Pneumonie regelmäßig vorhandene, aber gewöhnlich trockene oder nur mit wenig Kubikzentimeter Exsudat verbundene Pleuritis eine ausgesprochene exsudative war; in 22 Fällen bestand eine ausgeprägte exsudative fibrinös-hämorrhagische oder fibrinös-eitrige Pleuritis mit durchschnittlich 260 ccm Exsudat (geringste Menge 75, höchste 750 ccm); sehr viel häufiger als gewöhnlich waren auch Perikarditiden und Peritonitiden, erstere 5 mal mit durchschnittlich 140 ccm Exsudat (niedrigstes 40, höchstes 220 ccm), letztere 9 mal mit durchschnittlich 465 ccm Exsudat (niedrigstes 125, höchstes 1100 ccm). — Auch bei der Ruhr und dem einen Fall von Paratyphus war die Neigung zur exsudativen Entzündung seröser Häute deutlich, wenn auch nicht so überwältigend wie bei der kruppösen Lungenentzündung. 4 mal fand sich hier eitrige oder eitrig-hämorrhagische Bauchfellentzündung und 2 mal fibrinös-eitrige Pleuritis. — Es ist klar, daß die starke Durchlässigkeit der Kapillarwandungen und der dadurch bedingte Durchtritt seröser Flüssigkeit besonders günstige Ernährungsbedingungen für die im Körper vorhandenen Spaltpilze schafft und dadurch die exsudativen Entzündungen herbeigeführt werden.

b) Der Skorbut.

Wenn der Skorbut auch eine seit langer Zeit bekannte und auch pathologisch-anatomisch weit besser erforschte Krankheit war, als die sog. Ödemkrankheit, so sind doch die während des Krieges gemachten Beobachtungen für das weitere Verständnis der Erkrankung von sehr großem Wert gewesen. Auch diese Krankheit ist auf den verschiedensten Kriegsschauplätzen und in besetzten Gebieten, dagegen in der Heimat so gut wie gar nicht beobachtet worden. Die zahlreichsten Erfahrungen in pathologisch-anatomischer Hinsicht haben ASCHOFF und KOCH in Rumänien gesammelt, wo sie 23 Leichenöffnungen von an Skorbut Verstorbenen vornehmen konnten (10 Türken, 4 Österreicher, 2 Russen, je 1 Ungar und Pole, 4 Deutsche und 1 unbekannter Nationalität). Wenn auch der Tod in den meisten Fällen an sekundären Krankheiten (Tuberkulose, Ruhr) erfolgte und daher das Material nicht in jeder Hinsicht verwertbar ist, so ist doch durch die genauen anatomischen und histologischen Untersuchungen mancher Fortschritt erzielt worden.

Die Leichenbefunde beim Skorbutiker werden ja beherrscht von den Blutungen, die im wesentlichen an folgenden Teilen lokalisiert sind: 1. an der Haut, 2. dem Unterhautgewebe, Faszien und Muskeln, 3. dem Periost und den Gelenken, 4. den Schleimhäuten. — 1. Die Blutungen der Haut heben sich infolge der meist äußerst ausgeprägten Blässe derselben sehr scharf ab; ihre Größe wechselt von eben sichtbaren bis stecknadelkopf- und über linsengroßen; ihre Farbe bietet alle Übergänge von dunkelschwarzrot bis hellrosa, blau bis violett und schmutzigbraun bis hellbraun dar, was durch die Neigung zu wiederholten Blutungen, also ihr verschiedenes Alter erklärt wird; gewöhnlich ist das Bild sowohl was Größe wie Farben anbetrifft, ein sehr buntes und nur selten ein gleichmäßiges; die Lokalisation ist bekanntermaßen vorwiegend an den unteren Extremitäten und den Streckseiten, doch sind oft genug auch Rumpf, Rücken und Gesäß stark befallen; neben den eigentlichen Petechien kommen auch große Sugillationen an den verschiedensten Stellen vor. Der Sitz der Blutungen in der Haut ist vorwiegend ein perifollikulärer, und diese Blutungen unterscheiden sich von den nicht um Haarbälge gruppierten mehr flächenhaften dadurch, daß sie etwas hervorragen, was besonders stark bei den Türken hervortrat, weil sie auch sonst häufig an einer Keratosis suprafollicularis leiden. Die besondere Lokalisation der Blutungen wird von ASCHOFF und KOCH in der Hauptsache auf mechanische Einflüsse bezogen. 2. Diese Blutungen sind ausgedehnter und flächenhafter als die der Haut, von ihnen hängen augenscheinlich die klinisch oft so besonders hervortretenden „rheumatischen" Muskel- und Nervenschmerzen ab. Auch hier sind die unteren Gliedmaßen stark bevorzugt (Unterschenkel 80%, Oberschenkel 60%, Brustkorb in 20%, obere Gliedmaßen nur in 5% der Fälle befallen). Die Faszienblutungen finden sich besonders häufig an der Wadenmuskulatur, die Blutungen in der Muskulatur selbst sind seltener und sitzen an den Sehnenansätzen und im Kopfteil des Muskels; ihre Abhängigkeit von den Muskelbewegungen ist offensichtlich. Auch hier handelt es sich also im wesentlichen um mechanisch ausgelöste durch eine abnorme Gefäßdurchlässigkeit bedingte Diapedesisblutungen. Eine thrombotische Entstehung kommt nicht in Frage. 3. Die periostalen Knochenmark- und Gelenkblutungen haben deswegen eine besondere Aufmerksamkeit auf sich gezogen, weil sie die Wesensübereinstimmung des Skorbuts mit der MÖLLER-BARLOWschen Krankheit zeigen — besonders beweisende Fälle sind solche, an denen diese Blutungen an der Knorpelknochengrenze lokalisiert sind und die mikroskopischen Befunde, wie ASCHOFF und KOCH fanden, mit denen bei MÖLLER-BARLOW fast vollständig übereinstimmen. 4. Die Schleimhautblutungen, die bekanntermaßen sich in erster Linie im Verdauungsschlauch, vor allem der Mundhöhle, abspielen. Freilich sind nach ASCHOFF und KOCH die Zahnfleischblutungen keineswegs ausnahmslos vorhanden und für die Erkennung des Skorbuts nicht von so großer Bedeutung, wie die subkutanen Blutungen; aber sie sind doch für den Ausgang der Erkrankung und namentlich die Entstehung sekundärer Infektionen (Stomatitis scorbutica ulcerosa et gangraenosa) von erheblicher Bedeutung. Auch MORAWITZ vermißte namentlich bei Rumänen die Zahnfleischblutungen häufig, während sie bei Russen deutlicher und regelmäßiger gefunden wurden. Auch in Magen- und Darmschleimhaut kommen Petechien und größere Blutungen mitunter in dichter Anordnung vor und damit in Verbindung im Magen-, Dünn- und Dickdarm linsengroße Schorfbildungen, die namentlich im Darm so stark werden können, daß man von einer disseminierten follikulären gangränösen Enteritis sprechen kann. — Gegenüber diesen Befunden treten Blutungen an anderen Stellen ganz in den Hintergrund; gelegentlich werden auch subseröse Blutungen und mikroskopische Blutungen im inneren Organ gefunden, worauf ich unten noch etwas näher eingehe.

Neben diesen das Bild beherrschenden und den Skorbut im wesentlichen kennzeichnenden Veränderungen treten noch 2 Gruppen von Veränderungen auf, die wegen der Beziehungen zu den anderen Entbehrungs- und Erschöpfungskrankheiten einen großen Wert besitzen, das sind A. die wassersüchtigen Schwellungen und Ergüsse und B. die Knochenveränderungen.

A. Die Haut- und Höhlenwassersucht bei Skorbut sind bekannte Befunde und können sich auch in der Ausdehnung dem nähern, was man bei der Ödemkrankheit beobachtet. Die Höhlenwassersucht scheint in der Regel am stärksten den Herzbeutel zu betreffen, wo nicht selten 600 ccm Flüssigkeit gefunden wurden, während in der Bauchhöhle die Menge durchschnittlich auch nicht viel höher und in der Brusthöhle nur etwa 200 ccm Flüssigkeit vorhanden waren — in reinen Fällen. ASCHOFF und KOCH heben besonders hervor, daß die Flüssigkeitsansammlungen meist ganz klar und nicht hämorrhagisch waren; hämorrhagisch war der Charakter nur in den mit Tuberkulose der serösen Häute verbundenen Fällen. Ob in der Tat, wie ASCHOFF und KOCH meinen, „ohne Tuberkulose der serösen Häute überhaupt keine hämorrhagischen Flüssigkeitsanhäufungen gefunden werden", ist mir zweifelhaft. B. Die Knochenveränderungen. Von ihnen wurden schon die niemals fehlenden Blutungen des Knochenmarks, namentlich der Rippen, erwähnt. Sie sind von manchen Autoren als das Primäre angesehen worden, woran sich erst die atrophischen Veränderungen des Knochens, die zu Spontanfrakturen Anlaß geben können, anschließen sollten. ASCHOFF und KOCH treten dieser Auffassung entgegen, weil die Beziehungen zwischen den Knochenmarkblutungen und den Veränderungen der festen Knochensubstanz ungemein wechselnde sind. Die Veränderungen bestehen im Auftreten von Gerüstmark, ausgesprochener Osteoporose (ohne Halisteresis) und Osteoblastenschwund, bzw. mangelhaftere Osteoblastenausbildung. Bei dieser Knochenatrophie scheint es sich in der Hauptsache um mangelhafte Knochenapposition bei fortbestehender physiologischer Resorption zu handeln. Auch diese Veränderungen müssen als Ausdruck einer Stoffwechselstörung angesehen werden.

Die übrigen anatomischen Veränderungen, wie Verfettung der Herzmuskulatur, Blutungen in Leber, Nieren und Milz, sind nicht regelmäßig genug, um als kennzeichnende Merkmale des Leichenbefundes angesprochen werden zu können. Immerhin scheinen mir doch noch einige Organbefunde erwähnenswert, die zwar meist auch nur mikroskopisch vorhanden zu sein pflegen, unter Umständen aber doch zu großartigen makroskopisch wahrnehmbaren Veränderungen führen. Das sind die mit Blutkörperchenzerstörung und Blutresorption in Zusammenhang stehenden Befunde. Auch ASCHOFF und KOCH erwähnen solche, z. B. Hämosiderinablagerung im Netz- und Hämosiderose der Lymphknoten. Ich habe einen von Prof. FICK sezierten und mir freundlich überlassenen Fall von langdauerndem Skorbut untersucht, bei dem der Befund eine ganz ausgedehnte Hämosiderose zahlreicher Organe ergab — der Leber, Milz, Nieren, Nebennieren, der Mund- und Bauchspeicheldrüsen, der Herzmuskulatur, des Knochenmarks und zahlreicher Lymphknoten, mit einem Wort das Bild einer allgemeinen Hämochromatose. Und zwar handelte es sich nur zum allerkleinsten Teil um Blutungsreste im Stützgewebe der Organe, sondern um Ablagerung des Hämosiderins in den Parenchymzellen. Es war ein Fall ohne weitere Komplikationen, in dem nur größere hämorrhagische Transsudate vorhanden waren, auf die in erster Linie die Hämosiderose der Lymphknoten, z. T. aber wohl auch die der inneren Organe, zurückzuführen war. Es ist immerhin nicht unmöglich, daß ein Teil der bei Skorbut beobachteten Fälle von Leberzirrhose mit solchen ungewöhnlich ausgebreiteten Blutresorptionen in Zusammenhang stehen.

Fassen wir nochmals kurz die Befunde zusammen, so ergeben sich als wesentlichste anatomische Merkmale: 1. Blutungen und Blutkörperchenzerstörung. 2. Blutresorptionen. 3. Wassersucht. 4. Knochenatrophie.

c) Die Hungerosteopathie.

Die hier in Betracht kommenden Erkrankungen können nur kurz besprochen werden, weil genaue anatomische Untersuchungen über sie bisher noch nicht vorliegen. Sie müssen aber wegen ihrer wichtigen grundsätzlichen Bedeutung Erwähnung finden. —

Soweit ich aus der Literatur ersehe, sind sie nicht während des Krieges, sondern erst nach dem Zusammenbruch der Mittelmächte in Österreich und Deutschland beobachtet worden. Es handelt sich um das gehäufte Auftreten von Erweichungen verschiedener Abschnitte des Knochensystems, wie sie von EDELMANN, SCHLESINGER, KIRCH, FROMME u. a. beschrieben sind, teils bei jugendlichen, teils bei älteren Frauen und Männern. Lieblingslokalisation sind die Rippen, es werden aber auch Becken und Wirbelsäule befallen. Das Bild stimmt weder mit Rachitis noch mit Osteomalazie völlig überein, scheint in der Hauptsache mehr den osteoporotischen, atrophischen Veränderungen zu entsprechen. Doch kann man hierüber mangels histologischer Untersuchungen ein bestimmtes Urteil noch nicht abgeben. — Ebensowenig besteht darüber Klarheit, ob die Knochenerkrankung eine Folge von Störungen innersekretorischer Drüsen ist, die als Folge der Unterernährung eintritt. Denn eine besondere Beteiligung der innersekretorischen Organe bei den Unterernährungszuständen ist bisher weder beim Menschen noch experimentell nachgewiesen. Auch sind Blutuntersuchungen, soweit ich aus der Literatur entnehme, nicht vorgenommen wurden, was sehr zu bedauern ist und bei sich bietender Gelegenheit nicht wieder versäumt werden dürfte. — Bemerkenswert ist es aber, daß in den 31 Fällen von KIRSCH einigemal Verbindung von Hungerosteopathie und Ödemen beobachtet wurde.

Fassen wir zum Schluß die vorliegenden Erfahrungen über die Unterernährungs- und Erschöpfungskrankheiten zusammen, so kommen wir zu dem Ergebnis, daß es sich bei den 3 Gruppen, die wir unterschieden (besonders geartete und benannte Formen, wie Pellagra und Beriberi, wurden wegen Mangel an Erfahrungen nicht berücksichtigt), um eng verwandte krankhafte Vorgänge handelt, in deren Mittelpunkt eine schwere Schädigung der Kapillaren steht. Diese führt in der einen Gruppe der Fälle vorwiegend zu Wassersucht (Ödemkrankheit), wobei aber Blutaustritte und Blutkörperchenzerstörung nicht fehlen, in einer anderen vorwiegend zu Knochen-atrophie (Hungerosteopathie), bei der bisher über Veränderungen des Blutes und der Blutgefäße nichts bekannt ist, während beim Skorbut sich die sämtlichen bei den beiden ersten Gruppen vorkommenden Veränderungen vereinigt vorfinden. Wenn es sich, was freilich noch nicht feststeht, auch bei der Hungerosteopathie wesentlich um eine mangelhafte Knochenapposition bei erhaltener physiologischer Knochenresorption handeln sollte, so würde man sie auch auf die Kapillarschädigung und mangelhafte Ernährung zurückführen können und eine Übereinstimmung mit der skorbutischen Knochenerkrankung feststellen können. In dieser Hinsicht möchte ich besonders hinweisen auf vor mehreren Jahren von mir gemachte Beobachtungen an den aus-schließlich mit Pferdeleber ernährten Kaninchen, bei denen sich, falls die Tiere über 4—5 Wochen am Leben blieben, fast regelmäßig eine sehr schwere, ganz vor-wiegend an den Rippen lokalisierte Knochenerweichung ausbildete, die sich histo-logisch als eine reine Osteoporose erwies. — Worauf die Unterschiede der 3 Haupt-gruppen beruhen, warum in der einen Gruppe die wassersüchtigen, in der anderen die hämorrhagischen, in der dritten die atrophischen Knochenveränderungen im Vordergrund stehen, das sind Fragen, die vorläufig noch nicht befriedigend beant-wortet werden können.

Literatur.

C. MAASE u. H. ZONDECK, Das Hungerödem. Leipzig 1920, bei G. Thieme. — v. JACKSCH, Hungerödem. Wien. Med. W. 1918 Nr. 23. — STRAUSS, Die Hungerkrankheit. Med. Klin. 1915 Nr. 31. — JANSEN, Unter-such. über Stoffumsatz bei Ödemkranken. M. Med. W. 1918 Nr. 1. — BUDCZYNSKI u. CHELCHOWSKI, Zit. nach MAASE-ZONDECK, S. 16. — HOLSE, Die Ödemkrankheit in den Gefangenenlagern. M. Med. W. 1917 Nr. 28 S. 921 u. Untersuch. über Inanitionsödeme. Virch.-Arch. Bd. 225 S. 234 u. Wien. Klin. W. 1918 Nr. 1. — PRYM, R., Allgem. Atrophie, Ödemkrankheit und Ruhr. Frankf. Zeitschr. f. Pathol. Bd. 22 H. 1. — ASCHOFF u. KOCH, Skorbut. Verl. bei G. Fischer, Jena 1919. — RUMPEL, Ätiologie der Ödemkrankheit aus russischen Gefangenenlagern. M. Med. W. 1915 Nr. 30; Rekurrens und Ödeme. Berl. Klin. W. 1916 Nr. 18. — RUMPEL u. KNACK, Dysenterieartige Darmerkrankungen und Ödeme. D. Med. W. 1916 Nr. 44—48. — FROMME, Über eine endemisch auftretende Erkrankung des Knochensystems. D. Med. W. 1919 Nr. 45. — MORAWITZ, Echter und falscher sporadischer Skorbut. M. Med. W. 1918 S. 339. — A. KIRCH, Zur Pathologie der Hungerosteopathie. Med. Klin. 1919 Nr. 31. — EDELMANN, Gehäuftes Auftreten von Osteomalazie usw. Wien. Klin. W. 1919 Nr. 4. — SCHLESINGER, Zur Kenntnis der gehäuften osteomalazieähnlichen Zustände in Wien. Wien. Klin. W. 1919 Nr. 10.

II. Die für den Krieg charakteristischen oder während desselben beobachteten Seuchen.

1. Typhus abdominalis (Eberth).

Von Privatdozent Dr. SIEGFRIED GRAFF.

Im Kriege Kriegsassistenzarzt, zuletzt als Armeepathologe beim O. K. M.

Mit 1 farbigen Tafel.

Alle Autoren, welche sich auf Grund des Kriegsmaterials zur pathologischen Anatomie des Typhus geäußert haben, scheinen die Auffassung zu vertreten, daß der unter den Bedingungen des Krieges stehende Typhus wesentliche Abweichungen von dem schon vorher wohlbekannten Bild der anatomischen Veränderungen nicht erfahren habe; zum mindesten sind gegenteilige Stimmen nicht laut geworden.

Man konnte vielleicht erwarten, daß die Schutzimpfung irgendwelchen Einfluß auf die Morphologie des Typhus gewinnen würde. Aber so fruchtbar dieses Experiment größten Umfanges durch die vergleichende Beobachtung des ungeimpften und geimpften Typhuskranken für die Immunitätsforschung und darüber hinaus für die Erkenntnis biologischer Reaktionen im menschlichen Organismus geworden ist, so gering ist die Ausbeute des Morphologen.

Trifft hierfür die Schuld den Forscher selbst oder etwa seine Forschungsmittel: die Arbeit an der Leiche, am anatomischen Substrat?

Man darf wohl sagen, daß morphologischen Untersuchungen nach dieser Seite hin ganz besondere Schwierigkeiten entgegenstehen. Während der Kliniker und Serologe die Typhustoxinwirkung ohne Einschränkung am gesunden Menschen prüfen und somit die Grundlage für das Verständnis der maßgebenden Bedingungen bei Typhuskranken klar übersehen kann, bleibt dem Anatomen in der Regel die Gelegenheit versagt, den der Impfung folgenden morphologischen Reaktionsmechanismus in reiner Form zu verfolgen und sich über die exsudativ-zellularen Reaktionen die vorbereitenden Kenntnisse zu verschaffen, welche notwendig sind, um ihren Einfluß auf den Reaktionsablauf der Typhuserkrankung selbst voll würdigen zu können. Es stehen hier allein die spärlichen Fälle fraglichen „Impftodes" zur Verfügung, beschrieben von v. WIESNER, ASKANAZY, GRUBER, LUBARSCH, BENDA, von denen der Fall ASKANAZYs besonderes interesse verdient.

Die histologische Untersuchung hatte ergeben, daß die der Einverleibung des Toxins folgenden defensiven Maßnahmen in einer örtlichen Vermehrung der retikulo-endothelialen (histiozytären) Elemente bestehen; über die Wirkung auf den Gesamtorganismus liegen Angaben nicht vor[*]. Nun wissen wir aber, daß die echte Typhuserkrankung ebenfalls gekennzeichnet ist durch eine Allgemeinreaktion am histiozytären Apparat sowohl des Gesamtorganismus, als auch insbesondere der erkrankten Organe (M. B. SCHMIDT, MALLORY, GRAFF); die histiozytären Elemente sind es, welche auf die affektive Schädigung des Organismus durch die Typhustoxine hin in erster Reihe mobilisiert werden. Somit

---

[*] Von klinischer Seite ist angegeben worden, daß im Anschluß an die Typhusschutzimpfung ein Milztumor auftrete, welcher gegen 10 Wochen bestehen bleibe (GOLDSCHEIDER, KAMMERER und WOLTERING u. a.); diesen Angaben hat allerdings VON HOESSLIN widersprochen.

liegt die Annahme nicht fern, die immunisierende Wirkung der Schutzimpfung
im morphologischen Sinne in einer „Sensibilisierung", in einer Bereitschafts-
stellung dieses histiozytären Apparates zu sehen. Daß die Beziehung der
zellulären Reaktion zur Bildung der Schutzkörper, daß der funktionelle Effekt eines
solchen Reizes anatomisch bis heute nicht erkannt werden kann, ist wohl z. T. in der
Schwierigkeit der Materialbeschaffung begründet.
    Der wesentliche Erfolg der Typhusschutzimpfung ist der allgemein leichtere bzw.
abgekürzte Verlauf der klinischen Erkrankung. Es fragt sich, ob für diese Änderung
des Krankheitsbildes am Typhus ein anatomisches Äquivalent nachzuweisen
ist. Darüber fehlt nun, soweit mir bekannt, jede Erfahrung, da ja gerade diese in
Frage stehenden Fälle der anatomischen Untersuchung entzogen bleiben; es erübrigt
sich eine theoretische Erörterung, ob wohl eine abgeschwächte, verstärkte oder gleich-
geartete Reaktion der erkrankten Organe zu erwarten wäre, so wichtig eine Aufklärung
aus mancherlei Gründen erschiene. Das eine ist jedenfalls gewiß: der anatomische
Befund bei der Sektion geimpfter Typhen ist derselbe geblieben. Die Veränderungen am
Darm, weichen naturgemäß die größte Aufmerksamkeit gewidmet wurde, zeigen bei
Geimpften die gleiche Mannigfaltigkeit der Entwicklung, der Ausbreitung und der Komplikationen und auch die spezifischen und unspezifischen Veränderungen der sonstwie
vom Typhus befallenen Organe lassen weder makroskopisch noch, — soweit bis jetzt
erforscht, — mikroskopisch irgendwelche Abweichungen des Reaktionsablaufs erkennen.
Auch hier ist mir eine eindringliche gegenteilige Auffassung nicht bekannt geworden.
    Die Annahme einer Verschiebung des anatomischen Bildes etwa in dem Sinne, daß bei Geimpften
die Darmveränderungen in besonderem Maße zurücktreten gegenüber jenen anderer Organe, entbehrt
der tatsächlichen Unterlage; die kurzen gegenteiligen Angaben SEELIGERs dürften für weitgehende
Folgerungen im Sinne OBLLERs zu wenig begründet sein. Vermutungen des Klinikers, welche der
Beobachtung einzelner Fälle entspringen, können bei der schon vorher bekannten, außerordentlichen
Mannigfaltigkeit der anatomischen Bilder unmöglich als ausreichende Stütze einer solchen Auffassung
herangezogen werden. In gleichem Sinne möchte auch v. WIESNER seine Mitteilung gewertet wissen,
daß er in einigen wenigen Fällen bei therapeutischer Typhusvakzination eine raschere Abheilung
der Darmveränderungen feststellen konnte.
    Ich habe mir von der morphologisch-biologischen Wirkung der Schutzimpfung
auf die Typhuserkrankung eine Vorstellung gemacht, welche sich am besten durch
einen Vergleich erläutern läßt:
    Eine stehende Wehrmacht, den natürlichen Abwehrkräften entsprechend, wird in Erwartung einer
drohenden Gefahr durch Vermehrung der Truppenbestände usw. in erhöhte Bereitschaft gesetzt. Dieser
verstärkte Schutz, durch die Impfung herbeigeführt, kann bei leichtem Angriff für die Abwehr genügen,
wird aber unzulänglich und für den weiteren Verlauf im wesentlichen bedeutungslos im Falle einer
unverhältnismäßig starken oder besonders langen feindlichen Einwirkung. Die bereitgestellten
Abwehrkräfte werden zu früh verbraucht sein, der weitere Kampf wird einen Einfluß der anfänglich
erhöhten Bereitschaft nicht mehr erkennen lassen, das Ausmaß von Wirkung und Gegenwirkung geht
weit über jene hinaus. In diesem Sinne würde wohl im Beginn der Typhuserkrankung eine quantitative
Änderung der Abwehrmaßnahmen zu erwarten sein, bei voll entwickelter Krankheit wäre jedoch der
Unterschied vom gewöhnlichen Ablauf durch den vorzeitigen Aufbrauch ausgeglichen.·
    So bedeuten die Erfahrungen des Weltkrieges über den Typhus nur in beschränktem
Maße eine Bereicherung unserer Kenntnisse an neuen, bisher unbekannten morpho-
logischen Reaktionen.
    Der Wert der Kriegsliteratur liegt auf einem anderen Gebiet, im wesentlichen in
der weiteren Ausarbeitung und der histologischen Differenzierung des schon Bekannten.
Einerseits sind es übersichtliche Darstellungen und kritische Erörterungen größerer
Sektionsreihen (RÖSSLE, HENKE, v. BAUMGARTEN, MERKEL-GRAFF*), andererseits histo-
logische Arbeiten (E. FRAENKEL, GRAFF, SPIELMEYER, POHLMANN), welche in ihrer
Gesamtheit als ein Fortschritt in der Kenntnis des Typhus angesehen werden dürfen.

---

*) Ich habe mit Herrn Dr. ZORN das Metzer Typhusmaterial statistisch verarbeitet, welches von
Anfang des Krieges bis Frühjahr 1915 in der Hauptsache von Herrn Professor MERKEL und mir seziert

Diese in der Kriegsliteratur festgelegten Untersuchungen haben nun neue Frage-stellungen ergeben; es erscheint mir lohnend, deren Bedeutung und Ziele hier kritisch zu betrachten.

Von besonderem, theoretischem interesse, aber auch oft genug von praktischer Bedeutung ist die Frage, inwieweit das anatomische Bild des Typhus einen Schluß erlaubt auf den Krankheitsbeginn und den Verlauf der klinischen Erkrankung. Es ist ja die Frage, welche vom Kliniker am häufigsten in irgendwelcher Form an den Obduzenten gerichtet wird, sie ist deshalb auch in den Publikationen eifrig erörtert worden.

worden ist. Meine Zusammenstellung ist durch die Mitteilung von Herrn Professor MERKEL überholt; da der größte Teil der Bearbeitung infolgedessen nur eine Wiederholung der MERKELschen Angaben darstellen würde, sollen nur noch wenige Zusätze vermerkt werden.

Der Statistik liegen 316 Fälle zugrunde. Die Übersicht über die Verteilung der typhösen Darmveränderungen ergibt, daß in sämtlichen Fällen das untere ileum von der Erkrankung betroffen war. Fälle ohne Beteiligung des Darmkanals (im Sinne einer JORESSchen Typhussepsis) kamen nicht zur Beobachtung.

Es ergeben sich folgende Zahlen:

Dünndarm mit Beteiligung des Dickdarms	167	53%
„ ohne „ „	149	47%
Davon nur unterstes ileum	62	20%
ileum	83	26%
ileum bis ins Jejunum	4	1%
Dünndarm und Coecum	44	14%
„ „ und Colon	106	33%
Dünndarm und Dickdarm, einschließlich Rektum	17	5%
Beteiligung des Wurmfortsatzes (meist untersucht)	80	über 25%

Bezüglich der Milz sind folgende Angaben noch nachzutragen:

Fälle mit typisch typhösem, den verschiedenen Stadien entsprechendem Milztumor	240	76%
Atypischer Milztumor	75	24%
Milz ohne Reaktion	1	

Die typhösen Knötchen in der Leber sind in frühen Entwicklungsstadien makroskopisch wohl kaum zu erkennen. Erst mit dem Einsetzen der Nekrose treten sie an der Oberfläche und auf dem Schnitt deut-licher hervor; sie sind in vielen Fällen mit kleinsten Gewebsblutungen vergesellschaftet. Es fanden sich

Lebernekrose	110	35%
Blutungen	117	37%

Wenn ich nach meinen Untersuchungen annehmen muß, daß wohl bei jedem Typhus in der Leber histologisch nachweisbare typhöse Knötchen zur Entwicklung kommen, so lag doch der Gedanke eines Vergleichs jener Fälle mit ausgesprochenen Nekrosen einerseits und der Stärke und des Stadiums der Darmveränderungen andererseits nahe. Man könnte annehmen, daß bei besonders starker Beteiligung des Darms eine ebenso ausgedehnte Knötchenbildung in der Leber statthabe, oder daß Nekrosen in den späteren Wochen der Darmerkrankung besonders häufig vorkämen. Die Durchsicht der Tabellen ergibt jedoch, daß auch in Fällen von geringer Beteiligung des Darmes die Leber ausgedehnte Knötchenbildung aufweisen kann, daß ferner auch in Fällen der 2. Woche Nekrose und Blutungen der Leber sich finden können. Allerdings ist die 4. Woche besonders häufig angegeben.

Über die Nebenniere ist bei 226 Fällen angegeben:

Fettlos oder geringer Fettgehalt	177	78%
Mittlerer Fettgehalt	22	9,7%
Starker Fettgehalt	27	12%

Bei 316 Fällen fand sich:

Odem der Nebennieren	12	3,8%
Hyperämie der Rinde	44	14%

irgendwelche Erklärung für das Odem und die Hyperämie der Rinde in sich wiederholenden Veränderungen anderer Organe läßt sich aus den Angaben der Protokolle nicht geben. Die Fälle hatten nicht etwa einen ausgesprochen septischen Charakter.

Pleödem	163	71%

Bei 30 Kehlkopfveränderungen waren keine Befunde an den Lungen festzustellen. Man darf daher vermuten, daß die Kehlkopfaffektionen bei Typhus nicht unbedingt mit einer Erkrankung der Lungen in Verbindung stehen müssen.

Pleuritis	111	35%
Empyem	9	2,8%
Odem der Lungen	78	24%
Kehlkopfveränderungen (Geschwüre, Beläge und Blutungen)	164	52%

Über die Beziehung von Kehlkopf- und Lungenveränderungen ist festzustellen:

Bei 135 Bronchopneumonien fanden sich am Kehlkopf keine Veränderungen	20

Die Keilbeinhöhle wurde in einer größeren Zahl von Fällen eröffnet. Es fand sich in ihr

Eiterbildung	6

Diese in der Frage angedeutete, vergleichende Betrachtungsweise hat sich im Laufe der Zeit ergeben aus der gemeinsamen Beobachtung einer großen Zahl von Typhusfällen, indem der Kliniker durch viele Male wiederholte Angaben des Krankheitsbeginns und Verlaufs dem pathologischen Anatomen die Möglichkeit zu geben suchte, das jeweilige Alter der anatomischen Erkrankung zu bestimmen. Da die ersten Veränderungen im Darm gelegen sind und deren einzelne Stadien für eine zeitliche Beurteilung besonders geeignet erscheinen, so bestimmt heute umgekehrt der pathologische Anatom aus den Stadien der markigen Schwellung, Verschorfung, Geschwürsbildung und der gereinigten Geschwüre den Beginn nicht nur der anatomischen, sondern auch der klinischen Erkrankung, indem er die dem letzten Stadium entsprechende Zahl von Wochen als annäherndes Alter einsetzt. Auf dieser Grundlage wird nun diskutiert, und Abweichungen vom Schema werden nach Kräften derart gedeutet, daß der Satz von der Übereinstimmung der klinischen Krankheitsdauer mit den anatomischen Stadien an Gültigkeit nichts einbüßt mit der Ausnahme, daß aus besonderen Gründen für einzelne Fälle ein beschleunigter Ablauf der Darmveränderungen (ROSSLE) angenommen werden kann.

Der Versuch, zu einer übereinstimmenden Lösung der Zeitverhältnisse zwischen klinischer Erkrankung und anatomischen Veränderungen zu kommen, ist in letzter Zeit von den verschiedensten Autoren (ROSSLE, HENKE, MERKEL) an einem größeren Material gemacht worden. Keiner der Autoren kommt zu einem befriedigenden Ergebnis. Wenn ROSSLE allein $^1/_3$ seiner Fälle und auch MERKEL einen ähnlichen Prozentsatz im alten Schema nicht unterbringen kann, so genügen diese Zahlen meiner Meinung nach von vornherein, um die Unzulänglichkeit einer solchen Betrachtungsweise überhaupt zu beweisen. Es ginge zu weit, hier nur den Einwand einer „Ausnahme von der Regel" gelten zu lassen. Die Stärke der Überlieferung bringt es mit sich, daß nirgends der Versuch gemacht wird, für die Zahl der anscheinend einwandsfreien Fälle andere Erklärungen als die der historischen zeitlichen — klinischen und anatomischen — Übereinstimmung beizubringen.

Trotz aller eigenen Bedenken halten sich ROSSLE, HENKE, MERKEL in ihren Berechnungen und Überlegungen grundsätzlich immer wieder an den klinischen Krankheitsbeginn, so daß ROSSLE hiernach z. B. „für jugendliche Menschen eine beschleunigte Entwicklung des anatomischen Darmprozesses und für alte Leute eine Verlangsamung" annehmen zu können glaubt, und doch gibt gerade er kurz darauf einige Fälle an, welche sehr schön und eindeutig die Unmöglichkeit einer Bestimmung nach dem klinischen Krankheitsbeginn dartun. Die Auffassung, die klinische Angabe des Krankheitsbeginns in die anatomische Zeitberechnung hereinziehen zu dürfen, kommt besonders scharf bei MERKEL zum Ausdruck, wenn er eine Einteilung des Metzer Materials nach dem mutmaßlichen Krankheitsbeginn vornimmt. Ich glaube, daß — entgegen der Absicht MERKELS — gerade seine Zusammenstellung durchaus gegen die Berechtigung eines solchen Gedankenganges spricht. Kommt er doch z. B. für die erste Woche zu dem Ergebnis, daß von 13 Fällen nur — er meint: immerhin — 7 Fälle dem erwarteten Stadium entsprechen, während 5 weitere schon Geschwürsbildungen und einer weit fortgeschrittene Reinigung aufweisen. Zugunsten des Schemas nimmt er — dieses Mal nicht in meinem Sinne — einen „beschleunigten (anatomischen) Ablauf" an. Ähnliche Folgerungen ergeben sich aus der Angabe der anderen Wochen, wobei sich natürlich wegen der länger werdenden Ablaufzeit eine stärkere Annäherung der Bestimmung herauslesen läßt. MERKEL betont immer wieder: eine annähernde Richtigkeit des Krankheitsbeginns vorausgesetzt; er setzt also voraus, daß mit dem Begriff des klinischen Krankheitsbeginns überhaupt gearbeitet werden darf, und zieht dann entsprechende Schlüsse.

Man darf demnach wohl sagen: das Schema der klinischen Zeitbestimmung auf Grund des anatomischen Befundes wird allgemein, besonders auch von den genannten Autoren anerkannt; Verschiedenheit in der Auffassung besteht nur über die Häufigkeit einer Abweichung von der feststehenden Regel, sowie über die Gründe, welche für eine mangelnde Übereinstimmung vom klinischen Beginn der Erkrankung und anatomischen Befund angegeben werden. Die ganze Zeitbestimmung ist demnach an die Anerkennung von Voraussetzungen geknüpft, deren Stichhaltigkeit Vorbedingung ist, um überhaupt in eine Erörterung über die Möglichkeit einer derartigen Zeitbestimmung eintreten zu können.

Wenn wir nun versuchen, diese Voraussetzungen auf ihre Berechtigung hin zu prüfen, so richtet sich das Augenmerk allgemein auf den zeitlichen Zusammenhang von Krankheitsbeginn, Auftreten der klinischen Symptome und der anatomischen Veränderungen; denn die Anerkennung solcher Beziehungen hat zur Aufstellung des Schemas geführt. Ich frage also unter Bezugnahme auf den Typhus abdominalis:

1. Stehen die klinischen Erscheinungen in einem gesetzmäßigen zeitlichen Zusammenhang mit dem Krankheitsbeginn?

2. Gestatten nach unserem heutigen Wissen die anatomischen Veränderungen einen Rückschluß auf das klinische Bild und umgekehrt, so daß auf Grund des Vergleichs der nebeneinander herlaufenden Vorgänge auf einen ursächlichen Zusammenhang und damit auf ein gleichzeitiges oder gegenseitig abhängiges Auftreten dieser Vorgänge geschlossen werden kann?

Ich nehme die Antwort kurz vorweg und glaube, diese Fragen grundsätzlich verneinen zu müssen. Ich betone ausdrücklich, daß es für jede dieser Fragen bedeutungslos sein muß, daß in einer großen Zahl von Einzelfällen eine äußere Übereinstimmung tatsächlich besteht. Dieser Tatsache wohnt nur ein praktischer Wert inne. Eine bejahende Auffassung würde sich jedoch, wie ich ausführen möchte, auf Analogieschlüsse gründen, deren Berechtigung mir zweifelhaft erscheint.

Stehen nun beim Typhus abdominalis die klinischen Erscheinungen immer in einem gesetzmäßigen zeitlichen Zusammenhang mit dem Krankheitsbeginn, d. h. mit dem Einsetzen der biologischen Reaktionsvorrichtungen gegenüber der Krankheitsursache?

Dies wäre überhaupt nur möglich, wenn regelmäßig ein bestimmtes Symptom oder ein Symptomenkomplex die Erkrankung einleiten würde, da sich hieraus unter Umständen ein Schluß auf den Eintritt des Kampfes zwischen Krankheitsursache und Abwehrkräften ergeben könnte. Zur Zeit als man mit dem Nachweis von Typhusbazillen im Blute oder in den Fäzes die Erkrankung festgestellt zu haben glaubte, wäre diese Bestimmung wohl einfacher gewesen. Heute kennt man den gesunden Bazillenausscheider, oder man erinnert sich der interessanten Fälle CONRADIs, bei denen schon vor Auftreten klinischer Erscheinungen im Blut Typhusbazillen nachgewiesen werden konnten. Auch sind hier die Beobachtungen zahlreicher Autoren zu nennen, welche noch nach Wochen und Monaten im Blut von Typhus-Genesenden Bazillen fanden.

Wenn also hierdurch klar nachgewiesen wird, daß Bazillen im Blut ohne Folgeerscheinungen vorkommen können, so sollte dies zur Vorsicht mahnen und die weitgehenden Schlüsse verhindern, welche manche Autoren aus dem positiven Blutbefund bei irgendwelchen vorhandenen Symptomen ziehen.

Wenden wir uns nun den Krankheitserscheinungen selbst zu, so müssen wir feststellen, daß weder ein bestimmtes Symptom noch etwa wechselnde Symptome den Typhusbeginn mit Sicherheit erkennen lassen. Fragt der Obduzent den Arzt nach den ersten Erscheinungen, fällt die Antwort je nach dem einzelnen Falle recht verschieden aus. Oft werden prodromale Erscheinungen der Mattigkeit, der Kopfschmerzen angegeben; das Auftreten des subjektiven Krankheitsgefühls wird hiermit dem Krankheitsbeginn gegenüber- und gleichgestellt. In anderen Fällen sind es objektive Symptome wie Obstipation, Durchfall, Temperatur oder vasomotorische Störungen, hin und wieder werden anatomische Befunde: Roseolen, Milztumor oder früher auch positive Widalsche Reaktion hervorgehoben.

Schon diese bunte Mannigfaltigkeit der ersten allgemeinen Erscheinungen beweist die Schwierigkeit einer einheitlichen Verwertung; auch ohne ihr Auftreten kann die typhöse Erkrankung eine beliebige Zahl von Tagen oder Wochen bestehen. Das Krankheitsgefühl kann fehlen oder verspätet auftreten, wie uns der Krieg oft genug gezeigt hat; das gleiche gilt für die objektiven Symptome; die kasuistischen Fälle belegen dies zur Genüge. Ich erinnere an den kürzlich von ROSSLE beschriebenen Fall, wonach eine Lehrerin die Zugspitze bestieg mit voll ausgebildetem Typhus, an dem sie drei Tage hernach verstarb.

Wir sehen hieraus, daß eine Abhängigkeit der Symptome vom Krankheitsbeginn nicht besteht, daß also ein gesetzmäßiger zeitlicher Zusammenhang nicht festgelegt werden kann. Dann ist es aber auch unmöglich, daß der Kliniker dem Anatomen den Krankheitsbeginn zur Bestimmung des Alters der anatomischen Veränderungen und damit zur Stadieneinteilung zuverlässig angibt.

Ferner zeigt sich hieraus, wie wenig objektives Beweismaterial der Kliniker an der Hand hat, um allein von der klinischen Betrachtung aus Schlüsse auf die formale Pathogenese dieser Erkrankung, also auf die Beziehungen von Krankheit und anatomischer Krankheitsfolge zu ziehen! Nach Auffassung vieler Kliniker (SCHOTT-MÜLLER, JÜRGENS usw.) beginnt der Typhus mit einer Bakteriämie, welche zur hämatogenen und lymphogenen Metastasierung und damit zu einer sekundären Erkrankung sämtlicher Organe führt. Dies folgern die Autoren aus der Tatsache, daß schon mit oder vor Eintreten klinischer Symptome Typhusbazillen im Blute nachzuweisen sind. Wie unzureichend diese Beweisführung ist, geht aus meinen Ausführungen hervor. Der Krankheitsbeginn bleibt dem Kliniker immer unbekannt; er hat also gar kein Urteil darüber, ob diese Bakteriämie verhältnismäßig früh oder spät eingesetzt hat, zum mindesten kann er nicht wissen, ob sie früher eingesetzt hat als die ersten anatomischen Veränderungen; denn die letzteren kann er mit seinen Hilfsmitteln nicht nachweisen. Und wenn wir tatsächlich im Sinne des Klinikers das Alter der ersten anatomischen Veränderungen bestimmen wollten durch Vergleich mit dem Auftreten der ersten klinischen Symptome und mit der Temperaturkurve, so spricht die Stärke der histologischen Veränderungen in Fällen frühen Todes durchaus dafür, daß schon zur Zeit der Inkubation, also vor Auftreten klinischer Symptome, die zelluläre Reaktion mit der Bildung des Primärinfekts am Darm begonnen hat.

Wir fragen nun weiter: Gestatten nach unserem heutigen Wissen die anatomischen Veränderungen einen Rückschluß auf das klinische Bild und umgekehrt, so daß auf Grund des Vergleichs der nebeneinander herlaufenden Vorgänge auf einen ursächlichen Zusammenhang und damit auf ein gleichzeitiges oder gegenseitig abhängiges Auftreten dieser Vorgänge geschlossen werden kann?

Auch dieses muß ich verneinen. Wir kennen keine anatomische Veränderung, welche ein funktionelles Symptom auslöst. Ich sehe natürlich ab von der grob anatomischen Leitungsunterbrechung am nervösen Apparat selbst, welche zu reinen funktionellen Ausfallserscheinungen führt, wie sie z. B. durch zerebrale Erweichungsherde, Geschwulstbildungen ausgelöst werden. Daß den subjektiven Erscheinungen kein anatomisches Substrat gegenübergestellt werden kann, braucht wohl kaum ausgeführt zu werden. Aber auch die objektiven Symptome lassen sich aus morphologischen Befunden nicht erschließen. Wir wissen wohl, daß beide mit einer gewissen Regelmäßigkeit und zeitlichen Aufeinanderfolge erscheinen; aber eine geschwollene oder sonstwie veränderte Peyersche Platte macht an sich noch kein Fieber, erzeugt keinen Durchfall usw. Ebensowenig können wir uns umgekehrt — mit der obigen Einschränkung der Leitungsunterbrechung — bei irgendeinem klinischen Symptom eine bestimmte Vorstellung machen von dem anatomischen Vorgang. Knochenschmerzen an Schienbein und Rippen können nicht ohne weiteres, wie OELLER will, mit einer Osteomyelitis typhosa in Verbindung gebracht werden. Letztere ist durch in Knötchenform angeordnete, nekrotisierende Zellinfiltrate des Knochenmarks charakterisiert, welche, wie OELLER unter Berufung auf FRAENKEL selbst angibt und was durchaus zutrifft, fast bei jeder Typhusleiche gefunden werden. Warum sollten diese Knötchen nur bei Geimpften Schmerzen verursachen? Die Somnolenz des Typhuskranken sei als weiteres Beispiel genannt; sie kann mit Piaödem und vermehrtem Liquor einhergehen, beides kann auch fehlen. Der Kliniker kennt den wechselnden Erfolg der Lumbalpunktion; es fehlt also ein gesetzmäßiger ursächlicher Zusammenhang. Diese Beispiele ließen sich leicht vermehren.

Auch wenn wir die Gesamtheit der klinischen Erscheinungen, welche vielleicht in einem beliebigen Falle das typische Krankheitsbild des Typhus ergeben, mit dem anatomischen Befund vergleichen wollen, so stehen wir immer wieder der — auch von JÜRGENS betonten — Tatsache gegenüber, daß ein klinisch schwer verlaufender Typhus — etwa OELLERs Insuffizienzform — keineswegs mit ausgedehnten Veränderungen am Darm oder an anderen Organen einhergehen muß, und daß ein Typhus mit weitreichenden, gleichmäßig tiefreichenden Veränderungen an den Platten nicht auch durch einen regelmäßigen Verlauf mit typischer Kurve usw. gekennzeichnet ist. Man erinnere sich der eigenen Fälle, bei denen man sich vergeblich bemüht hat, einen Zusammenhang zu konstruieren zwischen klinischem Bild und anatomischem Befund; wie oft fand man bei klinisch „schwerem" Verlauf nur geringfügige Veränderungen, vielleicht nur ein einziges Geschwür und auch in dem Befund an den anderen Organen keine Erklärung. Die Möglichkeit einer Deutung mechanisch ausgelöster Symptome (Blutungen, Abszesse) soll natürlich an dieser Stelle nicht besprochen werden.

Endlich sei noch auf das Typhusrezidiv hingewiesen. Ich habe ihm besondere Aufmerksamkeit geschenkt, habe aber keine Übereinstimmung der Befunde gefunden. Bei klinischem Rezidiv können jegliche entsprechenden Veränderungen fehlen; beim anatomischen Nebeneinander verschiedener, verlaufsmäßig getrennter Stadien erkrankter Platten braucht die Temperaturkurve in keiner Weise auf derartige Störungen des gewöhnlichen Ablaufs hinzuweisen. Dieses Mißverhältnis gilt nicht etwa nur für den geimpften Typhus; ich konnte vielmehr meine Beobachtungen hierüber vorwiegend zu Kriegsbeginn, mithin noch an ungeimpftem Material, machen. Also auch hier können wir klinischen und anatomischen Krankheitsverlauf und die Krankheitsdauer nicht in eine gesetzmäßige verwertbare Beziehung zueinander bringen.

Die Ursache für die Unmöglichkeit eines auch nur annähernden Vergleichs dürfen wir nicht etwa darin suchen, daß funktionellen Symptomen keine morphologisch-zellulären Zustandsänderungen vorangingen: dies ist wohl unmöglich; denn es widerspräche der Vorstellung, welche wir uns allgemein von der Krankheit machen müssen.

Die Krankheit stellt eine Verbindung dar von Wirkung und Gegenwirkung, welche in zellulären Reaktionen ihren Ausdruck finden. Für den Kliniker ist die Krankheit ein morphologischer Vorgang, welcher sich in Symptomen äußert; sie ist ein morphologischer Vorgang, weil das gesunde Leben auf der geordneten Funktion eines gesunden Zellenstaates beruht, und weil demnach auch humorale Zustandsänderungen letzten Endes immer wieder an zelluläre Reaktionen geknüpft sind. Eine Krankheitsursache bewirkt somit in wechselnd schneller Folge eine morphologische Veränderung im Organismus und löst hierdurch die Krankheit aus, welche von klinischen Symptomen begleitet sein kann. Den nachweisbaren Erscheinungen gehen also immer zelluläre, dem Forscher allerdings nicht immer erkennbare Reaktionen voraus.

Wir müssen also nur zugeben, daß es bis heute keine ausreichenden Methoden gibt, um das anatomische Substrat dieser Symptome am Orte ihrer Entstehung zu erkennen; die pathologische Anatomie der funktionellen Symptome ist — von den Fällen der Leitungsunterbrechung abgesehen — noch ein unbeschriebenes Blatt. Eine Untersuchung der makroskopisch oder mikroskopisch spezifisch veränderten Organe kann aus den obigen Gründen keinen Erfolg versprechen. An diesen spielt sich der Kampf zwischen Krankheitsursache und Abwehrmitteln des Organismus ab, von dieser Stelle können nur mechanisch ausgelöste Symptome als Folge örtlicher Veränderungen (Blutungen, Perforation, Abszeßbildung) ausgelöst werden. In den erkrankten Organen werden die Endotoxine frei gemacht, welche in den Kreislauf übertreten und nunmehr durch Einwirkung auf das Zentralnervensystem und seiner Ausläufer und Anhänge jene funktionellen Störungen bewirken. Solange der pathologische Anatom nicht in der Lage ist, die Wirkung der typhösen Giftstoffe auf den nervösen Zentralapparat und seine Bahnen nachzuweisen, fehlen ihm noch die Unterlagen für eine Erklärung der funktionellen Symptome und damit die Möglichkeit des anatomisch-klinischen Vergleichs und der Zeitbestimmung.

Wie ist es aber zu erklären, daß trotz dieser grundsätzlichen Unsicherheit des Vergleichs, in so vielen Fällen eine Übereinstimmung zwischen der klinischen Krankheitsdauer und dem Alter der Organveränderungen zu bestehen scheint, daß somit der anatomischen Stadieneinteilung eine so große gesetzmäßige Bedeutung für die klinische Zeitbestimmung und umgekehrt zuerkannt wird?

Sowohl der klinische Verlauf als auch die anatomischen Veränderungen zeigen beim Typhus in der überwiegenden Mehrzahl der Fälle eine weitgehende Regelmäßigkeit der Art und Stärke sowie der zeitlichen Aufeinanderfolge der Erscheinungen, so daß für die Klinik und die pathologische Anatomie ein sehr gut bekannter Normaltypus des Ablaufes besteht. Da liegt natürlich die Versuchung nahe, einen ursächlichen Zusammenhang zwischen den beiden Reihen der Erscheinungen anzunehmen, eine Beziehung, die sich ja am Normaltypus immer wieder zu bestätigen scheint und welche sich dann durch allerlei Dehnungen und Einschränkungen auch für eine gewisse Zahl von Fällen abweichenden Verlaufs herstellen läßt. Ich glaube aber gezeigt zu haben, daß die Annahme eines solchen Zusammenhanges tatsächlich ein Trugschluß ist. Es mag der begreifliche Wunsch und Wille, einen Fall an Hand der Sektion „völlig zu klären", ein derartiges Übereinkommen praktisch rechtfertigen, für eine objektive Beurteilung anläßlich einer einwandsfreien Bearbeitung oder Aufstellung einer Statistik dürfen solche Gesichtspunkte nicht gelten. Die Übereinstimmung bleibt immer nur ein für uns ursächlich nicht erkanntes und zufälliges Zusammentreffen; denn ich glaube, nachgewiesen zu haben:

1. daß der Kliniker niemals den Krankheitsbeginn einwandsfrei feststellen kann, sondern nur den Beginn von Krankheitssymptomen. Der Anatom ist also nicht in der Lage, das Alter der Veränderungen auf Grund klinischer Angaben nach dem Krankheitsbeginn zu bestimmen;

2. daß ein gesetzmäßiger Zusammenhang zwischen klinischen Symptomen und anatomischen Veränderungen, also zwischen klinischem und anatomischem Krankheitsverlauf und ihrer Krankheitsdauer an den vom Typhus befallenen Organen nicht besteht. Also auch auf dem Wege des Vergleiches mit dem klinischen Krankheitsverlauf läßt sich das Alter der anatomischen Veränderungen nicht einwandsfrei bestimmen, so daß klinische Angaben für den Nachweis des Krankheitsbeginns grundsätzlich nicht verwertbar sind.

Die Übereinstimmung, welche in einer großen Zahl von Fällen vorzuliegen scheint, ist zufällig, zum mindesten ursächlich gänzlich unbekannt. Ich halte deshalb den Versuch MERKELS u. a. für aussichtslos, durch Verwertung klinischer Angaben sich Unterlagen verschaffen zu wollen für die Brauchbarkeit einer anatomischen Stadieneinteilung, welche der Altersbestimmung anatomischer Veränderungen dienen soll.

So bliebe denn als letzter Versuch, den Krankheitsbeginn rein morphologisch oder serologisch zu erfassen. Für beide Forschungsmethoden fehlen nun wieder die Unterlagen. Der Epidemiologe kann uns wohl in manchen Fällen Tag und Stunde angeben, wann eine Infektion mit Typhusbazillen erfolgt sein muß; aber wann die Infektion erfolgreich geworden ist, weiß er nicht. Das Einsetzen anatomischer Veränderungen oder serologischer Phänomene, welche sich in der Inkubationszeit als Ausdruck der defensiven Wirkung entwickeln, kann wohl verschieden schnell und wechselnd stark erfolgen; Genaueres läßt sich aber hierüber auch nicht angeben.

Wir können also mit keiner Methode den tatsächlichen Beginn der Krankheit auf Tag und Stunde bestimmen; alle Schlußfolgerungen, welche mit dem Begriff des klinischen Krankheitsbeginns arbeiten zur Bestimmung der formalen Pathogenese und der anatomischen Krankheitsdauer, schweben in der Luft, weil das Auftreten klinischer Symptome bis heute in keine gesetzmäßig bestimmbare Beziehung gebracht werden kann zu eindeutigen morphologischen Vorgängen.

Will der pathologische Anatom das Alter der anatomischen Erkrankung bestimmen, so bleibt das einzig Mögliche, aus rein morphologischen Veränderungen heraus für bestimmte Organveränderungen die Dauer der zeitlichen Entwicklung festzulegen.

Bei einer Erkrankung, welche gewöhnlich erst im Laufe von Wochen zum Tode führt, ist es natürlich ausgeschlossen, den Beginn der anatomischen Veränderungen auf den Tag anzugeben; wir können uns hier nur annähernd festlegen; diese Schätzung kommt nun auch in der Berechnung nach Wochen zum Ausdruck. Der pathologische Anatom ist gewöhnt, seine Zeitbestimmung nach dem Darmbefund vorzunehmen, dies wohl in der Annahme, daß die Krankheit mit der Bildung des Primärinfekts an diesem Organ ihren Anfang genommen hat.

Die sich hieran anschließenden Darmveränderungen werden gewöhnlich nach den verschiedenen Stadien der markigen Schwellung, Verschorfung, Geschwürsbildung und der Reinigung der Geschwüre bezeichnet, um mit ihnen eine entsprechende Zahl von anatomischen Krankheitswochen zu verbinden. Wir können dies tun in jenen Fällen, wenn das Bild eines dieser Stadien klar zum Ausdruck kommt. Man mag einwenden, daß diese Zeitbestimmung das Ergebnis des Vergleichs von klinischem Verlauf und anatomischem Befund darstellt, daß man also der klinischen Angaben trotz aller sonstigen Bedenken nicht entraten könne. Demgegenüber ist zu betonen, daß derartige Anhaltspunkte eine Zeitbestimmung wohl unterstützen können, aber niemals ausschlaggebend sein dürfen für gesetzmäßig bindende Schlußfolgerungen. Der pathologische Anatom benützt das Hilfsmittel klinischer Angaben nur insoweit, als sich hieraus keine Widersprüche mit den Erfahrungen der allgemeinen Pathologie ergeben.

Die mannigfaltigen, von manchen Autoren schon angedeuteten Abweichungen vom Typus bezüglich des makroskopischen Aussehens der typhösen Darmveränderungen haben in mir jedoch Zweifel erweckt, ob der anatomische Verlauf des Typhus auch immer ein solcher ist, wie nach der üblichen Benennung der Stadien anzunehmen wäre, nämlich mit markiger Schwellung, Verschorfung, Geschwürsbildung und Reinigung der Geschwüre; ich glaube, auf Grund histologischer Untersuchungen erkannt zu haben, daß diese Reihenfolge der Stadien anatomisch eine allgemeine Gültigkeit nicht besitzt. Man kann also auch nach einer solchen unzureichenden Stadieneinteilung keine passende Zeitbestimmung festlegen.

Dem klassischen Bilde der Darmveränderungen entspricht meine sequestrierende Form des Darmtyphus, bei welcher die der markigen Schwellung folgende, makroskopisch als Schorf wahrnehmbare, breite Nekrose durch eine leukozytäre Demarkationslinie*) an der Grenze von Submukosa und Muskularis abgetrennt wird. So folgt der breiten Verschorfung im Verlaute der 2. anatomischen Krankheitswoche das Stadium der gereinigten Geschwüre auf Grund der völligen, tiefen Schorfablösung in der 3. Woche nach, vorwiegend und zuerst an den untersten Platten und nur an Teilen einzelner Platten, so daß dann Anfang der 4. Woche die Sequestration ihr Ende erreicht hat. Besonders reine Fälle zeigen an einer fortlaufenden Reihe von Platten gleichmäßig starke Verschorfung, ohne daß klappenaufwärts eine Strecke weit eine wesentliche Abnahme in der Stärke der Erkrankung auffiele. Einzelne der Platten zeigen aber gleichzeitig infolge Schorfablösung teilweise oder völlig gereinigten Grund, so daß der unmittelbare Übergang

---

*) S. auch KARG und SCHMORL, Atlas der pathol. Gewebslehre 1893, Tafel VIII, Fig. III.

aus dem Stadium der Verschorfung in das der gereinigten Geschwüre für diese Fälle besonders offensichtlich ist. Es fehlt also hier das Stadium der Geschwürsbildung der üblichen Einteilung. Die Ausheilungsvorgänge an diesen gereinigten Geschwüren beginnen meist wohl nach einem kurzen Intervall von einigen Tagen mit regenerativen Vorgängen von seiten des Epithels. Die sequestrierende Form ist also gekennzeichnet durch die Stadien der markigen Schwellung, der Schorfbildung, Schorfablösung und Heilung.

In einzelnen Fällen ist die Ausheilung aus unbekannten Gründen stark verzögert; oft mögen interkurrente Komplikationen die Ursache sein. Man findet dann in ,späten Wochen meist eine einzelne Platte mit völlig gereinigtem Grund ohne Neigung zur Vernarbung. Der Befund erinnert an ein Ulcus ventriculi chronicum. Solche Geschwüre können natürlich noch nach Monaten zur Perforation führen.

Dieser sequestrierenden Form steht nun die (exsudativ-)ulzerierende Form gegenüber, bei welcher schon in der 2. Woche kleine oberflächliche Nekrosen der Mukosa und Submukosa in das Lumen durchbrechen und somit schon früh eine Geschwürsbildung veranlassen. In manchen Fällen ist dieser Vorgang mit der von MARCHAND beschriebenen Exsudation von Pihrin (primärer Schorf) vergesellschaftet. Hier bröckelt im Laufe der 3. Woche das mehr und mehr nekrotisierte Gewebe allmählich ab, das Geschwür vertieft sich zunehmend, so daß eine leukozytäre Demarkationslinie in der Tiefe überhaupt nicht zur Entwicklung kommt.

Es fehlt also das Stadium der gleichmäßigen breiten Verschorfung, wie es für die sequestrierende Form so bezeichnend ist. Die gleichmäßige Reinigung des Grundes bleibt aus; vielmehr setzen unter Umständen schon vorher an den unregelmäßigen Geschwürsrändern Heilungsvorgänge ein. Bei der exsudativ-ulzerierenden Form haben wir somit die Stadien der markigen Schwellung, der Geschwürsbildung und Heilung.

Daß Sequestration und Ulzeration das Kennzeichen von zweierlei Verlaufsformen sein müssen, belehrt ein Blick auf die beigegebenen Abbildungen (Tafel I, Abb. 2, 3), welche beide ungefähr das Ende der regressiven Veränderungen anzeigen und trotzdem morphologisch ganz verschiedenen Reaktionstypus erkennen lassen. Man kann sich nicht vorstellen, daß eines der beiden im Bild wiedergegebenen Stadien aus dem anderen hervorgegangen sein könnte oder im weiteren Verlaufe in das andere noch übergehen würde. Das Bild der ulzerierenden Form zeigt unter dem leukozytendurchsetzten Geschwürstand bereits Zeichen der Rückbildung und beginnende Heilungsvorgänge; zeitlich ist ungefähr Ende der 3. bis Anfang der 4. Woche anzunehmen. Bei sequestrierender Form sehen wir die gleichmäßige Nekrose der oberen Schichten bis zur Muskularis mit der breiten Leukozytendemarkation. Die anatomische Krankheitsdauer dürfte ungefähr die gleiche gewesen sein, und trotzdem ein ganz anderes Bild! Die ganze Entwicklung ist eben in diesen beiden typischen Fällen verschieden vor sich gegangen, der Heilungsvorgang erfolgt ebenfalls auf zweierlei Weise.

Ich glaube, daß die sequestrierende Form häufiger zu Perforationen führt, während mit der unregelmäßig fortschreitenden Ulzeration rascher einsetzende Schädigung der Gefäßwand und damit Blutungen verbunden sind. Es wäre die nächste Aufgabe, die Pathogenese und die Beziehungen dieser beiden Formen zueinander genauer zu ergründen[*]. Welche von beiden die häufigere ist, ob sie sich immer scharf voneinander trennen lassen, weiß ich nicht zu sagen. Die Verlaufsform scheint schon in einem recht frühen Stadium entschieden zu sein. Ich habe bei einigen Fällen mit gleichmäßiger und hochgradiger markiger Schwellung vieler Platten histologisch einen übereinstimmenden Befund erheben können; über die ganze Platte hinweg finden sich fast nur noch histiozytäre Elemente mit starker Zytophagie, dabei ausgedehnter Zellzerfall, ohne daß jedoch schon eine Nekrotisierung des Gewebes eingetreten wäre. Durch die

---

[*] Meine erste Zusammenstellung hierüber an Hand des Metzer Materials ist mir auf dem Rückzug von Bukarest im September 1918 abhanden gekommen. Meine Unterlagen sind mir somit entzogen.

Oxydasereaktion läßt sich schon die Neigung der Leukozyten nachweisen, sich an der Grenze zur Muskularis besonders reichlich zu sammeln (Tafel I, Abb. 1), so daß man hierin wohl den Anfang der sequestrierenden Form erkennen darf. Gewiß muß aber diese Verschiedenheit des Ablaufs zur Aufstellung zweier getrennter Formen und damit zur Änderung der Stadieneinteilung führen.

RÖSSLE hat in seinem Bericht über die Jenaer Typhusepidemie 1915 eine Anzahl von Fällen hervorgehoben, bei welchen sich eine „besonders rapide Geschwürsbildung fast aus der markigen Schwellung heraus" vorgefunden habe, „jedenfalls unter sofortiger Abstoßung eben verschorfter Lymphplatten". Ich glaube annehmen zu dürfen, daß es sich bei diesen Fällen um den reinen Typus der sequestrierenden Form gehandelt·hat, so wie ich ihn oben geschildert habe. RÖSSLE glaubt, daß zwischen markiger Schwellung und gereinigtem Geschwür unmöglich 2 Wochen vergangen sein könnten, wie es das Schema verlange, und schließt dies ohne Berücksichtigung klinischer Angaben allein aus dem anatomischen Befunde. Ich möchte für möglich halten, daß bei solchen Fällen eine besonders massige Infektion einen derartigen beschleunigten Ablauf zur Folge hat.

Mit der Beschreibung dieser beiden Formen glaube ich gezeigt zu haben, weshalb ich die übliche Stadieneinteilung für ungenügend halte, um nach ihr die Dauer der anatomischen Erkrankung zu bestimmen, einfach aus dem Grunde, weil diese Einteilung 2 morphologisch getrennte Verlaufsformen des Darmtyphus miteinander vermengt; für jede der beiden Formen werden Stadien angegeben, welche anatomisch nicht durchlaufen werden. Nach einer solchen Einteilung kann natürlich keine folgerichtige Zeitbestimmung vorgenommen werden.

Mit der Erkennung dieser beiden geschwürsbildenden Formen ist jedoch die Beurteilung der Darmveränderungen nicht erschöpft. Wohl jeder Typhusdarm zeigt ungefähr nach Ablauf der markigen Schwellung neben fortschreitenden Vorgängen Zeichen der Rückbildung; nicht selten gibt gerade diese letztere dem Aussehen des Darms ihr besonderes Gepräge. In Spätfällen kann die Beurteilung der zeitlichen Aufeinanderfolge der Veränderungen sehr erschwert sein, da hier die Vorgänge des Fortschreitens und der Rückbildung sich mehr und mehr nebeneinander vorfinden.

Erkennt man zwischen gereinigten Geschwüren stark vortretende Platten ohne weitere Zeichen der Veränderung, so ist die makroskopische Entscheidung meist unmöglich, ob diese Platten frisch geschwollen sind oder ob hier Rückbildungsvorgänge vorliegen. Die schiefrige Verfärbung, welche immer als Zeichen der Rückbildung angegeben wird, ist in früheren Stadien der Rückbildung niemals vorhanden, kommt also als Unterscheidungsmerkmal nicht in Betracht. Im ersteren obenerwähnten Falle wäre ein anatomisches Rezidiv anzunehmen, im letzteren Falle könnten die sämtlichen erkrankten Platten, welche nunmehr ein ganz verschiedenes anatomisches Bild zeigen, zu gleicher Zeit im Beginn markig geschwollen gewesen sein; bei einem Teile der Platten ist es dann zur Verschorfung, Schorfabstoßung und Reinigung gekommen, am anderen Teile hat in der gleichen Zeit eine langsame Rückbildung eingesetzt und hat zu diesem, der frischen markigen Schwellung makroskopisch so ähnlichen Aussehen dieses Teiles der Platten geführt. Ohne Berücksichtigung dieser letzteren Möglichkeit mußten diese häufig vorkommenden Fälle als Nachschub oder Rezidiv aufgefaßt werden.

Ich glaube in der Annahme nicht fehlzugehen, daß bei der Beurteilung der typhösen Darmveränderungen den Vorgängen der Rückbildung*) zu wenig Beachtung geschenkt worden ist; es wäre sonst nicht verständlich, daß ihnen in der Darstellung der Verlaufsformen des Darmtyphus nicht jene Bewertung zuteil geworden ist, welche ihrer, besonders auch klinischen Bedeutung entspricht. Die Angaben HENKES über die Häufigkeit der Rezidive in seinen Fällen des Ostens würden dadurch vielleicht auch eine Einschränkung erfahren haben. Der Irrtum einer falschen Beurteilung der Darmveränderungen läßt sich im allgemeinen nur vermeiden durch eine eingehende mikroskopische Untersuchung. In einzelnen Fällen mag sich wohl schon makroskopisch eine Unterscheidung treffen lassen zwischen einer frisch geschwollenen und

---

*) Die Angaben anderer Autoren sind in meiner früheren Arbeit voll gewürdigt.

einer noch geschwollenen, aber in Rückbildung begriffenen Platte; die erstere sieht
saftiger aus, erscheint kräftiger gezeichnet, ist auch schärfer von der Umgebung abgesetzt,
während die letztere.einen weicheren, schlafferen Eindruck macht; die Färbung geht
vielleicht vom Grauweißen mehr ins Graue. Indessen verwischen diese Merkmale gar
zu leicht mit zunehmender Fäulnis, so daß man jeweils dem Mikroskop die endgültige
Entscheidung überlassen sollte. Man wird oft genug hierbei interessante Überraschungen
erleben. Eine schiefrige Verfärbung der Platte kann jedenfalls nicht als entscheidendes
Merkmal der ablaufenden oder stattgehabten Rückbildung gelten.

Ich habe bereits früher auf diese Rückbildungsvorgänge hingewiesen und darauf
aufmerksam gemacht, daß der Gedanke nicht von der Hand zu weisen ist, daß eine
große Zahl klinischer Fälle, deren Darmbefund der unmittelbaren Betrachtung des
Anatomen entzogen bleibt, wohl ohne die Komplikation des geschwürigen Zerfalls
der Platten zur Ausheilung kommt.

Ich habe damals die Darmveränderungen in einer absichtlich etwas schematischen Darstellung
als Folge der Entwicklung, des Zerfalls, bzw. der Rückbildung der typhösen Knötchen zu erklären
versucht. Es kam mir darauf an, die Gleichartigkeit des Reaktionsablaufs am Darm und den anderen
spezifisch erkrankten Organen in den Vordergrund zu stellen. Aber ebensowenig wie die phthisischen
Ulzerationen des Darms jeweils einen einheitlichen Aufbau aus Tuberkeln erkennen lassen, im Gegensatz
zur gleichzeitigen typischen Knötchenbildung in anderen Organen, so auch beim Typhus; hier vielleicht
noch in verstärktem Maße, weil die Beweglichkeit der beteiligten Zellelemente das Bild noch mehr
verwischen muß[*]).

Ich halte jedoch allgemein daran fest, daß auch am Darm die zellulären Reaktionen
in der gleichen Weise ablaufen wie in der Milz, der Leber, im Knochenmark usw.,
wo es zur typischen, gleichgearteten Knötchenbildung kommt. Diese Rückbildungsvorgänge lassen sich histologisch bei der sequestrierenden Form leichter verfolgen
als bei der ulzerierenden, welche die progressiven und regressiven Veränderungen in
zu naher Nachbarschaft aufweist, so daß sie bei dieser (ulzerierenden) Form oft schwer
auseinanderzuhalten werden können. ihre histologischen Merkmale habe ich a. O.
(l. c. S. 383 ff.) genauer geschildert.

Das Bild ist histologisch verschieden je nach dem Stadium der Erkrankung, in welchem die
Rückbildung einsetzt. Wenn es noch nicht zu Gewebszerfall gekommen ist, beobachtet man gewöhnlich
eine eigenartige Starre und Weitmaschigkeit des Gerüstwerks der Lymphfollikel (Tafel I, Abb. 4), die
Lymphozyten erscheinen auffallend reihenförmig, wie ausgerichtet angeordnet, wohl infolge des zwei-
seitigen Druckes von seiten der vermehrten Gewebsflüssigkeit; eine leichte Sklerose der Gerüstsubstanz
kann sich hinzugesellen; ferner finden sich überdehnte, meist schon leere Lymph- und Blutkapillaren in
der Umgebung der Follikel, abwandernde Histiozyten und manchmal leichte Gefäßveränderungen;
„körnig-fettige Degeneration der gewucherten Zellen" oder „Pigmentierung an Stelle des abge-
schwollenen Lymphknotens" (BIRCH-HIRSCHFELD) konnte ich an meinen Fällen nicht nachweisen.

Hat schon ein deutlicher Zellzerfall stattgefunden, oder ist es gar zu beginnenden herdförmigen
Nekrosen gekommen, ist das Bild schon ausgesprochener. Kleinste Zerfallsherde können hyaline
Narben hinterlassen (Tafel I, Abb. 4). Der Beginn zur Rückbildung zeigt sich am besten im Fehlen der
Wanderhistiozyten und der Abnahme der polymorphkernigen Leukozyten. In einer mehr weniger
homogenen Masse liegen neben einzelnen zeitigen Elementen jene von mir als „Übergangsformen"
bezeichneten Zellen, welche wohl degenerative Formen der erhaltenen und vermehrten Ortshistiozyten
darstellen, im wesentlichen wohl Retikulumzellen; nicht selten sind auch mehrkernige Formen nachzuweisen. Auch Plasmazellen mögen hier stärkere Verwendung finden. Besonders kennzeichnend
ist das oft völlige Fehlen von Leukozyten innerhalb der Rückbildungsherde und in deren Umgebung;
eine Einschmelzung des Gewebes ist nun nicht mehr zu erwarten.

In innigem Zusammenhang mit dieser intramuralen Rückbildung steht die Ausheilung an der
Darmoberfläche nach geschwürigem Zerfall der Schleimhaut. Als sicheres Zeichen dafür, daß die
Zerstörung der Wand an einer Stelle ihr Ende erreicht hat, erschien mir immer — besonders bei der

---

[*]) Schon C. E. E. HOFFMANN spricht von Knötchen am Typhusdarm, welche in einzelnen Fällen
von sehr heftiger Erkrankung sogar an der Peritonealfläche des Darms beobachtet werden (Path.
Anatomie d. Abdominaltyphus, Leipzig 1869 S. 54). Man findet schon bei HOFFMANN (S. 221) und bei
WAGNER einen Hinweis auf die histologische Gleichartigkeit der typhösen Knötchen der Leber und
des Darms.

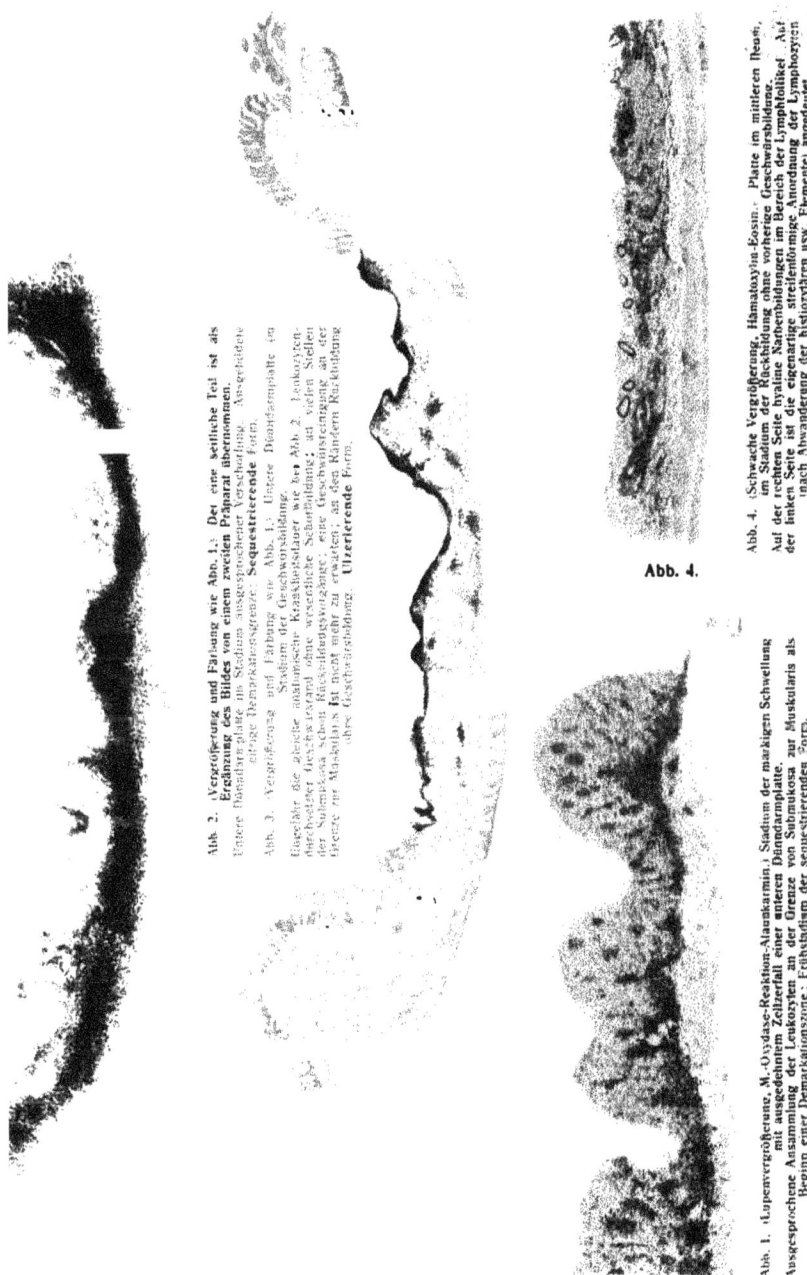

Abb. 2. (Vergrößerung und Färbung wie Abb. 1.) Der eine seitliche Teil ist als Ergänzung des Bildes von einem zweiten Präparat übernommen. Untere Darmplatte im Stadium ausgesprochener Verschorfung. Ausgebildete einige Demarkationsgrenze: Sequestrierende Form.

Abb. 3. Vergrößerung und Färbung wie Abb. 1. Untere Dünndarmplatte im Stadium der Geschwürsbildung. Ungefähr die gleiche anatomische Krankheitsdauer wie bei Abb. 2. Leukozyten durchsetzter Geschwürsrand ohne wesentliche Sehartbildung; an vielen Stellen der Submukosa schon Rückbildungsvorgänge; eine Geschwürseingang an der Grenze zur Muskularis ist nicht mehr zu erwarten; an den Rändern Rückbildung über Geschwürsbildung. Ulzerierende Form.

Abb. 1. (Lupenvergrößerung, M.-Oxydase-Reaktion-Alaunkarmin.) Stadium der markigen Schwellung mit ausgedehntem Zellzerfall einer unteren Dünndarmplatte. Auf der rechten Seite an der Grenze von Submukosa zur Muskularis als Ausgesprochene Ansammlung der Leukozyten. Beginn einer Demarkationszone: Frühstadium der sequestrierenden Form.

Abb. 4.

Abb. 4. (Schwache Vergrößerung, Hämatoxylin-Eosin.) Platte im mittleren Ileum, im Stadium der Rückbildung ohne vorherige Geschwürsbildung. Auf der rechten Seite hyaline Narbenbildungen im Bereich der Lymphfollikel. Auf der linken Seite ist die eigenartige streifenförmige Anordnung der Lymphozyten usw. Elemente angedeutet.

ulzerierenden Form — die hochgradige Vermehrung, Erweiterung und Blutfülle der Kapillaren, welche sich von den tiefen Schichten aus zur Oberfläche vorschieben. Nicht selten verschwindet das eigentliche Gewebe gänzlich hinter dieser Hyperämie, welche meist noch von Hämorrhagien begleitet ist.

Diese Vorgänge der Rückbildung aus den verschiedenen Stadien der fortschreitenden Erkrankung heraus dürfen nicht übersehen werden, wenn man das Alter und die Aufeinanderfolge der Darmveränderungen bestimmen will.

· Unter den pathologischen Anatomen gilt allgemein die Auffassung, daß der Typhus meistens von der Bauhinschen Klappe aus darmaufwärts krieche, so daß also die ältesten Darmveränderungen sich in der Klappengegend befinden· Die Abschwächung der Geschwürsbildung, bzw· Verschorfung und Schwellung in stomachaler Richtung muß zu dieser Annahme führen, solange man in all diesen Veränderungen nur progrediente Vorgänge sieht und die Möglichkeit einer schon abklingenden Erkrankung der oberen Platten außer acht läßt. Diese Frage ist nicht unwichtig, weil eine gleichzeitige Schädigung der betreffenden Platten für eine hämatogene infektion im Sinne einer „Typhussepsis" sprechen könnte.

Tatsächlich muß man ja auch den Zeitpunkt der Erkrankung der oberen Peyerschen Platten näher an jenen der unteren heransetzen, da eine solche obere, mittelstark erhabene Platte zuerst eine markige Schwellung, auch leichte Verschorfung und dann — gemäß der histologischen Untersuchung — unter Umständen wieder eine Rückbildung durchgemacht hat. Aber trotzdem kann man eine zu gleicher Zeit einsetzende Erkrankung sämtlicher Platten nicht annehmen; die vergleichende Untersuchung spricht dagegen. Dies läßt sich am besten an Frühfällen nachweisen, bei welchen Rückbildungsvorgänge meist noch fehlen. Makroskopisch findet man gewöhnlich hochgradige, nur langsam abnehmende Schwellung vieler Platten, Verschorfung braucht nur angedeutet zu sein; mikroskopisch kann man aber doch schon in den unteren Platten weit mehr Zeitzerfall und Nekrosen der Submukosa finden als in den oberen; die Erkrankung dieser Platten ist also älter. Somit dürfte die bisherige Auffassung der allmählich aufsteigenden Erkrankung der Platten ihre Gültigkeit behalten· Ein Beweis gegen die enterogene Infektion läßt sich aus meinen Befunden über die Rückbildung nicht herleiten.

Der .histologische Nachweis von Rückbildungs- und Ausheilungsvorgängen ist wichtig für die Klärung der Frage, ob und in welchem Umfange reine extraintestinale Organerkrankungen, ohne Beteiligung des Darms, beim Typhus (EBERTH) möglich sind. Ich erinnere an die sorgfältige Zusammenstellung POSSELTs über Typhus ohne Darmerkrankungen, dessen Fälle nicht in bezug auf eine bereits abgeheilte Darmerkrankung gesichtet sind. Dies gilt auch für den interessanten Fall KORCZYNSKIs, welcher als einzige, makroskopisch wahrnehmbare .Organveränderung eine eitrige Meningitis typhöser Ätiologie darbot; dies zwei Monate nach dem klinischen Krankheitsbeginn, so daß der Darmtyphus längst abgeheilt sein konnte. Das angebliche Fehlen einer Pigmentierung genügt nicht als Beweis gegen eine frühere Darmbeteiligung.

Als ein weiteres Organ, welches für die anatomische Zeitbestimmung der typhösen Erkrankung verwertet werden kann, hat sich mir die Milz erwiesen. Ich muß wohl zugeben, daß ich genaue Angaben hierüber noch nicht machen kann; das eine ist jedoch gewiß, daß die Milz im Verlaufe der verschiedenen Stadien, in denen sich der Darm befindet, charakteristische, schon makroskopisch wahrnehmbare Veränderungen durchmacht. In einer gewissen Zahl von Fällen wird ja das Bild des „typhösen Milztumors" durch Mischinfektion oder aus anderen Gründen heraus verwischt, indessen in der Mehrzahl der Fälle drückt die Allgemeinreaktion als Folge der typhösen Toxikose der Milz ihren Stempel auf.

Nachdem ich an Hand des großen Materials, welches ich in einem verhältnismäßig kurzen Zeitraum autoptisch zu überschen Gelegenheit hatte, auf einige Merkmale aufmerksam gemacht worden war, nahm ich meist die Milz als erstes Organ heraus und versuchte hiernach das Stadium zu bestimmen. Meine Erfahrungen lassen mich berechtigt erscheinen, diese Befunde kurz zu beschreiben. Sie stellen eine gewisse Ergänzung dar der eingehenden Darstellung der typhösen Milzveränderungen von C. E. E. HOFFMANN (1869).

Die Milz schwillt in der ersten bis zweiten Woche der anatomischen Erkrankung langsam an, erreicht aber bis in die Tage der Verschorfung, bzw. oberflächlichen Geschwürsbildung hinein noch nicht die Größe und Festigkeit wie etwa in der dritten Woche der Erkrankung. Die Milz ist noch ziemlich schlaff, die Kapsel mäßig gerunzelt. Die als Follikel zu deutenden grauweißen Fleckchen sind noch auffallend deutlich sichtbar und heben sich scharf ab von der besonders dunkelroten Pulpa. Die Schnittfläche ist glatt, die Pulpa kaum abstreifbar.

Etwa in der 3. Woche hat die Milz ihre stärkste Schwellung und Festigkeit erreicht, die Kapsel ist gespannt. Der Schnitt ist anfangs glatt, die Follikel sind nur mehr als feinste graue Pünktchen zu erkennen, die Rötung der Pulpa ist etwas schwächer geworden. Die Trabekelzeichnung ist besonders in den Randteilen noch erhalten; kurze Zeit, meist wenige Minuten nach dem Durchschneiden quillt die Pulpa über die Schnittfläche vor und verdeckt damit die anderen Bestandteile.

In den späteren Wochen wird die Milz wieder schlaffer und kleiner; der Schnitt wird etwas uneben, die Pulpa erscheint eher etwas eingesunken, ist in vielen Fällen mehr weniger stark braun getönt; die Follikel treten wenig deutlich hervor.

Im Falle eines Rezidivs habe ich neben der Pigmentierung auch frische, der ersten Zeit entsprechende Reaktion gesehen. Ich möchte besonders hervorheben, daß diese Befunde nur an frischen Leichen erhoben werden können, und dies auch nur unmittelbar nach der Legung des Schnittes. Es wäre von besonderem Interesse, auch histologische Unterlagen für diese Stadien der Milzumwandlung beizubringen.

Die histologisch nachweisbaren, außerhalb des Darms gelegenen typhösen Knötchen der verschiedenen Organe lassen sich für die Zeitbestimmung bezüglich der Abhängigkeit der Organveränderungen voneinander nur in geringem Umfange verwerten; die Knötchen machen ja ebenfalls gewisse Stadien durch, wobei die verschiedenen Bedingungen des eitrigen Zerfalls, der Rückbildung usw. noch besondere histologische Beachtung verdienten. Man kann aber schon in Fällen, welche über das Stadium der markigen Schwellung kaum hinaus sind, in der Leber oder im Knochenmark ganz frische Knötchen finden, welche im wesentlichen aus einer umschriebenen Ansammlung von Ortshistiozyten bestehen. In älteren Fällen lassen sich ferner nebeneinander Knötchen nachweisen, welche vorgeschrittene Zeichen des Zerfalls oder der Rückbildung zeigen, und solche, welche der Zusammensetzung nach ganz frisch entstanden sein müssen. Man muß deshalb annehmen, daß sie sich in den Organen zu jeder Zeit frisch bilden können. Eine zeitlich begrenzte Abhängigkeit der typhösen Knötchen der verschiedenen Organe von der Darmerkrankung läßt sich also nicht feststellen; nur ist gewiß, daß die ersten Darmveränderungen histologisch jeweils älter sind als jene anderer Organe.

Diese Tatsache spricht also, wie mir auch HECHT zugibt, durchaus gegen die unter den Klinikern verbreitete Auffassung, daß die Veränderungen der erkrankten Organe durch eine, zur gleichen Zeit hämatogen oder lymphogen erfolgende Infektion ausgelöst würden. Es ist nicht angängig, das Verschontbleiben der meisten Lymphknotengruppen durch „eine besondere Disposition" zu erklären, um hierdurch die gegenteilige Meinung einer Allgemeinerkrankung des lymphatischen Apparates zu stützen. Auch muß die verschiedene Art der histologischen Erkrankung berücksichtigt werden, wenn man aus der Schwellung des lymphatischen Gewebes pathogenetische Schlußfolgerungen (SCHOTTMÜLLER) ziehen will.

Wenn ich nun nochmals auf Grund meiner Ausführungen auf den Begriff der Typhus-Sepsis und auf die hiermit verbundenen Theorien über die Pathogenese des Typhus eingehe, so geschieht dies, um an diesem Beispiele zu zeigen, wie wenig der Kliniker und der pathologische Anatom Hand in Hand arbeiten in Fragen, welche nur gemeinsam gefördert werden können, und um ferner auf die Ursachen hinzuweisen, welche zu dieser Trennung geführt haben; denn es hieße die Augen verschließen, wollte man bestreiten, daß das Interesse besonders des inneren Klinikers an der morphologischen Pathologie stark geschwunden ist und sich immer mehr den humoralen Wissenschaften zuwendet. Um beim Beispiel des Typhus zu bleiben, erinnere ich an die Arbeiten von SCHOTTMÜLLER, JOCHMANN, FORNET, BRONN u. a., verweise ferner

auf die Monographie von OELLER „Über den Krankheitsverlauf des Typhus", in welcher eine sachliche Beziehung zur pathologischen Anatomie des Typhus nicht nachzuweisen ist.
· Wenn z. B. OELLER behauptet, daß unter dem Einfluß der Immunschutzkörper die extraintestinale Typhuslokalisation häufiger geworden ist und diese Beobachtung klinisch und z. T. pathologisch-anatomisch für gesichert hält, so bestreite ich demgegenüber sowohl, daß der Kliniker sich über diese anatomischen Vorgänge von klinischen Gesichtspunkten aus ein Urteil erlauben kann, als auch daß maßgebende anatomische Angaben hierüber bekanntgeworden sind. Natürlich ist damit auch OELLERS weiteren, hieraus abgeleiteten Folgerungen besonderer immunisatorischer Vorgänge der Boden entzogen.

Der Begriff der Typhussepsis, wie ihn der Kliniker zu gebrauchen pflegt, sagt nichts weiter, als daß nach seiner Ansicht der Typhus abdominalis klinisch nach Art einer Sepsis verläuft; gegen diese Auffassung kann natürlich der Theoretiker nichts einzuwenden haben; die klinische Begriffsbestimmung ist selbstverständlich alleinige Domäne des Klinikers.

Nunmehr schließt aber der Kliniker von diesem klinischen Sepsisbefund weiter auf anatomische Vorgänge, indem er als selbstverständlich annimmt, daß ebenso wie die akute Sepsis auch der Typhus eine primäre Erkrankung des Blutes darstelle und durch die hämatogene Metastasierung gekennzeichnet sei. Unbekümmert um die anatomisch nachweisbare örtliche und zeitliche Abhängigkeit der Organveränderungen voneinander, ohne Rücksicht auf die verschiedene Art der Reaktion der einzelnen Organe lassen die Autoren vom Blute aus die Infektion all der Organe erfolgen, welche klinische Bedeutung besitzen.

Ich weise nur nebenbei darauf hin, daß eine mit Metastasenbildung einhergehende Bluterkrankung als Pyämie bezeichnet wird, und daß mancher Kliniker das Krankheitsbild einer Pyämie von dem einer Sepsis wohl zu unterscheiden weiß, daß also auch der klinische Verlauf beim Typhus der einer Pyämie sein müßte.

Daß übrigens eine anschauliche klinische Darstellung des Typhus möglich ist auch ohne das „erklärende" Wort der Typhussepsis, zeigt JORGENS in seinen Infektionskrankheiten (1920).

Nachdem sich der Kliniker mit diesen Theorien in das Gebiet der pathologischen Anatomie begeben hat, gibt er — als Beleg für die Richtigkeit seiner nicht prüfbaren Behauptungen — Erklärungen auf Grund bakteriologischer und serologischer Forschungsergebnisse und überträgt die Reaktionen künstlicher Versuchsanordnungen auf den menschlichen Organismus. Das Einpassen der Hypothesen stützt die vorgefaßte Meinung der hämatogenen anatomischen Allgemeinerkrankung. Es würde zu weit führen, wenn ich Beispiele für die hier angedeuteten Gedankengänge jener Autoren angeben wollte.

Der Versuch, sich über die formale Pathogenese einer Erkrankung eine künstliche Vorstellung zu machen, ist solange berechtigt, als die Möglichkeit fehlt, sich am autoptischen Befunde von den tatsächlichen Vorgängen zu unterrichten. Hierzu sind wir aber beim Typhus ausreichend in der Lage. Und wenn der pathologische Anatom seine Auffassung von der enterogenen Entwicklung der typhösen Veränderungen nicht mit derselben einseitigen Schärfe vertritt, sondern sich nur innerhalb enger Grenzen über den Entwicklungsgang festlegt, so hat dies seine Ursache allein darin, daß er sich an Tatsachen halten muß, welche der Widerlegung zugänglich sind, während der Kliniker sich in seinen Hypothesen keine Zurückhaltung aufzuerlegen braucht. Ich verweise u. a. auf die Arbeiten von CHIARI, M. B. SCHMIDT, FRAENKEL, L. PICK, GRAFF sowie auf die Darstellung der Lehrbücher der pathologischen Anatomie, welche alle eine, wenn auch z. T. vorsichtig geäußerte, so doch gemeinsame Grundauffassung vertreten, welche sich mit der Sepsistheorie vieler Kliniker nicht vereinbaren läßt. Solange der Kliniker absichtlich darauf verzichtet, sich auf den Boden formaler Tatsachen zu stellen, ist es dem pathologischen Anatomen natürlich unmöglich, von ihm die Anregungen entgegenzunehmen, deren er zur Förderung gemeinsamer Arbeitsgebiete bedarf.

Wie weit sich der Kliniker von dem Boden einer gesicherten Beweisführung entfernen kann, allein zur Stütze entferntester Hypothesen, das zeigen wiederum die Ausführungen OELLERS, welcher sich hierin an frühere Autoren anlehnt. Obwohl OELLER bekannt ist, daß Typhusbazillen im Blute ohne klinische Erscheinungen ein häufiger Befund sind, werden von ihm bei bestehender Bakteriämie Symptome beliebiger Art jeweils im Sinne einer Sepsis ausgelegt, auch wenn das Krankheitsbild von einem septischen Charakter gar nichts mehr an sich hat (l. c. S. 15, 16, 30, 49, 55). Vielmehr liegt oft genug die Annahme einer beim Typhus ja so häufigen Komplikation näher, um Temperaturschwankungen u. dgl. zu deuten, als hierin den Ausdruck etwa eines abgeschwächten Rezidivs (S. 40) und immunisatorische Vorgänge erkennen zu wollen. Noch weitergehende, ganz willkürliche ad hoc-Deutungen der Bakteriämie (OELLER) müßten zu endlosen Auseinandersetzungen führen.

Der innere Grund des selbständigen Vorgehens der klinischen Autoren ist zweifellos eine gewisse Enttäuschung über das scheinbare Versagen der pathologischen Anatomie für gewisse Fragen des Klinikers. Dieser verlangt am Leichentisch eine Erklärung nicht nur über die Diagnose und Pathogenese seines Falles, sondern auch für funktionelle Symptome, soweit sie das Krankheitsbild ausmachten. Läßt sich aber der Anatom hierauf ein, dann wird er vielleicht, wie ich oben ausgeführt habe, zufälligerweise in vielen Fällen eine scheinbare Übereinstimmung mit dem Kliniker erzielen können; aber dieser Überschätzung der anatomischen Forschungsmöglichkeit von seiten des Klinikers wird eine Enttäuschung nachfolgen, wenn irgendwann die Übereinstimmung ausbleibt. Der Fehler liegt allein an der falschen Auffassung über das, was bis heute die pathologische Anatomie zu leisten vermag; diese kann allein über die formale Genese einer Erkrankung Auskunft geben, sowie über die Entstehung mechanischer — in obigem Sinne — Symptome; die funktionellen Symptome kann er — von den durch Leitungsunterbrechung bedingten Ausfallserscheinungen abgesehen — nicht fassen. Es besteht daher ein innerer Zusammenhang darin, daß gerade der internist, welcher vorwiegend funktionell zu denken gezwungen ist, der Anatomie fremd geworden ist, während der Chirurge und Gynäkologe, welcher in der Hauptsache mit mechanischen Symptomen arbeitet, das interesse bewahrt hat. Es gibt nur ein Mittel für den pathologischen Anatomen, den internisten wieder für sein Fach zu gewinnen, d. i. Methoden zu finden, welche es gestatten, die funktionelle Symptomatologie anatomisch zu erfassen.

Kriegs-Literatur.

ASKANAZY, Pathol. Reaktionen nach der Typhusschutzimpfung. Kriegspathol. Tagung 1916. Fischer, Jena.
BAUMGARTEN, P. v., Kriegspathologische Mitteilungen. Leipzig 1920 S. 90.
BENDA, In der Aussprache zu Askanazy.
BRONN, Berl. Klin. W. 1916 S. 621.
FRAENKEL, E., Bemerkungen über Abdominaltyphus mit besonderer Berücksichtigung der Roseola typhosa. D. Med. W. 1916 Nr. 22.
GOLDSCHEIDER, Impfmilzschwellung und Typhusdiagnose. D. Med. W. 1915 S. 1177.
GRAFF, S., Die formale Entwicklung der Darmveränderungen beim Typhus abdomin. D. Med.W. 1917 S. 480.
  — Pathologisch-anatomische Beiträge zur Pathogenese des Typhus abdominalis (EBERTH). D. Arch. f. klin. Med. 1918 Bd. 125/26 S. 352.
GRUBER, In der Aussprache zu Askanazy.
HECHT, Über die Pathogenese des Typhus abdominalis. Med. Klin. 1919.
HENKE, Pathologisch-anatomische Beobachtungen über den Typhus abdominalis im Kriege. Ziegt. Beitr. 1916 Bd. 63 S. 781.
HOESSLIN, v., Bemerkungen zur Diagnose leichterer Typhusfälle und zur Frage der Milzschwellung bei der Typhusschutzimpfung. M. Med. W. 1917 S. 1261.
JORGENS, Infektionskrankheiten. Berlin 1920.
KAMMERER und WOLTERINO, Typhusschutzimpfung und Milzschwellung. M. Med. W. 1916 S. 57.
KOCH, M., Über das gehäufte Vorkommen von Muskelhämatomen bei Typhus abdominalis im Kriege. Kriegspathol. Tagung 1916. Fischer, Jena.
KORCZYNSKI, Eitrige Typhusmeningitis. Wien. Klin. W. 1917 S. 1548.
LUBARSCH, In der Aussprache zu Askanazy.
MARCHAND, Zur Kenntnis der Darmveränderungen beim Abdominaltyphus. Med. Klin. 1916 S. 488.
MERKEL, Zur pa ho ogischen Anatomie des Typhus im Feldheer. M. Med. W. 1919 S. 1416.
OELLER, H., Der Krankheitsverlauf des Typhus. Jena 1920.
POHLMANN, Arbeiten aus dem Freiburger Pathologischen Institut (noch nicht veröffentlicht).
ROSSLE, Zur Jenaer Typhusepidemie. M. Med. W. 1916 S. 1321.
  — Die pathologische Anatomie der Infektionskrankheiten. Jahreskurse f. ärztl. Fortbild. 1917 S. 39.
SEELIGER, Berl. Klin. W 1918 S. 1143.
SPIELMEYER, Über Kleinhirnveränderungen bei Typhus abdominalis. M. Med. W. 1918 S. 313.
WIESNER, Über Typhusvakzination. Wien. Klin. W. 1915 S. 687.
ZORN, Der Metzer Kriegstyphus 1914/15. Inaug.-Diss. Freiburg i. Br. 1920.

2. Paratyphus.
Von Prof. Dr. RICHARD V. WIESNER in Wien.
Im Kriege k. k. Oberarzt d. R.

Die pathologische Anatomie des Paratyphus, „wie er sich gerade im Kriege gezeigt hat", soll in den folgenden Zeilen erörtert werden. Die Anatomie des Paratyphus ist eines jener Kapitel, welches befriedigend zu klären bisher wohl nicht gelungen ist. Die letzte eingehendere Bearbeitung dieses Themas vor dem Kriege durch HUEBSCHMANN stützte sich lediglich auf 34 von verschiedenen Seiten mitgeteilte kasuistische Fälle, einschließlich von sechs Eigenbeobachtungen dieses Autors. Die Einzelbeobachtungen wichen z. T. wesentlich auseinander, eine einheitliche Bearbeitung eines größeren Materials, welche wohl am ehesten geordnete Vorstellungen von den anatomischen Veränderungen bei dieser Infektion bringen könnte, war wegen der geringen Mortalität nicht möglich. Wohl ist die Zahl der während des Krieges mitgeteilten Fälle erheblich angestiegen, nach PICK auf ca. 240 Fälle, doch krankt auch dieses neue Material vielfach an ähnlichen Fehlerquellen wie jenes von HUEBSCHMANN. Denn auch jetzt handelt es sich wiederum zumeist um Einzelbeobachtungen, welche z. T. von einer gewissen Voreingenommenheit bei der Beurteilung des Gesehenen nicht ganz frei zu sein scheinen. PICK hat nicht ganz unrecht, wenn er in einer kritischen Zusammenfassung der Paratyphusliteratur sagt, „daß es nur eines Blickes auf diese Zusammenstellung bedarf, um die klaffenden Widersprüche offenkundig zu machen. Tot capita, tot sensus . . .". Daß dem nicht so sein müßte, geht aus dem ganz vereinzelt dastehenden umfangreichen Beobachtungsmaterial STERNBERGS hervor, die trotz der geringen Mortalität, die er mit 4,2% für Paratyphus B-Infektionen und 3,5% für A-infektionen angibt, nichtsdestoweniger über 89 einwandfreie Obduktionsfälle berichten konnte, die, von einem einheitlichen Gesichtspunkt aus beobachtet, uns einen ungemein wertvollen Beitrag zur Paratyphusfrage liefern. So manches umfangreiche Material während der für die Klärung der Paratyphusfrage überaus günstigen Kriegszeit wurde einer einheitlichen Verarbeitung nicht freigegeben oder vernachlässigt und blieb endlich unverwertet. Dadurch ist die Erfüllung der hier gestellten Aufgabe wesentlich erschwert, jedenfalls schwieriger als ursprünglich zu erwarten war. Um zu einer brauchbaren Vorstellung von der pathologischen Anatomie des Paratyphus zu gelangen, wird es angezeigt sein, weniger den Widersprüchen in den einzelnen Angaben nachzugehen, als vielmehr das Gemeinsame aus den vielfältigen getrennten Beobachtungen herauszuholen und Nebensächliches auszuschalten.

HUEBSCHMANN — ich kann sofort an seine Publikation, die die vorausgehende Literatur eingehend berücksichtigt, anknüpfen — folgt bei der kritischen Sichtung der verschiedenen bis dahin obduzierten und mitgeteilten Paratyphusfälle der klinischen Einteilung SCHOTTMÜLLERS in einen Paratyphus abdominalis (klinisch typhöse Form) und eine Gastroenteritis paratyphosa (choleriforme Form). Das Ergebnis ist, daß Fälle, welche klinisch unter dem Bilde eines Typhus abdominalis oder einem diesem ähnlichen Bilde verlaufen, zuweilen ein dem Typhus abdominalis recht nahekommendes anatomisches Bild bieten können, welches aber kaum je demselben vollkommen entsprechen würde, daß vor allem „Milz als auch Mesenterialdrüsen nicht gerade in das Bild des Typhus abdominalis hineinpassen". Weit öfters bestehen akut entzündliche Veränderungen der gesamten Darmschleimhaut, besonders des Dickdarms, gelegentlich mit leichter Schwellung der Follikel und Peyerschen Haufen bei fehlender Mesenterialdrüsenschwellung und nur selten erheblicher entwickeltem Milztumor. Vereinzelt kommen auch Nekrosen und Ulzerationen in der Dickdarmschleimhaut vor, die nach Literaturangaben einer dysenterischen Darmveränderung entsprechen. Der zweiten klinischen, der gastroenteritischen Krankheitsform entspricht nach HUEBSCHMANN ein akuter Katarrh des ganzen Darm- evtl.

Magendarmtraktes, gelegentlich mit leichter Schwellung der Follikel und Peyerschen Haufen, jedoch niemals unter dem Bilde einer markigen Schwellung, häufig mit kleinen Schleimhautblutungen. Mitunter sind die Dickdarmveränderungen beträchtlicher und vereinzelt seichte Dickdarmulzerationen vorhanden. Milz und Lymphdrüsen sind bei dieser Form unverändert. Mikroskopisch besteht Ödem, Hyperämie der Darmmucosa, Zellinfiltration derselben mit Lymphozyten und Plasmazellen, die sich über das Maß des Physiologischen erheben, also histologisch uncharakteristische Veränderungen, während die Befunde in der Magenwand einer eitrigen Infiltration der Mucosa, des Epithels, dort und da mit pustelähnlichen Gebilden entsprechen, Befunde einer Gastritis phlegmonosa (BRACHT), die möglicherweise für Gastritis paratyphosa pathognomonisch sein könnten. HUEBSCHMANN kommt zu dem Schluß, „daß das skizzierte pathologisch-anatomische Bild (mit dem klinischen der Choiera nostras) mit einer an Gewißheit grenzenden Wahrscheinlichkeit für eine Infektion mit Paratyphusbazillen spricht. Wir werden bei solchen Beobachtungen keinesfalls eine dahingerichtete bakteriologische Untersuchung versäumen dürfen."[*]) Ob oder inwieweit ein Unterschied der anatomischen Veränderungen mit der jeweiligen Infektion mit Bazillen des Typus A oder B zusammenfällt, bleibt wegen der geringen Zahl der Beobachtungen von Paratyphus-A-Fällen unerörtert. Das wesentliche Ergebnis der HUEBSCH-MANNschen Untersuchungen wäre somit dahin zu präzisieren, daß typhusartige Veränderungen bei Paratyphus abd. möglich sind, selten eine dysenterische Form dieser Erkrankung beschrieben wurde und daß weitaus der Mehrzahl der Fälle, auch der Mehrzahl der klinisch typhös verlaufenden Fälle, anatomische Veränderungen einer akuten Gastroenteritis entsprechen. Der klinischen Form der Gastroenteritis entspricht anatomisch ausschließlich eine akute Gastroenteritis

Das ist in groben Zügen der Stand unserer Kenntnisse von den paratyphösen Veränderungen vor Kriegsbeginn. Die neueren Beobachtungen scheinen teilweise uns in eine andere Richtung zu führen. So beschreibt STERNBERG aus seinem imposanten Material unter 75 Fällen von Paratyphus B-infektionen 42mal das klassische anatomische Bild der typhösen Veränderungen, d. h. im Dünndarm und auffallend häufig auch im Dickdarm halbkugelig vorragende, markig infiltrierte Follikel bzw. markig geschwellte Peyersche Haufen, welche beetartig hervortreten. Verschorfung der Follikel und Haufen, verschieden große, runde oder ovale Geschwüre stets innerhalb der lymphatischen Anteile des Darmes mit aufgeworfenen, markig geschwellten Rändern und fetzigem oder gereinigtem Grund vervollständigen die Übereinstimmung der Veränderungen mit Typhus abdominalis. „Form und Stellung der Geschwüre, Beschaffenheit des Randes und Grundes waren in diesen Fällen so überaus charakteristisch und entsprachen im Verein mit dem übrigen ... Obduktionsbefund so völlig dem Befund des Abdominaltyphus, daß ich bei den ersten Fällen die klinische Diagnose des Paratyphus bezweifelte..." Sechsmal bestanden unter 14 Paratyphus A-Fällen die gleichen anatomischen Veränderungen. Einwandfreie gleiche Einzelbeobachtungen finden sich bei BEITZKE, der unter drei Fällen mit klinisch typhösem Verlauf zwei Fälle obduziert, die sich morphologisch und lokalisatorisch mit dem Vorangeführten vollkommen decken, ferner zwei Fälle von JAFFÉ, vier Fälle von MARCHAND mit Veränderungen im unteren Ileum, die „im wesentlichen denen des Typhus entsprechen", und ein Fall von MOLLER mit ausschließlicher Lokalisation der Veränderungen, entsprechend allen Stadien eines Abdominaltyphus, im unteren Ileum. Auch PICK kommt zu dem Schluß, daß ein typhöses anatomisches Bild bei Paratyphus vorkommt und daß dieses, wenn es vorhanden ist, makroskopisch und mikroskopisch mit Abdominaltyphus vollkommen übereinstimmt. Besondere Erwähnung verdienen Fälle wie jener von SCHORER mit typhösen Darmveränderungen im unteren Dünn- und

---

[*]) Es ist das eine Schlußfolgerung, die ich nicht unwidersprochen lassen möchte. Das gleiche Darmbild, auch was Ausdehnung im Digestionstrakt anbelangt, findet sich, auch ohne daß eine Paratyphusinfektion vorläge. Solches sah ich z. B. bei Fällen mit Streptococcus lacticus-Infektionen.

Dickdarm bis in das Querkolon und Perforationsperitonitis bei Paratyphus A-infektion. Dann je ein Fall von Perforationsperitonitis von MARCHAND (B-Infektion), STERNBERG, GALAMBOS und PICK bei gleichzeitig typhösem Darmbefund. Dieses Fortschreiten des Geschwüres bis an die Serosa illustriert besonders eindringlich die Analogie des paratyphösen Geschwüres mit dem. typhösen. Gesondert sei dann noch ein Fall von HERRNHEISER erwähnt mit ausheilenden Geschwüren im unteren Ileum bei Paratyphus, unter den gleichen anatomischen Bedingungen wie beim Typhus abdominalis. Dieser Mitteilung kann ich zwei Eigenbeobachtungen anschließen, welche ebenfalls eine völlige Übereinstimmung der Abheilung paratyphöser Darmgeschwüre mit typhösen Geschwüren bestätigen*). Nach den neueren Angaben von JAFFÉ, MARCHAND, STERNBERG und PICK bietet die markige Schwellung des Lymphapparates des Darmes auch mikroskopisch eine weitgehende Ähnlichkeit mit den Bildern bei Abdominaltyphus. Typhuszellen, reichliche Plasmazellen, Phagozyten mit Kernderivaten evtl. Nekrosen werden von diesen Autoren beschrieben. Es steht dies wohl im Gegensatz zu den diesbezüglichen Angaben HUEBSCHMANNS.

Eine zweite anatomische Erscheinungsform des Paratyphus, die auch bei den neueren Beobachtungen wiederkehrt, ist jene, die von HUEBSCHMANN als gastroenteritische beschrieben und von ihm als die weitaus häufigere angesehen worden ist. LOELE, FRENZEL, STEPHAN, HERXHEIMER, NOWICKI, BEITZKE, STERNBERG u. a. führen derartige Beobachtungen an, aber nicht nur bei Fällen, die klinisch als Gastroenteritis verlaufen wären, sondern auch bei solchen mit typhösem Krankheitsbild. STERNBERG zählt unter seinen 75 Paratyphus B-Fällen 19, unter 14 Paratyphus-A-Fällen 8 hierhergehörige Beobachtungen, BEITZKE von 3, klinisch typhös verlaufenden Fällen und von 2 unter dem Bilde der Gastroenteritis verlaufenen Fällen 2 Fälle. Durchwegs handelt es sich um eine follikuläre Enteritis, d. h. mehr weniger diffuse oder der Faltenhöhe folgende akute Entzündung der Schleimhaut (Schwellung, Ödem, rote oder graurötliche Färbung der Mucosa evtl. mit leichten Epithelnekrosen, sehr selten zarten, leicht ablösbaren grauen Exsudatauflagerungen) kombiniert mit entzündlicher Hyperplasie der Follikel und Peyerschen Haufen (jedoch nicht nach dem Bilde der markigen Schwellung) evtl. mit Bildung verschieden großer seichter Geschwüre, die an den lymphatischen Darmapparat gebunden sind (BEITZKE, STERNBERG), ausnahmsweise auch als unabhängig von diesem (HERXHEIMER u. a.) teils im Dünndarm, teils im Dickdarm beschrieben werden. Die Ausbreitung des Entzündungsprozesses betrifft einmal den gesamten Darm — bzw. Magendarmtrakt (MEYERHOFER und JILEK, HERXHEIMER, NOWICKI, STEIN, HENNIS), dann wiederum den Dünndarm (FRENZEL) oder Dünn- und Dickdarm (STEPHAN, LOELE, NOWICKI, GALAMBOS, BEITZKE), oder bevorzugt ganz besonders den Dickdarm (STERNBERG). Mitunter finden sich Angaben, daß einzelne Darmabschnitte von einer solchen akuten katarrhalischen Entzündung übersprungen werden, so daß beispielsweise Duodenum und unteres Ileum, nicht aber das Jejunum, betroffen sind, oder daß der Prozeß sich auf das untere Ileum, Zökum und Colon ascendens bis in das Transversum beschränken. Es sind das m. E. mehr nebensächliche Variationen. Das Wesentliche ist, daß es eine nicht geringe Zahl von Paratyphusfällen gibt, die lediglich als akute nicht spezifische Schleimhautentzündung, im Darm als follikuläre, z. T. ulzeröse Enteritis verlaufen, wobei der Prozeß wohl stets weit ausgebreitet, aber in wechselnder Variation vom Magen bis zum Anus (z. B. STEIN) reichen kann, oder aber nur Abschnitte des Darmtraktes besonders ober- und unterhalb der Ileozökalklappe betrifft, und daß solche Veränderungen nicht nur bei choleriform verlaufenden

---

*) Der eine Fall betrifft ein Individuum, welches nach 22tägiger Krankheitsdauer, der zweite Fall ein Individuum, welches im Rezidiv am 42. Krankheitstag gestorben ist. Beide Male bestand das Bild gereinigter Geschwüre mit glattem Grund und flachen Rändern innerhalb der PEYERschen Haufen, sowie flach eingesunkene grauschwärzlich pigmentierte von Epithel bereits überdeckte Narben innerhalb des Lymphapparates des Ileums. In beiden Fällen handelt es sich um unzweifelhaft festgestellte Paratyphus-B-Infektionen.

Fällen, sondern auch bei solchen mit typhösem, klinischem Verlauf sich entwickeln. SCHÖPPLER und NOWICKI betonen für ihre Fälle noch den hämorrhagischen Charakter der Entzündung. Doch dürfte auch dies — wie schon von STERNBERG bemerkt wurde — nicht als ein besonderer Ausfluß der Paratyphusinfektion angesehen werden, sondern vielmehr mit einer Neigung zur hämorrhagischen Diathese zusammenfallen, die während des Krieges auch anläßlich ganz anderer Erkrankungen nicht zu selten beobachtet werden konnte.

Eine dritte Gruppe von Fällen betrifft anatomische Kombinationsbilder von Gastroenteritis und typhösen Darmveränderungen. Diffuse katarrhalische Entzündung der Darmschleimhaut, gewöhnliche follikuläre Hyperplasie und alle Stadien typhöser Veränderungen an einzelnen Follikeln und Peyerschen Haufen sind in enger Mischung ausgebildet. Die typhösen Veränderungen sind zumeist im unteren Ileum, von STERN-BERG einmal auch im Dickdarm beschrieben. Über hierher gehörige Fälle berichtet vor allem wieder STERNBERG (13 Fälle von Paratyphus B-infektion, 3 Fälle von A-In-lektion). STEIN beschreibt einen Fall von diffuser katarrhalischer Entzündung vom Magen bis zum Anus mit besonders starker Entzündung im Duodenum und Kolon nebst markiger Schwellung der Follikel und Peyerschen Haufen im unteren Ileum und markiger Schwellung der Mesenterialdrüsen. GLASER teilt zwei ähnliche Fälle mit, und wahrscheinlich ist auch ein von SCHÖPPLER mitgeteilter Paratyphus A sowie einer der klinisch unter typhösem Bilde verlaufenden Fälle von BEITZKE hierher zu zählen.

Auch über dysenterieartige Veränderungen beim Paratyphus, wie sie seinerzeit u. a. von HERFORD, SCOTT und WELLS beschrieben worden sind, liegen in der Literatur der letzten Jahre einige Angaben vor. v. KORCZYNSKI gibt von 2 unter 4 beobachteten Fällen eine Beschreibung, die dysenterischen Geschwüren im Dickdarm, besonders im Zökum und Kolon, entsprächen. STEPHAN beschreibt unter 3 Fällen (B-Infektionen) zweimal neben diffuser katarrhalischer Entzündung des gesamten Dünndarmes ausgedehnte Nekrose der Dickdarmschleimhaut, welche durch Kon-fluenz quer gestellter Einzelgeschwüre hervorgegangen ist. Diese „paratyphöse Dysen-terie", wie er sagt, unterscheide sich nach STEPHAN von der eigentlichen bazillären und Amöbendysenterie durch die diffuse Ausbreitung der Nekrose und durch die Hyperplasie der Milz und Mesenterialdrüsen. Bei GALAMBOS treffen wir auf einen Fall, der im Dünndarm das Bild eines Typhus, im Dickdarm das Bild einer Dysen-terie darbot. HERXHEIMER berichtet über einen Fall von $2^1/2$ monatlicher Krankheits-dauer mit queren, tiefen Geschwüren im untersten Ileum und im gesamten Dickdarm und meint, daß dieses dysenterieartige Bild „ein seltenes Endglied der Veränderungen bei Paratyphus abdominalis darstellt". BEITZKE und STERNBERG, die selbst verein-zelte derartige Fälle unter ihrem Material beobachteten, zweifeln an einer ruhrartigen anatomischen Form des Paratyphus abdominalis, und erklären solche Befunde als Mischinfektionen von Dysenterie und nachfolgender Paratyphuserkrankung. PICK konnte in 4 aus der Paratyphusreihe selbst beobachteten Fällen, welche er ana-tomisch als der Dysenterie vollkommen gleichend bezeichnet, den bakteriologischen Dysenteriebazillennachweis erbringen. Dem Angeführten möchte ich noch hinzu-fügen, daß erfahrungsgemäß Paratyphusbazillen auf dem Boden einer durch längere Zeit entzündlich veränderten Darmschleimhaut als reine Saprophyten ganz erheblich angereichert werden können. Wir müssen daher Fälle, wie die oben angeführten, aus verschiedenen Gründen mit der größten Zurückhaltung beurteilen, da allerlei unliebsame Täuschungen sonst unterlaufen können. Daß endlich Fälle von pseudo-membranöser Kolitis oder katarrhalische Erosionen und Ulzerationen in der Dick-darmschleimhaut, wie solche gelegentlich beschrieben worden sind, mit dysenteri-scher Entzündung nichts zu tun haben, braucht wohl nicht weiter erwähnt zu werden.

Wenn PICK über die auseinanderweichenden Angaben der einzelnen Untersucher klagt, so trifft dies vor allem für die Angaben bezüglich der Milz und Lymphdrüsen zu. Hier ganz besonders scheint in den Literaturangaben die Regellosigkeit zur Regel zu werden. Nach FRENZEL, GALAMBOS, HERXHEIMER und STEIN ist die Milz stets unverändert. Über geringe Schwellung der Milz ohne typhösem Aussehen derselben wird von GLASER, MEYERHOFER und JILEK, STEPHAN, BEITZKE und NOWICKI berichtet. STERNBERG hinwiederum findet fast stets einen Milztumor, der demjenigen bei Abdominaltyphus entspricht und zwar sowohl bei den anatomisch typhösen als auch den gastroenteritischen Formen. Nach LOELE und MARCHAND wäre·das Verhalten der Milz ein wechselndes. Ähnliches gilt auch für die Mesenterialdrüsen, welche bald als unverändert, bald als unbedeutend hyperplasiert, bald als markig geschwellt bezeichnet werden. Während STERNBERG eine typische markige Schwellung (makroskopisch und mikroskopisch) der Mesenterialdrüsen fast regelmäßig bei den verschiedenen Formen der Darmveränderung sieht, kommt diese nach BEITZKE nur bei den Fällen mit typhöser Darmveränderung vor. Markige Drüsenschwellung wurde in Einzelbeobachtungen von STEIN, MÜLLER, PICK, zweimal von NOWICKI angeführt, einfache entzündliche Hyperplasie von GLASER, LOELE, STEPHAN u. a., fehlende Drüsenveränderungen von v. KORCZYNSKI, HERXHEIMER, FRENZEL und zumeist von GALAMBOS. Ich selbst beobachtete einmal einen sehr weichen hyperämischen Milztumor, einmal typische markige Schwellung der Mesenterialdrüsen, sonst wohl nur eine entzündliche Hyperplasie dieser Organe, die äußerlich zumindest nicht an eine typhöse Infektion gemahnt hätten. Es ist nicht recht möglich, aus diesen differenten Angaben eine Regel aufzustellen. Soviel steht aber wohl fest, daß im Rahmen des Paratyphus abdominalis die markige Schwellung der Mesenterialdrüsen zur Entwicklung kommt, was insbesonders noch durch die mikroskopischen Befunde seitens STERNBERGs und PICKs erhärtet wird. ˙ Letzterer erwähnt überdies im Gegensatz zu den Angaben LOELE-LUBARSCH' charakteristische Bazillenhäufchen außerhalb von Blutgefäßen in Lymphdrüsenschnitten, wie wir sie in Präparaten von Typhusdrüsen zu finden gewohnt sind.

Die Beachtung weiterer Organveränderungen vervollständigt die Analogie zwischen Typhus- und Paratyphusinfektion. Schon HUEBSCHMANN hat seinerzeit auf das gelegentliche Vorkommen von toxischen Pseudotuberkeln der Leber bei Paratyphusleichen hingewiesen und die histologische Identität solcher Lebernekrosen mit jenen bei Abdominaltyphus betont. FRENZEL, PICK, JAPPÉ, BEITZKE, MARCHAND und STERNBERG machen gleichfalls Erwähnung von miliaren Lebernekrosen, die, nach PICK, selbst für das freie Auge erkennbar werden können, und auch ich hatte zweimal Gelegenheit, solche paratyphöse Lebernekrosen zu untersuchen. Mikroskopisch entsprechen dieselben nach den übereinstimmenden Angaben und nach eigener Anschauung vollkommen den vom Typhus abdominalis her genügend bekannten typhösen Pseudotuberkeln.

Sehr bemerkenswert sind endlich die Komplikationen, die im Verlauf der. Paratyphuserkrankung sich entwickeln können. So finden sich mehrfache Angaben von metastatischen oder metaparatyphösen Eiterungsprozessen, wie Parotitis, Lymphadenitis, Otitis, Nierenabszessen, Hirnabszeß, vereiternden Milzinfarkten, Oberschenkelabszessen, Kostochondralabszeß, Prostataabszeß (PICK). PICK ist der Meinung, daß solche Eiterungsprozesse bei der Paratyphusinfektion besonders häufig und häufiger als bei Abdominaltyphus vorkommen. „Es gibt", sagt dieser, „beim Paratyphus abdominalis Fälle, wo die metastatische Abszeßbildung in größter Reichhaltigkeit eine Vielheit von Organen befällt und das vollkommen entwickelte Bild eines Paratyphus abdominalis pyaemicus oder einer Pyaemia paratyphosa besteht, wenn auch hier natürlich nicht im Sinne einer primären Infektion des Blutes". Besonders auffallend wäre die Vorliebe der Abszeßbildung in den Nieren. Wenn man aber die ungeheuere Häufigkeit von·Eiterungsprozessen bei Abdominaltyphus während des Krieges gesehen hat, möchte man eine solche besondere Neigung zur Eiterung nicht so sehr als eine besondere Eigentümlichkeit der Paratyphusinfektion werten, sondern vielmehr auf Momente zurückführen, die die Widerstandsfähigkeit des Organismus in gleicher Weise bei der Typhus- wie bei der Paratyphusinfektion während des Krieges ganz erheblich herabgemindert und für metastatische Eiterungsprozesse disponiert haben. Aus der Reihe sonstiger Komplikationen sind zu erwähnen: akute hämorrhagische Nephritis (FRAENKEL, STEPHAN, FRENZEL, NOWICKI, STERNBERG), Cholezystitis (STERNBERG), bei je einem Fall von Paratyphus A- und B-infektion, Cholangitis, Pericholangitis (FRAENKEL), Thrombophlebitis (ZIMMER, SIEK, STERNBERG, PICK), eitrige Leptomeningitis (HUNDESHAGEN, GHON, ARZT und BÖSE, WALTERHÖFER), Zenkersche Degeneration der Bauchwandmuskulatur einmal mit Hämatombildung (STERNBERG), Larynxgeschwüre ebenfalls von STERNBERG in einem Falle beobachtet. Gelegentlich vorkommende Roseolen gleichen nach den mikroskopischen Untersuchungen FRAENKELS vollkommen den typhösen Roseolen. In einem Falle wurden von NOBEL und ZILCZER makroskopisch und mikroskopisch an Typhus exanthematicus erinnernde Blutungen in der Haut beschrieben. Lobulärpneumonien sind nach STERNBERG u. a. ein häufiger Befund bei der Sektion von Paratyphusleichen, und GALAMBOS glaubt eine Pneumonia crouposa paratyphosa beobachtet zu haben.

Versuchen wir nunmehr das anatomische Bild des Paratyphus, wie es sich uns aus den im Kriege gesammelten Erfahrungen darbietet, festzuhalten, so möchte ich mit jenen Ergebnissen beginnen, die nach der negativen Seite neigen. Es gibt, vorausgesetzt, daß alle mitgeteilten Beobachtungen der letal verlaufenden Paratyphuserkrankungen tatsächlich und ausschließlich einer Paratyphusinfektion entsprechen, keinerlei anatomische Veränderungen, welche lediglich nur dieser Infektion zukommen, die also als spezifisch paratyphös angesehen werden könnten. Dies gilt auch für die Lokalisation der Veränderungen innerhalb des Digestionstraktes, die, wie wir gesehen haben, wohl eine sehr ausgebreitete aber auch schwankende ist. Eine anatomisch dysenterische Form des Paratyphus ist mit der größten Wahrscheinlichkeit auszuschließen. Ein durchgreifender anatomischer Unterschied zwischen der Infektion mit Paratyphus A- und Paratyphus B-Bazillen ist nicht zu erkennen (was aus einer hier aus Raummangel nicht besonders wiedergegebenen eigenen Zusammenstellung der Fälle hervorgeht).

Die anatomischen Veränderungen am Verdauungstrakt erheben sich von dem Bilde eines akuten Darmkatarrhs von follikulärem Typus in Dünn- und Dickdarm bis zum ausgeprägten Bild der Veränderungen eines Abdominaltyphus mit markiger Schwellung, Schorf- und Geschwürsbildung an den Follikeln und Peyerschen Haufen, wobei auch Kombinationen dieser Extreme nicht zu selten zu beobachten sind. Der Paratyphus abdominalis zerfällt somit anatomisch in einen typhösen, einen enteritischen und einen gemischten (typhös-enteritischen) Typus. Die enteritischen Veränderungen können über alle Abschnitte des Darmtraktus ausgedehnt sein, mitunter mit Überspringung einzelner Darmabschnitte. Die typhösen Darmveränderungen sind auf das untere Ileum, Zökum und Kolon bis in das Colon transversum lokalisiert und nach STERNBERG innerhalb des Dickdarms häufiger und intensiver entwickelt, als dies beim Abdominaltyphus der Fall zu sein pflegt. In das Bild der follikulären Enteritis gehören auch seichte Ulzerationen im Bereiche des lymphatischen Apparates.

Eine Zusammenstellung der einwandfrei beschriebenen Fälle der Kriegszeit ergab 58 Fälle vom typhösen, 39 Fälle vom enteritischen und ca. 19 Fälle vom gemischten Typus. Nach den Kriegserfahrungen wäre somit bei Paratyphus abdominalis der anatomisch typhöse Typus der Darmveränderungen häufiger als der enteritische Typus. Die Beteiligung der Magenschleimhaut mit akut entzündlichen Veränderungen schwankt bei dieser Krankheitsform. Alle sonstigen in der Literatur angeführten gelegentlichen Befunde, wie pseudomembranöse Beläge auf der Magen- oder Darmschleimhaut, Schleimhautblutungen, Epithelabstoßungen usw., sind für das Gesamtbild des Paratyphus belanglos.

Das Verhalten von Milz und Mesenterialdrüsen schwankt von geringfügiger akuter entzündlicher Schwellung bis zur markigen Schwellung der Drüsen und zum typhösen Milztumor. Häufig aber nicht unbedingt fällt typhöser Typus der Darmveränderungen und markige Drüsenschwellung zusammen. Diese findet sich (nach STERNBERG) mitunter selbst bei dem enteritischen Typus der Darmveränderungen.

Die Komplikationen des Paratyphus endlich zeigen bezüglich Art, Lokalisation und Häufigkeit weitgehende Übereinstimmung mit jenen bei Typhus abdominalis.

Alles in allem gelangen wir somit zu wesentlich anderen Anschauungen über die anatomischen Veränderungen bei der nach SCHOTTMÜLLER als Paratyphus abdominalis bezeichneten Erkrankungsform als wie dies vor dem Krieg der Fall gewesen ist. Die typhöse Veränderung rückt ganz merklich in den Vordergrund, und es drängt sich uns unwillkürlich die Frage auf, ob dieser Wandel der anatomischen Befunde nur ein scheinbarer ist, ob er etwa irgendwie durch die abnormen Verhältnisse während des Krieges verursacht ist? Diese Frage kann mit Sicherheit wohl nicht beantwortet werden. Aber es besteht immerhin eine gewisse Berechtigung zu der Annahme, daß bei den Paratyphuserkrankungen, die während des Krieges an sich weit häufiger waren, durch die in mannigfacher Weise herabgesetzte Widerstandsfähigkeit der Kranken auch die Mortalität wesentlich erhöht war, wodurch uns wiederum die autoptische Erschließung einer größeren Zahl von Fällen mit typhösem klinischen Verlauf ermöglicht wurde, die sonst erfahrungsgemäß einen gutartigen Verlauf zu nehmen pflegen.

Die Frage, warum ein und dieselbe Infektion verschiedenartige anatomische Veränderungen hervorzurufen vermag, hat für die Paratyphuserkrankung zur Aufstellung von verschiedenen Thesen angeregt. TRAUTMANN u. a. waren der Meinung, daß die gastroenteritische Form auf einer direkten Toxinwirkung beruhe, daß größere Mengen eines bereits präformierten und mit der Nahrung eingeführten Giftes plus der Bakterien die stürmischen klinischen Erscheinungen und anatomisch gastroenteritischen Veränderungen hervorrufen, während die klinisch typhöse Form auf einer reinen Infektion beruhe. SCHOTTMÜLLER meinte, daß mit dem Angriffspunkt der Bakterien oder ihrer Gifte, einmal dem Lymphapparat, das andere Mal der Schleimhaut des Digestionstraktus, das anatomische Bild wechsle. Beiden Hypothesen ist HUEBSCHMANN entgegengetreten und nimmt eine biologische Veränderung des Virus vom ersten Eindringen desselben in den Organismus an, gleichzeitig aber auch eine biologische Verschiedenheit des infizierten Organismus. Eine individuell verschiedene Disposition wäre von hervorragendem Einfluß, welche etwa auf einer bakteriolytischen Immunität durch überstandene abortive Erkrankung beruhen und zu einer Überempfindlichkeit bei Neuinfektion führen soll. STERNBERG geht noch einen Schritt weiter und denkt an eine durch Überstehen einer vorausgehenden leichten Paratyphuserkrankung oder aber durch die Schutzimpfung bedingte Gewebsimmunität, „die unter Umständen nicht in allen Abschnitten des Darmes den gleichen Grad erlangt haben mag", so daß entsprechend einer wechselnden lokalen Immunität des lymphatischen Apparates auch die pathologischen Veränderungen daselbst in den einzelnen Fällen Schwankungen unterworfen wären. Auch PICK nimmt ähnlich wie STERNBERG an, daß eine natürliche Disposition und eine erworbene „lokale" Immunität des Individuums für das wechselvolle anatomische Verhalten bei der Paratyphusinfektion verantwortlich wären. Es sind das Erklärungsversuche, die wohl, wie dies HUEBSCHMANN wünscht, biologischen Überlegungen folgen, die aber doch nicht recht befriedigen, wenn die individuelle Disposition einmal als Gewebsimmunität, das andere Mal als Überempfindlichkeit gedeutet werden kann. Man kann es eben lesen, wie man will! Verständlicher und auch ungezwungener ist es, wenn man mit MARCHAND die Möglichkeit ins Auge faßt, „daß der typhöse Charakter

7*

der Infektion wesentlich durch die Verbreitung der Paratyphusbazillen auf dem Blutweg bedingt wird", wodurch ceteris paribus die gastroenteritischen Veränderungen als enterogen entstanden anzunehmen wären. Es wäre dies eine Erklärung, welche überdies den Vorteil hätte, daß sie gleichzeitig der Klinik und der pathologischen Anatomie des Paratyphus gerecht werden könnte.

Literatur.

Literaturangaben vor 1914 bei HUEBSCHMANN und LOELE; vgl. auch HERXHEIMER u. PICK (l. c.). ARZT u. BOESE, Wien. Klin. W. 1908 S. 217. — BEINTKER, Zbl. f. B. Orig. 74. — BONHOPF, Virch.-Arch. 216 S. 321. — BEITZKE, Berl. Klin. W. 1918 Nr. 27. — FRAENKEL, Berl. Klin. W. 1918 S. 895, Vereinsnachr. — FRENZEL, D. Med. W. 1916 S. 974. — GALAMBOS, Kriegsepidemiologische Erfahrungen, Hölder 1917. — GALAMBOS, Zeitschr. f. klin. Med. 1918. — GHON, XIV. internat. Kongr. f. Hyg. 1907. — GLASER, M. Med. W. 1914 S. 1965. — GRAICHEN, Zbl. f. B. Ref. XXVI S. 495. — HENNIS, Zeitschr. f. Hyg. 84. — HERRNHEISER, Wien. Klin. W. 1916 S. 1163. — HERXHEIMER, Berl. Klin. W. 1916 S. 648. — HUEBSCHMANN, Beitr. z. path. Anat. 1913. Bd. 56 S. 514. — HUNDESHAGEN, D. Med. W. 1918 S. 1274. — JAFFÉ, Med. Klin. 1917 Nr. 38. — v. KORCZYNSKI, Berl. Klin. W. 1915 Nr. 46. — LOELE, LUBARSCH-OSTERTAG, Ergebn. XVIII, Abtlg. I 1915. — MEYERHOFER u. JILEK, Med. Klin. XII 1916. — MARCHAND, M. Med. W. 1918 S. 442, Vereinsnachr. — MÜLLER, M. Med. W. 1918 Nr. 40, Vereinsnachr. — NOBEL u. ZILCZER, D. Med. W. 1918 Nr. 27. — NOWICKI, D. Med. W. 1917 Nr. 51 u. 52. — PICK, Berl. Klin. W. 1918 S. 673. — STEIN, Wien. Klin. W. 1916 S. 646. — STEPHAN, Berl. Klin. W. 1916 S. 569. — STERNBERG, Beitr. z. pathol. Anat. Bd. 64 S. 278. — SICK, M. Med. W. 1918 S. 237. — SCHOPPLER, Virch.-Arch. 1918, Bd. 225. H. 1. — SCHORER, Med. Klin. 1918 Nr. 32. — WALTERHOFER, D. Med. W. 1917 Nr. 33. — ZIMMER, Wien. Klin. W. 1916 S. 1949.

---

3. Ruhr.

Von Dr. MAX LÖHLEIN,

Professor an der Universität Marburg.

Im Kriege Stabsarzt, zuletzt Armeepathologe X.

Unter der „Kriegsseuche Ruhr" ist ohne Zweifel die epidemische oder bazilläre Dysenterie zu verstehen, deren pathologische Anatomie und Pathogenese somit im folgenden unter Berücksichtigung der Erfahrungen des Krieges dargestellt werden soll. Bei der Ausdehnung der Kriegsschauplätze und der Beteiligung von Eingeborenen Afrikas und Asiens an den Kämpfen in Europa ist es aber notwendigerweise auch häufig zu Erkrankungen an Amöbenruhr gekommen, die zu anatomischen Untersuchungen erneute Gelegenheit geboten haben. Neben den Ergebnissen dieser Untersuchungen sollen einige seltene Beobachtungen von Balantidiosis coli und schließlich Fälle von kombinierter Infektion des Dickdarms besprochen werden.

Dagegen kann ein Eingehen auf die während des Krieges aufgestellten Begriffe der Colitis hämorrhagica und der Pararuhr vermieden werden, da pathologisch-anatomische Unterlagen für ihre Umgrenzung meines Wissens fehlen (vgl. ADELHEIM [1]).

I. Epidemische Dysenterie.

A. Die Darmveränderungen.

Es kann im folgenden nicht der Versuch gemacht werden, auch nur in den gröbsten Umrissen die älteren und neueren Darstellungen der dysenterischen Dickdarmveränderungen kritisch zu erörtern[*]). Nur der eine Hinweis sei gestattet: unüberbrückbare Widersprüche, wie sie sich z. B. zwischen den Erfahrungen von P. F. W. VOGT[²]) und denjenigen gleichzeitiger englischer und holländischer Untersucher in Indien ergaben, sind sicherlich darauf zurückzuführen, daß man Dysenterie und Amöbenenteritis nicht auseinanderzuhalten gelernt hatte. Dieses Manko hat keine Bedeutung, solange Beobachtung und Beschreibung sich — wie in VIRCHOWS, ROKITANSKYS, BAMBERGERS

---

[*]) Sehr charakteristische Abbildungen der histologischen Veränderungen gibt L. ASCHOFF in seiner Darstellung der Dysenterie in der vierten Auflage seines Lehrbuchs. (Spez. Pathol. Anat. S. 878.)

Darstellungen — ausschließlich auf bazilläre Ruhr beziehen; das gilt auch im wesentlichen von HEUBNERs, ORTHS u. a. Darstellungen. Als Quelle von Irrtümern und Verwechslungen zeigt es sich aber beispielsweise in den außerordentlich sorgfältigen und umfangreichen Arbeiten von DOPTER und — in geringerem Ausmaße — auch in derjenigen von WOODWARD. Die Unterscheidung der typischen Veränderungen der beiden wesensverschiedenen Krankheitsprozesse muß heute eigentlich als bekannt vorausgesetzt werden, wenn auch in der Literatur nicht nur von klinischer (KINDBORG), sondern sogar von pathologisch-anatomischer Seite (v. HANSEMANN) noch jüngst die irrige Meinung vertreten worden ist, man müsse die verschiedenen „Ruhrformen" dem Wesen nach identifizieren. Andererseits ist im konkreten Falle stets mit der Möglichkeit der Kombination beider Infekte im Dickdarm zu rechnen; ja, mir ist ein Fall begegnet, in dem neben Amöbiasis eine Balantidieninvasion, neben beiden aber außerdem Veränderungen bestanden, die mit Wahrscheinlichkeit auf bazilläre Dysenterie zu beziehen waren. Die Kombination von Amöben- und Bazillenruhr ist wiederholt in exakter Weise erwiesen worden, sie wird von Einzelnen als häufig angesehen. Die wesentliche Förderung unserer pathologisch-anatomischen und pathogenetischen Arbeiten durch die ätiologischen Entdeckungen der letzten Jahrzehnte hat hier ihre Grenzen. Gerade die bazilläre Ruhr werden wir aber unter relativ günstigen Bedingungen studieren können, weil sie uns in geschlossenen Epidemien entgegentritt, und zwar gerade im Kriege in ausgesprochenstem Maße. Daraus erklärt es sich, daß die überhaupt maßgebendsten und eingehendsten pathologisch-anatomischen Bearbeitungen des Gegenstandes, die in den letzten Jahrzehnten entstanden sind, diejenige von WOODWARD und diejenigen von HEUBNER und von CORNIL, auf Kriegsbeobachtungen beruhen. Auch der letzte Krieg hat gelegentlich solcher Epidemien zum Studium der Pathogenese der Dysenterie nur allzu günstige Gelegenheit geboten. Es ist nicht verwunderlich, daß das Ergebnis dieser Untersuchungen im wesentlichen mit denen der angeführten älteren Beobachter übereinstimmt.

Die folgende Darstellung wird — der veränderten Einstellung unserer Generation gegenüber einem ätiologisch als einheitlich erwiesenen, im einzelnen ungemein mannigfaltigen pathologischen Geschehen entsprechend — bestrebt sein, an Stelle der Sonderung verschiedener Formen der dysenterischen Darmveränderung das Verständnis für die enge Zusammengehörigkeit äußerlich, d. i. in ihrer morphologischen Erscheinung verschiedener Zustandsbilder des Ruhrdarmes zu fördern; mit anderen Worten: die pathogenetische Betrachtungsweise wird gegenüber den älteren Darstellungen den Vorrang vor einer mehr deskriptiven haben. Was man früher als „Formen" der Dysenterie bezeichnete, waren — mindestens z. T. — nur Stadien dieses Prozesses, die freilich nicht in jedem Falle, nicht einmal in der Mehrzahl der Fälle, sämtlich durchlaufen werden, andererseits aber doch auch wieder in demselben Ruhrdarm oft nebeneinander nachzuweisen sind, so daß man bei einiger Gewissenhaftigkeit nur selten in einem gegebenen Falle in der Lage ist, eine der in den Lehrbüchern üblichen „Form"-Bezeichnungen als zutreffend anzugeben, wie übereinstimmend von allen Darstellern des Gegenstandes betont wird. Es dürfte heute allgemein anerkannt werden, daß jede Dysenterie als „katarrhalische" beginnt. Wichtig ist es aber, schon an dieser Stelle und in diesem Zusammenhange darauf hinzuweisen, daß die Ruhr in diesem Initialstadium des lokalen Prozesses bereits tödlich verlaufen kann, wie aus den Fällen von BEITZKE, HART u. a., die wenig widerstandsfähige Individuen betrafen, hervorgeht, wie aber namentlich auch die Befunde in rasch tödlich verlaufenen kindlichen Dysenteriefällen beweisen (vgl. GOEPPERT[1]). Man darf also von vornherein keinen vollständigen Parallelismus zwischen lokalem Befund und Schwere des Gesamtverlaufs „der Ruhr" im gegebenen Falle erwarten, geschweige denn zwischen Dickdarmveränderungen und Stuhlbefund intra vitam, wie das auch GOEPPERT für die kindliche Dysenterie betont. Nur mit entsprechenden Einschränkungen ist die im folgenden vorgenommene Gruppeneinteilung (in Anlehnung an MATTHES) zulässig.

a) Gruppeneinteilung; primäre Giftwirkung; erste reaktive Erscheinungen.

Die Fälle unzweifelhafter epidemischer Dysenterie lassen sich, wenn man die jeder Schematisierung anhaftenden Mängel in Kauf nimmt, nach gröbsten klinischen (MATTHES) und pathologisch-anatomischen Merkmalen in 3 große Gruppen einteilen: in die Fälle von katarrhalischer Kolitis mit Ausgang in Heilung, in die „schwer toxischen" Fälle mit tödlichem Ausgang in der 2. oder 3. Krankheitswoche, und in die Fälle protrahierten Verlaufs. Daß es in den groben Grenzen dieses Schemas die mannigfaltigsten Abstufungen zu berücksichtigen gilt, ist ebenso begreiflich wie die andere schon erwähnte Tatsache, daß Fälle vorkommen, die nicht nach diesem Schema klassifiziert werden können. All das ungeheuer mannigfaltige Geschehen in seinen klinischen wie in seinen morphologischen Symptomen ist unter der Annahme erklärbar, daß ein Protoplasmagift vom Darmlumen aus die Schleimhaut in wechselndem Grade und davon abhängig auch in wechselnder Ausdehnung schädigt. Was die Herkunft oder den Träger dieses Giftes anlangt, so kann an dieser Stelle nur festgestellt werden, daß keine der im Kriege gesammelten pathologisch-anatomischen Erfahrungen gegen die spezifische ätiologische Bedeutung der „Ruhrbazillen" spricht, wie auch W. GROSS[4]) hervorhebt.

Mit der Frage nach der Eintrittspforte für das Virus hat sich vor allem BENEKE[5]) beschäftigt, der auf Grund zahlreicher Beobachtungen und Erwägungen sein Eindringen vom Anus her annehmen zu müssen glaubt. Die Richtigkeit dieser Annahme läßt sich meines Erachtens weder beweisen noch widerlegen. Zuzugeben ist, daß die topographische Verteilung der dysenterischen Veränderungen der Dickdarmschleimhaut in allen Stadien des Krankheitsprozesses einem Eindringen des Virus vom Anus her entsprechen könnte. Ob man es mit den allerfrühesten Stadien der katarrhalischen Ruhr zu tun hat, wie sie u. a. BEITZKE[6]) und HART[7]) beschrieben haben, oder mit dem Dickdarmbefund, den man nach monatelanger chronischer oder rezidivierender Dysenterie erhebt, fast ohne jede Ausnahme stellt man die schwersten Veränderungen im Rektum und im S. romanum fest. Der Querdarm, meist auch der aufsteigende Teil des Kolon, bieten geringere (oder gar keine) Veränderungen dar. Meist ist aber das Zökum in erheblicherem Grade beteiligt, und etwa in einem Drittel der Fälle auch der unterste Teil des Ileum. Im übrigen kommen auch dysenterische Därme mit nahezu vollkommen gleichmäßiger Erkrankung der Schleimhaut von der Valvula coeci an abwärts zur Beobachtung; ausnahmsweise sieht man auch einmal die schwersten (und zwar phlegmonösen) Wandveränderungen im Colon transversum oder ascendens; aber die weit überwiegende Mehrzahl aller Befunde weist auf den Enddarm als den Sitz der schwersten Schädigung. Gerade diese auffallende Regelmäßigkeit der Verteilung der dysenterischen Prozesse innerhalb des Kolon spricht nun aber doch eigentlich gegen BENEKES Annahme. Sie spricht dafür, daß irgendein disponierendes Moment gerade den Endabschnitt am schwersten leiden läßt, mag die Invasion des Krankheitserregers auch erfolgen, wo immer man annehmen mag. Wäre die Bevorzugung des Rektum nur der Ausdruck der Tatsache, daß vom Anus her die Infektion erfolge, so sollte man bei längerer Krankheitsdauer bald hier, bald dort im Dickdarm die schwersten Wirkungen des Virus erwarten. Daß sie so gut wie immer auf das Rektum und das Sigma beschränkt bleiben, erfordert auch dann noch die Annahme einer besonderen Disposition gerade dieser Darmabschnitte, wenn man den Anus als Eintrittspforte gelten läßt; es kann deshalb nicht als Beweis für BENEKES Annahme gelten. Ich betone aber ausdrücklich, daß diese damit nun andererseits nicht widerlegt ist. Die Infektion per os mit Dysenteriebazillen macht in der Tat ebenfalls der Erklärung Schwierigkeiten, weil die Keime kaum den Magen lebend passieren dürften; eine „Ausscheidung" des Virus vom Blute aus hat ebensowenig für sich.

Wir stoßen also schon beim Beginn eines Deutungsversuches auf ungelöste Rätsel; es bleibt nichts übrig, als ihre Lösung zu vertagen. Trotzdem ergibt sich eine Möglichkeit, ein befriedigendes Verständnis für die außerordentlich mannigfaltigen

Veränderungen im Ruhrdarm zu gewinnen, wenn wir bei ihrer Analyse zunächst einmal eine Trennung der Gewebsschädigungen und der Gewebsreaktionen vornehmen und diese Trennung auf die verschiedenen Gruppen von Fällen anwenden, die ich aufstellte, vor allem aber auf die ersten Veränderungen, die wir in nachweislich sehr frühen Stadien der Erkrankung finden.

Über die ersten Veränderungen und die erste Lokalisation des Virus innerhalb der Dickdarmwand sind gerade in jüngster Zeit wieder sehr widersprechende Meinungen geäußert worden. Während man im allgemeinen wohl als geltende Lehre bezeichnen kann, daß jede Ruhr (d. h. jeder Fall von epidemischer Dysenterie) mit einem katarrhalischen Stadium beginnt, das, auf einer Reizung durch das Ruhrgift beruhend, durch Schwellung, Hyperämie, vermehrte Sekretion von Schleim charakterisiert ist, vertritt WESTENHOEFER[5]) die Ansicht, daß es eine „primäre noduläre Ruhr" gebe; er läßt es zwar' ausdrücklich dahingestellt, ob in jedem Falle die primäre Lokalisation des Virus in den Lymphknötchen zu suchen sei, betont aber doch, daß „unser Verständnis für den Ruhrprozeß aber durch das Bestehen dieses lymphatischen Beginns, der die Ruhr in Parallele setzen würde zum Abdominaltyphus und zur Darmtuberkulose...", ein besseres würde".... „Dann wäre der Katarrh nicht das Primäre, sondern das Begleitende, wie bei Typhus und Tuberkulose." Eine ausführliche Widerlegung von WESTENHOEFERs Beweisführung würde zuviel Raum erfordern; andererseits kann ich ein kurzes Eingehen auf ihre Grundlagen, wie auf die Schlußfolgerungen des Autors schon deshalb an dieser Stelle nicht umgehen, weil die Erörterung der „nodulären Ruhr" mich zwingt, auf Grund neuerer Untersuchungen ORTHs Anschauungen und meinen eigenen Standpunkt nochmaliger Prüfung zu unterziehen. Ich muß hier vor allem darauf hinweisen, daß ORTH in seinem Lehrbuch S. 794 eine genaue makroskopische Beschreibung der Enteritis nodularis aposthematosa gibt, die, nach dem weiteren Text zu schließen, für die „noduläre Ruhr" Geltung haben soll, während ich allerdings daran festhalten muß, daß der geschilderte Prozeß bei frischer bazillärer Dysenterie weder von mir noch von einem anderen neueren Autor gesehen worden ist, soweit die Literatur ein Urteil darüber zuläßt, und zwar einschließlich WESTENHOEFER, wie ich darlegen werde. Die entscheidende Stelle bei ORTH lautet:

„Die Lymphknötchen schwellen bei der Affektion zunächst beträchtlich an, so daß diejenigen des Kolon Erbsengröße erreichen können, gleichzeitig werden sie im Zentrum gelblich und weich, indem sich zunächst eine kleinere, dann immer größer werdende Eiterhöhle in ihnen ausbildet, bis endlich das ganze Gebilde oder doch ein größerer Teil desselben in einen nur noch durch eine dünne Decke gegen das Darmlumen hin abgeschlossenen Abszeß verwandelt ist: Nodularabszeß (Follikularabszeß). Reißt die dünne Decke auf der Höhe des stark in den Darm vorgewölbten Abszesses ein, so entleert sich der Eiter, und sofort ist ein noduläres (follikuläres) Geschwür vorhanden ..."

Aus dieser Darstellung geht unzweideutig hervor, daß ORTH eine „primäre" Abszeßbildung im Lymphknötchen, einen sekundären Durchbruch in das Darmlumen, annimmt. Eine solche habe ich bei meinen wirklich umfangreichen Untersuchungen in frühen Stadien von epidemischer Dysenterie nach wie vor vergeblich gesucht. Die Lymphknötchen werden bei der vom Lumen aus vor sich gehenden Mortifikation in mannigfaltiger Weise in Mitleidenschaft gezogen; ihre Zellen erliegen der Giftwirkung genau ebenso wie alle übrigen, seien es Epithelien, Stützgewebszellen, Gefäßwandelemente, Muskel-, Nervenzellen. In besonders eindeutiger Weise kann man sich davon in frischen Fällen mit ausgedehnter, auf die Schleimhaut oder nur auf deren Innenschicht beschränkter Verschorfung überzeugen; man findet dort inmitten der partiell oder ganz verschorften Schleimhaut auch eine Nekrose der dem Lumen zugewandten Teile des Lymphknötchens, während dessen Rest frei von Veränderungen ist. Ein ganz zutreffendes Bild dieses Befundes gibt WESTENHOEFERs Abbildung 7, aus der jeder unbefangene Beurteiler doch nur schließen kann, daß eine sehr heftige Giftwirkung die ganze Schleim-

.haut — einschließlich der in sie hineinragenden Noduli — betroffen hat. — Aber auch WESTENHOEFERS 1. Fall, den er als besonders beweiskräftig ansieht, ist grundsätzlich nicht anders zu deuten; die allgemeine Schleimhautschädigung ist geringer; aber es fehlt jeder Beweis dafür, daß die Noduli „primär" erkrankt seien. Sie sind ja doch bekanntlich nur von einer einzigen Epithellage überkleidet; wird diese nur an einer kleinen Stelle durch Giftwirkung zerstört, so hat nunmehr dieses Gift Zugang zu den oberflächlichen Teilen des Knötchens und führt zu ihrer Nekrose.

Daß im Anschluß daran — übrigens auffallend geringfügige! — Reaktionserscheinungen einsetzen, ist ohne weiteres verständlich; auch die Beteiligung einiger Eiterkörperchen ist nicht verwunderlich. Aber was haben diese Befunde — die von WESTENHOEFER offenbar durchaus objektiv wiedergegeben sind — mit der primären Abszedierung der Noduli zu tun, die ORTH schildert?

Ich möchte an dieser Stelle sogleich und unter Wiederholung älterer Angaben bemerken, daß ich bei schweren dysenterischen Veränderungen diphtherischer und katarrhalischer Art gelegentlich auch — als Nebenbefund — eitrige Infiltrate in einer herdförmigen Anordnung in der Submukosa getroffen habe, die z. T. aus Lymphknötchen hervorgegangen zu sein schienen. Sie bildeten also eine Teilerscheinung des sehr mannigfaltigen dysenterischen Prozesses; in solchen Fällen von follikulärer Ruhr zu sprechen, würde ich demnach auch nicht für richtig halten. Das Ruhrvirus hat keine spezifische Affinität zu den lymphatischen Apparaten, und diesem Verhalten entspricht auch im großen und ganzen das der regionären Lymphdrüsen (vgl. u.) und der Milz, wie ich in Übereinstimmung mit W. GROSS hervorhebe. Ich kann mich ferner in Hinsicht auf die Nichtbeteiligung der Lymphknötchen des Kolon bei den allerfrühesten dysenterischen Veränderungen besonders auf BEITZKE (l. c.) berufen, der einige charakteristische Befunde von Fällen mitteilt, in denen der Tod in ungewöhnlich frühem Stadium der Erkrankung eingetreten war. Er fand katarrhalische Veränderungen, einzelne kleine Geschwürchen, in einem der Fälle im Rektum (!) kleienartige, leicht abwischbare Beläge. „Die mikroskopische Untersuchung ergab Hyperämie und eine unregelmäßig starke zeitige Infiltration der Schleimhaut und Submukosa .... Die Lymphknötchen waren überall unverändert." In dem — besonders charakteristischen — 3. Falle BEITZKEs wurden Ruhrbazillen vom Typus Shiga-Kruse nachgewiesen. In den folgenden Wochen entwickelte sich in dem Lager, aus dem die Fälle stammten, eine typische Ruhrepidemie. Wenn irgendwelche Fälle geeignet sind, WESTENHOEFERS Hypothese zu prüfen, so sind es die angeführten; sie ergaben, wie BEITZKE ausdrücklich — und ganz unvoreingenommen — angibt, einen in Hinsicht auf die Lymphknötchen vollkommen negativen Befund; den gleichen negativen Befund betont BEITZKE in derselben Mitteilung nochmals bei der Besprechung einer weiteren Gruppe meines Erachtens durchaus typischer Fälle von bazillärer Dysenterie, die z. T. ebenfalls in sehr frühem Krankheitsstadium tödlich verliefen. In beiden Gruppen handelte es sich um Individuen von schlechtem Allgemeinzustand, die der Ruhr ungewöhnlich rasch erlagen *).

---

*) Ein besonders charakteristischer Fall von rasch tödlich verlaufener Dysenterie bei einem Kinde, den ich jüngst untersuchen konnte, veranlaßt mich, auf diese für die Beurteilung der Frühstadien des Prozesses so besonders wichtige Vorkommnisse noch besonders hinzuweisen. Es handelte sich um ein 10jähriges Mädchen, das nach 4 tägiger Krankheitsdauer unter den Symptomen schwerster Dysenterie, kompliziert durch unstillbares Erbrechen, verstorben war. Die Sektion ergab neben frischen hämorrhagischen Erosionen und Ulzerationen des Magens und Duodenums eine katarrhalische Schwellung der Dickdarmschleimhaut, geringe kleienartige Beläge im untersten Ileum (über den Peyerschen Haufen) und im Rektum, das auch eine hochgradige Rötung der Innenwandschichten aufwies. Die Lymphknötchen und Peyerschen Haufen zeigten nach Größe, Farbe, Prominenz das Verhalten, das man bei Kindern in der Mehrzahl aller Fälle findet. Im Bereich der stärker geschwollenen Schleimhautpartien waren öfters feine rote Säume in der Umgebung der Noduli erkennbar. Mikroskopisch zeigte sich sehr hochgradige Hyperämie der Gefäße der Mukosa und Submukosa einschließlich der lymphatischen Apparate, ziemlich lebhafte perivaskuläre Rundzelleninfiltration und besonders deutlich im Rektum oberflächliche Nekrose der Schleimhaut sowie der in ihrem Niveau gelegenen Teile der Noduli. Jede nennenswerte Leukozytenanhäufung in den letzteren fehlte. Eine primäre Lokalisation des Virus in den

Der Beweis für das Vorkommen einer primären follikulären oder nodulären Ruhr ist somit meines Erachtens erst noch zu erbringen, und in diesem Sinne halte ich meinen Widerspruch*) gegen die überdies, wie man sich mit geringer Mühe überzeugen kann, in der umfangreichen Literatur in ganz verschiedenem Sinne und meist vollkommen irrtümlich gebrauchte Bezeichnung „follikuläre Ruhr", trotz ORTHs Einspruch, aufrecht.

Gerade die Befunde von BEITZKE, von HART, wie auch analoge von mir erhobene, weisen darauf hin, daß eine Reizung der ganzen Schleimhaut des Dickdarms durch ein „Gift" vorgelegen haben muß, die hier oder da, und zwar meist im Enddarm in eine oberflächliche nekrotisierende Wirkung umschlägt. Gerade hierdurch wird das Verständnis für den weiteren Verlauf vermittelt: in einem Teil der Fälle bleibt es bei dieser oberflächlichen, in einem anderen Teil der Fälle kommt es zu tiefer greifender Mortifikation. Noch einer allgemeingültigen Beobachtung muß hier gedacht werden: Während ein Anhaltspunkt für eine spezifische Affinität des Ruhrvirus zu den lymphatischen Apparaten fehlt, spricht die nahezu konstante Erscheinung von Blutungen in die Gewebe des dysenterischen Dickdarms mit einer gewissen Wahrscheinlichkeit. zugunsten der Annahme einer besonderen gefäßschädigenden Wirkung des oder der Dysenteriegifte. Man findet nämlich[10]) fast regelmäßig und in sehr charakteristischer Lokalisation Hämorrhagien: bei oberflächlichsten Schleimhautschädigungen innerhalb der Schleimhaut selbst, bei tiefer greifenden dicht unter der Muscularis mucosae, und von da mehr oder weniger tief in die Submukosa sich ausbreitend; bei tiefer Nekrose der Innenwandschichten aber findet man sie zwischen den Bündeln der Muskellager und in der Subserosa. Die Resorption des ergossenen Blutes durch das Lymphgewebe führt oft zu einer für Ruhr geradezu charakteristischen dunkelroten bis braunroten Färbung der wenig vergrößerten regionären Lymphdrüsen, die keine nennenswerten Erscheinungen akut entzündlicher Art, wohl aber die Bilder reichlicher Blutkörperchenablagerung bieten.

Die schwersten mortifizierenden Giftwirkungen sehen wir im Dickdarm regelmäßig dann, wenn der Erkrankte etwa in der zweiten oder dritten Woche nach dem ersten Auftreten von Symptomen der Ruhr erliegt („schwer toxische Ruhr" im Sinne der Einteilung von MATTHES.) Die Sektionsbefunde in diesen Fällen sind es, die ganz vorwiegend den Beschreibungen der Lehrbücher usw. zugrunde liegen. Sie sind im einzelnen recht mannigfaltig, alle aber verständlich, wenn man davon ausgeht, daß eine nekrotisierende Wirkung des Ruhrvirus die Innenwandschichten des Darmes mehr oder weniger tief zerstört hat, und daß je nach dem Grade dieser Zerstörung und der etwas wechselnden Art der reaktiven Prozesse, die jener antworten, nun Gangrän, „Diphtherie", multiple Ulzeration des Kolon resultieren. Die Gangrän ist fast ohne Ausnahme — die seltenen Ausnahmen betreffen nach meiner Erfahrung das Zökum, während am Querkolon wohl hauptsächlich phlegmonöse und mortifizierende Prozesse, anscheinend ·durch Sekundärinfektion, vorkommen — auf das Rektum (und die Flexura sigmoidea) beschränkt. Hier kann sie bis in die äußere Muskelschicht, ja bis in das subseröse Gewebe, unter Umständen bis zum Peritoneum bzw. bis in das umgebende Bindegewebe reichen, selten oder auch zu Perforation Anlaß geben. Die nekrotische Schicht pflegt linear begrenzt zu sein; nach außen von ihr folgt eine Zone dichter Infiltration mit Eiterkörperchen.

In allen diesen Fällen von Gangrän des Enddarms finden sich schwerere Veränderungen auch im übrigen Dickdarm, in vielen auch im untersten Ileum. (BENEKE hat · einen Fall von isolierter dysenterischer Affektion des mittleren Ileum beobachtet.) Meist handelt es sich um „Diphtherie" des Kolon, die in einem Teil dieser „schwer toxischen Fälle" übrigens auch im Rektum und der Flexura sigmoidea vorliegt. Innig

---

lymphatischen Apparaten anzunehmen, lag kein Anlaß vor. — Auch die von GOEPPERT[9]) zusammengestellten pathologisch-anatomischen Befunde bei foudroyanter kindlicher Ruhr enthalten keinen Hinweis darauf, daß es sich um primäre Lokalisation des Ruhrvirus in den Follikeln gehandelt habe, wenn auch eine Gruppe von Fällen mit „follikulärer Entzündung" abgegrenzt wird.

verschmolzen mit der infiltrierten Schleimhaut, deren Krypten in mehr oder weniger großer Ausdehnung nekrotisch zugrunde gegangen sind, findet sich eine Pseudomembran von wechselnder, oft höchst beträchtlicher Dicke, die aus Fibrin und Exsudatzellen besteht, Erythrozyten, Schleim, desquamierte Epithelien, Darminhalt, Bakterienmassen einschließen kann. — In manchen Fällen tritt diese diphtherische Auflagerung zurück, dafür ist eine stärkere eitrige Infiltration der Schleimhaut vorhanden (HEUBNER).

Für das Verständnis der Darmbefunde in den frühen Stadien und der später zustande kommenden Ulzerationen sind weiterhin die entzündlichen Vorgänge von Bedeutung, die sich innerhalb der Darmwand entwickeln. Die starke Schwellung des akut katarrhalisch veränderten Kolon beruht auf hochgradiger seröser Durchtränkung, die in erster Linie die Submukosa betrifft, deren Durchmesser bis zu 1 cm und mehr betragen kann. In etwas vorgeschrittenen Fällen findet sich in ihren Gewebslücken ein bald feineres, bald grobes, ja öfter ein geradezu massiges Netzwerk von Fibrin, das in Beziehung zu setzen ist zu der eigentümlichen, gummischlauchartigen Konsistenz der Darmwand, die man in vielen Fällen findet (HEUBNER). Von den für die Entzündung charakteristischen Zellformen sind zunächst die eigentlichen Eiterkörperchen zu nennen; sie treten in kolossalen Massen, vor allem bei den tiefen Giftwirkungen mit umfangreicher Gangrän, in der Demarkationszone auf, die sich offenbar sehr rasch ausbildet. In lockeren Schwärmen finden sie sich ferner schon im katarrhalischen Stadium mehr oder weniger reichlich in der Schleimhaut, im ganzen dagegen spärlich in der Submukosa, vorwiegend dicht unter der Muscularis mucosae. — Auch an den „diphtherischen" Prozessen beteiligen sie sich in wechselndem Maße; meist treten sie gegenüber den fibrinösen Ausscheidungen durchaus zurück; in anderen Fällen finden sie sich sowohl in den Pseudomembranen selbst als auch in der erhaltenen Schleimhaut und ihrer Nachbarschaft in reichlicher Menge; schließlich gibt es Fälle, in denen die Fibrinausscheidung ganz zurücktritt oder sogar fehlt, während eine dichte Infiltration mit Eiterkörperchen die ganze Dicke der Schleimhaut einnimmt, deren Drüsen in wechselndem Umfang zugrunde gegangen sind, stellenweise vollständig fehlen. — Auch schon in recht frühen Stadien der Dysenterie beobachtet man nahezu regelmäßig eine lebhafte Beteiligung von Plasmazellen an den Infiltrationen, ganz besonders reichlich — begreiflicherweise — in der nächsten Umgebung der Gefäße der Submukosa, je nach den Umständen auch in anderen Wandschichten. — In der Submukosa — und in schweren Fällen auch in der Subserosa — finden sich häufig Bilder adventitieller Zellwucherungen in nahen Beziehungen zu den perivaskulären Infiltraten. Eosinophile Zellen sind inkonstant, im ganzen nicht oft, und selten in reichlicherer Zahl nachweisbar.

b) Die dysenterischen Darmgeschwüre.

Voraussetzung für die Entstehung von Geschwüren, die längeren Bestand haben, ist die Vernichtung der Schleimhaut bis zur Muscularis mucosae, vor allem die der Fundusteile der Krypten, in denen die Wachstumszentren der Schleimhautepithelien liegen. Bleiben diese erhalten, so werden kleinere, durch Abstoßung oberflächlicher nekrotischer Partien entstandene Defekte offenbar rasch ersetzt.

Die Geschwüre, die unmittelbar im Gefolge dieser Giftwirkung oder mittelbar im Anschluß an jene nach eitriger Schmelzung der Schleimhaut, entstehen, sind im allgemeinen mit VIRCHOW als „flächenhaft fressende" zu bezeichnen. Sie sind oft gerade durch die Muscularis mucosae begrenzt, greifen in anderen Fällen aber auch darüber hinaus. Das Verhalten der Lymphknötchen in ihrem Grunde läßt nach meinen Erfahrungen keine Schlüsse auf eine „spezifische" Affinität des Ruhrvirus zu den lymphatischen Apparaten zu. Oft schneidet der Geschwürsgrund geradezu messerscharf quer durch ein Knötchen hindurch, in dessen oberflächlichen, freigelegten Teilen man dann geringfügige Erscheinungen von Zellzerfall und wohl auch Spuren einer entzündlichen Reaktion feststellen kann, während die tieferen Teile sogar an solchen oberflächlich ulzerierten Follikeln frei von nachweisbaren Veränderungen gefunden werden können.

In verhältnismäßig seltenen Fällen kommt es nun aber zu einer auffallend gehäuften Erkrankung der Follikel, die ich in diesem Zusammenhang etwas genauer besprechen muß, weil sie den berechtigten Kern der Angaben über „follikuläre Ruhr" ·bildet, den ich[11]) in meiner Kritik dieses Begriffes gegenüber ORTH[12]) nicht hinreichend anerkannt habe.

Es handelt sich in diesen immerhin seltenen Fällen — ihre Seltenheit betonen WOODWARD, BEITZKE, ich selbst — wie ich glaube, nicht um eine primäre Erkrankung der Lymphknötchen, die bis auf Erbsengröße schwellen, vereitern und in das Lumen durchbrechen (dies ist die Darstellung der älteren Autoren, an deren Ablehnung ich festhalte). Sondern es handelt sich um genau die gleichen Schleimhautschädigungen, wie in allen anderen Fällen auch, und zwar um verhältnismäßig geringfügige, oberflächliche. Die Lage der Lymphfollikel, die mein Schüler TORINUS inzwischen nochmals genau untersucht hat, setzt sie auch bei einer nur wenig in die Tiefe wirkenden Nekrotisierung der Schleimhaut der Freilegung aus. Sie sind, wie am besten aus Abbildungen in dem kürzlich erschienenen Lehrbuch der Histologie von SCHAFFER hervorgeht, ja nur von einer einzigen Epithelzellage überkleidet. Diese wird gerade in solchen Dickdarmteilen und in solchen Fällen, in denen die Schleimhaut großenteils der Giftwirkung standhält, mit den oberflächlichsten Zellen des Epithels zugleich zerstört; es kommt zu Nekrose und zu entzündlichen Veränderungen im Bereich des Lymphknötchens, während die umgebende Schleimhaut die geringfügigen Defekte im Oberflächenepithel offenbar rasch . wieder ersetzt. Das einmal freigelegte und damit den toxischen (und vielleicht auch mechanischen) Schädigungen durch den Darminhalt ausgesetzte Knötchen verfällt in seinen oberflächlichen Teilen der Nekrose, weist aber, wie auch WESTENHOEFERS Abbildungen (im Einklang mit seiner Beschreibung) erkennen lassen, nur geringfügige reaktiv-entzündliche Erscheinungen auf[*]).

Der nekrotische „Sequester" kann weiterhin in das Darmlumen fallen, wie gerade aus WESTENHOEFERS Abbildungen hervorgeht. Bilder der Art hatte ich gesehen und erwähnt, als ich meine ablehnende Stellung gegenüber der Abrenzung einer „follikulären Ruhr" präzisierte; ich sehe auch heute keinen Beweis dafür, daß diese Prozesse auf einer speziellen oder „spezifischen" Erkrankung der Lymphknötchen beruhen.

Die Kontroverse zwischen ORTH und und mir bezieht sich nun wesentlich auf die Frage, ob und wie aus diesen kleinen Ulzerationen in den oberflächlichen Lymphknötchen tiefe Hohlgeschwüre entstehen können. Ist dabei ein eitriger Prozeß im Spiel, der durch phlegmonöse Einschmelzung der benachbarten Teile der Submukosa eine allseitige Vergrößerung des Geschwürsgrundes herbeiführt? (VIRCHOW spricht von „tiefer Eiterung um die Follikel herum".) Und wenn es so ist, darf man diese Vorgänge ursächlich auf das Ruhrvirus beziehen, oder sind sie durch Sekundärinfektion zu erklären?

Vor allem ist hier eine Verwechslung zu vermeiden. Große Hohlgeschwüre mit überhängenden Rändern kommen bei Amöbiasis und Balantidiosis zustande. Ein solches von letzterer Ätiologie bildet z. B. ORTH in seiner Kritik meiner Darstellung der hier in Frage stehenden Vorgänge ab; er bezeichnet es ausdrücklich als Balantidiumulkus; somit kann es aber auch wohl in einer Erörterung der Pathogenese der dysenterischen Geschwüre nur bedingt zum Beweise herangezogen werden. Auch WOODWARD bildet ein ganz ähnliches Geschwür ab (S. 574), ohne es ätiologisch und pathogenetisch — nach dem damaligen Stande der Kenntnisse — richtig beurteilen zu

---

*) Daß es gelegentlich auch in Dysenteriefällen zu eitriger Einschmelzung der Lymphknötchen — etwa nach Sekundärinfektion — kommt, soll nicht bestritten werden. — Mit aller Bestimmtheit lehnt ADELHEIM die Identität von „Enterocolitis follicularis" mit Ruhr ab (l. c. S. 198). „Die Enteritis follicularis ist ätiologisch nicht einheitlicher Natur, jedenfalls wird sie aber nicht durch den Dysenteriebazillus hervorgerufen."

können; ich halte auch dies für ein Amöben- oder Balantidienulkus: Die Schleimhaut in der Umgebung des scharfrandigen, sehr tiefen und breiten Geschwüres ist (nach dem mikrophotographischen Bilde) anscheinend ganz intakt, ebenso auch, soweit sich urteilen läßt, ein im Schnitt getroffener, vom unterminierten Geschwürsrand weit entfernter Lymphfollikel.

Zum Verständnis der Entstehung tiefer Hohlgeschwüre bei bazillärer Dysenterie kommen wir meines Erachtens erst nach Berücksichtigung der mannigfaltigen sekundären Epithelwucherungen, die sich bei längerer Dauer des dysenterischen Prozesses einstellen, und die z. T. — was ich übrigens nie bestritten, vielleicht aber nicht hinreichend hervorgehoben habe — im Sinne einer regeneratorischen Wucherung aufzufassen sind, z. T. dabei nach der Art ihrer Ausdehnung und Anordnung von mechanischen Momenten abhängig sind. Wie bei allen geschwürigen Prozessen im Darm, so sehen wir auch bei der Dysenterie Regeneration des Epithels, sehen wir einfache Epithellagen einen gereinigten Geschwürsgrund überziehen, als deren Wachstumszentrum regelmäßig ein Kryptenfundus nachweisbar ist (die Bilder werden oft irrtümlich umgekehrt gedeutet; der Fundus wird als „Einsenkung" des Epithels aufgefaßt, was freilich auch zuweilen berechtigt ist). Verwickelt werden die Verhältnisse nun aber zunächst dadurch, daß — wie bei der tuberkulösen Ulzeration ebenfalls — durch die auf partiellen Untergang der Schleimhaut folgende Wucherung Verlagerungen von Krypten in die Submukosa zustande kommen. Für diese wichtigen Vorgänge sind gerade im dysenterischen Darm — im Gegensatz zum tuberkulösen, in dem die destruktiven Prozesse in der Submukosa, partielle Zerstörung oder Auseinanderdrängung der Muscularis mucosae u. a. für den Ablauf der Regenerationsvorgänge von Bedeutung sind — mechanische Momente mitbestimmend. Namentlich bei pseudomembranösen Entzündungen, die zu weit verbreiteter Verlegung der Krypten führen, kommt es zu oft sehr hochgradiger Schleimanhäufung, Dilatation, Abplattung und Schwund des Epithels und im Anschluß daran zu Wucherung, Schlängelung, Verästelung der Drüsen. Diese Prozesse können bei chronischem Verlauf zu geradezu kolossaler Hyperplasie der Schleimhaut (bei erhaltener Muscularis mucosae) führen, die in einem meiner Fälle im Paraffinschnitt senkrecht zur Oberfläche über 1 cm mißt, und eine reichliche Verästelung der in etwas weiten Abständen angeordneten Krypten aufweist.

Sehr viel häufiger aber kommt es zu einem Tiefertreten der wuchernden Drüsen, die an den verschiedensten Stellen, wo ihnen kein Widerstand entgegensteht, in die Submukosa vordringen. Das auffälligste Beispiel für diese Prozesse bilden die submukösen Schleimzysten, die der „Colitis cystica" (VIRCHOW) zugrunde liegen, Wucherungen, die eine große Ähnlichkeit mit Blastomen haben können, der Reinlichkeit halber aber nicht, wie ich es der Kürze wegen in einem früheren Aufsatz getan habe, als Cystadenome bezeichnet werden sollten. Sie beruhen auf hyperplastischen, nicht auf blastomatösen Wachstumsexzessen. — In einem meiner Fälle habe ich ein Tieferdringen zahlreicher Drüsenschläuche durch die anscheinend gut erhaltene, nur aufgelockerte (?) Muscularis mucosae hindurch beobachtet. Schon öfter sieht man vereinzelte, stark erweiterte, geschlängelte Schläuche mit auffallend hohem, großkernigem Epithel neben einem Blutgefäß die Muscularis passieren. Die wichtigste und häufigste Pforte zur Submukosa bieten den wuchernden Krypten aber die oberflächlichen Lymphknötchen dar, die die Muscularis mucosae regelmäßig „durchsetzen", und zwar so, daß man in ihrem Bereich und an dem größeren Teil ihrer dem Darmlumen abgekehrten Oberfläche glatte Muskelfasern vermißt.

Mit dieser Eigentümlichkeit hängt es zusammen, daß an diesen Stellen nicht nur bei Ruhr, wie zuerst wohl von KELSCH angegeben war, später von CORNIL, WOODWARD u. a. bestätigt worden ist, intrafollikuläre Drüsengruppen gefunden werden, in denen es zu Schleimanhäufung und weiteren Veränderungen kommen kann, sondern auch unter physiologischen Bedingungen dort „versenkte" Krypten angetroffen werden können, wie für den menschlichen Dickdarm von ORTH (LUBARSCH, R. MEYER u. a.) nachgewiesen

worden ist. Mein Schüler BLODHORN hat, um die Häufigkeit derartiger Befunde insbesondere unter physiologischen Bedingungen einigermaßen klarzustellen, die Dickdärme
von 20 Individuen verschiedenen Lebensalters genau daraufhin untersucht; die Fälle
wurden so ausgewählt, daß nach Möglichkeit eine vorangegangene Dickdarm-
erkrankung ausgeschlossen werden konnte. „Atavistische" Drüsen fanden sich in
7 Fällen, und zwar bei Individuen von ganz verschiedenem Alter. Man käme somit zu
dem — freilich bei der notwendigerweise kleinen Zahl der untersuchten Fälle nur vorsichtig verwertbaren — Ergebnis, daß etwa $^1/_3$ der normalen Individuen die kleine
Anomalie aufweist. Etwa $^1/_3$ aller an Dysenterie Erkrankenden wäre also vermutlich
auch damit behaftet. Es dürfte aber wohl niemand daran zweifeln, daß ein Tiefertreten
von Krypten bei Dysenterischen, das wir ja auch an anderen Stellen, durch andere
Pforten hindurch, vor sich gehen sehen, auch an diesen weitesten und bequemsten
Durchtrittsstellen öfter zustande kommen wird und dann als ein erworbener
Zustand angesehen werden muß. Tatsächlich sieht man entsprechende Bilder in
dysenterischen Därmen ganz außerordentlich häufig, während BLODHORN in normalen
Därmen doch erst nach eifrigem und langwierigem Suchen, das sich regelmäßig auf
mehrere Stellen des Kolon erstreckte, einzelne positive Befunde erheben konnte.
Man sieht nun weiterhin bei Dysenterie tatsächlich in größter Häufigkeit und Mannigfaltigkeit aus solchen tiefer getretenen Drüsen jene Wucherungen hervorgehen, die ich
etwas unglücklich als „Cystadenome" bezeichnete. Die kleinsten liegen noch wie in
einem oben offenen Sack in dem Lymphknötchen eingebettet. Sie zeigen geringe
Schleimanhäufung, gut erhaltenes, meist auffallend hohes Epithel mit sehr großen Kernen,
oft schon beginnende Verästelung der Krypten. Sie wuchern aber weiter, und ich
sehe keinen Grund ein, gerade diese Proliferationsvorgänge als ausschließlich
„regeneratorische" zu betrachten. Wichtig für sie scheint mir aber das mechanische
Moment der Schleimanhäufung, die zunächst auf der Enge der Mündung (am Boden
des „Grübchens" des Lymphknötchens) beruht. Durch den angehäuften Schleim werden
nachweislich die Lumina erweitert, sie „konfluieren" zu Schleimseen, durch den Untergang von zentralen Teilen der Drüsen wird offenbar erneute Proliferation in den Fundus-
teilen ausgelöst, und so entsteht neues schleimbildendes Epithel, das zur Vergrößerung
des Schleimklumpens im Lumen des Hohlraums beiträgt. Druck, Schwund, neue
Proliferation folgen aufeinander, und das ganze Gebilde „wächst" so weit in die Tiefe,
als ihm nur der Widerstand der Nachbargebilde gestattet. Dabei schiebt es — wie
man sich immer wieder überzeugen kann — den Lymphfollikel vor sich her, immer
mehr ihn abflachend, so daß er zunächst einen kräftigen, dann nur noch einen
schmalen Halbmond, schließlich nur noch einen dünnen Saum von Lymphozyten
darstellt. Berühren sich zwei im Wachsen begriffene Schleimzysten, so verschmelzen
sie; das kann an ihrem beiderseitigen seitlichen Umfang geschehen, es kann aber auch
von oben her eine in frischer Bildung begriffene „Zyste" in die seitlich ausgebreiteten
Teile einer älteren einbrechen; denn die „Zysten" haben Flaschenform, schmalen
Hals, weiten, oft geradezu wie in vertikaler Richtung platt gedrückten Bauch. Bei sehr
dichter Entwicklung der „Zysten" entsteht so schließlich das Bild der Colitis cystica,
wie es VIRCHOW abgebildet hat, wo zahllose bis übererbsengroße Hohlräume durch
schmalere und weitere Öffnungen mit dem Darmlumen kommunizieren, rundliche
Schleimklumpen einschließend, oder frei davon.

Diese extremen Grade des Prozesses sind immerhin selten; geringere Grade
dagegen findet man sehr häufig. Man sieht dann im ganzen Dickdarm zerstreut oder
— dem allgemeinen Lokalisationsgesetz der dysenterischen Darmerkrankung folgend —
ausschließlich oder wenigstens vorwiegend im Enddarm und im Sigma neben anderen
wechselnden Veränderungen kleine schleimerfüllte Zystchen oder auch halbkugelige
Hohlgeschwüre. Man findet alle Übergänge von den kleinsten submukösen Drüsenwucherungen bis zu den größten, die Erbsengröße erreichen können, und nur in den
größeren trifft man schleimig-eitrigen oder rein eitrigen Inhalt, während gleichzeitig

die Drüsenschläuche teilweise oder (selten) vollständig verschwinden. In besonders charakteristischen Fällen dieser Art sah ich neben den submukösen auch innerhalb der Schleimhaut in großer Verbreitung die bizarrsten Drüsenwucherungen mit Bildung von Zysten, Verästelungen, Kombination dieser beiden Veränderungen. Diese Beobachtungen lassen schlechterdings hinsichtlich der submukösen Geschwüre keine andere Deutung zu als die von mir vertretene, wonach zuerst ein Tiefertreten, dann eine Wucherung der Krypten bei starker Schleimproduktion und wachsender Schleimanhäufung zur Entstehung von „Schleimzysten" führt, die allmählich bis zu Erbsengröße anwachsen können und nachträglich Sitz eitriger Entzündungsprozesse werden, die bis zur vollständigen Zerstörung ihrer Drüsen- bzw. Epithelauskleidung führen können.

Ich habe nun vereinzelte Befunde erhoben, die man zunächst wohl im Sinne ORTHs dahin deuten möchte, daß ein tiefes, durch Sequestration eines Follikels — freilich, wie ich betonen muß, mit sehr geringfügigen Zeichen entzündlicher Reaktion! — entstandenes Hohlgeschwür nachträglich von Epithel und kryptenähnlichen Bildungen ausgekleidet worden wäre. Man sieht in diesen Fällen, daß der Boden eines sackförmigen Geschwürs frei von Epithelauskleidung ist; von der Mündung aus erstreckt sich ein aus unregelmäßig kryptenähnlichen Tubuli bestehender Belag bis etwa zu ³/₄ der Tiefe in den Sack hinein; die „Drüsen" werden allmählich niedriger und gehen schließlich in eine einfache Lage von Zylinderepithel über, das allmählich immer niedriger wird und sich schließlich zu verlieren scheint. Wer, wie ORTH (u. a.), eine nachträgliche Auskleidung von Hohlgeschwüren behauptet, wird geneigt sein, solche Befunde als beweisend für seine Anschauung anzusehen. Ich darf aber darauf hinweisen, daß sehr ähnliche Befunde auch zustande kommen, wenn in einer „Schleimzyste" das Epithel durch Druckatrophie zugrunde geht; Bilder, die in diesem Sinne deutbar schienen, sind mir jedenfalls auch begegnet, und gerade in solchen Fällen sah ich die stärkste Schleimseebildung und die stärkste Abflachung (?) der epithelialen Auskleidung am Boden der „Zyste". Vor allem aber gelang es in solchen Fällen bei einigem Suchen, auch in den tiefsten Teilen des Hohlgeschwürs hier und da noch Reste von Epithelauskleidung in Gestalt einzelner epithelialer Zellgruppen, gelegentlich auch von mehrkernigen epithelialen Symplasmen nachzuweisen. Dieser Befund beweist aber, daß die ganze Höhle einmal mit Epithel ausgekleidet war. Daß aber solche Schleimzysten mannigfaltige Schicksale durchmachen, geht doch schon daraus hervor, daß ihr Inhalt in Gestalt von „sagokornähnlichen Schleimklümpchen" im Stuhl auftritt, somit „ausgestoßen" wird, oder richtiger: in das Darmlumen gelangen kann.

Gegen die Annahme, daß es sich bei diesen Befunden um nachträgliche Epithelauskleidung tiefer Hohlgeschwüre handelt, spricht aber auch unwiderleglich die Gestalt des Geschwürs, das in einem besonders charakteristischen Falle wie eine Weißweinflasche schmal und hoch durch die ganze stark geschwollene Submukosa hindurch bis auf die Muskularis der Darmwand reichte. Wie sollte ein Geschwür von dieser eigentümlichen Gestalt irgendeinen uns bekannten Einschmelzungsprozeß zustande kommen? Anders steht es um die Frage nach dem ersten Beginn solcher Geschwüre; gerade bei multipler oberflächlicher Ulzeration der Noduli trifft man oft in deren Bereich auf unregelmäßig gelagerte, also wohl „verlagerte" Krypten mit mehr oder weniger ausgesprochenen Erscheinungen beginnender Wucherung (die Beurteilung der Befunde ist deshalb schwierig, weil die „atavistischen" Krypten meist ebenfalls auffallend hohe, große Zellen mit entsprechend großen Kernen besitzen). Nekrose und drüsige, bzw. epitheliale (regeneratorische) Wucherung kombinieren sich hier augenscheinlich, im weiteren Verlaufe des Geschehens also aller Wahrscheinlichkeit nach auch Ulzeration und Schleimzystenbildung auf dem Wege über eine Epithelisierung des Geschwürsgrundes. Bei diesen — wie übrigens nach meinen Erfahrungen auch oft bei tuberkulösen — Ulzerationen kommt es dann nicht sowohl zu einer Regeneration des Epithels vom Rande oder von den Rändern des Geschwürs aus, als vielmehr zu regeneratorischen Wucherungen von Kryptenböden aus, die bei der partiellen Zerstörung des Lymphknötchens teils in dieses hinein verlagert werden, teils auch an ihrem ursprünglichen Ort erhalten bleiben, während in ihrer Umgebung Epithel und Knötchengewebe mehr oder weniger weit nekrotisch werden. Entstehen auf diese Weise submuköse Schleimzysten und weiterhin tiefe Hohlgeschwüre — und an dieser Möglichkeit ist nicht zu zweifeln —, so würde man ihnen nicht mehr ansehen können, ob sie mit einer ursprünglichen partiellen Zerstörung eines Lymphknötchens in Beziehung zu bringen sind oder nicht. Insofern ich diese Zusammenhänge früher nicht genügend hervorgehoben habe, muß ich meine Auffassung ändern, derjenigen ORTHs Einräumungen machen.

Ich habe in der Literatur nur sehr spärliche Andeutungen darüber finden können, wie man sich eigentlich das „Weiterfressen" der tiefen Geschwüre vorstellt. Käme es durch Einwirkung des Ruhrvirus zustande, so sollte man erwarten, daß es durch eine langsam tiefer greifende Nekrose der Geschwürsränder vor sich gehen müßte. Ich habe etwas Ähnliches nicht gesehen, auch keine Angabe gefunden, daß es schon beobachtet worden wäre. Nach BEITZKE[18]) erreichen „die tiefer greifenden Geschwüre... durch rasche Ausbreitung des Prozesses in der Submukosa bald die für Ruhr so charakteristische Form mit mehr oder minder weiter Unterhöhlung der benachbarten Schleimhautabschnitte"... Auf S. 447 (l. c.) schreibt BEITZKE aber, er selbst habe einen Fall von ausgesprochener „nodulärer Ruhr" in seinem Material „nicht gehabt und Nodulärgeschwüre recht wenig gesehen, sondern vorwiegend das Ergriffensein der im Bereich eines Schleimhautgeschwürs liegenden Lymphknötchen. Von hier aus kann bekanntlich eine phlegmonöse Ausbreitung des Ruhrprozesses in der Submukosa stattfinden, doch ist auch dies keineswegs die Regel"... — Kurz vorher hat er darauf hingewiesen, daß die tiefen Geschwüre „bekanntlich" oft an den Stellen entstehen, wo die Lymphknötchen die Muskularis unterbrechen. Diese können vereitern, wenn sie im Bereiche eines Geschwüres liegen, bleiben aber vielfach auch „nach völliger Bloßlegung unversehrt". Ich kann alle diese Angaben bestätigen — bis auf die von der „phlegmonösen" Ausbreitung als Grundlage tiefer Ulzeration. Phlegmonöse Prozesse — ausgedehnte Nekrose, leukozytäre Infiltration, eitrige Einschmelzung der tieferen Wandschichten des Querkolon (mit Perforation und tödlicher Peritonitis) — habe ich einmal bei schwer toxischer Dysenterie beobachtet; der Prozeß war durch Streptokokken bedingt, die massenhaft in den erkrankten Partien nachgewiesen wurden. Es handelte sich also um eine Komplikation. — Der Fall ist uns als Gegenbeispiel lehrreich; er zeigt, wie eine Phlegmone der Dickdarmwand aussieht, und daß ein phlegmonöser Prozeß nicht zur Entstehung tiefer hemdknopfförmiger Geschwüre führen kann. Zu deren Bildung müssen offenbar doch stets tiefe Drüsenwucherungen beitragen, die in den Follikeln oder unabhängig von ihnen zuerst in die Tiefe treten, zuweilen nach Ulzerationen im Bereiche zahlreicher, durch oberflächliche Verschorfung der Schleimhaut freigelegter Follikel, oft aber wohl auch ohne solche.

Über die Form und Art der Geschwüre bei chronischer und rezidivierender Dysenterie ist es schwer, allgemeine und zusammenfassende Angaben zu machen. Meist fehlt in solchen Fällen alles für die akute Entzündung Charakteristische (vor allem diffuse Hyperämie und Schwellung der Schleimhaut); es fehlen in der Regel auch frische gangränöse und ausgebreitete diphtherische Prozesse. Öfter sah ich umschriebene, pseudomembranöse Auflagerungen und flache Geschwüre mit roter Umsäumung auf der Höhe der Falten, während die umgebende Schleimhaut blaß war. Submuköse Schleimzystchen und tiefe Hohlgeschwüre können vorkommen oder fehlen. Größere gereinigte Geschwüre finden sich — dem allgemeinen Lokalisationsgesetz der dysenterischen Prozesse entsprechend — besonders im Rektum und im Sigma, zuweilen bis auf kleine Inseln wulstiger Schleimhaut die Innenfläche dieser Darmteile größtenteils einnehmend. Die Schleimhautinseln können geradezu polypösen Eindruck machen; mikroskopisch zeigen sie bei gut erhaltener Muscularis mucosae hohe Drüsenschicht mit auffallend hohem Zylinderepithel und vermehrten schleimerfüllten Becherzellen, oft auch submuköse Drüsenwucherung und Schleimzystenbildung. Von ihren Rändern

aus sieht man manchmal eine einfache dünne Epithellage eine Strecke weit die umgebende
Geschwürsfläche überziehen, um schließlich mit ganz flachen, platten Zellen zu endigen.
Der Geschwürsgrund selbst ist, je nach dem Alter des Prozesses, mehr oder weniger
vollständig gereinigt, das angrenzende Gewebe stark infiltriert, oft auch vaskularisiert.
Auf rezidivierende Gifteinwirkung kann man vor allem aus dem Vorkommen von frischen
Pseudomembranen und auch gelegentlich von Hämorrhagien im Dickdarm schließen,
wenn er im übrigen die Kriterien chronischer dysenterischer Veränderungen aufweist,
vor allem charakteristische flache oder tiefe Geschwüre.

c) Heilungsvorgänge; Residuen.

Was die Heilungsvorgänge im Ruhrdarm anbelangt, so werden von jeher die
schiefrigen flachen Narben als Residuen flacher (oder auch „follikulärer") Geschwüre
und außerdem — als Folgen besonders tiefgreifender, die Muskelschichten beteiligender
Zerstörung — die offenbar sehr seltenen Narbenstenosen erwähnt. Einen interessanten
Fall von Ileus anderer Pathogenese hat BRÜNING mitgeteilt. Es handelte sich um eine
als reparatorische Hypertrophie gedeutete Schleimhautwucherung am Übergange vom
Sigmoid zum Rektum. Die Veränderungen scheinen sehr ähnlich denjenigen in einem
von mir bereits erwähnten Falle von chronischer Dysenterie gewesen zu sein, in dem
im ganzen absteigenden Dickdarm eine enorme Schleimhauthyperplasie bestand, die
zu sehr starker Einengung des Lumens führte. Die Schleimhautdicke betrug am
Paraffinschnitt 1 cm, stellenweise noch etwas mehr; die Drüsen standen in sehr unregelmäßigen Abständen, zeigten sehr starke Verlängerung und reiche Verästelung bei hohem
Zylinderepithelbesatz. Zugleich war aber auch das Stratum proprium „hyperplastisch",
äußerst reich an Blutgefäßen und anderen schlauchförmigen Gebilden, die ich mit
Wahrscheinlichkeit als Lymphgefäße anspreche.

Die eigentlichen Heilungsvorgänge werden unserer Beobachtung zum allergrößten
Teil aus begreiflichen Gründen entgehen. Die weit überwiegende Mehrzahl aller Fälle,
die im wesentlichen katarrhalisch verlaufen und nur zu oberflächlichsten Ulzerationen
oder Erosionen — mit Erhaltung der Fundusteile der Krypten — führen, wird eine sehr
rasche Regeneration der verlorengegangenen epithelialen Bestandteile aufweisen. Vielleicht
ist es zuweilen möglich, Schleimhautstellen mit auffallend niedrigen und etwas unregelmäßig gestellten Krypten als unvollkommene Regenerate zu deuten. Offenbar wird
im weiteren Verlaufe die normale Dicke der Schleimhaut wiederhergestellt.

Mit den Heilungsvorgängen an den Ruhrgeschwüren hat sich neuerdings besonders
eingehend BEITZKE beschäftigt. Auch er betont die rasche Heilung oberflächlicher
Defekte durch Regeneration von den Kryptenböden aus, in denen vermehrte Mitosen
nachzuweisen waren. Geht die Schleimhaut bis zur Muscularis mucosae vollständig
verloren, so erfolgt nach seinen Beobachtungen zuerst „die Bildung einer Schicht
vorwiegend aus Lymphozyten bestehenden Granulationsgewebes vermittels der die
Muscularis mucosae durchbrechenden Gefäße". Diese Schicht wird von den Rändern
her von Epithel überkleidet, das sich bald zu unregelmäßig gestalteten Buchten und
Krypten einsenkt (die Deutung der betreffenden Bilder ist meines Erachtens heikel;
die Möglichkeit, daß man es mit Regeneration von stehengebliebenen Kryptenböden
aus oder überhaupt mit einer nur teilweise zerstörten Schleimhaut, also mit den alten,
nur veränderten Krypten zu tun hat, ist schwerlich auszuschließen). Später erfährt
diese neugebildete (?) Scheimhaut nach BEITZKE eine Angleichung an die normale. —
In Bestätigung der Angaben von MALL glaubt BEITZKE auch Regeneration der Muscularis
mucosae in ganz kleinen Defekten nachgewiesen zu haben.

Was die Heilung der tiefen Geschwüre anlangt, so betont BEITZKE besonders
die Einsenkung von Epithel in Gestalt von Drüsenschläuchen in die nach Zerfall eines
Lymphknötchens entstandene Höhlung oder deren Auskleidung durch eine einfache
Schicht anfänglich platter, dann kubischer, schließlich hoher zylindrischer Zellen, die
schon nach kurzer Zeit mit einer lebhaften Schleimproduktion beginnen. So komme

es dann zur Entstehung submuköser Schleimzystchen. Ich bestreite das Vorkommen solcher Vorgänge nicht, muß aber auf Grund meiner Beobachtungen nochmals darauf hinweisen, daß ich oft Befunde erhoben habe, die eine Entstehung solcher Schleim- zystchen ohne vorausgegangene Ulzeration durch einfaches Tiefertreten und Wuchern von Krypten bei oberflächlicher ausgedehnter Schleimhautnekrose, besonders aber auch bei Bildung dicker Pseudomembranen mit verbreiteter Schleimstauung, Dilatation, Wucherung und Verästelung der Krypten in der Schleimhaut selbst beweisen. Auch ORTH hat sie an nicht geschwürigen Stellen gesehen und spricht sie nicht generell als Anpassungs-(Ausheilungs-)Vorgang an. Die Unregelmäßigkeit der Gestalt und Anordnung der Krypten in den benachbarten Schleimhautpartien halte ich keineswegs — wie BEITZKE es tut (l. c. S. 448) — für ein Zeichen dafür, „daß hier ein bereits verheiltes Geschwür vorlag". In einzelnen meiner Fälle ist diese Annahme bestimmt auszuschließen. — Auch bei sehr ausgedehnter und tiefgreifender Nekrose mit partieller Zerstörung der tiefen Muskelschichten kann, wie BEITZKEs Abb. 2 auf Tafel IX veranschaulicht, eine weitgehende Neubildung sehr bizarr gestalteter Drüsenschläuche innerhalb der narbig veränderten Submukosa — jedenfalls wohl größtenteils von verlagerten Kryptenböden aus — zustande kommen.

Von den Folgen und Residuen dysenterischer Prozesse am Dickdarm selbst ist allgemein nur das eine auszusagen, daß sie offenbar im Verhältnis zu der außerordentlich großen Zahl der Kriegsteilnehmer, die Ruhr durchgemacht haben, selten augenfällig zutage treten. Narbenstrikturen haben wir vor allem dort zu erwarten, wo der Prozeß die tiefen Muskelschichten erreicht und zerstört, also im Enddarm. Zwei Fälle von Narbenstenose des Mastdarms, die etwa anderthalb Jahre nach im Heeresdienste erworbener Ruhr die klinischen Erscheinungen des Rektumkarzinoms darboten, hat MILOSLAVICH [14] beschrieben. Ihre Ätiologie ist nicht geklärt. In beiden Fällen bestand eine „strikturierende, narbig ulzeröse Proktitis und schwielige Periproktitis beim Vorhandensein einer chronisch-ulzerösen Dysenterie des distalen Dickdarmabschnittes. Kurz vor dem Tode trat ein Aufflackern des dysenterischen Prozesses auf".

An das Vorkommen sehr hochgradiger Schleimhauthyperplasien mit mehr oder weniger weitgehender Einengung des Lumens bei chronischer Dysenterie sei an dieser Stelle nochmals erinnert.

B. Beteiligung der übrigen Organe bei der Dysenterie.

Wenn es schon schwierig ist, bei genauer Analyse der Dickdarmveränderungen im Gefolge der Ruhr spezifische von „sekundären" Prozessen im weitesten Sinne des Wortes zu unterscheiden, so gilt dies noch mehr von allen übrigen Organen, die im Verlaufe oder nach Ablauf einer Dysenterie in mannigfaltigster Weise erkranken können. Die verhältnismäßig häufige Beteiligung des untersten Ileum am dysenterischen Prozeß ist bekannt, die Spezifität der Veränderungen aus ihrer Übereinstimmung mit denjenigen des Kolon zu folgern. Milz und Lymphdrüsen pflegen bei unkomplizierter Ruhr keine stärkeren Reaktionserscheinungen zu zeigen (Resorption von Blutergüssen der Darmwand durch die regionären Lymphdrüsen wurde erwähnt). Das Peritoneum kann selbst nach ganz leichter Dysenterie eitrig erkranken (HART); wichtiger sind Perforationsinfekte, die bei schwer toxischer Ruhr in frühen, bei tiefer Ulzeration auch in späten Stadien einer protrahierten Erkrankung vorkommen können (vgl. auch SCHMIDT und KAUFFMANN). Ebenso wie HART habe ich Fälle beobachtet, in denen — im Bereiche des Querkolon z. B. — streckenweise die Wand, die in großer Ausdehnung zerreißlich wie Zunder war, ganz fehlte, das Darmlumen nur durch Verklebung mit dem Netz oder anderen Nachbarorganen abgeschlossen war. In einem solchen Falle fand ich übrigens die nekrotischen Wandschichten von ungeheuren Massen von Streptokokken durchsetzt, und da überdies die Lokalisation der Veränderungen nicht der sonst gültigen Regel — Zunahme der Schädigung nach dem Enddarm hin — entsprach, vermute ich, daß in solchen Fällen öfter Sekundärinfektionen im Spiele sind. — Das Peritoneum kann selbst nach ganz

Was den oberen Teil des Verdauungstraktus anlangt, so erwähnt schon VOGT [13] das Vorkommen von „Diphtheritis", von Aphthen, von Stomacace gangraenosa, von Noma. Neuerdings verzeichnet HART den Befund von dicken, gelben, sehr festhaltenden Pseudomembranen am weichen Gaumen, der Wangenschleimhaut, dem Kehlkopfeingang in Fällen von längerer Krankheitsdauer. Es handelt sich offenbar, wie auch HART — auch auf bakteriologische Untersuchungen gestützt — annimmt, um unspezifische Veränderungen, die durch Entkräftung begünstigt sind. HART stellt sie auf die gleiche Stufe mit der von ihm — übrigens auch schon von VOGT — bei Ruhrleichen gefundenen eitrigen Parotitis, und erwähnt in diesem Zusammenhange Befunde von Otitis media und Perichondritis der Arytänoidknorpel (seltene Befunde von metastatischer Eiterung — der Nieren, der Samenblasen — nach Sekundärinfektion der ulzerierten Dickdarmschleimhaut, die HART in Kürze mitteilt, seien wenigstens registriert). Im Magen sind schon von VOGT katarrhalische Veränderungen aller Grade, ferner peptische Geschwüre beobachtet worden. HART erwähnt solche, die auf dem Boden von Schleimhautblutungen entstanden waren, die als neurotisch aufzufassen, jedenfalls toxisch bedingt seien. Ich selbst[16]) sah multiple Schimmelmykose des Magens (in einem Falle durch Aspergillus fumigatus bedingt), offenbar ebenfalls auf dem Boden von Blutungen entstanden.

Hämorrhagien in den verschiedensten Organen sind mit um so größerer Wahrscheinlichkeit auf spezifische Giftwirkung des Ruhrvirus zurückzuführen, als wir ihnen ja in allen schwereren Fällen regelmäßig und in einer anscheinend gesetzmäßigen Lokalisation in der erkrankten Darmwand begegnen (immerhin ist diese Folgerung nicht unbedingt schlüssig!). Neben den kleinen Blutungen unter den serösen Häuten der Brustorgane sind hier die seltenen Hautblutungen zu erwähnen (vgl. HEINRICHSDORFF[17]). HART sah in einem Falle ein Bild, das durchaus an hämorrhagische Diathese erinnerte. Ich selbst sezierte die Leiche eines nach lang dauernder rezidivierender Dysenterie verstorbenen, sehr grazilen, kachektischen jungen Mannes, die außer zahllosen punktförmigen und stecknadelkopfgroßen oberflächlichen Hautblutungen am Rumpf und den Extremitäten spärlichere bis talergroße, verwaschen begrenzte, tiefer gelegene (subkutane) Hämorrhagien aufwies. Schon VOGT war sehr zurückhaltend in der Beurteilung der Beziehung mannigfaltiger Hautaffektionen zum Ruhrprozeß. HART nimmt einen sehr vorsichtigen Standpunkt in der Frage ein, den ich teile.

Von spezifischen Erkrankungen der Leber bei Dysenterie ist wohl kaum Sicheres bekannt (VOGT erwähnt zwei Beobachtungen von akuter, gelber Leberatrophie nach Ruhr). Auf die dicke, zähe Beschaffenheit und dunkle Farbe der Galle bei Dysenterischen hat ASCHOFF aufmerksam gemacht. — Was die Harnorgane anlangt, so ist das Vorkommen von Albuminurie ohne Hydrops bei Dysenterischen längst bekannt. Für spezifische Beziehungen zwischen echter Nephritis und dem Ruhrvirus spricht nichts. Die histologischen Befunde entsprechen dieser Auffassung.

An eine spezifische Ätiologie ist dagegen bei den Konjunktivitiden und bei den Gelenkentzündungen nach Ruhr zu denken, wie ebenfalls bereits von VOGT klar ausgesprochen worden ist, neuerdings von ROSE[18]) hervorgehoben ist. Einschlägige pathologisch-anatomische Angaben sind mir nicht bekanntgeworden; eigene Erfahrungen besitze ich nicht.

Zahlreiche klinische Feststellungen weisen auf Beziehungen des Ruhrprozesses zu mannigfaltigen Erkrankungen des Nervensystems, Neuralgien, Neuritiden (ROSE[19]), BITTORF[20]), Myalgien, Blasenstörungen. Bei Untersuchung sehr früh nach dem Tode konservierten Materials von Großhirn und Medulla oblongata waren Veränderungen degenerativer Art an Ganglienzellen nicht sicher nachweisbar. (Eigene Untersuchung.)

II. Amöben-Enteritis.

Wie bei der Ausdehnung der Kriegsschauplätze erwartet werden mußte, sind auch Fälle von Amöbenenteritis bei unseren Kriegsteilnehmern beobachtet worden (LOHLEIN, LEWY, SCHÖPPLER). An Zahl und Bedeutung treten sie weit hinter die bazilläre Dysenterie zurück (über Erfahrungen in anderen Ländern berichtet FISCHER[21]).

Neues zur pathologischen Anatomie und Pathogenese der Darmerkrankung hat sich, soweit ich sehe, nicht ergeben. Das typische Bild des Amöbengeschwürs und aller seiner Stadien gilt als bekannt[22]). Nun kommen zwar neben den gewöhnlichen Befunden multipler umschriebener Ulzeration auch solche von „diffuser Amöbiasis und diffuser Gangrän" (KUENEN[22]) zur Beobachtung, doch ist in den auf Kriegserfahrungen beruhenden Mitteilungen (u. a. LEWY[23]) von solchen nicht berichtet.

Während an der Pathogenität der Entamoeba histolytica unter Berücksichtigung ihrer nachgewiesenen („primären") Invasion in die Darmwand (HAMMERSCHMIDT[24]) und ihrer Beziehungen zum sog. tropischen Leberabszeß heute wohl niemand mehr zweifelt, ist über den Mechanismus ihrer Wirkung nichts Sicheres bekannt.

Freilich ist auch die „invasive" Fähigkeit der Amöben wieder etwas problematisch geworden, seit in Frankreich und England nicht nur bei Soldaten, sondern auch bei der Zivilbevölkerung (hier nach YORKE bei 1,5% der genau Untersuchten) Ruhramöben im Darminhalt anscheinend Gesunder nachgewiesen worden sind (für eine ähnliche Häufigkeit von Amöbenträgern in Deutschland, die W. FISCHER annimmt, fehlt bisher der Beweis). Die Überlegung, daß die Dysenterieamöbe vielleicht nur in die irgendwie geschädigte Schleimhaut einzudringen vermag, wird durch diese Tatsachen nahegelegt; sie findet gewisse Anhaltspunkte an den Erfahrungen über das Auftreten von Rezidiven der Amöbiasis nach Erkältungen (W. FISCHER für Tsingtau) und Diätfehlern (eigene Beobachtung). Von pathologisch-anatomischen Untersuchungen ist eine Klärung dieser Fragen kaum zu erwarten. Günstiger scheinen die Aussichten, wenn man die pathogene Wirkung der einmal in die Gewebe eingedrungenen Amöbe untersucht. Soviel Forscher aber auch in mühsamen histologischen Untersuchungen diese Wirkung zu analysieren bestrebt waren, auch in dieser Hinsicht sind wir über die gröbste Feststellung selbständiger Pathogenität der Amöben nicht viel hinausgekommen.

Insbesondere fehlt bisher der Beweis dafür, daß ihre „histolytischen" Fähigkeiten auf irgendwelchen Lebensäußerungen des Parasiten beruhen (die Phagozytose von Erythrozyten kann gegen die Richtigkeit dieses Satzes nicht geltend gemacht werden). Keine der bisher bekannten Tatsachen spricht gegen die Annahme, daß die nekrotisierende Wirkung von den Leichen der Amöben ausgeht. In der Umgebung der Geschwüre findet man im Schnittpräparat die wohlerhaltenen Parasiten oft in großer Zahl in Gewebsspalten, in Lymph- und Blutgefäßen, ohne daß man eine nennenswerte Gewebsveränderung oder reaktive Erscheinungen feststellen könnte, die auf sie zu beziehen wären. Die Nekrose beginnt nicht immer nachweislich in der Schleimhaut, sehr oft beobachtet man in der Submukosa, z. T. auch im Bereiche der Muscularis mucosae, die Entstehung sehr charakteristischer, aber schwer zu deutender pustelähnlicher Gebilde[20]), in denen man nur spärliche Leukozyten, dagegen reichlich mehr oder weniger veränderte, an ihren Kernen aber kenntliche Amöben nachweisen kann. Aus Lymphknötchen (TANAKA) gehen diese „Pusteln" nicht hervor, wie sich schon aus ihrer Zahl schließen läßt; zuweilen sieht man nämlich mehrere in einem Gesichtsfeld bei mittlerer Vergrößerung. Reste der „Pustelwandungen" sieht man oft im Grunde größerer, frisch entstandener Amöbengeschwüre (vgl. meine Abb. 3 der Tafel l. c.). HARA hat betont, daß man Amöben in der Mukosa (bei menschlichen Krankheitsfällen im Gegensatz zur experimentellen Infektion der Katze) nur selten und spärlich findet; besonders selten in den nekrotischen Teilen. Das wäre gut mit meiner Annahme vereinbar, daß die nekrotisierende Wirkung auf „Leichengifte" der Amöben zurückgeht. Auch in den „Pusteln" kommt es offenbar nicht nur zu lebhafter Vermehrung, sondern auch zum Absterben und Zerfall von Parasiten und im Anschluß daran zu Nekrose und Ulzeration.

Es ist wohl nicht überflüssig, in diesem Zusammenhang daran zu erinnern, daß gerade die um die Aufklärung der Amöbiasis besonders verdienten älteren Forscher, wie KARTULIS, KRUSE und PASQUALE u. a. übereinstimmend betonten, in der Schleimhaut des erkrankten menschlichen Dickdarms seien Amöben nicht zu finden, sondern von Anfang an in der Submukosa. COUNCILMAN und LAFLEUR (und nach ihnen viele andere, zuletzt HAMMERSCHMIDT) konnten auch in der Mukosa die Parasiten nachweisen. Immerhin ist es nicht zu bestreiten, daß man sie in den nekrotischen Teilen fast stets vergeblich sucht, was eben leicht begreiflich ist, wenn man von meiner Annahme ausgeht, daß erst ihr Zerfall die nekrotisierenden „Leichengifte" frei werden läßt. Der gelegentliche Befund von gut erhaltenen Exemplaren des Parasiten in den nekrotischen Teilen der Mukosa, den auch ich erhoben habe, spricht nicht gegen diese Annahme. Denn erstens kann es sich um eine neue Invasion schon erkrankten Gewebes (also ein „Rezidiv") handeln, und zweitens ist auch zu bedenken, daß der Nachweis wohlerhaltener Amöben überhaupt nicht die Möglichkeit ausschließt, daß in ihrer nächsten Nähe andere zum Zerfall gekommen seien.

Nach alledem erscheint es am wahrscheinlichsten, daß, wenn die Entamoeba histolytica ihre invasiven Fähigkeiten auch vielleicht einem (bisher nur noch nicht nachgewiesenen) aggressiven Stoffwechselprodukt oder „Sekret" oder „Toxin" verdankt, massige nekrotisierende Wirkungen doch wohl erst nach dem Zerfall abgestorbener Parasiten zustande kommen.

Über die späteren Schicksale der Amöbenulzera ist verhältnismäßig wenig bekannt; die Untersucher haben begreiflicherweise ihr Augenmerk vorzugsweise den Anfangsstadien des Prozesses zugewandt.

Von besonderem Wert wäre gerade mit Rücksicht auf spezielle Fragen der Pathogenese der bazillären Ruhr eine präzise Antwort auf die Frage nach der Epithelauskleidung der Amöbenruhrgeschwüre und der etwaigen Entstehung von Schleimzyten daraus. Neuere Angaben und Abbildungen von LEWY lassen leider keine bestimmten Schlüsse zu. Auf ältere Arbeiten soll mit Rücksicht auf den verfügbaren Raum nicht eingegangen werden.

Von Amöbenabszessen der Leber bei Kriegsteilnehmern scheint bisher wenigstens nichts bekannt geworden zu sein.

Colitis balantidica.

Balantidienruhr ist in einigen Fällen festgestellt worden, von denen zwei in Wilna zur Sektion kamen (LOHLEIN[26], SCHOPPLER[27], JAFFÉ[28]), und die in Hinsicht auf die große Zahl der über den ganzen Dickdarm verstreuten Geschwüre und auch in Hinsicht auf deren Aussehen und mikroskopischen Befund sehr weitgehende Übereinstimmung zeigten. Es handelte sich um kleine und größere Ulzera, die großenteils die Charaktere des Ulcus elevatum darboten, indem die erkrankte Partie eine hochgradige, umschriebene, nach allen Seiten rasch abklingende Schwellung der Submukosa aufwies, über der in frühesten Stadien die in Nekrobiose begriffene oder nekrotische Schleimhaut noch in situ kenntlich, später ein umschriebenes Defekt derselben nachweisbar war. Im weiteren Verlauf greift die Nekrose verschieden weit in die Tiefe, unter Umständen bis zum viszeralen Peritonealblatt. Im nekrotischen Gewebe finden sich fast ausschließlich Reste von abgestorbenen und zerfallenen Balantidien; im Nachbargewebe, oft in weiter Umgebung des Herdes, wandern gut erhaltene Parasiten, meist einzeln, selten zu zweien dicht aneinander gelagert. Nicht selten werden sie in Blutgefäßen getroffen. Ganz analoge Beobachtungen hinsichtlich des Vorkommens der gut erhaltenen Parasiten im reaktionslosen Gewebe der Umgebung, sowie hinsichtlich des Befundes von Balantidienresten in den Nekrosen, machte bei einem weiteren Fall der Krankheit kürzlich auch ROSENBLATH (mündliche Mitteilung). Meiner Deutung, wonach bei der Balantidiosis die nekrotisierende Wirkung den „Leichengiften" der Tiere zuzuschreiben ist, schloß sich JAFFÉ an. Besonders beweisend für ihre Richtigkeit scheint mir eine Beobachtung des letzteren, der inmitten einer Nekrose „einen ganzen Haufen einzelner Kerne und kernloser zerfallener Parasiten" fand.

Kombinierte Infekte des Dickdarms.

Die Tatsache, daß Amöben in den Grund von typhösen und tuberkulösen Geschwüren eindringen, ist bekannt (KUENEN[29], STOERK[30], FISCHER[31]), ebenso das Vorkommen kombinierter Invasion von Balantidium coli und Amöben, wie ich sie selbst zweimal gesehen habe. In dem einen dieser Fälle bestanden außerdem Veränderungen, die den Verdacht auf abgelaufene Bazillenruhr erweckten.

Diese besonders wichtige Kombination von Amöben- und Bazillenruhr ist durch neuere Untersuchungen in exakter Weise nachgewiesen (DOLD und FISCHER[32]). Sekundäre Infektionen von Amöbengeschwüren durch Bacterium coli, B. pyocyaneus und andere Spaltpilze, wie sie in der Literatur angegeben sind, scheinen bei Kriegsteilnehmern nicht beobachtet worden zu sein; über einschlägige anatomische Feststellungen ist mir jedenfalls nichts bekannt geworden.

Literatur.

[1]) Brauers Beiträge 7. 194. — [2]) Monographie der Ruhr. Gießen. 1856. — [3]) Ergebn. d. Inn. Med. 15. 180 f. — [4]) M. Med. W. 1918 S. 577. — [5]) M. Med. W. 1917 S. 1277. — [6]) Berl. Klin. W. 1917 Nr. 26. — [7]) Med. Klin. 1918 Nr. 20. — [8]) Berl. Klin. W. 1918 Nr. 47. — [9]) Med. Klin. 1917 Nr. 18. — [10]) Med. Klin. 1917 Nr. 20. — [11]) Berl. Klin. W. 1918 Nr. 33. — [12]) Berl. Klin. W. 1918 Nr. 29. — [13]) Beitr. 64. 441. — [14]) Med. Klin. 1919 Nr. 26. — [15]) Monographie der Ruhr. Gießen. 1856 S. 61. — [16]) Virch.-Arch. Bd. 227 S. 86. — [17]) Med. Klin. 1917 Nr. 9. — [18]) Berl. Klin. W. 1916 Nr. 24. — [19]) Berl. Klin. W. 1916 Nr. 24. — [20]) D. Med. W. 1918 Nr. 21. — [21]) Vgl. die neueste zusammenfassende Darstellung von W. FISCHER, Ergebn. d. Inn. Med. 18. — [22]) Beihefte z. Arch. f. Schiffs- u. Tropenhyg. 1909. Beih. 7. — [23]) Beihefte z. Arch. f. Schiffs- u. Tropenhyg. Bd. 23 Beih. 4. — [24]) Arch. f. Schiffs- u. Tropenhyg. 1919. — [25]) Vgl. meine Darstellung in Verb. d. D. Pathol. Ges. 1913 Bd. 17; vgl. auch HARA, Frankf. Zeitschr. f. Pathol. Bd. 4; HARA bezeichnet die Gebilde als (sekundäre) „Amöbenherde"; dort Literatur. — [26]) Med. Klin. 1917 Nr. 30. — [27]) D. militärärztl. Zeitschr. 1917 H. 3 u. 4. — [28]) Zbl. f. Pathol. 30 Nr. 7. — [29]) l. c. — [30]) Virch.-Arch. 222 S. 34. — [31]) l. c.; hier weitere Literatur. — [32]) D. Med. W. 1917 S. 1258; Literatur bei FISCHER, Ergebn. d. Inn. Med. Bd. 18.

4 a. Die Haut bei der Fleckfiebererkrankung.

Von Dr. EUGEN FRAENKEL,

o. ö. Professor für pathologische Anatomie an der Universität Hamburg.

Im Kriege fachärztl. Beirat für pathologische Anatomie.

Mit 7 Abbildungen im Text.

Wie bei manchen infektiösen Allgemeinerkrankungen mit bekannten Erregern zeigt die Haut bei der durch einen bisher seiner Natur nach noch nicht sicher-gestellten, in den Organen des menschlichen Körpers nicht einwandfrei nach-gewiesenen Erreger-hervorgerufenen Fleckfiebererkrankung für die klinische, weniger für die anatomische Diagnose des Leidens wichtige Veränderungen, die beim Fleckfieber das Krankheitsbild so beherrschen, daß sie direkt zur Namen-gebung „Fleckfieber" Anlaß gegeben haben. Wer nur Fleckfieberleichen gesehen hat, wird das nicht recht begreifen. Denn, wie die meisten nicht bläschenförmigen und nicht stark schuppenden Hautausschläge an der Leiche verblassen, ja bis zur Unkenntlichkeit verschwinden, so auch das am Krankenbett so ausgesprochene Fleckfieberexanthem, das unter dem Namen Fleckfieberroseola bekannt ist. Es ist das um so leichter verständlich, als der Tod Fleckfieberkranker in der Mehrzahl der Fälle zu einer Zeit erfolgt, wo das Exanthem meist im Rückgang ist, nämlich in der 2. resp. 3. Krankheitswoche. Um diese Zeit gelingt es, am Lebenden unter Zuhilfenahme gewisser Kunstgriffe, und zwar nur an den Extremitäten, vornehmlich den oberen, einzelne Effloreszenzen wieder sichtbar zu machen. Die Leichenhaut läßt dann nichts, was auch nur mit einiger Sicherheit als Roseole zu deuten wäre, erkennen. immerhin können, namentlich bei starker Ausbreitung des Exanthems, bei den zwischen 8. und 11. Krankheitstag, oder allenfalls zu Beginn der 3. Krank-heitswoche, verstorbenen Fleckfieberkranken als solche erkennbare Flecke an der Haut des Rumpfes und der Extremitäten wahrnehmbar sein. Aber eine Vorstellung von dem Aussehen eines in voller Blüte stehenden Fleckfieberexanthems kann die Betrachtung der Leiche niemals, auch nur annähernd, gewähren, zumal dann nicht, wenn eine petecchiale Umwandlung des Ausschlags nicht stattgefunden hat. Das aber geschieht keineswegs regelmäßig. Unter 63 eigenen Fleckfieberfällen sah es Verf. nur 9 mal. Und auch da ließen immer nur einzelne Roseolen einen solchen hämorrhagischen Charakter erkennen. Bei den großen Epidemien in Ge-fangenenlagern und in Lazaretten auf den Kriegsschauplätzen scheint dieses Ereignis häufiger beobachtet worden zu sein. Aber es ist unter allen Umständen eine irrige Vorstellung, zu glauben, daß der Fleckfieberausschlag konstant und in allen Effloreszenzen hämorrhagisch wird. Ja, man darf behaupten, daß ein über den ganzen Körper verbreitetes, rein hämorrhagisches Exanthem direkt dazu be-rechtigt, die Diagnose „Fleckfieber" auszuschließen. Die Kenntnis dieser Tatsache schützt vor Fehldiagnosen, wie sie namentlich zu Beginn des Krieges vorgekommen sind, wo bei Patienten mit über große Strecken des Körpers zerstreuten Effloreszenzen Fleckfieber angenommen, durch die genauere Untersuchung, bzw. durch die Sektion das Bestehen einer Meningokokken-Meningitis festgestellt wurde.

Das spezifische Fleckfieberexanthem, die Fleckfieberroseola, stellt stecknadelkopf- bis linsengroße, rötliche oder etwas lividrötliche Fleckchen dar, die auf Glasdruck schwinden, um mit dem Nachlaß des Drucks wieder zum Vorschein zu kommen. Dieses Symptom fällt fort, wenn es zum Blutaustritt in die Roseola gekommen ist, wenn sie, wie man sich ausdrückt, eine „petecchiale Umwandlung" erfahren hat. Im weiteren Verlauf der Erkrankung nehmen die einzelnen Fleckchen einen mehr bräunlichen Farbenton an, der sich bis in die Rekonvaleszenz halten kann und auf den früheren Sitz von Roseolen hinweist. Unter Anwendung der von DIETSCH[9]) empfohlenen Stauung gelingt es, solche Roseolen wieder sichtbar zu machen und damit den Beweis zu erbringen, daß auch bei übrigens in voller Genesung von Fleckfieber befindlichen Personen der dem Exanthem zugrunde liegende anatomische Prozeß noch keineswegs abgelaufen ist. Als charakteristisch für Fleckfieber möchte Verf. nur das Roseolaexanthem gelten lassen, das allerdings meist mit einer mehr grobfleckigen oder auch diffusen, sonstige Eigentümlichkeiten nicht darbietenden Hautrötung vergesellschaftet zu sein pflegt. Auf die oberen oder tieferen Hautschichten, bzw. die Subcutis lokalisierte, an einzelne Roseolen gebundene oder unabhängig von ihnen auftretende Hämorrhagien gehören durchaus nicht zu den gewöhnlichen, bei Fleckfieber an der Haut wahrzunehmenden Veränderungen, wie u. a. auch das eigne Beobachtungsmaterial des Verf., bei dem nur $^1/_7$ aller Fälle derartige Blutungen darboten, beweisen dürfte. Aber es sei nochmals betont, daß hiervon sicher zahlreiche Ausnahmen vorkommen, und daß in verschiedenen Fleckfieberepidemien in dieser Hinsicht, genau wie man das von andern Infektionskrankheiten, namentlich Masern, Scharlach und Pocken, her kennt, mannigfache Abweichungen festzustellen sein werden. Auf alle Fälle wäre es verkehrt, aus dem Fehlen hämorrhagischer Effloreszenzen oder neben dem Roseolaexanthem bestehender Blutungen die Diagnose Fleckfieber auszuschließen. Am Krankenbett empfiehlt es sich, einzelne Roseolen durch Umrandung mit Farbstoffen für über Tage fortgesetzte Beobachtung kenntlich zu machen. Man kann sich dann mühelos davon überzeugen, ob es zu einer petecchialen Umwandlung derselben oder zu Blutaustritten in der Umgebung gekommen ist, und es gelingt so, petecchiale Roseolen und unabhängig von solchen entstandene kleinste kutane oder subkutane Blutaustritte, wie man sie besonders häufig bei einer unsrer verbreitetsten einheimischen Infektionskrankheiten, bei der Diphtherie, zu sehen bekommt, zu unterscheiden.

Es sind nun während des Weltkriegs, namentlich auf den östlichen Kriegsschauplätzen, auch Abdominaltyphusepidemien beobachtet worden, die sich nicht durch ein ungewöhnlich ausgebreitetes, gemeinhin ja auf die Bauchhaut beschränktes Roseolaexanthem, sondern auch durch ein Hämorrhagischwerden zahlreicher Roseolen auszeichneten und dadurch, zumal in der Zeit vor der Entdeckung der Weil-Felixschen, für Fleckfieber charakteristischen, wenn auch nicht streng spezifischen Reaktion, die Differentialdiagnose zwischen Fleckfieber und Darmtyphus außerordentlich erschwerten. Die vom Verf. empfohlene mikroskopische Untersuchung vital exzidierter Roseolen führt in solchen Fällen sicher zum Ziel, während die makroskopische Besichtigung der Körperhaut, auch für einen erfahrenen Beobachter, unter Umständen eine sichere Entscheidung nach der einen oder anderen Seite nicht zuläßt.

Petecchien, speziell an den Leichen von Fleckfieberpatienten, finden sich öfter an den Unterschenkeln und Fußrücken, können aber auch über die verschiedensten Stellen des Körpers zerstreut, fast immer unter Freilassung des Gesichts, angetroffen werden. Roseolen lassen sich an der Leiche am Bauch und der Beugeseite der oberen Extremitäten, aber auch am Rücken, wo sie sich von den diffusen, lividen Totenflecken als rötliche Fleckchen abheben, erkennen. Die sichere Entscheidung über ein Exanthem an der Leiche als Fleckfieberexanthem ist nach Ansicht des Verf. nur ausnahmsweise zu treffen. Ganz ähnlich äußert sich NICOL[63]), der das Hautexanthem an der Leiche nur in einem kleinen Teil der Fälle noch mit Sicherheit für in seiner charakteristischen Form feststellbar erklärt, mit Sicherheit auch nur dann, wenn es ausgedehnt petecchial umgewandelt ist. In den seltenen Fällen, wo die Patienten in den ersten Tagen der Fleckfiebererkrankung zugrunde gehen, und wo man die Sektion wenige Stunden nach Eintritt des Todes vornehmen kann, ist es möglich, besonders bei starker Ausbreitung des Exanthems, die einzelnen Effloreszenzen, zumal wenn sich viele hämorrhagische darunter befinden, deutlich zu erkennen und dann schon aus der äußeren Besichtigung die Wahrscheinlichkeitsdiagnose auf Fleckfieber zu stellen. Über derartige Fälle berichtet ALBRECHT[1]). Die 3 am 6., 4. und 8. Krankheitstage verstorbenen Patienten wurden 10 resp. 8 Stunden p. m. seziert, und die Leichenhaut bot, bei sonst normaler Beschaffenheit, ein Exanthem, das ALBRECHT für charakteristisch genug hielt, um es als Fleckfieberexanthem aufzufassen. Er erblickt in den verwaschenen, unscharf begrenzten Rändern, dem petecchialen Zentrum, dem rötlich-livíden, gegen die Nachbarschaft immer mehr abblassenden Farbenton Kennzeichen, die seiner Ansicht nach eine Unterscheidung des Fleckfieberexanthems von andern Ausschlägen auch an der Leiche gestatten.

Ganz ausnahmsweise scheint das Exanthem eine Umwandlung in Papeln erfahren zu können. Es ist das bisher nur ein einziges Mal von KYRLE u. MORAWETZ[10-21]) bei einer 26jährigen Patientin gesehen worden. Es entstand an verschiedenen Stellen auf dem Boden der makulösen Effloreszenzen ein Infiltrat, das sich papelförmig über die Haut vorwölbte und allmählich an der Kuppe nekrotisch wurde. Diese Umwandlung vollzog sich 10 Tage nach dem Auftreten des makulösen Exanthems. Die Entwicklung der papulösen Effloreszenzen bis zur vollen Höhe ging langsam vor sich, erst am 5.—6. Tage, nachdem diese erreicht war, trat Nekrose an der Kuppe der Papeln ein. Die Zahl der in dieser Weise umgewandelten Effloreszenzen betrug etwa 120. Das makulöse Exanthem war inzwischen völlig geschwunden. Die papulös veränderten Infiltrate verloren sich erst nach Wochen, unter Hinterlassung zentral vertiefter, pigmentierter Narben. — Von als nicht spezifisch für Fleckfieber aufzufassende Veränderungen der Haut sei die Miliaria crystallina erwähnt, die Verf. am Krankenbett, vor allem an der Bauchhaut, beobachtet hat. HÜBNER[10]) fand einmal bei einer Fleckfieberleiche die Haut der unteren Brust- und der Oberbauchgegend mit Miliariabläschen übersät. Im ganzen ist diese komplizierende Hautaffektion beim Fleckfieber selten. Das gilt in noch höherem Grade für den Herpes. Verf. hat eine ungewöhnlich ausgedehnte Herpes-Eruption an der Wangen- und Lippenhaut eines Fleckfieberkranken gesehen, die während des Bestehens des Roseolaexanthems auftrat und unter Borkenbildung abheilte. Bei der Sektion von Fleckfieberleichen ist Verf. dieser Hautaffektion nicht begegnet. Auch HÜBNER hat sie nicht gesehen. CEELEN[7]) erwähnt in seinem zusammenfassenden Bericht über die pathologische Anatomie des Fleckfiebers bei Besprechung der komplizierenden Hautaffektionen den Herpes überhaupt nicht. Etwas häufiger stellen sich Eiterungsprozesse an der Haut und Subkutis in Form von Furunkeln, Karbunkeln und Abszessen ein, wie Verf. aus eignen Erfahrungen, allerdings ausschließlich am Krankenbett, bestätigen kann. In den von ALBRECHT, NICOL, HÜBNER veröffentlichten pathologisch-anatomischen Fleckfieberstudien verlautet über die angeführten entzündlich-eitrigen Hautaffektionen nichts, so daß wohl angenommen werden darf, daß es sich nicht gerade um häufige Befunde bei Fleckfieberleichen handelt. Sie bieten, ebenso wie die vorher erörterte Miliaria crystallina und der Herpes, nichts von dem sonstigen Verhalten dieser Prozesse Abweichendes, weder in makroskopischer noch in mikroskopischer Beziehung, so daß von einer Besprechung der histologischen Befunde Abstand genommen werden darf. Gerade das Gegenteil trifft für die Histologie der Fleckfieberroseola zu.

In dieser Beziehung hatte Verf.[6]) schon vor dem Kriege durch mikroskopische Untersuchung vital exzidierter Roseolen festgestellt, daß es sich bei dem dieser Hauterkrankung zugrunde liegenden anatomischen Prozeß um eine ganz eigenartige Erkrankung der feineren Hautarterien handelt, die sich einmal als hyaline Umwandlung und Nekrose der innersten Wandschichten und andrerseits als proliferativer, sich hauptsächlich in der Adventitia abspielender, zu umschriebener Knötchenbildung führender Vorgang präsentiert und Veränderungen setzt, die am ehesten mit den von der sog. Periarteriitis nodosa her bekannten verglichen werden kann. Verf. hat gleichzeitig darauf hingewiesen, daß sich histologisch die Fleckfieberroseola toto coelo von der des Darmtyphus unterscheidet, und daß uns demnach die mikroskopische Untersuchung der Haut in den Stand setzt, die Differentialdiagnose zwischen Fleckfieber und Abdominaltyphus zu stellen. Verf. hat dann durch fortgesetzte Untersuchungen und mehrere

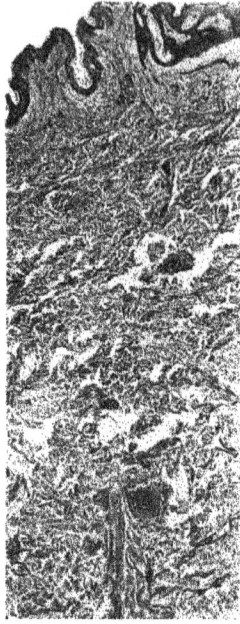

Abb. 3.
Roseola vom 5. Krankheitstag.
Obersichtsbild. Erkranktes Arterien-
ästchen in der Tiefe der Kutis.

Publikationen[10-14]) über den Gegenstand sowohl über die Art und Lokalisation der Gefäßwandveränderungen, als auch über die an der Zusammensetzung der Knötchen beteiligten Zellen genauere Angaben gemacht, die in allen wesentlichen Punkten von späteren Untersuchern bestätigt worden sind. Zunächst hat Verf. darauf hingewiesen, daß keineswegs alle im Bezirk einer Roseola verlaufenden Gefäße betroffen sind, sondern daß sich die Erkrankung meist auf 1 oder 2, manchmal auch 3 kleine, bald mehr nahe der Oberfläche, bald tiefer in der p. reticularis, nahe der Subkutis, ausnahmsweise auch in dieser selbst gelegene Ästchen beschränkt, welche die zentralen Partien der Roseola versorgen. Fast ausnahmslos sind es kleinere, namentlich Knäueldrüsen und deren Ausführungsgänge, oder kleine Hautnerven begleitende Gefäßchen. Und weiter hat Verf. besonders betont, daß in der an dem ergriffenen Arterienästchen festzustellenden Wandschädigung das Grundlegende des Prozesses zu erblicken ist. Diese kann entweder nur auf die intima beschränkt sein, was bei weitem am häufigsten zutrifft, oder auf die Muscularis fortschreiten, so daß an solchen Gefäßen, an denen diese nur durch eine einzige Lage von Muskelzellen gebildet wird, die Wand in ihrer ganzen Dicke ergriffen ist. Bei etwas dickeren Arterien ist nur die unmittelbar an die intima angrenzende Muskelschicht in die Erkrankung einbezogen. Nie pflegt das betr. Gefäß nach den Beobachtungen des Verf. in seinem ganzen Umfang geschädigt zu sein, sondern meist handelt es sich um kleinere, sektorenförmige Abschnitte desselben. Nicht selten ist damit eine starke Quellung des erkrankten Wandbezirks verbunden in Gestalt flachhügliger oder knopfförmiger Vorsprünge, welche gegen das Lumen vorspringen und dieses bisweilen auf einen schmalen Spalt verengen. Manchmal beteiligt sich das Endothel ganz ausschließlich an der Erkrankung und wird von der Unterlage vollständig gelöst. Man findet dann feinkörnige oder hyaline, das Lumen

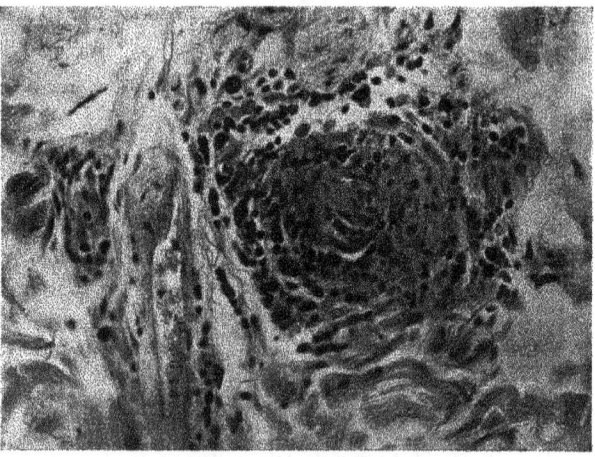

Abb. 4. Roseola vom 5. Krankheitstag.
Das in Abb. 3 abgebildete Arterienästchen in stärkerer Vergrößerung. Nekrose der inneren
Wandschichten mit starker Quellung und schlitzförmiger Verengerung des Lumens. Kleines
perinarterielles Knötchen. Intakte Vene.

der betreffenden Ästchen völlig ausfüllende Massen, in denen ab und an noch geschwollene, spindelige Kerne eingebettet sind. An den Venen hat Verf. stets normale Verhältnisse ihrer Wandung festgestellt. Dagegen trifft man nicht eben selten, selbst in größeren Venen der Subkutis, hyaline Thromben, die der Innenwand meist als halbmondförmiger Saum aufsitzen.

Hinsichtlich der Zellanhäufungen um die erkrankten Arterienästchen führte Verf. aus, daß sie nicht in der ganzen Länge der betreffenden Gefäßchen Platz greifen, sondern herdförmig auftreten und bald die ganze Zirkumferenz des Stammes einnehmen und kugelige oder spindelige Auftreibungen erzeugen, bald nur auf den halben Umfang desselben beschränkt sind. Das Gros der Zellen betrachtet Verf. als Abkömmlinge adventitieller und periadventitieller Binde-gewebszellen; andere machen den Eindruck lymphozytärer Elemente, z. T. sind sie erheblich größer als diese. Polynukleären, neutrophilen Leukozyten ist Verf. nicht begegnet, wohl aber einzelnen Mastzellen. Das eigentliche Hautgewebe in seinem bindegewebigen wie epithelealen Anteil ist, ganz im Gegensatz zur Typhusroseole, bei der die Blutgefäße durchaus normal er-scheinen, vollkommen unversehrt.

Verf. hebt bei dieser Gelegenheit noch-mals die von ihm, als rein äußerlich be-zeichnete, Ähnlichkeit mit der Periarteriitis nodosa hervor, die sich, abgesehen von der Gefäßwandschädigung, lediglich auf das, auch bei der Fleckfieberroseole zu beobachtende, herdförmige Auftreten von zudem nur mikroskopisch wahrnehmbaren Knötchen bezieht. Weitere Analogien bestehen überhaupt nicht. Die Wand-erkrankung bei der Periarteriitis nodosa ist eine viel schwerere. Vor allem schließen sich an die das Wesen der Fleckfieber-roseole ausmachende, auf Teile der Wand-schichten und des Gefäßumfangs be-schränkte Nekrose niemals weitere Folge-zustände wie bei der Periarteriitis nodosa an. Neuerdings hat NICOL (l. c.) in seinen pathologisch-anatomischen Studien über

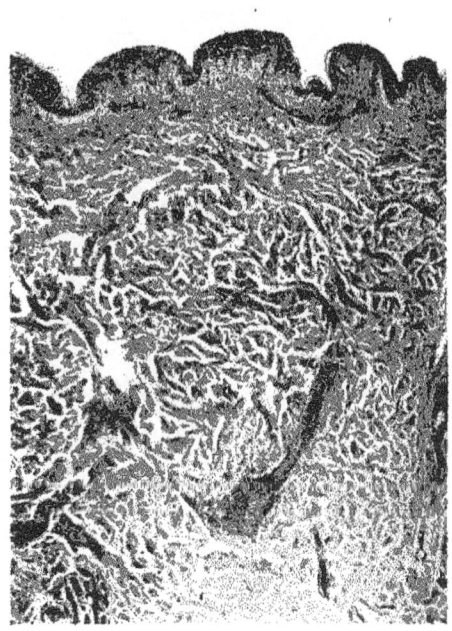

Abb. 5. Roseola vom 8. Krankheitstag.
Schwer erkranktes Arterienästchen in der p. reticular Cutis; umschriebene Knötchenbildung an einer Stelle des Verlaufs.

Fleckfieber, anscheinend ohne Kenntnis der vom Verf. hervorgehobenen Angaben über die Ähnlichkeit der Fleckfiebergefäßerkrankung mit der Periarteriitis nodosa, die für das Fleckfieber charakteristische Erkrankung der kleinen Gefäße als Arteriolitis bzw. Periarteriolitis nodosa bezeichnet. ALBRECHT zieht die Bezeichnung „kapillare Arteriitis" und „Periarteriitis" vor. Es mag weiterer Vereinbarung überlassen bleiben, hierüber eine Einigung herbeizuführen.

Während nun hinsichtlich der Schädigung der Gefäßwand in der Roseolenhaut alle späteren Untersucher (cf. auch JAFFÉ[17]), NAUWERCK[22]), RÖSSLE[16]) die Angaben des Verf. vollinhaltlich bestätigt haben, weichen sie in bezug auf die Schilderung der die perivaskulären Knötchen zusammensetzenden Zellen in gewisser Beziehung ab. Zwar stimmen auch darin alle Autoren mit dem Verf. überein, daß ein Teil der Zellen aus Wucherungen adventitieller Elemente hervorgeht, und insbesondere KYRLE und MORAWETZ heben hervor, daß sie die Hauptmasse der Zellen für Ab-kömmlinge adventitieller Elemente halten. Daneben finden sie, ebenso wie Verf., einkörnige lymphozytäre Elemente, und zwar sowohl kleine, wie solche, die größer als eigentliche Lymphozyten erscheinen. Von der Anwesenheit gelapptkörniger Leukozyten sprechen die genannten Autoren nicht, dagegen wird von BENDA, ASCHOFF[²]) und CEELEN[⁶⁻⁷]) auf die häufige Beteiligung polynukleärer Leukozyten an der Zusammensetzung der Knötchen aufmerksam gemacht. Freilich führt CEELEN, der auf der Berliner Kriegspathologentagung (Verhdlg. S. 44) erklärt hatte, daß er „in allen Fällen auch die Beteiligung von gelapptkörnigen Leukozyten feststellen konnte", in seinem Sammelreferat[⁷]) (S. 335) an, daß sie in manchen Fällen ganz fehlen können, während sie in andern massenhaft auftreten. Er bringt ihr Erscheinen mit dem Stadium und der Schwere der Erkrankung in Zusammenhang, da er sie am reichlichsten in den klinisch schweren Fällen beobachtet hat.

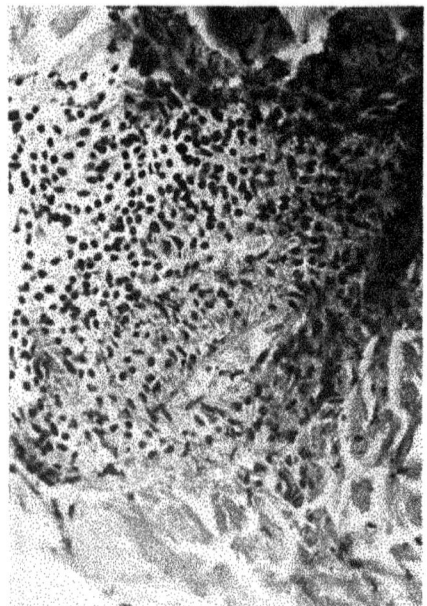

Abb. 6. Roseola vom 8. Krankheitstag.
Stärkere Vergrößerung des von dem Knötchen umgebenen Arterien-
stückes (aus Abb. 5), dessen Wandschichten aufs schwerste
geschädigt sind.

BENDA[⁴]) gibt an, in einem Falle stellenweise zahlreiche eosinophile Zellen in den Infiltraten gefunden zu haben, indes ist dieser Befund bisher vereinzelt geblieben. Zudem erwähnt BENDA nichts von etwaigen Gefäßwandveränderungen, so daß Zweifel berechtigt sind, ob es sich bei dem zur Untersuchung verwendeten Hautstückchen tatsächlich um eine Fleckfieberroseole gehandelt hat, auch wenn die bei dem Patienten bestehende Erkrankung echtes Fleckfieber war. Diesen Bedenken hat Verf. schon in der Diskussion über Fleckfieber auf der Kriegspathologentagung in Berlin (l. c. S. 51) Ausdruck gegeben und tut es an dieser Stelle erneut. Verf. hat auch bei seinen fortgesetzten Untersuchungen an Fleckfieberroseolen, auch bei den an späteren Krankheitstagen exzidierten, Leukozyten in den perivaskulären Knötchen regelmäßig vermißt. Es liegt ihm aber fern, die gegenteiligen Angaben anderer Beobachter in Zweifel ziehen zu wollen. Soviel darf aber behauptet werden, daß gelapptkörnige weiße Elemente keine notwendigen und regelmäßigen Bestandteile der perivaskulären Knötchen darstellen. Von einigen Autoren, so von HERZOG[¹ᵇ]), wird die Anwesenheit von Plasmazellen in den Knötchen erwähnt.

Im Lumen der Arterien finden sich bisweilen spärliche Ansammlungen von Leukozyten, ein Befund, dem selbstverständlich eine besondere Bedeutung nicht zukommt, wenn nicht gleichzeitig die erwähnte Gefäßwandschädigung vorhanden ist. Diese leitet den ganzen Prozeß ein, die Knötchenbildung stellt den sekundären, wie es scheint, sehr bald danach eintretenden Vorgang dar. Wenigstens konnte KYRLE[²¹]) (S. 167) schon bei einer, am 2. Tage nach dem Erscheinen des Exanthems ausgeschnittenen Roseole die Zellmäntel nachweisen, die allerdings nicht so intensiv waren, wie bei den älteren Effloreszenzen. Das Manifestwerden der Infiltrate muß also in einen noch früheren Zeitpunkt verlegt werden. Tatsächlich haben KYRLE und MORAWETZ bei einer erst 1 tägigen Roseole typische infiltrate um die erkrankten Gefäßchen gefunden. Bei petecchialer Umwandlung der Roseolen sitzen, meist im Kapillarkörper, umschriebene Anhäufungen roter Blutzellen. Die Art der anatomischen Veränderung macht es verständlich, daß zwischen dem Erscheinen der Roseole und dem Auftreten der Blutung ein gewisser Zwischenraum liegt. Die nicht nur in den Gefäßen der Roseolenhaut, sondern auch der meisten inneren Organe, zuerst vom Verf., später auch von andern Untersuchern, wie CEELEN, BENDA, ALBRECHT u. a., nachgewiesene spezifische Gefäßveränderung drängt zu der Vorstellung, daß das bisher seiner Natur nach nicht völlig geklärte Krankheitsgift seinen Angriffspunkt in der Wand der kleinen Gefäße hat. In der Tat behauptet KUCZYNSKI[16]), in Gefäßendothelien aus Hirnknötchen erfolgreich mit Fleckfieber infizierter Meerschweinchen Gebilde gefunden zu haben, die er für identisch mit der als Erreger des Fleckfiebers angesehenen Rickettsia Prowazeki hält. Eine Bestätigung dieser Befunde fehlt bisher, und man wird den Angaben des Autors gegenüber solange Zurückhaltung bewahren müssen, bis die gleichen Tatsachen auch in Organen an Fleckfieber verstorbener Menschen festgestellt sein werden. Vor allem aber müssen diese Befunde nicht, wie bei KUCZYNSKI, durch Zeichnungen, sondern durch Photogramme belegt sein. Die Untersuchung frischer Roseolen dürfte zur Erfüllung dieser Forderung genügend Gelegenheit bieten. KUCZYNSKI behauptet auch, die Rickettsia sogar in Haufen „innerhalb losgelöster Makrophagen in der Leber fleckfieberkranker Menschen" gefunden zu haben, und zitiert ASCHOFF, der laut brieflicher Mitteilung an KUCZYNSKI „schon vor längerer Zeit in Milzabstrichen Zellen gesehen hat, die mit Rickettsiaartigen Gebilden angefüllt waren". Einstweilen dürfte das in dieser Richtung vorliegende Tatsachenmaterial nicht ausreichen, um die Vorstellung, daß die ihrer Stellung nach nicht genau charakterisierte Rickettsia in den Endothelien der erkrankten Gefäße zu finden ist, als genügend gesichert anzusehen. Auf die Frage nach der ätiologischen Bedeutung der Rickettsia einzugehen, liegt außerhalb des Rahmens dieser Darstellung.

Daß es nicht in allen Fällen von Fleckfieber zur Entwicklung typischer Roseolen zu kommen braucht, sondern daß in foudroyant verlaufenden Fällen, ähnlich wie bei der Pockenerkrankung, statt charakteristischer Pockenpusteln, nur hämorrhagische Flecke und Blasen, so beim Fleckfieber ein rein hämorrhagisches, sich als flohstichartige Flecke oder kleinere Petecchien präsentierendes Exanthem auftreten kann, beweisen zwei von ALBRECHT mitgeteilte Beobachtungen (l. c. S. 10, 11). Trotzdem konnte durch das Mikroskop der Beweis erbracht werden, daß die histologischen Veränderungen, „verglichen mit den Fällen von akutem, typischem Fleckfieberexanthem, unbedingt für die Purpuraform des Fleckfiebers sprechen", zumal mit Rücksicht auf die in beiden Fällen einwandsfrei festgestellte Gefäßwandnekrose. ALBRECHT bezeichnet deshalb diese Erkrankung als Purpura febris exanthemat.

Das direkte Gegenstück zu diesen Fällen stellt die bereits zitierte, von KYRLE und MORAWETZ beschriebene, papulös nekrotische Umwandlung des Roseolenexanthems beim Fleckfieber dar. Das Eigentümliche des Prozesses in diesem Fall liegt in der schweren, eine große Zahl von Gefäßen betreffenden Wandschädigung. Es ist nicht, wie sonst oft an Roseolen, nur ein größeres oder kleineres Gefäßchen erkrankt, sondern es ist kaum ein intaktes Gefäß zu sehen. An den meisten derselben ist es zu einer, entweder die ganze Zirkumferenz oder nur sektorenförmige Teile derselben betreffenden, Wandnekrose und zur Bildung kugeliger, in das Lumen vorspringender, hyaliner Thromben gekommen. Verf. hatte durch die Freundlichkeit des Herrn KYRLE Gelegenheit, die mikroskopischen Präparate des Falles eingehend zu studieren, und kann die Angaben des Autors in allen Punkten bestätigen. Es liegt auf der Hand, daß durch die an einer sehr großen Zahl von Gefäßen vorliegende, zudem besonders intensive Schädigung Ernährungsstörungen geschaffen wurden, welche die eigenartige Umwandlung des Exanthems und die Nekrotisierung zahlreicher Krankheitsherde ungezwungen erklären. Ist die Beobachtung von KYRLE und MORAWETZ zunächst nur vereinzelt geblieben, so zeigt sie doch, daß die bisherige Anschauung, derzufolge das Fleckfieberexanthem ein ausschließlich makulöses ist, dahin modifiziert werden muß, daß solches nur

für das erste Auftreten gilt, daß aber weiterhin unter Umständen an einzelnen oder zahlreichen
Roseolen Veränderungen in der von den genannten Autoren geschilderten Art Platz greifen können, die
von einer „papulo-nekrotischen Umwandlungsform" zu sprechen berechtigen. — Den an den Arterien beschriebenen ähnlichen Veränderungen hat REINHARDT [14, 15]) auch an Venen, namentlich in der Subkutis der
Beine gesehen. Seine Angaben bedürfen noch der Bestätigung. Keinesfalls gehören Venenerkrankungen
zu den für die Fleckfieberroseole charakteristischen und konstanten histologischen Befunden.

Über das weitere Schicksal der Roseolen ist unser Wissen noch unvoll-
kommen. Durch Beobachtungen an Fleckfieberpatienten haben wir erfahren, daß
es auch nach Verschwinden der Effloreszenzen gelingt, sie durch Anlegen einer
Stauungsbinde, besonders an den
Armen, wieder sichtbar zu machen.
Benützt man dieses Verfahren im
akuten Stadium des Fleckfiebers,
während des Bestehens der Roseolen,
dann werden diese hämorrhagisch.
Es sind also zwei ganz differente Vorgänge, die hier in Frage kommen,
die aber beide ihren diagnostischen
Wert besitzen. Verf. konnte mit Hilfe
dieses Verfahrens Roseolen bei
einem klinisch als vollkommen
geheilt von Fleckfieber geltenden Mann noch in der 9. Krankheitswoche als rotbraune
Flecke zur Anschauung bringen
und nach erfolgter vitaler Exzision
histologisch untersuchen [2]). Es
haben sich dabei gewisse Unterschiede in der Beschaffenheit der
an der Zusammensetzung der periarteriellen Knötchen beteiligten
Zellen gegenüber dem Bau der
Knötchen im floriden Stadium des
Exanthems gezeigt, im übrigen ist
aber, spez. an der Gefäßwand, das
als charakteristisch für die Fleckfieberroseole geltende anatomische
Substrat festgestellt worden. Die
Zellen wiesen schon bei einer vom
15. fieberfreien Tage stammenden
Roseole ein deutlich spindliges,

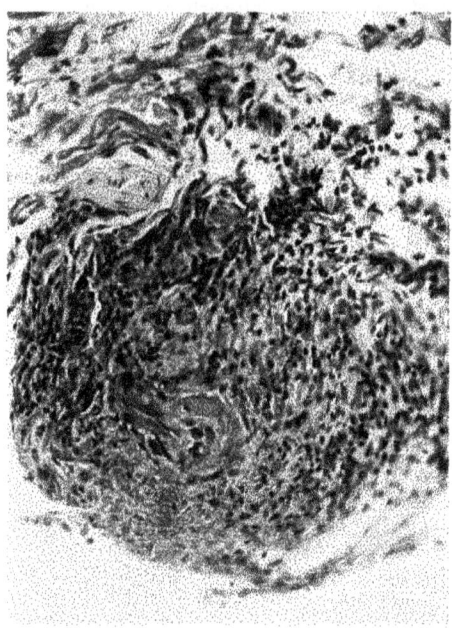

Abb. 7.
Roseola vom 30. Krankheits- [und vom 15. fieberfreien] Tag.
Teils quer, teils längs getroffenes Arterienästchen mit schwer erkrankter
Wand und stark verengtem Lumen. In dem umgebenden Knötchen
vielfach ausgesprochen spindlige Bindegewebszellen. Am oberen
Knötchenumfang intakte Vene.

jugendlichen Bindegewebszellen zukommendes Aussehen dar und zeichneten sich bei
einer am 38. fieberfreien Tage exzidierten Roseole durch ihre polygonal eckige Beschaffenheit und ihre auffallende Größe aus. Besonders aber muß darauf hingewiesen werden,
daß, am deutlichsten in der unmittelbaren Umgebung der erkrankten Arterie, das Knötchen
hauptsächlich aus Bindegewebe mit nur spärlich eingesprengten, etwas unregelmäßig
gestalteten Kernen zusammengesetzt ist. Es scheint also das periarterielle Knötchen allmählich eine bindegewebige Umwandlung zu erfahren, der unter Umständen die Adventitia und evtl. auch muskuläre Bestandteile der betr. Arterie zum Opfer
fallen können. BAUER [3]) gibt an, in zwei, dem früheren Sitz von Roseolen entsprechenden
Hautstückchen eines abgeheilten Fleckfieberfalls an mehreren der kleinen Korium-
arterien eine typische Endarteriitis gefunden zu haben. Jedenfalls bedarf es in dieser
Beziehung noch weiterer Untersuchungen, ehe der Ausspruch BAUERS, daß die der

Fleckfieberroseole zugrunde liegende Gefäßerkrankung ihren Ausgang in eine obliterierende Endarteriitis nimmt, Anspruch auf allgemeine Gültigkeit hat.

Als Gesamtergebnis der bisherigen Untersuchungen über Fleckfieberroseolen darf festgestellt werden, daß alle Autoren die vom Verf. von Anfang an vertretene Ansicht bestätigt haben, daß der histologische Befund der Fleckfieberroseole spezifischer Art ist. Wir kennen keine andere Hautaffektion, bei der auch nur andeutungsweise ähnliche Veränderungen anzutreffen sind. insbesondere müssen die Gefäßwandschädigungen, auf die Verf. den Hauptwert gelegt hat, die auch bei älteren Roseolen nicht vermißt werden und die sekundär hinzutretenden perivaskulären, sich aus bestimmten Zellarten zusammen-

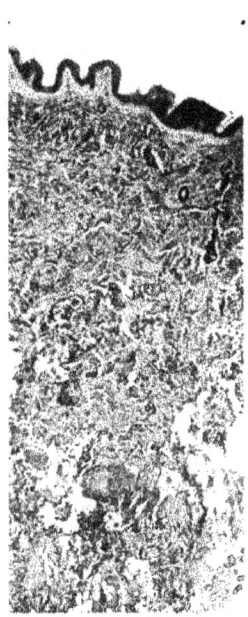

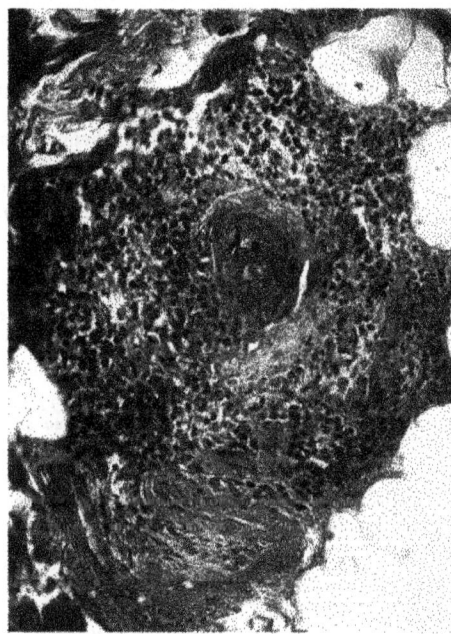

Abb. 8. Roseola vom 53. Krankheits- [und 38. fieberfreien] Tag.
An der Grenze gegen die Subkutis gelegenes, das erkrankte Arterienästchen umgebendes Knötchen.

Abb. 9. Roseola vom 53. Krankheits- [u. 38. fieberfreien] Tag.
Stärkere Vergrößerung des Arterienästchens und des dieses umgebenden Knötchens aus Abb. 8. Die Gefäßwand gequollen, fast völlig kernlos. Lumen schlitzförmig. Kerne einzelner Endothelien kenntlich. Intakte Vene am unteren Umfang des Präparats.

setzenden Knötchen als für das Fleckfieberexanthem charakteristisch angesehen werden. Verf. hat daraus die praktische Schlußfolgerung gezogen, den geschilderten histologischen Befund für die klinische Fleckfieberdiagnose am Krankenbett zu benützen, d. h. durch mikroskopische Untersuchung vital exzidierter Roseolen und den Nachweis der spezifischen Veränderungen die Fleckfieberdiagnose zu sichern. Es geschah das allerdings zu einer Zeit, als die für Fleckfieber charakteristische, wenn auch nicht absolut spezifische Weil-Felixsche Reaktion noch nicht bekannt war. Aber auch jetzt noch hält Verf. an diesem Vorschlag fest und vertritt die Ansicht, daß wir in den an vital exzidierten Roseolen feststellbaren Veränderungen ein Merkmal besitzen, das uns sicherer als alle bisher bekannten, rein klinischen Symptome instand setzt, die Diagnose auf Fleckfieber am Krankenbett in kürzester Zeit zu stellen*). Selbstverständlich muß die Untersuchung von einem in mikroskopischen Dingen erfahrenen Fachmann vorgenommen werden. Die gleiche Forderung muß man ja auch für jede andre Untersuchung auf bakteriologischem und serologischem Gebiet erheben. Deshalb dürften die in dieser Beziehung von CEELEN erhobenen Bedenken gegen den Vorschlag des Verf., die histologische Roseolenuntersuchung für die klinische Fleckfieberdiagnose zu verwerten, kaum Berechtigung haben. Durch die vom Verf. empfohlene Schnellhärtung für panoptische Färbung (nach PAPPENHEIM) ist man innerhalb 24 Stunden im Besitz von brauchbaren Schnitten, die eine sichere Entscheidung für oder gegen die Diagnose Fleckfieber stellen. Namentlich dann, wenn, wie es Verf. einmal erlebt hat, der Ausfall der Weil-Felixschen Reaktion zweifelhaft ist, kommt der histologischen Fleckfieberdiagnose eine ausschlaggebende Bedeutung zu. Will man gleichzeitig auf Typhusbazillen fahnden, dann muß das betreffende Hautstückchen nach der vom Verf. vor Jahren angegebenen Methode für etwa 12 Stunden in Bouillon im Brutschrank gehalten werden. Aber auch dann würde es noch möglich sein, das Resultat der Untersuchung in 24 Stunden zu erbringen. Das ist ein Zeitraum, der auch für die bakteriologische Diagnose epidemiologisch so bedeutungsvoller Krankheiten, wie Cholera und Pest, jetzt meist noch notwendig ist. Zudem liefert das histologische Präparat ein dauernd zur Verfügung stehendes, gewissermaßen aktenmäßiges Material, das jederzeit als für die Fleckfieberdiagnose beweisend vorgeführt werden kann.

Literatur.

[1]) ALBRECHT, H., Pathologisch-anatomische Befunde beim Fleckfieber. Das österreich. Sanitätswesen XXVII Nr. 36/38. 1915.

[2]) ASCHOFF, Über anatomische Befunde bei Fleckfieber. Med. Klin. Nr. 25. 1915.

[3]) BAUER, Weitere Untersuchungen über die Histologie des Fleckfiebers. M. Med. W. Nr. 34. 1916.

[4]) BENDA, Kriegspathologen-Tagung. Berlin 1916. S. 43.

[5]) CEELEN, Histologische Befunde bei Fleckfieber. Berl. Klin. W. Nr. 20. 1916. S. 530.

[6]) — Zeitschr. f. klin. Med. LXXXII. H. 5/6.

[7]) — Die pathologische Anatomie des Fleckfiebers. LUBARSCH-OSTERTAG XIX, S. 312.

[8]) DIETSCH, Die künstliche Stauung als diagnostisches und differentiell-diagnostisches Hilfsmittel bei Fleckfieber. M. Med. W. Nr. 36. 1915. S. 123.

[9]) FRAENKEL, EUGEN, Über Fleckfieberroseola. M. Med. W. Nr. 2. 1914.

[10]) — Über metastatische Dermatosen bei akuten bakteriellen Allgemeinerkrankungen. Zeitschr. f. Hygiene LXXVI, 173; spez. S. 148.

[11]) — Zur Fleckfieberdiagnose. M. Med. W. Nr. 24. 1915.

[12]) — Über Fleckfieberroseola. M. Med. W. Nr. 40. 1917.

[13]) — Papulo-nekrotisches Exanthem bei Fleckfieber. D. Med. W. Nr. 18. S. 559. 1916.

[14]) — Demonstration über Fleckfieber. D. Med. W. Nr. 27. 1917.

[15]) HERZOG, Zur Pathologie des Fleckfiebers. Zbl. f. allg. Pathol. XXIX. Nr. 4. 1918.

[16]) HUBNER und v. GLINSKI, Zur Diagnose des Fleckfiebers an der Leiche. Veröffentlichungen aus d. Gebiete der Medizinal-Verwaltg. VIII. H. 10. S. 723.

[17]) JAFFÉ, R., Zur pathologischen Anatomie des Fleckfiebers. Med. Klin. Nr. 22. 1918. S. 540.

[18]) KUCZYNSKI, Weitere histologische Befunde bei Fleckfieber. Zbl. f. allg. Pathol. XXX Nr. 2.

[19]) KYRLE und MORAWETZ, Zur Histologie des Fleckfieberexanthems etc. Wien. Klin. W. Nr. 47. 1915.

[20]) — Weiterer Beitrag zur Frage der papulo-nekrotischen Umwandlung des Fleckfieberexanthems. Wien. Klin. W. Nr. 14. 1916.

[21]) — Über ungewöhnliche bisher nicht beschriebene Hautveränderungen bei einem Fall von Fleckfieber. Arch. f. Dermatol. CXXII. S. 145 ff.

[22]) NAUWERCK, Demonstration mikroskopischer Präparate über Fleckfieber. M. Med. W. Nr. 33. 1916.

[23]) NICOL, K., Pathologisch-anatomische Studien bei Fleckfieber. Zieglers Beitr. LXV. H. I. S. 120.

[24]) REINHARDT, Über Venenveränderungen und Blutungen im Unterhautfettgewebe bei Fleckfieber. Zbl. f. allg. Pathol. XXVIII. Nr. 23. 1915.

[25]) — Über Venenveränderungen bei Fleckfieber. M. Med. W. Nr. 1. 1918. S. 30.

[26]) ROSSLE, Demonstration in der naturwissensch.-medizin. Gesellschaft zu Jena. M. Med. w. Nr. 18. 1916.

---

*) Ganz ähnlich äußert sich DIETRICH (Allg. ärztl. Verein zu Köln 10. 2. 19, M. Med. W. Nr. 28, 1919, S. 794): „Bewährt hat sich in den mitgeteilten Beobachtungen die diagnostische Untersuchung der Hautroseola nach E. FRAENKELs Angaben. Mit der Schnelleinbettung konnte innerhalb 20 Stunden durch Nachweis der Gefäßnekrosen und perivaskulären Infiltrationsherdchen die Erkrankung sichergestellt werden. So kommt der pathologisch-histologischen Untersuchung neben der Weil-Felixschen Reaktion die größte praktische Bedeutung für rasche Erkennung verdächtiger Fälle zu."

4b. Pathologische Anatomie der inneren Organe bei Fleckfieber.

Von Prof. Dr. WILHELM CEELEN in Berlin.

Im Kriege Stabsarzt d. L.

Mit 10 Abbildungen im Text.

Eine beklagenswerte Tatsache, namentlich wenn dem pathologischen Anatomen die Aufgabe obliegt, in zweifelhaften klinischen Fällen das entscheidende Wort zu sprechen, ist das fast negative Sektionsergebnis bei der Fleckfiebererkrankung. Der autoptische Befund an den inneren Organen steht nämlich in direktem Gegensatz zur Schwere des klinischen Krankheitsbildes. In vielen Fällen läßt er fast völlig im Stich. immerhin haben einzelne Autoren bestimmte Veränderungen festgestellt, die in fraglichen Fällen für die Diagnose verwertet werden können.

So wies ASCHOFF auf eine auffallende Trockenheit der Muskulatur und eine eigentümliche schmierige Beschaffenheit der serösen Häute hin. Er sowie eine Reihe anderer Untersucher konnten, ganz ähnlich wie beim Typhus abdominalis, auch regressive Vorgänge (wachsige Degeneration) mit Blutungen in dem Muskel rectus abdominis und der Oberschenkelmuskulatur feststellen.

Über das Auftreten und den Grad der Totenstarre gehen die Meinungen auseinander; die einen bezeichnen sie als besonders früh und besonders stark auftretend, andere fanden sie stets gering ausgebildet. Eine sehr kurze Dauer der Leichenstarre wird von einzelnen älteren Autoren vermerkt. Ebenso wird von letzteren eine schnell eintretende Fäulnis und eine starke blutige Imbibition der Gewebe erwähnt. Der Tod soll nach JAFFÉ meist am 10.—16. Krankheitstage erfolgen. Diese Angabe deckt sich mit der älterer Autoren, die die 2., seltener die 3. Krankheitswoche nennen. Eine Infektionsfähigkeit der Fleckfieberleichen besteht, sofern sie entlaust sind, nicht mehr. Die Vorschriften der sanitätspolizeilichen Gesetzgebung und die darin enthaltenen Vorsichtsmaßregeln in bezug auf Überführung und Exhumierung von Fleckfieberleichen sind daher übertrieben. Eine ausgesprochene Neigung zeigt der Organismus des Fleckfieberkranken zu Ekchymosen, nicht nur in der Haut, sondern in allen möglichen Organen und Geweben, so daß das allgemeine Obduktionsbild dem bei septischen Zuständen gleichen kann. Ebenso besteht eine große Disposition zu Sekundärinfektionen, die sich ganz besonders in komplizierenden Affektionen des Respirationstraktus ausdrückt.

Eine verschiedene Empfänglichkeit für das Fleckfiebergift ist in bezug auf Alter und Geschlecht nicht festzustellen. Dagegen nimmt die Sterblichkeit mit dem Lebensalter, insbesondere jenseits des 30. Jahres, zu.

Organerkrankungen.

Entzündliche Veränderungen an Larynx, Trachea, Bronchien und Lungenparenchym sind ein fast konstanter Befund. Ätiologisch kommt hierfür selbstverständlich nicht der Fleckfiebererreger in Betracht, vielmehr wird durch die Fleckfieberinfektion nur der Boden für die Entwicklung anderer Mikroorganismen, von denen der Influenzabazillus, Streptokokkus, Pneumokokkus, genannt sei, vorbereitet. Es liegen also ähnliche Verhältnisse vor wie bei Masern, Scharlach und anderen akuten Exanthemen, wo auch die Lungenerkrankungen durch Sekundärinfektionen hervorgerufen werden. Die anatomischen Befunde am Kehlkopf und Trachea können sich durch einfache entzündliche Rötung und Schwellung der Schleimhaut äußern, sie können auch in Gestalt von enanthematischen Flecken, von Erosionen, Schrunden, Geschwüren und eitriger Perichondritis auftreten. Die Lungen zeigen Atelektasen, lobuläre und lobäre Pneumonien, Hypostasen und in nicht ganz seltenen Fällen Gangränbildungen mit entsprechenden Pleuraveränderungen.

Ein erhöhtes Interesse beanspruchte von jeher wegen ihres wechselvollen Zustandes die Milz, die bald vergrößert, bald normal angetroffen wird. Es hängt diese Verschiedenheit von dem Stadium der Krankheit ab, in dem der Tod erfolgt. Offenbar tritt mit dem Beginn der Krankheit eine Schwellung der Milz auf, die nach ALBRECHT am 3. Tag ihren Höhepunkt erreicht, um sich dann im Verlauf der Krankheit wieder langsam auf das normale Volumen zurückzubilden. Dieses Verhalten ebenso wie die meist festere Konsistenz unterscheidet die Fleckfiebermilz von der Typhusmilz, deren Volumenzunahme in der Regel nicht so frühzeitig auftritt, dann aber während der ganzen Krankheit konstant bleibt. Selbstverständlich kann die Beschaffenheit der Milz auch beeinflußt werden durch komplizierende Sekundärinfektionen mit ihren Folgeerscheinungen, den Entzündungen und Eiterungen in anderen Organen. Nicht selten zeigt die Milz in vorgeschrittenen Fällen einen Stich ins Bräunliche. Die Schnittfläche ist in der Regel glatt oder feinkörnig, die Pulpa nur wenig abstreifbar.

Von den übrigen Organen des hämatopoetischen Apparates werden die Lymphdrüsen im allgemeinen nicht in Mitleidenschaft gezogen, dagegen fand GOLDZIEHER am Knochenmark sehr häufig eine braunrote Fleckung, manchmal sogar eine diffuse braunrote bis schokoladenbraune Färbung.

Von dem Blute selbst wird von vielen Seiten die fehlende oder gehemmte Gerinnung und die Dünnflüssigkeit, vielfach auch die auffallend dunkle Farbe erwähnt.

Ob die verschiedenen anatomischen Beobachtungen am Zirkulationsapparat mit der Fleckfiebererkrankung in direkten Zusammenhang zu bringen sind, erscheint sehr zweifelhaft, wenn auch die schweren klinischen Insuffizienzerscheinungen gerade in dieser Richtung ein positives Resultat erwarten ließen. Am Herzen ist das Myokard häufig „schlaff", „trübe", „brüchig", „fahl", „gelblich" gefunden worden, ohne daß jedoch ein einheitliches Merkmal an ihm oder dem Gefäßsystem makroskopisch festgestellt werden kann. Gröbere Gefäßveränderungen, teils thrombotischer, teils eifrig-entzündlicher Natur kommen in der Hauptsache nur bei Fällen von Extremitätengangrän zur Beobachtung.

Der Digestionstraktus bleibt bei dem Fleckfieber ziemlich unbeteiligt. Leichte Katarrhe, Schleimhauthyperämien und -blutungen des Darmes, Auflockerungen und blutige Suffusionen des Zahnfleisches können vorkommen.

Häufiger sieht man dagegen die Verdauungsdrüsen, insbesondere die Ohrspeicheldrüse in Mitleidenschaft gezogen. Es handelt sich dabei um Entzündungen, die bis zur Vereiterung des Organs führen können. Namentlich in den früheren Jahren war diese komplizierende Erkrankung häufig, während sie offenbar mit dem Fortschreiten der Krankenpflege seltener geworden ist.

Die Leber kann, ähnlich wie die Milz, eine auf Blutpigmentablagerung hindeutende Braunfärbung aufweisen, oft ist sie jedoch auch verfettet, schlaff, brüchig, mäßig vergrößert.

Bezüglich der Galle ist auf ihre Vermehrung und ihre starke Zäh-, resp. Dickflüssigkeit hinzuweisen.

Makroskopisch erkennbare spezifische Befunde bieten bisweilen die Nieren dar, in deren Parenchym bei genauestem Zusehen, besonders in der Grenzzone von Mark- und Rindensubstanz, kleinste grau-weiße Knötchen und hämorrhagische Fleckchen von nicht ganz Stecknadelkopfgröße sich abheben, die histologisch die typischen Merkmale der Fleckfieberknötchen tragen. Parenchymatöse Degenerationen ausgedehnterer Art, entzündliche Veränderungen vom Charakter der akuten Nephritis sind wohl eher als sekundäre Komplikationen wie als spezifische, dem Fleckfieber zuzurechnende Prozesse anzusprechen.

Das Zentralnervensystem, dessen Störungen klinisch ja ganz besonders im Vordergrund stehen, ist makroskopisch zwar in der Regel beteiligt, die Erscheinungen sind jedoch mehr allgemeiner Natur. Die Gehirnhäute sowie die Plexus choroidei zeigen eine ausgesprochene Hyperämie, oft mit kleinen Hämorrhagien. Desgleichen besteht nicht selten ein mäßiggradiger Hydrocephalus, der, ebenso wie die Blutüberfüllung und die wäßrige Durchtränkung der Pia, von der Mehrzahl der Autoren als Stauungserscheinung, nicht als entzündlicher Vorgang aufgefaßt wird. Nur einige Forscher sprechen sich auf Grund der Erhöhung des Eiweißgehaltes und der zellulären Beimengungen der Flüssigkeit für die entzündliche Natur des Hydrocephalus aus. Im allgemeinen darf man aber wohl annehmen, daß die Entwicklung einer richtigen Meningitis stets als Komplikation anzusehen ist. Betont werden muß, daß die Schwere der zerebralen Symptome nicht mit dem Grad der Blutüberfüllung oder der Menge der angesammelten Flüssigkeit in Beziehung steht.

Während, wie aus den bisherigen Darlegungen hervorgeht, der makroskopische Sektionsbefund höchst unsicher ist, und im besten Falle zu einer Wahrscheinlichkeitsdiagnose führen kann, bietet uns die mikroskopische Untersuchung der inneren Organe ein so charakteristisches Bild und eine so vollkommene anatomische Erklärung für die klinischen Erscheinungen, wie wir es kaum bei einer anderen exanthematischen Infektionskrankheit sehen. Die histologischen Vorgänge, die FRAENKEL zuerst an den Hautpetechien beschrieben hat, treten nämlich in analoger oder ähnlicher Form an fast allen inneren Organen auf.

Ein besonders geeignetes Objekt zu ihrem Studium ist das Zentralnervensystem, insbesondere das Gehirn. Auch von diesem sind nicht alle Teile gleichmäßig befallen, vielmehr scheint die graue Substanz, speziell der Hirnstamm, der Boden des 4. Ventrikels, die Brücke und die Gegend der Medulla oblongata bevorzugt. Die Herdchen können hier so dicht stehen, daß man bis zu einem halben Dutzend bei schwacher Vergrößerung in einem Gesichtsfeld zählen kann. Die Zahl der Gehirnherdchen scheint im allgemeinen proportional der der Hautflecken zu sein, ebenso wie die temporäre Entwicklung der Haut- und Gehirnsymptome zusammenfällt. Ob aus der Zahl der Herdchen ein Rückschluß auf die Schwere der Infektion gemacht werden darf, ist nicht ganz sicher, aber wahrscheinlich. Die histologischen Charakteristika des Fleckfieberknötchens werden von FRAENKEL bei der Abhandlung der Hautroseolen ausführlich dargestellt. Wie an der Haut die Zellen der bindegewebigen Stützsubstanz, so beteiligen sich im Gehirn ebenfalls in erster Linie die Elemente des Stützgewebes, der Glia, an dem Aufbau des spezifischen Knötchens. Gerade am Gehirn kann man besonders schön die einzelnen Entwicklungsphasen der kugelig, halbkugelig oder spindelförmig den kleinen Gefäßen ansitzenden Herdchen verfolgen. Der Prozeß beginnt mit alterativen Veränderungen der Intimazellen, die sich in einer Quellung, Desquamation, Verfettung oder einem völligen Absterben der Endothelien mit eventueller hyaliner Thrombenbildung im Gefäßlumen manifestieren. An die endovaskuläre Gewebsalteration schließt sich eine perivaskuläre Gewebsproliferation an, zu der sich — das möchte ich im Gegensatz zu FRAENKEL ausdrücklich betonen — auch exsudative Vorgänge (Beteiligung von weißen Blutkörperchen!) hinzugesellen können. Wir haben also die 3 morphologischen Komponenten des Entzündungsbegriffes vor uns und dürfen die Herdchen auch in diesem Sinne auffassen. Die Zahl der gelapptkernigen Leukozyten ist sehr variabel; sie können ganz fehlen, aber auch in recht beträchtlicher Menge vorhanden sein. Gewöhnlich sind die Herdchen gegen die Nachbarschaft nicht ganz scharf abgegrenzt, sondern senden oft Zellausläufer und -fortsätze in die Umgebung. Im Zentralnervensystem sind es, wie gesagt, besonders die Gliazellen, die die Hauptkomponente der Zellherdchen liefern. Sie können dabei die verschiedenartigsten Formen und Kernbildungen, runde, ovale, spindlige, lappige, hufeisenförmige, aufweisen. Aber auch Lymphozyten und Plasmazellen finden sich dazwischen, meist in unmittelbarster Nähe der Gefäßwandungen (Abb. 10—15). Für die klinischen Ausfallserscheinungen von seiten des Zentralnervensystems ist wichtig, daß im Bereich der umschriebenen Zellwucherungen Ganglienzellen und Nervenfasern zugrunde gehen. Als Residuen der letzteren können in der Nachbarschaft in den Lymphscheiden intakter Gefäße Körnchenkugeln, lipochrome

130

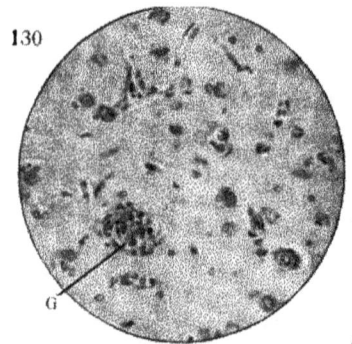

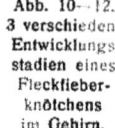

Abb. 10. Hyaline Thrombose des Gefäßes G; leichte Zellvermehrung.

Abb. 10—12.
3 verschiedene
Entwicklungs-
stadien eines
Fleckfieber-
knötchens
im Gehirn.

Abb. 11. Beginnende perivaskuläre Zellwucherung.

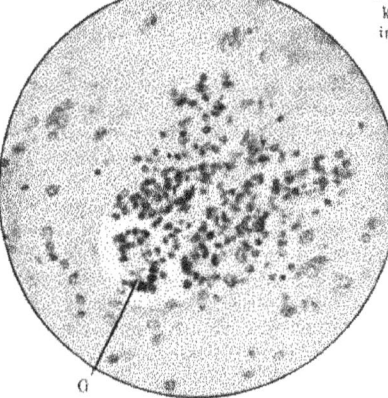

Abb. 12. Ausgebildetes, dem Gefäß G einseitig ansitzendes Zellknötchen mit 2 Zellfortsätzen in die Nachbarschaft.

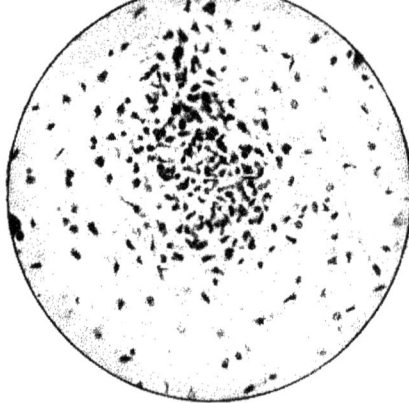

Abb. 13. Polymorphie der Gliazellen eines typischen, vollentwickelten Knötchens in der Medulla oblongata.

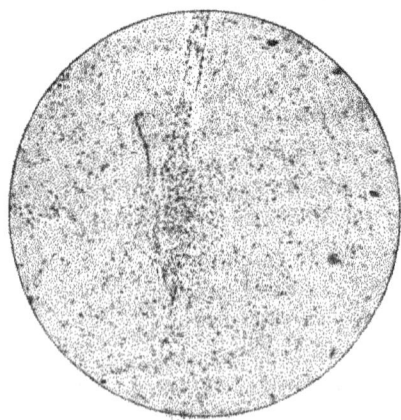

Abb. 15. Spindeliges Knötchen an einem von der Pia in die Gehirnsubstanz hineinziehenden Gefäß.

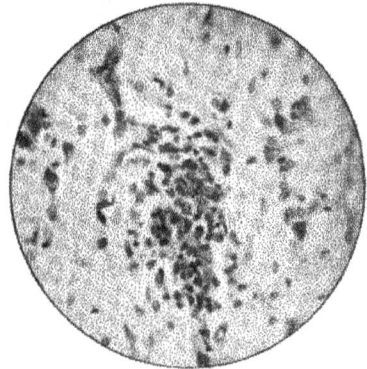

Abb. 14. Gabelung eines Gefäßchens mit einem Fleckfieberknötchen (Gehirn).

und hämoglobinogene Pigmentmassen angetroffen werden (Abb. 16). Auch unabhängig von den spezifischen Herden auftretende, wohl als Ausdruck der Allgemeinschädigung anzusprechende perivaskuläre Rundzellinfiltrate sind keine Ausnahmen, so daß namentlich in den Fällen, wo Pigmentbildung und Zellansammlungen in den Gefäßlymphscheiden stärker vortreten, ganz ähnliche Bilder wie · bei progressiver Paralyse vorgetäuscht werden können.

Neben der Wichtigkeit, die die Gehirnknötchen durch ihre Multiplizität für die Erklärung der klinischen Symptome haben, liegt ihr Wert in der diagnostischen Bedeutung, die ihnen in zweifelhaften Fällen oder bei Ausbruch von Epidemien zukommt, denn sie geben dem Obduzenten eine Handhabe, besser als an dem nach dem Tode oft sehr flüchtigen und veränderten Hautexanthem, die charakteristischen histologischen Befunde zu erheben.

In der Leptomeninx kommt es in der Regel nicht zu ausgesprochener Knötchenbildung, obwohl auch diese vorkommen, sondern mehr zu diffuser Zellinfiltration mit Rundzellen, Plasmazellen, gelapptkernigen Leukozyten; auch eosinophile Zellen sollen sich mitunter dabei beteiligen. Durch das Hinzutreten eines Ödems kann histologisch der Eindruck einer Meningitis serosa entstehen. Submeningeale Blutungen sind keine Seltenheit.

In der Pachymeninx und besonders im Plexus chorioideus habe ich wiederholt sehr ausgesprochene spezifische Fleckfieberherdchen gesehen (Abb. 17). Auch das periphere Nervensystem kann in schweren Fällen miterkranken und charakteristische Veränderungen im Epi-, Peri- und Endoneurium aufweisen. Über einen Fall von spezifischer Chorioiditis mit Retinablutungen und entsprechenden Befunden im N. opticus berichtet NAUWERCK.

Fast konstant finden sich die spezifischen histologischen Fleckfieberveränderungen in der Niere, und zwar sind sie hier sowohl in der Rinden- wie in der Marksubstanz anzutreffen, oft auch an der Grenzschicht beider Abschnitte (Abb. 19). In der Rinde sind vor allem die Aa. ascendentes und ihre kleinen Ästchen befallen. Es beteiligen sich, wie in anderen Organen, besonders die adventitiellen und interstitiellen Bindegewebszellen an dem Aufbau der Knötchen und führen, wenn letztere größeren Umfang erreichen, zu lokalen Schädigungen des benachbarten Parenchyms. Die makroskopisch häufig sichtbaren Blutungen entpuppen sich histologisch hauptsächlich als einfache, nicht entzündliche Hämorrhagien ins interstitielle Gewebe. Allerdings kann es gelegentlich auch zu Blutungen ins Nierenparenchym, d. h. in die Harnkanälchen, kommen, die dann klinisch zu Hämaturie führen. Als Zeichen des reichlichen Blutkörperchenabbaues im fleckfieberkranken Organismus darf wohl die Hämosiderinpigmentierung der Epithelien, teils der Henleschen Schleifen, teils der Pyramidenkanälchen, angesprochen werden, die sich in manchen Fällen findet und mit der Eisenreaktion gut dargestellt werden kann. Auch auf eine Hämoglobinausscheidung der Fleckfieberniere ist von ASCHOFF, SCHMINCKE u. a. aufmerksam gemacht worden. — An den Arteriolen der Harnblasenschleimhaut und -muskulatur beschrieb ALBRECHT Veränderungen, die im großen und ganzen den spezifischen durchaus analog sind. Sie fanden sich in der Regel im Bereich von makroskopisch sichtbaren Ekchymosen. — Auch im Zwischengewebe des Hodens entwickeln sich häufig typische Zellknötchen, ohne daß jedoch das eigentliche Hodenparenchym dabei in Mitleidenschaft gezogen wird.

Interstitielle umschriebene und diffuse Zellinfiltrate aus Lymphozyten, Leukozyten und Plasmazellen in der Muskulatur des Herzens sind ziemlich häufig. Von einigen Autoren ist direkt von einer interstitiellen Myokarditis · gesprochen worden. Es erscheint jedoch zweifelhaft, ob diese Veränderungen immer mit dem Fleckfieber in Zusammenhang gebracht werden dürfen. Typische Zellherdchen werden im Myokard ebenfalls beobachtet, zeichnen sich jedoch in der Regel durch ihre inkonstanz und ihre oft sehr spärliche Zahl aus (Abb. 18).

Besonders interessante histologische Bilder liefert die Aorta insofern, als auch in ihrer Wand im Verlauf der Vasa vasorum Zellherdchen von der üblichen Zusammen-

setzung zur Entwicklung kommen können, und auf diese Art mesaortitische und peri-
aortitische Infiltrate entstehen, die an die Befunde bei der syphilitischen Aortenentzündung
lebhaft erinnern. Auch die größeren Venen zeigen gerade im Verlauf ihrer Vasa nutritia
dieselben Erscheinungen. An den Venenästen des Unterhautfettgewebes der Unterschenkel hat A. REINHARDT. Veränderungen beschrieben, die morphologisch zwar nicht

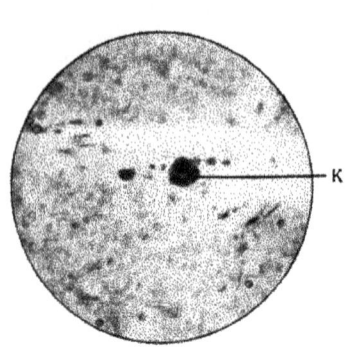

Abb. 16. Körnchenkugel und Pigmentklumpen
in einer perivaskulären Lymphscheide.
K = Körnchenkugel (Gehirn).

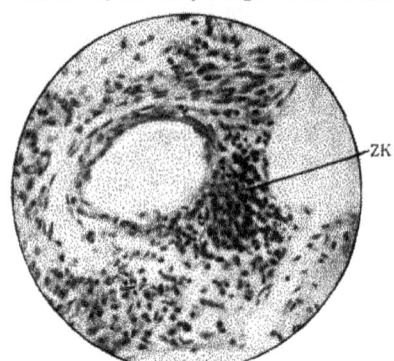

Abb. 17. Fleckfieberknötchen (ZK)
an einem quergeschnittenen Gefäßlumen
des Plexus chorioideus.

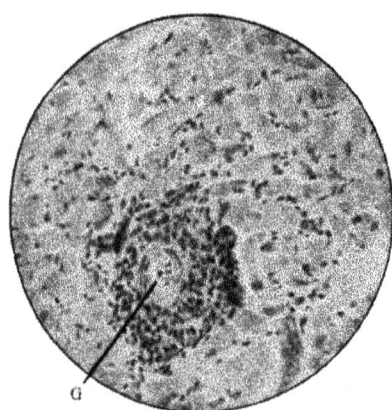

Abb. 18. Zellknötchen (perivaskulär) aus dem
Myocard. G = Gefäß mit hyaliner Thrombose.

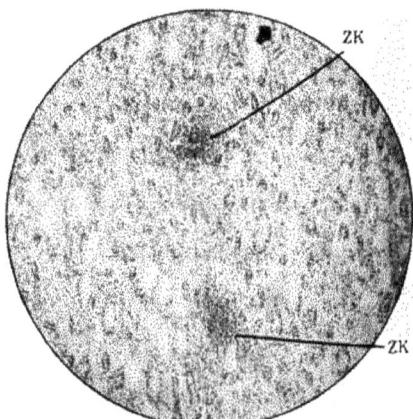

Abb. 19. 2 Fleckfieberknötchen (ZK)
im Nierenmark bei schwacher Vergrößerung.

ganz typisch, aber den spezifischen doch sehr ähnlich sind. Eitrige Venenentzündung
kann sich sekundär an Hautgangrän der Extremitäten anschließen.

Die bemerkenswerteste histologische Eigentümlichkeit in der Milz ist die Phagozytose von roten Blutkörperchen. Diese kann eine Hochgradigkeit annehmen, wie man sie
nur bei ganz wenigen Infektionskrankheiten, z. B. dem Typhus abdominalis, antrifft.
Im frischen Abstrichpräparat findet man roteblutkörperchenhaltige Zellen, die mit
3—6 und noch mehr Erythrozyten beladen sind. In späteren Stadien trifft man auf

Pigmentzellen oder freiliegendes, scholliges, eisenhaltiges Pigment. In manchen Fällen gewinnt man den Eindruck, daß auch spezifische Zellherdchen in der Milz zum Vorschein kommen, jedoch ist wegen des Zellenreichtums dieses Organs eine sichere Entscheidung schwierig.

Dasselbe gilt für die Lymphdrüsen, welche häufig leichte entzündliche Erscheinungen zeigen. Die Blutresorption und Blutpigmentierung, die sich bisweilen in ihnen findet, hängt wohl z. T. mit Hämorrhagien in. das lymphatische Gewebe selbst, z. T. mit dem erwähnten allgemeinen Blutkörperchenzerfall, vielleicht auch mit Blutungen in das Wurzelgebiet der befallenen Lymphknoten zusammen.

Das Knochenmark ist noch wenig histologisch untersucht. Neben regressiven Veränderungen der polynukleären Leukozyten und Megakaryozyten sind Blutaustritte, Pigmentation und Zeichen der Blutneubildung beschrieben. Offenbar spielen sich im Knochenmark nebeneinander blutzerstörende und blutbildende Prozesse ab, wie wir es bei manchen Formen von schweren Anämien in ähnlicher Weise sehen können.

Die mikroskopischen Veränderungen des Blutes sollen nur kurz beschrieben werden, da dieses Kapitel mehr zur Klinik gehört und auch in der Literatur hauptsächlich von Klinikern abgehandelt worden ist. Fast übereinstimmend stellen nahezu alle Untersucher eine Vermehrung der farblosen Blutelemente fest. BÄUMLER sieht darin ein wichtiges differential-diagnostisches Merkmal gegenüber dem Typhus abdominalis, bei dem eine Leukopenie vorherrschen soll. Die Leukozytose erreicht ihren Höhepunkt in dem fieberhaften Stadium, während in der fieberfreien Periode und in der Rekonvaleszenz zwar die Gesamtzahl der weißen Blutzellen noch lange erhöht bleiben kann, jedoch die Zahl der Polynukleären allmählich sinkt und an ihre Stelle eine Lymphozytose und Eosinophilie tritt. Die Erythrozyten sind nach CURSCHMANN, namentlich in der ersten Hälfte der Krankheit, erheblich vermindert, der Hämoglobingehalt auf 10—15% reduziert. Auch Poikilozytose wird häufig beobachtet. BOFINGER und v. PROWAZEK fiel auf der Höhe der Erkrankung von der 2. Woche ab eine erhöhte Bildung von Blutplättchen auf. Von demselben Zeitpunkt an stellte SCHIFF eine starke Vermehrung von großen Mononukleären und von atypischen Reizformen, die er auf eine Reizung des myeloischen und lymphozytären Systems zurückführt, fest. Zerfallserscheinungen an den Kernen der gelapptkernigen Leukozyten sind keine Seltenheit. — Des interesses wegen seien noch die Untersuchungen KROMPECHERS und GOLDZIEHERS erwähnt, die kleine ovale, birnenförmige oder längliche, teils intra-, teils extrazellulär gelegene Gebilde beschreiben, welche sich bei Giemsafärbung blau färben, 1—2 intensiv rote Körnchen enthalten und von den beiden Autoren als Protozoen angesprochen werden. Die genannten Forscher wollen die Körperchen sowohl im Blut des Lebenden als auch in Ausstrichpräparaten von Milz und Knochenmark am Leichenmaterial gesehen haben.

An dem Magen-Darmkanal fällt, wie fast an allen Organen, eine hochgradige Hyperämie auf. Charakteristische Zellherdchen kommen in der Schleimhaut ebenfalls vor, sind jedoch meist spärlich. Häufiger sind mehr diffuse Zellproliferationen und leukozytäre Infiltrationen, die in begrenzten Abschnitten des Darmes auftreten. Es dürften vielleicht damit die klinisch nicht ganz seltenen Diarrhöen und Darmblutungen im Zusammenhang stehen.

Nicht immer ganz leicht auffindbar wegen der oft diffusen interstitiellen Infiltrate sind die spezifischen Knötchen in der Leber, wo sie im periportalen Bindegewebe sitzen, meist aber nicht solchen Umfang erreichen, daß sie zu Parenchymschädigungen führen. Die Kupfferschen Sternzellen zeigen, ähnlich wie die Endothelien in der Milz, eine besondere Neigung zur Erythrophagozytose. Sie schwellen dabei an, können Wucherungsvorgänge aufweisen und sich aus dem Zusammenhang loslösen. KUCZYNSKI will in denselben auch den spezifischen Erreger, die Rickettsia Prowazeki, nachgewiesen haben. — Für das Pankreas gilt Ähnliches wie für die Leber; auch hier kommen neben lymphozytären Infiltraten typische Herdchen zur Beobachtung.

Die histologischen Veränderungen des Respirationstraktus bedürfen keiner besonderen Beschreibung, da sie mit den obenerwähnten makroskopischen Befunden vollkommen im Einklang stehen und unspezifische Sekundärinfektionen darstellen. Durch dieses Vorherrschen entzündlicher Gewebsaffektionen ist die Feststellung charakteristischer Herdchen im Lungenparenchym sehr erschwert. Da diese aber bei den Experimentiertieren gefunden werden, ist der Rückschluß wohl erlaubt, daß sie auch in der menschlichen Lunge vorkommen.

Die Organe mit innerer Sekretion sind zwar von den spezifischen morphologischen Veränderungen nicht verschont, erleiden jedoch durch sie funktionell keine allzu große Einbuße, da die Herdchen in der Regel klein und auf das interstitium beschränkt sind. Genauere Untersuchungen auf diesem Gebiet wären noch erwünscht. — Einen besonderen Befund an einer Nebenniere beschreibt GRUBER. Makroskopisch war das Organ durch hochgradige Stauung und Blutaustritte ausgezeichnet, als deren Ursache eine Venenthrombose im Nebennierenmark festgestellt werden konnte. Dieselbe bestand histologisch aus einer hyalinen bis trüb-krümeligen Masse. Das Endothel des Gefäßes war zugrunde gegangen, und an seiner Außenseite war es zu einer Proliferation der adventitiellen Zellen gekommen, also Verhältnisse, die durchaus an das typische Fleckfieberbild erinnern.

Schließlich sei noch der Skelettmuskulatur gedacht, die auch histologisch den bereits oben erwähnten Zustand der wachsigen oder hyalinen Degeneration mit scholligem und körnigem Zerfall der Muskelfasern aufweisen kann. Aber auch spezifische Herdchen werden an den kleinen Gefäßchen der willkürlichen Muskulatur bei Fleckfieberkranken nicht vermißt. inwieweit ihnen pathologisch-physiologisch eine Bedeutung zukommt, bedarf noch der näheren Aufklärung.

Damit sind in den Hauptzügen die wichtigsten Organveränderungen bei Fleckfieber abgeschlossen. Es sei der Hinweis noch gestattet, daß auch bei Versuchstieren, die mit Fleckfieberblut des Menschen infiziert werden, ganz analoge Befunde in den inneren Organen, speziell im Gehirn, Niere, Milz, Leber, Herz und Lungen, sowohl was den Sitz als auch die Größe, Gestalt und morphologische Zusammensetzung anbetrifft, erhoben werden können.

. Die klinische Bedeutung der Gefäßherdchen eingehend zu würdigen, dazu fehlt der Raum. Es bedarf aber wohl keiner besonderen Erwähnung, daß gerade bei der ausgesprochenen Affinität des Zentralnervensystems zu der spezifischen Erkrankung die schweren nervösen Symptome leicht ihre Erklärung finden. Auch die im Vordergrund stehende Symptomengruppe, nämlich die Labilität des Gefäßsystems mit ihrer oft ganz abnormen Blutdrucksendung, wird verständlich bei Berücksichtigung der doppelten Schädigung, die der Zirkulationsapparat teils zentral (durch Schädigung des Vasomotorenzentrums), teils peripher (durch Mitbeteiligung der Gefäßwand selbst) erfährt.

Für die Pathogenese der Krankheit und vielleicht auch die Therapie ist von Wichtigkeit, daß wir es mit größter Wahrscheinlichkeit mit einem Erreger zu tun haben, der im Blute kreist und sich entweder an die Gefäßendothelien unmittelbar anlegt, um sie zum Zerfall zu bringen, oder in dieselben eindringt und dann die beschriebenen endo- und perivaskulären Gewebserscheinungen hervorruft.

Literatur.

ALBRECHT, H., Pathologisch-anatomische Befunde bei Fleckfieber. Das österreichische Sanitätswesen. 27. Jahrg. 1915. Nr. 36—38.

ASCHOFF, Über anatomische Befunde bei Fleckfieber. Med. Klin. 1915 Nr. 29.
— Kriegspathologische Tagung. Berlin 1916.

BAUER, Zur Anatomie und Histologie des Fleckfiebers. M. Med. W. 1916 Nr. 15.
— Weitere Untersuchungen über die Histologie des Fleckfiebers. M. Med. W. 1916 Nr. 34.

BAUMLER, Zur Kenntnis und Diagnose des Fleckfiebers. D. Med. W. 1919 Nr. 1.

BENDA, Mikrosk. pathol. Befunde im Gehirn eines Fleckfieberfalles. Zeitschr. f. ärztl. Fortbildg. 1915 Nr. 15.
— Sitzung der Berl. med. Gesellsch. 8. März 1919.
— Kriegspathologische Tagung. Berlin 1916.

BOFINGER, Aetiologische, klinische und mikroskopische Beobachtungen bei einer Fleckfieberepidemie. Zbl. f. Bakt.- u. Parasitenkunde. 1916 Nr. 98.
CEELEN, Histologische Befunde bei Fleckfieber.
— Kriegspathologische Tagung. Berlin 1916.
— Zeitschr. f. klin. Med. Bd. 82. Heft 5 u. 6. Anh. z. F. Munk, Klinische Studien bei Fleckfieber.
CURSCHMANN, H., Das Fleckfieber, Monographie, Wien 1900 (ausführliches Verzeichnis d. klin. Literatur).
FRAENKEL, E., Über Fleckfieber und Roseola. M. Med. W. 1914 Nr. 2.
— Zur Fleckfieberdiagnose. M. Med. W. 1915 Nr. 24.
— M. Med. W. 1917 Nr. 40.
— Zeitschr. f. Hyg. 1914 Bd. 76.
GOLDZIEHER, Über pathologisch-anatomische Befunde bei Flecktyphus. Pester med. chir. Presse 1910 Nr. 25.
GRIESINGER, Exanthemat. Typhus. Handbch. d. spez. Pathol. u. Therap. 1857 u. 1864.
GRUBER, Georg B., Beiträge zur Kriegspathologie. D. militärärztl. Zeitschr. 1916 Heft 19, 20.
HEGLER UND PROWAZEK, B., Untersuchungen über Fleckfieber. Berl. Klin. W. 1913 Nr. 44.
JAFFÉ, RUDOLF, Zur pathologischen Anatomie des Fleckfiebers. Med. Klin. 1918 Nr. 9, 22, 23, 49.
JARISCH, A., Zur Kenntnis der Gehirnveränderungen bei Fleckfieber. Deutsches Archiv f. klin. Med. Bd. 126 Heft 3—4.
HERZOG, Gg., Zur Pathologie des Fleckfiebers. Zbl. f. allgem. Pathol. u. pathol. Anatomie Bd. 29 Nr. 4.
JÜRGENS, G., Das Fleckfieber. Bibl. v. Coler-v. Schjerning, Berlin 1916 Bd. 38.
— Diskussion. Sitzung d. Berl. med. Gesellsch. 15. März 1916.
— Zeitschr. f. ärztl. Fortbildg. 1916 Nr. 18.
— Veröffentlichungen des Kongresses für innere Medizin. Warschau 1916.
KUSCYNSKI, Über histologisch-bakteriologische Befunde beim Fleckfieber. Zbl. f. allgem. Pathol. u. pathol. Anatomie Bd. 29 Nr. 10 1918, Bd. 30 Nr. 2 1919.
MATTHES, Die Zahl und Form der weißen Blutkörper beim Fleckfieber. M. Med. W. 1915 Nr. 40.
MUNK, F., Klinische Studien beim Fleckfieber. Zeitschr. f. klin. Med. Bd. 82 H. 5 u. 6.
— Berl. Klin. W. 1916 Nr. 20.
— Schmidts Jahrbücher Bd. 325 H. 1.
MURCHISON Die typhoiden Krankheiten (deutsch). Braunschweig 1867.
NAUWERCK, Demonstration mikroskopischer Präparate über Flecktyphus. M. Med. W. 1916 Nr. 33 S. 1197.
— Kriegspathologische Tagung. Berlin 1916.
POINDECKER, Zur Diagnose des Fleckfiebers im Felde. M. Med. W. 1916 Nr. 5 S. 176.
v. PROWAZEK, Aetiologische Untersuchungen über den Flecktyphus in Serbien 1913 und Hamburg 1914. Beiträge z. Klinik d. Infektionskrankheiten 1916 Bd. 4 H. 1.
REINHARDT, A., Über Venenveränderungen und Blutungen im Unterhautfettgewebe bei Fleckfieber. Zbl. f. allgem. Pathol. u. pathol. Anatomie Bd. 28 Nr. 23.
SCHIFF, F., Das Blutbild bei Fleckfieber und seine praktische Bedeutung. D. Med. W. 1918 Nr. 38—39.
SCHMINCKE, Kriegspathologische Tagung. Berlin 1916.
SCHMORL, Kriegspathologische Tagung. Berlin 1916.
DABROWSKI, W., Die Ergebnisse der Untersuchungen über die pathol. Anatomie und Histopathologie des Fleckfiebers auf Grund von 55 Fällen. Extrait des Comptes Rendus de la Société de Varsovie X année 1917.
Ausführliches Literaturverzeichnis siehe bei Ceelen, Die pathologische Anatomie des Fleckfiebers, Ergebnisse d. allg. Path. u. path. Anat. 19. Jahrgang 1. Abteilung 1919.

---

5. Epidemische Genickstarre (Meningitis meningococcica).

Von Priv.-Doz. Dr. GEORG B. GRUBER, Prosektor in Mainz.
Im Kriege bayr. Stabsarzt d. R. und beratender Pathologe der Festung Mainz.

A. Allgemeine Betrachtung.

a) Benennung.

Die als epidemische Zerebrospinalmeningitis oder kurzweg als Genickstarre bezeichnete Krankheit stellt nach einer schon älteren Anschauung (WEICHSELBAUM und seine Schule), welche durch die Erfahrung der Kriegsjahre erweitert und bestätigt wurde, nur eine — allerdings sehr häufige — Ausdrucksmöglichkeit einer allgemeinen Erkrankung dar; sie ist der Infektion mit dem von WEICHSELBAUM entdeckten Diplococcus meningitidis, einem heute zumeist wohl als Meningokokkus bezeichneten, gram-negativen, semmelförmigen, aëroben, schwer zu kultivierenden, empfindlichen Doppelkeim zu verdanken. •

Da diese symptomatische, meningeale Ausdrucksform äußerst stark in die Augen fallen muß und von jeher zumeist völlig losgelöst von anderen Symptomen das klinische Interesse erregen konnte, mag die Namengebung, welche den Begriff der Meningitis in den Vordergrund stellt, einigermaßen berechtigt sein, ebenso, wie die gelegentlich in Häufung auftretende Krankheit das Beiwort

„epidemisch" rechtfertigen kann. Indes hat die eingehendere Klarstellung aller Fragen, der sich nur teilweise in Form von Krankheit äußernden Folgen von Meningokokkeninfektion gerade auch während des Weltkrieges dargetan, daß es sich hier meist nicht um einen epidemischen Charakter im strengen Sinn handelt, daß vielmehr ein sporadisches, manchmal gehäuftes Auftreten im Rahmen einer Endemie vorzuliegen pflegt.

Diese Tatsache der lediglich symptomatischen Bedeutung der Hirnhautentzündung durch Meningokokken und des äußerst eingeschränkten, epidemischen Charakters der Erkrankung machen es dringend wünschenswert, den nur durch historisches Recht eingebürgerten Namen „Epidemische Genickstarre" endgültig auszumerzen und dafür die ätiologische allgemeine Benennung „Meningokokkenerkrankung" zu wählen, oder wenn man den symptomatischen Sitz bezeichnen will, das entzündliche Symptom, z. B. „Meningitis" in den Vordergrund zu stellen und im Beiwort „meningococcica" die Ätiologie zu präzisieren. — Es wird sich auch im folgenden darum handeln, nicht nur der Hirnhautentzündung, sondern der allgemeinen Erkrankung durch Meningokokken gerecht zu werden, welche zwar sehr oft, aber nicht immer, durch eine meningitische Metastase ausgezeichnet zu sein pflegt.

b) Pathogenese.

Hinsichtlich der Pathogenese ist auf die Erfahrung zurückzugreifen, daß in den Zeiten gehäufter Beobachtungen von Meningokokken-Meningitis zweifellos, vielleicht aber auch in krankheitsarmer Zeit der Meningokokkus im Rachenschleim vieler Menschen anscheinend schadlos getragen wird.

Durch Tröpfcheninfektion werden die Keime beim Husten, Niesen, Sprechen, Schnauben weiter verbreitet und gelangen teils direkt, teils — aber wohl seltener — durch Umwege über Gebrauchsgegenstände auf die noch unbeimpfte Respirations- und Mundschleimhaut anderer Menschen. Dadurch kann eine spezifische Entzündung des Nasopharynx bewirkt werden, es kann die entzündliche Infektionsfolge — wenn überhaupt eine Krankheitsreaktion zustande kommt — auch tiefer unten in den Atmungsorganen sich geltend machen, es kann der ganze Respirationstraktus zur Eintrittspforte des krankmachenden Keimes werden. Durch manchmal nur ganz geringfügige, zeitlich äußerst begrenzte, entzündliche Affektionen dieser Eintrittsbezirke mag so und so oft dem Eindringling erfolgreich Widerstand geleistet werden; so und so oft aber gelangt er dabei in die Zirkulationsorgane, sei es durch direkten Einbruch in die Blutbahn, sei es durch Eintritt ins Lymphgefäßsystem, das ihn aber auch meist bald in den Blutkreislauf gelangen zu lassen scheint. Sehr selten ist der Modus einer direkten meningealen Infektion mit dem Meningokokkus bei Schädelbasisfraktur. Ein kontinuierliches Übergreifen der Entzündung durch oberflächliches Fortwuchern des Keimrasens auf dem Schleimhautweg kann für komplizierende Nebenhöhlenentzündungen in Frage kommen. Jedenfalls aber ist die frühzeitige und meist nur recht kurzfristige hämatogene Propagation der Meningokokken die Regel.

c) Wesen der Meningokokkenerkrankung.

Es stellen sich also die Lokalerscheinungen, welche im Verlauf der Meningokokkenerkrankung auftreten, als metastatische Folgen einer Bakteriämie dar, mit Ausnahme der primären Affektionen im Eintrittsgebiet der Keime, das, wie gesagt, im ganzen Bereich der Luftwege und auch im Schleimhautbezirk des Mundes zu suchen ist.

Die Metastasierung der Meningokokken mag recht gleichmäßig nach den Kapillarbezirken aller Organe erfolgen; allein nicht überall und nicht immer finden die Keime Bedingungen, welche dafür bestimmend sind, sie für längere Zeit wirksam zu erhalten. Am meisten sagen ihnen wohl die Verhältnisse im Hirnhautsacke zu. Oft siedeln sie sich auch in den Gelenkhöhlen an. Im Bereich der Haut, im Herzfleisch, in den Samenblasen, in der Epididymis, im Periorchium, in der Perikardial- und Pleuraflüssigkeit, im Lungensaft hat man sie gefunden; auf ihre Anwesenheit machten dabei mehr oder weniger schwere, entzündliche Erscheinungen im Bereich des Fundortes aufmerksam. Ihr Nachweis glückte teils bakterioskopisch im Gewebsschnitt, teils durch bakteriologische Methoden. Warum nun bei dem einen Patienten dieser, beim anderen jener Metastasenort bevorzugt wird, ist uns rätselhaft: „Es müssen uns unklare Gründe optimaler Ernährungsbedingungen sein, die ihnen hier die Ansiedelung ermöglichen. Rätselhaft ist es auch, warum der eine oder andere bestorganisierte, an und für sich kerngesunde Mensch eine Vielheit von metastatischen Meningokokkenentzündungsherden aufweist, während im Verlauf derselben Epidemie ein anderer, viel schwächlicherer Patient lediglich mit einer meningealen Erkrankung reagiert. Rätselhaft ist es, warum sich die Krankheit bei dem einen schnell zum Guten wendet, beim anderen schnell zum Sterben" (G. B. GRUBER).

Die Folge der Keimmetastasierung ist ein typischer entzündlicher Prozeß.
Dieser entzündliche Prozeß kommt nicht an allen Orten und in allen Fällen in gleicher Intensität und Extensität zum Ausdruck, ebenso wie er seine Erscheinungsform durchaus nicht charakteristisch gestaltet, etwa so, daß regelmäßig ein bestimmt geartetes zelluläres Exsudat oder ein typisches entzündliches Produkt vorläge. Daraus folgt, daß weder für den mit unbewaffnetem Auge, noch für den mit histologischen Methoden Untersuchenden sich ein zwingender Eindruck für die besondere Ätiologie wird gewinnen lassen. Nur mit Hilfe bakteriologischer Feststellung kann hier dem ätiologischen Bedürfnis Rechnung getragen werden.

Wenn wir uns auf den Boden des LUBARSCHschen Entzündungsbegriffes mit seinen 3 Erscheinungsphasen stellen, so muß gesagt werden, daß im allgemeinen die Meningokokkenwirkung sich wenig durch alterative Erscheinungen ausdrückt. Immerhin gemahnen nekrobiotische Vorgänge an Hautarterien, gemahnen auch feine Gewebsblutungen im Bereich entzündeter Organe, z. B. Ringblutungen im Hirnmark, an ein alteratives Geschehen an den feinen Gefäßwänden. Freilich kommt es nicht immer zum sichtbaren Ausdruck, ist wohl auch gelegentlich schon von der nächsten Phase der Entzündung verwischt. — Deutlich dagegen ist allenthalben bemerkbar die exsudative entzündliche Gewebsreaktion nach Meningokokkeninfektion. Je nach Sitz und Dauer ist das Exsudat mehr oder weniger fibrinreich. In den großen serösen Höhlen (einschließlich Peritonealraum) und in den Gelenken ist die Ausschwitzung anfangs ausgesprochen serofibrinös. Sehr bald aber kann das Exsudat eitrige Beschaffenheit annehmen unter vorwiegender Beteiligung von polymorphkernigen Leukozyten. Das zelluläre Bild der Entzündung scheint seinen Charakter oft jedoch sehr schnell zu ändern, da sich schon frühzeitig den polymorphkernigen Zellen, rundkernige, lymphozytenähnliche und auch größere Elemente zugesellen. Ja es kommen Fälle vor, wo von Anfang an das Exsudat durch auffallenden Reichtum solcher Zellen ausgezeichnet ist, ebenso wie bestimmte Lokalisationen durch lymphoide Reaktion des Exsudates auffallen. Im späteren Stadium der Entzündung gesellen sich dem zeitigen Exsudat regelmäßig Plasmazellen und eosinophil gekörnte Leukozyten bei. Besondere Erscheinungsformen der zeitigen Infiltration zeigen Hirnhäute und Gehirn. Hier lassen sich zur selben Zeit geradezu zwei Typen von zellulärer, entzündlicher Exsudatbildung etwas verschieden lokalisiert feststellen, „wobei die Wände der dem Abfluß dienenden Venen von vornherein stark lymphoid durchsetzt sind". Diese Exsudatformen bleiben nicht nebeneinander stehen, sondern verschieben sich so, daß mehr und mehr das lymphoide Exsudat allgemeiner wird, ohne aber die leukozytäre Infiltration ganz und überall zu verdrängen; hierauf ist später noch spezieller einzugehen. — Im späteren Verlauf der Entzündung gelangt das Exsudat zur Aufsaugung. Doch sind noch andere Möglichkeiten gegeben. Es können sich von der Umgebung des Exsudates produktive und organisatorische Vorgänge herleiten, die unter Aufzehrung des ausgeschwitzten Materials ein stärkeres oder feineres Narbengewebe bilden. STERN hat es als typisch bezeichnet, daß besonders infolge von Serumbehandlung sich in den Meningen um Leukozytenherde herum begrenzende Wälle eines Granulationsgewebes bilden, eine Erscheinung, die bei sehr chronisch verlaufenden Fällen an sich zu bemerken ist. Jedenfalls ist die Ausbildung von Granulationsgewebe nach meiner Erfahrung nur geringfügig; es scheint mir weniger auf die Granulationswucherung bei der Heilung anzukommen, als auf die gute Lösung und Aufsaugung des Exsudates. Kommt es dazu nicht, so machen sich regressive Prozesse am Exsudat geltend, eine Inspissierung, Verkreidung, Verkalkung; ja letzten Endes ist unter Beteiligung von Bindegewebs- und Gefäßsprossung der Umgebung eine metaplastische Verknöcherung solcher verkalkter Herdchen möglich. — Daß die Aufsaugung und völlige Restitution lokal affizierter Gewebs- und Organbezirke bei der Meningokokkenerkrankung nicht selten ist, lehrt u. a. oftmals die Besichtigung der Gelenkkapseln an Leichen von Patienten, die zu Beginn der epidemischen Meningitis richtige Zeichen der Gelenkkapselentzündung darboten.

d) Bedingungen der Meningokokkenerkrankung.

Zweifellos stellt also der Meningokokkus einen pathogenetischen Faktor für die oben geschilderten Prozesse dar. Doch darf man sich damit nicht begnügen. Läßt sich die Meningokokkenwirkung nicht spezieller fassen, oder können wir noch andere Bedingungen, abgesehen von der Infektionsfrage, namhaft machen, welche der spezifischen Erkrankung Vorschub leisten?

Wie man die Summe der Bedingungen zur Krankheitserregung durch Meningokokken noch nicht restlos kennt, so wissen wir im einzelnen auch nicht genau, ob die Ursache der entzündlichen Wirkung in einer Freigabe von spezifischen Stoffen der Meningokokken besteht. Doch scheint es so, als ob Leibessubstanzen der Keime dann, wenn die Keime zugrunde gehen, eine besonders stark reizende Wirkung entfalten könnten. Andererseits weiß man, daß die Keime meist rasch aus dem kreisenden Blut verschwinden. Auch in den Geweben mit sicher metastatischen Lokalerscheinungen sucht man sie oft vergebens; jedenfalls überdauert die entzündliche Reaktion die körperliche Anwesenheit der Meningokokken häufig. Manchmal scheinen diese Meningokokken-stoffe besonders toxisch zu sein, wofür ebensosehr die klinischen Wahrnehmungen der unter akutesten Symptomen, gelegentlich wie eine heftige intestinale Vergiftung, verlaufenden Meningitis siderans (NIEMEYER) sprechen, wie auch die schweren Gefäßwandschädigungen und massigen Organblutungen (OBERNDORFER), ferner die wachsartigen Skelettmuskel- und Herzfleischdegenerationen, welche auf dem Leichentisch gefunden worden sind.

Man hat sich auch bemüht zu ergründen, ob nicht eigenartige Organisationsverhältnisse manche Menschen besonders geeignet für die Meningokokkenkrankheit oder besonders prädisponiert für einen schlimmen Ausgang derselben machen. Die WESTENHOEFFERsche Angabe, daß solche Meningitiker sich oftmals durch Lymphatismus bzw. Status thymicus auszeichnen, ist durch ein reichliches Beob-achtungsmaterial an Leichen erwachsener Menschen nicht zu bestätigen gewesen. Wir kennen keine besondere konstitutionelle Eignung für Meningokokkenerkrankungen. Aber glauben aber, daß bei Leuten mit relativ kleinem Schädel bei großem Hirn infolge sehr schnell eintretender Raumbeengung die Meningitis, besonders rasch tragisch endet. So ist wohl auch der Befund der schweren Gehirne bei einschlägigen Patienten von BUSSE und OBERDORFER zur Erklärung des raschen Todes heran-zuziehen.

e) Todesursache bei Meningokokkenkranken.

Für die Meningokokkenerkrankung scheinen hauptsächlich 2 Arten der Todesursachen in Betracht zu kommen: Die perakut endenden Fälle verdanken ihren rapiden, tödlichen Ablauf der schweren Infektion mit einem höchst giftigen, virulenten Keim in einem besonders widerstandslosen Menschen. Hier steht klinisch die Herzerlahmung als Todesursache oftmals sicher, kann später durch die Sektion und histologische Untersuchung gelegentlich auch bestätigt werden. Aber immerhin kann der Herztod eines Meningokokkenkranken auch vom Gehirn aus bewirkt werden; Zeichen der Vagusreizung, angioneurotische Symptome im Leben sprechen dafür, ebenso wie die mehr oder minder ausgeprägte Meningitis oder ein Hydrocephalus internus, besonders bei relativ enger Schädelkapsel, unzweifelhaft das Gehirn als Todespforte erkennen lassen.

f) Begleit- und Mischinfektionen.

Gar nicht selten ist die schwere bakteriämische oder gar pyämische Erkrankung durch mehrere Keime bedingt, die entweder zugleich mit den Meningokokken, vor ihnen oder nach ihnen in den Organismus gelangten; teils sind es typisch pathogene Infektionserreger, teils mehr saprophytäre Elemente des Nasenrachenraumes. Die genaue Betrachtung solcher Verhältnisse lehrt — was für die Meningokokkenerkrankung allein ebenfalls heranzuziehen ist —, daß eine Summe allgemein ungünstig auf die Beschaffenheit des Organismus einwirkender Faktoren (Übermüdung, schlechte Ernährung, Erkältungen) die Aussichten der Abwehr gegen die sich abspielende Infektion am primären Ort, wie in den Metastasierungsgebieten, verschlechtern.

B. Spezielle Beobachtungen.

Was die in den letzten 5—6 Jahren vertieften, speziell pathologisch-anatomischen Erfahrungen an den Leichen von Meningokokkenkranken anbelangt, so ist vor allem der Hauterscheinungen zu gedenken. Wußte die Klinik schon früher vom Vorkommen solcher Symptome, so bekam die pathologische Anatomie erst im Weltkrieg Gelegenheit, sich mit dem Substrat der verschiedenen Exantheme und Enantheme zu befassen. Während dem äußeren Adspekt nach sehr verschieden-artige Ausdrucksformen des Ausschlages resultierten, ergab die Gewebsuntersuchung im wesentlichen nur 2—3 verschiedene Bilder: Entweder es liegt eine rein petechiale Erscheinung der Lederhaut vor, oder es handelt sich um eine typische, herdförmige Dermatitis, mit mehr oder weniger ausgeprägten kleinen Blutungen. Sie schließen sich an die von den Gefäßen der Lederhaut ausgehenden ent-zündlichen Veränderungen an. Die Entzündung kann sich durch starke Leukozyteninfiltrate im Korium bis an die Spitze der Bindegewebspapillen geltend machen und kann Stoffwechselstörungen, Färbbar-keitsänderungen, Zell-Dissoziierung und bullöse Abhebung der Epidermis zur Folge haben. Diese ent-zündlichen Prozesse können sich andererseits bis ins subkutane Gewebe erstrecken. Sie bevorzugen die Umgebung der Schweißdrüsenknäuel. Die Infiltrate bestehen fast durchwegs aus polymorphkernigen Leukozyten. Als Veranlassung dieser Reaktion konnten HANDA und NANJO, BENDA, L. PICK u. a. in den Hautaffekten Meningokokken nachweisen. Namentlich PICK vermochte sie äußerst schön und reichhaltig in den Gefäßen entsprechender Hautpartien vorzuweisen. Aber nicht in allen Exanthemherden konnten die Erreger gefunden werden. Besonders E. FRAENKEL wies darauf hin, daß offenbar die Keime schnell zugrunde und von den durch sie und ihre Stoffe bedingten Folgeerscheinungen im Gewebe noch länger überdauert werden, von denen eine Arterienwand-Nekrose besonders bedeutungsvoll ist. VERSÉ fand in den Arterienwänden der Lederhaut entzündliche Infiltrate, ebenso wie er entzündliche periphlebitische Zellexsudation der stark erweiterten Hautvenen beobachtete. Auch frische Thrombosen solcher Gefäße sind festgestellt worden (BENDA, ROSSLE, C. FRAENKEL, SCHMORL). Alle diese Erscheinungen haben nichts Spezifisches an sich. Sie können ebenso durch andersartige Bakteriämien, können wohl auch gelegentlich toxisch bedingt sein. — Die von BENDA im Zungengrund und in der Trachea gesehenen Flecke stellten sich als hämorrhagisch entzündliche perivaskuläre Gewebsinfiltrationen mit Meningokokken dar.

Am Herzen hatte zuerst WESTENHOEFFER bei wenigen perakut verlaufenen Fällen entzündliche Veränderungen gesehen, die er als miliare Abszesse beschrieb. G. B. GRUBER konnte in einer Reihe von einschlägigen Fällen, auch solchen, welche nicht foudroyant verliefen, teils lockere, streitige, teils mehr gehäufte Zellinfiltrationen, meist in Verbindung mit Blutaustritten, auffinden. Sie waren nicht ausgedehnt und erschienen unregelmäßig verteilt. Die Zellen dieser Herde erwiesen sich in den akutesten und akuten Fällen als polymorphkernige Leukozyten, in weniger akuten Fällen waren kleine Rundzellen beigemengt. In einem Fall herrschten lymphozytäre Zellformen vor. GHON konnte in einem Fall von hämorrhagischer Meningokokken-Septikämie innerhalb myokardialer Infiltrationen die Keime nachweisen. — Seltener als diese Vorkommnisse scheint die Beobachtung schwerer, akuter, degenerativer Veränderungen des Herzmuskels zu sein. Auch sie kommen nicht nur bei foudroyanten Fällen vor, wie der Befund eines z. T. wachsartig entarteten Herzmuskels bei einem 22jährigen Meningitiker erweist, der nach 11tägig-manifester Krankheit verstorben war (G. B. GRUBER).

Während Degenerationen der quergestreiften Muskulatur bei Meningokokken-Meningitikern längst bekannt sind, konnten LÖHLEIN und SCHLOSSBERGER in einer nachweislich durch Meningokokken metastatisch verursachten Polymyositis der Skelettmuskeln einen neuen, bisher anscheinend einzigartigen, Befund erheben, der vielleicht auch ein Licht auf die klinische Erfahrung von Muskelschmerzen der Extremitäten im Beginn mancher Meningokokkenerkrankungen zu werten vermag.

In der pathologisch-anatomischen Kasuistik der Meningokokkenerkrankungen fanden die an den Lungen und Bronchien wahrzunehmenden Befunde früher vielfach nicht die ihnen als gelegentlicher Primäraffektion zukommende, eingehende Aufmerksamkeit. Durch H. CHIARI und G. B. GRUBER konnte in den Lungen von Meningokokkenkranken der Keim in Reinzüchtung festgestellt werden. Histologisch wurden hämorrhagisch-fibrinöse, lobuläre Pneumonien mit starker Epithelabschuppung festgestellt. CHIARI erhob einmal den Befund einer roten Hepatisation, G. B. GRUBER den einer kruppösen Entzündung in einem apfelgroßen Bezirk des rechten Lungen-Unterlappens mit Nachweis der Keime am Entzündungsort.

Endlich erfuhr das Bild der durch Meningokokken bedingten Hirnhautentzündung und Gehirnentzündung eine wiederholte Bearbeitung (STERN, G. B. GRUBER). Das Ergebnis derselben bestätigt im wesentlichen die Angaben LOWENSTEINS. Nur scheint das Plexusgewebe der Adergeflechte sich reizbarer zu verhalten als die sonstigen Hirnhautbezirke.

Die Obduktion und histologische Untersuchung bei Patienten, welche vor längerer Zeit an Meningokokken-Meningitis litten, lehren, daß eine so völlige Restitution unter Aufsaugung aller Exsudatmassen erfolgen kann, daß kaum noch Spuren davon zu erkennen sind. Andererseits können septenartige Adhäsionen und Diaphragmenbildungen im Meningealsack als narbige Folgen der ehemaligen Zerebrospinalmeningitis sich geltend machen. So ist es vorgekommen, daß unterhalb der Diaphragmabildung die Meningitis fortdauerte, während sie darüber ausheilte (H. CHIARI, GOEBEL).

Über die sonstigen makroskopischen und mikroskopischen Veränderungen der Organe bei Meningokokkenerkrankungen sind in den letzten 5—6 Jahren keine neuen Erfahrungen erhoben worden, welche hier aufzuführen wären. Der Stand unserer Kenntnisse über den Diplococcus meningitidis (WEICHSELBAUM) selbst und die durch ihn ausgelösten Wirkungen im menschlichen Organismus ist in den nachfolgenden 2 Monographien ausführlich dargestellt, z. T. unter Beigabe von histologischen Abbildungen, wie von zahlreichen Kurvenblättern.

Literatur.

O. B. GRUBER u. F. KERSCHENSTEINER,. Die Meningokokken-Meningitis. Ergebnisse d. inn. Med. u. Chir., Bd. XV S. 413. 1917.
G. B. GRUBER, Über die Meningokokken und Meningokokkenerkrankungen. Bibliothek v. COLER und v. SCHJERNING, Bd. XL. 1918.
G. B. GRUBER, Über den Charakter der Entzündung bei der Meningokokken-Meningitis. Erscheint demnächst in Virch.-Arch.
LÖHLEIN u. SCHLOSSBERGER, Med. Klin. 1917 Nr. 19.
STERN, Arch. f. Psychiatrie Bd. 58 S. 216. 1918.
Die übrige Literatur ist angegeben in den soeben zitierten Veröffentlichungen von F. KERSCHEN-STEINER und G. B. GRUBER.

6. Die Heine-Medinsche Erkrankung.

Von Dr. OSKAR MEYER,

Prosektor am Städtischen Krankenhaus Stettin.
Im Kriege Stabsarzt d. R. und beratender Pathologe des XI. A.-K.

Die Heine-Medinsche Erkrankung hat, wie eine von mir veranstaltete Umfrage ergeben hat, in dem Kriege keine Rolle gespielt. Weder im Felde noch in der Heimat sind, von den wenigen zu erwähnenden Fällen abgesehen, Erkrankungen dieser Art beobachtet worden. Wenn trotzdem die Heine-Medinsche Erkrankung in diesem Handbuch erwähnt wird, so ist das auf meine. Anregung zurückzuführen, da ich selbst zufällig Gelegenheit hatte, mehrere derartige Fälle bei Militärpersonen zu beobachten und zu untersuchen. Es scheint mir aber auch aus andern Gründen nicht gleichgültig zu sein, daß in einem Handbuch der Kriegsmedizin die Heine-Medinsche Erkrankung wenigstens eine kurze Würdigung erfährt. Denn nachdem wir durch die Untersuchungen von MEDIN, WICKMANN, HARBITZ und SCHEEL[1] u. a. erfahren haben, daß die Heine-Medinsche Erkrankung nicht nur bei Kindern, sondern auch bei Erwachsenen, besonders im jugendlichen Alter, gar nicht selten auftritt, und daß diese Erkrankung sich gelegentlich zu sehr ausgebreiteten Epidemien entwickelt, muß damit gerechnet werden, daß sie auch einmal in Kriegszeiten eine größere Bedeutung gewinnt. Diese Annahme wird noch gestützt durch Mitteilungen aus der englischen Literatur, nach welchen Epidemien von Heine-Medinscher Erkrankung sowohl in Australien, als auch in England während der Kriegszeit aufgetreten sein sollen[2]. Dazu kommt noch, daß eine in ihrem Wesen noch ungeklärte Verwandtschaft des klinischen und anatomischen Bildes besteht zwischen den in den letzten Kriegsjahren und in der allerneuesten Zeit endemisch teils als Vorläufer der Grippe, teils im Anschluß an diese aufgetretenen Fällen sog. Encephalitis lethargica, bzw. Grippe-encephalitis und die Heine-Medinsche Erkrankung. Es kann wohl keinem Zweifel unterliegen, daß mit der Aufklärung der Ätiologie dieser letzteren Erkrankung, sowohl wie der Grippe überhaupt, eine nicht unwesentliche Bereicherung und Vertiefung unserer Kenntnisse über Wesen und Ursachen auch der Heine-Medinschen Erkrankungen zu erwarten ist. Ich weise nur darauf hin, daß nach den Untersuchungen von FLEXNER und NOGUCHI die Heine-Medinsche Erkrankung durch ein filtrierbares Virus hervorgerufen wird, und daß es mindestens nicht unwahrscheinlich ist, daß auch die Grippe und die Encephalitis lethargica ein filtrierbares Virus zum Erreger haben. Ich mache ferner auf den doch sicher sehr auffallenden Umstand aufmerksam, daß die erste größere Epidemie von Heine-Medinscher Erkrankung, von der wir Kenntnis haben, zeitlich zusammenfällt mit der großen Influenzaepidemie der Jahre 1889—1892, während wir jetzt im Anschluß an die Grippeepidemie ein gehäuftes Auftreten der sog. Encephalitis lethargica beobachten. Es ist ohne weiteres klar, daß, wenn die Ergebnisse der weiteren Forschungen in der hier angedeuteten Richtung liegen, auch die Heine-Medinsche Erkrankung für die Kriegsmedizin unter Umständen eine gesteigerte Bedeutung erhalten wird.

Bei der Kürze des zur Verfügung stehenden Raumes muß ich mich mit diesen kurzen Andeutungen begnügen, und lasse die Beschreibung der eigenen Fälle und des einzigen mir von außerhalb zugängig gemachten Falles von Heine-Medinsche Erkrankung, den ich Herrn Geh. Rat LUBARSCH verdanke, folgen.

Fall 1 (Sektion Nr. 11/16): 36 Jahre alter Füsilier wird mit der Diagnose „Genickstarre oder Tetanus?" in die Lazarettabteilung des städtischen Krankenhauses Stettin sterbend eingeliefert. Anamnese ist nicht zu erhalten. Die Sektion ergibt: Hyperämie und Ödem des Gehirns, rechtsseitiger atrophischer Leistenhoden und Hypoplasie der linken Niere. Stauungshyperämie der inneren Organe. Kein Status lymphaticus. Die mikroskopische Untersuchung des Gehirns und Rückenmarks ergibt folgenden Befund: Ausgesprochene interstitielle disseminierte Entzündung in der Medulla oblongata, im Bereich der Großhirnganglien und in geringem Maße auch in der Hirnrinde, während im Rückenmark, abgesehen von vereinzelten kleinen Zellinfiltrationen, in den Vorderhörnern des Halsmarkes und kleinen Blutungen daselbst keine Veränderungen gefunden werden. Die Zellinfiltrate finden sich vorzugsweise perivaskulär, aber auch ohne nachweisbare Beziehung zu den Gefäßen. Sie bestehen aus kleinen Zellen vom Typus der Lymphozyten und aus gelapptkernigen Zellen, bzw. Zellen mit länglichen und gebogenen Kernen, die vereinzelt Einschlüsse von gelben Pigmentkörnern enthalten und die ich mit MARCHAND nicht als Leukozyten, sondern als Zellen teils bindegewebiger (adventitieller) Herkunft, teils gliöser Natur anspreche. Das Gliagewebe zeigt auch in weiterer Entfernung von Gefäßen eine starke Auflockerung und eine nicht unbeträchtliche Zellvermehrung. Das Gros dieser Zellen besteht wiederum aus solchen mit gebogenen und länglichen Kernen mit und ohne Pigmenteinschlüsse. Daneben finden sich jedoch auch typische mit Fortsätzen versehene Gliazellen und amöboide Gliazellen. Eine Durchwanderung von Zellen durch die Gefäße konnte nicht festgestellt werden. Die Ganglienzellen zeigen die verschiedenartigsten Degenerationserscheinungen, Tigrolyse, körnigen Zerfall, Karyolyse und Karyorhexis mit und ohne Zeichen von Neuronophagie. Die Zellinfiltrate in der Hirnrinde sind erheblich kleiner als die in den Großhirnganglien und verlängertem Mark, und finden sich fast immer im Anschluß an die kleinsten Gefäße, zeigen im übrigen die gleichen Zellformen wie im verlängertem Mark. Die Meningen sind frei von entzündlichen Veränderungen.

Fall 2 (Sektion Nr. 154/25): 24 Jahre alter Landsturmmann erkrankte in der Garnison Stettin unter dem Bilde einer typischen Landryschen Paralyse. Tod nach 4 Tagen. Die Sektion ergibt: Hyperämie des Gehirns und Rückenmarks, sonst keinen besonderen Befund, auch keinen Status lymphaticus. Die mikroskopische Untersuchung ergibt: In den Vorderhörnern des Rückenmarks, vereinzelt auch in den Hinterhörnern zahlreiche kleine frische Blutungen, und zwar am stärksten im Hals- und Brustmark und weniger ausgesprochen im Lendenmark. Die Blutungen finden sich auch noch in der Medulla oblongata, während die Großhirnganglien, die Hirnrinde frei davon sind. Sichere interstitielle Entzündungsherde sind nirgends nachweisbar, dagegen zeigen die Ganglienzellen, besonders im Halsmark und im verlängertem Mark, ausgesprochene Degenerationserscheinungen, Verlust der Kernfärbung, körnigen und scholligen Zerfall. Die Meningen sind wiederum frei von entzündlichen Veränderungen.

Fall 3 (Sektion Nr. 539/16): 23jähriger Russe wird in bewußtlosem Zustand mit Lähmung beider Beine und teilweise Lähmung der Arme in das Lazarett eingeliefert. Nach einigen Tagen Lähmung von Blase und Mastdarm, Temperatursteigerung bis 41°. Exitus nach 10 Tagen. Die Sektion ergibt: Hyperämie des Gehirns und des Rückenmarks, Zystitis, Pyelonephritis, Milztumor mäßigen Grades. Die mikroskopische Untersuchung ergibt: ausgesprochene perivaskuläre Zellinfiltration des Rückenmarks, besonders in der grauen Substanz des Halsmarkes und der Medulla oblongata. Ferner finden sich im Halsmark, sowohl in der grauen wie in der weißen Substanz verschiedene kleinere und größere Felder, die im wesentlichen aus Körnchenzellen bestehen. Die interstitiellen Zellinfiltrate zeigen die gleiche zelluläre Zusammensetzung wie im Falle 1. Die Ganglienzellen zeigen ebenfalls die gleichen Veränderungen wie im Falle 1 und 2. Die Großhirnganglien und das Gehirn sind frei von entzündlichen Veränderungen, ebenso die weichen Häute des Gehirns und Rückenmarks.

Fall 4 (Beobachtung von Geh. Rat LUBARSCH): 19 Jahre alter Rekrut, 4 Tage krank mit Fieber von 39—40°, starke Atemnot und Aufregungszustände. Die Sektion ergibt: Starke Hyperämie und Ödem der weichen Häute des Gehirns und Rückenmarks, Hyperämie des Gehirns, Stauungshyperämie der Lungen, Milz, Nebenniere und Leber, Stauungskatarrh und Blutungen der Magenschleimhaut, subepikardiale Blutungen, Stauungshyperämie der Darmschleimhaut, Stauungskatarrh der Bronchien und Luftröhre, starke Follikelschwellung des Rachens, der Milz, des Dünn- und Dickdarms, Schwellung der Mesenteriallymphknoten und der Gaumenmandeln. Die mikroskopische Untersuchung des Rückenmarks ergibt: an den Ganglienzellen der Vorderhörner Tigrolyse, Kernschwund, Neuronophagie, sehr ausgedehnte perivaskuläre und diffuse Lympho- und Leukozyten-infiltrate, größtenteils auf die Vorderhörner beschränkt, nur an einzelnen Stellen auch in der weißen Substanz kleine perivaskuläre Infiltrate.

Ein kurzer Überblick über die genannten 4 Fälle ergibt zunächst die Tatsache, daß sie sämtlich in der Heimat und nicht im Felde beobachtet worden sind, ferner daß sie alle 4 von der Ostseeküste stammen. Dieser Umstand scheint mir nicht bedeutungslos zu sein, zumal wenn man berücksichtigt, daß alle 4 Fälle aus den Jahren 1915 und 1916 stammen, und daß zu jener Zeit sowohl klinisch eine ganze Reihe von Fällen typischer wie auch atypischer Poliomyelitis in der Zivilbevölkerung von Pommern zur Beobachtung und auch 3 Fälle der Zivilbevölkerung, darunter 1 Fall von zerebraler Kinderlähmung zur pathologisch-anatomischen und histologischen Unter-suchung gekommen sind. Ob etwas Ähnliches in Holstein und Mecklenburg beobachtet ist, habe ich nicht mit Sicherheit erfahren können. Da wir immer noch, wohl nicht mit Unrecht, in Skandinavien eine Art endemischen Sitzes der Poliomyelitis annehmen, muß jedenfalls das Auftreten von Heine-Medinscher Erkrankung an der Ostseeküste unsere ganz besondere Aufmerksamkeit in Anspruch nehmen.

Wie steht es nun mit der Bewertung der pathologisch-anatomischen Befunde unserer Fälle? Was zunächst das Alter anbetrifft, so handelt es sich um drei junge Menschen im Alter von 19—24 Jahren und einen Soldaten von 36, also in mittleren Jahren. Dieser Befund stimmt mit den bisherigen Erfahrungen, wie sie bei verschiedenen Epidemien[2]) gemacht worden sind, und nach welchen von der Heine-Medinschen Erkrankung außer Kindern vorzugsweise junge Menschen, und relativ selten ältere Personen befallen werden, überein. Auf die Symptomatologie kann ich nicht näher eingehen, es muß genügen, darauf hinzuweisen, daß alle neueren Autoren darin einig sind, ich erwähne wiederum nur ROMER, WICKMANN, ED. MÜLLER, daß das klinische Bild, unter welchen die Erkrankung verläuft, sehr verschieden sein kann, erwähnt doch RÖMER z. B. allein 7 verschiedene Formen, eine spinale, eine Landrysche, eine medullar-pontine, eine zerebrale, eine meningitische, eine ataktische und eine abortive Form. Unter diesen Umständen kann es keinem Zweifel unterliegen, daß bei vereinzelt auftretenden Fällen, wenn sie nicht das klinische Symptombild der typischen spinalen oder zerebralen Kinderlähmung darbieten, was für unsere Fälle zutrifft, nur der patho-logisch-anatomische Befund, bzw. die histologische Untersuchung, und wenn durch-führbar, der Tierversuch (Verimpfung von Rückenmark oder Hirnsubstanz auf Affen), eine Klärung der Diagnose bringen kann. Tierversuche waren in den vorliegenden Fällen nicht möglich, bleibt also nur der pathologisch-anatomische Befund. Der Sektionsbefund allein ist nun so wenig charakteristisch, daß man darauf niemals eine Diagnose stützen kann. Außer einer Hyperämie des Zentralnervensystems ist der Sektionsbefund gewöhnlich — das trifft auch für die von mir selbst beobachteten Fälle zu — vollständig negativ. Von einer Schwellung der Tonsillen mit leichten eitrigen Belägen, wie sie BENECKE beschrieben hat, ferner von einer Hyperplasie des lymphatischen Apparates, wie sie von v. WIESNER als fast regelmäßiger Befund bei der Heine-Medinschen Krankheit beschrieben worden ist, ferner von einer Schwellung und Rötung der Darmschleimhaut, insbesondere der Follikel und Payerschen Plaques, die KRAUSE in der Mehrzahl seiner Fälle wahrgenommen hat, ist, wenn ich von dem LUBARSCHschen Falle absehe, in unseren Fällen nichts beobachtet worden. Die allgemeine venöse Hyperämie der inneren Organe, die sich fast regelmäßig findet und als Folgeerscheinung der Atemlähmung, die gewöhnlich den Tod herbeiführt, anzusprechen ist, kann dabei außer Betrachtung bleiben. Ich füge noch hinzu, daß ich die gleichen negativen Sektionsbefunde bei weiteren 6 Fällen von Heine-Medinscher Erkrankung der Zivilbevölkerung, die ich in Stettin und in Frankfurt a. M. untersuchen konnte, erhoben habe. Wir sind demnach hinsichtlich der Diagnose der Heine-

Medinschen Erkrankung vielfach und speziell auch in den hier mitgeteilten Fällen angewiesen auf das Ergebnis der histologischen Untersuchung des Zentralnervensystems.

Ist der histologische Befund nun in jedem Falle, und insbesondere in den von uns beschriebenen Fällen, so charakteristisch, daß sich daraufhin die Diagnose Heine-Medinsche Erkrankung rechtfertigt?

Diese Frage ist nach meiner Ansicht endgültig bisher nicht zu beantworten. Zumal die in letzter Zeit bei der Encephalitis lethargica und der sog. Grippeencephalitis erhobenen histologischen Befunde, aber auch Einzelbeobachtungen aus früherer Zeit, die unter der Bezeichnung disseminierte interstitielle Myelitis, Encephalitis, Encephalitis sup. usw. veröffentlicht sind, beweisen jedenfalls, daß man, solange die Ursache aller der genannten Erkrankung noch ungeklärt ist, in der Bewertung der histologischen Befunde sehr vorsichtig sein muß. Ich kann das an dieser Stelle nur andeuten, und auf die verschiedenen Fragen, die hier zur Diskussion stehen, ich erwähne nur die Frage nach der Lokalisation der Entzündungsherde im Rückenmark und Gehirn, der Beteiligung der Meningen, der Bedeutung der Ganglienzellenschädigung und der Neuronophagie, der einzelnen Zellformen innerhalb der Entzündungsherde, nicht näher eingehen. Ich muß mich vielmehr darauf beschränken, mit kurzen Worten die wesentlichsten Befunde der Heine-Medinschen Erkrankung aufzuzählen. Wie schon angedeutet, ist typisch für die Heine-Medinsche Erkrankung das Auftreten disseminierter, interstitieller Zellinfiltrate, die teils perivaskulär angeordnet, teils auch ohne Beziehung zu Gefäßen in der grauen Substanz des Rückenmarks sich finden, wobei die Vorderhörner besonders bevorzugt sind. Kleine perivaskuläre Zellinfiltrate in der weißen Substanz, insbesondere an der Grenze von grauer und weißer Substanz, sind dabei nichts Seltenes. Die weichen Häute können an diesen Zellinfiltrationen beteiligt sein, müssen es aber nicht. In der Regel beschränkt sich die Entzündung nicht auf das Rückenmark, sondern greift auch auf das verlängerte Mark über. Dieser Umstand ist bekanntlich die häufigste Todesursache bei der Heine-Medinschen Erkrankung. Nicht selten finden sich auch noch mehr oder weniger ausgedehnte Zellherde in der grauen Substanz des Thalamus und des Corpus striatum und nach WICKMANN und HOMÈN auch nicht selten kleinste perivaskuläre Zellinfiltrate in der grauen Substanz der Hirnrinde. Diese Zellinfiltrate, es handelt sich dabei in frischen Stadien um gelapptkernige Zellen, deren Leukozytennatur noch umstritten ist (vgl. MARCHAND), um Rundzellen vom Lymphozytencharakter, um Gliazellen und adventitiell Zellelemente — sind gewöhnlich sehr ausgesprochen und stehen im Vordergrunde des histologischen Bildes. Es kommen aber auch Fälle von typischer akuter aufsteigender Lähmung bei Kindern und Erwachsenen vor, die außer kleinen Blutungen nur ganz geringfügige oder keine Zellinfiltrate im Gewebe aufweisen. Ich selbst habe einen derartigen Fall (Fall 4) beobachtet, auch von anderer Seite wird das erwähnt. In diesem Falle stellen die Ganglienzelldegenerationen — die im übrigen nach meiner Erfahrung, ich stimme darin mit V. WIESNER u. a. vollkommen überein, in keinem frischen Falle fehlen, ebensowenig wie Zeichen von Neuronophagie — den wesentlichsten Befund dar. Selten sind Befunde, die bei einigen Wochen alten Fällen erhoben werden können, Befunde, die auf einen Zerfall größerer Gewebsbezirke hinweisen und sich in Paraffinpräparaten als aufgehellte, großmaschige Felder mit den bekannten Netzzellen präsentieren, in mit Sudan gefärbten Gefrierschnitten mit Lipoid beladene Zellen in größerer Menge erkennen lassen. Derartige Befunde sind von HARBITZ und SCHEEL und von WICKMANN beschrieben, ich selbst habe es in dem obenerwähnten Falle 3 beobachtet.

Vergleichen wir den so in den allergröbsten Umrissen skizzierten histologischen Befund bei der Heine-Medinschen Erkrankung, wie er in der Literatur dargestellt ist, mit den Befunden in unseren Fällen, so ergibt sich, daß dieselben im wesentlichen übereinstimmen. Zweifel können höchstens in bezug auf den Fall 2, bei dem die interstitiellen Entzündungsherde ganz zurücktreten, entstehen. In Anbetracht des

Umstandes, daß gerade dieser Fall aber klinisch das typische Bild der akuten, aufsteigenden mit Tod verbundenen Lähmung (sog. Landryscher Paralyse) dargeboten hat, und daß auch von anderer Seite im Verlaufe der Heine-Medinschen Epidemie derartige Befunde erhoben worden sind, halte ich mich für berechtigt, auch diesen Fall der Heine-Medinschen Erkrankung zuzurechnen.

Unsere Beobachtungen bestätigen somit im wesentlichen das, was über die Histopathologie der Heine-Medinschen Erkrankung bereits bekannt ist. Neue Schlüsse lassen sich aus ihnen nicht ableiten.

Auf die Zusammenhänge, bzw. Unterschiede der histologischen Befunde der Heine-Medinschen Erkrankung, die hier nur in den allergröbsten Umrissen geschildert werden konnten, mit den Befunden bei der Encephalitis lethargica, einzugehen, muß ich mir leider versagen, und auf das im Anfang dieses Abschnittes Gesagte, sowie auf die zahlreichen Veröffentlichungen aus neuester Zeit verweisen, ich nenne nur OBERNDORFFER[4]), SIEGMUND[5]) und O. MEYER[6]).

Literatur.

[1]) ZAPPERT, WIESNER, LEINER, „Studien über die Heine-Medinsche Erkrankung". Deuticke, Wien-Leipzig 1911. — [2]) CALHOUN, Archives of neurol. a. psychiatry 1920, Bd. 3. — [3]) Vgl. WICKMANN, ED. MÜLLER, ROMER, Lit. Handbuch für spezielle Pathologie und Therapie innerer Erkrankungen. Bd. 2. 5. 709 ff. — [4]) OBERNDORFFER, Med. W. 1919. — [5]) SIEGMUND, Berl. Klin. W. 1920. — [6]) O. MEYER, Arch. f. Psychiatr. 1920.

---

7. Grippe.

Von Dr. CARL FAHRIG in München.

Im Kriege fachärztl. Beirat für pathol. Anatomie an der K. B. Militärärztlichen Akademie.

„Die Geschichte der Grippe enthält keinen Hinweis, daß das Auftreten von Grippepandemien durch Kriege begünstigt werde. Während Fleckfieber, Typhus, Ruhr gerade im Kriege die besten Bedingungen zu epidemischer Ausbreitung finden und sich deshalb von alters her als echte Kriegsseuchen den kämpfenden Heeren an die Fersen geheftet haben, pflegt die Grippe zeitlich und örtlich ganz unabhängig von kriegerischen Ereignissen an einem Punkte der Erde aufzutauchen und von da aus in gewaltigem Seuchenzuge die Menschheit heimzusuchen.

Grippeähnliche Erkrankungen wurden zwar schon in den ersten Kriegsjahren hier und da an den Fronten beobachtet, führten aber nicht zu weiterer Verbreitung. Die große Grippeepidemie des Jahres 1918 ging in Europa im Frühjahr von Spanien aus, wurde wahrscheinlich durch französische Kriegsgefangene ins deutsche Heer getragen und durch Urlauber und Gefangenentrupps in die Heimat verschleppt. Im Gegensatz zur Influenza von 1889 und manchen früheren Pandemien, die vom Osten her in Deutschland einbrachen, kam somit diesmal die Grippe als „spanische Krankheit" zu uns; doch auch schon in alter Zeit wurden Italien und Spanien als Ursprungsstätten der Grippe genannt und dementsprechend die Seuche als „italienischer und spanischer Katarrh" bezeichnet, oder wie GLUGE aus dem Pandemiejahre 1580 berichtet, volkstümlich „spanischer Ziep" geheißen. Die Epidemie 1918 trat in 2 großen Schüben auf. Die Sommerepidemie fiel hauptsächlich in den Juni und Juli und erreichte im Juli ihren Höhepunkt. Die im Oktober einsetzende Herbstepidemie erklomm im gleichen Monat in raschem Anstieg den Gipfel, ging im November etwas zurück und erstreckte sich mit ihren Ausläufern in das nächste Jahr hinein. — Über die Häufigkeit der Erkrankungs- und Todesfälle an Grippe im gesamten deutschen Heere liegen nur unvollständige Angaben vor. Die mir von der sanitätsstatistischen Abteilung der Kaiser-Wilhelms-Akademie gütigst überlassene Aufstellung ergibt für die gesamten Armeen des deutschen Feldheeres im Juni rund 138 800 Zugänge an Grippe, das sind 30,7 °/₀₀ der durchschnittlichen Iststärke; von diesen entfallen 135 000 Zugänge = 35,1 °/₀₀ d. d. l. auf den westlichen, 3293 = 5,3 °/₀₀ d. d. l. auf den östlichen, der Rest auf die übrigen Kriegsschauplätze. Im Juli betragen die Zugänge beim Feldheer 399 300 = 94,5 °/₀₀ d. d. l. Am stärksten ist wieder die Westfront mit 374 500 Zugängen = 104,6 °/₀₀ d. d. l. betroffen, während vom östlichen Kriegsschauplatz 21 747 = 36,9 °/₀₀ d. d. l., vom Balkan 2995 = 57,9 °/₀₀ d. d. l. gemeldet sind. Vom September 1918 ab sind die Rapporte des Feldheeres unvollständig. Über die Zahl der Todesfälle an Grippe läßt sich Sicheres nicht entnehmen, da die an Lungenentzündung verstorbenen Grippekranken nicht als Grippetodesfälle verzeichnet sind, sondern zusammen mit andersartigen Pneumonien in der Rapportspalte Lungenentzündung geführt wurden. Für das deutsche Besatzungsheer ergeben sich für die einzelnen Monate folgende Zugänge: Juni 51071 — 23,3°/oo, Juli 122214 — 50,3°/oo, Oktober 63336 — 33,7°/oo, November 15099 — 11,4°/oo der durchschnittlichen Iststärke. — Ein geschlosseneres Bild geben die für das bayrische Besatzungsheer erhobenen Zahlen, die ich der Medizinalabteilung des bayrischen Kriegsministeriums verdanke. Bei einer durchschnittlichen Iststärke von 297661 Mann wurden im Sommer (Juni, Juli) 24473, das sind 82°/oo d. d. I., wegen Grippe und Lungenentzündung in die Reviere und Lazarette aufgenommen. Von diesen starben 263, das sind 0,9°/oo d. d. L bzw. 10,7°/oo der in die Reviere und Lazarette Aufgenommenen. Während der Herbstepidemie (Oktober 1918 bis einschl. Januar 1919) betrug die durchschnittliche Iststärke 203634 Mann. Es gingen 13082, das sind 64°/oo d. d. I., wegen Grippe und Lungenentzündung den Revieren und Lazaretten zu, es starben 950, das sind 4,6°/oo d. d. I. bzw. 73°/oo der in die Reviere und Lazarette Aufgenommenen. — Die mitgeteilten Erkrankungszahlen, die im Sommer prozentual höher sind als im Herbste, geben natürlich kein Bild von der Häufigkeit der Erkrankungen überhaupt, da die zahlreichen leichten, unbehandelten Fälle nicht mitgezählt sind. Die Zahl der Todesfälle im Herbste kennzeichnet deutlich den bösartigeren Charakter der Herbstepidemie.

Eine Seuche, die, wie die Grippe, in größeren, oft mehrere Jahrzehnte währenden Zeitabständen auftritt, wird zunächst meist als „neue Krankheit" angesprochen. Das auch diesmal beobachtete anfängliche Schwanken, ob die altbekannte Grippe oder vielleicht eine noch unbekannte Erkrankung vorliege, ist leicht erklärlich, da, abgesehen von den besonderen Zügen, die jede Epidemie darbietet, der als Erreger erwartete Pfeiffersche Influenzabazillus vielerorts vermißt wurde. Schon sehr bald aber offenbarte sich die Seuche durch ihre rasche und allgemeine Verbreitung, durch ihre Symptome und ihren Verlauf als echte Grippe, und zweifelhaft wurde nun die Bedeutung des Pfeifferschen Bazillus als ihres Erregers.

MANDELBAUM zog, wohl als erster, aus seinen Befunden den Schluß, „daß der Pfeiffersche Bazillus bei der jetzigen Pandemie nicht als ursächliches Moment zu betrachten ist". — Außer einigen Fällen der Sommerepidemie untersuchte ich bakteriologisch 42 Grippefälle der Herbstepidemie, die an Lungenentzündung gestorben waren. Nach PFEIFFERs Vorschrift wurde außer dem Sekrete der großen Luftwege vor allem der eitrige Inhalt der feinen Bronchialäste sowie das Lungengewebe untersucht. Nur in einem Falle, der Ende November zur Obduktion kam, fand sich im Einklang mit PFEIFFERS Ergebnissen, sein Bazillus als „Alleinherrscher" in einem Teil der feinen Bronchialverzweigungen und im erkrankten Lungengewebe, und zwar „in erstaunlichen Mengen". In 4 anderen Fällen wurden außer Pfeifferschen Bazillen 1 mal Pneumokokken, 3 mal Diplostreptokokken in großer Zahl festgestellt. Im übrigen gelang es niemals, Pfeiffersche Bazillen nachzuweisen, weder in Ausstrichpräparaten noch durch Züchtung. In den meisten Fällen, sondern es wurden nur Streptokokken, seltener Pneumokokken gefunden. — Wenn so einerseits der Pfeiffersche Bazillus, dessen bakteriologischer Nachweis ja keine besonderen Schwierigkeiten bietet, hier nur selten gefunden wurde, wenn andererseits feststeht, daß derselbe Bazillus „fast stets die den Keuchhusten begleitenden Bronchopneumonien hervorruft" (JOCHMANN) und auch sonst häufig als Begleiter zu anderen Infektionskrankheiten tritt, dann liegt die Vermutung nahe, daß der Pfeiffersche Bazillus ähnlich wie der Streptokokkus und Pneumokokkus nur die Rolle eines sekundären Erregers im Verlauf der Grippe spielt. Ob der Grippeerreger zu den filtrierbaren Krankheitskeimen gehört, wie K. v. ANGERER u. a. auf Grund ihrer Untersuchungen annehmen, wird erst durch umfangreiche Nachprüfungen mit Sicherheit zu entscheiden sein.

Kann somit die Bakteriologie in der Frage, liegt Grippe vor?, nicht als Schiedsrichter auftreten, so fragt sich nun, was die pathologische Anatomie zur Sicherung der Diagnose Grippe beizutragen vermag. Wie die epidemiologischen und klinischen Erfahrungen von 1918 im allgemeinen den in früheren Epidemien gewonnenen entsprechen, so stimmen, wie MARCHAND u. a. bestätigen, auch die pathologisch-anatomischen Befunde in allen wesentlichen Punkten mit den damaligen Erhebungen überein.

Die jüngste Pandemie erhielt ihr besonderes düsteres Gepräge durch die hohe Zahl tödlicher Komplikationen, denen ganz überwiegend gerade junge, kräftige Menschen zum Opfer fielen. Unter den Heeresangehörigen wurden vor allem die jüngsten Jahrgänge betroffen: Von 129 an der bayrischen Militärärztlichen Akademie sezierten Soldaten, deren Alter angegeben ist, standen 57 im 17.—21. Jahre, 19 im 22.—26. Jahre, 31 im 27.—36. Jahre, 22 im 37.—46. Jahre. — Die Bösartigkeit der Seuche hängt anscheinend nicht mit dem schlechten Stand der Ernährung im abgesperrten Deutschland zusammen, da die Grippe, wie SOBERNHEIM berichtet, in der mit Nahrungsmitteln sehr viel besser versorgten Schweiz noch ungünstiger verlief als bei uns. Der Ernährungszustand der von mir sezierten Soldaten war durchschnittlich nicht schlecht, in $^1/_4$ der Fälle vorzüglich. Die Krankheitsdauer hatte 4—7 Tage, durchschnittlich 8 Tage betragen, nur 2mal $3^1/_2$ bzw. 6 Wochen.

Meine, dem verfügbaren Raume entsprechend sehr kurz gefaßte Darstellung der pathologischanatomischen Befunde bei Grippe stützt sich auf 60 eigene militärische Sektionen aus der Herbstepidemie. Die aus der Sommerepidemie vorliegenden Berichte von OBERNDORFER, SCHOPPLER, GRUBER u. a. lassen erkennen, daß die Obduktionsergebnisse damals im wesentlichen die gleichen waren. Es sei jedoch erwähnt, daß die einzelnen krankhaften Veränderungen in sehr ungleicher Häufigkeit an den verschiedenen Orten Deutschlands beobachtet worden sind.

Das anatomische Bild wird durch die krankhaften Veränderungen der Atmungsorgane beherrscht, die stets in irgendeiner Weise ergriffen sind. Nahezu in allen Fällen besteht eine Entzündung der zuführenden Luftwege. Die Schleimhaut des Nasenrachenraumes ist meist geschwollen und fleckig gerötet oder von Blutungen durchsetzt; Pseudomembranbildung und Verschorfung, die JAPPÉ unter 120 Sektionen 4mal im Rachen feststellte, sah ich nicht. Bemerkenswert ist die häufige Beteiligung der Nasennebenhöhlen.

WEICHSELBAUM hob schon 1889/90 und in der Nachepidemie die fast regelmäßige Erkrankung der Nebenhöhlen hervor, von denen die Kieferhöhlen am meisten ergriffen waren und einer- oder beiderseits mit Eiter gefüllt angetroffen wurden. E. FRANKEL, der 1918 60 Fälle eingehend untersuchte, fand die Nebenhöhlen in 75% erkrankt: am häufigsten waren die Keilbeinhöhlen beteiligt, deren Auskleidung durch glasig-sulziges oder hämorrhagisches Ödem sinnfällig verändert ist, während in den Stirnhöhlen die hämorrhagische Infiltration, in den Kieferhöhlen die Exsudate vorherrschen. Die Exsudation ist vorwiegend hämorrhagisch, seltener mehr serös, nur ganz vereinzelt schleimig. Ich habe in 38 Fällen auf das Verhalten der Keilbeinhöhlen (K.) und Siebbeinzellen (S.) geachtet; 10mal waren K. und S. zugleich ergriffen, 3mal die K. allein, 2mal die S. allein erkrankt, in den übrigen 23 Fällen waren beide Höhlen frei. Die Schleimhaut der K. war entweder nur gerötet, oder sulzig, oder sulzig-hämorrhagisch, der Inhalt war 3mal schleimig-eitrig, 1mal schleimig-blutig, 2mal rein eitrig, 2mal blutig-eitrig, 1mal blutig. Die Schleimhaut der S. zeigte gleichartige Veränderungen. In 5 Fällen war schleimig-eitriger und blutig-eitriger Inhalt (2mal beiderseits) vorhanden, 1mal wäßrig-blutiger Inhalt.

Besondere Beachtung verdient der Kehlkopf. Abgesehen von kleinen Blutaustritten und der recht gewöhnlichen katarrhalischen Schwellung sah ich 9mal· eine phlegmonöse Entzündung, die am stärksten am Kehlkopfeingang ausgeprägt war und zu starker Verengerung geführt hatte; 6mal fanden sich gleichzeitig an den aryepiglottischen Falten und an den Stimmbändern meist flache Geschwüre mit eitrigzerfallendem Grunde, 2mal eitrige Perichondritis.

Bei 2 Fällen führte das hochgradige Epiglottisödem rasch zum Erstickungstode. Es ist praktisch von Wichtigkeit, diese Komplikation der Grippe zu kennen, da rechtzeitige Tracheotomie hier lebensrettend wirken kann, zumal wenn die Lungen, wie in unseren beiden Fällen, frei von entzündlichen Veränderungen sind.

Oft ist die Schleimhaut der Luftwege vom Kehldeckel bis in die kleinen Bronchien hinein gleichmäßig geschwollen und dunkelrot; häufiger beginnt die Rötung unterhalb des Kehlkopfes und nimmt nach abwärts an Stärke zu, vielfach noch gesteigert durch kleine Blutungen. In anderen Fällen ist die Trachealschleimhaut nur leicht gerötet oder durch gelösten Blutfarbstoff dunkelrot verfärbt. Schmutzigrote, blutig-seröse, schaumige Flüssigkeit erfüllt nicht selten die oberen Luftwege, die zudem meist mit trübem Schleim oder Eiter in wechselnder Menge belegt sind. Ein besonderer Befund ist die pseudomembranöse Entzündung, bei der· ich meist nur feine, graugelbliche und körnige Beläge, seltener mehr flächenhafte, fetzige Membranen sah. Infolge der ausgedehnten Epithelnekrose soll das eitrig erscheinende Sputum der ersten Tage nach CITRON fast ausschließlich aus Epithelien und nur zum kleinsten Teil aus Leukozyten bestehen. DUERCK, ASKANAZY u. a. beobachteten größere zusammenhängende Pseudomembranen, die in einem Falle DUERCKs alle luftführenden Kanäle von der Spitze der Epiglottis bis in die feinsten Bronchien ausfüllten. Als schwerste Form der

Entzündung wurde ausgedehnte, verschorfende Tracheobronchitis beschrieben; es kann dann die ganze Schleimhaut graugelblich, „wie gegerbt" aussehen (MARCHAND). Pseudomembranöse Entzündungen der Luftwege wurden auch schon in früheren Pandemien beobachtet, so 1891/92 von KUSKOW, 1837 von GLUGE, der sie in Paris bei MAGENDIE und NONAT sah. Die mittleren und kleinen Bronchien können die gleichen Veränderungen in wechselnder Stärke und Ausdehnung zeigen. Manchmal ist fast der ganze Bronchialbaum strotzend mit gelbem bis bräunlichem Eiter gefüllt, ein anderes Mal wechselt der Inhalt in den verschiedenen Verzweigungsgebieten. Bisweilen findet man reinkruppöse Ausgüsse kleiner Bronchien.

Mikroskopisch fällt die sehr hochgradige pralle Füllung aller Schleimhautgefäße auf. Zumeist enthalten die oft stark erweiterten Bronchien Leukozyten und abgestoßenes Epithel; ihre Wand ist mehr oder weniger stark entzündet. Oft sieht man nur spärlich Lymphozyten und Plasmazellen eingestreut, in anderen Fällen sind alle Schichten dicht von polymorphkernigen Leukozyten durchsetzt oder in eitriger Einschmelzung begriffen. Bei nekrotisierender Entzündung kann die Verschorfung bis in die Submukosa, in den Bronchien selbst bis in das peribronchiale Gewebe reichen (ASKANAZY), wo dann die demarkierende Entzündung einsetzt. ASKANAZY hat das Augenmerk auf den „mit Pflasterepithelbildung einhergehenden Katarrh" gelenkt, den er 38mal unter 90 Fällen sah: Die gerötete Schleimhaut erscheint herdweise oder zusammenhängend, wie mit einer feinen Porzellanlage überkleidet, die sich nicht leicht abwischen läßt. An diesen Stellen findet sich eine 4—14 Lagen dicke Zellschicht vom Bau des geschichteten Pflasterepithels, die sich auch in die Drüsengänge bis zum Ursprung der Drüsenläppchen erstrecken kann. Die Pflasterepithelbildung kann zu stärkerer Ansammlung des Drüsensekretes führen. WATJEN wies besonders auf schwere Nekrosen im Bereich der Trachealschleimdrüsen hin, wodurch ein Haften sekundärer Infektionen begünstigt werden könne.

Im Vordergrunde des anatomischen Bildes stehen die Lungenveränderungen, die sich fast regelmäßig finden und am häufigsten von allen Komplikationen den tödlichen Ausgang bei Grippe bestimmen. Sie treten hier in einer Vielgestaltigkeit auf, wie kaum bei einer anderen Infektionskrankheit unserer Breiten. Meist sind beide Lungen erkrankt und nicht selten alle Lappen ergriffen. Die jüngsten Herde stellen sich als rote oder graugelbliche, im Lungengewebe verstreute, etwa hanfkorngroße, luftleere Fleckchen dar, die sich mikroskopisch teils als einfache Blutungen, teils als hämorrhagische oder eitrige Bronchopneumonien erweisen. In anderen rasch tödlich verlaufenden Fällen findet man ziemlich große, schwere Lungen mit gespannter, matter, schmutzigbraunrot durchscheinender Pleura. Das Lungengewebe ist dann in großer Ausdehnung luftleer, dabei schlaff, braunrot und stark von hämorrhagischem Ödem durchsetzt, das auch als braunrote, schaumige Flüssigkeit die Luftwege erfüllt und in erstaunlich großer Menge von der Schnittfläche abfließt. Am häufigsten begegnet man jedoch der ausgebildeten Bronchopneumonie, die in verstreuten Herden vorkommt, oder konfluierend ganze Lappen ergreifen kann. Gewöhnlich sieht man nicht das Bild der einfachen katarrhalisch-eitrigen Bronchopneumonie in Gestalt grauroter bis gelblicher Herde, denn als besonders kennzeichnend tritt meist eine große Neigung zu Blutungen dazu, durch welche die Herde schmutzigbraunrot bis schwarzrot gefärbt erscheinen. Von der fast glatten oder nur leicht gekörnten Schnittfläche ist reichlich schmieriger Saft abstreifbar. Das zwischen den Herden gelegene Lungengewebe kann ödematös und von Blutungen durchsetzt sein. Wenn ein ganzer Lappen oder größere Teile eines solchen infiltriert sind, erkennt man oft deutlich, daß hier eine Verschmelzung zahlreicher benachbarter Einzelherde vorliegt, in anderen Fällen ist jedoch eine mehr diffus einsetzende Entzündung anzunehmen. Diese tritt nur selten als leberartig derbe, fibrinöse Pneumonie auf; zumeist zeigt das bräunlichrote Gewebe eine mehr milzartige Konsistenz und eine glatte Schnittfläche. Eine weitere Eigentümlichkeit der Grippepneumonie ist ihre Neigung zur Nekrosierung und zu rascher eitriger Einschmelzung mit Übergreifen auf die Pleura. So findet man z. B. einen splenisierten Lungenabschnitt von zahlreichen kleinen, schmutziggelben, unscharf begrenzten, nekrotischen und zerfallenden Herdchen durchsetzt, die sich eng an kleinste Bronchien anschließen, oder sieht bronchopneumonische Herde in größerer Ausdehnung eitrig eingeschmolzen, so daß wabige Hohlräume entstehen, und hat sogar umfangreiche, fast einen Lappen aushöhlende Abszesse beobachtet. Besonders charakteristisch sind subpleural gelegene eitrig-zerfallene Herde, deren Pleuragebiete sich als gelblichweiße, oft einsinkende Flecke scharf von der düsterroten Pleura abheben. Die Buntheit des Bildes wird noch gesteigert, wenn eitergefüllte Lymphgefäße durch das interstitielle Gewebe ziehen, oder wenn dieses selbst vereitert ist, und in Gestalt breiter, gelber, dem Hilus zustrebender Streifen die Lunge durchsetzt. Dann fallen bisweilen Herde vom Aussehen septischer infarkte auf, und es können die von der interstitiellen Eiterung umschlossenen mehr oder weniger pneumonischen Lungenfelder wie Sequester aus ihrem Zusammenhang herausgelöst sein. Bisweilen kann sich, wie ich einmal sah, eine eitrige Lymphangitis schon frühzeitig an eitrige Bronchitis und Bronchiolitis anschließen und das Lungengewebe erst sekundär ergriffen werden; es ergeben sich dann Bilder, wie bei der Lungenseuche der Rinder. Im Gefolge der Erweichung des Zwischengewebes hatte sich in einigen Fällen BUSSES interstitielles Emphysem ausgebildet, das auch im Mediastinum und im Gewebe des Haises auftrat, einmal sogar die ganze obere Körperhälfte umfaßte. Werden im Gefolge interstitieller eitriger Pneumonie die Blutgefäße in den entzündlichen Prozeß einbezogen und thrombosiert, so können daran anschließend infarktartige Nekrosen entstehen. Auch multiple hämatogene Abszesse des Lungengewebes können gelegentlich im Anschluß an eine diffuse Arteriitis auftreten, die sich in einem solchen Falle BERBLINGERs im Gebiet einer eitrigen Bronchiektasie entwickelt hatte.

OBERNDORFER hält Gefäßwandschädigungen, die durch Ansiedlung des Grippeerregers in den Lungengefäßen bedingt würden, und in einer fleckweise auftretenden starken leukozytären Infiltration kleiner Arterienwände ihren Ausdruck finden, für das Primäre, und gründet darauf eine vorwiegend vasale Entstehung der Lungenveränderungen. Was ich in meinen Fällen an entzündlichen Gefäßwandveränderungen sah, möchte ich für sekundäre Vorgänge halten. An eine primäre Gefäßerkrankung bei Grippe haben schon 1889/90 KLEBS und vor allem KUSKOW gedacht, der als erste Wirkung des Grippevirus Endothelwucherungen, die bis zu „Desquamationsthromben" führen könnten, ansprach.

Die histologische Untersuchung der Lungen ergibt naturgemäß sehr mannigfaltige Bilder. Das Exsudat kann ziemlich einheitlich sein oder schon innerhalb kleiner Strecken stark wechseln; dicht nebeneinander kann man serösen, blutigen, eitrigen Alveolarinhalt und alle Mischformen finden. In wechselnder, oft sehr reichlicher Menge kann Fibrin beigemengt sein. Frühzeitig tritt häufig Schwellung, Wucherung und Abstoßung der Alveolarepithelien auf, die zuweilen zu Riesenzellbildung führt. Wir begegnen das eine Mal Bildern einer katarrhalischen, einer eitrigen Pneumonie, die meistens durch Blutungen ihr besonderes Gepräge erhalten, wir sehen ein anderes Mal das typische Bild einer fibrinösen Pneumonie vor uns. Häufig ist folgender Befund: Die kleinen Bronchien und ihre Verzweigungen stark erweitert, mit Leukozyten und abgestoßenem Epithel gefüllt, ihre Wand stark aufgelockert, von Plasmazellen durchsetzt, mit stark gefüllten Blutgefäßen; in den angrenzenden Alveolarsepten, wie auch in der übrigen Lunge Kapillaren stark gefüllt. Die angrenzenden Alveolen teils mit polymorphkernigen Leukozyten, teils mit Erythrozyten angefüllt, in der weiteren Umgebung vorwiegend serös-hämorrhagisches Exsudat, dem nur spärlich Leukozyten, reichlicher verquollene, oft mit bräunlichem Pigment beladene Alveolarepithelien beigemengt sind. Alveolarepithel oft geschwellt, fast kubisch. In dem infiltrierten Gewebe verstreut lufthaltige, erweiterte Alveolen. In anderen Fällen enthalten die Bronchien vorwiegend Erythrozyten, abgestoßenes Epithel, wenig Leukozyten; in den Alveolen vorwiegend seröser, reichlich von Erythrozyten durchsetzter Inhalt, spärlich Leukozyten und Alveolarepithel. In eitrigen Pneumonien sieht man oft eitrig infiltrierte und einschmelzende Alveolarsepten. Bei interstitieller Pneumonie sind die Lymphgefäße hochgradig erweitert, mit Leukozyten, Fibrin und Zelldetritus gefüllt. Das interstitielle Gewebe ist sehr stark aufgelockert, ödematös und bisweilen auf das dichteste von Leukozyten durchsetzt oder völlig eingeschmolzen und nekrotisch.

Ziemlich frühzeitig stellt sich in manchen Fällen Organisation des Exsudates in den Alveolen, sowie Bronchiolitis obliterans ein. Die sich hierbei abspielenden histologischen Vorgänge entsprechen ganz den von HÜBSCHMANN erhobenen und eingehend geschilderten Befunden. Bemerkenswert ist einer meiner Fälle, bei dem 4 Wochen nach doppelseitiger Grippepneumonie wegen linksseitigen Empyems Rippenresektion gemacht worden war und 2 Wochen später unter sehr rasch zunehmender Dyspnöe der Tod eintrat. Es fand sich rechts ein hochgradiger Spannungspneumothorax, der nach Perforation einer kleinen subpleuralen Bronchiektasie des größtenteils karnifizierten Oberlappens entstanden war. Die beiden übrigen Lappen waren völlig atelektatisch; die linke Lunge erwies sich fast ganz karnifiziert. Auf die besondere Neigung der Grippepneumonie zur Induration wiesen bereits 1892 KUNDRAT und WEICHSELBAUM hin.

Die Pleura ist fast regelmäßig miterkrankt. Neben verstreuten Blutaustritten sieht man zarte oder bisweilen sulzige Fibrinauflagerungen; besonders bemerkenswert sind die schon erwähnten Pleuranekrosen. Ferner ist bisweilen eine eitrige Lymphangitis der subpleuralen Lymphbahnen im Gefolge eines Einschmelzungsherdes in der Lunge festzustellen. Pleuraergüsse fanden sich in der Hälfte meiner Fälle; sie waren häufig doppelseitig und vorwiegend serös-eitrig und hämorrhagisch, oder eitrig-fibrinös und rein eitrig, bisweilen 2—3 Liter betragend. Die stark zusammengedrückte Lunge zeigte einige Male keine entzündlichen Veränderungen (abgelaufene Pneumonie?), mehrmals fand sich als Ausgangspunkt eines großen Exsudates nur eine unscheinbare Pleuranekrose über einem kleinen einschmelzenden Lungenherd. Die Pleuritis kann, auf den Herzbeutel übergreifend, zu eitriger oder eitrig-fibrinöser Perikarditis (11mal) führen. In einem Falle war das Mediastinum eitrig infiltriert. Übergreifen der Entzündung durch die Lymphbahnen des Zwerchfells auf das Peritoneum mit tödlicher Peritonitis wurde von FAHR beobachtet.

Die peribronchialen und paratrachealen Lymphdrüsen sind stark vergrößert, saft- und blutreich, schmutziggraurot bis braunrot gefärbt.

Mikroskopisch sind Ödem, starke Hyperämie, Blutungen und häufig das Bild des desquamativen Sinuskatarrhes festzustellen. Im Gefolge eitriger interstitieller Pneumonie können die Hilusdrüsen vereitern.

Das Herz ist meist nur wenig verändert. Sehr häufig ist trübe Schwellung, selten dagegen (3mal) deutliche Verfettung des Herzmuskels; sehr gewöhnlich werden kleine Blutaustritte unter dem Perikard gefunden. Ungewöhnliche Befunde sind akute myomalazische Herde, die BORST sah und durch Verschleppung kleiner Lungenvenenthromben in Kranzarterienäste entstanden denkt; ferner stärkere herdförmige leukozytäre Infiltrationen mit Blutungen und Nekrosen, endlich wachsartige Degenerationsherde (GLAUS und FRITSCHE). Erweiterung der Herzhöhlen, besonders rechts, wurde öfters beobachtet; einige Male fanden sich frische entzündliche Klappenveränderungen. Über Gefäßveränderungen bei Grippe liegen Untersuchungen von STOERK und EPSTEIN vor, die im Gesamtgebiet des großen Kreislaufs, mit Ausnahme der Hirngefäße, schwere, regellos verteilte, degenerative Schädigungen der Elastica interna und der Media nachwiesen. Ausgedehnte Kontinuitätsunterbrechungen der Elastica interna und herdförmige Nekrosen der Muskelzellen sind die Hauptveränderungen. Thrombosierungen in größeren arteriellen und venösen Gefäßen, über die von einigen Autoren berichtet wird, bekam ich nicht zu Gesicht.

Im Verdauungskanal lassen sich sehr selten Veränderungen nachweisen, nur die Mandeln und die Rachenschleimhaut sind meist geschwollen und fleckig gerötet. Sehr häufig findet man Retentionspfröpfe in den Mandelkrypten. In der Magenschleimhaut wurden Blutungen und hämorrhagische Erosionen, von SIMMONDS einmal Verschorfungen beobachtet. Einmal sah ich eine umschriebene pseudomembranöse Entzündung der Peyerschen Plaques des untersten Ileums. GLAUS und FRITSCHE berichten über nekrotisierende Gastritis und Kolitis, MEYER und BERNHARD über einen Fall diffuser hämorrhagischer Kolitis. LUBARSCH sah öfters Follikelschwellung und frischere und ältere Blutungen im Dünn- und Dickdarm.

Die Leber ist meist vergrößert (Gewichte zwischen 1600 und 2600 g schwankend), ihr Gewebe graugelblichbraun gefärbt, oft mit einem zyanotischen Anflug, häufig trüb, brüchig, vorquellend, öfters verfettet. Außer trüber Schwellung und sehr häufiger Verfettung sahen GLAUS und FRITSCHE vereinzelt zentrale Nekrose der Azini. — Ein recht wechselndes Verhalten zeigt die Milz, die zumeist vergrößert ist. Ihr Gewicht schwankte zwischen 100 und 600 g, betrug in ³/₄ der Fälle mehr als 200 g. Die Gewebsfarbe wechselt von graurosa bis dunkelrot, der Blutgehalt ist meist vermehrt, häufig sehr ungleich verteilt, nicht selten finden sich Blutaustritte. Ebenso wechselt die Konsistenz, die zumeist schlaff, in anderen Fällen breiartig weich gefunden wird.

Mikroskopisch liegt manchmal nur eine starke Hyperämie vor. Dazu kann sich eine Vermehrung der die Pulpa zusammensetzenden Zellen und Schwellung des Endothels der Milzsinus gesellen, so daß sich das Bild eines akut entzündlichen Milztumors ergibt.

An den Nieren ist häufig trübe Schwellung, bisweilen Verfettung festzustellen; über die Hälfte der Fälle zeigte deutliche Gewichtsvermehrung. EMMERICH fand fast regelmäßig Blutungen in der Schleimhaut des Nierenbeckens.

In einigen der mikroskopisch untersuchten Fälle fiel besonders eine sehr ausgedehnte vollkommene Nekrose der Epithelien der gewundenen Harnkanälchen auf. Die geraden Kanälchen enthielten hyaline Zylinder, die Glomeruli schienen nicht verändert zu sein. KUCZYNSKI, der am Materiale DIETRICHS sein besonderes Augenmerk auf die Beteiligung der Niere bei schweren Fällen von Influenza richtete, fand in 48% der Influenzasektionen „eine entzündliche Nierenschädigung, die von vorwiegend degenerativen Anfangsstadien ohne scharfe Grenze durch das Weitergreifen alterativ entzündlicher Prozesse zu den Bildern typischer Glomerulonephritis überleitet". Von einigen Autoren wird das Vorkommen hämorrhagischer Glomerulonephritis, ferner von embolischer eitriger Nephritis erwähnt. Wie im Nierenbecken finden sich auch in der Harnblase manchmal kleine Blutaustritte.

Die Nebennieren fallen oft durch ihre lipoidarme Rinde auf, die nach DIETRICH wabige Degeneration und Zerfall ihrer Zellen und andere Zeichen septisch-toxischer Schädigungen, sowie auch größere Blutungen zeigen kann. SCHMORL sah nicht selten Nebennierenblutungen mit totaler doppelseitiger Infarzierung. BENEKE beobachtete ein sehr umfangreiches Hämatom der Marksubstanz bei schwerster Degeneration des Nebennierengewebes.

Von Muskelveränderungen ist vor allem die Zenkersche wachsartige Degeneration zu nennen, die mit Blutungen einhergehen kann. Die Muskulatur der Recti und Pyramidales ist vorzugsweise betroffen (10mal), seltener werden andere Muskelgebiete (Hals- und Brustmuskulatur, Zwerchfell) befallen. Bisweilen kommt es in der Muskulatur zur Bildung großer Hämatome, die sich in der Rektusscheide bis zu den Rippenbögen ausbreiten können.

Mikroskopisch finden sich Veränderungen, wie sie vom Typhus bekannt sind. Man sieht eine starke Verbreiterung und Verquellung der Muskelfasern, die strukturlos erscheinen und schollig zerfallen sind. In einem Teil der Fälle ist bereits lebhafte Regeneration im Gange.

Das Knochenmark der Wirbelsäule ist nach WEGELINs Feststellungen dunkelrot; im Femur fand er meist ausschließlich oder ganz überwiegend Fettmark. GLAUS und FRITSCHE sahen in der oberen Femurhälfte fast regelmäßig rotes Mark, das mikroskopisch durch starke Hyperämie, aber großen Reichtum an Riesenzellen ausgezeichnet war; im Wirbelmark konnten sie außerdem in einzelnen Fällen kleine Nekrosen nachweisen, die z. T. durchblutet und mit Leukozyten infiltriert waren.

Das Gehirn ist in den meisten Fällen sehr blutreich. Pachymeningitis membranacea wurde von PRYM in 8,5% seiner Fälle beobachtet, einmal mit größerem Hämatom. GOLDSCHMID stellte einmal Sinusthrombose fest. Die weichen Häute sind häufig stark durchfeuchtet und ab und zu von kleinen Blutungen durchsetzt. Eitrige und fibrinös-eifrige Meningitis fand sich in einzelnen Fällen von BORST, DUERCK, KAISERLING u. a. Kleine Blutaustritte in der Hirnsubstanz, und zwar besonders im Balken und in den Marklagern konnte ich 13mal in wechselnder Zahl und Verbreitung feststellen. PRYM sah solche Blutungen 2mal nur auf die Brückengegend beschränkt.

Die Angaben über die Häufigkeit dieser Veränderungen lauten sehr verschieden. Während z. B. KAISERLING unter 70 Sektionen keinen Fall von „hämorrhagischer Enzephalitis" beobachtete, konnte sie SCHMORL bei 44 Gehirnsektionen 15mal feststellen. Das Mikroskop zeigt in den weichen Häuten neben starker Füllung der Gefäße häufig eine Verquellung der Bindegewebsbalken mit Anschwellung der Kerne, ferner bisweilen in der Umgebung kleiner Gefäße kleinste Ansammlungen von Leukozyten und größeren Zellen, die anscheinend angeschwollenen und abgestoßenen Endothelien der Lymphspalten entsprechen. Den punktförmigen Blutaustritten in der weißen Substanz liegen verschiedene Veränderungen zugrunde. Meistens begegnet man einfachen, kompakten Kugelblutungen und ringförmigen Blutungen um Kapillaren, die ganz dem von M. B. SCHMIDT geschilderten Bild der Purpuraflecken entsprechen: Im Zentrum eine erweiterte, manchmal hyalin-thrombosierte Kapillare, um diese eine hyalin-nekrotische Schicht, dann ein mehr oder weniger ausgebildeter Kranz gewucherter Gliazellen und endlich eine Zone roter Blutkörperchen. Die Kapillaren in Rinde und Mark strotzend blutgefüllt. Manche Kapillaren bloß mit einer eigentümlichen Verquellung ihrer Wand. — Diese Blutungen sind wohl als Folgen toxischer Schädigungen der Gefäßwände anzusehen und wie die sich anschließenden reaktiven Vorgänge nicht als eigentliche Enzephalitis zu bezeichnen. Im Zusammenhang mit diesen Blutungen kann es, wie ich sah, unter Zerfall der Markscheiden zu zahlreichen kleinen Lichtungsbezirken kommen. Diese liegen als helle Fleckchen um kleine Gefäße, bestehen aus einem weitmaschigen Gliagewebe und können Reste von Blutpigment enthalten. Viel seltener kommen punktförmige Blutungen als Begleiterscheinung einer metastatisch-mykotischen Enzephalitis vor. ECONOMO sah in einem solchen Falle Blutungsherde in Mark und Rinde, wobei die Gefäßwände und das umgebende Nervengewebe bis zur Nekrose geschädigt und von massenhaften Leukozyten durchsetzt waren. Diese eitrig-hämorrhagischen Enzephalitisherde sind als beginnende Abszesse zu deuten und den auch in anderen Organen (Nieren, Prostata, Parotis, Muskeln, paraartikulärem Gewebe) vorkommenden metastatischen Abszessen an die Seite zu stellen. SPIEGEL beobachtete einen Fall akuter Myelitis mit vorwiegend perivaskulären Rundzelleninfiltraten in der grauen und weißen Substanz. Zugleich fanden sich Blutungen in den adventitiellen Räumen und keilförmige, vorherrschend malazische Herde. Eine ähnliche Beobachtung von echter Myelitis mit starker reaktiver Gliawucherung um die hauptsächlich in der weißen Substanz gelegenen entzündlichen Infiltrate stammt von ECONOMO. Er sah außerdem einen Fall schwerer degenerativer Veränderung aller Ganglienzellen des Markes vom Lendenmark bis in die Mitte des Brustmarkes mit fleckweise geringem Markscheidenzerfall. Diese nach Grippe beobachteten Rückenmarksveränderungen leiten über zu den Befunden bei der endemisch auftretenden Polioencephalomyelitis, deren Zugehörigkeit zur Grippe jedoch noch keineswegs erwiesen ist. Diese durch perivaskuläre Infiltrate, Entzündungsherde der grauen Substanz und Neuronophagien gekennzeichnete echte Enzephalitis, die auch bisweilen von punktförmigen Blutaustritten begleitet sein kann, trat im Winter 1916/17 endemisch in Wien auf (Encephalitis lethargica, ECONOMO), wurde jedoch während der großen Grippeepidemie von 1918 nicht beobachtet, sondern gesellte sich erst wieder als klinisch sehr vielgestaltiges Krankheitsbild den Ausläufern der Grippe im Frühjahr 1919 und 1920 zu. Ganz ähnlich war auch im Frühjahr 1890 in Italien im Anschluß an die Grippepandemie eine als „Nona" (nach EBSTEIN wohl eine volkstümliche Verstümmelung des Wortes Koma) bezeichnete, mit Schlafsucht einhergehende häufig tödliche Krankheit beobachtet worden.

Auf das Mittelohr habe ich in 45 Fällen geachtet und 9mal abnormen Inhalt festgestellt, der 4mal (davon 1mal doppelseitig) wäßrig-blutig, 5mal (davon 2mal doppelseitig) schleimig-eitrig, bis eitrig war. Von Augenveränderungen fand ich nur 1mal beiderseitige eitrige Konjunktivitis und daneben Phlegmone eines Oberlids und hiervon ausgehende Orbitalphlegmone. GLAUS und FRITSCHE berichten über häufiges Vorkommen von Netzhautblutungen.

Die äußere Haut war nur einige Male leicht ikterisch, 1mal fanden sich kleine Blutaustritte in der Bauchhaut. FLUSSER sah bei der Hälfte seiner eitrigen Pneumonien Gelbsucht bis Orangefärbung und hält das Auftreten der Grippe in Form einer stets tödlichen septischen Cholämie für eine besondere Eigentümlichkeit der Epidemie; bei hämorrhagischer Pneumonie fehlte nach seinen Angaben der Ikterus.

Sehr verschieden lauten die Angaben über die Häufigkeit des Vorkommens anderweitiger abgelaufener oder noch bestehender Erkrankungen, die den tödlichen Ausgang begünstigen könnten. (Von Zeichen früherer Erkrankungen wurden 27mal Verwachsungen der Pleurablätter, 4mal ältere verruköse Endokarditis, 2mal kavernöse Lungentuberkulose, 1mal Bronchiektasien, 1mal Verwachsung der Herzbeutelblätter, 1mal ältere Glomerulonephritis gefunden.)

Soweit es überhaupt statthaft ist, Ergebnisse von Sektionsstatistiken zu verallgemeinern, scheinen nach den bisher vorliegenden Erfahrungen Kranke mit Herzfehlern und Nierenkranke durch die Grippe besonders gefährdet zu sein, Lungentuberkulose dagegen in dieser Pandemie wenig zu Grippe disponiert gewesen zu sein.

Überblicken wir das geschilderte, in seinen Einzelheiten recht wechselnde anatomische Bild, so stehen darin an erster Stelle die Veränderungen der Atmungsorgane, die deshalb auch als Aufnahmeort des Grippeerregers angesehen werden. Wir wissen jedoch nicht, welche anatomischen Veränderungen zum Wesen der reinen Grippe gehören. Dem Kliniker sind rein toxische Grippeformen bekannt, die ohne entzündliche Erscheinungen seitens der Atmungsorgane verlaufen. Wenn wir die Respirationsorgane erkrankt finden, begegnen wir regelmäßig den bekannten Eitererregern und können nicht entscheiden, inwieweit diese, inwieweit das noch unbekannte Grippevirus an dem Krankheitsprozeß beteiligt ist. Sämtliche Gewebsveränderungen sind zudem ganz unspezifisch, so charakteristisch auch das Gesamtbild sein kann, zu dem sie sich vereinigen. Sie könnten an sich auch durch die gefundenen sekundären Eitererreger allein bewirkt worden sein, die im grippekranken Organismus ganz besonders günstige Entwicklungsbedingungen finden müssen. Die schwere Erkrankung der Atmungsorgane führt durch Übertritt von Toxinen und Bakterien ins Blut sehr häufig zu einem septischen Zustand, der sich in trüber Schwellung der Organe, Blutungen und bisweilen in metastatischen Eiterungen äußert (unter 40 Blutaussaaten konnte ich im Herzblut 18mal Streptokokken, 2mal Pneumokokken nachweisen). Für einen Teil der Fälle ist Sepsis bzw. Septikopyämie als Todesursache anzusehen, besonders wenn die Lungenveränderungen nicht sehr ausgedehnt sind. Bei starker Einschränkung der Atemfläche durch frische oder karnifizierende pneumonische Infiltrationen, durch komprimierende große Pleuraexsudate, ferner durch diffuse eitrige Bronchitis oder durch Glottisödem kann der Tod an Erstickung eintreten. Für andere Fälle hebt BORST toxische Einwirkungen auf das Gefäßzentrum und hierdurch bedingte Vasomotorenlähmung als Todesart hervor.

Wenn wir die Veränderungen der Atmungsorgane und die davon abhängige septische Allgemeinerkrankung in der Hauptsache als das Werk sekundärer Eitererreger ansehen, würde sich die pathologische Anatomie der Grippe vorwiegend als eine Betrachtung der Komplikationen bei Grippe darstellen. Streng genommen können wir dann am Sektionstisch auch nicht „Grippe" diagnostizieren, sondern nur aus dem mehr oder weniger charakteristischen Bild ihrer Komplikationen mit größerer oder geringerer Wahrscheinlichkeit auf Grippe als Grundkrankheit schließen. Dem Einzelfall gegenüber kann es jedoch, namentlich außerhalb einer Pandemie, sehr schwierig, ja ganz unmöglich sein, selbst diese Wahrscheinlichkeitsdiagnose zu stellen. Erst die Kenntnis des Grippeerregers kann uns in den Stand setzen, auch solche Fälle zu klären.

Literatur.

K. v. ANGERER, M. Med. W. 1918 Nr. 46. — ASKANAZY, Korr. Bl. f. Schweizer Ärzte 1919 Nr. 15. — BENEKE, M. Med. W. 1919 S. 223. — BERBLINGER, M. Med. W. 1918 Nr. 52. — BORST, M. Med. W. 1918 Nr. 48. — BUSSE, M. Med. W. 1919 Nr. 5. — CITRON, Berl. Klin. W. 1918 Nr. 43. — DIETRICH, M. Med. W. 1918 Nr. 34. — DUERCK, Sitz. Ber. d. ärztl. Vereins München 28, 1918. — v. ECONOMO, Wien. Klin. W. 1919 Nr. 15. — EMMERICH, M. Med. W. 1919 S. 251. — FAHR, Berl. Klin. W. 1919 Nr. 2. — PLUSSER, Wien. Klin. W. 1918 Nr. 42. — FRANKEL, D. Med. W. 1919 Nr. 4. — GLAUS u. FRITSCHE, Korr. Bl. f. Schweizer Ärzte 1919 Nr. 3. — G. GLUGE, Die Influenza od. Grippe nach d. Quellen bistor.-path. dargestellt. Minden 1837. — GOLDSCHMID, M. Med. W. 1918 Nr. 40. — GRUBER u. SCHADEL, M. Med. W. 1918 Nr. 33. — HOBSCHMANN, Zieglers Beiträge Bd. 63. 1917. — JAFFÉ, Wien. Klin. W. 1918 Nr. 45. — JOCHMANN, Lehrb. d. Infekt. Krankheiten 1914. — KAISERLING, Bert. Klin. W. 1919 Nr. 3. — KLEBS, D. Med. W. 1890 Nr. 14. — KUCZINSKY, D. Arch. f. klin. Med. 128. 1919. — KUNDRAT, Wien. Klin. W. 1890 Nr. 8. — KUSKOW, Virch. Arch. 139. 1895. — LUBARSCH, Berl. Klin. W. 1918 Nr. 32. — MARCHAND, Berl. Klin. W. 1890 Nr. 23 u. M. Med. W. 1919 Nr. 5. — MEYER u. BERNHARD, Berl. Kl. W. 1918 Nr. 33. 34. — MANDELBAUM, M. Med. W. 1818 Nr. 30. — OBERNDORFER, M. Med. W. 1918 Nr. 42. — PFEIFFER, Zeitschr. f. Hyg. u. Inf. Krkh. Bd. 13. 1893. — PRYM, D. Med. W. 1919 Nr. 30. 40. — M. B. SCHMIDT, Zieglers Beitr. 7. Suppl. 1905. — SIMMONDS, D. Med. W. 1919 S. 390. — SCHMORL, D. Med. W. 1918 Nr. 34. — SCHOPPLER, M. Med. W. 1918 Nr. 32. — SOBERNHEIM, Korr. Bl. f. Schweizer Ärzte 1919 Nr. 33. — SPIEGEL, Wien. Klin. W. 1919 Nr. 10. —. STOERK u. EPSTEIN, Wien. Klin. W. 1919 Nr. 45. — WATJEN, D. Med. W. 1919 Nr. 11. — WEGELIN, Korr. Bl. f. Schweizer Ärzte 1919 Nr. 3. — WEICHSELBAUM, Wien. Klin. W. 1890 u. 1892.

---

8. Weilsche Krankheit.

Von Prof. Dr. HERMANN BEITZKE in Düsseldorf.
Im Kriege Armeepathologe VII.

Über die pathologische Anatomie der Weilschen Krankheit wußten wir vor dem Kriege recht wenig. Es sind zwar seit der grundlegenden Veröffentlichung von WEIL eine Anzahl Sektionsbefunde mitgeteilt, doch handelt es sich entweder nicht um Weilsche Krankheit, wie in den Fällen von AUFRECHT, BRODOWSKI und DUNIN, NAUWERCK, teils ist die Beschreibung so knapp, daß ein sicheres Urteil nicht möglich ist (wie bei MONZER). Nur der von NEELSEN und der von HOEBER veröffentlichte Sektionsfall können als sichere Fälle Weilscher Krankheit angesprochen werden (die Arbeit von WASSILIEFF war mir nicht zugänglich). Erst der Krieg hat unseren

Kenntnissen von der pathologischen Anatomie der Weilschen Krankheit eine breitere Grundlage gegeben. In Deutschland erfolgten Mitteilungen von BEITZKE, DIETRICH, HART, HEIDENHEIM, HENKE, HERXHEIMER, LEPEHNE, MAYER, MILLER, L. R. MÜLLER, OBERNDORFER, PICK, REINHARDT (Zusammenstellung bei LUBARSCH). Die ausländischen Veröffentlichungen bis 1917 einschließlich finden sich bei NOVY.

Der folgenden Beschreibung liegt, soweit nicht andere Autoren besonders aufgeführt sind, die eingehende mikroskopische Untersuchung von 36 Fällen zugrunde, von denen ich 10 selbst seziert habe. Weitere 11 Fälle sind die von MILLER beschriebenen. Von den übrigen 15 Fällen wurden mir in dankenswerter Weise Protokolle und Schnittmaterial von den Herren DIETRICH und MERKEL zur Verfügung gestellt. Außerdem sind die Sektionsprotokolle der einschlägigen Fälle der übrigen Armeepathologen durchgesehen und wichtige Befunde daraus vermerkt.

Bei der Sektion eines an Weilscher Krankheit Verstorbenen fällt zu allererst die Gelbsucht ins Auge. Mag sie klinisch gelegentlich fehlen, in den zum Tode führenden Fällen wird sie nicht vermißt und kann in der Leiche sehr verschieden stark sein. Man kann alle Tönungen von leichtem bis zum tiefsten Gelb antreffen. Totenflecke sind meist gering. Ödeme und oberflächliche Drüsenschwellungen fehlen in der Regel vollständig.

Sehr wechselnd in Zahl und Stärke sind auch die Blutungen. Sie können an der Haut der Leiche vollkommen fehlen. In anderen Fällen sind sie nur spärlich vorhanden und sitzen dann mit Vorliebe am Schultergürtel und auf den Oberarmen. Sie sind mohnkorn- bis linsengroß, weinrot bis blaurot. Gelegentlich treten sie schon an der Haut in solcher Masse auf, daß man auf den ersten Blick den Eindruck einer hämorrhagischen Diathese hat. Unregelmäßig verstreut, auch in Gruppen, manchmal zusammenfließend, können sich die Blutungen an fast allen Stellen an der Körperoberfläche vorfinden, am stärksten gewöhnlich an Schultern und Rücken. An Handflächen und Fußsohlen habe ich sie nicht beobachten können. Manchmal sieht man kleine rote Fleckchen an den Bindehäuten. In größerer Menge pflegen die Blutungen in Gestalt kleiner, lebhaft roter Spritzer allemal bei Eröffnung der Leiche sichtbar zu werden. Es gibt kaum eine Gegend, die von ihnen verschont wäre; besonders die serösen Häute (namentlich das Herzfell), die Schleimhäute der Verdauungs-, Atem- und Harnwege, das lockere Bindegewebe des Mittelfells, das Gekröse, das retroperitoneale und Beckenbindegewebe sind von ihnen in wechselnder Stärke befallen (Genaueres bei den einzelnen Organen). Die von den Klinikern vielfach erwähnten Hautausschläge sind an der Leiche meist wieder verschwunden. Nur PICK hatte Gelegenheit, einen Ausschlag zu untersuchen, der erst am Todestage aufgetreten war. Arme, Beine, Rücken und Gesäß waren befallen. Es waren bis über erbsengroße, rundliche, flache, rötlich-gelbe bis leicht bräunliche Erhabenheiten, teils ohne Blutungen, teils mit zentralen, mehr oder minder umfänglichen Extravasaten, die bis in die Subcutis reichten. Die ersteren waren auch auf dem Durchschnitt frei von Blutungen, leicht rötlich-gelb oder dunkelgelb. Den mikroskopischen Befund beschreibt PICK folgendermaßen: „Schnitte durch die blutungsfreien quaddelartigen Erhabenheiten zeigen um die Arteriolen und Kapillaren der Cutis kleinzellige Infiltrate, die die Gefäßchen in dichten, ziemlich scharf begrenzten Mäntelo oder in mehr lockerer, schwarmartiger Auflösung einhüllen und den kapillaren Verästelungen bis in die Papillen folgen. Diese Infiltrate enthalten sehr wenig Leukozyten, vielmehr hauptsächlich kleine, auch größere Rundzellen vom Typus der kleinen und großen Lymphozyten, dazu einige gequollene Stromazellen. Plasma- und Mastzellen liefern unbedeutende Beimengungen. Die Bindegewebsbündel der Pars papillaris sind durch klare Flüssigkeit etwas auseinander gedrängt. Die Epithelien der Oberhaut sind gequollen, die Epidermis ist oft im ganzen verdickt, enthält durchwandernde Leukozyten und zeigt einige kleine, scharf begrenzte Leukozytennester unter der Hornschicht. In andern Plaques, namentlich solchen, die schon makroskopisch durchblutet sind, ist dieses Bild durch die im Gewebe verstreuten und meist sichtlich an die Gefäßchen angeschlossenen Extravasate kompliziert, sonst aber das nämliche. Im ganzen also eine Veränderung, die bereits zur Diagnose einer umschriebenen, exsudativen Entzündung der Haut, einer plaqueförmigen Dermatitis berechtigt." Auf diesen Befund hin hat PICK auch in Fällen, in denen neben Gelbsucht und auffälligen Blutungen ein Ausschlag nicht vorhanden war, die Haut mikroskopisch untersucht mit dem Erfolge, daß sich in allen Fällen um die kleinen Schlagadern und Haargefäße der Haut mehr oder minder ausgesprochen zellige Infiltrate fanden, die sich, wie Probeausschnitte von Kranken bewiesen, anscheinend bis in die Rekonvaleszenz hinein erhielten und nur langsam schwanden. PICK ist daher der Meinung, daß in diesen Hautveränderungen ein charakteristisches Kennzeichen für die Feststellung der ansteckenden Gelbsucht aus dem anatomischen Befunde gewonnen sei. Ich habe nur in einem Falle den

PICKschen Befund erheben können; in den anderen Fällen, soweit ich die Haut mikroskopisch untersucht habe, sah ich nur unbedeutende zeitige Infiltrate um die Haargefäße (nicht die kleinen Schlagadern) der Lederhaut, wie sie auch gelegentlich bei anderen Fällen vorkommen. Letzteres gibt PICK auch zu und führt die gerade beim Soldaten so mannigfachen Hautreizungen durch Ungeziefer als Ursache dafür an. Er rät, zur Untersuchung solche Hautabschnitte zu wählen, in denen derartige banale Zellenfiltrate kaum vorkommen, z. B. die Vorderfläche des Oberarms. Meine eigenen Befunde nötigen dazu, die diagnostische Bedeutung dieser Veränderungen einzuschränken. Nur das Vorhandensein der von PICK näher beschriebenen „dicken, mantelförmigen, scharf begrenzten Infiltrate an Arteriolen und Kapillaren" ist diagnostisch verwertbar, während geringe Infiltrate weder für noch gegen Weilsche Krankheit sprechen. Zu dem gleichen Ergebnis sind HERXHEIMER und ROSCHER gekommen, die derartige Hautinfiltrate bei allen möglichen Leichen fanden und davor warnen, sie als ein diagnostisch bedeutsames, charakteristisches Kennzeichen anzusehen.

Das Herz ist im Groben nicht wesentlich verändert. Die Muskulatur ist fest, die Klappen sind unversehrt, stets ohne Auflagerungen. MILLER beschreibt in einem Falle eine infarktähnliche Nekrose der Herzwand mit frischer fibrinöser Herzbeutelentzündung, die aber wohl nur eine zufällige Komplikation darstellt. Neben der Gelbsucht fallen am Herzen nur vereinzelte rote Blutungen ins Auge, die besonders am Herzfell auftreten und hier mit Vorliebe an der Hinterseite um die Furche zwischen Kammern und Vorhöfen sitzen. Seltener sind sie an der Herzinnenhaut und noch seltener, meist für das bloße Auge nicht wahrnehmbar, in der Muskulatur. Mikroskopisch finden sich an den Muskelfasern in der Regel keinerlei Veränderungen. Jedoch sieht man in den meisten Fällen winzige Zellinfiltrate in wechselnder Zahl um kleine Gefäße sowie unter dem Endo- und Perikard, teils auch mitten im Muskel. Sie bestehen vorwiegend aus Lymphozyten; meist sind auch Leukozyten dabei, die gelegentlich überwiegen können, ferner einzelne Eosinophile und adventitielle Elemente. Nur REINHARDT fand in seinem Falle, der einen im Herzkollaps verstorbenen Soldaten betraf, ganz erhebliche, fleckweise verbreitete Degenerationsprozesse, so wie sie allgemein in der Skelettmuskulatur beobachtet werden (s. u.).

Ein eigentümlich buntscheckiges Bild bieten bei äußerer Betrachtung die Lungen. Der Grundton ist an der Oberfläche ein schmutziges Gelb bis rötlichgelb. Darauf sitzen die schwarzen Stippchen der Rußablagerungen und die roten Spritzer der Lungenfellblutungen, während die Blutungen des Lungengewebes blaurötlich hindurchschimmern. Die Blutungen sind an Stärke und Ausdehnung ungemein wechselnd. Am Lungenfell finden sich manchmal nur vereinzelte rote Pünktchen, in anderen Fällen massenhafte, dicht gedrängte bis linsengroße dunkelrote Flecken; sogar bis fünfmarkstückgroße Abhebungen des Lungenfells durch flache Blutergüsse kommen vor. Auf dem Durchschnitt erscheinen die Lungenblutungen in dem graugelben bis rötlichgelben Grundgewebe als linsen- bis bohnengroße, dunkelrote, unscharf begrenzte Flecken, die sich in der Regel nicht derber anfühlen als die Umgebung. Es handelt sich also meist um einfache Blutungen, nicht um Herde katarrhalischer Lungenentzündung. Solche sind nur etwa in einem Drittel der Fälle zu finden, gehören also nicht zum regelmäßigen Bilde der Weilschen Krankheit. Während des Lebens sind sie oft nicht einmal in die Erscheinung getreten und dann nur ein zufälliger, oft erst mikroskopisch feststellbarer Leichenbefund. Manchmal gehen auch die Blutungen durch Hinzutreten von Leukozyten und Epithelien in katarrhalische Entzündungsherde über. Als seltener Befund ist eine von MILLER beobachtete hämorrhagische Infarzierung in einem Unterlappen zu erwähnen. Die Sektionsprotokolle vermerken im übrigen öfter Ödem und Hypostase, wie bei allen Krankheiten mit etwas längerem Todeskampf. Die Bronchien enthalten einen der Stärke der Lungengewebsblutungen entsprechend blutig gefärbten Schleim; an der gelben bis rötlichgelben Schleimhaut der großen Bronchien finden sich verhältnismäßig selten kleine dunkelrote Fleckchen. Die Bronchialdrüsen zeigen mikroskopisch das Bild lebhafter Blutresorption.

In den Schleimhäuten der oberen Luftwege (Luftröhre, Kehlkopf, Nase) finden sich etwas häufiger als in den Bronchinen kleine bis hanfkorngroße Blutungen. Sie sind im Kehlkopf durch Leichenveränderungen gewöhnlich schwarz gefärbt. Dasselbe gilt von der Schleimhaut des Rachens und der Zunge sowie von den Mandeln. MILLER fand in den Mandeln in 4 von 7 mikroskopisch untersuchten Fällen im Bereich des Kryptenepithels zahlreiche, flache, etwa miliare Blasen, die ihm für die Weilsche Krankheit spezifisch zu sein scheinen und die er folgendermaßen beschreibt: „Durch ein seröses Exsudat wird das Epithel teils in ganzer Dicke, teils an der Grenze von Zylinder- und Stachelzellenschicht von der Unterlage abgehoben. An der Zusammensetzung des Bläscheninhalts beteiligen sich einige Leukozyten, Rundzellen, rote Blutkörperchen und — vereinzelt — Plasmazellen. Unterstrichen wird der entzündliche Charakter dieser Alteration — ganz in derselben Weise wie etwa bei der Rachendiphtherie und der unspezifischen Pharyngitis — durch die Ausbildung zierlicher, aber sehr dichte Fibrinnetze in den bis zum Bersten gefüllten Haargefäßen." MILLER vermerkt außerdem als histologische Befunde an den Mandeln Blutfülle, kleinste Blutungen und braunes Hämosiderin in der Kapsel.

Die oberen Halslymphknoten sind manchmal, nicht regelmäßig, etwas geschwollen. Mikroskopisch findet man mehr oder minder deutlichen Sinuskatarrh und Blutresorption, hier und da auch kleine Blutungen. Im Stützgewebe, namentlich in der Kapsel, fallen gelapptkernige eosinophile Zellen auf, in Fällen mit starker Eosinophilie findet man sie auch in den Marksträngen. In solchen Fällen kommen in den Lymphdrüsen auch vereinzelte Knochenmarksriesenzellen vor.

Die Speiseröhre pflegt gänzlich frei zu sein; kleine Blutungen auf ihrer Schleimhaut sind selten. An der Schleimhaut des Magens und Darms sind als einzige Veränderung neben der Gelbsucht die Blutungen und auch diese in sehr verschiedener Ausdehnung zu finden. Manchmal hat man Mühe, ein paar rote Pünktchen zu entdecken, manchmal hinwiederum sind sie reichlich, bis linsen- oder selbst bohnengroß, gewöhnlich strich- oder gruppenweise verteilt. Im Magen sind sie teils an der kleinen Krümmung, teils im Magengrund zu finden, im Darm sitzen sie mit Vorliebe im unteren Dünndarm und aufsteigenden Dickdarm. Meist sind sie auf der Höhe der Falten zu finden, die sehr oft an sich schon hyperämisch sind. In einem von mir sezierten Falle hatten einige der Blutungen im Dickdarm zu oberflächlichen Schleimhautnekrosen geführt, die sich als schmutziggrote bis braunrote, festsitzende Schorfe zu erkennen gaben. An den Peyerschen Haufen und Einzelknötchen ist außer gelegentlichen kleinen Blutungen nichts Besonderes zu sehen. Erwähnt sei noch, daß MILLER einige Male Ödem der Dickdarmwand antraf. Mikroskopisch sieht man an den durchbluteten Stellen blutige Infiltration des Schleimhautgerüsts zwischen den Krypten, im Dünndarm vor allem Blutung in die Zotten, die dadurch bis zum Vierfachen ihres Umfangs gequollen sein können. Der Gehalt der Schleimhaut an kleinen lymphoiden Zellen ist durchweg vermehrt, namentlich in den obersten Schichten. Hier finden sich oft auch viele große, protoplasmareiche, lymphoblastische Elemente, die teilweise wie die bekannten Typhuszellen aussehen und manchmal über die kleinen Lymphozyten überwiegen. Der Inhalt des Magendarmkanals ist entsprechend der Stärke der Schleimhautblutungen durch Blutbeimischung verändert, frischrot, braunrot bis schwarz, je nach dem Grade der Verdauung, bei reichlicher Anwesenheit von Blut und von Fäulniserregern auch stark stinkend. In einzelnen Fällen können die Magendarmblutungen das Bild geradezu beherrschen; zu beachten ist indes, daß bei der Sektion im Magendarmkanal gefundenes Blut auch aus den oberen Luftwegen (Nase) stammen und verschluckt sein kann. Fehlt das Blut im Darmkanal, so ist der Inhalt mit seltenen Ausnahmen trotz der Gelbsucht stets gallig gefärbt. In den wenigen Fällen, wo die Sektionsprotokolle silbergrauen Darminhalt vermerken, liegt in der Regel eine besondere Ursache dafür vor, so in einem Falle von MILLER Verstopfung der VATERschen Papille durch einen Spulwurm oder auch eine schwere Lebererkrankung (s. u.).

Auch in Netz und Gekröse finden sich, wie oben bereits gesagt, nicht selten Blutungen in Gestalt mehr oder minder zahlreicher, mohnkorn- bis bohnengroßer, meist etwas verwaschener weinroter Flecken. Die Gekröselymphdrüsen zeigen Blutresorption entsprechend der Stärke der Blutungen in ihrem Quellgebiet.

Die Leber ist in der Regel wenig vergrößert, etwas fester und praller als gewöhnlich, nur selten wird die Konsistenz als schlaff bezeichnet. Dabei sind die Ränder noch ziemlich geschärft, keinesfalls abgerundet wie bei der Stauungsleber. Der Überzug ist glatt und weist oft verwaschene weinrote Fleckchen auf. Die Farbe schwankt je nach der Stärke der allgemeinen Gelbsucht zwischen gelbbraun und dunkelolivgrün. Die Läppchenzeichnung ist erkennbar. Bei mikroskopischer Untersuchung fällt in vielen Fällen eine mehr oder minder deutliche Lockerung des Gefüges der Leberzellen auf (Dissoziation); sie kann so stark sein, daß vom Läppchenbau nichts mehr erkennbar ist, kann aber auch völlig fehlen. Der Mehrzahl der Leberzellen ist nicht viel zu sehen. Ihre Kerne sind oft ungleichmäßig groß, eine Anzahl von ihnen ist ballonartig gequollen, andere sind schlecht oder kaum mehr färbbar. Manchmal sieht man daneben verhältnismäßig zahlreiche Leberzellmitosen. OBERNDORFER fand auch Riesenzellbildung von Leberzellen. Nur in wenigen schweren Fällen finden sich auch fleckweise kleine Leberzellnekrosen mit leukolymphozytärer Infiltration, ähnlich denen bei Typhus. Die Zellen im Zentrum der Leberläppchen enthalten mäßig viel braunen oder grünen, körnigen Gallenfarbstoff, manchmal auch lipochromes Pigment. Selten sieht man in einzelnen Leberzellen rote und weiße Blutkörperchen. Fett enthalten die Leberzellen wenig oder gar nicht. Dagegen findet sich fast durchweg Verfettung der Kupferschen Sternzellen; auch sie haben gelegentlich rote und weiße Blutkörperchen phagozytiert oder enthalten Hämosiderin. Die perikapillären Lymphräume sind mehr oder weniger deutlich sichtbar, manchmal ziemlich weit. Im Pfortaderbindegewebe und unter der Kapsel finden sich zeitige Infiltrationsherde von sehr verschiedener Stärke und Verteilung; manchmal sitzen sie ausgesprochen in der Wand der Pfortader, als seien sie von der Lichtung aus eingewandert. Kleine und große Lymphozyten pflegen zu überwiegen; daneben finden sich Leukozyten (selten in der Überzahl) sowie einige Eosinophile. Nach PICK kann der vorstehend beschriebene Leberbefund in einen weit schwereren übergehen, der sich dem Bilde der akuten gelben Leberatrophie nähert. PICK hat zwei derartige Fälle seziert. Die Leber war beide Male schlaff, nicht vergrößert, vielmehr eher etwas verkleinert. Die Schnittfläche war im ersten Falle gelb, die Läppchenzeichnung durch starke Rotfärbung der blutreichen Zentra sehr ausgesprochen; im zweiten Falle bot die Schnittfläche (bei Lampenlicht) ein teils helleres, teils dunkleres Rot mit verwischter Läppchenzeichnung. Das mikroskopische Bild „zeigte im ersten Falle eine ziemlich weit gediehene, im zweiten Fall eine außerordentlich vorgeschrittene akute Atrophie des Lebergewebes einen akuten Zerfall, der bis auf kümmerliche Reste zu last völligem Schwund des Leberparenchyms geführt hatte". Nach der beigegebenen Abbildung erhalten sich die Leberzellen besonders an der Peripherie der Läppchen. Bei dem Untergang des Lebergewebes spielen Nekrosen und körniger Zerfall eine weit erheblichere Rolle als Verfettung; die Wucherung der Gallengänge hält sich in auffallend bescheidenen Grenzen. Die klinischen Erscheinungen und den übrigen Sektionsbefund der beiden Fälle teilt PICK nicht mit.

Die großen Gallenwege sind offen und gut durchgängig. Die Galle ist meist goldgelb bis braungelb und leichtflüssig, selten dunkelgrün und zäh. Dementsprechend fehlen auch so gut wie stets die kleinen wurstförmigen grünen Thromben in den Gallenkapillaren, wie sie bei Stauungsgelbsucht zu finden sind. In der Gallenblase fand ich einmal eine eitrige Entzündung, MILLER eine „Pancholezystitis mit fibrinoider Degeneration der glatten Muskulatur"; doch handelt es sich beide Male augenscheinlich um zufällige Komplikationen, da in allen sonstigen Fällen an der Gallenblase außer gelegentlichen kleinen Blutungen unter den Bauchfellüberzug nichts Krankhaftes zu finden war.

Die Bauchspeicheldrüse pflegt nicht erheblich verändert zu sein. Mit bloßem Auge sieht man gelegentlich kleinste Blutungen im Zwischengewebe, aber meist fehlen auch diese. Größere Blutungen (MAYER) sind selten. Mikroskopisch fiel mir wiederholt die Kleinheit der Drüsenzellen auf. MILLER sah nekrobiotische Herdchen in der Drüse.

Die Milz ist etwa in der Hälfte der Fälle zur Zeit des Todes mäßig geschwollen, höchstens bis aufs Anderthalbfache, sonst von regelrechter Größe. Sie ist im allgemeinen von mittlerer Konsistenz. Das Gewebe ist auf dem Durchschnitt graurot bis weinrot mit einem mehr oder minder deutlichen Stich ins Gelbliche, mit dem Messerrücken nicht oder höchstens ganz wenig abstreifbar. Die Bälkchen pflegen deutlich sichtbar zu sein, nicht immer die Knötchen; sie sind bis mohnkorngroß, keinesfalls geschwollen. Mit dem Mikroskop sieht man hin und wieder kleine Blutungen, die bei Betrachtung mit bloßem Auge nicht immer auffallen. Der Blutgehalt ist wechselnd, ebenso der Gehalt an blutkörperhaltigen Zellen; meist ist er gering, in einzelnen Fällen finden sie sich jedoch in beträchtlicher Zahl. Zellen mit braunem, eisenhaltigem Pigment sind nur in $\frac{1}{3}$ bis $\frac{1}{4}$ der Fälle vorhanden und stets nur in mäßiger Anzahl. Dagegen pflegt sich etwas reichlicher, manchmal in großen Mengen, eine andere Zellart zu finden, die von LEPEHNE folgendermaßen beschrieben worden ist: „Zahlreiche Pulpazellen sind bis auf das Doppelte, Drei- ja Vierfache ihres normalen Umfanges vergrößert und enthalten in ihrem Innern zahlreiche kleine rote Scheibchen verschiedener Größe, die sich im nicht zu lange in Formalin aufbewahrten Material ebenso eosinrot färben wie die frei in den Bluträumen liegenden roten Blutkörperchen. Die Größe dieser Scheibchen oder Tröpfen beträgt in der Mehrzahl nur die halbe Größe eines roten Blutkörperchens, viele sind kleiner, mit Abstufungen bis zu feinsten granulaähnlichen Tröpfchen herunter. Weniger häufig finden sich rote Tropfen von der Größe eines Erythrozyten oder noch größere. Ihre Zahl innerhalb einer Zelle schwankt zwischen einigen wenigen und —, wie es zumeist der Fall ist — sehr vielen, so daß prall gefüllte Zellen mit 60—70 solcher Scheibchen und halbmondförmig zur Seite gedrängtem Kern keine Seltenheit sind. Mitunter hat es den Anschein, als ob sich auch frei zwischen den Pulpazellen solche Scheibchen befänden. Zumeist sind es wohl mit Tröpfchen angefüllte Reticulumzellen, die diesen Befund vortäuschen. Auch in einzelnen Sinusendothelien finden sich die gleichen Gebilde und ganz vereinzelt einmal auch frei in den Sinus selbst. Häufiger sieht man hier rundliche, vergrößerte und mit mehr oder weniger Scheibchen angefüllte Zellen frei im Lumen, die wohl als abgestoßene Sinusendothelien anzusprechen sind." Mittels spezifischer Reaktionen konnte LEPEHNE nachweisen, daß es sich tatsächlich um hämoglobinhaltige Scheibchen handelt, daß man also hier einem Zerfall roter Blutkörperchen innerhalb von Zellen gegenübersteht, der sich jedoch nicht in der bekannten Weise abspielt. Ich kann LEPEHNES Befunde an meinem Material bestätigen, soweit es genügend frisch konserviert werden konnte, und zwar war das Verhältnis derart, daß in Fällen mit viel Erythrophagen nur sehr wenige oder gar keine Zellen mit Hämoglobinscheibchen zu sehen waren. Waren die ersteren weniger reichlich, so traten die letzteren zahlreicher auf, und in Fällen mit massenhaft Lepehneschen Zellen sah ich so gut wie keine Erythrophagen; dafür waren die Pigmentzellen etwas reichlicher. Endlich bemerkt man in der Milz eine nicht immer beträchtliche, aber meist deutliche Vermehrung der Eosinophilen. Mit Immersion sieht man an genügend frisch konserviertem Material im Gesichtsfeld 3—4, manchmal auch 20—30 Eosinophile. Ihr Kern ist teils blasig, rund oder oval, mit deutlichem Kernkörperchen, teils gebuchtet oder gelappt; ganz vereinzelt kommen manchmal auch kernhaltige rote Blutkörperchen zu Gesicht.

Das Knochenmark der langen Röhrenknochen ist Fettmark, gelegentlich mit kleinen Blutungen, histologisch ohne Besonderheiten. MILLER hat im Knochenmark Hämosiderinzellen gesehen.

An Schilddrüse und Thymusdrüse finden sich ab und zu kleinste Blutungen, im thymischen Fettkörper sogar ziemlich häufig, histologisch jedoch nichts von Bedeutung. An der Hypophyse war, soweit sie untersucht wurde, makroskopisch und mikroskopisch nichts Auffälliges zu sehen. Die Nebennieren sind für das bloße Auge in der Regel nicht verändert. Nur in einem Falle ist eine einseitige starke Durchblutung beschrieben (HART). Kleine Blutungen sind nicht häufig. Verminderung des Lipoidgehalts sah ich nur da, wo es sich um sichtlich schon seit längerer Zeit, also schon vor Eintritt der Weilschen Krankheit körperlich herabgekommene Menschen handelte. Chrombraune Zellen sind in frisch sezierten Fällen reichlich nachzuweisen. PICK erwähnt sehr erhebliches Ödem in zwei Fällen, wobei das Organ je 14 g wog. Mikroskopisch sah MILLER Nekrose einzelner Nebennierenepithelien und kleine Rundzelleninfiltrate in Rinde oder Mark.

Die Nieren sind stets geschwollen, nicht selten bis aufs Doppelte und stärker. Es sind Maße bis zu 15:6:5 cm (regelrecht etwa 11:5,5:3,5) und Gewichte einzelner Nieren bis zu 410 g (regelrecht 130—140 g) protokolliert. Die Kapsel ist leicht abzuziehen. Die Farbe der Oberfläche ist in den Fällen mit starker Schwellung rötlichgelb, lehmgelb, goldgelb bis grünlichgelb, die Konsistenz schlaff, oft brüchig. Auf der Oberfläche finden sich einzelne, bis zehnpfennigstückgroße rote Flecken meist mit verwaschenen Grenzen; ihnen entspricht eine Blutung in die Kapsel. Ins Nierengewebe dringen diese Blutungen kaum ein. In ihrem Bereich findet sich oft ein seichter Einriß der Oberfläche. Es sei dahingestellt, ob diese bereits von NEELSEN beschriebenen seichten Risse erst beim Abziehen der Kapsel an den durch Blutung gelockerten Stellen oder bereits während des Lebens entstehen. Auf dem Durchschnitt ist die Rinde von gleicher Farbe wie oben beschrieben, stark getrübt, etwas vorquellend, bis 10 mm breit. Die Farbe des Markes ist schmutzigrot bis gelbrot. Mit bloßem Auge sieht man Blutungen auf dem Durchschnitt nicht häufig. In den Fällen mit geringerer Schwellung des Organs ist die Farbe äußerlich braunrot, die erwähnten oberflächlichen Blutungen und seichten Einrisse fehlen, die Konsistenz ist die festere. Auf dem Durchschnitt ist Farbe von Rinde und Mark entsprechend dunkler, die Rinde nur wenig oder kaum verbreitert, nicht vorquellend, aber immer getrübt. · Eine Beziehung des verschiedenartigen makroskopischen Nierenbefundes zur Krankheitsdauer ließ sich nicht mit Sicherheit feststellen, zumal der Beginn des Leidens aus den Krankengeschichten nicht immer zu ersehen war und die Krankheit verschiedentlich rasch verlaufen kann. Etwas einheitlicher stellen sich die mikroskopischen Befunde dar. Vor allem fällt die trübe Schwellung der Epithelien der Hauptstücke auf. Die Zellen sind z. T. in krümeligem Zerfall begriffen, ihr Kern ist vielfach nur schlecht oder gar nicht mehr färbbar; diese absterbenden Zellen sind mehr oder weniger deutlich gallig gefärbt. In den gewundenen Kanälchen und in den Kapselräumen der Malpighischen Körperchen finden sich geronnenes Eiweiß und einzelne Leukozyten sowie gallig gefärbte Zylinder, letztere· namentlich auch im Mark. Die gewundenen Kanälchen der Rinde sind mehr oder weniger stark erweitert. Alle diese Veränderungen · finden sich besonders ausgeprägt in den Fällen mit starker Schwellung des Organs. Fett und lipoide Substanzen sind immer nur in sehr geringer Menge in Gestalt feinster Tröpfchen in einigen Rindenepithelien vorhanden und überschreiten keinesfalls das physiologische Maß. Fast stets finden sich kleine Blutungen, teils in die Lichtung der gewundenen Kanälchen, teils und zwar häufiger und reichlicher ins Stützgewebe, besonders an der Grenze von Rinde und Mark und in die Marksubstanz. Hinzu kommen endlich in allen Fällen kleine Zellinfiltrate. Sie sind besonders reichlich bei starker Schwellung des Organs und sind in allen Teilen des Nierengewebes zu finden, besonders indes, ebenso wie die kleinen Blutungen, im Mark und um die Bogengefäße an der Grenze von Rinden- und Marksubstanz. Manchmal fließen blutige und zellige Infiltration ineinander. Im Mark liegen die Infiltrate zwischen je zwei geraden Harnkanälchen, also um die trennende Kapillare herum, und drücken die Harnkanälchen zusammen. Die benachbarten Kapillaren enthalten dieselben Zeiten wie die Infiltrate, woraus man wohl auf Zufuhr aus dem Blute schließen darf· Noch eindringlicher weisen die Befunde an den Bogengefäßen hierauf hin. Man sieht dort nesterförmige Infiltrate der Venenwände, die unmittelbar an der Lichtung am dichtesten sind, um durch die Media ·in die Adventitia hinein allmählich spärlicher zu werden. Die Zellen sind der Hauptsache nach lymphozytärer Natur mit chromatinreichem Kern und leicht basophilem Protoplasmaleib. Meist überwiegen die kleinen, seltener die großen Lymphozyten. Dazu gesellen sich mäßig zahlreiche neutrophile und eosinophile Leukozyten. Plasmazellen, die HERXHEIMER erwähnt, habe ich vermißt. Gelegentlich sind in den Infiltraten auch die Adventitial-zellen etwas vermehrt. Vereinzelt sah ich ferner kernhaltige rote Blutkörperchen, so daß die Infiltrate gelegentlich an leukämische erinnern können.

Die Schleimhaut des Nierenbeckens ist fast ausnahmslos der Sitz kleiner Blutungen, die punktförmig bis linsengroß sind und durch Zusammenfließen sogar Markstückgröße erreichen können. Weniger reichlich pflegen sie an der Blasenschleimhaut zu sein.

In den Geschlechtsorganen (Hoden, Vorsteherdrüse) sind Gelbsucht und gelegentliche kleine Blutungen die einzigen Veränderungen.

Bei der Sektion der Schädelhöhle findet sich etwa in einem Drittel aller Fälle (bei meinem eigenen Material in der Hälfte der Fälle) eine frische Pachymeningitis haemorrhagica (seltener fibrinosa) interna. Oft sind es nur einige spinnwebenartig dünne, blaßrote bis rubinrote Häutchen von Pfennig- bis Markstückgröße, manchmal etwas dickere und dunklere, mehr oder weniger die ganze Wölbung und Schädelbasis überziehende Membranen. In drei Fällen (einem eigenen und zwei von anderen Armeepathologen sezierten) war es von der Pachymeningitis aus zu einer flächen-haften, die fingerdicken Blutung zwischen harte und weiche Hirnhaut gekommen, die unter Erbrechen und Krämpfen unmittelbar den Tod herbeigeführt hatte. In dem straffen Gewebe der harten Hirnhaut selbst sind kleine Blutungen lange nicht so häufig wie in den übrigen, vorstehend beschriebenen Organen. . Dagegen sieht man öfter an der weichen Hirnhaut feine rote Spritzer, seltener flächen-halte, bis dreimarkstückgroße Blutungen. Nur in zwei Fällen von mir selbst sezierten Fällen war auch die Hirnrinde in Mitleidenschaft gezogen. Den schwersten Befund hatte Fall II, 481: „Taler-große, subpiale und kortikale Blutung im rechten Hinterhauptlappen, fünfmarkstückgroßer bräunlicher Erweichungsherd im rechten Schläfenlappen." Gelegentlich kommen kleine subependymäre Blutungen in den Seitenkammern vor. MILLER hat außerdem erbsgroße Blutungen im Balken gesehen. Er stellte auch in einem Falle frische Entartungsherde der großen Nervenknoten fest und erwähnt ferner eisenfreies, lipochromes Pigment in den Lymphscheiden der Blutgefäße sowie entzündliche Infiltratringe. Regelmäßig sind diese Veränderungen der Hirnmasse aber keineswegs. Dagegen findet sich häufiger ein mäßiges Ödem des Gehirns und der weichen Hirnhaut.

Von peripheren Nerven wurde der Hüftnerv und seine größeren Äste sowie der Oberschenkelnerv wiederholt untersucht. Ich fand mit den Methoden von MARCHI, WEIGERT und BOLTON nur ganz un-bedeutenden Faserausfall. Außerdem sah ich in den Nervenscheiden gelegentlich winzige lymphoide Zellinfiltrate. MILLER erwähnt dabei auch Plasmazellen und Leukozyten. In einem Falle sah er frische Hämorrhagien und fettigen Markscheidenzerfall des Nervus tibialis infolge einer älteren Durchblutung.

Die Skelettmuskulatur, zu deren Untersuchung die so regelmäßigen Wadenschmerzen auf-forderten, zeigt nur in wenigen Fällen für das bloße Auge sichtbare Veränderungen. PICK sah einmal „im Quadratus femoris, dem Sartorius, den Wadenmuskeln und dem Psoas, ein andermal im beider-seitigen Pectoralis major zum Teil erhebliche Blutungen, dann wieder weniger umfängliche in der Wadenmuskulatur, im Ansatz des Sternocleidomastoideus oder in den Interkostalmuskeln, teils sub-faszial, teils in der Substanz. Außerordentlich stark war in dem genannten Fall der rechte Pectoralis major durchblutet, ebenso der linke, und hier fand sich im Muskel eine fast walnußgroße Höhle, die mit geronnenem Blut und zersetzten Muskeltrümmern gefüllt war". PICK fügt hinzu, daß hier vor dem Tode eine Kochsalzinfusion gemacht, daß aber dieser Befund als evtl. Folge des unbedeu-tenden Eingriffs immerhin bedeutungsvoll sei. In den klinisch gewöhnlich am meisten befallenen Wadenmuskeln fand ich nur einmal makroskopisch sichtbare rote Fleckchen und Streifchen. In dem letzterwähnten Falle von PICK waren sie hingegen „mit opaken, bis linsengroßen Fleckchen auf das dichteste durchsetzt, und die Herdchen selbst waren durch tieflkterische Verfärbung gegen die Reste der fleischroten Muskelsubstanz scharf abgesetzt". Gewöhnlich bietet die Muskulatur abgesehen von der Gelbsucht und vereinzelten roten Pünktchen, im intermuskulären Bindegewebe keine dem bloßen Auge deutlichen Veränderungen. Das Mikroskop deckt indes in allen Fällen eine gleich-artige, nur bald schwächer, bald stärker ausgesprochene Erkrankung auf, die an der Wadenmuskulatur am kräftigsten zu sein pflegt, ohne in den übrigen Muskeln ganz zu fehlen. Die Veränderung ist zunächst dadurch charakterisiert, daß sie in der Regel nicht große, zusammenhängende Muskel-abschnitte betrifft, sondern in massenhaften kleinen Herdchen auftritt, die oft nur Bruchstücke einzelner Fasern betreffen. Sie können in schweren Fällen zu größeren, bis etwa linsengroßen Herden zusammenfließen; aber niemals ist ein Muskelbündel auf Zentimeter hin in völlig gleich-mäßiger Weise verändert, etwa wie man es so oft bei der wachsigen Entartung der geraden Bauchmuskel der Typhuskranken sieht. In ausgesprochenen Fällen zeigt das Mikroskop ein ungemein buntes Bild, da man oft alle Stadien nebeneinander sieht. Die Veränderung beginnt mit einer Aufquellung der betroffenen Muskelfaserstücke, die gleichzeitig ihre Querstreifung, sehr bald auch die Längsstreifung verlieren; manchmal bekommen sie durch Auftreten vieler feiner Tröpfchen auch ein schaumiges oder wabenartiges Aussehen. Der Rest der gleichen Faser sowie die beiderseits anstoßenden Fasern können dabei völlig ihr regelrechtes Aussehen behalten. Die Aufquellung geht manchmal unter Bildung von Wülsten und Buckeln vor sich, die sich in die anstoßenden Fasern hineinbuchten und sie zusammendrücken. Das erkrankte Faserstückchen trennt sich immer deutlicher vom Rest der Faser ab; es kann gelegentlich auch in quere hyaline Scheibchen und Bänder zerfallen, die hufeisenförmig oder bretzelartig geschlungen sind. Die abgestorbenen Bruchstücke durchtränken sich allmählich mit Gallenfarbstoff und nehmen ein schmutzigbraunes Aussehen an. Weiterhin begegnet man Zeichen der Aufsaugung dieser Faserstückchen, zuerst an ihren Enden, da wo sie an den noch gesunden Rest der Faser anstoßen. Sie bröckeln hier ab, die Bruchstückchen verschwinden, so daß die Faser hier eine starke Einschnürung erfährt. Wie weit die Aufsaugung der abgestorbenen Teile gehen kann, ist aus den histologischen Bildern nicht mit voller Sicherheit zu erschließen. Um die zerfallenden Faserstücke herum fangen alsbald die Sarkolemmkerne an zu wuchern. Bald gesellen sich Leukozyten, Lymphozyten, unter Umständen sogar Fremdkörperriesenzellen (PICK) hinzu, so daß sich kleinste Herdchen eines Granulationsgewebes bilden, das weiter auf die Aufsaugung des toten Materials hinarbeitet. Dazu kommen noch mehr oder minder zahlreiche kleine Blutungen, teils ins intermuskuläre Bindegewebe, teils zwischen die Muskelfasern, oft in unmittelbarer Verbindung mit den beschriebenen Entartungsherdchen. Alle diese Dinge können sich, wie gesagt, in buntem Durcheinander im selben Gesichtsfeld finden. Manchmal sieht man indes nur die ersten Stadien der Quellung und des Zerfalls in Schollen oder Bändern zusammen mit kleinsten Blutungen.

Die Erreger sind in der Leiche nur selten und äußerst spärlich zu finden. Alles Suchen in Ausstrichpräparaten von Leber und Nieren (Färbung nach GIEMSA und nach PROSCHER) war vergebens. Erst Behandlung von Organstückchen nach LEVADITI und Durchmusterung zahlreicher Schnitte hatte einigen Erfolg. In der Leber fand ich nur ein einziges Mal eine Spirochäte, HERXHEIMER in seinem Fall vereinzelte Exemplare; beide Male lagen sie in Leberzellen. Mehrfach glückte mir der Nachweis einzelner Spirochäten im erkrankten Muskel, und zwar zwischen den Muskelfasern, niemals dagegen in Milz und Nebenniere. Die meisten Spirochäten wurden von mir wie anderen Untersuchern (HERXHEIMER, MILLER) in den Nieren gefunden. Doch muß man gerade hier überaus vorsichtig sein, da nicht nur Versilberungen von Zellrändern und allerlei Zelltrümmern vorkommen, sondern weil sich oft Reihen schwarzer Körnchen derartig aneinanderlegen, daß der Eindruck einer knotig gewundenen Spirochäte entsteht. Solche Dinge sind mitunter auch bei Nephritiden anderer Art zu finden. Man tut daher gut, alle verdächtig dicken und übermäßig steil gewundenen Gebilde abzulehnen, um nicht einer Täuschung zum Opfer zu fallen. Spirochäten habe ich in den Nieren immer nur vereinzelt oder in wenigen Exemplaren zusammenliegend im Bereich der gewundenen Kanälchen gesehen, ebenso wie HERXHEIMER. Sie lagen entweder in der Lichtung oder auch in und zwischen den Epithelien. MILLER sah außerdem Spirochätennester im Stützgewebe des Kanälchenlabyrinths.

Zusammenfassend kann ich auf Grund der nunmehr vorliegenden Erfahrungen nur die früher schon ausgesprochene Formel wiederholen, daß es sich bei der Weilschen Krankheit „um eine septische Allgemeininfektion handelt, die ihr besonderes Gepräge durch allgemeine Gelbsucht, massenhafte kleine Blutungen, eine schwere Nierenerkrankung und Entartungen der Skelettmuskulatur erhält". Diese Teilerscheinungen seien nunmehr der Reihe nach besprochen.

Bei der Gelbsucht kann es sich keinesfalls um eine mechanisch bedingte Stauungsgelbsucht handeln. Die großen Gallenwege waren stets gut durchgängig, der Stuhl gallig gefärbt, die Galle in der Regel goldgelb und dünnflüssig. Überfüllte und erweiterte Gallenkapillaren fand ich in dem von mir mikroskopisch untersuchten Material nur 3mal. Der eine Fall war der von MILLER beschriebene mit einem Spulwurm im großen Gallengang; die anderen beiden waren ebenfalls nicht von mir seziert, so daß ich über etwaige mechanische Behinderung des Gallenabflusses nichts aussagen kann. Jedenfalls dürfte die Stauungsgelbsucht in diesen 3 unter 36 Fällen eine zufällige Komplikation und von der für die Weilsche Krankheit wesentlichen Gelbsucht unabhängig sein. Diese läßt sich vielmehr aus der gestörten Funktion der Leberzellen ·erklären. Hierfür sprechen die Veränderungen an mehr oder minder zahlreichen Leberzellen: Schwellung mancher Kerne, Nekrosen einzelner Zellen oder Gruppen von solchen, viele Mitosen. Noch mehr dürfte die Lockerung des ganzen Gefüges der Leber mitspielen, wofür die Dissoziation der Leberzellen der sichtbare Ausdruck ist und die zur mechanischen Durchtrennung vieler Gallenkapillaren und damit zum Abfluß der Galle in falscher Richtung führen muß. Auch das oft sehr ausgesprochene Ödem der Leber wird in dieser Richtung wirksam sein und durch Zusammendrücken der ·Gallenkapillaren und Auslaugung der Leberzellen den Eintritt der Galle in die kreisenden Körpersäfte begünstigen. Diese Erklärung ist als unbefriedigend bezeichnet worden (LUBARSCH), zumal die sichtbare Leberschädigung und die Stärke der Gelbsucht nicht immer in geradem Verhältnis zueinander stehen (LEPEHNE). LEPEHNE ist auf Grund seiner Untersuchungen geneigt, vielmehr eine Gelbsucht ohne Beteiligung der Leberzellen, durch Gallenfarbstoffbildung in den Retikuloendothelien von Milz und Leber anzunehmen. Die tatsächlichen Befunde von LEPEHNE habe ich in mehreren Fällen betätigen können. Ob seine Deutung einer. unmittelbaren Gallenfarbstoffbildung aus Blutfarbstoff in den genannten Zellen richtig ist, müssen weitere Untersuchungen lehren. Vielleicht ist sowohl ein vermehrtes Angebot von abgebautem Blutfarbstoff als auch eine Schädigung der Leberzellen und des Lebergewebes notwendig. Jedenfalls halte ich eine Teilnahme der Leberzellen am Zustandekommen der Gelbsucht bei Weilscher Krankheit bisher noch nicht für widerlegt und bin auch weiter der Ansicht, daß die Leber eine der Hauptangriffsstellen des Erregers ist, worauf weiter unten noch einzugehen sein wird.

Die Blutungen treten, wie oben geschildert, an Stärke und Ausdehnung sehr verschieden auf. Manchmal sind sie nur mäßig zahlreich, manchmal so massenhaft, daß man geradezu von einer hämorrhagischen Diathese sprechen kann. Sie sind meist punktförmig und diapedetischen Ursprungs, wie sich besonders schön an den Haargefäßen der Lunge beobachten läßt. Doch fehlen auch größere Blutungen nicht, die dann auch Bedeutung für den Verlauf der Erkrankung bekommen und manchmal das tödliche Ende herbeiführen oder doch beschleunigen. Diesen Eindruck erweckten gelegentlich die Blutungen in die Darmlichtung. Unmittelbare Todesursache war in 3 Fällen (s. o.) die Pachymeningitis haemorrhagica mit einer bis fingerdicken Blutung zwischen die Hirnhäute, der Tod war hier unter Bewußtlosigkeit und Krämpfen erfolgt. Ob auch andere nervöse Erscheinungen, insbesondere der so häufige Singultus, auf Blutungen zurückzuführen sind, steht dahin. In einem Falle, der während des Lebens reichlich Singultus dargeboten hatte, wurden bei der Sektion Hirn, Rückenmark, Nervus phrenicus und Ganglion coeliacum makroskopisch vergebens auf Blutungen nachgesehen. Was nun die Entstehung der Blutungen anbetrifft, so führe ich sie auf Schädigungen ·der Gefäße durch das spezifische Virus zurück und setze sie ebenso wie PICK in Parallele zu den zahlreichen kleinen Blutungen bei anderen septischen Allgemeinerkrankungen. Ich möchte nicht so weit gehen wie FICK und allen diesen Blutungen entzündlichen Charakter zuschreiben, wenn das auch für viele von ihnen zutreffen mag. Es dürfte deshalb zweckmäßiger sein, nur von einer Schädigung der Gefäße zu sprechen, die ja auch zur Erklärung der Vorgänge bei exsudativen Entzündungen angenommen wird. Nicht beitreten kann ich indessen der Ansicht von MILLER, der die Blutungen lediglich auf die Cholämie zurückführen will. Meinen Einwand, daß die Blutungen manchmal schon vor der Gelbsucht auftreten, glaubt MILLER mit dem Hinweis entkräften zu können, daß auch das sicher auf die Gelbsucht zu beziehende Hautjucken gelegentlich schon kurz vorher einsetzt. Mir fehlen hierüber eigene Erfahrungen. Jedoch kann ich zur Stütze meiner Auffassung noch folgendes anführen: Ich habe in den letzten Jahren bei den zur Sektion gekommenen Fällen von Stauungsgelbsucht ganz besonders auf Blutungen geachtet. Selbst in den schwersten Fällen (bei Krebs der großen

Gallenwege) traten sie nie in derselben Massenhaftigkeit und Stärke auf, wie so oft bei Weilscher Krankheit. Und auch bei dieser Krankheit selbst besteht keineswegs eine Parallele zwischen der Stärke der Gelbsucht und der der Blutungen. Ich habe Fälle mit leichter Gelbsucht und zahlreichen Blutungen gefunden und — wiewohl seltener — umgekehrt. Nach meinen Erfahrungen werden also die Blutungen bei Weilscher Krankheit nicht lediglich durch die Gelbsucht hervorgerufen, wenn auch fraglos Gelbsucht die Bereitschaft zu Blutungen erhöht, wie wir das schon lange wissen.

Nun zu der Nierenerkrankung. Auch hier glaubt MILLER es wesentlich mit einer cholämischen Nephrose zu tun zu haben. Doch muß ich dagegen bemerken, daß die trübe Schwellung der Nieren bei Weilscher Krankheit gewöhnlich weit über das Maß dessen hinausgeht, was man bei Gelbsucht anderer Herkunft zu finden pflegt. Ich kann daher die Cholämie nur zum Teil für die schwere trübe Schwellung bei Weilscher Krankheit verantwortlich machen, während der andere, und zwar wohl der bedeutendere Anteil auf Rechnung des Erregers gesetzt werden muß, der beim Menschen gerade in den Nieren am häufigsten zu finden ist. Mit dieser schweren degenerativen Veränderung des Parenchyms findet sich Abscheidung von Blut und Eiweiß in die Harnkanälchen — also ein exsudativer Vorgang — während es sich von den interstitiellen Infiltraten nicht mit Sicherheit sagen läßt, wieviel davon exsudativer, wieviel produktiver Herkunft ist; ich habe, wie aus der oben gegebenen Beschreibung hervorgeht, den Eindruck, daß die Exsudation (bzw. Emigration und Diapedese) überwiegt. Alles in allem liegt also eine schwere, wesentlich „alterative" Nierenentzündung vor, wenn man der LUBARSCHschen Einteilung folgt. Ich möchte nicht unterlassen, besonders zu betonen, daß die Glomeruli, abgesehen von Eiweißabscheidung, unbeteiligt waren. Nur in je einem Falle von HART und von mir fanden sich halbmondförmige Wucherungen der Kapselepithelien. Dieser ausnahmsweise Befund gehört also nicht zum Bilde der Weil-Nephritis und ist als eine zufällige Komplikation anzusehen, die in dem von mir sezierten Falle, der nach 3tägiger Harnverhaltung zugrunde ging, sichtlich die unmittelbare Todesursache war. Sehr bemerkenswert ist, daß sich trotz der schweren Nierenentzündung und trotz der sich durch die zahlreichen kleinen Blutungen verratenden, ausgebreiteten Kapillarschädigung bei Weilscher Krankheit niemals Ödeme finden. Da wir über die Entstehung nephritischer Ödeme noch ganz im unklaren sind, möchte ich diese Tatsache lediglich verzeichnen, ohne daran Betrachtungen zu knüpfen.

Über die Erkrankung der Skelettmuskulatur ist nichts Besonderes mehr zu sagen. Die mir wiederholt gelungene Auffindung von Spirochäten in den Krankheitsherdchen zeigt, daß es sich hier um einen bevorzugten Ansiedelungsort der Erreger handelt, zumal sie in anderen Organen außer in der Niere bei menschlichen Leichen kaum anzutreffen sind.

Die Eintrittspforte der Erreger verlegt MILLER auf Grund seiner histologischen Befunde in die Mandeln. Ich muß gestehen, daß die interessanten Befunde MILLERs nicht ausschließen lassen, daß es sich gleichfalls um eine sekundäre Ansiedlung der Erreger handelt, und bin der Meinung, daß die bisher bekannten anatomischen Veränderungen bei Weilscher Krankheit einen sicheren Schluß auf die Eintrittspforte nicht erlauben.

Es sei nunmehr die wichtige Frage erörtert, ob der anatomische Befund bei Weilscher Krankheit eine sichere Unterscheidung von anderen mit Gelbsucht, Blutungen und Fieber verlaufenden Krankheiten sicher ermöglicht. Ich muß MILLER recht geben, daß der makroskopische Befund dazu nicht ausreicht. Die Nieren sind makroskopisch nicht immer so charakteristisch verändert, wie ich es in meinen ersten Fällen fand. Die Erkrankung der Skelettmuskulatur ist in einzelnen Fällen nur sehr wenig ausgesprochen. Doch wird man bei Beachtung der Gesamtheit der Zeichen und bei ausgiebiger mikroskopischer Untersuchung (vor allem Leber, Nieren und verschiedene Teile der Skelettmuskulatur) mit seltenen Ausnahmen zu einer sicheren

Diagnose kommen. Selbstverständlich ist auch die bakteriologische Untersuchung des Leichenblutes und der Milz heranzuziehen. Vor Verwechslung mit anderweitigen septischen Allgemeinerkrankungen, die mit Gelbsucht verlaufen, schützt die bei diesen Erkrankungen vorhandene große, weiche Milz und der bakteriologische Nachweis von Eitererregern. Das gelbe Fieber ist durch die ausgedehnten, in der intermediären Zone der Leberkläppchen liegenden Nekrosen charakterisiert, die bei Weilscher Krankheit fehlen. Ob die bei dieser stets zu findende Skelettmuskularerkrankung bei Gelbfieber vorhanden ist, kann ich nicht sagen; bei septischen Allgemeinerkrankungen mit Gelbsucht habe ich sie vermißt. Die Stellung der Weilschen Krankheit zu dem in Ägypten endemischen, biliösen Typhoid ist noch ganz ungeklärt; von manchen Autoren werden beide Erkrankungen für identisch gehalten. Hier dürften vor allem pathologisch-anatomische Untersuchungen weiterbringen. Die Beschreibung, die KARTULIS vom Sektionsbefund des biliösen Typhoids gibt, ist etwas zu kurz; der Nierenbefund stimmt nicht mit dem bei Weilscher Krankheit überein. Am wichtigsten ist wohl die Frage nach der Unterscheidung zwischen Weilscher Krankheit und akuter Leberatrophie. Nach dem oben gegebenen Leberbefund bei Weilscher Krankheit dürfte eine Verwechslung mit der ausgedehnten Lebernekrose und den Gallengangswucherungen bei akuter Leberatrophie ausgeschlossen sein. Die Frage wird aber dadurch verwickelt, daß nach den Befunden von PICK und HART eine Weilsche Krankheit in akute Leberatrophie übergeben kann. Es ist das um so weniger verwunderlich, als akute Leberatrophie auch auf dem Boden anderer Infektionskrankheiten entstehen kann, erst recht also im Gefolge einer solchen, bei der die Leber einen Hauptangriffspunkt des Virus bildet und mitunter schon kleine Nekrosen zeigt. PICK begründet den Zusammenhang seiner beiden Fälle von akuter Leberatrophie mit Weilscher Krankheit durch den Nachweis der beschriebenen Skelettmuskelveränderung. Nach PICKs Vortrag wurden mehrere Stimmen laut, es könne sich bei den im Jahre 1916 auffallend gehäuften Fällen von akuter Leberatrophie z. T. um verschleppte Fälle von ursprünglicher Weilscher Krankheit handeln. Auch bei einem von mir selbst im Felde sezierten Falle von akuter Leberatrophie ist mir dieser Verdacht gekommen.

Sekt. VII, 374. Sch. Ldstm., 5/J. R. 69, Rottenarbeiter, 37 Jahre. Großer kräftiger Mann, Trinker. Eingeliefert mit der Diagnose „Weilsche Krankheit". Unter schweren Verlauf Tod nach einigen Tagen.

Akute gelbe Leberatrophie. Blutungen unter das Herz- und Lungenfell, in die Darmschleimhaut, die Darmlichtung und die Nierenbeckenschleimhaut. Bronchitis, katarrhalische, hämorrhagische Lungenentzündung. Allgemeine Gelbsucht.

Mikroskopisch: Schwere Verfettung der Leberzellen mit ausgebreiteter frischer Leberzellnekrose. Keine Gallengangswucherungen. In der Wadenmuskulatur bruchstückweise wachsige Entartung einzelner Muskelfasern.

Chemisch: In der Leber kein Phosphor.

Die Ähnlichkeit mit den PICKschen Fällen ist unverkennbar. Auch hier ein Bild, das dem allerersten Stadium, nicht dem ausgeprägten Bilde der akuten Leberatrophie entspricht. Wenn auch noch weiteres Beobachtungsmaterial in dieser Richtung erwünscht ist, so muß doch jetzt schon mit der Möglichkeit eines Ausgangs von Weilscher Krankheit in akute Leberatrophie gerechnet werden.

Die Annahme liegt nahe, daß es zwischen diesen Fällen mit ausgebreiteter Leberzellennekrose und solchen mit minder schweren Leberbeschädigungen Zwischenstufen gibt, die zu umfangreichen regeneratorischen Wucherungen in der Leber, zu einem Umbau ihres Gewebes und somit zur Leberzirrhose führen. Auch von PICK und OBERNDORFER ist diese Möglichkeit anerkannt. Solche Zirrhosen dürften jedoch erst einige Zeit nach dem Kriege in die Erscheinung treten. HART hat einen Fall beschrieben, der über 3 Monate nach dem Beginn einer Weilschen Krankheit mit einer Leberzirrhose zur Sektion kam; die Leber bot das Bild einer ausheilenden akuten Leberatrophie.

Die Entstehung einer chronischen Nierenentzündung auf dem Boden einer Weilschen Krankheit glaube ich nicht mehr befürchten zu sollen, nachdem ich mich überzeugt habe, daß die Weil-Nephritis durchschnittlich viel rascher abläuft als die sog. „Feldnephritis" und daß bei Weilscher Krankheit die Glomeruli mit wenigen Ausnahmen unbeteiligt sind.

.Literatur.

AUFRECHT, Die akute Parenchymatose. D. A. f. klin. Med. 40 S. 619.
BEITZKE, Über die pathol. Anatomie d. ansteckenden Gelbsucht (Weilsche Krankh.). Berl. Klin. W. 1916 S. 188.
BRODOWSKI u. DUNIN, Ein Fall von sog. Weilscher Krankheit usw. D. A. f. klin. Med. 43.
DIETRICH, Kriegspathol. Tagung. 1916 S. 10.
HART, Kurze Bemerkungen über die pathol. Anatomie der Weilschen Krankheit. Berl. Klin. W. 1917 S. 285.
— Über die Beziehungen des Icterus infectiosus (Weilsche Krankheit) zur akuten gelben Leberatrophie und Leberzirrhose. M. Med. W. 1917 S. 1598.
HEIDENHEIM, Die Serumbehandlung bei Icterus infectiosus. M. Med. W. 1917 S. 1575.
HENKE, Kriegspathol. Tagung. 1916 S. 11.
HERXHEIMER, Kurzer Beitrag zur Pathologie der Weilschen Krankheit. Berl. Klin. W. 1916 S. 494.
HUEBER, Weitere Beiträge der Weilschen fieberhaften Gelbsucht. D. milit. Zeitschr. 1890 S. 1.
KARTULIS, Über das biliöse Typhoid. D. Med. W. 1888 S. 1.
LEPEHNE, Zerfall der roten Blutkörperchen in der Milz bei Weilscher Krankheit. Med. Klin. 1918 S. 366.
LUBARSCH, Pathologie der Weilschen Krankheit. Ergebn. d. allg. Pathol. 19, 1 S. 560.
MANTOVANI, Di un caso di spirochetosi con ittero emorrhagico e meningite cerebrospirali. Pathologica. 1917 S. 101.
MAYER, Veränderungen der Bauchspeicheldrüse bei Weilscher Krankheit. D. Med. W. 1918 S. 857.
MILLER, Über die Weilsche Krankheit und die Eintrittspforte ihres Erregers. M. Med. Woch. 1917 S. 1572.
— Über die pathologische Anatomie und die Übertragung der Weilschen Krankheit. Zeitschr. f. Hyg. 86. S. 161.
MOLLER L. R., Über den Icterus infectiosus D. Med. W. 1916 S. 505.
MONZER, Über den Icterus infectiosus usw. Prager Zeitschr. f. Heilk. 1892.
NAUWERCK, Zur Kenntnis der fieberhaften Gelbsucht. M. Med. W. 1888 S. 579.
NEELSEN, Pathologisch-anatomische und bakteriologische Untersuchung eines Falles von Weilscher Krankheit. D. A. f. klin. Med. 50 S. 285.
NOVY, Infective Jaundice. The internat. assoc. of med. mus. Bull. No. VII S. 327.
OBERNDORFER, Pathologisch-anatomische Erfahrungen im Felde. M. Med. W. 1918 S. 1189.
PICK, Zur pathologischen Anatomie des infektiösen Ikterus. Berl. Klin. W. 1917 S. 451.
REINHARDT, Demonstration des Erregers und histologischer Präparate der Weilschen Krankheit. M. Med. W. 1917 S. 1403.
WASSILIEFF, Über infektiösen Ikterus. Wien. Klinik 1889.
WEIL, Über eine eigentümliche mit Milztumor, Ikterus und Nephritis einhergehende akute Infektionskrankheit. D. A. f. klin. Med. 39 S. 209.

9. Die Pocken.

Von Prof. Dr. KONRAD HELLY in St. Gallen.
Im Kriege k. u. k. Stabsarzt a. Kd.

Die Pocken, diese einst so verbreitete und so gefürchtete Seuche, gehören nach den Erfahrungen des Krieges zu jenen Infektionskrankheiten, welcher man sehr leicht, wenn nicht am leichtesten von allen, Herr werden konnte. Es ist dies wohl das beredteste Zeugnis für die segensreiche Wirkung der Impfung und, woferne es überhaupt noch nötig gewesen wäre, neue Beweise für deren Notwendigkeit zu erbringen, gaben die zerstreuten kleinen lokalen Ausbrüche der Krankheit wiederholt die Möglichkeit, einerseits durch die Schutzimpfung rasch anfänglich weitere Ausbreitungen einzudämmen, andererseits im klinischen wie im anatomischen Bild die günstigen Unterschiede des geimpften Organismus gegenüber dem ungeimpften zu beobachten.

Was nun die pathologische Anatomie der Variola betrifft, ist dieselbe durch WEIGERTs seinerzeitige klassische Untersuchungen und die sonstigen in früheren Jahren erhobenen Befunde hinlänglich genau und sorgfältig sowie erschöpfend durchgearbeitet worden, so daß wesentliche neue Befunde kaum mehr zu erwarten waren. Tatsächlich ergaben auch die Kriegsbeobachtungen sowohl im makroskopischen wie im mikroskopischen Bild der Pockenpustel durchaus die schon bekannten Veränderungen, so daß sich ein Eingehen auf dieselben an dieser Stelle wohl

11*

erübrigt. Es kann nur gesagt werden, daß die einmal aufgetretene Pustel, sie mag nun ihren vollen Entwicklungsgang nehmen oder mehr minder abortiv verlaufen, einen wesentlichen Unterschied bei den Geimpften gegenüber den Ungeimpften nicht erkennen läßt, insbesondere woferne man den Verlauf der Variolosis der letzteren mit in den Kreis der Betrachtung zieht. Wohl aber hat es gelegentlich den Anschein gehabt, als wäre das Auftreten der hämorrhagischen Form der Blattern durch eine vorausgängige Impfung begünstigt worden, und es hat sich z. B. KUTSCHERA im Jahre 1915 in Innsbruck in ähnlichem Sinn geäußert. Die Fälle sind jedoch zu spärlich, als daß ein sicheres Urteil erlaubt wäre, und beweisen ebendadurch nichts gegen die Vorteile der Impfung in bezug auf Ausbreitung und Krankheitsverlauf im allgemeinen.

Im Obduktionsbild besteht zwischen Geimpften und Ungeimpften, bzw. vor längerer Zeit Geimpften und daher nicht mehr im genügenden Impfschutz Stehenden kein durchgreifender Unterschied, wie ich dies erwähnt habe[1]), es wäre denn, daß Geimpfte eine unregelmäßigere Ausbreitung des Exanthems zeigen, welches selbst bei sehr universeller Aussaat zerstreute wenig befallene Hautstellen freiläßt und damit noch einen Rest von Impfschutz erkennbar macht. Doch sind Exanthem und Orchitis variolosa beispielweise in gleicher Ausbildung wie bei Ungeimpften zu beobachten. Im allgemeinen kann man auch bei der Variola die Beobachtung machen, welche in ähnlicher Weise gleichfalls für andere immunisatorischen Maßnahmen zugängliche Infektionskrankheiten gilt, daß der Tod zumeist bei den Geimpften in verhältnismäßig vorgeschritteneren Erkrankungsstadien eintritt als bei Ungeimpften, wenn nicht komplizierende anderweitige Zustände des Organismus dessen Widerstandsfähigkeiten herabsetzen.

Ist das anatomische Bild beim Toten wie beim Lebenden mithin in typischen Fällen als solches ohne weiteres kenntlich gewesen, machten anderseits bisweilen abortive Fälle — und dies naturgemäß vorwiegend bei Lebenden — insoferne diagnostische Schwierigkeiten, als sowohl Varizellen als auch gewisse im Gefolge besonders von enterogenen Störungen aufgetretene mit Furunkel- und Pustelbildung einhergehende Erytheme zu Verwechslungen Anlaß bieten konnten.

Es ist das Verdienst PAULS, durch seine diagnostische Methode der Überimpfung von Pustelinhalt auf die Kaninchenkornea[2]) ein Mittel zur sichern diagnostischen Unterscheidung für derartige Fälle angegeben zu haben. Die Methode besteht in ihren Grundzügen darin, daß die Kornea mit dem Infektionsmaterial gitterförmig oberflächlich geritzt wird; es treten besonders an den Kreuzungspunkten hügelförmige Epithelwucherungen auf, welche bereits nach 48 Stunden ein für die Diagnose genügend charakteristisches Aussehen haben und im weiteren Verlauf eine charakteristische zentrale kraterförmige Vertiefung bekommen, woselbst auch reichlich Guarnerische Körperchen nachweisbar werden. PAUL[3]) hat dann noch bezüglich der Unterscheidung nicht durch Pockeninfektion bedingter ulzeröser Keratitiden eindringlich davor gewarnt, „beim Korneaversuch bloß auf Grundlage des makroskopischen Befundes am le benden Tier ein abschließendes Urteil zu fällen". Zeigen sich beim Versuchstier in vivo nach 48 Stunden bei Lupenbetrachtung keinerlei pathologische Erscheinungen auf der Kornea, wird dasselbe nicht getötet und der Befund als „variolanegativ" bezeichnet; andernfalls werden die Tiere zu dieser Zeit getötet und die enukleierten Bulbi auf 10 Minuten in Sublimatalkohol (4 g Sublimat, 30 ccm 98% Alkohol, 60 ccm Aqu. dest.) gebracht, danach die Kornea abgekappt und in eigens für diesen Zweck angegebene schwarze Blockschälchen unter Alkohol gebracht. Soferne dann nicht bereits makroskopisch die Diagnose eindeutig als variolpositiv gestellt werden kann, erfolgt die mikroskopische Untersuchung. Tatsächlich hat diese Methode besonders beim sporadischen Auftreten unklarer Fälle wiederholt sehr gute Dienste leisten können und muß sonach zu den unentbehrlichen klinischen wie anatomischen Untersuchungsmethoden der Variola gerechnet werden.

Begreiflicherweise gaben die während des Krieges immerhin wieder in größerer Zahl zur Beobachtung gelangten Blatternfälle auch Veranlassung zu neuerlichen ätiologischen Studien. Besonders HALLENBERGER[4]) hat sich eingehender mit dieser Frage befaßt und kam zu dem Schluß, daß die sog. Paschenschen extrazellularen, im Pockenpustelinhalt auffindbaren Körperchen aller Wahrscheinlichkeit nach als Erreger anzusehen seien. Unter Ablehnung des v. PROWAZEK vorgeschlagenen Namens Chlamydozoon hält er den von LIPSCHÜTZ für die Gruppe der filtrierbaren Mikroorganismen vorgeschlagenen Namen Strongyloplasmen für geeigneter, der zum Ausdruck bringen soll, daß runde Protoplasmakügelchen den Grundtypus dieser Mikroorganismen darstellen. Zum Studium dieser Gebilde müssen tadellos differenzierte Giemsa-Präparate herangezogen werden, wobei namentlich auch feucht fixierte Ausstrich- und Klatschpräparate verwendet werden sollen. Die von v. PROWAZEK beschriebenen intrazellularen Initialkörperchen scheinen mit den Paschenschen Körperchen identisch zu sein. Dagegen stellen die Guarnerischen Körperchen unbeschadet ihrer Spezifität für den Variolaprozeß und ihrer daher stammenden diagnostischen Verwertbarkeit für denselben nur ein Reaktionsprodukt der Zelle auf das in dieselbe eingedrungene Pockenvirus dar, wobei sie als Reaktions- und Abwehrstoffe produziert werden. Die Paschenschen Körperchen gleichen am ehesten kleinsten Diplokokken, doch steht· der endgültige Beweis für ihre Erregernatur, die einwandfrei gelungene Kultur, noch aus. Die von FORNET seinerzeit beschriebenen angeblichen Erreger konnten von GINS, HARDE[5]) und HUNTEMÜLLER[6]) nicht bestätigt werden. PASCHEN[7]) selbst hat eine technische Angabe zur Darstellung der nach ihm benannten Gebilde gemacht.

Über Sektionsbefunde bei Pocken haben übrigens KOCH und WÄTJEN[8]) in der Freiburger medizinischen Gesellschaft berichtet, wobei, abgesehen von den typischen Befunden, besonders gewisse Veränderungen Beachtung verdienen, welche von den Genannten wohl mit Recht auf Mischinfektionen bezogen werden. So wurden die Schleimhäute des Rachens und der oberen Luftwege in jedem Falle — das Material betraf 26 Fälle Erwachsener und Kinder — durch mehr oder weniger ausgebreitete, oberflächliche oder tiefergreifende nekrotische Vorgänge verändert gefunden, nomaartige Veränderungen, hervorgerufen durch Mischinfektionen, besonders mit Streptokokken, Streptobazillen, Strepto- und Leptotricheen, fusiformen Bazillen und Spirillen. Häufig wurde Fortleitung dieser Prozesse auf die Larynx- und Trachealschleimhaut mit folgendem Glottisödem, ferner auf Speiseröhren- und Magenschleimhaut beobachtet. Die Nieren zeigen in jedem Falle von Variola vera, auch in einem Falle von Purpura variolosa, mikroskopische Veränderungen im Sinne einer lymphozytärexsudativen, interstiellen, meist herdförmigen Nephritis, ähnlich der Scharlachnephritis, mit vorwiegender Anhäufung der interstiellen Infiltrate in der Außenzone des Markes. Oft starker Gehalt an eosinophil gekörnten Leukozyten. Als Eintrittspforten dieser Sekundärinfektionen betrachten die genannten Autoren die Rachen- und oberen Luftwege, wobei nebst der Gefahr der Allgemeininfektion auch lokale Schädigungen in der Nachbarschaft dieser Eintrittswege als besonders lebensbedrohend anzusehen seien, so Glottisödem, Larynxstenose, eitrige Bronchitis, Bronchopneumonien, lobäre Pneumonien, Lungengangrän. Auch das Hautexanthem sei als Eintrittspforte für allgemeine Infektion anzusehen, da dasselbe leicht der Läsion durch mechanische Insulte ausgesetzt sein kann.

Diese Auffassung der Eintrittpforte für Sekundärinfektionen findet ihre Ergänzung in Untersuchungen von FRIEDEMANN und GANS[9]) bezüglich der Übertragung der Pocken überhaupt. Die Genannten haben nämlich mit Hilfe des Paulschen Tierversuches feststellen können, daß die in den Schleimhäuten der oberen Luftwege lokalisierten Krankheitsprozesse die wichtigsten und frühesten Austrittspforten des Virus darstellen, wobei für die Verbreitung zweifellos die Tröpfcheninfektion in Betracht komme. Desgleichen kommen als Eintrittspforten ebenfalls die Schleimhäute des Respirationstraktes in Betracht. Erst in späteren Stadien kommen geplatzte Hautpusteln als Austrittspforten in Betracht. Da FRIEDEMANN und GANS in der Nasenschleimhaut bei Pockenrekonvaleszenten auf diese Weise das Virus noch wochenlang nach der Entfieberung nachweisen konnten, gewinnt damit die Frage nach etwaigen Virusträgern analog den Bakterienträgern bei andern Infektionskrankheiten an Bedeutung. Wir wissen bekanntlich von diesen, daß die Zahl der jeweils mit dem spezifischen Erreger infizierten ein Vielfaches von derjenigen Zahl betragen kann, welche die mit klinisch oder anatomisch nachweisbaren Krankheitszeichen Behafteten betrifft. Nun ist aber diese Frage auch für den Obduktionstisch um so mehr von Bedeutung, als die Möglichkeit besteht, daß in seltenen Fällen das rein anatomische Bild im Stich lassen und erst die bakteriologische Untersuchung die Diagnose auf die richtige Spur leiten kann, wie beispielweise CHIARI im Anfang des Krieges Typhusfälle ohne entsprechende anatomische Darmveränderungen beschrieben hat. Im allgemeinen kommen nun wohl Variolafälle ohne spezifische anatomische Veränderungen kaum zur Obduktion, wenn nicht komplizierende Umstände einen vorzeitigen Tod herbeiführen. Wie es nun für die Umgebung hoch infektiöse Variolafälle mit nur ganz geringfügiger Pusteleruption gibt, welche hier in Betracht gezogen werden müssen, so kommen auch gelegentlich im Gefolge von Variolafällen kurzdauernde fieberhafte Erkrankungen mit Kreuzschmerzen zur Beobachtung, welche vielleicht als abortive Infektionen gedeutet werden sollten. So hat KRETZ (nach einer persönlichen Mitteilung) eine derartige Selbstbeobachtung gemacht, und ich verfüge gleichfals über vereinzelte ähnliche Beobachtungen an Pflege- und ärztlichem Personal. Es wird also der pathologische Anatom nicht umhin können, gelegentlich mit der Möglichkeit solcher abortiver Infektion zu rechnen und gegebenenfalls mit Hilfe des Paulschen Versuches eine Prüfung auf Variolavirus vorzunehmen. Dabei kann bis zu einem gewissen Grade die Beobachtung wegleitend sein, daß für diese Infektionsart im Impfschutz Stehende bevorzugt zu sein scheinen, wie denn auch KRETZ geneigt ist, in diesen Erscheinungen eine Reaktionsart eines hoch immunen Individuums in der negativen Phase nach der Revakzination zu erblicken.

Bezüglich der pathologischen Anatomie der Impfpocken sei nicht unerwähnt, daß gelegentlich wieder vereinzelte Fälle des schon von früher bekannten generalisierten Auftretens solcher bekannt wurden, die zu einem letalen Ausgang führten. Ob es sich in solchen Fällen um eine abnorme Reaktionsweise des gesamten Organismus oder nur um eine derartige der Haut handelt, verdient noch weitere Bearbeitung. Daß jedenfalls die Haut der Impfpustel gegenüber in verschiedener Weise reagieren kann, beweist eine Beobachtung von STÜHMER[10]) bei einem Wiedergeimpften, bei welchem die Impfstriche selbst nicht angingen, dagegen die Aussaat des Impfstoffes an einer anderen Hautstelle durch Überführung beim Kratzen gelang, was im Sinne einer lokalen Hautimmunität gedeutet wird.

Schließlich sei noch in differentialdiagnostischer Hinsicht gegenüber der echten Impfpustel der seinerzeit von PIRQUET als Paravakzine beschriebenen papelartigen Effloreszenzen Erwähnung getan. JUSTIZ[11]) hat ihnen eine neuerliche Beschreibung angedeihen lassen. Es handelt sich um keloidähnliche Papeln von blutroter Farbe, welche innerhalb 10—20 Tagen zu einer Größe von 4—5 mm heranwachsen und dann langsam eintrocknen und wieder verschwinden. Der Erreger ist von dem der echten Vakzine sicher verschieden, die Papel als solche auf weitere Hautstellen übertragbar. Sie tritt auch bei Leuten auf, welche eben Blattern überstanden haben, was ein weiterer Beweis gegen ihre Verwandtschaft mit diesen ist.

Literatur.

[1]) HELLY, M. Med. W. 1916. — [2]) PAUL, Zbl. f. Bakt. 1915. — [3]) PAUL, Zbl. f. Bakt. 1918. — [4]) HALLENBERGER, Zbl. f. Bakt. 1917 u. Med. Klin. 1917. — [5]) HARDE Ann. Inst. Past. 1916. — [6]) HUNTEMÜLLER, Zbl. f. Bakt. 1916. — [7]) PASCHEN, D. Med. W. 1917. — [8]) KOCH u. WATJEN, D. Med. W. 1918. — [9]) FRIEDEMANN u. GANS, D. Med. W. 1917. — [10]) STÜHMER, Med. Klin. 1917. — [11]) JUSTIZ, M. Med. W. 1917.

10. Rückfallfieber. (Febris recurrens.)

Von Professor Dr. FRANZ LUCKSCH,
k. k. Oberstabsarzt i. P.
Im Kriege Vorstand einer Kriegsprosektur.

Das Rückfallfieber, das in den letzten Jahrzehnten in Mitteleuropa (mit Ausnahme von Bosnien und der Herzegowina) nicht mehr beobachtet worden war, trat während des Krieges in den Ländern der Zentralmächte meist an Kriegsgefangenen oder in den besetzten Gebieten auch an Personen der eigenen Armeen auf. Die Zeit des Auftretens war Herbst und Frühjahr; es war das Rückfallfieber oft der Vorläufer einer Flecktyphusepidemie, oder es schloß sich an eine solche an, wie andere und und auch ich feststellen konnten. Die Art des Erregers der bei uns auftretenden Krankheit war wohl die europäische, wenn auch WIENER in Albanien einige Abweichungen von dieser Form bei den von ihm gefundenen Spirillen beschrieb. Die Kultur konnte nur DANILA nach der Methode von NOGUCHI durchführen, die übrigen Untersucher hatten negative Resultate, so auch ich. Von den empfänglichen Tieren kamen im Kriege hauptsächlich weiße und graue Mäuse als Versuchstiere in Verwendung; Meerschweinchen versagten; E. WIENER berichtet über die erfolgreiche Infektion eines Raben.

Eine ganz besondere Bedeutung fiel während des Krieges der Frage nach der Art der Übertragung des Rückfallfiebers zu.

Während für die afrikanische Rekurrens die Zecke Ornithodorus moubata gleichzeitig von DUTTON und TODD und von KOCH als Überträger schon 1907 festgestellt worden war, bestand bezüglich der Übertragung der europäischen Art vor dem Kriege keine Sicherheit. Es herrschte allerdings schon seit langem die Ansicht, daß Parasiten, wie Wanzen, Läuse, Flöhe, auch hier die Überträger seien. Nach den Untersuchungen TICTINS (1897) und KARLINSKIS (1902) sollte die Bettwanze der Überträger sein. Dagegen hat M. RABINOWITSCH in 2 Versuchen infizierte Wanzen mit negativem Erfolg an sich saugen lassen. BREINL, KINGHORN und TODD hatten negative Resultate bei Übertragungsversuchen von amerikanischer und afrikanischer Rekurrens durch Wanzen. Ebenso hat SCHELLACK 1908 in zahlreichen Versuchen an sich und an Versuchstieren nachgewiesen, daß Wanzen durch Biß die Krankheit nicht übertragen; eine Konservierung und zufällige Weiterverbreitung durch Wanzen wäre möglich, da in ihrem Darm Spirochäten längere Zeit zu leben vermögen. Andererseits hatte MACKIE 1907 in Indien die Kleiderlaus als Überträger der dortigen Rekurrens festgestellt, MANNTEUFEL konnte 1908 durch Rattenläuse die russische Spirochäte von Ratte auf Ratte übertragen, und zwar spontan und auch durch Aufstreichen zerriebener Läuse auf die intakte Haut. (Er erklärt auch das Zustandekommen der okkulten Laboratoriumsinfektionen aus der Infektion durch Rattenläuse.) SERGENT und FOLEY stellten 1910 die Laus als Überträger der nordafrikanischen Rekurrens fest und NICOLLE, BLAIZOT und CONSEIL bestätigten dies 1913 (dasselbe wurde von NICOLLE und seinen Mitarbeitern bezüglich des Kopflaus angegeben). Im Jahre 1914 konnte TOYODA Kleiderläuse mit europäischen Rekurrensspirochäten infizieren und die Überwanderung derselben in den Kopf der Laus feststellen. TOYADA, wie MANTEUFEL, erklärten die Infektion aus dem Biß der Läuse. Kontaktinfektion konnte so ziemlich ausgeschlossen werden; BRUMPT nahm Infektion durch Koitus an (Affen), M. RABINOWITSCH Übertragung per os von Mensch zu Mensch (nach Nasenbluten); intrauterine Infektionen waren in geringer Zahl beobachtet.

So lenkte sich denn während des Krieges die Aufmerksamkeit hauptsächlich der Frage nach dem Überträger der Krankheit zu, weil mit der Kenntnis desselben auch die Art der Bekämpfung der Seuche gegeben war. SERGENT und FOLEY hatten im Jahre 1914 in Nordafrika Läuse, die von einem Rekurrenskranken stammten und zahlreiche Spirochäten enthielten, zerquetscht und den Saft 2 Affen und einem Menschen in den Bindehautsack einegträufelt; beide Affen erkrankten, der Mensch nicht; er hatte allerdings vorher eine Quecksilber- und Jodkur durchgemacht. Dieselben gaben auch an, daß die Spirochäten kurze Zeit, nachdem die Läuse sie aufgenommen, aus denselben verschwinden und erst nach 8 Tagen wieder auftreten; die Laus ist aber in der Zwischenzeit infektiös. Die Autoren nehmen daher einen vor der Hand nicht bekannten Entwicklungszyklus des Erregers in Mensch und Laus an.

WALKO, der eine Epidemie in Ungarn beschrieb, verdächtigt Kleider-, Kopf- und Filzläuse als Überträger der Virus. Gelegentlich einer Epidemie in einem Russengefan-
genenlager bei Hamburg, die RUMPEL beschreibt, fand v. KNACK in einer Kleiderlaus
Spirochäten. PRÓSSIAN, der ebenfalls über eine Epidemie berichtet, ist der Meinung,
daß eine völlige Verlausung zur Ansteckung notwendig sei, einzelne Läuse genügen
zur Übertragung nicht; die Übertragung erfolge nicht durch den Biß, sondern durch
Zerquetschen und Verreiben des spirochätenhaltigen Zwischenträgers auf der Haut.
GOLDBERG ist der Ansicht, daß eine Verschleppung der an der Oberfläche der Läuse
haftenden Spirochäten für die Übertragung nicht in Betracht kommt, daß der Läuse-
stich keine Rolle spielt, daß die Übertragung durch die Fäkalien der Läuse auszuschließen ist, weil die Fäkalien spirochätenfrei sind, und daß die Infektion wahrscheinlich durch Zerquetschen beim Kratzen erfolge. TÖPFER gibt an, daß in der Laus nur
die gewöhnlichen Formen vorkommen; die Spirochäten verschwinden nach mehreren
Stunden aus den Läusen und erst am 7. Tage finden sich wieder solche, und zwar
in der Leibeshöhle. In Eiern und den Jungen sind keine Parasiten nachzuweisen. Die
Spirochäten können sich in Läusen, die an Kranken gesogen haben, sehr stark vermehren, sie behalten in der Laus ihre Gestalt, Bewegung, Virulenz und Färbbarkeit;
besondere Entwicklungsformen in der Laus gibt es nicht; mit Aufschwemmung von
zerriebenen Läusen können Mäuse leicht infiziert werden; die Infektion des Menschen
scheint nicht durch den Biß, sondern durch Zerquetschen der Läuse und Einreiben der
Spirochäten in die durch Kratzen verletzte Haut und Schleimhaut zustande zu kommen.

Gelegentlich meines Aufenthaltes in Radom im Oktober 1916 konnte ich folgenden
Versuch anstellen: 6 Wanzen wurden in einem den Sikorakäfigen ähnlichen Kästchen an einem Rekurrenskranken durch 24 Stunden fixiert, 4—5 Stunden nach der
Abnahme, am Abend, befestigte ich das Kästchen an meinem linken
Vorderarm und beließ es über Nacht. Mit Ausnahme eines leichten Fröstelns am
nächstfolgenden Abend, das auch auf einen nachmittags zurückgelegten Ritt bezogen
werden konnte und rasch vorüberging, traten keine Erscheinungen auf und wurden
deshalb auch keine weiteren Untersuchungen angestellt. Am darauffolgenden Tag
wurden 10 Läuse in demselben Käfig wieder durch 24 Stunden an einem Rekurrenskranken angelegt. Dann wurden sie abgenommen, in dem Kästchen an meinen
Standort mitgenommen und am nächstfolgenden Abend mittels eines Verbandes
wieder an meinem linken Unterarm befestigt und über Nacht belassen. Irgendeine
krankhafte Erscheinung trat in den nächsten Tagen bei mir nicht ein. Aus diesen
Versuchen kann, glaube ich, geschlossen werden, daß eine Übertragung des Rückfallfiebers weder durch den Biß der Wanze noch den der Laus zustande kommt.

MARTIN MAYER (1917), der sich ebenfalls mit diesen Fragen beschäftigte — TOYODAS
Arbeit stammt aus seinem Institut — ist der Ansicht, daß die Infektion durch Läuse
erst am 6. Tage nach dem Saugen erfolgen kann. v. HOESSLIN macht bezüglich
des Grades der Verlausung eine Ausnahme von den übrigen Autoren, die weitgehende
Verlausung zur Infektion notwendig erachten: er gibt an, daß auch Personen erkranken,
die nur gelegentlich eine Laus hatten. ROSE glaubt, daß die Laus durch Aufstoßen
und damit verbundener Herausbeförderung der Spirochäten aus ihrem Magen den
Stichkanal infizieren könne und so die Infektion zustandekomme. JOS. KOCH konnte
Vermehrung der Spirochäten in der Laus feststellen; es gelang ihm, graue Mäuse zu
infizieren, und er ist der Ansicht, daß die Laus durch den Stich die Krankheit über-
trage. Gegen diese Anschauung bezüglich der Übertragung wendet sich TOPFER in
einem neuerlichen Artikel. E. WIENER spricht sich gleichfalls dafür aus, daß die
Übertragung eher durch das Zerquetschen der Laus beim Kratzen erfolge. Ebenso
hält JÖRGENS die Läuse für Überträger der Krankheit. Über interessante Versuche
berichtet in letzter Zeit ROCHA-LIMA: 1. Läuse, die zufällig Spirochäten enthalten, infizieren bei der Fütterung in Sikorakäfigen eine Person; 2. Läuse werden infiziert,
dem Verfasser und einer zweiten Person angesetzt; die Versuchsperson erkrankt, Verfasser

nicht. In beiden Fällen war die erkrankte Person 15 Jahre alt. Es erkranken also ausnahmsweise (Verf.) durch den Stich auch Menschen, aber nicht erwachsene! Verfasser konnte durch Serienschnitte das Eindringen der Parasiten in die Wand des Eileiters, in das Ei und in das Nervengewebe feststellen; 6 Stunden nach der Blutaufnahme wandern sie in das Zölom.

Von sonstigen Übertragern kämen in Betracht: Kopfläuse; WERNER und WIESE stellten in denselben Vermehrung der Spirochäten fest. JOS. KOCH meint, daß auch Wanzen die Krankheit übertragen könnten; WIESE fand allerdings in 45 Wanzen, die an einem Rekurrenskranken gesogen hatten, keine Spirochäten. Nach KOLZ können Flöhe eine Rolle bei der Übertragung spielen, und nach HEYN schließlich auch Fliegen.

Die im Kriege gemachten Erfahrungen sprechen demnach dafür, daß die Spirochäten des europäischen Rückfallfiebers, ebenso wie die des indischen und nordafrikanischen, von Kleiderläusen mit dem Blute beim Saugen an Kranken aufgenommen werden und sich längere Zeit in diesen halten bzw. vermehren; die infektion erfolgt in der Regel durch Zerquetschen der infizierten Läuse beim Kratzen und Eindringen der nun frei gewordenen Spirochäten in die Haut (ohne daß dabei immer eine Wunde gesetzt werden muß). In seltenen Fällen (jugendliche individuen) kann die Übertragung auch durch den Stich der Laus erfolgen (ROCHA-LIMA). Die Spirochäte macht nach den letzten Untersuchungen keinen Entwicklungszyklus in der Laus durch, diese ist also kein Wirtstier, sondern nur der Zwischenträger, und als solche können aus diesem Grunde möglicherweise auch andere Schmarotzer fungieren, so die Kopflaus und die Wanze, wobei der Übertragungsmodus derselbe bleibt. Die Fortzüchtung der Spirochäte erfolgt in der Gegend der Endemie im Menschen*); bei dieser Gelegenheit können Spirochätenträger eine Rolle spielen, die KOCH seinerzeit schon in Afrika feststellte und neuerdings E. WIENER wieder in Albanien. In vereinzelten Fällen erfolgt die direkte Übertragung von Mensch zu Mensch durch Verletzungen (bei Sektionen) oder von der Mutter durch die Placenta auf das Kind; so fand in letzter Zeit STARKENSTEIN bei Rekurrens der Mutter in einer abortierten Frucht Spirochäten, TYCHO bei einer Frühgeburt, und GERSTL konnte einen Fall von Rekurrens beim Neugeborenen beschreiben, bei dem er die infektion durch plazentare Übertragung von der an Rekurrens erkrankten Mutter zustande gekommen annimmt.

Die sicherste Prophylaxe gegen Rekurrens wird daher stets Reinlichkeit bzw. gründliche Reinigung mit radikaler Entfernung allen Ungeziefers, besonders der Läuse, sein.

Auf die klinischen Symptome wird gelegentlich der Besprechung der pathologischen Anatomie eingegangen werden.

Für die Diagnose, die ja meist in den Epidemielaboratorien und Prosekturen erfolgte, kam hauptsächlich der Nachweis der Spirochäten im Blute in Betracht; von JARNO wurden die Spirillen auch im Harne, von RUMPEL und von LUFT im Sputum nachgewiesen. Der Befund der Leukozytose (Mononukleose), die auch von uns festgestellt wurde, ist für Rekurrens charakteristisch. Von Immunitätsreaktionen gab GRATZ die Komplementablenkung und die Agglomeration als beweisend für abgelaufene Rekurrens an. Auch JANCSÓ hat sehr interessante diesbezügliche Experimente veröffentlicht. Die durch das Überstehen der Krankheit erworbene immunität ist leider für den Menschen eine sehr geringe bzw. kurzdauernde (WALKO: Rezidiv nach 11 Wochen).

Die Mortalität betrug vor dem Kriege und vor der Salvarsanbehandlung 2—5%; im Kriege war dieselbe jedoch durch die Ungunst der Verhältnisse — Ernährung — oft eine viel höhere: HEGLER berichtet aus Palästina 13%, E. WIENER aus Albanien 17,7%, BABES aus Rumänien 1—20% und KOLZ noch höhere Zahlen.

Die pathologische Anatomie deckt, je nachdem der Tod an Rekurrens selbst oder an Komplikationen erfolgte, verschiedene krankhafte Veränderungen an den

---

*) Nach ROCHA-LIMA käme allerdings auch eine Vererbung bei der Laus in Betracht.

Organen auf. Bei weitem am häufigsten sind die Veränderungen der Milz, wie im Kriege wiederum festgestellt werden konnte. Milztumor bei den Obduktionen wird angegeben von LEWY, BABES, E. WIENER, v. HOESSLIN, G. KOCH und v. LIEPMANN. KRETSCHMER findet bei 14 Sektionen, deren Protokollauszüge mir vorlagen, jedesmal Milzschwellung, und zwar meist einen festen Milztumor, nur 2 mal gibt er Follikelschwellung an; ebenso findet sich derber Milztumor in einem Sektionsprotokoll von ASCHOFF verzeichnet und in 5 anderen, mir von der Kaiser-Wilhelms-Akademie in Berlin zur Verfügung gestellten Protokollen 2 mal derber und 3 mal weicher Milztumor. In der Milz wurden anämische infarkte oder Abszesse gefunden; es wird über Perisplenitis adhaesiva berichtet und schließlich auch über 2 Fälle von Milzruptur als Todesursache (BABES und TAUSSIG und IURINAC).

Nächst der Milz scheint die Leber zumeist durch Schwellung an dem Krankheitsbild beteiligt (BABES, KRETSCHMER, E. WIENER, v. HOESSLIN). Dieser Befund würde ebenso wie die Milzschwellung den klinischen Angaben entsprechen.

Die während des Lebens häufig festgestellten Beschwerden von seiten des Zirkulationssystems (Herzschwäche, Ödeme) finden ihre Bestätigung in den anatomischen Befunden von Myodegenerationen, Myocarditis, brauner Atrophie und von den sich besonders an die ersteren anschließenden Dilatationen des Herzens (WALKO, KRETSCHMER).

Auch Veränderungen der Lungen werden, entsprechend den klinischen Angaben, bei der Sektion häufig gefunden und bilden nach BABES sehr häufig die unmittelbare Todesursache, besonders die Lobulärpneunomie.

Neu scheint der Hinweis auf die Symptome von seiten des Zentralnervensystems. Es wurden öfter meningeale Reizerscheinungen, Meningismus erwähnt; auch anatomisch finden sich Veränderungen, insbesondere an den Meningen, teils in Form serös-fibrinöser Durchtränkung, begleitet von innerem Hydrocephalus (WALKO, E. WIENER, v. HOESSLIN), teils als hämorrhagische Exsudate, auf die besonders BABES aufmerksam macht (siehe auch histologische Befunde!).

Von mehreren Autoren werden Veränderungen der Nieren teils unter der Form von Degeneration, teils im Sinne einer wirklichen Nephritis berichtet (LEWY, BABES, v. HOESSLIN), welche Veränderungen in den klinischen Befunden von JARNO, der stets eine Beteiligung der Nieren am Krankheitsprozesse fand, eine Bestätigung erfahren.

Im Darm findet sich des öfteren, entsprechend den nicht selten auftretenden blutigen Entleerungen, eine hämorrhagische Veränderung (z. B. im Dünndarm), hervorgerufen durch die Rekurrenserkrankung selbst, oder es kommt zu einer Kombination mit echter Dysenterie.

Ebenso wie in den Hirnhäuten und im Darm können sich auch in der Haut hämorrhagische Veränderungen finden. Das Knochenmark kann gleichfalls Sitz von Blutungen bzw. nekrotischen Herden sein und dabei eine braunrote Farbe und gallertige Beschaffenheit aufweisen.

Demnach erweist also das Rückfallfieber wie schon früher, so auch in diesem Kriege, auch in unkomplizierten Fällen, seine Neigung zur hämorrhagischen Exsudation.

Es wäre noch zu erwähnen, daß auch in Leichenorganen, im Kapillarblut und im Knochenmark der Nachweis der Spirochäten gelang (E. WIENER).

Schließlich sei auf die häufigen Misch- und Sekundärinfektionen hingewiesen, die bei Rekurrens auftreten, zu den verschiedensten Entzündungen, insbesondere der Lungen, der serösen Häute, des Darmes, ja auch zu einer Sekundärinfektion des Blutes (Malaria, Fleckfieber?) führen können und in der Mehrzahl der Fälle erst die Todesursache abgeben.

Zur histologischen Untersuchung standen mir eine Reihe von Präparatenteilen zur Verfügung, welche mir von der Sammlung der Kaiser-Wilhelms-Akademie in freundlichster Weise übersandt worden waren. Ich möchte auch hier dafür ebenso wie für die überlassenen Protokolle meinen verbindlichsten Dank sagen!

Unter diesen fanden sich zunächst Stückchen von einer Schilddrüse, einer Lunge und der behaarten Kopfhaut, alle drei mit Abszessen, von einem Falle von Pyohämie nach Rekurrens, den ASCHOFF seziert hatte; ich lasse die Aufzeichnungen darüber folgen:

„3. Juli 1916. Sedin olu Mosli, Türke, gestorben 2. 7. 1916. Obduzent: Oberstabsarzt Prof. ASCHOFF. Kriegslazarett 128, Brancovenest. Hauptleiden: Rekurrens. Todesursache: Pyämie, frische Ruhr. Leichendiagnose: Pyämische Abszesse am rechten Oberarm, in der linken Achselhöhle, an der Gesichtshaut; vielfach an der behaarten Kopfhaut, über der linken Hüfte. Eitrig-bronchiektatische Höhlenbildungen in beiden Lungen, Abszesse im rechten Schilddrüsenlappen. Keine Zeichen von Tuberkulose, frische Dysenterie des Dickdarms. Derber Milztumor (350 g), Schnittfläche glatt, von hellroter Farbe. Bräunlichrote Färbung des gallertig atrophierten Fettmarkes des rechten Oberschenkels. Allgemeine Atrophie der Organe. Reichliche, mäßig zähflüssige, dunkle Galle. Frisch ausgestrichen finden sich im Eiter fragliche Kokken, keine Spirochäten, auch in der Milz keine Spirochäten."

In den von diesen Stückchen angefertigten Schnitten waren die makroskopisch verzeichneten umschriebenen Eiterherde zu sehen, aber ebensowenig wie in den frischen Ausstrichen bei der Sektion fanden sich in den Schnitten Spirochäten; in den Lungengefäßen und in dem infiltrierten Gewebe derselben waren große plumpe Bazillen, augenscheinlich Fäulnisbakterien, im Lungengewebe reichliche Herzfehlerzellen nachzuweisen; auch in den Abszessen der Schilddrüse und der Kopfhaut erschienen dieselben Bazillen, in den der letzteren auch einzelne runde Kokken.

Ein Hautstückchen mit dem Vermerk: „Eigentümliches Exanthem der Brusthaut bei Rekurrens", augenscheinlich von derselben Sektion stammend, zeigte reichliche perivaskuläre Infiltrate, hauptsächlich im Papillarkörper, aber auch sonst in der Subkutis; die Infiltrate bestanden aber zum Unterschied vom Fleckfieberexanthem fast ausschließlich aus Leukozyten, und es fehlten auch die bei jenem Exanthem charakteristischen Gefäßwandveränderungen; etwas Endothelquellung und -Abstoßung schien allerdings auch hierbei vorhanden zu sein. Spirochäten wurden auch hier nicht gefunden. Es ließ sich infolgedessen nicht feststellen, ob diese Hautveränderung eine für Rekurrens spezifische sei.

Eine Milz mit nekrotischen Herden zeigte in den zu diesen abgestorbenen Partien führenden Gefäßen Thrombenbildung aus Leukozyten und Blutplättchen; in der Umgebung des Herdes war eine hämorrhagische Zone zu erkennen; in der übrigen Milz war deutliche Hyperämie, im Zentrum der Follikel kleine nekrotische Herde und fibrinöses Exsudat, im Gewebe reichliche Plasmazellen nachweisbar.

In einer zweiten Milz („Milztumor bei Rekurrens") war gleichfalls Erweiterung der Bluträume zu sehen, es fanden sich nur wenig Follikel, die im Zentrum einzelne karyorrhektische Figuren aufwiesen; im Gewebe reichliche Plasmazellen. In keiner der beiden Milzen waren Spirochäten zu sehen, aber auch keine Bakterien.

Bedeutungsvoll scheinen die Veränderungen an einem Präparat von fibrinöser Perikarditis bei Rekurrens, insofern sich, abgesehen von der fibrinös-zelligen Auflagerung an der Oberfläche des Herzens, in der Muskelschicht desselben eine recht reichliche interstitielle Infiltration vorfand, die der Hauptmasse nach von Leukozyten gebildet wurde und stellenweise auch homogene Streifen enthielt (Ödem). Es handelte sich also um eine frische Myokarditis, welche gut die Erscheinungen erklärt, die der Kliniker häufig der Läsion des Herzens bei Rekurrens zuschreibt. Spirochäten oder andere Bakterien waren weder im Exsudat noch in den Blutgefäßen des Herzens nachweisbar.

Sehr schön waren schließlich die Veränderungen an einem Gehirn mit hämorrhagischer Meningitis entwickelt; im Subarachnoidealraume waren reichliche Mengen roter Blutkörperchen angesammelt, zwischen diesen lagen zahlreiche Pigmentkörnchenzellen und Leukozyten und besonders die Pia erwies sich von den letztgenannten Zellen infiltriert. Aber auch die Gehirnoberfläche zeigte eine schmale hämorrhagisch infiltrierte Zone, die auch gleichzeitig wieder zahlreiche Leukozyten enthielt, und außerdem fanden sich in der äußersten Kortikalis um Gefäße herum kleine rundliche Herde von Leukozyteninfiltration; es bestand also eine richtige kortikale Enzephalitis; weiter nach innen zu war das Gehirn unverändert. Endlich gelang es auch in den Meningealgefäßen gut erhaltene Spirochäten nachzuweisen. Diese Veränderungen an den Gehirnhäuten und am Gehirn selbst waren augenscheinlich durch die Anwesenheit der Spirochäten bedingt und können nicht ohne Bedeutung für das Befinden des Kranken gewesen sein; sie manifestieren sich, wie schon oben erwähnt, in verschiedenen Symptomen von seiten des Zentralnervensystems.

Es ist bedauerlich, daß nicht mehr Material zur Verfügung stand, es hätte sich wahrscheinlich noch manches erheben lassen, so muß dies der Zukunft und einer günstigeren Gelegenheit überlassen bleiben.

11. Über Cholera.

Von Prof. Dr. OSKAR STOERK in Wien.

Es bedarf kaum einer besonderen Betonung der Wichtigkeit der Cholera-diagnose an der Leiche. Insbesondere gilt das auch in praktisch-epidemiologischer Hinsicht, wobei vor allem auch der Erkennung und Feststellung sporadischer Fälle allergrößte Wichtigkeit zukommt.

Das anatomische Bild der Cholera ist im großen ganzen ein einheitliches. Aber es muß mit Nachdruck ausgesprochen und der Charakterisierung dieses anatomischen Bildes vorausgeschickt werden: Die anatomische Diagnose der Erkrankung bedarf unbedingt in jedem Einzelfalle (soweit nicht maßgebende Befunde aus der Zeit des Krankheitsablaufes vorliegen) der bakteriologischen Ergänzung; ohne diese entbehrt der Sektionsbefund seines dokumentarischen Wertes.

Vor der Begründung dieser Forderung nur einige Worte über die bakteriologische Seite der Frage. Die auch heute noch vielfach geübte mikroskopische Betrachtung von gefärbten Ausstrich-präparaten aus dem Darminhalt muß als zwecklos bezeichnet werden, soweit diagnostische Folgerungen aus dem Ergebnis solcher Untersuchungen zu ziehen sind. Weder positive noch negative Befunde können dabei irgend etwas Bindendes aussagen, wodurch die weiteren Maßnahmen in diesem oder jenem Sinne beeinflußt werden könnten. Und kaum anders steht es mit den Befunden, die sich aus der Betrachtung von Proben des Darminhaltes im hängenden Tropfen ergeben können. Diese beiden Untersuchungsarten haben für das praktische Handeln so gut wie keinen Wert. Nach dem der-zeitigen Wissensstande ist das einzig Wichtige die sofortige Inangriffnahme der kulturell-bakteriolo-gischen Stuhluntersuchung. Mit Hilfe des Anreicherungsverfahrens, der elektiven Nährböden und der Agglutination ist die bakteriologische Identifizierung meist leicht und eindeutig durchzuführen. Ihre Methodik, auf den grundlegenden Lehren ROBERT KOCHs fußend, ist, von gewissen kleinen Varianten abgesehen, die den individuellen Gepflogenheiten der verschiedenen Schulen und Arbeits-stätten entsprechen, prinzipiell eine einheitliche.

Hinsichtlich des Materiales für die bakteriologische Untersuchung des Dünndarminhaltes wird sich ein verschiedenartiges Vorgehen empfehlen, je nachdem der Obduzent in der Lage ist, selbst die bakteriologische Untersuchung durchzuführen oder das Material an eine bakteriologische Station weiterzugeben beabsichtigt. In letzterem Falle hat es sich bewährt, unaufgeschnittene Dünndarm-schlingen in der Länge von etwa 20 cm abzubinden, in welchen vorher bei etwaiger mangelhafter Füllung eine Ansammlung von Darminhalt durch Hochheben oder Ausstreifen der benachbarten Schlingen leicht zu erzielen ist; in der Regel ist aber die Füllung eine schwappende. (Vgl. die be-züglichen für Deutschland geltenden Vorschriften.) Es wird beiderseits exakt abgebunden, jenseits der Ligaturen durchtrennt, ebenso das Gekröse, und die Schlingen in einem verläßlich dichten Behälter der bakteriologischen Untersuchungsstelle zugestellt. Bei erforderlicher Versendung mit der Post und Bahn wird, insbesondere auch bei etwaigem Mangel geeigneter Gefäße, diese Art des Vorgehens ohne Bedenken — mit gleicher Sicherheit bezüglich der Unversehrtheit während des Transportes — durch Entnahme von Stuhlproben aus verschiedenen Abschnitten des eröffneten Dünndarmes ersetzt werden; diese werden gut durcheinandergemengt und, in einer Gesamtmenge von etwa 2—3 ccm, in die Glasgefäße der bekannten kleinen Versandbüchsen eingefüllt (das Glas-gefäß in Pergamentpapier eingeschlagen, ebenso die Blechkapsel!). Einfüllung und Verpackung wird vom Obduzenten selbst vorgenommen; er ist dafür verantwortlich, daß von dem Inhalt der Sendung während des Transportes nichts nach außen gelangen kann, aber auch dafür, daß nicht etwa bei der Verpackung infektiöses Material an die Außenflächen verschmiert wurde. Größte Genauigkeit ist hier Gewissenspflicht!

Das Abbinden der uneröffneten Schlingen hat natürlich zur Voraussetzung, daß der Obduzent schon vor der Eröffnung des Dünndarmes die Eventualität der er-forderlichen bakteriologischen Untersuchung auf Cholera in Betracht gezogen hatte. Tatsächlich wird dem bezüglich des Bildes der Cholera Erfahrenen der eröffnete Darm in der Regel kaum mehr eine Überraschung bringen, vielmehr wird seine Vermutung, bzw. sein Verdacht, meist schon lange vor dem Eröffnen des Darmes — die ja meist den Schlußakt der Obduktion bildet — auf die Choleradiagnose ge-richtet sein, wie sich aus dem Späteren ergeben wird.

Das anatomische Bild der Choiera ist, wie schon gesagt, im großen ganzen ein recht einheitliches und ließe demgemäß für ihre Erkennung auf dem Seziertisch im allgemeinen keine Schwierigkeiten erwarten, wenn stets Gelegenheit wäre, die Obduktion möglichst bald post mortem vorzunehmen. Eine der Hauptschwierigkeiten für die Erkennung der Erkrankung in der Leiche scheint mir darin zu liegen, daß ein wesentlicher Teil ihrer Merkmale mit hyperämischen Zuständen zusammenhängt, welche sich in entsprechenden zeitlichen Abständen vom Exitus mehr und mehr durch Abblassen verundeutlichen. Diese Umstände machen sich um so empfindlicher geltend, als sie sich vorwiegend an einem Organ abspielen, welches ohnedies der postmortalen Veränderung in ganz besonderem Ausmaß ausgesetzt ist, dem Darmrohr. So mag es kommen, daß in Fällen, die 24—48 Stunden oder noch später post mortem zur Obduktion kommen, wie sich das bei sanitätspolizeilichen und gerichtlichen Sektionen ja oft genug ergibt, die anatomische Feststellung nur per exclusionem und ex juvantibus der Choleradiagnose zusteuern kann, um dann erst durch die bakteriologische Diagnosenstellung zu einem Abschluß zu gelangen.

Fälle solcher Art müssen sich zu Choleraepiedemiezellen stets wieder ergeben, beispielsweise an Leichen von Individuen, die in schwerer Prostation an irgendwelche abseits vom Verkehr gelegene Stellen sich verkrochen hatten und nicht mehr imstande gewesen waren, aus diesem Versteck mit eigenen Kräften hervorzukommen, vielmehr durch mehr zufällige Umständen aufgefunden wurden. Die Verschmutzung der Leiche und ihrer Bekleidung wie auch der nächsten Umgebung mit Exkrementen wird in solchem Falle nicht selten dem Obduzenten ein Fingerzeig sein.

Selbstverständlich fällt in derartigen Fällen der bakteriologischen Untersuchung ein ganz besonderes Ausmaß an Verantwortlichkeit zu. Es darf vielleicht bei diesem Anlasse daran erinnert werden, daß die Kultivierung des Choleraerreger aus der Leiche, wie eine Reihe von, auf diesen Punkt gerichteten Untersuchungen gezeigt hat, auch noch zu einer relativ beträchtlichen Zeit post mortem Aussicht auf Erfolg verspricht.

Es wäre nur logisch, die Schilderung der anatomischen Veränderungen mit denjenigen des Intestinaltraktes zu beginnen. Es erscheint mir aber nicht unpraktisch, als Reihenfolge diejenige zu wählen, welche sich bei der üblichen Art der Durchführung der Obduktionen im Nacheinander der Regionen ergibt.

Beim äußeren Aspekt der Leiche fällt zunächst die allgemeine Blässe der Decken auf. Dabei können die distalen Abschnitte: Vorderarme, Unterschenkel, ebenso auch das Gesicht, besonders die Mundpartie, ausgeprägte zyanotische Färbung aufweisen. (Hinsichtlich der gelegentlich beobachteten Hautblutungen kann ich aus eigener Anschauung nicht berichten.) Über das Verhalten der Totenflecke wäre nichts vom Gewohnten Abweichendes auszusagen.

Das Gesicht erscheint meist stark verfallen, mit tiefliegenden Augen, und zeigt die gewöhnliche Ausdruckslosigkeit des Totenantlitzes; es scheint sich also an der mimischen Muskulatur kein besonders hoher Grad der Rigidität geltend zu machen. Dabei ergibt sich ein auffälliger Gegensatz zu der übrigen Körpermuskulatur, welche im Zustande der Totenstarre eine ganz exquisite Ausprägung der Rigidität aufweisen kann. Bei entsprechend abgemagerter Haut können, insbesondere an den Extremitäten, die allenthalben mit Kontraktionsbäuchen vorspringenden Muskeln geradezu das Bild eines athletischen Körpers vortäuschen. Schon in der älteren Literatur wird auf die eigenartige Stellung der Extremitäten als Folge der kräftigen postmortalen Muskelverkürzungen hingewiesen („Fechterstellung").

Hingegen ist das oft erwähnte Merkmal des eingezogenen Abdomen nur gelegentlich zu sehen. Ebenso oft erscheint das Abdomen leicht vorgetrieben, und es spielt dabei offenbar der Füllungszustand des Darmes eine wesentliche Rolle.

Die Muskulatur macht im allgemeinen häufig den Eindruck eines gewissen Grades verringerter Feuchtigkeit, durch mattes Aussehen auf der Schnittfläche gekennzeichnet. Wie weit bei dieser Erscheinungsform für die makroskopische Betrachtung auch toxisch-degenerative Veränderungen mitspielen, darüber läßt sich verallgemeinernd kaum etwas aussagen. Tatsächlich lehrt die mikroskopische Betrachtung, daß solche toxisch-degenerative Veränderungen außerordentlich häufig zu verzeichnen sind. Es sind die Veränderungen der „Zenkerschen Degeneration" in den verschiedenen Graden der Ausprägung: mit Homogenesierung, Quellung, Vakuolisierung und mit scholligem Zerfall der Muskelfasern, Kernreihenbildung usw. Die Reichhaltigkeit des Vorkommens dieser Bilder wechselt nicht nur von Fall zu Fall, sondern auch im nämlichen Fall förmlich von Muskelgruppe zu Muskelgruppe. Eine Bevorzugung der Wadenmuskulatur (Wadenkrämpfe!) ist nicht zu konstatieren, auffällig häufig finden sich die Veränderungen im Stimmbandmuskel.

Schwere Läsionen des Herzmuskels scheinen nicht zum Bilde der Choiera zu gehören. Die fettige Degeneration gehört wohl sicher nicht dazu. Im allgemeinen erscheint das Herz schlaff, rechterseits Ventrikel und Vorhof fast stets erweitert. Die Muskulatur ist meist etwas leichter zerreißlich. Auch Klappenaffektionen gehören nicht zu dem gewöhnlichen Bilde der Choiera. Die oft erwähnte „Eindickung" des Blutes habe ich niemals, weder in den Herzhöhlen, noch in den großen Venen, konstatieren können, wenigstens nicht in einer für die makroskopische Betrachtung erkennbaren Weise.

In Fällen, die mit Blutungen einhergehen, kann sich die hämorrhagische Diathese sowohl am Herzbeutel (seltener am Endokard), wie an den Pleuren manifestieren. Auch im Lungenparenchym kommen unter solchen Umständen Blutungen vor, und hier werden einzelne von ihnen nicht selten Ausgangspunkt der Bildung kleiner pneumonischer Herde.

An der Leber zeigt sich, mehr oder minder ausgeprägt, das Bild der trüben Schwellung. Die Gallenblase, bald stärker, bald schwächer gefüllt, enthält manchmal lichte, manchmal dunkle und dickere Galle. Die Parenchymläsion der Leber wird sich wohl zu verminderter Gallenbereitung (also bei Fällen mit geringer Gallenblasenfüllung) in Beziehung setzen lassen. Bei Fällen mit dem eigenartigen Gegensatz zwischen prall gefüllter Gallenblase und gallearmem Darminhalt wird vielleicht an Störungen der reflektorischen Innervation der Gallenblase bzw. Gallengangsmuskulatur (speziell auch im Papillenbereich) vom Darme her zu denken sein.

Die Milz ist stets etwas vergrößert, aber nur in Fällen komplizierender infektiöser Erkrankung, insbesondere bei Pneumonie, von herabgesetzter Konsistenz. Letztere ist vielmehr in der Regel gegen die Norm etwas erhöht, und es scheint diese Veränderung mit der Dehnung des rechten Herzens und mit der Zyanose Hand in Hand zu gehen. Auch der mikroskopische Befund spricht dafür, daß es sich dabei um mäßige Grade von Stauungsmilztumoren handelt. Nur gelegentlich zeigen sich im mikroskopischen Bilde Veränderungen im Sinne der Vermehrung der Pulpaelemente.

Die Nieren zeigen so gut wie in jedem Falle trübe Schwellung neben Hyperämie. Eine echte Nephritis im Sinne der Glomerulitis scheint nicht zum Krankheitsbilde der Choiera zu gehören, auch interstitiell-infiltrative Veränderungen fehlen — ungeachtet der häufigen, auf eine schwere Nierenaffektion hinweisenden klinischen Harnbefunde; die „Choleraniere" der Kliniker wäre demnach den Nephrosen zuzuzählen.

Wie es das klinische Krankheitsbild nicht anders erwarten läßt, finden sich die wesentlichsten Veränderungen im Verdauungstrakt, speziell und weitaus dominierend im Dünndarm.

Meist erscheint dieser erweitert und schwappend mit flüssigem inhalt gefüllt. Die Füllung kann sich auf Jejunum und ileum beschränken oder auch fast vom Pylorus bis an das Rektum reichen. Gelegentlich aber erscheinen einzelne Darmabschnitte, wie Duodenum und Jejunum, fest kontrahiert. Faßt man die Darmwand nach Art einer Falte, so fühlt man häufig deutliche Wandverdickung, offenbar infolge der ödematösen Schwellung der tieferen Wandschichten.

Typisch zeigt sich (an der frischen Leiche) eine zartrosarote bis ausgesprochen rötliche Färbung bei der Betrachtung des Darmes von außen. Das bekannte Phänomen der klebrigen Beschaffenheit insbesondere der Darmserosa ist an der frischen Leiche besonders eindeutig bemerkbar.

Aszites gehört nicht zum Bilde der Choiera.

Häufig ist an der Dünndarmserosa streckenweise eine belagähnliche, ganz zarte, weißliche Trübung zu bemerken.

Die zarte Rotfärbung der Darmwand zeigt sich gelegentlich auch noch eine Strecke weit an der anschließenden Gekrösepartie. Die mesenterialen Venen wie auch diejenigen des Omentum sind häufig strotzend gefüllt. Die mesenterialen Lymphdrüsen erscheinen meist geschwellt, lebhaft gerötet und ziemlich weich.

Nicht ganz selten finden sich — offenbar präagonal entstanden — kurze, bei leichtestem Zug sich lösende Intussuszeptionen des Dünndarmes, bis zu 4 oder 5 an Zahl.

Der Darminhalt entspricht in der Regel dem bekannten Bilde des „reiswasserähnlichen" Stuhles; es ist eine graue, nicht unangenehm riechende oder fast geruchlose Flüssigkeit, in welcher häufig, mehr vereinzelt oder auch gelegentlich sehr zahlreich, weißliche oder gelbliche, zarte kleine Membranfetzen flottieren. Dieselben erweisen sich mikroskopisch entweder als Darmepithelverbände (mit unversehrter Kernfärbung oder auch nekrosierend), oder als Komplexe rundzelliger Elemente (nicht selten auch rote Blutkörperchen einschließend), oder als eine Kombinationsform. Alle drei Arten von Membranen können sich auch im nämlichen Falle zeigen.

An Stelle der „reiswasserähnlichen", grau-weißlichen Stuhlfärbung tritt gelegentlich, infolge eines höheren Grades von Gallenbeimengung, eine bräunliche.

Die fetzigen Membranen des Darminhaltes finden sich, gelegentlich etwas inniger haftend, auch an der Dünndarminnenfläche, wo sie sich entsprechend ihrer weißen oder lichten Färbung in auffälliger Weise von dem intensiven Rot der wie aufgelockerten Schleimhaut abheben.

Die satte, gleichmäßige rosarote Färbung der Schleimhaut, welche in übereinstimmender Gleichförmigkeit und Erstreckung kaum bei irgendwelchem anderweitigen Darmprozeß anzutreffen ist, nimmt an Intensität schon wenige Stunden post mortem beträchtlich ab. In einem Teil der Fälle beschränkt sich die Rotfärbung auf die Faltenhöhen.

Die Rötung kann sich vollkommen gleichmäßig von der Kardia bis zum Anus erstrecken; häufiger zeigt sie sich im Dünndarm und in größeren oder kleineren Partien des Dickdarmes; in der Regel aber beschränkt sie sich auf den Dünndarm, sei es in Gänze, sei es auf dessen distale Hälfte.

Schon für die makroskopische Erkennbarkeit macht sich in einem Teil der Fälle die hypersekretorische Schleimbildung geltend, manchmal recht ähnlich derjenigen bei gewissen Formen des sogenannten „Stauungskatarrhs" des Darmes.

Die der Schleimhaut anhaftenden, manchmal auch nur aus den Tälern zwischen den Falten sich verwölbenden, dicklich-zähen, schleimigen Auflagerungen erweisen sich mikroskopisch meist als ein Gemenge von Schleim mit abgehobenen Epithelmassen.

Nicht selten zeigen sich, sei es diffus über ganze Abschnitte sich ausbreitend, sei es mehr an umschriebene Areale gebunden, punktförmige Blutungen der Schleimhaut, dichter oder lockerer angeordnet. In manchen Fällen ist eine engere Beziehung zu den Peyerschen Plaques zu erkennen. Häufig ergibt sich eine Beschränkung ihres Auftretens auf die Faltenhöhen. Gelegentlich erscheinen sie auch ganz dicht gedrängt oder auch als förmlich flächig infiltrierende Blutungen.

Auf Grund der mikroskopischen Bilder darf wohl die Schleimhypersekretion wie auch die Neigung zur Bildung von Blutungen zu der enormen Gefäßfüllung in Beziehung gesetzt werden, welche im Bereiche der Dünndarmzotten ihre lebhafteste Ausprägung erreicht. Besonders auch das subepitheliale Kapillarnetz erscheint von dieser Veränderung betroffen. Es liegt nahe, gerade letzteren Umstand zur Erklärung der dünnflüssigen Beschaffenheit des Darminhaltes, im Sinne mächtiger Transsudation, heranzuziehen. Aber auch für das hypersekretorische Epithelverhalten kommt die, zweifellos auf toxischer Ursache beruhende, diffuse Gefäß- und Kapillarerweiterung in Betracht. Auf

die Wahrscheinlichkeit der engen Beziehung zwischen Epithelabhebung (Membranbildung) und abnormer Transsudation sei nur hingewiesen; ebenso auf die Einwirkung auf den Zwischengewebs-
bereich im Sinne des Ödems der Submukosa.

Daß diese toxische Gefäßlähmung nicht unmittelbarer Bakterieneinwirkung entspricht, beweist das
Lagerungsverhalten der Kommabazillen. Sie finden sich insbesondere in der das Epithel überklei-
denden Schleimschichte, ebenso an den aufliegenden, in Desquamation befindlichen Epithelmassen,
beides nicht selten in ungeheurer Menge; auch im schleimgefüllten Lumen der Lieberkühnschen
Krypten sind sie häufig zahlreich zu sehen. Nur ganz ausnahmsweise finden sie sich (an frischem
Untersuchungsmaterial) gelegentlich einmal zwischen Epithel und Basalmembran. Unterhalb letzterer
sind sie an frisch fixierten Objekten und bei fehlenden Ulzerationsprozessen so gut wie niemals
anzutreffen.

Hyperämie und Ödem, gelegentlich auch infiltrierende Blutung, lassen im mikroskopischen
Bilde die Dünndarmzotten zu plumpkeulenförmigen Gebilden anschwellen. Besonders aus den initialen Bildern der hämorrhagischen Infiltration im Zottenstroma läßt sich erkennen, daß es sich
dabei um diapedetische Auswanderung der roten Blutkörperchen handelt.

Den Dickdarmveränderungen fehlt die Konstanz der für den Dünndarmbereich
angeführten Befunde, wenn sie auch in manchen Fällen völlig übereinstimmende sind.

Schon der Dickdarminhalt zeigt mannigfache Varianten. Er kann mit dem Inhalt
des Dünndarms völlig übereinstimmen, er kann aber auch neben flüssiger Beschaffenheit der Hauptmasse festere Anteile enthalten, ja er kann gelegentlich ein mit der
. Norm übereinstimmendes Bild aufweisen.   .

Die Rötung und Schwellung der Schleimhaut im Dickdarm kann derjenigen des
Dünndarms durchaus gleichen. Sie kann aber auch in ausgedehnten Partien, ja ge-
' legentlich auch völlig fehlen. Schleimhautblutungen sind im Kolonbereich sicherlich
weit seltener als im Dünndarm. Bisweilen lassen sie eine engere räumliche Beziehung zu den Längstänien, gelegentlich auch eine solche zu den Lymphfollikeln
erkennen.

Bisweilen kommt es zur Epithelnekrose über Hämorrhagien, für die makroskopische Betrachtung einem zarten, weißlichen Belage ähnlich. Es ergeben sich auch
Übergänge von solchen Nekrosen zu flachen Ulzerationen, nicht selten in Längsstellung. Derartige, stets seichte Erosionen und Ulzerationen kommen. aber auch
anscheinend ohne Beziehung zu Hämorrhagien vor. Sie finden sich nicht ganz selten,
und, wie es scheint, mit Vorliebe in der Nähe der Bauhinschen Klappe, im Zökum,
aber gelegentlich auch im untersten Ileum.

In der Umgebung solcher Ulzerationen finden sich im mikroskopischen Bilde dann im interstitiellen Bereich Veränderungen, die sonst durchaus nicht zum Bilde der Cholera gehören; entzündliches Infiltrat, welches reichlich Elemente mit Kernzerfall aufweist; in großer Zahl können sich
dabei auch Bakterienphagozyten vorfinden.

Die Nebenbefunde der Cholera, nämlich insbesondere entzündliche Veränderungen
anderer Organe, unterscheiden sich nicht wesentlich von demjenigen, was beispielsweise bei anderen intestinalen Infektionskrankheiten zu beobachten ist (Typhus, Ruhr).
An erster Häufigkeitsstelle wäre die katarrhalische Pneumonie anzuführen, wesentlich
seltener findet sich die kruppöse. Die veruköse Endokarditis bildet gewiß nur eine seltene
Komplikation. In höherem Grade gilt das noch für die wahre Nephritis (Glomerule-
nephritis), und das Auftreten von wahren Nephritiden wird sich unter Umständen
vielleicht eher mit komplizierenden pneumonischen Prozessen in Beziehung setzen lassen.

Nicht ohne interesse sind die gelegentlich sich ergebenden Kombinationen mit
anderen infektiösen Darmprozessen, wobei Typhus und Dysenterie in erster Linie in
Betracht kommen. Speziell die Kombination mit Dysenterie scheint gelegentlich in
einem geradezu gehäuften Vorkommen sich zu ergeben. Die Erkennung der beiderlei
Prozesse ist in solchen Fällen meist, schon wegen der vorwiegenden Manifestation
der Choleraveränderungen im Dünndarm, der dysenterischen im Dickdarm, ohne
Schwierigkeiten möglich.

12. Pathologische Anatomie der Malaria.

Von Prof. Dr. HERMANN DÜRCK in München.

Im Kriege Armeepathologe der XI. Armee, später K. Bulgarischer Sanitäts-Oberstleutnant und Armeepathologe des Bulgarischen Heeres.

Mit 1 Abbildung im Text.

Unsere Kenntnisse der pathologischen Anatomie der Malaria bauen sich so gut wie ausschließlich auf die Beobachtung bei Malaria perniciosa oder tropica, da die übrigen Malariaformen als solche wohl niemals zum Tode führen. Kommen ausnahmsweise bei nicht perniziöser Malaria Todesfälle vor, so wird eine sorgfältige pathologisch-anatomische Untersuchung wohl immer komplizierende Begleiterkrankungen feststellen, die ätiologisch mit der Malariainfektion nicht zusammenhängen, oder es handelt sich dabei um Individuen, die aus anderen Gründen, durch langdauernde Unterernährung, Strapazen usw. aufs äußerste erschöpft und in ihrem körperlichen Bestand reduziert sind und bei denen dann z. B. eine hinzutretende Tertianainfektion das tödliche Ende herbeiführen kann, ohne daß sich besonders durch diese finale Krankheit ausgelöste Organveränderungen finden.

Die stiefmütterliche Behandlung, welche der pathologischen Anatomie der Malariaerkrankungen selbst in den größeren und neueren Werken über Malaria und über Tropenkrankheiten im allgemeinen zuteil wird, zeigt deutlich, daß unser Wissensschatz auf diesem Gebiet kein sehr beträchtlicher ist. Tatsächlich gehen unsere Kenntnisse mit geringen Ausnahmen auf die grundlegenden klassischen Untersuchungen hauptsächlich der italienischen Autoren (MARCHIAFAVA und CELLI, BASTIANELLI, GUARNIERI, FIETRO CANALIS und vor allem AMIGO BIGNAMI) zurück und haben seit Jahrzehnten kaum wesentliche Bereicherungen erfahren. Nur den Veränderungen des Zentralnervensystems hat sich wohl unter dem Einfluß der klinischen Erfahrungen, welche während des Krieges hauptsächlich in den Balkanländern gesammelt werden konnten, ein erhöhtes Interesse zugewandt, und es konnten hier tatsächlich Befunde erhoben werden, welche die schweren, oftmals im Vordergrunde des klinischen Krankheitsbildes stehenden Erscheinungen zu klären vermögen.

Infolge der spezifischen Einwirkung des Malariaparasiten auf den menschlichen Erythrozyten und der hieraus erfolgenden Bildung eines eigentümlichen schwarzen Farbstoffes, des früher sog. Melanins, entstehen im Körper des Malarikers so charakteristische Niederschläge dieses Farbstoffes, ja bisweilen förmliche Farbstoffdepots, daß dadurch im allgemeinen die Diagnose der Malaria am Sektionstisch auch für den Ungeübten keine Schwierigkeiten haben wird. Dabei ist jedoch zweierlei zu berücksichtigen:

Es gibt einerseits Fälle, in welchen die erste Überschwemmung mit Plasmodien eine so massige ist oder in denen die Widerstandskraft des Organismus gegenüber der Wirkung des Parasiten eine so geringe sein kann, daß er diesem ersten Ansturm innerhalb weniger Tage erliegt, ohne daß es noch im Körper zur Bildung von sog. „Pigmentresten" aus der Einwirkung des Plasmodiums auf die Erythrozyten gekommen ist. Verfasser hat mehrere derartige Fälle in Mazedonien und Thrazien beobachtet. Dann werden wir natürlich bei der Autopsie keinerlei Pigment in den Organen antreffen. Oder die Zeit zwischen der ersten Überschüttung des Körpers mit Parasiten, welche zur Bildung pigmentierter Formen und Pigmentklümpchen geführt haben und einer neuerlichen Infektion, die den Tod herbeiführte, war eine so lange, daß inzwischen die Ausscheidung des Pigments so weit vorgeschritten ist, daß wir mit freiem Auge keine Pigmentierung mehr wahrnehmen können. Auch in solchen Fällen haben wir mitunter ganz blasse, ungefärbte Organe vor uns. Andererseits muß natürlich bedacht werden, daß durchaus nicht in jedem Fall, in welchem wir die bekannten melanin-pigmentierten Organe finden und selbst wenn die Pigmentierung noch so intensiv erscheint, der Tod durch die Malariainfektion herbeigeführt sein muß; auch dann kann die eigentliche Todesursache eine ganz andere sein, und die Malariainfektion ist nur ein Nebenbefund.

Von besonderer Bedeutung für die pathologisch-anatomische Untersuchung der Malaria ist 1. die Feststellung der Malaria als Todesursache und 2. die Aufklärung rätselhafter und plötzlicher Todesfälle als durch Malaria bedingt.

Todesursache kann die Malaria sein im akuten Stadium (oder was das gleiche ist, im akuten Stadium eines Rezidivs) durch die Schwere und Massenhaftigkeit der Infektion. Dabei wird ausnahmslos der Tod im komatösen Stadium erfolgen, und es werden sich bei der Obduktion bzw. bei der mikroskopischen Untersuchung die unten genauer zu schildernden charakteristischen Veränderungen im Zentralnervensystem finden.

Der akute Malariatod ist immer ein „Gehirntod", d. h. durch schwere Schädigung lebenswichtiger, nervöser Zentren bedingt. Oder die Malaria kann als Malariakachexie zum Tode führen. Voraussetzung dafür ist natürlich eine lange Zeit andauernde Einwirkung der Infektion, welche mit oftmals in Intervallen einsetzenden Schüben einhergeht. Dieses Malariasiechtum kann in jahrelangem Verlauf das tödliche Ende schließlich herbeiführen, aber dabei zu sehr mannigfaltigen und in komplizierter Weise ineinandergreifenden Schädigungen zahlreicher Organe bzw. Organsysteme Veranlassung geben, deren Einzelbeziehungen zur Malariainfektion nicht immer sofort klar vor Augen zu liegen brauchen. Die dabei auftretenden sekundären krankhaften Vorgänge kommen der Malaria nicht spezifisch zu, sondern stellen, wie die Anämie, die daraus hervorgehenden Knochenmarksveränderungen, die Amyloidose usw. Erschöpfungsfolgen dar, wie sie an sich jede schwere zu Blutveränderungen und Ernährungsstörungen der Gewebe führende — konsumptive Erkrankung nach sich ziehen kann.

Von größter Wichtigkeit wird unter Umständen die Klärung plötzlicher, unvorhergesehener Todesfälle durch die Feststellung einer bestehenden Malariainfektion bei der Autopsie. Solche Todesfälle können bisweilen aus relativem Wohlbefinden sich ereignen, oder das dem Tode vorangehende Koma ist ein so kurzes, daß es nicht zu ärztlicher Beobachtung kommt. Die Leute werden während der Ausübung ihres Dienstes von einem Ohnmachtsanfall betroffen, dem sie in wenigen Stunden erliegen (wie ich dies in mehreren Fällen sah), oder das Malariakoma wird falsch gedeutet als „Urämie", Meningitis", ja selbst als „Abdominaltyphus", als „Dysenterie", wie C. SEYFARTH berichtet. In allen diesen Fällen ist es die Aufgabe des pathologischen Anatomen, den wahren Sachverhalt zu klären. Das kann unter Umständen sehr einfach sein, wenn die Obduktion die charakteristischen Veränderungen durch Pigmentierung der Organe und die mikroskopische Untersuchung die Anwesenheit der Parasiten und der herdförmigen Gehirnläsionen erkennen läßt; bei fehlender Pigmentierung kann es dagegen recht schwierig werden, die manchmal nur sehr eng begrenzten Herde zur Anschauung zu bringen, die sich als Folge der akuten Malariainfektion entwickelt haben.

Was nun zunächst die mit freiem Auge feststellbaren Veränderungen bei akuter Malaria betrifft, so läßt sich davon etwa das folgende Bild entwerfen:

Der allgemeine Ernährungszustand braucht bei den im akuten Anfall der Erkrankung Erlegenen nicht wesentlich gelitten zu haben, da die Menschen aus völliger Gesundheit innerhalb weniger Tage hinweggerafft werden können. Wir treffen also unter den Malariatoten häufig Leute mit gut erhaltenem Fettpolster und mit sehr kräftiger Muskulatur. Oftmals fällt in der Muskelsubstanz eine besondere Trockenheit bei tiefdunkelbraunroter Farbe auf. Bei Malarikern, die zahlreiche gehäufte Fieberattacken hinter sich haben, treffen wir dann natürlich einen mehr oder weniger vorgeschrittenen Muskelschwund, der sich unter dem Einfluß der Malaria perniciosa allerdings in sehr kurzen Zeiträumen einstellen und sehr hohe Grade annehmen kann.

Die äußere Haut der Malarialeiche zeigt gewöhnlich eine blasse, fahlgraue und sehr häufig eine gelbliche bis gelbbräunliche Verfärbung, ja nicht selten kann eine deutliche bis intensive ikterische Tinktion der allgemeinen Decke, also auch der sichtbaren Schleimhäute und der Skleren vorliegen. Nur vereinzelt Male sah ich petechiate Blutungen geringeren Umfanges in der Haut des Halses, des Thorax, der Oberschenkel, die sich beim Einschneiden scharf auf das Kutisgewebe beschränkt erwiesen. Die Totenflecke sind meist nur von geringer Ausdehnung und Entwicklung.

Das Blut im Herzen und in den Gefäßen wird oftmals flüssig angetroffen, ja bisweilen ist selbst nach mehrstündiger Lagerung der Leiche nicht das kleinste Gerinnsel im Herzen und in den Gefäßen aufzufinden. Eine Gesetzmäßigkeit scheint allerdings diesem Verhalten nicht zugrunde zu liegen, denn dem erwähnten Befund stehen Fälle von gleicher Infektionsdauer gegenüber, in denen die Herzhöhlen, besonders rechte Kammer und Vorkammer, von zähen, bernsteinfarbigen, kissen- und bandförmigen Gerinnseln ausgestopft sind.

Auch der Befund am Herzen bietet nichts für die Malariaerkrankung gerade Typisches. Bei den in gutem Ernährungs- und Kräftezustand Verstorbenen wird meist auch das Herz von entsprechend kräftiger Entwicklung gefunden; die Muskulatur der Kammern ist dann fest kontrahiert und dunkelbraunrot. Auffallend häufig aber trifft man im akuten Stadium schlaffe, verbreiterte, beutelartige Herzen mit dünner, blasser Muskulatur; beide Ventrikel können dann stark gedehnt, besonders der linke kugelig erweitert sein, die Trabekel sind flach, die Papillarmuskeln spitz ausgezogen. Nahezu in der Hälfte meines Sektionsmateriales in Mazedonien und Thrazien bestanden solche Erweiterungen; die Dehnungen betraten ebensooft den rechten wie den linken Ventrikel. In Fällen dagegen, in denen sich infolge andauernder Fieberanfälle ein fortgeschrittener Erschöpfungszustand eingestellt hatte, treffen wir mitunter das kleine, braune atrophische Tropfenherz. Das subepikardiale Fett ist dann geschwunden, bräunlich, sulzig, die Konfiguration des Herzens spitz, schmal, mit etwas überragendem linken Ventrikel, die Kranzgefäße haben sich in Schlängelungen gelegt. Von Bedeutung für die Beurteilung der Schwere der durch die Infektionsfolgen gesetzten feineren Gefäßschädigungen sind die nicht selten vorkommenden subendokardialen Ekchymosen. Sie sitzen in Form spritzerförmiger, feiner, schwarzrötlicher Pünktchen, seltener zu größeren, flacheren Blutaustritten zusammenfließend, an der Basis der Papillarmuskeln, über dem Septum, besonders links oder im rechten Ventrikel hauptsächlich in der Gegend des Konus der Pulmonalis und unmittelbar unter diesem. Blutungen in der Substanz der Herzwandmuskulatur wie auch sonstige Strukturveränderungen in dieser habe ich niemals gesehen.

Auch in den Lungen vermißt man bei 'makroskopischer Betrachtung zunächst irgendwie charakteristische und für die Diagnose verwertbare, wiederkehrende Befunde. In einer auffallend großen Zahl der mir zur Verfügung stehenden Beobachtungen, nahezu in der Hälfte aller Fälle, hatten sich in den Lungen mehr oder minder ausgedehnte bronchopneumonische Herde entwickelt. Diese waren meist in den hinteren unteren Bezirken der Lappen verstreut, ließen schon mit bloßem Auge sehr deutlich die Beziehungen zum peribronchialen Gewebe und zu den gewöhnlich mit zähem, grünem Eiter gefüllten Bronchien erkennen und zeigten bisweilen durch Zusammenfließen eine pseudolobäre Ausbreitung, wobei dann in der Regel auch eine stärkere, konsekutive Mitbeteiligung der Pleura in Form von fibrinösen Beschlägen festzustellen war. Diese pneumonischen Infiltrate haben wohl in einer Reihe von Fällen unmittelbar das Ende herbeigeführt oder doch ganz wesentlich beschleunigt. Es handelt sich in allen diesen Fällen um Menschen, bei denen schwere, durch die Malariainfektion bedingte Veränderungen des Zentralnervensystems bestanden haben; die Bronchitis, Peribronchitis und Bronchopneumie ist mit Sicherheit mit den nervösen Störungen in Zusammenhang zu setzen, ist also nur mittelbar als durch Malaria verursacht zu betrachten. In denjenigen Fällen, in welchen die erwähnte Dilatation der Herzventrikel eingetreten ist, kommt die geschwächte Triebkraft des Herzens auch in ödematöser Durchtränkung der Lungen, besonders in ihren unteren Abschnitten, zum Ausdruck. Das Ödem kann so stark entwickelt sein, daß eine intensive schwammige Durchfeuchtung ausgedehnter Lungenpartien und eine starke Verquellung des Gewebes zustande kommt. Aber auch dann, wenn das Ödem mit pneumonischen Herden gepaart ist, lassen diese durch ihre kugelige Form und ihre peribronchialen Anordnungen die bronchogene Entstehung deutlich erkennen. Blutungen innerhalb des Lungengewebes und unter der Pleura kommen nur ausnahmsweise zur Beobachtung.

Dasjenige Organ, welches von altersher als das hauptsächlichste anatomische Substrat für die allen Malariaformen spezifisch zukommenden Veränderungen gilt, ist die Milz. Der klinisch feststellbare Milztumor ist auch in der Leiche noch deutlich ausgesprochen und kann sogar bei sehr akutem Verlauf hohe Grade erreichen. Der Längendurchmesser überschreitet regelmäßig beim Malariatod 20 cm, der Breitendurchmesser 11 cm und der Dickendurchmesser 5 cm. (Nach RAUBER betragen die physiologischen Maße der Milz: Längsdurchmesser 10—12 cm, Breitendurchmesser 6—8 cm und Dicke 3—4 cm.)

Die größte von mir gemessene Milz bei reiner Malariainfektion (Tod im Koma) zeigt die Maße 32×18×6 cm. Maße von und über 30 cm in der Länge und 15—16 cm in der Breite sind durchaus keine Seltenheiten. Zuweilen schwillt das Organ relativ mehr im Breitendurchmesser an und nimmt dabei eine nahezu kuchenartige Form an. So sah ich wiederholt Milzen in den Maßen 30×20 cm bei 5—6 cm Durchmesser.

12*

Dementsprechend ist natürlich das Gewicht des Organs vermehrt und kann 750—800 g erreichen und sogar noch etwas übersteigen. Die so vergrößerte Milz überragt in der Leiche den linken Rippenbogen bisweilen über Handbreite und nähert sich dem Nabel.

Die akute Schwellung macht sich an dem Organ zunächst bemerklich in einer sehr straffen Anspannung seiner Kapsel, die blasenartig oder wie ein aufs äußerste angefüllter Sack die Pulpa umhüllt. Traumatische Rupturen der geschwellten Milz des Malarikers werden nicht selten beobachtet, wobei enorme Blutungen von 2—4 Liter in die Bauchhöhle entstehen.

JUTAKA KON berichtet über die sympathische Gewohnheit der chinesischen Einwohner auf Formosa, beim Streite ihre Gegner in die Milzgegend zu stoßen, wobei infolge der großen Häufigkeit von Milztumoren durch Malariainfektion sehr oft Rupturen der Milz zustande kommen, so daß der Gegner schnell außer Gefecht gesetzt wird. KON hat in 1¹/₂ Jahren selbst 9 mal Obduktionen bei derartigen Blutungen aus rupturierten Malariamilzen ausgeführt. Auch LÖHLEIN erwähnt eine derartige traumatische Milzruptur nach „Schlag in die Milzgegend" im Geraufe bei einem Jaundemann (Kamerun), wobei sich in Ausstrichpräparaten der mäßig geschwellten Milz (15×11,5 cm) Tertiana-Gameten und Teilungsformen fanden. Die Risse sitzen mit Vorliebe an der konkaven Milzfläche und gehen häufig vom Gefäßstiel aus. Spontane Milzrupturen auch kleinsten Umfangs mit Bildung sog. Pulpahernien sind mir in meinem Material niemals zu Gesicht gekommen.

Beim Einschneiden quillt das Pulpagewebe wie aus einer weichen Blutwurst hervor, ist von breiartiger Konsistenz und läßt sich massenhaft mit dem Messer von der Schnittfläche abstreifen. Schon durch die uneröffnete, aber durch die Anspannung verdünnte Kapsel schimmert die Pulpa dunkelgrau bis grauschwarz hindurch. Auf der Schnittfläche läßt sich ihre Farbe wohl am besten mit der von Schokoladebrei vergleichen. Die ursprüngliche und so ungemein charakteristische Farbe läßt sich wohl niemals ganz befriedigend unverändert konservieren. In Präparaten, welche nach der KAISERLINGschen und JORESschen Methode behandelt sind, pflegt die Malariamilzpulpa immer einen mehr grauen Farbton anzunehmen, der im frischen Zustand nicht vorhanden ist. Dagegen ist die Einwirkung des Luftsauerstoffes auf die Farbe der freigelegten Milzpulpa bei weitem keine so intensive und rasche wie bei anderen akuten Milztumoren, z. B. bei Abdominaltyphus. Das Ablassen der dunkelkarminfarbigen Pulpa des akuten infektiösen Milztumors in ein helles, leuchtendes Kirschrot unterbleibt naturlich bei der Malariamilz, welche ihre Grundfarbe der Überladung mit an der Luft nicht oxydationsfähigem Pigment verdankt. In Fällen, in welchen die Farbstoffanhäufung keine so massenhafte ist, erscheint doch immer das Blutrot durch einen rauchgrauen bis schiefergrauen Farbton mehr oder minder verdeckt. Follikel und Gerüst sind durch die weich vorquellende Pulpa meistens ganz oder nahezu vollkommen überlagert und nicht sichtbar; in selteneren Fällen und nur bei Schwellung geringeren Grades können die Follikel als große, deutlich scharf umschriebene, etwas zackige Körnchen hell aus dem pigmentierten Pulpagewebe hervortreten; häufiger lassen sich wenigstens Andeutungen der Follikel in Form körniger Erhebungen nach Abstreifen der vorquellenden Pulpa erkennen.

Je länger die Infektion gedauert hat, desto mehr nimmt die Festigkeit der Milz infolge Vermehrung aller bindegewebigen Bestandteile wieder zu. Die Kapsel ist dann diffus oder fleckig verdickt und zeigt Neigung zu Verwachsungen mit der Umgebung, besonders am oberen Pol mit dem Zwerchfell; auch das Gerüst wird vermehrt, die Konsistenz eine mehr und mehr zähe, während die Farbe in ihrer Beschaffenheit nur wenig verändert ist.

Auch die Leber ist als eine der Hauptablagerungsstätten des Malariapigments in charakteristischer Weise verändert. Das ganze Organ ist manchmal recht erheblich geschwellt. Auch hier fällt die straffe Spannung und entsprechende Verdünnung der Kapsel auf, durch welche manchmal auf dem tiefgrauschwärzlichen Grunde der Lymphstränge als weißliche, verzweigte Linien hindurchschimmern. Die Konsistenz ist gewöhnlich herabgesetzt, „teigig", wie bei der trüben Schwellung; dementsprechend quillt das Parenchym auf dem Schnitt polsterartig vor; die Kanten der Schnittfläche haben das Bestreben, sich rasch abzurunden, das Gewebe ist brüchig, leicht zerdrückbar, sehr „dissoziabel". Tatsächlich rührt diese Schwellung, Weichheit und Brüchigkeit von einer Abrundung und Blähung der einzelnen Leberzellen, deren Berührungsflächen also gemindert werden, so daß dadurch die Kohärenz der Gewebselemente leiden muß, genau der gleiche Vorgang wie bei der „trüben Schwellung". Die Farbe ist auch hier eine dunkelschiefergraue bis grauschwarze, und der mit dem Messer abstreifbare Parenchymsaft sieht wie verdünnte und körnig gewordene Schreibtusche aus. Manchmal sind in die Schnittfläche unscharf begrenzte, grobe, dunklere und hellere Bezirke eingesprengt; die Läppchenzeichnung aber ist, da das Pigment in allen Azinuszonen gleichmäßig verbreitet ist, nirgends deutlich zu sehen. Nur in den Fällen, bei denen infolge der Dehnung des rechten Herzventrikels der Abfluß des venösen Blutes längere Zeit behindert war, treten natürlich die bekannten Erscheinungen der

Stauung hinzu; die Zentralvenen und die angrenzenden Teile der einmündenden Pfortaderkapillaren treten als dunklere rote Zonen hervor oder zeigen bei längerer Dauer des Prozesses sogar eine leichte Einsenkung der zentralen Azinuspartien. (Beim Schwarzwasserfieber dagegen nimmt die Leber eine feuersteinartige Farbe an und erscheint von helleren, ockergelben Flecken durchsetzt.)

Weit weniger pflegen die Nieren in Mitleidenschaft gezogen zu sein. Nur bei stärkerer Farbstoffüberladung der Kapillaren erscheint natürlich auch hier das Parenchym besonders der Rinde dunkelrauchgrau oder selbst schiefrig, meist aber die Markkegel hell und scharf abgesetzt. Bei längerer Dauer der Krankheit macht sich die anämisierende Wirkung der Infektion durch auffallende Blässe des Gewebes bemerklich; dagegen ist beim Schwarzwasserfieber die Rinde zuweilen fast schokoladebraun und die Markkegel von schwärzlichen Streifen durchzogen. In seltenen Fällen akuter Perniziosa können hämorrhagische Entzündungserscheinungen (Glomerulonephritis) zur Ausbildung kommen.

Auch die Darmschleimhaut kann bisweilen stärkere diffuse oder fleckweise oder auf die Follikularapparate beschränkte graue und schwärzliche Pigmentierung zeigen, namentlich dann, wenn in den Zottenkapillaren farbstoffhaltige Zellen in größerer Menge abgelagert sind.

Geschwürige Prozesse im Darm, welche mit Sicherheit auf Veränderungen durch Malariaparasiten oder deren Pigmentreste zurückzuführen sind, habe ich niemals gesehen, wohl aber hat MOLLOW im Kolon und in der Flexura sigmoidea zahlreiche kleine Geschwüre gefunden, in deren Umgebung die mikroskopische Untersuchung eine förmliche Verlegung der Gefäße durch Pigment ergab. Ob diese lokalen Nekrosen wirklich mit der Malariainfektion in ätiologischem Zusammenhang stehen, erscheint fraglich.

Von PAISSEAU und LÉMAIRE wurden als Todesursache bei 3 Fällen perniziöser Malaria Nebennierenveränderungen gefunden in Form von Degenerationen und Nekrosen, Hämorrhagien und Thrombosen der Kapselarterien.

Das Hodenparenchym kann in manchen Fällen allgemeiner stärkerer Pigmentüberladung ebenfalls beteiligt sein und sieht dann eigentümlich rauchgrau aus.

Dagegen ist noch eines Organs hier zu gedenken, welches in sehr vielen Fällen durchaus charakteristische und rasch überblickbare Veränderungen zeigen kann, nämlich des Knochenmarkes. In den obenerwähnten Fällen, in welchen bei klinisch nicht festgestellter Malaria plötzlich aus zunächst unerklärlichen Gründen der Tod eintritt, ist es nach meinen Erfahrungen zweckmäßig zur ersten Orientierung, ein Stück des Diaphysenmarkes eines langen Röhrenknochens, am besten eines Femur freizulegen, weil dadurch die rätselhafte Todesursache auf den ersten Blick klar sein kann. Dunkle Verfärbung und Konsistenzvermehrung sind die typischen Befunde, die hier mit großer Regelmäßigkeit im akuten Stadium erhoben werden können. An Stelle des gelben, weichen Fettmarkes tritt ein Gewebe von größerer Dichtigkeit, dessen Farbe von schwach rauchgrau bis zu fast tintenschwarz schwanken kann; LÖHLEIN bezeichnet die Verfärbung des Knochenmarkes als schokoladebraun. Diese Veränderung gibt ein so eindrucksvolles, ja überraschendes Bild, daß es selbst den pathologisch ganz Ungeübten über die Diagnose mit eindringlicher Deutlichkeit nicht im Zweifel lassen wird. Zuweilen erscheint nicht der ganze Markzylinder gleichmäßig von der Verfärbung ergriffen, sondern diese ist mehr fleckweise eingesprengt; häufig sind namentlich die auf dem Querschnitt peripheren, d. h. der Lamina compacta zunächst liegenden Markpartien dunkel gesprenkelt, während die inneren Teile noch gelbes Fettmark enthalten. Je weiter die Zerstörung der Blutkörperchen durch die Malariaparasiten und die dadurch ausgelösten Regenerationserscheinungen fortschreiten, desto fester wird gleichzeitig die Konsistenz des Markes, weil es mehr und mehr den Charakter erythroblastischen Markes annimmt, oder weil sich gleichzeitig bindegewebige, sklerosierende Prozesse an den Stützfasern abspielen. Umschriebene, kleine Blutaustritte werden zuweilen beobachtet.

Von der größten Bedeutung ist der Befund, welcher am Gehirn und seinen Hüllen erhoben werden kann, da er besonders für die mit terminalem Koma verlaufenden Fälle der akuten und rekurrierenden Perniziosa die eigentlich zum Tode führenden Störungen aufdeckt. Schon die makroskopisch sichtbaren Veränderungen sind ziemlich eindeutig und in hohem Maße typisch und lassen in akuten Fällen auch bei dem Fehlen irgendwelcher klinischen Angaben kaum einen Zweifel an der Diagnose:

Die weichen Häute sind in den meisten Fällen ziemlich trocken, glatt, durchsichtig, wenig injiziert, doch sah ich mehrere Fälle, in denen die Mitbeteiligung der Pia-arachnoidea an einem akuten Entzündungsprozeß schon mit freiem Auge deutlich war.

Die weichen Meningen zeigten dabei über der Konvexität, dem Gefäßverlauf folgende und die
bläulichen Pialvenen flankierende Einlagerungen gelbgrünlicher Streifen, die sich zuweilen nach den
Stirnlappen und über die Schläfenteile hinweg fortsetzten; nur einmal waren auch an der Basis eines
Hinterhauptlappens solche Streifen zu sehen. Es konnte schon nach dem makroskopischen Bilde
keinem Zweifel unterliegen, daß wir es hier mit den Frühstadien einer akuten Meningitis eitrigen
Charakters zu tun haben, eine Annahme, die durch die mikroskopische Untersuchung bestätigt wurde.

Das Gehirn ist gewöhnlich groß, schwer, kompakt, die Windungen sind breit,
liegen fest aneinander, die Furchen erscheinen dementsprechend als schmale Striche;
in manchen Fällen ist eine diffuse Schwellung des ganzen Gehirns deutlich. Manchmal
läßt schon die Rindenoberfläche selbst durch die weichen Häute hindurch eine auffallend dunkle, rauchgraue Färbung erkennen; vor allem aber ist die dunkle Farbe
der Rinde auf allen Schnittflächen auffallend. Sie hebt sich scharf gegen die weiße
Substanz ab und zeigt eine dunkelrötlichgraue bis schiefergraue Farbe, läßt aber
ebenso wie das Mark nur wenig und meist kaum auseinanderfließende Blutpunkte
erkennen, die den durchschnittenen Gefäßen entsprechen; auch die zentralen grauen
Partien sind ebenso dunkel, manchmal fast schwarzgrau. Es gibt wohl kaum eine
andere Erkrankung, bei welcher auch nur eine annähernd gleiche Dunkelfärbung
des Hirngraues vorkäme.

Oftmals findet man nun in die tiefdunkelgraue Rinde und auch in die zentrale
graue Substanz eingesprengt zahlreiche hellere, rundliche oder ovale Flecke, meist
mit unscharfen Grenzen in der Rinde, besonders deren unteren Grenzlinie folgend,
manchmal bis an die Oberfläche heranreichende, in den großen basalen Ganglien
oftmals größere, verwaschene, hellgraue bis gelbgraue, bogig begrenzte Bezirke darstellend. Ähnliche Fleckenbildungen kommen ja auch sonst bei verschiedenen
Erkrankungszuständen im hyperämischen Gehirn vor, sind aber niemals so auffallend
und scharf kontrastierend wie in dem dunkel pigmentierten Malariagehirn. Sie entsprechen, wie die mikroskopische Untersuchung lehrt, ungleichmäßigen Verteilungen
der Pigmentmassen, namentlich in denjenigen Fällen, in denen neben reichlichem
älteren, feinkörnigen Pigment frische Nachschübe junger Schizonten von Plasmodien
vorhanden sind.

Bisweilen kann aber in tödlichen und mit finalem Koma endigenden Perniziosa-
fällen das Gehirn ganz pigmentfrei und die Rinde dementsprechend hiaß erscheinen.
Das sind diejenigen Fälle, in denen der Kranke der ersten Plasmodienüberschwemmung
erliegt, bei der Pigmentreste noch gar nicht gebildet sind, oder solche, bei denen die
Depigmentation des Organs schon wieder vollzogen ist, was unter der Einwirkung der
verschiedenen phagozytär wirkenden Zelltypen offenbar ziemlich rasch erfolgen kann.
Mangelnde Rindenpigmentierung ist also an sich durchaus nicht ein Beweis dafür,
daß eine schwere und akute Malariainfektion nicht vorliegen könne.

Wohl die auffallendste und eindrucksvollste Erscheinung, welche das Malariagehirn
bieten kann (durchaus aber nicht in allen Fällen muß), sind die punktförmigen
Blutaustritte, welche schon den ersten italienischen Beschreibern der Pathologie
der Malaria bekannt waren. Sie können in sehr wechselnder Zahl und ebenso
verschiedenartiger Verteilung durch das ganze Zentralnervensystem verbreitet sein
oder sich auf einzelne begrenzte Abschnitte beschränken. Sie präsentieren sich dem
unbewaffneten Auge als allerfeinste, nadelstichartige, bis etwa mohnkorngroße, punktförmige Einsprengungen in der Gehirnsubstanz von schwärzlichroter bis braunroter,
manchmal etwas blasserer, grauroter Farbe, die sich auf den allerersten Blick sofort
von Gefäßdurchschnitten durch ihre Verteilung, ihre unschärfere Begrenzung und
durch das vollständige Fehlen einer Neigung zum Auseinanderfließen unterscheiden.
Sie entstehen auch nicht in der Schnittfläche durch Hervortreten eines Bluttropfens,
sondern sie liegen deutlich in der Gehirnsubstanz selbst eingebettet. Ihre Zahl kann
eine sehr wechselnde sein; bisweilen gelingt es nur mit Mühe, beim Durchsuchen
zahlreicher Durchschnitte ganz vereinzelte Exemplare aufzufinden, in anderen Fällen

sind sie sehr verbreitet und dicht eingestreut, so daß sie auf den ersten Blick sofort auffallen, ja in ganz extremen Fällen können sie sogar so massenhaft und dichtstehend liegen, daß die Schnittflächen ein dicht gesprenkeltes, feingetüpfeltes Aussehen erhalten und die Pünktchen an manchen Stellen ineinanderzufließen scheinen. Ebenso wechselvoll wie ihre Zahl ist auch ihre Verteilung. Am häufigsten werden sie wohl in den großen Marklagern des Centrum semiovale angetroffen, wo sie im Grunde der Hirnfurchen manchmal in kleinen isolierten Gruppen angeordnet sind, während sie gegen die Spitzen der Markzungen an Dichtigkeit abnehmen. Nur ganz ausnahmsweise lassen sich im Großhirn vereinzelte Pünktchen in der Rinde auffinden, im allgemeinen bleibt die Hemisphärenrinde auch in den schwersten Fällen frei. An anderen Stellen, die auch sonst als Prädilektionssitz der punktförmigen Hämorrhagien bekannt sind, wie z. B. in der inneren Kapsel, können sie mitunter außerordentlich massenhaft und dicht gedrängt auftreten und fleckweise Herde bilden. Im Gegensatz zum Großhirn finden sie sich im Kleinhirn hauptsächlich im Rindengrau eingesprengt, während die Markmasse entweder ganz frei oder nur ganz wenig mitbeteiligt ist; dagegen ist die Umgebung des nucleus dentatus und dieser selbst zuweilen der Sitz zahlreicher Pünktchen. Auch in der Basis, durch Brücke und verlängertes Mark können sie verfolgbar sein, doch werden sie kaudalwärts immer sparsamer in der Einstreuung und sind im Rückenmark selbst bei dichter Anordnung im Großhirn höchstens noch einzeln sichtbar.

Zuweilen finden sich aber auch einzelne größere Blutaustritte oder Reste von solchen in der Mark- und Rindensubstanz im Anschluß an zweifellos durch die Malariainfektion hervorgebrachte Veränderungen, sei es in Form von frischeren, umschriebenen apoplektischen Zertrümmerungsherden an den oberen Mark- und den darüberliegenden Rindenpartien oder in Form von kleinen, seichten Narbenherden der Rinde mit Pigment und Ganglienzellenverkalkung. Die Anwesenheit reichlichen, schwarzen Pigments in den Gefäßen der betroffenen Partien beweist in solchen Fällen den kausalen Zusammenhang mit voraufgegangenen Schüben von Plasmodieninfektionen. In einem derartigen Falle meiner Beobachtung hatte sogar eine vom rechten Streifenhügel ausgehende, in den Seitenventrikel eingebrochene Blutung akut zum Tode geführt. Auch die Adergeflechte können von dichtstehenden Blutaustritten durchsetzt sein.

Aber auch ohne Blutergüsse können durch die von der Malariainfektion hervorgebrachten Gewebsschädigungen die Folgezustände schwerer Zirkulationsstörungen im Zentralnervensystem in manchen Fällen schon makroskopisch ersichtlich sein. Zweifellos können im Anschluß an die von den Plasmodien und die durch solche geschädigten Gefäßwandzellen hervorgebrachten Verlegungen von Blutgefäßen infarktähnliche Prozesse in Form von größeren und kleineren Erweichungsherden zustande kommen, die je nach ihrem Sitz das klinische Bild beherrschen können. So war in einem Falle der an notorischer Tropikainfektion leidende Patient plötzlich unter den stürmischen Erscheinungen der Atemlähmung zugrunde gegangen. Es fand sich mitten in der Brücke ein blaßgrauroter, weicher, unter das Niveau der Schnittfläche etwas einsinkender Herd von rautenförmiger Gestalt, der beiderseits bis an die Brückenarme heranreichte. Die mikroskopische Untersuchung konnte auch hier den unzweifelhaften Zusammenhang des Herdes mit den durch die Malariainfektion hervorgebrachten Veränderungen erweisen.

Das mikroskopische Bild aller Organe ist vor allem gekennzeichnet durch die massenhafte Einstreuung der Parasiten bzw. des aus den roten Blutkörperchen unter der Einwirkung der Plasmodien hervorgehenden schwarzen Farbstoffes, der früher als Malariamelanin bezeichnet wurde, mit dem Eiweißmelanin jedoch nichts zu tun hat, sondern nach neueren Forschungen (ASCOLI 1910, BROWN 1911) dem Hämatin chemisch sehr nahe steht oder mit ihm identisch ist. Das Malariahämatin wird alsbald nach seiner Entstehung und nach dem Zerfall des infizierten Erythrozyten von Freßzellen aufgenommen, unter denen die Blutgefäßindothelien obenan stehen und denen sich weitere mobile hämatogene Zellen beigesellen. Niemals aber dringt das Malariapigment in irgendwelche Parenchymzellen selbst ein. Da, wo solche im Verlauf des Krankheitsprozesses pigmentiert angetroffen werden, handelt es sich ausschließlich um Pigmente, welche mit dem Malariaerreger genetisch nichts zu tun haben.

Die Malariaplasmodien bleiben zwar in der Malarialeiche unter günstigen äußeren Verhältnissen eine beschränkte Zeit erhalten und darstellbar; man darf aber nicht erwarten, daß sie in den Schnittpräparaten der konservierten Organe in ihren verschiedenen Entwicklungsphasen eine Darstellung erfahren, welche sich mit den Ergebnissen der bekannten Färbemethoden des vitalen Blutausstrichpräparates auch nur einigermaßen vergleichen läßt und an dessen Schärfe heranreicht. Man wird sich in gefärbten Schnittpräparaten vielfach damit begnügen müssen, die Diagnose auf das Vorhandensein endoglobulärer Entwicklungsformen der Parasitenschizonten, zuweilen Merozoiten oder extrazellulärer Pigmentreste, zu stellen, welche dann alsbald der Phagozytose durch Endothelien und lymphozytäre Elemente anheimfallen.

Die jüngsten in Schnitten darstellbaren Parasitenformen sind meistens die großen nichtpigmenten Ringe mit deutlicher Nahrungsvakuole; am häufigsten trifft man in Organen den Perniziosaparasiten in Form eines kleinen, zackigen oder rosettenförmigen Pigmenthäufchens innerhalb des roten Blutkörperchens (Merozoitenbildung). Sehr geeignet zu einer vorläufigen Orientierung ist die Herstellung eines frischen Quetschpräparates aus der Großhirnrinde, deren Kapillaren in entsprechenden Fällen strotzend mit infizierten Erythrozyten gefüllt sind. Ein derartiges Präparat kann auch wie ein Blutausstrichpräparat fixiert und gefärbt werden, worauf die Einzelheiten meist mit genügender Deutlichkeit hervortreten. Auch das Knochenmark ergibt sehr übersichtliche Orientierungspräparate für die Beurteilung des Krankheitsstadiums.

In vielen Fällen lassen sich aber keine erhaltenen Parasiten mehr in dem Leichenblute auffinden, sondern es ist nur mehr Pigment in den verschiedensten Umwandlungs- und Transportphasen übrig. Die aus den infizierten Erythrozyten hervorgegangenen Reste liegen anfänglich als feinste schwarze Stäubchen frei zwischen den Blutkörperchen im Gefäßlumen, verbacken aber sehr bald zu größeren Klümpchen, rundlichen Schollen oder zackigen Blöckchen und können dann in Form wurstförmig gestalteter Konglomerate das Lumen einzelner Kapillaren teilweise oder ganz verlegen. Auf allen Stadien dieses Zusammensinterungs- und Verdichtungsprozesses können diese Pigmentmassen in Phagozyten eingeschlossen werden, unter denen zwei verschiedene Kategorien, histioide und hämatogene, in Betracht kommen. Zu den ersteren zählen in erster Linie (Makrophagen im Sinne METSCHNIKOFFS) die Endothelien; ja es scheint geradezu, daß für den Einschluß, den Transport und die Beseitigung des Malariapigments endotheliale Elemente, die unter der Einwirkung der Farbstoffpartikel mobil werden und sich in Massen von der Gefäßinnenwand ablösen können, die hervorragendste Rolle spielen.

In allen Organen mit Ausnahme des Gehirns sind auch die mikroskopisch wahrnehmbaren Veränderungen, abgesehen von der Produktion und weiteren Umwandlung des Farbstoffes, unspezifische, die sich von den Vorgängen bei anderen Infektionskrankheiten nicht wesentlich unterscheiden. In der Milz sind bisweilen die Pulpagefäße mit parasitenhaltigen Erythrozyten dicht gefüllt. Dabei können neben unpigmentierten Ringen auch ungefärbte Teilungskörper vorherrschen, so daß bei akuter Schwellung ein nur mäßiger oder selbst ganz geringer Pigmentgehalt gefunden werden kann. Meist aber sieht man daneben größere Mengen von Pigment, das sich wahrscheinlich von Plasmodiengenerationen herleitet, die schon früher abgelaufenen Fieberanfällen entsprechen. Die kleineren Partikelchen, rundlich, zuweilen auch stäubchen- oder nadelförmig, liegen vielfach noch frei, die größeren überwiegend in Zellen eingeschlossen, unter denen bisweilen außerordentlich große, kernlose, blasenförmige Exemplare, wahrscheinlich nekrotisch gewordene Transportzellen in großer Anzahl auffallen. Die Pigmentblöcke in ihnen sind oft grobschollig, unregelmäßig kantig oder zackig. Zuweilen sind die Pulpräume mit solchem nekrotischen Zellmaterial und mit größeren, zusammengebackenen Farbstoffklumpen geradezu überladen. (Schon EHRLICH nennt den akuten infektiösen Milztumor „eine wahre Leichenstätte".) Ob diese Zellen ursprünglich Endothelien oder sonstige histioide Abkömmlinge oder hämatogene Elemente waren, läßt sich natürlich nicht mehr feststellen. Sie sind auf ihrem Transport aus allen möglichen Organen des Körpers in ihrer Endstation angekommen und gehen nun in der Milzpulpa ihrer definitiven Auflösung entgegen.

Die Milzfollikel sind meist auch mikroskopisch nicht scharf abgrenzbar, klein, aber meist völlig pigmentfrei. Die Pulpaendothelien können in starker Vermehrung begriffen sein. Zuweilen finden sich ihre großen, ovalen und wurstförmigen Kerne in mitotischer Teilung; auch kleine, runde Zellen mit dunkleren Kernen von lymphozytärem Typus pflegen sehr reichlich in die Pulpa eingestreut zu sein, wogegen die fragmentiert-kernigen Leukozyten in der Minderheit sind, sofern nicht eine anderweitige Begleitinfektion, z. B. eine umfangreichere Pneumonie sich gleichzeitig abspielt. Sehr selten sind diese Leukozyten Pigmentträger. Auch am Retikulum sind zuweilen schon Wucherungserscheinungen bemerklich, seine Zellen sind geschwellt und durch zahlreiche neugebildete Fibroblasten vermehrt, die sich zu dicken, parallelen Bündeln aneinanderlegen.

In der Leber ergibt die mikroskopische Untersuchung in den meisten frischeren Fällen entsprechend dem schon mit bloßem Auge wahrnehmbaren Kolorit gleichfalls eine ziemlich gleichmäßig ausgebreitete Pigmentüberladung der intralobulären Kapillaren. Zuweilen sind noch endoglobuläre Parasiten vorhanden und wenn der Tod im Anfall erfolgte, können diese noch ganz pigmentfrei sein. Außerdem aber beherbergen die Kapillaren in ihren Endothelien und im Bereich der Kupfferschen Sternzellen wechselnde Mengen von Malariapigment in den verschiedensten Stadien und Formen der Zusammensinterung und Verbackung von einzelnen feinen schwarzen Stäubchen bis zu großen unregelmäßigen Blöcken. Die zytophagisch wirkenden Endothelien können dabei blasenartig aufgebläht erscheinen und mit ihrem Inhalt zu förmlichen Verlegungen der Kapillarlumina führen. Schon GUARNIERI hat lokale Gewebsnekrosen in der Leber beschrieben, die er auf diese Gefäßverlegungen zurückführen will. Die Kupfferschen Sternzellen beteiligen sich in hervorragender Weise an der Farbstoffaufnahme und treten dadurch ganz besonders groß und deutlich als sternförmige oder dreieckige, geschwänzte Gebilde wie nach einer voraufgegangenen Silberimprägnation des Präparates hervor. In manchen Fällen ist die Zahl der pigmentierten Endothelien eine so große und ihre Ausfüllung eine so vollständige, daß die Kapillaren schon bei schwachen Lupenvergrößerungen als schwarze Linien deutlich im Präparat sichtbar werden.

Im übrigen sind die Veränderungen des Organs in den akuten Fällen entsprechend den vorangegangenen Fieberanfällen die einer mehr oder weniger ausgesprochenen trüben Schwellung. Die einzelnen Leberzellen zeigen Aufblähung und Neigung zur Abrundung, wodurch die trabekulären Verbände infolge Verkleinerung der Berührungsflächen gelockert werden. Manche Kerne sind außerordentlich geschwellt, blasenförmig, mit Vervielfachung der Nukleolen, viele Leberzellen zweikernig; Regenerationserscheinungen machen sich bemerklich.

Je weiter die Verarmung des Blutes durch aufeinander folgende Invasionen neuer Plasmodiengenerationen Fortschritte macht, desto mehr tritt der Charakter des Leberorgans als Untergangsstätte unbrauchbar gewordener Erythrozyten im histologischen Bilde hervor. Die Leberzellen zeigen die Einlagerung dichter, bräunlichgelber, zuerst perinukleär angeordneter Pigmentpartikel oder größerer rundlicher, goldig glänzender Schotten, die wie Fragmente roter Blutkörperchen aussehen. Alle diese Einsprengungen sind im Gegensatz zum Malariapigment eisenhaltig und ergeben die bekannte Hämosiderinreaktion. Das Bild nähert sich, wie schon BIGNAMI hervorhebt, dem Befunde, wie er bei der perniziösen Anämie in der Regel ist.

In zahlreichen meiner akuten Fälle ist eine auffällige Infiltration des ganzen Glissonschen Gewebes mit kleinen lymphozytären Rundzellen wahrnehmbar, die in reihenförmiger Anordnung die Gallengänge und Gefäßstämme umgeben oder an manchen Stellen zu förmlichen follikelähnlichen Ansammlungen angehäuft sind.

Histologisch sind die weitaus wichtigsten und für die Kenntnis des Wesens und der nosologischen Stellung der Malariaerkrankung bedeutungsvollsten Befunde diejenigen, welche am Gehirn erhoben werden können. Sie pflegen qualitativ wie quantitativ und graduell außerordentlich verschieden zu sein; sie geben uns aber den Schlüssel zum Verständnis der Wirkungsweise der Malariainfektion auf den menschlichen Organismus in die Hand, und sie werden bei genügend sorgsamer Untersuchung wohl in keinem Falle vollständig vermißt, wenn auch ihre graduelle Abstufung eine sehr mannigfaltige sein kann.

Bezüglich ihrer Entstehung haben wir dabei 2 Hauptgruppen von Veränderungen zu unterscheiden:

1. Solche, die im wesentlichen aus einer mechanischen Wirkung der Gefäßverlegung durch die Parasiten und Pigmentmassen sowie die mit solchen beladenen

Phagozyten zu erklären sind. Dahin gehört ein Teil der Blutungs- und Erweichungsherde, denen wir in allen Teilen des Gehirns begegnen können. Die Wirksamkeit
dieser mechanischen Folgen primärer Veränderungen des vaskulären Apparates ist
offenbar früher sehr stark überschätzt und viel zu sehr in den Vordergrund gerückt
worden. Namentlich die Massenhaftigkeit der Parasiteneinlagerung und ihrer Reste
in den Kapillaren der Hirnrinde und die aufdringliche Deutlichkeit, mit welcher sich
die von Pigmentmassen blockierten Gefäße aus dem Präparat hervorheben, hat
früheren Beobachtern außerordentlich imponiert, so daß zu weit gehende Schlüsse
aus diesem Verhalten gezogen wurden. Die Angabe, daß die meisten Hirngefäße
„wie mit Plasmodien injiziert" erscheinen, treffen wir immer wieder in den älteren
Beschreibungen, und man bezog auf diesen Befund die Mehrzahl der nervösen
klinischen Erscheinungen, vor allem den Eintritt des Malariakomas. Auch die so
sehr auffallende und in die Augen springende Endothelerkrankung des Gefäßapparates
im Zentralnervensystem war schon den italienischen Autoren wohlbekannt und ist
von ihnen für die Beurteilung der Schwere der Veränderungen hoch bewertet worden.
Aber diese Faktoren — Gefäßverlegung und Endothelerkrankung — stellen nicht
das Wesentliche des Prozesses dar. Weit wichtiger für die Kenntnis des Wesens
der krankhaften Läsionen sind

2. die Vorgänge entzündlicher Natur, welche, durch die spezifisch-gewebs-
schädigenden Wirkungen der Malariaerreger ausgelöst, an allen Gewebskomponenten
des Zentralnervensystems zu gesetzmäßig ablaufenden Reaktionen führen.

Wie immer im Gebiet des nervösen Gewebes greifen dabei regressive Prozesse
und eigentliche entzündliche Phänomene innig ineinander und sind schwierig voneinander zu scheiden. Ein großer Teil der im Gefolge der Malariainfektion (spez. des
Malariakomas) zustande kommenden geweblichen Veränderungen des Gehirns stellt
dabei nichts für die Malaria Eigentümliches dar, sondern gehört in die Gruppe wohl-
bekannter Vorgänge, denen wir im Zentralnervensystem auch bei anderen Infektionskrankheiten oder sonstigen krankhaften Zuständen begegnen. Ein Teil der zu
besprechenden histopathologischen Prozesse präsentiert sich als gewebliche Reaktion
von ganz spezifischer Erscheinungsform, als ein besonderer Typus, welcher als eigenartiger anatomischer Ausdruck der Malariaerkrankung des Zentralnervensystems aufgefaßt und als pathognomonisch bewertet werden darf.

Betrachten wir zuerst die Veränderungen am mesodermalen Anteil, am
Gefäßbindegewebsapparat:

1. Die schon obenerwähnten, makroskopisch in einzelnen Fällen erkennbaren
streifigen Einlagerungen in den weichen Häuten erweisen sich mikroskopisch als
dichte, reihenförmig geschichtete Infiltrate, die fast ausschließlich durch Zellen von
Lymphozytentypus hervorgebracht sind; polymorphkernige Leukozyten fehlen in ihnen
fast vollkommen. Es sind also die gleichen Erscheinungen, denen wir sonst auch
in den späteren Stadien der durch die eigentlichen Eitererreger veranlaßten Meningitis sowie im Gefolge der Tuberkulose und der Syphilis der weichen Häute begegnen.
Diese Fälle stellen auch in einem größeren Material Ausnahmen dar. Jedenfalls ist
aber damit erwiesen, daß die reine Malariainfektion ohne die Mitwirkung einer Misch-
und Sekundärinfektion unter Umständen zum Auftreten einer akuten eitrigen
Meningitis führen kann, eine Angabe, die seinerzeit schon von LAVERAN gemacht,
aber vielfach bezweifelt worden ist.

2. Auch die sog. „Pialtrichter", d. h. die Bindegewebsbündel, welche die von der
Pia senkrecht in die Gehirnsubstanz einstrahlenden Gefäße umgeben, sind stellenweise von den gleichen Zellinfiltrationen erfüllt.

3. An den Hirngefäßen selbst haben wir als auffallendste und am regelmäßigsten wiederkehrende Erscheinung die schon erwähnte Füllung mit Plasmodien
und deren Umwandlungsprodukten. Sie tritt an den Hirngefäßen besonders der

Rinde des Groß- und Kleinhirns mit solcher Deutlichkeit und Eindringlichkeit hervor, daß sie zu allen Zeiten gesehen und als die wichtigste Erscheinung beurteilt wurde.

Die Phase der Entwicklung, in welcher wir die intravaskulären Parasiten im Gehirn antreffen, ist wie auch in den übrigen oben besprochenen Organen eine verschiedene und hängt natürlich in erster Linie von dem Krankheitszeitpunkt, in welchem der Kranke erlag, daneben aber auch zweifellos von äußeren Umständen, z. B. von dem Erhaltungszustand des Organs in der Leiche, von der Lagerung des Körpers, von der Art und Weise der Konservierung vor der mikroskopischen Verarbeitung usw., ab. Am seltensten finden sich ganz frische unpigmentierte Schizonten in den Erythrozyten, dagegen sind alle pigmentierten Formen und alle Arten von Pigmentzerfallsprodukten ungemein häufig. Es ist wohl nicht ausgeschlossen, daß bei entsprechend hoher Außentemperatur, wie sie gerade in Malariagegenden und -zeiten oft vorkommt und dementsprechend langsamer Abkühlung der Leiche die Parasiten auch postmortal, d. h. nach dem Tode ihres Wirtes noch gewisse Formenkreise ihres Entwicklungszyklus durchlaufen und daß sich hieraus die vergleichsweise Seltenheit der Anwesenheit junger Stadien der Schizogonie ergibt, denen wir doch in Ausstrichen vitaler Blutpräparate ganz gewöhnlich begegnen. Jedenfalls kann das Gehirn unter den Organen der Malarialeiche insofern eine Ausnahmestellung einnehmen, als in ihm sehr viel reichlichere und verschiedenartigere Plasmodienstadien zur Anschauung kommen als an irgendeiner anderen Stelle des Körpers.

Die Anhäufungen der Plasmodien und der Pigmentmassen in den feineren Gefäßen führen zu den oben geschilderten umschriebenen Blutungen, die als Diapedesisblutungen durch die Kittleisten der geschädigten Endothelien aufzufassen sind und die sich im histologischen Bild als typische Ringblutungen von konzentrisch-reihenförmiger Schichtung der extravasierten Blutzellen erweisen. Es ist wohl nicht ganz klar, wieweit an dem Auftreten dieser Blutungen toxische Einwirkungen von seiten der Parasiten auf die Gefäßwand, wieweit rein mechanische Momente durch die Gefäßverlegung beteiligt sind. Der Umstand, daß die Blutungen im Großhirn fast niemals die Rinde betreffen, dagegen in den oberen Markschichten und in gewissen Gehirnprovinzen, z. B. im Balken, ihren Lieblingssitz haben, weist natürlich auf die größere Wahrscheinlichkeit des Überwiegens mechanischer ursächlicher Momente hin.

Diese Art von Blutungen im Malariahirn führt gewöhnlich nicht zu einer weiteren räumlichen Ausbreitung der Diapedesis; der Herd wird sehr bald durch zelluläre Reaktionserscheinungen von seiten der gliösen Stützsubstanz abgedämmt und so die Entstehung einer größeren Zertrümmerung abgewendet. Wir sehen aber bei diesen Blutungen gleichzeitig einen Übertritt von Plasmodien in das Gewebe selbst, wie er sonst niemals zustande kommt, denn der Malariaerreger ist kein Gewebsparasit, und wir sehen ihn sonst nie extravaskulär auftreten. Auch bei diesem Ereignis handelt es sich gewissermaßen nur um eine terminale Ausschüttung; bald tritt an den so extravasierten Plasmodien Zerfall und Abschleppung durch Zytophagen ein.

Die zweite hauptsächliche Veränderung, der wir an den Gefäßen des Zentralnervensystems begegnen, ist eine ausgebreitete Endothelerkrankung. Sie ist wohl als der Ausdruck der Einwirkung toxischer Produkte des Malariaparasiten auf Gewebsbestandteile aufzufassen. Die Endothelien sind von allen Körperzellen natürlich die von dieser Giftwirkung am ersten und unmittelbarsten getroffenen Zellen, und die Folgen finden in den kleinen Venen, in welchen hinter dem Kapillarnetz die fühlbarste Stromverlangsamung und damit die konzentrierteste Einwirkung stattfinden kann, ihren sichtbarsten Ausdruck. Die Endothelien wirken als Zytophagen gegenüber den Plasmodienrückständen, erleiden aber dabei selbst Degenerationsvorgänge, die sich in Losstoßung von der Wand, Aufblähung ihres Zelleibes und Einlagerung von lipoiden, mit Scharlachrot färbbaren Abbauprodukten in Kügelchen und Tropfen bemerklich machen. Zuweilen sieht man die abgeschwemmten und pigmentbeladenen Endothelien in großen Haufen in den Lumina mancher Gefäße zusammenliegen.

Dann lagern sich sekundär hämatogene Zellen daran, Leukozyten können teilweise das Pigment aus den zerfallenden Endothelien übernehmen und abschleppen. Damit können richtige Thrombosierungen der betroffenen Gefäße zustande kommen. Es scheint, daß es dabei in seltenen Fällen zu eigentlichen Infarktwirkungen kommt, wenn Rindenarterien auf diese Weise verlegt werden. So erklären sich die jüngeren und älteren Blutungsherde im Rindengebiet von Malarikergehirnen, denen man zuweilen in Form von blutpigmentierten Narben bei Fällen begegnet, bei denen auch die sonstigen Befunde auf schon früher abgelaufene Infektionsschübe hinweisen.

Zuweilen spielen sich an umschriebenen Gefäßgebieten des Gehirns, und zwar immer an kleinen Arterien besonders im Bereich der Stammganglien, unter dem Einfluß der Malariaeinwirkung Wandverkalkungen ab. Die Media dieser Gefäße wird von krümliger Kalkablagerung und von zusammenfließenden Kalkleisten besetzt. (Auch RÖSSLE sah diese Gefäßwandverkalkungen bei in Deutschland sezierten Fällen von aus Mazedonien stammender Malaria tropica.)

Endlich ist hier noch die Gefäßwucherung zu erwähnen, welche als echte Gefäßneubildung sich bei älteren Fällen von Tropica an Rindengebieten vorfindet und zu Gefäßbündelentwicklungen von dem Aussehen einer cauda equina führen kann. Sie wurde von CERLETTI zuerst genauer beschrieben. Ich konnte sie nur bei einem einzigen Fall meines Materials feststellen.

Diesen Veränderungen des Gefäßbindegewebsapparates stehen gegenüber pathologische Erscheinungen am ektodermalen, also eigentlich nervösen Anteil des Zentralnervensystems. Auch hier haben wir wieder zunächst unspezifische, d. h. auch bei anderen akuten und infektiösen Prozessen sich abspielende von den eigentlich wichtigen spezifischen Malariaveränderungen zu unterscheiden.

Eine Erscheinung, welcher wir bei einer Reihe entzündlicher und degenerativer Prozesse im Gehirn begegnen, so bei Paralyse und endarteriitischen Schwundprozessen, aber auch bei Tuberkulose, Syphilis usw., pflegt bei akuter Malaria sehr ausgesprochen und zuweilen über weite Bezirke namentlich der oberen Markpartien vorzukommen: die perivaskuläre Gliazellwucherung. Sie tritt gewöhnlich auf als reihenförmige, oft perlschnurartig aussehende Anhäufung kleiner rundlicher Zellen an der gliösen Grenzmembran des nervösen Gewebes gegen die Gefäßscheide. Es handelt sich dabei offenbar um die Bildung einer Art von Schutzwall gegen den von den Gefäßen her drohenden Einbruch schädlicher Substanzen, also hier offenbar toxischer Stoffe von seiten der intravaskulär gelegenen Malariaparasiten. Aber im Gehirn des Malariakomatösen bleibt es nicht bei dieser einfachen reihenförmigen perivaskulären Umwallung. Die Zellen treten bei ihrer weiteren Vermehrung bald in regelloseren Verbänden und lockeren Häufchen in die umgebende nervöse Substanz, schwellen an, werden zu amöboiden Glia- und weiter durch Aufnahme von Abbauprodukten zu amöboiden Gitterzellen, und wir können fließende Übergänge bis zu umfänglichen Anhäufungen dieser Gitterzellen verfolgen, die sich dann in nichts mehr von richtigen umschriebenen Erweichungsherden unterscheiden. Sie können dann schon makroskopisch ohne weiteres wahrnehmbar sein. Schon früher konnte ich darauf hinweisen, daß aus der Feststellung dieses Zusammenhanges gefolgert werden muß, daß

1. die Körnchenzellen in den so entstandenen Erweichungsherden ausschließlich gliogener Natur sind,

2. daß zwischen den perikapillären Gliazellwucherungen und den wahren Erweichungsherden keine prinzipiellen sondern nur graduelle Unterschiede bestehen und

3. daß diese Art von Erweichungszonen, d. h. Massenansammlungen von amöboiden, sich mit Abbaustoffen beladenden Gitterzellen ihre Entstehung nicht einer eigentlichen Embolisation, also einer wahren Infarktbildung verdankt, sondern nur den Ausdruck eines raschen Abbaues des vorgängig durch toxische Wirkungen veränderten Gewebs darstellt.

In engstem Zusammenhang mit der perivaskulären Gliawucherung steht die fast in keinem Falle zu vermissende Trabantzellenwucherung an den Ganglienzellen und die daraus hervorgehende Beseitigung von Ganglienzellindividuen durch eine echte Neuronophagie. Auch dieser Prozeß ist von zahlreichen anderweitigen Erkrankungen des Zentralnervensystems her wohlbekannt. Es kommt dabei zu einer ringförmigen Proliferation von Gliazellen um Ganglienzellen herum. Die gewucherten Zellen legen sich zunächst in die Nischen und Winkel zwischen den Ganglienzellfortsätzen, dringen aber im weiteren Verlauf in deren Protoplasmaleib ein und führen zu weitgehenden Strukturveränderungen, zu Verkleinerung, Schrumpfung, Kernverdrängung, zu einer förmlichen Aushöhlung des Protoplasmas der Ganglienzelle, zu einem Verlust ihrer Fortsätze und endlich zu deren völligem Untergang. Es bleibt zuletzt nur mehr ein Häufchen dieser Trabantzellen an Stelle der ehemaligen Ganglienzelle übrig. Dabei kann eine sehr lebhafte mitotische Kernteilung in den aggressiven gliösen Zellen vor sich gehen. Später zeigen diese aber selbst regressive Veränderungen, Maulbeerformen ihrer Kerne und Zerfallserscheinungen.

Auch dieses Phänomen der Neuronophagie pflegt unregelmäßig fleckweise im Malariagehirn verteilt zu sein; am deutlichsten und am meisten ausgebreitet sind gewöhnlich die unteren, dem Mark benachbarten Schichten der Rinde im Großhirn befallen. Im Kleinhirn fand ich in mehreren Fällen eine außerordentlich lebhafte und offenbar stürmisch verlaufende Neuronophagie an den Purkinjeschen Zellen gleichzeitig mit dem anschließend zu erwähnenden Vorgang.

Im Kleinhirn, und zwar in der Molekularzone von dessen Rinde, sieht man nämlich in vielen Fällen zwischen der Schicht der Purkinjeschen Zellen und der umkleidenden Pia reich verästigte und durch Ausläufer synzytial miteinander anastomosierende Gliazellenwucherungen mit großen blassen, bläschenförmigen Kernen. Sie durchsetzen in Form rundlicher Gruppen oder noch häufiger in schrägen, bisweilen auch senkrecht zur Oberfläche verlaufenden Streifen die Dicke des Molekularsaumes und folgen häufig dem Verlaufe eines Zellfortsatzes einer Purkinjeschen Zelle. SPIELMEYER hat diese Erscheinung zuerst als „strauchartige umschriebene Gliaherde" bei Fleckfieber und Abdominaltyphus beschrieben; die Prozesse erscheinen an Vergleichspräparaten absolut identisch. Diese Gliawucherungsherde zeichnen sich durch einen manchmal geradezu ungeheuren Reichtum an mitotischen Kernteilungsfiguren aus. In manchen Fällen erscheint die ganze Molekularzone der Kleinhirnrinde flächenhaft und diffus sklerosiert und geschrumpft; aber auch im nucleus dentatus, seltener im Mark, kommen ähnliche zellreiche Gliaherde vor.

Die weitaus wichtigste und am meisten charakteristische Veränderung, welche auch auf die Erkenntnis der nosologischen Stellung der Malariaerkrankung von ausschlaggebender Bedeutung ist, haben wir zweifellos in dem Auftreten multipler umschriebener Zellknötchen in den verschiedensten Stellen der Gehirnsubstanz vor uns. Am reichlichsten pflegen diese Knötchen in denjenigen Fällen eingestreut zu sein, bei welchen schon makroskopisch die obenerwähnten punktförmigen Blutaustritte sichtbar sind; häufig lassen sich auch gewisse räumliche und genetische Beziehungen zwischen den beiden Vorgängen feststellen, aber die Knötchen sind durchaus in ihrer Entstehung von den perivaskulären Blutungsherden unabhängig, und sie kommen auch in jenen Fällen mitunter sogar sehr zahlreich zur Beobachtung, in denen die Blutungen ganz fehlen. Sind diese aber vorhanden, so ist doch die Zahl der mikroskopisch auffindbaren Knötchen um ein Vielfaches größer.

Im übrigen ist ihre Zahl außerordentlich schwankend; in manchen Fällen sind sie nur versteckt und einzeln vorhanden, und es bedarf zu ihrer Feststellung der Durchsicht einer größeren Anzahl von Präparaten aus verschiedenen Gehirnbezirken. Ich habe sie aber bei der Durchsicht eines größeren Materials in keinem einzigen Falle von akuter komatöser Perniziosa vermißt. Zuweilen sind sie außerordentlich massenhaft und besonders in gewissen Gehirnregionen dicht beieinander liegend. Oft erweisen sie sich durch das ganze Zentralnervensystem verstreut; das Centrum semiovale und die Basis des Großhirns, Kleinhirn, pons, medulla oblongata und Rückenmark können von ihnen befallen sein, aber im Großhirn erreichen sie niemals die Rinde; diese ist — im strikten Gegensatz z. B. zu den bei Fleckfieber auftretenden Zellherden — stets vollkommen frei. Ihr Hauptsitz sind im Großhirn die oberen subkortikalen Markpartien und die Markzungen, vor allem aber das Gebiet des Balkens. Diese räumliche Verteilung weist natürlich zwingend auf eine ganz bestimmte Abhängigkeit von der Gefäßversorgung hin.

Stets sind diese Knötchen perivaskulär angeordnet, und immer bauen sie sich' ausschließlich aus gliösen Zellderivaten auf. Im einzelnen ist an einem größeren Material folgende zeitliche Aufeinanderfolge ihrer Entstehung festzustellen:

Im ersten Stadium handelt es sich um das Auftreten eines [ungeordneten Häufchens gewucherter Gliazellen um ein mit plasmodienhaltigen Erythrozyten gefülltes kapillares oder präkapillares Gefäß. Diese perivaskuläre Proliferation ist schon in den Anfängen wohl unterscheidbar von der obenerwähnten reihenförmigen Gliazellwucherung.

Sehr· bald findet aber eine ganz bestimmte Ordnung und Richtung der anfänglich regellosen Zellwucherung statt. Die einzelnen Zellen schwellen an und werden zu stäbchenartigen protoplasmareichen Gebilden mit bläschenförmigen Kernen — typischen Stäbchenzellen, welche die Neigung zu rosettenartiger, radiärer Anordnung bekunden. Auf diesem Stadium sind zuweilen im Zentrum des Herdes noch einige Leukozyten eingestreut, die offenbar aus dem Gefäßlumen stammen, die aber im weiteren Verlauf keine Rolle ‚mehr spielen und wieder verschwinden.

Nun wird die Radiärstellung schärfer, die langgestreckten pallisadenförmigen Zellen lagern sich in epithelioidem Verbande kranzförmig um das im Zentrum liegende Gefäß und eine an die Gefäßwand unmittelbar angrenzende mehr oder minder umfangreiche nekrotische Zone; es entsteht die charakteristische „Gänseblümchenfigur" des· Schnittbildes des Knötchens. Die ·Gefäßwandung kann in der Nekrosenzone gänzlich verschwinden. Mitotische Figuren. unter den Kernen der radiär eingestellten Gliazellen weisen auf deren lebhafte Vermehrung hin. (Siehe Abb. 20.)

Zuweilen schließen nach außen von dén radiären Stäbchenzellen zahlreiche dichtgedrängte Erythrozyten im Gewebe an, dann liegt das Knötchen inmitten einer punktförmigen Blutung; regelmäßig ist diese Verbindung durchaus nicht. Meist schließen sich nach außen kleine runde, dunkelkernige Gliazellen oder einzelne amöboide Gitterzellen im Gewebe an. Meist läßt sich ein direkter Übergang der Stäbchen in ein Flechtwerk 'feinster Gliafasern darstellen. Eine Beteiligung mesodermaler oder hämatogener Zellen an dem Aufbau der Knötchen läßt. sich niemals erweisen. Immer sind die Beziehungen zu einem Gefäß deutliche; es erscheint entweder im Knötchenzentrum im Querschnitt, oder man sieht es ins Knötchen einmünden und an einer Stelle durch den Kranz der Stäbchenzellen hindurchziehen, so daß es gewissermaßen den Stiel des Gänseblümchens darstellt.

Von Wichtigkeit ist das Verhalten der Nervenfasern zu den Knötchen. Das Weigert-Präparat lehrt, daß die Markscheiden im Bereich der Zellwucherung ausnahmslos unterbrochen sind, teilweise werden die Fasern von ihr zur Seite gedrängt und scheinen im Schnitt bogenförmig herumzuziehen. Im Bielschowsky-Präparat ergibt sich, daß die Achsenzylinder im Bereich des Knötchens zwar gelichtet, aber doch teilweise erhalten sind. Zuweilen machen sich an ihnen auch knöpfchenförmige Auftreibungen bemerklich.

Wir haben es hier also mit typischen granulomähnlichen Bildungen zu tun, die offenbar unter dem Einflusse der toxischen Wirkung der Malariaplasmodien bzw. ihrer Zerfallsprodukte dadurch entstehen, daß sie die der Giftwirkung erlegenen Gewebsteile nach außen abriegeln und so einem weiteren Umsichgreifen dieser Wirkung tunlichst vorbeugen. Das Malariaknötchen ist wie der Tuberkel und das Syphilom eine reaktive Schutzvorrichtung des Gewebes zur Demarkation der Giftwirkung.

Nun ist der wesentliche Unterschied zwischen Malariaknötchen und Tuberkel bzw. Syphilom freilich dadurch gegeben, daß wir uns unter den letzteren beiden Granulomarten immer Bildungen wesentlich mesodermaler Herkunft vorstellen. Die Richtigkeit einer derartigen Vorstellung ist jedoch gerade für das Gehirn sehr fraglich, denn wie ein mikroskopisches, hämatogen entstandenes tuberkulöses Granulom in der Gehirnsubstanz sich zusammensetzt, ist uns kaum bekannt, weil der Tod in solchen Fällen wohl immer an gleichzeitig entstandener Meningealtuberkulose erfolgt. Solitärtuberkel

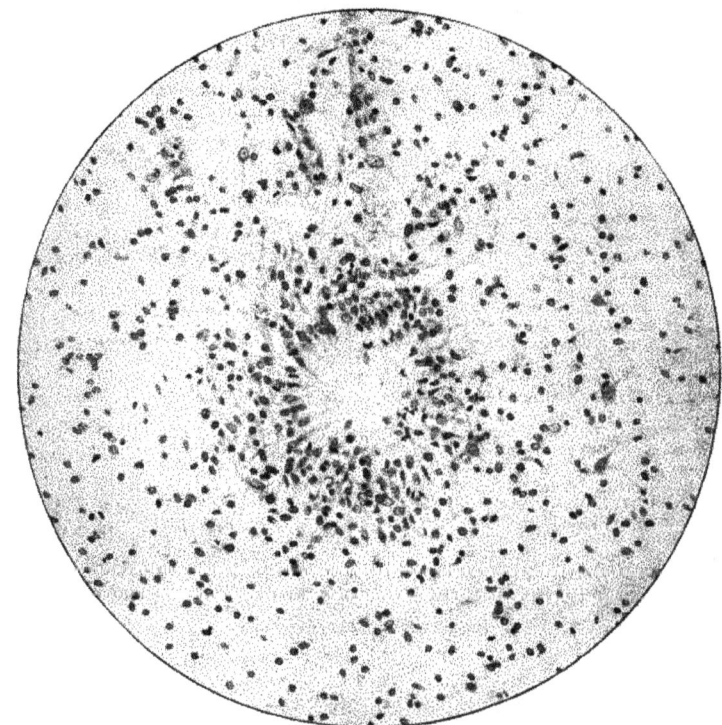

Abb. 20. S.-J.-Nr. 180. Gümüldzina 23. 9. 1917. Malaria tropica comatosa. Disseminierte Enzephalitis. Multiple Malariagranulome. Radiärstellung der gewucherten Gliazellen. Zentrale Nekrose. (Scheitellappen.)

des Gehirns oder größere Gehirnsyphilome sind aber zum Vergleich ganz unbrauchbar, weil dabei selbstverständlich längst eine starke und überwiegende Beteiligung von Abkömmlingen des Gefäßbindegewebsapparates eingesetzt hat. Es besteht demnach meines Erachtens kein prinzipielles Hindernis, die Knötchenbildung als „Malariagranulom" zu bezeichnen. Merkwürdig bleibt freilich, daß in anderen Organen nicht analoge Bildungen als Ausdruck einer Gewebsreaktion auf die deletäre Wirkung der Malariaparasiten entstehen.

Jedenfalls haben wir in diesen Knötchen bleibende Bildungen vor uns, die auch nach dem Verschwinden der Plasmodien aus dem Blute und dem Aufhören der Fieberanfälle persistieren können. Ihre Feststellung erklärt das Zustandekommen des

Malariakomas (neben den anderen oben angeführten Veränderungen) im akuten Stadium durch Isolierung der Rinde von den zugehörigen Faserbahnstrecken gleichzeitig an vielen Stellen; sie erklärt aber auch die oftmals und von zahlreichen Autoren betonten klinischen Zusammenhänge einer Malariaerkrankung mit Symptomen einer multiplen Sklerose auch nach dem Abklingen der akuten Erscheinungen, wobei vielleicht noch einmal besonders auf das erwähnte Verhalten der Nervenfasern und ihrer Bestandteile hingewiesen sein mag.

Vom Standpunkte der vergleichenden Pathologie besteht die größte Ähnlichkeit der Malariaknötchen des Gehirns mit jenen, welche im Gefolge der sog. „Chagaskrankheit" (Schizotrypanum cruzi) im Zentralnervensystem auftreten. Hier wie dort sind die entstehenden Knötchen rein gliöser Natur. Bei der Encephalitis malarica aber ist eine weit schärfere granulomähnliche Ausprägung durch die auffallend epithelioide Anordnung der entstehenden Stäbchenzellen ersichtlich.

Literatur.
ASCOLI, Sul pigmento malarico. Policlinico. Sez. med. fasc. 6. 1910.
BIGNAMI, A., Atti della R. Accad. Med. di Roma. Vol. V. 1890.
BROWN, The Journ. of exp. med. Bd. 13. S. 200. 1911.
CANALIS, P., Studii sulla infezione malarica. Torino 1889.
CELLI e GUARNIERI, Atti della R. Accad. di Roma 1889.
CERLETTI, U., Histologische und histopathologische Arbeiten über die Großhirnrinde, herausgegeben von Nissl und Alzheimer. B. IV. 1910.
EHRLICH, P., Zur Kenntnis des akuten Milztumors. Charité-Annalen. 1889.
GUARNIERI, Atti della R. Accad. di Roma 1887.
HELLY. Münch. med. Wschr. No. 35. 1918.
KON, JUTAKA, Der Mechanismus und die pathol. Anat. d. subkut. Verletzungen der Milz. Vierteljahrsschrift f. ger. Med. Bd. 36. H. 2.
LAVERAN, Traité des fièvres palustres. Paris 1884. Doin.
LOHLEIN, Beiträge zur Pathologie der Eingeborenen von Kamerun. Beihefte z. Arch. f. Schiffs- u. Tropenhyg. Beiheft 9 z. Bd. 16. 1912.
MARCHIAFAVA E CELLI, Atti della R. Accad. Med. di Roma. Vol. III. 1889.
— Arch. ital. de biologie. T. VIII. Fasc. II. 1887.
MARGULIS, Neurolog. Zentralblatt Nr. 16/17. 1914.
MOLLOW, Zur Klinik der Malariadysenterie. Malaria Bd. 2. Hft. 3. S. 148.
PAISSEAU et LEMAIRE, Bull. acad. med. 1916. Ref. in Arch. f. Schiffs- u. Tropenhyg. 1917 S 300.
ROESSLE, Jahreskurse f. ärztl. Fortbild. 1919 Januarheft.
RUGE, R., Einführung in das Studium der Malariakrankheiten. Jena. 1906
SEYFARTH, C., Münch. med. Wschr. 1918 Nr. 22.
SPIELMEYER, W., Eine Kleinhirnveränderung bei typhus abdominalis. M. Med. W. 1918 Nr. 12.
— Die Kleinhirnveränderung bei Typhus und ihre Bedeutung für die Pathologie der Hirnrinde. M. Med. W. Nr. 26. 1919.
ZIEMANN, Die Malaria. Handbuch d. Tropenkrankheiten. Herausgeg. v. MENSE. V. Bd. 1 Hälfte. 1917. (Literaturangaben!)

---

13. Mischinfektionen.

Von Prof. Dr. CARL STERNBERG in Wien.

Im Kriege k. u. k. Oberstabsarzt II. Kl., Präses einer Salubritätskommission.

In der Bakteriologie wird von Mischinfektionen gesprochen, wenn verschiedene pathogene Keime gleichzeitig durch dieselbe Eintrittspforte in den Organismus eindringen und daselbst zum Wachstum gelangen, während das zeitlich getrennte Eindringen verschiedener Keime als Sekundärinfektion bezeichnet wird. Letztere ist häufig, da durch die Primärinfektion einerseits oft neue Eintrittspforten für Krankheitserreger geschaffen, andererseits die natürlichen Abwehrkräfte des Organismus geschwächt oder auch ganz vernichtet werden. Während z. B. in früheren Jahren bei dem Abdominaltyphus eigentliche Mischinfektionen nur selten beobachtet wurden, bildeten Sekundärinfektionen durch Eitererreger ein häufiges Vorkommnis. So konnte PORT aus der Literatur unter 1018 Typhusfällen 27 Fälle zusammenstellen, in welchen gleichzeitig andere Infektionen, vorwiegend durch verschiedene Kokken hervorgerufen, bestanden und einige hierher gehörige eigene Beobachtungen mitteilen. Bei manchen Infektionskrankheiten, allen voran bei der Tuberkulose, auch bei der Diphtherie, haben Misch- und Sekundärinfektionen eine sehr wesentliche, oft sogar eine ausschlaggebende Bedeutung und wurden daher wiederholt eingehend studiert. .

Im folgenden soll von der Trennung zwischen Misch- und Sekundärinfektionen abgesehen, der Begriff Mischinfektion vielmehr im Sinne des Praktikers gebraucht werden, der darunter das gleichzeitige Vorkommen zweier oder mehrerer Infektionskrankheiten im selben Organismus und speziell im selben Organsystem versteht. Da unter den Kriegsseuchen die infektiösen Darmerkrankungen, Choiera, Ruhr, Typhus und Paratyphus die wichtigste Rolle spielen, soll vorwiegend von den Kombinationen dieser Krankheiten und den sich dabei ergebenden pathologisch- anatomischen Befunden die Rede sein.

Derartige Kombinationen gelangten in der Vorkriegszeit offenbar nur sehr selten zur Beobachtung. So konnte KUTSCHER in der Literatur nur vereinzelte Mitteilungen über Kombination von Typhus mit Cholera (GIRODE), bazillärer Ruhr (REMLINGER, NIETER und LIEPMANN), Amöbenruhr (MARTIN), daneben auch mit Rekurrens oder Milzbrand finden. Wenn wiederholt im Stuhl von Typhuskranken auch Paratyphus B-Bazillen nachgewiesen wurden, so darf daraus nicht auf das Bestehen einer Mischinfektion geschlossen werden, da Paratyphus B-Bazillen zweifellos auch als Saprophyten im menschlichen Darm vorkommen können. Nach UHLENHUTH und HÜBENER beweist nicht einmal der Nachweis dieser Bakterien im strömenden Blut das Bestehen einer Paratyphuserkrankung, da auch saprophytisch im Menschen lebende Paratyphusbazillen nach den Erfahrungen dieser Autoren gelegentlich in das Blut übertreten können. immerhin gelangten auch früher schon bisweilen Kombinationen von Typhus und Paratyphus zur Beobachtung. So beschrieb BEINTKER eine durch Paratyphus B-Bazillen hervorgerufene Fleischvergiftung, welche dem Obduktionsbefund zufolge möglicherweise bei einem an einem ambulatorischen Typhus leidenden Patienten aufgetreten war.

Während des Krieges gelangten nun die verschiedenartigsten Kombinationen von Choiera, Ruhr, Typhus und Paratyphus sehr häufig zur Beobachtung, was ja bei der Gleichartigkeit der Infektionsquellen und Infektionswege, sowie bei der reichlichen Gelegenheit zu infektionen nicht wundernehmen kann. In der Literatur liegt bereits eine große Zahl einschlägiger Mitteilungen vor, so über Kombination von Cholera und Typhus, Choiera und Dysenterie, bzw. Choiera, Typhus und Dysenterie von DOERR und WEINFURTER, BUJWID und ARZT, STERNBERG, WALKO, RUSS, WEISSKOPF und HERSCHMANN, GILDEMEISTER und BAERTHLEIN, BAERTHLEIN und GRÜNBAUM, DORENDORF und KOLLE, MEGGENDORFER, JASTROWITZ, über Kombinationen von Typhus, Paratyphus und Ruhr von BOEHME, STERNBERG, WALKO, KÖNIGSFELD, GALAMBOS, ERDHEIM und SCHOPPER, FEJES, JAKOB, DORENDORF und KOLLE, STOERK, MEGGENDORFER, HENKE, HERZ, BEITZKE, ZONDEK. Von den auch im Frieden namentlich in den Tropen häufig beobachteten gleichzeitigen Erkrankungen an Malaria und Typhus, Paratyphus oder Ruhr (GIOSEFFI, HELLY, KOCH und LIPPMANN), von den verschiedenartigen Kombinationen dieser Erkrankungen mit Fleckfieber, Rekurrens oder Zerebrospinalmeningitis (WALKO, FEIG, RUSS, ZONDEK) soll hier nicht weiter die Rede sein. Als Beispiel für die Häufigkeit derartiger Mischinfektionen seien die Erfahrungen WALKOS angeführt, denen zufolge 9,5 % aller Cholerakranken eines Epidemielazaretes gleichzeitig an Rekurrens erkrankt waren; von 212 Cholerafällen waren 44 mit Typhus kombiniert.

Die pathologisch-anatomischen Veränderungen, die bei der Kombination der genannten Darmerkrankungen angetroffen werden, sind je nach dem Stadium verschieden, in dem sich die einzelnen Darmprozesse gerade befinden.

. a) Choiera und Typhus.

Nach den Erfahrungen WALKOs geht die Typhusinfektion meist der Choiera voraus, es ist auch möglich, daß bei Cholera-Vibrionenträgern, wenn sie an Typhus erkranken, nunmehr die Cholera zum Ausbruch kommt. Bei dieser Reihenfolge der Erkrankungen wird nach den Beobachtungen mancher Autoren (vgl. DOERR und WEINFURTER) der Typhus durch die Cholera förmlich kupiert, insbesondere verschwindet das Fieber und macht einer Hypothermie Platz. Auch WALKO gibt an, daß schwere Cholera klinisch das Bild des Typhus förmlich auslöscht, während leichte Cholera im Verlauf eines Typhus klinisch gar nicht zum Ausdruck kommt. Ein auffälliges Symptom des Hinzutretens einer Cholera zu einem Typhus bilden nach WALKO die Darmblutungen. HERSCHMANN und WEISSKOPF sahen den Typhus erst im Verlauf der Cholarekonvaleszenz auftreten. Es deckt sich dies mit den Erfahrungen, die JOCHMANN gelegentlich der Hamburger Choleraepidemie machen konnte. Während in solchen Fällen naturgemäß bei der Obduktion nur mehr die dem Typhus zukommenden Veränderungen anzutreffen sind, lassen sich bei der umgekehrten Reihenfolge der infektionen neben der akuten, durch die Cholera bedingten Entzündung des Darmes noch die Zeichen des abklingenden oder in Heilung begriffenen Typhus erkennen. Bei gleichzeitigem Bestehen einer Cholera- und Typhuserkrankung finden wir zwischen markig geschwollenen und dabei stark geröteten Plaques und geschwollenen Follikeln eine lebhafte, diffuse injektion der Dünndarmschleimhaut sowie eine Rötung und Klebrigkeit des Peritoneums. Dieser Befund im Verein mit der für die Cholera charakteristischen, vom Typhus so wesentlich abweichenden Beschaffenheit des Darminhaltes ließ uns in mehreren Fällen, in denen bei der Obduktion nichts über den klinischen Verlauf bekannt war, an die Kombination von Typhus und Cholera denken, welche Annahme durch die bakteriologische Untersuchung bestätigt wurde. Verschorfung und Geschwürsbildung waren an den Plaques je nach dem Alter des Typhus entsprechend ausgebildet.

b) Cholera und Ruhr.

Bei der Kombination von Cholera und Ruhr, die weit häufiger als jene von Cholera und Typhus ist, stehen nach den Erfahrungen von WALKO im klinischen Bild die Darmsymptome der Dysenterie im Vordergrund, während die übrigen Erscheinungen in seinen Fällen der Cholera angehörten. Allerdings darf nicht lediglich auf das Auftreten blutiger Entleerungen im Verlaufe einer Cholera auf eine Kombination mit Dysenterie geschlossen werden, da zahlreiche Erfahrungen gelehrt haben, daß auch die Cholera allein mit stark blutigen Durchfällen (als Folge der Epithelnekrosen und Blutungen im Dünndarm) einhergehen !kann. Bei Obduktion von Choleraleichen fanden wir sehr oft, namentlich in frischen Fällen, blutigen Darminhalt; bisweilen ergab sich ein auffälliger Befund dadurch, daß der Dünndarm mit dem bekannten, reiswasserähnlichen Inhalt gefüllt war, während jenseits der Bauhinschen Klappe im Dickdarm sich blutige Flüssigkeit fand. JASTROWITZ bezeichnete die mit stark blutigen Durchfällen einhergehende Cholera als Dysenteroid (in Anlehnung an den Ausdruck Choleratyphoid). In solchen Fällen mag klinisch die Abgrenzung gegenüber Mischinfektionen mit Dysenterie unter Umständen schwierig sein. Ist eine solche tatsächlich vorhanden, so finden wir im Dünndarm die Veränderungen der Cholera, im Dickdarm jene der Dysenterie gleichzeitig entwickelt, so daß pathologisch-anatomisch die Diagnose keine Schwierigkeit bereitet.

c) Ruhr und Typhus.

Sehr häufig ist die Kombination von Ruhr und Typhus. Folgt die erstere infektion der letzteren nach, so beobachtet man ähnlich wie bei dem Auftreten einer Cholera während eines Typhus einen plötzlichen Fieberabfall, die Temperatur wird sogar subnormal, es tritt Tachykardie ein, kurz es kommt zu Kollapserscheinungen (FEJES). Nach ZONDEK können Typhus- und Paratyphusfälle durch eine nachfolgende Ruhrerkrankung abgeschwächt werden, ja es kann sogar eine Erkrankung die andere unterdrücken, z. B. eine Ruhr durch einen nachfolgenden Typhus gleichsam ausgeschaltet werden (vgl. auch JASTROWITZ). GALAMBOS beobachtete bei gleichzeitiger Erkrankung an Typhus und Ruhr auffallend oft Gangrän der Extremitäten; er gibt ferner an, daß sich bei der Obduktion posttyphös aufgetretener Dysenterien zwischen den geheilten Typhusgeschwüren fast immer einzelne frische oder noch nicht geheilte Typhusgeschwüre finden, so daß man den Eindruck gewinnt, als hätte die Dysenterie das Rezidiv oder die verlangsamte Heilung der Typhusgeschwüre verursacht. Dieser Befund ist jedoch gewiß nicht immer zu erheben. Oft sieht man die Veränderungen, die dem Typhus und der Dysenterie zukommen, voneinander unbeeinflußt gleichzeitig bestehen, z. B. im ileum in Reinigung befindliche oder ausgeheilte Typhusgeschwüre, im Dickdarm ausgedehnte nekrotisierende Entzündung, wie sie der Dysenterie zukommt (HENKE). STOERK beobachtete gelegentlich in einem ausheilenden Typhusgeschwür eine frische Infektion mit Dysenterieamöben.

d) Ruhr und Paratyphus.

Bei der Häufigkeit der Paratyphuserkrankungen während des Krieges, die zeitweise die Typhuserkrankungen an Zahl weit übertrafen, war auch die Kombination von Paratyphus und Ruhr sehr oft zu beobachten. Es ist aber andererseits zu betonen, daß in dieser Richtung vielfach Fehlschlüsse gezogen wurden. Da der Paratyphus, namentlich im Beginn der Erkrankung, bisweilen mit ruhrähnlichen Erscheinungen einhergeht — es wird daher auch von einer ruhrartigen Form des Paratyphus gesprochen —, kann aus solchen Symptomen allein noch nicht auf eine Kombination mit Ruhr geschlossen werden. Ebensowenig ist dieser Schluß gestattet, wenn bei klinisch einwandsfreien Dysenterien im Stuhl Paratyphus B-Bazillen nachgewiesen werden, denn es kann sich hierbei, wie schon früher erwähnt, um nicht pathogene, saprophytische Paratyphusbazillen handeln. Auch der anatomische Befund wurde anscheinend bisweilen irrtümlich gedeutet, indem bei dem gleichzeitigen Vorkommen typhöser Veränderungen (markige Schwellung der Follikel und Plaques, typhöse Geschwüre, Schwellung der Mesenterialdrüsen und Milz) neben follikulären Ulzerationen im Dickdarm oder deren Narben letztere als Ausdruck einer durch atoxische Dysenteriebazillen verursachten Ruhr aufgefaßt wurden und so eine Kombination von Typhus oder Paratyphus mit Ruhr angenommen wurde. Es ist durch zahlreiche Beobachtungen erwiesen, daß alle die genannten Veränderungen — sowohl die typhusähnliche Erkrankung des Darmes als die follikulären Geschwüre — durch Paratyphusbazillen allein hervorgerufen werden können (STERNBERG, BEITZKE). In jenen Fällen aber, in welchen tatsächlich eine Kombination von Paratyphus und Ruhr vorlag, findet sich neben den eben kurz geschilderten, durch Paratyphusbazillen hervorgerufenen Veränderungen des Dünn- und Dickdarmes in letzterem auch eine typische nekrotisierende bzw. diphtheritische Entzündung, die unserer Erfahrung nach durch Paratyphusbazillen nicht hervorgerufen werden kann.

e) Typhus und Paratyphus.

Die Kombination von Typhus und Paratyphus hat bei der Gleichartigkeit der anatomischen Veränderungen mehr klinisches und bakteriologisches interesse. Einschlägige Beobachtungen wurden von KÖNIGSFELD, HERZ, ERDHEIM und SCHOPPER, MEGGENDORFER, ZONDEK u. a. mitgeteilt. Nach den Erfahrungen von HERZ verläuft die zweite Erkrankung, sei es, daß ein Typhus nach einem Paratyphus auftritt oder umgekehrt, auffallend milde, als hätte die erste Erkrankung dem Organismus einen Schutz gegen die zweite, andersartige infektion verliehen. Aus dem Obduktionsbefunde allein wird die Diagnose einer Kombination von Typhus und Paratyphus niemals mit Sicherheit gestellt werden können, da, wie schon erwähnt, der anatomische Befund des Paratyphus jenem des Typhus vollständig gleichen kann.

13*

f) Ruhr.

In gleicher Weise hat auch der Nachweis einer gleichzeitig durch toxische und atoxische Dysenteriebazillen hervorgerufenen Ruhr vorwiegend bakteriologisches Interesse. Aus dem anatomischen Befund allein kann diese Mischinfektion nicht erschlossen werden, da, wie zahlreiche Erfahrungen dartun, atoxische Dysenteriebazillen (B. FLEXNER) genau die gleichen anatomischen Veränderungen im Darme hervorzurufen vermögen wie die toxischen Dysenteriebazillen (B. SHIGA-KRUSE).

Gelegentlich wurde die Kombination bazillärer Dysenterie mit Amöbendysenterie beobachtet (FISCHER und DOLD).

g) Bakteriologische Diagnose.

Für den klinischen Verlauf der hier besprochenen Mischinfektionen sind die bakteriologischen und serologischen Untersuchungen in der Regel von ausschlaggebender Bedeutung, doch ist bei ihrer Bewertung entsprechende Vorsicht geboten. Werden z. B. in den Fäzes gleichzeitig verschiedene pathogene Keime nachgewiesen, so muß in Erwägung gezogen werden, ob es sich hinsichtlich der einen oder anderen Art nicht um Bazillenträger bzw. Ausscheider handelt. Ebenso ist bei Schlußfolgerungen aus dem Ausfall von Agglutinationsproben zu berücksichtigen, daß positive Agglutination verschiedener pathogener Bakterien durch ein und dasselbe Krankenserum, selbst in hohen Werten, nicht unbedingt durch Vorhandensein spezifischer Agglutinine für diese Keime bedingt sein muß, sondern auch durch Mitagglutination hervorgerufen sein kann, mithin für sich allein nicht den sicheren Schluß auf Bestehen einer Mischinfektion gestattet. So werden z. B. durch das Serum eines Typhuskranken oft auch Paratyphusbazillen agglutiniert, bisweilen sogar noch in hoher Verdünnung, ja selbst in höherer Verdünnung als die Typhusbazillen, ohne daß gleichzeitig eine Paratyphusinfektion bestünde oder vorausgegangen wäre.

Die früher erwähnten, so häufigen Kombinationen der hier besprochenen infektiösen Darmerkrankungen mit Fleckfieber, Malaria, Rekurrens, Zerebrospinalmeningitis usw. haben zwar klinisch eine große Bedeutung, erheischen aber vom pathologisch-anatomischen Standpunkt aus keine besondere Besprechung.

Literatur.

BAERTHLEIN u. GRUNBAUM, M. Med. W. 1916 S. 436. — BEINTKER, Zbl. f. Bakteriol. 1. Abt. Orig.-Bd. 74 S. 5. — BEITZKE, Berl. Klin. W. 1918 S. 633. — BOEHME, Med. Klin. 1915 S. 1320. — BUJWID u. ARZT, Wien. Klin. W. 1914 S. 1583. — DOEHR u. WEINFURTER, Wien. Klin. W. 1914 S. 1614. — DORENDORF u. KOLLE, D. Med. W. 1916 S. 561. — ERDHEIM u. SCHOPPER, Virch.-Arch. Bd. 222 S. 87. — FEIO, Med. Klin. 1916 S. 564. — PEJES, Med. Klin. 1916 S. 974. — FISCHER u. DOLD, D. Med. W. 1917 S. 1258. — GALAMBOS, Wien. Klin. W. 1915 S. 589. — GILDEMEISTER u. BAERTHLEIN, M. Med. W. 1915 S. 705. — GIOSEFFI, M. Med. W. 1918 S. 295. HELLY, M. Med. w. 1917 S. 32. — HENKE, Zieglers Beiträge Bd. 63 S. 781. — HERZ. Wien. Klin. W. 1917 S. 1157. — JAKOB, Zeitschr. f. Hyg. u. Inf. Bd. 83 S. 467. — JASTROWITZ, D. Med. W. 1916 S. 973. Derselbe Med. Klin. 1920 S. 19. — KOCH u. LIPPMANN, Med. Klin. 1919 S. 1287. — KOENIGSFELD, Med. Klin. 1915 S. 913. — KUTSCHER, Kolle-Wassermann, Handb. d. pathogenen Mikroorganismen 2. Aufl. Bd. 3 S. 777. — MEGGENDORFER, Zbl. f. Bakteriol. I. Abt. Orig.-Bd. 80 S. 273. — PORT, D. Med. w. 1908 S. 547. — RUSS, Österr. Sanitätswesen 1915 S. 617. — STERNBERG, Wien. Klin. W. 1915 Nr. 4. Derselbe, Zieglers Beiträge Bd 64 S. 278. — STOERK, Virch. Arch. Bd. 222 S. 34. — UHLENHUTH u. HOBENER, Kolle-Wassermann, Handb. d. pathogenen Mikroorganismen 2. Aufl. Bd. 3 S. 1059. — WALKO, Prager Med. W. 1915 S. 215. Derselbe Wien. Klin. W. 1915 S. 197. — WEISSKOPF u. HERSCHMANN, M. Med. W. 1915 S. 862. — ZONDEK. Berl. Klin. W. 1919 S. 945.

14. Allgemeines über die Morphologie der Immunitätsreaktionen.

Von Prof. Dr. MAX ASKANAZY in Genf.

Im Kriege auf dem östl. Kriegsschauplatz zeitweise Bataillonsarzt und Leiter einer Untersuchungsstation.

Das gewaltige Beobachtungsmaterial, das der Weltkrieg zum Studium und zur Bewertung der Reaktionen des menschlichen Organismus nach Schutzimpfungen geliefert hat, bezieht sich auf mehrere Infektionskrankheiten [1—3]. Die epidemischen Infektionsprozesse, die man seit jeher unter den „Kriegsseuchen" an die erste Stelle rückte, nämlich Rückfallfieber, Fleckfieber, Pest, Ruhr, und daneben auch die Genickstarre kommen bei der uns hier beschäftigenden vorbeugenden Schutzimpfung aus den verschiedensten Gründen weniger in Betracht. Wir beschränken uns auf die im Kriege gemachten Erfahrungen mit der Typhus- und Choleraschutzimpfung. Da die Beobachtungen vor dem Weltkriege in mehreren Ländern schon ermutigende Resultate ergaben, wurden diese Impfungen bei den kämpfenden Heeren obligatorisch ausgeführt, und zwar sowohl an der Truppe, als an Ärzten, Krankenwärtern, Schwestern, die im Lazarettdienste tätig waren.

a) Die Typhusschutzimpfung

ist auf die Beobachtungen von R. PFEIFFER und KOLLE[4] am Menschen (1896) zurück-zuführen, die feststellten, daß nach Einverleibung kleiner Mengen von auf Agar gewachsenen und dann abgetöteten Typhusbazillen im Blute spezifisch gegen die Typhus-erreger gerichtete Antikörper auftreten, und schon damals ein solches Impfverfahren zum Schutze der Truppen im Felde empfahlen. A. WRIGHT hatte unabhängig von diesen Forschern mit Bouillonkulturen der Typhusbazillen analoge Resultate erzielt, bei uns werden die Agarkulturen zu der Impfung angewandt.

Zur Abtötung der Kulturen wird in Frankreich zum guten Teil nach VINCENT Äther, bei uns längeres vorsichtiges Erwärmen (1—2 Std. auf 60°) benutzt, um die Substanz der Bazillen möglichst wenig zu alterieren. Solche abgetöteten Bazillen behalten ihre Gestalt und Färbbarkeit bei. Von der die Bazillenaufschwemmung enthaltenden Flüssigkeit wird zunächst ½ ccm unter die Brusthaut (unterhalb des linken Schlüsselbeins), 1 Woche später 1 ccm unterhalb des rechten Schlüsselbeins und nach abermals 1 Woche 1 ccm wieder links injiziert. Zu der Impfung werden die späteren Nachmittagsstunden und Sonnabende bevorzugt, um für die Reaktion einige Ruhestunden zu gewinnen.

Zum Verständnis der Typhusinfektion und ihrer Bekämpfung durch spezifische Antikörper sind mehrere biologische und anatomische Tatsachen im Auge zu behalten. Wie ebenfalls R. PFEIFFER und seine Schüler ermittelten, handelt es sich bei der Typhus-erkrankung im wesentlichen nicht um die Wirkung von Ausscheidungsprodukten der lebenden Bazillen, sondern um die Wirkung von Endotoxinen, die im Bazillenleib eingeschlossen erst nach dessen Auflösung in Freiheit gesetzt und den Geweben bzw. ihren Säften überliefert werden. Die Schutzimpfung soll dem Vorgang der natürlichen Immunisierung nach Überstehen des Typhus nachstreben. Von dem letzteren unter-scheidet sie sich aber in mehreren Punkten. Bei der Schutzimpfung führt man in den menschlichen Körper eine abgetötete, also nicht mehr vermehrungsfähige Bazillen-menge ein, die an Quantität wohl der lebenden Bazillenzahl überlegen ist, die bei der spontanen Infektion mit Typhus in den Körper eindringt, aber nicht wie die letztere als sich reproduzierende Antigenquelle dient. Dem Mangel sucht man durch die staffelförmige, dreimalige Impfung abzuhelfen. Die biologische Reaktion wird zwar nach kürzerer „Inkubation" schon im Verlaufe des ersten Tages einsetzen, sie wird aber weniger in- und extensiv sein als nach der Einfuhr des lebenden Virus. Damit wird auch die Endotoxikose des Blutes schwächer. Wesentlich ist ferner, daß man zur Einführung der Bazillen nicht den natürlichen, intestinalen, sondern den parenteralen Weg wählt. Damit gelangt man eher zur allgemeinen serologischen Immunisierung, aber nicht direkt zur lokalen Immunisierung der Darmschleimhaut (wir sagen absichtlich nicht nur des Darmepithels). Was das besagen will, weiß man seit den ersten Zeiten der Pasteurschen Immunisierungsbestrebungen, als die gegen Milzbrand immunisierten Hammel doch am Fütterungsmilzbrand zugrunde gingen. Kein anatomisches System hat sich aber schon in der Norm an die reiche Bakterienflora so zu adaptieren wie der Verdauungskanal. Heute, wo wir mehr zu den Immunitätsreaktionen nicht nur biochemisch, sondern auch in der morphologischen Reaktion nachgehen, gedenken wir dabei auch der morphologischen Abwehr- und Anpassungserscheinung des Schleimhautepithels, wie es bei der Influenza an der Eintrittspforte des Respirationskanals sichtbar wird. Die Typhusschutzimpfung erstrebt also eine aktive Immunisierung unter Einbringung nicht lebender Typhusbazillen an dem nicht typischen Infektionsatrium, sie ist darum im Gegensatze zur Pockenimpfung von keiner jahrelang dauernden stabilen, sondern von einer monatelang labilen Schutzwirkung gefolgt. Die Schutzstoffe, die sich bilden und im Blutserum auffinden lassen, sind keine Antiendotoxine, sondern Typholysine. Die immunisierende Substanz wird als spezifisches Produkt gebildet, hat die Bedeutung eines Proferments, das durch das unspezifische Komplement aktiviert wird. Sie greift den Leib der Typhusbazillen an und übt eine Wirkung in dem Sinne aus, daß nach Auflösung des Bazillenleibes das Endotoxin aufgeschlossen und zu ungiftigen, aber auch unspezifischen Körpern abgebaut wird (R. PFEIFFER[*]). Zur Beurteilung der typhösen Immunisationsreaktionen in ihrer ganzen biopathologischen Breite muß man sich ferner folgende 3 Daten vergegenwärtigen:

1. Der Unterleibstyphus erhält seine klinisch-anatomische Prägung durch die konstante Lokalisation seiner Krankheitsherde im abdominalen lymphatischen Apparat (im Darm und Mesenterium), sowie im hämatopoetischen System (Milz, Knochenmark), wo man auch regelmäßig die Kolonisationen der Erreger findet, die aber schon frühzeitig in den Blutstrom und mit ihm überallhin, auch in die ausscheidenden Sekrete (Harn, Galle) gelangen.

2. Wenn sich die immunisierenden Stoffe gegen die Typhusbazillen auch überall im Gewebe zu bilden vermögen, wo diese Keime hingelangen, so entstehen sie doch hauptsächlich im Knochenmark, Milz und Lymphdrüsen, was R. PFEIFFER und MARX besonders daraus erschlossen, daß die Antikörper hier schon zu einer Zeit reichlich vorhanden sind, wo sie im Blute erst in geringer Menge anzutreffen sind.

3. Die Lymphknoten sind Lymphfilter, die Milz und das Knochenmark Blutfilter, die unter anderen Funktionen auch die Partialfunktion besitzen, die morphologischen und z. T. auch gelösten fremdartigen oder überreichen (Fett, Lipoide) Beimengungen aus dem Strome zurückzuhalten, diesen mechanisch und chemisch zu reinigen. Das zeigt sich am sinnfälligsten bei den hämatogenen, metastatischen Pigmentierungen (Hämomelanose der Malaria, Anthrakose einschließlich der Silikose), die fast ausschließlich in Milz, Knochenmark und in der Leber sitzen. Von diesen Reinigungszentren können sie durch den abführenden Lymphstrom in die regionären Lymphknoten gelangen, aber nur in kleineren Quantitäten. Diese Säuberungsfunktion ist nicht an das Parenchym, sondern an die Gefäßwand und die Retikulumzellen gebunden, indem das Endothel die durch die Stromverlangsamung begünstigte Auslese vornimmt und die Stoffe den Retikulumzellen zuführt. In den letzten Jahren ist diese endothelio-retikuläre Zellfunktion, besonders auch nach der chemischen Seite hin (ASCHOFF), verfolgt worden, und es erhebt sich die Frage, wie weit sie sich auf die immunisatorischen Vorgänge erstreckt. Daß die von den Endothelien aufgenommenen Elemente, soweit sie chemisch angreifbar sind, weiter verarbeitet werden, sieht man z. B. an den progressiven Veränderungen des Kollargols in den Kupfferschen Sternzellen der Leber[*]). So wichtig aber auch diese Tätigkeit der anscheinend in erster Instanz auf mechanische Prinzipien eingestellte Blutfilter ist, so darf man doch für die im Blute gelösten Stoffe die chemischen Besonderheiten der Organe mit ihrer elektiven Bindung von Substanzen nicht übersehen, was in der Norm aus der physiologisch-chemischen Funktion (Jodbindung in der Schilddrüse usw.), unter pathologischen Bedingungen z. B. aus der Lokalisation der Kalkmetastasen in den säureausscheidenden Organen hervorgeht. Ob die Endothelien der Organe in chemisch-funktionellem Sinne gleichwertig sind, ist aber angesichts der typischen Gestaltsunterschiede (Endothelzellen der kapillären Milzvenen, Kupffersche Sternzellen) noch sehr fraglich. — Im folgenden sollen nun von den Immunitätsreaktionen gesondert erörtert werden: 1. die lokalen und regionären Reaktionen, 2. die entfernteren und allgemeinen Reaktionen, 3. der Einfluß auf den Verlauf des Typhus.

---

[*]) In ihnen fand ich Tuberkelbazillen bei der allgemeinen Miliartuberkulose, Anthraxbazillen beim allgemeinen Milzbrand usw.

a) Die lokalen (und regionären) Reaktionen nach der Typhusschutzimpfung.

Zu diesen sind die Haut- bzw. Subkutanreaktion an der Injektionsstelle und die Reaktion der regionären Achseldrüsen zu zählen.

Wenige Stunden nach der Einspritzung stellt sich meistens eine im Durchschnitt fünfmarkstückgroße erythematöse ziemlich scharf umschriebene Schwellung der Haut ein, die zuweilen dem Geimpften einige störende Empfindungen verursacht, oft aber ganz ohne subjektive Empfindungen abklingt. Erytheme von dem Umfange, wie sie früher nach dem ersten Kolleschen Vakzin auftraten, haben wir bei den Geimpften mit dem jetzt angewendeten gereinigten Impfstoff nicht mehr gesehen. Es kann übrigens bei der Massenimpfung leicht einmal vorkommen, daß die Impfflüssigkeit nicht in die subkutane Lymphbahn, sondern wahrscheinlich in eine subkutane Vene injiziert wird, was man an einer Blutung nach dem Herausziehen der Nadel erkennt. Diese Fälle zeigten aber keine stärkeren Reaktionen als die anderen. Material zur histologischen Analyse dieser Endotoxin-Dermatitis lag nicht vor, dagegen bot sich uns ein wertvolles Untersuchungsobjekt in den Achseldrüsen eines 22jährigen Rekruten, der am 4. Tage nach der ersten Typhusschutzimpfung zugrunde ging, ein Fall, auf den wir unten noch zurückkommen [*]). Die axillare Lymphdrüse war 12 mm lang, 9 mm breit, ca. 5 mm dick, etwas weicher als gewöhnlich und auf dem Durchschnitt lebhaft hellrot gefärbt, also dem Bilde einer einfachen akuten Lymphadenitis entsprechend. Die mikroskopischen Veränderungen lassen sich in folgender Weise zusammenfassen.

1. Es besteht eine starke Erweiterung der Lymphgefäßbahn von dem Vasa afferentia durch die Lymphsinus bis zu dem Vasa efferentia, das Lumen der größeren Lymphgefäße enthält nur spärliche Lymphozyten neben einer ganz geringen Zahl von gelapptkernigen Leukozyten. Gleichzeitig fällt eine erhebliche Erweiterung und Blutfüllung aller Blutgefäße auf, deren Blutsäule keine Leukozytose offenbart und deren Wandendothel im Bereiche von Kapillaren und Venen geschwollen erscheint. In den Lymphsinus finden sich ein paar extravasierte Erythrozyten. Diese Erscheinungen entsprechen dem Verhalten der Gefäße bei Entzündungen, aber wie die Leukozytose in den Gefäßen und jede Tendenz zur Randstellung fehlt, so tritt auch im Gewebe die exsudative Quote der Entzündung völlig zurück, von einer leichten ödematösen Auflockerung des Parenchyms abgesehen. Insbesondere war das Fehlen der Leukozyten im Lymphdrüsengewebe eine so auffallende Tatsache, daß es als eine Besonderheit in dem von der toxischen Schädlichkeit erzeugten Bilde bezeichnet werden muß.

2. Auf den ersten Blick hätte man allerdings hier und da Leukozyten im Gewebe zu sehen geglaubt, die genauere Betrachtung, namentlich mit starken Immersionslinsen, lehrt indessen, daß es sich um Lymphozyten handelt, deren dunkler Kern an vielen Orten und stellenweise in jedem Lymphozyten eines Gesichtsfeldes die Veränderungen der Karyorhexis erlitten hat, indem der Kern knopfförmige Fortsätze, Zerschnürungen, Abspaltungen, kurz die bunten Bilder der Chromatinzerbröcklung[*]) darbietet. Auch Chromatolyse findet sich, aber seltener. (Vgl. das Bild in [*].) Nirgends lassen sich dagegen an den Lymphozyten proliferative Vorgänge, nirgends Mitosen oder Ansätze zu Keimzentren bemerken, obschon der 4. Tag nach der Endotoxineinverleibung eingetreten ist. In der Nähe der Lymphsinus zeigen sich nur vereinzelte Plasmazellen, ferner erscheinen die Mastzellen, die einen runden Kern besitzen, groß und relativ reichlich.

3. Im Gegensatze zu den stark geschädigten und jeder aktiven Tätigkeit baren Lymphozyten steht das Verhalten der Endothelien und Retikulumzellen im Bereiche der Lymphsinus und -des lymphatischen Parenchyms. Diese Zellen sind überall stark vergrößert, protoplasmareich mit einem voluminösen, hellen, bläschenförmigen Kern versehen, drängen sich dadurch im histologischen Bilde hervor und treten manchmal auch quantitativ gegenüber den Lymphozyten in den Vordergrund. Sie sind nicht nur geschwollen, sondern auch proliferiert, was aus ihrer gelegentlichen Anhäufung in kleinen Gruppen aber auch deutlich aus den Mitosen in ihnen hervorgeht. Nur selten zeigt sich in den Retikulumzellen oder Sinusendothelien eine „Vakuole", wohl nur ein Flüssigkeitstropfen ohne weitere tiefere Störung des Zellstoffwechsels. Wie wir schon an anderer Stelle hervorhoben, liegt hier die Grenzwirkung gegenüber dem Einfluß der lebenden, virulenten, fortwuchernden Typhusbazillen in den Mesenterialdrüsen des Typhuskranken, wo der Hyperplasie der Endothel- und Retikulumzellen das wechselreiche Bild der Stoffwechselstörungen bis zur mikroskopischen und makroskopischen Nekrose auf dem Fuße folgt.

Die Entstehungsbedingung dieser 3 Erscheinungsreihen ist einfach in der Zufuhr des Typhus-Endotoxins mit den Leibern der Typhusbazillen gegeben. Letztere waren nach 4 Tagen nicht mehr

---

[*]) Daß diese Karyorhexis der Lymphozyten keine postmortale Erscheinung ist, geht aus lebenswarm fixierten Lymphdrüsen von Versuchstieren (Meerschweinchen) hervor, die 48 Stunden nach der Einspritzung des Impfstoffes die gleichen Bilder zeigen.

nachzuweisen, höchstens fand sich an einer Stelle noch eine Spur von Bazillenkörpern, das Endotoxin als solches äußert seine Wirkung. Wie sind die biologischen Vorgänge nach der immunisierenden Impfstoffinjektion im Verhältnis zur histologischen Reaktion in den regionären Lymphdrüsen zu deuten? Aus den objektiven Befunden geht zunächst hervor, daß die auf dem Blutwege herangebrachten Zellelemente, die Leukozyten und etwaige Exsudatbestandteile bei dieser biologischen Reaktion in der Lymphdrüse zwecks Erschließung und Entgiftung der Endotoxine keine wesentliche Rolle spielen dürften, da die exsudative Quote im mikroskopischen Bilde ganz gering ist. Die fehlende oder geringfügige Auswanderung der Leukozyten steht mit dem, was wir seit langem über die morphologischen Erscheinungen bei der Typhusinfektion wissen, im Einklange. Solange das Typhusendotoxin in voller Wirkung steht, ist die Leukozytenanlockung eher negativ (typhöse Leukopenie im Blut und Leukozytenarmut der Herde). Erst bei einer mehr oder weniger ausgesprochenen Immunisation gegen die Typhusendotoxine steigert sich die leukozytäre Reaktion sogar gelegentlich bis zum posttyphösen Abszeß, sofern bei dem letzteren nicht Mischinfektion im Spiel ist. — So bleibt die deutliche Wirkung auf die Lymphozyten und auf die Endothel- wie Retikulumzellen übrig. Man kann nicht annehmen, daß diese zellulären Veränderungen in der Lymphdrüse eine einfach entzündliche Reaktion auf reizende Körper ohne chemische Umstimmung der Endotoxine sei, indem diese letztere durch das „Serum" besorgt werde, nachdem PFEIFFER und MARX gerade die Wichtigkeit der lymph- und blutbildenden Organe für die Schutzkörperbildung hervorgehoben haben. Die Lymphozyten zeigen nun eine hohe Empfindlichkeit gegenüber dem Endotoxin, wenn sie ziemlich direkt von ihm erreicht werden, vielleicht und z. T. weil sie so wenig Protoplasma haben. Ihre Kernalteration ist ausgedehnt und oft irreparabel, Regenerationsbestrebungen sind in 4 Tagen nicht aufgekommen. Das stimmt ja auch mit der allgemein gültigen Tatsache überein, daß Parenchymzellen auf Ernährungsströmungen empfindlicher und schneller reagieren als die Zellen der „Stützsubstanzen". Von einer lebhaften aktiv-biologischen Gegenwirkung ist seitens der Lymphozyten nichts zu merken, wenn natürlich auch nicht auszuschließen ist, daß das Endotoxin mit Substanzen des untergehenden Lymphozyten Verbindungen eingeht, die den Endotoxinabbau erleichtern. Es ist aber wahrscheinlicher, daß die mit dem Abfangen fremdartiger Elemente berufsmäßig betrauten Endothelien und Retikulumzellen dabei die Hauptrolle übernehmen. Obwohl die Endothelien der Lymphgefäße und -sinus ganz zuerst von der Endotoxinwelle bespült werden, sind sie nicht nur so schwer alteriert, wie die Lymphozyten, sondern schnell in Hypertrophie und Hyperplasie, in körperliche und numerische Zunahme eingetreten. Sie sind, wie die Retikulumzellen, in aktiver und progressiver Reaktion. Da diese kein Ausdruck der Regeneration im Sinne der Gewebswiederbildung sein kann, ein entsprechender Zellverlust nicht nachweisbar ist, dürfte die Erscheinung mit der biologischen Reaktion gegen das Endotoxin im Zusammenhang stehen, mit der Bakteriolyse und dem Abbau des Endotoxins. Es liegt eine direkte Beeinflussung „formative Reizung" und in bezug auf chemische Zellarbeit „funktionelle Reizung" vor, die man sich in physikalisch-chemischem Sinne etwa folgendermaßen auslegen kann. Aus dem in Lösung gehenden Bazillenleib werden Endotoxinteilchen frei, die sich mit Protoplasmateilchen (Eiweiß oder Lipoid?) verbinden, dadurch gröbere, dichtere Partikel schaffend, die eine gesteigerte molekulare Konzentration im Protoplasma hervorrufen. Diese bedingt die Flüssigkeitsanziehung in Zell- und Kernsubstanz, wodurch die Zellen turgeszenter werden. Mit dieser hypertrophierenden Zellschwellung verbindet sich ein rascheres Auswaschen, ein Übertritt der in Abbau begriffenen Endotoxinteilchen aus dem Protoplasma in die Lymphe. Die H_2O-Aufnahme in die Zelle fördert den Abbau durch hydrolytische Spaltung. Infolge der Protoplasmavergrößerung kann ein Mißverhältnis zwischen Kern- und Zellrelation eintreten, das zur Kern- und Zellteilung führt, womit neues Zellmaterial zur Bindung der Endotoxine und zur Bereitung der Antikörper geschaffen wird.

Endotoxin und seine Abbauprodukte verlassen die Lymphknoten durch die vasa efferentia, aber auch durch die Blutgefäße. Die Endothelschwellung der Kapillaren und Venen erfährt so wahrscheinlich ihre Erklärung.

β) Die entfernten und allgemeinen Reaktionen.

Sie können als heilsame, erwünschte Erscheinungen oder als unerwünschte Komplikationen auftreten.

Die fernere Wirkung der Typhusschutzimpfung drückt sich zunächst im Blut teils morphologisch, teils biologisch-chemisch aus. Morphologisch gibt es zum Unterschiede vom unkomplizierten Typhusbilde gewöhnlich keine Leukopenie (E. MEYER), sondern in zahlreichen Fällen eher eine leichte Vermehrung der Leukozyten (bis auf 8—10000), die an die obere Grenze der Normalzahl streift. Die fehlende Leukopenie erklärt sich durch die ungenügende Menge Endotoxin im Blute gegenüber der, die dazu notwendig ist, um die Negativität der typhösen Knochenmarksreaktion zu erzeugen.

Die geringe Leukozytose, die die neutrophilen, gelapptkernigen an Zahl gesteigert zeigt, dürfte als einfache Reaktion auf Einfuhr vegetabilischer Substanz zu deuten sein. Die seltener beobachtete eosinophile Leukozytose (LIPPE u. a.[*, 10]), welche sich um die Zeit der 2. Impfung offenbart, erinnert an die postinfektiöse Eosinophilie, in der man etwas für abgeklungenen Typhus Charakteristisches (F. KLEMPERER[9]) erblickt hat[*]). Sie könnte mit der Resorption der im Typhus zerfallenen Gewebe (Skelettmuskeln usw.) in Beziehung gesetzt werden. Man hat dieser leichten Leukozytose sogar einen günstigen Einfluß auf lokale Entzündungsprozesse anderer Natur zugeschrieben (STUHL[*]).

Unter den biologischen Reaktionen des Serums ist die frühzeitig auftretende spezifische Agglutination allseitig aufgefallen und in ihrer Bedeutung für die Diagnose des Typhus viel erörtert worden. Die Agglutination zeigt sich etwa in der Hälfte der Fälle schon mehrere Tage nach der 1. Impfung, bleibt aber auch nach der 2. noch in bescheidenen Titergrenzen, ist dann aber nach 1—1½ Monaten fast bei allen und in höherem Titer (1:1000 u. mehr) nachweisbar. Um den 2. Monat nimmt die Agglutininmenge bzw. -energie wieder ab, die Agglutinationsprobe kann aber noch nach ½, ¾, selbst 1 Jahr positiv sein. Ihre Stärke schwankt wie bei den vom Typhus Genesenen. Sie kann aber auch bald zurückgehen, negativ werden, was man zur Stütze der Annahme einer „negativen Phase" nach der Impfung wohl ohne zwingenden Grund verwertet hat[10]). Durch die Agglutininbildung nach der Impfung ist die Gruber-Widalsche Reaktion als Basis der Typhusdiagnose problematisch geworden[**]). Die meisten Beobachter raten vorsichtigerweise von ihrer diagnostischen Verwertung bei den Schutzgeimpften vollkommen ab und legen um so größeres Gewicht auf den Bazillennachweis im Blute. Die Stärke des Agglutinationsausschlags, die hohen Titer (1:400 u. darüber) für das Vorhandensein eines Typhus zu verwerten (F. KLEMPERER[9]), ist angesichts der individuellen und temporären Schwankungen dieses Titers nach der Vakzination bedenklich, etwas brauchbarer ist wohl die wiederholte Agglutinationsprobe bei dem nämlichen Kranken, bei dem das erhebliche Steigen des Titers im Laufe der Krankheit im Sinne der Typhusinfektion sprechen würde. Die Agglutininproduktion bei den Schutzgeimpften ist eine Abwehrreaktion, indem diese Stoffe physikalisch-chemisch auf die Bazillen einwirken und ihre freie Zirkulation im Blute hemmen; sie hat aber nicht den gleichen Heilwert wie die spezifische Bakteriolysinerzeugung. Bakteriolysine, Präzipitine, komplementbindende und entwicklungshemmende Substanzen gegen Typhus sind im Blute der Schutzgeimpften schon nach 10 Tagen aufzufinden. Die Bildung dieser Antikörper weist wieder auf den hämatopoetischen Apparat zurück. Da besteht nun über das Verhalten der Milz nach der Impfung eine Unstimmigkeit, je nach den zur Prüfung verwendeten, im Lazarett oder bei der Truppe gewählten Soldaten. — Mehrere Untersucher erhoben den klinischen Befund der Milzvergrößerung, den 5—8 % der darauf hin gemusterten Leute (GOLDSCHEIDER, SCHLESINGER) erkennen ließen. Die Milzvergrößerung, die auch andere Beobachter gelegentlich antrafen, sei dann in 3 Monaten nach der Impfung verschwunden. Einige Kliniker haben wieder nie eine deutliche Milzschwellung gesehen (E. MEYER, v. HOESSLIN[11]), wobei betont wird, daß die von anderen Autoren angetroffene Milzschwellung schon vor der Impfung bestanden haben oder nach der Impfung (Lazarettkranke!) erworben sein könnte. Auch bei Personen mit starker allgemeiner Reaktion wurde die Milzvergrößerung von v. HOSSLIN nicht beobachtet. In dem von mir 4 Tage nach der Impfung obduzierten Fälle bestand eine Größenzunahme der Milz (280 g Gewicht), aber diese war auf Stauungsprozesse infolge einer organischen Herzerkrankung zurückzuführen.

Die Passage der Endotoxinwelle durch die allgemeine Zirkulation drückt sich in jenen Allgemeinstörungen aus, die schon einige Stunden nach der Impfung einsetzen und einen bis einige Tage dauern können. Ihre Stärke ist individuell sehr verschieden von einer kaum gestörten Gesundheit bis zu ernstem Krankheitsgefühl wechselnd. Die Zahl der Leidenden ist aber nach dem Ausweis unserer eigenen Erfahrungen sehr gering. Kopfschmerz, Müdigkeit, selten Erbrechen, gestörter Schlaf, gelegentlich Tachykardie und Temperatursteigerung bis zu 38° werden subjektiv oder objektiv wahrgenommen. Wie gering doch die toxische Allgemeinwirkung ist, geht auch daraus hervor, daß nach der Impfung von Schwangeren unter 70 Malen keinmal eine Unterbrechung der Gravidität eintraf (ENGELHORN[19]). Zwischen der Intensität der Allgemeinreaktion und der Stärke der Agglutininbildung ist ein Parallelismus bemerkt worden. Die pathologischen, aber absichtlich herbeigeführten Reaktionen führen nun zu pathologischen Erscheinungen hinüber, die als Komplikationen auftreten. Dahin können schon ernstere Reaktionen nach der Wiederimpfung gezählt werden, die äußerst selten sein dürften

---

*) Vgl. dazu den Befund KOCHs von reichlicher Eosinophilie der inneren Organe (Milz, Leber) in einem Sektionsfalle. (L. ASCHOFF, „Militärärztl. Sachverständigentätigkeit usw.", Vorträge, II. Teil. 1917.)
**) Eine fernere diagnostische Komplikation nach der Typhusschutzimpfung ist der Umstand, daß sich gleichzeitig Nebenagglutinine für Kruse-Shiga-Bazillen entwickeln, so daß man nur grobflockige, nicht kleinflockige Ausfällungen zur Stütze der Dysenteriediagnose verwerten soll (DÖNNER, KUTSCHER[9]).

und als anaphylaktische Erscheinungen gedeutet sind; ihnen zuliebe ist empfohlen, auch das zweite Mal mit 0,5 ccm Impfstoff zu vakzinieren (KÖCEK [18]). Sehr viel beschrieben sind unter dem Einfluß der Schutzimpfung aufflackernde Krankheitsprozesse verschiedenster Art, wie Malariarezidive, Herdreaktionen tuberkulöser Organleiden, Aufschießen neuer Gummata, Manifestwerden von Neuralgien, Herzneurosen, namentlich in etwas höherem Alter usf. Solch ein Einfluß kann nur anerkannt werden, wenn er häufiger sichtbar wird. Nach A. MAYER [14]) erzeugt die Typhusschutzimpfung bei 77% aller subkutan auf Tuberkulin Reagierender eine Herd- und Allgemeinreaktion, ohne daß diese je zu einem Impfschaden wird. Ohne diese lokalen Endotoxinbeeinflussungen von gewissen Krankheitsherden, die nicht folgenschwer sind, im Prinzip in Frage zu stellen, werden wir doch sofort zeigen, daß man sich vor Täuschungen in der Deutung hüten muß. — Zu den Impfschäden müssen nun zunächst Venenthrombosen gerechnet werden, die sich im Anschluß an die Impfung ganz selten entwickelten (OTT, TOENNISSEN [15]), die mit den typhösen Thrombosen, z. B. der Venen der Unterextremitäten, aber auch an Arterien in Parallele zu stellen sind. Es ist aber sowohl in dem einen wie in dem anderen Falle kaum ausreichend, solche Thrombosen allein durch Endotoxinwirkung auf die Venenwand zu erklären, da sie dann häufiger vorkommen müßten. Eher läßt das in diesen Fällen gleichzeitig bestehende Fieber an eine komplizierende Infektion denken.

Viel beunruhigender hätten die kurz nach der Typhusschutzimpfung beobachteten plötzlichen Todesfälle, die sog. Fälle von Impftod, werden können, wenn ihre Zahl in Anbetracht der Millionenimpfungen nicht auffallend gering geblieben wäre. Immerhin ist solchen Ereignissen von Anfang an das größte Interesse gewidmet worden, und sie sind meist vom pathologisch-anatomischen Standpunkte befriedigend aufgeklärt.

In meiner Beobachtung (⁶) handelt es sich um einen 22jährigen Rekruten, der am 4. Tage nach der 1. Typhusschutzimpfung im Augenblick, wo der Morgendienst begann, schnell verschied. Die Sektion enthüllte eine syphilitische Myokarditis, die unter dem Mikroskop einen noch frisch entzündlichen Prozeß neben den alten Veränderungen erkennen ließ. Das Bild dieser Reaktion wich von dem der in gleichem Falle geprüften Endotoxinreaktion ganz ab, die Wirkung der Impfung auf die anatomischen Vorgänge im Herzen war mithin auszuschließen. Nur die Möglichkeit könnte noch bestehen, daß eine histologisch nicht ausgedrückte, leichte Schwächung des Herzens durch die Endotoxineinverleibung eingetreten und das jähe Ende durch die schwere Herzaffektion noch etwas beschleunigt hat⁶). Das vorherige Vorhandensein von Herzstörungen ist durch die Stauungsorgane (z. B. typische Herzfehlerlunge) bewiesen. Der Impfschaden wäre nur gering zu bemessen, zumal ich hinterdrein trotz besonders darauf gerichteter Aufmerksamkeit bei Soldaten mit funktionellen oder organischen Herzstörungen keine ernsten Folgen der Impfung mehr sah. Ebenso sind andere Fälle von „Impftod" in der Regel durch den Nachweis vorher unerkannter Krankheitszustände aufgeklärt. Es fand sich (¹⁶) in je einem Falle Herzhypertrophie und Nierenzirrhose bei einem Trinker (Fall G. B. GRUBER), Poliomyelitis (Fall LUBARSCH), Morbus maculosos (Fall BENDA). BENDA erwähnt allerdings 2 weitere Todesfälle, wo „die Annahme gemacht werden mußte, daß die Typhusimpfung einen Einfluß ausgeübt habe". Die Gesamtheit der Erfahrungen der Millionenimpfung lehrt, daß die Typhusvakzination als solche eine tödliche Wirkung nur ganz ausnahmsweise herbeiführen kann, die praktisch nicht in Betracht kommt. Zu den Impfschäden könnten manche vielleicht auch noch den „Impftyphus" zählen, wenn dessen Begünstigung durch die Impfung erwiesen wäre. Das ist aber nicht der Fall.

γ) Typhusimpfung und Verlauf des Typhus.

Hier lassen sich folgende Fragen aufwerfen. Gibt es einen Impftyphus? Hat die prophylaktische Impfung einen Einfluß auf die typhöse Erkrankung? Kann die Vakzinetherapie den Typhusverlauf umgestalten? Da diese Probleme noch an anderer Stelle dieses Werkes zur Erörterung kommen, genügen hier einige kurze Bemerkungen. Da die zur Schutzimpfung benutzten Bazillenaufschwemmungen abgetötete Keime enthalten, können die von vielen — auch von mir — gesehenen Typhusausbrüche kurze Zeit (einige Tage bis Wochen) nach der Vakzination nicht das unmittelbare Ergebnis der Impfung sein, sondern dieser Ausbruch erklärt sich durch die Tatsache, daß um die Inkubationsperiode der spontanen Erkrankung (einschließlich der Rezidive) geimpft wurde. In vielen solchen Fällen ließ sich feststellen, daß schon vor der Impfung Krankheitserscheinungen vorhanden waren (v. HOESSLIN [17]), daß diese Impftyphen besonders in die Herbstmonate, der Typhuszeit par excellence, fielen. Andererseits ist ein Zusammenhang mit dem Ausbruch der Krankheit in dem Sinne angenommen,

---

*) Nach WEICHARDT (M. Med. W. 1915 Nr. 13) schädigen erhitzte oder unerhitzte Typhusbazillenaufschwemmungen das Froschherz nicht. Läßt sich dieses Resultat auch auf den Menschen übertragen, so würden Störungen von Derivaten der Antigene entstehen, die sich bei der parenteralen Verdauung der Bazillenleiber bildeten.

daß eine Verkürzung der Inkubationszeit (GOLDSCHEIDER und KRONER) sich geltend mache. Einige Autoren rechnen mit dem Gedanken, daß die zu Impfzwecken eingeführten Antigene sofort die von den lebenden Bazillen der Spontaninfektion bereits erzeugten Antikörper in Beschlag nehmen und die lebenden Bazillen sich daher schrankenloser entwickeln können (BEITZKE, DIETRICH [16]). Das müßte experimentell zu begründen sein. Die sog. „negative Phase" wird von R. PFEIFFER [8]) bestritten.

Die Schutzimpfung kann einen mehrfachen Einfluß auf den Typhus ausüben, indem sie seine Entwicklung verhindert, seinen klinischen Verlauf modifiziert, sein anatomisches Bild verändert, die Zahl der Todesfälle herabsetzt. Schon die vor dem Weltkriege an Kriegsexpeditionen oder Friedens-epidemien in Deutschland, England, Nordamerika, Frankreich mit den verschiedenen Typhus-Vakzinen gemachten Erfahrungen ergaben Statistiken, die einmütig die Herabdrückung der Morbidität und Mortalität zutage treten ließen. Auch im Weltkriege gelangten die meisten Untersucher zum gleichen Schlusse. FRIEDBERGER [17]) und v. BAUMGARTEN [18]) sprechen sich indessen reservierter aus, indem der erste auf die wesentliche Mitwirkung der allgemeinen hygienischen Fürsorgemaßregeln bei den erzielten Erfolgen der Typhusbekämpfung, der letzte auf seine relativ große Sektionsziffer als Zweifler an den Erfolgen hinweist. Daß die typhöse Erkrankung trotz der Impfung ausbrechen kann, läßt sich verschieden erklären: durch die nur einige Monate andauernde Schutzwirkung der Impfung; durch die Tatsache, daß jede Immunität nur relativ ist, sozusagen ein Quotient von individueller Resistenz und bakterieller Virulenz; so durch die auch experimentell bekräftigte (v. WASSERMANN [9]) Erfahrung, daß eine zweite Infektion und Hunger die Immunität gegen Typhus abschwächt oder beseitigt. Auch auf das Fehlen der bei der Spontaninfektion zustande kommenden Immunität des Darmepithels wurde hingewiesen. Abweichungen im klinischen Verlauf des Typhus der Schutz-geimpften sind mehrfach beobachtet worden, so in der Form der schwer diagnostizierbaren leichten Fälle — in solchen ist der Bazillennachweis im Blut manchmal schwer zu erbringen — ferner in der Form der „chronischen Typhen" [19]). An dem pathologisch-anatomischen Bilde haben v. BAUMGARTEN [18] und HENKE Abweichungen weder im günstigen noch im ungünstigen Sinne festzustellen vermocht. Aus RÖSSLES [21]) Beobachtungen in Jena läßt sich entnehmen, daß trotz der Schutzimpfung Epidemien entstehen können, in denen 50 % der Todesfälle durch toxische Allgemeinstörungen schon vor der völligen Reinigung der Darmgeschwüre eintreten können. Die besondere Einwirkung der Impfung auf das anatomische Erscheinungsbild wurde übrigens oft nicht in Erwägung gezogen, auch nicht in der sehr eingehenden Abhandlung GRAFFS [20]). Aus seiner Schilderung ist ein Unterschied gegenüber dem uns aus der Zeit vor der Impfung geläufigen Bilde nicht ersichtlich, höchstens könnten zwei Punkte eine solche Erwägung naheliegen: die Betonung der Schwierigkeit oder Unmöglichkeit, bakterioskopisch Typhusbazillen in erkrankten (nicht nekrotischen) Gewebsteilen zu finden, und dann seine Ansicht, daß in den meisten klinischen Fällen keine einzige Platte es bis zur Geschwürs-bildung bringt. Er sah ebenso wie H. MERKEL [22]) Todesfälle durch schwere Allgemeinstörungen mit geringer Darmaffektion, warnt aber mit Recht vor der Überschätzung der „Typhussepsis". Auch ist beachtenswert, daß GRAFF bei der genauen Analyse der Gewebsveränderung der leukozytären Reaktion mit uns den spezifischen Charakter aber kennt, da sie erst den späteren Reaktionsphasen angehört. Demgegenüber muß erwähnt werden, daß v. WIESNER [23]) bei seinen Untersuchungen über den Einfluß der mit verschiedenen spezifischen Vakzinen therapeutisch behandelten Typhusfälle auf Grund seiner Sektionsbefunde hervorhebt, daß unter 10 vakzinierten Fällen nicht weniger als 6 ausgedehnte pyämische Prozesse durch Reininfektionen mit Typhusbazillen darboten, während unter 13 nicht vakzinierten nur einmal durch Typhusbazillen erzeugte Nierenabszesse gefunden wurden. Analoge Wahrnehmungen machte DEUTSCH [24]). Hier könnte aber wohl nicht so leicht auf eine Allergie, eine umgestimmte Körperreaktion Bezug genommen werden, als bei längerem Zurückliegen der Schutz-impfung oder der vorausgehenden Typhuserkrankung, bei den posttyphösen Abszessen.

b) Die Choleraschutzimpfung.

Sie erfolgt in entsprechender Weise wie die Vakzination gegen Typhus, aber nur zweimal, das erste-mal wird ⅓ ccm, das zweitemal, nach 5—7 Tagen, 1 ccm des Impfstoffes, einer Aufschwemmung der durch Hitze abgetöteten Choleravibrionen subkutan in der Unterschlüsselbeingegend eingespritzt. Auch bei der Cholera, die eine Infektion der Darmschleimhaut, zumal des Dünndarms, zur Grundlage hat, liegt das ätiologisch und pathogenetisch wirksame Prinzip in dem Endotoxin der Vibrionenkörper, die in der Darmscheimhaut in Freiheit gesetzt werden. Wie KOLLE zeigte, entstehen nach Injektion kleiner Mengen abgetöteter Cholerakulturen im Blute kreisende bakteriolytische Stoffe, die etwa ¼ Jahr lang darin nachweisbar und wirksam sind (bakteriolytischer Durchschnittstiter 0,01). Diese Bakteriolysine sind Schutzstoffe, die sich aus dem spezifischen Immunkörper, einem Proferment und dem unspezifischen Komplement im Körper bilden. Die bakteriolytische Schutzwirkung setzt sich aus der Auflösung der Leibessubstanz und dem Abbau der Endotoxine bis zu harmlosen Produkten zusammen (R. PFEIFFER[3]), die dann auch nicht mehr immunisatorisch verwendbar sind.

α) Lokale und regionäre Reaktionen.

Alle Beobachter sind darüber einig, daß diese Reaktionen nach der Choleraimpfung weniger Veränderungen auslösen, die bis zu makroskopischen pathologischen Erscheinungen gedeihen. Wie alle mechanischen oder chemischen Reizfaktoren, kann die Einspritzung gelegentlich auch einmal den letzten Anstoß zur Ausbreitung oder zum Durchbruch eines lokalen latenten Krankheitsprozesses geben, wie es in einem Falle von Rippentuberkulose im Impfbereich der Fall gewesen zu sein scheint[66]). Solche seltenen Erfahrungen haben kein praktisches oder theoretisches Interesse. Die mikroskopischen Reaktionen am Menschen zu verfolgen, hat das Material anscheinend keine Gelegenheit geboten. Eigene Tierversuche (Meerschweinchen) lassen an den nach Injektion toter Choleravibrionen leicht angeschwollenen Lymphknoten eine von der durch die Typhusimpfung ausgelösten Reaktion abweichende zelluläre Reaktion erkennen: Mehr Leukozyten, weniger Karyorhexis der Lymphozyten, schwächere Hyperplasie und Hypertrophie der Endothel- und Retikulumzellen.

β) Allgemeine Reaktion.

Auch darin besteht Einstimmigkeit, daß die allgemeinen Störungen nach der Choleravakzination erheblich schwächer sind als die der Typhusimpfung, ja daß sie oft ganz fehlen. Anaphylaktische Störungen sind als Seltenheit beschrieben worden (PARKOU und BARDAN[67]). Die Beobachtungen am Menschen ließen spezifische Bakteriolysine und Agglutinine schon 10 Tage nach der zweimaligen Impfung ein Serum nachweisen (KAUP[68]), wenn sich auch wieder einzelne Personen zeigten, die wenig oder gar keine Schutzkörper nach der Impfung erzeugten. Bemerkenswert erscheint dabei, daß die Agglutinine beim Vorhandensein bakterizider Stoffe fehlen können (PAPAMARKU[69]). Der Gehalt des Blutserums an Bakteriolysinen wird auch nicht als absolut sicherer Indikator der Immunität betrachtet, da bei Cholerarekonvaleszenten und Geimpften auch bei mangelndem oder geringem Bakteriolysingehalt des Serums Immunität gefunden wird. Die Antikörper könnten in bestimmten Organen abgelagert werden. PFEIFFER und MARX fanden die Schutzstoffe nach der Vorbehandlung mit den Choleraantigenen in der Milz, ehe sie im Serum nachweisbar waren. Gegenüber der Infektion erwies sich die Dauer der Immunität vielfach nur für 3 bis 4 Monate wirksam[70]).

γ) Choleraimpfung und Choleraverlauf.

Schon vor dem Weltkrieg hat sich die Schutzimpfung in der griechischen Armee als erfolgreich gezeigt, indem die Krankheitsziffer erheblich absank. Erkrankungen, auch schwere Fälle, bleiben nicht ganz aus, was sich aus der Virulenz der Erreger und der Schwäche der Immunitätsreaktion bei manchen Individuen neben allgemeinen Faktoren (Hunger) der Resistenz gegen Infektionen erklärt. Auch im Weltkriege wurde von vielen Seiten ein günstiger Einfluß auf die Choleraepidemien beobachtet. So zeigten sich mehr leichte Fälle bis zu der nicht uninteressanten Feststellung der Vermehrung der Cholerakeimträger, die Mortalität ergab mehrfach als Höchstziffer die geringste Ziffer der Choleratodesfälle bei Nichtgeimpften, wie die Kontrollbeobachtungen an der Zivilbevölkerung erkennen ließen (KAUP[71], BAERTHLEIN, GRONBAUM[72]). Die tödlich verlaufenden Fälle der Epidemie betrafen oft Nichtgeimpfte oder nur einmal Geimpfte. Klinisch konnte dabei der Begriff des „Choleratyphoids" besser herausgearbeitet werden, indem dieser Name nur für die fieberfreien Fälle sich als richtig erweist, während die fiebernden Status typhosi einer Mischinfektion nach Ausweis der bakteriologischen Untersuchung zuzuschreiben waren, wie denn Doppelinfektion von Cholera mit Typhus, Malaria usw. beobachtet wurde. Anatomische Vergleichsuntersuchungen zwischen dem Cholerabilde der ohne oder trotz der Impfung Verstorbenen scheinen nicht vorzuliegen.

c) Schlußbemerkung.

So ist denn unter dem, was der Forschergeist aus diesem furchtbaren Weltkrieg gerettet und sogar gewonnen hat, auch mancher interessante und noch verheißungsvolle Befund bei dem Studium der morphologischen Reaktionen an Schutzgeimpften erhoben worden. Der Gedanke schält sich klarer heraus, daß es in dem Organismus nicht nur ganz bestimmte Organe, besonders die Lymph- und Blutflüssigkeit mechanisch und chemisch reinigende und ihnen neue spezifische Zellen zuführende Apparate sind, sondern daß es in ihnen wieder die Zellen der „Stützsubstanzen", die Gefäßendothelien und

Retikulumzellen sind, die aktiv mit Hypertrophie und Hyperplasie reagieren. Auch am Organstroma erkennen wir die Mehrheit der Funktionen, indem sich zu ihrer Aufgabe als Parenchymträger die des Parenchymschützers hinzugesellt. Während sich aber bei der Zentralnervensubstanz diese. Arbeit durch die Gliazelle als Stoffzufuhr- und Abräumorgan in erster Linie als chemische Säuberung des einzelnen Organs bewährt, wird die parallele Funktion in der retikulären Stromazelle und im Gefäßendothel des lymph- und blutbildenden Apparates direkt zum Schutz- und Heilmittel des Gesamtkörpers. Es wird die Aufgabe der weiteren histologischen und histochemischen Forschung sein, den Umfang dieser zellulären Reaktion bei dem Immunisationsvorgang zu ermessen. Schützend sind gewiß auch andere zelluläre Reaktionen, wie wir sie am Epithel der Luftwege bei der Grippe festzustellen vermochten, wo sich teils mechanistische Abwehrerscheinungen, z. B. in der Epithelmetaplasie, teils auch zugleich chemische Reaktionen, z. B. in der Becherzellbildung, wahrnehmen lassen.

Literatur.

[1]) Seuchenbekämpfung im Kriege. O. Fischer, Jena. 1915. — [2]) Kriegsärztliche Vorträge. III. Teil. O. Fischer, Jena. 1916. — [3]) ASCHOFF und ROBERTSON. Med. Klin. 1915 Nr. 26 u. 27. — [4]) R. PFEIFFER und KOLLE. D. Med. W. 1896 Nr. 46. — [5]) R. PFEIFFER. M. Med. W. 1918 Nr. 35. — [6]) M. ASKANAZY. Zbl. f. Path. Beiheft zu Bd. 27. 1916. — [7]) GAY, Typhusimmunisierung. Erg. d. Immunitätsforschg. I. 1914. — [8]) Vgl. STUHL. M. Med. W. 1918 Nr. 23. — [9]) Ther. d. Gegenwart 1915 H. 5. — [10]) Vgl. O. HERXHEIMER. Berl. Klin. W. 1916 Nr. 35 u. 36. — [11]) v. HOESSLIN. M. Med. W. 1917 Nr. 39. — [12]) ENGELHORN. M. Med. W. 1916 Nr. 6. — [13]) Arch. f. Hygiene Bd. 87 1917. — [14]) Zeitschr. f. exp. Path. Bd. 19. I. — [15]) M. Med. W. 1915 Nr. 13. — [16]) Kriegspatholog. Tagung. Zbl. f. Path. Beiheft zu Bd. 27. 1916. — [17]) D. Med. W. 1917 Nr. 32. — [18]) v. BAUMGARTEN, Kriegspatholog. Mitteilungen. S. Hirzel, Leipzig. 1920. — [19]) Lit. vgl. M. Med. W. 1918 Nr. 35. — [20]) GRAFF. Arch. f. klin. Med. 1918 Bd. 125/126. — [21]) ROSSLE. M. Med. W. 1916 Nr. 37. — [22]) H. MERKEL. M. Med. W. 1916 Nr. 49. — [23]) v. WIESNER. Wien. Med. W. 1915 Nr. 49. — [24]) Wien. Klin W. 1915 Nr. 30. — [25]) PAPAMARKU. M. Med. W. 1917 Nr. 13. — [26]) NEHRKORN. M. Med. W. 1917 Nr. 14. — [27]) Comptes rend. Soc. Biol. 1916. 79. — [28]) KAUP, I. M. Med. W. 1916 Nr. 30. — [29]) M. Med. W. 1917 Nr. 13. — [30]) M. Med. W. 1916 Nr. 12.

III. Die direkten Kriegserkrankungen.

A. Direkte Kriegserkrankungen durch Schuß, Stich, Hieb usw.

1. Allgemeines über die Wirkung der Geschosse, Waffen usw. Verschiedene Widerstandsfähigkeit der Gewebe nach ihren physikalischen Eigenschaften. Anatomie über Schock, Verblutung und Verblutungstod, Fettembolie, Luftembolie.

Von Prof. Dr. MAX BORST in München.

Im Kriege Oberstabsarzt und beratender Pathologe des I. bayrischen Reservekorps, später Armeepathologe der VI. Armee.

a) Allgemeines über die Wirkung der Geschosse.

Der große Krieg hat die aus den wissenschaftlichen Schießversuchen gewonnenen Erfahrungen bestätigt. Er hat sie aber auch wesentlich erweitert. Denn wissenschaftliche Schießversuche können auf lebende Ziele in nur beschränktem Umfang vorgenommen werden, und es stehen hierfür nur Tiere zur Verfügung. Die Friedenserfahrungen über Schußverletzungen des Menschen sind gering. Der Krieg hat diese Friedenserfahrungen in leider nur allzu reichlichem Maße vervollständigt. Er hat uns das Geschoß in den allerverschiedensten Variationen nach Größe, Gewicht, Gestalt, Materialbeschaffenheit, und in den nach Art und Geschwindigkeit wechselvollsten Bewegungen vor Augen geführt. Die Geschosse haben kein Gewebe und kein Organ verschont, und sie haben den menschlichen Körper mit der verschiedensten Wucht und in der mannigfaltigsten Weise durchschlagen. Die morphologische und physikalische Eigenart der einzelnen Gewebe ist hierbei ebenso deutlich hervorgetreten wie der Unterschied, der einem verletzenden Projektile gegenüber zwischen toter und lebendiger Substanz besteht.

Dieser Unterschied tritt nicht nur durch die Blutung in eindrucksvoller Weise hervor. Lebendige Gewebe können in physikalischer Hinsicht den toten nicht gleichgesetzt werden. Hier ist in erster Linie des größeren Blut- und Flüssigkeitsgehaltes lebender Gewebe zu gedenken, der einen Teil dessen ausmacht, was man den „turgor vitalis" nennt. Ferner ist auf die elastischen, muskulösen und kontraktilen Gebilde (Gefäße und andere Röhren) hinzuweisen, deren wechselnder Dehnungs- bzw. Kontraktionszustand im lebenden Körper (Pulsation z. B.) allein schon wichtige Unterschiede gegenüber den Verhältnissen in der Leiche bedingt. Das „Ausweichen" solcher Gebilde vor dem Geschoß (s. später) läßt sich z. T. aus solchen Kontraktionszuständen erklären. Und daß die Elastizität eines lebenden Gewebes eine andere ist als die des abgestorbenen, geht aus Kriegserfahrungen über Schußverletzungen der Haut und der elastischen Membranen hervor, Erfahrungen, wie sie bei den wissenschaftlichen Schießversuchen an der menschlichen Leiche nicht gemacht werden konnten. Ganz abgesehen ist hierbei von den eigentlich kadaverösen Vorgängen, durch welche die Festigkeit, die Elastizität, der Wasser- und Gasgehalt der Gewebe ganz wesentlich verändert werden.

Die Beschaffenheit des Geschosses, vor allem seine Masse und die Schnelligkeit und besondere Art seiner Bewegung stellen den einen für die Wirkung eines Schusses maßgebenden Bedingungskomplex dar. Im getroffenen Körper liegt der andere. Der Widerstand, den der Körper dem Geschoß bietet, ist als eine der

Geschoßkraft entgegenwirkende Kraft anzusehen; diese Kraft wächst mit der Geschoßkraft.· Bei großer lebendiger Energie ist der Widerstand selbst des Wassers so groß, daß das Geschoß (Spitzgeschoß) deformiert .wird. Der Widerstand ist bedingt teils durch die Trägheit der Masse, teils durch den Zusammenhang der Teilchen. Die besonderen physikalischen Eigenschaften des getroffenen Körpers, vor allem seine Festigkeit, Kompressibilität, Elastizität, sind wesentlich mitbestimmend für die Art und den Umfang einer Schußwirkung. Aber auch der morphologische Aufbau der Organe ist von Bedeutung. Der verschiedene Gehalt an Blutgefäßen und Lymphräumen, die verschiedene quantitative Zusammensetzung aus Parenchym und Stützgerüst, die verschiedenartige Verbindung der einzelnen Bestandteile eines Organs untereinander, die Umhüllung gewisser Organe durch elastische oder knöcherne Kapseln und vieles andere kommt in Betracht. Bei Knochen ist die äußere Form und der innere Aufbau von Bedeutung: Röhrenknochen, kurze und platte Knochen, spongiöse und kompakte Knochenteile verhalten sich einem Geschosse gegenüber verschieden.

Bei einer allgemeinen Betrachtung über Geschoßwirkung ist also zuerst das Projektil ins Auge zu fassen, dann der getroffene Körper. Beim Projektil sind seine Größe, sein Gewicht, seine Gestalt, die Beschaffenheit seiner Oberfläche, seine materielle Zusammensetzung, ferner die Art und Schnelligkeit seiner Bewegung zu berücksichtigen. Das moderne (undeformierte) Infanteriegeschoß (Spitzgeschoß) bietet die relativ klarsten Verhältnisse. Seine Gestalt, Größe und Gewicht sind ebenso bekannt*), wie seine Geschwindigkeit und die besondere Art seiner regulären Bewegung, die vor allem als Rotation um die Längsachse zum Ausdruck kommt (s. auch unten). Die Wirkung eines jeden Projektils innerhalb des Zieles liegt einmal und besonders in der Richtung der Vorwärtsbewegung des Geschosses; außerdem aber wirkt das Projektil nach den Seiten. Da die Wirkung einen Stoß darstellt, werden wir die direkte Stoßwirkung und den Seitenstoß unterscheiden müssen**). Das moderne Spitzgeschoß stellt einen Keil mit sehr steiler Spitze dar; dies bedingt eine besondere Art des Seitenstoßes. Dadurch, daß der größte Querschnitt des Geschosses sehr allmählich in den Widerstand eingeführt wird, ist die Seitenwirkung beim modernen Spitzgeschoß geringer, auch ist die Rückbewegung kleinster Teilchen des zerstörten Widerstandes gegen den Schützen hin steiler gerichtet (CRANZFELDER und OERTEL). Die sehr große lebendige Energie der modernen Spitzgeschosse gegenüber den früheren ogivalen Projektilen bedingt aber trotzdem eine sehr starke Seitenwirkung. Daß diese Geschoßwirkungen mannigfache Variationen zeigen werden, je nach dem mehr oder weniger senkrechten oder schrägen Auftreffen des Projektils auf den Körper, ist selbstverständlich. Es wird sich auch zeigen, daß die Größe der in Bewegung gesetzten Massen von Bedeutung ist, so daß also bei gegebener lebendiger Energie die Schußwirkung verschieden ist, je nach der Größe der Durchmesser, in welchen der Körper oder ein Organ desselben getroffen ist (s. später). Die Berücksichtigung dieser Verhältnisse erklärt uns gelegentlich das Ausbleiben von besonderen Wirkungen, z. B. Explosivwirkungen, die unter bestimmten Bedingungen zu erwarten gewesen wären.

---

*) Die Frage der Temperatur des Infanteriegeschosses kann außer Betracht bleiben. COLER und SCHJERNING setzen auseinander, daß nach den Versuchen der Medizinalabteilung des preußischen Kriegsministeriums für den tierischen Körper Geschoßtemperaturen von ausnahmsweise höchstens 95°, meistens aber unter 65°, anzunehmen sind, und daß die Einwirkungsdauer der erhitzten Geschosse zu kurz ist, um Verbrennungen zu erzeugen. Anders dürften die Verhältnisse bei Granatsplittern liegen.

**) Die Richtung und Größe der Seitenwirkung hängt von der Form der „Kugelspitze" ab. Beim Spitzgeschoß ist sie ein Keil bzw. Kegel. Der Seitendruck ist hierbei an allen Punkten des Kegels gleich. Anders beim ogivalen und Rundgeschoß, bei welchen der Seitendruck an jeder Stelle der „Kugelspitze" verschieden, d. h. also die Seitenwirkung nach Größe und Richtung nicht einheitlich ist. Der Seitendruck ist immer nur ein Bruchteil der lebendigen Energie, beim Spitzgeschoß ein nur relativ kleiner Bruchteil (GENEWEIN). Interessant ist, daß die Stoßfortpflanzung in der Richtung der Flugbahn so langsam erfolgt, daß das Geschoß den von ihm ausgehenden Stoß fortwährend überholt. Der Geschoßspitze geht also keine Bewegung der Massen voraus. Auch die seitliche Stoßfortpflanzung geht relativ langsam vor sich, langsamer als die Fortpflanzung des Schalles im Wasser (KRANZFELDER und SCHWINNING).

Kompliziertere Verhältnisse bietet das Infanteriegeschoß, wenn es Störungen seiner regulären Bewegung erleidet. Die Rotationsenergie beträgt 0,6% der totalen lebendigen Energie des Geschosses; sie ist bei der großen Geschwindigkeit, mit der das Projektil den Körper durchsetzt, von relativ geringer Bedeutung und kommt jedenfalls für die explosionsartige Wirkung der Geschosse nicht in Betracht. Bei Störungen der regulären Geschoßbewegung aber kommt die Rotationskraft stärker zur Geltung. Die Neigung, zu pendeln, sich querzustellen, und schließlich sogar sich zu überschlagen, ist bei den neuen Mantelgeschossen groß. Nach FRANZ treten derartige Störungen (sog. Pirouettieren, Wirbel- oder Kreiselbewegungen) auf der Bahn des Geschosses in der freien Luft nicht spontan auf, sondern nur nach Einwirkung von Widerständen. GENEWEIN meint, daß spontane Querstellungen gegen das Ende der Flugbahn auftreten können.

Nicht verwechselt dürfen diese irregulären Bewegungen mit jenen gesetzmäßigen eigenartigen Kreiselbewegungen des Infanteriegeschosses, welche Präzessionsbewegungen oder konische Pendelungen genannt werden. Nach FRANZ kommen außerdem auch bei ungestört fliegenden Infanteriegeschossen Pendelungen (sog. Nutationen) der Spitze um die Schwerpunktslage des Geschosses vor; aber diese sollen nur bei fehlerhafter Konstruktion des Gewehres oder Geschosses so groß werden, daß es zu Quer- oder Inversionsstellungen des Projektiles kommt.

Dagegen können Widerstände vor dem Ziel (Anstreifen, Aufschlagen) zu den ausgiebigsten, in der Flugbahn fortwährend wechselnden Pendelungen und Stellungsveränderungen des Geschosses führen. Querstellungen des Geschosses kommen aber auch sehr häufig im Ziel zustande, und sie werden nach BIRCHER, FRANZ u. a. nicht nur durch die Knochen, sondern auch durch Weichteile hervorgerufen. Von Wichtigkeit ist hierbei der wechselnde Widerstand, den verschiedenartige Gewebe dem Geschoß entgegensetzen; das begünstigt die Querstellung (FRANZ*).

Eine Frage, die für die Beurteilung der Schußverletzungen von Bedeutung ist, betrifft die Fortsetzung von ungesetzmäßigen Pendelungen innerhalb des Zieles.

FLESCH hält dies für möglich, ROHRER und FRANZ bezweifeln es. Man hat Schußkanäle von sehr wechselndem Querschnitt auf diese Weise zu erklären versucht. ROHRER meint, daß ein Wechsel der Querstellung innerhalb des Körpers sehr wohl durch Wechsel der Widerstände eintreten könne, jedoch nicht durch die einfache Fortsetzung ungesetzmäßiger Pendelungen. FRANZ hält die Energie dieser Pendelungen für zu gering; sie treten nach ihm gegenüber der Vorwärtsbewegung und der rotatorischen Energie eines kräftigen Geschosses ganz zurück. Immerhin wird man m. E. zur Erklärung sehr unregelmäßig gestalteter Weichteilschußkanäle, die doch vorkommen, die Fortsetzung ungesetzmäßiger Pendelungen während des Geschoßfluges durch den Körper nicht als völlig ausgeschlossen betrachten können. Auch CRANZ und KOCH halten das für möglich.

Von Interesse sind die Ausführungen, die FRANZ über die Fortwirkung von Kreiselbewegungen bei steckengebliebenen Geschossen gibt. In diesen Fällen, in welchen die Vorwärtsbewegung des Geschosses erloschen ist, geht die Drehung um die Längsachse weiter; nur ist der Unterstützungspunkt für die Kreiselbewegung nicht mehr der Geschoßschwerpunkt, sondern der vorne liegende Teil (Spitze oder Boden) des Geschosses. Das weiterkreiselnde Geschoß kann dadurch an der Stelle seines Steckenbleibens größere Verletzungen hervorrufen.

Daß die geschilderten Störungen der regulären Geschoßbewegung die Geschoßwirkung steigern, ist selbstverständlich; die Angriffsfläche des Geschosses ist vergrößert, damit verstärkt sich der Widerstand, den es im Körper findet; die lebendige Kraft verbraucht sich rascher. Daher kommt auch ein Steckenbleiben bei irregulär pendelnden, bzw. bei quergestellten Geschossen häufiger vor als bei mit gleicher Kraft regulär fortbewegten.

Deformationen des Infanteriegeschosses kommen häufig vor; auch sie verändern (steigern) die Geschoßwirkung. Derartige Deformationen werden z. T. vor dem Abfeuern absichtlich vorgenommen (sog. Dumdumgeschosse). Sie kommen aber auch sowohl vor dem Auftreffen auf das Ziel (durch Anstreifen, Aufschlagen) als im Ziel selbst (Knochenschüsse!) zustande. Die durch solche Deformationen erzeugte Verstärkung der Schußwirkung ist aus der Vergrößerung der Angriffsfläche des Geschosses und der dadurch bedingten vermehrten Abgabe an lebendiger Energie verständlich. Deformierte Geschosse sind auch in der Regel aus ihrer gesetzmäßigen Bewegung gebracht. Größere Unterschiede

*) CRANZ und KOCH, welche durch wassergefüllte Blechkästen schossen, sahen das Geschoß im Wassergefäß häufig abgelenkt, so daß es nicht selten fast als Querschläger herauskam.

zwischen Ein- und Ausschuß können u. a. durch Geschoßdeformationen, die innerhalb des Körpers stattfinden, verständlich werden. Solche Unterschiede sind allerdings am häufigsten durch Querstellungen des Geschosses im Ziel (sog. Querschläger) bedingt*).

Weniger übersichtlich als beim Infanteriegeschoß sind die das Projektil betreffenden Faktoren bei der Schrapnellkugel und insbesondere bei den Granatsplittern. Bei ersterer kommen Deformationen vor dem Ziel und im Ziel besonders häufig vor. Bei den letzteren ist die Größe, Gestalt, Beschaffenheit der Oberfläche außerordentlich wechselnd. Die Geschwindigkeiten bei den Granatsplittern sind sehr groß; FRANZ berechnet die lebendige Kraft von Granatsplittern auf 400—2000 Sekundenmeter; sie ist also viel größer als beim Infanteriegeschoß. Daß auch die Granatsplitter rotieren, ist wohl zu berücksichtigen. Nach FRANZ entspricht die Rotation der Splitter der Tourenzahl des Gesamtgeschosses.

Die Frage, ob die Rotation der Granatsplitter nach dem Auftreffen innerhalb des Körpers weitergeht und ob darauf vielleicht die im Verhältnis zur Größe des Granatsplitters oft auffallend ausgedehnten Weichteilzertrümmerungen und Knochenzersprengungen zurückgeführt werden können, wird von FRANZ eingehender erörtert. FRANZ weist darauf hin, daß die Rotation der Splitter sowohl in der Luft als im getroffenen Körper wegen der ungünstigen Gestalt dieser Projektile einen sehr großen Widerstand findet; es sei daher fraglich, ob ein Granatsplitter mehr Umdrehungen innerhalb des menschlichen Körpers mache, als ein Infanteriegeschoß, welches ja bekanntlich kaum eine volle Rotation bei seinem Flug durch den Körper vollendet. Bei der (unwahrscheinlichen) Annahme von 3000 Umdrehungen in der Sekunde würde sich ein Granatsplitter während des Durchganges durch einen Röhrenknochen 2,4 mal umdrehen. FRANZ bezweifelt, daß dadurch die gewaltigen Zerstörungen erzeugt werden könnten. Ich möchte aber doch darauf hinweisen, daß die Rotationen der Splitter innerhalb des Körpers, auch wenn sie hier nur 1 oder 2 Umdrehungen machen, für den Umfang der Verletzung nicht gleichgültig sein können; die besondere Oberflächengestaltung der Splitter (Schmal- und Breitseiten) läßt das von vornherein einsehen. Der Umfang der Zerstörung kann also durch den Faktor der Rotation (bzw. des Sich-Überschlagens) sehr wohl in positivem Sinne beeinflußt werden, wenn auch die sog. Explosivwirkung auf die lebendige Kraft zurückzuführen ist, die der Granatsplitter durch die Geschwindigkeit seiner Vorwärtsbewegung bekommt. Große Mißverhältnisse zwischen Ein- und Ausschuß, die man bei Granatverletzungen der Weichteile (ohne komplizierende Knochenverletzung) fast ebenso häufig wie bei Verwundung durch das Infanteriegeschoß findet, können hier wie dort auf Querstellungen der Projektile innerhalb des Zieles zurückgeführt werden. Dafür spricht auch, daß solche große Mißverhältnisse bei unkomplizierten Schrapnellschüssen nicht beobachtet wurden.

Der getroffene Körper bietet dem Geschoß einen Widerstand, der um so größer ist, je größer die lebendige Energie des Projektils ist — am größten also bei Nahschüssen. Geschosse mit bestimmter lebendiger Energie rufen in Körpern mit verschiedenen physikalischen Eigenschaften sehr verschiedene Wirkungen hervor. Interessant ist dabei auch, daß ein bestimmtes Gewebe oder Organ sich beim Beschuß verschieden verhalten kann, je nach der Tierart, von welcher es stammt; auch ein individuell verschiedenes Verhalten bestimmter ·Gewebe ist festgestellt worden. COLER und SCHJERNING fanden bei ihren Schießversuchen bedeutende Unterschiede im Verhalten der Knochen des Menschen und des Pferdes, und sie konstatierten auch individuelle Unterschiede in der Festigkeit und Härte des Knochenmaterials. Diese Unterschiede waren für die Entstehung von Geschoßdeformationen und damit aber auch für Art und Umfang der Schußwirkung überhaupt bedeutungsvoll. Bedenkt man ferner, daß ein und derselbe Knochen eines Individuums sich aus sehr festen und weniger festen Teilen zusammensetzt, und daß es in bezug auf den Schußeffekt nicht gleichgültig ist, an welcher Stelle ein solcher Knochen getroffen wird — ganz

---

*) Die Deformationen des Infanteriegeschosses bestehen außer in Verbiegungen der Spitze, vor allem in Mantelrissen und Trennungen von Mantel und Kern, so daß gelegentlich diese Geschoßteile zu gesonderter Wirkung kommen. Ein vor dem Ziel aufschlagendes Geschoß kann durch Mantelrisse zum „Dumdumgeschoß" werden und im Ziel explosionsartige Wirkungen erzeugen (FRANZ). Für die Dumdumwirkung soll nach PERTHES charakteristisch sein der Befund von kleinen und kleinsten Bleiteilchen, die in die Wand einer großen Schußhöhle überall eingestreut sind. FRANZ hält große Längsplatzwunden bei Ein- und Ausschuß bei reinen Weichteilschüssen für beweisend. Die häufigen Deformationen der Schrapnellkugeln bestehen in Stauchungen (Abplattungen) und Zersprengungen in Bruchstücke.

abgesehen davon, in welchem Winkel das Geschoß auftrifft und in welcher räumlichen Ausdehnung es den Knochen durchschlägt, so leuchtet im Zusammenhalt mit allem bisher Gesagten ohne weiteres ein, wie schwer eine Schußverletzung eines Organs in dynamischer Beziehung zutreffend zu analysieren ist*). Bezüglich der physikalischen Eigenschaften der Gewebe und Organe kommen für die Beurteilung der Schußwirkung vor allem die Festigkeit, die Elastizität und die Kompressibilität in Betracht. In Zusammenhang hiermit ist von großer Bedeutung der Wassergehalt der Gewebe; Wasser ist sehr wenig kompressibel, dagegen sind die Teilchen leicht verschiebbar.

COLER und SCHJERNING teilen die Stoffe ein in kompressible und inkompressible; erstere wieder in elastische und unelastische, letztere in feste und flüssige. Sie betonen, wie schwer eine solche Trennung bei den tierischen Geweben durchführbar ist, weil es sich hier meist um eine Mischung dieser Eigenschaften handelt. Alle Gewebe enthalten zwar Flüssigkeit, aber es kommt auf die Menge und Anordnung der Flüssigkeit in den einzelnen Geweben an. Als elastische Gewebe bezeichnen diese Autoren: Haut, Lunge, Muskeln. Als flüssige Stoffe: Blut, Harn, Darminhalt, Gehirn. Als feste Stoffe: die kompakten Knochen. Gegen die Auffassung des Gehirns als flüssigen Stoff hat GENEWEIN Bedenken erhoben. Wir werden hierauf noch später zu sprechen kommen. Hier sei nur auf die interessanten Schießversuche von Cranz und Koch hingewiesen, durch welche gezeigt wurde, daß die Seitenwirkung des Geschosses um so größer ist, je weniger von der Geschoßenergie zur Überwindung der Kohäsionskraft des getroffenen Körpers verwendet werden muß. Gegen Wasser war die Seitenwirkung sehr energisch, weniger gegen Leim, noch weniger gegen Holz. Die Seitenwirkung wächst auch mit der Verminderung der äußeren und inneren Reibung des durchschossenen Körpers. Bei Wasser ist die Reibung sehr klein, bei trockenem Sand sehr groß; feuchter Sand zeigte die Seitenwirkung um so stärker, je mehr Wasser dabei war; das Wasser wirkte hier wie ein Schmiermittel auf Verminderung der inneren Reibung. Diese Ergebnisse zeigen, daß man Gehirn nicht ohne weiteres Wasser gleichsetzen kann. Das Gehirn hat zwar einen großen Feuchtigkeitsgehalt, es entbehrt jedoch nicht einer gewissen Kohäsion bzw. inneren Reibung. Man könnte es etwa mit festen Gallerten vergleichen. Dazu kommt, daß bei großer lebendiger Energie der Geschosse selbst flüssige Stoffe, ja sogar Wasser, sich wie feste Körper verhalten (s. oben). Das Moment der Trägheit der Masse kommt hier mit in Anschlag; die Labilität der Wasserteilchen kann bei der enormen Geschwindigkeit, mit der das Geschoß einwirkt, nicht zur Geltung kommen (s. später).

Auf der Seitenwirkung der Geschosse beruhen die explosionsartigen Geschoßleistungen. Diese fanden im Laufe der Zeit eine sehr verschiedenartige Erklärung.

Die Meinung, daß diese Explosivwirkung auf verdichteten Luftmassen beruhe, welche das Geschoß in das Ziel mit hineinstoße, ist wohl endgültig widerlegt. Die das Geschoß begleitende sog. Luftkopfwelle (MACH) stellt nur einen Bewegungszustand dar (Schallwelle); von einer und derselben mitgeführten Luftmasse kann keine Rede sein. Dem Geschoß geht keine wahrnehmbare Druckwirkung voraus, wenn es mit Überschallgeschwindigkeit fliegt (CRANZ und BECKER). Hierzu möchte ich bemerken, daß man bei Weichteilschüssen, besonders bei Schüssen durch große Muskelmassen, nicht selten Luft im Zwischengewebe weit in der Umgebung des Schußkanals nach Art eines traumatischen Emphysems nachweisen kann. Man darf hier daran denken, daß Luft dem eindringenden Geschoß folgen kann; auch ein Ansaugen von Luft in den Wundkanal durch das Muskelspiel ist möglich. Für die Explosivwirkung der Geschosse kommen diese Vorgänge natürlich nicht in Betracht. Eine andere Theorie der Explosivwirkung kommt auf Erhitzung der Gewebe und Verdampfung von Wasser zurück; sie ist in Hinsicht auf die relativ geringen Temperaturen der Geschosse und deren zu kurze Einwirkung abzulehnen. Daß die Rotation für die Explosivwirkung nicht in Frage kommt, wurde schon erwähnt. Die Zeit ist zu kurz; andererseits machen auch nicht rotierende Geschosse kräftige Explosionen (CRANZ). Die sog. Deformationstheorie läßt Explosivwirkungen nur bei gestauchten Geschossen zu. Daß die Stauchung eine stärkere Seitenwirkung bedingt, ist selbstverständlich; jedoch gibt es sehr starke Seitenwirkungen auch bei undeformierten Geschossen. Viele Anhänger hatte die Lehre von der hydraulischen Druckwirkung. Nach CRANZ und KOCH

---

*) Mir fiel auf, daß Schußverletzungen des Scheitel(und Stirn-)höckers, besonders bei Tangentialschüssen, auffallend große direkte und indirekte Wirkungen am Schädelknochen hervorrufen. GENEWEIN führt dies auf die stärkere Bauart (größere Dicke) dieser Schädelbezirke zurück; es werden größere Massen in Bewegung gesetzt. BIRCHER sucht die Ursache in der stärkeren Flächenkrümmung, welche bei Tangentialschüssen ein größeres Angriffsfeld für das Geschoß bietet. Das läuft auch auf Bewegung größerer Massen hinaus. Die stärkere Bauart der genannten Bezirke ist aber wohl nur der Ausdruck besonderer Spannungen an diesen Stellen.

ist an diesem Gedanken richtig, daß die Kleinheit der Kohäsions- und Reibungskräfte, die leichte Verschieblichkeit der Teilchen also, die Voraussetzung für die Explosionswirkung beim Durchschießen darstellt, daß also diese letztere mit der geringeren oder größeren Verschieblichkeit der Teilchen ab- bzw. zunimmt. Die hydraulische Drucktheorie würde aber fordern, daß an jeder Stelle der Wandung, beispielweise eines wassergefüllten Gefäßes, auf eine gleich große Fläche auch der gleich große Druck ausgeübt wird, daß ferner der hydraulische Druck nur so lange besteht, als das Gefäß völlig geschlossen ist, daß endlich der Druck aufhört, wenn das Gefäß um das Volumen des Geschosses vergrößert wurde. Das trifft aber für die explosionsartigen Schußwirkungen nicht zu. Beschossene, wassergefüllte Bleikästen geben ähnliche Zerstörungen, gleichviel, ob sie offen oder geschlossen sind; das bei explosiven Schußverletzungen verdrängte Volumen beträgt ein Vielhundertfaches des Geschoßvolumens (CRANZ und KOCH). Eine hydraulische Druckwirkung könnte im Moment des Eindringens des Geschosses allerdings stattfinden (COLER und SCHJERNING); für die Explosivwirkung kommt das nicht in Betracht. Der Versuch, die explosiven Wirkungen mit der größeren oder geringeren Viskosität des getroffenen Körpers in Zusammenhang zu bringen, ist nicht geglückt. CRANZ und KOCH zeigten, daß beschossene Körper mit größerer Viskosität als Wasser keine größeren Explosionen geben. Im Gegenteil. Auch sprechen besondere Versuchsergebnisse, die hier nicht einzeln erwähnt werden können, gegen die Bedeutung der Viskosität. CRANZ und KOCH kommen auch auf die Schallwellentheorie zu sprechen: es würde sich ein Erschütterungsstoß mit Schallgeschwindigkeit fortpflanzen. Der Vergleich mit den Erscheinungen bei der Explosion von Seeminen lag nahe. Versuche der genannten Autoren, bei welchen die Geschoßgeschwindigkeit ⅓ der Schallgeschwindigkeit war, führten zu einer Ablehnung der Schallwellentheorie. Es wurde durch wassergefüllte Kästen geschossen, die durch Membranen an den Ein- und Ausschußstellen verschlossen waren; die dem Geschoß vorauseilende Schallwelle hätte die Ausschußmembran vortreiben müssen, bevor das Geschoß an ihr ankam — was nicht der Fall war. Eine wichtige Rolle in der Theorie der explosionsartigen Geschoßwirkungen spielt die Tatsache, daß bei durchschossenen und hierbei gesprengten Körpern (z. B. wassergefüllten Kästen, hirnhaltigen Schädeln) die Ein- und Ausschußlöcher nach Zusammensetzung der Sprengstücke darstellbar sind, d. h. also, daß die Sprengung erst nach dem Austritt des Geschosses aus dem betreffenden Körper stattfindet. Dies würde zwar nicht absolut gegen die Schallwellentheorie sprechen, da ja der Erschütterungsstoß früher als das Geschoß an der Ausschußwand angekommen sein, jedoch zum Zerbrechen derselben so viel Zeit brauchen kann, daß inzwischen das Geschoß angelangt und ausgetreten ist. Die Schallwellentheorie muß auch aus anderen Gründen abgelehnt werden (CRANZ und KOCH). Zur Erklärung der explosiven Seitenwirkung der Geschosse bleiben schließlich zwei Theorien übrig, die ungefähr auf das gleiche hinauslaufen.

COLER und SCHJERNING sprechen von hydrodynamischer Druckwirkung (feuchte oder hydrodynamische Sprengung KOCHERs). Danach ist es die lebendige Kraft der Wasserteilchen, welche die Sprengung hervorruft. Ein Wasserteilchen erhält vom Geschoß Geschwindigkeit und überträgt diese wieder auf andere Teilchen. CRANZ und KOCH sprechen von translatorischer Fortbewegung der Masse: die Wassermasse selbst wird fortbewegt und nicht bloß ein Bewegungszustand fortgepflanzt. Die Bewegungsenergie wird auf den durchschossenen Körper übertragen; dieser Körper wird translatorisch fortbewegt, je nach den Umständen mehr oder weniger in Teile getrennt. Es handelt sich also um Stoßwirkung (Keilwirkung). Das Geschoß gibt einen Teil seiner kinetischen Energie an nächstliegende Teile des Körpers ab, diese einen Teil den nachbarlichen Teilen usf. Die Massenteile erhalten ihre Beschleunigung beim Durchschießen durch den Stoß des Geschosses. Mir scheint in der Verfolgung dieser Vorstellungen nur wichtig zu betonen, daß bei der enormen Geschwindigkeit der Einwirkung eine Verschiebung der Teilchen in der Richtung des Seitenstoßes kaum zustande kommen kann, so daß sich also selbst durch flüssige Massen der Stoß ähnlich wie durch feste Körper fortpflanzt. Die Vorstellung, daß die bewegten Teilchen förmlich wie sekundäre Geschosse durch die angrenzende Masse geschleudert werden, trifft sicher nicht zu*). Damit würde ganz und gar nicht übereinstimmen, was man

---

*) Am meisten spricht die Darstellung an, welche KRANZFELDER u. SCHWINNING von der Wirkung der Geschosse auf die Gewebe geben. Das Geschoß erteilt dem Gewebe mit seiner hohen kinetischen Energie einen scharf umschriebenen Stoß. Dieser Energie wirkt die Trägheitsenergie des Gewebes direkt entgegen. Es entsteht dadurch eine Hochdruckspannung (potentielle Energie) in einem

z. B. bei mikroskopischer Untersuchung durchschossener Gehirne in der weiteren Umgebung der Schußkanäle feststellen kann. Bei Hirndurchschüssen mit ausgedehnter Sprengwirkung am Schädel zeigt die zwischen Schußkanal und Schädelkapsel gelegene, oft sehr umfangreiche Hirnpartie in größerer Entfernung von der direkten Geschoßeinwirkung nur sehr geringfügige histologische Veränderungen (vgl. GENEWEINS Untersuchungen). Diese müßten bedeutend größer und sinnfälliger sein, wenn Wasseroder Gewebsteilchen des Gehirns vom Schußkanal her in der Seitenrichtung weit hinausgeschleudert würden. Mit diesen Überlegungen stimmen die Ausführungen R. KOEHLERs überein; er setzt auseinander, wie gegenüber der gewaltigen Geschoßenergie selbst Wasser die Labilität seiner Teilchen verliert, und wie es eine inkompressible, wegen ihrer Homogenität sehr gut leitende Masse darstellt, durch welche sich der Stoß wie durch einen festen Körper fortpflanzt.

Daß die Seitenwirkung um so stärker ist, je mehr Teile des Körpers von dem Geschoß direkt getroffen werden (CRANZ und KOCH), wurde früher schon kurz erwähnt; es wird also einen beträchtlichen Unterschied ausmachen, ob z. B. ein Körper, wie die Leber, von vorne nach hinten oder der ganzen Quere nach durchschossen wird. Auch daß die Seitenwirkung und damit also die explosive Kraft von der Kohäsion und der Reibung des durchschossenen Körpers abhängig ist, wurde schon besprochen; je weniger Energie zur Überwindung dieser Widerstände verbraucht werden muß, desto mehr kann im Seitenstoß zur Geltung kommen. Selbstverständlich ist, daß sich bei großem Umfang der zu bewegenden Masse der Seitenstoß allmählich erschöpft, d. h. in weiterer Entfernung vom Schußkanal immer kleiner wird, bis er schließlich gleich Null ist, und keine Explosionswirkung mehr zustande kommt. In solchen Fällen sahen CRANZ und KOCH nur eine Garbe von Teilchen aus der Einschußöffnung der wassergefüllten Kästen herauskommen.

Die Versuche von COLER und SCHJERNING, sowie von CRANZ und KOCH illustrieren die Seitenstoßbzw. explosionsartige Wirkung der Geschosse auf das Eindrucksvollste. Leere Bleigefäße wurden glatt durchschlagen. Wassergefüllte Gefäße zeigten ausgedehnte Sprengung, auch wenn sie offen waren, und auch wenn die Geschoßbahn dicht unterhalb der Wasseroberfläche verlief. Die Zerstörung war fast noch größer bei der Anwendung von Kleister an Stelle von Wasser. Es zeigte sich, daß die Druckwirkung am stärksten ist in der Richtung des Schußkanals nach dem Ausschuß hin, weniger nach den Seiten und nach dem Einschuß zu rückwärts gegen den Schützen; entsprechend der Größe der Distanz, aus der geschossen wird, nimmt die Druckwirkung gleichmäßig ab. Bei Aufnahmen von Schädeldurchschüssen sah TILMAN die Einschußstelle noch völlig in Ruhe zu einer Zeit, in welcher die Ausschußwand schon weggeschleudert war; Hirnteile spritzten in einem Streukegel aus dem Ausschuß in der Schußrichtung heraus. Aber auch aus der Mitte des Schädels heraus, senkrecht und seitlich zur Schußrichtung, kam es zur Wegschleuderung von Hirnteilen. Bei den von früher erwähnten Versuchen von CRANZ und KOCH blieb die Ausschußmembran so lange in Ruhe, bis das Geschoß an ihr angelangt war; erst nach dem Durchschießen der Ausschußmembran begann diese sich auszubuchten und es trat Wasser aus; vorher trat aber schon — im Gegensatz zu TILMANs

umschriebenen Gebiet in unmittelbarer Umgebung der Geschoßspitze („Haube"). Aus diesem Gebiete der Haube findet keine Bewegung nach vorwärts in die Schußrichtung statt, sondern nur nach rückwärts, nach dem geringeren Widerstand (Einschuß) hin. Die potentielle Energie wird in kinetische umgesetzt: Zurückschleuderung der Teilchen nach dem Schützen zu („primärer zentraler Bewegungskern"). Bei dieser Rückwärtsbewegung werden die Teilchen des zentralen Bewegungskernes die peripher von der Geschoßbahn liegenden Teilchen an- und wegschleudern (radiäre Wirkung seitlich und seitlich rückwärts). „Die von der Geschoßspitze ausgehenden Bündel und Schichten des zentralen Bewegungskernes können nicht etwa in Form von sog. Strahlenbildung in Flüssigkeiten in das Nachbargewebe hineinschließen, sondern sie erfahren an demselben Trägheitsenergie denselben Widerstand wie ein Geschoß." Also tritt auch hier wieder Druckspannung und Bewegung nach dem geringsten Widerstand ein. Bei der Fortpflanzung des Stoßes handelt es sich also um eine unmeßbar kleine und schnelle Bewegung der Teilchen um die Gleichgewichtslage (Stoßschwingungen), und aus dieser Lage können sich die Teilchen nur nach dem Ort geringeren Widerstandes in Bewegung setzen. Wenn das Geschoß die Ausschußfläche berührt, kommt ein neues Gebiet geringeren Widerstandes zustande (Ausschuß); damit gibt es einen neuen Weg für die Teilchen nach dem Ausschuß hin. Jetzt hört die Entstehung und Wirkung des zentralen Bewegungskernes auf; die sekundäre Stoßfortpflanzung geht aber weiter. Die Energien („Stoßschwingungen") summieren sich am Ausschuß; daher ist dieser größer als der Einschuß.

Versuchsanordnungen — aus dem Einschuß Wasser aus. Ferner war auch Wasseraustritt durch ange-
brachte Ventile senkrecht zur Schußrichtung festzustellen. Die „Explosion" der Wassermasse, d. h.
die Zerreißung des durchschossenen Körpers erfolgte erst, nachdem das Geschoß längst ausgetreten
war. Interessant ist, daß bei anderen Dimensionen der Wassergefäße und anderen Geschoß-
geschwindigkeiten die Vorgänge sich anders abspielten. In derartigen Versuchen konnte es dazu
kommen, daß Wasser aus dem Ausschuß früher austrat, als das Geschoß. Wie die „translatorische
Bewegung" der Massenteile im einzelnen vor sich geht, zeigten die Versuche von CRANZ und KOCH
in sehr klarer Weise: stets setzten sich die Massen mit der größten Beschleunigung nach denjenigen
Richtungen in Bewegung, in welchen der Widerstand (einschließlich desjenigen Widerstandes,
der von der Trägheit der Masse selbst herrührte) am kleinsten war — ähnlich also wie bei der
Wirkung von Sprengladungen.

Kommen wir nach diesen Betrachtungen über die Geschosse und ihrer
Wirkung auf die getroffenen Körper (Dynamik der Geschosse) zu einer allgemeinen
Anatomie der Schußwunden, so kann man bei jeder Schußverletzung eines
Organs eine Reihe von Zonen unterscheiden, die — von innen nach außen auf-
gezählt — sich 1. als Zone des (primären) Schußkanals, 2. als Zone der
direkten traumatischen Nekrose, 3. als Zone der „molekularen Erschütterung" bezeichnen lassen.

Zuerst soll uns der primäre Schußkanal beschäftigen. Hier finden wir
die durch das Projektil direkt zertrümmerten Gewebe, Blut und evtl. mitgerissene
Fremdkörper.

Bei kompressiblen, elastischen Körpern ist der Schußkanal eng und oft kleiner als das Geschoßkaliber,
weil bei elastischer Kompression die Teilchen in ihre Ruhelage zurückschnellen. Wird die Elastizitäts-
und Festigkeitsgrenze überschritten, dann kommt es auch hier, wie bei der unelastischen Kompression,
zur Zerreißung, also zu größeren und zerfetzten Schußkanälen. Bei inkompressiblen festen Körpern
ist der Schußkanal durch Zerreißung ebenfalls größer und zerfetzt (COLER-SCHJERNING). Häufig
findet man „trichterförmige" Schußkanäle, die sich nach dem Ausschuß hin erweitern. Wir müssen,
wie schon gesagt, bei großem Mißverhältnis zwischen Ein- und Ausschuß vor allem an Geschoßdeformationen oder an Querstellungen des Geschosses im Ziel denken. Andererseits ist die Form
des Schußkanals offenbar auch abhängig von der Masse des durchschossenen Körpers. CRANZ und
KOCH zeigten, daß beim Durchschießen sehr großer Massen der Schußkanal eine sehr ungleichmäßige Weite zeigt (s. die Abb.). Das Einschußloch war stark erweitert, viel größer als das

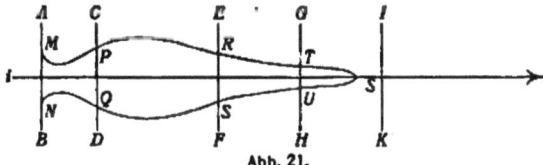

Abb. 21.

Geschoßkaliber; dahinter war eine sehr bedeutende Erweiterung, welche sich schließlich mehr und
mehr verengerte bis zum Durchmesser des gestauchten Geschosses. Dieser Schußkanal schloß
sich bei Anwendung von Gummi als Zielobjekt durch die Elastizität fast vollständig, bei Wasser
durch das Gewicht, und hier trat am Einschuß eine Wassergarbe aus. Platten, welche ganz durchschossen wurden, zeigten je nach ihrer Dicke verschiedene, teils sich erweiternde, teils sich ver-
engernde Schußkanäle; der Einschuß war demgemäß bald kleiner, bald größer als der Ausschuß,
je nach der Dicke der Platte. Die Ränder an den Ein- und Ausschüssen waren aufgeworfen. In der
Abb. ist MN die Einschußöffnung, bei PQ ist der Schußkanal weiter als der Einschuß. Wird bei
PQ ein Widerstand, z. B. eine Holz- oder Blechwand, eingeschaltet, dann ist der Rückstoß der Teilchen
größer als die direkte Stoßwirkung, folglich wird dann der Einschuß MN größer als PQ. Solche
Widerstände sind natürlich auch bei Schüssen auf menschliche Körper, z. B. durch Knochen, gegeben.
Man sieht aus diesen Angaben, wie vielerlei Momente für die Gestaltung des primären Schußkanals
maßgebend sind. Er kann enger oder weiter als das Geschoßkaliber sein; er kann am Ausschuß
weiter sein als am Einschuß und umgekehrt (Trichter); er kann auch in seinem mittleren Verlauf
die stärkste Erweiterung zeigen. Aus Ein- und Ausschußöffnungen können Teile herausgeschleudert
werden. Von dem sekundären Schußkanal im Gegensatz zum primären wird gleich die Rede sein.

Die Zone der direkten traumatischen Nekrose schließt sich nach außen an den Schußkanal an. ihre Breite ist verschieden, je nach der lebendigen Kraft des Geschosses, aber auch je nach den physikalischen Eigenschaften und morphologischen Besonderheiten der einzelnen Gewebe. Es ist die Zone, in welcher das Geschoß vor allem durch Reibung, Kompression und Störung des Zusammenhanges wirkt (Quetschzone). Andererseits kommt in dieser Zone seine Seitenstoßkraft stark zur Geltung. Das Gewebe ist in dieser Zone gequetscht, zerrissen, durchblutet, abgetötet. Evtl. würden sich hier auch Verätzungen oder thermische Schädigungen durch das Geschoß (s. früher) nachweisen lassen; ferner auch etwa eingepreßte Fremdkörper. Diese Zone ist (neben der Zone des Schußkanals) für das Auskeimen der Bakterien bei infizierten Wunden von Bedeutung. Stößt sich später, im Verlauf der Wundheilung, diese nekrotische Zone ab, dann haben wir den mehr weniger weiten, sekundären Schußkanal vor uns.

An diese Zone schließt sich weiter nach außen in wechselnder, oft weithin verfolgbarer Breite die Zone der „molekularen Erschütterung" an. Für die Entwicklung dieser dritten Zone ist die Seitenstoßkraft des Geschosses maßgebend; es ist eine Art von Fernwirkung. Die physikalischen und morphologischen Besonderheiten der einzelnen Organe mitbestimmen die Breite auch dieser Zone. Wenn von molekularer Erschütterung gesprochen wird, so soll dieser Ausdruck gar nichts präjudizieren über die besondere Wirkungsweise dieser Stoßkraft auf die Zellen und Gewebe (s. später). Kommt der Stoß an den Oberflächenhüllen eines durchschossenen Organs noch mit solcher Kraft an, daß er diese sprengt, dann wird die gestoßene Masse hier ausweichen können, weil die Widerstände jenseits der Hüllen in der Regel wesentlich geringer sind. Aber es ist interessant, wie hierbei selbst sehr weiche Organmassen gelegentlich in großen Stücken oder als Ganzes fortgeschleudert wurden und nicht in Form einer Garbe kleinster Teilchen, wie es z. B. bei Wasser der Fall ist. Hierbei kommt es nicht nur auf die Größe der bewegten Massen an — damit wächst der Einfluß der Trägheit — sondern auch auf die besonderen physikalischen Eigenschaften der Körper. Besonders interessant sind in dieser Hinsicht die Krönleinschen Schädelschüsse. Sie zeigen uns das Herausgeschleudertwerden des mehr weniger unverletzten Gehirnes als Ganzen aus der zerrissenen Schädelkapsel. FRANZ bringt diese Tatsache mit der hydrodynamischen Drucktheorie dadurch überein, daß er darauf hinweist, wie die Arbeitsleistung des Geschosses auf diejenigen Hirnteile, die nicht den eigentlichen Schußkanal betreffen, nur in Geschwindigkeitsübertragung besteht. Dabei bemerkt er, daß sich die Hirnteile vermöge ihrer großen „Trägheitsenergie" wie feste Körper verhalten; deshalb werden sie bei ausgedehnten Zerreißungen der Hüllorgane im ganzen fortgeschleudert (s. hierzu auch früher).

Die Bedeutung der Hüllen für die Schußverletzungen der Organe illustrieren Versuche TILMANS. Hüllt man das Gehirn in Leinwand ein, so hält es beim Beschuß zusammen und es fliegen keine Teile fort; ohne Umhüllung wird es zerstört und fliegt auseinander. FRANZ glaubt, daß in ähnlicher Weise die Umhüllung anderer wasserreicher Organe die Sprengwirkung hintanhält, weil sie die Fortbewegung der Teilchen durch Geschwindigkeitsübertragung verhindert, so z. B. auch bei den von Bindegeweben und Faszien umhüllten Muskeln.

Die Zone der molekularen Erschütterung ist anatomisch gekennzeichnet durch Blutungen (evtl. sogar Infarzierungen), die sich schließlich in Form von zerstreuten punktförmigen sog. Kapillarblutungen allmählich in die Umgebung verlieren. Diese Blutungen entstehen wohl nur z. T. durch Rhexis kleinerer und kleinster Gefäße. Zum anderen Teil ist an vasomotorische Störungen im Erschütterungsgebiet zu denken; dadurch kann es teils zu Ischämien, teils zu Blutüberfüllungen, ferner auch im Sinne RICKERS zu Stasen mit kollateralen Fluxionen kommen. So werden diese Blutungen teils sofort bei der Verletzung, teils erst allmählich zustande kommen. Bei mikroskopischer Untersuchung der Erschütterungsgebiete kann man in allmählichem Übergang zum Gesunden feinste Gewebszerreißungen, ferner Zell- und Kernveränderungen degenerativer Art (Pyknose, Karyorrhexis) feststellen. GENEWEIN hat dies für die Zonen der molekularen Erschütterung bei Hirnschüssen nachgewiesen. Daß die Erschütterungszonen für die Ausbreitung von bakteriellen Infektionen einen günstigen Boden darbieten, ist nach dem Gesagten ohne weiteres verständlich (cf. progrediente diffuse Enzephalitiden nach Hirnschüssen!).

In den Erschütterungszonen haben wir, wie gesagt, bereits eine Art Fernwirkung der Geschosse vor uns. Auch andere Fernwirkungen werden beobachtet. PERTHES hat sich experimentell mit ihnen beschäftigt. Sie sind immer Effekte des Seitenstoßes. Das „Ausweichen" von Geweben und Organen (Gefäßen, Nerven, Sehnen, Muskeln, Lunge) vor dem Geschoß ist ebenfalls auf die Seitenwirkung zurückzuführen, denn selbstverständlich ist es nicht so, daß das Geschoß selbst die betreffenden Teile zur Seite schiebt. Die Keilwirkung des Spitzgeschosses ist hierbei zu berücksichtigen. Wichtig sind diese Seitenkräfte zur Erklärung von indirekten Knochenbrüchen bei Schußverletzungen der Extremitäten. Man muß PERTHES und FRANZ zugeben, daß hierbei nicht etwa die durch den Seitenstoß weggedrängte Muskulatur den Knochen bricht, sondern daß es die lebendige Kraft des Seitenstoßes ist, welche entfernt vom Schußkanal die indirekte Biegungsfraktur erzeugt. Warum diese Fraktur nicht immer an der stärksten Seitenstoßeinwirkung, also nicht immer an der Stelle des Schußkanals stattfindet, mag man mit FRANZ durch besondere Festigkeitsbedingungen der einzelnen Knochenregionen zu erklären suchen. Andererseits muß aber darauf hingewiesen werden, daß solche indirekten Frakturen auch beim Hinstürzen im Moment der Verletzung stattfinden können, wobei auch typische Torsions-(Spiral-)frakturen vorkommen. Auf solche Frakturen durch Fall oder durch Hemmung bei Schleuderung eines Gliedes kommt auch FRANZ zu sprechen. Ferner erinnert er mit Recht daran, wie leicht man bezüglich des Verlaufes der Schußkanäle Täuschungen unterworfen ist, einmal wegen der möglichen Ablenkungen des Geschosses im Ziel, und dann wegen der Änderung der Körperlage nach der Verwundung. Es kann daher unter Umständen recht schwierig sein, die Lage einer indirekten Knochenfraktur der Extremitäten zum Schußkanal richtig zu beurteilen.

Durch Fernwirkungen kommen auch an Weichteilen unter Umständen schwere Schädigungen zustande. So sieht man z. B. Kapselrisse und oberflächliche Rupturen an Bauchorganen (Niere) bei Schüssen, die viele Zentimeter weit entfernt an diesen Organen vorbeigegangen waren. Hierher gehört auch das quere Abreißen des Nervus opticus innerhalb seiner unverletzten Duralscheide. Der Seitenstoß kann in solchen Fällen direkt, aber auch durch Zerrung an Aufhängebändern und sonstigen Befestigungen der Organe (Hiluspartien usw.) wirken. Besonders bemerkenswert sind die Fernwirkungen an Blutgefäßen. Schüsse, die hart an Gefäßen vorbeigehen, können sehr weitgehende Schädigungen verursachen, die stets in den inneren Gefäßwandschichten stärker ausgebildet sind als in den äußeren. Diese gleichfalls durch den Seitenstoß erzeugten Schädigungen machen sich aber nicht nur an der Stelle der stärksten Seitenstoßeinwirkung, also entsprechend dem Verlauf des Schußkanals, geltend, sondern sie sind oft weithin distal und proximal vom Schußkanal in der Gefäßwand nachweisbar. Es handelt sich hierbei um multiple Risse in Intima und inneren Mediaschichten, die in der Regel quer zum Gefäßverlauf gerichtet sind. Solche Risse können gewiß zur Entstehung dissezierender Aneurysmen Veranlassung geben. Man findet sie bei direkten und indirekten (Fern-)Verletzungen der Gefäße ganz ebenso, wie bei Abgestürzten und Verschütteten. Es handelt sich wohl um Stöße, die sich in der Gefäßlichtung, also im Blute, fortpflanzen, und zwar nicht nur in der Hauptrichtung des Seitenstoßes, sondern besonders auch in der Richtung des Gefäßverlaufes (s. hierüber auch später unter Kontusionsverletzungen). Daß vor allem die inneren Gefäßhäute beteiligt sind, scheint mir ganz besonders für die Fortleitung der Stöße im Blut zu sprechen. Die größere Verletzlichkeit der inneren Gefäßwandschichten mag aber

auch mit deren festerer Fügung gegenüber der locker gebauten Adventitia zusammenhängen; dort kommt es daher zu Zerreißung, hier zur Dehnung*).

Zu den Seitenstoßwirkungen zähle ich auch die Fälle von „Ausweichen" der Lunge vor dem
Projektil. PERTHES und FRANZ besprechen die Dynamik solcher Fälle, welche einen Schuß durch die
Pleura (nicht Komplementärraum!) ohne Lungenverletzung vor Augen führen. PERTHES schuldigt die
Luftkopfwelle (s. früher) an, die, dem eindringenden Geschoß vorgelagert, die Lunge von der Brustwand
abdrängen soll. FRANZ meint, daß die der Brustwand folgende Bewegung der Lunge bei der In- und
Exspiration im Verhältnis zur Geschoßgeschwindigkeit so langsam erfolge, daß es denkbar sei, daß das
Geschoß zwischen Lunge und Brustwand wie durch einen leeren Raum fliege. Dieser Modus erscheint
mir viel weniger plausibel als die Wirkung des Seitenstoßes, auf welche FRANZ ebenfalls hinwe'st.

Von jenen besonderen Bewegungen der Geschosse im Körper, die als Rückprall
bekannt sind, und die zu winkelförmigem Verlauf der Schußkanäle, sowie zu
sog. Ring- oder Konturschüssen führen können, wird im speziellen Teil die Rede
sein. Derartiges kommt vor allem bei runden und ogivalen Geschossen vor, selten
beim Spitzgeschoß. Von interesse sind auch die Wanderungen, welche die Geschosse
im Körper unternehmen können: in Hohlorganen, wie Magendarmkanal, Blutgefäßen
(Embolie!), in der Muskulatur, in weichen Organen, wie im Gehirn, in welchem z. B.
das steckengebliebene schwere Spitzgeschoß sich weite Wege bahnen kann, bis es
etwa an einer knöchernen Unterlage genügend Widerstand findet, um zur Ruhe zu
kommen und einzuheilen.

Das Geschoß als Fremdkörper und seine Einheilung bzw. Abkapselung kann
nicht Gegenstand dieser Abhandlung sein.

b) Verschiedene Widerstandsfähigkeit der Gewebe nach ihren physikalischen Eigenschaften.

α) Elastische Gewebe.

Wir gehen nach diesen allgemeinen Ausführungen über die Wirkung der Geschosse
auf die Besonderheiten ein, welche die einzelnen Organe je nach ihren physikalischen
und morphologischen Eigenschaften bei Schußverletzungen aufzeigen. Dabei sollen,
wie auch im vorhergegangenen, in erster Linie die Verletzungen durch das Spitzgeschoß zugrunde gelegt werden.

Behandeln wir zuerst die vorwiegend elastischen Organe. Die Arbeitsleistung
der Geschosse besteht hier in Zerstörung der Festigkeit, Reibung, Kompression und
bei Überschreitung der Elastizitätsgrenze auch Deformierung, während die Energie-
übertragung nur einen Bruchteil der Gesamtarbeitsleistung ausmacht und vor allem in
der Nähe des Schußkanals zur Geltung kommt. Die Schußkanäle sind im allgemeinen eng.
Herz und Gefäße können gemeinsam besprochen werden.

Hier haben wir Wandungen von großer Festigkeit, aber von hoher Elastizität und einem flüssigen
inkompressiblen Inhalt. Die durch den letzteren bedingte Sprengwirkung tritt besonders beim Herz und
den großen Gefäßen deutlich in die Erscheinung. Wichtig wird dabei sein, ob die Gebilde im Zustand
vollkommener Füllung oder in der Phase der Kontraktion getroffen werden. COLER und SCHJERNING
stellten Lochschüsse in der Systole, ausgedehnte Zerreißungen in der Diastole fest — selbstverständlich
bei sonst gleichen Versuchsbedingungen. Sie schildern auch ausgedehnte Zerreißungen der Aorta (vom
Bogen bis zum Zwerchfelldurchtritt) bei Nahschüssen. Bei den diastolischen Herzschüssen konnte
eine Zerreißung der angrenzenden Lunge durch die in Bewegung gesetzte Blutmasse beobachtet
werden. Auch Rinnenschüsse können zu starken Zerreißungen führen, wenn sie nur das Endokard
mitverletzen. Das alles ist leicht verständlich. Bei dem flüssigen Inhalt kann die lebendige Energie
des Geschosses in großem Maßstabe zu Bewegungsübertragung verwendet werden; ist durch starke
Füllung der Höhlen die Wandelastizität bereits stark in Anspruch genommen, so kann sie dem Druck
der andrängenden Flüssigkeitsmasse nicht widerstehen und reißt auch bei relativ geringer Stoßkraft
des Geschosses. Bei sehr verminderter lebendiger Energie können auch bei Diastole Lochschüsse

---

*) SCHJERNING, THOLE und VOSS meinen, daß diese Intimarisse dann entstehen, wenn das Gefäß-
rohr entweder senkrecht von einem matten Geschoß mit breiter Angriffsfläche getroffen wird, oder
wenn es — bei tangentialem Auftreffen — samt den aufliegenden Weichteilen in die Flugrichtung
mitgerissen und dadurch im Quer- oder Längsdurchmesser gedehnt wird. Stets sei ein starker
Gegendruck der Flüssigkeitssäule nötig (R. KOHLER).

zustande kommen. Je geringer die Füllung, desto weniger Flüssigkeitsmasse wird in Bewegung gesetzt, desto weniger sind die Wände elastisch gedehnt und können dem Drucke widerstehen. Da der Umfang des Herzens und der Gefäße bei deren Funktion schwankt, versteht es sich, daß die gleiche Treffstelle das Herz oder Gefäß einmal treffen, ein anderes Mal verfehlen wird. Hierzu kommt das „Ausweichen" der Gefäße durch den Seitenstoß bei nahe vorbeifliegenden Geschossen (s. oben). Über die Risse in den inneren Gefäßwandschichten bei Streifschüssen, bzw. über derartige Fernwirkungen durch den Seitenstoß siehe die früheren Ausführungen. Bei Durchschüssen sind die Defekte in den Gefäßen — von völligen Zerreißungen abgesehen — teils lochartig bzw. schlitzartig, teils gehen von den Schußlöchern (durch die Sprengwirkung bedingte) Risse aus, die radiusartig, aber vor allem in der Längsrichtung des Gefäßes verlaufen. Immer sieht man auch bei Durchschüssen — entsprechende Stoßkraft des Geschosses vorausgesetzt — jene oft weit von den direkten Verletzungsstellen entfernt gelegenen inneren Querrisse durch Fortsetzung der Stöße im Gefäßinhalt. Alle diese indirekten Gefäßläsionen können zu Aneurysmen (vor allem dissezierenden) Veranlassung geben (Spätblutungen! Spätapoplexien!). SCHJERNINO, THOLE und VOSS erwähnen auch jene als decollement traumatique bekannten besonderen Gefäßverletzungen, bei welchen die Gefäßhäute gegeneinander verschoben werden, dadurch, daß das tangential auftreffende Geschoß die auf der Arterie liegenden Weichteile vor sich herschiebt, die Arterie aber nicht mitreißt, und dabei ihre Wandschichten gegen die Blutsäule drückt. Sehr häufig sieht man Verletzungen der Gefäße durch Knochensplitter („sekundäre Geschosse"). Hierbei kann es zunächt nur zur Läsion äußerer Gefäßwandschichten kommen, später zu anschließender Aneurysmabildung. Thrombosen sind — besonders bei hinzutretender Infektion — häufige Folgen aller dieser Gefäßverletzungen (s. später).

Dem Herzen und den Gefäßen darf man bezüglich der Geschoßwirkung an die Seite stellen Organe, wie den Magen, den Darm, die Harnblase. Hier wie dort liegen Körper mit elastisch-muskulösen Wandungen vor, und einem Inhalt, dessen Aggregatzustand teils flüssig ist, teils eine dünnbreiige oder festweiche Masse darstellt. Für die Schußwirkung bei diesen Organen kommt es hauptsächlich auf den Füllungszustand an. Bei starker Füllung wären explosionsartige Wirkungen mit Sprengung der Wände zu erwarten. Mildernd wirken jedoch auch hier die sehr nachgiebigen elastischen Wände. Beim Magendarmkanal besteht auch die Möglichkeit eines Ausweichens des Inhaltes. Ist die Füllung maximal, so ist die Elastizität der Wände schon stark in Anspruch genommen und verträgt keine größere Belastung mehr; es muß dann zu Rupturen kommen. Eigentliche große Platzwunden sind selten; auch COLER und SCHJERNINO vermißten sie bei ihren Schießversuchen. Bei geringer Füllung steht eine große Elastizität der Wand zur Verfügung und es werden auch nur geringe Inhaltsmassen in Bewegung gesetzt. Bei leeren Organen ist die Seitenstoßwirkung entsprechend der physikalischen Beschaffenheit der Wandungen gering. Diesen Verhältnissen entsprechend gibt es an Magen, Darm, Harnblase alle Stufen von Schußeffekten, von größeren Zerreißungen bis zu einfachen, glatten, lochartigen Durchschüssen. Bei großen Schußdistanzen zeigen auch gefüllte Organe Lochschüsse. Die Löcher bei glatten Durchschüssen sind rundlich oder schlitzartig. Die Ausschüsse sind meist größer als die Einschüsse. An den Schußlöchern des Darmes evertiert sich nicht selten die Schleimhaut; dieser Umstand sowohl wie die Kontraktion der Darmwand verkleinern nachträglich die Löcher. COLER und SCHJERNINO sahen Verstopfung der Löcher durch abgelöste Schleimhautfetzen. Am Magen tritt die nachträgliche Verkleinerung der Löcher wegen der andersartigen Anordnung der Muskulatur nicht so deutlich hervor, wie am Darm. Blutungen in die Wand der genannten Organe sind — abgesehen von Gefäßzerreißungen durch direkte Geschoßwirkung — Effekte des fortgeleiteten Stoßes; sie können sich bis zu hämorrhagischer Infarzierung steigern.

Die Haut ist ein elastisches Organ par excellence. Die Schußlöcher sind im allgemeinen klein, jedoch von verschiedenem Umfang, je nach der Schußdistanz. Bei Nahschüssen und großer lebendiger Energie des Geschosses kann die Hautelastizität nicht zur Geltung kommen; die Einschüsse sind dann größer (FESSLER). Mit wachsender Distanz werden sie kleiner, unterkalibergroß. Die Ausschüsse sind regelmäßig etwas größer als die Einschüsse. Platzrupturen der Haut an Ein- und Ausschuß kommen bei stärkster Sprengwirkung (Dumdumgeschosse) vor (s. früher). Die Einschuß-löcher sind schlitzförmig bzw. rund, glattrandig oder mit kleinsten radiären Einrissen (Rückbewegung von Teilchen gegen den Schützen zu!). Unterschiede sind auch bedingt durch lockere oder festere Unterlagen der Haut, sowie durch nicht senkrechtes, schräges oder gar queres Auftreffen des Geschosses. Bei lockerer Unterlage kommt die Elastizität der Haut zur Geltung, daher sternförmige Einschüsse (bei Entfernungen über 600 m — COLER und SCHJERNINO). Schrapnellschüsse zeigen regelmäßig eine Kontusionszone an den rundlichen, ausgestanzten Einschußlöchern. Hinter einem kleinen Einschuß kann sich eine große Zertrümmerungshöhle in der Tiefe verbergen (Querstellung des Geschosses im Ziel! Knochenverletzungen!). Solche Komplikationen verändern natürlich auch das Bild am Ausschuß.

Die Ausschüsse sind rund, leicht eingerissen, oder sternförmig, manchmal auch schlitzartig, je nachdem die Hautelastizität zur Geltung gekommen ist. Auf die Größe der Ausschüsse hat nicht nur die Schußdistanz Einfluß, sondern auch die Stellung des Geschosses, die besondere Beschaffenheit der Ausschußregion (lockere, gespannte Hautlagen!), die Größe der zwischen Ein- und Ausschuß gelegenen Gewebsverletzung. Über ein größeres Mißverhältnis zwischen Ein- und Ausschüssen und dessen Ursachen siehe früher*).

Die große Elastizität der Haut kommt bei Geschossen mit verminderter lebendiger Energie durch Ablenkung der Geschosse zum Ausdruck. Hierbei kann es zu Ring- oder Konturschüssen kommen. Abprall (Rückprall) von Geschossen, besonders von ogivalen, sowie durch Ablenkung von Projektilen bedingter winkelförmiger Verlauf von Schußkanälen, kommen allerdings hauptsächlich durch Auftreffen an Knochen zustande. Jedoch kann dies auch an elastischen Membranen geschehen.

So sah FRANZ einen sagittalen Bauchschuß durch Magen, Pankreas, ersten Lendenwirbelkörper mit Abschlagen des Querfortsatzes; hier lag das quergestellte Geschoß. Der Schußkanal ließ sich aber noch 6¹/₂ cm weiter bis zur Haut verfolgen, die das Geschoß zurückgeworfen hatte. Ich selbst sah einen sagittalen Brustschuß, bei welchem das Geschoß unter der Haut des Kreuzbeines stak. Der Schußkanal lief horizontal von vorn durch die Brusthöhle zur Rückenhaut; hier konnte das Geschoß die Haut nur elastisch dehnen, nicht aber mehr durchbohren; durch Ablenkung flog es in der lockeren Subkutis parallel der Kontur der Körperoberfläche in einem Winkel von annähernd 90° weiter. Es war ein ogivales Geschoß (Revolverschuß).

Der Haut in vielem entsprechend verhalten sich die elastischen Membranen. Die Ein- und Ausschußöffnungen sind auch hier z. T. sehr klein, schlitzartig. Auch hier kommen Rückprall und Ablenkung von Geschossen vor.

Ich sah einen Revolverschuß, der die linke Herzkammer von vorn nach hinten völlig durchbohrt hatte. Tödliche Verblutung in den Herzbeutel. Das Geschoß lag vor dem völlig unverletzten Herzbeutel. Es hatte also die Elastizität der Herzbeutelmembran so stark beansprucht, daß es diese durch das ganze Herz mit durchstülpte, ohne aber die Elastizitätsgrenze der Membran zu überschreiten, so daß diese nach der Dehnung wieder zurückschnellen konnte, und dabei nun ihrerseits das Geschoß mitnahm, dessen Energie erloschen war.

Zu den elastischen Körpern gehören auch die Muskeln. Sie zeigen im allgemeinen enge Schußkanäle; diese sind bei geringer lebendiger Energie wenig zerrissen, weil die Elastizität die Stoßkraft aushält; sonst tritt bei Überschreitung der Elastizitätsgrenze Zerreißung ein, die aber meist nicht sehr ausgedehnt ist. Nicht selten zeigen die Schußkanäle eine Erweiterung zum Ausschuß. Bei Komplikationen (Querstellung des Geschosses im Ziel, Knochenverletzung) kommt es zu stärkeren Zertrümmerungen und weiten Schußkanälen.

Es ist auffallend, daß explosive Wirkungen an Muskeln, trotz deren großen Feuchtigkeitsgehaltes, selten beobachtet werden. Das dürfte wohl aus der großen Elastizität verständlich sein. LIEBERT meint, daß Explosiveffekte nur bei Muskeln auftreten, die im Zustand der Kontraktion durchschossen werden. FRANZ weist das zurück; er erkennt nur an, daß bei Durchschuß kontrahierter Muskeln die Schußkanäle nach Aufhören des Kontraktionszustandes weiter erscheinen werden, weil bei der Zusammenziehung mehr Masse auf den Raum kommt und daher auch mehr Masse vom Geschoß getroffen wird; bei Nachlaß der Kontraktion klafft die Wunde stärker. REGER und KOCHER sahen Sprengwirkungen auch bei Muskelschüssen. Nach FRANZ traten sie bei Blei- und Stahlmantelgeschossen größeren Kalibers (auch ohne Deformation der Geschosse) auf, während die kleineren modernen Mantelgeschosse selbst bei großer Masse der durchschossenen Muskulatur nichts von Sprengwirkung zeigten. Er hält daher die Kalibergröße bzw. die geringe Querschnittsbelastung (Verhältnis des Geschoßgewichts zum Querschnitt) für entscheidend; sie sei von größerer Bedeutung als die Geschwindigkeit. Die LIEBERTschen Muskelschüsse erklärt FRANZ als durch Querschläger, deformierte Geschosse oder durch großkalibrige Projektile erzeugt. Beim Querschläger ist zwar die Querschnittsbelastung nicht verändert, aber die Angriffsfläche des Geschosses ist vergrößert, damit aber der Widerstand gegen das Geschoß, das länger im Ziele bleibt. Die große Elastizität des Muskelgewebes dürfte jedoch für die Erklärung des Ausbleibens explosiver Wirkung vor allem maßgebend sein. Auch FRANZ erkennt deren Bedeutung an. Der Muskel ist zwar reich an Feuchtigkeit, aber auch ein sehr elastischer, kompressibler Stoff; daher wird ein großer Teil der Energie zu elastischer Kompression verwendet und geht für Bewegungsübertragung verloren.

***

*) GENEWEIN betont, daß bei völlig unkomplizierten Infanterieschüssen die Ausschüsse kleiner sind als die Einschüsse, weil am Ausschuß die Hautelastizität besser zur Geltung kommen kann als am Einschuß. Das Aussehen der Ausschußlöcher variiert auch je nach der Richtung der elastischen Spannungslinien der betreffenden Hautgegend.

Sehnen zeigen, ähnlich wie Faszien, schlitzartige Durchschüsse. Abreißungen von Sehnen kommen vor. Bei seitlichem Anstreifen geben die Sehnen Gelegenheit zu Stellungsveränderungen der Geschosse im Ziel.

Die Lungen sind elastische Körper mit luftgefüllten Poren; die Bronchien stellen ein relativ festes Gerüst dieser Körper dar. Einfache Lungendurchschüsse zeigen kleine, enge, oft schwer auffindbare Schußkanäle an. Diese sind ziemlich glatt, wenig zerrissen. Da das Gewebe elastisch-kompressibel ist, ist die direkte Deformierung durch das Geschoß gering. Ein- und Ausschüsse sind rundlich oder schlitzförmig, gelegentlich auch mit radiären Einrissen. Anders natürlich bei Querschlägern und bei Mitgerissenwerden von Knochensplittern, wobei auch größere Ausschüsse zu erwarten sind. Die blutigen Infarzierungen um die Schußkanäle, die je nach dem Grad der Geschoß-energie verschieden breit sind, stellen Erschütterungszonen dar (Seitenstoß!). Typische hämorrhagische Infarkte, auf die BEITZKE hinweist, sollen auf Mitverletzung der Lungenarterie beruhen. Ich sah sie auch, glaubte aber auf eine gleichzeitige Behinderung des venösen Abflusses bei vorhandener Arterienverletzung Wert legen zu sollen. Explosive Wirkungen kommen an der Lunge nur bei Schüssen aus geringster Distanz (Pulvergase!) vor. Die luftgefüllten, kompressiblen Alveolarräume schließen im Verein mit der Elastizität des Organs derartige Seitenstoßwirkungen aus. Die aerodyna-mischen Wirkungen sind viel geringer als die hydrodynamischen Kräfte. FRANZ zeigte gelegentlich von Hirnschußexperimenten, daß selbst in der geringen Entfernung von 1 cm die vom Geschoß ausgehende Kraft sich nicht durch die Luft auf das Gehirn überträgt.

β) Weiche Organe.

Gehirn, Milz, Leber, Niere sind entsprechend ihrer hier aufgeführten Reihenfolge als Organe von verschiedener, im ganzen aber nur mäßiger Festigkeit, geringer Kompressibilität, reich-lichem Feuchtigkeitsgehalt anzusehen; auch ihre Elastizität ist verschieden; beim Gehirn fast gleich Null, sehr gering bei Milz und Leber, etwas größer bei der Niere. Gemeinsam ist allen diesen Organen das Eingeschlossensein in Hüllen. Die Arbeitsleistung der Geschosse bei diesen Organen wird nur zum geringen Teil für Zerstörung von Festigkeit, Kompression bzw. Deformierung, Reibung verbraucht, zum größeren Teil wird sie sich als Bewegungsübertragung geltend machen.

Von den Hirn- bzw. Schädelschüssen soll später die Rede sein.

Bei Nahschüssen durch die Milz und Leber sind die Zerstörungen sehr bedeutend, explosions-artig (Kapselsprengungen!). Auch bei größeren Schußdistanzen sind die Wirkungen der Geschosse immer groß. Die trichterförmigen, nach dem Ausschuß sich erweiternden Schußkanäle sind in ihren Wandungen stets zerrissen; glatte Lochschüsse kommen nicht vor. Die Umgebung ist blutig infarziert. Diese Seitenstoßwirkung ist oft weit in die Umgebung zu verfolgen. Neben hämorrhagischen treten auch anämische Infarzierungen auf. Man kann hier an Mitverletzung von Gefäßen mit folgender Thrombose denken. Vasomotorische Störungen (Spasmen, Dilatationen der Gefäße, verbunden mit Stasen und kollateralen Fluxionen) sind mir wahrscheinlicher (s. früher). An Ein- und Ausschüssen findet man regelmäßig radiäre, bei tangentialen Schüssen senkrecht zur Aufreißung der Milzober-fläche gerichtete Risse; auch sie sind Effekte der Stoßkraft des Geschosses. Die Auswirkung dieser Kraft geschieht ja nicht sowohl vorwärts, als auch rückwärts und nach allen Seiten; sie ist verschieden, je nach der Größe der durchschossenen Masse und nach der Entfernung des Schußkanals von der Organoberfläche. Bei Schüssen durch große Durchmesser der Leber z. B. ist die Seitenstoßwirkung größer als bei kurzen Durchschüssen. Hat der Seitenstoß lange Wege vom Schußkanal zur Ober-fläche der Leber zurückzulegen, so vermindert sich seine Wirkung, die sich in Sprengungen der Kapsel (Rupturen) zeigen kann.

Daß solche Sprengungen an so wasserreichen weichen Organen, wie es Milz und Leber sind, nicht noch häufiger zur Beobachtung kommen, erklärt sich wohl aus der elastischen Hülle dieser Organe. FRANZ macht darauf aufmerksam, daß selbst beim beschossenen Gehirn die Fortschleuderung von Teilchen nur an Stellen erfolgt, an welchen Pia und Arachnoidea defekt sind. TILMANs Versuche an leinwandumhüllten Gehirnen (s. oben) zeigen Ähnliches. Die Elastizität der Hülle vermag bedeutende Stöße aufzufangen, ohne zu reißen; die weitere Fortbewegung der Masse wird daher durch die Kapsel häufig verhindert. Manchmal sieht man bei Leberdurchschüssen subkapsulär eine Zone stärkerer Läsion: hier wird die Kapsel durch die andrängenden Lebermassen stark gedehnt und schnellt danach in ihre Ruhelage zurück; hier findet auch evtl. ein Anpressen der Leber an Nachbarteile statt. Es liegen also ganz ähnliche Verhältnisse vor wie bei den indirekten Stoßwirkungen an der Hirnoberfläche bei Hirnschüssen (s. später).

Die Nieren verhalten sich der Geschoßeinwirkung gegenüber ähnlich wie die Leber; jedoch kommt hier die größere Festigkeit und der etwas geringere Feuchtigkeitsgehalt für die vergleichsweise geringere Vulnerabilität in Betracht. Das (evtl. stark mit wässriger Flüssigkeit) gefüllte Nierenbecken muß schußdynamisch für sich in Rechnung gestellt werden. Tangentialschüsse der Niere können mit starker Aufreißung und ausgedehnten Rupturen verbunden sein, die senkrecht bzw. radiär zur Schußrichtung gelagert sind. Durchschüsse zeigen ebenfalls häufig große radiäre Risse an Ein- und Ausschuß. Diese Risse sind oft nicht nur Kapselrisse, sondern sie gehen tief in die Nierensubstanz, nicht selten bis ins Nierenbecken hinein. Hämorrhagische und anämische Infarkte bilden sich bei Schußverletzung der Niere häufig aus; für ihre Entstehung gilt das früher Gesagte (s. oben).

τ) Feste Gewebe.

Bei den Knochen haben wir feste Körper von großer Druck- und Zugfestigkeit vor uns, die einer gewissen Elastizität nicht entbehren. Individuelle und Altersunterschiede sind hier zu berücksichtigen (s. oben). Die Arbeitsleistung der Geschosse wird größtenteils zur Zerstörung von Festigkeit, Deformierung, Reibung verbraucht; für die Bewegungsübertragung bleibt daher nur ein Teil der lebendigen Kraft übrig; er wird um so größer sein, je weniger Kompressibilität in Betracht kommt. Die Schießversuche haben ergeben, daß keine großen Unterschiede bestehen zwischen lebenden und toten, mazerierten und trockenen Knochen. Die Schußbilder wechseln vor allem, je nachdem es sich um kompakte oder spongiöse, um Röhrenknochen oder kurze und platte Knochen handelt. Die Splitterungen, die nach Schüssen auftreten, sind nach FRANZ um so bedeutender, je fester der Knochen ist, also umfangreicher bei kompakten als bei spongiösen und platten Knochen. Die Splitterung der Diaphysen bei den Schießversuchen mit dem ogivalen Geschoß 88 waren annähernd ebenso groß wie bei den Spitzgeschoßverletzungen im Weltkrieg (FRANZ); sie zeigen in allen Entfernungen (außer bis 50 m) fast die gleiche Ausdehnung. Bei Tangential- und Rinnenschüssen kommen (in allen Entfernungen) Fälle vor, bei welchen die Kontinuität erhalten und der Schußbruch durch das die Splitter zusammenhaltende Periost zunächst verdeckt war (FRANZ). Besondere lokale und individuelle Verhältnisse scheinen hierbei mitzuspielen.

Die Tatsache, daß bei Diaphysendurchschüssen reine Lochschüsse kaum vorkommen, sondern immer mehr weniger ausgedehnte Sprünge und Splitterungen gefunden werden, daß also die Wirkung nicht lokal bleibt, sondern größere Ausdehnung annimmt, erklären COLER und SCHJERNING damit, daß alle in der Umgebung der Treffstelle liegenden Teilchen ihren Platz verlassen müssen, weil kein Teil dadurch, daß er ein kleineres Volumen annähme, Raum für die verdrängten Massen schaffen kann. Sie sprechen hier von „Erschütterung" des ganzen Knochens. Vgl. Kommotionsfissuren bei Streifschüssen an den nicht direkt getroffenen Stellen! Die Theorie der hydrodynamischen Sprengwirkung versagt hier; es handelt sich eben um die Fortpflanzung des Stoßes durch feste Körper.

Steckenbleiben der Geschosse sahen COLER und SCHJERNING jenseits des Knochens schon bei 1600 m Entfernung; so groß kann die zur Zerstörung der Festigkeit nötige Arbeitsleistung sein, daß sich die lebendige Kraft so bald erschöpft. Deformationen der Geschosse treten bei Schüssen durch kompakte Knochen häufig ein, eben dann, wenn die Festigkeit der Knochen größer ist als die Kohäsion der Teilchen des Geschosses. Diese Deformationen vergrößern die Angriffsfläche des Geschosses und steigern den Verbrauch an lebendiger Kraft. Steckenbleiben erfolgt dann um so eher. Bei großer lebendiger Kraft (nähere Distanzen) wird der Knochen durchschossen und es werden die Knochenteilchen nach Zerstörung der Festigkeit gegen den Ausschuß hin als „sekundäre Geschosse" in Bewegung gesetzt. Evtl. hält die Haut oder sie platzt dann — wie am Schädel — ihre Elastizität überschritten wird (COLER und SCHJERNING). Bei Nahschüssen ist die Zertrümmerung der Diaphysen großartig. Die Splitter als „sekundäre Geschosse" erzeugen hinter der Schußfraktur große Zerstörungen in den Weichteilen. Zu dem großen Hautausschuß werden die Knochensplitter herausgeschleudert. Bemerkenswert ist, daß, ähnlich wie bei den Schädelschüssen (s. später), auch bei den Schußverletzungen der Diaphysen die Ein- und Ausschußlöcher im Knochen durch nachträgliches Zusammensetzen der gesplitterten Teile darstellbar sind, d. h. also, daß auch hier die Sprengung nach dem Durchtritt des Geschosses erfolgt[*]. Die Ausschüsse finden sich dabei größer als die Einschüsse. Um die Schußlöcher lassen sich radiäre Splitterungssysteme nachweisen, die sich bei Nahschüssen gegenseitig überkreuzen können. Am Einschuß wird je ein langer Sprung nach oben und unten gefunden. Charakteristisch für Diaphysenschüsse bei zentralem und senkrechtem Auftreffen des Geschosses ist die sog. „Schmetterlingsfraktur". Bei tangentialem Auftreffen entstehen an Diaphysen seiten reine Rinnen, meist gibt es Splitterungen und es geht oft ein Schräg- oder Querbruch durch den Knochen (COLER und SCHJERNING). Sind diese Fissuren an Stellen, die nicht direkt verletzt wurden, so kommen verschiedene

---

[*] D. h. die Vollendung der Zerstörung, denn diese beginnt schon mit dem Eindringen des Geschosses in den Knochen; die Zeit, die zum Aufbrechen des Knochens gebraucht wird, ist sehr kurz (KRANZFELDER und SCHWINNING).

Entstehungsmöglichkeiten in Betracht (s. früher). Ähnlich wie die kompakten Diaphysen verhalten sich sehr harte andere Knochen, z. B. Unterkiefer.

Die Röhrenknochen bestehen aber nicht nur aus kompakter, harter Knochenmasse, die an besonderen Stellen besonders hart und fest ist (z. B. Linea aspera femoris), sondern sie schließen eine weiche, überaus flüssigkeitsreiche, inkompressible Markmasse ein. Es fragt sich daher, ob diese Markmasse an den Sprengwirkungen beteiligt ist. F. RIEDINGER spricht von einer radiären, explosiven Wirkung der Geschosse an den Röhrenknochen. Nach FRANZ ist jedoch die Markmasse quantitativ zu gering, um auf die Sprengung der Knochen wesentlich einzuwirken. COLER und SCHJERNING finden darin, daß Knochensplitter nur am Ausschuß und nicht am Einschuß gefunden werden, einen Gegenbeweis gegen die Markwirkung. KRANZFELDER und SCHWINNING sahen entmarkte Röhrenknochen in der gleichen Ausdehnung und mit der gleichen Schnelligkeit gesprengt, wie markhaltige. Nur auf die weitere Fortführung der Fissuren hat der Stoß im Mark Einfluß. Eine Verbreiterung der Druckzonen im eingeschlossenen Mark wird zugegeben.

Die spongiösen Knochen werden bei Nahschüssen zersprengt. Das Periost hält die Splitter besser zusammen als bei Diaphysendurchschüssen, bei welchen diese Erscheinung erst von 1000 bis 1200 m Distanz an auftritt (COLER und SCHJERNING). Die Splitter sind bei den Schüssen durch die spongiösen Epiphysen mehr polygonal, während sie bei Diaphysenschüssen mehr länglich sind. Ein Schuß in die Knochenspongiosa trifft ein kompliziert gebautes, poröses Gewebe mit vielen dünnen Knochenwänden und mit weichem, wasserreichem Inhalt; es ist ein großer Wechsel zwischen festen und fast flüssigen inkompressiblen Stoffen. Die Sprengwirkung ist wohl wegen dieses eigenartigen Aufbaues geringer als bei den kompakten Knochen. Lochschüsse der Spongiosen sieht man relativ häufig. Nach COLER und SCHJERNINGs Schießversuchen gibt es bei Spongiosen schon in 600 m Schußdistanz Lochschüsse, allerdings mit radiären Sprüngen um den Einschuß und geringer Randsplitterung am Ausschuß. Von 1000 m Entfernung an sind Lochschüsse bei spongiösen Knochen die Regel, von 1600 m an glatte Lochschüsse. Ganz anders bei den kompakten Diaphysen, bei welchen nach Beschuß noch aus 2000 m Splitterungen und Einsprengung von Knochenteilen in die Weichteile hinter der Schußfraktur häufig beobachtet werden. Ja, die Intensität der Splitterung nimmt zwar bei kompakten Knochen entsprechend der Distanz von 50—2000 m ab, jedoch nicht die Ausdehnung der Splitterung. FRANZ macht darauf aufmerksam, daß bei den spongiösen Epiphysen der Röhrenknochen glatte Lochschüsse entstehen können, wenn die Knochen mitten durchschossen werden, daß aber bei seitlichen Durchschüssen Splitterungen an der äußeren und der inneren (Gelenk-) Oberfläche beobachtet werden. Das erklärt sich aus dem kürzeren Weg der Seitenstoßkraft vom Schußkanal zur Oberfläche bei den seitlichen Durchschüssen (s. oben): geringere Größe der zu bewegenden Masse. Bei spongiösen Knochen ist der Verbrauch an lebendiger Energie zur Zerstörung der Festigkeit geringer; die Widerstände sind kleiner; die Knochenelastizität kommt hier eher zur Geltung. Die Knochensubstanz wird zu „Grus" zermalmt und z. T. zum Ausschuß herausgerissen. Die Markteile, die zwischen den Knochenbälkchen liegen, werden gegen ihre Umgebung bewegt, und es entspinnt sich ein Kampf zwischen ihnen und den Knochenbälkchen, der bis zu 600 m Schußdistanz zuungunsten der Bälkchen, deren Kontinuität aufgehoben wird, ausfällt (nach COLER und v. SCHJERNING). Platte Knochen geben schon bei relativ nahen Distanzen Lochschüsse, allerdings mit verschieden weit ausgreifenden Sprüngen.

b) Schädel- bzw. Hirnschüsse.

Hier haben wir es mit sehr komplizierten Verhältnissen zu tun. Die Hirnmasse, die wegen ihrer geringen Festigkeit, ihrer sehr geringen Kompressibilität (s. später), ihres großen Wassergehaltes einem fast flüssigen Stoff gleichgesetzt worden ist, erscheint zunächst in die elastischen Membranen der Hirnhäute, dann aber in eine knöcherne Kapsel eingeschlossen, die von großer Festigkeit, jedoch nicht ohne Elastizität, ist. Die Haut als vorwiegend elastischer Stoff umschließt das Ganze. Die Geschoßwirkungen bei einem perforierenden Schädelschuß werden also teils denjenigen an elastischen, teils den an festen und fast flüssigen Körpern beobachteten entsprechen. Im Hirn selbst wird die Arbeitsleistung des Geschosses ganz vorwiegend in Bewegungsübertragung bestehen. Nahschüsse auf hirnhaltige Schädel führen zu vollständiger Sprengung der Schädelkapsel; auch die Weichteile reißen unter Umständen auseinander. Meist bleibt aber die elastische Haut erhalten. Wird ihre Elastizität überschritten, so reißt sie gleich in großer Ausdehnung. Beschossene Kinderschädel zeigen selbst bei 50 m Distanz keine Hautzerreißung — ein eindrucksvolles Beispiel für die Bedeutung der physikalischen Eigenschaften der Gewebe, die selbst bei sehr rasanten Schüssen zur Geltung kommen. Aus dem Aussehen der Haut kann man keine Schlüsse auf den Umfang der darunter gelegenen Schädelverletzung machen. Das Mißverhältnis zwischen der Größe der Weichteil- und der Knochenverletzung fiel bei den Kriegsverletzungen des Kopfes immer wieder auf. Der Schädel kann ausgedehnt gesprengt sein, und an der Haut hat man bloß die Schußlöcher. Das Periost und die Dura halten die Splitter des gesprengten Schädels in vielen Fällen einigermaßen zusammen. Auch diese Membranen reißen, wenn ihre Festigkeits- und Elastizitätsgrenze überschritten wird. Die Schädelsprengung erfolgt erst nach dem Passieren des Geschosses durch den Schädel (s. früher).

Die Sprengwirkung bei Schädel- bzw. Hirnschüssen bereitet noch manche Erklärungsschwierigkeiten. Sie zeigt sich unter sehr verschiedenem Bilde: teils als vollständige Auseinandersprengung in Bruchstücke, teils als Sprengung der Nähte, teils auch (bei Segmentalschüssen nahe dem Schädeldach) als ein großer Sprung oder als Lücke mit Fragmentbildung zwischen Ein- und Ausschuß (Seitenwirkungen des Geschosses). Die explosive Wirkung bleibt manchmal aus, wo man sie erwarten müßte, z. B. innerhalb gewisser Nahzonen, die auf Grund von Schießversuchen aufgestellt wurden. FRANZ führt an, daß man im Weltkriege Segmental- und Diametralschüsse des Schädels gesehen habe ohne jegliche explosive Wirkung; hierbei war in einigen Fällen die (geringe) Entfernung mit größter Wahrscheinlichkeit als bekannt anzunehmen. Es waren die allerverschiedensten Schüsse der Konvexität und der Basisnähe, sie betraten kurze, lange und schräge Durchmesser des Schädels, so daß also auch in manchen Fällen eine große Masse in Bewegung gesetzt werden konnte. FRANZ sucht solche Beobachtungen zu erklären, indem er auf die Untersuchungen von KRANZFELDER und SCHWINNING hinweist. Durch diese wurde festgestellt, daß die Seitenstoßfortpflanzung bei sonst gleichen Geschoßverhältnissen langsamer vor sich geht bei den Spitzgeschossen gegenüber den ogivalen Geschossen, daher geringere Sprengwirkung bei den ersteren. Ferner, daß das Spitzgeschoß im Ziel weniger Geschwindigkeit (Energie) verliert als ein plattköpfiges Geschoß. Das moderne Spitzgeschoß besitzt eine viel größere Energie als die früheren abgestumpften Geschosse; seine größere Angriffsenergie läßt den Faktor der Trägheit der Hirnmasse stärker hervortreten. So soll sich nach FRANZ erklären, daß man die Sprengwirkung selbst bei Nahschüssen nicht selten vermißt. Da die Trägheit mit der Größe der Masse zunimmt, sei es natürlich, daß Basis- und Diametralschüsse weniger leicht zu Konvexitätssprengungen am Schädel führten. CRANZ und KOCH zeigten zwar, daß die Seitenwirkung um so stärker ist, je mehr Teile eines Körpers vom Geschoß getroffen werden. Schüsse durch große Hirndurchmesser müßten also ceteris paribus stärkere Sprengungen zeigen als kurze Durchschüsse. Jedoch wird man hier auch berücksichtigen müssen, wieviel Masse für die Fortleitung des Stoßes vom Schußkanal bis zur Hirnoberfläche in Bewegung zu setzen ist; je größer diese Masse ist, desto eher wird sich der Stoß erschöpfen. FRANZ weist auch auf folgendes hin: er fand bei Fehlen der Sprengwirkung am Schädel reine oder fast reine Lochschüsse ohne Fissuren. Es wird nun einen Unterschied bedingen, ob das andringende Gehirn einen fissurierten oder einen (bis auf die Schußlöcher) intakten Schädel vorfindet. Der Sprengeffekt wird größer sein, wenn sich um Ein- und Ausschuß herum Fissuren finden (s. später). Auch bei enthirnten Schädeln sahen COLER und SCHJERNING nicht nur reine Lochschüsse, sondern gelegentlich auch Fissuren und Absplitterungen am Ein- und Ausschuß. Warum bei gegebener lebendiger Energie einmal Lochschüsse, ein anderes Mal Splitterungen eintreten, mag nach FRANZ auf den verschiedenartigen Auftreffwinkeln, dann aber auch auf der Dicke und besonderen Beschaffenheit der getroffenen Knochenteile beruhen (s. früher). Ob nicht auch der (doch in gewissen Grenzen wechselnde) Blutfüllungszustand des Gehirnes und sein verschiedener Feuchtigkeitsgehalt überhaupt von Bedeutung ist für das Zustandekommen oder Ausbleiben einer Sprengung, möchte ich ebenso dahingestellt sein lassen, wie die Frage, ob sich Schüsse, welche durch die wassergefüllten Hirnhöhlen gehen, in bezug auf die Schädelsprengung anders verhalten als Schüsse ohne Eröffnung der Hirnkavitäten. Bei dem individuell doch auch sehr wechselnden Umfange der Hirnventrikel ist dieses Moment zur Erklärung besonderer Abweichungen von den Ergebnissen der Schießexperimente doch wohl berücksichtigenswert. Schließlich wird man die individuell und nach Altersstufen wechselnde Dicke, Festigkeit und Elastizität des Schädels nicht außer acht lassen: es gibt schwer und leicht zu sprengende Schädel.

Die Knochenfissuren bei Schädelschüssen, welche vorwiegend die Konvexität, oft aber auch die Basis einbeziehen, zeigen wenig Gesetzmäßiges. Ebensowenig die Größe und Gestalt der Knochenfragmente. Das ist aus dem eben erwähnten individuellen Wechsel der Dicke und Festigkeit des Knochens, aus der verschiedenen Dicke und Festigkeit der einzelnen Bezirke eines und desselben Schädels, aus der wechselnden Treffstelle und Richtung des Schusses verständlich. An Ein- und Ausschuß findet man häufig radiäre Fissuren und konzentrische Sprünge. Bei Nahschüssen sind diese Sprungsysteme (Meridional- und Äquatorialfissuren) evtl. so ausgedehnt, daß sie sich gegenseitig überkreuzen; so kommt es zur Bildung von Knochenfragmenten. Bei größerer Schußdistanz grenzen sich die Systeme besser ab. Lochschüsse ohne Fissurenbildung kamen bei den Kriegsverletzungen nicht selten zur Beobachtung. Bei ihren Schießversuchen sahen sie COLER und SCHJERNING von 2000 m Entfernung an; bei 2700 m wurden von ihnen schon Steckschüsse beobachtet. Enthirnte Schädel, die leer oder mit kompressiblen Massen (Sägespäne, Gipsmehl) gefüllt waren, zeigten nach Beschuß immer Lochschüsse, z. T. allerdings mit geringen Splitterungen oder unbedeutenden radiären Fissuren. Mit Wasser oder Kleister gefüllte Schädel wurden wie hirnhaltige gesprengt.

Betrachten wir die Mechanik der Schädelbrüche etwas genauer, so erscheinen uns die äquatorialen Fissuren als Effekte der Flächendurchbiegung"); QUERVAIN bezeichnet diese an Stelle der Gewalteinwirkung auftretenden, konzentrisch um Ein- und Ausschuß angeordneten Fissuren dementsprechend als Biegungsbrüche. Dafür sprechen auch die in der Regel stärkeren Absplitterungen der Tabula interna am Einschuß, der Tabula externa am Ausschuß. Biegungsbrüche an der Basis sind die bekannten indirekten Fissuren der Orbitaldächer (s. später). Die meridionalen Fissuren werden als Berstungsbrüche aufgefaßt; sie setzen sich nicht selten auf die Basis cranii fort. H. und K. MARX unterscheiden verschiedenartige, durch den Stoß des Geschosses erzeugte Spannungen: a) Druck- und Biegungsspannungen, parallel zur Oberfläche des Schädels (Radial- oder Ringspannungen); b) Gleit- oder Schubspannungen, senkrecht zur Schädeldecke; c) Oberflächenspannungen, durch das Eindringen der Geschosse bedingt. THOMA, der sich in besonders eingehender und überzeugender Weise mit der Mechanik der Schädelbrüche befaßt hat, unterscheidet bei den traumatischen Kontinuitätstrennungen der Schädelwand 1. Hieb-, Stichverletzungen und Lochschüsse. Bei diesen beschränken sich die anatomischen Veränderungen im wesentlichen auf die der unmittelbaren Gewalteinwirkung ausgesetzten Gebiete. 2. Deformationsbrüche und Explosionsbrüche; hier geht die Kontinuitätstrennung viel weiter als das Gebiet der unmittelbaren Gewalteinwirkung entspricht. Die Deformationsbrüche entstehen als Folge einer meist rasch vorübergehenden Formveränderung der Schädelkapsel. Intrakranielle Drucksteigerungen können mitwirken. Die bei diesen Brüchen auftretenden Fissuren nehmen in bezug auf die Deformationsachse des Schädels einen den Meridianen und Breitenparallelen des Erdglobus vergleichbaren Verlauf. Die aufeinander senkrechte Stellung der Meridian- und Parallelfissuren ist nicht die Folge einer qualitativen. Verschiedenheit der mechanischen Beanspruchung des Materials. Eine Unterscheidung in Biegungs- und Berstungsbrüche wäre demnach nicht gerechtfertigt, weil bei allen Fissuren sowohl Biegungs- wie Dehnungsbelastungen mitwirken, die in Druck- und Zugspannungen zerlegt werden können. Bei Ansprüchen an die Druck- und Zugfestigkeit des Knochens erweist sich die erstere größer als die letztere. Die in der Schädelwand auftretenden Spannungen zeigen in den Meridianen und Breitenparallelen ausgezeichnete Werte; daher das Auftreten der aufeinander senkrecht stehenden, charakteristischen Fissuren. Aus dem Verlaufe und der Anordnung der Fissuren läßt sich die Lage der Druckpole und die Richtung der Druckachse bei diesen Deformationsbrüchen erschließen; nicht aber die Richtung der einwirkenden Gewalt. Die durch Druck, Stoß,. Schlag herbeigeführten Deformationen des Schädels erzeugen nur dann eine intrakranielle Drucksteigerung, wenn sie die Abweichung der Schädelform von der Kugelgestalt erhöhen. Die Verlaufsrichtung der Deformationsfissuren des Schädeldaches wird durch die Änderung des intrakraniellen Druckes nicht nachweisbar beeinflußt; die Entstehung von Fissuren kann jedoch begünstigt und entstandene Fissuren können stärker zum Klaffen gebracht werden. Bei Schußfrakturen des Schädels zeigen die Ausschüsse größere Fissuren entweder wegen Querstellung des Geschosses, oder weil der gesteigerte intrakranielle Druck die Zugspannungen in der Schädelwand verstärkt (s. früher). Jedoch ist auch eine Mitwirkung der von dem Einschuß erzeugten vorübergehenden Deformation des Schädels möglich, weil die Flugbahn des Geschosses innerhalb der Schädelhöhle mit der Druckachse annähernd zusammenfällt. Der intrakranielle Druck kann bei Schußverletzungen, besonders bei Nahschüssen, so hohe Werte erreichen, daß er für sich allein Kontinuitätstrennungen am Schädel erzeugt. Diese Explosionsbrüche sind durch unregelmäßige Zerreißungen der Schädelkapsel ausgezeichnet, bei welchen die sagittalen Bruchlinien eine etwas stärkere Entwicklung zeigen können. Mit dieser intrakraniellen Drucksteigerung zusammen wirken in sehr mannigfaltiger Weise die durch das Geschoß erzeugten Deformationen und die direkten Frakturen an den Schußlöchern. Indirekte (isolierte) Orbitaldächer- (und Siebbeinplatten-) Frakturen finden sich bei diesen Explosionsbrüchen häufig; sie sind allein durch die intrakranielle Drucksteigerung (Seitenstoß) erzeugt. Die Orbitaldächer sind

---

*) KRANZFELDER und SCHWINNING sahen allerdings bei ihren funkenphotographischen Aufnahmen keine Eindellung der Schädeldecke durch das Geschoß. Nach diesen Autoren entstehen die radiären Sprünge am Schädelein- und -ausschuß durch die Massen des zentralen Bewegungskernes, die zirkulären Sprünge durch das regelmäßig zirkuläre Fortschreiten der rückstoßenden (sog. zweiten) Zonen (s. trüber S. 212, Anm.). Die Fortführung der radiären Sprünge von Ein- zu Ausschuß geschieht durch Stoß(Druck-)schwingungen der Hirnmassen senkrecht zur Geschoßbahn (also Seitenstoß!).

hierbei von innen nach außen gedrückt. Das umgekehrte Verhalten soll durch Fall auf den Hinterkopf und Entstehung negativen Druckes in der vorderen Schädelgrube zustande kommen. B. FISCHER sah es auch nach Fall auf das Auge durch plötzliche Steigerung des Druckes in der Augenhöhle; das Orbitaldach wurde dabei wie ein sekundäres Geschoß gegen das Gehirn hin fortgeschleudert. Auf Brüche der Siebbeinplatte von außen nach innen, die durch den Luftdruck bei Granatexplosionen zustande kommen, weist v. HANSEMANN hin. Isolierte Basisfrakturen können bei Hirnschüssen natürlich auch durch das Hinstürzen der Verletzten zustande kommen*).

Über die Einwirkung der Projektile auf das Gehirn wurde bereits im allgemeinen Teile manches vorweggenommen. Bei Nahschüssen auf das der Schädelhöhle entnommene Gehirn wird dieses zertrümmert; bei größeren Distanzen gibt es Schußkanäle. In Hinsicht auf eingangs Gesagtes ist erwähnenswert, daß sich ein großer Unterschied bei Beschuß aus der Nähe zwischen frischen und matschen, durch Päulnis veränderten Hirnen zeigt: bei ersteren sind niemals große Zertrümmerungen zu beobachten; immer gibt es meßbare Stücke. An den im Schädel durchschossenen Gehirnen sind die primären Schußkanäle relativ eng, mit mehr weniger zerrissenen Wandungen, und mit (je nach der Geschoßenergie) verschieden breiten Zonen der traumatischen Nekrose und der molekularen Erschütterung. Der Weg der Erschütterungsstoßes ist — wenn auch nicht in seiner ganzen Ausdehnung — durch Blutaustritte gekennzeichnet; diese zeigen den nach allen Seiten hin um den Schußkanal wirkenden Stoß an (s. früher). Bei stumpfen Gewalten, die den Schädel treffen, ohne ihn zu brechen, sind diese Erschütterungsblutungen in sehr ausgesprochener Weise in der Richtung des Stoßes angeordnet. Abweichungen in der Gestaltung der Schußkanäle von Hirnen, die innerhalb der Schädelkapsel beschossen wurden, kommen durch eingepreßte und mitgerissene Knochensplitter zustande; dadurch sind gelegentlich die Einschußlöcher vergrößert und evtl. größer als die Auschüsse. Die primären Hirnprolapse an den Ein- und besonders den Ausschußstellen oder an größeren Sprengstellen der Schädelkapsel sind von den sekundären Prolapsen zu trennen. Die ersteren entstehen dadurch, daß die andrängenden Hirnmassen an den Schußlöchern und an sonstigen Defekten der Schädelkapsel den geringsten Widerstand finden und sich nach diesen Stellen vor allem in Bewegung setzen. Die sekundären Prolapse entstehen bei Steigerungen des Binnendruckes im Schädelraum, die nach erfolgter Schußverletzung durch Hirnschwellung, Blutungen, Entzündungen, Abszeßbildungen zustande kommen.

· Von jenen eigenartigen Schußwirkungen, die als Krönleinsche Schädelschüsse bekannt sind, war schon kurz die Rede (s. oben). Es sind solche Fälle sowohl mit horizontalem (sagittalem und transversalem) als mit vertikalem Durchschuß bekannt geworden. Diese Schüsse auf eine Wirkung der Pulvergase zurückzuführen (TILMAN), geht nicht an, da der Effekt nicht nur bei Nahschüssen zustande kommt. Auch die Wirkung der dem Geschoß etwa nachdrängenden Luft (HILDEBRANDT) kann es nicht sein. Der Hinweis KOCHERS, REGERS, HENNES auf die Tatsache, daß vor allem Durchschüsse nahe der Basis den Effekt geben, hat die hydraulisch-hydrodynamische Druckwirkung unter Rekurs auf die an der Basis vorhandenen großen Gefäße, Sinus, Lymphräume in den Vordergrund stellen lassen. FRANZ gelang es, die Krönleinschen Schädelschüsse experimentell nachzuahmen. Wesentliche Bedingungen für den Effekt sind ausgedehnte Zerreißungen der Schädeldecke, der Dura und der Weichteile, und Abschuß des Großhirnes vom Hirnstamm. FRANZ hält die Kohärenz des Hirngewebes für unwesentlich; sie spielt bei der großen Geschoßenergie keine Rolle. Die Arbeitsleistung des Geschosses bestehe nur in Geschwindigkeitsübertragung; das Gehirn verhalte sich aber infolge seiner „Trägheitsenergie" wie ein fester Körper; die labilen Teilchen desselben können in der kurzen Zeit der Geschoßeinwirkung nicht ausweichen (s. früher). Fraglich bleibt doch noch, ob nicht auch eine Reflexion des Stoßes an der Basis eine Rolle mitspielt, so daß sich Seitenstoß und Rückstoß summieren. ·

Neben den direkten Verletzungen des Gehirnes durch das Geschoß kommen indirekte Läsionen vor, die sich an Stellen ausbilden können, an welchen die das Gehirn durchsetzenden Stoßkräfte auf die festen knöchernen Hüllen dieses Organes mit besonderer Wucht auftreffen. Das Gehirn wird gegen die feste Hülle gepreßt; die Reflexion des Stoßes kommt wohl auch hier in Betracht. An

---

*) GENEWEIN hat sich mit den Verhältnissen der Schädelknochen am Ein- und Ausschuß eingehender beschäftigt. Beim Spitzgeschoß findet er wegen der Keilwirkung trichterförmige Kanäle im Knochen, die mit stärkerer Absplitterung der Tabula interna am Einschuß, der Externa am Ausschuß verbunden sind. Die Ausschußöffnungen sind immer größer als die Einschüsse; darauf soll auch von Einfluß sein, daß der Knochen an der Ausschußstelle vom Geschoß stärker gedehnt werden kann (Hautwiderstand am Ausschuß geringer als Hirnwiderstand am Einschuß!); auch wirkt das Geschoß am Ausschuß wegen Verlust an lebendiger Energie länger ein. Größere Schußöffnungen entstehen durch schiefes Auftreffen des Geschosses. Beim Schrapnell gibt es keine Trichter im Schädelknochen (wegen der geringen Seitenwirkung nur Ausstanzungen).

solchen Stellen kann es zu Blutungen und Zerreißungen der weichen Meningen und zu oberflächlichen Zerstörungen des Hirnes kommen. Wie schon erwähnt, brechen dünne Knochenlamellen des Schädels (Orbitaldächer, Lamina cribrosa) durch solche Stöße ein. Diese Art von Fernwirkung eines Geschosses entspricht den sogenannten Contrecoupverletzungen, die bei Einwirkung stumpfer Gewalt (Schuß ohne Schädelfraktur, Schlag, Fall) zustande kommen. Sind die Fernwirkungen sensu strictiori Effekte des Seitenstoßes, so kommen die Contrecoupverletzungen auf Rechnung der vorwärtsdrängenden Kraft des Geschosses. Die Stöße, die in solchen Fällen den Schädel treffen, werden im Gehirn nicht wie in einer Flüssigkeit allseitig gleich weitergeleitet, sondern besonders stark in der Richtung der einwirkenden Gewalt; so findet man neben der direkten Verletzung an der Treffstelle eine indirekte Läsion an der gegenüberliegenden Stelle, gegen welche das Hirn besonders heftig in Bewegung gesetzt wurde. Es kann dabei eine Knochenverletzung an der Stelle des direkten Stoßes fehlen, an Stelle des Gegenstoßes vorhanden sein, wenn nämlich an letzterer sich besonders dünne, leicht zerbrechliche Knochenteile befinden. Wichtig ist, daß auf dem ganzen Wege des Stoßes im Gehirn — wenn nicht mit bloßem Auge sichtbare — so doch mikroskopisch nachweisbare Schädigungen auftreten; an den Stoßpolen sind sie am stärksten (s. auch bei Kontusionsverletzungen des Schädels und Gehirnes).

ε) Wirbelsäulen- und Rückenmarkschüsse.

Für die Wirbelsäule gilt das über Knochenschüsse Gesagte. Die Anordnung der Wirbel zu einer Säule bedingt eine besondere Art der Fortleitung von Stößen, wobei die Zwischenwirbelscheiben als Dämpfer wirken. Die Substanz des Rückenmarks ist physikalisch der des Gehirnes gleichzusetzen. Besonderheiten sind jedoch bedingt durch die räumliche Anordnung der Rückenmarksubstanz in Form eines langen Zylinders mit relativ kleinem Querschnitt. Die epidurale Fettschicht kann als Stoßdämpfer gelten. Die subdurale bzw. subarachnoidealen Flüssigkeitsansammlungen sind relativ bedeutender als am Gehirn. Der weiche Zylinder schwimmt gewissermaßen in Flüssigkeit und ist durch zahlreiche Zügel, die Nervenwurzeln, in ihr aufgehängt. Dazu kommt, daß der Zylinder selbst einen mit Flüssigkeit gefüllten zentralen Kanal enthält, der von blutgefüllten Gefäßen begleitet ist. Stöße, welche die Wirbelsäule und das Rückenmark treffen, verbreiten sich nicht nur in der Richtung, in welcher sie geführt wurden, sondern vor allem auch in der Längsrichtung der ganzen Säule. Tangentiale Schußverletzungen, selbst wenn sie das Rückenmark gar nicht treffen, sondern nur die Wirbelsäule, evtl. nur einen Dornfortsatz streifen, rufen bei entsprechender Geschoßkraft nicht nur schwerste Läsionen an der Stelle der Einwirkung (bis zu völliger Quererweichung) hervor, sondern sie erzeugen auch weit entfernt von der Treffstelle, nach oben und unten von dieser, Blutungen und Erweichungen, besonders in der grauen Substanz. Sehr häufig sieht man 3—4 und mehr Segmente nach oben und unten von der Treffstelle beteiligt. In solchen Erschütterungsgebieten können sich auch langsam fortschreitende, sog. Späterweichungen, abspielen. Hierüber siehe Näheres im Kapitel Hirn- bzw. Rückenmarkserschütterung. Schüsse, welche nicht nur die Wirbelsäule, sondern auch das Mark treffen, rufen in letzterem immer sehr schwere Läsionen hervor. Bei der relativen Kleinheit des Rückenmarkquerschnittes versteht es sich, daß selbst ganz tangentiale Markverletzungen meist völlige Querschnittserweichung geben. Nur sehr matte Geschosse werden geringere Läsionen setzen. Die Heilaussichten der Laminektomie sind daher gering. Über Komplikation der Rückenmarkschüsse durch Einpressung und Mitgerissenwerden von Knochensplittern ist nur Selbstverständliches zu sagen.

ζ) Nervenschüsse.

Auch bei den Schädigungen der peripheren Nerven durch Schüsse kann man Erschütterung und Quetschung durch Streifschüsse (Seitenstoß!) und teilweise oder völlige Durchtrennungen unterscheiden. Die nicht unbeträchtliche Elastizität der Nervenstränge erklärt es, daß hier knopflochartige Perforationen vorkommen, die kleiner sind als das Geschoßkaliber. An indirekte Verletzungen der Nerven durch Knochensplitter ist zu erinnern (SCHJERNING, THOLE und VOSS).

c) Kontusionsverletzungen.

Bis hierher war von Schußverletzungen die Rede, und es wurden für die hauptsächlich in physikalischer Richtung sich bewegenden Erörterungen in erster Linie die Verletzungen mit dem modernen Infanteriegeschoß zugrunde gelegt. Im folgenden sollen die Verletzungen durch Stoß, Schlag, Hieb eine kurze Besprechung erfahren. Im wesentlichen kommt es mir hierbei darauf an, die Wirkungsweise stumpfer Gewalten, also die Kontusionen, zu behandeln. Verletzungen durch scharfe Waffen haben im Weltkriege keine große Rolle gespielt, und solche Verletzungen bieten auch nichts in allgemein pathologischer Hinsicht Interessantes.

Auch bei den Kontusionen handelt es sich um die Wirkung vón Stößen. Neben direkten Pressungen, Quetschungen der Organe kommen Schleuderung derselben mit Zerrung an den Aufhänge- und Befestigungsbändern, ferner Verletzungen durch die Fragmente etwa frakturierter Knochen in Betracht. Bei Kontusionsverletzungen, die bei Fall aus großer Höhe beobachtet werden, ist auch das Moment der „weiterfallenden Organe" (RÖSSLE) von Bedeutung; dadurch entstehen mannigfaltige Zerreißungen, besonders durch Zerrung an den Aufhängebändern. Ferner sind von Wichtigkeit indirekte Läsionen, Fernwirkungen, Contrecoupeffekte usw. durch die Fortpflanzung der Stoßkraft. Endlich Druckerhöhungen in den Körperhöhlen, sowie innerhalb anderer Hohlorgane, wie Magen, Darm, Blase, Herz, Blutgefäße. Die Wirkung der Erschütterungsstöße kann in den Organen vor allem am Gefäßsystem zum Ausdruck kommen. Man wird hier an Störungen der Gefäßinnervation denken, an spastische Gefäßkontrakturen mit Ischämie, an Vasoparalysen, an Prästase und Stase und kollaterale Fluxionen im Sinne RICKERs. Blutungen und Infarkte, sowie Ernährungsstörungen sind die häufigen Folgen derartiger Störungen. DIETRICH hat ganz recht, wenn er sagt, daß Thrombosen bei den Kontusionsverletzungen keine nennenswerte Rolle spielen, und daß sie nur gelegentlich als Folgeerscheinungen auftreten. Ich stimme mit ihm überein, daß Blutungen, soweit sie nicht durch direkte traumatische Gefäßläsionen oder durch Berstung infolge Erhöhung des Innendruckes bedingt sind, vor allem aus vasomotorischen Störungen heraus zu erklären sind.

BERBLINGER hat die Thoraxkontusionen einer besonderen Studie gewürdigt. Je nach der Intensität der Gewalt, je nach ihrer Richtung (sagittal oder in anderen Durchmessern), je nach der Elastizität des Thorax, je nach den Füllungszuständen des Herzens, der Gefäße, der Lungen, endlich je nach dem Kontraktions- oder Erschlaffungszustande des Zwerchfells ist der Effekt solcher Thoraxkontusionen verschieden. Abgesehen von jenen Thoraxquetschungen, die zu Frakturen führen, wobei Verletzungen (Anspießungen) der Thoraxorgane durch die Fragmente vorkommen, werden auch bei intaktem Thorax ausgedehnte Zerreißungen und Rupturen beobachtet: Zerreißungen des Herzens und der Klappen, des Perikard, der Aorta an typischen Stellen. BERBLINGER weist auf den wichtigen Einfluß hin, den die Stellung der Klappen im Momente der Verletzung hat. Die Rupturen des Herzens und der Gefäße faßt er als „Überdehnungszerreißungen" auf, bei der rapiden Einwirkung der Stöße kann das Blut nicht ausweichen (Platzungsrupturen). DIETRICH denkt sich die Entstehung von Rissen und Rupturen der Gefäße so, daß die Innenwandschichten gegen den Inhalt gepreßt werden; bei Überschreitung der Elastizitätsgrenze kann es zu Zerreißungen kommen (siehe hierüber auch S. 215). In der Lunge werden Blutungen, diffuse und umschriebene Infarkte (ohne Thrombose) gefunden (DIETRICH); ferner Risse der Pleuren, des Zwerchfells, Abrisse der Bronchien, Zerreißungen der Lunge selbst. Die Zerreißungen sitzen häufig am Hilus (Verschiebung der Teile und Zerrung bei der Thoraxkompression). RUSCA macht auf den peribronchialen und perivaskulären Sitz der Blutungen (und Zerreißungen) bei Thoraxkontusion durch Luftdruck aufmerksam. Hier ist das Grenzgebiet zwischen dem elastischen und kompressiblen Lungengewebe und den starreren Bronchien und Gefäßen (Massenverschiebung zwischen diesen Teilen). Die Kohärenz im Lungengewebe sei größer als die zwischen Lungengewebe und Bronchien, daher Abreißungen. An Magen, Darm, Harnblase werden Blutungen in die Wand und in das Lumen, sowie Rupturen beobachtet. Der Stoß auf den Inhalt führt zu plötzlicher Überdehnung und evtl. zur Zerreißung. DIETRICH spricht auch von Gegenstoßwirkungen im Darm (Blutungen). Bemerkenswert sind Kontusionsgeschwüre, die sich an Stellen von Blutungen in der Magen- und Darmschleimhaut entwickeln. DIETRICH weist auf akute Magenulzera hin, die bei reiner Erschütterung auf vasomotorischer Basis zustande kommen können. Daß die Füllung dieser Organe von größter Bedeutung ist, wurde schon erwähnt. DIETRICH möchte auch die Gefäßinnervationszustände im Moment der Verletzung in Rechnung stellen. Bei den Kontusionsverletzungen von Weichorganen, wie Milz, Leber, Nieren, werden Risse der Kapseln, umfangreichere Rupturen, Blutungen, weiße und rote Infarkte bechachtet. Bei der Leber sind starke direkte Quetschungen wegen des tief einpreßbaren elastischen Rippenrandes möglich. RUSCA macht auf Leberrisse infolge von Schleuderung dieses Organs gegen die Wirbelsäule aufmerksam.

Von jenen Kontusionsverletzungen, die durch Luft und Gasdruck, bzw. Wasserdruck, zustande kommen, wird in einem anderen Kapitel die Rede sein (s. GROLL). RUSCA hat diese Verletzungen, unter welchen die Hautskalpierungen (bei Tieren) und das Deshabillement die interessantesten sind, experimentell studiert. Nur von den sog. Luftstreifschüssen und den Läsionen durch in der Nähe platzende oder vorbeisausende Granaten soll noch die Rede sein. Das Vorkommen von Verletzungen durch Luftstreifschüsse wird vielfach bezweifelt. Man hat an Einwirkungen der Machschen Welle gedacht (hierüber s. S. 210). Die oft schweren Erscheinungen bei sog. Granatkontusion (GAUPP) könnten verständlich werden durch Fortpflanzung von Drucken durch das geplatzte Trommelfell, innere Ohr, Hörnerv auf das Gehirn unter Annahme von Erschütterung der Zentren, ähnlich wie bei Commotio cerebri. Sowohl diese Erklärung als der Rekurs auf mechanische Erschütterung des ganzen Körpers, des Gehirns und sympathischen Nervensystems erscheinen GAUPP ungenügend. Er kommt auf Gefäßnervenstörungen (wie bei schwerer Ohnmacht) aus psychischen Ursachen zurück. Wie der psychophysische Vorgang im Gehirn, der durch den Affektsturm ausgelöst wird, auf das verlängerte Mark (Puls, Atmung) wirkt, bleibt unklar. Nach allem Vorhergesagten dürften die mechanischen Erschütterungen (Stoßwirkungen) doch im Vordergrunde stehen. Die unmittelbar tödlichen Wirkungen bei derartigen Kontusionen durch Luft- und Gas- bzw. Wasserdruck (bei Fischen) sind schwer verständlich. „Reine" Fälle sind kaum zur Beobachtung gekommen; die Betroffenen werden immer geschleudert und hingeworfen und erleiden dabei Verletzungen, die von den eigentlichen Luft- bzw. Gasdruckläsionen kaum zu trennen sind (s. später über Schocktod). Hier wäre auch wieder an HANSEMANNs Hinweis auf die Perforation der Lamina cribrosa bei Explosionen und an die evtl. Fortleitung des Druckes auf das Gehirn zu erinnern.

d) Commotio cerebri et spinalis.

Bei Besprechung der Schädel- und Wirbelsäulenschüsse wurde schon kurz auf die Erschütterung dieser Teile und ihres Inhalts hingewiesen. Ein Schuß entspricht ja zu einem Teile seiner Wirkung einem sehr heftigen, kurz einwirkenden Stoß. Stumpfe Gewalten, die den Schädel oder die Wirbelsäule treffen, sind Stöße, die mit oder ohne Kontinuitätstrennung der Knochen unter Umständen schwere Allgemeinwirkungen auf Hirn und Rückenmark hervorrufen, die unter dem Begriff der Commotio cerebri bzw. spinalis zusammengefaßt werden.

Die Commotio cerebri hat von jeher das besondere Interesse der Kliniker und Pathologen hervorgerufen, sowohl in physikalischer (dynamischer) Hinsicht, als wegen der großen Inkongruenz der klinischen Symptome und des anatomischen Befundes. Die üblichen Unterscheidungen zwischen Commotio, Contusio und Compressio cerebri sind schwierig durchzuführen, und es herrscht hier ein gewisser konventioneller Schematismus. Weder klinisch noch anatomisch gibt es hier deutliche Grenzen. Es handelt sich eben um die Effekte von Stößen, die, je nach Intensität der einwirkenden Kraft, aber auch je nach Beschaffenheit (Härte, Dicke, Festigkeit, Elastizität — BRUNS, KOCHER) der Knochen, sicher aber auch je nach der besonderen Richtung der Gewalteinwirkung (Einwirkung auf bestimmte Hirnteile, z. B. Oblongata, s. später) verschieden schwere Störungen am Zentralorgan hervorrufen.

Die Commotio cerebri ist eine direkt an das Trauma sich anschließende vorübergehende Störung, welche durch gewisse „Allgemeinsymptome" (Störung des Bewußtseins, Reizung bzw. Lähmung der Zentren in der Oblongata) ausgezeichnet ist. Bei der Contusio cerebri (Hirnquetschung) tritt die Störung ebenfalls sofort im Anschluß an das Trauma hervor; aber sie dauert an, und es zeigen sich „Herdsymptome", die auf die Quetschung bestimmter Hirngebiete zu beziehen sind. Daneben können „Allgemeinsymptome" bestehen, die auf gleichzeitige Commotio bezogen werden können. Bei der Compressio cerebri, z. B. durch einen Bluterguß, dessen Entwicklung nach der Verletzung einige Zeit braucht, wird nach der Gewalteinwirkung ein „freies Intervall" festgestellt, dem sich allmählich Symptome des lokalen und allgemeinen Hirndruckes anschließen (QUERVAIN). Aber es kann bei Kombination mit Commotio bzw. Contusio dieses freie Intervall fehlen. Andererseits treten Hirndrucksymptome auch bei Hirnschwellung (REICHARDT) auf, und eine solche Hirnschwellung kann die Contusio begleiten. Ja, REICHARDT möchte sogar die Commotio cerebri auf akute Hirnschwellung zurückführen. Besondere traumatische Schädigungen des oberen Halsmarkes und des Rautenhirnes sollen zu sehr akuten universellen Hirnschwellungen führen und damit auf die gesamten Großhirnfunktionen schädigend einwirken. Nimmt man hinzu, daß bei Commotio cerebri in manchen Fällen gar keine oder nur mikroskopisch nachweisbare Veränderungen gefunden werden, während in anderen Fällen auch makroskopisch greifbare Störungen des Zusammenhanges (Blutungen, Erweichungen) zu konstatieren sind, wobei es alle Übergänge zu richtigen größeren „Quetschherden" gibt, so erhellt, wie man auch am Sektionstisch im Zweifel sein kann, ob man die klinische Diagnose Commotio oder Contusio unterstützen soll. QUERVAIN, SCHMIEDEN, HAUPTMANN u. a. erkennen diese Schwierigkeiten der Abgrenzung vollauf an. Auch KOCHER sagt, daß die Commotio zwischen Contusio und Compressio stehe und daß ihr Gebiet nur durch Übereinkunft abzugrenzen sei.

Bei Stößen, welche den Schädel treffen, kann der Knochen an Stelle der Gewalteinwirkung brechen. Daneben, oder auch ohne direkten Schädelbruch, können indirekte Frakturen (Fissuren) durch die Formveränderung des Schädels eintreten (über die Mechanik solcher Schädelbrüche s. früher). In beiden Fällen werden sich Commotio und Contusio kombinieren können. Der den Schädel treffende Stoß pflanzt sich auf das Gehirn fort, und zwar nicht allseitig gleich, sondern stärker in der Stoßrichtung. Blutungen können den ganzen Weg des Stoßes im Gehirn anzeigen,

15*

wie ich einmal in besonders eindrucksvoller Weise bei einem Prellschuß des Stirnbeins (durch Granatsplitter) sah. Ohne daß Fraktur bestand, waren in einer sagittalen Zone vom Stirnhirn bis zum Okzipitalhirn blutige Erweichungen vorhanden, am Okzipitalhirn außerdem Contrecoupquetschungen. Der übermittelte Stoß pflanzt sich von der Auftreffstelle am Schädelknochen durch das Gehirn bis zur gegenüberliegenden Stelle des Schädels fort. Hier findet Hemmung der dem Hirn mitgeteilten Bewegung statt, der Stoß wird reflektiert, das Gehirn wird dabei gequetscht. So kommt es an den Stellen des sog. Gegenstoßes zu unter Umständen stärkeren blutigen Erweichungen der Hirnoberfläche. Daß der Gegenstoß oft auch noch die Kraft hat, schwache Knochenteile (Orbitaldächer usw.) zu brechen, darauf wurde schon bei anderer Gelegenheit eingegangen (s. früher).

Theoretisch sei zur Commotio cerebri bemerkt, daß bei einem auf den Schädel einwirkenden Stoß zweierlei Rückwirkungen auf das Gehirn stattfinden: Einmal eine akute Pressung des Gehirnes im ganzen. Es entsteht eine akuteste intrakranielle Drucksteigerung — also Compressio cerebri acutissima — durch die Deformation des Schädels. Außerdem aber kommen besondere Stoßwirkungen zur Geltung, die, wie besprochen, sowohl allseitig als ganz hauptsächlich in der Richtung der einwirkenden Kraft zur Geltung kommen. Fortleitung des Stoßes im Liquor und im Blutgefäßinhalt, evtl. Verdrängung dieser Flüssigkeiten, Zirkulationsstörungen verschiedenster Art, die zu Blutaustritten führen können, Lösungen des Zusammenhanges der Hirnmasse (kleinere und größere sog. „Quetschherde", bei deren Zustandekommen nach TILMAN das verschiedene Beharrungsvermögen der einzelnen Hirnbestandteile [verschiedenes spezifisches Gewicht der Flüssigkeiten, der grauen und weißen Substanzen] in Betracht zu ziehen ist), und die Folgen solcher Krafteinwirkungen. Den eben erwähnten, sehr verschiedenartigen Folgen stumpfer Gewalteinwirkungen auf Schädel bzw. Gehirn, trägt KOCHER Rechnung, indem er, je nach dem Vorwiegen des einen oder anderen Effektes sechs verschiedene Formen der Commotio unterscheidet.

Die Frage der Kompressibilität der Hirnmasse ist noch strittig. Ob die Tatsache der ziemlich weitgehenden Zusammendrückbarkeit der Hirnmasse nur aus dem Wegpressen freier Flüssigkeiten (Blut, Lymphe) verständlich zu machen ist, oder ob auch die Hirnsubstanz selbst eine mechanische Zusammenpressung erfahren kann, wird verschieden beurteilt. SAUERBRUCHs Experimente zeigten jedenfalls, daß Hirndrucksymptome bestehen können sogar bei Eudihämorrhysis im Sinne GEIGELs. Das weist auf die Bedeutung der direkten Schädigung der Hirnsubstanz hin. Andererseits zeigen Versuche mit experimenteller Hirnanämie (L. HILL), daß hierbei die Symptome denen des experimentellen Hirndruckes durchaus entsprechen. Jedenfalls kommt das Wegpressen von Flüssigkeiten nur bei langsam einwirkendem Druck in Frage, wenn also die Flüssigkeiten Zeit haben, auszuweichen. Bei sehr akuten Einwirkungen werden die Stöße in den Flüssigkeiten wie durch feste Körper weitergeleitet (s. früher).

BRESLAUERs experimentelle Untersuchungen haben die Commotio-Frage insofern in ein neues Licht gerückt, als sie das Hauptsymptom der Commotio, die Bewußtlosigkeit, als ein Oblongatasymptom hinstellen. REICHARDT schließt sich ihm an. Diese Anschauung hat ihren Vorläufer in dem sog. Choc cephalo-rhachidien DURETs. Dieser Autor wies auf traumatische Verschiebungen des Liquor (s. oben) und dadurch bedingte Läsionen der Zentren des IV. Ventrikels hin. Von diesen Zentren wurde durch andere Autoren das (direkt oder reflektorisch erregte, bzw. gelähmte) Vasomotorenzentrum hervorgehoben (Hirnanämie als wichtigste Grundlage der Commotio cerebri!"). FISCHER spricht von der Commotio cerebri als von einem Schock des Gehirns in Analogie zu dem GOLTZschen Klopfversuch (sog. Bauchschock). SAUERBRUCH möchte die KOCH-FILEHNEschen Experimente in diesem Sinne deuten als reflektorisch erzeugte Hirnanämie, und solche Fälle als besonders zu betrachtende Formen von Commotio cerebri ausschalten. Während in diesen Auffassungen ein einziges Zentrum in den Vordergrund gerückt wird, halten andere dafür, daß bei der Commotio cerebri viele Zentren in Mitleidenschaft gezogen werden (KOCH-FILEHNE).

Die Hirnerschütterung ist nach BRESLAUER eine akute Drucksteigerung (akute Hirnpressung), die zu einer Druckschädigung des Hirnstammes führt, welche ihrerseits anatomische Veränderungen

---

") Nach BRESLAUER sprechen Experimente gegen die Ansicht, daß der akute Hirndruck eine plötzliche reflektorische Rindenanämie zur Folge habe, und daß diese die Ursache der Bewußtlosigkeit sei; weder für Verengerung noch für Erweiterung der Hirngefäße ergaben sich bei seinen Versuchen Anhaltspunkte. Für die „reinen" Formen der Commotio legt KOCHER besonderen Wert auf die Hirnkompression, welche zu einer Kompression der Gefäße führen müsse und damit zu akuter Hirnanämie. SAUERBRUCH sah bei seinen experimentellen Untersuchungen über den Hirndruck in der Tat ein Ausgepreßtwerden der Venen und Kapillaren, er wendet sich dagegen, daß die so erzeugte Anämie die Grundlage der klinischen Drucksymptome sei. Man wird die Wirkung langsam sich steigernden Druckes wohl trennen müssen von akutesten Druckwirkungen bei heftigen Stößen, deren zeitliche Einwirkung so kurz sein kann, daß der Inhalt der Blutgefäße gar nicht ausweichen kann.

nicht hervorzurufen braucht. Nur wenn der Hirnstamm (Oblongata) getroffen wird, treten Kommotions-
symptome auf, sonst nicht. Das würde auch für Schußverletzungen des Gehirns und Apoplexien
gelten. In einer neueren Studie über die Pathogenese des (chronischen) Hirndrucks lehnt BRESLAUER
eine prinzipielle Trennung der Bedeutung der mechanischen Faktoren (Hirnsubstanzkompression
und Zirkulationsstörung) ab; beide führen zu dem gleichen Effekt der Ernährungsstörung des Hirngewebes. Neben den mechanischen Faktoren will er nachdrücklich auf biologische Reizungen bzw.
Schädigungen hinweisen, die sich in vermehrter Flüssigkeitsabsonderung (Hydrocephalus) und Volums-
vermehrung der festen Bestandteile (Hirnschwellung) zu erkennen geben. BRESLAUER unterscheidet
scharf zwischen lokalen (z. B. experimentellem) Hirndruck und echtem allgemeinen Hirndruck.
Bei lokalem Hirndruck können sog. Allgemeinsymptome vorhanden sein, die aber nicht der Ausdruck echten allgemeinen Hirndruckes sind, sondern Lokalsymptome der Oblongata darstellen. Beim
experimentellen Hirndruck fehlt echter allgemeiner Hirndruck. Ihm liegen sekundäre mechanische
Veränderungen zugrunde, die selten einmal praktisch in Betracht kommen, wenn (wie bei gewissen
gröberen Kopftraumen, Schußverletzungen usw.) die raumbeengende Ursache in besonders umfangreicher Weise einwirkt, oder wenn sie dem „Indikator" des Hirndrucks, der Medulla oblongata,
benachbart ist. Der klinische Hirndruck führt über die erwähnten biologischen Prozesse zu
mechanischen Veränderungen, bei welchen BRESLAUER · die Bedeutung der Zirkulationsstörungen
besonders auf Grund der HILLschen Experimente (s. o.) anerkennt.

Seit OBERSTEINER spielt bei der Würdigung der traumatischen Störungen im Zentralnervensystem
die „molekuläre Erschütterung" eine große Rolle. Neuerdings wird sie von OBERSTEINER als
kolloidchemische Veränderung der Substanz umgedeutet (MARBURG). Gewiß ist mit dem Begriff
der molekulären Erschütterung keine klare Vorstellung zu verbinden. Man hat daher immer wieder
nach organischen Grundlagen der Erschütterungssymptome gefahndet, und teils mehr Zirkulationsstörungen das Wort geredet, teils feineren und feinsten traumatischen Degenerationen der Nervensubstanz. JAKOB hat durch zahlreiche Experimente die Existenz weitgehender materieller Schädigungen
des Zentralnervensystems nach Kommotionstraumen festgestellt (s. später). Auch er rechnet einerseits
mit direkten Schädigungen der Substanz durch Massenbewegung, andererseits mit Schädigungen durch
pathologische Bewegungen des Liquor, bzw. des Gefäßinhalts, ferner mit Schädigungen der Gefäße selbst.
Für die Bedeutung der Liquorverschiebung (s. früher) spricht insbesondere die Feststellung einer
häufigen Lokalisation der anatomischen Veränderungen am Boden der Rautengrube, bzw. in der
Umgebung des Zentralkanals des Rückenmarks. JAKOB gibt schließlich doch auch die Möglichkeit
von direkten traumatischen Alterationen bei Commotio zu, die nicht auf Zerrungen oder Quetschungen
beruhen, und die vorübergehend sein können und sich anatomisch nicht fassen lassen, also lediglich
in Funktionsstörungen (Erschöpfung) sich äußern. In anderen Fällen werden sie erst nach einigen
Tagen anatomisch manifest und gehen in Nekrose über.

Auf eigenartige vasomotorische Störungen bei Commotio cerebri legt neuerdings RICKER großen
Wert. Seine sehr bemerkenswerten, auf schöne Experimente gestützten Untersuchungen machen es
wahrscheinlich, daß sowohl für die Erst- als für die Zweit-(Spät-)Wirkung der Commotio Alterationen
der Gefäßnerven des Gehirns (nicht Vasomotorenzentrum!) zugrunde liegen, wodurch Zirkulationsstörungen im Sinne von Prästase (mit oder ohne Blutung per Diapadesin) und Stase (nebst deren
Folgen: Nekrose, hämorrhagische Infarzierung usw.) entstehen. In den Erschütterungsgebieten bleibt
für längere Zeit eine abnorme Erregbarkeit der Gefäßnerven zurück. RICKER legt also den Hauptnachdruck bei der Commotio cerebri auf funktionelle Störungen der Gefäßnerven, von welchen sowohl
die sofort nach dem Trauma auftretenden, als die später sich entwickelnden Symptome abhängig
seien. Die gefundenen anatomischen Veränderungen hält er für eine Folge der primären Gefäß-
störungen. Mir scheint jedoch mit diesem, sicherlich sehr bedeutungsvollen, Hinweise auf die Gefäßnerven die Wirkung eines Stoßes auf den Schädel, bzw. das Gehirn, nicht erschöpft; sie ist gewiß
viel mannigfaltiger.

Was die erwähnten Spätfolgen einer Commotio cerebri anlangt, so zeigen viele Beobachtungen,
daß nach den oft rasch vorübergehenden Störungen später Symptome auftreten, die mehr dauernden
Charakter haben, die aber ohne Zweifel auch auf das stattgehabte Trauma zurückgeführt werden
müssen. Die in solchen Fällen vorgefundenen anatomischen Veränderungen (Erweichungen, Blutungen
[BOLLINGERs Spätapoplexie!]) zeigen, daß in den einmal durch Erschütterung alterierten Gebieten des
Zentralnervensystems langsam fortschreitende Absterbeerscheinungen Platz greifen können, für deren
Zustandekommen der Hinweis auf irreparable molekuläre Veränderungen der Substanz — so wenig
befriedigend es ist — nicht a limine abgewiesen werden kann. Man kann sich vorstellen, daß solche
molekulären Veränderungen sich erst allmählich in ihrer ganzen Bedeutung und in allen ihren Folgen
auswirken, und daß diese Auswirkung vielleicht gerade mit der Wiederaufnahme der Funktion nach der

ersten traumatischen Insultierung erfolgt. Andererseits ist hier wieder auf die RICKERschen Anschauungen zu verweisen. Danach kehren die vasomotorischen Störungen, die auf Grund der traumatischen Insultation auftreten und evtl. vorübergehen, in einem erschütterten Gebiete leicht wieder, und zwar mit und ohne besondere Gelegenheitsursachen. BOLLINGER hat seine Fälle von Spätapoplexie auf sekundäre Gefäßveränderungen in primär geschädigten, erweichenden Partien zurückgeführt. Ich möchte bei größeren Blutungen auf primäre traumatische Gefäßläsionen zurückgreifen, die allmählich zu Aneurysmabildung führen können. JAKOB schließt sich der Auffassung BOLLINGERs an, weist jedoch gegenüber derartigen größeren Blutungen auf kapilläre Spätapoplexien hin, die sich auch in nicht nachweisbar erkranktem Gewebe finden. Er meint, daß das Trauma eine Prädisposition für kleine Blutaustritte schaffe, die seiner Erfahrung gemäß wieder besonders an den Stellen des Choc cephalorhachidien DURETs und in der Umgebung des Zentralkanals lägen. Gerade für diese kapillären Spätblutungen spricht am meisten RICKERs Vorstellung an.

Für die Commotio spinalis gelten ganz gleiche Erwägungen wie für die Hirnerschütterung. SCHMIEDEN betont auch hier die Schwierigkeit der Trennung zwischen Commotio, Contusio und Compressio. Das Vorübergehen der Symptome bei Commotio spinalis wird betont; die Verwundeten stürzen zusammen, erholen sich aber meist bald wieder. HARTMANN sagt, die Commotio spinalis sei ein akuter heilbarer Zustand von Störung in der Leistung des Gesamtorganes, bzw. (dem Bau des Rückenmarks entsprechend) eines Teilabschnittes desselben. Die Berechtigung, von Rückenmarkserschütterung zu sprechen, ist bestritten worden. Mit Unrecht! Für „reine" Fälle von Commotio spinalis sind Quetschungen und Zerrungen durch Verletzungen der Wirbelsäule und des Bandapparates (auf welche KOCHER hinweist) auszuschließen. Wie bei der Commotio cerebri finden wir auch bei der Commotio spinalis einmal rasch vorübergehende Störungen der Funktionen[*]. Andererseits kommen dauernde Schädigungen mit sehr greifbarem, anatomischem Befunde vor, und ebenso auch sog. Spätwirkungen. In gleicher Weise, wie beim Gehirn, wird man mit Pressungen (Quetschungen) und Zerrungen (Aufhängeapparat!)[**], sowie mit besonderer Fortleitung der Stöße in der Rückenmarksubstanz zu tun haben; ebenso ferner mit Verschiebungen der Flüssigkeiten (Liquor, Blut), bzw. Fortleitung der Stöße in diesen Flüssigkeiten. So erklärt sich die oft ausgedehnten Fernwirkungen, die sich auch in anderen als den eigentlichen Stoßrichtungen, vor allem in der Längsachse des Rückenmarkzylinders geltend machen (s. früher). MARBURG sah bis 18 Segmente beteiligt. Blutungen in die Meningen und in den Zentralkanal spielen unter den nachweisbaren anatomischen Veränderungen eine untergeordnete Rolle gegenüber einfachen und blutigen Erweichungen, besonders in der grauen Substanz. Auch Spätererweichungen in erschütterten Gebieten, weitab von der direkten Auftreffstelle der Gewalt, habe ich gesehen. Dies alles, bei Traumen, welche die Kontinuität des Wirbelkanals in keiner Weise gestört hatten.

MARBURG weist auf die Bedeutung traumatischer Gefäßveränderungen (Endarteriitis, Periarteriitis usw.) hin. Die Myelomalazien fand er häufig von keilförmiger Gestalt, also infarktartig. Thrombosen wurden dabei aber nicht gefunden. Neben diesen ischämischen Infarkten beobachtete er einfache Malazien, die aber auch der Gefäßausbreitung entsprachen, oder „diffuses, traumatisches Ödem", und auch dieses im Anschluß an die Gefäße. Ausheilungen sah er mit Übergang in Sklerosen und Zysten. Meningeale Affektionen (Pachymeningitis externa und interna, serös-plastische Arachnitis) führten bei Ausheilung zu Verwachsungen und Zystenbildungen der Häute. Bei reinen Erschütterungen ohne Wirbelkanalverletzung sind solche schweren meningealen Veränderungen

---

[*] Motorische und sensible Lähmungen (meist ohne Bewußtseinsverlust) und Areflexie, sowie Retentio urinae als erste Schockwirkung. Später (meist nach wenigen Stunden) nur mehr geringfügige Motilitäts- und Sensibilitäts- sowie Reflexstörungen, die in den meisten Fällen binnen wenigen Wochen verschwinden. Schmerzen im Rücken und den Extremitäten (MARBURG). In Fällen, in welchen der Stoß das Halsmark getroffen hat, kann Bewußtlosigkeit auftreten. ROSENFELD, der auf diese Tatsache besonders hinweist und sie als „Schockwirkung" bei Rückenmarksverletzungen auffaßt, will die Bewußtlosigkeit auf reflektorisch ausgelöste Leitungsstörungen und Hemmungen in den nervösen Zentren, die sich bis in die entferntesten Teile des Zentralorgans fortpflanzen, zurückführen (Diaschisis MONAKOWs), oder er denkt an schwere Funktionsstörungen des naheliegenden Vasomotorenzentrums, die ihrerseits wieder ausgedehnte Störungen in den verschiedensten Gefäßbezirken, besonders des Gehirns, veranlassen. Demgegenüber sei auf die erwähnten experimentellen Feststellungen BRESLAUERs verwiesen.

[**] LUXEMBURGER fand experimentell als Ausdruck der Quetschung Verschiebungen von Rückenmarksubstanz mit Blutungen, während bei Zerrungen ventrale Malazie und perivaskuläre Blutungen auftraten. So einfach werden sich aber die Stoßwirkungen nicht trennen lassen. PICKLER faßt die ventralen Malazien, die ich übrigens bei meinen Fällen vermißte, als Contrecoupquetscheffekte auf; die Wirbelsäule schwinge zurück, während das Rückenmark sich noch vorwärts (im Sinne der Stoßrichtung) bewege. MARBURG fand häufiger die dorsale Rückenmarkspartie, seltener die ventrale, malazisch. Man sieht daraus, wie verschieden die Effekte von Stößen sein können.

meines Erachtens wohl kaum zu erwarten. Die von MARBURG hervorgehobenen Gefäßveränderungen (Schädigungen der Wand und Störung der Innervation) als Ursache der Nekrosen anzusehen, darf Bedenken erregen. So wichtig diese Gefäßprozesse sind, und so sehr sie uns auch das Auftreten gewisser Formen von Blutung bei den Rückenmarkserschütterungen verständlich machen (s. darüber früher), so ist doch andererseits auch die primär traumatische Entstehung von Nekrosen anzuerkennen und die Auffassung berechtigt, daß die Gefäßprozesse häufig begleitende und unterstützende und nicht nur allein maßgebende, vorausgehende Vorgänge sind. Die eingehenden experimentellen Untersuchungen JAKOBS sprechen sehr eindringlich für die organische Natur der Kommotionsveränderungen des Rückenmarks. JAKOB fand diffuse Nervenfaserveränderungen im Weiß mit Ödem (besonders in der Randzone), zahlreiche Nekroseherde im Grau (besonders an den Grenzen von weißer und grauer Substanz), diffuse Veränderungen der grauen Substanz in Form von Ganglienzellenentartungen und Gliawucherungen, Entartung der hinteren Wurzeln, hyperplastische Prozesse der Pia mater, endlich kapilläre Spätblutungen. Und dies alles bei reinen Erschütterungen ohne direkte Verletzung des Wirbelkanals oder des Rückenmarks selbst. JAKOB weist darauf hin, daß alle diese Veränderungen eine gewisse Zeit zu ihrer Entwicklung brauchen, so daß man frühestens nach 2—3 Tagen die entsprechenden strukturellen Störungen erkennen kann. Wenn also bei schnell letal endigenden Fällen nichts anatomisch Greifbares gefunden wird, so darf daraus nicht ohne weiteres auf die funktionelle Natur der zentralen Lähmungen geschlossen werden.

e) Schocktod, Verblutungstod, Fettembolie, Luftembolie.

Häufig werden die Verletzten an die Feldprosekturen eingeliefert mit der Diagnose: Tod im oder am Schock. Es soll nicht bezweifelt werden, daß die nach einer schweren Verletzung auftretenden wohlbekannten Schockerscheinungen mehr oder weniger rasch vom Exitus letalis gefolgt sein können. Reine derartige Fälle, die als Schocktodesfälle bezeichnet werden können, scheinen jedoch nicht häufig zu sein*). Bei Leichenöffnungen von Fällen sog. Schocktodes ist man jedenfalls zu allermeist in der Lage, den Tod auf innere Verblutung, auf embolische Vorgänge (Fett-, Luftembolie), auf Erstickung durch Aspirationen von Blut, Mundhöhleninhalt, auf beginnende Pneumonien, Peritonitiden usw. zurückzuführen. LEXER betont, wie schwer es sei, an einem Schwerverletzten das Schwinden der Schocksymptome festzustellen, wenn sich die Symptome innerer, zum Kollaps führender Blutungen oder beginnender Entzündungen (z. B. Peritonitis) unmerklich mit ihnen verbinden. Schwere Grade des Kollapses sind nach LEXER dem Schock sehr ähnlich und von ihm kaum zu unterscheiden, besonders wenn sich die Erscheinungen unmittelbar an eine Verletzung anschließen. Beim Kollaps wird zwar das Bewußtsein alsbald getrübt oder schwindet vor dem Exitus ganz, während es für den „Wundschreck" gerade charakteristisch ist, daß das Bewußtsein erhalten ist. Der reine Schocktod ist verständlich aus der Pathogenese des Schocks. Wir haben es beim traumatischen Schock mit einer heftigen Erregung peripherer Nervengebiete zu tun (sensible Nerven, Sympathikus, Vagus), durch welche es reflektorisch zu einer Hemmung bzw. Lähmung (infolge von Überreizung?) wichtiger Zentren (Herznerven-, Gefäß-, Atemzentrum) kommt. Auch die beobachteten Störungen der Motilität, Sensibilität, Reflexerregbarkeit können auf solche Hemmungen zentraler Stationen, die mit diesen Funktionen zusammenhängen, zurückgeführt werden (vgl. Schrecklähmungen höchsten Grades: kataleptische Totenstarre). Hirnanämie durch reflektorische Vasomotorenlähmung kann mit im Spiele sein. Es ist verständlich, daß solche Hemmungen oder Lähmungen, wenn sie sehr intensiv sind oder länger andauern, an und für sich zum Tod führen können.

Bemerkenswert ist, daß Verletzungen bestimmter Körpergebiete besonders häufig von schweren Schockerscheinungen gefolgt sind; dazu gehören vor allem Bauchverletzungen. Freilich können auch Thoraxverletzungen und sonstige Verletzungen des Rumpfes und der Extremitäten zu Schock führen, vor allem dann, wenn umfangreiche Nervengebiete vom Trauma betroffen wurden. LAWEN betont, daß auch nicht jede Bauchverletzung von Schock gefolgt ist, sondern nur die schweren traumatischen Insultationen des Bauches. Ob besondere Nervenerregungszustände der Betroffenen zu Schock disponieren, wie LAWEN meint, oder große körperliche und seelische Anstrengungen, auf welche SCHUERNING, THOLE und VOSS hinweisen, bleibe dahingestellt. Letztere Autoren machen darauf aufmerksam, daß Verwundungen mit dem Infanteriegeschoß weniger leicht zu Schockerscheinungen führen, weil hier die Angriffsfläche kleiner und die Einwirkungszeit sehr kurz sei; es komme daher meist nicht zu der Erschütterung eines größeren Nervengebietes.

---

*) HOGELMANN berichtet über einen Herztod „als Folge von Schock" bei Aufreißung der Brust und des Bauches (durch „Autopsie am Lebenden" festgestellt).

Die Sektionsbefunde von Verletzten weisen bezüglich Todesursache bzw. Todesart nicht selten auf Lähmungen des Atemzentrums oder Vasomotorenzentrums hin. Besonders bei Kopftraumen (Erschütterung, Blutung, Schuß) kann der Tod auf diese Weise infolge akuten Hirndruckes (Oblongata-pressung) erfolgen, worauf BRESLAUER besonders hinweist; das Ultimum moriens ist dann das autonom weiter arbeitende Herz. Auch bei Verletzungen, die von Infektion gefolgt sind, können toxisch bedingte Lähmungen des Atmungs- oder Vasomotorenzentrums den Tod bedingen. Der Tod vom Herzen her soll damit keineswegs als weniger häufig oder bedeutungsvoll hingestellt werden.

Bezüglich der Pathogenese des Verblutungstodes ist dem bisher Bekannten nichts hinzuzufügen. Ein Wort nur sei gestattet über die Art, wie Blutungen nach Verletzungen zum Stillstand kommen. Das geschieht meiner Erfahrung am Sektionstisch nach viel seltener durch Thrombose, als durch Steigerung des extravaskulären Druckes durch die Hämatombildung. Gefäß- und Herzverletzungen (mit und ohne Klappenläsionen) können ganz ohne Thrombose verlaufen. Gemeint sind hier nicht mikroskopische Plättchenabscheidungen, wie sie wohl bei keiner Intima- oder Endokardläsion fehlen werden, sondern mit bloßem Auge sichtbare Thromben, die als wandständige oder obturierende, lokale oder fortschreitende Abscheidungen bzw. Gerinnungen auftreten. Auf die Ausbildung derartiger Thrombosen hat meines Erachtens weniger die Gefäßläsion einen entscheidenden Einfluß, als allgemeine Verhältnisse, wie Blutbeschaffenheit und Blutbewegung. Neben lokalen und allgemeinen Störungen der Zirkulation (Herz!) scheint vor allem die Infektion eine Rolle zu spielen. SCHJERNINO, THOLE und VOSS berechnen die durch Verblutung nach außen und innen infolge Verwundung durch kleinkalibrige Geschosse zu erwartenden Verluste auf 40—45 % der Gefallenen. Im modernen Krieg sei die Zahl wahrscheinlich noch größer. Neben primär, durch die direkte Geschoßeinwirkung bedingten Blutungen unterscheiden sie sekundäre Blutungen durch Anspießung der Gefäße seitens der sekundären Geschosse (Knochensplitter), durch Loslösung und septische Erweichung von Thromben, durch nachträgliches Absterben gequetschter Gefäßteile. Die sekundären Blutungen aus Aneurysmen wären hinzuzufügen.

Die Häufigkeit der Fettembolie bei Kriegsverletzungen ist mehrfach betont worden. Es ist auffallend, daß selbst bei relativ geringfügigen Verletzungen, speziell der Knochen, ausgedehnte Fettembolie der Lungen gefunden werden kann (vgl. H. SIEGMUND). Zur Erklärung solcher Befunde wird man RIBBERT beistimmen, der auf die vorwiegende Bedeutung der Erschütterung des Knochens für das Zustandekommen von Fettembolie hinweist. Nach BÜRGER hängt die Menge des embolisierten Fettes nicht nur von der Schwere der Verletzung, sondern auch von dem Alter der Verletzten ab. Bei alten Leuten sah er auch bei geringfügigeren Verletzungen Fettembolie. Das soll sich erklären aus dem größeren Fettgehalt des Knochenmarks älterer Leute, ferner aus chemischen Verschiedenheiten des Fettes bei Kindern und Erwachsenen. Der Krieg hat gezeigt, daß auch bei jungen Leuten nach relativ geringfügigen Verletzungen Fettembolie auftreten kann. Wie bald nach der Verletzung das Fett in den Lungen gefunden werden kann, darüber wechseln die Angaben. BÜRGER fand Fett schon nach wenigen Sekunden; RIBBERT stellte eine Stunde nach einem Sturz bereits hochgradige Fettembolie der Lungen fest. Von großer Bedeutung ist die Fettembolie im großen Kreislauf (Gehirn, Herz, Nieren). Im Gehirn kann sie sich unter dem Bilde der Purpura haemorrhagica zeigen. Hier handelt es sich um Verstopfung kleiner arterieller Gefäßchen durch Fett, die zu infarktartigen kleinsten Nekrosen der Hirnsubstanz führen, in deren Umgebung durch kollaterale Fluxion Hyperämie und Blutung entstehen (sog. Kugelschalenblutungen). RIBBERT weist darauf hin, daß diese Blutungen nicht sofort entstehen, sondern sich erst allmählich ausbilden; drei Tage seien dazu erforderlich. GRONDAHL fand sie schon nach 50 Stunden. Im Herzmuskel führt die Fettembolie zu herdweisen fettigen Entartungen und Blutungen. Über die mikroskopischen Veränderungen bei Fettembolie der Nieren und anderer Organe s. bei GRONDAHL.

Der Übertritt des Fettes in den großen Kreislauf geschieht nach RIBBERT nicht immer in größerem Umfang. Bei schwachen und alten Personen gelange nur wenig Fett bis in die Lungenkapillaren; es bleibe vielmehr größtenteils in den kleinen Arterien der Lunge stecken (arterielle Form der Fettembolie); hier werde es aufgelöst und resorbiert; in den großen Kreislauf trete nicht viel über. Es ist allerdings schwer vorstellbar, wie das Fett bloß in die Arterien gelangen und nicht weiter transportiert werden soll. In anderen Fällen sind nach RIBBERT die Lungenkapillaren mit Fett vollgestopft; dabei komme reichlich Fett in den großen Kreislauf. Jedoch brauche es dazu einige Zeit; nach 5 Stunden fand RIBBERT noch keine Spur von Fett im großen Kreislauf. Wenn in manchen Experimenten ein rascherer Übertritt gefunden wird, so beruht das vielleicht auf der Art des angewendeten Fettes. Erscheinungen von seiten des Gehirns treten daher erst einige Zeit nach einer Verletzung („freies Intervall", s. später) und unter Umständen in allmählich zunehmender Intensität auf. Weshalb einmal mehr der kleine, ein anderes Mal mehr der große Kreislauf befallen ist, kann auf verschiedenen Umständen beruhen. Gewiß ist die Herzkraft in Rechnung zu stellen. Jedoch wird es auch auf die Menge des transportierten Fettes ankommen, ferner auf die Breite des Stromgebietes in der Lunge (Lungenerkrankungen), ferner vielleicht auch auf die wechselnde Weite der Lungenkapillaren (EBERTH, BORGER). BORGER möchte hochgradige Fettembolien bei alten Leuten auf das letztgenannte Moment zurückführen. Über eine senile Erweiterung der Lungenkapillarbahn ist aber nichts Sicheres bekannt.

Der Tod an Fettembolie kann erfolgen 1. von der Lunge her (respiratorische Form — BORGER, nach GRONDAHL in 64% der Fälle). Man konstatiert rasch auftretende Symptome (Zyanose, Atemnot, Todesrasseln), und findet anatomisch Ödem, akutes Emphysem, Blutungen in der Lunge als Ausdruck der Störung von Zirkulation und Atmung. GRONDAHL unterscheidet sehr akut verlaufende, apoplektiforme Fälle (Herzkollaps) und langsamer, mit ausgesprochenen Lungensymptomen oder ohne solche verlaufende Fälle. Auch hier gibt es ein „freies Intervall", das nach GRONDAHL Stunden bis Tage betragen kann, weil das Fett sich unter Umständen sehr allmählich in der Lunge ansammelt, und weil ein kräftiges Herz die Hindernisse längere Zeit überwinden kann. Auch eine Zufuhr von Fett durch die Lymphgefäße (FRITZSCHE) komme in Betracht, dazu brauche es längere Zeit. Ein Versagen des Herzens wird leicht eintreten bei den großen Widerständen, die durch die Fettembolie im kleinen Kreislauf geschaffen werden. Herzkraft und Beschaffenheit der Lungen spielen eine große Rolle in der Frage, wieviel Fett nötig ist, um den Tod herbeizuführen. Der Tod an Fettembolie kann 2. vom Gehirn aus erfolgen (zerebrale Form, nach GRONDAHL 46% der Fälle). Die bedrohlichen Erscheinungen treten hierbei nach einem „freien Intervall" auf, das nach GRONDAHL 4—10 Stunden, manchmal Tage, ausnahmsweise 7—9 Tage dauern kann. BORGER hat ganz recht, wenn er darauf hinweist, daß solche Fälle häufig mit der Diagnose Schocktod eingeliefert werden. Schock ist aber ohne weiteres auszuschließen, da sich die Symptome erst mehrere Stunden nach der Verletzung ausbilden. Freilich liegt die Sache diagnostisch schwierig, wenn die Verletzung selbst schockartige Zustände hervorruft, die dann vom Fettembolie des Gehirns abgelöst bzw. überholt werden.

BORGER unterscheidet noch einen renalen Typ des Todes an Fettembolie. Man könnte einen kardialen (ausgedehnte Fettembolie der Herzgefäße) hinzufügen. Wichtig ist noch, daß der Übertritt von Fett in den kleinen und großen Kreislauf auch spät nach der Verletzung durch den Transport des Verletzten (Erschütterung, Blutdruckerhöhung dabei!) erfolgen kann; auch sekundäre Verschlimmerungen können so entstehen (GRONDAHL).

Luftembolie nach Kriegsverletzungen haben wir ebenfalls öfter gesehen. Meist ist der kleine Kreislauf betroffen. Symptome und pathologische Anatomie sind bekannt. Der Tod erfolgt unter den Erscheinungen der Erstickung und Herzparalyse. Auf besondere Fälle sei hingewiesen, in welchen das Eindringen von Luft in die Körpervenen nicht von außen, sondern von den Körperhöhlen her stattfindet, bei gleichzeitiger Verletzung lufthaltiger Organe. So sah ich einen Bauchschuß mit Magendarmverletzung und hochgradigem Pneumoperitoneum; bei gleichzeitiger Verletzung der Vena iliaca erfolgte der Tod an Luftembolie. Gerade solche Fälle werden unter der Diagnose Schocktod eingeliefert werden können.

BENEKE hat neuerdings auf die Luftembolie im großen Kreislauf (BICHAT) aufmerksam gemacht. Luftaufnahme in den großen Kreislauf kann durch Ansaugen von Luft seitens verletzter Lungenvenen erfolgen. BENEKE meint, daß Lungenverletzungen durch Stich, Schuß im allgemeinen nicht für das Zustandekommen einer Luftembolie im großen Kreislauf ausreichen, weil die Verbindungen mit den etwa mitverletzten Bronchien durch einströmendes Blut verschlossen wurden, und weil die Elastizität der Bronchialwand einer ausreichenden Luftansaugung nicht förderlich sei. Dagegen gebe eine Lungenverletzung mit gleichzeitigem Pneumothorax geeignete Vorbedingungen. Experimentell konnte BENEKE durch Einblasen von Luft in den linken Ventrikel zeigen, daß der Tod im gleichen Augenblick mit der Füllung des Ventrikels eintreten kann (Herzparalyse).

Eine andere Möglichkeit des Übertritts von Luft in den großen Kreislauf ist nach BENEKE durch die Aufnahme von Luftgasen seitens intakter Lungenkapillaren gegeben; BENEKE sah mehrere Fälle, die er so zu deuten zu dürfen glaubte. Experimente BICHATs und vieler anderer zeigten, daß Gase, welche unter rasch oder langsam zunehmender Erhöhung des intrapulmonalen Druckes in die Trachea eingeblasen werden, vom Blute resorbiert werden (Diffusion). Bei entsprechender Sättigung des Blutes mit den Gasen treten diese als Blasen in der Blutflüssigkeit auf, und es entsteht so schaumiges Blut in den Lungenvenen, im linken Herzen und in den Körperarterien. Eine Zerreißung von Kapillaren und kleinen Venen erscheint allerdings bei diesen Versuchen nicht ausgeschlossen.

Bei Kriegsverletzungen wird diese „kapilläre" Form der Luftembolie im großen Kreislauf kaum vorkommen können. Höchstens könnte die Luftdruckerhöhung bei Granatexplosionen in Frage kommen. Der Tod erfolgt in den Fällen von Luftembolie des großen Kreislaufs durch Verstopfung von Gefäßen des Gehirns oder Herzens. Gelangt die Luft bis in die Körpervenen, so kann es sich im rechten Herzen ansammeln und zur Embolie der Lunge führen. Symptome, wie sie bei Caissonarbeitern beobachtet werden, können auftreten (BENEKE).

Literatur.

a) Allgemeines.

[1] Über die Wirkung und kriegschirurgische Bedeutung der neuen Handfeuerwaffen, bearbeitet von der Medizinalabteilung des preußischen Kriegsministeriums. Berlin 1894 (mit einem Atlas); hierzu Vorträge von COLER und SCHJERNING, Berlin 1894.
[2] v. BAUMGARTEN, Kriegspathol. Mitteilungen. M. Med.W. 1918 Nr.7—8 S.175 u.212. Siehe auch Verlag von Hirzel, Leipzig 1920.
[3] BIRCHER, Experiment. Untersuchungen über die Wirkung der Spitzgeschosse. Bruns Beitr. Bd. 96. I. Kriegschirurgisches Heft. 1915.
[4] BORST, Einwirkung der Schußverwundung und sonstiger Kriegsbeschädigungen auf die einzelnen Körpergewebe in BORCHARD-SCHMIEDENs Lehrbuch der Kriegschirurgie. Leipzig, bei Joh. Ambr. Barth, 1917. Siehe auch Die deutsche Chirurgie im Weltkriege 1914—1918, 2. Auflage des Lehrbuchs der Kriegschirurgie, ebenda 1920.
[5] — Pathologisch-anatomische Erfahrungen über Kriegsverletzungen. Volkmanns Sammlung klinischer Vorträge. Neue Folge Nr. 735. Chirurgie Nr. 201. Leipzig 1917.
[6] CRANZ, Lehrbuch der Ballistik.
[7] CRANZ u. KOCH, Annalen der Physik. Bd. 3. 4. Folge 1900 S. 247.
[8] FESSLER, Wirkung der deutschen 8 mm-Spitzgeschosse (S-Munition) auf Menschen und Tiere. D. Zeitschr. f. Chir. 97. 1909.
[9] FLESCH, Untersuchungen zur Dynamik der Steckschüsse. Jena, bei Gustav Fischer, 1917.
[10] FRANZ, Zur Erklärung der Krönleinschen Schädelschüsse. Arch. f. klin. Chir. 93.
[11] GULECKE-DIETLEN, Kriegschirurgischer Röntgenatlas. Berlin, bei Springer, 1917.
[12] KÖHLER, R., Die modernen Kriegswaffen. Berlin 1897.
[13] KRANZFELDER u. OERTEL, Zur kriegschirurgischen Bedeutung der neuen deutschen Infanteriemunition. D. Med. W. 1906 Nr. 15.
[14] KRANZFELDER u. SCHWINNING, Funkenphotographie, insbes. die Mehrfachfunkenphotographie in ihrer Verwendbarkeit zur Darstellung der Geschoßwirkung im menschlichen Körper. Medizinalabteilung des preußischen Kriegsministeriums. Berlin 1903.
[15] KNOLL, Gewehrnahschüsse mit Sprengwirkung am Geschoß. Bruns Beitr. Bd. 113. 64. Kriegschirurgisches Heft. 1918.
[16] LEXER, Allgemeine Chirurgie. 6. Aufl.
[17] LIEBERT, Über die Sprengwirkung bei Kleinkaliberschüssen. Bruns Beitr. Bd.96. I.Kriegschir.Heft. 1915.
[18] MESSERER, Untersuchungen über die Elastizität und Festigkeit der Knochen. Stuttgart 1880.
[19] QUERVAIN, Lehrbuch der Chirurgie.
[20] RIEDINGER, F., Über die Wirkung moderner Projektile. Festrede zur Feier des 59. Stiftungsfestes der phys. med. Ges., Würzburg 1909. Bei Kabitzsch, Würzburg.
[21] ROHRER, Über die mechanische Wirkung der Projektile. Jahrb. d. Kriegsspitals d. Geldinstitute in Budapest. Bei Springer 1917.
[22] SCHJERNING, THOLE u. VOSS, Die Schußverletzungen im Röntgenbild. 2. Aufl., herausg. v. FRANZ und OERTEL 1913, s. auch Fortschritte auf dem Gebiete der Röntgenstrahlen. Ergebnisse, Bd. 7. 1902.
[23] TILMANN, Verhandlungen d. D. Ges. f. Chir. 27. Kongreß.- Berlin 1898.

b) Schädelschüsse.

[1] Verletzungen des Gehirnes. Neue deutsche Chirurgie Bd. 18. I—III. 1916.
[2] ALLERS, Über Schädelschüsse. Berlin, bei Springer, 1916.
[3] BRESLER, Schädel und Gehirnverletzungen. Psych. neurol. W. 1917/18 Bd. 19 Nr. 5 u. 6 u. 49—50.
[4] ENDERLEN, Schädelschüsse. Bruns Beitr. Bd. 96. Kriegschirurgischer Bd. I H. 4. 1915.
[5] FISCHER, B., Über indirekte Orbitalfraktur. M. Med. W. 1908 Nr. 41.
[6] FRANZ, C., Zur Erklärung der Krönleinschen Schädelschüsse. Arch. f. klin. Chir. 93. 2, s. auch Zbl. f. Chir. 1908 Nr. 35.
[7] GENEWEIN, Pathol.-anat. Studien über Kriegsverletzungen d. Schädels. Bruns Beitr. Bd.109 H.1. 1917.
[8] v. HANSEMANN, Die Perf. d. Lam. cribr. durch Luftdruck. Berl. klin. W. 1917 Nr. 18.
[9] PAYR, E., Erfahrungen über Schädelschüsse. Jahreskurse f. ärztl. Fortbildung VI. 1915.
[10] TILMANN, Schädelschüsse. Beitr. z. klin. Chir. 96 H. 4.
[11] THOMA, R., Zur Mechanik der Schädelbrüche. D. Zeitschr. f. Chir. 98. 1909 S. 233.

c) Brustschüsse.

[1] BEITZKE, Pathol.-anat. Beobachtungen an Kriegsverletzungen der Lungen. Berl. klin.W. 1915 Nr.28.
[2] BURCKHARDT, H. u. LANDOIS, F., Die Brustverletzungen im Kriege. Ergebn. d. Chir. u. Orthop. von Küttner u. Payr. X. 1918.
[3] RIEDINGER, F., Verletzungen des Thorax und seines Inhaltes. Handb. d. prakt. Chir. von Bergmann u. Bruns. Bd. 2. 3. Aufl.

d) Bauchschüsse.

[1] BURCKHARDT, H. u. LANDOIS, F., Die pathol. Anatomie und Behandlung der Bauchschüsse. Bruns Beitr. Bd. 103 H. 1—2. 1916.
[2] LAWEN, Die Schußverletzungen des Bauches und der Nieren. Ergebn. d. Chir. u. Orthop. von Küttner u. Payr. X. 19.8.

e) Schußverletzungen der Wirbelsäule und des Rückenmarks.

[1] BEITZKE, Über einen anat. untersuchten Fall v. Rückenmarkserschütterung usw. Berl. klin. W. 1917 Nr. 3.
[2] MARBURG, O., Zur Pathologie der Kriegsbeschädigung des Rückenmarks. Arbeiten aus d. neurol. Institut. Wien XXII. 1919 S. 498.
[3] ROSENFELD, s. unten sub h.
[4] SCHMIEDEN, V., Über Kriegsverletzungen des Rückenmarks. Arch. f. Psych. u. Nervenkrankh. 59. 2—3 S. 509.
[5] YAMADA, Experiment. Belir. z. d. Rückenmarksverletzungen. Mitteil. d. med. Fak. Tokio. Bd. 7. 4. 1907.

f) Schußverletzungen der Nerven.

[1] BERBLINGER, Anatomische Veränderungen der Extremit.-Nerven nach Verletzung durch Nahschüsse. Zbl. f. allg. Pathol. XXVI. 16. 1915, s. auch M. Med. W. 1916 S. 503.
[2] SPIELMEYER, Über Nervenschußverletzungen. Jahrb. f. Neurol. u. Psych. XIX.
[3] — Zur Klinik und Anatomie der Nervenschußverletzungen. Zeitschr. f. d. ges. Neurol. u. Psych. XXIX. 5. 1915 S. 416.

g) Verletzungen durch stumpfe Gewalt.

[1] BERBLINGER, Rupturen der Brustorgane als Folge stumpfer Gewalteinwirkung. Viertelj. f. ger. Med. 52 H. 2. III. Folge.
[2] DIETRICH, Die Kontusionsverletzungen innerer Organe. Med. Klin. 1916 Nr. 50.
[3] GAUFF, R., Die Granatkontusion. Beitr. z. klin. Chir. v. Bruns. Bd. 96. 1915 S. 277.
[4] V. HANSEMANN, s. oben sub b.
[5] RIEDINGER, F., s. oben sub c.
[6] RUSCA, Experiment. Untersuchungen über die traumatischen Druckwirkungen der Explosionen. D. Zeitschr. f. Chir. 132.

h) Commotio cerebri et medullae spinalis. Schock.

[1] BEITZKE, s. oben sub e.
[2] BRESLAUER, P., Hirndruck und Schädeltrauma. Mitteil. aus d. Grenzg. d. Med. u. Chir. 29. 4—5. 1917 S. 715 u. 30. 4—5. 1918.
[3] HAUPTMANN, Neue deutsche Chirurgie. 11. Bd. 1914. 1. Teil.
[4] HOGELMANN, Der Herztod als Folge von Schock. M. Med. W. 1917 Nr. 36.
[5] JAKOB, A., Experiment. Untersuchungen über die traumat. Schädigung d. Zentralnervensystems usw. in Nissl-Alzheimer histol. u. histopathol. Arb. 5. 1—2. 1912.
[6] — Zur Pathologie der Rückenmarkserschütterungen. Zeitschr. f. d. ges. Neurol. u. Psych. 51. 2—3. 1919 S. 247.
[7] MARBURG, O., s. oben sub e.
[8] REICHARDT, M., Hirnschwellung. Zeitschr. f. Psych. 75. 1918 S. 34.
[9] REILICH, R., Über Rückenmarkserschütterung. Jahrb. f. Psych. u. Neurol. 38. 1917.
[10] RICKER, O., Die Entstehung der pathol.-anat. Befunde nach Hirnerschütterungen usw. Virch.-Arch. 226. 2. 1919 S. 180.
[11] ROSENFELD, Über Schockwirkungen bei Verletzungen des Rückenmarks. Bruns Beitr. Bd. 100 H. 4. 1916 S. 372.
[12] SAUERBRUCH, Beiträge zur Pathologie des Commotio und Compressio cerebri usw. Mitteil. f. Psych. u. Neurol. 1909. XXVI. S. 140.
[13] — Blutleere Operationen am Schädel usw. Mitteil. aus d. Grenzg. d. Med. u. Chir. 1907.
[14] SCHMIEDEN, s. oben sub e.

i) Fettembolie und Luftembolie.

[1] BENEKE, Über Luftembolie im großen Kreislauf. Verhandlungen d. D. pathol. Ges. 1913, s. auch Brauers Beitr. Bd. 9.
[2] BORGER, Die Fettembolie usw. Viertelj. f. ger. Med. 3. Folge. 39. Supplem.-Heft.
[3] GRONDAHL, Untersuchungen über Fettembolie. D. Zeitschr. f. Chir. 111. 1911 S. 56.
[4] RIBBERT, Zur Fettembolie. D. Med. W. 1900 Nr. 25.
[5] — Korrespondenzbl. f. Schweizer Ärzte 1894.
[6] SCHULTZE, E., Experimentelle Fettembolie. Arch. f. klin. Chir. 111.
[7] SIEGMUND, H., Fettembolie als Ursache von Schockerscheinungen usw. M. Med. W. 1918 Nr. 39.

2. Die Schußverletzungen usw. der Haut.

Von Reg.- u. Med.-Rat Dr. med. WALTER KOCH, Stabsarzt a. D.,

Vorsteher der patholog.-anatomischen Abteilung der Kaiser-Wilhelms-Akademie in Berlin.

Im Kriege stellvertretender Armeepathologe beim Feldsanitätschef.

Mit 19 Abbildungen im Text.

Die Struktur der Haut bedingt es, daß an derselben die Formen der verschiedenen Schußverletzungen, die Einwirkung der verschiedenen Geschoßarten und daneben auch der Einfluß der Entfernung, aus welcher das Geschoß die Haut erreicht, verhältnismäßig leicht verfolgt werden können; auch ist naturgemäß der Wundverlauf und die Beurteilung der Altersstadien der Hautwunden der Beobachtung leicht zugänglich.

Die Prellschüsse hinterlassen bisweilen überhaupt keine eigentlichen Substanzverluste der Haut, sondern nur Sugillationen, welche einer Blutansammlung in den Maschen des Unterhautzellgewebes und des Hautgewebes selbst entsprechen und welche selbst bei geringer Berührungsfläche des Geschosses mit der Epidermis großen Umfang annehmen können. Häufiger sind dagegen oberflächliche Epidermisverletzungen, die sich in demarkierender, oberflächlicher Nekrose der Epidermis kundtun, in Streifenform die Richtung des Geschosses noch andeuten und größeren Prellungshof erkennen lassen. Für diese Prellschüsse kommen vorwiegend glattwandige Geschosse in Frage, wenn das Geschoß die Haut selbst berührte. Handelt es sich um tangentiale Einwirkung mehr scharfrandiger oder zackiger Geschosse, so kommt es eher zu einem Streif- oder Rinnenschuß. Bei dieser Form liegen Substanzverluste vor, die meistens mindestens die Lederhaut freilegen, aber natürlich auch in tiefere Schichten hineinreichen können; sie sind am häufigsten bei Artilleriegeschoß-Splitterverletzungen. Die Form der Wunde kann außerordentlich vielgestaltig sein, von kleinsten lochförmigen Anrissen, längsgestellten, Schnittwunden ähnlichen Hautspalten bis zu handtellergroßen, ja noch viel weitgehenderen Abschälungen größter Hautbezirke aus dem Verbande der gesunden Körperhaut. Der Wundrand ist dabei meist zackig, zuweilen unterminiert, in anderen Fällen glattwandig wie bei Messerschnitt. Reicht der Streifschuß nur bis in die Lederhaut, so entspricht seine Breite ungefähr der einwirkenden Geschoßbreite; ist die Lederhaut mit durchtrennt, wird meistens Klaffen des Streif- oder Rinnenschußkanals beobachtet.

Besonders häufig werden gerade an der Haut die Steckschüsse beobachtet, und zwar von allen Geschoßarten und Fremdkörpern, welche durch diese mitgerissen werden können. Die häufigsten Steckschüsse bestehen aus meist kleineren Granat-, Minen-, Handgranaten- und ähnlichen Geschoßsplittern. Sind diese Splitter, die in großer Zahl vertreten sein können, klein, so bleiben sie im Korium stecken und ragen vielfach aus der Epidermis heraus; sind sie größer, wobei schon Erbsengröße in Frage kommt, findet man sie häufiger im Unterhautzellgewebe oder auf der Faszie darunterliegender Muskulatur gelegen. Die Zahl der Splitter kann bis in die Hunderte gehen. Sind die Steckschüsse noch frisch und hat sich noch keine Eiterung um die Fremdkörper entwickelt, so pflegt sich die Haut straff um den Fremdkörper zu spannen. Vielfach entspricht die Größe der klaffenden Wunde in keiner Weise dem in der Tiefe liegenden Geschoß und erscheint im Verhältnis zu diesem winzig klein, so daß oberflächlich gelegene oder eben aus der Wunde hervorragende Geschoßteile nur unter Anwendung von Gewalt oder operativer Erweiterung extrahiert werden können. Davon machen jedoch eine gewisse Ausnahme die Schrapnellkugel-Steckschüsse, bei denen die Größe des Hauteinschusses der Geschoßgröße sehr viel näherkommt. Die Schrapnellkugeln pflegen bei Steckschüssen meistens im Unterhautzellgewebe steckenzubleiben. Ähnliche Verhältnisse können sich auch bei anderen Geschoßteilen, wie Eisenringen, Zündermantelteilen und rundlichen Artilleriegeschoß-Splittern finden. Bei den nicht infizierten Steckschüssen ist der Wundrand von einem roten Hof umsäumt, die Wunde mit Blutkruste bedeckt, falls der Splitter aus derselben nicht herausragt.

Die Rötung pflegt erheblicher zu sein als bei einfachen Schußwunden; durch größere Splitter kann natürlich die Haut im ganzen vorgewölbt sein. Auf weitere Wundbeschaffenheit der Hautwunden wird später noch zurückzukommen sein.

Ein häufiger Nebenbefund bei den Steckschüssen sind mitgerissene Fremdkörper, so vor allem Tuchfetzen der Bekleidung. Man trifft diese sowohl in Gestalt feinster, farbiger Fäserchen, wie auch in Form größerer zusammenhängender Tuchfetzen, das Geschoß einhüllend oder in den Zacken des Geschosses festhaftend. An der Färbung der Zeugfasern ist die Herkunft derselben oft unschwer festzustellen. Weiter finden sich Papierfetzen, z. B. von in der Tasche getragenen Zeitungen, Briefen und Taschenbüchern, Lederteilchen, Metall-, Glas- und Porzellansplitter von Uhren und ähnliches als Begleiter der Projektile. Daneben sieht man aber auch Fremdkörper, die selbständige Steckschüsse als Geschoßteile vertreten, in erster Linie Steinteilchen und zwar sowohl Kieselsteinarten, als auch Ziegelsteinschlag, und, wie es besonders in der Champagne beobachtet wurde, Champagnekalkstaub, wenigstens als die Wundränder imprägnierende weißliche Bröckel. Weiterhin kommen Holzsplitter in Frage und nicht so selten außer gemischten Schlamm- und Dreckspritzern bei Nahexplosionen größerer Geschosse zusammenhängende Massen von Pulverladungen. Bei einem einschlägigen Fall, Kat.-Nr. 5708 der Kriegspathologischen Sammlung, konnte der aus den Hautsteckwunden entfernte Inhalt bei der Obduktion unter Rauchentwicklung und Zischen noch zur Verbrennung gebracht werden. Die verschiedenen Arten der Hautfremdkörper lassen sich im Röntgenbild schon annähernd bestimmen, da die Schatten vom Metallsplitter über Steinschlag, Holzteile,

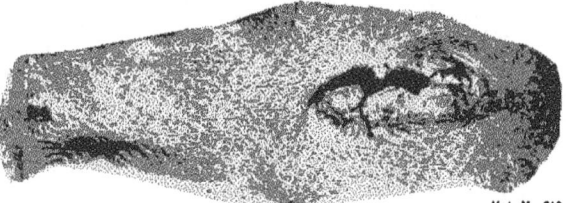

Kat.-Nr. 313.

Abb. 22. Infanteriegeschoß-Tangentialschuß des Brustkorbes. Kalibergroßer, trichterförmiger, schräger Einschuß. 5 cm langer bis 2 cm breiter ausgestülpter Ausschuß mit hervorquellendem nekrotischen Unterhautzellgewebe. 10 Tage alte Verletzung.

Tuchfetzen, Pulvermassen usw. an Intensivität abnehmen.

Vielgestaltig ist das Bild der Hautdurchschüsse, je nach Projektil und Entfernung sowie Einfallsrichtung, in welcher die Haut getroffen wurde. Das einigermaßen senkrecht auftreffende Infanteriegeschoß, soweit es sich nicht um ein mattes Projektil oder um einen Nahschuß handelt, hinterläßt am Einschuß ein kaum kaliberdickes rundliches Loch, welches an der Leiche bei frischen Schüssen wenig klafft, sondern nur eine trichterförmige Einstülpung mit zentralem Blutgerinnsel darstellt. Der Schußkanal nach Entfernung des Blutgerinnsels hat vielfach nur die Dicke einer stärkeren Sonde. Dieses Bild ändert sich sofort, wenn das Geschoß tangential auftrifft (Abb. 22). In vielen Fällen läßt sich dann ohne weiteres die Geschoßrichtung bestimmen, da, je nachdem der Einfallswinkel sich mehr einem spitzen Winkel nähert, das Einschußloch sich vergrößert und umgestaltet, und zwar in dem Sinne, daß man an Stelle des mehr rundlichen Schußloches eine schräg abfallende Grube findet, in welcher der der Flugbahn zugekehrte Wundrand flach abfallend sich im Niveau der übrigen Haut in den Schußkanal senkt, während der der Flugbahn abgekehrte Wundrand spornartig abgehoben und meistens kurz eingestülpt wird. Außerdem pflegt man an der der Flugbahn zugekehrten Seite nicht nur weiter ausgedehnte Konfusionen der Epidermis und entsprechenden Prellungshof wahrzunehmen, sondern vielfach wird die Epidermis auf eine größere Strecke hin mit abgelöst, so daß die Lederhaut freiliegt, die natürlich ihrerseits auch noch Verletzungen aufweisen kann. Alles dies findet sich nicht am gegenüberliegenden, der Flugbahn abgekehrtem, Wundrande. Noch anders ist der Einschuß beim Querschläger, wo schlitzförmige, eingestülpte Einschußwunden mit mannigfaltigsten Zerreißungen zur Beobachtung kommen.

Daß bei Verletzungen durch Granatsplitter, und ähnliche Geschosse die Hautwunde sehr vielgestaltig sein kann und hier besonders durch Größe und Form des Splitters beeinflußt wird, versteht sich von selbst. Jedoch kann bei kleinen und nicht zu zackigen Artilleriegeschoß-Splittern die Hautwunde einem Infanteriegeschoß-Einschuß vollständig gleichen.

In der Mehrzahl der Fälle dagegen ist der Hauteinschuß nach Granatsplitterverletzung insofern vom Infanteriegeschoß-Schuß zu unterscheiden, als er zackiger ist, mehr klafft, stärkere Seitenrißbildungen zeigt, durch Ablösung der zackigen Wundränder Unterminierungen schafft und im Schußloch dem Auge direkt sichtbare stärkere Nekrosen, besonders der Lederhaut, hinterläßt (Abb. 23 u. 24).

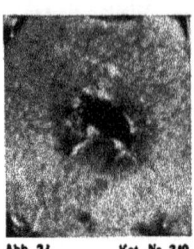 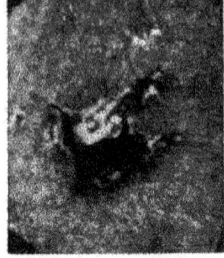

Abb. 23.   Kat.-Nr. 349.   Abb. 24.   Kat.-Nr. 351.

Abb. 23 u. 24. Artilleriegeschoß-Einschußwunden (Handgranatsplitter) mit zackig zerrissenen Wundrändern, klaffend mit Unterhautgewebsprolaps. Hyperämischer Wundsaum. 2 Tage alte Verletzung.

infolge der verschiedenartigen Gestaltung und Größe der Granatsplitter zeigen natürlich auch die Einschußwunden die mannigfachsten bizarrsten Formen; sternförmige, halbmondförmige, spaltförmige, wie mit Locheisen ausgestanzte, stecknadelkopf- bis über mannskopfgroße Wundformen können in allen Varianten gegeben sein. Auch auf die sehr viel häufigere Verschmutzung der Wunden durch mitgerissene Tuchfetzen, Erd- und Pulvermassen muß hingewiesen werden.

Den Granatsplitterverletzungen sehr ähnlich und von diesen praktisch oft nicht zu unterscheiden sind die Einschußwunden durch Steinschlag. Handelt es sich jedoch um mehr glatte Kieselsteine, so erhält man Bilder vom Hauteinschuß, welche sich mehr der Schrapnellkugelverletzung der Haut nähern. Diese haben sicher etwas typisches, wenigstens in einer großen Reihe von Fällen. (Abb. 25—27.) Sie

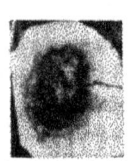 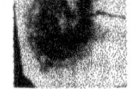 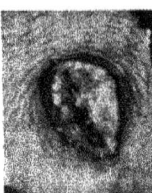 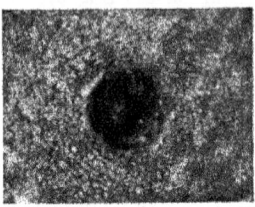

Abb. 25. Kat.-Nr. 356.   Abb. 26.   Kat.-Nr. 268.   Abb. 27.   Kat.-Nr. 320.

Abb. 25—27. Typische Schrapnellkugel-Einschußwunden von gut Kalibergröße.
Mortifiziertes Gewebe im Zentrum des Schußkanals. Typische Verdrängungszeichen und wallartige Erhebung am Wundrand. Alter der Verletzung: Abb. 25: 6 Tage; Abb. 26: 3 Tage; Abb. 27: 14 Tage.

zeichnen sich aus durch relativ große rundliche, klaffende Hautwunden, welche von kraterförmiger Gestalt sind, leicht eingestülpte Ränder am Einschuß aufweisen, gleichzeitig aber auch eine wallartige Erhebung des gesamten Wundrandes andeuten, wie wenn das Gewebe der Haut ringförmig zur Seite gedrängt sei. infolgedessen kommt es zu einem gewissen Hervorquellen des Unterhautzell- und Fettgewebes, welches, durch Quetschung beschädigt, schnell nekrotisches Aussehen erhält. Die Prellungshöfe und hyperämischen Randsäume können daher bei Schrapnellverletzung besonders ausgesprochen sein, ja es kann zu Fernschädigungen durch Überdehnung oder Ablösung kommen, bei denen größere Hautbezirke in der Umgebung der Wunde sequestrieren.

Bei den Durchschüssen verdient besondere Berücksichtigung das Verhalten des Einschusses zum Ausschuß. (Abb. 28 E. und 29 A.) Die Feststellung, welche Wunde als Ein- und welche Wunde als Ausschuß zu bezeichnen ist, hat nicht nur gerichtlich-medizinisches Interesse, sondern ist auch für den Chirurgen, zumal bei mehrfachen Schuß-verletzungen, praktisch wichtig, um aus der Rekonstruktion des Schußkanals auf etwa mitverletzte andere Organe zu schließen. Der prinzipielle Satz, daß der Ausschuß im allgemeinen größer ist als der Einschuß, bleibt für die Mehrzahl der Fälle bestehen. Als weiteres generelles Merkmal könnte man noch hinzufügen, daß der Einschuß eingestülpte, der Ausschuß ausgestülpte Wundränder zeigt, daß am Ausschuß häufiger Blutschorfe sich finden als am

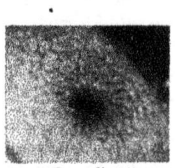 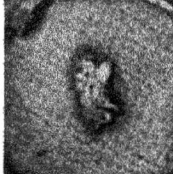

Abb. 28 E.   Kat.-Nr. 300.   Abb. 29 A.   Kat.-Nr. 300.

Abb. 28 E. und 29 A. Schuß mit Armeerevolver.
Sofortiger Tod infolge Herzschuß.
Kleiner, trichterförmiger, kalibergroßer Einschuß m. Prellungs-hof, größerer ausgestülpter Ausschuß mit Lederhautfetzen.

Einschuß, daß Knochensplitter und Gewebe von inneren Körperorganen öfters im Ausschuß, von außen eingeschleppte Fremdkörper, wie Tuchfetzen, Holz, Schmutz, Papier, Haare, mehr im Einschuß sich finden, daß um den Einschuß der Prellungs-hof, um den Ausschuß die Ablösung der Haut mit Hämatom größer zu sein pflegt. Das alles sind jedoch nur bedingte Kennzeichen, da der Ausnahmen viele sein können. So sehen wir bei Nahschuß, wenn die Mündung der Waffe nicht direkt auf den Körper aufgesetzt ist, vielfach einen größeren Einschuß (Abb. 30 E. und 31 A.) als Ausschuß. Auch kann ein Geschoß als Querschläger mit breiter Einschußwunde in den Körper eindringen und in gestreckter Flugbahn mit kleinerem Ausschuß den Körper wieder verlassen. Die Angaben der Verwundeten selbst sind stets mit Skepsis zu behandeln, und es ist durchaus nötig, ihre Angaben auf Grund objektiver Unter-scheidungszeichen nachzuprüfen. Dazu dienen auch neben den vorerwähnten gene-rellen gröberen Merkmalen die für diesen Zweck vielfach noch zum Ziele führenden mikroskopischen Untersuchungen, auf welche später noch eingegangen wird. Es sei gleichzeitig daran erinnert, daß bei unklaren Verhältnissen an den Hautschuß-wunden selbstverständlich der Weg des Geschosses mit zu Rate gezogen werden muß.

Gerade an inneren Organen, z. B. am Herzen, an den großen Drüsen, aber auch an den Knochen und Muskeln, können unter Um-ständen sehr typische Anzeichen über die Schußrichtung gefunden werden.

Bei Infanteriegeschoß-Schüssen und auch wohl bei Artilleriegeschoß-Projektilen ähnlichen Kalibers aus mittlerer und größerer Entfernung können Ein- und Ausschuß annähernd gleich groß sein, meistens wird jedoch auch bei diesen glatten Durch-schüssen der Ausschuß an Größe überwiegen, besonders wenn man dabei die Vorsicht

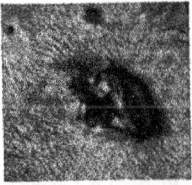 

Abb. 31 A.

Abb. 30 E.   Düsseldorf 750/17.   Düsseldorf 750/17.

Abb. 30 E. und 31 A. Selbstmord durch Infanteriegeschoß-Schuß.
Daumenkuppengroßer, zerrissener Einschuß mit geschwärzten Rändern. Kalibergroßer, etwas ausgestülpter Ausschuß.

gebraucht, nur das Loch in der Kutis und nicht etwaige Epidermisabschilferungen, wie sie am Einschuß so häufig sind, zu berücksichtigen. Bei solchen glatten Durch-schüssen, vorausgesetzt, daß keine tangentiale Richtung bei Ein- oder Ausschuß vertreten ist, schwankt die Größe des Einschusses etwa zwischen 3—7 mm bei Revolver-, Gewehr- und Karabinerprojektilen und Artilleriegeschossen ähnlichen Kalibers. Geht die Größe des Einschusses über diese (natürlich nur annähernde)

Millimeterzahl hinaus, so kann man meistens schon mit besonderen Verhältnissen, d. h. Tangential-, Nahschüssen, deformierten oder größeren Projektilen usw. rechnen. Demgegenüber stehen mittlere Ausschußzahlen bei reinen Weichteilschüssen von ca. 6—12 mm. Das Bild ändert sich aber sofort, wenn Knochenverletzungen mitbeteiligt sind, sei es, weil dieselben eine Ablenkung des Geschosses zu mehr oder weniger ausgesprochenem Querschläger (Abb. 32 E. u. 33 A.) bedingen, sei es, weil mitgerissene Knochensplitter (Abb. 34 E. u. 35 A.) den Ausschuß vergrößern. Bei den mir vorliegenden Ein- und Ausschußformen gehen die Ausschüsse, welche mit Knochenverletzungen kompliziert sind, von 12—45 mm in der Größe hinauf. Sie können aber selbst bei nur kaliberdickem Einschuß noch beträchtlich größer werden. Bei Tangentialschüssen ist zu vermerken, daß Ein- und Ausschuß sehr häufig in der Größe sich näher kommen als bei glatten oder komplizierten Durchschüssen, und das besonders dann, wenn die Krümmung des tangential getroffenen Organs, wie z. B. an den Bauchdecken, eine geringe und die Distanz zwischen Ein- und Ausschuß eine kurze ist. Bei stärker gekrümmten Körperteilen, wie Arm und Bein, treten mehr die Verhältnisse des glatten Durchschusses zutage.

Bei Nahschuß, z. B. in selbstmörderischer Absicht, braucht der Einschuß, wenn die Waffe dicht am Körper ruhte, nicht besonders groß zu sein; in einschlägigen Fällen schwankt seine Größe zwischen 6 und 25 mm. Bei Selbstmord mit Platzpatrone bestand bei 7-mm-Loch in der Kutis gleichzeitig ein 38 mm breiter Zerfetzungshof der Epidermis bis in die Kutis hinein. Auf die schweren lokalen Zertrümmerungen, Explosiv- und Nahschüsse soll im einzelnen nicht näher eingegangen werden. Es sind das für gewöhnlich Kom-

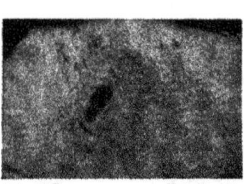
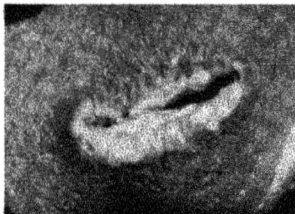

Abb. 32 E.   Kat.-Nr. 304.   Abb. 33 A.   Kat.-Nr. 304.

Abb. 32 E u. 33 A. Infanteriegeschoß-Ein- und -Ausschuß der Rückenhaut.
Kalibergroßer Einschuß mit Borke bedeckt, Querschlägerausschuß infolge Anprallens des
Geschosses am Knochen mit ausgestülpten Wundrändern. Mehrere Tage alt.

binationen von den vorerwähnten Schußformen, nur daß die Zerfetzung und Randunterminierung, die Verschmutzung und Imprägnierung mit Fremdkörpern, gegebenenfalls die Hämatombildung und Gangrän der Haut, umfangreicher zu sein pflegen.

Dagegen verdient die Beschreibung der Wundverhältnisse in bezug auf die Länge der Zeit, seit welcher die Wunde besteht, noch ein näheres Eingehen. Bei ganz frischen Wunden zeigt der Wundrand, abgesehen von der an der Leiche weniger ausgesprochenen Hyperämie, verhältnismäßig wenig Charakteristisches. Ohne Mühe ist meistens der Epidermisdefekt um den Einschuß, weniger um den Ausschuß, zu erkennen. Die etwa freiliegende Lederhaut zeigt nur ein rötliches Durchschimmern, da diese sich sofort mit Serum bedeckt, welches ihr ein weißgelbliches Aussehen verleiht. Außerdem pflegen Blutbeimengungen, am Ausschuß stärker als am Einschuß, die Wunde unübersichtlicher zu machen. In den oberen Schichten der Lederhaut schimmern weißliche, netzförmige Gewebsinseln, vom straffen Binde- und elastischen Gewebe herrührend, aus der Tiefe und meist mehr zentral gelbliche Gewebsinseln vom Unterhautfettgewebe hindurch. Das Zellgewebe des Korium fasert sich dabei vielfach in sehr feine bürstenartige Lamellen auf, die einen weißlich glänzenden Schimmer zeigen. In der Tiefe größerer Wunden kann natürlich zerstörte Muskulatur, Faszien, Sehnen- und Knochengewebe ebenfalls mehr oder weniger zertrümmert oder mit Blut bedeckt zutage liegen. Ein Charakteristikum frischer Wunden ist auch in einem großen Prozentsatz die Verschmutzung derselben, bei Granatverletzungen meist sehr viel stärker als bei Infanteriegeschoß-Schüssen. Die Wundränder können derartig mit Erde, Tuchfetzen, Pulvermassen, Kalkstaub, Ziegelstaub und ähnlichem Material imprägniert sein, daß diese Substanzen der Wunde die charakteristische Färbung in schwärzlichen, weißlichen, roten oder anderen Farbentönen verleihen. Die dunkle Färbung ist natürlich vorherrschend infolge von Pulver- und Erdbeimengungen und der Durchtränkung mit Blut. Da sich diese Fremdkörpermassen in der Folgezeit abzustoßen pflegen, sind sie mehr für frische Verletzungen typisch.

Bei Infanteriegeschoß-Schüssen ist schon erwähnt, daß der primäre Schußkanal im Sinne BORSTs vollständig verschlossen sein kann. Die Verschmutzung ist relativ gering, dagegen die zentrale Ausfüllung des primären Schußkanals mit bürstenartig vorstehendem silberglänzenden Koriumzellgewebe besonders ausgesprochen, und zwar am

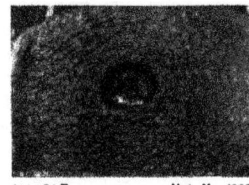

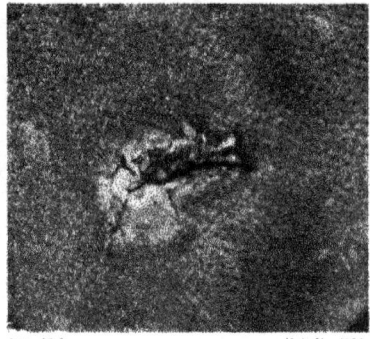

Abb. 34 E.   Kat.-Nr. 4922.   Abb. 35 A.   Kat.-Nr. 4922.

Abb. 34 E. u. 35 A. Infanteriegeschoß-Schuß aus kurzer Entfernung.
Kalibergroßer Einschuß mit breitem Prellungssaum; breiter zerrissener Ausschuß von Dreimarkstückgröße mit Unterhautgewebsprolaps und Wundrandnekrose infolge gleichzeitiger Knochenverletzung.
5 Tage alte Verletzung.

Einschuß. Der Ausschuß, und das gilt natürlich auch für andere Geschoßarten, läßt, abgesehen von der schon erwähnten Ausstülpung, auch bei frischen Verletzungen schon eine gewisse trichterförmige Gestalt erkennen mit Verbreiterung nach der Hautoberfläche, an welcher man ein wulstartiges Zusammendrängen der peripheren Hautschicht erkennen kann. Die Epidermisablösung um den Ausschuß kann aber ganz fehlen. Nicht selten zu beobachten sind Gewebsprolapse in den frischen Hautwunden. Es ist zu unterscheiden zwischen haut- und unterhauteigenem und -fremdartigem Körpergewebe. Letzteres findet sich fast nur im Ausschuß, in welchem Leber-, Lungen-, Muskelgewebe, Knochensplitter, Teile des Netzes (Abb. 36 E. und 37 A.) und noch viele andere Körpergewebe gefunden werden können. Daß bei verhältnismäßig großem Einschuß durch von innen wirkende Kräfte auch hier nicht der Haut eigene Körpergewebe prolabieren können, muß von Fall zu Fall gewertet werden. Aber es pflegt auch in der Norm ein gewisser Unterschied im Prolaps von hauteigenem Gewebe bei Ein- und Ausschuß zu bestehen, in dem aus dem

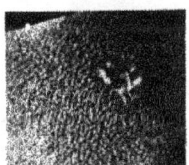

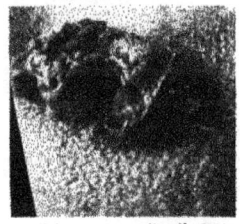

Abb. 36 E.   Kat.-Nr. 5684.   Abb. 37 A.   Kat.-Nr. 5684.

Abb. 36 E. u. 37 A. Infanteriegeschoß-Querschuß durch den Bauch.
Kalibergroßer Einschuß mit Wundsaum und Lederhautfetzen.
Ausschuß mit walnußgroßem Netzprolaps.

Einschuß, zumal bei engem Schußkanal, mehr das Zellgewebe der Kutis, beim Ausschuß mehr das Unterhautfettgewebe sich vorzudrängen pflegt.

Auf die besonderen Verhältnisse des Einschusses bei Nahschuß ist schon kurz eingegangen worden. Es sei noch einmal daran erinnert, daß außer der etwaigen Schwärzung durch Pulverschmauch in der Umgebung der Wunde eine stärkere Mortifizierung des Gewebes am Wundrand durch Hitzeeinwirkung, ja eine direkte

Verkohlung der Epidermis im großen Umfange um die eigentliche Schußwunde
herum zu beobachten sind. (Abb. 38, 39 und 40.)

Mit zunehmendem Alter der Wunde pflegen sich nun die eigentlichen Wundverhältnisse zu klären, so daß man, wenn das Alter der Wunden nach Tagen zu
schätzen ist, ein einwandfreieres Bild davon erhält, wie groß die eigentliche Wunde
endgültig wird und welche Gestalt sie annimmt. In der Regel wird sie — und das gilt vor allen Dingen für Artilleriegeschoß-Verletzungen — größere Abmessungen annehmen als im frischen Zustande, weil nicht nur etwaige Fremdkörper und Blut-beimengungen, sondern auch dem Untergang verfallene Gewebsteile des sekundären Schußkanals (BORST) zur Abstoßung kommen. Nach 12 bis 24 Stunden beginnt die Blutung in die Haut, sowohl unter die Epidermis-schichten, wie im Unterhautzell-gewebe, schon sich tiefer zu färben

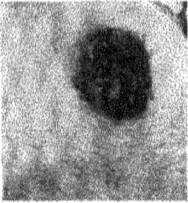 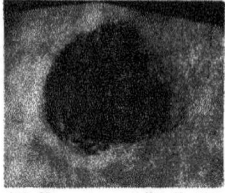

Abb. 38.   Kat.-Nr. 3560.   Abb. 39.   Kat.-Nr. 3561.

Abb. 38 u. 39. 2 Einschüsse mit aufgesetzter Waffe
bei Selbstmord.
Bei dem zweiten Präparat Armeerevolverschuß. Relativ kleine Einschußöffnungen, aber großer Verkohlungs- und Durchblutungshof in
der Umgebung der Wunden.

und einen dunklen Wundhof um die Wunde deutlich zu machen. Das tritt natürlich
bis etwa zum 7.—8. Tage in besonders tiefer Färbung in immer mehr bräunlich werden-
dem Tone um so deutlicher hervor. Aber auch die oberflächlichen Epidermisabschilferungen lassen sich nach einem Tage deutlicher umgrenzen, indem nach Abstoßung
von Fremdkörpermaterial und Wundsekret die tiefrote Lederhaut sich mit scharfem
hyperämischen Rande von der unbeschädigten Epidermis einerseits und mit einem
ähnlichen Rande im Wundtrichter vom Unterhautzellgewebe abzuheben beginnt. Ist die Epidermis nicht von vornherein gleich abgeschürft, sondern nur traumatisch geschädigt worden, so demarkiert sie sich doch am 2. Tage bereits sehr scharf gegen die gesunde Epidermis, und dadurch kann eine Wunde, welche beispielsweise nur 5 mm weit ist, auf den ersten Blick auf eine Größe von 2—3 cm geschätzt werden, und es ist nicht selten der Fall, daß, ob-wohl die Epidermisabschilferung am Ein-schuß vorherrschend zu sein pflegt, die demarkierende Abstoßung der Epidermis nachher um den Ausschuß größer sein kann, wobei wohl Dehnungen und Zer-rungen und Loslösungen von der Unterlage durch das austretende Geschoß die aus-lösende Ursache sind.

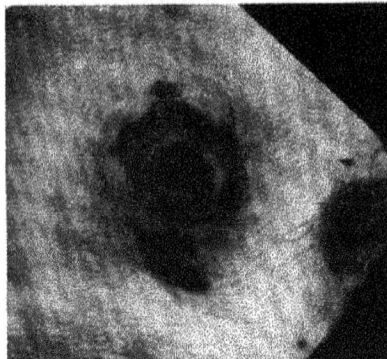

Abb. 40.   Kat.-Nr. 5995.

Abb. 40. Hauteinschuß bei Selbstmord mit Platz-
patrone aus Karabiner.
Etwas über kalibergroßes, leicht zerfetztes Wundloch mit breiter
Quetschungszone um den Einschuß.

Schon am 2. und 3. Tage tritt ein sehr
deutlicher Randsaum an den Wunden auf.
Dieser Randsaum besteht in hyperämischer, ganz feiner Linie am Rande der
Epidermis gegen das nach innen zu gelegene Lederhautgewebe, bzw. gegen das
nekrotische Gewebe des sekundären Schußkanals. Dieser blaurote Saum verbreitert
sich in den folgenden Tagen zu einem breiteren, mehr blauvioletten Randsaum und
schiebt vor sich her einen zunächst schmalen, dann breiter werdenden weißlichen
Randsaum, welcher die beginnende Epithelialisierung anzeigt. Von diesem Zeitpunkt

an pflegen sekundär geschädigte Gewebsfetzen sich schärfer zu demarkieren und als Sequester vom Hautschußkanal abzustoßen. Die Wunde verkleinert sich, der Epithelsaum zeigt rosettenförmige Fältelung, die aber gröber zu sein pflegt als die sehr feine Runzelung der umgebenden Haut. Auch sieht das junge Epithel des Randsaumes opaleszierender und rötlich weiß, im Gegensatz zu der gelbbräunlichen Pigmentierung der umgebenden Haut, aus.

Da die Wunden fast ausnahmslos infiziert sind oder werden, schafft die Infektion mit der begleitenden Wundabsonderung in der Folge die mannigfaltigsten Wundverhältnisse, die hier nicht alle berücksichtigt werden können. Gerade bei eiternden Wunden jedoch sieht man oft recht breite Epithelialsäume, die mit ihrem Pigmentmangel besonders auffallen.

Bei kleineren Wunden geschieht die Überhäutung verhältnismäßig schnell; dünne obturierende Narben in Gestalt glatter pigmentarmer Häutchen mit Perlmutterglanz kann man schon 8 Tage nach der Verwundung sehen. Die Größe der ursprünglichen Wunde deutet sich dann noch durch eine dunkle Pigmentierung am ursprünglichen Wundrand an. Das weitere Schicksal der zuheilenden Wunden ist von so vielen Begleitumständen abhängig, daß es nicht im einzelnen wiedergegeben werden kann. Bei kleinen Ein- und Ausschußwunden kann man nach 3—4 Wochen der Einschuß schon so gut überhäutet sein, daß die Narbe makroskopisch nur mit Mühe zu finden ist. Eine gewisse Glätte der betreffenden Hautstelle, dunklere Pigmentierung und das Fehlen von Haarfollikeln deuten die Wundstelle an. Daß man im Gegensatz zu der noch frischen Narbe hier zentrale Pigmentanhäufung findet, während vorher zentraler Pigmentmangel und nur peripher an der Grenze des alten Wundrandes Pigmentvermehrung zu sehen ist, liegt daran, daß der zentrale Wundabschnitt durch Narbenretraktion der Unterlage zusammengezogen und die peripheren Wundränder dem Zentrum genähert werden. Der größere Ausschuß kann zu gleicher Zeit noch granulierendes Wundbett mit wuchernden Epithelsäumen und im Zentrum noch nicht völlig sequestrierte nekrotische Gewebsfetzen zeigen. An großen Hautstücken mit multiplen Splitterverletzungen, bei denen die Infektion den Wundverlauf nicht zu sehr kompliziert hat, kann man, je nach Größe der Verwundung, alle Stadien nebeneinander beobachten. Andererseits kann man wieder noch nach 6 Wochen, auch bei kleinen Einschüssen, relativ zarte und pigmentarme Narben erkennen, welche noch nichts von Schrumpfung zeigen, man findet dann aber vielfach anamnestische Angaben, daß besondere Wundverhältnisse, z. B. Fremdkörper im Schußkanal, vorgelegen haben, oder daß die betreffende Hautstelle einem Knochen anlag, über welchem die subkutanen Gewebsschichten relativ gering und für Narbenschrumpfung weniger nachgiebig waren. Wieder andere Narben, so z. B. nach Artilleriegeschoß-Verletzung, zeigen ausgesprochene Vertiefung, die auf größeren, nicht so leicht auszufüllenden Substanzverlust hinweisen. Gerade diese Narben zeigen neben runzeliger Fältelung der die Wundstelle auskleidenden jungen Epidermis tiefe Pigmentierung. Bei noch größerem Alter, also nach Jahren, kann die Pigmentierung wieder abnehmen, für gewöhnlich bleibt aber das bestehen, daß die narbige Stelle gröbere Falten und nicht die feine Furchenbildung der Haut aufweist, und daß die Hautgebilde fehlen.

Manche Narben zeigen insofern Besonderheiten, als sie sich unregelmäßig wulsten, Furchen und Höcker aufweisen; andere sind nabelartig promenierend, von bläulicher Beschaffenheit, wie wenn Zirkulationsstörungen in ihnen beständen, wobei nebenher noch glatte silberglänzende Epidermisbezirke mit mehr gerunzelten pigmentierten Bezirken abwechseln. Endlich verdient die Keloidbildung in alten Narbenbetten noch besonderer Erwähnung, wo erhabene derbe Leisten mit scherenförmigen Ausläufern zu kleineren, unter Umständen aber recht beträchtlichen Narbenprominenzen Veranlassung geben können. Merkwürdigerweise ist die Haut des Gesichtes und die vordere Brustwand dabei bevorzugt. Auch reaktionslose Einheilung von Fremdkörpern, besonders von Pulverpartikelchen, kommt zur Beobachtung.

16*

Mikroskopisch sieht man bei frischen Schüssen durch die Haut, innerhalb der ersten Stunden nach der Verletzung den Schußkanal vielfach noch klaffend und nur z. T. gefüllt mit frischen Gewebstrümmern, die sich aus etwa eingeschleppten Epidermiselementen (Einschuß), aus Gewebsteilen der Lederhaut, frischem Blut und Fremdkörperbestandteilen zusammensetzen. Um ein etwaiges Einschußloch pflegt sowohl bei vertikal auftreffendem Projektil, besonders aber bei Schrägschüssen, die Epidermis in mehr weniger großem Umfange zu fehlen, ein Verhalten, welches am Ausschuß weniger in Erscheinung tritt. Es liegt dann die Lederhaut frei, welche mit Blut, Serum und Fremdkörpern bedeckt sein kann und außerdem Quetschungsnekrose aufweist. Längs des Schußkanals sieht man in den in gleicher Weise geschädigten Gewebselementen der Lederhaut hochgradigste Hyperämie und sternförmige Blutaustritte mit Ödem in den Bindegewebsmaschen, sowie kleinere und größere Hämatome. Die Hyperämie erstreckt sich auch noch auf das nicht nachweisbar geschädigte Lederhautgewebe. Leukozytenanhäufungen treten dagegen noch völlig zurück. Sowie der Schußkanal das Unterhautzellgewebe erreicht, pflegt er sich zu verbreitern, und die Blutung gewinnt an Ausdehnung und erstreckt sich, vorwiegend im Zellgewebe, weniger im Fettgewebe, weit unter der Lederhaut entlang. Auch die Bindegewebsschichten der Lederhaut an der Grenze von ihr zum Unterhautgewebe zeigen in der Nähe des Schußkanals besonders starke Durchblutung und Hyperämie. Während ein eigentlicher Wundpfropf im primären Kanal bei den frischen Schüssen der ersten Stunden mehr oder weniger fehlen kann, sieht man die Wandung desselben mit roten Blutkörperchen und vereinzelten Leukozyten, ferner mit Schmutzpartikelchen und mit anderen Fremdkörpern, in Serum eingebettet, imprägniert. Auch nicht mehr sich färbende Bindegewebselemente der Lederhaut sind an entsprechender Stelle in den Wandbelag miteingeschlossen. Hat, wie bei der Mehrzahl der Verletzungen, das Projektil vorher Kleidungsstücke durchsetzt, so sind Zeugfasern in viel reichlicherer Menge, als man von vornherein annehmen möchte, im Kanalwandbelag enthalten. Diese, teils gefärbten, teils ungefärbten Fasern liegen nun durchaus nicht immer der Kanalwandung nur oberflächlich an, sondern spießen sich weit ins Gewebe hinein, allerdings hauptsächlich nur im Bereiche des von BORST als sekundären Schußkanal bezeichneten Gebietes der traumatischen Nekrose und in die Buchten und Nischen der 3. Zone, wo noch Zerreißungen und Blutungen erfolgen. Die Hauptmasse liegt aber mehr oberflächlich und wird von einem Ödemstrom schnell eingebettet und fixiert. Die Richtung der Zeugfasern ist vorwiegend parallel zur Kanalachse gestellt. Bei Einspießung in das Gewebe kommen aber auch viel Schrägstellungen vor. Ist der meist engere Abschnitt des Lederhautkanals passiert, so kann man im Bereiche des Unterhautfettgewebes vielfach sehr viel größere Mengen, oft ein ganzes Filzwerk von Zeugfasern der verschiedensten Farbentöne, finden, je nachdem ob dieselben vom Tuch der Uniform oder von der Wäsche, Futterstoff u. dgl. herrühren. Vielfache andere mitgeschleppte Fremdkörperpartikel sind unter Umständen schwer zu differenzieren; am leichtesten zu erkennen sind noch pflanzliche Bestandteile.

Auf das unterschiedliche Verhalten zwischen Ein- und Ausschuß wird noch weiter unten näher eingegangen.

Das Bild ändert sich sehr schnell in den nächsten Stunden. Bei einer Schußverletzung von 1—1½ Tagen klaffen engere Kanäle nicht mehr, sondern sie sind mit einem Wundpfropf ausgefüllt, in welchem sich deutliche fibrinöse Schichtung und massenhafte Leukozytenansammlungen zeigen. Das Heraneilen der Leukozyten, auch aus entfernten Abschnitten der Lederhaut, ist im Oxydasepräparat gut zu übersehen. Der sekundäre Schußkanal demarkiert sich durch einen Leukozytenwall, der, entsprechend der ungleichmäßigen Schädigung der Gewebselemente im sekundären Schußkanal, entsprechend unregelmäßigen Verlauf zeigt. Dieser Leukozytenwall umgrenzt fernerhin an der Wundkanalöffnung den durch Quetschung des Geschosses geschädigten Prellungshof und zeigt, daß die Quetschung ihre Wirkung bis in ansehnliche Tiefe ausüben kann. Es zeigt sich dabei weiter, daß der Prellungshof ungefähr mit der Zone zusammenfällt, welche von Epidermis entblößt ist, so daß die Leukozytenwallinie aus der Grenze des sekundären Schußkanals gegen das erhaltene Gewebe nach oben hin in die Grenze der erhaltenen Epidermis ausläuft. Natürlich ist dabei zu bemerken, daß diese Befunde für den Einschuß hauptsächlich gelten. In dem Wundpfropf eingebettet sieht mán die Fremdkörper, wie besonders die auffallenden Zeugfasern, meist schon dichter zusammengelagert und oft ein filziges Netzwerk bildend, weil im ganzen eine Annäherung der Kanalwände und eine Verminderung des Ödems, dafür eine festere Verklebung durch Fibrin mit zu den ersten Folgeerscheinungen gehört. Weiterhin tritt die frische Blutung mehr zurück, da die Leukozyten in dichtester Ansammlung das Bild beherrschen. Nur größere Blutklümpchen bleiben länger deutlich, und außerdem sieht man in der Achse des Pfropfes noch vielfach eine hellere Straße verlaufen, in welcher frischeres Blut mit Leukozyten vermengt ist. Nach außen vom sekundären Schußkanal, bzw. außerhalb des Leukozytenwalls, sieht man in der Zone der molekulären Erschütterung diffuse Blutaustritte und hier auch noch stärkeres Ödem. An den Erytrozyten zeigen sich die ersten Anzeichen von Umwandlung des Blutfarbstoffes und klumpiger Zusammenballung, was meistens im Unterhautzellgewebe, wo die Blutung sehr viel mächtiger zu sein pflegt, noch deutlicher zutage tritt. Das ist z. B. am 3. Tage schon auffallend.

Mit zunehmendem Alter der Wunden wird die Demarkierung im Wundkanal immer schärfer, der Wundpfropf lockert sich und der Leukozytenrandwall blaßt ab. Bei günstiger Wundform zeigt der Pfropf Neigung, sich nach der Öffnung zu abzustoßen und dabei die Fremdkörper, die in ihm eingebettet sind, mit aus der Wunde zu entfernen. Die Kuppe des Wundpfropfes bekommt dabei, wohl durch Eintrocknung, ein derberes, dichteres Gefüge. Je nach Weite des ursprünglichen Schußkanals sieht man daher nach 8—10 Tagen eine weitere Annäherung der Wundkanalwände, ein Zugrundegehen der Leukozyten und Sprossung der ersten regeneratorischen Bindegewebszellen am Kanalrand in Richtung auf den mehr oder weniger homogenisierten Wundpfropf. Wie an einigen Präparaten deutlich zu sehen, scheinen größere Blutungen, wie sie besonders bei Knochensplitterungen von dicht unter der Haut liegenden Knochen beobachtet werden, ein stärkeres Hindernis für Reinigung bzw. Verschluß des Wundkanals zu sein, wogegen die sero-fibrinöse Exsudation in demselben den Verschluß eher begünstigt. Jedenfalls scheinen die roten Blutkörperchen, wo sie in hämatomartigen Klumpen im Schußkanal liegen, fast wie Fremdkörper zu wirken. Weiter in der Tiefe im subkutanen Gewebe liegende Fremdkörperpartikel haben anscheinend vielfach wenig Einfluß auf die Neigung der Wunde, sich zu schließen und zu reinigen. Man kann in der Tiefe eine große Zahl von Tuchfasern liegen sehen, in deren Umgebung sich in keiner Weise stärkerer Leukozytenreichtum beobachten läßt.

Ehe die weiteren Altersstadien zur Besprechung kommen, ist es noch nötig, die mikroskopischen Unterscheidungsmerkmale von Ein- und Ausschuß des näheren anzuführen. Was im einzelnen schon bei der makroskopischen Beschreibung erwähnt ist, gilt im großen und ganzen auch für die mikroskopische Differenzierung. Daß es von praktischer Bedeutung sein kann, Ein- und Ausschuß durch das mikroskopische Bild sichern zu können, bedarf wohl keiner besonderen Betonung, und G. STRASSMANN hat noch kürzlich an der Hand eigener Untersuchungen wieder darauf hingewiesen, wobei er sich hauptsächlich auf den Nachweis mitgerissener Tuchfasern stützte. Ich habe gerade dieser Frage schon länger Aufmerksamkeit gewidmet und zahlreiche Ein- und Ausschußwunden an in Gelatine eingebettetem Material untersucht und konnte dabei auch unter anderem histologisch feststellen, daß Ein- und Ausschuß nach Protokoll und Krankenblatt verkehrt bezeichnet waren, d. h., daß der angebliche Einschuß dem Ausschuß entsprach und umgekehrt. Ich stütze mich dabei auf folgende Beobachtungen. Nächst dem aus der Form des

Schußkanals abgeleiteten bedingten Sicherungszeichen, wie dem Prellungshof um den Einschuß, der Abhebung und oft stärkeren Zerfetzung der obersten Hautschichten um den Ausschuß kann man an der Verlaufsrichtung der gesamten Fremdkörperbestandteile, der losgerissenen Gewebsfetzen, des Exsudatstromes, der Richtung der stehengebliebenen Wundkanalgewebsfasern usw. bei Betrachtung des mikroskopischen Präparates mit schwachem Trockensystem oftmals schon einen ersten Eindruck gewinnen, ob man mehr an einen Ein- oder Ausschuß zu denken hat.

Stärkere Anhaltspunkte gewinnt man aber schon an etwa mitgerissenen Fremdkörpern. Das oberste Gesetz bleibt dabei, daß man sich vor Betrachtung der mikroskopischen Schnitte vorher vergegenwärtigt, an welcher Stelle des Körpers makroskopisch die Schußwunden gefunden wurden. Ist z. B. der Schuß an einer unbekleideten Körperstelle eingedrungen und hat an einer bekleideten Stelle den Körper wieder verlassen, so sind überhaupt keine Stoffetzen in den Wundkanälen zu erwarten, vor allem nicht im Einschuß, und im Ausschuß höchstens durch nachträgliche Verklebung im obersten Wundtrichter. Bei umgekehrten Verhältnissen finden wir sicher im Einschuß Stoffasern, wahrscheinlich aber auch im Ausschuß, in welchem ich, wenn überhaupt Stoffasern eingeschleppt waren, in der Mehrzahl der Fälle solche nachweisen konnte. Man darf sich da auch nicht durch Mengenunterschiede zu sehr beeinflussen lassen, da einmal am Ausschuß, das andere Mal am Einschuß die größere Zahl von Stoffasern gefunden werden kann. Aber in der Lokalisation in bezug auf die Hautschichten bestehen gewisse Unterschiede. Beim Einschuß pflegt die imprägnierung des obersten Wundtrichters sowie des Schußkanals innerhalb der Lederhaut mit Stoffasern stärker zu sein als am Ausschuß, während beim Ausschuß der rückläufige Schußkanal im Unterhautzellgewebe vor Eintritt in die Lederhaut größere Beimengung von Stoffasern aufweisen kann oder mit anderen Worten, das straffe Gefüge der Lederhaut streift vom Projektil, beim Einschuß von der Epidermisseite, beim Ausschuß von der Subcutisseite her, die Stofffasern ab und hält sie zurück. Das gilt aber auch nur generell und längst nicht für jeden einzelnen Fall.

Nur sehr unsicher zu verwerten sind ferner liegengebliebene Geschoßsplitter und mitgerissene Pulverschmauch- oder Schmutzpartikel. Ich habe zwar den Eindruck, als wenn letztere mehr den Einschuß verschmutzen, während Geschoßteilchen eher im Ausschuß gefunden werden.

Viel wichtiger jedoch als die Fremdkörperverschleppungen, die bei Durchschüssen durch unbekleidete Körperregionen überhaupt nur wenig in Betracht kommen, sind die Verschleppungen von körpereigenen Geweben. Auch hier möchte ich besonders aufmerksam darauf machen, daß man bei Beurteilung von Ein- und Ausschuß wieder vorher den Verlauf des Schußkanals im Körper sich klar macht und berücksichtigt, welche Organe und Stützgewebe nacheinander getroffen sind, wobei auf Knochen- und Knorpelverletzungen besonders zu achten ist. Hier gilt als allgemeine Regel, daß man im Einschuß, wenn man nicht den selteneren Fall, daß vorher schon andere Personen von demselben Projektil getroffen waren, berücksichtigen will, keine ortsfremden Körpergewebe, bis auf geringfügige Schichtenverschiebung der Hautschichten selbst, findet, während der Ausschuß solche in großer Zahl und Mannigfaltigkeit bergen kann. Das gilt in erster Linie für Knochen- und Knorpelsplitter, welche ich in zahlreichen Ausschüssen mikroskopisch nachweisen konnte (von größeren makroskopisch sichtbaren Knochenpartikeln ist dabei ganz abgesehen). Daß man aber auch da sehr vorsichtig sein und jeden Fall besonders bewerten muß, zeigt ein Präparat eines Infanteriegeschoß-Steckschusses, wo ich auch im Einschuß einen Knochensplitter fand. Das Protokoll ergab jedoch, daß der Einschuß dicht am Knochen des Darmbeinkammes lag, wo das Geschoß splitternd sich eingekeilt und kleine Knochensplitter zurückgeschleudert hatte.

Nächst den Knochen wird die Muskulatur vielfach mitverschleppt. In einem Präparat waren es gerade längere Züge von Muskelfragmenten, welche durch die ganze Dicke der Lederhaut bis in die Wundöffnung reichten und mich dazu bestimmten, die als Einschuß bezeichnete Wunde als Ausschuß festzulegen. Dazu ist aber zu bemerken, daß man bei Anwendung nicht genügend starker Systeme zunächst leicht verführt werden kann, das homogenisierte kernarme Material für bindegewebige Bestandteile der Lederhaut zu halten, und erst mit Anwendung der Ölimmersion gelingt es, die typische Streifung der Muskelfasern, oft nur an einzelnen Bruchstücken, zu erkennen. Gewebe anderer körperlicher Organe, wie z. B. Leber, Niere, Darmschleimhaut, Lunge usw., sind mir in meinem untersuchten Material, trotzdem die Möglichkeit gegeben war, nicht mit Sicherheit im Ausschuß begegnet; dagegen noch Gewebszüge, welche den Bruchstücken kleinerer Drüsenbezirke und Nervenfasern hätten entsprechen können. Die Nekrose war jedoch schon so weit gediehen, daß sichere Differenzierung nicht mehr möglich war.

Endlich weise ich noch auf die lokale Verschiebung der Gewebsschichten im Bereiche der Schußkanäle hin. Sie zeigt sich darin, daß man je nach Ein- oder Ausschuß die einzelnen Schichten der Haut in den Bereich der nächsttieferen oder -höheren Schicht verschoben findet, also beim Einschuß die Epidermis in den Bereich der Lederhaut, die Lederhaut in den Bereich des Unterhautfettgewebes, das Fettgewebe in den Muskelschußkanal, und beim Ausschuß in umgekehrter Reihenfolge die Muskulatur in den Bezirk des Unterhautfettgewebes, Fettgewebe in die Lederhautschicht und Lederhaut ausgestülpt in das Epidermiswundloch. Diese Verschiebungen spielen hauptsächlich nur bei engen Schußkanälen eine Rolle, da bei klaffenden Wundöffnungen Prolaps des Unterhautzell- und Muskelgewebes zu Fehldeutungen Anlaß geben kann. Auch ist zu erwähnen, daß es sich dabei weniger um ausgedehnte Verschiebung größerer Gewebskomplexe, sondern mehr um Verlagerung oder Umbiegung kleinerer Gewebsteilchen handelt. Nach meiner Beobachtung sind die einschlägigen Symptome zudem am Einschuß geringer als am Ausschuß; bei letzterem kann man allerdings sehr ausgesprochene Gewebsverschiebungen in Richtung auf die Epidermis zu beobachten. Wenn man alle die hier angegebenen Merkmale unter sorgfältiger Berücksichtigung des makroskopischen Befundes an der Leiche in Betracht zieht, ist es meines Erachtens nach in den meisten Fällen möglich, durch histologische Kontrolle den Einschuß vom Ausschuß zu differenzieren.

Für das Narbenstadium der Hautverwundung seien noch einige kurze Bemerkungen angeführt. An frischeren Narben (von ca. 30—50 Tagen) kann noch eine gewisse Hyperämie der Narbenzone bestehen. Der Farbenton des kollagenen Gewebes der Lederhaut ist ein blasserer als der der Umgebung. Vor allem fehlt aber im Narbenbezirk das elastische Gewebe so gut wie ganz; nur zusammengerollte isolierte Bröckel elastischer Fasern kann man in ihm liegen sehen. Über die kollagene Narbe zieht die Epidermis in glatter Bahn hinweg, d. h. in dem Sinne glatt, als die Epidermis keine papillären Zapfen bildet. Diese können aber vorgetäuscht sein durch oft sehr ausgiebige Faltenbildung der jungen Epidermis. Natürlich fehlen auch die Hautgebilde im Narbenbereich. Die Pigmentschicht der Epidermis kann heller, aber auch dunkler sein als in der Umgebung. Im Bindegewebe der Lederhaut jüngerer Narben sind die Gefäße, welche an Zahl und Weite immer mehr abnehmen, noch vielfach von einkernigen Zellen und Plasmazellen eingescheidet. Fremdkörper in Gestalt von Ruß- oder Schmutzpartikeln und Tuchfetzen finden sich in der Tiefe solcher Narben in größerer Zahl, als man bei der reaktionslosen Zuheilung erwarten sollte. Fremdkörperriesenzellen können ihnen angelagert sein, treten aber im allgemeinen sehr zurück; freiliegendes Pigment und von Bindegewebszellen aufgenommen findet sich diffus verstreut, ist aber im allgemeinen doch nicht so reichlich, wie man es auf Grund der oft schweren Blutungen erwarten möchte. Bei älteren Narben von einem halben Jahr und darüber kann immer noch die perivaskuläre Zelleinscheidung deutlich sein, Pigmentanhäufungen, die auch in den Zellanhäufungen mit Vorliebe gelagert sind, sind am stärksten in der Unterhautnarbe, ferner in den

Randpartien weiter oben in der Lederhaut. Von diesen Randpartien aus geht eine teilweise Neuversorgung der Narbe mit elastischen Fasern vor sich, die man als glänzende Faserknäuel sich vorschieben sieht. Ein- und Ausschuß an älteren Narben sind nur sehr schwer zu differenzieren; soweit es im Zusammenhang mit den klinischen Angaben nachzuprüfen war, scheint es, als ob bei der üblichen Ein- und Ausschußform der Wunde der Einschuß schneller vernarbt und etwa mitgerissene Fremdkörper mehr in der Tiefe einheiten, während am Ausschuß die Vernarbung noch nicht so gleichmäßig wie am Einschuß vorgeschritten sein kann und Fremdkörper mehr der Epidermis zu gelegen sind oder wenigstens sich, außer im subkutanen Gewebe, auch hier finden. Das sind natürlich nur bedingte Unterschiede, die außerdem nur bis zu einer gewissen Altersstufe Geltung haben; doch konnte ich bei 13 Monate alten Narben diese Unterschiede noch feststellen. An der Epidermis läßt sich bei älteren Narben öfters ein Wiederauftreten der papillären Zapfenbildung verfolgen. Sie pflegt zwar nicht so ausgesprochen zu sein wie an den umgebenden nichtverwundeten Schichten, tritt aber in Form leichter Arkadenbildung und selbst stärkerer Zapfen allmählich immer mehr in Erscheinung.

Es ist natürlich nicht möglich, alle Varianten und jedes Tagesalter der Wunden näher zu beschreiben. Für die histologische Gestaltung sind zu viele Einzelfaktoren maßgebend, als daß sie in ihren verschiedenen Kombinationen hier alle aufgeführt werden können. Die vorhergegebenen mikroskopischen Daten beziehen sich vorwiegend auf kleine Schußkanäle nach Infanteriegeschoß- oder kleineren Artilleriegeschoß-Splitterverletzungen, und es sind auch nur solche Wunden berücksichtigt, bei denen keine therapeutischen Eingriffe, welche den spontanen Wundverlauf beeinflussen konnten, vorgenommen wurden. Deshalb ist auch die gesamte Frage der Wundinfektion, die Reaktion des Gewebes auf die verschiedensten Wundkeime und der durch Eiterung, größere Fremdkörper oder sonstwie gestörte Wundverlauf nicht zur Erörterung gezogen worden. Die Abhandlung dieser Fragen muß besonderen Arbeiten überlassen bleiben

---

3a. Schußverletzungen des Knochengerüstes inkl. der Gelenke.

Von Dr. ERNST WALKHOFF,
Prosektor des Kreiskrankenhauses in Berlin-Lichterfelde.
Im Kriege Armeepathologe II.
Mit 1 Abbildung im Text und 3 farbigen Tafeln.

A. Mechanik der Knochenschußverletzungen.

Wohl bei keinem anderen Organe des Körpers erhalten die Schußverletzungen durch die auf der Beschaffenheit des Zieles beruhenden Faktoren so ihr Gepräge wie bei den Knochen. Stellen dieselben doch keine überall gleichmäßig und einheitlich gebauten, mit denselben physikalischen Eigenschaften versehenen Gebilde dar, geben sie doch vielmehr bezüglich ihrer Masse und Verteilung komplizierte Körper ab, deren Zusammensetzung sehr variiert. Hierbei sind nicht nur die einzelnen Skeletteile untereinander verschieden, sondern fast jeder Knochen selbst zeigt gewisse Abweichungen, die oft von Zentimeter zu Zentimeter wechseln. Am deutlichsten ist dieses bei den Röhrenknochen ersichtlich. Entsprechend der stärkeren mechanischen Beanspruchung finden wir das Femur kräftiger wie den Humerus gebaut. Während ihre Epiphysen von einer mehr oder weniger engmaschigen, leicht kompressiblen nachgiebigen Spongiosa, über der als Decke nur eine dünne widerstandslose Kortikalis ruht, gebildet werden, beschränkt sich das Vorhandensein der Knochensubstanz an den Diaphysen fast ausschließlich auf die Rindenschicht, die aber dafür in eine harte, spröde, dicke Kompakta umgewandelt ist. Und diese ist nicht einmal gleichmäßig konfiguriert und strukturiert. Die Oberfläche des Femur besitzt nicht die gleichmäßige Rundung wie die des Humerusschaftes. Dort, wo Muskeln, Sehnen entspringen, Teile als Stützleisten dienen, liegt eine starke Verdickung der Kortikalis vor, die erhöhten Widerstand jedem Geschoß darbietet. Kurz und gut, überall zeigt die Elastizität und Festigkeit der einzelnen Knochen große Differenzen, die von der Menge und Anordnung, von der inneren Struktur und äußeren Form abhängig sind. In gewisser Weise wird außerdem noch die Stellung und Lage, welche der getroffene Körperteil im Moment der Verletzung einnimmt, bei der Schußwirkung von Einfluß sein, und ein erheblicher Unterschied sich einstellen, wenn der Knochen funktionell belastet ist. In diesem Falle wird die Zersplitterung des Knochens einen viel höheren Grad annehmen, und mit ihr infolge der Druck- oder Zugbeanspruchung eine erhebliche Kompression oder Diastase der Fragmente sich kombinieren.

So wird es verständlich, daß gerade die Knochenschußverletzungen ein äußerst mannigfaltiges Bild geben müssen. Die Erfahrungen in diesem Weltkriege darüber decken sich im allgemeinen mit den bisher teils experimentell, teils in den früheren Kriegen gesammelten Beobachtungen. Allerdings finden wir in der Literatur hauptsächlich nur Angaben über Infanteriegeschoßwirkungen, was seinen Grund wohl darin hat, daß bisher Infanterieschüsse vor den übrigen überwogen, und bei ihnen die im Projektil selbst liegenden Faktoren, wie Art des Geschosses, Größe, Gewicht desselben und Art der Bewegung, konstant und gegeben waren. Bei der inzwischen fortgeschrittenen Ausbildung der Artillerie und dem lange dauernden Stellungskriege sind aber andere Verhältnisse eingetreten. Infanterieschußverletzungen sind in die Minderzahl geraten, Artilleriegranatsplitterläsionen bekamen das Übergewicht, wozu sich noch ein großer Prozentsatz von Handgranaten-, Gewehrgranaten- und Minenwerfergeschoß- sowie Fliegerbombensplitterverletzungen hinzugesellt hat.

Über die Wirkung des Spitzgeschosses, das in diesem Kriege als Infanterie- und Maschinengewehrmunition wohl ausschließlich zur Verwendung kam, datieren die ersten Beobachtungen aus dem 1. und 2. Balkanfeldzuge, wo Spitzgeschosse von türkischer Seite angewandt wurden. Die damals gemachten und durch weitere Versuche klargelegten Beobachtungen haben bezüglich der Durchschlagung des Knochens vollauf jetzt ihre Bestätigung gefunden. Wie schon FESSLER[1]) betonte, liegen die Hauptunterscheidungsmerkmale des steilen S-Geschosses gegenüber den früheren ogivalen einmal in der sehr gesteigerten Anfangsgeschwindigkeit, sodann in der in allen Schußweiten ungemein großen Neigung zur fortgesetzten Querwendung, sobald die leicht ablenkbare Spitze größeren Widerständen einseitig begegnet. Schon dem ersten Moment zur Folge muß das Geschoß in den mittleren Gefechtsdistanzen, also auf etwa 500 m, weit schlimmere Knochenverletzungen verursachen, die auch in weiteren Entfernungen sich geltend machen werden, sowie das Projektil dort dank seiner Bestrebung, leicht umzuschlagen, als Querschläger auftritt. Auch ein nicht gar zu seltenes Vorkommen von Steckschüssen und Geschoßdeformierungen wird daraus resultieren, indem das Geschoß bei dem Auftreffen auf harte Knochensubstanz mit der Flachseite einerseits starke Einbuße an Energie erleidet, die zum vollständigen Verlust derselben an Ort und Stelle führen kann, andererseits bei dem erhöhten Widerstand den größten Teil seiner Kraft in Gestaltsveränderung umsetzt, infolgedessen das Projektil sich abplattet oder sogar aufreißt. — Bei den übrigen obengenannten Geschossen, den Artillerie-, Handgranaten-, Minen- und Fliegerbombensprengstücken, die Schußverletzungen der Knochen unter allgemeine Gesichtspunkte zu ordnen, dürfte ein Ding der Unmöglichkeit sein. Wenn auch natürlich dieselben physikalischen Faktoren ihre Geltung für sie haben müssen, so besitzen diese Projektile doch so mannigfaltige und unregelmäßige Größe und Gestalt sowie Bewegungsenergie, daß ihr Verhalten gegenüber dem Knochen äußerst wechseln muß. Am ausgeprägtesten ist dieses bei den Granatsplittern. Im all-

gemeinen ist wohl damit zu rechnen, daß all diesen Sprengstücken eine Geschwindigkeit erteilt wird, die bei weitem die der Infanteriegeschosse überwiegt. Dementsprechend konnte ich oft die Tatsache konstatieren, daß kleinste Geschoßpartikel
gewaltige Knochenzertrümmerungen setzten, die in keinem Verhältnis zu dem Projektil
standen und sogar þei Infanteriegeschossen aus mittlerer Entfernung kaum beobachtet wurden. In gewisser Weise mag hierbei ihre zackige Konfiguration und die
ihnen anhaftende wirbelnde Drehbewegung, sowie die Härte ihres Materials eine
Rolle spielen. Viel geringer ist die Wirkung der Schrapnellkugeln auf den Knochen,
die, wie KÜTTNER gezeigt hat, der der alten Bleigeschosse gleicht, sofern sie aus
großer Distanz kommen. Nur wenn diese Kugeln aus mit großer Energie
behaftet, auftreffen, können auch bei ihnen gewaltige Knochenzertrümmerungen eintreten. Besonders dürfte dabei die Weichheit ihrer Masse mitwirksam sein, die bei
dem Auftreffen auf die harte Knochensubstanz nicht wie beim Granatsplitter unversehrt
bleibt, höchstens sich zerspaltet, sondern erhebliche Deformierungen, wenn nicht
Zersplitterungen in kleinste Partikel erleidet. Wird doch dadurch eine erhöhte
Kraftübertragungsfläche gewährleistet, die einen größeren Knochenbezirk in Mitleidenschaft zieht.

Man hat sich nun bemüht, den sämtlichen Knochenschußverletzungen ein
gemeinsames Merkmal abzugewinnen und eine Einteilung derselben vorzunehmen.
Man hat zwei charakteristische Frakturtypen hervorgehoben, den Loch- und Splitterbruch, für die alle anderen Brucharten Übergangsformen darstellen sollen. Wenn
auch dieses Prinzip unzweifelhaft seine Berechtigung hat, so erscheint es doch
zweckmäßiger und übersichtlicher, die Knochenschußbrucharten an den gleich-
gebauten und damit in ziemlich gleicher Weise betroffenen Skeletteilen zu besprechen.

B. Knochenschußarten.

a) Röhrenknochen.

Die Röhrenknochen besitzen in ihrer Form und in ihrem Aufbau gewisse
gemeinsame Eigenschaften, die es erklären, daß bei Schußverletzungen derselben
ähnliche Bilder zustande kommen. Bekanntlich zerfallen sie in drei Zonen, in die
Diaphysen, die einen harten, spröden, kompakten Knochenzylinder darstellen, in die
Epiphysen, die aus nachgiebiger, bis zu einem gewissen Grade federnder Bälkchen-
masse bestehen, die von dünner, wenig Widerstand leistender Rindenschicht überzogen ist, und schließlich in die Metaphysen, bei denen beide Knochenabschnitte
ineinander übergehen. Entsprechend diesem physikalischen und morphologischen
Verhalten müssen die Diaphysen durch ihre große Neigung, bei Beschuß Splitterfrakturen abzugeben, sich auszeichnen. Diese Brüche stellen bei weitem das Gros
der Verletzungen bei allen Geschoßarten dar, wobei ihre Ausbildung sich ganz nach
dem Grade der einwirkenden Kraft richtet. Ist diese verhältnismäßig gering, wird
auch die Splitterung nur geringen Umfang annehmen: die harte Kompakta wird in
große Stücke zerlegt, die zudem in geringer Anzahl auftreten. Der Typus der
Schmetterlingsfraktur wird zum Vorschein kommen. Trotz der bei dem S-Geschoß
vorhandenen erhöhten Anfangsgeschwindigkeit sind derartige Formen auch bei
diesem Projektil reichlich beobachtet worden, insofern als es sich bei ihnen um
Wirkungen von Fernschüssen handelte. Allerdings erweisen sie sich häufig dadurch
modifiziert, daß das Geschoß nicht die Breiten- und Längenmitte der Diaphyse
getroffen hatte. Fast regelmäßig ist bei diesen Splitterbrüchen eine Fissurierung des
Knochens mitverbunden, die sowohl an den großen Frakturenden selbst, wie an den
herausgeschlagenen Stücken zutage tritt. Bald sind die Spalten haarfein, bald klaffen
sie, wobei sie zumeist in der Längsachse verlaufen, wenn auch querziehende, die
sich mit ihnen netzförmig vereinen, vorkommen. Je stärker die einwirkende Geschoßkraft wird, um so reichlicher sind sie ausgeprägt, bis sie die Diaphyse in kleinste
Splitter zerlegen, denen zur Folge die Frakturstelle in ein wahres Knochentrümmerfeld

umgewandelt erscheint, ohne daß die Splitterungszone dabei anscheinend im großen und ganzen eine Änderung bezüglich ihrer Ausdehnung erfährt. Bei den Schrapnellkugeln sind derartige allerschwerste Zerstörungen nur bei großer Gewaltwirkung möglich, bei den Granat-, Minen- und Bombensplitterverletzungen sind sie dagegen äußerst häufig, wenn nicht regelmäßig. Bei Infanterieschüssen können sie nur dann in Erscheinung treten, wenn sie aus geringer Entfernung abgegeben sind, oder wenn das Projektil mehr oder weniger quer aufschlägt.

Man hat die Vorstellung gehabt, daß derartige Zermalmungen nur die Wirkung der berüchtigten Dum-Dum-Geschosse, der Bleispitzen- oder Hohlspitzengeschosse, sein könnten, zumal bei ihnen die Splitterstücke weithin in die umgebenden Weichteile, ja sogar aus der ganzen Extremität herausgeschleudert werden, so daß große Knochendefekte entstehen. Schon SCHJERNING[*]) wies an drei Schußfrakturen verschiedener Knochen, obwohl sie durch einen Feldhaubitzengranatsplitter, durch das Stahlmantelgeschoß 88 und das S-Geschoß erzeugt waren, nach, daß man sogar bei Berücksichtigung der Einzelheiten der Knochenschüsse nicht immer auf die Art des verletzenden Projektils schließen könne, daß allein die gewaltige Durchschlagungskraft das ausschlaggebende Moment für die Entstehung derselben sei.

Ihr gegenüber tritt auch die Bedeutung des morphologischen und physikalischen Verhaltens der Knochendiaphyse hier zurück, das sonst bei der Ausbildung der gewöhnlichen Splitterfrakturen unbedingt noch in Rücksicht gezogen werden muß. Denn nicht jeder Knochen splittert in gleicher Weise. Entsprechend der massigen Gestaltung neigt das Femur dazu, besonders gern großsplittrige Frakturen zu liefern mit verhältnismäßig wenigen Splittern, die schnabelförmig ausgezogen sind. An den Unterschenkel- und Unterarmknochen liegt dagegen zumeist ein kleinsplittriger Bruch vor, bei dem die schmalen kurzen Splittersprengstücke wirr durcheinander geworfen sind. Der Humerus erfährt nur seltener ausgiebigere Zertrümmerung. Infolge seiner starken Rundung bietet er weniger gute Angriffsflächen als das Femur. Das auf ihn auftreffende Geschoß gleitet leicht ab, ein Streifschuß entsteht. Die Wirkung desselben äußert sich hier, wie an sämtlichen Röhrenknochen zumeist, in dem Auftreten von Schräg- und Querfrakturen, zumal wenn es sich um nicht vollkräftige Geschosse handelt. Auch die zweite Form des Diaphysenbruches, der Rillenschuß, kann durch ihn hervorgerufen werden, am leichtesten dann, wenn Projektile mit rauher, zackiger Kante an dem Knochen mit großer Geschwindigkeit vorbeifliegen, ihn gleichsam ritzen. Ist die Diaphyse dabei hart und spröde, wird ein vollständiger Bruch sich mit dem Defektschuß kombinieren; im entgegengesetzten Fall kann er auch allein zur Entwicklung kommen, ohne daß eine Kontinuitätstrennung da ist. — Lochschüsse der Diaphyse, seien es reine, seien es mit Fissurbildungen kombinierte, dürften selten sein; ich habe sie in diesem Kriege nicht beobachtet. Dagegen bekommt man eher Kortikalisimpressionsfrakturen und Steckschüsse zu Gesicht. Mehrfach sah ich durch einen schräg auftreffenden Granatsplitter die Kortikalis in ziemlich breiter Ausdehnung nicht nur angeschlagen, sondern auch eingetrieben. Bisweilen war das Geschoß bis nahe an die Markhöhle vorgedrungen, die Bruchstücken der Rindenschicht infiltriert, hier ausgedehnt durchblutet war. In schroffem Gegensatz zu den Diaphysen stehen die Epiphysenschußverletzungen, da hier das Geschoß, wie schon hervorgehoben wurde, ganz andere Bedingungen findet. Statt Splitterfrakturen sind Loch- und Rinnenschüsse die Regel. Bei den modernen S-Geschossen treten sie in Erscheinung, sobald der Schuß aus mittlerer und weiterer Entfernung abgegeben wurde, bei den Artillerie- und Minensplittern nur dann, wenn ihre lebendige Kraft sich in gewissen Grenzen hält und nicht zu große Projektile vorliegen. Handelt es sich aber um mit großer Energie ausgestattete Geschosse, resultiert auch bei ihnen beiden eine Splitterung des Knochens, die allerdings nur verhältnismäßig wenig — am ehesten noch bei sehr harten, spröden Knochenabschnitten (oberes Tibia- und unteres Femurende) — zur Zermalmung führt. Trotz ihrer zumeist geringeren Energie sind die Schrapnellkugeln

gewöhnlich von der gleichen Wirkung. Die Ursache hierfür liegt einmal in ihrem
großen Querschnitt, der durch ihre Deformierung noch erhöht wird, sodann in der
geringen Geschwindigkeit selbst, der zur Folge mehr lebendige Kraft auf das Ziel
abgegeben werden muß. — Am einfachsten sind die anatomischen Verhältnisse
dort, wo das Geschoß nicht hinreichende Gewalt besitzt, die Epiphyse zu durchsetzen, demgemäß in ihr steckenbleibt. Alle Übergänge zwischen einfachen
Kontusionen, bei denen die Kortikalis und die darunterliegende Spongiosa nur leicht
eingedrückt und das Mark durchblutet ist, und den Lochsteckschüssen werden
bestehen. Bei dem Lochschuß entspricht in der Regel der Schußkanal dem Projektil-
kaliber. Er stellt eine durch den Knochen durchgestanzte Röhre dar, die sich
gewöhnlich nach dem Ausschuß etwas erweitert und mit kleinsten Trümmerteilen
angefüllt ist. In seiner unmittelbaren Umgebung erscheint das spongiöse Knochenmark, was aus Röntgenphotogrammen dünner, aus den Knochen herausgesägter
Furnierscheiben ersichtlich ist, zusammengedrückt frakturiert. Bisweilen gehen feine
Fissuren von ihm in die Spongiosa aus, die mit denen in unmittelbarem Zusammenhang stehen können, welche außen an der Kortikalis hervortreten. Je härter die
Knochenmasse ist, um so mehr gelangen sie zum Vorschein. Dann ist auch an den
Schußlöchern die Knochenrinde nicht glatt durchschlagen, sondern meist aufgeblättert
und in Stückchen zerteilt. Ähnliche Veränderungen wie bei den Lochschüssen liegen
bei den Rinnenschüssen der Epiphyse vor, deren Entstehung auf Streifschußwirkung
beruht. Sie dokumentieren sich als mehr oder weniger tief greifende Knochensubstanz-
defekte, deren Grund von entblößter, zertrümmerter Spongiosa ausgemacht wird. Im
Gegensatz zu den Diaphysenarrosionen zeigen sie aber keine, auf die weitere Umgebung sich hin erstreckende Fernwirkungen in Gestalt von Fissuren. Nur dort, wo
der Schußkanal eine fester gebaute Zone durchschlägt, ergeben sich Spalten, die bis
in die Diaphyse und in die Gelenkenden hinein sich verbreiten können. — Selbstverständlich werden alle diese Gesetze für den Epiphysenbeschuß jedesmal nur dann
zur Geltung kommen, wenn reichlich Knochenmasse zur Verfügung steht und somit
das Projektil genügend Platz zur Entfaltung seiner Wirksamkeit hat. Handelt es
sich aber um Skelettabschnitte, die bezüglich ihrer Größe in keinem Verhältnis zu
der des Geschosses stehen, werden Loch- und Rinnenschüsse ausbleiben, nur Zertrümmerungen Platz greifen. Unter diesem Gesichtspunkte ist es zu verstehen, wie
Metakarpal-, Metatarsal- und Phalangeal-Epiphysen regelmäßig einen Splitterbruch
erleiden, bei dem auch die Gelenke selbst immer beteiligt zu sein pflegen. — Über
die Ausbildung der Gelenkschußverletzungen wird später berichtet werden. Anatomisch
decken sich, soweit der Knochenanteil dabei in Frage kommt, jedenfalls die hier in
Erscheinung tretenden Veränderungen völlig mit denen bei den Epiphysen. Dasselbe
gilt von den Metaphysen in denjenigen Knochenzonen, die spongiösen Charakter
besitzen. Wo der Übergang derselben in die Diaphyse vor sich geht, wo die Rinde
stärker zu werden anfängt, während die Spongiosa sich reduziert, wird·dagegen der
Typus der Diaphysenfraktur zur Entwicklung kommen.

b) Kurze und platte Knochen.

Die Schußverletzungen der kurzen und platten Knochen stehen in jeder Weise
mit denen der Röhrenknochen im Einklange. Denn auch bei ihnen ist die Art
derselben völlig einmal von den im Geschoß selbst, sodann von den im Knochen
liegenden Eigenschaften abhängig. Ist der Knochen weich, nachgiebig, wie an den
Wirbelkörpern, am Brustbein und den Darmbeinschaufeln, sind Loch- und Rinnenschüsse die gegebenen Frakturformen. Der Durchmesser des Defektes entspricht
entweder dem Kaliber des Geschosses, oder er ist größer als derselbe. Es hängt
dieses von der lebendigen Kraft des Projektils, vorzugsweise von seiner Geschwindigkeit ab. Je geringer die letztere ist, um so größer wird bei gleicher Energie des
Angriffs das herausgeschlagene Stück. Dementsprechend bricht ein mattes Geschoß,

zumal wenn es ein Querschläger ist, einen größeren Knochenbezirk ein, als ein mit größerer Energie, aber mit kleinerem Querschnitt versehenes. So müssen sich dann bezüglich des Aussehens derartiger Verletzungen gewisse Unterschiede geltend machen, die ihren stärksten Gegensatz bei matten Schrapnellkugeln und den Granatsplittern finden. Daß auf der anderen Seite Schüsse aus nächster Nähe auch an diesen Skeletteilen Knochensplitterungen verursachen, ist nicht zu verwundern; die Erklärung dafür liegt in dem früheren Gesagten. Besitzt der Knochen große Härte und Sprödigkeit wie an den Wirbelfortsätzen, dem Jochbogen und Unterkiefer, werden mehr vollständige Kontinuitätstrennungen bei Beschuß eintreten, die alle Übergänge von Quer- und Schrägbruch bis zu den Zertrümmerungen darbieten.

C. Anatomisches Verhalten der Schußfrakturstelle.

In weit höherem Grade als bei dem gewöhnlichen Knochenbruch ist bei der Schußfraktur noch die gleichzeitige Läsion der Weichteile, des Periostes und des Knochenmarkes an dem pathologisch-anatomischen Aussehen der Verletzungsstelle beteiligt. Sie gibt dem Bilde mit das charakteristische Gepräge. Da sie weniger durch das eindringende Geschoß selbst, als durch die infolge des Beschusses auftretende mehr oder minder große Splitterung des Knochens herbeigeführt wird, schwankt naturgemäß ihr Grad innerhalb weiter Grenzen. Er ist verschieden, je nach dem Ort der Verletzung, der Intensität der einwirkenden Energie und der Widerstandskraft des Zieles. Dort, wo spongiöse Knochenmassen bei dem Beschuß getroffen sind, die, wie bei den Epiphysen der großen Röhrenknochen glatt durchschlagen wurden, ist das Gebiet an der Schußstelle nur wenig verändert. Bei dem Fehlen ausgiebiger Kortikalissplitterung sind die hier befindlichen Weichteilmassen, abgesehen von dem Schußkanal selbst, ziemlich unversehrt. Nur am Ausschuß sind sie zumeist durch die mitgerissenen Knochentrümmerstücke etwas zerrissen, von ihnen durchsetzt und stärker durchblutet. Blutgerinnsel verschließen die Schußlöcher, die ihre Herkunft zum größten Teil aus dem verletzten Knochenmark schreiben. Dieses ist in der Umgebung des Schußkanals durch die Frakturierung und Kompression der Bälkchen gequetscht, ausgedehnt hämorrhagisch infiltriert. Dagegen erscheint das Periost kaum betroffen. Da es an den spongiös gebauten Skeletteilen wie Sternum, Wirbelkörper, Epiphysen der Röhrenknochen innig mit dem Knochen verbunden ist und dank seiner festen Struktur großen Widerstand leistet, erfährt es fast niemals eine Ablösung und stärkere blutige Durchsetzung. Diese bleibt gewöhnlich auch dann aus, wenn nicht ein einfacher Durchschuß oder etwa ein Rinnenschuß vorliegt, sondern wenn diese Knochen selbst einen Trümmerbruch erleiden. Bisweilen bildet dann die zersplitterte Epiphyse im Zentrum einen förmlichen Knochenzermalmungsherd, um den peripherwärts durch die Knochenhaut zusammengehaltene Spongiosamassen sich gruppieren, die mit ihr eine Art Schale, welche hier und dort eingerissen ist, ausmachen. Je härter und spröder der getroffene Knochen ist, wie bei den Diaphysen, um so mehr wird die dem Geschoß innewohnende lebendige Energie auf die entgegenstehenden Knochenteile übertragen, der Knochen in Stücke zersprengt, die zu sekundären Projektilen werden, welche nach allen Seiten in die umgebenden Weichteile eindringen. Diese müssen hierdurch aufs schwerste geschädigt werden. Die nachgiebigen, weichen Gewebsarten werden gedehnt, zerquetscht, z. T. von den Bruchenden durchbohrt und angespießt; die widerstandsfähigen Gebilde, wie Faszien und Sehnen reißen durch oder ein und werden zu strang- oder plattenförmigen, oft zusammengerollten Zügen umgewandelt, die die zerfetzten Massen durchziehen. Soweit Muskeln völlig durchtrennt sind, haben sie sich in der Richtung nach ihren Insertionspunkten zusammen- und zurückgezogen. Es entsteht so ein großes Weichteilzertrümmungsfeld um die Frakturstellen, das je nach der Bruchart von größeren und kleineren Knochenstücken durchsetzt ist und fast regelmäßig nach dem Ausschuß zu größere Ausdehnung gewinnt. Hier kann es, sobald der Abstand zwischen der Fraktur und der Haut nicht allzu erheblich ist, an der Körperoberfläche durch einen breiteren oder schmaleren Defekt zutage treten, aus dem sich die zermalmten, mit Knochenbruchstücken untermischten Weichteile hervorwölben. Dieses je nach der Lage der Fraktur und dem Grade der Verletzung äußerst bunte Bild des frischen Diaphysenbruches wird noch dadurch lebhafter, daß konstant an der Bruchstelle ein Bluterguß sich findet, der nicht nur an der Außenfläche der Frakturenden, in der Bruchspalte, an der eröffneten Markhöhle, wo er als polypöser Blutgerinnselpfropf dieselbe verschließt, auftritt, sondern auch zwischen den lädierten Weichteilen sichtbar ist. Letztere sind gewöhnlich total hämorrhagisch infarziert und bilden eine dunkelrote, feste Masse, von der aus die Blutung sich in die weitere Umgebung zwischen den Muskelbündeln und den Faszien entlang erstreckt und dort verliert. Wenn auch der Grad der Blutung bei den einzelnen Fällen wechselt, stets ist er doch erheblicher wie bei den Schußverletzungen der Epiphysen, der kurzen und spongiös gebauten platten Knochen, bei denen infolge des Fehlens größerer Knochensplitterung bei den meisten Beschüssen eine entsprechende Weichteilläsion, die neben der Blutung aus den verletzten Knochen die wesentliche Ursache für diese Hämorrhagie abgibt, ausbleibt. Schließlich ist auch das anatomische Verhalten der Knochenhaut bei den Schußfrakturen der Diaphysen ein anderes. Da das Periost an diesen Skeletteilen nur relativ locker mit der Kortikalis verbunden ist, reißt es, wenn ein Splitterbruch vorliegt, an der Knochenoberfläche gewöhnlich nicht glatt durch, sondern löst sich in mehr oder weniger großer Ausdehnung von seiner Unterlage ab, so daß hier die Frakturenden und Splitter mit nackter Oberfläche zutage liegen. Es tritt uns dann als makroskopisch schwer erkennbares Gebilde entgegen, solern es gleichzeitig seiner deckenden und zusammenhaltenden Muskelmassen verlustig gegangen ist. Denn mit der Ablösung findet auch eine Aufrollung und Zerfetzung desselben häufig genug statt, die soweit gehen kann, daß es in größere und kleinere Stückchen zerfällt, die vom Knochen isoliert und verschleppt werden.

D. Die Heilung der Knochenschußfrakturen.

Bei der Heilung der Knochenschußverletzungen ist in erster Linie von Wichtigkeit, ob die Frakturen, die ja keine einfachen, sondern komplizierte Brüche darstellen, aseptisch bleiben oder einer Eiterung anheimfallen. Die Infektion der Wunde kann dabei auf verschiedene Weise vonstatten gehen. Ihr Eintritt ist weniger von der Ausdehnung der Knochenzertrümmerung, wie von dem Grunde der Weichteilverletzung sowie von dem Mitgerissenwerden von mit Bakterien behafteter Epidermis und allermöglichen Fremdkörper durch das Geschoß selbst abhängig. Denn je größer die Hautöffnung, je weiter und zerquetschter der Wundkanal ist, je rauher die Geschosse und je unregelmäßiger ihre Bewegungen im Körper sind, um so mehr besteht die Gefahr, daß Infektionskeime teils aktiv teils passiv in die Tiefe, in das Gebiet des Schußbruches geraten. Am günstigsten liegen die Verhältnisse in dieser Hinsicht bei den Infanteriegeschossen. Müssen dieselben doch zumeist infolge ihres kleinen Kalibers, ihrer gewaltigen Durchschlagskraft nur verhältnismäßig geringe, glatte Weichteilwunden setzen, die schnell verkleben und sich verschließen und in die dank der spitzen Projektilform verunreinigende Teile vom Körper und von der Kleidung schwerer hineingeschleudert werden. Unter Umständen können allerdings auch hier die Hautschußlöcher erhebliche Größe erreichen, sobald das Zertrümmerungsfeld des Knochens in ihren Bereich fällt. Als weitaus schwerer sind die durch Artilleriegeschosse hervorgerufenen Knochenverletzungen anzusehen. Denn bei ihnen erhöht sich die Infektionsgefahr ganz bedeutend. Da diese Projektile nicht gleichmäßig gestaltet sind, keine glatte Oberfläche besitzen, sind sie leicht imstande, Fremdkörper aller Art und Teile der verschmutzten Haut in die Wunden zu schleppen; dieses um so eher, als sie mit wirbelnder Drehbewegung die Weichteile durchschlagen, welche durch sie mehr oder weniger zerquetscht werden. In der sich dann einstellenden

Nekrose finden die mitgerissenen und im Schußkanal förmlich abgestreiften Keime den besten Nährboden, welcher noch durch die begleitende Gewebsdurchblutung für ihre Weiterentwickelung geeigneter gemacht wird. Selbstverständlich ist auch die oft erhebliche Größenzunahme der Hautwunden bei ihnen von nicht zu unterschätzender Bedeutung. Sie spielt vor allem bei den Schrapnellkugelwunden eine große Rolle, wo durch sie wie bei den früheren Bleikugeln ein sekundäres Einwuchern der Mikroorganismen von der Körperoberfläche aus leicht eintreten kann. So ist es denn zu verstehen, daß blande geheilte Artilleriegeschoßfrakturen der pathologische Anatom kaum zu Gesicht bekam, daß bei weitem die meisten von ihnen infiziert waren. PAYR[²]) schätzt den Prozentsatz der letzteren bei den Schrapnellschußbrüchen auf 70—80, bei denen durch andere Artilleriegeschosse auf 90—95. Aber auch Infanterieschußfrakturen erwiesen sich in diesem Kriege auffallenderweise ungemein häufig infiziert. An der Hand von 1049 beobachteten Fällen von Schußkontinuitätstrennungen der Knochen konnte PERTHES[⁴]) zeigen, daß er auch mit 60—70% Infektion bei ihnen zu rechnen hatte. Als Ursache für diese anfangs sehr befremdende Erscheinung muß wohl der lang andauernde Stellungskrieg, die häufig schlechte Jahreszeit, die Bodenverhältnisse und die hierdurch bedingte Verschmutzung der Haut und Bekleidungsstücke geltend gemacht werden. Sie sind von demselben unheilvollen Einfluß wie der bisweilen lange und mit einfachen Mitteln zuwege gebrachte Transport der Kranken gewesen. Waren in die Wunden Bakterien gelangt, so wurde der Körper mit ihnen nicht fertig; durch die vielfachen Erschütterungen der zersplitterten dislozierten Knochen wurden die verletzten Weichteile gereizt, so daß die Keime Oberhand gewannen, die Knochenfrakturen in den Zustand der Eiterung traten.

· a) Die Heilung der aseptischen Knochenschußverletzungen.

Die sich bei den aseptisch bleibenden Knochenschußbrüchen abspielenden Heilungsvorgänge werden naturgemäß im allgemeinen denen bei gewöhnlichen Frakturen gleichen. Nur insofern werden Abweichungen sich geltend machen müssen, als infolge der großen Energieeinwirkung durch die Projektile oft viel stärkere Läsionen der Gewebe bei ihnen gesetzt werden, die weit umfangreichere und in mancher Beziehung auch in andere Bahnen gelenkte Reparationsvorgänge zeitigen müssen.

Schon die gleich nach der Verletzung sich einstellenden regressiven und entzündlichen Erscheinungen pflegen viel intensivere Form anzunehmen. Sie beschränken sich zumeist nicht auf die eigentliche Beschußfeld, sondern erstrecken sich je nach dem Grade der Splitterung des Knochens auch auf die Umgebung desselben. Dort, wo die Weichteilgewebe so schwer geschädigt wurden, daß sie in ihrer Lebensfähigkeit Einbuße erlitten, verfallen sie allmählich der Nekrose. Zusammen mit den ausgetretenen Blutextravasaten verbacken sie zu einer nekrotisierenden Masse, die aus zerrissenen, zusammengewürfelten, wirr strukturierten Elementen besteht, zwischen denen ein mit reichlichen Leukozyten vermischtes Exsudat gleich nach der Verletzung Platz greift. Dieses wird von dem am Leben gebliebenen Gewebsteilen gesetzt, welche in Entzündung geraten. Während in den ersten beiden Tagen die stetig zunehmende, fibrinöse leukozytäre Infiltration des ganzen Gebietes das Bild beherrscht, treten alsdann Wucherungen an den fixen Bindegewebszellen auf mit der Tendenz, organisatorisch und regeneratorisch zu wirken. In den die Frakturstelle umgebenden Weichteilen entwickelt sich junges Narbengewebe, welches bestrebt ist, die durchbluteten Partien zu durchdringen, zu vereinigen, eine feste zusammenhängende Platte zu schaffen. Bevor dieses aber zur Ausbildung kommt, setzt mit dem 3.—4. Tage die Kalluspro- duktion des Periostes ein. Sie liefert ein von den inneren und etwas auch von den äußeren Schichten der Knochenhaut ausgehendes, sehr blutkapillarreiches Keimgewebe, welches durch Weiterdifferenzierung seiner Zellen in bekannter Weise in Knorpel-Osteoid- und Knochenmassen übergeht, die schnell große Mächtigkeit erlangen und an beiden Bruchenden einander entgegenwachsen. Als Ursprungsort dieser

Wucherung hat in erster Linie die Bruchstelle selbst zu gelten, dort wo das Periost durch das Trauma durchrissen wurde. Wohl finden auch in weiterer Umgebung derselben Knochenneubildungsprozesse statt, doch treten diese etwas später ein und sind geringer und andersartig aufgebaut. Sie bilden eine mehr flache, aus netzförmig sich verzweigenden Osteoidbälkchen bestehende Lage, die Knorpelinseln nur höchst selten enthält, den Knochen wie eine aufgelagerte spongiöse Schale umgibt. Nach der Periostdurchtrennungsstelle zu verschwindet dagegen fast immer dieser regelmäßige Aufbau des Kallus, soweit eine völlige Kontinuitätstrennung des Knochens besteht. Der Kallus stellt hier keine ununterbrochene Platte dar, er löst sich vielmehr in einzelne, inmitten von entzündlich infiltriertem jungen Narbengewebe eingebettete inseln und Herde auf, die reichlich knorpeliges Gewebe enthalten, viel lebhaftere Proliferationserscheinungen darbieten. Sie schieben sich in die Muskulatur und in das Bindegewebe vor, die in entzündlicher resp. in atrophischer Wucherung begriffen sind. Der Weg, den sie einschlagen, ist in gewisser Hinsicht durch die Art der Fraktur gegeben, indem sie nach den gegenüberstehenden Fragmentenden zu streben suchen. Im einzelnen ist er aber regellos. Meinen Untersuchungen nach ist er unabhängig von der an der Frakturstelle gerade bei Schußbrüchen in so großer Ausdehnung auftretenden Blutungen und Weichteilnekrosen. Selbstverständlich kommt es vor, daß der periostale Kallus sich in diese so betroffenen Partien hineinerstreckt; eine Bevorzugung derselben durch ihn konnte ich aber niemals in der Weise konstatieren, daß der Schluß gerechtfertigt erschien, daß diese, wie BIER[6]) und andere Autoren es annehmen, einen Reiz und einen seine Entwickelung begünstigenden Nährboden abgeben. Manches Mal wollte es mir im Gegenteil dünken, daß der Bluterguß und das nekrotische Material ein Hindernis für ihn darstellten. Denn bei Splitterbrüchen, wo diese ganz bedeutend waren und nur langsam organisiert wurden, war der Kallus ihnen förmlich aus dem Wege gegangen und bildete eine knöcherne Kapsel um sie. Viel ausgeprägter zeigte sich dieses indifferente, wenn nicht schädigende Verhalten derselben noch dem Markkallus gegenüber, wo seiner später ausführliche Erwähnung getan werden soll. Bei ihrem Vordringen muß nun weiter die periostale Knochenwucherung vielfach auf Fragmentstücke stoßen, die von der Zersplitterung des Knochens herrühren. Sie werden von ihr umfaßt und in ihre Masse mit einbezogen. Ihr Schicksal gleicht völlig denen der experimentell implantierten und ist davon abhängig, ob der Knochen allein oder mit Periost behaftet verlagert wurde. Da mit der Versprengung derselben eine ausgiebige Zertrümmerung und Durchblutung ihres Bettes sich verband, ist häufig, bevor der Kallus sie erreichte, junges Bindegewebe um sie entstanden, das sich wie einem blanden Fremdkörper gegenüber verhält. Indem der periostlose Knochen zumeist der Nekrose anheimfiel, legt sich dieses ihm entweder glatt an, sucht ihn durch Riesenzellen zu resorbieren, oder formiert zellreiche Knochensubstanz, die ihn mehr oder weniger abschließt. Öfters finden sich alle drei Vorgänge auf einmal vertreten, wobei sich mit ihnen eine Revaskularisation desselben verbindet, die in den abgestorbenen Haversschen Kanälen blutkapillarreiches Bindegewebe auftreten läßt, das zur Erweiterung derselben führt und durch appositionelle Vorgänge neuen Knochen anlagert. Dort, wo die Bruchstücke mit Periost zur Verlagerung kommen, können diese der Ausgangspunkt selbständiger periostaler Knochenbildungen werden, die mit denen, welche von den Frakturenden ausgehen, sich vereinigen. Je großsplitteriger der Bruch ist, je fester die Knochenhaut dem Skeletteil ansitzt, um so reichlicher werden die Splitter mit Periost versehen sein, und die von ihnen gelieferten Knochenmassen in Erscheinung treten. Sie werden trotz der erheblichen Zertrümmerung des Knochens einen verhältnismäßig günstigen Frakturanatomiefaktor abgeben und zur schnelleren Konsolidierung der Bruchstelle beitragen. Hierbei darf jedoch nicht außer acht gelassen werden, daß, obschon das Periost in hohem Grade die Fähigkeit des Überlebens hat, es hierzu einer baldigen Verbindung mit der Umgebung, eines guten

Anschlusses an gefäßreiches Gewebe, bedarf. Wird ihm nicht das geeignete Lager geboten, was leicht bei Schußbrüchen eintreten muß, wenn die Knochenstücke in schlechtem Nährboden, wie etwa in Gewebsnekrosematerial, das nur langsam organisiert wird, liegen, so wird auch das Periost keine ossifizierende Tätigkeit ausüben, vielmehr dem Untergange verfallen. — Was von den mit Knochenhaut überzogenen Splittern gilt, hat natürlich nun auch für die reinen Periostfetzen seine Gültigkeit, die bei der großen Gewalteinwirkung durch das Projektil so leicht vom Knochen losgerissen und verschleppt werden. Auch sie können analog den Versuchen von MAAS[6]), NAKAHARA und DILGER[7]) unter diesen gekennzeichneten Verhältnissen Zentren isolierter Wucherung abgeben, die nach und nach in die Hauptkallusmasse mit einbezogen werden. inwieweit sie in jedem Falle vorliegen und ihre Tätigkeit ausgeübt haben, ist schwer zu entscheiden, da die Stadien zumeist zu vorgeschritten sind, um den strikten Nachweis der Entwickelung des betreffenden Knochens aus ihnen zu erbringen. Hierzu kommt, daß auch die Möglichkeit besteht, daß eine aperiostale Ossifikation sich mit diesen periostalen vergesellschaftet und mit ihnen in Verbindung tritt. Schon seit langem sind diese parostalen Kalluswucherungen, die gewöhnlich fern von der Bruchstelle und ohne Zusammenhang mit den Bruchenden entstehen, sich als luxurierende Masse bisweilen in die Weichteile hineinschieben, bekannt; aber ebensolange geht der Streit der Meinungen darüber, ob sie wirklich aus dem den Knochen umgebenden Gewebe bei der Fraktur entstanden sind.

Während die einen (VIRCHOW, GURLT, BILLROTH, ORTH) sich entschieden dafür aussprechen und ihnen dann, wenn das Periost fehlt, große Bedeutung für die Verschweißung der Bruchenden zuschreiben, vertreten andere den Standpunkt, daß sie ebenfalls periostaler Abstammung sind und dadurch hervorgerufen wurden, daß Periostfetzen und Teile der Kambiumschicht zwischen die Muskeln und Sehnen durch die Retraktion derselben zerstreut wurden. Besonders ist es in letzter Zeit BARDENHEUER[8]) gewesen, welcher sich zu dieser letzten Erklärung bekannt hat, indem er seine große chirurgische Erfahrung ins Feld führte, daß bei der korrekten Reposition der Fragmente, trotz vorher gewesener starker Dislokation und dadurch bedingter großer Reizung der Gewebe, selbst bei den schwersten Knochenbrüchen der Kallus nur äußerst mäßig ist. Ein einwandfreier Beweis, der sich auf anatomische Tatsachen stützt, ist aber bisher für und gegen diese Anschauungen nicht erbracht. Denn die gesammelten Beobachtungen lassen beide Möglichkeiten für gerechtfertigt erscheinen. Ebenso wie verpflanzte Periostteile Knochen- und Knorpelwucherungen verursachen können, steht andererseits die Tatsache fest, daß es des Periostes nicht bedarf, um heteroplastische Knochenproduktionen hervorzubringen.

Wie nun auch die Entstehung dieser Knochenmassen, welche ursprünglich mit den von den Bruchenden kommenden in keinem genetischen Zusammenhang standen, sein mag, eine große Rolle scheinen sie bei den Schußfrakturen, wenigstens meinen Untersuchungen nach, hauptsächlich dann zu spielen, wenn Splitterbrüche vorliegen. Hier habe ich sie öfters gefunden, und zwar dann um so reichlicher, wenn die Zertrümmerung nur einen mäßigen Grad erreicht hatte. In gewisser Weise könnte dieses mehr für die Bildung derselben aus periostalen verschleppten Keimen herangezogen werden. Denn wenn der Reiz der Gewebsläsion auf die fixen Zellen im Sinne ihrer Weiterdifferenzierung zur Knochenproduktion bei ihrer regenerativen Tätigkeit die Ursache für sie abgegeben hätte, müßte sie um so umfangreicher sein, je größer die Zermalmung des Knochens war.

Gegenüber diesem gesamten äußeren Kallus hat der Markkallus nur geringe Bedeutung, so daß es zu verstehen ist, daß er in der Literatur im großen und ganzen nur wenig Beachtung gefunden hat. Die ihm zugrunde liegenden pathologischen Vorgänge sind folgende: Vergegenwärtigen wir uns kurz die Verhältnisse bei der frischen Schußverletzung. Im Gebiet des Knochendurchschusses und dort, wo der Knochen sekundär splitterte, entsteht ein mehr oder weniger großes Spongiosatrümmerfeld, das aus frakturierten zusammengewürfelten Bälkchen besteht, zwischen denen gequetschtes und total hämorrhagisch infarziertes Mark sich befindet. Der Umfang desselben hängt einmal von der intensität der einwirkenden Kraft, der Größe des Projektils, sowie von der Menge und Stärke der Bälkchen ab. Demgemäß ist es bei den Diaphysenfrakturen nur relativ klein. Dafür beschränkt sich aber die Markdurchblutung nicht ausschließlich auf dasselbe, sie überschreitet es, allmählich an Ausdehnung abnehmend, um ein Vielfaches, indem bei der enormen Stärke des Stoßes und der durch die harte Konsistenz des Knochens bedingten leichten Fortpflanzung desselben, die dünnwandigen Kapillaren aufs schwerste geschädigt werden, einreißen. Bei den Epiphysenbrüchen ist das Umgekehrte der Fall. Wohl ist das Bruchfeld bei dem engen knöchernen Gerüstwerk viel erheblicher, dagegen reicht die Markhämorrhagie infolge der Elastizität und Nachgiebigkeit nur selten soweit hinauf. Freilich tritt dieses nur dann ein, wenn die Gewalteinwirkung quer resp. schräg zur Längsachse der Bälkchen erfolgte. Die sich darbietenden Bilder lassen zumeist noch erkennen, wie im einzelnen die spongiösen Knochenzüge beansprucht wurden. Am leichtesten erweisen sie sich dort eingebrochen, wo sie winklig oder bogenförmig ineinander übergehen. Hier beobachtet man alle Frakturarten an ihnen, von der Infraktion angefangen bis zum Quer-, Schräg-, Splitterbruch, indem beim letzteren das Bälkchen genau wie bei einem Holzstabe, der eine Überbiegung erfährt, aufgerissen ist. Liegen jedoch Zerreißungen der Epiphyse entsprechend ihrem Bälkchenverlauf vor, so findet gleichsam nur eine Spaltung in ihren Struktursystemen statt; nur wenige Querbrücken frakturieren, und eine nennenswerte Blutung in das Mark bleibt aus. — Die notwendige Folge dieser Gewebsläsion ist die Nekrose des hämorrhagisch infarzierten Gebietes, die uns als erste Erscheinung entgegentritt. Sie reicht soweit, als die Massen nicht genügend Ernährungsmaterial erhalten. Schon nach 3—4 Tagen ist sie ausgeprägt und umfaßt sowohl die Knochenbälkchen selbst wie das eingelagerte Gewebe. Zusammen mit ihr stellt sich dann eine Reaktion des am Leben gebliebenen anschließenden Markes an, welche in einer totalen Umwandlung desselben besteht. Es verliert seinen lymphoiden Zellcharakter, es wird zu ödematösem entzündlich infiltrierten retikulären Bindegewebe, das makroskopisch graurötlichen Ton annimmt. Während seine Entzündungszellen schnell und weit in das nekrotische Gebiet vordringen, verhalten sich die jungen Bindegewebszellen des Markes diesem gegenüber ziemlich indifferent. Nur äußerst langsam schieben sie sich in dasselbe hinein, es organisierend. Selbst bei einer 33 Tage alten Artilleriegeschoßrippendurchschußfraktur, wo ein ausgedehntes, außen durch Kortikalis aber völlig abgeschlossenes Spongiosablutungsbruchfeld bestand, beschränkt sich die Organisation desselben nur auf die Peripherie, obschon ein mächtiger äußerer Kallus zur festen Verschweißung der Fragmente geführt hatte. Man könnte versucht sein, die Schuld an dieser mangelhaften organisatorischen Tätigkeit des Marks in der Beschaffenheit des abgestorbenen Materials zu suchen, insofern als dieses nur einen geringen Reiz zur Proliferation auszuüben imstande ist. Dem steht aber entgegen, daß diese Organisation in der Zeit, wie wir es sonst zu sehen gewohnt sind, Platz greift, sobald die toten hämorrhagischen Massen mit anderem Bindegewebe in Berührung treten. Liegt z. B. eine Diastase der Bruchenden vor, so daß die eröffnete Markhöhle den umgebenden Weichteilen leicht zugänglich ist, findet sehr bald die bindegewebige Durchwachsung derselben von oben her von diesen aus statt. Hieraus folgert, daß nur das Markgewebe selbst die Ursache für dieses eigenartige Verhalten abgeben kann. Da sonst unter anderen Verhältnissen dasselbe in der Lage ist, eine lebhafte Wucherung seiner Bindegewebszellen herbeizuführen, kann sehr gut die Gewebsläsion den Grund darstellen. Werden doch durch sie der Stamm oder wichtige Äste der Art. nutritia (vgl. DAX[*]) zerrissen, so daß bei der vorzugsweise auf dieses Gefäß beschränkten Zufuhr der Ernährung des Markes erhebliche Störungen resultieren müssen, die natürlich nicht ohne Einfluß sein können. Hiermit dürfte auch die bekannte mangelhafte Neigung des Markgewebes, Kallus hervorzubringen, in Zusammenhang stehen, welche bei Schußfrakturen noch erheblicher als bei gewöhnlichen Brüchen ist, sobald es sich um Splitterung des Knochens handelt.

Denn erst verhältnismäßig spät setzt die Markkallusbildung ein. Am frühesten habe ich sie nach 10—12 Tagen beginnen sehen. In und unterhalb der ödematösen kleinzellig durchsetzten retikulär gewordenen Markzone treten dann an den Bälkchen, die hier und dort noch teils total, teils partiell nekrotisch sind, Knochensäume auf, die sich mit geflechtartigen Zügen in Verbindung setzen, welche sich durch Metaplasie in diesem Gebiete und später in dem langsam vordringenden, das nekrotische Material organisierenden Bindegewebe formieren. Durch allmähliches Wachstum erreichen diese Ossifikationen immer größeren Umfang, ohne daß sie aber je die Mächtigkeit, wie beim periostalen Kallus, gewinnen. Im allgemeinen beschränkt sich ihre Wucherung darauf, einerseits einen Abschluß der Markhöhle herbeizuführen — was besonders bei verlagerten oder in großer Diastase stehenden Fragmenten der Fall ist — andererseits auch darauf, die verschiedenen Splitterstücke zu verschmelzen, um so eine Konsolidierung des Knochens im inneren zu geben. Zur Vereinigung der Bruchenden selbst tragen sie nur wenig bei. Diese Aufgabe fällt fast ausschließlich dem äußeren Kallus zu, der zuerst auf dem Felde ist, größere Proliferationseigenschaften hat und zudem den inneren Kallus sogar dadurch ersetzen kann, daß er als intermediärer Kallus über die Kortikalisbruchfläche sich hinüberschiebt. Resorptionsprozesse gehen mit ihrer Bildung nur in sehr beschränktem Maße einher. Jedenfalls stellen sie sich nicht überall dort ein, wo die Spongiosabälkchen der Nekrose anheimgefallen sind. Vielmehr bleiben diese zumeist erhalten und werden in die so entstandene neue Knochenmasse funktionell mit einbezogen. Auch ein lebhafter Anreiz zur Knochenproliferation, wie ihn AXHAUSEN[10]) der Knochennekrose für die umgebenden ossifikationsfähigen Gewebe zuschreibt, scheint nicht von ihnen ausgeübt zu werden. Denn, wenn auch einzelne Bälkchen Mäntel junger Knochensubstanz besitzen, eine Regel stellt es nicht dar, indem man oft genug in sehr späten Stadien Partien zu Gesicht bekommt, in denen ihre tote Masse unberührt geblieben ist.

Sehr deutlich fand ich dieses noch bei Präparaten ausgesprochen, die von großen Splittern des durch Infanteriegeschoß zertrümmerten Humeruskopfes stammten. Hier war durch Ernährungsstörungen — offenbar durch Zerreißungen größerer Markgefäße bedingt — ein erheblicher Bezirk der Bälkchen abgestorben, das weniger empfindliche Mark aber am Leben geblieben. Letzteres hatte sich infolge der Stauung in ödematöses, an Spindel- und Sternzellen reiches Bindegewebe mit klaffenden Gefäßen umgewandelt, das weder zu Resorptions- noch zu Knochenneubildungsvorgängen Veranlassung gegeben hatte.

Unter diesen Gesichtspunkten ist es zu verstehen, wie diejenigen Schußfrakturen, bei denen der Umfang des Markspongiosabruchfeldes in keinem Verhältnis zu dem der Kortikalis steht, schlechte Heilungsbedingungen geben. Weniger sind es die Diaphysen- als die Epiphysenbrüche und die der übrigen spongiös gebauten Knochen, welche hierbei in Frage kommen. Schon seit langem ist diese Tatsache bekannt und immer wieder von den Autoren betont worden. Die Erklärungen, die aber bisher für sie gegeben sind, gründen sich im allgemeinen auf andere Erwägungen, die meines Erachtens wohl mit als ursächliches Moment, aber nicht als ausschlaggebender Faktor angesehen werden müssen.

Einmal hat man die schlechte Adaption der Fragmente, die bisweilen vorliegende Interposition von Weichteilen, die den Kontakt der Bruchflächen unmöglich macht (BRUNS[11]), beschuldigt, sodann auch die eigenartigen Verhältnisse der Anatomie des Periostes an diesen Skeletteilen herangezogen. So behauptet BIDDER[12]) — und immer wieder werden seine Ausführungen in den weiteren Arbeiten angeführt — daß die Knochenhaut an den Epiphysen zur Knochenproduktion ungeeignet wäre. Seinen anatomischen Untersuchungen nach, die an der oberen Epiphyse der Tibia angestellt wurden, reicht die osteogene Schicht derselben nur bis zur Grenze der Diaphyse und erstreckt sich zu keiner Zeit des embryonalen und postembryonalen Lebens auf die Epiphyse. Scheinbar stimmt diese seine Beobachtung. Doch beruht sie nicht darauf, daß die osteogene Schicht hier fehlt, sondern daß sie verdeckt wird, indem die fibrilläre Grundsubstanz des Gewebes hier vor den Zellen das Übergewicht gewinnt. Demgemäß habe ich mich auch niemals davon überzeugen können, daß das Periost an diesen Knochenteilen weniger befähigt zur Ossifikation war. Wohl liefert es in der Tat bei den gewöhnlichen Brüchen und auch Schußfrakturen nur verhältnismäßig schwer Kallus. Dieses kann aber in anderen Momenten liegen, die schon VOGEL[18]) betrachtet hat. Er schreibt mit Recht dem fast immer hier bestehenden Fehlen einer ausgedehnten Abhebung und Durchblutung des Periostes eine hervorragende Bedeutung in dem Sinne zu, daß dieses durch die geringe Läsion nur wenig zur Proliferation gereizt wurde. —

Bei diesen obwaltenden Verhältnissen ist es naturgemäß, daß bei den Spongiosafrakturen die Heilung am schwersten vor sich geht, wo ein ergiebiges Trümmerfeld besteht, während an denjenigen Partien, wo nur ein Auseinanderweichen der Bälkchensysteme, also keine schwere Schädigung des Markes statthat, die Verschweißungsbedingungen am günstigsten liegen. Hier können sehr bald die durch Blutmassen getrennten, gegenüberstehenden Bruchflächen durch organisierendes Bindegewebe vereinigt werden. Allerdings braucht hiermit nicht immer eine Neubildung von Knochensubstanz, ein eigentlicher Kallus, verknüpft zu sein. Denn sie ist, wie auch v. HANSEMANN[14]) hervorhebt, vor allem von der Statik und Mechanik abhängig. Wird die betroffene Frakturstelle nur wenig beansprucht, kann sie völlig ausbleiben. Die zerbrochenen alten Bälkchen werden noch nicht einmal weggeräumt, eine Art Narben-

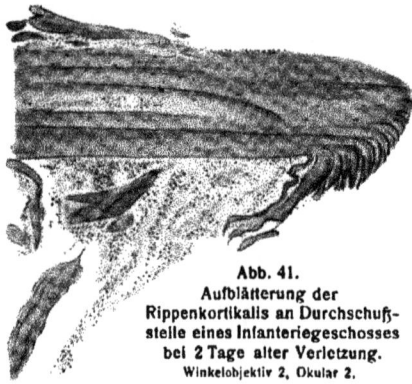

Abb. 41.
Aufblätterung der
Rippenkortikalis an Durchschuß-
stelle eines Infanteriegeschosses
bei 2 Tage alter Verletzung.
Winkelobjektiv 2, Okular 2.

gewebe verbackt sie, das nur vereinzelt durch neue Knochenformationen sie verstärkt und verlötet. So wird es verständlich, wie in derartigen Fällen nach langer Zeit noch (in den beobachteten Fällen bis zu Stadien von 7 Wochen) diese Bruchstellen als graurötliche mehr oder weniger zackig verlaufende Linien sichtbar sind, welche bei jeder abnormen Gewaltanwendung leicht wieder aufreißen. Auch enge Durchschüsse können ähnliche Vorgänge hervorrufen. Bei der an den Epiphysen auf ein breites Feld sich verteilenden Kraftdurchfließung des Knochens werden ihre Schußkanäle funktionell kaum beansprucht, so daß ein Kallus sich erübrigt. Bisweilen verfallen sie sogar nicht der Organisation, erhalten sich vielmehr als ein zystenartiger Spalt, der bindegewebig abgekapselt mit nekrotischen Blut- und Knochentrümmermassen gefüllt ist (s. Tafel II, Abb. 1).

Schließlich bleibt noch die Frage des Verhaltens der Kortikalis bei der Heilung der Schußfrakturen zu erörtern übrig. Das Bild, das dieselbe gleich nach der Verletzung gibt, ist auch mikroskopisch vom Grade der Gewalteinwirkung und ihrer Widerstandskraft abhängig. Nur selten liegt bei den Hauptbruchenden und den abgesprengten Splittern eine glatte, quer oder schräg verlaufende Bruchfläche vor. Zumeist gehen von dieser haarfeine, leere bis klaffende, dann mit geronnenen Blutmassen verstopfte Spalten aus, die die Knochensubstanz durchsetzen, sich bisweilen netzförmig in ihr verbreiten. Ihr Verlauf ist ganz unregelmäßig. Keineswegs richtet er sich nach den Haversschen Kanälen, deren Kapillaren zerrissen, deren Bindegewebe weit herauf durchblutet ist. Ist die Knochenrinde nur dünn und nicht durch übermäßige Härte und Sprödigkeit ausgezeichnet, kann allerdings die fissurale Zerklüftung eine besondere Gesetzmäßigkeit annehmen. Wie Abb. 41 zeigt, welche die Kortikalis eines Rippenfragmentes bei einer 2 tägigen Infanteriegeschoßfraktur darstellt, findet dann eine oft parallel gerichtete Aufsplitterung ihrer Masse statt, bei der die feinen Lamellen nach dem Ausschuß zu gelagert und umgebogen sind.

Die erste Veränderung, die sich nun histologisch an den so beschaffenen Knochen geltend macht, besteht in einer von der Bruchfläche aus mehr oder weniger hochreichenden Nekrose ihrer Zellen. Schon in 24—48 Stunden ist sie gut ausgeprägt, so daß hier der größte Teil der Kerne pyknotisch, schwach oder gar nicht gefärbt erscheint. Peripherwärts verliert sie sich allmählich in lebendes Knochengewebe, gleichsam langsam abklingend. Ihr Umfang ist ziemlich erheblichen Differenzen unterworfen. Die Regel ist, daß, je härter und dicker die Knochensubstanz ist, und je größer die Intensität des Beschusses war, auch ihre Ausdehnung zunimmt. An der Diaphyse des Femur z. B. kann sie 2—3 cm hinaufreichen, während an den Epiphysen ihr Maß selten 5 mm überschreitet. Zu ihrer Erklärung liegt die Annahme am nächsten, sie auf Ernährungsstörungen zurückzuführen, wie sie durch Gefäß- schädigungen am Periost in der Kortikalis selbst und im Mark bei Frakturen ein- treten müssen. Hiergegen spricht aber der Befund jeglichen Fehlens einer strengen Abhängigkeit der Nekrosbezirke von den lädierten Gefäßgebieten. So treten sie in diesen Stadien nicht regelmäßig dort in Erscheinung, wo die Kortikalis des Periostes entblößt ist; andererseits sind sie an Stellen vorhanden, an denen die Knochenhaut samt deckenden Weichteilen lebend erhalten ist. Auch fehlen sie häufig trotz aus- gedehntester hämorrhagischer Infarzierung der Haversschen Kanäle in den diesen angrenzenden Knochenabschnitten, während sie dort vorkommen, wo diese nur gering oder überhaupt nicht durchblutet sind. Anfangs glaubte ich daher, es handele sich bei ihnen vielmehr um die Folgeerscheinungen der Hitzeeinwirkung durch die Projektile. Denn wenn auch immer wieder von allen Autoren (M. Abt. des Kriegsmin.[16]), KÖHLER[16]), FESSLER[17]) betont ist, daß abgesehen von den bisweilen mit hoher Temperatur versehenen Artilleriegeschoß- und Minensplittern bei Projektilen Ver- brennungen der Gewebe auszuschließen sind, liegt doch die Möglichkeit vor, daß bei Beschuß des Knochens, der durch diesen bedingte Widerstand genügt, eine derartige Erwärmung der Substanz zu schaffen, ausreichend den Tod der Knochen- körperchen herbeizuführen. Hierbei wäre auch die gute Wärmeleitungsfähigkeit der Knochenmasse in Betracht zu ziehen. Ihr zufolge müßte sich die Hitzeeinwirkung nicht auf die eigentliche Berührungsstelle mit dem Projektil beschränken, sondern entsprechend der verschiedenen Dicke des Knochens auf einen mehr oder minder großen Bezirk desselben sich verteilen.

In gewisser Weise würde sich dann diese Auffassung auf die Versuche von KLEINSCHMIDT[18]) und RIBBERT[19]) gründen können und in ihnen ein Analogon haben, die an umschnürten Extremitäten von Kaninchen durch Gefrierung schon nach 48 Stunden eine Nekrose des Knochens erzielten, ohne daß das Periost, das Gewebe der Gefäßkanäle und des Knochenmarkes Einbuße erlitten.

Meine Vermutung erwies sich jedoch nicht als richtig. Wohl finden sich bis- weilen bei Artilleriegeschoßverletzungen an der Knochendurchschußstelle Veränderungen der Weichteile i. sp. des Bindegewebes, die möglicherweise im Sinne einer Verbrennung, zu deuten sind. Sie bestehen in einer Nekrose der Zellen, die mit einer Trübung und Verdichtung der Fibrillenzüge Hand in Hand geht, wobei diese in Hämatoxylin- präparaten dunklen Ton annehmen. Aber an dem Knochen selbst habe ich keine Erscheinungen entdecken können, die für diese Annahme sprechen mußten. Denn einmal zeigen sich keine Unterschiede bezüglich des Auftretens der Nekrosebezirke zwischen Infanterie- und Artilleriegeschossen, auch keine zwischen penetrierenden und Steckschüssen, sodann treten die Nekrosen auch an Stellen auf, welche keine direkten Beziehungen zur Einwirkung von seiten des Projektils haben. Sie sind auch dort zu sehen, wo weit ab von der Durchschlagsstelle der Knochen durch Überbiegung gebrochen ist. Hieraus geht hervor, daß anscheinend dieselbe Ursache all diesen Nekrosen, die an der Knochenbruchfläche von Geschoßfrakturen wie gewöhnlichen· Frakturen vorkommen, zugrunde liegt. Sie kann nur in einer Erschütterung der harten Knochensubstanz zu suchen sein, die zur Folge die in dieser eingebetteten Zeilen Schaden erleiden. Seit langem sind diese Nekrosen bekannt, obschon nur selten in der einschlägigen Literatur ihre Entstehungsweise zum Ausdruck kommt. Schon in einer 1873 von ARNOLD erschienenen Arbeit finde ich sie erwähnt, wo für sie bereits die richtige Erklärung gegeben wird. ARNOLD[20]) bezeichnet sie als

„Kommotionsnekrosen", die auf einer „inneren Desorganisation der Teile" beruhen und „durch eine Störung der molekularen Anordnung der Knochenzellen infolge der Erschütterung" erzeugt sein sollen. Entsprechend dieser Auffassung muß die Ausdehnung dieser Nekrosen von dem Grade der einwirkenden Kraft und der Härte des Skeletteiles abhängig sein. So sind sie bei den Schußfrakturen am umfangreichsten, während sie sich bei den gewöhnlichen Knochenbrüchen nur auf die unmittelbare Nachbarschaft der Bruchlinie beschränken. Genau so, wie sie an der Kortikalis sich einstellen, ist auch die Spongiosa und der Knorpel von ihnen ergriffen, falls sie einer traumatischen Läsion anheimfallen.

Diesen alsbald nach der Fraktur einsetzenden, auf Erschütterung beruhenden Knochennekrosen werden naturgemäß weitere folgen, die ihre Ursache in der behinderten und aufgehobenen Blutzirkulation haben. Da bei der Spongiosa nur die Markgefäße, welche zum größten Teil von der Art. nutritia und ihren Ästen stammen, für die Ernährung des Knochens sorgen, wird das Schicksal ihrer einzelnen Bälkchen an den betroffenen Teilen sich ganz danach gestalten, ob diese Kapillaren imstande sind, genügend Nährstoffe herbeizuschaffen. Viel komplizierter liegen die Verhältnisse bei der Kortikalis. Sie bekommt von zwei Seiten Blut zugeführt, von den Gefäßen des Periostes und denen der Art. nutritia. An zahlreichen Stellen dringen die periostalen Gefäße in ihre oberflächliche Lage ein und lösen sich in ihr zu einem langmaschigen, dichten Kapillarnetz auf, das in der Mitte der Kompakta mit gleichen Blutbahnen in anastomotischer Verbindung steht, welche zugleich mit von der Art. nutritia versehen werden. Denn dieser Arterie fällt nicht nur die Ernährung des Markes, sondern auch die der inneren Knochenrindenschichten zu. Gleich nach ihrem Eintritt in die Markhöhle teilt sie sich gewöhnlich in zwei Stämme, die in eine größere Anzahl kleinerer zerfallen, von denen Abzweigungen zu der inneren Kompakta gehen. In dieser treten ihre Äste zu einem engen Kapillarsystem zusammen, welches wie die übrigen Knochengefäße hauptsächlich in den Haversschen Kanälen liegt. Die Verletzung einer dieser Gefäßbahnen wird somit noch nicht den Zelluntergang der gesamten Kortikalis bedingen. Sind nur die periostalen Äste getroffen, wie es bei der Abreißung der Knochenhaut stets geschehen muß, fällt allein der periphere Abschnitt derselben der Nekrose anheim; sind die des Markes durch die Läsion von der Zufuhr abgeschnitten, gehen nur die inneren Bezirke derselben zugrunde. Das Verhalten der mittleren Knochenzone richtet sich nach der Versorgung durch die Kollateralen aus den benachbarten Gebieten. Da die Kapillaren miteinander reichlich anastomosieren, kann sehr gut ein Ausgleich der durch die Verletzung eines Gefäßgebietes verursachten Zirkulationsstörung von dem anderen Blutnetz aus stattfinden, vorausgesetzt, daß die Blutleiter selbst, sei es durch Zerreißung, Thrombose oder Durchblutung, ihrer Umgebung hier nicht geschädigt wurden. In den meisten Fällen von Schußfrakturen ist dieses freilich an den Bruchenden der Fall, so daß hier der Knochen in wechselnder Ausdehnung, auch bei einseitiger Absperrung der Ernährung nekrotisch wird. Öfters will es scheinen, daß die Nekrosen, unabhängig von diesem Faktor, zur Entwickelung gekommen sind. Hierbei ist aber zu bedenken, daß unter Umständen ein Teil von ihnen auf Rechnung der Erschütterung gesetzt werden muß, deren Einfluß sich sehr hoch hinauf erstrecken kann. So wird es in späteren Stadien unmöglich zu entscheiden sein, welche Nekroseart an den einzelnen Partien vorliegt. Soweit einwandsfreie Präparate einen Schluß ziehen lassen, scheinen sie dafür zu sprechen, daß im allgemeinen die durch behinderte Blutzirkulation verursachten Untergangserscheinungen an den Knochenzellen auffallenderweise verhältnismäßig spät eintreten, gleichsam als ob diese gegen diese Schädigung nicht so empfindlich sind. Klar ausgeprägt habe ich sie erst vom 5. Tage der Verletzung an gesehen.

Mit der Ausbildung der Nekrosen entsteht nun für den Körper in dem toten Kortikalisstück ein Fremdkörper, der nicht ohne Einfluß auf die Umgebung zu sein pflegt. Ebenso wie die abgestorbenen Spongiosabälkchen bei den Epiphysenschußbrüchen gewöhnlich nicht ohne weiteres reaktionslos einheilen, ist auch hier zumeist eine Reizwirkung auf die Nachbarschaft die Folge. Sie erreicht aber niemals bei blander Heilung die Intensität, die AXHAUSEN[31]) ihr zuschreibt und auf Grund deren man mit diesem Autor annehmen müßte, daß „in der Knochennekrose ein wichtiges, ja vielleicht das Hauptmoment für die Entstehung des Frakturkallus zu erblicken sei". Denn häufig genug sind die sich einstellenden Vorgänge, die in Resorptionsund Knochenneubildungsprozessen bestehen, nur gering ausgebildet. An ihnen beteiligen sich alle Gewebe der Umgebung. Das Periost und Mark sowie das anschließende Bindegewebe liefern Riesenzellen, die durch lakunäre Arrosion grubige Vertiefungen in das tote Material hineinfressen, durch welche die Kortikalisoberfläche an mazerierten Präparaten ein rauhes, angenagtes Aussehen gewinnt. Die Gefäßkanäle der Kompakta erfahren zudem in der Grenzzone zwischen lebenden und abgestorbenen Knochen in ziemlich breitem Bezirk eine Erweiterung, welche durch eine starke Injektion der Kapillaren eingeleitet wird. Ihr geringes lockeres Fasermark wandelt sich in zellreiches Bindegewebe um, das durch Osteoklastentätigkeit aus den engen Kanälen buchtige Räume schafft. Diese schieben sich nach und nach in die tote Knochenmasse vor. Da von ihnen die Haversschen Kanäle mitbenutzt, vielleicht sogar bevorzugt werden, kann der alte Knochen eine spongiöse Auflösung erfahren, bei der die durch Vaskularisation und Kanalisation entstandenen neuen weiten Marksysteme die Richtung der Längsachse annehmen. Hier und dort erreichen sie auch die innere und äußere Oberfläche der Kortikalis, die durch sie porotisch erscheint. Zu einer umfangreichen und sogar vollständigen Resorption des nekrotischen Knochens kommt es meines Erachtens aber niemals. Anscheinend bleibt er, wie auch RIBBERT[32]) aus seinen experimentellen Untersuchungen den Eindruck gewann, zum größten Teil dauernd erhalten, um als funktionell vollwertiger Bestandteil Verwendung zu finden. Denn sehr bald treten appositionelle Prozesse an ihm auf, die vor den rareszierenden das Übergewicht erhalten, so daß bald seine sämtlichen Haversschen Kanäle und seine Flächen durch junge zellreiche Knochensubstanz ausgekleidet und umgeben sind. Sie zielen darauf hinaus, eine feste Vereinigung zwischen ihnen und der Umgebung herbeizuführen, was um so leichter der Fall sein muß, als in der vorher stattgehabten Kanalisation, was auch schon AXHAUSEN[33]) betonte, der Boden für eine förmliche Verzapfung des neugebildeten Knochens mit ihm geschaffen wurde. Mit Erfüllung dieser Aufgabe verschwinden dann auch die Osteoklasten, der Knochen tritt in den Ruhestand ein, der solange währt, bis der provisorische Kallus in den definitiven übergeführt wird, bis die weitere funktionelle Transformation der Bruchstelle sich geltend macht.

Wie bei jeder Wunde die Reparation in erster Linie von dem Grade der Läsion bestimmt wird, ist auch bei der Schußfraktur die Heilungsdauer zunächst von der Ausdehnung der Knochenzertrümmerung abhängig. Je umfangreicher diese ist, um so länger wird es bis zur Genesung dauern. Die einfachen glatten Kontinuitätstrennungen dürften wohl dieselbe Zeit wie die gewöhnlichen Brüche erfordern. Dagegen muß die Konsolidation auf Wochen hinaus sich verzögern, sobald eine Splitterung vorliegt. Sind doch diese Verletzungen mit den schwersten Schädigungen der ossifikationsfähigen Gewebe verbunden. Anstatt daß das Periost und Mark an den betroffenen Stellen alsbald ihre Funktion aufnehmen, sind sie durch Blutungen und Zerreißungen entweder ganz zugrunde gegangen oder häufig in derart ungünstige Lebensbedingungen geraten, daß sie zunächst ihre Aufgabe in einer Regeneration suchen müssen. Erst wenn diese vollauf eingetreten ist, kann die Knochenwucherung einsetzen, die selbst noch bei der Intensität der Weichteilzertrümmerung und dem erheblichen Abstande der Frakturenden mit der größten Schwierigkeit zu kämpfen hat, um zum Ziele zu kommen. Ihre Menge ist bedeutendem Wechsel unterworfen. Im großen und ganzen wird sie entsprechend der V. HANSEMANNschen Auffassung[34]), der in der Kallusbildung eine „den funktionellen Bedürfnissen angepaßte Erscheinung" sieht, von dem Bruchort und der Bruchart des Knochens diktiert. Neben dem Grade der Periostverletzung sind vor allem die Größe der bestehenden Dislokation und dann der an der Frakturstelle besonders durch Bewegungen gesetzte Reiz für sie mit BARDENHEUER[20]), ZONDEK[25]) und V. HANSEMANN verantwortlich zu machen. Demgemäß pflegt der Kallus bei Infraktionen und Fissuren unbedeutend zu sein, indem die Knochenhaut glatt eingerissen oder erhalten, sie in ihrer weiteren Umgebung nur gering durchblutet und abgestorben ist, und die Bruchflächen gut miteinander in Kontakt stehen. Dasselbe gilt auch von den spongiös gebauten Skeletteilen (Epiphysen, Wirbelkörper, Sternum), sofern sie bei Beschuß glatt durchschlagen werden. Da ihre mit fest ansitzendem Periost versehene Kortikalis eine nennenswerte Zersplitterung dann nicht erfährt, das Knocheninnere für die Inanspruchnahme des Knochens als Ganzes nur wenig Schaden erleidet, unterbleibt eine merkliche äußere Knochenproduktion, und ein nur auf das notwendigste Maß beschränkter Kallus kommt zur Ausbildung, dessen Umfang sich nach der Kraftdurchfließung richtet. Wird diese an der Läsionsstelle durch die benachbarten Spongiosasysteme übernommen, kann er sogar an einzelnen Bälkchen fehlen, so daß sie trotz der Frakturierung und Nekrose ihrer Substanz jeglicher Anlagerung entbehren (s. Tafel II, Abb. 1). Je mehr aber der Bruch zu einer Zertrümmerung des Knochens führt, die eine Diastase der Fragmente und andauernde Verschiebung derselben nach sich zieht, um so voluminöser wird der Kallus. Es bildet bisweilen dann mächtige knollige, unregelmäßige Wucherungen, die an den Stellen, wo scherende Kräfte sich geltend machen, aus Knorpel, wo Druckwirkungen herrschen, aus Knochen bestehen, weithin in die Umgebung sich erstrecken. Er überschreitet oft das zu Wiederherstellung der Knochenkontinuität nötige Maß und geht in Luxusproduktion über. Sicherlich beruht dieses mit auf dem Vorhandensein zahlreicher Splitterstücke, die, falls sie mit Periost bekleidet sind, ebenso wie die verlagerten isolierten Knochenhautteile und unter Umständen auch das gereizte parostale Bindegewebe den Keim neuer Knochenherde abgeben, deren Wucherungen in die Hauptkallusmasse einbezogen werden. So zeichnen sich gerade die Diaphysen, bei denen am leichtesten das Periost verletzt und in einzelne Partikel verschleppt wird, gegenüber den Epiphysen, welche bei Sprengwirkung wohl die gleiche Zerstörung erleiden, aber nicht so leicht abhebbare Beinhaut besitzen, durch die Größe der Wucherungen aus. Allerdings mag bei dieser Differenz auch die Unfähigkeit des Markes, nach derartigen Läsionen Ossifikationen einzugehen, eine Rolle spielen, die deswegen von so ausschlaggebender Bedeutung ist, als die großen Bruchflächen der Epiphysen in keinem Verhältnis zu der verletzten Kortikalis stehen. Wenn auch im allgemeinen die gelieferte Kallusmenge der Heilungstendenz der Fraktur entspricht, so ist mit der reichlichen Entwicklung derselben aber keineswegs stets eine sichere Vereinigung der Bruchenden gewährleistet. Denn nicht gar zu selten bleibt diese aus, und eine Pseudoarthrose stellt sich ein. Am häufigsten und auch am verständlichsten dürften bei den Schußverletzungen die Defekt- und Interpositionspseudoarthrosen sein, da bei der Zersplitterung große Lücken geschaffen werden, deren Überbrückung um so mehr mit Schwierigkeiten verknüpft sein muß, als durch die Zermalmung viele Sprengstücke ihres bei dem Reparationsvorgang wichtigen Periostüberzuges beraubt oder sogar aus der Wunde herausgeschleudert werden, und festes Narbengewebe, das aus der mit Blut und Gewebsbrei vermischten Muskulatur entstand, sich hindernd zwischen die Fragmente legt. Auch unvollkommene Kallusbildung sowie andauernde Verschiebung und Reizung an der Bruchstelle mögen als Ursache für sie hier im Sinne W. ROUX[27]) in Frage kommen, der die Pseudoarthrose als Selbstgestaltung von neuen Gelenken aus der Gesamtheit der Reaktion der Stütz- und Bindesubstanzen ableitet. Daß jedoch alle Pseudoarthrosen, soweit sie nicht die ersten Formen darstellen, in diesen Momenten ihren Grund haben, muß nach der Literatur (besonders nach den Ausführungen von BIER[28]) unwahrscheinlich erscheinen. Treten doch manchmal welche in Erscheinung, bei denen diese Bedingungen völlig fehlen, während sie nicht immer da sind, wo diese vorhanden sind. Es ist daher BIER zuzustimmen, daß für einen Teil der Pseudoarthrosen unsere bisherigen Erklärungen hilflos sind.

b) Die Heilung der infizierten Knochenschußverletzungen.

In ganz andere Bahnen wird der Heilungsprozeß bei den Knochenschußverletzungen gelenkt, wenn eine Infektion der Wunde eintritt. Denn anstatt daß die Regeneration in Ruhe und Gesetzmäßigkeit vor sich gehen kann, wird hier den Geweben eine neue Arbeit aufgebürdet, den Kampf mit den Mikroorganismen und ihren Giften aufzunehmen. Sie erfordert die stärksten Kraftanstrengungen und Abwehrmaßregeln des Körpers, da entsprechend der Ausdehnung der Gewebsläsion bei den Schußfrakturen die sich einstellenden Nekrosen großen Umfang erreichen können, und in ihnen breite Ansiedlungsflächen für die Bakterien gegeben werden müssen. So ist es zu verstehen, daß der Körper sich zunächst dieser im Vordergrund stehenden Aufgabe zuwendet, daß er seine ganze Energie auf sie wirft und erst nach Herbeiführung eines genügenden Schutzes zur Ausbildung reparatorischer Vorgänge schreitet. Natürlich werden diese andere Bedingungen vorfinden, als sie beim Eintritt der Verletzung herrschten. Indem der größte Teil des abgestorbenen Gewebsmaterials durch die Giftwirkung der Bakterien dem Untergange und der Auflösung anheimfallen mußte, kann eine Verwendung desselben zum Aufbau des Regenerates wie bei den aseptischen Brüchen nicht stattfinden. Viel erheblichere Gewebswucherungen müssen daher zur Reparation der Lücke herangezogen werden, die beim Kallus häufig genug eine unförmige Knochenproduktion liefern, die dazu dient, die weit auseinanderstehenden Bruchenden, welche durch die Eiterung ihrer knöchernen Verbindungsbrücken verlustig gegangen sind, zu vereinigen. Kurz und gut, ein verlangsamter und erschwerter Heilungsprozeß wird die Folge sein, der um so unheilvoller für den Patienten sein muß, als durch die dauernde Eiterung der Wunde der Körper aufs höchste geschwächt und widerstandslos gemacht wird. — Im einzelnen gestaltet sich seine Entwicklung folgendermaßen:

Dort, wo die Gewebe durch die traumatische Zerreißung und Durchblutung so schwer geschädigt wurden, daß ihre Lebensfähigkeit aufhörte und sie dem Untergange anheimfielen, kommt es alsbald zur Vermehrung und Verbreitung der eingeschleppten oder eingedrungenen Keime, die in den abgestorbenen Massen den besten Nährboden finden. Sie rufen eine starke eitrige Entzündung von seiten der am Leben gebliebenen Abschnitte hervor. Sie geht darauf hinaus, einmal durch Demarkation eine Lösung des nekrotischen, bakterienhaltigen Materials hervorzurufen, sodann durch Ausbildung eines Granulationsgewebes einen Schutzwall für den Körper herbeizuführen.

Am leichtesten ist dieses bei den Weichteilen möglich, wo diesen Bestrebungen die geringsten Widerstände entgegenstehen. Hier bildet sich sehr frühzeitig, schon nach 5 Tagen, um das Nekrosefeld ein zellreiches eitriges Granulationsgewebe aus, dessen Oberfläche mit Fibrinmassen sich bedeckt, und das in der Tiefe in Muskulatur sich verliert, die in den Zustand der Atrophie und entzündlich fibrösen Umwandlung gerät. Ursprünglich ist es sehr locker gebaut. Allmählich bekommt es in den tieferen Schichten durch Entwicklung fibrillärer Grundsubstanz strafferes Gefüge, so daß es eine schützende abschließende Decke abgibt. Eine förmliche Kapsel wird in ihm auf diese Weise um das Bruchgebiet formiert, deren Umfang je nach dem Grade der Verletzung wechselt. Liegt eine ausgedehnte Knochenzertrümmerung vor, wird in dem von ihm umschlossenen Raum eine mit Buchten und Nischen versehene Höhle geschaffen, in die die Frakturenden, mehr oder weniger vom Periost entblößt, hineinragen. Ihr Inhalt stellt jauchig eitriges Gewebe dar, das in Erweichung und Zerfall begriffen ist und durch Zersetzung seiner blutigen Beimengungen einen bräunlichen Ton zumeist erhalten hat. Es besitzt Schmutzpartikel und Knochentrümmerstücke aller Art. Wenn auch die Mehrzahl derselben locker in ihm eingebettet liegt, so finden sich doch zahlreiche Stellen, an denen diese Teile fest der Kapsel anhaften, ja in sie hinein und sogar in das darunterliegende Gewebe sich erstrecken. Sie bilden hier Fremdkörper, die eine glatte Reinigung der Wundfläche gewöhnlich nicht ohne weiteres zulassen. Da sie mit Bakterien reich beladen sind, erfolgt nur schwer eine Eliminierung und Ausstoßung derselben. Wohl entwickeln sich dichte Leukozytenansammlungen um sie, Resorptionsriesenzellen treten aber erst spät an der infizierten Knochensubstanz auf, gleichsam als ob ihre Entstehung durch die Giftwirkung der Mikroorganismen gestört und hintangehalten würde. Das Granulationsgewebe verharrt dabei im jugendlichen Stadium. Zur Ausscheidung fibrillärer Grundsubstanz schreitet es erst nach Wochen, erst dann, wenn durch gute Abflußbedingungen des Eiters aus der Wundhöhle oder durch verstärkte Schutzkräfte an Ort und Stelle günstigere Bedingungen für ihre Bildung eingetreten sind. Allerdings kann das Kapselgewebe unter Umständen die in dasselbe hineingepreßten Knochenstückchen auch zur glatten Heilung bringen. Es umgibt sie dann mit Bindegewebe, welches sie umscheidet oder Riesenzellen sowie Osteoblasten ihnen gegenüber ausbildet.

In noch weit höherem Maße als bei der Bruchkapsel macht sich der schädigende Einfluß der festen Vereinigung des nekrotisch infizierten Materials mit dem gesunden Gewebe bei den Wundflächen der Bruchenden geltend, wo er am deutlichsten bei der Spongiosa zum Ausdruck kommt und in seinen Einzelheiten sich am besten verfolgen läßt. Denn nicht Weichteilmassen liegen hier in der Hauptsache vor, die im großen und ganzen leicht der Demarkation zugänglich sind, nur vereinzelt schwer zu lösende Knochenteile besitzen, sondern ein enges Knochenwerk macht sie durchweg aus, welches mit der Unterlage innig verankert ist. Einem knöchernen Schwamm ist es zu vergleichen, dessen Poren von abgestorbenem vorher hämorrhagisch infarziertem Mark ausgefüllt sind, das sich mit Bakterien vollgesogen hat. Je nach seiner Dichte und Mächtigkeit wird sich die Wirkung dieser ausprägen. Dort, wo bei der Schußverletzung eine Spaltung des Knochens entsprechend seiner funktionellen Anordnung in der Achse der Bälkchen stattfand, eine weitgehende Zertrümmerung der Spongiosa und Durchblutung derselben ausblieb, muß sehr leicht das sich bildende eitrige Granulationsgewebe den Kampf mit den Mikroorganismen bestehen können. Schon bald schreitet es zur Reinigung der Wundfläche, mit der der Boden für Knochenneubildungsvorgänge gegeben ist. Durch auftretende Riesenzellen werden die Bälkchen in der Grenzzone zwischen lebendem und totem Material aufgelöst, so daß einer Abstoßung des letzteren nichts mehr im Wege steht. Die Entwickelung fibrillärer Grundsubstanz schafft in seiner Tiefe eine abschließende Bindegewebslage, unter deren Schutz der Knochen seine ossifizierende Tätigkeit aufnimmt, neue Systeme formiert, die, je mehr es nach Eliminierung der abgestorbenen Massen zur Verklebung der gegenüberliegenden Bruchflächen durch Fibrin und zur nachfolgenden Organisation desselben durch Bindegewebe kommt, allmählich vorrücken und zur knöchernen Verheilung der Bruchflächen führen. Ganz anders gestaltet sich der Einfluß der Infektionserreger, sobald das tote Trümmerfeld großen Umfang erlangt. Durch seinen gewaltigen Bakterienreichtum wird das unter ihm sich entwickelnde eitrige Granulationsgewebe in seiner Fähigkeit geschwächt, resorbierend gegen den Knochen vorzudringen und damit schnell eine Lösung des nekrotischen Materials herbeizuführen. Es sieht seine Aufgabe zunächst darin, seine ganze Kraft darauf zu verwenden, durch geeignete Zellmassen den eindringenden Giften Widerstand zu leisten, sie zu paralysieren (s. Tafel II, Abb. 2).

Nach dem Nekrosefelde zu, welches das Gebiet des hämorrhagisch infarzierten Markes mit den eingelagerten frakturierten Bälkchen umfaßt, wird es zu einer weichen, polypösen Masse, die ödematös-fibrinös durchsetzt, sehr blutkapillar- und zellreich ist. Es setzt sich aus jungen polymorph gestalteten Fibroblasten zusammen, denen sich neben vielen Leukozyten zahlreiche Makrophagen beimischen. In der Tiefe verliert das Granulationsgewebe an Infiltrationszellen. Die Fibroblasten treten in den Vordergrund, rücken näher zusammen, werden wohl auch größer und langgestreckter, ohne aber anfänglich fibrilläre Grundsubstanz auszudifferenzieren. Auch in der dann sich anschließenden Zone fehlt dieser Vorgang. In unscharfer Abgrenzung hat sich hier das Mark durch den Entzündungsprozeß in ödematöses, fein fibrinös, durchzogenes Retikularmark umgewandelt, dem erst in weiterer Entfernung normales Lymphoidmark folgt. In diesem Zustand kann das Knochenmark bei ausgedehnten Splitterbrüchen wochenlang verharren, bis vielleicht durch partielle Verflüssigung und Loslösung der zwischen den Bälkchen befindlichen nekrotischen Weichteilmassen hervorgerufen, eine bakterielle und toxische Entlastung des Granulationsgewebes eintritt. Erst dann ist es imstande, denjenigen Prozessen sich zuzuwenden, welche auf eine Reinigung der Wundfläche hinzielen. In der Grenzzone zwischen totem und lebendem Material sieht man Resorptionsriesenzellen den Bälkchen sich anlagern. Sie kommen sowohl an den kernhaltigen wie kernlosen Zügen vor, ohne aber das Gebiet des Granulationsgewebes zu überschreiten und auf die ödematöse, retikuläre Markzone sich zu erstrecken. Ihre Tätigkeit ist im allgemeinen nur gering, indem die Resorption selbst in einem 14tägigen Intervall keine wesentlichen Fortschritte gemacht zu haben braucht. Nur dann pflegt sie einen schnelleren Verlauf zu nehmen, sobald in den tiefen Lagen des Granulationsgewebes dieses zur Fibrillenentwicklung übergeht. Eine Dissezierung des nekrotischen Materials greift allmählich Platz, das in die Bruchhöhle als Fremdkörper abgestoßen wird. Hiermit müssen naturgemäß für die Wundflächen andere Lebensbedingungen geschaffen werden, die es erklären, wie nunmehr eine Änderung derselben stattfindet. Sie verlieren ihre weiche, äußeren Eingriffen gegenüber widerstandslose, leicht blutende Beschaffenheit und wandeln sich aus „schlechten" in „gute" Granulationen um, die eine feste Membran darstellen (s. Tafel III, Abb. 3).

Durch Vereinigung mit den Kuppen der stehengebliebenen Bälkchen erhält sie ihren Halt, wird zu einer ziemlich undurchlässigen Decke, unter der ungestört die osteogenen Elemente endlich ihre Aufgabe, Kallus zu produzieren, nachkommen können. Aber nicht alle unter ihr befindlichen Schichten beteiligen sich an der Bildung desselben. Während das tiefer gelegene Retikularmark frei davon bleibt und nur insofern seinen Charakter ändert, als es infolge des jetzt fehlenden Bakterieneinflusses das entzündliche Ödem verliert und zu lockerem Fasermark sich umwandelt, in dem bald wieder Fettzellen und auch Knochenmarkzellen auftreten, wird die abschließende Bindegewebslage von dem Ossifikationsprozesse betroffen. Nach und nach verschwinden hier die Osteoklasten, Osteoblasten nehmen ihre Stelle ein, und an dem alten Knochen entstehen zahlreiche Knochensäume, die mit anderen durch Metaplasie aus dem Bindegewebe hervorgegangenen geflechtartigen Bälkchensystemen eine Verbindung eingehen. Mit der Zeit gewinnen diese Knochenwucherungen immer größere Ausdehnung, wobei sie sich in denselben Grenzen wie bei den aseptisch heilenden Schußfrakturen halten. Immer aber wird die Bildung dieses Markkallus für Wochen und Monate hinausgeschoben. Je größer das infizierte Spongiosatrümmerfeld ist, um so länger wird es dauern, bis es abgestoßen ist, eine gereinigte Wunde vorliegt, die geeigneten Boden für sie abgibt. Unter diesem Gesichtspunkte sind die infizierten Schußfrakturen der mit reichlicher Spongiosa versehenen Skeletteile wie Epiphysen, bezüglich ihrer Heilung als die langwierigsten anzusehen. Sie sind auch bei weitem die gefährlichsten, weil durch die immerwährende Eiterung der Körper zu leicht so hochgradig geschwächt wird, daß der Tod zuvor eintritt. Ebenso unglücklich liegen die Verhältnisse bei der Kortikalis der Fragmente, im Fall eine Infektion der Wunde stattgefunden hat. Wenn auch hier keine Weichteilmassen da sind, die als Brutstätte für die Keime dienen, so ist doch der Knochen selbst imstande, sich mit 'den Giftstoffen der Bakterien vollzusaugen, sobald er abgestorben und dadurch imprägnierbar geworden ist. Und zur Entstehung von Nekrose

und Durchtränkung seiner Substanz ist genug Gelegenheit gegeben! Ist doch bei
den Schußfrakturen die einwirkende Gewalt zumeist so groß, daß, wie wir es bei
den aseptischen Brüchen gesehen haben, durch Erschütterung und traumatische
Läsion der ernährenden Gefäße erhebliche Gebiete desselben dem Untergange anheimfallen. In gewisser Weise müssen sie sogar hier noch bedeutenderen Umfang
erreichen, als die Eiterung später noch mehr Teile zugrunde richtet, die bei blander
Heilung am Leben geblieben wären. Eine glatte Einheilung dieser abgestoßenen
Kortikalisteile in den Körper wird durch die Durchtränkung mit den Bakterientoxinen
unmöglich gemacht. Dissezierende Prozesse sind die Folge, die von dem gesunden
Gewebe der Umgebung ihren Ausgang nehmen und darauf hinzielen, das schädigende
Material zu eliminieren und abzustoßen. Sie schlagen anfangs denselben Verlauf
wie bei den blanden Nekrosen der aseptisch heilenden Brüche ein und bestehen in
resorbierenden Vorgängen am Knochen in der Grenzzone zwischen lebender und
toter Substanz. Durch Erweiterung der Haversschen Kanäle werden buchtige Räume
hier geschaffen, die sich aber keineswegs nur an lebendes Knochengewebe halten,
vielmehr auch das tote Material angreifen. Ist das Nekrosegebiet nur klein, kann
der Kanalisationsprozeß in ihm bis zur Bruchfläche vorschreiten. Hier muß es dann
zur Infektion der neu entstandenen Markräume, zur fibrinös leukozytären Infiltration
derselben kommen, mit der fast immer ein rapides Anwachsen der Resorptions-
vorgänge sich verbindet, das in einem dichten Osteoklastenbesatz seinen Ausdruck
findet. Dieselbe Erscheinung zeigt sich auch, sobald an der Oberfläche der Kompakta
ein schmaler toter Knochensaum durch Abreißung des Periostes entstanden ist.
Anstatt daß hier der tote Knochen in seiner Gesamtheit nur von unten her freigelegt wird, erhalten bleibt, wird er durch die Haversschen Systeme durchdrungen,
die ihm ein rötliches punktiertes oder durchlöchertes Aussehen verleihen. Nicht gar
zu selten tritt das Bindegewebe derselben auch an der Außenseite des Knochens
zutage und wird entzündlich verändert. Ein eitrig fibrinöses Exsudat bildet sich
auf ihm, dessen häutchenartiger Belag an Ausdehnung gewinnt, schließlich organisiert
wird, so daß nunmehr der Kortikalisbruchendenteil unter einer fibrösen, mit eitrigem
Granulationsgewebe bekleideten Lage verschwindet, die in breiter Fläche gegen ihn
arroddierend vorgehen kann. — Im allgemeinen stellen diese Bilder aber nur Ausnahmen dar, da die abgestorbene Schicht zu dick und infolge ihres Toxingehaltes
zu ungeeignet ist, um von den Gefäßkanälen schnell durchwachsen zu werden.
Die Resorption beschränkt sich mehr auf die Grenzzone zwischen toter und lebender
Substanz, und ein der ursprünglichen Nekrose entsprechendes Knochenstück wird
durch sie abgesondert, gelockert und später als Demarkationssplitter ausgestoßen.
Dieser ist als solcher leicht zu erkennen. Während der eigentliche Bruchsplitter
selbst nach monatelangem Verweilen in der eitrigen Bruchhöhle immer unberührte
Flächen besitzt, zeichnet er sich durch eine angefressene Kante aus, die der Lösungs-
linie entspricht. Es ist ELS[29]) beizupflichten, daß aus ihrer Beschaffenheit sich
nachträglich schließen läßt, welcher Teil der ernährenden Blutgefäße, sei es primär
durch die Verletzung, sei es sekundär durch die Vereiterung, ausgeschaltet war. Bis
die Sequestration nun eintritt, kann lange Zeit vergehen. Eine große Rolle wird
hierbei die Stärke des Knochens und der Grad der Eiterung, sowie die mehr oder
weniger gute Bruchhöhlenversorgung spielen.

Mit der Lockerung und der Abstoßung des Kortikalissequesters hört natürlich
die von ihm ausgehende starke Giftwirkung auf den darunterliegenden restierenden
Knochenstumpf auf, so daß das Gewebe desselben nunmehr der eigentlichen Haupt-
aufgabe, dem Reparationsprozesse, sich zuwenden kann. Das bei der Reinigung
der Bruchflächen zutage tretende Bindegewebe der Haversschen Räume wandelt sich
unter dem Einfluß der von der Frakturhöhle auf ihm festsitzenden Bakterien in zellreiches Granulationsgewebe um, das einen eitrigen fibrinösen Belag erhält. Es bildet
bald durch Entwicklung fibrillärer Grundsubstanz eine abschließende, fibröse Lage,

unter welcher die Resorptionserscheinungen verschwinden und Knochenwucherungs-vorgängen Platz machen. Diese ergreifen aber nicht in gleicher Mächtigkeit das ganze Gebiet der kanalisierten Kompakta. In den tiefer gelegenen Abschnitten beschränken sie sich darauf, schmale osteoide Säume der alten Substanz anzulegen, die Rauhigkeiten der lakunären Arrosionsgruben auszufüllen und auszugleichen. Unmittelbar unter der Granulationsschicht wird dagegen junger Knochen durch Osteoblastentätigkeit und durch Entstehung von auf metaplastischem Wege sich formierender Züge in reichlicher Menge hingeworfen. Er verstärkt und verschweißt die stehengebliebenen Systeme, welche nicht immer nur aus lebenden Teilen sich zusammenzusetzen brauchen. War die Kanalisation tiefer in den Knochen vor-gedrungen, können Partien desselben bei der Abstoßung des Splitters verschont und im Zusammenhang mit den Fragmenten bleiben. Trotz ihres Toxingehaltes verfallen sie nicht immer völlig der Resorption, sondern gelangen bisweilen durch Umhüllung mit neuer Knochensubstanz zur Einheilung. Im allgemeinen haben diese Wucherungen nur den Zweck, einen knöchernen Abschluß der Bruchhöhle herbeizuführen, welcher mit den periostalen Knochenproduktionen später eine feste Verbindung eingeht, durch die eine innige Verankerung derselben mit der Kortikalis bedingt wird. Niemals erreichen sie einen derartigen Grad, daß durch sie die Vereinigung der Frakturenden hervorgerufen wird. Diese Aufgabe ist vor allem dem Periost vorbehalten, bei dem sich der schädigende Einfluß der Infektion in ebenso hohem Maße geltend macht. Denn auch dieser Knochenbestandteil muß durch die Toxine in Mitleidenschaft gezogen werden, da er an den Bruchenden in nächster Nähe des nekrotischen, der Eiterung und Jauchung anheimfallenden Materials liegt, und zwar um so leichter, als gerade die Periostrißstelle in erster Linie den Sitz der Kallusproduktion darstellt und sie dem Infektionsherde direkt angrenzt. Am stärksten wird daher die Ein-wirkung dort sein, wo die Fragmente in die Bruchhöhle hineinragen, und die ein-setzende Beinhaut, entweder vom Knochen losgelöst oder ihm noch fest anlagernd, vom Eiter umspült wird. Hier treten die Reparationsvorgänge zunächst völlig in den Hintergrund. Das Bild wird von eitrigen Entzündungsprozessen beherrscht, die auf eine Demarkation des toten aufliegenden keimhaltigen Materials und auf die Ausbildung eines schützenden abschließenden Granulationsgewebes hinzielen. Erst wenn diese Bestrebungen soweit vorgeschritten sind, daß eine bakterielle Entlastung der Periostteile eingetreten ist, erwacht in den ossifikationsfähigen Zellelementen derselben die ihnen innewohnende Eigenschaft, Knochen zu produzieren. So kann es vorkommen, daß in den ersten Wochen der Verletzung jeglicher Kallus ausbleibt. Am frühesten habe ich ihn bei stark eiternden Schußfrakturen der Diaphysen in seinem Anfangsstadium nach 12 Tagen gesehen. Gewöhnlich nimmt er zuerst von der Läsionsstelle des Periostes seinen Ausgang, um dann auch auf die entfernteren Abschnitte desselben überzugreifen. Nur langsam dringt er in der Bruchkapsel vor, deren Gewebe er auseinanderdrängt, umfließt und zur Atrophie bringt. Er verliert sich hier in den Weichteilen, in die er stalaktitenartige Fortsätze entsendet, die ihm an seiner Außenfläche ein zerklüftetes unregelmäßiges Aussehen verleihen. Soweit er auf versprengte Knochenstücke stößt, die zur blanden Einheilung gekommen sind, ummauert er sie und nimmt sie durch Anlegung von Knochensubstanz in seine Masse auf. Allerdings ist dieses kein allzu häufiges Vorkommnis, sobald es sich um stark infizierte Schußfrakturen handelt. Liegen doch hier ganz andere Verhältnisse als bei den aseptischen Brüchen vor. Während bei diesen das nekrotische vorher zertrümmerte und durchblutete Gewebe unbehelligt durch organisatorisch einwucherndes Bindegewebe durchwachsen wird, verfällt hier dasselbe schnell durch die sich ver-breitenden Bakterien der Eiterung und Jauchung, die es zu einem unangreifbaren Material machen, das zum Aufbau nicht benutzt werden kann, als Bruchhöhleninhalt ausgestoßen werden muß. Dieses erklärt es auch, warum in diesen Fällen gewöhnlich jegliche Knochenwucherungen ausbleiben, die von verlagerten mit Periost bekleideten

Knochenstücken oder von isolierten Knochenhautteilen ihren Ursprung nehmen. Nur vereinzelt werden sie in Erscheinung treten, wo Teile des Skelettes durch günstige Verlagerung von der Infektion verschont blieben, einen Nährboden erhielten, der sie instand setzte, ihrer Funktion nachzukommen. Somit ist dann der periostale Kallus bei der Vereinigung der Bruchenden allein auf seine Kraft angewiesen, sofern nicht parostale Neubildungen ihn unterstützen. Leider haben diese anscheinend keine große Bedeutung. Denn nur selten sah ich an meinem untersuchten Material in der Bruchkapsel Ossifikationen, die möglicherweise durch sie hervorgerufen sein konnten.

In dem Maße, als nun der Kallus vor sich schreitet, zur Konsolidierung der Fraktur führt, wird um die Fragmente eine knöcherne Kapsel formiert, deren Zunahme auch eine Verengerung der Bruchhöhle mit sich bringt. Inwieweit diese sich schließt, somit eine völlige Heilung eintritt, ist von dem Prozeß der Reinigung der Wundflächen abhängig. Am günstigsten gestalten sich die Verhältnisse bei den einfachen Schußfrakturen, den Quer- und Schrägbrüchen mit wenig lädierter Spongiosa. Hier kann die Dissektion des nekrotischen Materials gleichen Schritt mit der Entwicklung des Kallus halten. Da das Infektionsgebiet nur gering ist, erfolgt sehr bald die Abstoßung desselben. Ihr lähmender Einfluß auf die Umgebung fällt fort, und so gibt die periostale Wucherung ihr langsames Wachstum auf und drängt jetzt schnell und breit gegen die Bruchhöhle vor, die durch sie zum Schwunde gebracht wird. Hierbei schiebt sie sich über das knöcherne Stumpfende hinweg, wo sie durch Verschweißung mit den neugebildeten Systemen, welche an der Oberfläche der erweiterten Haversschen Räume der Kortikalis und im Mark entstanden sind, in der Weise festen Halt gewinnt, wie wir es bei den blanden Kontinuitätstrennungen gesehen haben. — Das Umgekehrte ist bei den Splitterbrüchen der Fall, die nur selten diesen glatten Verlauf nehmen. Entsprechend der großen Ausdehnung des keimhaltigen Nekrosefeldes, das nur äußerst schwer der Resorption anheimzufallen vermag, ist hier der Kallus trotz seines langsamen Vordringens imstande, seine Eliminierung zu überholen. Indem er von den Fragmenten aus vorrückt, verengt er allmählich derart die Bruchhöhle, daß zum erheblichen Teil die toten Splitter nach ihrer Lösung nicht mehr ausgestoßen werden können. Sie bleiben dann als infizierte Fremdkörper liegen, die, weil sie eine Resorption nicht zulassen, dauernd die Eiterung unterhalten, Fisteln abgeben. Wohl kann es passieren, daß die äußere Wunde für einige Zeit sich schließt. Immer bricht sie aber von neuem auf, und erst eine operative Entfernung kann dem Infektionsherd ein Ende machen. Am leichtesten werden von diesem Prozeß die Enden der Diaphysenkompakta betroffen, bei denen die Sequestration ihrer Dicke gemäß am längsten dauert. Wie ein Mantel hüllt die periostale Wucherung dieselben ein, so daß sie bisweilen ganz von ihr umgeben sind, nur mit der Spitze noch heraussehen. Es entsteht ein Bild, das im höchsten Grade an die Prozesse der chronisch eitrigen Osteomyelitis erinnert, zumal der Knochen sich um das Nekrosestück zu einer festen mit „Kloaken" versehenen „Totenlade" umwandelt. Denn durch den chronischen Reiz der eitrigen Entzündung verliert er hier in weiter Umgebung der Herdstelle sein lockeres, maschiges Gefüge und wird zu einer sklerotischen Masse, die es nach WACHTEL [30]) röntgographisch ermöglicht, die Diagnose auf hier vorliegenden Sequester zu stellen, auch wenn es nicht gelingt, ihn freiliegend darzustellen.

So häufig auch in der geschilderten Weise der Werdegang des Heilungsprozesses bei den infizierten Schußfrakturen sich abspielt, so braucht er doch nicht regelmäßig diesen Verlauf zu nehmen. Sicherlich kommen nicht gar zu selten Fälle vor, in denen der Körper die mitgerissenen oder eingewanderten Mikroorganismen überwindet, die Eiterung nicht das ganze Frakturfeld, sondern nur einzelne Abschnitte desselben ergreift. Es beschränkt sich dann die Wirkung der Bakterien allein auf die Umgebung ihres Ansiedlungsortes, während die übrigen Partien den Reparationsweg der blanden Verletzung einschlagen, der nur von dem Umfang der gesetzten Läsion bestimmt wird. Eine mehr oder weniger glatte Heilung ist die Folge, die nur durch mehrfache Ausstoßung von totem Material gestört wird. Selbst sie kann ausbleiben, und wenn es sich um einen kleinen Infektionsherd, wie z. B. um einen mit Bakterien behafteten Fremdkörper handelt, dieser, worauf schon FESSLER[81]) hinwies, durch eine bindegewebige Membran abgekapselt werden. Haben aber einmal die Keime in der Wunde Oberwasser bekommen, und hat sich die Eiterung über die ganze Verletzungs- stelle ausgedehnt, so erleidet die Frakturheilung eine erhebliche Verzögerung, die nach dem betroffenen Knochen und der. Bruchart verschiedenen Grad erreicht. Die besten Bedingungen für sie liegen bei den einfachen Kontinuitätstrennungen der Knochen vor, wo diese glatt durchbrachen. Bei fehlender Dislokation der Fragmente. wird hier die Konsolidierung kaum mehr Zeit wie bei den aseptischen Läsionen in Anspruch nehmen. Je mehr der Knochen jedoch zersplittert ist, um so schlechter stellt sich die Prognose.

Nicht immer wird die Kalluswucherung zum Ziele gelangen, eine Verschmelzung der gegenüberstehenden Fragmente herbeiführen. Gilt es doch bei den Splitterfrak- turen häufig genug, Ersatz für große Defekte zu liefern, deren Ausfüllung für sie um so schwieriger sich gestalten muß, als bei der Zertrümmerung des Knochens fast alle versprengten Stücke durch die Eiterung für sie verloren gehen, unangreifbar werden, und sie somit auf ihre eigene Tätigkeit angewiesen bleibt. Auch eine stärkere Dislokation der Fragmente und eine Interposition von in Narbengewebe umgesetzten Weichteilen kann ihr hinderlich im Wege stehen. Sie werden sich besonders dann bemerkbar machen, wenn Frakturen der Epiphysen vorliegen, bei denen das wenig zur Knochenproduktion neigende Markgewebe an Ausdehnung das Übergewicht vor der schmalen Kortikalis hat. So wird es nicht gar zu selten passieren, daß die von den Knochenstümpfen sich erhebenden Kallusmassen sich nicht finden, daß ein Kallus luxurians verbunden mit einer Pseudoarthrose oder eine solche allein entsteht. Aus diesen Dar- legungen wird es verständlich, daß die Konsolidierung der infizierten Schußfrakturen mit großen Schwierigkeiten verknüpft ist, daß die völlige Heilung derselben Monate, selbst Jahre dauern kann, wenn sie überhaupt stattfindet. Denn häufig genug tritt der Tod da- zwischen, der, abgesehen von den Komplikationen, die als üble Zufälle und Begleit- erscheinungen in der Umgebung und weiteren Entfernung der Frakturstelle Platz greifen und für ihn verantwortlich gemacht werden können, in der Eiterung des Bruchfeldes seinen Grund hat. Eine schwere Intoxikation und Konsumption des Körpers sind die Folge, die auf die Dauer das Herz auf das höchste schwächen und schwere Anämien, auch Albuminurien nach sich ziehen. Auf der anderen Seite muß auch eine Sepsis in Frage kommen, die mit Progredienz der Infektion, Bildung intermuskulärer Phleg- monen, Gelenkeiterungen und Auftreten von Metastasen verbunden sein kann. Hier- bei habe ich aber auffallenderweise, ebenso wie ELS[32]), eine allgemeine Amyloid- entartung der Organe so gut wie nie in diesen Fällen sich entwickeln sehen, wie sie BORST[33]) und PAYR[34]) anscheinend öfters beobachtet haben, ersterer relativ frühzeitig, manchmal schon nach 5 Wochen. Auch die von diesen Autoren angeführte, von der Bruchfläche aus in den Frakturenden fortkriechende eitrige Osteomyelitis kam mir kaum zu Gesicht. Nach meinen Erfahrungen stellt sie sich nur dann ein, wenn mit infiziertem Material behaftete Fremdkörper oder Gewebspartikel tief in die Mark- höhle hineingetrieben sind, wo um sie ein Abszeß entsteht, der sich nicht reinigen kann, zur weiteren Verbreitung der Eiterung, zur diffusen Osteomyelitis des Knochens mit purulenter Thrombophlebitis der Venen dort Veranlassung gibt. In dieser Be- ziehung sind die Granatsplittersteckschüsse des Markes besonders gefährlich, soweit nicht eine ergiebige Freilegung des Herdes den Eiterabfluß gewährt.

E. Die Schußverletzungen der Gelenke.

Die Schußverletzungen können in verschiedener Art die Gelenke und seine ein- zelnen Teile treffen. Die einfachste Läsion stellt die Kontusion dar, die im Gegen- satz zu den früheren Feldzügen, wo sie durch matte Kugeln häufig erzeugt wurde, bei der gesteigerten Kraft der Geschosse in diesem Kriege nur verhältnismäßig selten zur Beobachtung gekommen sein dürfte. Ich sah sie nur, entweder bei indirekten Projektilen auftreten, wie sie durch fortgeschleuderte Steine und Erdmassen beim Aufschlagen von Granaten abgegeben werden oder dann sich einstellen, sobald bei Beschuß der Knochen die Gelenke eine Stauchung erfuhren. Dort, wo sie Platz greift, ist ein mehr oder weniger großer Bluterguß ins Gelenk die Folge, der, wenn die einwirkende Kraft einen gewissen Grad erreicht, abgesehen von Zerreißungen der Bänder und Menisci, mit Veränderungen der Gelenkenden selbst verbunden sein kann. Bisweilen erfährt der Knorpelüberzug derselben eine derartige Quetschung, daß er an den betroffenen Stellen sich zerklüftet, zerspaltet, erweicht und sogar von der knöchernen Unterlage durch Scherung sich abhebt. Auch der Knochen kann einbrechen, Fissuren können in ihm entstehen, die in der Spongiosa der Epiphysen zusammenfließen, einen Bezirk abtrennen, welcher mit der Umgebung teils noch fest, teils locker verbunden ist, später der Loslösung anheimfällt.

Als viel häufigeres Vorkommnis ist dann die Bloßlegung sowie die alleinige Verletzung der Kapsel durch Projektile anzuführen. In der Regel handelt es sich um Streifschüsse, bei denen die Weichteile über den Gelenken fortgerissen sind, die Synovialmembran an einer zirkumskripten Stelle verletzt und das Gelenk eröffnet ist. Zuweilen ist damit ein Steckschuß verknüpft, und das Geschoß in einer Nische des Gelenkraumes liegen geblieben. Durchschlagungen der Kapsel allein mit Ein- und Ausschußöffnungen gehören sicherlich zu den Seltenheiten, sie treten wohl nur am Kniegelenk in Erscheinung, wo die obere taschenförmige Ausstülpung und die Ausbuchtungen zu beiden Seiten des Ligamentum patellae dem freien Durchtritt eines Projektils Spielraum gewähren. Sonst dürften im allgemeinen penetrierende Schüsse stets auch eine Läsion der inneren Teile des Gelenkes i. sp. der Gelenkenden nach sich ziehen. Sie ist bei der Mehrzahl aller Schußverletzungen vorhanden und macht sie oft zu den schwersten und gefährlichsten Verwundungen des Körpers, die es gibt. Ihre Ausbildung ist von verschiedenen Faktoren abhängig, die einmal durch den Umfang und die Gestalt des Geschosses, seine Geschwindigkeit und Bewegung, sodann durch den Aufbau der getroffenen Teile gegeben sind. Je größer die einwirkende Masse, die lebendige Energie des Projektils ist, je erheblicheren Widerstand das Material durch seine Härte und Festigkeit entgegensetzt, um so ausgedehnter werden die Zerstörungen sein. Sie müssen, was den Knochen anbetrifft, denen der reinen Epiphysenverletzungen gleichen. In einer Reihe von Fällen liegt der Ein- und Ausschuß im Knochen selbst. Er ist entweder glatt durchschlagen oder durch Fissuren in einzelne Abschnitte zerlegt, die, falls es sich um eine Sprengwirkung handelt, das Bild einer förmlichen Zermalmung des Gelenkkörpers hervorrufen können. Bisweilen hat dann eine Verlagerung der frakturierten Massen stattgefunden, der zur Folge nicht nur die Knochenstücke gegeneinander verschoben, sie zu oberst und zu unterst gekehrt sind, sondern auch die Hauptbruchenden in das Trümmerfeld sich geschoben haben. Der Knorpelüberzug ist dabei zumeist zerrissen. Seine Rupturlinie verläuft bald senkrecht, bald schräg, feine Seitenäste abgebend, die sich netzförmig in die Umgebung verbreiten, hier und dort auch gequetschtes, demgemäß zerklüftetes Gewebe zwischen sich fassen. Auf der anderen Seite kommt es auch vor, daß die fissurale Zerspaltung der spongiösen Gelenkenden vor dem Knorpel haltmacht; nur die abschließende feste subchondrale Knochenlage bricht noch ein, während die elastischen Knorpelmassen wohl durch Überdehnung in ihrem feineren Aufbau Schaden erleiden, aber von einem Bruch verschont bleiben. In ausgesprochener Weise macht sich diese Erscheinung auch dann geltend, wenn die Knorpeldecke selbst durch den Schuß verletzt wird. Sowohl in der Nähe wie in weiterer Entfernung von der eigentlichen Läsionsstelle finden sich in ihr unter Umständen in größerer Anzahl blutig rot aussehende feine Streifen und Pünktchen, die miteinander in Verbindung stehen. Ihre Entwickelung beruht darauf, daß hier die ununterbrochene knöcherne Gelenkschicht denselben Widerstand wie eine Kortikalis leistete, infolgedessen bei der Durchschlagung nebst einigen ihr ansitzenden Bälkchen verschiedentlich einriß, zu kleinen Blutungen Veranlassung gab, ohne daß der Knorpel in stärkere Mitleidenschaft gezogen wurde, ohne daß er hier rupturierte. Dort, wo das Geschoß in den Knorpel eindringt oder ihn verläßt, besteht niemals eine seinem Kaliber entsprechende glatte Schußwunde. Auch wenn eine Infanteriegeschoßverletzung vorliegt, sind ihre Ränder stets zackig gestaltet, oftmals dadurch aufgeblättert, daß feine Spalten in die Umgebung gehen. Zuweilen sind sie sogar aufgeworfen und erheben sich als aufgeblätterte ballotierende Masse von der knöchernen Unterlage, von der sie sich in mehr oder minder großem Umfange losgelöst haben. Diese kann im Grunde der Durchschlagungsstelle sichtbar sein oder allein ihre Umrandung bilden. Immer ist sie, sofern es sich nicht um einen äußerst seltenen Fall von reiner Knorpelläsion handelt, die nur bei Streifschuß möglich ist, weitgehend zertrümmert, wobei ihre mit geronnenem Blut und verlagerten Knorpelelementen vermischten Bruchteile, je nachdem ein Ein- oder Ausschuß besteht, nach der Spongiosa oder nach der Gelenkhöhle zu gerichtet sind.

F. Die Heilung der Gelenkschußfrakturen.

Genau wie bei den Schußfrakturen der Knochen ist auch bei den Gelenkschußbrüchen das Schicksal der Verletzung in der Hauptsache von dem Ausbleiben oder dem Eintritt der Infektion abhängig. Dieselben Faktoren, die dort für ihre Entstehung Gültigkeit haben, spielen auch hier eine maßgebende Rolle. Der Umfang der Haut- und ‚Weichteilverletzung, die zum sekundären Eindringen von Keimen in die Wunde Gelegenheit gibt, muß neben der Geschoßart und seiner Bewegung, die das mehr oder weniger leichte Mitreißen von mit Mikroorganismen behafteten Fremdkörpern bedingt, als Ursache angesprochen werden. Wenn schon die Frakturstelle als solche durch die hämorrhagische Durchsetzung und durch die Zertrümmerung der Gewebe einen guten Nährboden für die Bakterien abgibt, ist das Gelenk zudem wie kein anderer Körperteil befähigt, sie angehen und zur vollen Wirksamkeit kommen zu lassen. Mancherlei Gründe, die schon von PAYR[85]) zusammengestellt sind, erklären diese seit langem bekannte Tatsache. Sie beruhen einmal in der eigenartigen Beschaffenheit der Gelenkflüssigkeit, sodann auch in dem anatomischen Aufbau der Synovialmembran. Sind Infektionserreger in den Gelenkraum geraten, verteilen sie sich schon rein mechanisch durch die Bewegungen der Glieder über ihn. In den vielen Ausbuchtungen und Taschen erhalten sie gute Schlupfwinkel, breite Ansiedelungsflächen, wo sie sich ungestört vermehren können, da die eiweißreiche Synovia das beste Nährsubstrat darbietet, sie im übrigen durch den Schleimgehalt vor dem Einfluß bakterizider Stoffe schützt. Eine schnelle Resorption des entzündlichen Exsudates wird außerdem hintangehalten. Denn trotz des Fehlens einer endothelialen oder epithelialen Auskleidung und des Vorhandenseins vieler Lymphgefäße und Saftspalten in der Synovialmembran, stehen diese nach den Untersuchungen von BRAUN[86]) und KROH[87]) in keiner offenen Kommunikation mit den Gelenken. Infolge des außerordentlichen Reichtums an Blutkapillaren in der Synovialis strömen immer mehr Entzündungszellen in den Gelenkraum, die seine Kapsel zu einem Sack dehnen, dessen giftiger Inhalt auf das schwerste auf die, das Gelenk bildenden Teile einwirken muß.

Während in den früheren Feldzügen die Infanterieschüsse bei weitem die Artillerieschüsse überwogen, dadurch bei Ruhigstellung der Extremität und bei Anlegung eines Okklusionsverbandes nach der von Bergmannschen Methode mit einem aseptischen Verlauf der Gelenkwunden in der Mehrzahl der Fälle gerechnet werden konnte, brachte der jetzige Krieg durch die Umgestaltung des Gefechtsbetriebes, durch die lang dauernden Grabenkämpfe und durch die viel höhere Durchschlagskraft der Geschosse eine totale Umwälzung auf dem Gebiet der Heilung. Nur ein verhältnismäßig kleiner Teil der Schußwunden, wo hauptsächlich kleinkalibrige Infanterie- und Maschinengewehrprojektilverletzungen vorlagen, blieb steril. Eiterungen waren sonst die Regel, die um so bedrohlicheren Charakter annahmen, als sie oft zu spät erkannt wurden, große Gelenke betrafen, die einer Behandlung schwer zugänglich waren.

a) Die Heilung der aseptischen Gelenkschußverletzungen.

Die Heilungsprozesse bei den aseptischen Gelenkschüssen müssen sich bezüglich des Knochens mit denen bei den Epiphysenschußverletzungen decken. Das, was über diese früheren gesagt wurde, hat auch für jene Gültigkeit. Im allgemeinen ist nur dann mit einem guten Verlauf derselben zu rechnen, wenn es sich um einfache Defekt- oder Lochschüsse sowie um glatte Kontinuitätstrennungen der Knochen handelt. Je mehr die Frakturen zu einer Splitterung führen, je kleiner die Bruchstücke sind, und je mehr sie auseinanderstehen, um so schlechter gestaltet sich die Prognose. Verschiedene Momente haben als Ursache hierfür zu gelten. Da das Periost sehr fest an den Gelenkenden mit den Knochen verbunden ist, reißt es gewöhnlich bei dem Bruche durch, ohne eine nennenswerte Abhebung und Durchblutung zu erfahren. Durch die hierdurch bedingte geringe Reizung geht es zumeist eine nur unbedeutende Kallusproduktion ein, die besten Falles wohl ausreicht, nahe aneinanderliegende Kortikalisflächen zu vereinigen, aber nicht genügt, weit entferntere zu verschmelzen und tief in die ausgedehnten spongiösen Bruchspalten der breit ausladenden Epiphysen sich zu erstrecken. Diese sind dadurch bei ihrer Überbrückung mehr auf die Tätigkeit des Markes der Spongiosa angewiesen. Wenn auch dieses weit weniger als das Periost zu Ossifikationsvorgängen befähigt ist, so ist es doch imstande, durch Knochenproduktion eine Konsolidation der Fragmente eintreten zu ·lassen, sofern · keine zu große Beschädigung ihres Markgewebes durch ¦die Verletzung besteht, und nur ein geringer Abstand zwischen den Bruchstücken vorhanden ist. Am ungünstigsten gestalten sich in dieser Beziehung die Heilungsprozesse bei denjenigen Frakturen, bei denen eine regellose Splitterung der Gelenkenden Bruchstücke schafft, die durch Zerreißung und Thrombose ihrer versorgenden Gefäße, wie sie durch die Fissurbildung selbst und durch die Entstehung eines die Frakturfläche umsäumenden Trümmerfeldes hervorgerufen werden, Einbuße in der Blutzirkulation erleiden. Nur langsam dringen die an das nekrotische Spongiosabruchgebiet angrenzenden Bindegewebszellen des Markes in dieses vor und bilden hier neuen Knochen aus, der gewöhnlich spärlich und zugleich unzulänglich ist. Dort wo ein weiter Abstand der Fragmente oder ein schlechter Kontakt eine Verschiebung derselben bedingt, überschreitet er kaum das alte Markgebiet, in welchem er nur die abgestorbenen, frakturierten Bälkchen umgibt und verbindet. Eine Pseudarthrose ist die Folge, die in einer ;fibrösen Vereinigung der Bruchenden oder in einer Nearthrose besteht, bei der die Berührungsflächen je nach der Beanspruchung, teils mit Knochen, teils mit Knorpel versehen sind, einen der Funktion angepaßten Aufbau besitzen. Besonders leicht muß sie dann zur Entwicklung kommen, wenn bei einer Splitterung der Gelenkenden ausgedehnte Spongiosafrakturstücke mit total der Nekrose verfallenden Mark und Bälkchen entstehen. Da kein eigentliches zur Ossifikation befähigtes Gewebe hier dem Körper zur Verfügung steht, kann zur Konsolidierung der Bruchstelle nur das in dem Bluterguß zwischen den Fragmenten vorwuchernde Bindegewebe dienen. Es durchwächst allmählich das tote Knochenmaterial und wandelt sich in Narbengewebe um, das aber einen ausgesprochenen Kallus kaum produziert.

Außer diesem, auf dem spongiösen Charakter der Epiphysen beruhenden allgemeinen Verhalten des Knochens spielt bei der Heilung der Schußfrakturen der Gelenke auch noch die Läsion der das Gelenk selbst bildenden Teile eine große Rolle. Sie kompliziert die ganze Verletzung und setzt erschwerende Reparationsbedingungen, die nach dem Grad eine mehr oder weniger mangelhafte ·Restitution verursachen.

Schon das in die Gelenkhöhle frei ergossene Blut, das aus der Synovialis der Knochenbruchfläche oder der Weichteilzerreißungsstelle seinen Ursprung herleitet, kann hierzu Veranlassung geben. Soweit es sich um ein Kontusionstrauma handelt, kann es sich bekanntlich lange Zeit flüssig erhalten. Es vermischt sich mit der Synovia, verdünnt sie und bringt dadurch bei längerem Bestehen den Knorpelübergang der Gelenkenden in andere Lebensverhältnisse, auf die dieser nicht zu selten mit einer Degeneration antwortet. In der oberflächlichsten Zone quillt dann die Grundsubstanz desselben auf, wird rauh, sogar filzig, wobei die eingelagerten Zellen Nekrobioseerscheinungen bis zum völligen Untergang darbieten. Kommt es zur Gerinnung des Blutergusses, wie sie bei Wunden der Synovialis und bei bis in das Gelenk hineingehenden Fissuren rasch eintreten soll (BRUNS[39]), so bilden neben der Synovialis diese geschädigten Knorpelpartien den Anlageort für sich absetzende Fibrinmassen, die nach und nach der Organisation verfallen. Ein pannusartiger, fibröser Belag entsteht von der Synovialis auf dem Knorpel, der in der Weise mit seiner Unterlage eine feste Verbindung eingeht, daß bei seiner Entwicklung Zellsprossen resorbierend in die erweichte Grundsubstanz vordringen, welche sich in ihr teils netzförmig, teils haftzottenartig — sobald sie noch fester gefügt ist — verbreiten. Sind die Fibrinmengen auf der Gelenkfläche nur gering, braucht keine große Bewegungsbeschränkung durch sie hervorgerufen zu werden, da das organisierende Bindegewebe an den belasteten Partien derb hyalinen bis fibrös-knorpligen Aufbau erlangt, durch den einigermaßen funktioneller Ersatz für das zugrunde gegangene Knorpelmaterial gegeben wird. Liegen reichliche Blutgerinnsel vor, ist eine Verwachsung der gegenüberstehenden Skeletteile die Regel, die zu einer totalen Obliteration des Gelenkraumes führen kann.

Als schlimmste Läsion bei den Gelenkschüssen hat pathologisch-anatomisch die Verletzung der eigentlichen Gelenkfläche zu gelten, die auch bei geringem Umfange schon eine verlangsamte und unvollständige Heilung nach sich zu ziehen pflegt und eine dauernde Funktionsstörung zumeist im Gefolge hat. Häufig genug bestimmt sie direkt die Prognose des Falles, um diesen ungünstig verlaufen zu lassen. Die Ursache hierfür liegt in der Hauptsache in dem Verhalten des Knorpels, der unfähig ist, Kallus zu produzieren. Die Überbrückung des entstandenen Knorpeldefektes bleibt entweder aus, oder wird von den angrenzenden reaktionsfähigen Gewebsarten, dem Knorpel- und Synovialgewebe zustande gebracht, die eine Art Narbe als Flickwerk liefern, mit deren Entwickelung in der Umgebung der Wunde ein Schwund der Knorpelsubstanz und eine bisweilen weitgehende, durch Resorptionsvorgänge verursachte Umwandlung der knöchernen Gelenkfläche Hand in Hand geht, welche notwendigerweise bei größerer Ausdehnung eine Inkongruenz der Gelenkebenen und damit eine Prädisposition zur Arthritis deformans zeitigen muß. Schon seit langem ist diese Tatsache bekannt (GURLT, KÖLLIHER, ROKITANSKY). Bis in die letzte Zeit hinein haben sich aber immer wieder zahlreiche Autoren (GIES[39], SEGGEL[40], FASOLI[41], CRAMER[47]) mit den Gelenkwunden beschäftigt, indem gewisse Widersprüche über die Gestaltung des Heilungsprozesses derselben sich ergaben, die einer Klarlegung bedurften. Sie benutzten hauptsächlich den Weg des Experimentes, der wohl eine systematische Untersuchung zuließ, aber niemals allen bei Gelenkfrakturen vorkommenden natürlichen Bedingungen gerecht wurde. Da bisher menschliches Material nur wenig zur Verfügung stand, fehlt eine zusammenfassende genaue Darstellung der hier eintretenden pathologischen Veränderungen, so daß die von mir untersuchten 14 Fälle von geheilten Gelenkschußfrakturen einen willkommenen Beitrag für diese Frage geben dürften.

Wie schon GIES, SEGGEL, CRAMER betonen, nehmen die Heilungsvorgänge bei den Gelenkwunden, je nachdem der Knorpel allein oder der darunterliegende Knochen mit verletzt wurde, einen verschiedenen Verlauf. Im ersten Falle bieten die bei Beschüssen freilich nur selten auftretenden Rißwunden die einfachsten Verhältnisse dar. Dort, wo die Fissur entstanden ist, stellt sich eine durch das Trauma bedingte

18*

Nekrose der Knorpelzellen (Kommotionsnekrose) ein, deren Anfangsstadien schon nach 24—48 Stunden sichtbar sind. Erfährt der Knorpel eine glatte Spaltung, ist sie nur unbedeutend (CRAMER), während sie bei Zerklüftungen mit baumartigen Verzweigungen erheblichen Umfang erreicht. Zumeist ergreift sie nicht das ganze Gebiet der Umgebung; hier und dort bleiben einige Zellen von ihr verschont, die sich in den abgestorbenen Massen inselförmig abheben. Als Antwort auf diese Schädigung erfolgt bald durch den Reiz des toten Materials eine regenerative Wucherung der am Leben gebliebenen benachbarten Knorpelelemente, die sich vergrößern, zu Mutterzellen werden, welche mehrere in einer Knorpelkapsel gelegene Einzelindividuen liefern. So ausgesprochen diese Proliferation auch ist, so nimmt sie niemals weiteren Fortgang. Meinen Untersuchungen nach führt sie ebensowenig zur Neubildung von Grundsubstanz (FASOLI) wie zur invasion „zur zellulären Substitution" der Nekrosebezirke (AXHAUSEN[18]), deren persistierender hyaliner Aufbau ein Vordringen der Zellen ja ohne weiteres verhindert. Wie die Wunde nach 20 Tagen erscheint, sieht sie auch nach 120 Tagen aus. Eine Heilung derselben findet nicht statt (GIES, SEGGEL, CRAMER). Dasselbe gilt von den wenigen Knorpelverletzungen, die durch Quetschung der Gelenkenden infolge Stauchung hervorgerufen sind (s. Tafel III, Abb. 4).

Hier ist die Knorpeldecke nicht nur zerrissen und zerklüftet, eine ausgedehnte Zerspaltung ihrer Grundsubstanz hat sich zugleich eingestellt, die aus den hyalinén gleichmäßig strukturierten Übergängen vielfach eine filamentöse erweichte Platte schuf, deren gröbere Fissuren mit aus dem Gelenk stammendem Blute angefüllt sein können[*]. Entsprechend der größeren Gewebsläsion ist auch die nachfolgende Nekrose und andererseits die durch sie bedingte Wucherung der Zellen von erheblicherem Umfange. Breite Bezirke der betroffenen Stellen werden bald kernlos, denen andere sich anschließen, bei denen die Proliferation der restierenden Elemente zur dichten Anhäufung junger Brut geführt hat. Während dort, wo die Knorpelgrundsubstanz erhalten blieb, die gewucherten Zellen wieder zu Zellkonglomeraten Veranlassung geben, haben sie an den erweichten, widerstandslosen Partien Gelegenheit, sich weiter auszudehnen. Durch Ausscheidung einer Interzellularsubstanz rücken sie auseinander und bilden bald hyaline, bald faserknorpelige, zellreiche Massen. Eine Reparation der Läsion bringen sie jedoch nicht zustande. Trotz ihrer Wucherung bleiben die Fissuren bestehen. Ist die Herdstelle nur klein, kann sich der verletzte Knorpel in diesem Zustande erhalten, betrifft sie größere Gelenkpartien, und ist sie stärkerer funktioneller Beanspruchung ausgesetzt, sind weitere regressive Prozesse fast regelmäßig die Folge. Es kommt zur Ablösung oder zur allmählichen Abreibung der betroffenen Teile, die die Ursache für die Entstehung von freien Gelenkkörpern, von Knorpelusuren mit sekundären Umformungen der Gelenke und für auf ungleichmäßig verteilter Belastung beruhende Arthritis deformans Erscheinungen abgeben.

Anders gestaltet sich der Heilungsverlauf der Gelenkwunden, wenn nebst dem Knorpel auch der Knochen, sei es an der Schußstelle selbst, sei es an einer abseits gelegenen Gelenkeinbruchstelle, mit verletzt wurde. Wohl stellen sich auch hier die gleichen Untergangs- und Regenerationsvorgänge an der Knorpeldecke ein, doch treten sie gegenüber den Reaktionsprozessen des darunterliegenden Knochens zurück, die zum Emporwuchern des Markes in die geschädigte Knorpelsubstanz, zum Schwunde und zum Ersatz derselben durch Narbengewebe führen. Die Ursache an dieser Differenz ist in dem Verhalten der knöchernen abschließenden Gelenkgrenzlamelle zu suchen. Solange diese unversehrt ist, ist der Knorpel, von dem als tote Masse eine Reizwirkung ausgeht, der Einwirkung des benachbarten Markes der subchondralen Räume

---

[*] Erwähnenswert erscheint mir noch die Beobachtung, daß bei der Resorption des im Gelenk vorhandenen Blutergusses sich auch die Knorpelzellen beteiligen können. In einem Falle von 32 tägigen Minensplitterverletzung der Diaphyse des 1. Metatarsus, die eine Quetschung der Gelenkenden mit sich brachte, fand ich sie in weiter Umgebung der mit Blut angefüllten Fissuren reichlich mit Blutpigment beladen, ohne daß die Grundsubstanz ihren alten Aufbau eingebüßt hatte.

entzogen. Erleidet sie eine traumatische Ruptur, ist eine Berührung beider Gewebsarten gegeben, deren Einfluß sich alsbald geltend macht *).

An der Läsionsstelle der Gelenkenden wandelt sich das Mark derselben in blutkapillarreiches junges Bindegewebe um, das auf doppelte Weise, einmal von der Bruchlinie selbst aus, sodann von unten her knochenwärts bestrebt ist, den toten Knorpel zu entfernen und zu substituieren. Der erste Weg allein wird nur dann eingeschlagen, wenn es sich um spaltförmige Risse mit geringen Knorpeluntergangserscheinungen handelt. Hier wuchert das Bindegewebe in das hämorrhagisch fibrinöse Exsudat der Wunde hoch, bei dessen Organisation es an den inzwischen abgestorbenen Knorpel der Frakturlinie herantritt. Es drängt gegen ihn vor, ihn nach dem Modus der vollständigen und unvollständigen Resorption fortnehmend. Dort, wo seine Grundsubstanz hyalin fest bleibt, entsendet es ziemlich scharf abgegrenzte zapfenförmige Fortsätze in ihn hinein, die bei ihrem Vordringen auf restierende hypertrophisch gewordene Knorpelelemente stoßen, welche, nach Eröffnung ihrer Kapsel frei werdend, sich dem Bindegewebe beimischen. An den erweichten wenig Widerstand entgegensetzenden Partien verbreitet es sich mehr infiltrativ in netzförmig einsprossenden Zügen, deren Zellen sich verlieren, insofern schwer eine Trennung von den am Leben gebliebenen Knorpelzellen zulassen, als diese bei ihrer regenerativen Wucherung den Fibroblasten ähnliche Gebilde abgeben können. Im allgemeinen gehen diese Prozesse nur langsam vor sich. Selbst in Stadien von 96 Tagen ist bisweilen totes Knorpelmaterial noch vorhanden, an welchem sogar ausgesprochene Resorptionserscheinungen fehlen können, indem das angrenzende Bindegewebe ruhend geworden ist, fibrilläre Grundsubstanz in größeren Mengen entwickelt hat, deren Fasern sich ihm angelegt haben. Mit der Zeit kommt es zur Formierung einer Narbe an der Knorpeldecke, die bei nicht zu großem Abstande der Rißflächen diese verbindet. Sie besteht gewöhnlich nur aus fibrösen Massen und schließt mit dem Gelenkniveau ab, wo sie derbes Gefüge annimmt. Liegt die Verletzung in der Nähe der Synovialis, kann sie mittels pannusartigen, dünnen Bindegewebsüberzuges, der auf den Gelenkflächen durch Organisation eines hier zum Niederschlag gekommenen Blutgerinnsels entstand, mit ihr in Verbindung stehen. Viel bedeutender sind die Gelenkflächenumwandlungen bei denjenigen Wunden, die, sei es durch Quetschung, sei es durch Zerreißung, erhebliche Untergangserscheinungen des Knorpels im Gefolge haben. Entsprechend den AXHAUSENschen elektrolytischen Stichelungsversuchen, wo große Bezirke der Knorpeldecke abstarben, beschränken sich hier die Resorptionsprozesse von seiten des in Reizung begriffenen, durch die Läsion freigelegten Knochenmarks nicht auf ein Vordringen nur von der Bruchfläche aus in das tote Material hinein; gleichsam um schneller und besser an es herantreten zu können, suchen sie auch von der basalen Seite aus es anzugreifen. Dieses geschieht in der Weise, daß von der Knorpelknocheneinbruchstelle aus die subchondralen Markräume nach und nach eine Erweiterung erfahren. Ihr Lymphoidmark wird zu zellreichem Bindegewebe, das durch lakunäre Arrosion die spongiösen Stützpfeiler, die abschließende Gelenkknochenkortikalis fortnimmt, so daß nunmehr der nekrotische Knorpel, von seiner alten Unterlage

---

*) In gewisser Weise könnten hiergegen die AXHAUSENschen elektrolytischen Stichelungsversuche der Knorpeldecke bei Tieren sprechen (Arch. f. klin. Chirurgie Bd. 99), bei denen der Autor angeblich allein schon durch Herbeiführung von Knorpelnekrosen reaktive Erscheinungen im Mark mit sekundären Resorptionen und Umbildungen des Knorpels erzielte. Nachprüfungen dieser interessanten Experimente überzeugten mich davon, daß sicherlich in diesen Fällen — was auch aus verschiedenen in dieser Arbeit stehenden Bemerkungen hervorgeht — so beobachtete er (Seite 23) in der subchondralen Zone Herdstellen von Knochennekrosen, Knochentrümmerstücken mit Blutpigmentresten im umgebenden Bindegewebe, für deren Entstehung ihm selbst eine Erklärung unmöglich ist —. der Knochen beim Einstechen der Nadel in den Gelenküberzug mit verletzt wurde. Denn regelmäßig blieben die von diesem Autor beschriebenen Wucherungsvorgänge des Markes aus, sofern bei vorsichtiger Handhabung nur der Knorpel von dem Instrument getroffen wurde, während sie bei tiefer gehenden Ignipunkturen, bei denen auch der Knochen lädiert wurde, in ausgeprägtem Grade vorhanden waren und hier, was ich besonders betonen möchte, nur von den Verletzungsstellen ihren Ausgang nahmen.

losgelöst, mit dem lebenden proliferierenden Gewebe in breite Berührung tritt. Letzteres beginnt sofort nach dem [geschilderten Modus in ihn einzudringen. Mittels flacher, aber ausgedehnter Gruben verdünnt es ihn von unten her, durch sprossenartige Fortsätze, die bis zur Gelenkfläche sich erstrecken und mit von der Bruchlinie ausgehenden in Verbindung treten, zerlegt es ihn in einzelne Inseln. Wenn auch diese bisweilen einmal abgestoßen werden, ist doch die Regel, daß sie einer langsamen Resorption anheimfallen. Schließlich nimmt nur Bindegewebe die Stelle der ursprünglichen Knorpelnekrose ein, dessen Struktur je nach der Beanspruchung wechselt. Durchschnittlich ist es sehr fibrillen- und blutkapillarreich und besitzt eine glatte Oberfläche, die mit der der übrigen Gelenkfläche abschneidet. Ist es scherenden Kräften ausgesetzt, gewinnt es fibrös knorpeligen Charakter, ohne daß meinen Untersuchungen nach der alte Knorpel teil daran hat. In der Tiefe, wo die frühere Knochenlamelle vorlag, können neue Bälkchen aus ihm entstehen, die, trotzdem sie mit den alten Systemen verschmelzen, doch niemals zur Ausbildung einer abschließenden Lage führen und somit vollwertigen Ersatz für das zugrunde gegangene Knochenmaterial geben. Es ist leichtverständlich, daß diese Narben entsprechend ihrem Aufbau als sehr ungeeignet für eine funktionelle Belastung gelten müssen. Erreichen sie größeren Umfang, pflegen sie schwere Gelenkstörungen nach sich zu ziehen, die häufig genug zu Arthritis deformans-Prozessen Veranlassung geben.

b) Die Heilung der infizierten Gelenkschußverletzungen.

Ein trübes unerfreuliches Bild bieten die Gelenkschüsse dar, sobald eine Infektion, sei es direkt bei penetrierender Wunde, sei es indirekt durch Fortleitung von den lädierten Knochen und Weichteilen aus Platz greift. Die hohe Empfänglichkeit der Gelenke für die Ansiedelung von Mikroorganismen, ihre auf anatomischen Verhältnissen beruhende Unzugänglichkeit, die es erschwert, alle Keimansiedelungsstätten ohne Schädigung der das Gelenk bildenden Gewebe einer wirkungsvollen Behandlung unterziehen zu können, erklären die äußerst ungünstige Prognose derselben. Nur zu leicht erhält die Eiterung Oberhand. Eine völlige Destruktion der Gelenke ist dann die Folge, die mit progredienten Prozessen ihrer Umgebung vergesellschaftet sein kann. Hierzu kommt, daß auch die Knochenschußfraktur selbst sehr schwere Heilungsbedingungen setzt. Muß doch bei dem spongiösen Aufbau der Gelenkenden zumeist ein ausgedehntes Knochentrümmerfeld entstehen, das einen ausgezeichneten Nährboden für die Bakterien darbietet, eine Kallusentwickelung für lange Zeit hinausschiebt. Und um so gefährlicher ist dieses, als sein Keimreichtum einen Infektionsherd abgibt, der das Gelenk ebenso wie ein steckengebliebenes Geschoß oder ein eingeschleppter Fremdkörper nicht zur Ruhe kommen läßt, die Eiterung aufs neue anfacht*).

Tritt bei Beschuß eine Infektion der Gelenke ein, kommt es durch die Einwirkung der Bakterien zu einer Schwellung und Rötung der Synovialmembran. Sie wandelt sich in eine glasige ödematöse Platte um, die, von Leukozyten durchsetzt, an ihrer Oberfläche, besonders in den Rezessus, feine Fibrinbeläge besitzt. Die ursprünglich schleimig zähe Synovia wird dünnflüssiger, weniger fadenziehend. Anfangs bleibt sie noch klar, um dann undurchsichtig zu werden, Gerinnsel abzusetzen, die, falls eine Blutung zugleich bei der Verletzung entstanden ist, mit schmutzig roten, klumpigen Blutmassen sich mischen. An den Gelenkenden selbst sind erst nach 3—4 Tagen äußerlich wahrnehmbare Veränderungen zu erkennen, die auf

---

*) Da die bei der Knochenheilung der Gelenkwunden sich abspielenden Vorgänge denen bei den Spongiosabrüchen in pathologisch-anatomischer Hinsicht gleichen, ist es nur erforderlich, auf die Gelenkeiterung selbst einzugehen. Hier ist es das Verdienst von PAYR*⁴), uns in der Erkenntnis wesentlich gefördert zu haben. In mehreren Arbeiten, welche den Verlauf, die Verhütung und Behandlung derselben zum Thema haben, gibt er eine Klarlegung der Prozesse, um neue Richtlinien für die Diagnose und Therapie aufzustellen.

Degenerationsprozessen beruhen, welche in der jetzt anderen Zusammensetzung der ernährenden Synovia, in dem Vorhandensein des entzündlichen Hydrops ihre Erklärung haben. Sie bestehen in einer Trübung des Knorpelüberzuges, mit der eine gewisse Weichheit, Quellung und leichte Eindrückbarkeit desselben sich verbindet, für die mikroskopisch als Ursache eine Auflösung der Grundsubstanz sich findet. Diese erscheint heller tingiert, läßt in Hämatoxylinpräparaten ausgesprochene Chondrinballen vermissen, die abgeblaßt oder verschwunden sind. Hier und dort schreitet der Prozeß soweit fort, daß die Fibrillen sichtbar werden, die Knorpeldecke ein feinfilamentöses Aussehen bekommt, das ermöglicht, die zur Ansiedelung auf der rauhen Oberfläche gekommenen Leukozyten gut zu verfolgen. In größeren Schwärmen und zarteren Zügen schieben sie sich mit Bakterien in die Tiefe zwischen den Fibrillen vor, wobei diese aufquellen, einer Aufsaugung anheimfallen. Bei ihrem Vordringen stoßen sie auf die Knorpelzellen, die zuvor eine Nekrose erfahren haben. Denn mit der Macies der Grundsubstanz geht zugleich auch ein von der Oberfläche nach dem Knochen zu fortschreitender Untergang ihrer Zellen Hand in Hand, der durch Ernährungsstörungen und durch die Einwirkung diffusibler bakterieller Giftstoffe bedingt ist. Die Knorpelelemente wandeln sich zu blasigen Gebilden um, deren Protoplasma in feinste Tröpfchen zerfällt, deren Kerne der Karyolysis entgegengehen, so daß schließlich die Knorpelhöhlen leer sind oder Chromatinklümpchen besitzen, die von eingewanderten degenerierten Leukozyten nur schwer sich unterscheiden lassen (s. Tafel III, Abb. 5 und Tafel IV, Abb. 6).

　Wenngleich im allgemeinen der gesamte Knorpelüberzug bei der Eiterung diesen regressiven Prozessen unterworfen ist, so ist der Grad der Veränderungen an den einzelnen Partien doch verschieden. Dort, wo die eitrige Gelenkflüssigkeit den Knorpel reichlich bespülte, ist die Quellung und Nekrose am stärksten; wo sie dagegen nicht so gut hingelangen konnte, sei es wegen der Lage des Teiles, sei es, weil die Gelenkenden gegeneinander gepreßt waren, geringen Spaltraum zwischen sich ließen, ist sie nicht so ausgeprägt. An den letzten Stellen fehlt sogar zumeist makroskopisch die Quellung des Gewebes. Der Knorpel erscheint hier im Gegenteil zusammengedrückt, bandartig verschmälert, trotzdem er mikroskopisch schon hochgradig nekrotisiert und in seiner Grundsubstanz aufgehellt sich erweist. Nicht gar zu selten findet man an den Gelenkenden eine förmlich scharfe Absetzung der durch den Druck komprimierten Knorpelabschnitte gegenüber den unbelasteten, bei welchen die Quellung der erweichten Masse ungehindert zum Ausdruck kommen konnte.

　In typischer Weise konnte ich dieses bei einer 15 Tage alten nach Granatsplitterzertrümmerung des oberen Tibiarandes entstandenen rechtsseitigen eitrigen Gonitis beobachten, wo an der unteren Femurkondylengelenkfläche durch Pressung derselben gegen die Menisci grubige und rillenartige Vertiefungen zur Ausbildung gelangten, die entsprechend der stärkeren Belastung am äußeren Kondylus, und zwar dort hinten am tiefsten und am markantesten waren (s. Tafel IV, Abb. 7).

　Selbstverständlich stellt dieser Nekrotisierungs- und Erweichungsprozeß an den Gelenkknorpeln keinen Dauerzustand dar. Am längsten erhalten sich die Partien, die verhältnismäßig wenig mechanisch beansprucht werden. Hier spielen bei dem nun folgenden Auflösungsvorgang des Knorpels die reichliche Bespülung desselben mit dem eitrigen Exsudat und die leukozytäre Durchsetzung seines Gewebes allein eine Rolle, indem von der Gelenkoberfläche aus eine Einschmelzung nach und nach erfolgt, bis die verkalkte Knorpelzone freigelegt ist, die den Mazerationskräften Widerstand zu leisten vermag. Dort, wo dagegen eine Pressung der gegenüberstehenden Gelenkflächen statthat, reicht diese dazu aus, den erweichten Knorpel viel eher zum Schwunde zu bringen, trotzdem eine leukozytäre Mitwirkung hier fehlt, da Eiterkörperchen nur selten an den zusammengepreßten Knorpelflächen Ansiedelung finden. So ist zu verstehen, wie die einzelnen Gelenkabschnitte bezüglich ihrer späteren Gestaltung ein höchst mannigfaltiges Aussehen erlangen. Nur selten trifft man Gelenke, die bei der Eiterung gleichmäßig ihre Knorpeldecke verloren haben, bei

denen die etwas rauhe verkalkte Knorpelschicht freiliegt. Etwas häufiger kommen
solche vor, wie z. B. beim Schultergelenk, bei denen in dauernder Berührung stehende
Gelenkflächen bloßgelegten verkalkten Knorpel aufweisen, die außer Beanspruchung
stehenden, quellenden, wenn auch nur oberflächlich, eingeschmolzenen Knorpel
besitzen. Im allgemeinen, und dieses ist bei den komplizierten Gelenken fast regelmäßig der·Fall, wechseln knorpelfreie mit knorpelhaltigen Partien ab. Letztere sind
höchst unregelmäßig gestaltet. Bald bilden sie mehr oder weniger steil sich erhebende
polsterartige, weiche Wulstungen mit welliger Oberfläche, bald nur flache, wenig
über das Gelenkniveau hervorragende Erhabenheiten*). Außer dem Knorpel selbst
können auch noch die Menisci der Auflösung verfallen. Der Vorgang ist derselbe:
Von der Oberfläche aus quillt unter Nekroseerscheinungen ihr fibröses Gewebe auf
und wird abgerieben, wobei Leukozyten in den erweichten Massen sich ansiedeln
und an ihrem Schwunde Beihilfe leisten.

Auf diese Weise muß 'es bei genügend lange dauernder Eiterung zu hochgradiger
Zerstörung der Gelenke kommen, die natürlich in ihrem Grade und in ihrem ganzen
Auftreten von der Exsudatmenge und der Toxinwirkung der Bakterien abhängig ist.
Am stärksten fand ich sie ausgeprägt, wenn Streptokokken in dem Eiter sich fanden.
Schon nach 16 tätiger infektion traf ich Gelenkenden, die fast völlig vom Knorpel
entblößt waren.

Dieser von der Gelenkoberfläche vor sich gehende Knorpelmazerationsvorgang
ist es aber nicht allein, der zur Destruktion der Gelenke führt. Mit ihm kombinieren
sich, sobald die Eiterung längere Zeit bestanden hat, weitere wichtige Prozesse, die
in der subchondralen Knochenzone und in der Synovialis Platz greifen. Ist der
Knorpelüberzug durch Erweichung und mechanische Abreibung verlorengegangen,
so daß die verkalkte Knorpellage in mehr oder weniger breiter Ausdehnung zutage
tritt, bildet sie mitsamt der darunterliegenden horizontalen knöchernen Grenzlamelle
eine völlig abschließende, wenn auch dünne Platte, die das Knochenmark vor Infektion
schützt. Demgemäß erweist sich dieses trotz der im Gelenk bestehenden Eiterung
und der Anwesenheit von Knorpelnekrosen unbeteiligt. Erst wenn an irgendeiner
noch so kleinen Stelle die feste Deckschicht einbricht, wie es bei der unebenen Oberfläche der bloßgelegten verkalkten Knorpelzone schon durch geringe Bewegungen
leicht passieren muß, kann es zur Einwirkung auf das Mark kommen. Eine eitrige
Osteomyelitis stellt sich von hier aus ein, die aber nicht progredient in die Tiefe
fortschreitet, vielmehr nur flächenhaft in der subchondralen Zone sich ausbreitet. Das
Gewebe der hier befindlichen Markräume wandelt sich in ödematöses retikulär
gebautes Bindegewebe um, das reich an Leukozyten ist, welche häufig zu kleinen
Abszessen sich ansammeln. Es drängt gegen die abschließende subchondrale Knochenlage, gegen die sie stützenden Bälkchen vor, die verkalkte Knorpelschicht von unten
anfressend. Liegt über der letzteren noch Knorpel, so wuchert es auch in diesen
hinein. Soweit er bereits nekrotisiert, erweicht ist, wird er diffus durchwachsen,
ersetzt, während an den Stellen, an denen er lebend hyalin sich erhielt, er durch
sprossenartige Zapfen zum Schwunde gebracht wird (s. Tafel IV, Abb. 8).

Schließlich tritt der Moment ein, wo diese Einschmelzungsprozesse sich mit
denen, welche von der Gelenkoberfläche ausgehen, vereinigen. Es kommt zur Entstehung eines Knorpelgeschwürs, dessen Grund und Rand mit eitrigem Granulationsgewebe bedeckt sind, das bisweilen über die Nachbarschaft sich noch hinausschiebt,
um mit der Synovialis in Verbindung zu treten, und um von oben her den Knorpel
durch Einsprossung in einzelne Knorpelinseln zu zerlegen. — Inzwischen können auch

---

*) Schon ARNOLD**) beobachtete im Feldzuge 1870/71 diese so variablen Bilder der Knorpelusuren und erklärte sie ebenfalls durch die mechanischen Verhältnisse bedingt. In der Folgezeit
ging diese Beobachtung dann völlig verloren, so daß wir in den wenigen Arbeiten, die sich mit
den Prozessen der Gelenkeiterung beschäftigen (TASHIRO**), MAGNUS*), PAYR**), keine Erwähnung
davon finden.

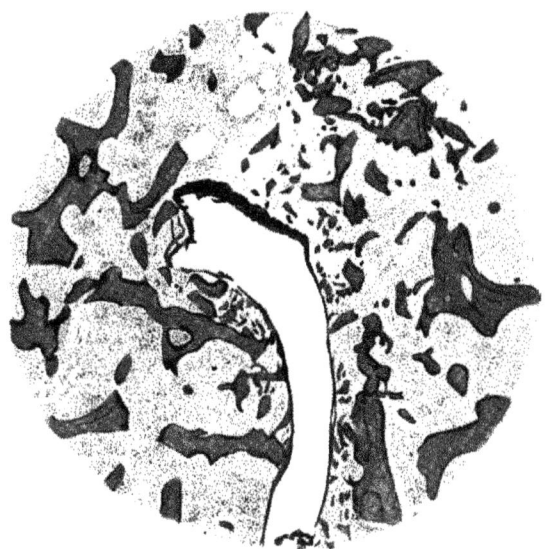

Abb. 1.

7 Wochen alte aseptisch gebliebene Minensplitterfraktur der unteren Femurepiphyse.

Spongiosaschußkanal erhalten geblieben, mit Fibrin ausgekleidet. Die um ihn herumliegenden splitterförmig frakturierten Bälkchen sind nekrotisch, liegen im retikulär umgewandelten Markgewebe und zeigen keine Anbildungs- und Resorptionsprozesse.
Objektiv Leitz 1°, Okular 2.

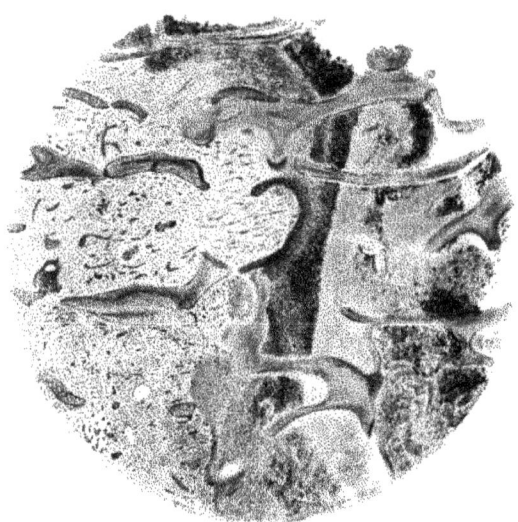

Abb. 2.

8 Tage alte Granatsplitterzertrümmerung der oberen Tibiaepiphyse.

Eitriges Spongiosatrümmerfeld mit nekrotischen Bälkchen, bei dem das angrenzende Mark in ödematöses blutkapillarreiches Retikularmark sich umgewandelt hat, das vereinzelt Knochen-Resorptionsriesenzellen ausgebildet hat, keine Ossifikationsprozesse zeigt.
Objektiv Leitz 1°, Okular 2.

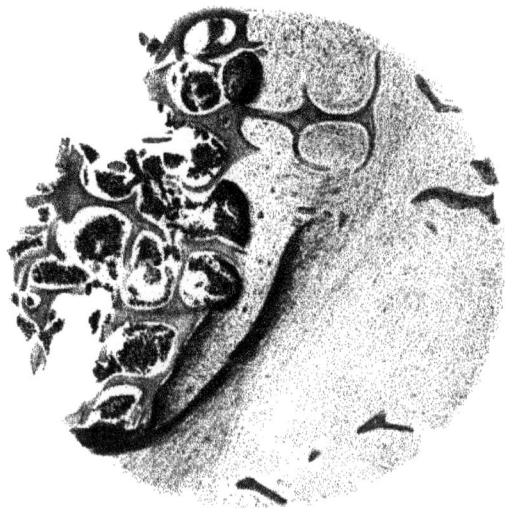

Abb. 3.

74 Tage alte vereiterte Artillerie-
geschoßfraktur des linken
Schambeinastes.

Eitriges Spongiosatrümmerfeld,
das durch Bildung einer abschließenden
Bindegewebsmembran abgegrenzt ist,
und dessen nekrotische Bälkchen durch
Resorptionsprozesse den Zusammenhang
mit den tiefer gelegenen verloren haben.
Objektiv Leitz 1°, Okular 2.

Abb. 3.

Abb. 4.

Gelenkfläche des I Metatarsus
bei 32 Tage alter Minensplitterverletzung der Diaphyse dieses
Knochens.

Durch die traumatische Gewalteinwirkung
ist es an dieser Gelenkfläche zur hämorrhagischen Abhebung der unverkalkten
Knorpelschicht von der Unterlage
gekommen. Gelenkknorpel durch die er-
littene Quetschung hochgradig zerklüftet.
erweicht, ausgefasert. Seine Zellen z. T.
durch Nekrose verschwunden,
die erhalten gebliebenen zumeist in
Wucherung, öfters große Mutterzellen
bildend.

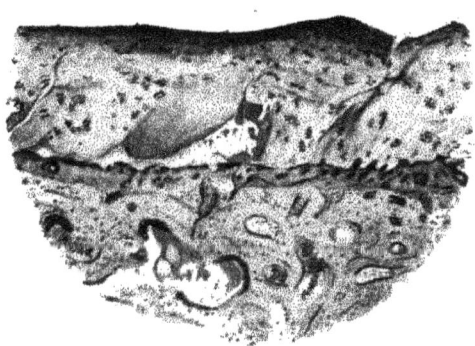

Abb. 4.

Abb. 5.

Tibiagelenkfläche
bei 16 Tage alter nach Granatsplitterfraktur des Femur entstandener Kniegelenkeiterung.

Gelenkknorpel in der oberflächlichen Zone
in Grundsubstanz aufgehellt, erweicht, nekrotisch, mit Leukozytenbelag versehen.
In den subchondralen Markkanälen
lymphoides Fettmark.
Winkelobjektiv 2, Okular 2.

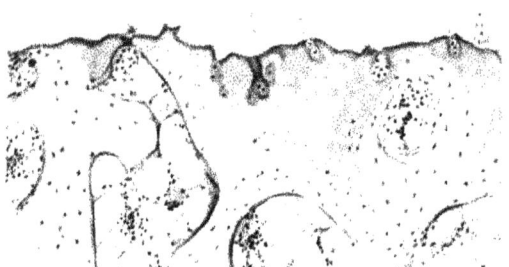

Abb. 5.

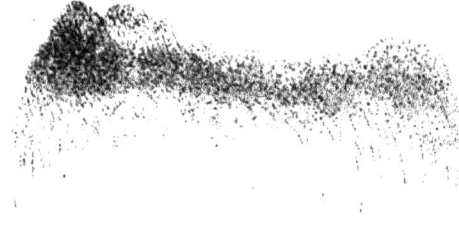

Abb. 6.
Patellagelenkfläche bei 39 Tage alter nach Granatsplitterfraktur der Tibia entstandener Kniegelenkseiterung.

Knorpelüberzug bei gering belasteter Gelenkpartie eitrig fibrinös dick belegt, bis zu seiner Mitte hin nekrotisch, fibrillär zerfallen, von Leukozyten durchsetzt, die längs der Fibrillen von oben her in ihn eingedrungen sind. In der unteren Hälfte Grundsubstanz des Knorpels noch hyalin, Kerne desselben aber hier schon pyknotisch.
Winkelobjektiv 2, Okular 2.

Abb. 6.

Abb. 7.
Hintere Flächenansicht von operativ resezierten Kniegelenksenden bei rechtsseitiger 15 Tage alter eitriger Gonitis, die nach Granatsplitterzertrümmerung des oberen Tibiaendes sich eingestellt hatte.

An der unteren Femurkondylengelenkfläche sind durch Pressung derselben gegen die Menisci an dem glatten weißen Knorpelüberzuge grubige und rillenartige Vertiefungen entstanden, die entsprechend der stärkeren Belastung am äußeren Kondylus und hinten am tiefsten und ausgeprägtesten sind.

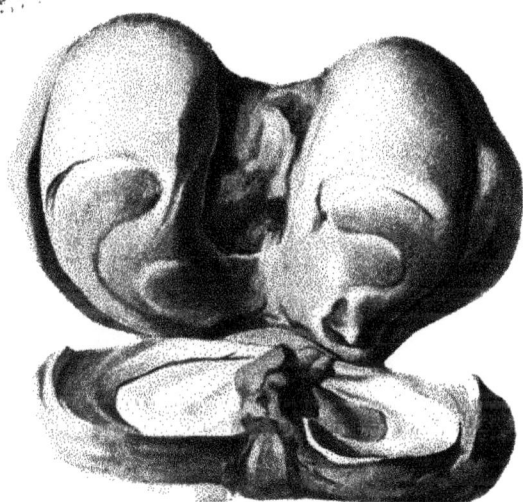

Abb. 7.

Abb. 8.
Humeruskopfgelenkfläche bei 19 Tage alter durch Granatsplitterschußfraktur des Knochens entstandener eitriger Gelenkentzündung.

Subchondrale Eiterung unterhalb der hier gut erhaltenen Gelenkknorpellage. Dieselbe hat durch Resorptionsprozesse zur Erweiterung der subchondralen Markräume geführt, die bis in den unverkalkten Knorpel vorgeschoben sind. Am Knochen und verkalkten Knorpel findet Resorption durch Riesenzellen statt; am unverkalkten Knorpel, der hyalin geblieben ist, dringen Leukozyten gegen ihn an, ihn in Form scharf begrenzter Buchten wegfressend.
Winkelobjektiv 2, Okular 2.

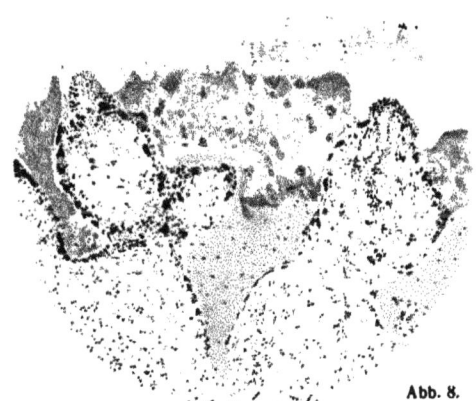

Abb. 8.

die subchondralen Vorgänge weiter vorgeschritten sein. Sie müssen notwendigerweise zur Unterminierung des noch bestehenden Restes des Gelenküberzuges führen,
eine eitrige Dissezierung desselben veranlassen, der zur Folge er seine feste Verbindung mit der Spongiosa verliert, eine locker aufsitzende, bald nur aus Knochen,
bald auch aus Knorpel bestehende Masse bildet, welche schließlich von der Unterlage völlig gelöst wird, in den Gelenkeiter als freier Körper gerät. Eitriges Granulationsgewebe allein liegt dann an der Gelenkfläche zutage.

Durch Entwickelung reichlicher fibrillärer Grundsubstanz wird es zu einer entzündlichen infiltrierten fibrösen periostähnlichen Platte, die nur insolern Umformungen
noch erleidet, als sie durch Metaplasie neue Knochenbälkchen formiert, die danach
streben, eine druckfeste horizontale abschließende Lamelle zu schaffen. Allerdings
kommt der Entstehung derselben zumeist eine durch Organisation des eitrig fibrinösen
Exsudates bedingte fibröse und knöcherne Verwachsung der Gelenkenden zuvor, wenn
nicht die synovialen Prozesse eine Ausheilung der Eiterung verhindern. Denn nur
zu leicht gewinnen diese progredienten Charakter und die Oberflächeneiterung der
Synovialmembran — das Empyem — geht in eine „Kapselphlegmone" über (PAYR).
Die eitrige Entzündung setzt sich dann in diesem Falle auf das lockere subsynoviale
Fettgewebe fort, wo sie sich flächenhaft verbreitet, Veranlassung zu multiplen Abszessen
gibt, die mit Schwielenbildung einhergehen. Da die fibröse Kapsel mit ihren Ver-
stärkungsbändern wie eine derbe Sackwand das Gelenk umgibt, gerät das subsynoviale
Gewebe hierdurch in hohe Spannung. Zusammen mit der Synovialmembran preßt
es sich dicht an den Gelenkkörper an, den ursprünglich einheitlichen Gelenkraum
in einzelne Abteilungen zerlegend, die außer Kommunikation geraten. Schließlich
steigert sich der Druck so, daß die fibröse Kapsel nicht mehr Widerstand zu leisten
vermag, daß der Eiter besonders an den schwach gewebten Stellen durch Einschmelzung des Gewebes sich nach außen Bahn bricht. Eine „paraartikuläre
Phlegmone" ist die Folge. Wenn schon bisweilen sie nach der Haut oder in eine
Sehnenscheide sich entleeren kann, so ist es doch ihr häufigster Weg, daß sie im
intermuskulären Bindegewebe sich ausdehnt. Hier führt sie zu „Röhrenabszessen"
die durch ihre schwere Bekämpfung zumeist eine Amputation des Gliedes erforderlich
machen, um das Leben des Patienten zu retten. Wohl keine der Schußverletzungen
hat soviel Opfer gekostet, wie die Läsion der Gelenke, die vereiterte.

Literatur.

[1] FESSLER, Die Wirkung des deutschen 8mm-Spitzgeschosses an Menschen und Tieren. D. Zeitschr.
f. Chir. Bd. 97. 1909.
[2] v. SCHJERNING, THOLE, VOSS, Die Schußverletzungen. 1913.
[3] PAYR, Kriegschirurgentagung in Brüssel 1915. M. Med. W. 1915.
[4] PERTHES, Über Schußfrakturen. M. Med. W. 1916.
[5] BIER, Die Bedeutung des Blutergusses für die Heilung des Knochenbruches. Med. Klin. 1905.
[6] MAAS, Verhandlungen d. D. Ges. f. Chir. 1877.
[7] NAKAHARA u. DILGER, Subkutane und intramuskuläre Knochenneubildungen durch Injektion bzw.
Implantation von Periostemulsion. Beitr. z. klin. Chir. Bd. 63. 1909 (Literatur).
[8] BARDENHEUER, Die allgemeine Lehre von den Frakturen und Luxationen. 1907.
[9] DAX, Über die Beziehungen der Zirkulationsstörungen zur Heilung von Frakturen der langen
Röhrenknochen. Beitr. z. klin. Chir. Bd. 104. 1917.
[10] AXHAUSEN, Die aseptische Knochennekrose und ihre Bedeutung für die Knochenpathologie. Verhandlungen d. D. pathol. Ges. 1913.
[11] BRUNS, Die Lehre von den Knochenbrüchen. D. Chir. Liefg. 27. 1886.
[12] BIDDER, Arch. f. klin. Chir. Bd. XXII.
[13] VOGEL, D. Zeitschr. f. Chir. Bd. 91. 1908.
[14] v. HANSEMANN, Berl. klin. W. 1915. Über die Kallusbildung nach Knochenverletzungen.
[15] M. Abt. d. Kriegsmin. 1894.
[16] KOHLER, Die modernen Kriegswaffen. 1897.
[17] FESSLER, Die Wirkung des deutschen 8mm-Spitzgeschosses an Menschen und Tieren. D. Zeitschr.
f. Chir. Bd. 97.
[18] KLEINSCHMIDT, Virch.-Arch. Bd. 197. Über das Verhalten des Knochens gegenüber Kälteeinwirkung.
[19] RIBBERT, D. Med. W. 1915. Die funktionelle Bruchbarkeit nekrotischer Stützgewebe.

[30]) ARNOLD, Anatomische Beiträge zur Lehre von den Schußwunden. 1873.
[31]) AXHAUSEN, L c.
[32]) RIBBERT, l. c.
[33]) AXHAUSEN, l. c.
[34]) V. HANSEMANN, l. c.
[35]) BARDENHEUER, l. c.
[36]) ZONDECK, Zur Transformation des Knochenkallus. 1910.
[37]) W. ROUX, Gesammelte Abhandlungen I. Leipzig 1895.
[38]) BIER, Beobachtungen über Regeneration bei Menschen. D. Med. W. 1917/18.
[39]) ELS, Über Sequesterbildung bei infizierten Schußfrakturen usw. Bruns Bettr. Bd. 105. 1917.
[40]) WACHTEL, Über die diagnostische und therapeutische Bedeutung der feineren Details der Fraktur-
       bilder. M. Med. W. 1915.
[41]) FESSLER, Verhandlungen d. D. Ges. f. Chir. 1913.
[42]) ELS, l. c.
[43]) BORST, Lehrbuch der Kriegschirurgie 1917.
[44]) PAYR. Kriegschirurgentagung, Brüssel 1915.
[45]) PAYR, Über Verlauf, Verhütung u. Behandlung v. Gelenkeiterungen. Jahreskurse f. ärztl. Fortbild. 1917.
[46]) BRAUN, D. Zeitschr. f. Chir. Bd. 39. 1894.
[47]) KRON, D. Zeitschr. f. Chir. Bd. 94. 1908.
[48]) BRUNS, l. c.
[49]) GIES, Arch. f. klin. Chir. 1881 Bd. 26. — D. Zeitschr. f. Chir. 1882 Bd. 18.
[40]) SEGGEL, Zeitschr. f. Chir. 1904 Bd. 75.
[41]) FASOLI, 1905. Archivio per le science med.
[42]) CRAMER, Verhandlungen d. D. Ges. f. orthopäd. Chir. 1908.
[43]) AXHAUSEN, Zeitschr. f. Chir. Bd. 110. — Arch. f. klin. Chir. Bd. 99.
[44]) PAYR, Bettr. z. klin. Chir. Bd. 96. 1915. — M. Med. W. 1915. — D. Zeitschr. f. Chir. Bd. 139. 1916.
[45]) ARNOLD, Anatomische Beitr. zu der Lehre von den Schußwunden. 1873.
[46]) TASHIRO, Zieglers Bettr. Bd. 34. 1903.
[47]) MAGNUS, Arch. f. klin. Chir. Bd. 102. 1913.
[48]) PAYR, l. c.

3b. Die Kriegserkrankungen der Muskeln durch Schuß, Stich, Hieb und stumpfe Gewalt.

Von Prof. Dr. ALEXANDER SCHMINCKE in München.

Im Kriege Armeepathologe Süd, dann XVI.

Mit 6 Abbildungen im Text.

Unter den infolge der Intensität der Kriegsführung und der Energie der bei ihr verwandten Waffen so häufigen direkten Kriegserkrankungen des Körpers und seiner Organe stehen die der Muskeln wegen ihrer anatomischen Lage und Ausbreitung mit an erster Stelle. Für jeden im Kriege tätigen Arzt war somit reichlich Gelegenheit geboten, Kenntnisse und eigene Erfahrungen über kranke Muskeln zu sammeln, und es geben die zahlreichen während des Krieges erschienenen Publikationen über Erkrankungen des Muskelgewebes davon Zeugnis, inwieweit die Pathologie dieses Organsystems das Interesse der Ärzte erregt hat. Die stete und immer sich bietende Fülle des Beobachtungsmaterials zwangen hier direkt zu einem Neuerwerb an Erkenntnis. Was ich in der folgenden Darstellung gebe, ist der Niederschlag der im Kriege erschienenen Publizistik sowie eigener Erfahrungen, die ich als Feldarzt und Armeepathologe machen konnte. Da die anaeroben Muskelwundinfektionen und das Verhalten der Muskeln bei den während des Krieges häufiger zur Beobachtung gekommenen Infektionskrankheiten bei Besprechung dieser Kapitel in diesem Handbuch zur Sprache kommen, ist der Rahmen der Darstellung auf das Gebiet der direkten Kriegserkrankungen der Muskeln durch Schuß, Hieb, Stich und stumpfe Gewalt, also auf die mechanisch-traumatischen Schädigungen und ihre Einwirkungen auf das Muskelgewebe begrenzt.

Die enge anatomische Zusammengehörigkeit der Muskeln mit dem Skelettsystem bringt es mit sich, daß die mechanisch-traumatischen Schädigungen häufig funktionell und anatomisch zusammengehörige Glieder beider Organsysteme gemeinsam treffen. Da die direkten Kriegserkrankungen des Skelettsystems im vorhergehenden Kapitel ausführlich besprochen sind, erübrigt sich jedoch ein besonderes Eingehen in der folgenden Darstellung.

a) Die direkten Kriegserkrankungen der Muskeln durch Schuß

lassen sich nach Art des Geschosses unterscheiden in Schrapnell-, Granat-, Minen-splitterverletzungen oder nach Art des gesetzten Effektes: in Tangential- (Streif-, Rinnen-), Steck-, Durch-, Trümmerschuß-Verletzungen. Streif- und Rinnenschüsse wurden besonders häufig an den Extremitäten und am Gesäß beobachtet; im ersten Fall war die Verwundung nur oberflächlich, im zweiten Fall tiefer, und führte zu einem gröberen Defekt des Muskelgewebes mit Aufpflügen seiner Substanz über größere Strecken.

In die Verletzungen durch Geschosse rechnen wir die Muskelverletzungen durch mit Geschossen oder ihren Teilen fortgerissene Fremdkörper ein. Sie waren verschiedener Art. Teils handelte es sich um Stücke beinerner oder metallener Monturknöpfe und Metallsplitter, z. B. des Koppelschlosses, zersprengte, in der Tasche verwahrte Gegenstände, Geldmünzen u. dgl., teils um Steinsplitter und Holzstücke, die beim Aufschlagen des Geschosses zersprengt und mit lebendiger Kraft begabt, als „sekundäre Geschosse" in die Muskulatur hineingetrieben wurden. Auch abgesprengte Knochen-teile fallen in diese Rubrik. Sie wurden mit den Geschossen entweder mitgerissen oder durch-setzten nach der Absprengung in anderer als der Geschoßrichtung die Muskulatur. Jeder, der sich die Mühe genommen hat, bei kombinierter Muskelknochenverletzung den Wundkanal genau präpa-ratorisch zu verfolgen, weiß, daß der Befund abgesprengter Knochenstücke daselbst überaus häufig war.

Die Art der Schußverletzung ist von verschiedenen Faktoren abhängig. Form und Glätte des Geschosses, Art der Bewegung, Pendelung und Rotation, Spitz-, Quer- und Überschläger, die im Moment der Verletzung vorhandene lebendige Kraft des Geschosses spielen hier eine Rolle. Der letzteren wirkt der der Muskulatur eigene elastische Gewebswider-stand, lebendige Elastizität (BORST) entgegen. Wir verstehen darunter die in der physikalischen Eigenschaft des lebenden Muskelgewebes ge-gebene und aus ihrem anatomischen Bau resul-tierende Gewebsfestigkeit, die vom Grad der Kontraktion und Kompressibilität abhängig ist. Bei Geschossen mit hoher Durchschlagskraft ist der Gewebswiderstand als ihr gegenüber zu klein kaum in Rechnung zu setzen; er kann jedoch bei matten Geschossen am Ende der Flugbahn oder

Abb. 42. Granatbrocken aus einer Trümmer-wunde des rechten Oberschenkels und der rechten Glutealmuskulatur. Verblutungstod durch Zerreißung der Art. glut. inf. Vergr. ⁵/₆.

solchen, deren Kraft infolge Durchschlagens von festen Gewebsbestandteilen — Knochen — oder aus sonstigen Ursachen, z. B. Auftreffen auf feste Gegenstände, bereits größtenteils verbraucht ist, insbesondere bei der massigen Muskulatur der Oberschenkel und der Gesäßgegend, von Bedeutung sein. Bei glatten infanterie-geschossen, insbesondere bei Spitztreffern und Schrapnellkugeln, beobachteten wir glatte Wunden. Handelte es sich um Geschoßsplitter mit schartigen und scharfen Kanten, wie sie Granatbrocken in der Regel zeigen (s. Abb. 42), um solche von zackiger, spießiger Beschaffenheit, wie es oft kleine Handgranaten-, Minensplitter- und Infanteriemantelgeschoß-Teile waren, beobachtete man stärkere Zerreißung des Muskelgewebes; auch ließ sich oft aus der Art der Zersetzung des Schußkanals auf eine stärkere Rotierung des Geschosses rückschließen. Nahschüsse mit Spreng-wirkung in dem getroffenen Gewebe, Querschläger von Infanteriegeschossen, Granat-splitter mit ihren kantigen, zackigen Konturen setzten große Trümmerhöhlen; auch kam hier die Quetschwirkung auf das Gewebe mehr zur Entfaltung. Wund-form und Größe wechselte je nach der Verletzungsart in den weitesten Grenzen. Hier lassen sich nur allgemeine Angaben machen. Bei Tangentialschuß-Verletzungen handelt es sich um mehr weniger gefurchte Defekte, deren Ränder von den retra-hierten, durchtrennten und blutig durchtränkten, wallartig aufgeworfenen Muskel-bündeln gebildet werden. Bei dicker Muskulatur, so z. B. bei Wunden der Glutealmuskulatur, sieht man nicht allzu selten noch im Wundgrund die tiefere Muskellage intakt. Bei Steck- und Durchschüssen ist die kalibergroße Einschußöffnung in der Regel leicht trichterförmig eingezogen — es ist dies durch die Retraktion der oberflächlich gelegenen, durchtrennten Muskulatur bedingt — und mit geronnenem Blut erfüllt. Ist die Einschußöffnung wegen der unregelmäßigen Form des verletzenden Geschosses oder Geschoßstückes nicht glatt, sieht man gelegentlich ein Hervordringen und Heraushängen zerfetzter Muskulatur aus dem Hautdefekt. Bei Durchschüssen sind Einschuß- und Ausschußöffnung an der Größe der letzteren leicht zu erkennen (s. Abb. 43); auch hängt öfters aus der Ausschußöffnung in der Geschoßrichtung mitgerissene, zerfetzte Muskelmasse heraus; mitunter zeigt auch der Ausschuß trichterförmige Gestalt; es rührt dies von der stärkeren Retraktion der oberflächlichen subfaszialen Muskellage her. Bei der Präparation des Schußkananals ist im allgemeinen nur bei Verwundungen durch glatte Geschosse bei Verletzungen aus mittlerer und weiterer Entfernung die kegelförmige Zunahme des Durchmessers desselben nach dem Ausschuß zu gut zu erkennen; bei Nahschußverletzungen ist dies wegen der dabei in der Regel zur Entfaltung gekommenen Sprengwirkung nicht der Fall. Öfters werden die inneren Teile des Schußkanals weiter als Einschuß- und Aus-

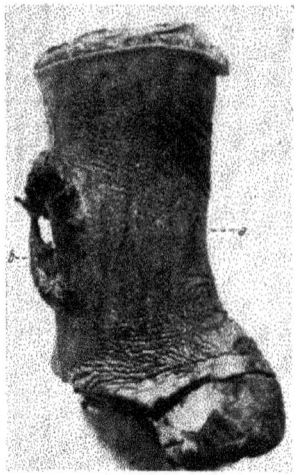

Abb. 43. Unterschenkeldurchschuß.
a) Einschuß; b) Ausschuß.

schußöffnung gefunden; durch die Annahme einer rotierenden und pendelnden Geschoßbewegung im Moment des Geschoßdurchgangs durch die Muskelsubstanz ist das erklärlich. Die Wandungen des Schußkanals werden von durchbluteter, zerstörter Muskelmasse gebildet. Bei Steckschüssen findet man am Ende des Wundkanals das Geschoß. Der Befund der Trümmerschüsse ist gewöhnlich der einer mit geronnenem Blut und zerfetzten Muskelmasse erfüllten Gewebshöhle, wobei die Größe der Einschußöffnung nicht selten weitgehend mit der Größe der Trümmerhöhle kontrastiert. Häufig findet man im Wundkanal mit dem Geschoß hineingerissene und in die Tiefe verlagerte Fremdkörper, Monturfetzen, Borsten u. dgl. (s. Abb. 44 u. 45).

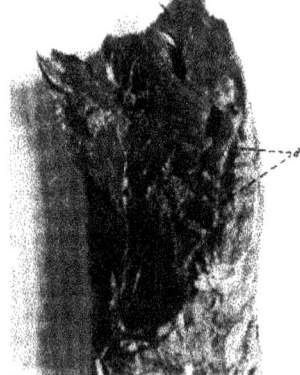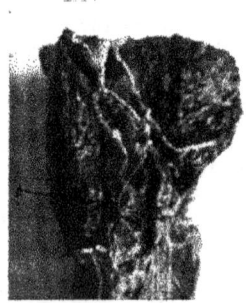

Abb. 44 u. 45. Schußkanäle mit Holzstücken (a) und Borsten (b).

Stets ist in der Umgebung der Schußwunde das Gewebe z. T. über große Strecken hin durchblutet. Die Blutung erstreckt sich entlang der intermuskulären bindegewebigen Straßen und Faszien. Bei Verletzung größerer Gefäße finden sich größere Hämatome, die mitunter, entsprechend ihrer Ausdehnung entlang dem intermuskulären bindegewebigen Septensystem scheidenartige Gestalt aufweisen; eine Lösung des Gewebsverbandes über größere Strecken hin kann dadurch bedingt sein.

Wir unterscheiden mit BORST bei jedem Schußkanal neben dem eigentlichen Kanal eine periphere Zone der traumatischen Nekrose und eine Zone der molekulären Erschütterung. Die erstere ist an der durchbluteten und traumatisch zerstörten Schußkanalwandung makroskopisch zu erkennen; die letztere jedoch nur bei der mikroskopischen Untersuchung an dem Vorhandensein degenerativer Zellveränderungen von der umgebenden intakten Muskulatur abzugrenzen. Ihre Ausdehnung richtet sich nach der dem Geschoß bei seinem Durchtreten durch die Muskulatur innewohnenden lebendigen Kraft, welcher die lebendige Elastizität des Muskelgewebes entgegenwirkt, indem sie die vom Geschoß ausgehenden seitlichen Stoßwellen auffängt. Dementsprechend finden wir die Degeneration in den inneren Partien dieser Zone am stärksten zur Entwicklung gekommen und in ihrer intensität nach außen allmählich abnehmend. Häufig sieht man in ihr kleine Blutungen, welche teils primär durch die traumatische Insultierung der Gefäßwandungen erfolgen, teils sekundär im RICKERschen Sinne durch Schädigungen der Gefäßnerven durch Stase und Diapedese entstehen.

Praktisch wichtig ist die Zone der traumatischen Nekrose wegen des hier konstanten Vorhandenseins kleiner Fremdkörperteile und von Bakterien, welche dem Geschoß anhaften oder, von ihm mitgerissen, in der Schußkanalwandung abgestreift worden sind, indem durch Vermittelung dieser bei dem ausgezeichneten Nährboden des nekrotischen Gewebes die Infektionen ihre Entwicklung nehmen. Bei älteren Schußwunden ist diese Zone durch eine infolge Eiterinfiltration bedingte gelbliche Verfärbung stets leicht zu erkennen (s. Abb. 46).

Außer mechanisch haben die modernen Geschoßarten auch thermisch und chemisch-toxisch auf die Muskulatur eingewirkt. So sind oft Verbrennungen der Muskeln durch heiße Geschosse nach kurzer Flugbahn, insbesondere durch Granatsplitter, und durch Leuchtspurmunition, beobachtet worden. Ihr Effekt war am Ort der Einwirkung Verbrennungsnekrose des Muskelgewebes. In wasserreichem Gewebe kommt möglicherweise als weiterer Nekrose bewirkender Faktor noch eine Dampfentwickelung durch die überhitzten Geschoßteile in Frage. Die Verletzungen durch Leuchtpistolengeschosse, Leuchtkugeln, Leuchtsterne — in der Regel Nahverletzungen — wiesen in der Regel schwere und ausgedehnte Nekrosen und Verkohlungen der Muskulatur auf. Die Wundhöhlen waren durchweg groß; es hängt dies damit zusammen, daß der Leuchtsatz, da er selbst genügend Sauerstoffmengen enthält, im Gewebe nicht erlischt, und sich gewissermaßen an der Unterlage festsaugt (KESSLER). Dadurch kann auch eine weitgehende regionäre Gewebszerstörung durch die Pulvertreibgase zustande kommen, welche so weit gehen kann, daß die Muskulatur der Wundumgebung weitgehend aus ihrem Zusammenhang gelöst wird. Auch eine Isolierung der dem Wundbereich benachbart verlaufenden Gefäße und Nerven kann dadurch bewirkt und ausgedehntes Hautemphysem die Folge sein (BÖHLER). Das Wundinnere ist in der Regel durch die Rückstände des Leuchtsatzes grau schmierig belegt.

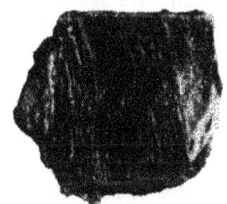

Abb. 46.
4 Tage alter Infanteriegeschoß-Durchschuß mit eitriger Infiltration der Wandung.

Chemisch-toxische Schädigungen des Muskelgewebes wurden verursacht durch die Verbrennungsgase der Explosionsgeschosse, welche bis über 60 % Kohlenoxyd enthalten; auch bei Nahschußverletzungen durch Handfeuerwaffen kamen sie, wegen des geringen Kohlenoxydgehalts der dabei auftretenden Pulvergase — nur ca. 3—10 % — und wegen ihrer schnellen Diffusion allerdings nur gelegentlich, vor. Die Muskulatur des Schußkanals zeigte eine durch Kohlenoxyd-Hämoglobinbildung bedingte hellrote Farbe. Auch durch den Geschoßteilen noch anhaftende giftige Granatfüllmasse sind chemische Schädigungen des Muskelgewebes verursacht worden. Als weiteres chemisch-toxisches Moment ist in Lösung gegangenes Blei aus im Wundkanal zurückgebliebenen Teilen von Schrapnellkugeln und Infanteriegeschoß-Kernteilen, und bei Schrapnellsteckschüssen zu nennen; durch die salzhaltige Gewebsflüssigkeit werden aus denselben Bleisalze — Bleichlorid, Bleihydroxyd, Bleikarbonat — gebildet, die resorbiert werden und zu chronischer Bleivergiftung führen können. Abschleifen kleiner Bleipartikel durch mechanische Bewegungen des Geschosses, z. B. bei Steckschüssen in Gelenknähe, begünstigen die Resorption, welche naturgemäß sich über längere Zeit erstreckt. Die Steckgeschosse liegen in einer durch Bleisalz und metallischen Bleiniederschlag schwärzlich-bläulich pigmentierten

schwieligen Bindewebskapsel, in der sich außerdem noch trübeitrige, Leukozyten enthaltende Flüssigkeit befindet. Der Allgemeinschädigung des Körpers gegenüber kommen jedoch die lokalen Veränderungen als gering nicht in Betracht. Auch Phosphorvergiftungen sind durch Resorption von
Phosphor aus Wundkanälen durch Leuchtspurmunition beobachtet worden.

b) Die direkten Kriegserkrankungen der Muskeln
durch Stich und Hieb

waren gegenüber denen durch Schuß verschwindend geringe. Bei den Stichverletzungen handelte es sich fast ausschließlich um solche im Nahkampf, und dann
in der überwiegenden Mehrzahl der Fälle um Bajonettstiche, deren Sitz, entsprechend
der beabsichtigten Verwundung der Brust und Bauchhöhle, die Muskulatur der
Brust, des Bauches und des Rückens war. Als Stichverletzungen sind weiter zu
nennen die im Anfang des Krieges beobachteten durch Fliegerpfeile, welche infolge
ihrer durch den Fall aus großer Höhe vermittelten Energiebegabung bei entsprechender
Körperhaltung des Getroffenen sehr lange und tiefe Stichkanäle setzten; sodann die
seltenen Verletzungen durch Lufttorpedos, bei denen beim Aufschlagen die äußere
dünne metallene Hülle in viele kleine messerscharfe, spießige Teile zersprengt wurde,
und die Splitter sich in den Körper einspießten. Sodann habe ich einige Stilett-
und Dolchstichverletzungen, im Schützengrabenkampf und Raufhandel erworben,
beobachtet; sie unterschieden sich nicht von den mit ähnlichen Instrumenten im
Frieden verursachten und zur Beobachtung kommenden. Reine Hiebverletzungen
dürften bei der seltenen Benutzung derartiger blanker Waffen bei der Verfügungs-
möglichkeit viel wirksamerer Angriffs- und Verteidigungswaffen Raritäten geblieben
sein; mir ist über solche nichts bekanntgeworden. Die Form und die Ausdehnung
der Wunden in den besagten Fällen ist, abgesehen von der Kraft, mit der die Waffe
geführt worden ist, und dem sich ihr in der Montur und im Gewebe bietenden
Wiederstand, abhängig von der Richtung, in welcher die Muskulatur getroffen wird,
indem bei schräg oder quer zur Faserung verlaufender Richtung der Verletzung ein
stärkeres Klaffen der Wundränder infolge stärkerer Retraktion der durchtrennten
Fasern resultiert als bei einer dem Faserverlauf mehr weniger parallelen Verletzungs-
richtung. Besondere, für den Verwundeten bedeutsame Komplikationen ergaben sich
aus dem Mitverletztsein größerer intramuskulärer Arterien; aus den durchtrennten
Gefäßen kann es zu tödlichen Blutungen kommen; bei Verletzung größerer Venen in
der Nähe der oberen Brustapertur ist die Gefahr der Luftembolie gegeben.

Ich sah einmal eine derartige tödlich verlaufende Luftembolie bei Stichverletzung der linken
Vena jugularis int. Bei den Stichverletzungen macht mitunter die Präparation des Stichkanals wegen
des Aneinanderliegens der Wundränder Schwierigkeiten.

c) Die direkten Kriegserkrankungen der Muskeln
durch stumpfe Gewalt.

· Hier hat die Kriegserfahrung neue, z. T. in ihren Folgerungen für die praktische
Medizin wichtige Ergebnisse gezeitigt. Gelegenheit zur Einwirkung stumpfer Gewalten
auf die Muskulatur war ja in reichstem Maße gegeben. Es sind hier Kontusionen
durch stumpfe Gegenstände, Hufschlag, Überfahrungen, Schleuderungen durch den
Luftdruck bei Explosionen von Granaten und Minen, Quetschung durch die bei
Explosion von Granaten, Wurf- und Stollenminen in Bewegung gesetzten Erd- und
Steinmassen, Verschüttungen, Verletzungen durch Absturz aus großer Höhe — Flieger-
verletzungen — zu nennen. Allen diesen Verletzungen gemeinsam ist die je nach
dem Grade der einwirkenden Gewalt abgestufte Erschütterung, Quetschung, Zermalmung
der getroffenen Muskelmasse. Mitunter können größere Muskelbezirke in einen
blutigen Erweichungsbrei verwandelt sein, in welchem bei Mitbeteiligtsein des Skelettsystems Knochenfragmente sich finden. Auch über den Bereich der direkt durch
die Gewalt getroffenen kontusionierten Zone hinaus sind durch die in die Peripherie

fortgeleiteten Stoßwellen Verletzungsfolgen in Form von kleinen und größeren Blutungen vorhanden; sie sind z. T. durch das Trauma selbst bedingt, teils mit demselben nur indirekt in Zusammenhang und kommen auf dem Umwege einer Schädigung der Gefäßnerven, einer dadurch bedingten Gefäßlähmung mit Stase und und Diapedese zustande. Hat man Gelegenheit, nach einigen Tagen die Umgebung einer derartigen kontusionierten Partie genauer zu untersuchen, findet man z. T. weit in die Umgebung sich erstreckende Nekrosen des Fasergewebes, welche teils ebenfalls direkt als Folge der fortgeleiteten Gewebserschütterung, teils indirekt durch Zirkulationsstörungen, auf Boden der Gefäßparalyse mit Stase entstanden sind.

Besondere Wichtigkeit haben die Verschüttungsnekrosen erlangt. Unter dem Vorgang von PRANKENTHAL sind sie von einer ganzen Reihe von Autoren (ORTH, BORST, WIETING, KOTTNER) beschrieben; jeder im Felde tätige Obduzent hat sie bei der Häufigkeit der Verschüttungen infolge der Eintrommelung der Befestigungen gesehen. Die charakteristischen klinischen Symptome sind teigige bis bretthartе Anschwellungszustände, starke Druckschmerzhaftigkeit und Unfähigkeit der Bewegung der betroffenen Glieder und Muskelbezirke. Außere Wunden und gröbere Zerschmetterungen fehlen dabei in der Regel. Ganze Extremitäten können in ihrem muskulären Anteil nekrotisch gefunden werden. Im Bereich der durch die Verschüttung betroffenen Muskelsubstanz ist das Gewebe fleckig graugelb, trocken, fischfleischähnlich, z. T. mit kleinen Blutungen durchsetzt (s. Abb. 47).

Mikroskopisch sind die typischen Bilder albuminöser, fettiger und scholliger Faserentartung zu sehen, dabei in älteren Fällen auch Verkalkung der nekrobiotischen Fasern. Gröbere Gefäßveränderungen und Thrombenbildung fehlen (daneben sind Fälle beobachtet, bei denen die zuführenden Gefäße thrombotisch verlegt waren. Hier ist dann eine Verletzung der Gefäßinnenhaut durch die Druckwirkung als Ursache der Thrombosierung anzunehmen). Ihrer Pathogenese nach handelt es sich bei den in Rede stehenden Veränderungen um Muskelnekrosen auf ischämischer Basis, teilweise infolge spastischer Anämie, teilweise auf Boden einer Gefäßparalyse durch Schädigung

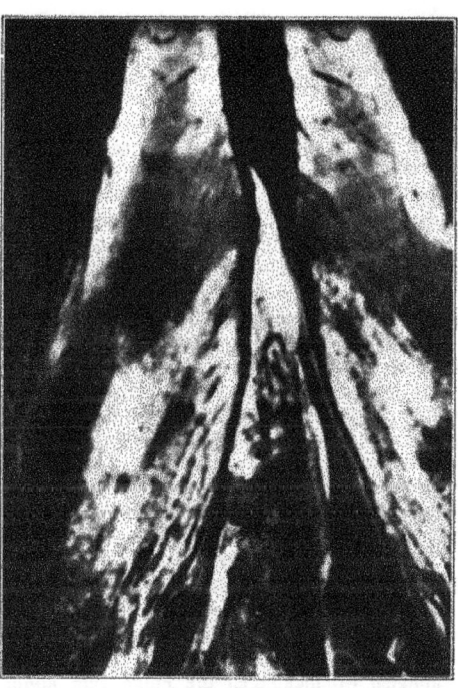

Abb. 47. Muskulatur (Oberschenkel) nach Verschüttung. Die hellen Partien sind die entarteten und nekrotischen.

der Gefäßnerven mit Stase, welche zu Diapedesisblutungen führen kann. Für die letztere Annahme spricht der oft in weiterer Entfernung von der Einwirkungsstelle der Verschüttung beobachtete Befund der nekrotischen Bezirke, sowie ihre teilweise symmetrische Anordnung und ihr Vorhandensein an Stellen mit vollkommen intakter Haut, an welcher also eine direkte Gewalteinwirkung nicht anzunehmen ist. Wir wissen, daß bei Kontusionen die vasomotorische Störung weit über den Bereich der kontusionierten Partien hin fortgeleitet sein kann.

Die besagten Muskelnekrosen können unter Bildung strang- und knotenförmiger Narben ausheilen.

Besondere Hervorhebung unter den infolge der stumpfen Gewalteinwirkung eines Druckes entstehenden Muskelerkrankungen verdienen sodann die Nekrosen im Gebiet der Glutealmuskulatur, wie sie als Crux der Ärzte und des Pflegepersonals, besonders bei Hirn- und Rückenmarksverletzten, so häufig zur Beobachtung kamen. Die Kriegserfahrung hat hier gezeigt, daß die Muskelnekrose dem

Dekubitaldefekt der Haut vorausging. Die gegen den Druck und dadurch bedingte Zirkulationsstörung — Stase und Ischämie — weniger widerstandsfähige Muskulatur verfällt eher der Nekrose als die deckende Haut. Erst nach sekundärem geschwürigen Zerfall dieser kommt es hier durch Infektion zur Phlegmone und Jauchung. Während WIETING den direkten Druck auf die kleinen intramuskulären Gefäße mit Gefäßparalyse, sowie direkt durch den Druck vermittelte Zellschädigung als die für die Nekrose maßgebenden Faktoren anspricht, läßt DIETRICH sie im Anschluß an eine Drosselung und Abknickung der größeren Äste der Arteria glutea inf. in der Nähe der Austrittsstelle des Gefäßes aus dem Foramen infrapiriforme auf dem Umweg eines hämorrhagischen oder ischämischen Infarktes des Muskelgewebes entstehen. Die Muskulatur ist in dem geschädigten Bezirk bräunlich oder gelblich, derb, homogen; mikroskopisch finden sich Kernschwund, Aufhellung der Längs- und Querstreifung, scholliger und wachsiger Zerfall der Fasern. Auch das intermuskuläre Bindegewebe zeigt Nekrose; besonders an den Randpartieen findet sich Lekozyteneinwanderung.

d) Zwerchfell-Schußverletzungen.

Die Häufigkeit dieser und ihrer Folgeerscheinungen, welche in Form der „Brüche" voraussichtlich noch lange Zeit nach dem Kriege die Ärzte beschäftigen werden, rechtfertigen eine kurze gesonderte Darstellung dieses Kapitels im Rahmen der direkten Kriegserkrankungen.

Die Zwerchfellverletzungen können durch Durchschüsse wie Rinnenschüsse gesetzt sein. Die ersteren, sogenannte Zweihöhlenschüsse, sind bei Brust- und Bauchschüssen häufig, die letzteren — ohne Mitverletzung des Bauchfells, und dann nur bei Brustschußverletzungen — Raritäten gewesen. Viele der Verletzten sind wegen der Mitverwundung der bluthaltigen benachbarten Organe, von Herz, Lunge, Leber, Milz, bald gestorben. Ohne tödliche Blutungen verlaufende Fälle zeigten verschiedenes Verhalten, je nach Größe des durch die Verwundung gesetzten Zwerchfelldefektes und der dadurch bedingten Brust-Bauch-Kommunikation.

Form und Größe der Wunden werden verschieden beschrieben. Ihre Größe ist abhängig von der Größe des Projektils und von der Schußrichtung. Die gesetzte Wunde ist um so kleiner, je mehr senkrecht, um so größer, je mehr tangential das Geschoß auftrifft, und hier wieder um so größer, je mehr die Zwerchfellfaserung quer durchtrennt ist (WIETING). Bei Nahschußverletzungen setzen auch die senkrecht auftreffenden Geschosse größere Defekte. Durch die Wunddefekte hindurch kann es infolge der Druckdifferenz in der Brust-Bauchhöhle und durch Druck der Bauchpresse zu einem Prolaps von Bauchorganen in die Brusthöhle kommen (falsche Zwerchfellhernien); wegen der Tamponierung und Blockierung der rechtsseitigen Defekte durch die Leber ist das häufiger links als rechts der Fall. Hierbei können Leber- und Milzwunden bei dem Prolaps durch die Wundränder komprimiert und stärkere Blutungen hintangehalten werden; es sind also dies günstige Folgen des Prolapses. Die vorgefallenen Organe können jedoch auch stranguliert und die Gefäßversorgung kann abgeschnürt werden, so daß ischämische und hämorrhagische Infarzierung mit Nekrose, Drehungen, Abknickungen die Folge sein können. Bei Blutungen in den Körperhöhlen kann das prolabierte Organ als Tamponade wirken, so daß kein Blut aus der einen Höhle in die andere hineinfließen kann. Bei linksseitigem Zwerchfelldefekt fällt in der Regel primär das große Netz vor und zieht als „Leitband" die mit ihm in Konnex befindlichen Organe nach. Die bisher veröffentlichte Kasuistik (E. I. SCHMIDT, CASSIRER, VOLKMANN, ROCHS, POSNER und LANGE, BENDA, OBERNDORFER, HESSE, SCHLOESMANN) zeigt die eigenartigen, aus dem Prolaps sich ergebenden Kombinationen und ihre Folgen. Von besonderer praktischer Wichtigkeit sind Vorfälle des Magendarms wegen des dadurch bedingten Verschlusses. Bleibt wegen der Kleinheit der Defekte ein Prolaps aus, so können die Wunden durch Narben heilen; diese können bei der Atmung gedehnt werden, und sich gegen die Brusthöhle vorstülpen und zu echten Zwerchfellhernien Veranlassung geben. Echte herniöse Ausstülpung des Bauchfells mit Prolaps von Baucheingeweiden und Einklemmung derselben in der Brusthöhle ist auch in seltenen Fällen bei Rinnenschußverletzungen mit unversehrt gebliebenem Peritoneum beobachtet (OBERNDORFER). Größere Zwerchfellwunden heilen stets unter bleibender Defektbildung aus; durch Schrumpfung der Wundränder kann ein primär latent gebliebener Prolaps infolge der mit der Verengerung der Bruchpforte einsetzenden Schnürung der prolabierten Organteile manifest werden. Für jeden chronischen Zwerchfellbruch kommt einmal der Augenblick, wo es zu einer lebensgefährlichen Einklemmung kommt (SCHLOESSMANN).

Daß es auch nach Stichverletzungen des Zwerchfells zu Prolaps und Folgeerscheinungen desselben kommen kann, lehrt eine Beobachtung von MERKEL. Er fand bei der Sektion eines 20jährigen Soldaten nach alter Thoraxstichverletzung einen für 3 Finger durchgängigen Spalt in der linken Zwerchfellhälfte mit Einkeilung und Verwachsung des großen Netzes, Heranziehung der Flexura coli sinistra, Verwachsung der Milz daselbst, und ausgedehnte regionäre Verwachsungen im Oberbauch. Die Beschwerden des Mannes waren derartige, daß sie ihn, der sich körperlich den Anstrengungen des Dienstes nicht gewachsen fühlte, zum Selbstmord getrieben hatten.

e) Wundverlauf.

Dieser ist von verschiedenen Faktoren abhängig. In Betracht kommen hier Größe der Wunde und Intensität der gesetzten Gewebsschädigung, Blutungen, Einschleppung von Fremdkörpermaterial, Zurückbleiben von Geschoßteilen, Grad und Massigkeit der Infektion. Daß jede Schußwunde als primär infiziert angesehen werden kann, haben die zahlreichen bakteriologischen Untersuchungen der Wundkanäle, der Steckgeschosse, der in den Schußwunden verbliebenen mannigfachen Fremdkörperbestandteile über alle Zweifel sichergestellt. So ist es von dem Vorhandensein besonderer Momente abhängig, daß in dem einen Fall trotz der vorhandenen Infektion eine im allgemeinen glatte, ohne stärkere Reaktion verlaufende Heilung beobachtet wird, in dem anderen die Infektion z. T. unter bedrohlichen und stürmischen Erscheinungen zutage tritt. Für das Angehen und die Weiterentwicklung der Infektion günstige Momente sind größere Blutungen und ausgedehntere Gewebsnekrosen wegen der damit gegebenen günstigen Entwicklungsbedingungen für die Infektionserreger, sowie Fremdkörpermaterial wegen der damit gegebenen massigen Infektion. Diese zieht naturgemäß auch den zeitlichen Ablauf der Wundheilung in die Länge, wobei für den letzteren auch die rein mechanisch wirkende Anwesenheit von Fremdkörpern, Geschoßsplittern, abgesprengten Knochenteilen von Bedeutung ist. Glatte Durchschüsse ohne Mitbeteiligung des Skelettsystems heilen ohne weitere Reaktion. Durch Phagozytose, durch Leukozyten und mobil gewordene Bindegewebszellen der Wundumgebung wird das nekrotische Gewebe daselbst abgebaut und weggeschafft, und unter Granulationsgewebs- und Narbenbildung erfolgt hier in der Regel in relativ kurzer Zeit die Heilung. Eine Infektion tritt infolge Hintanhaltung derselben durch die bakteriziden Gewebsqualitäten der Wundumgebung nicht in die Erscheinung. Die gebildeten Narben pflegen wegen des Fehlens stärkerer reaktiver Veränderungen durchweg zarte zu sein; eine stärkere funktionelle Schädigung ist damit nicht verbunden. — Anders liegen die Verhältnisse bei mit größerer Gewebszerstörung einhergegangenen Schußverletzungen. Entsprechend der ausgedehnteren reaktiven und organisatorischen Prozesse und der miteinhergehenden, wenn auch im allgemeinen torpiden Infektion ist die Heilungsdauer eine längere, die Narbenbildung eine viel ausgedehntere; sie kann mitunter zu beträchtlichen Kontrakturen und Funktionshemmungen der befallenen Muskelgebiete führen.

Nicht allzu selten können in den Narben Fremdkörper, Holzstücke, Zeugfetzen u. dgl., steckengebliebene Geschoßteile, zur Einheilung kommen; sie liegen hier in der Regel von einer inneren Schicht granulierenden und einer äußeren Zone narbigen Gewebes als Kapsel umgeben. An den Fremdkörpern sowie in der umgebenden bindegewebigen Kapsel können sich die Bakterien lange Zeit in virulentem Zustand erhalten; bei den verschiedensten Gelegenheitsursachen, unter denen mechanische Einwirkungen — z. B. erneute traumatische Insulte, operative Eingriffe u. dgl. — an erster Stelle stehen, kann diese ruhende Infektion zum Aufflackern kommen. Aus zahlreichen Beobachtungen ist bekannt geworden, daß derartige zum Aufflackern gebrachte und mobilisierte Infektionen besonders stürmischen und schweren Verlauf genommen haben. Es scheint jedoch, daß mit der Länge der Zeit die Virulenz der im Narbengewebe eingeschlossenen Bakterien abnimmt; auch scheint hier ein Unterschied zu bestehen, ob es sich um Bakterien in der Umgebung metallischer und anderer Fremdkörper handelt, indem bei den ersteren den aus dem Metall in Lösung gehenden Stoffen antibakterielle Eigenschaften zukommen.

Beschränkt sich die in jeder größeren Schußwunde zur Entwickelung kommende Infektion und dadurch bedingte Eiterung nicht auf die engere Umgebung des Wundkanals und der traumatisch zerstörten Gewebsschichten, so erfolgt das Weiterkriechen des phlegmonösen Prozesses entlang den präformierten Bahnen der bindegewebigen Muskelscheiden, welche in derartigen Fällen über große Strecken hin — in der Regel mehr in zentripetaler als zentrifugaler Richtung wegen der lymphagitischen Propagation — dick-eitrig infiltriert erscheinen. Von den größeren bindegewebigen Septensystemen zieht sich der Eiterungsprozeß in die feineren intramuskulären bindegewebigen Verzweigungen hinein; ein derartiger Muskelabschnitt sieht wie mit gelblichweißen Streifen durchzogen aus. Es können durch dissezierend-eitrige Entzündungen Muskelteile aus der Gewebskontinuität gelöst werden; auch auf andere Weise können derartige eitrige Sequestrationen von Muskelgewebe zustande kommen, indem direkt unter dem Einfluß des Traumas oder auch sekundär durch thrombotischen Gefäßverschluß ischämisch entstandene Muskelnekrosen vereitern. Der Befund eitriger phlebitischer und arteriitischer Prozesse ist bei derartigen Wundphlegmonen nicht häufig. Es rührt dies daher, daß die durch den traumatischen Inhalt eröffneten Gefäße bald durch Thrombenbildung verschlossen werden. Damit steht in Zusammenhang, daß man bei Sektionen im Anschluß an die Infektion Verstorbener äußerst selten pyämische Metastasen findet. In der Regel verläuft die Infektion unter der Bildung einer chronischen Septikämie.

Anhangweise sei sodann noch der im Anschluß und bei der Vernarbung von Muskelschußverletzungen, sowie gelegentlich im Anschluß an stumpfe Muskeltraumen entstandenen Knochenbildungen, über die eine Anzahl Kriegsbeobachtungen vorliegen, gedacht. Ein Teil derselben ist auf eine durch das Trauma bedingte Verlagerung von Periostteilchen in die Muskulatur und sekundäre Knochenbildung am Ort ihrer Einfügung in das sich bildende Narbengewebe zurückzuführen. Die anderen Fälle sind als solche einer „zirkumskripten traumatischen ossifizierenden Myositis" zu betrachten. Der Krieg hat hier gelehrt, daß auch in der Folge einmaliger traumatischer Insultierung des Muskelgewebes die Knochenbildung einsetzen kann. Sie vollzieht sich hier in der zur Ausbildung kommenden Narbe durch direkte Umwandlung des Bindegewebes in Knochengewebe. Die dabei gebildeten Knochenbälkchen waren z. T. von recht beträchtlichen Dimensionen. Die kausale Genese der Knochenbildung in der Muskelnarbe ist noch ungeklärt; vermutlich sind verschiedene Reize, unter denen nekrotisches Muskelgewebe, Bluterguß, Bakterien und ihre Stoffwechselprodukte besonders hervorzuheben sind, ursächlich beteiligt.

Literatur.

Die ausgedehnte bis Sommer 1918 erschienene Literatur über Kriegserkrankungen der quergestreiften Muskulatur findet sich zusammengestellt in:
A. SCHMINCKE, Volkmanns Sammlung klin. Vorträge. Nr. 758—59. Leipzig bei Barth.

Die danach veröffentlichten in die besprochenen Kapitel einschlägigen Arbeiten sind:
M. BEHREND, D. militärärztl. Zeitschr. 1917. 21/22. (Leuchtpistolenverletzungen.)
BOHLER, M. Med. W. 1918. 49. (Leuchtpistolenverletzungen.)
CURSCHMANN, Ärztl. Demonstrationsabend, Rostock, 9. 10. 18. ref. Med. Klin. 1919. 46. S. 1185. (Bleivergiftung durch Steckgeschoß.)
DIETRICH, Virch.-Arch. Bd. 226. (Drucknekrosen der Glutealmuskulatur.)
DRONER, D. Med. W. 1918. 41. S. 1135. (Bakterien an Fremdkörpern in Schußwunden.)
FRANKENTHAL, Bruns Beitr. z. klin. Chir. 1918. Bd. 109. (Verletzungsfolgen durch Verschüttung.)
GRAFENBERG u. SACHS-MUCKE, Bruns Beitr. z. klin. Chir. 1918. Bd. 109. H. 7. 53. Kriegschirurg. Heft. (Bakterien in Schußwunden.)
H. HAAS, Zbl. f. Chir. Bd. 98. H. 7. (Phosphorvergiftung durch Leuchtspurmunition.)
O. HESS, Mitteil. aus den Grenzgebieten usw. Bd. 30. H. 3. (Zwerchfellschußverletzungen.)
JAHN u. NAGELI, M. Med. W. 1818. 51. (Traumatische Zwerchfellhernien.)
R. KOHLSCHÜTTER, Med. Klin. 1918. 42. (Bleivergiftung durch Steckgeschosse.)
H. KÜTTNER, Bruns Beitr. z. klin. Chir. Bd. 112. H. 5 u. Schles. Gesellschaft f. vaterl. Kultur. 6. 5. 19. ref. Berl. Klin. W. 1919. 35. S. 336. (Verschüttungsnekrosen.)
C. LEHMANN, Zbl. f. Chir. 1918. 27. S. 52/53. (Phosphorvergiftung durch Schußverletzung.)

LESNE ED. u. PHOCAS, Compt. rend. Acad. des Sciences. T. 163. 1916. S. 174. ref. Zbl. f. Bakt. Ref. 67.
Bd. 19/20. S. 477. (Bakterien an Projektilen im Narbengewebe.)
LEVADITI C. u. DELLVES A., Compt. rend. Acad. des Sciences. T. 165. 1917. S. 444. ref. Zbl. f. Bakt. Ref. 67.
Bd. 19/20. S. 478. (Streptokokken in Kriegswunden.)
MARWEDEL, Bruns Beitr. z. klin. Chir. 1918. Bd. 113. Nr. 4/5. (Über die Infektion von Schußwunden.)
MEDINGER, Zeitschr f. ärztl. Fortbild. 1918. 10. S. 262/63. (Giftwirkung durch Mantelgeschosse.)
MELCHIOR, Volkmanns Samml. klin. Vortr. 743/44. Leipzig b. Barth. 1918. (Zur Lehre d. ruhend. Infektion. usw.)
— Berl. Klin. W. 1918. 50. Kriegschir. Erfahrungen u. Eindrücke bei der Sanitäts-Kompagnie. (Zu
mechanisch-chemischen Schädigungen, Infekt.)
H. MERKEL, Zeitschr. f. Med. Beamte. 1918. H. 18. (Kohlenoxydbildung in Muskelwunden.)
S. OBERNDORFER, M. Med. W. 1918. 51. (Zwerchfellverletzungen.)
ROEDELIUS, Bruns Beitr. z. klin. Chir. Bd. 109. H. 2. (Bakteriologie des Steckschusses.)
SCHLOESMANN, Bruns Beitr. 1918. Bd. 113. (Zwerchfellverletzungen.)
SCHÜTZE, Verein f. wiss.-ärztl. Heilkunde zu Königsberg. Sitz. v. 25.3.1918. (Myositis oss. traumatica.)
STEWART u. MATTHEW A., Journ. of Hyg. Vol. 16. 1917. S. 291. ref. Zbl. f. Bakt. Ref. Bd. 67. Nr. 19/20. S. 478.
(Koliähnliche Bazillen in Kriegswunden.)
WIETING, D. Med. W. 1918. 48. (Drucknekrosen der Glutealmuskulatur.)

4. Die Schußverletzungen des peripheren Nervensystems.

Von Prof. Dr. WALTHER BERBLINGER in Kiel.
Im Kriege fachärztl. Beirat u. ord. Arzt des Res.-Laz. Meiningen.

Mit 12 Abbildungen im Text.

Die große Zahl von Schußverletzungen an den peripheren Nerven, die während der Kriegsjahre 1914—1918 beobachtet werden konnten, bot die Möglichkeit, die Regenerationsvorgänge im peripheren Nerven an Hand der modernen histologischen Untersuchungsmethoden eingehend zu verfolgen. Es konnte die noch immer nicht restlos beantwortete Frage, ob sich der Nerv nur im Zusammenhang mit seinem nutritorischen Zentrum, der Nervenzelle, neu bildet oder ob auch unabhängig von einem derartigen zentralen Einfluß das abgetrennte periphere Segment aus sich heraus neue Nervenfasern hervorzubringen vermag, bei Menschen einer erneuten Prüfung unterzogen werden.

Die anatomische Untersuchung der schußverletzten Nervenstrecke, der Narbe im Nerven, wie der an diese angrenzenden Nervenenden, hat auch für die Behandlung der Nervenschußlähmung nicht unwichtige Grundlagen geschaffen.

a) Häufigkeit der Nervenschüsse.

Unter den gesamten Kriegsverwundungen betragen die Verletzungen der peripheren Nerven etwa 1,5—4% (LEWANDOWSKY, O. MARBURG). In den Balkankriegen machten die Nervenschüsse 1,5% aller Verletzungen aus (GERULANOS). HENLE sah in dem russisch-japanischen Kriege unter 276 Patienten 35 mit Verletzungen der peripheren Nerven (12,5%).

Die Läsionen der Nerven durch Hieb- und Stichwaffen sind so viel seltener als diejenigen durch Schußwaffen, daß ich mich in meiner Darstellung auf die pathologische Anatomie der Schußlähmungen beschränken kann. Dazu kommt, daß sich die Hieb- und Stichverletzungen der Nerven im Kriege von denjenigen im Frieden weder klinisch noch prognostisch wesentlich unterscheiden.

Nach übereinstimmenden Angaben, wie nach meinen eigenen Beobachtungen[*], sind die Verletzungen der Nerven durch Gewehrprojektile am häufigsten (THOLE: 36 Gewehrschußverletzungen unter 46 beobachteten Fällen), dann folgen diejenigen durch Sprengstücke von Schrapnells oder Granaten, endlich die durch Schrapnellkugeln (HUISMANS).

Die Schädigung, welche der Nerv durch das Geschoß erleidet, ist abhängig von dessen Gewicht, Größe, Form und Zusammensetzung. Die gewebszerstörende Wirkung

---

[*] Soweit mir bei meinem Material entsprechende Angaben vorliegen, sind 60% der Nervenschußlähmungen durch Infanteriegeschosse, 30% durch Granatstücke, 10% durch Schrapnellkugeln zustande gekommen.

19*

verhält sich annähernd proportional der Geschwindigkeit des Geschosses, welche dadurch noch gesteigert wird, daß die Spitzgeschosse auf ihrer Flugbahn um ihre Längsachse rotieren (BORST). Bekannt sind die schweren Gewebsschädigungen durch sog. Querschläger, Kupfermantelgeschosse, die sich beim Auftreffen auf den Knochen verbiegen, durch zackige Granatsplitter. Schließlich spielen auch noch thermische Einflüsse eine Rolle. Hat doch MAGNUS für abgefeuerte Stahlgranaten Temperaturen bis zu 4000° berechnet und auf die Schädigung der Gewebe durch direkte Verbrennung besonders hingewiesen.

Hat das mit der Spitze auftreffende Geschoß nur eine geringe lebendige Kraft (Fernschüsse), so kann selbst ein größerer Nervenstamm vor dem Geschoß ausweichen, was THOLE für die modernen Gewehrgeschosse allerdings anzweifelt. Der Nerv wird in solchem Fall gequetscht oder angerissen, vornehmlich also indirekt geschädigt. Nahschüsse durchschlagen den Nerven. Senkrecht auftreffend, durchtrennen sie ihn vollständig oder durchlöchern starkkalibrige Nerven. Dringt das Geschoß mehr in schräger Richtung in die Nerven ein, so führt es nur zu einer partiellen Kontinuitätstrennung desselben (Rinnen- oder Streifschuß).

b) Partielle und totale Kontinuitätstrennung durch Schuß.

Ob totale oder partielle Zerreißungen häufiger vorkommen, darüber gehen die Ansichten auseinander. HOTZ, HUISMANS, HEILE und HEZEL ($^4/_5$ in 44 Fällen) sahen vorwiegend partielle Verletzungen großer Nerven, SPIELMEYER konstatierte dagegen bei 62 Fällen 40 mal totale Zerreißung, partielle nur 22 mal, THOLE totalen Abschuß in der Hälfte seiner Fälle. STRACKER fand unter 90 Schußverletzungen 31 mal eine totale anatomische Unterbrechung des Nerven, was mit meiner eigenen Beobachtung von völliger Durchtrennung in einem Drittel aller Fälle ziemlich übereinstimmt. CASSIRER gibt 25 % Abschüsse an.

Klinisch läßt sich bekanntlich nur die nichtkomplette Kontinuitätstrennung eines Nerven feststellen, dagegen nicht mit Sicherheit angeben, ob ein gelähmter Nerv vollständig zerrissen ist oder nicht (SPIELMEYER). Trotz erhaltengebliebener Kontinuität kann der Nerv leitungsunfähig sein.

c) Direkte und indirekte Schädigung.

Außer in Fern- und Nahschußverletzungen schlägt GRATZL auch noch eine Trennung in primäre und sekundäre Schußläsionen vor. Zu den sekundären rechnet er die Schädigung des Nerven durch Druck einer Narbe, eines Knochenkallus, eines Aneurysmas, und die „infektiöse" Neuritis. Als besondere Form der indirekten Schußlähmung sind hier noch die sog. Kommotionsparesen zu nennen, sie kennzeichnet schwerste Lähmung trotz geringfügiger oder fehlender anatomischer Veränderung des Nerven. Nach PERTHES entfaltet ein Geschoß von großer Geschwindigkeit einen starken Seitenstoß. Der Nerv, ohne selbst getroffen zu sein, wird durch diesen Druck seitlich stark ausgebuchtet und überdehnt, leidet ferner unter der Erschütterung. Bei „Fernschädigung des Nerven durch Schuß" (PERTHES) findet man ausgedehnten Zerfall der Markscheide, während der Achsenzylinder oft keine Veränderung der anatomischen Struktur zeigt, auch eine Bindegewebswucherung fehlt. Als Folge einer Überdehnung des Nerven kann sich ein endoneuraler Bluterguß einstellen, ein Austritt von Lymphe, woran sich organisatorische Vorgänge und Narbenbildung anschließen (STROHMEYER).

Das von mir beobachtete Material umfaßt im ganzen 82 Fälle. 70 aus den Nerven resezierte Narben wurden histologisch untersucht. Im übrigen Teilstücke von solchen, wie aus der Umgebung des Nerven ausgeschältes Narbengewebe. In absteigender Häufigkeit waren folgende Nerven betroffen: Ulnaris (19 Fälle), ischiadikus oberhalb seiner Teilung in Peroneus und Tibialis (16), Radialis am Oberarm (10), Peroneus (10), Medianus (8), Medianus und Ulnaris (5), Tibialis (2). Die von mir gesehenen Plexuslähmungen zeigten eine spontane Besserung. Autoren, die sich auf ein sehr großes Material stützen können (SPIELMEYER*, HERZOG**), geben an, daß die Schußverletzungen des ·Radialis (THÖLE) und des ischiadikus am häufigsten sind (GRATZL).

Wegen der angewandten histologischen Untersuchungsmethoden verweise ich auf das in meinen früheren Mitteilungen Gesagte. Dort habe ich auch schon auseinandergesetzt, daß man an den resezierten Narben im allgemeinen nur kurze Stücke der in die Narbe übergehenden Enden des zentralen und peripheren Nervenabschnitts untersuchen kann, daß sich die unmittelbaren Folgen der traumatischen Schädigung an dem Operationsmaterial nicht verfolgen lassen. Indessen sind wir durch eine Reihe guter Untersuchungen am durchschnittenen Tiernerven über die anfänglichen Degenerationsprozesse hinreichend unterrichtet. Durchschnittlich hat man nur die Möglichkeit, einige Monate und mehr bestehende Nervenverletzungen anatomisch zu untersuchen. Immerhin verfüge ich jetzt über einige Befunde, welche die Veränderungen innerhalb des ersten bis zweiten Monats nach der Schußverletzung wiedergeben, welche die Narbenverhältnisse bis zwei Jahre alter Schußlähmungen zeigen.

d) Makroskopisches Bild der verletzten Nervenstrecke.

Das makroskopische Bild, welches der schußverletzte Nerv darbietet, ist kein einheitliches, es ist abhängig vom Grad der Gewebszertrümmerung, der Dauer der Schußlähmung. Nach Partialzerreißungen findet man eine mehr oder minder derbe Narbenmasse in die Bahn des Nerven eingeschaltet (Narben in der Kontinuität des Nerven), oft ist der Nervenstamm spindelförmig aufgetrieben (Abb. 48), oft abgeplattet und mit der Umgebung stark verwachsen. Am ischiadikus ist häufig zu beobachten, wenn sein Peronealteil allein narbig durchsetzt ist, daß die Fasern des Tibialteils an der Narbe vorbeiziehen und nur die Folgen einer indirekten Läsion zeigen. Epineurium und Perineurium sind meist verdickt, mikroskopisch ist oft eine Zunahme des endoneuralen Bindegewebes festzustellen (Abb. 49). Das verdickte Bindegewebe erstreckt sich nach oben und unten am Nerven über die unmittelbar verletzte Stelle hinaus. In seinen von der Nervenzelle abgetrennten Faserzügen erscheint bei älteren Schußlähmungen der Nerv grauweiß und zeigt eine geringe Abnahme des Kalibers. Mitunter kommen auch zwei aufeinanderfolgende. knotige Auftreibungen vor. HEZEL führt die distal von der Verletzungsstelle gelegenen Verdickungen auf eine Blut- und Lymphstauung zurück. Entzündlich reaktive Vorgänge ergreifen den ganzen Nervenquerschnitt, erschweren die Zirkulation im distalen Nervenstück. Ödematöse Beschaffenheit des Perineurium, lymphozytäre und plasmazelluläre, oft perivaskulär angeordnete Infiltrate, blutpigmenthaltige Zellen, produktive Endarteriitis, organisierte Venenthromben habe ich auch in über 6 Monate alten Schußnarben noch häufig gesehen.

Nach völliger Nervendurchtrennung sind kolbenförmige Verdickungen am zentralen wie am peripheren Nervenstumpf zu finden. Die letzteren, wie diejenigen

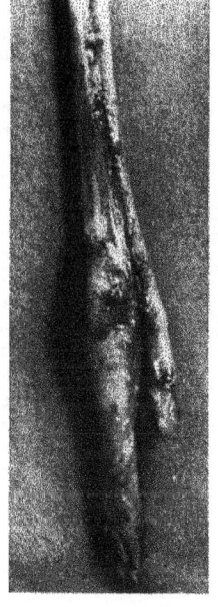

Abb. 48. Spindelförmige Narben im linken Nervus peroneus und tibialis nach 5 Monate alter Schußverletzung.
Sektionspräparat. SN. 18. 1915. Marburg 20j. Soldat.

---

*) SPIELMEYER (1915): 297 verwertbare Beobachtungen; davon 162 Schußverletzungen der oberen, 94 Schußverletzungen der unteren Extremitäten.
**) HERZOG (1917): 150 Fälle; davon 117 Läsionen der Nerven der oberen Extremitäten, 33 der unteren Extremitäten.

distal von Narben gelegenen Auftreibungen nehmen späterhin, wie HEZEL richtig betont, an Ausdehnung ab. Hervorgerufen sind die kolbigen Auftreibungen am peripheren Stumpfende durch die Zunahme des Nervenbindegewebes und die Wucherung der Schwannschen Zellen (STRACKER, BERBLINGER). Diese Verdickungen dürfen keinesfalls als sog. periphere Neurome bezeichnet werden.

Nur selten findet man bei der Freilegung des Nerven auch nach totaler Durchtrennung die Stümpfe gar nicht miteinander verbunden. Ich erinnere mich nur einer Beobachtung, wo am freigelegten Ischiadikusstamm das zentrale Nervenende in eine Spitze auslief, während das weit zurückgezogene periphere sich in einer breiten Muskelnarbe verlor. Sonst waren, wie gesagt, die durchtrennten Nervenenden stets durch ein jüngeres oder älteres Narbengewebe vereinigt. Eine solche Verbindung ist ja auch notwendig, wenn bei der Regeneration vom zentralen Stumpfe aus die gewucherten Schwannschen Zellen in der später noch zu schildernden Weise das abgetrennte Nervensegment erreichen sollen.

Die Verdickungen am zentralen Stumpf bei Abschüssen, proximal von dem Narbengewebe in der Kontinuität des Nerven, sind stets stärker als die vorhin genannten, besonders, wenn die Nervenscheide erheblich zerrissen wurde, sie gewinnen mit der Zeit an Ausdehnung. THÖLE gibt an, in den ersten 4 Wochen nach der Schußverletzung das freie Ende des zentralen Segments nicht verdickt gefunden zu haben. Die kolbenartigen Auftreibungen am zentralen Stumpfende verdanken auch anderen Vorgängen ihre Entstehung. Bindegewebsneubildung, gewucherte Schwannsche Zellen sind hier ebenfalls vorhanden, außerdem aber in den sog. Zellbändern bald nach der Verletzung zahllose neugebildete, z. T. schon markhaltige Nervenfasern, die fächerförmig in die Narbe ausstrahlen und in vielfache Windungen sich legen. Gerade die neugebildeten Nervenfasern machen, wie das auch SPIELMEYER betont hat, die tumorförmige

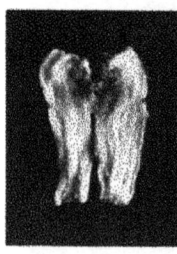

Abb. 49. Narbig veränderte Strecke aus dem Nervus medianus nach Schußverletzung.
Operationspräparat, längs aufgeschnitten, an der Narbe ziehen makroskopisch intakte Nervenfaserbündel vorüber. Partielle Schußlähmung. 4028.

Verdickung des proximalen Endes aus. Viele nennen die letztgenannten Auftreibungen zentrale Neurome, doch ziehe ich es vor, hier von einer tumorförmigen Überschußregeneration zu sprechen, deren Bedeutung später noch zu erörtern sein wird. Gerade die Nervenfaserneubildung unterscheidet grundsätzlich die Auftreibungen am zentralen Stumpfende von denjenigen am peripheren. Wenn HEINEMANN die „Trennungsneurome" am peripheren Stumpf auf eine Fibrillenwucherung zurückführt, so kann ich dies nach meinen Untersuchungen nicht gelten lassen, und ebenso muß ich die Entstehung der sog. peripheren Neurome durch autogene Faserbildung (O. MARBURG), wie ich das schon früher (1918) tat, ablehnen. Dergestalt sind also die anatomischen Verhältnisse am freigelegten Nerven einige Zeit nach der Schußverletzung, wobei ich die ihnen zugrunde liegenden histologischen Bilder vorweg mit geschildert habe. Die Abb. 48, 49 und 58 zeigen Form und Ausdehnung der Auftreibungen wie das Aussehen endoneuraler Narben.

e) Fremdkörper usw. in der Schußnarbe.

Bisweilen sind schon mit bloßem Auge Fremdkörper in der Narbe zu erkennen. Mikroskopisch habe ich Stoffpartikel, Geschoßsplitter, quergestreifte Muskelfasern mit Ansatz zur Faserregeneration (Abb. 50 S. 298), abgestorbene Fasern mit erhaltener Querstreifung vielfach gefunden.

Bei einer Ulnarislähmung war in dem Nerven, dessen narbigen Bezirk ich operativ freilegte, ein ⁸/₄ cm langes Knochenstück hineinverlagert, ein aus der Ulna ausgesprengter Splitter. Das von Bindegewebe und gewucherten Schwannschen Zellen umgebene Knochenstück war lamellär gebaut, wies starke lakunäre Knochenresorption auf.

Kleinere Stücke von Bindegewebsknochen sind häufig in Schußnarben anzutreffen. Wo neben der Nervenverletzung eine ausgedehnte Schußfraktur des Knochens vorliegt, kann der Knochenkallus in die narbig veränderte Partie des Nerven hineinreichen, der lädierte Nerv am Kallus fixiert sein. HILGENREINER fand ein den linken Plexus brachialis umschließendes eigenartiges Knochengebilde, für dessen Entstehung die osteogenetischen Fähigkeiten abgerissener Periostläppchen in Anspruch genommen werden. Ebenso faßt HEBERLING eine in der Scheide des Nervus ischiadicus beobachtete Knochenbildung auf. DEUTSCH dagegen führt einen ähnlich lokalisierten spongiösen Knochen auf eine Weiterdifferenzierung des epineuralen Bindegewebes zu Tela ossea unter dem Einfluß eines Hämatoms zurück.

Der Degenerationsvorgang.

f) Traumatische Degeneration. •

Die unmittelbaren Folgen der Nervenverletzung sind an den Schußnarben und den mitentfernten Nervenenden, wie schon dargetan, nicht zu studieren. Es erhalten sich aber Zeichen der traumatischen Degeneration, worauf ich früher schon hinwies, im zentralen Stumpfe weit länger, als man es nach den Erfahrungen aus dem Tierexperiment erwartet. Wo die zerstörende Gewalt unmittelbar· den Nerven trifft, setzt schnell die sog. traumatische Degeneration ein. Sie beginnt an den Achsenzylindern (MONCKEBERG-BETHE, POSCHARISSKY). Der fibrilläre Bau des Achsenzylinders tritt zunächst deutlicher hervor, es folgt ein körniger Zerfall der Fibrillen. Die markhaltigen und die dicken marklosen Fasern entarten früher als die dünnen Remakschen Fasern. Das Myelin löst sich in kleine Kugeln auf, es bilden sich die Markschollen und Markballen. Dabei erfährt das Myelin eine chemische Umsetzung, einen Abbau zu Neutralfetten, wie Lipoiden. Die Markabbauprodukte werden von dem Plasma der sich vergrößernden Schwannschen Zellen umschlossen und teilweise resorbiert, es bilden sich also aus diesen Elementen am peripheren Nerven Körnchenzellen, ebenso wie im zentralen Nervensystem die Myelintrümmer hauptsächlich durch Gliazellen aufgenommen werden, aber auch Leukozyten schaffen die Markreste weg. Auch dieses Verhalten der Schwannschen Zellen berechtigt dazu, sie Gliazellen der Peripherie zu nennen (LENHOSSÉK). Wahrscheinlich verändert sich auch das Neurokeratingerüst. Nach P. ERNSTS Untersuchungen, die ich an einem geeigneten menschlichen Material bisher noch nicht habe nachprüfen können, verschwindet die Radspeichenstruktur im peripheren abgetrennten Stück des Froschischiadikus.

Das Absterben der Achsenzylinder geht im Bereich der traumatisch geschädigten Zone langsamer vor sich als im abgetrennten peripheren Segment, welches in den Zustand der sekundären oder Wallerschen Degeneration gerät. In letzterem zeigen die Achsenzylinder in den ersten beiden Tagen nach der Kontinuitätstrennung kolbenartige Verdickungen an den freien Enden. Distal davon gelegene Strecken lassen zu dieser Zeit noch keine Formveränderungen wahrnehmen. Späterhin kommt es aber auch hier zu Auftreibungen, die peripher gelegenen Neurofibrillen erhalten sich länger überlebend als die im inneren des Achsenzylinders befindlichen. So entstehen falsche Astbildungen mit Resten körnigzerfallener Fibrillen in der Gabelung. Diese Absterbeerscheinungen sind nach etwa 3 Wochen völlig verschwunden (POSCHARISSKY), schon am 8. Tage sind sämtliche Achsenzylinder granulär zerfallen und fragmentiert (CAJAL). Ähnlich verhalten sich die Achsenzylinder des zentralen Stumpfes, in welchem die traumatische Degeneration, je nach der Intensität der Schädigung verschieden weit hinaufreicht, bei den Schußverletzungen stets weiter als nach einfacher Durchschneidung eines Nerven. Auch im zentralen Segment weisen die freien Faserenden fibrilläre Knäuel auf, die vielfach nur als Zeichen eines langsamen Absterbens der Neurofibrillen erklärt worden sind. In der Tat gelangen solche Knäuel nicht über die Grenzen des zentralen Stumpfes hinaus, sie zerfallen vielmehr körnig und verschwinden schließlich, indem die Körner anscheinend resorbiert werden. Kolbenförmige Anschwellungen der freien Faserenden von nichtfibrillärem Bau, die bald zu einem körnigen Detritus werden (PERRONCITO), sind zweifellos regressive Erscheinungen. Dagegen halte ich retikulierte Endknäuel an dieser Stelle im Gegensatz zu POSCHARISSKY für einen die Neubildung einzelner Neurofibrillen einleitenden Vorgang (BERBLINGER 1918). Die Fibrillen des überlebenden Axons oberhalb der nekrotischen Strecke werden hypertrophisch. Die Axone markhaltiger Fasern weisen sowohl im zentralen wie peripheren Stumpfe nach der Kontinuitätstrennung des Nerven Veränderungen auf, nach denen CAJAL an jeder Faser ein nekrotisches, ein metamorphes und ein indifferentes Segment unterscheidet.

Im indifferenten Segment des abgetrennten Nervenstückes findet ein schneller körniger Zerfall der Fibrillen statt, im metamorphen erhalten sich einige Tage noch die zentral gelegenen Neurofibrillen eines Achsenzylinders (Phase der neurofibrillären Reizung). Diese ist auch im metamorphen Segment am zentralen Ende zu finden. verbindet sich hier aber mit Regenerationsvorgängen (Wachstumsegment). Die nur kurz wiedergegebenen anatomischen Verhältnisse machen es verständlich, daß der abgetrennte Nerv noch 1—2 Tage nach der Verletzung erregbar ist, zeigen, daß es berechtigt ist, eine Zone der traumatischen Degeneration von einer solchen der paralytischen Entartung des Nerven zu unterscheiden. Ungleich schnell gehen in diesen beiden die Achsenzylinder zugrunde. Dünnere Fasern entarten an und für sich langsamer, die sensiblen rascher als die motorischen (MONCKEBERG und BETHE). Im abgetrennten peripheren Segment schreitet die Degeneration vom proximalen Abschnitt nach der Peripherie fort (MONCKEBERG-BETHE), während STROEBE die paralytische Entartung am ganzen abgetrennten Stück gleichzeitig und gleichmäßig auftreten sah. WIETING meint, daß sich STROEBES Angaben schon auf etwas ältere Degenerationsstadien beziehen müssen, weil anfänglich die Markballen am Orte der Verletzung und distalwärts davon verschieden groß sind, der Zerfall an der Läsionsstelle selbst weiter fortgeschritten ist als peripher von dieser. Für die Ursache der Degeneration hielt BETHE die der Nervenverletzung folgende Entzündung und trennt deshalb die Zone paralytischer Entartung nicht von derjenigen der traumatischen. Ich bin auf die degenerativen Erscheinungen, wie sie in den ersten Tagen nach der Nervenverletzung auftreten, näher eingegangen, weil sie zum Verständnis des Folgenden notwendige Voraussetzung sind. Kommt es doch ohne Degeneration zu keiner Regeneration von Nervenfasern. Beide Vorgänge sind so eng miteinander verknüpft, daß man nicht einmal mit besonderer Betonung sagen darf, jene ginge dieser voraus. Wenn man sich daran gewöhnt hat, von einer Wallerschen Entartung zu sprechen, so ist der dabei sich abspielende Umbau des abgetrennten Nerven nach meiner Ansicht in seiner Gesamtheit nicht einem Entartungsprozeß gleichzusetzen. Insofern ist das abgetrennte Segment bei Menschen allerdings degeneriert, als es nicht mehr erregbar ist, morphologisch von einem funktionell vollwertigen Nerven deutlich abweicht. Welche Bedeutung dieser Transformation des Nerven zukommt, ist später noch auseinanderzusetzen. Um die Rückbildungsvorgänge im Zusammenhang zu schildern, will ich schon hier auf das histologische Bild eingehen.

Soweit das abgetrennte periphere Nervensegment nicht neurotisiert wird, wandeln sich die hier gewucherten Schwannschen Zellen in ganz bestimmter Weise um, die plasmatischen Zellbänder nehmen an Breite erheblich ab, die Kerne folgen sich in weiteren Abständen. Hatte schon BONGNER eine fibrilläre Struktur der Bandfasern beschrieben, was auf eine Weiterdifferenzierung hinwiese, so schildert BETHE eine Sonderung derart, daß von einer wandständige Kerne führenden Hülle ein axialer Strang zu unterscheiden sei. Solche Axialstrangfasern sollen sich aber nur bilden, wenn das periphere Segment lange vom zentralen getrennt geblieben ist (BETHE). Der axiale Strang entspricht nach BETHE einem unfertigen Achsenzylinder,

der sich beim ausgewachsenen Tier nicht weiter differenziert. Die gleiche Auffassung vertritt SPIELMEYER, der an den Axialstrangfasern ein Innen- und Außenrohr unterscheiden konnte. BIELSCHOWSKY und UNGER bestreiten das Vorkommen von Axialstrangfasern in „späteren Degenerationsstadien". Eine Differenzierung in der von BETHE beschriebenen Weise sahen sie nicht, wohl aber umgeben Fibrillen, die weder nervöse noch bindegewebige sind, die später zu schmalen Fäden umgewandelten Bandfasern, die sog. Synzytialfäden NAGEOTTES. Mit diesem erkennen die genannten Autoren die gliaähnliche Beschaffenheit der Fasern an, lehnen es aber ab, daß diese aus den Synzytialfäden selbst hervorgehen. Möglicherweise entstehen die fraglichen Fasern aus der alten Schwannschen Membran, indem diese sich auffasert. BIELSCHOWSKY vermutet, daß BETHE jene gliogenen Fasern, die nicht zu den Synzytialfäden gehören, zu diesen gerechnet hat und so zu der Vorstellung von Axialstrangfasern gekommen ist. Auf Grund eigener Beobachtung, die ich in einer früheren Mitteilung (1918) erwähnte, und inzwischen ergänzt habe, kann ich das Auftreten der gliaähnlichen Fasern in lange gelähmten Nerven bestätigen.

Selbst nach Jahren aber, wenn die Zahl der Kerne, wie das Plasma der Bandfasern, stark abgenommen haben, findet man in den Zellfäden mitunter noch Markreste und gewinnt den Eindruck, daß rohrartige Gebilde vorliegen. Auch eigenartige an Markscheiden erinnernde Strukturen, wie sie SPIELMEYER abbildet, habe ich gesehen, die ich aber nicht als Markreifung, sondern als Markreste betrachte. Zum Schlusse sei auf die bekannte Tatsache noch hingewiesen, daß auch das sehr lang abgetrennte Nervensegment sich nie in einen rein bindegewebigen Strang umwandelt, ja nicht einmal die Endoneuralscheiden eine erhebliche Verdickung erfahren. Dieses Beibehalten der nervenähnlichen Struktur habe ich oben durch den Ausdruck Transformation kennzeichnen wollen (Abb. 51 auf S. 298).

In diesem Zustande bleibt der nach WALLER entartete, in der erwähnten Weise transformierte Nerv dauernd eingestellt auf eine vom zentralen Stumpf aus erfolgende etwaige Faserregeneration und bietet eine günstige Wachstumsbahn. Es bleibt also eine von Gliazellen gebildete Wachstumsbahn erhalten. Dies unterscheidet den Regenerationsprozeß von dem Vorgang bei der embryonalen Nervenentstehung, bei welchem nach HELDs Lehre die Gliazellen erst nachträglich in die Bahn des Nerven vordringen. Der Regenerationsprozeß ist keine rückläufige Wiederholung der Nervenentwicklung. Immerhin ergeben sich aus den verschiedenen Anschauungen über diese, insbesondere aus der HELDschen Lehre, gute Erklärungsmöglichkeiten für manche Erscheinungen bei der Regeneration.

Was läßt sich nun aus den Beobachtungen über die Faserregeneration an schußgelähmten Nerven zugunsten der zentrogenen oder autogenen Theorie aussagen?

Der Regenerationsprozeß.

Ich beginne mit der Wiedergabe der anatomischen Befunde am zentralen Nervenende. Hier kommt es zu einer Proliferation der Schwannschen Zellen, deren Kerne innerhalb der ersten Zeit nach der Durchtrennung Mitosen zeigen. Das Plasma der Schwannschen Zellen nimmt zu, die Zellen verbinden sich zu plasmatischen Bändern, welche sich an den intakt gebliebenen Faserabschnitt dort anschließen, wo der Achsenzylinder zugrunde gegangen ist.

Die Zellbänder oder Zellsynzytien liegen z. T. innerhalb alter Schwannscher Scheiden. Die Zellketten schieben sich weiter nach der Peripherie vor in das junge Granulationsgewebe zwischen den durchtrennten Nervenenden, dabei geht die Begrenzung der einzelnen Zellen verloren, so daß Zellbänder späterhin auch in der Narbe angetroffen werden. Die Endoneuralscheiden weisen eine Bindegewebszunahme auf. Die Zellbänder folgen in der Narbe einer bindegewebigen Vorbahn. An den Zellbändern selbst läßt sich späterhin in den inneren Partien eine Längsstreifung

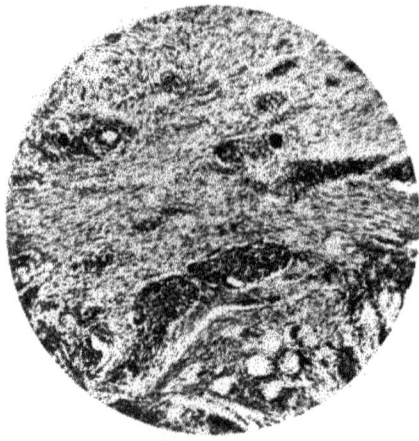

Abb. 50.   Narbe aus dem Nervus radialis reseziert.

Starke entzündliche Infiltrate z. T. um Gefäße (dunklere Partien), dazwischen Züge gewucherter Schwannscher Zellen. Ganz oben im Bilde neugebildetes Bindegewebe, unten quergestreifte Muskelfasern mit Muskelknospen (Regenerationsversuch), 5 Monate bestehende Schußlähmung, Nahschuß 200 m Entfernung. Weigert van Gieson. Mikrophotogramm Zeiß Obj. 4 mm, Ok. 2. 2618.

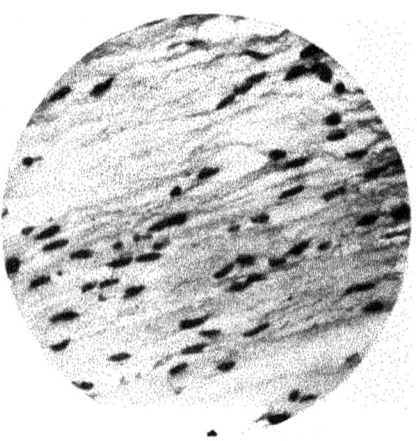

Abb. 51.   Nach Waller degenerierter Nerv.

Transformation. Bandfasern mit mäßig vermehrten Schwannschen Kernen, dazwischen gliogene Fasern, keine Nervenfasern. Totale Peroneus- und Tibialislähmung seit einem Jahr, erfolglose Naht vor 9 Monaten. Weigert-van-Gieson-Färbung. Mikrophotogramm Zeiß Obj. 4 mm, Ok. 4. . 3161.

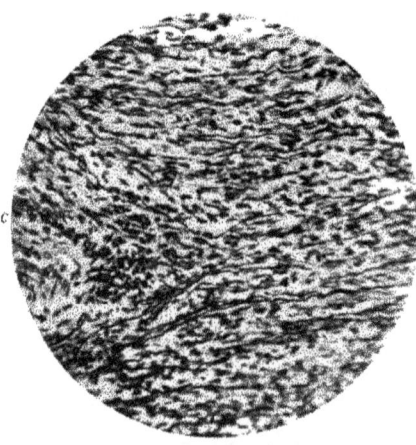

Abb. 52.   Resezierte Narbe aus dem Nervus ischiadikus.

3 Monate alte Schußlähmung, Schnittpräparat Methode Cajal. Starke Wucherung der Schwannschen Zellen (nur Kerne im Bilde sichtbar), dazwischen neugebildete marklose Nervenfasern, teilweise zu parallelen Bündeln sich ordnend. Narbe stark neurotisiert. Mikrophotogramm Zeiß Obj. 8 mm, Ok. 4. 3364.

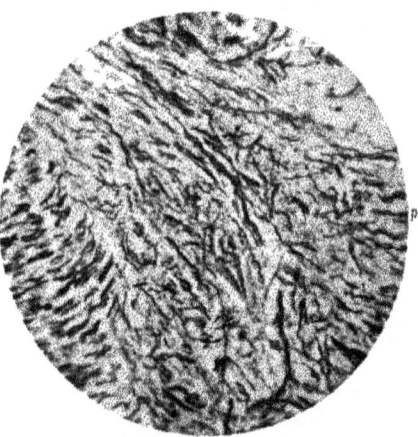

Abb. 53.   Markscheidenpräparat aus einem sog. zentralen Neurom.

Totaler Abschuß des Nervus ischiadikus. 6½ Monate alte Schußlähmung, resezierte Narbe. Links im Bilde zu einem Bündel angeordnete Fasern aus dem zentralen Stumpf, nach rechts zahlreiche neugebildete, unregelmäßig verlaufende, markhaltige Fasern. Mikrophotogramm Zeiß Obj. 16 mm, Ok. 2. 3193.

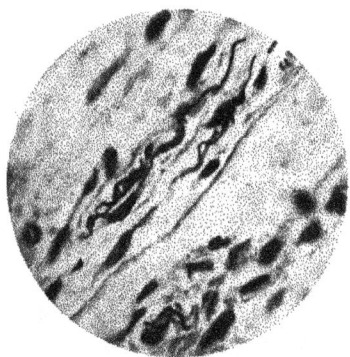

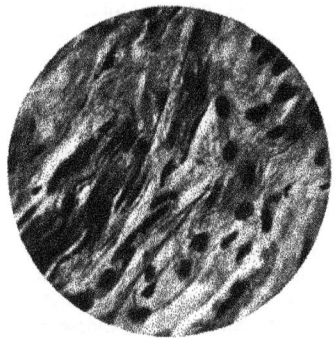

Abb. 54. Marklose Fasern in einer alten Schwannschen Scheide links oben im Bilde.
Dicke und dünne Fasern in Zellbändern. Rechts unten Zellband mit zahlreichen Kernen, Narbenpartie aus dem Nervus ischiadicus. Methode Cajal, 2 Monate alte Schußlähmung.
Mikrophotogramm Zeiß Immersion 1/12, Ok. 4. 2946.

Abb. 55. Zellbänder aus der Narbe mit neugebildeten Fasern, die nur einen Teil der Zellbänder der Länge nach durchsetzen.
Plasmareiche Schwannsche Zellen, z. T. auch laserfreie Zellbänder. Methode Cajal. Kernfärbung. Schnittpräparat aus der Narbe des Nervus ischiadikus, 3 Monate alte Schußlähmung.
Mikrophotogramm Zeiß Immersion 1/16, Ok. 16. 2893.

wahrnehmen, während die Kerne mehr nach der Peripherie rücken. Dieselben Veränderungen zeigen auch die Schwannschen Zellen im abgetrennten peripheren Segment. Die Zellbänder der Narbe, die vom zentralen Ende aus vorgeschoben sind, vereinigen sich mit solchen, die im peripheren Ende sich bildeten. Der periphere Stumpf verlängert sich auch etwas proximalwärts durch die Wucherung der Schwannschen Zellen, und dadurch entsteht die genannte kolbige Anschwellung, erklärt sich die Angabe, daß auch ein völlig abgetrenntes Nervensegment geringe Verlängerung zeigt, während dieses geringe Wachstum keineswegs autogene Faserbildung bedeutet.

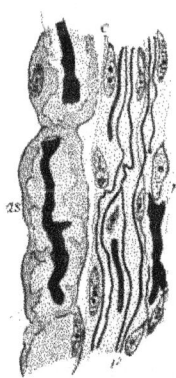

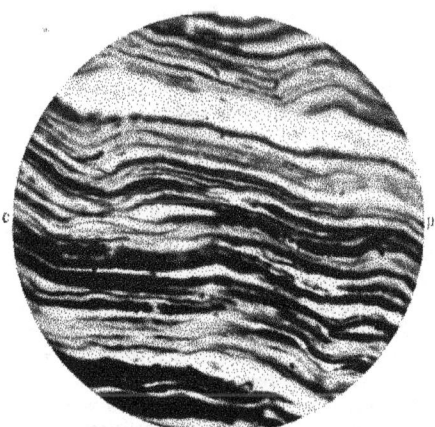

Abb. 56. Neugebildete Fasern in Zellbändern an Resten alter Achsenzylinder vorbeiziehend.
Astbildung vor einem Schwannschen Kern, links im Bilde Faser mit segmentär zerfallenem Achsenzylinder, 5 Monate 9 Tage alte Ulnarislähmung. Cajal-Präparat. Zeichnung 3142.

Abb. 57. Markschwund an alten und regenerierten Fasern des zentralen Nervenstumpfes.
Übergang markhaltiger Fasern in neugebildete markfreie, 3½ Monate alte Schußlähmung des Nervus peroneus. Bielschowsky-Methode.
Mikrophotogramm Zeiß Obj. 8 mm, Ok. 8. 2903.

In der Narbe selbst suchen die Zellbänder die Stellen des geringsten Widerstandes, verlaufen also ganz unregelmäßig (Abb. 52 auf S. 298), ordnen sich erst wieder
parallel, wenn sie auf den peripheren Stumpf treffen (Abb. 53 auf S. 298), mit dessen
Zellbändern zusammenfließen. Da, wie ich früher (1918) schon sagte, zuerst die Zeitbänder sich vorschieben, die neugebildeten Achsenzylinder in deren Bahn erst nachfolgen, so hat die Beschaffenheit der Narbe einen sehr wesentlichen Einfluß auf den
Enderfolg der Regeneration, wie auf die Schnelligkeit, mit welcher das abgetrennte
Nervensegment neurotisiert wird. Auf je kürzerem, d. h. also geradlinigem Wege die vom
zentralen Stumpfende vorgeschobenen Zellbänder das abgetrennte Stück erreichen, desto
rascher gelangen auch die Fasern in diese. Je größer die Distanz zwischen den
Nervenstümpfen ist, welche durch Granulationsgewebe verbunden werden, desto weiter
wird der Weg für die Zellbänder, desto eher können sie aus ihrer Bahn gedrängt werden,
wenn ihrem Vordringen die sich bildende derbe Narbe erhöhte Widerstände schafft.
Daß in die Narbe eingeschlossene Fremdkörper besondere Hindernisse bieten, ist klar.

Die ersten neuen Achsenzylinder treten in den Zellbändern schon sehr
frühzeitig auf, keineswegs erst dann, wenn diese das periphere Segment erreicht
haben. Die Neubildung der Fasern geht in unmittelbarem Anschluß an die erhalten
gebliebenen Achsenzylinder des zentralen Stumpfes, in Verbindung mit diesen
vor sich, der Fibrillisationprozeß schreitet „gleichmäßig" nach der Peripherie fort.
Dies haben v. BUNGNER wie WIETING schon festgestellt. Wenn der erstere von einer
„diskontinuierlichen" Entstehung der neuen Achsenzylinder sprach, so wollte er damit
nur sagen, daß die gewucherten Schwannschen Zellen an der Bildung der neuen
Fasern beteiligt sind, diese nicht lediglich durch Auswachsen und Verlängerung prä-
existierender Fasern des zentralen Stumpfes entstehen. CAJAL erklärt dagegen die neuen
Fasern, die sich im peripheren Segment finden, als ausschließlich durch Verlängerung
alter Axone entstanden. Den Schwannschen Zellen, die er als mesodermale Elemente
auffaßt und die zu den Zellbändern werden, wird nur insofern eine Bedeutung bei-
gemessen, als ihnen die Aufgabe der Resorption degenerierter Faserteile zufällt, als
sie chemotaktische Substanzen liefern, welche auf die auswachsenden Fasern attra-
hierende Wirkung entfalten. CAJAL gibt zu, daß die proliferierenden Schwannschen
Zellen orientierende Scheiden für die jungen Fasern bilden, weist aber auch darauf hin, daß
viele der neugebildeten Fasern nicht in den Zellbändern selbst, sondern zwischen
denselben gelegen sind. Danach wären also die Zellbänder im wesentlichen nur
eine Leitbahn, deren Vorhandensein für die Regeneration vorteilhaft, jedoch keineswegs notwendig ist. Dieser Auffassung CAJALS kann ich nicht beipflichten. Nach
meinen eigenen Befunden liegen gelegentlich junge Fasern zwar frei im Bindegewebe,
ob sie aber dahin ausgewachsen sind oder durch irgendwelche Einflüsse die Zellbänder sich vorzeitig zurückgebildet haben, ist nicht zu entscheiden, jedenfalls
zeigen solche im Bindegewebe verlaufenden Fasern einen granulären Zerfall des
Achsenzylinders, scheinen also ohne die Schwannschen Scheidenzellen nicht
dauerfähig zu sein, während es keinem Zweifel unterliegt, daß es sich um neugebildete Fasern handelt. Mit SPIELMEYER nehme ich an, daß die Wucherung der
Schwannschen Zellen, die Entwicklung der Zellbänder dem Auftreten der ersten
neuen Fasern vorangeht. Ich kann dafür anführen, daß man gerade in der Narbe
viele Zellbänder wahrnimmt, die keine mit der Metallimprägnation darstellbaren Fasern
enthalten. An den äußersten Schichten der zentralen tumorförmigen Überschußregene-
rationen ist besonders gut festzustellen, daß sich innerhalb der Zellbänder vom
Zentrum her die zarten jungen Fasern verschieden weit ausdehnen (Abb. 54 auf S. 299).
Das gleiche ist auch bei der Neurotisierung im peripheren Stumpfe nachzuweisen. Oft
sind die Zellbänder der Narbe mit denen des peripheren Segments schon verschmolzen,
die Zahl der Fasern ist aber noch gering (Abb. 55 auf S. 299). Endlich unterliegt
es keinem Zweifel, daß mit zunehmender Fibrillenzahl die Breite der Zellbänder, ihr Plasmagehalt abnehmen.

g) Merkmale neugebildeter Fasern.

Damit komme ich zur Besprechung der Frage, durch welche Merkmale sich neugebildete Fasern und Fibrillenbündel als solche erkennen lassen. Ich nenne zuerst die Wachstumskolben; die embryonale wachsende Nervenfaser endigt in einer Anschwellung, welche CAJAL cône de croissance genannt hat. Nach HARRISONS Beobachtungen an Deckglaskulturen sind diese Wachstumskeulen amöboider Bewegungen fähig. CAJAL findet an neugebildeten Fasern nach Nervendurchtrennung besonders häufig dort Endkeulen, wo die Fasern auf „freien Wegen" vordringen. Die Wachstumskegel neuer Axone sind vornehmlich nach der Peripherie gerichtet. Vielfach werden aber diese Anschwellungen wesentlich anders bewertet. POSCHARISSKY faßt die Endknäuel, die er gerade an den Achsenzylindern des zentralen Endes fand, welche kein Wachstum aufwiesen, als temporäre Gebilde auf, die weiterhin körnig zerfallen. Im Narbengewebe zwischen den Nervenstümpfen sind die Endknäuel entschieden seltener, und Poscharissky war es nicht möglich nachzuweisen, daß die Endanschwellung sich nach der Peripherie vorschiebt. BETHE sah die sog. Wachstumskolben noch in der Umgebung der Schnittstelle, auch wenn die Nervendurchschneidung lange zurück lag. Ihm sind die Anschwellungen Ausdruck einer Wachstumshemmung, z. T. sogar Artefakte durch die Fixierung. STROEBE hält die Endkolben für Quellungsbilder, nicht aber für Orte des Faserwachstums. Auch an den marklosen Fasern des abgetrennten Nervensegments sind Endanschwellungen wahrzunehmen (PERRONCITO), zerfallen aber hier schnell granulär wie die Faser selbst. An anderer Stelle habe ich meine Auffassung von den Endanschwellungen dargelegt, dabei hervorgehoben, daß man am schußverletzten Nerven in ziemlich späten Stadien des Regenerationsprozesses noch jene trifft, der Nachweis eines Vordringens der Endexkreszenzen schwer zu erbringen ist. Diese Bildungen sind nur vorübergehender Natur, aber aus ihnen können wieder Fibrillen hervorgehen. Den Endanschwellungen sind Schwannsche Zellen vorgelagert. Wenn jene Auftreibungen auch nicht das freie Ende einer Faser darstellen, so sind sie doch Orte, an denen ein Faserwachstum erfolgt. Wo an den Achsenzylindern, wie an den Endkolben, jegliche Zeichen granulären Zerfalls fehlen, können die Endanschwellungen meines Erachtens als Merkmal für eine neugebildete Faser gelten. Auch DOINIKOW beschrieb an neugebildeten Fasern bei Polyneuritis typische Endkolben, während KIMURA die bei der Reisneuritis der Vögel vorkommenden Endknäuel als Entartungsphänomene deutet, die neugebildeten Fasern gegen Schwannsche Kerne spitz endigend fand. Ich sah die sog. Wachstumskolben, was auch BIELSCHOWSKY erwähnt, stets von Schwannschen Zellen umgeben. Bei der Mehrzahl der Fasern ist aber ein freies Ende nicht zu erkennen, es läßt sich gar nicht angeben, wo innerhalb eines Schwannschen Zellbandes der junge Achsenzylinder aufhört.

Die Fasern in der Narbe zeigen auch häufig gabelförmige Verzweigungen (BERBLINGER), Spaltungen (STRACKER) mit Bildungen langer Äste, die ich als weiteres Kennzeichen neugebildeter Fasern betrachte. Die Astbildung kommt an dickeren marklosen Achsenzylindern durch Aufspaltung zustande, die Fasern zeigen dabei keinerlei regressive Veränderungen. Die langen Äste reichen bis in das periphere Segment und liegen innerhalb von Zellbändern. Weiterhin begegnet man Astbildungen an jungen Fasern, die sich um Reste alter Axone schlingen, ohne mit diesen in irgendwelchem Zusammenhang zu stehen (Abb. 56 auf S. 299). Auch seitliche Astbildungen kommen vor. Die Befunde CAJALS, nach denen aus Axonen der Narbe Äste hervorgehen, welche in verschiedene Schwannsche Scheiden des peripheren Segments sich hinein erstrecken, können nur so erklärt werden, daß durch Abzweigungen an alten Fasern neue sich bilden. Diejenigen Äste, welche in der Narbe außerhalb des Neurilemms sich verlieren (CAJAL), endigen in Anschwellungen mit deutlichen Entartungszeichen. Diese Angabe entspricht vollständig meinen obenerwähnten Beobachtungen an jungen Fasern, deren Zellbänder verkümmert sind, und die nun frei im Bindegewebe liegen. Die durch echte Verzweigungen neuentstandenen Fasern sind bald marklos, bald markhaltig. Die kurzen, scheinbaren Astbildungen rühren von einem ungleich schnellen Absterben der Fibrillen eines Achsenzylinders her, hier sind stets Zerfallsvorgänge an den Fasern zu konstatieren. Die durch dichotome Verzweigungen neugebildeten langen Äste liegen in synzytial verbundenen plasmareichen Zellen zusammen mit anderen neugebildeten Fasern.

Endlich sind diejenigen Fasern sicher neugebildet, die sich als feine, gleichmäßig gestaltete Fäden in einem Zellband um Fragmente von alten Achsenzylindern winden, zwischen Markballenresten verlaufen.

Am zentralen Ende trifft man Faserbündel in Zellbändern, bei denen jede marklose Faser den neugebildeten Fortsatz einer alten markhaltigen bildet. Solche faserhaltigen Zellbänder werden oft von einer alten Schwannschen Scheide umgeben oder ziehen zwischen kollabierten alten Schwannschen Hüllen dahin.

In der Narbe und gegen das periphere Stumpfende herrschen die aus marklosen Fasern gebildeten Bündel vor, und gerade nach der Peripherie zu stößt man auf Zellbänder, die nur z. T. mit der Silbermethode nachweisbare Fäserchen einschließen. Mit zunehmender Faserzahl nimmt die Plasmamenge der Zellbänder ab, die Kerne werden spärlicher und rücken an die Peripherie.

Sind wir so imstande, auf Grund der geschilderten Merkmale Fasern als neugebildete zu erkennen, so ist der Vorgang der Faserbildung selbst nicht zu beobachten. Die Bildung des neuen Achsenzylinders könnte einmal in der Weise vor sich gehen, daß an die vorhandenen Fasern neue Teilchen sich anlagern und so der Axon kontinuierlich nach der Peripherie sich verlängert. Ein derartiges Geschehen muß CAJAL wohl annehmen, da er den gewucherten Schwannschen Zellen nur einen richtunggebenden Einfluß beimißt. Die zum Aufbau des Achsenzylinders notwendige Substanz müßte danach in letzter Linie der zugehörigen Ganglienzelle in der Bahn des alten Achsenzylinders an den Ort der Regeneration gelangen und wäre vielleicht in der Interfibrillärsubstanz zu suchen. MARCHAND hat aber schon darauf hingewiesen, daß man bei der Annahme eines kontinuierlichen Auswachsens durch Apposition neuer Teile an dem alten Achsenzylinder nicht recht erklären kann, woher die zur Faserverlängerung nötige Substanz stammt, daß der Wucherung der Schwannschen Zellen sicher eine bedeutsame Rolle im Regenerationsvorgang zufällt.

Heute ist dies allgemein anerkannt. Die Tatsache, daß jeder Kontinuitätstrennung von Fasern eine Wucherung der Schwannschen Zellen folgt, zuerst die Zellbänder da sind, dann erst die Fibrillenbündel auftreten, mit steigender Faserzahl die Zellbänder an Umfang verlieren, spricht durchaus für die große Bedeutung der Schwannschen Zelle. Ob aber die Schwannschen Zellen nur für das Wachstum des Achsenzylinders notwendige Stoffe liefern oder durch Differenzierungsvorgänge intraplasmatisch die neuen Fibrillenkomplexe entstehen, bleibt eine noch offene Frage. SPIELMEYER ist schließlich zu der Auffassung gelangt, daß die Schwannschen Zellen eine neuroplastische Fähigkeit besitzen. Damit ließe sich das Vorkommen einer, wenngleich beschränkten, autogenen Regeneration erklären. SPIELMEYER stützt seine Annahme auf die schon von BüNGNER festgestellte fibrilläre Streifung der Axialstrangfasern, den Nachweis von markähnlichen Strukturen in solchen Axialstrangfasern, die sich an lange gelähmten Nerven in ein Innen- und Außenrohr gesondert haben sollen. Aber hier handelt es sich nur um ganz rudimentäre Bildung, wirkliche Fasern entstehen erst unter dem Einfluß zentraler Reize.

Meine Auffassung von diesen markähnlichen Strukturen, die ich in über ein Jahr und länger gelähmten Nerven auch sah, habe ich oben erwähnt. Meiner Ansicht nach geht der Faserzerfall im abgetrennten peripheren Segment des menschlichen peripheren Nerven oft sehr langsam vor sich, und das dürfte noch mehr der Fall sein, wenn durch frühzeitige Naht die Möglichkeit einer Übertragung zentraler Reize wieder gegeben ist, wenn auch eine erfolgreiche Regeneration noch nicht vorliegt*). Übrigens lassen auch BIELSCHOWSKY und UNGER eine Trennung der Axialstrangfasern in Innen- und Außenrohr nicht gelten.

Schließlich wird man nur dann von einer neuroplastischen Funktion der Schwannschen Zellen reden dürfen, wenn in deren Plasma die neurofibrilläre Differenzierung soweit fortschreitet, bis mit den Imprägnationsmethoden sicher darstellbare Fibrillen nachzuweisen sind. Bisher ist das nicht möglich gewesen, und nennt man deswegen die Schwannschen Zellen zweckmäßiger nicht Neuroblasten.

h) Bedeutung der Zellbänder. Bildung neuer Fasern.

Aber es ist wohl gerechtfertigt zu sagen, die neugebildeten Fasern sind polyzellulärer Genese (SPIELMEYER), wenn man damit ausdrücken will, daß ohne Zellbänder, ohne Beteiligung der Schwannschen Zellen neue Fasern nicht entstehen, wenn man dabei aber auch festhält, daß ohne den Einfluß der Ganglienzellen die neurofibrilläre Differenzierung keine vollständige wird.

In welcher Weise die Faser sich verlängert, wissen wir aber noch nicht. EDINGER glaubte hier einen Schritt weiter gekommen zu sein. Er knüpft an die allseits zugegebene Tatsache an, daß die Schwannschen Zellen desto mehr an Umfang verlieren, je mehr Fäserchen in ihnen vorhanden sind. Je mehr sich der neue Nerv ausdifferenziert, desto kleiner werden die Schwannschen Kerne, und EDINGER gibt an, diese schließlich inmitten tiefschwarz gefärbter Fasern gefunden zu haben. Die Faserverlängerung würde danach auf Kosten der Schwannschen Zellen erfolgen, die Nervenfaser ist also auch nach EDINGERs Auffassung „plurizellulären Ursprungs". Die Nervenfaser ist im späteren Leben ein Stück der zentralen Ganglienzelle, zur Verlängerung des zentralen Stückes sind die Einzelelemente der anfänglichen Zellkette aufgebraucht worden. EDINGER hält aber die Achsenzylinder für eine zähflüssige Masse, die sich durch Ausquellen verlängern kann, und erklärt die Endanschwellungen als Endtropfen dieser zähflüssigen Masse bei freiem Ausquellen, während innerhalb der Bandfasern die Masse ausfließen kann, ohne Widerstände zu finden, weshalb sich dann keine Endkolben bilden.

Die Anschauung, daß der Achsenzylinder ausfließt, hat sich als nicht haltbar erwiesen. Es sprechen ja auch gerade die Mißerfolge mit der EDINGERschen Überbrückungsmethode oder deren Modifikationen dagegen.

Was das Aufgehen der Schwannschen Kerne im neuen Achsenzylinder anbelangt, so ist eine ähnliche Ansicht auch schon von LAPINSKY ausgesprochen worden.

Er schildert eine Differenzierung der Kerne der Schwannschen Zellen zu Neuroblasten, diese spitzen sich an den Polenden zu, die Zellfortsätze verschmelzen, und es bildet sich so ein kontinuierlicher Nervenfaden.

Wendet man die Metallprägnation an, so läßt sich eine derartige Entstehung der Nervenfasern aus miteinander verschmelzenden Zellen nicht feststellen. Fraglich bleibt es auch, ob wirklich die Schwannschen Kerne in den neugebildeten Achsenzylinder zu liegen kommen (EDINGER). Außerordentlich eng angelagert sind die Schwannschen Kerne allerdings den neugebildeten Fasern, und ich habe früher (1915) schon hervorgehoben, daß letztere manchmal die unmittelbare Fortsetzung des Kernes zu bilden scheinen, es ist mir aber nicht gelungen an mit Silbersalzen behandelten Schnitten nach Einwirkung von Kaliumplatinchlorür und nachfolgender Kernfärbung in den Auftreibungen der Fasern Kernäquivalente färberisch darzustellen, weder in den Schußnarben, noch im regenerierten Tiernerven. Ich zweifle deshalb, daß

---

*) Als erfolgreiche (funktionelle) Regeneration bezeichne ich (1918) nur eine solche, die mit Wiederherstellung der Leitfähigkeit des Nerven verbunden ist, während SPIELMEYER schon dann von erfolgreicher (anatomischer) Regeneration spricht, wenn ein Teil der neugebildeten Fasern die ganze Länge der Narbe durchsetzt.

es sich wirklich um Kernsubstanzen handelt, daß die von EDINGER gesehenen Kerne tatsächlich innerhalb des neuen Achsenzylinders liegen.

Zurückblickend ergibt sich, daß das Wachstum der Achsenzylinder im Plasma der Zellbänder vor sich geht, aber ohne den „histodynamischen Einfluß der Ganglienzelle" (BIELSCHOWSKY) keine dauerfähigen Fasern entstehen, keine erfolgreiche Regeneration zustande kommt.

So sind wir heute zu einer die zentrogene und die autogene Regenerationslehre vereinigenden Anschauung gelangt.

Im Bereich der Narbe bilden die neugebildeten marklosen Fasern ein wirres Konvolut, von welchem schon bei den kolbigen Aufreibungen am zentralen Ende die Rede war. Je mehr Zellbänder mit Fibrillenbündeln sich entwickeln, mit gewucherten Schwannschen Zellen des peripheren Stumpfes zusammentreffen, desto mehr ordnen sich die Fasern zu parallel verlaufenden Zügen (vgl. S. 298 Abb. 52 u. S. 299 Abb. 54, 55).

i) Markreifung.

Die jungen Fasern werden bald markreif. An Markscheidenpräparaten erscheinen sie zunächst blaßgrau oder blaßblau (BENDAs Methode), dann nehmen die Myelinscheiden an Breite zu, färben sich intensiver und zeigen trichterartigen Bau. Die neue Markscheide ist ein Produkt der Schwannschen Zellen. In der Umgebung der Kerne ist die Markbildung intensiver, der Markmantel bildet sich diskontinuirlich (BIELSCHOWSKY), die Markreifung schreitet peripheriewärts fort (WIETINO). STROEBES Angaben, daß die jungen Fasern von vornherein eine Markscheide besäßen, trifft für den Menschen nicht zu. An den Schußnarben läßt sich feststellen, daß die neuen Fasern zunächst marklos sind, daß die dem zentralen Stumpfe näherliegenden früher markreif werden als die der Narbe, als die des peripheren Segments.

An den alten und neu gebildeten Fasern des zentralen Stumpfes bis in die Narbe hinein tritt die Anordnung des Myelins in zylindrokonische Segmente besonders deutlich hervor. Die ZAWERTHAL-SCHMIDT-LANTERMANNschen Einkerbungen sind besonders breit. Der Umstand, daß bei der Heilung des durchschnittenen Nerven (SCHAFFER) Marktrichter und Einkerbungen sehr zahlreich sind, spricht eher dafür, daß es sich um vitale Strukturen der Markscheide handelt, als um Absterbeerscheinungen an der Faser. STRAHUBER gibt an, mit Hilfe einer besonderen Tinktionsmethode den Übertritt von Perifibrillärsubstanz in Lücken der Markscheide festgestellt zu haben. Es wäre wohl daran zu denken, daß ein solcher Vorgang an dem in Regeneration befindlichen Nerven auch stattfindet, daß die Stoffwechselbeziehungen zwischen Markscheide und Achsenzylinder besonders rege sind und die Einkerbungen erweiterte Ernährungskanäle vorstellen.

k) Zeitliches Auftreten der neugebildeten Fasern.

Wann treten nun nach einer Schußverletzung des Nerven die ersten Fasern auf? Die Beantwortung dieser Frage gibt einmal eine Grundlage für das operative Vorgehen, gewährt auf der anderen Seite gewisse Anhaltspunkte dafür, wann wir bei spontaner Heilung die ersten Zeichen einer Besserung erwarten dürfen. Mit Ausnahme eines einzigen Falles (Radialis) fand ich mikroskopisch stets eine reichliche Faserneubildung am zentralen Stumpf und im anschließenden Narbenabschnitt. Die Regeneration setzt also recht schnell ein. Nach Ablauf des ersten Monats nach der Schußverletzung sind schon sehr viele junge Fasern am zentralen Stumpfende vorhanden und markreif geworden. Schwieriger ist die Antwort darauf, innerhalb welcher Zeit solche neugebildeten Fasern die Narbe durchsetzen und das periphere Segment erreichen. Die Art der Schußverletzung, ob große oder kleine Strecken des Nerven verletzt sind, ob außerdem eine Erschütterungslähmung im zentralen Segment besteht oder nicht, ist für die Dauer der Neurotisation bestimmend. So fand ich bei Abschüssen am

Personeus und am Ulnarus, obwohl ein Narbengewebe die Stümpfe vereinigte, mitunter nach 11 Monaten das periphere Stück des Nerven noch völlig laser-
frei. Umgekehrt erwies sich dieses manchmal schon nach 3 Monaten von marklosen wie markhaltigen neugebildeten Fasern durchzogen. Eine 6 cm lange resezierte Narbe bei einer 9 Monate bestehenden Schußlähmung zeigte Faserregeneration
bis an die periphere Abtragungsfläche. Hervorheben will ich, daß nach 5—6 Monaten
ein Teil junger Fasern recht häufig am peripheren Stumpf anzutreffen ist. Dies
deckt sich mit den Angaben anderer Untersucher. Reseziert man zu dieser Zeit die
Narbe, so muß man also mit der Möglichkeit rechnen, gleichzeitig auch junge Fasern
mitzuentfernen, welche für die Funktionswiederherstellung Bedeutung erlangt hätten.
Es gibt zweifellos Fälle, wo eine spontane Wiederherstellung der Funktion, wie die
anatomische Untersuchung der resezierten Narbe lehrt, zu erwarten gewesen wäre.
Nach 1—2 Monaten ist, wie gesagt, die Faserneubildung am zentralen Stumpf, wie
in der Narbe, schon meist eine sehr starke. Nach dem anatomischen Bilde
ist die Ausbreitung der Zellbänder, ihre Beschaffenheit für den Fibrilli-
sationsprozeß entschieden am günstigsten. Späterhin nehmen die Zellbänder in .
der Narbe und im peripheren Segment an Umfang ab.

STRACKER erklärt die Zeitdauer zwischen Verletzung und Operation als ohne Einfluß auf den
Fibrillengehalt der Narbe, spricht sich aber als Chirurg doch für die Frühoperation aus. Derselbe
Autor fand bei der mikroskopischen Untersuchung des peripheren Segmentes von 29 vollständigen
Kontinuitätstrennungen nur 10mal Fibrillen in diesen, und zwar innerhalb einer Zeit von 3—11
Monaten seit der Verletzung, bei einem auf eine 8 cm lange Strecke zerstörten Peroneus schon
nach 3 Monaten, andererseits finde ich bei STRACKER, daß bei bis 13 Monate alten Abschüssen das
periphere Nervenstück noch völlig fibrillenfrei war.

Der durch derbe Narben gebildete Widerstand für das Vorschieben
der Schwannschen Zellbänder, für den Fibrillisationsvorgang in diesen
wird nach totalen Nervenzerreißungen in der Regel größer sein als bei
partiellen Läsionen. Für die erfolgreiche Regeneration (vgl. S. 303, Anm.) spielt wohl
auch die längere Wegstrecke (REDLICH), die größere Entfernung der Muskeln der
unteren Extremitäten vom Rückenmark (STRACKER) eine Rolle. Endlich kommen
noch zu erwähnende degenerative Veränderungen im Bereich des zentralen Nervensegments für eine ungenügende oder verlangsamte Regeneration ursächlich in Frage.

Danach ist es selbstverständlich, daß die oben gemachten Angaben über das
zeitliche Einsetzen der Faserneubildung, über die Schnelligkeit dieser nicht
als strenggültige Regel betrachtet werden dürfen. Einige Richtpunkte für die aufgeworfenen Fragen ergeben sich aber immerhin aus der anatomischen Untersuchung.

l) Erklärung für die Überschußregeneration.

Im Vorangegangenen wurde die fast stets reichliche Faserneubildung am zentralen Stumpfe und das wirre, die sog. zentralen Neurome ausmachende Konvolut neugebildeter Fasern besprochen. Es bleibt noch die Frage zu beantworten,
welche Bedeutung dieser Überschußregeneration zukommt. Die beste Erklärung dafür hat BIELSCHOWSKY gegeben, welche über bisher notwendige, schwer
beweisbare Annahmen hinweghilft. In dem neurotisierten Segment sind weit
mehr Nervenfasern vorhanden als in den normalen Nerven gleichen Kalibers. Tatsächlich sehen wir hier in jeder alten Schwannschen Scheide viele neugebildete Nervenfasern. BIELSCHOWSKY fand solche auch im endoneuralen
Bindegewebe zwischen den Scheiden, jedoch innerhalb von Zellbändern,
welche vom zentralen Stumpfe durch die Narbe hindurch in das periphere Segment
vorgedrungen sein müssen. In jeder alten Schwannschen Scheide verlaufen
Fasern, die aus funktionell verschiedenwertigen Axonen des zentralen
Nerventeiles hervorgegangen sind. Von solchen neugebildeten Fasern bilden
nur solche Fibrillennetze, motorische Endplatten in den Muskeln, welche in diesen

ein ihrer „physiologischen Dignität adäquates Ziel" finden (BIELSCHOWSKY). Mit anderen Worten: motorische und sensible Fasern dringen zu den Muskeln vor, aber nur die motorischen erhalten sich, weil sie hier eine Funktion aufnehmen. In der gleichen Weise gelangen beide physiologisch differenten Faserarten zur Haut, aber nur die sensiblen bleiben bestehen. Bei solcher Deutung der Überschußproduktion begreifen wir, daß zweifellos neugebildete Fasern im späten Stadium des Regenerationsprozesses wieder degenerative Veränderungen zeigen können. Die funktionell nicht beanspruchten Elemente gehen zugrunde. Auf der anderen Seite wird die Frage überflüssig, wie eine für einen gewissen Muskel bestimmte Faser gerade den Weg zu diesem findet. Die im Überschuß vorhandenen Fasern schlagen die verschiedensten Wege ein, benützen als Leit- und Wachstumsbahn die Zellbänder, nehmen aber nur dort eine Funktion auf, wo sie eben ein ihrer physiologischen Bestimmung entsprechendes Ziel finden.

Wie BOEKE gezeigt hat, gelingt entgegen bisherigen Anschauungen auch die Vereinigung eines motorischen Nerven mit einem sensiblen. Wenn aber z. B. der zentrale Abschnitt des Hypoglossus (Versuch BOEKEs am Igel) im peripheren Lingualisgebiet seine Fasern vorschiebt, so endigen diese in der Mukosa und Submukosa, und zwar vornehmlich nach dem Typus sensibler Nerven, weil sie eben ein ihrer physiologischen Dignität entsprechendes Organ nicht erreicht haben. Mit den Muskelfasern der Zunge treten die regenerierten Nervenfasern nicht in Verbindung.

PERTHES macht weiter die Annahme, daß von neugebildeten Fasern nur die allein völlig ausreifen, welche funktionell in Anspruch genommen werden. Da nun alle unnötig gebildeten Fasern späterhin verschwinden, so wird sich das wirre Geflecht derselben in der Narbe schließlich zu einem normal strukturierten Nervenzwischenstück umformen. Es ist also auch nicht mehr nötig, bei dieser von BIELSCHOWSKY gegebenen Deutung der Überschußproduktion von Fasern eine Anlockung derselben durch Chemotaxis seitens der Schwannschen Zellen (FORSSMANN, CAJAL) in den Vordergrund zu stellen. Entgegen MARBURGs Ansicht kommt es sehr wohl vor, daß von verschiedenen Nervenkabeln des zentralen Stumpfes stammende Fasern im peripheren Segment zu einem Bündel sich vereinigen. Es ist auch nicht verwunderlich, wenn der periphere Teil mitunter mehr Fibrillen enthält als der zentrale. STRACKER hat diese Erscheinungen auf die „metamikroskopische Längsdifferenzierung" zurückgeführt. HEIDENHAIN nimmt an, daß die einen Achsenzylinder bildenden Neurofibrillen nach der Peripherie zu durch Spaltung sich „entbündeln". Unter Hinweis darauf habe ich früher schon die Ansicht geäußert, daß nicht nur die Neurofibrillen eines Achsenzylinders, was ja allgemein zugegeben wird, eine sehr große Selbständigkeit besitzen, gegenüber Schädigungen eine unterschiedliche Resistenz zeigen, sondern auch, soweit sie durch das Trauma nicht zum Absterben gebracht sind, lebend bleiben und auswachsen können. So erklärte ich auch das sog. Perroncitosche Phänomen. Bei Quetschungen des Achsenzylinders werden die Neurofibrillen markhaltiger Fasern nach der Peripherie verlagert, lassen terminale oder kollaterale Fortsätze entstehen, die schrauben- oder schlingenartig um den alten Axon sich winden. Diese Gewinde bleiben nach PERRONCITO innerhalb der alten Schwannschen Scheide und werden selbst markhaltig. Sie sind im zentralen Ende 3—4 Monate alter Schußnarben noch zu finden an Fasern mit gewucherten Schwannschen Scheiden. Näher brauche ich auf diese pathologische Form der Faserregeneration nicht einzugehen, sie hat praktisch keine Bedeutung, denn es dringen derart neugebildete Fasern nicht weit in die Narbe vor.

m) Ursachen für das Ausbleiben spontaner Heilung.

Welche Umstände sind schuld, daß trotz der besprochenen Überschußregeneration die Funktion oft sich nicht wieder einstellt? Spontane Heilungen kommen allerdings, besonders bei Schußverletzungen des Oberarmplexus, in nicht zu geringer Zahl vor (STRACKER).

Früher wurde erwähnt, daß bei totalen Abschüssen ein Granulationsgewebe die Stümpfe verbindet, in welches sich die Zellbänder vorschieben. Nach starker Entzündung im Wundgebiet, nach Wundeiterung entsteht aber ein derbes Narbengewebe, welches dem weiteren Vordringen der Zellbänder und damit der Neurotisierung des peripheren Segments Halt gebietet. Knochensplitter, Fremdkörper in der Narbe, welche die Entzündung unterhalten, bilden ein weiteres Hindernis. Bei partiellen Nervenläsionen drückt die im Nerven gelegene Narbe auf die erhalten gebliebenen Fasern und beeinträchtigt deren Funktion. Nicht die Narbe als solche, sondern ihr dem Vorschieben der Zellbänder ungünstiger Aufbau ist ausschlaggebend. indessen kommen nicht nur mechanische Momente in Betracht. AUERBACH machte darauf aufmerksam, daß durch Nahschüsse von großer Rasanz, besonders wenn sie die Extremität in zentrifugaler Richtung durchschlagen, der Nerv stark gezerrt wird, daß dadurch irreparable Schädigungen der Ganglienzellen, wie nach der Neurexairese, herbeigeführt werden. Bei der Bedeutung des von der Ganglienzelle ausgehenden Einflusses für den ganzen Regenerationsprozeß ist dann das Ausbleiben einer spontanen Heilung verständlich. Hier vermag auch die chirurgische Behandlung nicht mehr zu helfen. Die Untersuchung der Ganglienzellen auf schwere degenerative Veränderungen nach Schußverletzungen war mir bisher mangels geeigneter Fälle nicht möglich.

Die Abnahme des Zytochromatins des Ganglienzellenleibes (Nisslkörper) nach totaler Nervendurchtrennung bedeutet noch keine irreparable Zellschädigung, sondern nur eine Einstellung auf das verringerte Plasmavolumen des Neurons (R. HERTWIG, Kernplasmaregel). Bei jeder Nervendurchschneidung, jeder Verkürzung des Neurons wird das Zytochromatin mit erregt. Kann der Nerv infolge des Narbenwiderstandes lange Zeit nicht auswachsen, dann soll eine dauernde Schädigung der Ganglienzelle eintreten (HEIDENHAIN).

Im zentralen Nervenstück erstreckt sich die traumatische Degeneration oft recht weit hinauf. Man begegnet an den Fasern Strukturveränderungen seitens der Markscheide zu einer Zeit, in welcher der durch das Trauma bedingte Markzerfall schon aufgehört hat. Ja, es können zwischen neugebildeten Fasern alte liegen, an denen der Markmantel fehlt oder sehr schmal geworden ist (Abb. 57 auf S. 299). Dieser Markschwund verläuft unter sehr eigenartigen Bildern, unter dem Auftreten von Querleisten, die ich anderwärts genauer beschrieben (1918) habe, und die den Eindruck von einem Abschmelzen des Marks erwecken. Die Achsenzylinder solcher Fasern zeigen körnigen Zerfall der superfiziellen Fibrillen und seitliche Fortsätze an diesen mit Zeichen des Zerfalls. SPIELMEYER, der diesen Markschwund auch erwähnt, fand ebenfalls den Achsenzylinder an der Degeneration beteiligt. Ähnliche Veränderungen der Myelinscheide bei intakten Achsenzylindern beschreibt auch BIELSCHOWSKY und vergleicht sie der periaxilen Neuritis.

Die allgemeine geringere Regenerationskraft am zentralen Ende führt MARBURG bei den Kriegsverletzungen nicht allein auf eine Abnahme des Regenerationsvermögens mit zunehmendem Alter, sondern auf die Folgen aszendierender Neuritis zurück. Das Lebensalter erwies sich aber nach STRACKER ohne Einfluß, und die Regenerationsfähigkeit erhält sich, wie gesagt, lange Zeit über den Termin der Nervenverletzungen hinaus. Bald nach der Verletzung ist das Wachstum der Achsenzylinder am stärksten, nimmt dann nach und nach an Intensität ab (DUSTIN). Eine geringere Regenerationskraft des Nerven bei den Schußverletzungen kann auch wohl nur insofern angenommen werden, als unter anderweitigen zugleich vorhandenen schweren Krankheiten, wie schwerer Wundinfektion, die Regenerationskraft aller Gewebe leiden wird.

MARBURG vermutet, daß eine lange bestehende Wundeiterung zur aszendierenden Neuritis führt. Für diese Degeneration an den Fasern des zentralen Segments habe ich ebenfalls toxische Einflüsse ursächlich in Erwägung gezogen, aber

20*

nie von einer Neuritis gesprochen. So unbestimmt die Deutung der genannten Entartungsvorgänge noch ist, so erklären uns diese immerhin neben den anderen genannten Momenten das Ausbleiben spontaner Heilung.

n) Histopathologische Grundlagen der operativen Behandlung.

Eine Heilung wird jedoch auch durch das chirurgische Vorgehen, durch die Beseitigung der Narbe, Vereinigung der Stumpfenden, Überbrückung von Nervenlücken keineswegs immer herbeigeführt. Auf die chirurgische Behandlung, die indikation zu solcher, einzugehen, fällt mir nicht zu. Nur auf einige der operativen Methoden möchte ich zum Schlusse zu sprechen kommen, weil die entwickelten Anschauungen über die De- und Regenerationsvorgänge dafür die wissenschaftliche Basis bilden. Vom anatomischen Standpunkt aus habe ich die operative Behandlung der Schußlähmungen in den Fortschritten der Medizin eingehender behandelt.

Bezüglich der Nervennaht ist zu sagen, daß sich nach ihr keineswegs immer die Funktion wieder einstellt, auch wenn die Stümpfe ohne jede Spannung sich hatten vereinigen lassen*). Stärkere reaktive Entzündungen an der Nahtstelle, lebhafte Wucherung des endoneuralen Bindegewebes führen zu störender Narbenbildung. Die angefrischten Nervenenden werden oft bindegewebig überkappt, dann können natürlich die Zellbänder trotz exakter Naht, nicht vorsprossen, die Fasern nicht in das periphere Segment gelangen. SPIELMEYER fand Fettgewebe, einmal auch eine große Zyste als Hindernis für die Neurotisation in der Nahtnarbe. Um die interposition fremder Gewebsarten in die Nahtstelle zu vermeiden, hat man auf die verschiedenste Weise die Nahtstelle von außen her, z. T. mit Erfolg, umscheidet. Oft bleibt aber auch die Naht erfolglos, obwohl die Heilung ohne stärkere Reaktion vor sich ging. Da ist die Ursache des Mißerfolges nicht in der Narbe selbst, sondern im zentralen Nervensegment, in denjenigen Veränderungen zu suchen, die ich oben schon bei der Besprechung des Ausbleibens spontaner Heilungen erwähnt habe.

Als günstigste Zeit für die Nervennaht wird der 4.—6. Monat nach der Verletzung angegeben. Hierfür hat die Untersuchung der Schußnarben die anatomische Grundlage gebracht. Bei Nahschüssen ist wegen der starken Narbe (BERBLINGER) die Spontanheilung äußerst selten, die Frühoperation vor der obengenannten Zeit meines Erachtens berechtigt. Viele Chirurgen sind für eine solche ganz allgemein eingetreten.

Oft sind doch schon mehr neugebildete Nervenfasern durch die Narbe in den peripheren Stumpf gelangt, als man nach dem klinischen Verhalten, dem Fortbestehen der Lähmungen anzunehmen geneigt ist. Die anatomischen Befunde an resezierten Narben lehren also andererseits, nicht unnötig zu resezieren.

Wo es sich um Narben in der Kontinuität des Nerven handelt, neben weichen makroskopisch intakte Fasern vorbeiziehen, wird man sich auf die Ausschneidung der narbigen Partien beschränken, auch wenn völlige Lähmung besteht. Denn die erhalten gebliebenen Faserstränge können lediglich durch die Erschütterung vorübergehend leitungsunfähig geworden sein. Neben der partiellen Ausschneidung hat STOFFEL — die operative Entfernung narbiger Partien zwischen den Nervensträngen empfohlen — endoneurale Neurolyse —. Bei totalen Abschüssen kommt die Neurolyse nicht in Frage (MANN). Hier sei angefügt, daß zwischen den einzelnen Nervenfaszikeln eines Nervenstammes Verbindungsäste existieren, wie das für den Nervus uiuaris und Nervus medianus BORCHARDT und WJASMENSKI gezeigt haben. Bei einem solchen geflechtartigen Bau des Nervens ist also die Möglichkeit gegeben, bei der endoneuralen Ausschälung narbiger Bezirke wichtige Verbindungsäste zu durchschneiden.

---

*) Zur prognostischen Beurteilung der Nervennaht sei bemerkt: SPIELMEYER: 23°/o Nahterfolge, 36°/o Besserungen, 41°/o Mißerfolge. STOFFEL: 57,1°/o Nahterfolge, 69,2°/o Erfolge durch Neurolyse. PELZ: 16°/o Nahterfolge. Erwähnt sei auch, daß die Nahterfolge in der Friedenspraxis bisher überschätzt wurden (STEINTHAL).

Die Wiederherstellung der Funktion nach der Nervennaht erfordert eine recht lange Zeit. Zeichen der Besserung können nach 6 Monaten auftreten, aber auch viel länger auf sich warten lassen, bis zu 2 Jahren (SPIELMEYER). Auch das wird uns verständlich sein, wenn wir uns erinnern, daß zuerst die Zellbänder nach dem peripheren Stumpf vordringen müssen, die neuen Achsenzylinder nur im Anschluß an die alten entstehen, die Differenzierung der Neurofibrillen peripheriewärts fortschreitet, von den überschüssig regenerierten Fasern nur diejenigen völlig ausreifen sollen, welche zu einem ihrer physiologischen Bestimmung adäquaten Organ (Haut, Muskel) gelangen. Die Dauer der erfolgreichen Regeneration ist nach SCHLOESSMANN auch vom Ort der Nervenverletzung abhängig. Je näher der Ganglienzelle der Abschuß sitzt, desto leichter kommt es zu irreparabler Schädigung der Ganglienzelle, wofür MARINESCO den experimentellen Beweis erbracht hat. Es muß aber auf Grund der anatomischen Struktur des nach WALLER entarteten abgetrennten Nervensegments, der geschilderten Transformation desselben, eine auch sehr spät nach der Verletzung vorgenommene Nervennaht Aussicht auf Erfolg bieten. Das gleiche dürfte für die Nachoperation gelten*). SPIELMEYER hat über solche Fälle berichtet.

Auf die Mitteilungen von ungewöhnlich schneller Wiederherstellung der Leitfähigkeit nach Nervennaht (THIELMANN, BITTNER), die Deutung solcher Fälle durch Anastomosen zwischen benachbarten Nerven, Varietäten in der Nervenversorgung, auf die Mitinnervation hier einzugehen, ist unnötig (BERNHARD, OPPENHEIM). Bemerken möchte ich nur vom anatomischen Standpunkte aus, daß man aus solchen Befunden keine vorschnellen Schlüsse auf das Vorkommen einer autogenen Regeneration bei Menschen ziehen darf, ebensowenig wie aus dem Umstande, daß im peripheren Segment leitfähige Fasern vorhanden sind, während in der Narbe solche fehlen. Auf dem Wege von Anastomosen können von benachbarten Nerven Fasern in das nach WALLER entartete Stück vordringen (MÜNZER). Auf diese Tatsachen gründen sich ja gewisse Methoden der Nervenüberbrückungen, auf die ich nun zu sprechen komme.

Nach der Resektion von Narben entstehen oft beträchtliche Lücken zwischen den Stumpfenden, die man auf die verschiedenste Weise auszugleichen versucht hat. Näher darauf einzugehen, ist hier nicht der Ort, wohl aber bleibt auseinanderzusetzen, auf welche anatomischen Tatsachen die angewandten Methoden sich stützen können. Da die neuen Achsenzylinder, was oben erörtert wurde, nicht vom zentralen Stumpfende einfach ausfließen, auch nicht in den leeren Raum vordringen, so kann die sog. Tubularnaht nur bei ganz geringer Diastase der Stümpfe aussichtsvoll sein. Die Erfolge sind so zu erklären, daß innerhalb des Röhrenhohlraumes von den Stümpfen aus ein Granulationsgewebe sich entwickelt, welches die beiden verbindet, in welchem die Zellbänder leicht vordringen können.

Erwähnt seien hier die Tierversuche EDENs, bei denen sich die in Gefäße, unter Erhaltung der Blutzirkulation, eingepflanzten Nervenenden wieder vereinigten, weshalb EDEN ein „spontanes Auswachsen" der Nervenfasern im Blutstrom für möglich hält.

Die Edingersche Überbrückungsmethode (agargefüllte, formalingehärtete Kalbsarterien) ist endgültig verlassen. In den Agar dringen die Zeitbänder nicht vor, derselbe verursacht sogar eine sehr starke die Regeneration aufhaltende oder vereitelnde Fremdkörperentzündung. WOLLENBERG sah bei 25 nach Edinger überbrückten Nerven keinen einzigen Erfolg. Häufig entstehen Agarfisteln, die Kalbsarterie wird durch Eiterung abgestoßen oder aber vorzeitig resorbiert (ENDERLEN). Auch andere Stoffe in das Röhrchen gefüllt, wie z. B. Fett, Lezithin, Hydrozelenflüssigkeit, koaguliertes Blutserum, ändern kaum die Aussichten bei der Edingerschen Methode. In einer eigenen Beobachtung (MÜLLER u. BERBLINGER) war von dem zentralen Stumpf eines derart über-

---

*) Nachoperation — abermalige Resektion der Nahtstelle bei Mißerfolg einer früheren Nervennaht.

brückten Defektes im Nervus ulnaris nach 8 Monaten auch nicht eine einzige Nervenfaser über die Kuppe der zentralen Auftreibung hinaus gelangt, eine noch weite
Diastase zwischen den Stümpfen vorhanden (Abb. 58).

Mikroskopisch erwies sich die kolbige Auftreibung am peripheren Stück völlig faserfrei. Durch
den in der Nische zwischen aufgenähtem Gefäßrohr und Stumpfende gelegenen Agar war eine sehr
starke Entzündung ausgelöst worden, waren von Bindegewebe umgebene Agarmassen überall
nachzuweisen (Abb. 59). Ich bemerke, daß das periphere Segment elektrisch auch unerregbar war.

Fast denselben Befund haben HOHMANN und SPIELMEYER erhoben, welche zur
Überbrückung von Defekten das BETHEsche Verfahren empfehlen.

Ich bin damit zur Besprechung der Nerventransplantation gelangt, indessen
brauchen hier die Lappenbildung am Nerven, die einfache und doppelte Nervenpfropfung,
die Zwischenschaltung von lebenden und überlebenden Nerven-
stücken, von sensiblen Nerven, nur von dem einen Gesichtspunkt aus betrachtet zu werden, was aus dem Schaltstück
wird, wodurch es die Neurotisation begünstigt.

Die erste freie Nerventransplantation beim Menschen wurde schon
1876 von ALBERT ausgeführt (zit. nach EDEN), ein Stück des einem abgesetzten
Unterschenkel entnommenen Nervus tibialis in einen Defekt des Nervus
medianus eingefügt. FORSSMANN hat an Tieren zahlreiche Nerventrans-
plantationsversuche ausgeführt, aber nur bei homoioplastischer Transplantation Erfolge erzielt.

Zu einem ähnlichen Ergebnis gelangte BETHE, welcher bei
der Einpflanzung von frischen Leichennerven zwischen die
Stumpfenden artfremde Nervenstücke schnell nekrotisch werden
sah, während arteigene bestimmte Reaktionserscheinungen zeigten,
wie wir sie an einem nach WALLER degenerierten Nerven kennen
lernten, Zerfall der Achsenzylinder und der Markscheiden,
Wucherungen der Schwannschen Zellen treten nach
BETHE im Schaltstück auf. Ebenso findet INGEBRIGTSEN das
Schaltstück drei Wochen nach der Einpflanzung sekundär entartet und hält es dann für regenerationsfähig.

Die Voraussetzung der Regeneration wäre demnach
die Degeneration der Nervensubstanz im überlebenden

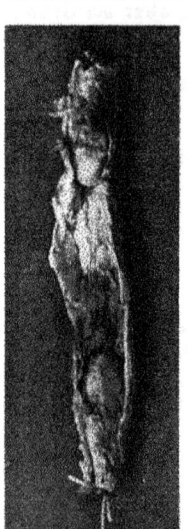

Abb. 58. Nach Edingers
Agar-Kalbsarterien-
methode erfolglos über-
brückter großer Defekt
im Nervus ulnaris.
An beiden Stumpfenden kolbige Auftreibungen. Sog. Neurome. Periphere Verdickung
(Faden) größer als die Zentrale.
Mikroskopisch völlig frei von
Nervenfasern. Aufgenähtes Gefäßrohr eröffnet. Innenfläche
m. Agarresten u. Granulationsgewebe bedeckt. Keine Fasern
im Schaltstück. Fall Müller-
Berblinger. 3187/1917. Totale
Ulnarislähmung.

Schaltstück, welches sich bei niedriger Temperatur unter
sterilen Kautelen aufbewahren lassen soll, ohne Autolyse zu
zeigen. Auch hält es BETHE für wichtig bezüglich des Erfolges
der Einpflanzung, daß das Transplantat mit seinem proximalen
Ende an den proximalen Stumpf gefügt, sein peripheres Ende
dem peripheren Segment vorgelagert wird. Es besteht also nach
BETHE eine gewisse Polarität. .

Während nach dem bisher Gesagten das zwischengepflanzte
Stück durch eine Wucherung der Schwannschen Zellen, durch
die Bildung von Bandfasern am Aufbau der neuen Fasern, an
seiner Neurotisation aktiv teilnimmt, sind BIELSCHOWSKY und
UNGER, auch EDEN zu einem davon abweichenden Ergebnis
gekommen.

Die Erstgenannten experimentierten am Hundeischiadicus, schalteten in künstlich gesetzte
Defekte desselben von Dura umgebene Rückenmarkszylinder, in Borwasser konservierte wie
frische Nerven ein.

Obwohl das aus dem Ischiadikus entnommene Stück unmittelbar in die geschaffene
Lücke wieder eingefügt wurde, waren 13 Tage danach die Nervenfasern des Schaltstücks streckenweise nekrotisch, die Wucherung der Schwannschen Zellen
keineswegs so stark wie in einem abgetrennten Nerven nach der gleichen Zeit.

Die Fasern des Schaltstückes zeigten auch keine gleichmäßige Degeneration, sondern der Zerfall der Achsenzylinder wie der Markscheide waren auf mehr oder minder kurze Strecken beschränkt. Nur dort war die Regeneration stärker, wo das Transplantat schnell von den Gefäßen der Umgebung durchsetzt wurde, gleichmäßiger dagegen an dünnen zwischengeschalteten Nerven, offenbar weil diese rascher vaskularisiert wurden. Auch nur dann zeigen die Schwannschen Zellen Wucherungsvorgänge, während sie anderenfalls schnell absterben. Die Proliferation der Schwannschen Zellen im Schaltstück hat insofern auf die Neurotisation einen Einfluß, als durch die zahlreichen Zellen ein lockeres für jenen Vorgang günstiges Narbengewebe gebildet wird. Bandfasern bilden sich aber nach BIELSCHOWSKY in dem Schaltstücke nicht, die regenerierten Fasern rücken nicht in jenen vor, sondern, umgeben von Zellbändern, im endoneuralen Bindegewebe des Transplantats. Die Zellbänder selbst stammen nicht vom Schaltstück, sondern sind in dieses vom zentralen Stumpfe aus eingedrungen; sein spezifisches Nervengewebe geht jedesmal (EDEN) zugrunde. Überlebend bleibt nur das Bindegewebe und wuchert sogar sehr stark, verbindet sich mit dem endo- und perineuralen Bindegewebe der Nervenstümpfe. Die Narbe, welche entsteht, paßt sich in ihrer Struktur dem Aufbau des Schaltstücks an, dadurch wird die Neurotisation sehr wesentlich erleichtert. In diesem Umstand ist in letzter Linie der Erfolg bei der freien Nerventransplantation zu suchen.

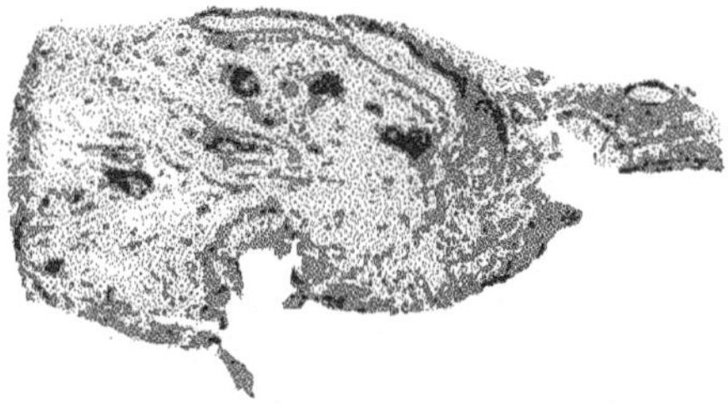

Frische Nerven, verlagerte sensible Nerven, Stücke von solchen, die, um das nötige Kaliber zu erhalten, in Schlingen gelegt werden können (FÖRSTER), sind zur Einpflanzung geeigneter als Leichennerven. Nach dem Ergebnis der Tierversuche BIELSCHOWSKYS müssen auch in Borsäure konservierte Nerven oder sonst vorbehandelte Nerven zu guten Resultaten führen.

Abb. 59. Schnittpräparat der kolbigen Auftreibung am peripheren Stumpfende.
Vergeblich nach Edingers Methode überbrückter Defekt im Nervus ulnaris. Entzündliche Infiltrate in den mittleren Partien des Schnittes, oben das aufgenähte Gefäßrohr. Dicht daneben Agarreste von Bindegewebe abgekapselt. Agarreste auch an der freien Oberfläche und in der Nische zwischen Gefäßrohr und Stumpfende. Diffuse Bindegewebsneubildung. Zeiß Planar F = 100 mm. 3187.

Das prinzipiell Wichtige ist, daß das Schaltstück jedesmal durch ein Narbengewebe ersetzt wird, jenes aber diesem eine für die Neurotisation günstige Anordnung aufzwingt.

Die Methoden der Lappenbildung, der einfachen Pfropfung, müssen durch dieselben Vorgänge zum Erfolg führen. Bei der doppelten Nervenpropfung (v. HOFMEISTER) muß das als Brücke benutzte Stück des gesunden Nerven vorher zur Degeneration gebracht werden, wenn anders die Fasern in der Brücke vordringen sollen (BIELSCHOWSKY). Die neuen Fasern werden sich aber meist in der Bahn des Brückennerven fortentwickeln und nicht in den aufgepropften peripheren Teil des gelähmten Nerven zurückkehren (vgl. auch RAUSCHBURG). Das Ziel aller Transplantationsmethoden geht dahin, eine geeignete Leitbahn, ein gutes Modell, zu schaffen. An Schußnarben mit weit aufgerissenem Epineurium benutzen bisweilen die neugebildeten Fasern die Oberfläche des Nerven als Leitbahn, um so zu dem peripheren Segment zu kommen.

Ein solches Verhalten habe ich früher (1916) schon erwähnt, in der kurzen Mitteilung jedoch nicht besonders darauf hingewiesen, daß auch dann die jungen Fasern in den Schwannschen Zellbändern liegen.

Viel eher dürfte auch die von MOSKOWICZ im Tierversuch mit Erfolg ausgeführte Zwischenschaltung von gestielten Muskellappen auf die als Leitbahn geeignete anatomische Anordnung der Muskelfasern zurückzuführen sein als auf eine vom Muskelgewebe ausgehende neurotropische Wirkung.

Eine gewisse Bedeutung zerfallener Nervensubstanz für die Richtung, welche die neuen Fasern einschlagen (Neurotropismus, FORSSMANN), soll dabei nicht in Abrede gestellt sein.

Nach EDENs Zusammenstellungen und Angaben sind bei Menschen bisher im ganzen 100 freie Nerventransplantationen vorgenommen worden.

Homoioplastisches und autoplastisches Schaltmaterial scheint besser zum Ziele zu führen als heteroplastisches, weil dieses besonders leicht nekrotisch wird (INGEBRIGTSEN).

So finden wir bei den Beobachtungen am frei transplantierten Nerven allgemeine Gesetze der Pathologie wieder bestätigt. Der Organismus ersetzt das Gewebe des Spenders durch seine eigenen Bestandteile und, wenn auch in dem Schaltstück Bindegewebe sich erhält, so wird doch das funktionell wichtige Gewebe, die Nervensubstanz, vom Empfänger gebildet.

Die anatomischen Befunde bei der Regeneration an schußverletzten Nerven haben die aus den Tierversuchen gezogenen Schlüsse in den Haupttatsachen verifiziert, den Wert des Experiments aufs beste erwiesen. Welche wichtigen Grundlagen für die Therapie der Schußlähmungen aus der anatomischen Betrachtung sich ergeben, zeigen wohl die vorstehenden Ausführungen.

Literatur.

AUERBACH, Zur Behandlung der Schußverletzungen peripherischer Nerven. D. Med. W. 9. 1915.
— Diskussionsbemerkung s. unter Wilms.
BERBLINGER, Anatomische Veränderungen d. Extremitätennerven durch Nahschüsse. Zbl. f. Path. 26. 1915.
— Über Schußverletzungen der peripheren Nerven. M. Med. W. 14. 1916.
— Untersuchungen über Regenerationsvorgänge am schußverletzten Nerven. Sitzungsber. d. Ges. z. Beförderung d. ges. Naturwissensch. zu Marburg. 1917.
— Die Regeneration der Achsenzylinder in resezierten Schußnarben peripherer Nerven. Zieglers Beitr. 64. 1918.
— Die Schußlähmung der peripheren Nerven und ihre operative Behandlung vom anatomischen Standpunkte aus betrachtet. Fortschritt d. Med. 1920 Nr. 7.
BERBLINGER u. MOLLER, Das Endergebnis einer nach der Edingerschen Methode vorgenommenen Überbrückung des Nervus ulnaris. Berl. Klin. W. 46. 1917.
BERNHARD, Die Kriegsverletzungen der peripheren Nerven. Berl. Klin. W. 13 u. 14. 1915.
BERNHARD, OPPENHEIM, Neurolog. Zbl. 12 u. 14. 1916.
BETHE, Allgemeine Anatomie und Physiologie des Nervensystems. Leipzig 1903.
— Die Nervenregeneration und die Verheilung durchschnittener Nerven. Verhandl. deutsch. Naturforscher u. Ärzte. Dresden 1907.
— Zwei neue Methoden der Überbrückung großer Nervendefekte. D. Med. W. 42 u. 43. 1916.
M. BIELSCHOWSKY u. UNGER, Die Überbrückung großer Nervenlücken. Journ. f. Psyol. Neurol. 22. 1917.
BITTNER, Nervennaht nach 15 Monaten mit fast sofortiger Wiederherstellung der Leitfähigkeit. M. Med. W. 15. 1916.
BOEKE, Studien zur Nervenregeneration. Amsterdam 1916.
BORCHARDT, Gehirn- und Nervenschüsse, Bruns Beitr. 101. 1916.
BORCHARDT u. WJASMENSKI, Der Nervus medianus, Bruns Beitr. 107. 1917.
— — Der Nervus radialis, Bruns Beitr. 117. 1919.
v. BONGNER, Über die Degenerations- und Regenerationsvorgänge an Nerven nach Verletzungen. Ziegl. Beitr. 10. 1891.
RAMÓN y CAJAL, Studien über Nervenregeneration. Leipzig 1908.
CASSIRER, Die operative Behandlung der Kriegsverletzungen der peripheren Nerven. D. Med. W. 18. 1915.
DEUTSCH, Knochenneubildung in der Nervenscheide usw. nach Schußverletzung. M. Med. W. 7. 1917.
DOINIKOW, Zur Histopathologie der Neuritis. D. Zeitschr. f. Nervenheilkunde 46. 1913.
DUSTIN, zit. nach MICHELS, Berichte aus den Lazaretten unserer Feinde. M. Med. W. 52. 1919.
EDEN, Untersuchungen über die spontane Wiedervereinigung durchtrennter Nerven im strömenden Blut. Arch. f. klin. Chir. Bd. 108.
— Über die Vereinigung getrennter Nerven. M. Med. W. 7. 1916.
— Die freie Transplantation an den peripheren Nerven zum Ersatz von Nervendefekten. Arch. f. Chir. 112. 1919.
EDINGER, Über die Vereinigung getrennter Nerven. M. Med. W. 7. 1916.
— Über die Regeneration der entarteten Nerven. D. Med. W. 25. 1917.
Untersuchungen über die Neubildung des durchtrennten Nerven. D. Zeitschr. f. Nervenheilkunde 58. 1918.
ENDERLEN u. LOBENHOFER, Zur Überbrückung von Nervendefekten. M. Med. W. 7. 1917.
ERNST, Der Radspeichenbau der Markscheide des Nerven. Festschr. f. Rindfleisch. Leipzig 1907.
FORSSMANN, Zur Kenntnis des Neurotropismus. Ziegl. Beitr. Bd. 27. 1900.
— Nervenüberbrückungen zwischen den Enden abgeschnittener Nerven. D. Med. W. 1917.
FORSTER, Die Schußverletzung der peripheren Nerven und ihre Behandlung. Zeitschr. f. orthopäd. Chir. 36. 1916.

GERULANOS, Schußverletzungen der peripheren Nerven aus den Balkankriegen. Bruns Beitr. 91. 1914.
GRATZL, Schußverletzung peripherer Nerven. Bruns Beitr. 97. 1915.
HARRISON, The life of tissues outside the organisme from the embryological stand-point Transactions of the congress of the american physicians and surgeons IX. 1913.
HEBERLINO, Knochenneubildung in der Nervenscheide des Ischiadikus nach Schußverletzung. M. Med. W. 37. 1915.
HEIDENHAIN, Plasma und Zelle. Jena 1911.
— Diskussionsbemerkung zu Schloeßmann. M. Med. W. 15. 1916.
HEILE u. HEZEL, Unsere bisherigen Erfahrungen bei der Behandlung im Kriege verletzter Nerven. Bruns Beitr. 96. 1915.
HEINEMANN, Schußverletzung der peripheren Nerven. Arch. f. klin. Chir. 108. 1916.
HELD, Entwicklung des Nervengewebes bei den Wirbeltieren. Leipzig 1909.
HENLE, Über Kriegsverletzung der peripheren Nerven. Arch. f. klin. Chir. 79. 1906.
HERZOG, Zusammenstellung von 150 Fällen von Verletzungen der Nerven usw. M. Med. W. 4. 1917.
HILGENREINER, Knochenbildung aus versprengtem Periost nach Schußverletzung. M. Med. W. 23. 1916.
v. HOFMEISTER, Über doppelte und mehrfache Nervenpfropfung. Bruns Beitr. 96. 1915.
HOHMANN u. SPIELMEYER, Zur Kritik des Edingerschen und Betheschen Verfahrens der Überbrückung großer Nervenlücken. M. Med. W. 3. 1917.
HOTZ, Über Kriegsverletzungen des Nervensystems. M. Med. W. 45 u. 46. 1914.
HUISMANS, Über Schußverletzungen am peripheren Nerven. M. Med. W. 15. 1915.
INGEBRIGTSEN, Ein Beitrag zur Biologie peripherer Nerven nach Transplantation. Journ. of Experim. Medical. New York 4. 1915.
KIMURA, Über die Degenerations- und Regenerationsvorgänge bei der sog. Reisneuritis der Vögel. D. Zeitschr. f. Nervenheilkunde 64. 1919.
LAPINSKY, Über Degeneration und Regeneration peripherer Nerven. Virch.-Arch. 181. 1905.
LEWANDOWSKY, Kriegsverletzungen des peripheren Nervensystems. Berl. Klin. W. 51. 1914.
MAGNUS, Über Verbrennungen durch das Geschoß. M. Med. W. 13. 1917.
MANN, Über Wiederherstellung gestörter Leitung im peripheren Nerven. Jahreskurse f. ärztl. Fortbild. 1916.
O. MARBURG, Kriegsverletzungen peripherer Nerven. Jahreskurse f. ärztl. Fortbild. 1916.
— Zur Frage der Autoregeneration des peripheren Stückes durchschossener Nerven. Arbeiten aus d. neurolog. institut. Wien 21. 1916.
MONCKEBERG u. BETHE, Die Degeneration der markhaltigen Nerven. Arch. f. mikroskop. Anat. 54. 1899.
MOSZKOWICZ, Überbrückung von Nervendefekten durch gestielte Muskellappen. M. Med. W. 23. 1917.
PELZ, Über die Behandlungsresultate d. Kriegsverletzungen periph. Nerven. Arch. f. Psychiat. 57. 1917.
PERRONCITO, Die Regeneration der Nerven. Ziegl. Beitr. 42. 1907.
PERTHES, Über die Fernschädigungen peripherer Nerven durch Schuß usw. D. Med. W. 1916.
— Die Schußverletzung der peripheren Nerven. Zeitschr. f. d. gesamte Neurol. u. Psychiat. 361. 1917.
POSCHARISSKY, Über die histologischen Vorgänge an den peripheren Nerven nach Kontinuitätstrennung. Ziegl. Beitr. 41. 1907.
REDLICH, Zur Frage d. operativ. Behandlung d. Schußverletzungen d. peripheren Nerven. Monatsschr. f. Psychol. u. Neurol. 1916.
SCHLOESSMANN, Die ersten Erfolge der Nervennaht nach Schußverletzungen. M. Med. W. 15. 1916.
SPIELMEYER, Zur Frage der Nervennaht. M. Med. W. 2. 1915.
— Zur Klinik und Anatomie der Nervenschußverletzungen. Berlin 1915.
— Über Regeneration peripherer Nerven. Zeitschr. f. d. gesamte Neurol. 36. 1917.
— Erfolge der Nervennaht. M. Med. W. 38. 1918.
STEINTHAL, Prognose der Nervennaht. M. Med. W. 15. 1915.
STOFFEL, Behandlung verletzter Nerven im Kriege. M. Med. W. 6 u. 26. 1915.
— Die operative Behandlung der Nervenverletzungen. Zeitschr. f. orthop. Chir. Bd. 36. 1916.
— Über die Schicksale der Nervenverletzten. M. Med. W. 47. 1917.
STRACKER, Die histologische Struktur ausgeschnittener Narben peripherer Nerven. Grenzgebiete d. Med. u. Chir. 29. 1917.
STRAHUBER, Eine elektive Färbung des Achsenzylinders usw. Zbl. f. Path. 12. 1901.
STROEBE, Degeneration und Regeneration peripherer Nerven nach Verletzung. Ziegl. Beitr. 13. 1893.
STROHMEYER, Über die Fernschädigung peripherer Nerven durch Schußverletzung. D. Zeitschr. f. Chir. Bd. 142.
THIELMANN, Ungewöhnlich trühe Wiederherstellung der Leitungsfähigkeit in resezierten und genähten Nerven. M. Med. W. 15. 1916.
THOLE, Kriegsverletzung peripherer Nerven. Bruns Beitr. 98. 1916.
WILMS, Verletzungen peripherer Nerven. Verhandl. d. Mittelrhein. Chirurgentagung. Heidelberg 1916. Bruns Beitr. 98. 1916.
WIETING, Zur Frage der Regeneration der peripheren Nerven. Ziegl. Beitr. 23. 1898.
WOLLENBERG, Das Edingersche Verfahren der Nervenüberbrückung. D. Med. W. 21. 1917.

5. Schußverletzungen der Gefäße.

Von Geh. Hofrat Prof. Dr. MARTIN BENNO SCHMIDT in Würzburg.

Oberstabsarzt a. K., berat. Pathologe u. Armeepathologe.

Mit 9 Abbildungen im Text.

In früheren Kriegen waren direkte Schußverletzungen der Arterien selten. In dem ansehnlichen Material, welches er während des deutsch-französischen Krieges untersuchte, hat KLEBS[39]) nur 3 Fälle gefunden, welche so gedeutet werden können. Der Grund liegt darin, daß die größeren Gefäße den Bleikugeln mit ihrer relativ geringen Geschwindigkeit leicht ausweichen. Sogar bei schwersten und ausgedehntesten Granatsplitterverletzungen der Extremitäten und des Halses können sie vollkommen unversehrt bleiben; ihre „labile Lagerung und Nachgiebigkeit", wie KROH[31]) sich ausdrückte, gewähren ihnen einen relativen Schutz; es kann vorkommen, daß eine Extremität fast vollkommen abgetrennt, nur noch durch die großen Gefäße am Körper gehalten wird, ein Verhältnis, welches wir ja auch bei Verletzungen durch Überfahren kennen. Die modernen kleinkalibrigen Spitzgeschosse mit ihrer hohen Durchschlagskraft und Geschwindigkeit erfassen die Gefäße viel häufiger, und so hat der Weltkrieg eine ungemein große Zahl und Mannigfaltigkeit von Schußverletzungen der Gefäße mit sich gebracht.

Dieselben lassen sich in drei Gruppen trennen: 1. totale quere Durchtrennungen; 2. Quetschwunden; 3. partielle Durchlöcherungen.

Die totalen Durchtrennungen (sogenannte Abschüsse) größerer Gefäße kommen durch Granatsplitter, Schrapnellkugeln und Infanteriegeschosse, besonders Querschläger zustande. Wenn sie mit weit offener Weichteilwunde verbunden sind, führen sie, sich selbst überlassen, in der Regel zu rascher Verblutung; seltener tritt spontane Blutstillung ein. Infolgedessen ist das anatomische Verhalten derartiger ganz frischer Gefäßverletzungen nur wenig untersucht; das wertvollste Material darüber hat KROH geliefert, welcher bei der Sanitätskompagnie arbeitete. Er fand nur ganz selten glatte Gefäßstümpfe; meist waren die Ränder stark zerklüftet und verworfen, die Intima mit langen Sprüngen versehen und mehrmals auch von der Media abgelöst und blattförmig zusammengerollt. In letzterem Verhalten liegt die wesentlichste Erklärung für die genannten selteneren Fälle von spontanem thrombotischen Verschluß. KROH fand nach frischen Verletzungen 22 mal eine vollkommen abschließende Thrombose der Gefäßstümpfe, besonders bei Patienten mit Anämie und Herzschwäche. Nach Wochen oder Monaten liegen die Enden der Arterie, meist etwas zurückgezogen, im Narbengewebe eingemauert, ihre Lumina sind durch organisierte Thromben fest verschlossen. Dieser günstigste Ausgang der totalen Durchtrennung großer Arterienstämme — ich habe ihn sogar an der Art. femoralis getroffen —, dessen Ablauf mit der gewöhnlichen spontanen Obliteration kleiner Gefäße in Wunden durchaus übereinstimmt, ist wohl nicht so selten, als es anfangs angenommen wurde; die Spätoperationen an verletzten Nerven haben eine ganze Reihe von diesbezüglichen Beobachtungen zutage gefördert [v. HABERER[15, 16]), KÜTTNER[34]), HOTZ[22]), v. BONIN[3]) u. a.].

Weit seltener bleibt die Abschußöffnung klaffend und führt zur Entwicklung eines falschen Aneurysmas.

Quetschwunden der Arterien kommen zustande, wenn das Geschoß hart an dem Gefäß vorübergeht, ohne es selbst zu treffen. Die Arterienwand wird dann neben dem Schußkanal gesprengt. Ich habe zwei derartige Präparate untersucht. Das eine Mal war an der Art. brachialis die Adventitia erhalten, dagegen Media und Intima zerrissen, und zwar sehr unregelmäßig zerfetzt, so daß einzelne Bruchstücke der Muskelschicht verworfen und die Spalten zwischen ihnen von Blut erfüllt waren; die Adventitia war durch Blut emporgehoben, selbst aber kaum hämorrhagisch infiltriert; die ganze Zerstörung beschränkte sich auf den Teil der Zirkumferenz, welcher an den Schußkanal anstieß; die Außenfläche des Gefäßes war durch die

Abhebung der Adventitia etwas bucklig vorgewölbt, also der Anfang eines wahren Aneurysmas gemacht. Die Ränder der Intimarisse zeigten starke zeitige Infiltration, welche sich etwas in diejenigen der Media hineinschob; eine Proliferation von seiten der letzteren war jedoch nicht vorhanden. Im anderen Falle verlief der Schußkanal (Maschinengewehrverletzung) durch das Becken hart neben der Art. iliaca externa vorüber; hier waren alle drei Schichten der Wand gesprengt, aber nicht in Form eines penetrierenden Loches, sondern in Form vieler Dehiszenzen, welche sich nicht deckten; die Sprünge waren durch feste hyaline, rein intramurale Thromben ausgefüllt, das Lumen dabei vollkommen offen geblieben, die Wand an der verletzten Stelle auch nur wenig nach außen vorgebuchtet; die Verletzung lag 5 Tage zurück, Regenerationserscheinungen waren nicht deutlich ausgebildet. Wäre nicht das Leben durch anderweitige Erkrankung unterbrochen worden, so wäre wohl eine Vernarbung der Arterienwunde zu erwarten gewesen. Vermutlich sind die seitlichen Arteriennarben, welche v. HABERER[16]), ZAHRADNICKI[60]), HOTZ[32]) u. a. beobachtet haben, aus derartigen Sprengungen hervorgegangen; v. HABERER hält sie für sehr selten. Andererseits mögen diese Zustände der Gefäßwand den spät nach der Verletzung und plötzlich eintretenden Aneurysmen zugrunde liegen, wie sie verschiedene Chirurgen (KOTTNER, v. HABERER) im Anschluß an Transporte, Eisenbahnfahrten usw.
beobachtet haben; die Möglichkeit des Berstens bei stärkeren Bewegungen und Steigerung des Blutdruckes ist in beiden angeführten Fällen sicherlich vorhanden.

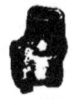

v. BONIN[9]) führt eine russische Mitteilung von BABOSSINOFF an, nach welcher ein Streifschuß die Adventitia und Media gesprengt, die Intima unverletzt gelassen hatte; letztere war herniös nach außen vorgestülpt worden.

Als dominierende Form der Gefäßverletzungen hat sich im Weltkrieg die partielle Durchlöcherung der Arterien und Venen ergeben. Da bei weitem der größte Teil der falschen Aneurysmen aus solchen partiellen Durchlöcherungen hervorgeht, gibt die Zahl derselben einen ungefähren Begriff von der Häufigkeit dieser Art der Gefäßläsion. Während der amtliche Heeresbericht über den deutsch-französischen Krieg von 1870/71 nach v. FRISCH[9]) nur 44 falsche Aneurysmen auf deutscher Seite verzeichnete, haben im verflossenen Weltkrieg die einzelnen Chirurgen das Vielfache dieser Zahl beobachtet. So berichtet BIER[2]) schon bis April 1915 über 102, v. HABERER[16]) bis Februar 1917 über 172 eigene Fälle usw. Diese Durchbohrungen sind in erster Linie Wirkung der stark rasanten Infanteriegeschosse; das Gefäß wird entweder an den beiden gegenüberliegenden Wänden doppelt durchbohrt („Lochschüsse") (Abb. 60), oder einseitig unter Herausschlagung eines mehr oder weniger großen Teils seiner Wand eröffnet („Streifschüsse"). Aus der Dehnung und Abplattung, welche die Arterie vor der Durchbohrung erfährt, erklärt sich die auffallende Tatsache, daß auch relativ kleine Arterien, deren Durchmesser hinter dem des Geschosses weit zurücksteht, solche partielle Durchschüsse erfahren, z. B. die Art. brachialis oder die Art. poplitea, und daß auch an Arterien größeren Kalibers die Löcher in der Wand gewöhnlich viel enger sind, als nach dem Umfang des Geschosses zu erwarten wäre. Allerdings können auch Granatsplitter scharfe einfache und doppelte Perforationen von Gefäßen zustande bringen. Unter meinen Aneurysmen befinden sich 2 durch Granatsplitter erzeugte, das in Abb. 63 abgebildete des Aortenbogens, welcher doppelt durchbohrt war, und eines der Art. brachialis mit einem einseitigen Loch. Auffallenderweise handelt es sich in beiden Fällen um Steckschüsse in den Weichteilen, die Kraft des Geschosses war also am Erlöschen gewesen. Auch v. FRISCH[9]) sah partielle Durchlöcherungen durch „matte Geschosse"; es spielen hier also noch Verhältnisse mit, welche bisher nicht vollständig zu übersehen sind.

Die aus Streifschüssen hervorgegangenen einseitigen Löcher können die verschiedensten Dimensionen zeigen; zuweilen nehmen sie den größten Teil der Zirkum-

ferenz ein, so daß der Zusammenhang nur durch eine schmale Brücke erhalten bleibt.
Für den weiteren Verlauf ist dies von großer Bedeutung, weil diese Brücke, breit
oder schmal, die Retraktion der Enden und die spontane Blutstillung hindert.
v. FRISCH beobachtete, daß einseitig verletzte Arterien eine Krümmung erfahren, auf
deren Konvexität die Perforationsstelle liegt; dadurch wird die letztere auseinander gezogen
und der Blutstrom in den anstoßenden Schußkanal gelenkt. Das muß meines Erachtens
auf die Kontraktion der Ringmuskulatur an der verletzten Stelle zurückgeführt werden
und ist durchaus verständlich, denn die Reaktion des Gefäßes auf äußere mechanische
Insulte besteht zunächst in einer Kontraktion; es ist eine bekannte Tatsache, daß am
lebenden Tier bloßgelegte Arterien und Venen sich auf die Berührung mit einem
Instrument kräftig zusammenziehen. Hierher gehört auch der Bericht von KROH[51])
über einen Fall von Durchschuß in der Leistengegend, welcher dicht neben der Art.
femoralis vorübergegangen war und ohne Verletzung des Gefäßes zu einer hochgradigen
spastischen Kontraktion desselben geführt hatte, welche sich nach 9 Stunden unter
vollständiger Wiederherstellung des Blutstroms löste. Bei Lochschüssen einer
Arterie sind die beiden Öffnungen in der Regel ziemlich gleich groß und liegen in
der Achse des Schußkanals. Das erklärt sich zunächst aus der vorher erwähnten
Tatsache, daß die Gefäße durch die Geschosse abgeplattet, ihre Wandungen aufeinander
gelegt werden; aber auch dort, wo letzteres nicht anzunehmen ist, z. B. bei der in
Abb. 63 abgebildeten doppelten Durchbohrung der Aorta durch einen kleinen und matten
Granatsplitter, durchquert das Geschoß torpedoartig den Blutstrom, ohne distalwärts
durch ihn fortgerissen zu werden. In den folgenden Wochen verkleinert sich ihre
Lichtung beträchtlich durch eine starke kallöse Verdickung der Intima, welche über
die Außenfläche des Gefäßes hervortritt und, wie später zu besprechen, die Verbindung
zwischen Gefäß und Aneurysmasack herstellt. Diese „Evertierung“ oder „Ektropionierung“ der Intima (z. B. Abb. 65) ist also, soviel ich sehe, nicht eine einfache
Umstülpung und nicht eine Erscheinung der frischen Verwundung, sondern die Folge des
Herauswachsens der wuchernden Intima aus der Gefäßlücke und kann meines Erachtens
nicht, wie es geschehen ist, für das Ausbleiben der Thrombose in solchen partiellen
Defekten verantwortlich gemacht werden. Diese Intimaproliferation kann, wie die
mikroskopische Untersuchung ergibt, sich auch als Narbengewebe zwischen die Wundränder der Media legen, namentlich am oberen und unteren Ende der Öffnung; so
kommt es, daß nach Ausbildung eines Aneurysmas das Loch in der Gefäßwand glatt
und rund und erheblich kleiner als die ursprüngliche Verletzung ist.

Wie oft die einfachen oder zweifachen partiellen Durchlöcherungen einer Arterie
zur spontanen Vernarbung führen, dafür gibt es keinen Anhaltspunkt. ENDERLEN[6]) sah
einmal bei einer Obduktion den Verschluß eines knopflochartig durchschossenen Art.
carotis, ähnlich ZOEGE VON MANTEUFFEL[51]) (Fall 9) bei einseitig verletzter Art. femoralis;
JUSTI[23]) (Abb. 61/2) bildet eine vor 18 Tagen verletzte Art. brachialis ab, deren seitlicher
Defekt durch eine 4 mm dicke Fibrinplatte verschlossen ist; die Innenfläche derselben
liegt in der Ebne der Intima, das Lumen des Gefäßes ist freigeblieben. Aber jedenfalls
sind darauf bezügliche positive Beobachtungen äußerst spärlich, und bei einseitigen
Narben läßt sich nie entscheiden, ob sie nicht nur aus einer Quetschung in der oben
geschilderten Weise hervorgegangen sind.

In der Regel bleiben diese Lochschüsse der Arterien offen und der Blutstrom im
verletzten Gefäß erhalten, und daraus entwickeln sich die pulsierenden Hämatome und
später die falschen Aneurysmen. Das Besondere dieser Durchlöcherung der Arterien
liegt darin, daß die gleichzeitig entstandene Verletzung der übrigen Weichteile ganz in
den Hintergrund tritt und leicht in Heilung übergeht, während die Gefäßwunde in der Tiefe
von dem Vernarbungsprozeß ausgeschlossen bleibt und weiterwirkt, nur Verletzungen
der mit der Arterie laufenden Nervenstämme treten zuweilen in die Erscheinung.

Die Wunden der spitzen, stark durchschlagenden Infanteriegeschosse vereinigen
in sich sehr häufig die Eigenschaften, welche die Entwicklung eines falschen Aneurysmas

möglich machen, nämlich einmal die Durchlochung größerer Arterien, zweitens die Engigkeit des Schußkanals in den umgebenden Weichteilen, infolge deren durch kulissenartige Verschiebung der Schichten Aus- und Einschußteil sich so verschließen, daß das ergossene Blut nicht nach außen abfließt. Dieser Verschluß der Mündungsteile erfolgt verschieden rasch; die primäre Blutung nach außen bei denjenigen Verletzungen, welche später Aneurysmen geben, fehlt zuweilen fast ganz, ist das andere Mal sehr stark; auch bei Durchbohrung großer Stämme, z. B. der Art. subclavia und axillaris, kann ohne äußere Eingriffe die Blutung nach außen spontan durch die Verschiebung der Muskulatur zum Stehen kommen (siehe z. B. GRAF[11]). Weite Wundhöhlen sind der Aneurysmaentwicklung im allgemeinen hinderlich; so kommt es, daß bei Schußfrakturen der Knochen gleichzeitige Arteriendurchbohrungen viel weniger leicht zu Aneurysmen führen, als zu schweren Blutverlusten nach außen, welche den Tod oder ein rasches chirurgisches Eingreifen veranlassen. Die dritte Bedingung für die Entstehung der Aneurysmen, welche die modernen Infanteriegeschosse erfüllen, ist die relativ geringe Infektion der Wunde; Eiterungen, welche den Schußkanal offen halten und zugleich die im Hämatom sonst eintretende Blutgerinnung hindern, machen die Ausbildung des Aneurysmas unmöglich.

Viel seltener sind alle diese Bedingungen bei Verletzungen durch Granatsplitter und Schrapnellkugeln erfüllt.

Vor der Besprechung der weiteren Folgen der Arterienverletzungen soll noch die Durchschießung g r ö ß e r e r V e n e n erwähnt werden. Von der anatomischen Beschaffenheit isolierter Venenverletzungen weiß man sehr wenig; denn da die Blutungen aus denselben die Neigung haben, sich spontan zu stillen durch Thrombose in zentraler und peripherer Richtung, werden sie selten Gegenstand operativer Eingriffe und anatomischer Untersuchungen. Die Sprengwirkung durch nahe vorübergehende Geschosse an Venen ist wegen der geringeren Prallheit der Füllung und der größeren Dehnbarkeit ihrer Wand seltener als an Arterien, wie GRAUHAN[12]) auch experimentell an herausgenommenen Gefäßen größerer Tiere nachwies. Ihre Hauptbedeutung erhalten die Venenverletzungen, wenn sie mit denjenigen der Arterien gleichzeitig entstanden sind und für die Entwicklung des Aneurysmas eine Rolle spielen. Die gleichzeitige Verletzung der zwei nebeneinander laufenden Gefäßstämme kann dadurch geschehen, daß das Geschoß zwischen ihnen durchtritt und ihre einander zugekehrten Seiten öffnet; im frischen Zustand sind solche Fälle kaum genauer untersucht worden, weil die ersten Erscheinungen der Gefäßläsion sehr gering sind und das Hämatom ganz ausbleiben kann; erst die späteren Entwicklungsstadien zur arterio-venösen Fistel kommen häufiger zu Gesicht, welche dadurch entstehen, daß die Wundränder beider Gefäße sich auf- einander legen und miteinander verkleben und verwachsen. v. OPPEL[40]) hat für das Ausbleiben des Hämatoms die sehr einleuchtende Erklärung gegeben, daß die Vene das aus der Arterienöffnung austretende Blut direkt ansaugt.

Die zweite Möglichkeit ist die, daß das Geschoß an beiden Gefäßen vorüberläuft und beide nacheinander verletzt; dann liegen die Öffnungen nicht einander gegenüber, sondern nebeneinander und das Blut ergießt sich aus beiden in eine gemeinsame Höhle; die Erscheinungen sind im wesentlichen dieselben, wie bei den rein arteriellen Verletzungen, d. h. es bildet sich ein Hämatom und später ein Aneurysma, an welchem die Vene teilnimmt, also ein arterio-venöses. Auch hier liegen über die Beschaffenheit der Venenverletzungen im frischen Zustand wenig Angaben vor; ich selbst habe zwei solche ziemlich frische Durchbohrungen beider Gefäße anatomisch untersucht; bei ihnen glichen sich Arterien- und Venenöffnung in der Beschaffenheit und auch in der Größe. In einem der beiden Fälle war an der Vene eine Thrombose des Lumens eingetreten; v. HABERER[15]) macht auf die Gefahr einer Lungenembolie durch dieses · Ereignis auch bei arterio-venösen Aneurysmen aufmerksam.

Das **Hämatom nach Streif- und Lochschüssen der Arterien:** Wenn Ein- und Ausschuß der Weichteile verschlossen sind, sammelt sich das aus der verletzten

Arterie austretende Blut neben dem Gefäß an; es infiltriert dabei nicht nur die Gewebe, wie es z. B. bei einfachen Knochenfrakturen der Fall ist, sondern liegt zunächst dem Gefäß in einer neu entstandenen Höhle, welche, solange die offene Kommunikation mit dem Gefäße besteht, an der Pulsation teilnimmt und deshalb als „pulsierendes" oder, wie WIETING[19]) vorgeschlagen hat, „kommunizierendes" Hämatom bezeichnet wird. Zur Bildung der Hämatomhöhle tragen der Schußkanal, welcher erweitert wird, und das anstoßende Gewebe, welches durch das unter arteriellem Druck stehende Blut verdrängt und zerrissen wird, bei. Wieweit das Blut in das Gewebe vordringt, hängt von dessen Beschaffenheit ab; für die Ausbreitung am günstigsten ist das lockere intermuskuläre Bindegewebe; besonders am Oberschenkel gibt es ganz große Höhlen, welche die verschiedenen Muskelbäuche auseinanderdrängen und dementsprechend aus vielen Buchten zusammengesetzt sein können. Gelegentlich können größere Nerven allseitig durch den Bluterguß aus ihren Verbindungen ausgeschält werden und frei durch die Höhle verlaufen; allerdings ist dies ein seltener Befund (v. HABERER[19]), in der Regel findet man die Nervenstämme mit den Muskeln verdrängt und in der Wand der Höhle verlaufend; daraus, daß in ihrer nächsten Umgebung die Neubildung von Bindegewebe sich abspielt, welche in der Höhlenwand einsetzt, erklärt es sich, daß sie nach kurzem Bestand des Hämatoms fest eingemauert sind und der Präparation große Schwierigkeiten bereiten, und daß mit der Zeit sich steigernde motorische und sensible Erscheinungen auftreten, auf welche besonders FROMME[19]) und v. HABERER in diagnostischer Beziehung Wert legen. Ebenso ist es eine Ausnahme, daß das verletzte Gefäß selbst durch das Hämatom rings umgeben wird und dann später, wie es v. HABERER[16]) zuweilen sah, durch die Aneurysmahöhle verläuft; die Regel ist, daß sich die Höhle einseitig neben dem Gefäß entwickelt und nicht einmal auf eine längere Strecke dasselbe bloßlegt; auch dies erklärt sich daraus, daß der an die Gefäßwunde grenzende Abschnitt des Schußkanals wesentlichen Anteil an der Bildung derselben hat. Unerläßlich ist das Vorhandensein eines Schußkanals neben dem Gefäß für die Bildung des pulsierenden Hämatoms und falschen Aneurysmas nicht; beziehen sich doch die meisten Erfahrungen über das letztere, welche außerhalb des Krieges gesammelt worden sind, auf Fälle, in welchen eine größere Arterie durch einen Stich mit sehr engem, spaltförmigem Wundkanal oder sogar infolge subkutaner Verletzung (durch Zerrung, z. B. Ruptur der Art. poplitea bei gewaltsamer Streckung des kontrakten Kniegelenks) oder durch Quetschung eröffnet worden war. Aber wenn ein Schußkanal neben dem Gefäß existiert, gewinnt er ohne Zweifel Einfluß auf die Beschaffenheit des Hämatoms und späteren Aneurysmas. In manchen Fällen ist sogar der Austritt des Blutes über die Grenzen des Schußkanals hinaus sehr gering, die Dehnung desselben hat den Hauptanteil an der Bildung der Höhle. Das habe ich, wie ich vorwegnehmend erwähne, wiederholt an kleinen Aneurysmen nachweisen können, welche mit ihrer gesamten Umgebung und dem verletzten Gefäß exstirpiert worden waren und den vollen Überblick über die topographischen Verhältnisse gewährten. Besonders ist es der Fall, wenn der Schußkanal das Gefäß nicht kreuzt, sondern senkrecht von der Oberfläche auf dasselbe zuführt und an ihm endet, so daß das verletzte Gefäß den tiefsten Punkt des Kanals bildet. Ein solches, von Herrn Kollegen ENDERLEN exstirpiertes Aneurysma, an welchem auch die überziehende Haut mit der Einschußnarbe vorhanden ist, ist durch einen zackigen Granatsplitter von 12:7:6 mm Durchmesser hervorgerufen, welcher die Art. brachialis verletzt hat und neben der Arterie steckengeblieben ist, ohne aber deren Öffnung zu verlegen; zwischen dem Gefäß und der Haut liegt das Aneurysma mit seiner Längsachse von 1,4 cm Länge dem Schußkanal folgend, seitlich denselben auf 3—6 mm Durchmesser buchtig erweiternd. Ein anderes Präparat stellt eine doppelt durchschossene Art. tibialis post. mit einem Aneurysma auf jeder der beiden Gefäßöffnungen dar, beide in weit offener Kommunikation mit dem Gefäßlumen; das eine ist kuglig mit 6 mm Durchmesser, das andere bildet einen schmalen Kanal von 4 mm Durchmesser, der genau der

Schußrichtung folgt und offenbar der Schußkanal selbst ist; er ist von einer Schicht hyaliner Thrombussubstanz ausgekleidet.

In der Regel aber dringt vom Schußkanal aus das Blut ins Gewebe ein und stellt sich durch Zerreißen der lockeren und Verdrängen der festeren Teile eine Höhle her, in welcher der erstere aufgeht. Wie weit dieser Bluterguß sich ausdehnt, hängt von verschiedenen, nicht immer ganz übersichtlichen Momenten ab; eine Rolle spielt dabei, wie verschiedene Chirurgen betont haben, das Verhalten der Vene, deren Mitverletzung gewöhnlich den Umfang einschränkt. Es ist sehr auffallend, daß bei scheinbar gleichen Grundbedingungen die Größe des Hämatoms in weiten Grenzen schwankt: Z. B. ist die Verletzung der Art. femoralis im Adduktorenschlitz recht häufig, offenbar deshalb, weil sie hier dem Geschoß nicht ausweichen kann; aber die daraus hervorgehenden Hämatome resp. Aneurysmen sind bei ungefähr gleicher Größe der Arterienwunde und gleicher Lage außerordentlich verschieden im Umfang. Ebenso sind die Doppelhämatome zu beiden Seiten einer doppelt durchbohrten Arterie, auch wenn das Gewebe zu beiden Seiten des Gefäßes keine wesentlichen Verschiedenheiten zeigt, oft ganz verschieden groß.

An die eigentliche Hämatomhöhle schließt sich gewöhnlich eine hämorrhagische Infiltration ohne Zertrümmerung an, welche auch bei tiefliegendem Hämatom bis an die äußere Haut heranreichen kann. Die Grenze zwischen Höhle und hämorrhagischer Infiltration ist keineswegs eine scharfe und bleibende; denn das, was zunächst nur hämorrhagisch infiltriert ist, sowohl Bindegewebe als Muskelgewebe, zerreißt schließlich unter der zunehmenden Einlagerung roter Blutkörperchen und wird in die Höhle einbezogen.

Diese mit dem arteriellen Blutstrom kommunizierenden Blutergüsse verhalten sich in ihrem weiteren Schicksal anders als solche, welche keine Verbindung mit dem Gefäßinnern behalten: Letztere werden resorbiert und wandeln sich, soweit das Gewebe in ihnen zertrümmert war, zu einer soliden Narbe um. Erstere haben im allgemeinen keine Tendenz zur völligen Vernarbung, sondern bleiben als Höhlen bestehen, ihre Wandungen machen Veränderungen durch, nach deren Ablauf sie das Aussehen und die Beschaffenheit selbstständiger Säcke erhalten, die mit der Gefäßwunde so in Verbindung stehen, daß sie wie Ausbuchtungen der Gefäßwand erscheinen und damit die größte Ähnlichkeit mit echten Aneurysmen gewinnen können. Die praktisch wichtige Frage ist im einzelnen Fall, ob ein bestehendes Hämatom von der offen gebliebenen Verletzung einer größeren Arterie herrührt und durch die dauernde Blutbewegung in seinem Innern und namentlich seinen arteriellen Druck der Gefahr der Perforation unterliegt und durch einen operativen Eingriff an dem verletzten Gefäß behandelt werden muß, oder ob es von der Durchtrennung zahlreicher kleiner Gefäße, deren Blutung von selbst steht, herrührt und eine spontane Vernarbung verspricht. Über den Zustand des Blutes in der frischen Hämatomhöhle bestehen immerhin noch manche Unklarheiten; im allgemeinen schildern die Chirurgen ihre Befunde bei der Eröffnung des Hämatoms so, daß sich zunächst weiche Blutkoagula entleeren, dann etwas flüssiges Blut. Einzig BIER[1]) gibt an, daß „in der unmittelbaren Nähe des Arterienloches, an dieses sich anschließend, sich in dem Gerinnsel gewöhnlich eine napf- oder kugelförmige Höhle, in der das flüssige Blut kreiste", befand; „die Wand dieser Höhle bildete das Gerinnsel, das hier häufig schon eine hautähnliche Beschaffenheit angenommen hatte". Der pathologische Anatom hat nicht häufig Gelegenheit, bald nach der Verletzung den Hämatomzustand unberührt zu untersuchen; einmal war es mir an einem amputierten Bein möglich, an welchem Art. und V. femoralis nahe dem Kniegelenk je einfach durchlöchert waren; hier ragte in eine mit Blutgerinnsel gefüllte Höhle, deren Wand von stark hämorrhagisch infiltriertem Gewebe gebildet war, von der Gefäßwunde aus ein kugliges, rotes, mit einem Hohlraum versehenes Gebilde hinein, welches sich leicht von den frischen weichen Koagula befreien ließ und aus fester roter Thrombussubstanz bestand. Untersucht man die aus einem

frischen periarteriellen Hämatom bei der Operation ausgeräumten ungeformten Blutkoagula genauer, so findet man sie zum größten Teil aus roten Thromben bestehend,
und in diesen hier und da weiße Partien vom Korallenstockbau der Blutplättchen-
thromben. Regel scheint, wie oben erwähnt, zu sein, daß das Gefäßloch selbst offen
bleibt, und wenn das Hämatom ein „stilles" ist (LOTSCH[88]), d. h. kein Pulsieren und
keine Geräusche erkennen läßt, so mag dies gelegentlich davon abhängen, daß auf der
Öffnung oder im Lumen des Gefäßes sich ausnahmsweise ein Thrombus gebildet hat,
gewöhnlich aber wohl von besonders starker Spannung der Wand (KÜTTNER, V. HABERER).

    Man geht wohl nicht fehl, wenn man sich vorstellt, daß nach Entstehung der
Arterienverletzung der Austritt von Blut in den Schußkanal und das anstoßende Gewebe
aus der offen bleibenden Gefäßwunde sich so lange steigert, bis der vom Widerstand
der Gewebe abhängige Spannungsausgleich mit dem intraarteriellen Druck hergestellt
ist, und alsdann ein Undulieren des Inhalts, eine Vermehrung und Verminderung

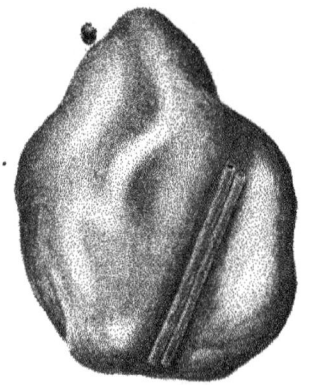

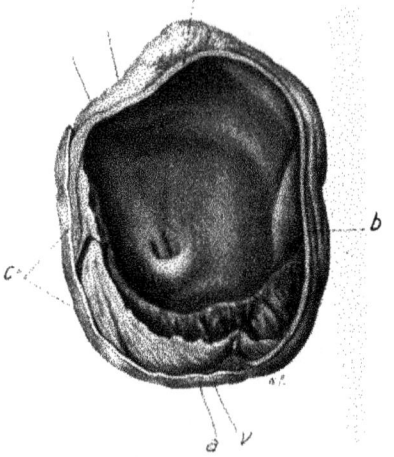

Abb. 61.   Arterio-venöses Aneurysma der Art.
und V. tibialis post.

Ausgeschälter Sack.   Arterie und Vene tangential dem
Sack anliegend.   Natürliche Größe.
(Graßreiner, 21 J., verw. 9. 6. 1918, oper. 10. 8. 1918.)

Abb. 62.   Dasselbe Präparat wie Abb. 61 von innen.
a Sonde in der Arterie; *v* Sonde in der Vene; beide Gefäße nur
auf eine kurze Strecke mit dem Sack kommunizierend; *b b* neugebildetes Bindegewebe als Sackwand; *e* Faszie, die Wand bildend.
Auf einem Teil der Innenfläche Thromben.

desselben synchron mit dem Puls erfolgt, ohne daß die Gesamtheit des Inhalts in
Zirkulation erhalten wird; durchströmt wird die Höhle offenbar nicht, wie es später
bei den fertigen Aneurysmen gewöhnlich der Fall ist.

    Gegenüber früheren Unsicherheiten hat sich also aus der großen Zahl der während
des Kriegs untersuchten Fälle feststellen lassen, daß das ausströmende Blut rasch
eine Höhle im periarteriellen Gewebe herstellt und in der Regel an Wand und Inhalt
derselben Veränderungen eintreten, die mit der Bildung eines Aneurysmas enden.

    Die Bezeichnung Aneurysma wird gewöhnlich von dem Zeitpunkt an angewendet,
in dem das Hämatom durch eine eigene neugebildete Bindegewebsmembran, welche
mit der Gefäßöffnung in Verbindung steht, umgeben ist; gleichzeitig damit
ist auch die hämorrhagische Infiltration des anstoßenden Gewebes durch Resorption
und Pigmentmetamorphose verschwunden und so das in seinen Grenzen verschwommene
Hämatom auch nach außen zu gegen die Nachbarschaft schärfer abgesondert. Das
Aneurysma ist also stets wesentlich kleiner als das Hämatom.

Will man die Entstehung dieses Sackes verfolgen, so muß man zunächst 2 Gruppen unterscheiden: 1. Das Aneurysma spurium arteriale und das Aneurysma varicosum; 2. den Varix aneurysmaticus mit seiner einfachsten Form, der arterio-venösen Fistel. Zwar werden in den alten Einteilungen das Aneurysma varicosum und der Varix aneurysmaticus unter dem Namen des Aneurysma arterio-venosum zusammengefaßt als diejenigen Bildungen, bei denen die Venenwand an der Sackbildung teilnimmt, und dem rein arteriellen falschen Aneurysma gegenübergestellt; aber die Herkunft dieser Sackwand ist bei den beiden genannten Formen ganz verschieden, bei dem Varix aneurysmaticus wird sie von der alten Venenwand gebildet, bei dem Aneurysma varicosum entsteht sie neu, wie beim rein arteriellen Aneurysma spurium, und zwar auf gleiche Weise wie bei diesem; deshalb wird neuerdings auch gewöhnlich unter dem Aneurysma arterio-venosum schlechtweg das Aneurysma varicosum verstanden und der Name von dem Varix aneurysmaticus zurückgezogen. Nach der früheren Darstellung sollte das Aneurysma varicosum einen Sack zwischen Arterie und Vene bilden; ich habe dieses Bild nie gefunden, und auch KÜTTNER[88]) erwähnt ausdrücklich, daß er trotz seines großen Materials nur ganz selten eine solche intermediäre Lage gesehen hat. Die Regel ist sicherlich, daß sich beim Aneurysma varicosum, d. h. dem Aneurysma arterio-venosum, der Sack über den beiden nebeneinander liegenden verletzten Gefäßen nach einer Seite hin aufbaut (Abb. 66, 61, 62), wie beim rein arteriellen Aneurysma über dem Arterienfenster allein. Man kann also aus dem anatomischen Verhalten eines solchen Sackes an sich nicht entnehmen, ob nur die Arterie oder auch die Vene mit ihm in Kommunikation steht, sondern muß direkt das Verhalten der beiden Gefäße prüfen. Einzig in der Größe macht

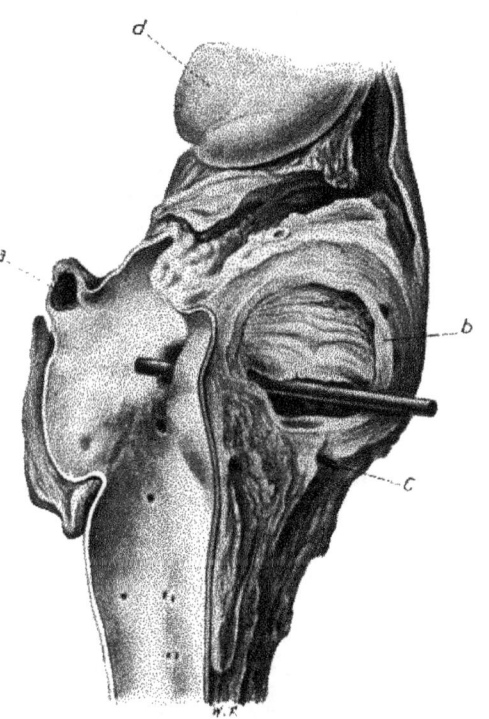

Abb. 63· Durchschuß durch den Aortenbogen; zweifaches rein arterielles falsches Aneurysma; Seitenansicht von links. *a* kleines thrombosiertes Aneurysma an der Einschußstelle; *b* größeres Aneurysma an der Ausschußstelle; seine Wand aus derbem Bindegewebe bestehend, im Lumen schalige Thromben; *c* bindewebig eingeheilter Granatsplitter; *d* unterer Pol des linken Schilddrüsenlappens. (Ottmann, 27 J., verw. durch Gewehrgranate 10. 7. 1915, gest. 15. 3. 1916 durch Durchbruch des Aneurysma in den Ösophagus.)

sich, wie schon erwähnt, eine gewisse Verschiedenheit geltend insofern, als bei Beteiligung der Vene die Ausdehnung des Aneurysmas wegen der Absaugung des aus der Arterie strömenden Blutes durch dieselbe häufig geringer bleibt.

Die Meinungen über die Häufigkeit des arterio-venösen im Verhältnis zu dem rein arteriellen Aneurysma gehen auffallend weit auseinander. KÜTTNER hat überwiegend arterio-venöse gesehen, BIER umgekehrt, v. HABERER 86 arterielle und 60 arterio-venöse, 26 mal beide Formen nebeneinander, HOTZ[23]) 13 arterio-venöse und 54 arterielle, FROMME[10]) 13 arterio-venöse und 26 arterielle usw.; der Grund für diese

Verschiedenheit ist nicht abzusehen; FROMME schließt, daß Granatsplitter relativ häufiger die Vene mit verletzen als Infanteriegeschosse.

So teile ich vom anatomischen Standpunkt aus für die folgende Besprechung die traumatischen Aneurysmen ein in das Aneurysma spurium arteriale, Aneurysma arterio-venosum (Aneurysma varicosum), Varix aneurysmaticus mit der arterio-venösen Fistel als einfachster Form, und behandle bezüglich der Entstehung des Sackes die beiden erstgenannten Formen gemeinsam.

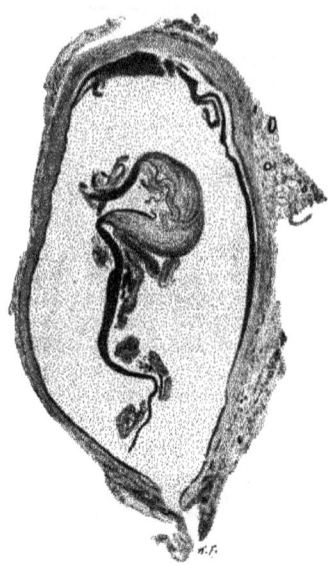

In typischen Fällen von Aneurysma spurium und Aneurysma arterio-venosum besteht eine glattwandige Höhle von rundlicher Gestalt, wenn auch gelegentlich mit seitlichen Buchten versehen. Gewöhnlich läßt sich eine deutliche eigene Wand unterscheiden, welche sich von den umgebenden Geweben wie etwas denselben Fremdes abgrenzt (Abb. 63) als eine sehnig weiße Schicht. Ich besitze zwei kleine kirschen- bis taubeneigroße Aneurysmen vom Oberschenkel resp. Unterschenkel mit einer straffen weißen feinen Membran, welche bei der Operation z. T. glatt aus der Umgebung ausgeschält, z. T. noch von Weichteilen bedeckt, aber leicht von ihnen zu trennen ist. Auch der in Abb. 61 und 62 abgebildete bindegewebige Sack eines arterio-venösen Aneurysmas der Vasa tibialia post. ist aus der Umgebung leicht stumpf ausgelöst worden, wobei ein Teil seiner Wand von präformierter Faszie gebildet wird (Abb. 62 c), die im übrigen Teil durch neugebildetes konzentrisch gestreiftes Bindegewebe abgelöst wird. In anderen meiner Präparate war der Sack trotz langen Bestandes nur mit dem Messer aus der Umgebung auszuschneiden gewesen und die Grenze zwischen neuem und altem Gewebe nur mikroskopisch festzustellen (z. B. Abb. 64). Das ist also das Charakteristische, daß in der ursprünglichen Hämatomhöhle in und auf dem alten verdrängten Gewebe sich eine neue Wand bildet. Dabei tritt diese Wand des Sackes mit der verletzten Arterie oder Arterie und Vene in Beziehung in der Art, daß die Intima der Gefäße glatt und kontinuierlich in dieselben übergeht und die Sackwand wie eine direkte Fortsetzung der Intima erscheint (Abb. 62, 65, 66). Die verletzten Gefäße liegen nun weit mehr, als es beim frischen Hämatom der Fall ist, außerhalb des Aneurysma, streichen tangential am Sack vorüber und stehen nur dort mit ihm in Verbindung, wo sie sich durch ein kleines Fenster in ihn öffnen (Abb. 61, 62).

Abb. 64. Arterielles Schußaneurysma der Art. brachialis, mit dem Messer aus der Umgebung ausgelöst. Ver. 2:1.
Bindegewebiger Sack mit z. T. dünner Thrombusschicht. Lose im Lumen liegende rote Thromben.
(Verw. 12. 3. 1915, oper. 22. 9. 1915.)

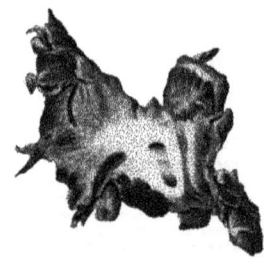

Abb. 65. Exstirpiertes Schußaneurysma der Art. brachialis, von innen gesehen.
Rinnenförmige Eröffnung der Arterie und Teil der Aneurysmawand, zunächst dem Gefäß aus Bindegewebe, weiterhin aus Thrombensubstanz bestehend.
(Otto Paul, 30 J., oper. 14. 4. 1917.)

Diese eigene Wand des Aneurysma entsteht meines Erachtens durch entzündliche Verdichtung des die Hämatomhöhle begrenzenden alten Gewebes und Organisation der aufliegenden Schicht des primären Blutkoagulums. Die mikroskopischen Befunde, aus denen sich dies ergibt, schildere ich durch Wiedergabe einiger typischer Fälle:

1. **Arterio-venöses Aneurysma der Radialgefäße, 20 Tage alt, hierzu Abb. 66.** Zwischen dem alten verdrängten Gewebe, welches sich durch seine muskelkräftigen Arterien als solches erweist, und der Schicht roter Thrombussubstanz, welche der Innenfläche aufliegt, findet sich eine sehr zellreiche Lage, die stellenweise ein echtes Granulationsgewebe mit Vorherrschen der spindelzelligen Fibroblasten darstellt, stellenweise fast rein aus letzteren besteht. Dieselben laufen zirkulär. Die ganze Schicht enthält Kapillaren in mäßiger Zahl und viel Hämosiderin; ihre inneren Lagen schließen vielfach schon fibrilläre Interzellularsubstanz ein. Die Grenze gegen den Thrombus ist meist unscharf, d. h. in die tiefen Teile des letzteren dringen die Fibroblasten ein, dabei ihre zirkuläre Anordnung vielfach verlassend und schräg oder senkrecht aufsteigend; die einzelnen Exemplare von Spindelzellen liegen dabei ziemlich weit auseinander; mit ihnen und neben ihnen wachsen vielfach Blutgefäßsprossen ein. Der Thrombus besteht hauptsächlich aus hyalinem Material mit Einschluß von Haufen roter Blutkörperchen, nach dem Lumen hin nehmen letztere an Ausdehnung zu. In dem alten Gewebe liegen viel Hämosiderinmassen und um die Blutgefäße häufig Zellhaufen verschiedener Zusammensetzung, polynukleäre Leukozyten fehlen ganz darin. Die Grenze des alten Gewebes gegen die zellreiche Keimschicht ist stellenweise scharf, stellenweise dagegen vollzieht sich ein allmählicher Übergang derart, daß der Spindelzellengehalt langsam zunimmt.

Die verletzte Arterie ist flach ausgebreitet (Abb. 66a), ihre Media größtenteils nekrotisch, nur die äußeren Lagen besitzen noch wohlerhaltene Muskelfasern; ihre Rißränder sind etwas nach außen umgerollt. Die Intima ist in ganzer Ausdehnung stark verdickt, sehr zellreich mit Vorherrschen der Spindelzellen, die ohne bestimmte Ordnung, in den Randteilen vorwiegend parallel der Fläche, in dem mittleren Teil steil oder schräg ansteigend und sich kreuzend, in sehr zarte strukturlose Grundsubstanz eingebettet sind; Blutgefäße fehlen vollständig darin. Die Adventitia ist nahe den Rißrändern sehr zellreich, schickt ein Granulationsgewebe mit viel Blutgefäßramifikationen in die nekrotische Media hinein und setzt sich in ein spindelzellenreiches streifiges Bindegewebe fort, welches jenseits des Randes der Media mit der gewucherten Intima zusammentrifft; die Strukturen beider Membranen verschmelzen rasch und gehen auf der einen Seite in die Fibroblastenschicht über, aus welcher die Thrombusorganisation entspringt, auf der anderen, der Vene benachbarten Seite in ein streifiges, sehr zellreiches Gewebe, welches beide Gefäße trennt. An der verletzten Vene (Abb. 66b) liegen die Verhältnisse sehr ähnlich, die Wucherung der Adventitia und Intima fließt jenseits

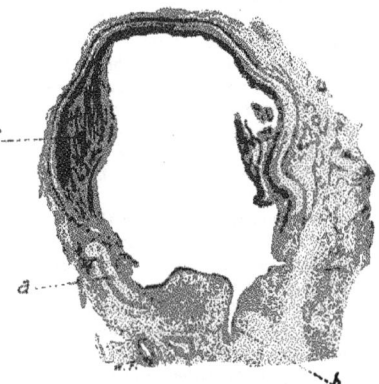

Abb. 66. Arterio-venöses Aneurysma der Art. und V. radialis, 2 cm über dem Handgelenk. Ver. 6:1.

a Media der Arterie; *b* Vene im Querschnitt, beide in den Aneurysmasack sich öffnend, die Arterie weit aufgeklappt. Ihre Intima stark verdickt, in die Sackwand übergehend, ebenso wie die zeitig infiltrierte Adventitia. Aneurysmasack nur aus Bindegewebe bestehend; *c* thrombosierte Auflagerungen.
(Mück, Schußverletzung 25. 9. 1915, oper. 15. 10. 1915.)

des Rißrandes der Media zusammen und geht über in die Wucherungsschicht des alten Gewebes. Die Elastica interna der aufgerissenen Arterie ist erhalten, nur in der Nähe des Rißrandes noch einmal gesprengt. In dem neugebildeten Bindegewebe findet sich nirgends etwas von elastischen Fasern.

2. **Arterio-venöses Aneurysma der Vasa tibialia post., 62 Tage alt.** Hierzu Abb. 61 u. 62. Der Sack hat sich bei der Operation leicht ausschälen lassen, und was von Fettgewebe und Muskulatur noch daran haftete, konnte ich mit geringer Mühe abpräparieren. Ein Teil der Wand wird von verdrängter Faszie gebildet; dieselbe geht in eine 2 mm dicke Schicht von konzentrisch gestreiftem derben Bindegewebe über, welches an der Übergangsstelle sich auf die Innenfläche der Faszie vorschiebt. Mikroskopisch ist die innerste Schicht der letzteren in ein sehr zellreiches Gewebe umgewandelt, in welchem indessen die alten Züge des Fasziengewebes noch zu erkennen sind und von welchem sich eine dünne Lage neugebildeten Granulationsgewebes gegen das Lumen erhebt. Die schaligen Thromben des letzteren stehen hier nicht mit der Wand in Verbindung. An dem bindegewebigen Teil der Wand finden sich in dem genannten Übergangsgebiet in der tiefsten Schicht, welche mit der Faszie verbunden ist, Bündel atrophischer quergestreifter Muskelfasern, dann folgt nach dem Lumen zu ein reifes Bindegewebe mit ziemlich viel Blutgefäßen, die offenbar präformiert sind, und viel Hämosiderinhaufen und noch weiter nach innen ein zellreiches, ohne Zweifel neu-

21*

gebildetes Bindegewebe, von welchem aus Spindelzellen in den hier flächenhaft außliegenden Thrombus eindringen; es ist hier eine Organisation ohne Mitwirkung von Blutgefäßen im Gange. Die Thrombussubstanz ist sehr dicht und hyalin, enthält Einschlüsse von roten Blutkörperchen; auffallenderweise aber enthält die aus der Organisation hervorgegangene jüngste Schicht kein Pigment. Die Grenze zwischen sicher altem Gewebe und dem durch die Thrombusorganisation entstandenen ist durch das Aufhören der Blutgefäße und der Hämosiderineinlagerungen sowie die Änderung des Bindegewebscharakters eine sehr deutliche, aber beide Schichten hängen doch fest miteinander zusammen. Auch in der Fortsetzung der Wand bleiben die Verhältnisse die gleichen, die äußersten Schichten enthalten ganz atrophische, konzentrisch verlaufende Muskelfasern, die Auslösung ist also innerhalb der alten Muskulatur erfolgt.

3. Arterielles falsches Aneurysma der Art. femoralis, 1¼ Jahr bestehend (Bird, 30 Jahre, op. 23. 7. 1918). Hühnereigroßer dickwandiger Bindegewebssack, ringsherum mit Muskulatur bedeckt, innen meist glatt, spiegelnd, an manchen Stellen haften flache Thromben an. Mikroskopisch besteht der Sack aus grobbalkigem zellarmen Bindegewebe mit konzentrisch angeordneter Faserung; die Blutgefäße sind ziemlich spärlich, ab und zu liegen um dieselben Herde von vorwiegend rundzelligem Granulationsgewebe. Die Innenfläche ist mit einer dicken Schicht von starker hyaliner Thrombussubstanz bedeckt, in welche von der Unterlage her Spindelzellen und spärliche Blutgefäßsprossen eindringen, beide liegen in scharf geschnittenen Spalten des Hyalins und nehmen nach innen zu ab. Die Grenze zwischen Wand und Thrombus ist vollkommen unscharf; in der Übergangszone läßt sich nicht sagen, ob man die homogene Substanz zwischen den Spindelzellen als Thrombusreste oder Interzellularsubstanz des Bindegewebes bezeichnen soll. An der Außenseite des Sackes ist die Grenze zwischen diesem und dem anliegenden alten Gewebe, welches aus Bindegewebe mit Muskulatur und Nerven besteht, durch den Faserverlauf des Bindegewebes meist ohne weiteres kenntlich, aber vielfach hängt Altes und Neues doch fest miteinander zusammen; soweit die Sackwand sich auslösen läßt, fällt die Trennungslinie nicht immer mit der Grenze zwischen beiden Schichten zusammen, sondern liegt innerhalb des alten Gewebes.

4. Falsches Aneurysma der Art. brachialis mit der Umgebung und der überziehenden Haut und dem feststeckenden Granatsplitter im Zusammenhang exstirpiert. Zeitpunkt der Verletzung nicht bekannt, op. 28. 7. 1918. Das Aneurysma liegt zwischen Haut und Arterie mit seinem Längsdurchmesser von 1,4 cm und einem größten Querdurchmesser von 0,6 cm. Die Media der an einer Seite verletzten Arterie stellt im Querschnitt einen Halbkreis dar, ihre Rißränder sind etwas nach außen umgeschlagen. Gegenüber der Verletzungsstelle ist die Intima ganz normal, in der Nähe derselben erhebt sie sich je ziemlich plötzlich und rasch zunehmend zu einem ganz dicken Polster, welches aus feinfasriger Zwischensubstanz und Spindelzellen besteht. Dadurch wird die verletzte Stelle der Arterie zu einem engen Kanal umgewandelt, welcher den Übergang des Arterienlumens in die Aneurysmahöhle darstellt; über das Rißende der Media schlägt sich nun die gewucherte Intima nach außen und hier stößt das aus der Adventitia über den Mediarand hervorgewachsene Granulationsgewebe mit ihr zusammen und verschmilzt mit ihr, und weiterhin setzt sich die Intimawucherung kontinuierlich fort in die bindegewebige Schicht, welche die Aneurysmahöhle umgibt und ringsherum in annähernd gleich breiter Schicht von ganz starrem Hyalin bedeckt wird, welches in Organisation von der Unterlage her begriffen ist. Diese Bindegewebsschicht ist faserreich und zellarm, konzentrisch gestreift, nur am Aneurysmahals liegen zellreiche Granulationsherde darin. Nach außen von ihr folgt wieder steifes Bindegewebe, dessen Abgrenzung gegen die Innenschicht zunächst nicht leicht ist; jedoch nach Elastinfärbung kommt zwischen beiden eine ganz scharfe Grenzlinie zum Vorschein, die Innenschicht ist absolut frei von elastischen Fasern, die äußere enthält reichliche; ohne Zweifel handelt es sich bei letzterer um präformiertes induriertes Gewebe, bei ersterer um ganz neugebildetes, und zwar durch Organisation des thrombotischen Wandbelags entstandenes. Das alte Gewebe schließt auch vielfach muskelkräftige Arterien ein. Die Induration des alten Gewebes ist am klarsten dort, wo an einer Stelle quergestreifte Muskulatur an die Sackwand anstößt: Der dem Lumen zunächstliegende Teil zeigt starke Vermehrung des Perimysium int., die ganz atrophischen Muskelfasern sind in reichliches Bindegewebe eingesetzt; der weiter nach außen folgende ist ganz normal, nur von Blutungen durchsetzt. Die beiden Abschnitte der bindegewebigen Umhüllung der Aneurysmahöhle hängen fest zusammen, eine stumpfe Trennung erscheint unmöglich. Das Lumen ist größtenteils durch frische gemischte Thromben angefüllt. Der Granatsplitter liegt im entzündlich indurierten Gewebe neben der Aneurysmahöhle, neben ihm viele Stoffäden im Granulationsgewebe mit violen Riesenzellen.

In der Wand des Hämatoms findet man, nachdem die hämorrhagische Infiltration unter Hinterlassung von Hämosiderin verschwunden ist, eine entzündliche Bindegewebsneubildung, die zur Verdichtung und Versteifung des alten Gewebes führt. Was von spezifischen Geweben eingeschlossen ist, wird in dieser Gewebswucherung atrophisch, in erster Linie die quergestreifte Muskulatur; dicht an der Höhle ist dasselbe oft bis auf einzelne Kernschläuche verschwunden. Die entzündlichen Vorgänge reichen verschieden weit, bisweilen auf mehrere Zentimeter in die Tiefe. Wo an der innenfläche der Hämatomhöhle keine Thromben aufliegen, erhebt sich auf ihr eine Schicht von Granulationsgewebe wie bei einer Heilung per sec. intentionem; fehlt eine infektion des Schußkanals, so herrschen in demselben die Fibroblasten vor, und mit dem Älterwerden geht es in fasriges Bindegewebe über. Indessen besitzen solche von primären Thromben freie Strecken nur geringe Ausdehnung; vielmehr ist an Aneurysmen, welche einige Wochen bestanden haben, und von da ab für viele Monate, die Innenfläche mit einem dichten hyalinen Fibrin bedeckt, und soweit dieses vorhanden ist, wird es von der Unterlage aus organisiert, wobei in der Regel auffallend wenig Blutgefäße mitwirken, und es entsteht ein sehr derbes, zellarmes Bindegewebe mit zur Innenfläche parallelem Faserverlauf.

Die Sackwand der Aneurysmen besteht also aus zwei Teilen, dem verdichteten alten und dem darauf neugebildeten Bindegewebe; beide hängen in meinen Präparaten im allgemeinen fest zusammen und lassen sich selten voneinander ablösen, obschon für das Auge häufig eine Grenzlinie sich daraus ergibt, daß die innenschicht sehniger und konzentrisch gestreift und weißer als die rostbraune Umgebung ist. In meinen Präparaten liegt, wenn ein Aneurysmasack sich leicht aus der Umgebung hatte ausschälen lassen, die Trennungslinie nicht an der Grenze dieser beiden Schichten, sondern gewöhnlich innerhalb des präformierten Gewebes dort, wo die entzündliche Induration aufhört und wieder lockeres Gewebe auftritt. Am leichtesten löst sich die Sackwand aus, wenn sie in quergestreifter Muskulatur mit parallelem Faserverlauf liegt; in diesem Falle finden sich in ihren äußeren Schichten noch atrophische Muskelfasern und die Trennung erfolgt dort, wo das intermuskuläre Bindegewebe wieder seine lockere Beschaffenheit annimmt. Wo das Aneurysma bis nahe an eine Faszie heranreicht (z. B. Abb. 62), kann dieselbe in die Wand einbezogen und mit dieser von den außen angrenzenden Geweben abgelöst werden. Besonders innig finde ich in der Regel die Befestigung der Aneurysmawand an Fettgewebe.

Die Innenfläche wird immer glatter, jedoch habe ich in meinen Präparaten niemals einen vollständigen Abschluß des ganzen Prozesses gefunden; mikroskopisch traf ich auf der Innenfläche stets noch einen Saum sehr dichten hyalinen Fibrins mit Organisationsvorgängen an seiner Unterseite und dementsprechend keinen Endothelbelag auf der Wand außer an derjenigen Stelle, an welcher die Sackwand an dem verletzten Gefäß ansetzt, auf der aus diesem herausgewachsenen Intima; meine Befunde stimmen darin mit denjenigen JUSTIS[25b]) überein. Wahrscheinlich unterstützt dieser Mangel an Endothel die Neigung der Aneurysmen zur Abscheidung sekundärer parietaler Thromben, welche man recht häufig findet und welche ihre größte Mächtigkeit an der Kuppe des Sackes besitzen und nach seiner Basis zu abfallen und in jeder Beziehung denjenigen in wahren Aneurysmen gleichen.

Die Verbindung der Gefäßwand mit dem Aneurysmasack vollzieht sich dadurch, daß am Rande der Gefäßverletzung eine bindegewebige Wucherung der Intima und Adentitia zustande kommt; der ersteren lege ich dabei die Hauptbedeutung bei. Sie beginnt im erhaltenen Teil der Arterien- resp. Venenwand und steigt nach dem Rißrand schnell zu einem hohen Polster an, welches, wie oben erwähnt, die Öffnung einengt; von der bei der gewöhnlichen Endarteritis obliterans vorkommenden unterscheidet sie sich strukturell insofern, als sie kein welliges, parallel der Innenfläche laufendes Bindegewebe liefert, sondern ihre Spindelzellen nach allen Richtungen durcheinander gehen und in eine zarte Zwischensubstanz eingebettet sind. Seitlich überragt sie den nach außen umgerollten Rißrand der Media und trifft hier mit der ebenfalls proliferierenden Adventitia zusammen; in letzterer findet sich eine reichliche Wucherung der Vasa vasorum, deren Sprossen in die Intima eindringen, während der auf der erhaltenen Media liegende Teil der Intimaverdickung ganz gefäßlos ist; auch in den Rand der flachgelegten Media selbst wachsen Blutgefäße ein. ˙Diese Schicht neugebildeten Bindegewebes, welche den Rißrand der Muskulatur überlagert, vor allem aber der aus der Intima stammende Teil wächst von der Seite her in die Thrombussubstanz ein, welche auf der Höhlenwand aufliegt; so wird dieselbe von der Unterfläche und von der Seite her zugleich organisiert und so fließt das aus der verletzten Gefäßwand und das aus dem verdrängten Gewebe hervorgehende Bindegewebe ineinander über. Diese aus dem Gefäßlumen heraustretende Bindegewebsneubildung gibt das Bild der „evertierten" Intima und stellt die glatte und feste Verbindung zwischen Gefäß und Sackwand her. Die Intimawucherung muß ich nach meinen Präparaten als einen Teil des Vernarbungsprozesses in der verletzten Gefäßwand ansehen; ich kann nicht, wie JUSTI es tut, sie vorwiegend als Effekt einer Thrombusorganisation betrachten, sondern finde sie häufig auch in Fällen und an Stellen, an denen kein Thrombus im Gefäß liegt; wie oben erwähnt, führt sie am oberen und unteren Ende des Gefäßschlitzes zur narbigen Vereinigung der Wundränder der Media. Die Media selbst dagegen verhält sich in meinen Präparaten passiv, eine deutliche Teilnahme an der Produktion des an der Verletzungsstelle entstehenden jungen Bindegewebes, wie JUSTI sie mehrfach konstatierte, fand ich nirgends; einigemal lagen allerdings nahe dem Rißrand Züge von Zellen, meist neben Gefäßsprossen, in der Muskularis; aber die letzteren gingen deutlich von der Adventitia aus und bezüglich der Zellen ließ sich nicht entscheiden, ob sie ebenfalls eingewachsen, oder aus den bindegewebigen Elementen der Media hervorgegangen waren. Die Muskulatur finde ich häufig nekrotisch,˙ nicht nur, wie JUSTI, an den Rißrändern, sondern auch auf ausgedehnten Strecken zwischen denselben. Auch in den älteren Fällen trifft man keine Neubildung von Muskelfasern in die Sackwand hinein, während ja in organisierten und kanalisierten Venenthromben gar nicht so selten um die neuentstandenen Gefäßlumina glatte Muskelfasern zu beobachten sind, welche aus der Media stammen. Auch die Neubildung elastischer Fasern in der Sackwand bleibt, solange ich den Ablauf des Prozesses verfolgen konnte, aus, die äußeren, aus altem Gewebe hervorgegangenen Schichten enthalten noch die ursprünglichen elastischen Elemente in mehr oder weniger großer Zahl, die neuentstandene Innenschicht zeigt rein kollagenes Gewebe. Nur in der Intimawucherung finde ich, wie JUSTI, reichliche elastische Fasern neugebildet, also am Übergang der Arterien- in die Sackwand. Auffallend gegenüber dem Mangel an elastischer Neubildung in der Sackwand ist die Entwicklung dichter elastischer Fasernetze in der Media des erhalten gebliebenen Gefäßteils, die ich mehrmals nachweisen konnte. Sie stehen hier in unverkennbarem Zusammenhang mit der Elastica int., sind unter derselben am dichtesten und nehmen nach der Adventitia ab.

Was die Entwicklungsdauer angeht, so stehen mir nicht zu allen meinen Präparaten genaue anamnestische Angaben zu Gebote. Jedoch kann ich sagen, daß ich einmal schon nach 3 Wochen, nächstdem frühestens nach 5 Wochen, eine deutliche bindegewebige Wand um die Höhle beobachtet habe, während das diffuse infiltrierende Hämatom der Umgebung verschwunden war. Das stimmt mit den Beobachtungen der Chirurgen im allgemeinen überein. ZOEGE v. MANTEUFFEL[51]) hat 3 Perioden im Verlauf einer Gefäßverletzung aufgestellt: 1. 1—2×24 Stunden, das Hämatom läßt sich entleeren, die Teile legen sich aufeinander; 2. 5—14 Tage bis 3 Wochen: derbes Infiltrat in der Wand der Höhle, die nach Entfernung der Koagula zurückbleibt; 3. nach 3 Wochen: nach Rückbildung des Hämatoms günstige Bedingungen für Operation des ausgebildeten Aneurysmas. SAIGO[54]) berechnet die Entwicklungszeit auf 2—5 Wochen. Wenn gelegentlich in den Berichten von Chirurgen die Angabe vorkommt, daß schon frühzeitig, z. B. bei v. HABERER[10]) (S. 524) nach 8 und 12 Tagen eine deutliche Sackwand vorhanden war, so betrifft das entschieden Ausnahmen, die sich wohl nicht durch eine ungewöhnlich rasche Ausbildung der organisierten Schicht erklären, sondern durch ein besonderes Verhalten der Umgebung in dem obenerwähnten Sinne.

Wenn kleine Aneurysmen mit der ganzen Nachbarschaft exzidiert werden, findet man nicht selten darin größere und kleinere Arterien und Venen, welche von dem Schußkanal nicht direkt berührt sind, aber Läsionen der Wand aufweisen, besonders Rupturen der Elastica int. oder der ganzen Wand, welche letztere dann durch Narbengewebe geschlossen sein können, ferner an solchen Gefäßen und auch an Gefäßen ohne derartige Wandläsion Obliteration des Lumens; diese Veränderungen betreffen Gefäße, welche eigentlich als Kollateralen dienen sollten.

Wenn auch die Vorgänge, welche sich in der Wand des Hämatoms bei der Umwandlung zum Aneurysma abspielen, ziemlich klar liegen, ist es nicht ganz leicht, sich eine volle Vorstellung darüber zu bilden, was im Innern desselben an dem Inhalt sich vollzieht. Zunächst ist das Lumen in der Hauptsache durch frische Koagula angefüllt, später, im Aneurysma, ist es in der Hauptsache offen und ohne Zweifel in derselben Weise von Blut durchströmt wie in einem wahren Aneurysma; die erwähnten parietalen sekundären Thromben sind dem mikroskopischen Bau nach weiße Absetzungs- oder gemischte Thromben, sicherlich also aus zirkulierendem Blut abgelagert. KLEBS [**]) (S. 127/28) nimmt unter Verwertung von Experimenten an Hunden an, daß das primäre Gerinnsel durch das strömende Blut, welchem er eine fibrinlösende Fähigkeit beilegt, wieder verflüssigt und der Rest naptartig komprimiert wird; LOTSCH [**]) spricht von einer Resorption des Hämatoms bei der Ausbildung des Aneurysms. Ich glaube, daß der größte Teil der ursprünglich die Höhle erfüllenden Koagula in der Bildung der bindegewebigen Aneurysmawand aufgeht. Es ist ja von den spontanen arteriellen Hirnblutungen her bekannt, wie beträchtlich die Volumensverminderung ist, welche solche Hämatome dadurch erfahren, daß Gerinnsel und Serum sich scheiden und letzteres resorbiert wird. Im kommunizierenden periarteriellen Hämatom kommt die Kompression der Gerinnsel durch den Druck des zirkulierenden Blutes hinzu, dessen Wirkung sich an dem hyalinen Charakter der Fibrinauflagerungen zeigt, welche der Organisation verfallen. Eine Verflüssigung des geronnenen Materials analog dem späteren Verhalten des apoplektischen Herdes im Gehirn scheint mir unerwiesen.

Die Strömung im vollendeten arterio-venösen Aneurysma ist verständlich, wenn man die Folgezustände berücksichtigt: In den peripheren Arterien ist der Puls meist vorhanden, in den peripheren Venen meist eine, wenn auch geringe Stauung. Daraus läßt sich schließen, daß der Sack von der Arterie aus gefüllt wird und ein Teil des Inhalts direkt wieder durch die proximale Vene abgeführt wird und somit der distale Arterienabschnitt weniger Blut erhält, und daß in den unter arteriellem Druck stehenden Sack der distale Venenabschnitt sein Blut mangelhaft entleeren kann. Ein stärkeres Einfließen des Arterienblutes in das distale Venenende wie bei der arterio-venösen Fistel findet in der Regel wohl nicht statt, was aus dem Ausbleiben von varikösen Erweiterungen zu schließen ist.

Das Charakteristische der ganzen Aneurysmabildung ist das, daß in der Hämatomwand die Vorgänge wie bei der Heilung einer Wundhöhle unter dem Blutschorf sich entwickeln, aber nicht zum Ende, d. h. zu einer soliden Vernarbung führen, wegen der Durchströmung mit arteriellem Blut. Spontanheilungen von sicheren Aneurysmen kommen offenbar ganz selten vor. SAIGO hat nie eine solche gesehen. Wenn die Gefäßöffnung sich vollständig verschließt, wird die Vernarbung des Hämatoms resp. Aneurysmas wohl die Folge sein; aber anatomisch belegte Fälle, in denen zuerst die charakteristischen Erscheinungen des pulsierenden Hämatoms resp. Aneurysmas und später die solide Narbe gefunden wurde, sind mir nicht bekannt; bei KÜTTNERS [**]) (S. 105) Beobachtungen von durchschossenen obliterierten Gefäßen, welche er gelegentlich von Nervenoperationen mehrmals erhob, fehlt die Feststellung des früheren Aneurysmas, und BIERS [*]) und KRECKES [**]) Fälle, die je zweimal die Symptome eines pulsierenden Hämatoms resp. Aneurysmas vollständig verschwinden sahen, sind rein klinisch beobachtet. Ein Kleiner- und Härterwerden der Aneurysmen bei längerem Bestehen kommt ohne Zweifel häufig vor.

Die Voraussetzung für die Entwicklung eines Aneurysmas, das Offenbleiben der
Gefäßöffnung und das Erhaltenbleiben des Blutstromes, ist bei den partiellen Durchlöcherungen gewöhnlich vorhanden; bei den totalen Durchtrennungen tritt, wie oben
erwähnt, entweder Verblutung oder spontane Blutstillung mit Obliteration der Gefäßstümpfe ein, selten kommen dabei Aneurysmen zustande: v. HABERER, BIER, JUSTI u. a.
erwähnen einzelne Fälle an großen und kleinen Arterien (JUSTI an der Art. temporalis);
man muß annehmen, daß dabei der Strom vom zentralen zum peripheren Stumpf
der Arterie durch die Hämatomhöhle seinen Weg findet oder durch die Höhle in
eine Vene; letzteres hat offenbar BIER gesehen.

· Bei der bisher besprochenen gewöhnlichsten Form des Schußaneurysma steht
also zu allen Zeiten die blutgefüllte Höhle im Gewebe im Vordergrund des Bildes.
Nun gibt es eine zweite Form, bei welcher als auffälligster Befund beim Einschneiden
auf das verletzte Gefäß ein fester Körper entgegentritt, der eine hohle Kugel oder
einen hohlen Zapfen aus Thrombussubstanz darstellt und mit einer scharfen
Öffnung auf dem Gefäßloch aufsitzt. Derselbe besitzt eine ganz andere Selbständigkeit

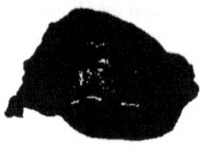

Abb. 67. Stumpf aus-
gelöster Aneurysmasack
eines Aneurysma der
Art. tibialis ant.
Starre Hohlkugel, rein aus
Thrombusmasse bestehend.
Natürl. Größe. (Dauer des
Bestehens unbekannt.)

als die die bindegewebigen Säcke auskleidenden Thromben, er
liegt ganz lose in seiner Umgebung, lehnt sich nicht an eine
Wand an und bildet nicht den regelrechten Ausguß einer Höhle,
sondern hat eine freie und glatte Oberfläche. Merkwürdigerweise
finde ich in v. HABERERS beiden Berichten über seine 172 Fälle
diese Gebilde nie erwähnt, dagegen bezieht sich BIERS oben angeführte Bemerkung über napf- und kugelförmige Thromben in
Hämatomen wohl auf sie. Und WIETINGS[19] (S.6) Schilderung der
exstirpierten Aneurysmasäcke, die „wir in den meisten Fällen antreffen resp. exstirpieren", entspricht ihnen vollkommen. Ich habe
von den verschiedensten Kriegschirurgen eine ganze Reihe
solcher Gebilde zugestellt bekommen mit der Bezeichnung
„Aneurysma" und vielfach mit der ausdrücklichen Angabe, daß
eine anderweitige Wand nicht bestanden habe; ein Doppelaneurysma gleicher Art,
welches ich bei der Sektion fand, ließ die Situation besonders klar erkennen: Auf der
vorderen unteren Seite der zweifach durchfochten Art. subclavia lag ein hühnereigroßer fester Körper von 6,5 cm Länge, frei in eine Höhle hereinragend, welche von
blutigem Eiter gefüllt und von hämorrhagisch zertrümmerter Muskulatur des Pectoralis
major und minor umgeben war, ohne daß aber irgendeine scharfe Abgrenzung
des Raumes vorhanden war; auf dem Durchschnitt bestand er aus fast rein weißer
konzentrisch gestreifter Thrombussubstanz, war an der Kuppe 2 cm dick, verdünnte
sich nach dem entgegengesetzten Pol zu und lief in den Rand einer scharfen runden
Öffnung aus, die dem Gefäßfenster auflag; auf der Perforationsstelle der entgegengesetzten Seite saß ein kirschkerngroßes weißes dünnwandiges Säckchen in einer
kleinen Nische des Gewebes, aber ohne jede Verbindung mit der Wand desselben,
eingebettet. Nicht von allen Präparaten habe ich sichere Angaben, ob auch die
Vene verletzt war; doch scheint mir, daß diese Art von Säcken sich auf reinen
Arterienwunden entwickelt.

Fälle dieser Art sind schon früher gesehen worden und haben in Zeiten, wo die
Genese der falschen Aneurysmen nur aus vereinzelten Beobachtungen festgestellt
werden konnte, Anlaß gegeben, die alte Vorstellung von der Entwicklung der Aneurysmawand aus dem verdrängten Gewebe der Umgebung anzufechten. ROSER und sein
Schüler HAIN[17], später KALLENBERGER[20]) und HEDINGER[19][20]), haben solche auf Arterienwunden sitzende, leicht ausschälbare thrombotische Säcke zurückgeführt auf allmähliche
Ausweitung eines Blutkoagulum, welches dieselbe verschließt, und ein von mir[47]) bei
einer Sektion gefundener Aneurysmasack auf einer durch ulzeröse Cholezystitis
bloßgelegten und arrodierten Leberarterie, welcher ins Lumen der Gallenblase sich
erhob und rein aus Thrombussubstanz bestand, führte mich zu derselben Deutung.

Gewiß taucht der Zweifel auf, in welchem Grade solche thrombotische Verschluß-platten auf Arterienwunden überhaupt dehnungsfähig sind. RIBBERT[45]) hält eine reine Dehnung nicht für möglich und andererseits eine Erweiterung durch sich immer wiederholende Zerreißung und Einfügung neuen Materials in die Risse nicht für annehmbar, da die Thromben einheitlich gebaut sind. Diese Zweifel teile ich voll-kommen, soweit sie sich auf Säcke beziehen, welche in der Hauptsache aus Blut-plättchenthromben bestehen, wie der des eben erwähnten großen Subclaviaaneurysma und die in RIBBERTs Fällen. indessen sind diese korallenstockartigen Plättchen-thromben etwas Sekundäres, und das Säckchen besteht ursprünglich nur aus fädig-balkigem Gerinnsel mit eingeschlossenen roten Blutkörperchen; so fand ich es in den meisten meiner bezüglichen Präparate, so waren auch die 4 Aneurysmasäcke, welche KALLENBERGER und HEDINGER beschreiben, gebaut; RIBBERT schildert selbst auch an seinen beiden Präparaten die Zusammensetzung der thrombotischen Ablagerung. aus zwei Schichten, der äußeren Fibrinschicht und der inneren aus Blutplättchen-balken bestehenden, und hält letztere für nachträglich entstanden; auch in meinem Subclaviaaneurysma war die äußere Hülle des dicken Sackes reines Fibringerinnsel. Wenn dann die geschichteten weißen oder gemischten Thromben an der Innenfläche dieser Fibrin-säcke angelagert werden und das Lumen verengern (Abb. 68), so wird das ganze Gebilde starr und brüchig. Aber solange der Sack nur aus Fibrin besteht, kann man ihm die Dehn-barkeit wohl nicht absprechen, und ich glaube in der Tat, daß man diese Form von Säcken bei falschen Aneurysmen im Sinne der ROSER-HAINschen Theorie zurückführen darf auf die allmähliche durch den Blutdruck bewirkte Aus-dehnung eines fibrinhaltigen Blutgerinnsels, welches zunächst als Deckel die Arterienwunde verschloß. Damit wird die besondere Erscheinung, welche sie gegenüber der ge-wöhnlichen Form der falschen Aneurysmen darbietet, voll-kommen erklärt. Die Größe der Höhle wird hierbei also nicht durch den anfänglichen Bluterguß bestimmt, sondern dieselbe entwickelt sich allmählich, und der entstehende Sack schafft sich durch die Verdrängung der benachbarten Weichteile oder, wenn ein periarterielles Hämatom existiert, durch Verdrängung der Blutkoagula Raum; in letzterem Falle entstehen die Bilder, wie sie BIER erwähnt, derart, daß

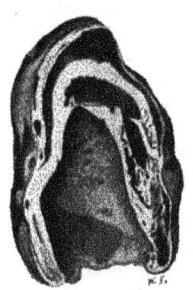

Abb. 68. Stumpf ausgeschälter Sack eines falschen Schuß-aneurysma der Art. profunda femoris. Längsschnitt. Ver. 2:1. Das Ganze einen 2,8 cm langen hohlen Zapfen darstellend, der an einem Pol die auf der Arterienverletzung sitzende Öffnung trägt; er besteht rein aus Thrombussubstanz mit roter und weißer Schichtung. (Oper. 17. 5. 1918, 3 Woch. n. d. Verletz.)

eine vom perforierten Gefäß in das Hämatom hineinreichende Nische mit schaligen Thromben ausgekleidet ist. Bei diesem Hergang würde das periarterielle Hämatom naturgemäß zunächst ein „stilles" sein und erst „belebt" werden, wenn sich vom Gefäß aus die Aneurysmasack hineinentwickelt.

Für die Berechtigung zu dieser Auffassung spricht noch der Umstand, daß Aneurysmasäckchen, welche von arrodierten Arterien frei in einen Hohlraum sich erheben, also sicher unabhängig von einer geweblichen Wand sich bilden, den gleichen Bau besitzen: Dies gilt für die gewöhnlichen Aneurysmen, welche nach tödlichen Lungenblutungen in Kavernen oder in bescheideneren Dimensionen auf dem Grund blutender Magengeschwüre gefunden werden; ebenso für das schon erwähnte von mir früher beobachtete Aneurysma der Leberarterie; hier enthielt die Gallenblase, in welche der Sack hineinragte, 3 große Steine, eine Teilnahme von irgendwelchem Gewebe an der Herstellung seiner Wand war ganz ausgeschlossen. Ferner erhielt ich während des Krieges zur Untersuchung eine Lunge mit einem großen meta-pneumonischen Abszeß, in den eine tödliche Blutung erfolgt war; 2 an der Innen-fläche desselben freiliegende Arterien waren arrodiert, und auf jeder Arrosionsstelle lag ein ca. kirschengroßer rein aus Fibrin aufgebauter Aneurysmasack.

Arterio-venöse Fistel und Varix aneurysmaticus.

a) Arterio-venöse Fisteln.

Es wurde schon erwähnt, daß sie wohl in der Regel durch solche Geschosse erzeugt werden, welche zwischen Arterie und Vene durchtreten und deren einander zugekehrte Flächen verletzen, und daß die Verklebung der beiderseitigen Wundränder erleichtert wird durch den ·starken Druckabfall von der Arterie zur Vene, welcher sowohl die Bildung eines perivasalen Hämatoms als die Blutung nach außen hintanhält. So bleibt die Gefäßverletzung häufig zunächst ganz unbemerkt, und durch die bindegewebige Verwachsung der Ränder wird die Pistel zu einem definitiven Zustand.

An der Bildung der vorspringenden Leiste um die Fistelöffnung beteiligen sich die beiden Gefäße in sehr wechselnder Weise. Franz[7]) hat an Hunden, welchen er künstliche Fisteln zwischen Arteria und Vena femoralis anlegte, gefunden, daß bei ursprünglich gleicher Größe der Fenster in Arterien- und Venenwand schließlich der Rand der Arterienöffnung hinter dem der Vene regelmäßig infolge der stärkeren Retraktion der Arterie zurücksteht. Beim Menschen, wo von Anfang an die Größenverhältnisse variieren,· bildet nach Justis und meinen eigenen Erfahrungen bald die Vene, bald die Arterie den freien Rand; die Intima beider Gefäße, die der Vene in höherem Grade, verdickt sich in derselben Weise wie bei den früher besprochenen Gefäßwunden, und wuchert von einer zur anderen, ohne daß man schließlich eine Grenze zwischen beiden erkennen kann; so wird die Oberfläche des ganzen vorspringenden Randes geglättet. Der Regel nach, soweit es sich aus Justis und meinen Beobachtungen schließen läßt, geschieht dieser Heilungsprozeß ohne Intervention von Thromben.

Von der Ausdehnung der Öffnung hängt es ab, wieweit äußerlich die beiden Gefäße sich an der Kommunikationsstelle noch gegeneinander abgrenzen. Bei kleiner Öffnung besteht nur eine beschränkte rein seitliche Verlötung, bei größerer verschmelzen beide Gefäße zu einem einheitlichen Zylinder resp. Sack, zuweilen findet der unmittelbare Übergang der Arterien- in die Venenwand auch nur an der Vorder- oder Hinterseite statt, während an der entgegengesetzten sie durch eine Furche getrennt bleiben. Die Verlötung der Gefäßwände wird durch Verschmelzung der Adventitien herbeigeführt, zwischen denen periadventitielles Fettgewebe, Nerven und kleine Gefäße eingeschlossen sein können.

Franzs erwähnte sorgfältige Beobachtungen an Hunden haben Einblicke in den Gang der veränderten Zirkulation gegeben, welche auch diejenigen Veränderungen verständlich machen, die sich beim Menschen an den beteiligten Gefäßen nach Entstehen der Fistel einstellen. Wie Franz während und direkt nach der Operation feststellen konnte, findet ein Eintritt des arteriellen Blutes in den distalen Venenteil auf eine beträchtliche Strecke hin statt, belastet und dehnt die Wand desselben und staut das von der Peripherie kommende Blut, indem es demselben seine Pulsation mitteilt; der in den proximalen Abschnitt der Vene eintretende Teil des arteriellen Blutes fließt in der Richtung des Venenstroms zum Herzen ab und saugt dabei aus den Seitenästen das Blut an. Eine Erweiterung der Vene ist, wie bereits Bramanns[5]) zusammenfassende Darstellung ergab, beim Menschen schon in frischen Fällen wohl immer sowohl peripher als zentral an dem bei der Operation präparierten resp. am resezierten Gefäßstück nachzuweisen. Franz, der beim Hund die Venen in ihrer ganzen Ausdehnung bloßlegte, fand, daß sich diese Dilatation peripher und häufig auch zentral weit über das Anastomosengebiet hinaus erstreckt. Der zentrale Arterienabschnitt ist unverändert, der periphere zuweilen auch, andere Male verengt, nach Köttners Erfahrung gelegentlich so stark, daß das Mißverhältnis zum zentralen die Naht erschwert. Ob dieser Zustand sich auf die Dauer erhalten kann oder notwendig zu varikösen Erweiterungen führt, ist schwer zu entscheiden; v. Haberer[10]) hat empfohlen, die einfachen Fisteln operativ zu beseitigen, da nach seiner Erfahrung bei genügender Dauer sich gewöhnlich schwere Varixbildungen anschließen.

Als Folge der Saugwirkung seitens der Vene darf man es wohl auch ansehen, daß v. HABERER[16]) einmal eine doppelte Durchschießung der Arterie und einfache der Vene beobachtete, welche zu einer einfachen arterio-venösen Fistel ohne jede Aneurysmabildung geführt hatte; andere Male kommt unter gleichen Verhältnissen auf der einen Seite der Arterie eine arterio-venöse Fistel, auf der gegenüberliegenden ein Aneurysma spurium zustande; die Chirurgen (z. B. v. HABERER[16]) S. 122 u. 124) erwähnen einige Male diese Anordnung, und ich konnte ein solches Präparat von den Vasa femoralia untersuchen, in dem das aneurysmatische Säckchen nur oliven-groß geworden war. Auch läßt sich der Einfluß des absaugenden Venenstroms wohl geltend machen für die Beobachtung SAIGOs[44]) (S. 26), daß bei einer analogen Beschaffenheit der ursprünglichen Verletzung das Aneurysma spontan völlig obliteriert war, während die Neigung rein arterieller falscher Aneurysmen zur Spontanheilung, wie oben erwähnt, minimal ist. Als ganz seltene Folge der gleichzeitigen Verletzung von Arterie und Vene erwähne ich noch die Beobachtung FROMMEs[10]) (S. 307), daß die Arterie total durchschossen, am Ende verschlossen und seitlich mit der einfach durchlöcherten Vene fistulös in Verbindung. getreten war, und 2 ähnliche Fälle von BIER[1]), in denen der zentrale Stumpf der Arterie einerseits mit der verletzten Vene und andererseits mit einer großen Hämatomhöhle in Verbindung stand.

b) Varix aneurysmaticus.

Darunter versteht man diejenigen arterio-venösen Fisteln, an die sich eine variköse Erweiterung der mit der Arterie kommunizierenden Vene und ihrer Verzweigungen angeschlossen hat. Die Grenze gegen die einfache Fistel ist keine scharfe; denn als Varix sind schon die spindligen und kugligen Venenektasien an und neben der Ver-bindungsstelle der beiden Gefäße zu bezeichnen, welche JUSTI noch unter seinen Fällen von Fisteln aufführt, andererseits die ausgedehnten, der gewöhnlichen Varizen-bildung gleichenden, über den ganzen peripher von der Fistel liegenden Extremitäten-abschnitt ausgedehnten Venenerweiterungen, wie sie V. HABERER[16]) (S. 547) abbildet und welche die betreffende Extremität ganz unbrauchbar machen.|

Die spindligen Erweiterungen sind direkter Effekt der Übertragung des arteriellen Druckes auf die Venenwand, die nach der Peripherie zu entwickelten Varizen Folge der venösen Stauung in den peripher von dem Einströmungsgebiet des arteriellen Blutes gelegenen Venenverzweigungen. Der geringste Grad der Varixbildung besteht in der Ausbuchtung der Venenwand zunächst an der Außenseite gegenüber der Fistel, einer spindligen Erweiterung oder eines richtigen Sackes, der unter Umständen hühnereigroß (BRAMANN) oder fast faustgroß [v. HABERER[16]) (S. 546) an der Subclavia] werden kann. Von der Umgebung grenzen sich die Säcke vollkommen scharf ab und sind leicht auszulösen; sie erscheinen durchaus wie erweiterte Abschnitte der Vene und sind es offenbar auch, obschon gelegentlich, wie in JUSTIS Beschreibung, auf der Höhe die angrenzenden Gewebe die Wand bilden können. Aber im Aufbau der Wand unterscheiden sie sich doch oft wesentlich von der Venenwand. Sie sind viel dicker als diese, kommen einer Arterie gleich, und dies beruht nicht auf einer bloßen Hypertrophie der Muskulatur, sondern der Hauptsache nach auf einer Zunahme des Bindegewebes, sowohl desjenigen der intima als desjenigen der Media; die Muskulatur habe ich auf der Höhe eines wallnußgroßen Sackes der Vena subclavia vollständig vermißt.

Diese lokalen Ektasien der Venen haben ein durchaus aneurysmaähnliches Aus-sehen. Ganz anders stellt sich die schon genannte zweite Form des Varix aneurysma-ticus dar. Es ist eine merkwürdige Erscheinung, daß im Anschluß an eine umschriebene Kommunikation der Arterie und Vene an einer Extremität auf große Entfernungen hin sich das Venensystem derselben, sowohl peripher als auch zentral, bis in die subkutanen und sogar kutanen Äste hinein stark erweitert und schlängelt; von den gewöhnlichen Varizen unterscheidet sich der Zustand nur durch die Pulsation; in einem Falle v. HABERERS hatte sich sogar ein Ulcus cruris varicosum entwickelt. Bei annähernd gleicher Lage und Größe der arterio-venösen Fistel und gleicher Dauer ist immerhin die Ausdehnung dieser sekundären Varizenbildung sehr verschieden und abhängig von der Lokalität und wohl auch von individuellen Verhältnissen. KÜTTNER u. a. haben darauf aufmerksam gemacht, daß man diese durch arterielle Fisteln bedingten Varizen mit Vorliebe an denjenigen Stellen trifft, wo die gewöhnlichen Varizen vorkommen, also der Unterextremität; es ist daraus zu schließen, daß, wenn die Ursache gegeben ist, der hydrostatische Druck des Blutes und die Klappenbeschaffenheit von Einfluß auf die Entwicklung der Venenerweiterung ,sind. BRAMANN hat bereits die Bedeutung der Venenklappen für die Ausbreitung des aneurysmatischen Varix hervorgehoben; die Insuffizienz derselben durch Schrumpfung oder Verletzung, begünstigt das Fortschreiten nach der Peripherie; andererseits begünstigt der Widerstand der Klappen in den peripheren Abschnitten die stärkere Ausbreitung der Ektasie nach dem Zentrum zu. KÜTTNER sah einen solchen Varix scharf an einer Venenklappe abschneiden. Ferner spielt für die Entwicklung der Erweiterung die Umhüllung der Venen eine Rolle. BRAMANN beobachtete bereits, daß dieselbe unter Umständen erst in einiger Entfernung von der Fistel deutlich wird, wenn der derselben näher gelegene Teil der Vene in straffes Gewebe eingehüllt ist.

Wahre Aneurysmen nach Schußverletzungen sind nur ganz vereinzelt beschrieben worden. Außer dem früher angeführten von BABOSSINOFF, bei dem angeblich die Intima durch die verletzte Media und Adventitia vorgebuchtet war, erwähnen v. HABERER[15]) ein solches an der Art. cubitalis, und SYRING[16]) ein kirschengroßes an der Art. subclavia. Wie bei der Besprechung der Quetschwunden der Arterien durch Schüsse angeführt wurde, ist das Zustandekommen derselben dadurch verständlich, daß gelegentlich nur die inneren Schichten der Gefäßwand gesprengt und die Adventitia als Sack vorgebuchtet werden kann.

Pseudo-Aneurysma.

KÜTTNER[14]) hat die Bezeichnung für Fälle eingeführt, bei denen nach einer Schußverletzung das für arterio-venöse Aneurysmen charakteristische Schwirren vorhanden ist, ohne daß eine Veränderung der Gefäße und ein Aneurysma sich nachweisen läßt. Eine ganze Zahl von Operationen, welche unter der Diagnose Aneurysma a.-v. ausgeführt worden sind [KÜTTNER[11]), v. HABERER[14]), HARTTUNG[18]), KAUSCH[19]) u. a.] haben übereinstimmend ergeben, daß die Arterie in Narbengewebe eingebettet und häufig auch durch dasselbe eingeschnürt und verzogen war. FRANZ fand, daß bei den künstlich angelegten arterio-venösen Fisteln das Geräusch beim Eintritt des arteriellen Blutes in die Vene, und zwar in letzterer infolge plötzlicher Erweiterung des Strombettes entsteht; die Venenwand scheint aber dabei nicht mitzuwirken. Beim Pseudoaneurysma des Menschen ist die Vene zuweilen mitbeteiligt, nämlich gleichzeitig durch das Narbengewebe eingeschnürt oder durch Stränge mit der Arterie verbunden gewesen; in einem Fall KÜTTNERs lief die infolge verkürzt geheilter Oberschenkelfraktur geschlängelte Arterie über die Vene hinweg. Aber andere Male beschränkte sich die Veränderung auf die Arterie, und das Schwirren verschwand oder verringerte sich sofort, wenn bei der Operation die Arterie aus der narbigen Umhüllung befreit wurde. So wird die Ursache des Geräusches darin gesucht, daß durch „Drosselung der Arterie" das Lumen verengt ist und der Übergang des Blutes aus der verengten in die normal weite Partie die hör- und fühlbaren Oszillationen erzeugt; es würde danach also ein Flüssigkeits-, kein Wandgeräusch sein. Die Arterie selbst ist meines Wissens kaum anatomisch untersucht worden; ich war einmal in der Lage, es zu tun, und fand dabei bemerkenswerte Veränderungen in der Wand.

12 Wochen nach Schußverletzung des Vorderarms (25. 4. 1916) durch Infanteriegeschoß wurden in der Narbe Pulsationen und Schmerzen bei körperlicher Anstrengung bemerkt, die seitdem mehrmals schwanden und wiederkehrten. Januar 1917 wurde im Lazarett an der Narbe, die auf der Art. radialis

oberhalb des Handgelenkes lag, fühlbares Schwirren, hörbares Sausen, sichtbare Pulsation und Ungleichheit des Pulses an beiden Radialarterien konstatiert; am 1. 2. 1917 wurde die Hautnarbe und ein Stück der an ihr adhärenten Art. radialis exstirpiert. Das letztere habe ich fast lückenlos mikroskopisch an Querschnitten untersucht. Die Intima zeigt an einer Seite des Umfanges eine beträchtliche bindegewebige Verdickung, welche sich von der gewöhnlichen Endarteriitis dadurch unterscheidet, daß sie innen nicht glatt endet, sondern sich in eine ganze Zahl bindegewebiger Bänder fortsetzt, welche frei ins Lumen hineinragen. An derjenigen Stelle, wo die Verdickung am stärksten ist, dringen aus der Adventitia eine ganze Zahl kleiner Blutgefäße mit zellreicher Wand durch die Media in die Intima ein und im Bereich der Media sind sie z. T. von kleinen Herden von Granulationsgewebe umgeben.

Die Intimaverdickungen haben in diesem Fall offenbar die Bedeutung eines organisierten Thrombus, und die Granulationsherde der Media sind möglicherweise aus kleinen Zerreißungen hervorgegangen; eine anatomische Läsion der Arterienwand selbst hat hier also sicher vorgelegen; die bandartigen Intimaverdickungen haben offenbar im Blutstrom flottiert.

Erwähnt sei noch eine Verletzung der Arterie, welche KÜTTNER[85]) in einem Fall von **Verschüttungsnekrose** des Unterschenkels nachwies: durch länger dauernden Druck eines Balkens auf eine scharf umschriebene Stelle des Oberschenkels war die Intima der Art. femoralis daselbst rupturiert und davon abhängig das Lumen durch einen Thrombus verlegt. In diesem Falle, und vermutlich einem ähnlichen nur klinisch beobachteten, war das Absterben des Unterschenkels offenbar durch die Gefäßläsion bedingt, während in einer anderen Gruppe von Verschüttungsfällen rein der flächenhafte Druck der Verschüttungsmassen auf das Gewebe dieselben, und zwar bei kurzer Dauer und großer Intensität die Haut und Subkutis, bei langer Dauer die Muskulatur zur Nekrose gebracht hatte, ohne daß die großen Gefäße verändert gewesen wären.

Endlich führe ich eine ebenfalls vereinzelte eigene Beobachtung einer **Dehnungsruptur der Aortenintima durch Überfahrung** an:

Ein ca. 40jähriger Militärarzt wurde durch ein Militär-Lastauto überfahren und starb sofort. Es fand sich bei der Sektion eine ausgedehnte Beckenfraktur, nämlich Durchreißung der Symphysis pubis und der Symphysis sacro-iliaca beiderseits mit einem Flachlegen beider Darmbeinschaufeln, wobei der linke Psoas von der Wirbelsäule z. T. abgerissen war. Die beiden Artt. iliacae commines waren dabei genau an ihrer Abgangsstelle von der Aorta von dieser abgerissen und, weit nach unten disloziert, in zertrümmertes Gewebe eingelagert. Die Aorta endet an der Stelle, an welcher die Teilung erfolgen sollte, ist von der Wirbelsäule abgelöst, und ihre Intima trägt, bis etwas in die Aorta thoracica hinaufreichend, zahlreiche quergestellte parallele Einrisse, z. T. mit Unterminierung ihres distalen Randes.

Offenbar waren diese multiplen Rupturen der Intima nicht durch Sprengung seitens der komprimierten Blutsäule zustande gekommen, sondern, wie die Lage und die nach unten zunehmende Häufung erkennen läßt, durch den Zug der schließlich abreißenden Artt. iliacae.

Literatur.

[1]) BIER, D. Med. W. 1915 Nr. 5/6. — [2]) BIER, Bruns Beitr. Bd. 96, 1915 S. 555. — [3]) v. BONIN, Bruns Beitr. Bd. 97, 1915. — [4]) BORNHAUPT, Arch. f. klin. Chir. Bd. 77, 1905 S. 590. — [5]) BRAMANN, Arch. f. klin. Chir. Bd. 33, 1886 S. 1. — [6]) ENDERLEN, Bruns Beitr. Bd. 98, 1916 S. 677. — [7]) FRANZ, Arch. f. klin. Chir. Bd. 75, 1905 S. 572. — [8]) v. FRISCH, Arch. f. klin. Chir. Bd. 79, 1906 S. 515. — [9]) v. FRISCH, Bruns Beitr. Bd. 91, 1914 S. 186. — [10]) FROMME, Bruns Beitr. Bd. 105, 1917 S. 293. — [11]) GRAF, Bruns Beitr. Bd. 98, 1916 S. 532. — [12]) GRAUHAN, Bruns Beitr. Bd. 114, 1919 S. 294. — [13]) v. HABERER, Wien. Klin. W. 1914 S. 1473. — [14]) v. HABERER, Med. Klin. 1916 Nr. 17. — [15]) v. HABERER, Arch. f. klin. Chir. Bd. 107, 1916 S. 611. — [16]) v. HABERER, Arch. f. klin. Chir. Bd. 108, 1917 S. 513. — [17]) HAIN, Diss. Marburg 1873. — [18]) HARTTUNG, Med. Klin. 1917 Nr. 23. — [19]) HEDINGER, Zbl. f. allg. Pathol. 1905 Nr. 23. — [20]) HEDINGER, Arch. f. klin. Chir. Bd. 80, H. 3. — [21]) HILDEBRANDT, A., Arch. f. klin. Chir. Bd. 75, 1902 S. 572. — [22]) HOTZ, M. Med. W. 1915 S. 239. — [23]) HOTZ, Bruns Beitr. Bd. 97, 1915 S. 177. — [24]) JAFFÉ, M., Zbl. f. allg. Pathol. 1918 S. 353. — [25]) JUSTI, Frankf. Zeitschr. f. Pathol. Bd. 20, 1917 S. 181. — [26]) KALLENBERGER, Virch.-Arch. Bd. 179, 1905 S. 537. — [27]) KAPPIS, D. Med. W. 1914. — [28]) KAUSCH, Berl. Klin. W. 1916 S. 364. — [29]) KLEBS, Beitr. z. pathol. Anat. d. Schußwunden, Leipzig 1872. — [30]) KRECKE, M. Med. W. 1917 Nr. 30 S. 991. — [31]) KROH, Bruns Beitr. Bd. 97, 1915 S. 378. — [32]) KROH, Bruns Beitr. Bd. 108, 1917 S. 61. —

**) KOTTNER, Bert. Klin. W. 1916 Nr. 5/6. — **) KOTTNER, Med. Klin. 1916. — **) KOTTNER, Bruns Beitr. Bd. 112, 1918 S. 581. — **) KOTTNER, Bruns Beitr. Bd. 108, 1917 S. 1. — **) LEXER, D. Zeitschr. f. Chir. Bd. 135, 1916 S. 439. — **) LOTSCH, Bruns Beitr. Bd. 91, 1914 S. 178. — **) MANASSE, Passow u. Schäfers Beitr. z. Anat., Phys., Pathol. u. Ther. des Ohres, Bd. 11, 1918 S. 105. — **) NEUGEBAUER, Zbl. f. Chir. 1915 S. 145. — **) v. OPPEL, Arch. f. Chir. Bd. 86, 1908 S. 31. — **) ORTH, O., M. Med. W. 1915 S. 1133. — **) RIBBERT, Virch. Arch. Bd. 226 S. 133. — **) SAIGO, D. Zeitschr. f. Chir. Bd. 85, 1906 S. 577. — **) SALOMON, Bruns Beitr. Bd. 113, 1918 S. 369. — **) v. SCHJERNING, Arch. f. klin. Chir. Bd. 64, 1901 S. 1. — **) SCHMIDT, M. B., D. Arch. f. klin. Med. Bd. 52, 1894 S. 536. — **) SYRING, M. Med. W. 1915 S. 616. — **) WIETING, Bruns Beitr. Bd. 94, 1914 S. 1. — **) ZAHRADNICKI, Wien. Klin. W. 1915. — **) ZOEGE v. MANTEUFFEL, Arch. f. klin. Chir. Bd. 81, 1906 S. 306.

---

6. Verletzungen der Kopfhöhle und ihres Inhaltes.

Von Prof. Dr. GUSTAV RICKER,

Direktor der pathologisch-anatomischen Anstalt der Stadt Magdeburg.
Im Kriege Pathologe bei der 5. u. 4. Armee, Armeepathologe der 4. Armee,
landsturmpflichtiger Arzt, Kriegsassistenzarzt,

und

Prof. Dr. ANTON GHON,

Vorstand des pathologisch-anatomischen Instituts der Universität in Prag.

A. Die pathologische Anatomie der frischen mechanischen Kriegsschädigungen des Hirnes und seiner Hüllen*).

Mit 19 Abbildungen im Text.

Vorbemerkungen.

Die im folgenden (sowie über die frischen Kriegsschädigungen des Rückenmarks und seiner Hüllen) mitgeteilten und verwerteten Beobachtungen sind ausschließlich von mir selbst während einer 3½ jährigen pathologisch-anatomischen Tätigkeit im Felde gesammelt worden, teils an im frischen Zustande, teils an erst nach sorgfältiger Formolhärtung sezierten Zentralnervensystemen. Die gehärteten, größtenteils im Feld-, z. T. im Heimatslaboratorium untersuchten Präparate stellen das eigentliche Material unserer Abhandlung dar, das aber auf der breiteren Basis der zahlreichen, ununterbrochen danebenher gelaufenen Beobachtungen an im frischen Zustande sezierten Zentralnervensystemen ruht. Nachdem wir bald eingesehen hatten, daß nur solche Zentralnervensysteme (und Hüllen derselben) im strengen Sinne brauchbar sind, die durch chirurgische Eingriffe nicht verändert worden waren, haben wir für die weitere Abhandlung mit spärlichen Ausnahmen nur solche verwandt und sie uns in Feldlazaretten von zur Beerdigung eingelieferten Leichen, ferner von den Leichen moribund Eingetroffener und deswegen unbehandelt Gebliebener, schließlich von den Leichen zu Zeiten größerer Kämpfe ohne ärztlichen Eingriff Gestorbener verschafft; dieser Vorsicht schreiben wir die wichtigsten über die frischen Verletzungen gewonnenen Kenntnisse zu, die an anderen Orten nicht zu erlangen gewesen wären. Es sind ausgedehnte mikroskopische Untersuchungen vorgenommen und ihre Ergebnisse auch an solchen Stellen unserer Darstellung verwertet worden, wo dies, der Kürze halber, nicht ausdrücklich erwähnt ist.

Die theoretische Seite unseres Themas haben wir auf experimenteller Grundlage ausführlicher als im folgenden an einer anderen Stelle erörtert, auf die wir zur Begründung verweisen[1]).

Die Vorlagen für die Abbildungen, die wir auch mit der Lupe zu betrachten empfehlen, sind nach Formolpräparaten angefertigt von den Herren Johannes Nicolaysen, freiwilligem Pfleger, und P. Krüger, Landsturmmann, damals in Rousselaere, jetzt in Plön und Leipzig.

In dem ersten Teile unserer Abhandlung, der die frischen Kriegsverletzungen des Hirnes und seiner Hüllen, unter denen die knöcherne die wichtigste ist, gemeinsam und auf engem Raume zu erörtern hat, mußte die Einteilung entweder vom Hirne oder vom Schädel ausgehen und jenes oder dieser mit größerer Ausführlichkeit behandelt werden; wir haben es für zweckmäßig erkannt, nach beiden Richtungen hin dem Hirne den Vorrang zu geben. Eine zweite Beschränkung machte die große Mannigfaltigkeit der Kriegsverletzungen erforderlich; wir werden der häufigsten; der

---

*) Von GUSTAV RICKER.

Schußverletzung, den größten Teil unserer Ausführungen zumessen und Angaben über andere Verletzungen an geeigneten Stellen an- und eingliedern.

Ein Geschoß, das den Schädel allein oder den Schädel und seinen aus dem Hirn und dessen Häuten bestehenden Inhalt verletzt, bewirkt zunächst eine Erschütterung des Schädels im ganzen, die sich auf den Inhalt überträgt; das Hirn wird also indirekt beeinflußt.

Hieran schließt sich die direkte mechanische Verletzung, wenn das Geschoß den Schädel passiert und eine kürzere oder längere Bahn im innern des Hirnes zieht. Neben dieser direkten Verletzung geht, wie wir sehen werden, eine zweite indirekte mechanische Beeinflussung des Schädels und Hirnes einher*).

Wir haben es somit im folgenden mit direkt und indirekt zustandekommenden Veränderungen im Hirn und Schädel zu tun. Zuerst werden wir uns mit den Folgen der indirekten mechanischen Beeinflussung des Hirnes beschäftigen, weil sie die leichteren Veränderungen hervorbringt, weil sie als einzige Folge bestimmter, im Stellungskriege häufig gewesener Gewalteinwirkungen eine große Rolle gespielt hat, und weil ihre Vorwegnahme das Verständnis der Befunde nach direkter Verletzung des Hirnes wesentlich erleichtern wird.

Indirekte mechanische Beeinflussung des Hirnes.

a) Funktionelle Störung im Hirne durch indirekte mechanische Beeinflussung.

α) Funktionelle Störung durch Erschütterung des Hirnes im ganzen.

Die Erschütterung, entstehend beim Anprall eines genügende Masse besitzenden Körpers, z. B. des Balkens eines einstürzenden Unterstandes, oder eines bei kleiner Masse mit hinreichender Geschwindigkeit begabten Körpers, z. B. eines Geschosses, an den — unversehrt bleibenden — Schädel wird von diesem als einem Ganzen vermöge seiner physikalischen Eigenschaften auf das Hirn als Ganzes übertragen, wirkt als mechanischer Reiz auf das erregbare Hirnnervengewebe und ruft in diesem Funktionsstörungen hervor, die am lebenden Menschen aus den Störungen teils der mit den körperlichen Hirnprozessen verbundenen psychischen Vorgänge, teils der Tätigkeit vom Hirn innervierter, außerhalb der Schädelhöhle gelegener Organe erschlossen werden; als stärkere Erstwirkung dauern diese Störungen Minuten, Stunden, Tage, selten Wochen, als schwächere Zweitwirkung, Kommotionsneurose, nicht selten Monate und Jahre. Diese Funktionsstörungen im Hirn vollziehen sich, ohne daß ihnen entsprechende und sie erklärende makro- oder mikroskopisch nachweisbare Strukturänderungen des Hirnes festzustellen sind. Im Gegensatz dazu sind diejenigen ebenfalls funktionellen Vorgänge, die in Abhängigkeit von den durch die Commotio im Hirn verursachten Funktionsstörungen in den von diesem innervierten Organen verlaufen, der direkten oder indirekten Feststellung zugänglich. Auch das Hirn, auf das wir uns hier zu beschränken haben, beherbergt ein solches Organ, nämlich sein Blutgefäßsystem. Die sich an ihm auf die mechanische Reizung seines Nervensystems abspielenden Vorgänge bewirken Kreislaufsstörungen, die mit Stase zu tun haben, in der Stase ihren Höhepunkt erreichen und mit Diapedesisblutung oder ohne solche einhergehen.

In einer Hirnstelle, in der Diapedesisblutungen bei der Sektion angetroffen werden, hat, wie das Experiment (an anderen Körperstellen) gelehrt hat, eine stärkste Verlangsamung des Blutstromes in erweiterter Strombahn, die darauf in der Regel in flüchtige oder dauerhafte Stase übergeht oder die aus der Stase — bei ihrer

---

*) Hier und im folgenden ist von direkter Beeinflussung immer nur da gesprochen, wo der Träger der kriegerischen Gewalt, am häufigsten ein Geschoß, in Berührung getreten ist mit dem Knochen oder dem Zentralnervensystem. Dagegen gilt uns z. B. eine ausstrahlende Fissur oder eine Verletzung des Zentralnervensystems durch einen abgesprengten Knochensplitter als indirekte Verletzung.

Lösung — hervorgeht, bestanden, und zwar ist die Diapedesisblutung an den prästatischen oder den poststatischen Zustand gebunden, während die voll ausgebildete Stase, insbesondere ihre Dauerform, eine Diapedese nicht zustande kommen läßt. Die Diapedese führt eine Durchsetzung des Gewebes mit roten Blutkörperchen herbei; an einer Kapillare auftretend läßt sie die Petechie, an mehreren Kapillaren sich einstellend die Ekchymose entstehen, während die Diapedese aus ganzen, namentlich größeren Stromgebieten den roten infarkt verursacht. Ist nach eingetretener Diapedese die Stase dauerhaft und genügenden Umfanges, so daß das Gewebe von der Beziehung zum strömenden Blute abgeschnitten, sequestriert wird, so tritt Gewebszerfall ein; er vollzieht sich im Hirn in einigen Tagen als Erweichung (Malacie) des mit roten Blutkörperchen durchsetzten Gewebes, die in diesem Falle eine rote Erweichung ist.

Haben wir es hier mit einem Befunde zu tun gehabt, den das Rot des ausgetretenen Blutes auffällig gestaltet, so steht ihm ein anderer an der Seite, dem diese Eigentümlichkeit abgeht. Wieder unsere Experimente haben gelehrt, daß, wenn die prästatische Kreislaufsstörung sehr kurz ist, sehr rasch in Stase übergeht, daß dann die Diapedesisblutung ausbleibt. Da gefüllte erweiterte Kapillaren, in denen das Blut in Stillstand eingetreten, in der weißen Hirnsubstanz keine stärkere Rötung bewirken, so ist das Ergebnis der Sequestrierung des Gewebes, wie sie die reine, nicht mit Diapedesisblutung komplizierte dauerhafte Stase mit sich bringt, die weiße Erweichung der Hirnsubstanz, die sich wie die rote in wenigen Tagen entwickelt. Rote und weiße Erweichung können, wie die Erfahrung lehrt und wie aus dem Gesagten verständlich wird, vereint neben- und durcheinander an derselben Stelle des Hirnes auftreten.

Den Diapedesisblutungen verschiedenen Umfanges liegt somit die — häufig mit Exsudation zellfreier Flüssigkeit verbundene — prä- oder poststatische, der Stase nahestehende Kreislaufsstörung, der roten oder weißen Erweichung die Stase als Dauerstase zugrunde; wie in anderen Fällen auf chemische oder thermische Reize, so entstehen hier diese Kreislaufsstörungen auf einen mechanischen Reiz von genügender Stärke hin. Rein lokalen Charakters ist ihr Eintreten von der Herztätigkeit unabhängig, beruht, wie besonders klar im Falle einer indirekten mechanischen Entstehung erhellt, nicht auf einer Veränderung des Blutes, und kann, wie wir begründet haben, nur auf eine funktionelle Störung des auch im Hirn zwar nicht anatomisch, aber physiologisch nachgewiesenen Gefäßnervensystems durch genügend starke, maximale Reizung desselben zurückgeführt werden.

Die postkommotionelle Kreislaufsstörung im Hirne entsteht, wie wir gesehen haben, durch mechanische Reizung der Gefäßnerven des Hirnes, den Reiz stellt die kurze Erschütterung dar. Wollte man hieraus schließen, daß sich die von dieser Reizung vermittelst der Kreislaufsstörung abhängigen Veränderungen des Gewebes, die Blutungen, die Erweichungen, die Degeneration — wie sie ein schwächerer Grad der prästatischen Verlangsamung mit sich bringt — nur unmittelbar nach der Commotio zu entwickeln beginnen, so würde man mit den anatomischen Beobachtungen in Widerspruch geraten. Diese haben unzweideutig gezeigt, daß eine Reihe von Tagen, Wochen und Monaten nach der Commotio dieselben Befunde im Gewebe angetroffen und als frisch entstandene makro- und mikroskopisch nachgewiesen werden können, die man feststellen kann, wenn der Tod früher erfolgt ist.

Diese vom Experiment am Hirne der Versuchstiere einwandfrei bestätigte Erfahrung[*]) kann in unserer Betrachtungsweise nur mit der Annahme verstanden werden, daß das Kommotionstrauma eine veränderte Erregbarkeit des Gefäßnervensystems des Hirnes, wie sie auch vom Hirnnervensystem zu erschließen ist, hinterläßt, vermöge derer noch lange Zeit nach dem Trauma, sei es aus sich heraus, sei es auf Grund sich neu einstellender Reize, eine noch vorhandene Kreislaufsstörung sich steigert oder eine solche neu auftritt. —

Nach diesen allgemeinen, vorwiegend der Genese gewidmeten Ausführungen gehen wir zu speziellen Angaben über.

Befunde der angegebenen Art haben wir, wenn der Tod während der uns hier allein beschäftigenden Erstwirkung der Commotio durch stumpfe Gewalt eingetreten war, in etwa der Hälfte der Fälle bei der Sektion erhoben, am häufigsten Gruppen von Petechien oder Ekchymosen, seltener weiße oder rote Erweichung, ihre mit Ödem verbundenen Vorstufen oder den in Verflüssigung bestehenden Endzustand; der Bereich dieser Veränderungen kann an der Grenze des Sichtbaren liegen, aber sich auch auf ein Gebiet von mehreren Zentimetern erstrecken. Zu diesen makroskopisch sichtbaren Veränderungen treten nur mikroskopisch aufzufindende, insbesondere Bezirke weißer Erweichung, hinzu, die den Prozentsatz der Hirne mit nachweisbaren Kommotionsfolgen nicht unbeträchtlich erhöhen und die in Serienschnitten durch das ganze Hirn noch zahlreicher zum Vorschein kommen würden. Was wir oben als Ergebnis der modernen anatomischen Forschung über die Folgen der Commotio mitgeteilt und an der Hand eigener experimentell gewonnener Erfahrungen in der eingangs angeführten Abhandlung erläutert haben, hat sich auch an unserem im Kriege gewonnenen Materiale bestätigt: so haben wir Gruppen von Petechien mit unversehrten roten Blutkörperchen viele Tage nach der Commotio angetroffen, desgleichen Bezirke leicht weiß erweichter Hirnsubstanz, Veränderungen, die, wären sie unmittelbar nach der Erschütterung entstanden, wesentlich weiter hätten vorgeschritten sein müssen.

Sämtliche Befunde verschonen in reinen Fällen die Rindensubstanz, sie sind weitaus am häufigsten im Marklager der Großhirnhalbkugel, häufiger in einem als in beiden, anzutreffen. Ein häufiger Befund ist auch die lockere oder dichte Durchsetzung des Balkens mit Petechien. An einem größeren erweichten oder verflüssigten Bezirk im Marklager kann auch ein anstoßender Teil des zentralen Graues teilnehmen.

Die Befunde bevorzugen also — beim Menschen — den inneren Teil der Halbkugel, die das Gehirn darstellt. Die Kraftlinien der von der Schädelkapsel, dem gewölbten und dem basalen Teilen, sich auf das Hirn übertragenden und in diesem fortpflanzenden Gewalt schneiden sich im zentralen Teile; so wird es verständlich, daß hier die Gewalt in besonderer Stärke wirksam wird. Unter diesen Kraftlinien kommt, worauf die Ergebnisse der Tierversuche hinweisen, derjenigen eine besondere Bedeutung für die Lokalisation der anatomischen Befunde zu, die in der Richtung der an den Schädel herantretenden Gewalt verläuft; indessen ist eine Erklärung der Lokalisierung von Veränderungen im einzelnen Sektionsfalle beim Menschen in der Regel nicht möglich, weil Angriffsort und Richtung der Gewalt meist nicht oder nicht sicher zu ermitteln sind. Desgleichen ist nicht zu ermitteln, warum die Befunde in dem einen Falle aufgetreten, in dem anderen ausgeblieben sind, doch liegt es nahe, eine besondere Erregbarkeit oder einen bereits vor Eintritt der Commotio vorhanden gewesenen Erregungszustand der Hirngefäßnerven, wie sie Kriegseinflüsse mit sich bringen können, zur Erklärung des Auftretens der Befunde hypothetisch heranzuziehen.

Wir beschränken uns darauf, an zwei Beispielen zu zeigen, daß die kapilläre Diapedesisblutung geraume Zeit nach einer Hirnerschütterung auftreten, daß diese, was nicht genügend bekannt, weiße Erweichung zur Folge haben kann, und daß rote und weiße Erweichung beträchtlichen Umfang besitzen können.

1. Tod 4 Tage nach der am 24. 10. 14 frühmorgens erfolgten Verwundung durch Gewehrgeschoß. E: linke Halsseite, Verlauf der Geschoßbahn durch den Zungengrund (Lappenwunde in diesem) und den quer gebrochenen aufsteigenden Ast der rechten Unterkieferhälfte zu A in der linken Wangengegend. Starke blutige Durchtränkung der Weichteile.

Der Kranke war bis zum 26. 10. bei klarem Bewußtsein, ist z. B. von der Sammelstelle zum Lazarett ungeführt zu Fuß gegangen; am Abend des 26. 10. plötzlicher Bewußtseinsverlust; große Unruhe während der Nacht. Am 27. 10. morgens wird völlige Lähmung der Muskulatur der rechten Körperhälfte festgestellt. Keine wesentlichen Änderungen bis zum Tode am 28. 10. nachts.

Hirnbefund: Stark diffus geröteter, mit Petechien dicht durchsetzter, leicht erweichter Bezirk im Boden der linken Seitenkammer, den mittleren und Schwanzteil des N. caudatus betreffend und sich bis an den Thalamus und Linsenkern heranstreckend.

Epikrise: Bei der Verwundung ist zweifellos eine Erschütterung des Hirnes zustande gekommen. Die erst in der 2. Nacht nach der Verwundung aufgetretene Stase, die Ursache der Hemiplegie, da die Sektion keine andere Entstehungsweise aufgedeckt hat, ist entweder ohne Vorstufe entstanden oder durch Steigerung einer leichten, seit der Commotio im Innern der linken Großhirnhalbkugel vorhanden gewesenen Kreislaufsstörung; in beiden Fällen muß sie auf eine daselbst zurückgebliebene veränderte Erregbarkeit des Gefäßnervensystems zurückgeführt werden.

2. Tod nicht ganz 3 Tage nach Verwundung durch Gewehrgeschoß. E: vor dem linken Ohrläppchen, auf den aufsteigenden Unterkieferast führend, dessen hintere Hälfte grob zersplittert ist. Breite Kommunikation der Wunde mit der Mundhöhle. Französisches D-Gewehrgeschoß mit abgebogener Spitze im Mageninhalt.

Der Kranke war meist leicht benommen, zeitweilig aufgeregt, so daß er mehrere Male aus dem Bette sprang. Hat spontan wenig gesprochen, zuweilen auf Fragen kurze, im ganzen richtige Antworten gegeben. 2 Stunden vor dem Tode Auftreten von Atmungslähmung.

Hirnbefund (gleich nach dem Tode erhoben): Windungen abgeflacht, besonders des linken Schläfen- und Hinterhauptlappens. Linke Großhirnhalbkugel leicht vergrößert. Der größte Teil des Marklagers der linken Großhirnhalbkugel und ein angrenzender schmaler Teil der zentralen Ganglien abnorm reich an Flüssigkeit und leicht erweicht; grobe Struktur noch erkennbar. Blutgehalt kaum merklich stärker als in der übrigen festen weißen Substanz. Rinde, besonders des Schläfen- und Hinterhauptlappens, über dem weiß erweichten Marklager blauviolett, feucht, nicht erweicht.

Epikrise: Bei der Verwundung ist ohne Zweifel eine Erschütterung des Hirns zustande gekommen. Gemäß dem für die Kürze der Krankheitsdauer auch mikroskopisch ziemlich weit vorgeschrittenen Zustande der weißen Erweichung, für die die Sektion keine andere Ursache nachgewiesen hat und die daher mittelst einer funktionellen Störung, nämlich der prästatischen Kreislaufsstörung mit raschem Übergang in Dauerstase erklärt werden muß, ist anzunehmen, daß sich die Stase sehr bald nach der Verwundung eingestellt hat; ihre Folge ist die Erweichung des sequestrierten Gewebes gewesen.

Eine so riesige weiche Erweichung ist uns nur in diesem einen Falle als Wirkung vom Commotio vorgekommen, sie findet in der Literatur nur Seitenstücke im kindlichen Alter[2]. — Rote Erweichung ähnlichen Umfanges haben wir nach Commotio nicht beobachtet.

β) Funktionelle Störung
durch Erschütterung einer umschriebenen Stelle des Hirnes.

Im vorhergehenden haben wir gesehen, daß bei der Erschütterung des Schädels im ganzen im Innern des Hirnes funktionelle Störungen an den Gefäßen und Kapillaren auftreten, die anatomisch nachweisbare Veränderungen hervorbringen. Im folgenden sollen uns dieselben Befunde beschäftigen, die sich am Orte der Gewalteinwirkung einstellen und das übrige Hirn verschonen. Sie werden dadurch hervorgebracht, daß eine Schrapnellkugel, häufiger kleine und kleinste Sprengstücke einer Granate, besonders häufig Bestandteile einer krepierten Mine, oft nur nach Millimetern messend die Weichteile durchsetzen und auf den Hirnschädel aufschlagen.

Nur selten haben wir festgestellt, daß ein solcher kleiner Metallsplitter in der Knochenhaut des Hirnschädels steckte, dieser unversehrt geblieben und in der zugehörigen Hirnsubstanz der gleich zu beschreibende Befund vorhanden war. Sehr viel häufiger ist die Externa an der getroffenen Stelle unversehrt oder mit 1—2 Fissuren versehen, die interna in der Linie eines Kreises von 10—15 mm Durchmesser gebrochen, der von 1, 2 oder mehreren diametralen Fissuren durchzogen wird, und die Bruchstücke sind leicht, z. B. in Form einer niedrigen Pyramide, gegen die intakte Dura verschoben. In anderen Fällen ist auch aus der Externa ein annähernd kreisförmiges Stück ausgebrochen, einwärts um höchstens mehrere Millimeter verschoben, daran schließt sich die in der angegebenen Weise oder unregelmäßig zersplitterte Interna; die ausgebrochene Scheibe Externa ist kleiner als der Splitterungsbereich der interna.

Der zugehörige Befund an den Hirnhäuten bald nach der Verletzung besteht darin, daß auf der Dura ein gewöhnlich sehr dünner, aus der Diploe stammender Bluterguß liegt, und daß die weiche Haut Blut im Liquor enthält, beides in einem größeren Kreise als die Knochenverletzung. Die Hirnrinde weist, ebenfalls in etwas größerem Umfange als die gebrochene Fläche der interna, meist zahlreiche Petechien

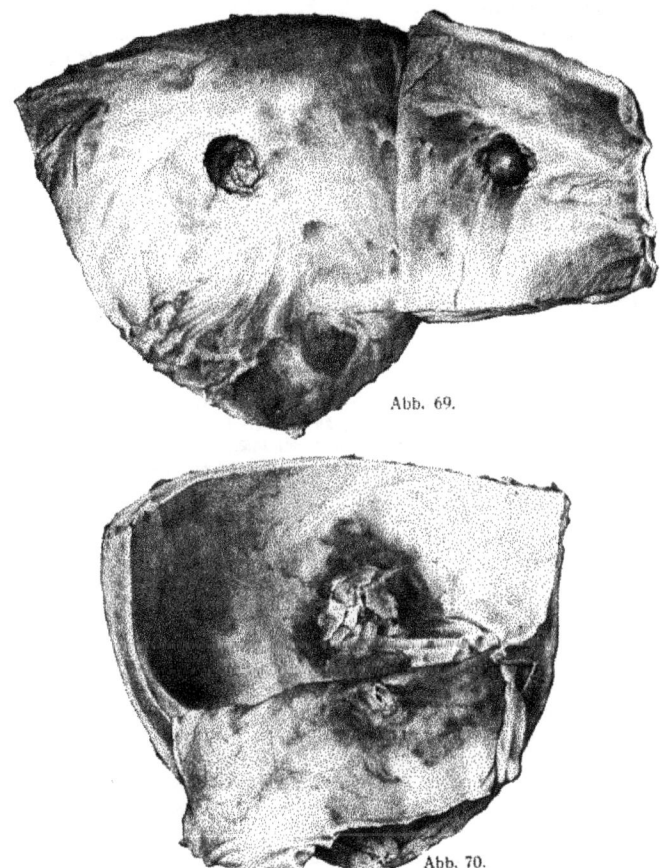

Abb. 69.

Abb. 70.

Abb. 69—70. Tod einige Stunden nach der Verwundung (an einer anderen Schußverletzung).
Abb. 69. Schrapnellkugel in der Kopfschwarte. Zahlreiche Fissuren, vorwiegend radiär, in der imprimierten Externa. Um ⅓ verkleinert.
Abb. 70. Ausgedehnter zersplitterte, elevierte Interna. Bluterguß in der Umgebung. Kleines Duraloch. Um ⅓ verkleinert.

auf; sie setzen sich auch in einen nach Millimetern messenden Bezirk der anstoßenden weißen Substanz fort, so daß das Gebiet der Petechien die meist sehr regelmäßig ausgebildete Gestalt einer bikonvexen Linse hat. Die Petechien können z. T. miteinander verschmolzen sein; selten kann von einer annähernd gleichmäßigen blutigen Infarzierung gesprochen werden.

Wenn schon das unbewaffnete Auge jede Kontinuitätstrennung des Gewebes im Bereich einer so mit Blutungen durchsetzten Hirnpartie vermißt, so bestätigt das

Mikroskop die Abwesenheit von solcher. Es handelt sich um denselben Befund, nur vermöge des besonderen Charakters der Gewalt auf den Angriffsort derselben beschränkt, den wir als Wirkung einer Commotio des ganzen Hirnes als im Innern desselben auftretend beschrieben und in seiner Entstehung durch funktionelle Störung, nämlich Diapedesisblutung auf Grund einer bestimmten Kreislaufsstörung, erklärt haben; diese Erklärung trifft auch hier zu.

Bei der Entstehung des beschriebenen typischen Befundes dellt das mit geringer Masse, aber enormer Geschwindigkeit in radiärer Richtung eintreffende Geschoß den Schädel im Umkreis um seine Aufschlagstelle ein; die dabei der Dehnung ausgesetzte interna bricht dabei ringsum und. wird im Bereich des Kreises von dem als Keil wirkenden Geschoß radiär zersplittert, während sich die bei der Eindellung nicht ausgedehnte, sondern zusammengepreßte Externa intakt hält, sofern nicht bei größerer Stärke der Gewalt auch aus ihr ein kleinerer Kreis herausgesprengt wird. indem der brechende Knochen vermittelst der, kraft ihrer größeren Elastizität, unversehrt bleibenden Dura einmalig und kurz auf das Hirn aufgedrückt wird, wird ein mechanischer Reiz auf die Gefäßnerven des Ortes ausgeübt, der die Kreislaufsstörung, wie wir sie besprochen haben, verursacht. Gegenüber der Entstehungsweise einer allgemeinen Commotio des Hirnes ist es somit die von der geringen Größe des Geschosses abhängige Kleinheit der Angriffsfläche, die dem Geschosse vermöge seiner gewaltigen Geschwindigkeit und sofern seine Energie nicht groß genug ist, den Schädel zu durchdringen, erlaubt, die angegebene umschriebene Wirkung auszuüben.

Wir sind vom radiären Auftreffen des·Splitters ausgegangen; verläuft seine Bahn unter Streifung des Knochens in der dazu senkrechten Richtung, so wird die kreisförmige Gestalt im Befund des ersten Falles von der elliptischen Form ersetzt; ist in der Interna nur eine Fissur aufgetreten, so verläuft sie im größten Durchmesser der Ellipse und gibt die Richtung an, in der das Geschoß, sei es mit, sei es ohne Verletzung der Externa, den Schädel gestreift hatte.

In größerem, und zwar wieder in der Flächenausdehnung den Umfang der Knochensplitterung leicht überschreitendem Maßstabe wird eine umschriebene mechanische Beeinflussung des Hirnes mit Diapedesisblutung als Folge durch größere, beide Tafeln zugleich in der Ausdehnung einer Anzahl von Quadratzentimetern brechende und deprimierende Geschosse, Gewehrgeschosse und Schrapnellkugeln, hervorgebracht, die einerseits durch die Lage ihrer Bahn oder durch das Maß der ihnen verbliebenen Energie verhindert sind, ins Schädelinnere einzudringen, andererseits aber so viel mechanischen Reiz auf das Hirn übertragen, daß zwar die Stase zustande kommt, nicht aber eine stärkere Wirkung eintritt, wie wir sie als Kontusion bald kennen lernen werden. So haben wir nach streifender Berührung des Hirnschädels durch ein Geschoß oder eine andere Kriegsgewalt längliche, von Petechien durchsetzte Bezirke der Rinde und der sich anschließenden Marksubstanz, nach Auftreffen in radiärer Richtung rundlich oder gestreckt ins Hirn reichende ebensolche Bezirke von wechselnder Tiefe, zuweilen mehrere Zentimeter tiefe, angetroffen. In diesen Fällen war zwar der Schädel zersplittert, die Dura aber intakt· geblieben; die indirekte mechanische Beeinflussung war also in derselben Weise zustande gekommen, wie wir das von der Wirkung der durch ihre geringe Größe ausgezeichneten Splitter geschildert haben. Es ist sehr bemerkenswert, wie deutlich sich auch nach diesen breiten Gewalteinwirkungen die enge Beziehung zwischen der Richtung derselben einerseits, dem Umfange und der Gestalt des in seinem Kreislauf alterierten Gebietes andererseits ausspricht, und daß die Form des Befundes von den einzelnen Knochensplittern nicht beeinflußt wird. Offenbar ist es die sich intakt erhaltende Dura, die die Wirkung des Stoßes, mag er an kleiner oder größerer Stelle erfolgen, gleichmäßig gestaltet.

Eine hierhergehörige Beobachtung möchten wir etwas genauer anführen, weil der Befund an der Basis, die ja relativ selten von Geschossen getroffen wird, aufgetreten war und in der anzugebenden Weise, nämlich in Form einer Streifwirkung und unter Winkelbildung der Bahn, uns nur einmal vorgekommen ist.

Tod 3 Tage nach der Verwundung. Gewehrgeschoß im rechten Bulbus eingedrungen, nach Verlauf dicht unter der Schädelbasis an der Spitze der linken Felsenbeinpyramide so abgelenkt, daß es nach geringer Zersplitterung des Bodens der linken mittleren Schädelgrube durch das linke Kiefergelenk, das es zerstörte, die Haut erreicht hatte und durch sie ausgetreten war. Die Dura hatte — durch einen Knochensplitter — ein einziges hanfkorngroßes Loch erhalten. Unter der unversehrten, leicht blutdurchtränkten weichen Haut war der linke Schläfenlappen in 2 cm Tiefe und Breite in der Richtung der Geschoßbahn auf das stärkste mit häufig verschmolzenen Petechien durchsetzt und dabei leicht erweicht.

b) Verletzung des Hirnes durch indirekte mechanische Beeinflussung.

Nachdem wir im vorhergehenden durch indirekte Gewalt entstandene funktionelle Störungen des Hirnes, und zwar seines Gefäßsystems besprochen haben, als deren Folge Veränderungen am Gewebe auftreten, gehen wir nun zu den auf dieselbe indirekte Weise entstehenden Verletzungen des Gehirnes über. Wieder haben wir zu unterscheiden zwischen Erschütterung des Schädels und seines inhaltes im ganzen und seiner Erschütterung an eng umschriebener Stelle.

α) Zerreißung durch Erschütterung des Hirnes im ganzen.

Es handelt sich um das sehr seltene Vorkommnis, daß durch stumpfe am Kopf angreifende Gewalt, die eine schwere Commotio des Hirnes mit ihren Folgezuständen mit sich bringt, aber den Schädel unversehrt läßt, Einrisse in der Hirnsubstanz zustande kommen. Wir haben nur 3 derartige Beobachtungen zur Verfügung, die wir in aller Kürze anführen wollen; in allen 3 Fällen hat es sich um Verschüttung in einem durch Granatwirkung zerstörten Unterstande gehandelt und hat Bewußtlosigkeit bis zum Tode bestanden.

1. Tod 8 Stunden nach der Verschüttung. Blutdurchtränkte, 6 cm im Durchmesser haltende Stelle der Kopfschwarte und Knochenhaut in der rechten Scheitelbeingegend, die Mittellinie ein wenig überschreitend. Dünner Blutbelag der Innenfläche der Dura der Konvexität und der Dura in der linken mittleren Schädelgrube. Blutige Durchtränkung der weichen Haut der Konvexität über der linken Großhirnhalbkugel mit Ausnahme des Stirnlappens und über einzelnen Stellen der rechten Großhirnhalbkugel und der Hirnbasis. Leichte Erweiterung der mit roter, klarer, dünner Flüssigkeit gefüllten Hirnhöhlen.

Zerrissene Stellen des Ependyms über dem linken N. caudatus: 2 über dem Kopfteil, Durchmesser 5—6 mm, 4 über dem Schwanzteil, hintereinander gereiht, Durchmesser je 2—3 mm. — Ein leicht trichterförmiger Defekt im Ependym und der sich anschließenden weißen Substanz im linken Anfangsteil des Balkens, Durchmesser der Eingangsstelle und Tiefe des Defektes ⁴/₄ cm. — 2 spaltförmige blutgefüllte Höhlen, die eine im linken Linsenkern, an seiner oberen Grenze, in der Länge und Breite ¹/₄ cm messend, 1—2 mm hoch, die zweite Höhle, im tiefsten Teil des rechten Thalamus, erbsengroß; in ihrer Nähe in weißer Substanz einige feinste Spalten ebenfalls mit Blut gefüllt. Grund und Wand sämtlicher Defekte von blasser bis graurötlicher, rauher Hirnsubstanz gebildet. Mikr.: Die Höhlen enthalten lediglich Blut.

2. Tod etwa 12 Stunden nach der Verschüttung. Mehrere scharfrandige Spalten in der Kopfschwarte. Dicht unter dem rechten Linsenkern ein blutgefüllter schmaler Raum, Durchmesser 1 cm, Höhe mehrere Millimeter. In der Umgebung auf mehrere Zentimeter unregelmäßig verteilt, in der weißen und grauen (Linsenkern-) Substanz, zahlreiche Petechien. Gruppen von Petechien im Balken und in mehreren Stellen des Marklagers beider Halbkugeln.

3. Tod 2¹/₄ Tage nach der Verschüttung. Im vorderen Teil des linken N. caudatus eine spaltförmige blutgefüllte Höhle, 1 cm lang und breit, einige Millimeter hoch. Über dem Schwanzteil des linken N. caudatus eine 6—7 mm im Durchmesser haltende zersetzte Stelle des Ependyms; im Grunde und in der nächsten Umgebung teils scharf begrenzte stecknadelkopfgroße, teils verwaschene etwas größere rote Flecke. Im Balken eine 2 cm lange Strecke von der Mitte okzipitalwärts dicht durchsetzt von Petechien, die Balkensubstanz daselbst weich, feucht. Im übrigen Teil des Balkens und in der linken Capsula interna lockere Gruppen von Petechien.

In den beiden ersten Beobachtungen kann nicht der mindeste Zweifel bestehen, daß die Ependymdefekte und Hirnspalten durch Zerreißung beim Trauma entstanden sind; eine Entstehung durch Erweichung und Verflüssigung kommt schon infolge der

Kürze der Lebensdauer nicht in Betracht. Im Lichte dieser beiden Beobachtungen darf auch der Befund bei der dritten, obwohl die Krankheit wesentlich länger gedauert hat und Zeit zur Erweichung gewesen wäre, auf Zerreißung durch indirekte mechanische Beeinflussung zurückgeführt werden. Völlig sichergestellt wird dies dadurch, daß auch in diesem Falle der inhalt der Höhle im N. caudatus lediglich aus Blut bestanden und keine Zerfallsprodukte des Gewebes aufgewiesen hat. Bei der Gewalteinwirkung sind also auch Kapillaren und kleinste Gefäße zerrissen und haben per rhexim Blut in den entstandenen Spalt, im 1. und 3. Falle dazu in die Ventrikelflüssigkeit, eintreten lassen.

Die einfachen Befunde bedürfen keiner weiteren Besprechung, wohl aber ist der Lokalisationseigentümlichkeiten näher zu gedenken. Wir sehen, daß die zentralen Teile der Halbkugel von der Zerreißung bevorzugt sind, die wir schon bei der (allgemeinen) Lehre von der Commotio als Sitz der Stase, der stärksten funktionellen Störung, kennen gelernt haben; unter diesen zentralen Teilen spielen hier die graue Substanz und das Ependym eine besondere Rolle, die ihnen für die früher besprochenen Befunde nach Tod an den Kommotionsfolgen nach unseren Erfahrungen nicht zukommt. Während für das Entstehen der Risse im zentralen Teile des Hirnes dieselben Erwägungen gültig sind, die wir oben zur Erklärung der durch Commotio verursachten Stase angestellt haben, und während die geringere Festigkeit der grauen Substanz im Vergleich zur weißen die Bevorzugung jener erklärt, ist für die ausgesprochene Teilnahme des Ependyms an der Zerreißung daran zu denken, daß es der Übergang der Erschütterung aus einem festen in ein flüssiges, inkompressibles, nicht genügend ausweichendes Medium ist, dem eine Bedeutung für das Zerreißen des Ependyms zukommt und die sich unter der Bedingung geltend macht, daß die die Commotio-verursachende Gewalt besonders groß ist.

Auf einen besonders starken Grad von Erschütterung, der es nicht bei funktionellen Störungen bewenden läßt, sind somit die beschriebenen seltenen Einrisse in der Hirn-substanz zurückzuführen. Die nahe Beziehung dieser Zerreißung zu der weit häufigeren schwächeren, funktionellen Störung an der Strombahn nach allgemeiner Commotio erhellt daraus, daß Petechien sowohl an anderen zentralen Stellen des Hirnes, besonders im Balken, als, im 2. und 3. Falle, in der Nähe der Risse angetroffen worden sind. Diese Risse bilden den Übergang zur Kontusion der Hirnsubstanz, zu deren Besprechung wir uns nun wenden.

β) Kontusion durch Erschütterung einer umschriebenen Stelle des Hirnes.

Haben wir es im vorhergehenden mit dem sehr seltenen Vorkommnis der Zer-reißung der Hirnsubstanz zu tun gehabt, bei der sich der Riß mit Blut gefüllt, so kommen wir nun zur Zerbröckelung von Hirnsubstanz, zur Kontusion derselben. Wir verstehen unter Kontusion die Zerlegung der Hirnsubstanz in mit unbewaffnetem Auge sichtbare Bruchstücke, zu denen kleinere bei der mikroskopischen Untersuchung treten, die durch das aus dem zerrissenen Gefäßchen und Kapillaren ausgetretene Blut getrennt sind; um eine Zermalmung zu unkenntlichen Teilchen handelt es sich bei der Kontusion nicht, vielmehr haben die Trümmer zunächst eine ungestörte Struktur. Wie der Riß, so ist die Kontusion eine im Augenblick der Einwirkung der Gewalt zustande kommende Läsion, von der wir an dieser Stelle nur die indirekte Entstehung zu besprechen haben.

Der Kontusionsbefund, indirekt entstanden, ist uns nicht selten entgegengetreten bei der Sektion durch zahlreiche kleine Minen- oder Granatsplitter Getöteter oder nach einer solchen Verwundung aus anderen Ursachen Gestorbener am Orte des Anpralls eines solchen mit gewaltiger Geschwindigkeit bewegten Splitters. Der Befund stellt, abgesehen von der stärkeren mechanischen Beeinflussung der Hirnsubstanz, in allen sonstigen Eigenschaften, insbesondere in bezug auf die Größen- und Formver-hältnisse des zerstörten Hirnteiles, in bezug auf die intakt bleibende Dura, den Schädel, der nur sehr selten unversehrt bleibt, das Seitenstück dar zu dem früher besprochenen, der durch kapilläre Diapedesisblutungen in der in der getroffenen Schädelstelle benachbarten Hirnsubstanz charakterisiert ist. Ohne Zweifel kommt er auch auf dieselbe Weise zustande, nur daß · er einen höheren Grad der Gewalteinwirkung voraussetzt, die denn auch gewöhnlich die weiche Haut mehr oder weniger zerreißt.

Diese nahe Verwandtschaft mit dem früher beschriebenen, auf Diapedesisblutung zurückgehenden Befunde erhellt weiter, und zwar besonders klar, daraus, daß man zuweilen in zwei Teilen eines und desselben Gebietes, z. B. eines linsenförmigen der Rinde und des Marks, Petechien in in ihrem Zusammenhang erhalten gebliebener Hirnsubstanz einerseits, und Bröckel von solcher makro- und mikroskopisch feststellen kann. Die enge Beziehung der beiden Befunde zueinander wird nicht minder deutlich durch das ganz gewöhnliche Vorkommnis, daß man im engen Anschluß an das kontuse Gebiet, mag es von der eingangs berücksichtigten geringen oder von beträchtlicher Größe, wie in den sogleich anzuführenden Fällen, sein, in der benachbarten unversehrten Hirnsubstanz, auf $^1/_2$—$^3/_4$ cm, die Petechien antrifft, die wir als Wirkung eines schwächeren, zur Kontusion nicht ausreichenden Grades indirekter Gewalteinwirkung kennen gelernt haben.

Ein stärkerer Grad von indirekter Gewalteinwirkung zertrümmert also die Hirnsubstanz, während ein geringerer Grad sich darauf beschränkt, in ihm eine bestimmte starke Kreislaufsstörung hervorzubringen. Im ersten Falle blutet es per

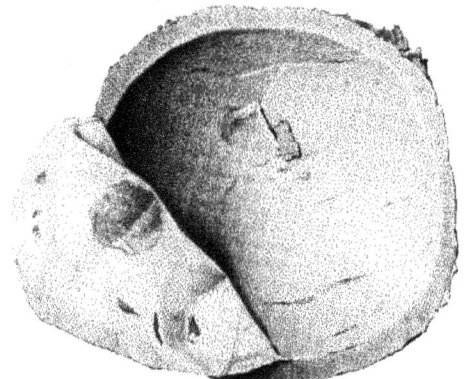

Abb. 71.

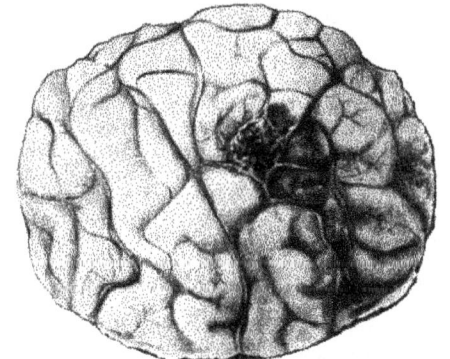

Abb. 72.

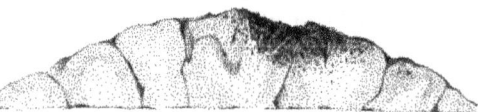

Abb. 73.

Abb. 71—73. Tod 2$^1/_3$Tg. nach zahllosen Minensplitterverletzungen.
Abb. 71. Schädeldach (dick!) von innen, Interna-Splitterung (nur die schräg von links oben nach rechts unten verlaufende Fissur ist auch in der Externa vorhanden). Kleiner epiduraler Bluterguß. Um $^1/_3$ verkleinert.
Abb. 72. Viereckige kontuse Stelle. In der Umgebung, namentlich rechts, Blut im Arachnoidealraum. Um $^1/_3$ verkleinert.
Abb. 73. Kontuse Stelle auf dem Durchschnitt. Die obersten Bröckel sind abgefallen. 7 mm breite, schwächer kontuse (von blutgefüllten Spalten durchzogene) Zone, sich anschließend Petechienzone. Natürliche Größe.

rhexim, im zweiten per diapedesim. Im ersten Falle ist das auf mechanische Weise, im zweiten Falle, wenn Stase hinzutritt und bestehen bleibt, das durch diese sequestrierte Gewebe der Nekrose verfallen.

Die gleiche Kontusion in größerer Flächen- und Tiefenausdehnung haben wir in reiner Form, bei unversehrt gebliebener Dura, da angetroffen, wo ein Geschoß oder . eine andere kriegerische Gewalt einen größeren Bezirk des Schädeldaches in grobe Splitter zerlegt und diese mehr oder minder stark vermittelst der Dura auf die Hirnsubstanz aufgeschlagen hatte; die Form der ·kontusen Hirnpartie wird von der Richtung, in der die Gewalt eingewirkt hat, ebenso genau bestimmt, wie wir das von dem entsprechenden Befunde der Diapedesisblutung angegeben haben. Nach unseren Erfahrungen ist dieser Befund in reiner Form sehr selten, offenbar deswegen, weil der starke Grad der Gewalteinwirkung, der zu ihm notwendig ist, leicht überschritten wird und dadurch komplizierte Verletzungen, besonders durch ins Hirn verlagerte Knochensplitter, entstehen. Einen Übergang zu diesen später zu berücksichtigenden Befunden stellt das einmal von uns beobachtete Vorkommnis dar, daß der Balken eines einstürzenden Unterstandes den uns jetzt beschäftigenden Befund, dazu aber einen einzigen kurzen, mit einem Knochenbruch nicht zusammenfallenden Durariß erzeugt hatte; dieser hatte sich in den hinteren Teil des Längsblutleiters erstreckt und eine offenbar tödlich gewesene Blutung aus ihm durch den kurzen Weichteilspalt entstehen lassen.

Wir führen ein Beispiel an, das wichtige Teile des Gesagten illustriert und zugleich eine Eigentümlichkeit aufweist, die nach einer anderen Richtung für die Lehre von den· Schußverletzungen des Schädels von Bedeutung ist.

Tod 27 ¹/₈ Stunden nach der Verwundung. Das Gewehrgeschoß hatte zunächst die linke Ohrmuschel durchsetzt und· dicht hinter derselben einen E-Defekt in der Kopfschwarte gesetzt, dem ein A-Defekt daumenbreit von der Mittellinie der Hinterhauptgegend entsprach. Da der Schädel zwischen E und A unversehrt war, hat sich das Geschoß entsprechend der Wölbung des Schädels in einer Bogenlinie unter der Kopfschwarte von E zu A bewegt, wie denn auch die von ihm gezogene Bahn nachzuweisen war. Nur im Boden der linken hinteren Schädelgrube (einem besonders dünnen Teil der Basis) war eine 3 cm lange, schräg verlaufende Fissur entstanden.

Weiche Haut der Konvexität des linken Hinterhauptlappens nahe der Basis, stellenweise auch auf dieser, in der Breite von 1¹/₂—2 cm ungleichmäßig mit Blut durchtränkt, daselbst z. T. leicht zerfetzt; zugehörige Rinde gleichmäßig stark gerötet und mit Petechien durchsetzt. Der größte Teil der lateralen und der hinteren Randgegend der linken Kleinhirnhalbkugel in einer Breite von 1¹/₂—2 cm, in einer Tiefe von ungefähr 1 cm zerbröckelt, die kleinen unregelmäßig gestalteten Hirnpartikel sind in Blut eingebettet; weiche Haut in der gleichen Ausdehnung zerfetzt, Rindensubstanz des sich anschließenden Teiles des Kleinhirns in ¹/₂ cm Tiefe stark gleichmäßig gerötet und mit Petechien durchsetzt.

In diesem Falle ist die Wirkung der Erschütterung des Schädels eine zweifache gewesen; eine schwächere, aber mehr in die Tiefe greifende am Pol des Hinterhauptlappens, bestehend in Diapedesisblutung und Stase, eine stärkere, in Zertrümmerung mit Rhexisblutung bestehende in der Randpartie der linken Kleinhirnhalbkugel.

Die Beobachtung lehrt, daß, wie oben angegeben, ausnahmsweise auch an einer intakt bleibenden Stelle des Schädels eine Kontusion der Hirnsubstanz auftreten kann. Dabei war die Kraft des Geschosses nicht maximal gewesen, war es doch vom Schädel abgelenkt, ihm von diesem eine lange Kontur-Bahn aufgezwungen worden; immerhin hatte die Erschütterung des Schädels genügt, in einer benachbarten, zu den dünnen Teilen des Schädels gehörenden Stelle eine Fissur, eine isolierte Fernfissur, hervorzubringen.

Bisher haben wir von Kontusionswirkung gesprochen, die nur am Orte der Gewalteinwirkung aufgetreten war. Zwei Beobachtungen haben uns gelehrt, daß sich auch in der Tiefe des Hirnes eine Kontusion, Fernkontusion, einstellen kann.

Tod wenige Stunden nach der Verschüttung durch einen von einer Granate zerstörten Unterstand. Dauernde Bewußtlosigkeit. Starke venöse Blutung aus der Wunde beim Eintreffen im Feldlazarett unmittelbar vor dem Tode.

Markstückgroße zerfetzte Weichteilwunde über der Mitte der rechten Schläfenbeinschuppe. Zersplitterung der ganzen Schläfenbeinschuppe, mehrere 7—8 cm lange ausstrahlende und z. T. durch kürzere quere Fissuren verbundene Bruchlinien in der rechten Schädelhälfte. 2 Duraspalten im Bereich der zersplitterten Schläfenbeinschuppe, eine 3. an dem sich nach vorne an die Schuppe anschließenden Teil des unversehrten großen Keilbeinflügels. Kontuse Hirnsubstanz, Durchmesser 2 cm, Tiefe 1 cm, an den 3 ovalen markstückgroßen Duraspalten. Keine Petechien in der sich anschließenden Hirnsubstanz. In beiden Seitenkammern bluthaltige Flüssigkeit. Ependym über fast dem ganzen ·rechten N. caudatus zerfetzt, unter ihm ein Gemisch von Hirntrümmern und Blut, das den mittleren Teil des Kernes und seine nächste Umgebung einnimmt, von vorn nach hinten 3 cm, von oben nach unten 1 cm messend; unveränderte, von Petechien freie Hirnsubstanz in der Umgebung.

Unsere Beobachtung zeigt zunächst, daß im Wirkungsbereiche einer starken, breit angreifenden Gewalt an mehreren getrennten Stellen die Hirnsubstanz zertrümmert werden kann; in unserem Beispiele lagen zwei dieser Stellen am Angriffsorte der Gewalt, der von ihr zerbrochenen Schläfenbeinschuppe, die dritte in der Nachbarschaft, am intakt gebliebenen Keilbeinflügel. An jeder kontusen Stelle war die Dura gerissen; dies kann also ausnahmsweise auch in einer gewissen Entfernung vom Angriffsorte der Gewalt auftreten, und zwar ohne daß Knochensplitterwirkung im Spiele ist.

Wenn diese Befunde unsere früheren Angaben in nicht unwichtigen Einzelheiten bereichern, so liegt der besondere Wert der Beobachtung in der Fernkontusion, die sich im N. caudatus eingestellt hat. Sie ist in der Richtung der Gewalteinwirkung aufgetreten, und zwar in der Wand der gleichseitigen Seitenkammer. Die sich in der Hirnsubstanz fortpflanzende Gewalt hat, wie in den bereits besprochenen anderen Beispielen von Fernwirkung, eine breite Zone von vorwiegend weißer Substanz verschont; nicht einmal Petechien, als Zeichen einer geringeren mechanischen Beeinflussung, waren in dieser Zwischenzone aufgetreten. Es liegt nahe, wie gegenüber den früher erörterten Ependymrissen, die Mitwirkung des Ventrikelinhaltes zur Erklärung der Fernkontusion heranzuziehen, an dem als einer inkompressiblen, zu plötzlichem Ausweichen nicht befähigten Flüssigkeit sich die Gewaltwirkung gleichsam aufgestaut hatte.

Die zweite Beobachtung müssen wir kürzer mitteilen.

Es hat sich nicht ermitteln lassen, was für eine Gewalt auf die linke Schläfengegend des 45jährigen Mannes eingewirkt hatte, der etwa 2 Stunden nach dem Trauma (in einem Estaminet) tot aufgefunden worden ist.

Die Sektion ergab unter intakter Haut und einer blutdurchtränkten Stelle des linken Schläfenmuskels 3 horizontal verlaufende Fissuren, zwei 10 cm, eine 3 cm lang, in der sehr dünnen linken Schläfenbeinschuppe; der hintere Ast der Arteria und Vena meningea war im Bereich einer dieser Fissuren zerrissen und hatte einen großen bis 4 cm dicken Bluterguß entstehen lassen, der das Hirn zusammengedrückt hatte. Es fand sich je eine zertrümmerte Stelle in der Oberfläche und im Innern des vorderen Drittels des linken Gyrus cinguli sowie des hinteren Teiles der linken Hälfte des Balkens und seiner Umgebung bis an den Plexus lateralis heran; ferner war die Wand des linken Hinter- und Unterhornes äußerst flach zertrümmert; schließlich das rechte Splenium corporis callosi und die sich anschließende weiße Substanz bis zur medialen Wand des rechten Hinterhornes mit zahllosen blutgefüllten feinen Spalten durchsetzt.

Zwischen der weichen Haut der linken Schläfengegend und den zertrümmerten Teilen des Gehirnes war die Hirnsubstanz völlig unversehrt und auch frei von Petechien; im Gegensatze zu der vorigen Beobachtung war am Orte der Gewalteinwirkung eine Verletzung der weichen Haut oder der Hirnsubstanz nicht zustande gekommen.

Während der größte Teil dieses Befundes die bereits zweimal hervorgehobene Beziehung der Lokalisation der Kontusionsveränderungen zu der Höhlenflüssigkeit unzweideutig erkennen läßt, kann es fraglich sein, ob die Zertrümmerung im Gyrus cinguli auf die gleiche Weise vor sich gegangen ist, oder ob für diesen Teil des Befundes ein Anprallen an die Falx in Betracht gezogen werden muß.

Unseren beiden Beobachtungen dürfen wir entnehmen, daß, wenn auch äußerst selten, Fernkontusionen im Hirne als Wirkung einer starken Gewalt vorkommen, wobei die Hirnsubstanz am Angriffsorte der den Schädel brechenden Gewalt eine Kontusion erfährt oder unversehrt bleibt, während die dazwischen gelegene sich intakt erhält.

Ein etwas stärkerer Grad der Gewaltwirkung modifiziert den eben beschriebenen Befund der Kontusion am zersplitternden, aber nach der mit Zersplitterung verbundenen Eindellung in die natürliche Wölbung ungefähr zurückkehrenden Schädelknochen dadurch, daß sie kleinere oder größere Knochensplitter in der Hirnsubstanz verschiebt, ohne sie frei in dieselbe zu verlagern; solche Splitter, vom Periost festgehalten, ragen dann in den verschiedensten Stellungen in die zertrümmerte Hirnsubstanz hinein oder überschreiten dieselbe, von einem dünnen Mantel kontuser Hirnsubstanz umgeben und so Form und Ausdehnung der Zerstörung mitbestimmend.

γ) Kontusion durch in das Hirn versprengte Knochensplitter.

Von dem zuletzt angeführten Vorkommnis des aus einem Splitterfelde in die Hirnsubstanz hineinragenden Knochenbruchstückes ist es nur ein Schritt zu denjenigen Knochensplittern, die durch eine größere Stärke, oder vielleicht nur eine andere Form der Einwirkung, der Gewalt völlig aus ihrem Zusammenhange gelöst ins Hirn eindringen und in ihm eine kürzere oder längere Bahn zurücklegen; auf ihrem Wege bewirken sie eine Kontusion der Hirnsubstanz. Solche Knochensplitter dürfen Geschossen, insbesondere Granatsplittern, mit denen sie ja alle formalen Eigentümlichkeiten teilen können, verglichen werden; alles, was später über die direkte Geschoßwirkung von einer bestimmten (geringen) Stärke zu sagen sein wird, z. B. in bezug auf die Petechien in der Umgebung, gilt denn in der Tat auch für diese Knochensplitter, die ihre Energie von einer kriegerischen Gewalt übertragen erhalten. Wir dürfen uns daher hier auf kurze Angaben beschränken.

Wir haben ins Hirn frei verlagerte Knochensplitter nur dann gefunden, wenn durch eine beträchtliche Gewalt, die der stürzende Balken eines Unterstandes oder ein Geschoß gewesen, der obenerwähnte Befund der Zertrümmerung eines Schädelteiles, der Zerreißung der Hirnhäute und der Kontusion der anliegenden Hirnsubstanz in ausgeprägter Form zustande gekommen war; von der konfusen Hirnsubstanz geht in einem solchen Falle der mit Blut und Hirnbröckeln gefüllte Kanal aus, dessen Verlauf von der Richtung bestimmt wird, die der bewegte Körper zum Schädel gehabt hatte, und an dessen Ende, zuweilen infolge nachträglicher Verschiebung an anderer Stelle, der Knochensplitter liegt, der ihn hervorgebracht hatte. Auch mehrere getrennte Kanäle mit Knochensplittern können angetroffen werden. Entsprechend dem Umstande, daß bei einer von außen her wirkenden, eindellenden Gewalt die gedehnte interna kräftiger zersplittert wird als die Externa, und daß die Externafragmente nicht selten durch die Knochenhaut festgehalten werden, findet man häufiger Internateile als ganze Stücke des Schädeldaches in einem solchen Kanal. Es können auch mehrere Internafragmente in einem Kanal angetroffen werden; so berichtet eines unserer Protokolle von dreien, von denen zwei 2½ cm, das 3. etwas kleiner war, die von einer talergroßen imprimierten Stelle des Frontalbeines bis dicht an den Balken geschleudert worden waren.

Wenn eine größere Zahl von Splittern von einer zertrümmerten Region des Schädels ihren Ausgang nehmen, kann die Zertrümmerung der Hirnsubstanz sehr umfangreich werden. Solche zahlreichen Splitter gehen von den dünnen Teilen des Schädels namentlich im vorderen Teil der Basis aus. Wir hatten oben angegeben, daß an der Stelle, wo die Gewalt eingewirkt und den Knochen zertrümmert hatte, auch die Dura, durch die die ins Hirn dringenden Knochensplitter ihren Weg nehmen, zerrissen ist, und zwar ist dies meist ausgiebig der Fall. Es kommt aber vor, daß solche Lücken in der Dura sehr klein sind; so haben wir einmal an einer von einem Balken zertrümmerten Schläfenbeinschuppe in der Dura 2 unscheinbare, kaum bemerkbare Löcher gefunden, durch die unter Ausnützung der Dehnbarkeit und Elastizität der Dura 3 überbankkorngroße Knochensplitter eingedrungen waren und von der sehr ausgedehnten konfusen Partie des Schläfenlappens je ihren selbständigen Weg mehrere Zentimeter weit genommen hatten.

Längere Kanäle, als sie in unseren Beispielen erwähnt sind, sind uns als Wirkung von Knochensplittern nicht vorgekommen.

Ein Knochensplitter, der in das Hirn eindringt, zumal ein solcher, der eine längere Bahn in ihm zurücklegt, kann sowohl in der Umgebung dieser als im Umkreis um das Bett, in dem er zur Ruhe gekommen, an Stelle von Petechien in der nächsten Umgebung der konfusen Hirnsubstanz, den auf Stase, und zwar dauerhafter und gleichmäßiger, beruhenden Prozeß der roten oder weißen Erweichung hervorrufen, zuweilen großen Umfanges. Von einer Erweichung, und zwar einer roten, um die aus zertrümmerter, mit Blut untermischter Hirnsubstanz bestehende Bahn herum, möchten wir ein auch in anderer Hinsicht lehrreiches Beispiel mitteilen; in bezug auf sonstiges Hierhergehöriges kann auf die späteren Angaben über die Wirkung von Geschossen verwiesen werden.

Tod am 9. Tage nach der Verwundung, 8 Tage nach operativer Erweiterung der Weichteilwunde am Kopfe, Abtragung eines haselnußgroßen Hirnprolapses und Entfernung einiger in diesem gelegener Knochensplitter.

Dauernde Benommenheit wechselnden Grades, in den letzten Tagen tiefe Bewußtlosigkeit.

Sektionsbefund: Defekt im Schädeldach und der Dura, Durchmesser 7 mm, 3 Querfinger oberhalb des oberen Orbitalrandes, daumenbreit von der Mittellinie. An der zugehörigen Stelle talergroße, z.T. rötlich, z.T. grünlichgelb und trüb (eitrig) erweichte Partie des Stirnlappens, einige Millimeter dick, an deren Grenze die durchsichtige, z. T. leicht mit Blut durchtränkte weiche Haut zersetzt aufhört.

An die dünne Schicht derart erweichter Hirnsubstanz schließt sich ein Kegel stark rötlich erweichter, feuchter, transparenter Hirnsubstanz an, der sich bis in die vordere Wand und den Boden der rechten Seitenkammer erstreckt; an der Spitze des Kegels, einige Millimeter tief im vorderen Teil des N. caudatus gelegen, ein 1 qcm großer Internasplitter.

In der sich an den Kegel anschließenden sonst unveränderten Hirnsubstanz Petechien in einer einige Millimeter breiten Zone.

Im hinteren Teil des rechten Linsenkernes eine bohnengroße Gruppe von Petechien, in den linken zentralen Ganglien spärliche zerstreute.

Aus dem Kopf des linken N. caudatus erstreckt sich durch die weiße Substanz in den vorderen Teil des Linsenkernes ein blutgefüllter scheibenförmiger Spalt, Durchmesser 1 cm, Breite einige Millimeter. Zisternen der Basis mit Eiter gefüllt.

Wie zahlreiche flache Weichteilwunden des ganzen Körpers ist die Weichteil- und Knochenwunde der rechten Stirnseite von einem aufprallenden Geschoß (Granatsplitter) verursacht worden, das eine Internalamelle der rechten Stirnseite so tief ins Hirn getrieben hatte, daß der Seitenventrikel von ihr eröffnet worden war. Um die von einem dicken graurroten Brei ausgefüllte Bahn des Knochensplitters hatte sich die rote Erweichung eingestellt, derer wir schon gedacht haben und auf die wir zurückkommen werden; mikroskopisch waren die Gewebsveränderungen (Nekrotisierung) und der Zerfall der zahlreichen roten Blutkörperchen so weit vorgeschritten, daß die Auffassung einer frühen Entstehung der roten Erweichung geboten war. Wir erinnern daran, daß die rote Erweichung auf Stase nach infarzierender Diapedesis·· blutung beruht; sie hatte sich in Kegelform auf die dünnen zertrümmerten Partie des Hirnes als Basis und um die Geschoßbahn als Achse eingestellt, in dieser Form aufs deutlichste die enge Beziehung offenbarend, in der die mechanische Reizung der Gefäßnerven zu der direkten (Kontusions-) Wirkung des Knochensplitters gestanden hat.

Die Petechien und den Riß in der Hirnsubstanz in unserem Beispiel erklären wir unter Hinweis auf frühere und spätere Ausführungen mit der allgemeinen Commotio unter Mitwirkung einer gradlinigen Fortpflanzung der Gewalt über den Knochensplitter hinaus.

b) Kontusion an irradiierten Fissuren des Schädels.

Ehe wir das Gebiet der indirekten mechanischen Beeinflussung des Hirnes verlassen und uns den direkt, nämlich durch Eindringen des Geschosses in die Hirnsubstanz zustande kommenden Läsionen zuwenden, haben wir noch eines seltenen Vorkommnisses zu gedenken, bei dem das Hirn auf indirektem Wege, nachdem der Schädel von der Gewalt getroffen und die anliegende Hirnsubstanz kontundiert worden ist, verletzt wird, und zwar so, daß eine von der verletzten Stelle des Knochens ausstrahlende[*] lange Fissur von einem ebenfalls langen, schmalen Streifen zerfetzter weicher Haut und Hirnsubstanz begleitet wird.

---

[*] Ausstrahlend, irradiiert ist hier wie überall in dieser Abhandlung nur im bildlichen Sinne gebraucht, den der Anblick nahelegt, keineswegs aber in dem, wie sich ergeben wird, nicht zutreffenden Sinne einer vom Angriffsort ausgehenden und fortschreitenden Entstehung der Fissur oder eines Durarisses.

In den Beispielen, die wir anführen müssen, ist der Tod wenige Stunden nach der Verletzung eingetreten, nachdem dauernd Bewußtlosigkeit bestanden hatte.

1. Verwundet durch Gewehrgeschoß-Streifwirkung, 10 cm langer Spalt in der Kopfschwarte, links dicht neben und parallel mit der Mittellinie, aber einer ovalen (9 : 5 cm messenden) zersplitterten Stelle des linken und eines sehr kleinen Teils des rechten Scheitelbeines. Drei ausstrahlende Fissuren, eine vom vorderen Pol zur linken Glabella verlaufend, zwei vom hinteren Pol des zersplitterten Ovals ausgehend: eine frontal über die Mittellinie hinweg einige Zentimeter weit, die andere zur Furche für den linken Querblutleiter und in derselben bis' nahe an das Foramen magnum sich erstreckend.

Der Duradefekt im Bereich der zersplitterten Partie (1 : ¼ cm), dem nur eine minimale Zerfetzung der weichen Haut und Rauhigkeit der Hirnoberfläche entspricht, erstreckt sich mit einem für die dünne Sonde durchgängigen Loch in den Sinus longitudinalis, der auf einige Zentimeter einen dunkelroten weichen Thrombus enthält (es hatte aus dem Sinus bis fast zum Tode, der gleich nach dem Eintreffen im Feldlazarette eingetreten ist, sehr stark geblutet; innere Organe sehr blaß).

Ein zweiter, von einigen Durafäden durchzogener Spalt der Dura verläuft mit der angegebenen Fissur gleichen Verlaufs bis zum intakten Querblutleiter; diesem Duraspalt entspricht in fast seiner ganzen

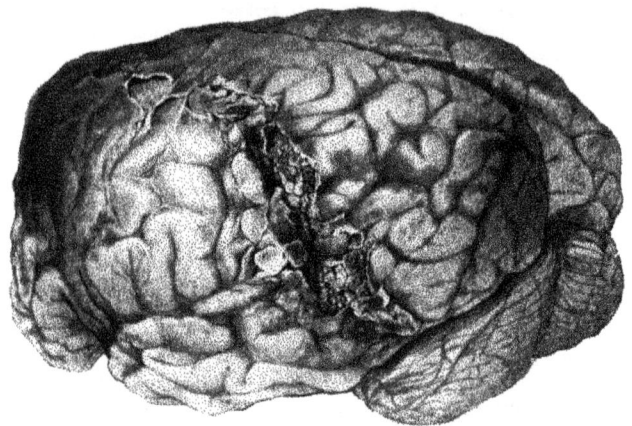

Abb. 74. Tod einige Stunden nach der Verwundung durch Gewehrgeschoß.
(Größtenteils) mit einem Durariß und einer Fissur verlaufender, durch Berstung des mit dem Schädel deformierten Hirnes entstandener konfuser Streifen des Hirnes. Um ⅓ verkleinert.

Länge, mit Ausnahme seines obersten Teiles, ein etwa 2 cm breiter Defekt in der weichen Haut und in der Oberfläche der Hirnsubstanz, in dieser einige Millimeter tief und ausgefüllt durch feine, blasse Hirnbröckel und Blut; frontalwärts vom vorderen Ende dieses konfusen Streifens einige nahezu selbständige, nicht mehr der Fissur und dem Duraspalt entsprechende zerfetzte Stellen der weichen Haut und Hirnoberfläche. Ganz vereinzelte Petechien in der unmittelbar anstoßenden Hirnsubstanz.

2. Verwundet durch Schrapnellkugel-Streifwirkung. Defekt in der Kopfschwarte und zersplitterte Partie des rechten Scheitelbeines, beide 2½ : 1½ cm messend, schräg von rechts und vorn nach links und hinten verlaufend. Dem zersplitterten Teil des Scheitelbeines entspricht ein zertrümmerter, Knochensplitter enthaltender Bezirk des Scheitellappens, Durchmesser 2 cm, Tiefe 3 cm.

Von dem Splitterfeld gehen 2 kurze Fissuren unter spitzem Winkel stirnwärts aus. Die dritte, lange verläuft schräg in der linken Schädeldachhälfte zur Basis und setzt sich in dieser fort. Dura in ihrem Verlauf unversehrt. Die Fissur ist begleitet von einem etwa 1 cm breiten Streifen zerrissener weicher Haut und flach (einige Millimeter tief) zertrümmerter Hirnsubstanz, der 2 Querfinger vom Pol des Hinterhauptlappens die Hirnbasis erreicht und sich in diese nicht fortsetzt.

Die beiden Beobachtungen unterscheiden sich zunächst dadurch, daß bei der Splitterung des Schädeldaches im 1. Falle das Hirn so gut wie unverletzt geblieben, im 2. Falle in nicht unbeträchtlichen Umfange zerstört worden war; dieser Unterschied ist darauf zurückzuführen, daß die Streifwirkung, um die es sich in beiden Fällen gehandelt hat, im 1. Falle sehr rein tangential ausgeprägt gewesen ist, während im 2. Falle das Geschoß sich in einer peripherisch gelegenen Sekante bewegt und einen größeren Teil der Hirnsubstanz teils direkt, teils vermittelst der Knochensplitter zerstört hat.

In beiden Fällen sind je 3 irradiierte Fissuren entstanden, von denen die isolierte Fissur von der E-stelle, die beiden Winkelfissuren von der A-stelle, wie später zu begründen sein wird, ausgegangen sein dürften.   Unter den Fissuren ist je eine „lange" gewesen, beide in der Richtung der Geschoßbahn zur Schädelbasis verlaufend, im 1. Falle von der A-stelle, im 2. von der E-stelle aus.

Beide „lange" Fissuren sind von einer Zerreißung der weichen Haut und einer flachen, schmalen kontusen Partie der Hirnoberfläche begleitet gewesen; dabei war die Dura im 1. Falle ebenfalls in der gleichen Richtung zerrissen, während sie sich im 2. Falle intakt erhalten hatte. Der gleiche Verlauf der Fissur und der Hirnverletzung weisen. auf einen gemeinsamen Mechanismus der Entstehung hin.

Wir gehen zum Verständnis desselben davon aus, daß die beiden Geschosse, indem sie die Scheitelhöhe streiften und niederdrückten, den senkrechten Durchmesser des Schädels verkürzt, die anderen verlängert haben; die uns hier beschäftigenden Fissuren sind also durch Dehnung, Überdehnung des Schädelgewölbes in meridionaler Richtung zustande gekommen, die ein Bersten des Schädels zur Folge hatte. Da somit kein Moment im Spiele war, das den springenden Knochen einwärts bewegt und ihm dadurch ermöglicht hätte, im Verlauf der Fissuren das Hirn zu verletzen, so bleibt nur übrig, sich vorzustellen, daß auch die Läsion des Hirnes durch eine — ihm vom Schädel übertragene — Deformierung entstanden, und daß somit der gemeinsame Verlauf der Fissur des Knochens und des zertrümmerten Streitens der Hirnoberfläche in der Stärke und Form der gemeinsamen Deformierung beider Teile begründet gewesen ist. Die spezielle Verlaufsrichtung beider örtlich zusammenfallender Kontinuitätstrennungen ist in unserem Falle offensichtlich durch die Lage der Geschoßbahn bestimmt worden, in deren geradliniger Verlängerung das Bersten des Schädels in Gestalt der längsten Fissur und das der Hirnoberfläche eingetreten ist, als Ausdruck der stärksten indirekten Wirkung des Geschosses.

In dem gegensätzlichen Verhalten der Dura in beiden Fällen ist der Ausdruck der verschiedenen Form und Stärke der deformierenden Gewalt und des verschiedenen Grades von Festigkeit und Elastizität dieser hierin großen individuellen Schwankungen unterworfenen Haut zu erblicken.

3. In unserer 3. Beobachtung (Tod ebenfalls einige Stunden nach der Verwundung) hatte das Gewehrgeschoß, tangential angreifend, an einer näher der Basis gelegenen Stelle, nämlich im hintersten und untersten Teil der linken Scheitelbeingegend, einen nur 2 cm langen Spalt in der Kopfschwarte gesetzt und ein 3¹⁄₂:1:³⁄₄ cm messendes Stück Schädeldach und Dura weggerissen. Vom vorderen (A-)Ende dieses Defektes gingen, die Richtun seines längsten Durchmessers annähernd beibehaltend, 2 Fissuren aus, die nach langem, schräg auf- und vorwärts gerichtetem Verlauf an zwei, 5 cm voneinander entfernten Punkten der Sagittalnaht endigten. Unter dem so begrenzten Dreiecke des Schädeldaches, nahe dem Duradefekt beginnend und nahe dem Längsblutleiter endigend, 2 in der ungefähren Richtung und Länge der Fissuren verlaufende breite, nur durch einen schmalen Streifen Dura getrennte Spalten in der harten Haut.

Nach dem Zurückschlagen der Dura erscheint eine 3 cm breite, 15 cm lange zerfetzte Partie der Leptomeninx, die daumenbreit oberhalb der Hirnbasis beginnt und, gleichen Verlaufs mit den Durarissen, am großen Hirnspalt endigt; in ihrem Bereich liegt teils unversehrte, teils rauhe, teils mit bis 1 cm tiefen, Blut und Hirnbröckel enthaltenen Defekten versehene Hirnsubstanz frei.

Auf Schnittflächen senkrecht zur Längsachse dieses Zertrümmerungsfeldes der Hirnoberfläche erstrecken sich von ihm als Basis in einem dreieckigem Gebiet blutgefüllte, miteinander zusammenhängende Spalten und Höhlen bis dicht an die Seitenkammer heran; in der so zertrümmerten Hirnsubstanz sehr vereinzelte feinste Knochensplitter. —

Die allgemeinen Entstehungsbedingungen dieser Verletzungen sind zweifellos dieselben gewesen, wie wir sie für die beiden ersten Beobachtungen angegeben haben; es sei aber hervorgehoben, daß sich die Richtungen der Fissuren, der Durarisse und der zertrümmerten Hirnsubstanz nur sehr ungefähr entsprochen haben. Weist schon dies deutlich auf den oben betonten Parallelismus in der Entstehung der Läsion der genannten Teile hin, so beweist die diesem Falle eigentümliche, nur zum allerkleinsten Teil auf Rechnung der spärlichen feinen Knochensplitter zu setzende beträchtliche Tiefe der Zerstörung der Hirnsubstanz, daß deren Läsion unmöglich in Abhängigkeit von einer Einwärtsbewegung des berstenden Knochens gebracht werden kann.

Es hat sich somit in unseren drei Beobachtungen um einen Parallelismus der mechanischen Beeinflussung, Berstung des Schädels, der Dura und des Hirnes mit seiner weichen Haut, gehandelt.

Direkte mechanische Beeinflussung des Hirnes.

Im bisherigen haben wir es mit der indirekten Verletzung des Hirnes zu tun gehabt, das Geschoß (oder der sonstige verletzende Körper) war nicht mit der Hirnsubstanz in Berührung gekommen. Wir gehen nun zu der direkten Verletzung des Hirnes über; hierbei treten auch indirekte Beeinflussungen desselben auf, die wir, soweit sie nicht zerstörender Natur sind, an der Hand der bisherigen Ausführungen besprechen werden. Daneben sind die direkten und indirekten Verletzungen des Schädels zu erörtern, ebenfalls im Anschluß an das im vorhergehenden hierüber bereits Mitgeteilte.

Wir teilen die Verletzungen des Hirnes in nicht kanalförmige Verletzungen, als deren Repräsentant uns die häufigste, die Furchenschußverletzung dienen soll, und in Kanalschußverletzungen ein.

Um Wiederholungen zu vermeiden, werden beiden Gruppen gemeinsame Befunde und namentlich Erläuterungen von solchen, 'soweit angängig, auf die beiden Kapitel verteilt werden; ihr gesamter Inhalt wird somit erst eine vollständige Anschauung und das Verständnis der Gehirnschußverletzungen vermitteln.

a) Die Furchenschußverletzung des Hirnes.

Wir beginnen mit der oberflächlichen, in der Regel mehr oder minder ausgesprochen furchenförmigen Verletzung des Hirnes; sie wird von einem Geschoß verursacht, dessen Bahn im Hirne so peripherisch verläuft, daß es keinen Kanal hervorbringt. Solche Verletzungen kommen infolge seiner exponierten Lage und beträchtlicheren Größe am häufigsten am gewölbten Teile des Hirnes zustande; die hier vom Geschoß gezogenen Furchen berücksichtigen wir zunächst allein, und zwar den fast immer verwirklichten Fall, daß das Geschoß nach der Verletzung den Körper wieder verlassen hat.

Eine derartige furchenförmige Verletzung im Hirne, im unberührten Zustande untersucht, enthält eine jeweils besonders nach den Abflußmöglichkeiten verschiedene Menge flüssigen oder geronnenen Blutes, in das Hirntrümmer eingelagert wird. Das Blut, das sich nicht nur in die Furche, sondern auch in die Spalt- und Maschenräume des anstoßenden Teiles der Hirnhäute ergießt, stammt zum einen Teil aus den dünnen Ästchen der Piagefäße, die aus der weichen Haut senkrecht in die Hirnsubstanz eintreten und gestreckt in ihr verlaufen, zum anderen wesentlich größeren Teil aus den (beträchtlich weiteren) Gefäßen der Hirnhäute selbst, die das Geschoß zerreißt. Die vom Blut getrennten Hirnteilchen sind in ihrer Gesamtmasse kleiner als die ursprünglich an Stelle der Furche vorhanden gewesene Hirnsubstanz; ein Teil dieser wird also vom Geschoß mitgenommen und ist in der Umgebung der verletzten Stelle, z. B. auf der Kopfhaut, sichtbar. Die zurückgebliebenen Hirntrümmer sind klein, wenn der sonstige Befund, namentlich am Schädel, erkennen läßt, daß es sich um ein Geschoß mit großer Energie gehandelt hatte; ist dagegen auf ein Geschoß mit geringer Energie zurückzuschließen, so sind die Hirnbröckel gröber und können unter Umständen an die Schollen einer Ackerfurche erinnern. Zu diesen, mit unbewaffnetem Auge sichtbaren Hirnbruchstücken treten stets solche, die erst bei der mikroskopischen Untersuchung im Blute des Furcheninhaltes erscheinen.

Entfernt man den Inhalt, etwa durch vorsichtiges Spülen mit Wasser, so sieht man, daß die Furche in jedem Falle, sei es auch nur um ein geringes, breiter und bei nicht zu oberflächlicher Lage wohl auch tiefer ist, als den Maßen des in unserem Materiale am häufigsten in Betracht gekommenen Gewehrgeschosses oder der Schrapnellkugel entspricht; dasselbe ist für die Verletzungen durch Granatsplitter anzunehmen. Demgemäß entsteht die Furche nicht nur durch direkte, sondern dazu durch indirekte zerstörende Wirkung des Geschosses; dieser indirekten Wirkung ist auch die feingerauhte oder in gröberer Form unebene Beschaffenheit der Wand der Furche zuzuschreiben, aus der Teile vom Geschoß ausgerissen werden. Wir werden die indirekte Seitenwirkung genauer bei Erörterung der Kanalschußverletzungen kennen lernen und verweisen hier auf die Angaben dieser späteren Stelle.

Untersucht man auf Schnittflächen die anstoßende Hirnsubstanz, so bemerkt man eine in der Regel eine Anzahl von Millimetern, selten bis 1 $^1/_2$ cm breite Zone*), wo sie, ohne zerrissen zu sein, meist zahlreiche Petechien enthält; zuweilen sind diese spärlich oder fehlen auf größere oder kleinere Strecken ganz. Auf die Ursache dieses verschiedenen Verhaltens der Petechien werden wir ebenfalls erst an einer späteren Stelle, bei Erörterung der Schußkanäle, zu sprechen kommen.

Aus diesen Angaben geht hervor, daß die Wirkung des eine Furche im Hirne ziehenden Geschosses eine Kontusion, verbunden mit Rhexisblutung, ist, zu der sich in der anstoßenden unzerstörten Hirnsubstanz eine indirekte schwache, nicht zerstörende Wirkung, nämlich Diapedesisblutung in Gestalt von Petechien auf Grund einer Kreislaufsstörung, gesellt. Hier, wo wir es zum ersten Male mit einer direkten Läsion zu tun haben, stellen wir fest, daß zwischen der Wirkung einer direkten und der einer hinreichend starken indirekten Gewalt auf die Hirnsubstanz im wesentlichen Übereinstimmung besteht. —

War dies die allgemeine Beschaffenheit einer furchenförmigen Hirnverletzung, so haben wir jetzt Einzelheiten hinzuzufügen, und namentlich die Umgebung zu berücksichtigen. Wir gehen dabei von außen nach innen vor.

Man kann von offenen und bedeckten Furchenschußverletzungen des Hirnes sprechen.

Im ersten einfacheren Falle der offenen Furche hat das Geschoß die weichen und die knöcherne Decke der Furche zerstört, die Haut gespalten, den Knochen in Splitter zerlegt, von denen ein Teil in die Hirnfurche oder ihre Wand verlagert, ein anderer vom Geschoß aus dem Körper hinausbefördert wird, die Dura gespalten oder zerfetzt und die weiche Haut, die aufs engste mit der Hirnsubstanz zusammenhängt, mit dieser so stark beseitigt, daß nur Fetzen am Rande der Furche zu erkennen sind. Das Gebiet der Zerlegung des Knochens in Splitter ist, wie an allen anderen Stellen, wo Knochen und Weichteile zusammen von einem Geschoß zerstört werden, infolge des höheren Widerstandes des Knochens und seiner Sprödigkeit größer als das der Hirnzertrümmerung. Die Hirnverletzung ist also in diesem Falle von außen sichtbar und ihre Furchenform wird dadurch mehr oder minder deutlich, daß der Brei aus Blut und Hirntrümmern abfließen kann und in größerem oder kleinerem Umfange abfließt.

Im zweiten Falle, der bedeckten Furche, ist ein E- und A-Defekt in der Kopfschwarte, dem Schädel und der Dura vorhanden, während die weiche Haut wieder zusammen mit dem Hirne zerstört wird. Solche bedeckten Furchen werden mit Blut und Hirntrümmern gefüllt angetroffen, da der Abfluß dieses Gemenges erschwert oder unmöglich ist.

---

*) Wir werden sie im folgenden kurz Petechienzone nennen, ungeachtet die anderen weniger sinnfälligen Befunde in dieser Zone.

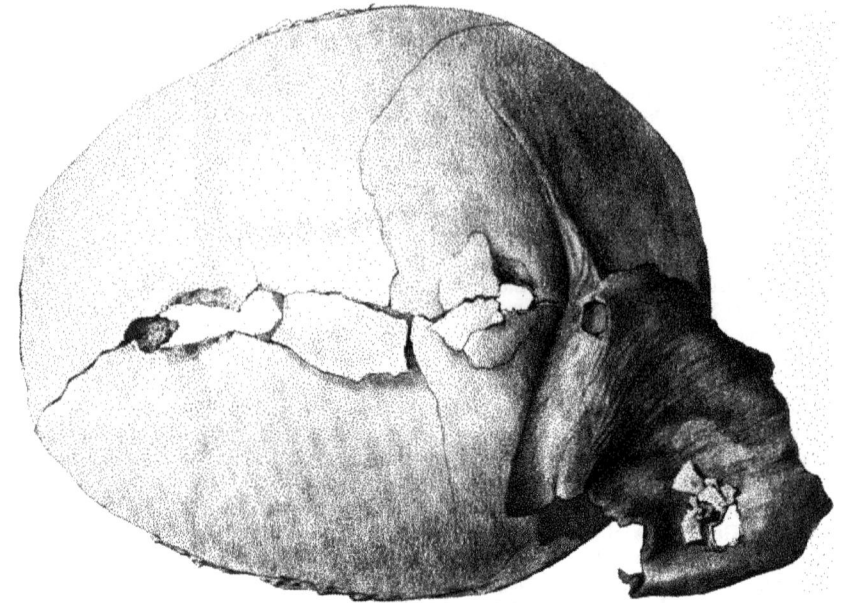

Abb. 75.

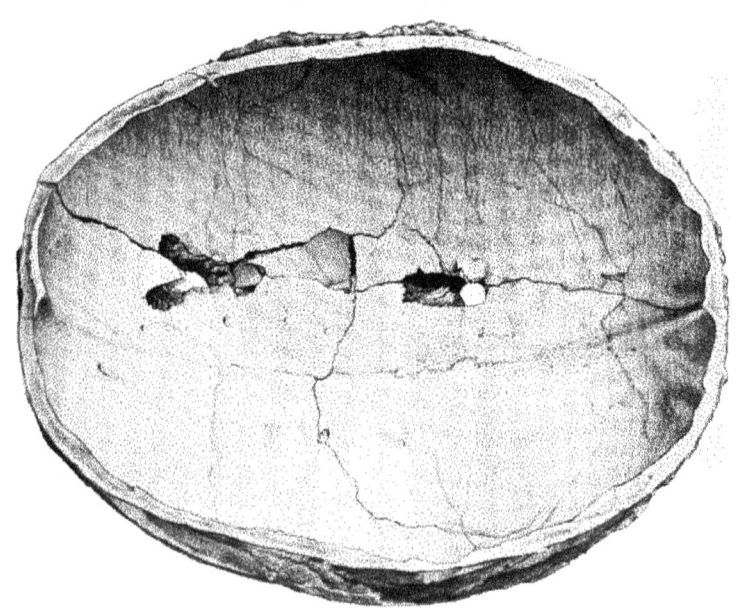

Abb. 76.

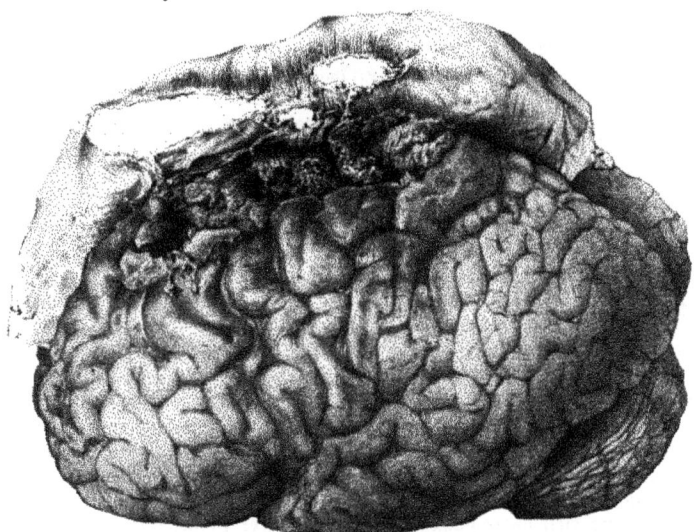

Abb. 77.

Abb. 75—77. Tod 5 Stunden nach der Gewehrgeschoßverletzung,
Verlauf der Geschoßbahn von vorn nach hinten.

Abb. 75. Bei B zungenförmiger Teil der Interna erhalten geblieben; Knochensplitter haften der entsprechenden Stelle des
Periosts an. Führungsfissur; im vorderen Teil, bis zur zirkulären, annähernd quer verlaufenden Fissur, begleitet von einer
parallelen Fissur. Radiäre und zirkuläre Fissuren bei A, Splitter periostwärts verschoben. Ein Splitter, vom Geschoß aus A
ausgestanzt durch direkte Wirkung, im Periost eingebettet. Um ⅓ verkleinert.

Abb. 76. Eigenartig geformte Interna-Absprengungen bei E,
furchenförmige vor A. Um ⅓ verkleinert.

Abb. 77. Duradefekte bei E und A und die furchenförmige Hirnschußverletzung; in ihr gelegene Hirnteile,
namentlich die größeren, von Spalten durchzogen. Um ⅓ verkleinert.

Ob es zu einer offenen oder gedeckten Furchenschußverletzung des Hirnes kommt, darüber
entscheidet zunächst die höhere oder tiefere Lage der Geschoßbahn und die kleinere oder größere
Wölbung der getroffenen Schädelregion. Aber auch das Geschoß kann hierfür von ausschlaggebender
Bedeutung sein; ein Geschoß, das in Schräg- oder Querstellung am Kopfe anlangt oder beim Auftreffen auf diesen in solche gerät, setzt vermöge der dadurch vergrößerten Angriffsfläche eine Zerstörung, die bei der peripherischen Lage der Geschoßbahn im Schädel einen einheitlichen Defekt
des Hirnes und der darüber gelegenen Schichten, eine offene Furche, zur Folge hat.

Von beiden unterschiedenen Formen der Verletzung stellt die — seltenere — gedeckte
Furchenschußverletzung in bezug auf den Schädel den komplizierteren Fall dar; die
Haupteigenschaften der Schädelbefunde wollen wir zuerst besprechen.

Die beiden Schädeldefekte bei E und A entstehen je nach der größeren oder
kleineren Energie des Geschosses durch Zermalmung, worunter wir die Zerlegung
in Knochensand oder noch kleinere Teilchen verstehen wollen, oder durch Zerlegung
in kleine Splitter, ausnahmsweise, bei schwacher Kraft, durch Stanzung; die entstandenen
Fragmente werden von E aus in die Furche und ihre Wand verlagert, von A aus in
die Außenwelt geschleudert, soweit sie nicht, namentlich bei geringer Kraft des
Geschosses, an Ort und Stelle oder im Weichteildefekt liegen bleiben. Zermalmung
und feine Zersplitterung sind, wie leicht verständlich, durch alle Zwischenformen
miteinander verbunden; ihr gemeinsamer Umfang wird im wesentlichen von der Größe
des Geschosses bestimmt. Daneben wirkt auf E und A meistens die Aussprengung
von Splittern, sei es aus der ganzen Dicke des Schädeldaches, sei es aus einer

Lamelle — der gedehnten Interna bei E, der gedehnten Externa bei A — vergrößernd ein, in besonders hohem Maße bei die Angriffsfläche vergrößernder abnormer Stellung des Geschosses, die sich infolge des einmaligen Passierens des Schädels auch erst bei A einstellen kann. Der E- und A-Defekt entsteht somit in der Regel zugleich durch direkte und indirekte Wirkung des Geschosses.

Die zu einer Furchenschußverletzung des Hirnes führende besondere Lage der Geschoßbahn im Schädel bringt es mit sich, daß der E- oder A-Defekt oder beide eine mehr oder minder gestreckte Form erhalten; sie ist von der geringer oder stärker gewölbten Form der verletzten Stelle des Schädels abhängig und demgemäß, je nach der Lage von E und A, bald bei E, bald bei A deutlicher ausgesprochen. Zuweilen ist ein semiovaler oder halbkreisförmiger Defekt wie der Epidermis so der Tabula externa an der Stelle, wo das Geschoß eingetreten ist, ein kleiner, aber anschaulicher Hinweis auf seine streifende Wirkung, die die Lage seiner Bahn mit sich bringt.

War schon der E- und A-Defekt im Schädel das Ergebnis nicht nur der direkten Zerstörungswirkung des Geschosses, so entstehen die von jenen ausgehenden, das Schädeldach in seiner ganzen Dicke durchsetzenden Fissuren allein durch indirekte Beeinflussung des Schädels.

Von diesen Fissuren ist als konstante an erster Stelle zu nennen die zwischen E und A auf geradem, seltener leicht gebogenem oder leicht zackigem Wege verlaufende, die Führungsfissur genannt wird. In der Richtung der Flugbahn gelegen und daher von der Gewalt des Geschosses unmittelbarer als alle anderen Fissuren bestimmt, setzt sie sich unter genauer oder ungefährer Beibehaltung ihrer Richtung häufig über E, sehr häufig über A hinaus fort; nicht selten geht von A eine zweite Fissur aus, die zur Verlängerung der Führungsfissur unter spitzem bis rechtem Winkel verläuft.

Diese Fissuren gehören zum radiären System, und zwar zu den „langen" Fissuren desselben. Daneben gehen ebenfalls radiäre, aber kürzere Fissuren von E und A in wechselnder Zahl aus, von denen sich die senkrecht zur Führungsfissur verlaufenden beiderseits weiter als die übrigen erstrecken können.

Neben dem radiären steht ein zirkuläres System von Fissuren mit E und A als Zentren. Unter diesen lassen sich wieder lange und kurze unterscheiden: jene kreuzen, leicht gekrümmt bis nahezu gestreckt, die Führungsfissur, A mehr benachbart als E, die E näher gelegenen kürzer als die A benachbarten; häufig ist nur eine solche lange Fissur vorhanden. Die kurzen zirkulären Fissuren verbinden die beiden genannten Fissuren des radiären Systems; je kleiner der Radius, desto eher wird der Kreisbogen zum Kreis; der Radius der zirkulär verlaufenden Fissuren ist bei A größer als bei E. Die Verbindung radiärer Fissuren durch kurze zirkuläre ist es, die die obenerwähnte Vergrößerung des E- und A-Defektes durch Aussprengung mit sich bringt.

Die Fissuren des radiären Systems sind der Keilwirkung des Geschosses, die sich senkrecht zu seiner Bahn als Seitenwirkung einstellt und den Schädel auseinanderspaltet, die Fissuren des zirkulären Systems einer in der Richtung der Bahn des Geschosses rings um dieselbe erfolgenden Druckwirkung des Geschosses, die den Schädel bei E dellt, bei A ausbuckelt, zuzuschreiben, ebenfalls einer Seitenwirkung, die bei E einwärts, bei A auswärts gerichtet ist. Diese verschiedene Richtung, in der bei E und bei A der Schädel verschoben wird, bringt es mit sich, daß zuweilen, und zwar nur im Bereich des stärksten Grades der Verschiebung, nämlich nahe E und A, die Interna bei E, die Externa bei A stärker zersplittert wird, als Folge der bei E in der Interna, bei A in der Externa stärkeren Dehnung der Lamelle, wie sie die Abflachung der Schädelwölbung bei E, ihre Verstärkung bei A zur Folge hat.

Wir haben (auf Grund zahlreicher Skizzen) die möglichen Fissuren — deren Verlaufseigenschaften, mutatis mutandis, auch für den Schädel um offene Furchenschußverletzung zutreffen — vollständig angegeben, indessen sind sie selten in annähernder Vollständigkeit ausgebildet Im allgemeinen fällt, je stärker die Energie des Geschosses, desto vollständiger und ausgedehnter die Splitterung aus. Aber auch die Beschaffenheit des Schädels ist von Einfluß; lange Fissuren werden besonders lang, wenn sie vermöge der Lage der Schußverletzung oder vermöge der bei ihr entwickelten Energie zur besonders spröden Basis gelangen, in der sie sich in ein System sich kreuzender Fissuren fortsetzen können; eine an eine verknöcherte Naht herantretende Fissur verläuft in ihr eine kleinere oder größere Strecke, weil hier das Gefüge des Schädels weniger innig ist; umgekehrt kann eine bindegewebige Sutur einer Fissur Halt gebieten, weil dem Bindegewebe eine höhere Elastizität zukommt als dem Knochen; dasselbe gilt vom Inhalte der Foramina, deren dünne Umgebung es mit sich bringt, daß Fissuren sie eben noch erreichen. Andere Einflüsse, so der der Dicke des Schädels und bestimmter Teile, z. B. der Tubera, sind schon wegen der Schwankungen und Unregelmäßigkeiten des Diploegehaltes schwer in ihrer Bedeutung generell abzuschätzen, und vollends die individuellen Lage- und Verlaufseigentümlichkeiten der Einzelfissur entziehen sich meist der Erkenntnis der ihnen zweifellos zugrunde liegenden mechanischen Faktoren.

Während bei E und A entsprechend den Knochendefekten die Dura zerstört wird und an dem zackigen Verlauf des Randes nicht selten zu erkennen ist, daß sie über den eigentlichen E- und A-Defekt hinaus in radiärer Richtung ein wenig weiter eingerissen ist, ist in den häufigen Fällen, wo das geschilderte Fissurensystem mehr oder minder vollständig ausgebildet ist, in seinem Bereich die Dura in der Regel unversehrt. Es kommt aber vor, daß die Dura einen oder mehrere, eine Anzahl von Zentimetern weit verlaufende Risse aufweist, die breit klaffen und mit ebenso langen oder — häufig — längeren Fissuren des Schädeldaches verlaufen; selten haben wir festgestellt, daß außerdem unabhängig von einer Fissur ein mehrere Zentimeter langer Durariß aufgetreten war. Im Bereich solcher Duraspalten kann die weiche Haut zerfetzt, die oberflächliche Schicht der Hirnsubstanz zertrümmert sein. Wir verweisen zum Verständnis dieser Befunde auf das, was wir gelegentlich der Erörterung derselben Befunde nach Streifschußverletzungen des Schädels ohne direkte Verletzung des Hirnes mitgeteilt haben und hier in jeder Beziehung zutrifft.

Derartige irradierte Durarisse können einen Sinus, insbesondere den longitudinalis, eröffnen und eine Blutung aus ihm veranlassen. Ist dies ein seltenes Vorkommnis, so wird der Sinus regelmäßig, und zwar in der Breite des vom Geschoß an der betreffenden Stelle gesetzten Defektes und darüber hinaus, zerstört und eröffnet, wenn die Verletzung auf der Höhe des Kopfes liegt. Bei Furchenschußverletzungen in der Gegend des Konfluens haben wir mehrmals alle drei Sinus eröffnet gefunden.

Auch verlagerte, besonders unter das Schädeldach verschobene Knochensplitter, wie sie namentlich an offenen Furchenschußverletzungen vorkommen, eröffnen nirgends häufiger als bei Furchenschußverletzungen einen benachbarten Sinus[*]).

Eine regelmäßige Furche, wie sie aus der Form des Geschosses unter Berücksichtigung des Umstandes, daß seine direkte zertrümmernde Wirkung seinen Durchmesser überschreitet, und aus der Lage seiner Bahn in der Hirnsubstanz konstruiert werden kann, kommt nur selten zustande. Gewöhnlich sind mannigfache Abweichungen von der schematischen Furche zu bemerken: sie ist an beiden Enden verbreitert und vertieft, oder auch in ihrem Verlauf mit unregelmäßigen Buchten versehen, die die Furche ebenfalls verbreitern und der Muldengestalt annähern; so haben wir einmal unter einem 6 cm langen und 1 cm breiten knöchernen Defekt einen 8:5 cm messenden, bis 2 cm tiefen muldenförmigen Defekt der Hirnoberfläche gesehen. Als Ursachen der angeführten Formeigentümlichkeiten sind zu nennen die Kontusionswirkung durch indirekte mechanische Beeinflussung bei E und A, Hemmung und Ablenkung des Geschosses durch den knöchernen Widerstand bei E und A, dann besonders wirksam, wenn es sich um ein bereits mit geringer Kraft an den Schädel herangetretenes Geschoß gehandelt hat; schließlich, und hierin ist der wichtigste Einfluß zu sehen, die kontundierende Wirkung der Knochensplitter, die sich bei gedeckter Furchenschußverletzung von E

---

*) An dieser Stelle, wo wir die Sinusverletzungen zu betonen hatten, merken wir an, daß nach unseren zahlreichen Sektionen vorwiegend nach Schußverletzung, aber auch nach Verletzung durch stumpfe Gewalt auf dem Schlachtfelde hilflos verstorbener Kopfverletzter der Tod durch Verblutung aus einem oder mehreren eröffneten Sinus eine sehr große Rolle spielt. Neben der Hauptursache, dem Fehlen einer Muskularis, deren Kontraktion sonst der wichtigste blutungstillende Einfluß ist, ist die Rückenlage der Verwundeten und die nach unseren Felderfahrungen sehr geringe Neigung des Sinusblutes zu Frühthrombose hierfür von Bedeutung.

aus, bei offener Furchenschußverletzung, die eine beträchtlichere Menge von Splittern liefert, im ganzen Bereich der Furche einstellt. Die Splitter, insbesondere die von einem E-Defekt stammenden, können mehrere Zentimeter lange, unter verschiedenem, auch rechtem Winkel abgehende Kanäle in die Hirnsubstanz bohren; das für die Furchenschußverletzung Charakteristische ist aber die aus der Lage der Geschoßbahn verständliche seitliche Verschiebung der Knochensplitter unter die Dura in die Hirnsubstanz hinein, die dadurch seitlich von der Furche unter unregelmäßiger Verbreiterung derselben zertrümmert wird.

Von besonderen, selten vorkommenden Lageeigentümlichkeiten der Furchenschußverletzungen des Hirnes mit Ausnahme seiner Basis sind diejenigen der inneren Oberflächen, nämlich der beiden dem großen Hirnspalt zugekehrten und der einander berührenden Flächen des Kleinhirns und der Hinterhauptlappen, zu nennen. Die Furche kann in beiden einander gegenüberliegenden Flächen gezogen werden oder sie beschränkt sich auf eine Fläche; die andere weist dann nur leichte oder stärkere Zerreißung der weichen Haut, Petechien oder Infarzierung in der Hirnsubstanz oder oberflächliche Kontusion derselben auf, in dem aus den früheren Angaben hervorgehendem Umfange. In reinen Fällen, d. h. in solchen, wo sich die furchenförmige Verletzung nicht in eine kanalförmige fortsetzt, handelt es sich um Steckschußverletzungen, in der Regel eröffnen sie einen Sinus. — Beides wird aus den anatomischen Verhältnissen verständlich.

Als nur einmal beobachtet erwähnen wir einen winkelförmigen Verlauf der Furchenschußverletzung in der Konvexität: die Schrapnellkugel war in der hinteren linken Scheitelbeingegend 7 cm von der Mittellinie eingetreten, war links dicht neben der Falx an den Schädel angeprallt und hatte ihn an dieser Stelle unter Verdrängung der Fragmente nach auswärts in einem Kreise von 12 mm Durchmesser gebrochen; abgeprallt hatte sich die Kugel nach dem Durchtritt durch die Falx noch 7 cm weiter bewegt, um dann an unversehrten Knochen liegenzubleiben. Die vom Geschoß in der Hirnsubstanz gezogene Furche hatte, entsprechend den obigen Angaben über den Weg der Kugel, einen stumpfwinkligen Verlauf; die beiden links und rechts von der Falx gelegenen je 7 cm langen Schenkel trafen an der Anprallstelle der Kugel, da, wo sie den Schädel zertrümmert (und lang ausstrahlende Fissuren hatte entstehen lassen), zusammen. Die alleinige Betrachtung des Gehirnes konnte eine Konturschußverletzung desselben vortäuschen, während die Berücksichtigung aller Einzelheiten den winkligen Verlauf der von der Kugel hervorgebrachten Hirnverletzung erkennen ließ. — Der Tod war etwa 10 Stunden nach der Verletzung eingetreten.

Wenn wir uns nunmehr den entsprechenden Verletzungen an der Basis zuwenden, so treffen wir nicht mehr Furchen, sondern sehr unregelmäßig gestaltete flache, dabei umfangreiche Verletzungen des Hirnes an, bei deren Entstehung der zersplitternde und in die Hirnsubstanz eindringende Knochen eine besonders große, bestimmende Rolle spielt.

Das gilt in sehr ausgesprochener Weise von dem Orte, an dem derartige Verletzungen, im allgemeinen weit seltener als an der Konvexität, noch am häufigsten vorkommen, nämlich an der Basis des Stirnhirns, gewöhnlich beider Lappen desselben. In unseren hierhergehörigen Beobachtungen waren die orbitalen Teile des Stirnbeins und das Siebbein, fast vollständig diploefreie Knochenplatten von höchster Sprödigkeit, auf stärkste zersplittert, dem anliegende Teil des Stirnhirns durch das Geschoß und die teils nur aufgerichteten, teils aufwärts wie Geschosse in die Hirnsubstanz geschleuderten Knochensplitter stark und breit zertrümmert; das Unregelmäßige der Zerstörung von Knochen und Hirn kann so weit gehen, daß man die Bahn des Geschosses nicht genau erkennen und im Zweifel bleiben kann, ob das Geschoß das Hirn direkt verletzt hat oder nur indirekt, durch die Knochensplitter. Bei genügender Tiefe der Zerstörung der Hirnsubstanz sind die Vorderhörner eröffnet; aber auch bei flachem Verlauf der direkten Hirnverletzung können verlagerte Knochensplitter eine Verbindung der Hirnventrikel mit der Wundhöhle schaffen, die, außer durch den E- und A-Defekt, durch die Nasenhöhle mit der Außenwelt in Verbindung steht.

Für die weiter rückwärts gelegenen flachen Schußverletzungen des Hirnes gelten, soweit die Geschoßbahn den Boden der mittleren und hinteren Schädelgrube mitbetrifft, dieselben Bemerkungen, nur daß die Splitterung nicht ganz so beträchtlich ausfällt, es sei denn an den ' aus der Anatomie bekannten dünnsten, diploefreien Bezirken dieser Teile der Schädelbasis.

Als zweite sehr bemerkenswerte Eigentümlichkeit der Verletzungen der Schädelbasis geht aus unseren Aufzeichnungen hervor, daß das Geschoß, es hat sich um Gewehrgeschosse gehandelt, häufig an den festen Teilen, nämlich der Felsenbeinpyramide oder auch an der hinteren Lehne des Türkensattels, abgelenkt wird. Da es von der Pyramide besonders die Spitze ist, die das Geschoß ablenkt, so kann man sagen, daß die bevorzugte Gegend, in der das Geschoß eine andere Bahn erhält, der zentrale Teil der Schädelbasis ist; die Sattellehne haben wir in solchen Fällen als Ganzes abgebrochen oder völlig zersplittert gefunden, die Spitze der Felsenbeinpyramide kann abgebrochen und verschoben sein, oder auch ausnahmsweise den Zusammenhang mit der in einem solchen Falle stets im ganzen von Fissuren durchzogenen Pyramide gewahrt haben.

War eine solche zentrale Ablenkung erfolgt, die Geschoßbahn also winklig ausgefallen, so ist in den diesen Angaben zugrunde liegenden Fällen zweierlei mehr oder minder ausgesprochen an der verletzten Hirnbasis wahrzunehmen gewesen: es machte sich der Scheitelpunkt der Geschoßbahn durch einen rundlichen, besonders starken und tiefen Zerstörungsbezirk der Hirnsubstanz kenntlich, und es war die Wirkung des Geschosses im zweiten Schenkel seiner Bahn, sowohl was Knochen- als Hirnzerstörung angeht, breiter und unregelmäßiger als im ersten; beides ist mit der Inkongruenz der Achsen des Geschosses und der Geschoßbahn zu erklären, die sich bei dem Anprall einstellte und auch in der Größe der A-Öffnung äußerte.

Sehr umfangreich gestaltet sich in einem solchen Falle die Zerstörung nicht nur der Schädel- und Hirnbasis, sondern auch der Nerven und basalen Arterien. In einem solchen Beispiele haben wir festgestellt, daß große außerhalb des Zerstörungsbereiches gelegene Strecken der Arterien der Basis und Fossae vom Geschoß abgerissen und auf seiner Bahn eine beträchtliche Strecke mitgenommen worden waren. Der 3. Ventrikel, unter Umständen auch die Seitenventrikel, pflegt bei derartigen — rasch tödlichen — Verletzungen eröffnet zu sein; und an die Stelle der Nasenhöhle, deren Kommunikation mit den weiter vorne gelegenen Geschoßbahnen wir erwähnt haben, kann hier der Pharynx treten.

Wir gehen nun zu besonderen Eigentümlichkeiten der an die Furche angrenzenden Hirnsubstanz über. Als einzigen gleichzeitig mit der Furche entstehenden Befund haben wir, und zwar als etwas sehr Seltenes, den spaltförmigen Sprung in der Hirnsubstanz zu nennen, der vom Grunde der Hirnfurche ausgeht und sich weit erstreckt. Die Seltenheit des Vorkommnisses rechtfertigt es, wenn wir den einzigen Befund von zwei Sprüngen ausführlich mitteilen (Verwundung durch Gewehrgeschoß, Tod 1 Tag nach der Verwundung); außerdem haben wir noch 3mal solitäre Sprünge beobachtet.

6 cm lange, nahezu quer bis zum großen Hirnspalt verlaufende Furche in der Vorderfläche des rechten Stirnlappens, 3 Querfinger oberhalb der basalen Fläche; Breite 1—2 cm, Tiefe bis ¹/₄ cm. Auf Sagittalschnitten vom Grund der Furche, und zwar fast in ihrer ganzen Länge, 2 enge blutgefüllte Spalten in der Hirnsubstanz ausgehen, eine flachere, vom basalabwärts gelegenen Rande der Furche entspringend, schräg basalwärts verlaufend, 2 cm tief, eine tiefere, von der Mitte des Furchengrundes ausgehend, schräg abwärts in der Richtung auf den Kopf des N. caudatus gerichtet und mit dem Vorderhorn in Verbindung stehend; diese Spalte kommuniziert mit dem großen Hirnspalt von dem an diesem gelegenen Ende der furchenförmigen Verletzung an bis zum Balken.

Bringt man die spaltförmigen Räume zum Klaffen, so sieht man je zwei rauhe, ganz leicht wellige, einander konforme Flächen; die sich anschließende Hirnsubstanz weist äußerst spärliche Petechien auf, dazu nur am Ende der schmäleren Spalte einen kugeligen mit Blut durchtränkten Bezirk der Hirnsubstanz, Durchmesser einige mm. — Leichte Blutbeimengung zur Ventrikelflüssigkeit.

Aus dieser Beobachtung geht hervor, daß bei einer furchenförmigen Schußverletzung im Anschluß an den Grund derselben in der Hirnsubstanz Sprünge von beträchtlicher Länge und Tiefe entstehen können, die bei genügender Ausdehnung und geeigneter Richtung die Furche mit dem Ventrikelsystem in Verbindung setzen.

Auch 2 der obenerwähnten solitären Sprünge haben sich bis in den benachbarten Ventrikel fortgesetzt.

Während diese langen und tiefen Sprünge nur selten angetroffen werden, haben wir uns überzeugt, daß kürzere, flacher verlaufende, im Anschluß an den Grund von Furchenschußverletzungen des Hirnes, etwas häufiger vorkommen, sei es in der Einzahl, sei es in der Mehrzahl. Im Unterschied von jenen, die, soweit unsere Erfahrung reicht, im wesentlichen in einer Ebene bleiben, kann diesen kleineren, ebenfalls engen, blutgefüllten Sprüngen ein gebogener Verlauf zukommen, insbesondere so, daß sie vom Grunde der Furche entspringen, im Bogen durch die sonst intakte Hirnsubstanz verlaufen und an einem 1—2 cm von dem Furchenrande entfernten Orte in der Hirnoberfläche endigen, wobei kurze Seitensprünge von ihr abgehen können.

Schließlich sind noch kleinste, nach Millimetern messende Sprünge in der Zone der Diapedesisblutung zu erwähnen, die als solche nur mikroskopisch zu erkennen und mit — per rhexim — ergossenem Blute gefüllte Lücken im Gewebe leicht von ebenso großen Ekchymosen zu unterscheiden sind. Solche Sprünge sind in der Mehrzahl der Fälle in kleiner oder etwas größerer Zahl, nie jedoch zahlreich, nachzuweisen.

Der Sprung, gleichgültig welcher Größe, ist eine gleichzeitig mit der direkten Wirkung des Geschosses entstehende indirekte Wirkung desselben, eine Seitenwirkung; ihre so wechselnde Stärke läßt sich nicht aufklären. Wir haben nichts weiteres Hierhergehöriges anzuführen und gehen daher zu den Befunden über, die sich, wie wir früher begründet haben, nach der Verletzung in der an die Furche anstoßenden Hirnsubstanz einstellen.

Als einen solchen haben wir bereits bei der kurzen allgemeinen Schilderung der Furche und ihrer Umgebung die Zone der Petechien angeführt. Aus den früheren Ausführungen ist bekannt, wie wir sie auffassen, nämlich als Wirkung einer mechanischen Reizung der

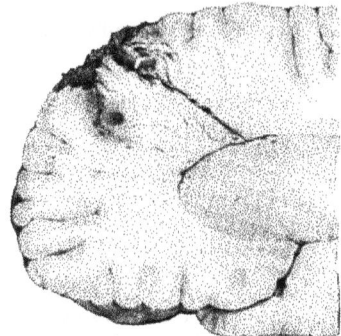

Abb. 78. Tod 22 Stunden nach der Gewehrschußverletzung.
Sprung in der Hirnsubstanz, vom Grunde einer sehr flachen querverlaufenden Furchenschußverletzung des rechten Stirnlappens zum Vorderhorn verlaufend. Um ⅓ verkleinert.

Gefäßnerven; auch haben wir gezeigt, daß die davon abhängige Verlangsamung des Blutstromes in erweiterter Strombahn, sei es mit, sei es ohne Diapedesisblutung, in Dauerstase übergehen und sich in sehr großem Umfange einstellen kann. Diese beträchtlich, zuweilen, wie wir gesehen haben, riesig ausgedehnte Kreislaufsstörung mit ihrer in Erweichung bestehenden Folge für die Hirnsubstanz kann auch im Anschluß an Furchenschußverletzungen auftreten, wie wir an einigen Beispielen zeigen wollen, je zweien von roter und weißer Erweichung.

1. Tod am 2. Tage nach der Verwundung. Dauernde Bewußtlosigkeit, rechtsseitige Lähmung.

Sektionsbefund: Länge der zwischen Stirn- und Scheitelhöcker, 2 Querfinger links von der Sagittalnaht gelegenen offenen Furchenschußverletzung 5 cm, Breite 1⅓ cm.

Auf Frontalschnitten durch die Hemisphäre schließt sich an den Grund des sehr flachen Defektes Hirnsubstanz an, die dunkelrot, feucht und sehr weich ist. Diese Veränderung betrifft den größten Teil des Marklagers; sie schneidet in einer Frontalebene vorne durch die vordere Grenze des N. caudatus, hinten durch das Ende des Hinterhornes ab. In der vorderen Hälfte der Halbkugel reicht die Erweichung bis zum Rindengrau, in der hinteren Hälfte verjüngt sie sich kegelförmig im Innern des Marklagers. Wo die veränderte Partie an das Ependym anstößt, ist dies ebenfalls leicht erweicht.

In der linken Seitenkammer ist die klare Flüssigkeit leicht rot gefärbt. Windungen nur der linken Großhirnhalbkugel leicht abgeflacht.

2. Tod 8 Tage nach der Verwundung.

Der völlig bewußtlos, mit kleinem, beschleunigtem Pulse eingelieferte Kranke bekam am Tage nach der Verwundung Zuckungen im rechten Fazialisgebiet und Arm. Am 2. Tage nach der Verwundung Ansteigen der Temperatur auf 40°. Eine anfängliche allgemeine motorische Unruhe hörte allmählich auf, auch jene Zuckungen verminderten sich. Dauernde tiefe Apathie. Zeitweilig bestand Schluckvermögen.

Sektionsbefund: 12 cm langer, bis 4 cm breiter Defekt der Weichteile, des Knochens und der Dura senkrecht über dem äußeren Gehörgang beginnend und 3 Querfinger oberhalb der Schädelbasis rückwärts verlaufend. Im Duradefekte — sich nicht aus ihm hervorwölbende — rötliche stark erweichte·Hirnsubstanz, die eine flache Furche der Hirnoberfläche ausfüllt. Auf der in der Mitte der Hirnfurche angelegten Frontalschnittfläche schließt sich an den Grund der Furche leicht erweichte, diffus gerötete, dicht mit Petechien und Ekchymosen durchsetzte Hirnsubstanz an in Gestalt eines Dreiecks, dessen Spitze am Ependym liegt. Auf den durch die vordere Hälfte des Defektes gelegten Frontalschnittflächen erstreckt sich die Veränderung der Hirnsubstanz, gleichmäßig an Größe abnehmend, nach vorne bis zur Höhe der Fossa Sylvii, in einem Abstand von 1 cm von den zentralen Ganglien; rückwärts dehnt sich die veränderte Hirnsubstanz, ebenfalls unter allmählicher Verkleinerung, bis zum Hinterhorn aus.

Zisternen der Basis mit Eiter gefüllt. Weiche ·Haut der Konvexität beider Stirnlappen eben merklich durch eitriges Exsudat getrübt. —

Die mikroskopische Untersuchung zeigte in beiden Fällen, daß im rot erweichten Gewebe die Gefäße und Kapillaren stark erweitert und mit roten Blutkörperchen gefüllt waren; in sehr zahlreichen Kapillaren waren diese, zum Zeichen, daß Stase bestanden, agglutiniert. Auch da, wo keine Petechien zu sehen waren, war das Gewebe ungleichmäßig mit roten Blutkörperchen durchsetzt. Das Hirngewebe wies die bekannten Zeichen starken Ödems auf. Von Zerfallsveränderungen fanden sich zahlreiche kugelige freie (Glia-) Zellen mit undeutlich gefärbtem Kern, größere Strecken mit allgemein aufgehobener Kernfärbbarkeit, wie gequollen aussehende Nervenfasern und Myelinkörper. Wohlausgebildete Körnchenzellen waren nicht nachzuweisen.

Im ganzen dürfen wir dem mitgeteilten makro- und mikroskopischen Befunde entnehmen, daß es sich um frühe Zerfallsveränderungen hyperämischen, ödematösen und stark mit roten Blutkörperchen durchsetzten weißen Hirngewebes gehandelt hat. Die Reihenfolge, in der sich diese Befunde eingestellt haben, ist nach unseren früheren Ausführungen so, daß, auf Gefäßnervenreizung einer bestimmten Stärke, die — mit Exsudation von Flüssigkeit einhergegangene — prästatische Hyperämie aufgetreten ist, zu der unter Steigerung der Verlangsamung zur Stase die Diapedesisblutung getreten ist. In kausaler Abhängigkeit von der Dauerstase haben sich die Zerfallsveränderungen des Gewebes eingestellt.

Die Vorgänge an der Strombahn, die wir soeben als den beiden imposanten Befunden zugrundeliegend geschildert haben, sind, wie sich aus den früheren Ausführungen ergibt, ihrer Natur nach dieselben, die sich in der schmalen Petechienzone abspielen, die in mehr oder minder starker Ausbildung im Boden einer Furchenschußverletzung anzutreffen ist. Demgemäß haben wir es in Fällen wie den von uns kurz mitgeteilten nur mit einer größeren In- und namentlich Extensität der prästatischen, sich zur Stase steigernden Kreislaufsstörung zu tun, die sich an fast jeder verletzten Stelle des Hirnes einstellt. In der Tat verfügen wir denn auch über Petechienzonen an Furchenschußverletzungen, deren Breite über die übliche, nach 10—15 mm messende, beträchtlich hinausgeht, ohne daß freilich von einer fließenden Reihe der Größenmaße von den schmalen bis zu den oben beschriebenen Befunden von der angegebenen gewaltigen Größe gesprochen werden könnte.

Es ist also festzustellen, daß sich in sehr seltenen Fällen rote Erweichung eines großen Teiles des Marklagers an eine Furchenschußverletzung anschließt.

Die mechanische Entstehung dieser riesigen Erweichung — im Sinne einer mechanischen Reizung der Gefäßnerven — wird schon dadurch gestützt, daß derselbe Befund in kleinem Maßstabe, wie oben begründet und später noch weiter zu erörtern sein wird, mechanisch entsteht. Aber auch die Form der rot erweichten Partie im Marklager ist für diese Entstehungsweise beweisend; sowohl die sich keilförmig ins Marklager erstreckende Gestalt des erweichten Gebietes im zweiten Falle, als, in beiden Fällen, seine Verjüngung in der Richtung auf die beiden Pole der Hemisphäre, in der, ebenfalls sagittalen Verlaufs, die offenen Furchen verliefen, lassen sich nicht anders auffassen, denn als Ausdruck einer indirekten mechanischen Beeinflussung der Strombahn, — derselben Beeinflussung, der die Fissuren zuzuschreiben sind, von denen sich in unseren beiden Fällen je eine lange in der Richtung des Schädeldefektes über diesen hinaus weitererstreckte.

Ein Vergleich unserer beiden Beobachtungen ergibt die sehr bemerkenswerte Eigentümlichkeit, daß der Grad der Erweichung im wesentlichen der gleiche und auch der mikroskopische Befund derselbe gewesen ist, trotzdem im 1. Falle der Tod schon am 3. Tage nach der Verwundung, im 2. Falle erst nach 8 Tagen eingetreten ist. Während wir auf Grund der Erfahrung von dem 1. Befunde aussagen dürfen, daß der Grad der Gewebsveränderungen der Länge der Zeit zwischen Verwundung und Tod ungefähr entsprochen hat, wirft der an 2. Stelle beschriebene Befund die Frage auf, ob er erst in den letzten Tagen des Lebens entstanden und also gleichen Alters wie der im 1. Falle erhobene gewesen ist.

Zur Beantwortung dieser Frage knüpfen wir an jenen früher mitgeteilten wichtigen Befund an, der uns durch ein unzweideutiges klinisches Symptom — das Auftreten einer Hemiplegie — bewiesen hat, daß geraume Zeit nach einer Erschütterung des Gehirnes in einem größeren Hirnbezirk eine beträchtliche Anzahl von Petechien auftreten kann, die denselben Typus der Strombahnweite und Strömungsgeschwindigkeit zur Grundlage haben, wie er in dem uns jetzt beschäftigende rot erweichten Hirngewebe verwirklicht gewesen war. Läßt diese Erfahrung die Auffassung von der späten Entstehung der Kreislaufstörung als zulässig erscheinen, so ist ein Beweis für dieselbe darin zu erblicken, daß wir in dem rot erweichten Marklager lediglich unversehrte, hämoglobinhaltige rote Blutkörperchen angetroffen haben; wären dieselben schon bald nach der Verwundung ausgetreten, so hätten zum mindesten deformierte, ja bereits ausgelaugte vorhanden gewesen sein müssen, auch wären nach den darüber vorliegenden Kenntnissen in der Randzone blutkörperchenhaltige Zellen und Körnchenzellen vorhanden gewesen, die gefehlt haben. Wir sind also zu dem Schlusse berechtigt, daß der starke Grad der Erweiterung der Strombahn und der sich unter Diapedesisblutung zu Stase steigernden Verlangsamung der Strömung erst in den letzten Tagen des Lebens aufgetreten ist.

Mit dieser Feststellung ist freilich in diesen und anderen Fällen von Spätstase nicht ausgeschlossen, daß eine geringere prästatische Verlangsamung der Strömung in erweiterter Bahn bereits vorher, vielleicht vom Trauma an, bestanden und das Gewebe im Sinne einer Degeneration beeinflußt hat.

Nachdem wir ausführlich die rote Erweichung großen Umfanges besprochen, dürfen wir etwas kürzer den, wie wir früher gesehen haben, einfacheren Fall der weißen Erweichung in ebenfalls ungewöhnlich großer Ausdehnung an zwei Beispielen darstellen. Wir erinnern uns, daß, wie die rote, so die weiße in Gewebszerfall bestehende Erweichung auf Stase beruht und daß bei dieser lediglich die Diapedesisblutung ausbleibt.

1. Tod 6—7 Tage nach der Verwundung durch Granatsplitter.

Bei dem Kranken war andauernd eine Lähmung der linken Gesichtshälfte und Glieder vorhanden und das Bewußtsein aufgehoben gewesen, mit Annahme einer zeitweiligen leichten Aufhellung desselben am vorletzten Tage des Lebens. In den letzten beiden Tagen hatte leichtes Fieber bestanden (graurot hepatisierte Läppchen im linken Unterlappen).

Sektionsbefund: 8 cm langer, in der Mitte $2^1/_2$ cm breiter spindelförmiger Defekt in der Kopfschwarte, dem Schädeldach und der Dura, 2 Querfinger rückwärts vom rechten Stirnhöcker beginnend und parallel mit der Sagittalnaht verlaufend; aus dem Duradefekt wölbt sich leicht, 1 cm in die Halbkugel hineinreichend, stark erweichte, verwaschene und trüb gerötete Hirnsubstanz vor, durch deren Ausspülen eine Furche von den angegebenen Dimensionen entsteht.

Das ganze Marklager der rechten Großhirnhalbkugel, mit Ausnahme kleiner Bezirke an der blutreichen Rinde besonders des Hinterhauptlappens, ist weiß erweicht; eingestreut sind spärliche kleine (bis bohnengroße) verwaschen rötlich gefärbte und undeutlich begrenzte Stellen.

2. Tod 11 Tage nach der Verwundung.

Es ist nur bekannt geworden, daß dauernde Bewußtlosigkeit bestanden und die Behandlung sich auf Verbände beschränkt hatte.

Sektionsbefund: 10 cm langer, in der Mitte 5 cm breiter Spalt in der Kopfschwarte, 4 Querfinger oberhalb des rechten oberen Orbitalrandes beginnend und daumenbreit von der Medianlinie annähernd parallel mit derselben verlaufend. Entsprechend dem hinteren Teil dieses Spaltes ein talergroßer rundlicher, entsprechend der vorderen Hälfte ein 5 cm langer, 2¹/₄ cm breiter Defekt im Schädeldach, beide durch eine Fissur verbunden, die sich zum Dach der Augenhöhle fortsetzt und in dieser verzweigt endigt.

Aus beiden Schädeldefekten wölbt sich stark vor grünlich erweichte (vereiterte) Hirnsubstanz, wie sie auch eine bis 3 cm breite, bis 1¹/₂ cm tiefe Furche in der Hirnsubstanz im Bereich der beiden Schädeldefekte und der knöchernen Brücke zwischen ihnen anfüllt; Grund der Furche in einer einige Millimeter dicken Schicht etwas fester, ebenfalls grüngelb. Sich anschließend weiß erweichte Hirnsubstanz im Bereich fast des ganzen Marklagers der Hemisphäre, das zugehörige Ependym ebenfalls fast in ganzer Ausdehnung weiß erweicht. Nur der Pol des Hinterhauptlappens und das Ependym des Hinterhornes von der gewöhnlichen Beschaffenheit. Im rechten Seitenventrikel die etwas vermehrte Flüssigkeit leicht getrübt und grüngelb gefärbt. Der rechte Plexus blutreich, etwas matt.

Die mikroskopische Untersuchung hat in beiden Fällen übereinstimmend zahlreiche Körnchenkugeln und sonstige starke Zerfallsveränderungen des Gewebes festgestellt, deren Zustandekommen eine Reihe von Tagen erfordert.

Ob der zu weißer Erweichung führende Prozeß sofort nach der Verwundung ein-gesetzt hatte oder erst später, war nicht mit Sicherheit zu ermitteln; auf seine Entwicklung brauchen wir nicht näher einzugehen und dürfen auf die Bemerkungen an früheren Stellen verweisen. — Die oft hervorgehobene nahe Verwandtschaft der roten und weißen Erweichung wird im ersten der beiden angeführten Beispiele dadurch illustriert, daß sich, an der Farbe kenntlich, in dem riesigen weiß erweichten Gebiet kleine Bezirke befanden, die blutig infarziert gewesen waren.

Was die Häufigkeit des Vorkommens weißer Erweichung in dem gewaltigen Umfange angeht, den wir in beiden Beispielen geschildert haben, so stehen diese in unserem großen Materiale isoliert da, doch haben wir eine Anzahl von Beobachtungen gemacht, die dartun, daß weiße Erweichung zwar beträchtlich geringeren Umfanges, aber über den gewöhnlichen Bereich der traumatischen Beeinflussung der Umgebung einer Schußverletzung hinausgehend, an furchenförmigen Defekten vorkommt. Wir sind nicht imstande, anzugeben, unter welchen Bedingungen sich die weiße oder rote Erweichung in ungewöhnlich großer Ausdehnung einstellt, und ziehen zur Erklärung wieder die Hypothese der besonders hohen Empfänglichkeit mancher Hirne gegenüber mechanischer Reizung des Gefäßnervensystems heran.

An dieser Stelle, wo wir es zum ersten Male mit dem seltenen Vorkommnis der Erweichung ungewöhnlich großen Umfanges in der Umgebung von Hirnverletzungen zu tun haben, auf die wir später an mehreren Stellen zurückkommen werden, sei noch bemerkt, daß sie nicht auf Bakterien-wirkung beruht. Wenn dies schon aus dem Gesagten, insbesondere aus der engen Beziehung zu der (schmalen) Petechienzone, deren Verbreiterung und — vermöge der gleichmäßigen Ausbildung der Stase — Verstärkung sie darstellt, hervorgeht, wenn es ferner aus den erwähnten formalen Eigentümlich-keiten erhellt, die die mechanische Entstehungsweise außer Zweifel stellen, so haben wir uns doch an geeigneten, insbesondere sehr bald nach dem Tode gewonnenen Hirnen durch zahlreiche auf grampositive und -negative Bakterien gefärbte Ausstrich- und Schnittpräparate, mehrere Male in Zeiten, wo uns bakteriologische Untersuchungen im engeren Sinne möglich waren, durch Einbringen von Hirnteilchen in flüssige Nährlösungen, auch unter Abschluß von Sauerstoff, überzeugt, daß keine Bakterien anwesend sind.

Dagegen sind, wenn die Sektion spät vorgenommen wird, mannigfache Bakterien, auch anaerobe, in großer Zahl nachzuweisen, und auch im lebenden Körper dringen sie in die von der Zirkulation abgeschnittene Hirnsubstanz ein, die sie in fauligen Zerfall versetzen[*]).

b) Die Kanalschußverletzung des Hirnes.

Nach der Furchenschußverletzung besprechen wir die Kanalschußverletzung des Hirnes, die Folge einer tieferen Lage der Geschoßbahn im Schädel. Die Kanal-schußverletzung entsteht durch die früher erörterte Kontusionswirkung des Geschosses;

---

[*]) Bei zahlreichen Prolapsen, auch Spätprolapsen, handelt es sich um mehr oder minder stark auf Grund von Stase, auch Spätstase, erweichtes, durch Bakterienwirkung in Zersetzung geratenes Hirngewebe. Vgl. die Bemerkungen über den Prolaps am Schlusse.

der Kanal enthält demgemäß, eingebettet in Blut, das aus den vom Geschoß zerrissenen Gefäßen stammt, Hirntrümmer, wie deren andere das Geschoß vor sich hergetrieben hat.

Ein Schußkanal im Hirne führt entweder durch das Organ hindurch, so daß an der Hirnoberfläche ein E- und ein A-Defekt zu unterscheiden sind, oder nur eine Strecke weit in das Organ hinein; hiernach wäre von Durchschuß- und Steckschuß- verletzungen des Hirnes zu reden. Wir ziehen eine andere Einteilung vor und unter- scheiden zwischen Kanalschußverletzungen des Hirnes, bei denen der Schädel am Anfang und Ende des Kanales zerstört ist, und solchen, bei denen nur bei E der Schädel einen Defekt aufweist, mag nun das Geschoß im Hirne irgendwo stecken . geblieben sein oder dasselbe durchquert haben*). Wir wählen diese zweite Einteilung deshalb, weil sie in bezug auf die mechanische Beeinflussung des Hirnes und des Schädels stärkere Gegensätze, von denen Gegensätze in den anatomisch nachweisbaren Wirkungen des Geschosses erwartet werden dürfen, einander gegenüberstellt; ist doch die mechanische Beeinflussung ganz wesentlich größer, wenn das Geschoß noch die Kraft hat, am Ende seines Weges durch das Hirn den Schädel zu zerstören, während es mechanisch für das Hirn wenig bedeutet, ob das Geschoß im Hirne steckenbleibt oder sich noch eine Strecke weiterbewegt, so daß es an der Oberfläche zum Vorschein kommt. Demgemäß behandeln wir, und zwar zuerst, die Kanalschußverletzungen des Hirnes, die an eine zerstörte Stelle des Schädels sowohl bei E als bei A angrenzen, dann diejenigen, bei denen der Schädel nur bei E verletzt ist(**).

a) Kanalschußverletzung des Hirnes, Schädel bei E und A zerstört.

Sämtliche hierhergehörigen Verletzungen, die wir beobachtet haben und im folgenden berücksichtigen werden, sind durch Gewehrgeschosse oder, etwas seltener, durch Schrapnellkugeln zustande gekommen.

Wir beschäftigen uns zuerst mit dem zwischen dem E- und dem A-Teil der Verletzung gelegenen Abschnitt derselben.

Seine häufigste Form ist die zylindrische, und zwar hat der Zylinder einen Durchmesser, der den des Gewehrgeschosses oder der Schrapnellkugel eben merkbar übertrifft; dabei ist seine Wand nicht glatt, sondern mit zahllosen feinsten Defekten, Grübchen versehen. Das Geschoß zertrümmert also die ihm in den Weg tretende Hirnsubstanz, und befördert, wie man sich leicht überzeugt, Teile der kontusen Hirn- substanz über den A-Defekt im Hirne hinaus; die das Gewebe zerstörende Seitenwirkung macht sich aber auch schwächer und in der Regel nur auf 1 oder 2 mm in der nächsten Umgebung seiner Bahn geltend. Wir haben es also im Schußkanal mit einer direkten und einer indirekten Zerstörungswirkung des Geschosses zu tun.

Ehe wir die wichtigen, bei der Verletzung entstehenden Abweichungen von dieser (annähernd) zylin- drischen Form besprechen, erwähnen wir kurz eine weniger wichtige, leicht verständliche Abweichung, die in den einen Fällen nur scheinbar ist, in den anderen Fällen sehr bald nach der Verletzung auftritt.

Sie besteht darin, daß am herausgenommenen Hirn die äußere Hälfte der Wand des Kanals, sofern seine Achse eine stark peripherische Sekantenlage einnimmt, nämlich die sich bis zur nahen Hirnoberfläche erstreckende Schicht des Hirnes, eingesunken ist. Dies erklärt sich daraus, daß das Geschoß eine beträchtliche Menge von Hirnsubstanz aus dem Körper entfernt hat, aus dem Ausfließen von Inhalt des Kanals beim Herausnehmen des Hirnes, und daraus, daß eine dünnere Schicht Hirnsubstanz in sich nicht genug Zusammenhalt, Spannung besitzt, um über einer Lücke ihre normale Lage aufrechtzuerhalten; durch Aufheben der Decke des Schußkanals kann man seine Zylinderform wiederherstellen.

Im Körper kommt, wie wir uns überzeugt haben, eine derartige Abplattung des ursprünglich zylindrischen Schußkanals bei peripherischer Lage desselben nur dann vor, wenn der Bluterguß in und zwischen den Hirnhäuten besonders beträchtlich ist und die dünne Decke über ihm niederdrückt.

---

*) Will man eine kurze Bezeichnung einführen, so ist monoporisch und diporisch (πορος = Loch, scil. im Schädel) geeignet.

**) Es bedeutet, mechanisch betrachtet, wenig, ob das Geschoß bei A auch noch die Kraft hatte, die extrakraniellen Weichteile zu durchdringen; wir werden daher hierauf keine Rücksicht nehmen, insbesondere nicht zu weiterer Einteilung.

Gehen wir nun zu den nicht von Akzidentien abhängigen, tiefer begründeten Abweichungen von der Zylindergestalt des Schußkanals über. Eine solche ist die leichte Erweiterung gegen A; sie ist nur an langen Schußkanälen deutlich festzustellen; die Erweiterung vollzieht sich vom E-Defekt an ganz allmählich und erreicht den Wert von höchstens einigen mm auf den Radius berechnet. In dieser gleichmäßig fortschreitenden und sehr geringen Erweiterung über das anfängliche, dem Kaliber des Geschosses entsprechende Maß hinaus sehen wir eine zunehmende, kontundierende Seitenwirkung des Geschosses; sie kann eben wegen ihrer Entstehung und gleichmäßigen Zunahme in der Hirnsubstanz nur auf den Widerstand derselben zurückgeführt werden, der sich auf langer Bahn an einem mit nicht sehr hoher Energie begabten Geschosse bemerkbar macht, die Wirkungsdauer desselben erhöht und infolgedessen eine breitere Zerstörung der Hirnsubstanz mit sich bringt.

Eine stärkere, selten beobachtete Form der gleichmäßigen Erweiterung stellt die Keulenform des Schußkanals dar; der weite Teil gehört der zweiten Hälfte der Geschoßbahn an, das abgerundete Ende liegt bei A, das in diesen Fällen eng, verlegt gewesen ist. Wir haben solche Schußkanäle, und zwar lange, z. B. 20 cm lange, gesehen, die, von einem Gewehrgeschoß herrührend, einen maximalen Durchmesser von 2 cm erreichten. Solche keulenförmigen Schußkanäle waren bei der Sektion mit einem einheitlichen, Hirnteilchen enthaltenden Kruorgerinnsel ausgefüllt; es war also mehr Blut in den Hirnkanal ausgetreten und — infolge der Enge von A — in ihm nach eingetretener Gerinnung verblieben, als dies im allgemeinen der Fall ist. Es ist offenbar der Druck des besonders reichlich ergossenen, am Austritt verhinderten Blutes, der bei dem frontookzipitalen Verlauf des Schußkanals, um den es sich in unseren hierhergehörigen Beobachtungen gehandelt hat, in Rückenlage des Verletzten dauernd auf die Wand eines in der besprochenen Weise zunächst leicht sich gen A erweiternden Schußkanals einwirkt und ihn, wie aus der Verschiebung der Nachbarschaft zu schließen, zur Keulenform erweitert.

Haben wir es bei der gleichmäßigen Erweiterung und ihrer keulenförmigen Modifikation mit einer regelmäßigen Gestaltung des Schußkanals zu tun gehabt, so stehen dem andere Schußkanäle gegenüber, wo diese mehr oder minder ausgesprochen namentlich im Endteil unregelmäßig gestaltete, kegelförmige mit der Basis gen A gerichtete Zerstörungsgebiete darstellen. Zu ihrem Verständnis genügt die verstärkte Seitenwirkung, wenn sie auch zweifellos beteiligt ist, nicht mehr, es sind unregelmäßige Exkursionen des Geschosses aus seiner Bahn als Ursache anzunehmen, wie sie bei erlöschender Kraft und bei Widerständen, wie ihn der Schädel bei E und die Hirnsubstanz darbieten, zweifellos vorkommen. Es hat sich denn auch das Geschoß in diesen Fällen, Gewehrgeschoß oder Schrapnellkugel, entweder unter der Kopfschwarte gefunden, oder es war aus dem Verhalten der Schädelverletzung zu schließen, daß es sich um ein relativ mattes Geschoß gehandelt hatte, auf dessen abnorme Stellung in der Bahn zuweilen schon Größe und Form des E-Defektes im Schädel hinwiesen.

Wir kommen nun zum E- und A-Teil der uns jetzt beschäftigenden Verletzung. In ihrem Bereich ist regelmäßig die Zerstörung der Hirnsubstanz umfangreicher als im Kanal, und zwar E in der Regel ausgedehnter als bei A; ohne irgendwelche Abgrenzung geht die zertrümmerte mit Blut gemischte Hirnsubstanz in den beiden Defekten in den ebenso zusammengesetzten Inhalt des Kanals über. Im E-Defekt, dem Eingange zum eigentlichen Kanal, kann das ihn ausfüllende Gemisch von Hirntrümmern und Blut bis mehrere Zentimeter im Durchmesser haben, es kann flach sein, sich annähernd gleichmäßig etwa 1 cm tief erstrecken, oder, der häufigste Fall, kegelförmig bis in eine Tiefe von mehreren Zentimetern reichen, wobei der nach der Entfernung der kontusen Substanz zum Vorschein kommende kegelförmige Defekt gemäß der Lage der Geschoßbahn zum Schädel gerade oder mehr oder minder schräg ist. Als eine Abart der kegelförmigen ist die spaltförmige Gestalt des E-Defektes zu nennen; offenbar wird sie durch eine einmalige kurze, vom Widerstande des Schädels hervorgerufene

Abweichung des Geschosses aus seiner Bahn hervorgerufen; solche, in unregelmäßiger Form, dürfte auch bei der Entstehung der kegelförmigen Zerstörung, besonders großer, im Spiele sein.

Im wesentlichen aber wird die Zerstörung der Hirnsubstanz bei E, soweit sie nicht direkt vom Geschoß verursacht wird, vom brechenden Knochen bewirkt, den das Geschoß gegen das Schädelinnere verdrängt, und zwar, wie wir gesehen haben, im Bereich der kurzen radiären und zirkulären Fissuren; bei ihrer Entstehung werden in der Regel Bruchstücke ausgebrochen und in die dabei der Kontusion verfallende Hirnsubstanz verlagert. Fehlt dieser sinnfällige Befund, so darf man annehmen, daß im Augenblicke der Verletzung der vom Geschoß deprimierte Knochen das Hirn zertrümmert hat, um dann in seine ursprüngliche Lage zurückzufedern und dabei zu zersplittern.

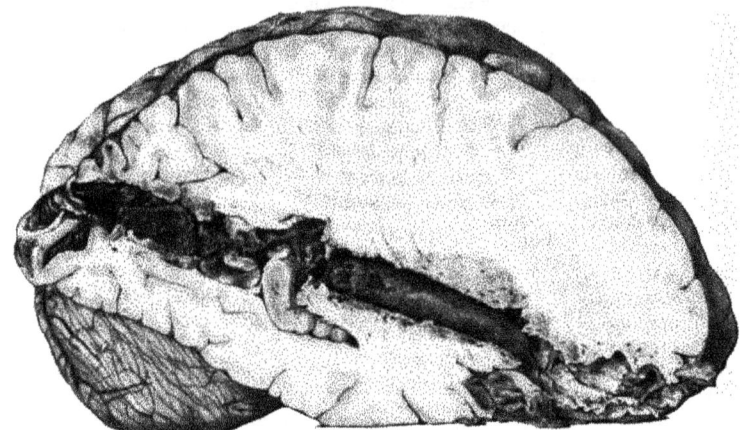

Abb. 79. Tod etwa 10 Stunden nach der Verwundung durch Gewehrgeschoß. Schußkanal in der rechten Hemisphäre ansteigend, mit einem zylindrischen Blutgerinnsel in der E-Hälfte. Spärliche Petechien fast nur an der E-Hälfte. Um ¹/₃ verkleinert.

Vom A-Defekt gilt in der Regel, daß er kleiner als der E-Defekt ist; seine Form ist zumeist ungefähr die eines niedrigen Kegels, der sich an den Kanal ansetzt. Die geringere Größe der Zerstörung der Hirnsubstanz bei A wird verständlich daraus, daß hier der splitternde Knochen vom Geschoß auswärts gedrängt und verlagert wird, so daß er im allgemeinen das Hirn nicht verletzt. Wenn trotzdem bei A mehr Hirnsubstanz zerstört wird als im eigentlichen Kanal, so muß das an einer kurzen Hemmung des Geschosses am Knochen liegen, die es vermöge der dabei entstehenden Exkursionen aus seiner Bahn in ausgedehntere Berührung mit der Hirnsubstanz bringt, die dabei zerstört wird. Aber auch die Mitwirkung des zersplitternden Schädels ist nicht ganz außer Betracht zu lassen, denn man kann zuweilen auch bei A den einen oder anderen Knochensplitter in die Hirnsubstanz ragen sehen. Wie bei E, so wird bei A die Form des zerstörten Gebietes von der Richtung der Geschoßbahn im Hirne bestimmt; dieser Einfluß, wenn er eine langgestreckte Gestalt des A-Defektes mit sich bringt, kann ihn ausnahmsweise größer als den zugehörigen E-Defekt gestalten, sofern dieser vermöge der Richtung der Geschoßbahn rund ausgefallen ist.

Außer an der Hirnoberfläche kann bei geeigneter Lage der Geschoßbahn ein E- und A-Defekt am großen Hirnspalt bestehen; sie sind am klarsten zu beurteilen, wenn bei querer Lage der Geschoßbahn im Hirn sich beide gegenüberliegen. Dann ergibt sich, daß der Austritt aus der einen Halbkugel und der Eintritt in die andere, der sich meist nach Durchlochung der Falx vollzieht, keinen merklichen Einfluß im Sinne einer Vergrößerung des Zerstörungsgebietes hat. Wenn das eine oder andere

Mal der E- und A-Defekt am großen Hirnspalt etwas größer ist, als dem Schußkanal entspricht, so liegt das an der Zerfetzung der weichen Haut, die Teilchen von Hirnsubstanz abreißt — ein für in der äußeren Oberfläche des Hirnes gelegene E- und A-Stellen ebenfalls in Betracht kommender Einfluß, der aber hinter den anderen zerstörenden Faktoren ganz zurücktritt. Es bedarf kaum der Erwähnung, daß bei schrägem Durchschnitt durch den großen Hirnspalt die Zerstörung in den medialen Flächen des Großhirnes umfangreicher ausfällt; hierbei kann auch der größte Teil des Balkens vom Geschoß zerstört werden.

Auch der Durchtritt des Geschosses durch die Hirnhöhlen, als welche die Seitenkammern und die 3. Kammer weitaus am häufigsten in Betracht kommen, hat in unseren hierhergehörigen Fällen keine merkliche Änderung in dem Umfange der Zerstörung bewirkt, obwohl das Geschoß die Ventrikelflüssigkeit durchsetzt hatte. Die Berührung mit dieser Flüssigkeit, wie sie bei Kanalschußverletzungen, die die Wand einer Hirnhöhle nur streifen, zustande kommt, hat ebenfalls keinen erhöhenden Einfluß auf die Zerstörung der Hirnsubstanz gehabt, deren Grad lediglich von der Ausdehnung bestimmt war, in der die Wand der Hirnhöhle in die Geschoßbahn gefallen war. Wir haben je nach dieser Ausdehnung kleinste, nach wenigen Millimetern messende und wesentlich größere Kommunikationen zwischen dem Schußkanal und z. B. einem Seitenventrikel festgestellt.

Bei unseren vorausgeschickten kurzen Bemerkungen über den Schußkanal haben wir angegeben, daß das Geschoß außer der direkten eine indirekte zerstörende Wirkung ausübt. Als ein weiterer Beweis für diese indirekte Wirkung haben die Spalten in der Wand des Schußkanals zu gelten, deren Eigenschaften wir nun mitteilen wollen.

. Wir haben solche Spalten, radiären Verlaufs, 1—2 cm lang, von der kontusen Partie sowohl bei E als bei A, in der Einzahl oder deren 2—3, ausgehen und sich von der Hirnoberfläche bis etwa 1 cm tief in die sonst unversehrte graue und weiße Hirnsubstanz erstrecken sehen, wobei sie in einer Ebene bleiben. Auch vom eigentlichen Kanal gehen, aber nur sehr selten, solche Spalten aus; so ist einmal eine 3 cm lange in den benachbarten Seitenventrikel übergegangen. Einmal haben wir beobachtet, daß in jeder Halbkugel der Schußkanal sich in einen solchen Spalt fortsetzte, der nicht in den nahen Ventrikel überging.

Über die Entstehungsbedingungen dieser großen Spalten ist nur so viel sicher zu sagen, daß sie durch Seitenwirkung des Geschosses entstehen und daß sie auch bei nicht maximaler Energie desselben auftreten können; so ist in dem an letzter Stelle angeführten Beispiele das Gewehrgeschoß, nachdem es den Schädel bei A durchbohrt, in diesem und in der Hirnsubstanz steckengeblieben.

An derartigen großen Spalten berühren sich ihre rauhen Wände oder sind nur stellenweise durch eine Spur von Blut getrennt. Dieselbe Beschaffenheit haben die weit häufigeren kleineren, nach Millimetern messenden Spalten; unscheinbar, sind sie zuweilen nur bei besonders auf sie gerichteter Aufmerksamkeit zu bemerken. Man findet sie stets in der Mehrzahl, besonders in der Rinde bei E und A, aber auch im Anschluß an den eigentlichen Kanal; so haben wir mehrmals beobachtet, daß an einem Schußkanal durch die zentralen Ganglien ein nicht ganz unbeträchtlicher Teil des verletzten Kernes durch eine Anzahl sich kreuzender Spalten in feine, unvollständig getrennte Bröckel zerlegt war. Hieraus, sowie aus der Häufigkeit derartig kleiner Spalten in der verletzten Rinde, darf man schließen, daß sie leichter in der grauen als in der weißen Substanz entstehen. Unser zuletzt angeführter Befund ist zugleich geeignet, die nahe Verwandtschaft mindestens der kleinen Spalten zur Kontusion der Hirnsubstanz darzutun; es handelt sich um eine unvollständige Kontusion, aber nicht eine direkte, sondern eine indirekte, auf Seitenwirkung des Geschosses beruhende.

Die kleinen eben erwähnten Spalten fallen in die Petechienzone, die wir alsbald besprechen werden. In derselben Zone werden andere hierhergehörige Befunde angetroffen, nämlich nach höchstens einigen Millimetern messende, meist längliche, stets dunkelrote Blutergüsse in der Wand des Schußkanals. Haben sie schon für das unbewaffnete Auge das Aussehen von kompakten Blutergüssen in Lücken des Gewebes, aus denen man sie bei genügender Größe leicht herausheben kann, so bestätigt das Mikroskop, daß es sich um Blut in Lücken und Spalten des Gewebes handelt,

nicht wie bei den Petechien und Infarkten um Infiltrate des Gewebes mit roten Blutkörperchen. Ihnen liegt Rhexisbildung zugrunde, und zwar handelt es sich teils um
Spalten von der angegebenen Entstehungsweise, die nicht nur Kapillaren, sondern
auch Gefäßchen durchsetzen, teils, und zwar seltener, um Risse, die mit dem Schuß-
defekt nicht in Verbindung stehen und also in seiner nächsten Nähe gelegene Fernwirkungen des Geschosses sind. Diese Rhexisblutung tritt hinter dem, was wir auf
Diapedesisblutung zurückführen, als inkonstant und nur vereinzelt anzutreffen, weit zurück.

Nach unseren Ausführungen an früheren Stellen werden wir in dem benachbarten,
vom Schußkanal unversehrt bleibenden Gewebe die Folgen der sich hier geltend
machenden mechanischen Reizung erwarten, funktionelle Störungen, als deren einziges,
schon in früher Zeit unmittelbar nachweisbares Produkt wir die Petechien kennen
gelernt haben. Sie fehlen meist nicht, ihre Eigentümlichkeiten in der Wand von
Schußkanälen der uns jetzt beschäftigenden Art sind nun mitzuteilen.

Eine vergleichende Übersicht über das Verhalten der Petechien in der Hirnsubstanz
lehrt, daß sie sich auf eine geringe Entfernung, in der Regel nur $^1/_4$—$^3/_4$ cm, in die
Nachbarschaft des Schußkanals erstrecken, daß sie, bald nach der Entstehung der
Verletzung untersucht, in unveränderter oder ödematöser Hirnsubstanz liegen, und
daß in den einzelnen Fällen die Art ihrer Verteilung in der Wand eines langen
Schußkanals und ihre Zahl großen Schwankungen unterworfen ist.

Von den Schwankungen der Zahl sind die bemerkenswertesten die maximale
negative Schwankung, nämlich das Fehlen der Petechien, und ihre sehr geringe, leicht
zählbare Zahl. Hierfür wollen wir zwei typische Beispiele anführen, denen wir eine
Reihe anderer übereinstimmender an die Seite stellen könnten.

Im ersten Beispiel hatte das Armeerevolvergeschoß die linke Halbkugel vom Stirn- zum Hinter-
hauptpol, unter Verletzung auch der zentralen Ganglien, durchsetzt, um dann dicht hinter dem
durchlochten Hinterhauptbein unter der unversehrten Kopfschwarte steckenzubleiben; der Tod
war sofort eingetreten. An dem ganzen langen Schußkanal, der durch ein Geschoß hervorgebracht
war, das den Schädel zwar nicht völlig zersprengt, aber mit Fissuren von denkbar größter Länge
versehen hatte, haben Petechien völlig gefehlt.

In einem sonst ganz entsprechenden Falle, in dem ein Geschoß der gleichen Art den Kopf
bei A wieder verlassen hatte, und die Verletzung nach knapp einer Stunde zum Tode geführt hatte,
waren in der ganzen Wand des langen Schußkanals auf $^1/_2$ cm sehr vereinzelte, insgesamt leicht
zählbare Petechien vorhanden.

Wir erinnern uns unserer Ausführungen über die Entstehung der Petechien, in
denen sie als das Resultat eines vitalen, sich an der Blutstrombahn auf mechanische
Reizung der Gefäßnerven hin abspielenden Prozesses dargetan worden sind. Auf
dieser Grundlage wird uns das Fehlen der Petechien im ersten Falle, ihre vergleichsweise
sehr geringe Zahl im zweiten Falle aus dem sofortigen Tode des ersten, aus dem
raschen Tode des zweiten Selbstmörders verständlich. Wir werden an einer späteren
Stelle noch weitere Beweise anführen, daß beim plötzlichen Tode die Petechien an
der verletzten Stelle des Zentralnervensystems ausbleiben.

In unseren beiden Beispielen hat es sich um Geschosse von sehr großer Energie
gehandelt, wir fügen eine weitere Beobachtung an, die sich auf die Wirkung eines
schwachen Geschosses bezieht.

Wie aus dem im Schädel 17:7 mm messenden E-Defekt hervorging, war das Geschoß (im
Stellungskampfe) in schräger Stellung aufgetroffen; nachdem es einen zylindrischen Kanal in beiden
Großhirnhalbkugeln mit sehr großem länglichen E und A-Defekt hervorgebracht, hat es, wieder in
schräger Stellung zur Achse der Geschoßbahn, den Knochen in der Ausdehnung von $4^1/_2$ zu 1 cm
zertrümmert, um dann vermittelst einer Drehung in seiner ganzen Länge, die Spitze voraus, in die
benachbarte Hirnsubstanz einzutauchen und in ihr, die Basis im A-Defekt, liegenzubleiben.

In diesem Falle (Tod 4 bis 5 Stunden nach der Verwundung) waren im ganzen Verlaufe des
Schußkanals spärliche Petechien vorhanden, dagegen haben sie am Bett des Geschosses, das
keinerlei Zertrümmerung aufwies und aussah, als wäre das Geschoß in ein Leichenhirn vorsichtig
hineingesteckt worden, völlig gefehlt.

Diesem lehrreichen Beispiel ist ein Hinweis auf die Abhängigkeit der Petechien von der Energie des Geschosses zu entnehmen: das mit geringer Kraft am Kopf angelangte Geschoß hatte zwar, ehe es den Schädel zum zweitenmal zerbrach, die Bedingungen zur Entstehung von spärlichen Petechien in der Hirnsubstanz zu setzen vermocht, war aber dazu nicht mehr imstande gewesen, als es sich mit dem letzten Rest von Kraft in die Hirnsubstanz vollständig einsenkte, ohne sich in ihr

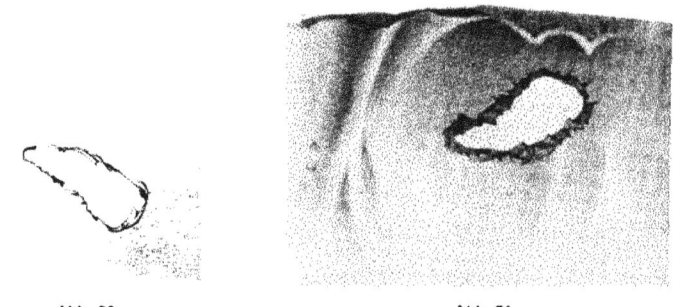

Abb. 80.   Abb. 81.

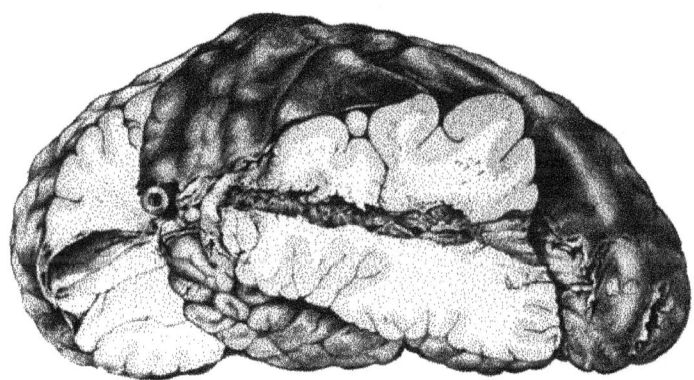

Abb. 82.

Abb. 80—84. Tod 4—5 Stunden nach der Verwundung.
Gewehrgeschoß in Schrägstellung mit geringer Energie eingetreten, nach kanalförmiger Verletzung des Hirnes der Länge nach an den Schädel angeprallt und nach Zersplitterung desselben — und Kontusion der Hirnoberfläche — in der Länge des Geschosses, wieder in das Gehirn eingetreten.
Abb. 80. E in der Externa. Natürliche Größe.
Abb. 81. E in der Interna. Natürliche Größe.
Abb. 82. Kanal im linken Stirnlappen (mit E und A) und (der Länge nach halbiert) im rechten Schläfenlappen. Am Ende die Basis des Geschosses, dessen Bett auf der 2. Schnittfläche sichtbar ist. Spärliche Petechien am Kanal, keine am Bett. Um ⅓ verkleinert.

weiter fort- oder in ihr umherzubewegen. Wir haben andere Beobachtungen von Geschoß-wirkungen, die deutlich in dem gleichen Sinn sprechen, zur Verfügung; es sei nur noch bemerkt, daß unter vergleichbaren Umständen, nämlich auch an Knochensplittern, die bei E in die Hirnsubstanz ragten, oder an solchen, die von E aus eine kurze selbständige Bahn in der Hirnsubstanz gezogen hatten, Petechien auffallend häufig ganz gefehlt haben.

Unsere Ausführungen haben somit ergeben, daß die Petechien an einem Schußkanal 1. nach der Verletzung entstehen und in der ersten Zeit nach der Verletzung in zunächst geringer Zahl auftreten, 2. daß sie bei einem Minimum von Energie des Geschosses ausbleiben, mithin an eine gewisse Energie derselben in ihrer Entstehung gebunden sind.

Die erste dieser beiden Eigenschaften findet ihre Erklärung darin, daß, wie wir bereits ausgeführt haben, die Petechien nicht durch Zerreißung von Kapillaren beim

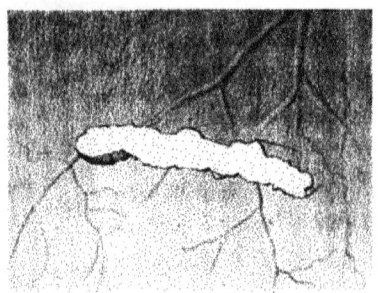

Abb. 83.

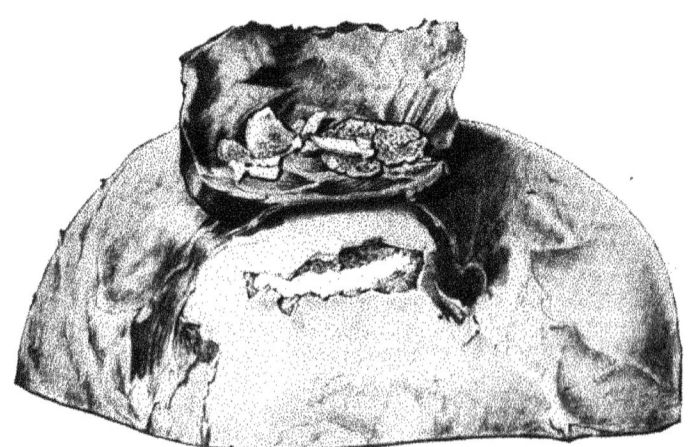

Abb. 84.

Abb. 83.   Defekt des Schädeldaches an der Aufschlags- und Drehungsstelle des Geschosses, von innen gesehen.   Natürliche Größe.
Abb. 84.   Dasselbe, von außen; Externa stärker zerstört als Interna.   Knochensplitter am Periost. Um ¹/₂ verkleinert.

Durchtritt des Geschosses durch die Hirnsubstanz in der Nähe der Geschoßbahn entstehen, sondern vitalen Ursprunges sind, abhängig von einer Verlangsamung des Blutstromes in erweiterter Strombahn, in der bald hier, bald dort Stase auftritt, der Diapedesisblutung unmittelbar vorausgeht. So weit die Petechien reichen, so weit hat sich in der Umgebung des direkt verletzten Hirnteiles die indirekte mechanische Wirkung und Nachwirkung auf die Gefäßnerven erstreckt, von der jene prästatische Erweiterung und Verlangsamung sowie die Stase abhängig sind.

Diese Seitenwirkung des Geschosses ist somit, auch bei großer Energie desselben, von sehr geringer Stärke und Breite, und demgemäß nimmt es nicht wunder, und damit gelangen wir zu einem Verständnis des zweiten Punktes, daß bei schwacher, erlöschender Energie des Geschosses die Seitenwirkung so gering ausfällt, daß die in der Umgebung der Verletzung entstehende Kreislaufstörung sich nicht bis zu der mit Diapedesisblutung verbundenen stärksten, der Stase unmittelbar vorausgehenden Verlangsamung steigert, und daß in ihr somit keine Petechien entstehen.

Die so gewonnene, auch für die Furchenschußverletzungen und ganz allgemein gültige Einsicht in die Entstehungsbedingungen der Petechien macht es verständlich, daß sie in der großen Mehrzahl der Fälle in der Wand von durch Schußverletzung entstandenen Defekten zahlreich angetroffen werden, da ja die meisten Schußverletzungen frühestens nach einigen Stunden den Tod herbeiführen und von Geschossen mit mehr als minimaler Energie hervorgebracht werden. Die vorkommenden beträchtlichen Schwankungen in der Zahl der Petechien und der Umstand, daß sie auf Strecken ausbleiben können, lassen sich im Einzeltaile nicht immer befriedigend kausal erklären. Neben dem hervorgehobenen Einfluß der zwischen Verwundung und Tod verflossenen Zeit und der Energie des Geschosses kommt hierfür vor allem in Betracht, daß in der Wand des Schußkanals auch Stase ohne Diapedesisblutung auftreten kann, wie sich denn im Experiment die reine Stase und die an Diapedesisblutung sich anschließende sehr nahestehen und nur durch minimale Unterschiede der zugeordneten Reizstärke, von denen die stärkere raschen, ohne Diapedese verlautenden Übergang in Stase zur Folge hat, verschieden sind. Wenn sich eine solche ohne Diapedesisblutung entstandene Stase löst, können im poststatischen Zustande Petechien entstehen, erhält sie sich dagegen dauernd (und tritt dadurch weiße Erweichung ein), so bleiben an einer solchen Stelle Petechien aus.

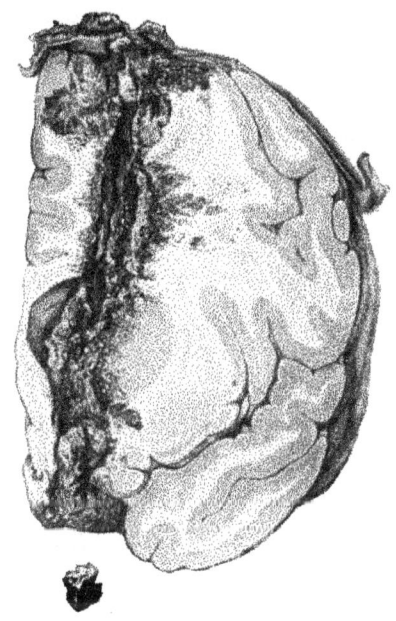

Abb. 85. Tod am 6. Tage nach der Verwundung. Schußkanal im Großhirn; sehr zahlreiche, stellenweise weitgreifende Petechien. Um ⅓ verkleinert. Der Granatsplitter hatte die Schädelbasis stark zersplittert und durchschlagen.

Auch akzessorische Reize, wie sie eine Wunde treffen, werden in dieser Hinsicht von einem Einfluß sein, der sich im einzelnen der Erkenntnis und Beurteilung entzieht.

Von sonstigen, und zwar Lokalisationseigentümlichkeiten der Petechien haben wir anzuführen, daß sie häufig in der grauen Substanz sowohl der Rinde, und zwar bei E und A, als der zentralen Ganglien das angegebene Ausdehnungsmaß in der Umgebung des Zerstörungsgebietes überschreiten, zuweilen beträchtlich, und auch zahlreicher angetroffen werden als in der weißen Substanz um den Schußkanal. Hierin spricht sich eine größere Neigung der grauen Substanz zu der den Petechien zugrunde liegenden Kreislaufsstörung aus, als sie der weißen Sustanz zukommt; sie kann nur auf einer erhöhten Reizbarkeit der Gefäßnerven der grauen Substanz beruhen. Für die in der Rinde bei stark peripherisch gelegenen Sekantenschußkanälen besonders große Zahl der weit verbreiteten Petechien ist eine Pressung durch oder gegen den nahen Knochen beim Passieren des Geschosses in Betracht zu ziehen.

Neben den Petechien und Gruppen von solchen, zwischen sie eingelagert, kommen, wenn auch seltener, Infiltrate von roten Blutkörperchen in der Wand von Schußkanälen vor, die je nach der Intensität ihrer Ausbildung eine mehr oder minder lebhaft rote diffuse Färbung des Gewebes mit sich bringen. Diese Infarzierung des Gewebes mit diapedetisch ausgetretenen roten Blutkörperchen, die die den Petechien zukommende Zone nicht überschreitet, beruht nur auf einer anderen ausgedehnteren Form der kapillären Diapedesisblutung und braucht nicht näher erörtert zu werden. —

Im vorherigen haben wir zwei Wirkungen des die Hirnsubstanz verletzenden Geschosses kennen gelernt, die direkte, zerstörende, kontundierende, und die indirekte, in einem mechanischen Reize auf die Gefäßnerven bestehende. Es bleibt uns noch übrig mitzuteilen, wie sich diese beiden makroskopisch erkennbaren Zonen gegeneinander abgrenzen, was nur die mikroskopische Untersuchung feststellen kann. Sie hat uns an am 2. und 3. Tage nach der Verwundung untersuchten Hirnen gelehrt, daß die Zone des kontusen Hirngewebes gegen die Zone der Petechien nicht immer unmittelbar angrenzt, sondern sich mehr oder minder regelmäßig und deutlich eine höchstens 2 mm breite Zwischenzone findet, in der einerseits die Zertrümmerung des Gewebes, das Wesentliche des Kontusionsbefundes, andererseits der Stase- und Petechienbefund, die Folgen der funktionellen Störung, mehr oder minder vollständig fehlen. Diese Zone ist an ganz frischen, sofort oder rasch tödlich gewordenen Verletzungen im allgemeinen nicht zu erkennen und nur selten aus mancherlei Verschiebungen und Verzerrungen zu erschließen, sie wird erst deutlich, wenn sich Gewebszerfall eingestellt hat, der dem in der Petechienzone auftretenden vorausgeht. Es handelt sich in dieser Zwischenzone offenbar um eine durch Seitenwirkung des Geschosses entstehende Desorganisation, besser Denaturierung des Gewebes, vergleichbar einer physikalischen oder chemischen Ätzung; die Gewebsauflösung dürfte unter Mitwirkung aus der Petechienzone eindringender Flüssigkeit erfolgen.

Von dieser Zone haben wir noch nachzutragen, daß sie sich mikroskopisch gegen die keine morphologische Veränderungen aufweisende oder häufig ödematöse Hirnsubstanz der Umgebung — in der funktionelle Störungen anzunehmen sind — ziemlich scharf, aber unregelmäßig abgrenzt.

Nachdem wir die Befunde am Hirn besprochen haben, gehen wir zu denen an den Häuten über, soweit sie die für die für uns jetzt beschäftigende Form der Schußverletzung des Hirns von Belang sind.

Die weiche Haut bedarf einer nur kurzen Erwähnung; ihre Zerstörung bei E und A fällt mit der der Hirnsubstanz im wesentlichen zusammen, es ist nur darauf aufmerksam zu machen, daß im zentralen Teil der E- und A-Verletzung, da, wo das Geschoß direkt gewirkt hatte, die weiche Haut ganz fehlt (Teile von ihr können im Schußkanal gefunden werden), während in der Umgebung, besonders da, wo, wie namentlich bei E, Knochensplitter zerstörend gewirkt hatten, die weiche Haut zerfetzt, dazu mit Blut durchtränkt angetroffen wird.

Etwas komplizierter verhält sich die harte Haut. In der reinsten Form, insbesondere ohne daß Knochensplitter mitgewirkt haben, kann man ihre Verletzung nach Form und Größe an der vom Geschoß quer durchsetzten Falx erkennen; eine Zusammenstellung unserer Befunde ergibt, daß ein kreisförmiges Loch, mit scharfem oder fetzigem Rande, dessen Durchmesser unter dem des Geschosses oder den einmaligen bis fast zweifachen Durchmesser des Geschosses (Gewehrgeschoß oder Schrapnellkugel) besitzt, zustande kommt. Im Bereich oder im größten Teil dieser Öffnung ist die Dura zermalmt, und ihre feinen, meist nur mikroskopisch erkennbaren Bruchstücke sind in den weiteren Verlauf der Geschoßbahn verlagert worden. In der verschiedenen Größe des Loches spricht sich die von der Energie des Geschosses und dem Widerstande der nach Festigkeit und Elastizität großen Schwankungen unterworfenen Dura abhängige direkte und indirekte Wirkung des Geschosses aus.

Da, wo E und A in der äußeren Oberfläche des Hirnes liegen, bringt es die Zersplitterung des Knochens, zumal wenn Dura und Knochen miteinander verwachsen sind, mit sich, daß die Zerfetzung der Dura in der Umgebung ihres vom Geschoß völlig zerstörten Teiles umfangreicher ausfällt als in der Falx und gewöhnlich der Zerstörung der Hirnsubstanz bei E und A an Ausdehnung nicht nachsteht.

Von dem Rande des zerstörten Teiles der Dura können sowohl bei E als bei A gestreckte schmale, 1—2 cm lange Risse in der Dura ausgehen, selten länger und breiter, meist ohne Verletzung der zugehörigen Hirnsubstanz, zuweilen so, daß dem Durarisse nach Länge und Breite eine sich einige Millimeter in die Tiefe erstreckende Zertrümmerung der Rinde ungefähr entspricht. Solche Risse, die wir nur in der Ein- und Zweizahl beobachtet haben, können zu einem Sinus verlaufen und, indem sie ihn eröffnen, zu Blutung Veranlassung geben. Auch in der Falx kann sich ein derartiger Durariß erstrecken, und dadurch eine Unabhängigkeit von einem Knochensprung dartun, die sich auch am konvexen Teil der Dura zuweilen deutlich feststellen läßt. Im übrigen ist über die Entstehungsbedingungen solcher Duraspalten im Einzelfalle nichts Näheres zu ermitteln; sie entstehen durch indirekte Wirkung des Geschosses bei bestimmten, selten verwirklichten, nicht näher angebbaren Eigentümlichkeiten der Geschoßkraft und des Widerstandes.

Wenn die soeben besprochenen Durarisse vom E- oder A-Defekt ausgehen, so kommen als noch seltenere Befunde meist mehrere Zentimeter lange, mehr oder minder stark klaffende Risse der Dura vor, die weder mit E noch mit A der Dura in Zusammenhang stehen, jedoch ihre Nähe bevorzugen. Wir haben sie sowohl bei oberflächlicher als bei tiefer Lage des Schußkanals festgestellt, sowohl im Bereich der E- oder A-Hälfte der Geschoßbahn, als im Bereiche beider.

Am häufigsten fällt die Längsachse derartiger Risse mit dem Verlauf der Geschoßbahn und damit der Führungsfissur zusammen, aber wir haben auch Durarisse beobachtet, wo eine nur ungefähre Gemeinsamkeit des Verlaufs bestand, andere, die schräg und quer zur der Geschoßbahn und zu Fissuren verliefen, schließlich einmal einen Durariß bei Abwesenheit von Fissuren in der ganzen zugehörigen Hälfte des Schädeldaches. Regelmäßig ist der Durariß kürzer als die ihm etwa entsprechende Fissur. In seinem Grunde können die weiche Haut und die Rinde unversehrt sein, oder jene ist zerrissen, diese zertrümmert, in derselben Weise, wie wir das von den von E und A ausgehenden Durarissen angegeben haben.

Im Falle des gemeinsamen Verlaufs von Durariß und Schädelfissur ist bei Verwachsensein der harten Haut und des Knochens die gemeinsame Entstehung ohne weiteres verständlich und die Seltenheit der Durarisse gegenüber der Häufigkeit von Fissuren davon abzuleiten, daß eine besondere Stärke der Gewalteinwirkung, die ein breites Klaffen des Knochens beim Sprung und eine besonders starke Dehnung der Dura mit sich bringt, zu ihrer Zerreißung notwendig ist. In denjenigen Fällen, wo keine Beziehung zu einer Fissur besteht, reißt die von Natur aus in gespanntem Zustande befindliche Dura bei der Verstärkung dieser Spannung, wie sie die Deformierung des Schädels durch das Geschoß mit sich bringt. Die Ursache des Verlaufs dieser Verletzung im einzelnen Falle genau anzugeben, ist nicht möglich, doch scheinen Strukturdifferenzen der Dura im Spiel zu sein, auf die zuweilen stehenbleibende Durafäden und -bänder, die den klaffenden Spalt durchziehen, hinweisen.

Wir gehen nun zu den Beobachtungen über Befunde am Schädel über, die bei der uns jetzt beschäftigenden, zu einem E- und A-Defekt im Schädel führenden Verletzung zustande kommen. Wir dürfen uns kurz fassen, da das, was wir im vorigen Kapitel bei Besprechung der gedeckten (mit E und A versehenen) Furchenschußverletzungen über die Beteiligung des Schädels mitgeteilt und erläutert haben,

24*

auch an dieser Stelle zutrifft, und zwar in um so stärkerer Ausbildung, je größer die Energie des Geschosses ist und je tiefer seine Bahn im Kopfe verläuft.

Die uns jetzt beschäftigende Verletzungsform hat zunächst gezeigt, daß, wenn das Geschoß in A steckengeblieben, seine Energie also gering geblieben war, Fissuren häufig ganz fehlten oder nur in Form von kurzen radiären bei E oder A oder bei E und A angetroffen wurden; derselbe Befund kann auch hinterbleiben, wenn das Geschoß außer dem Schädel die Kopfschwarte bei A durchdrungen hatte. Zu den radiären haben wir auch die Führungsfissur gezählt; sie setzt einen stärkeren Grad von Energie des Geschosses voraus, deren weitere Steigerung die zirkulären Fissuren hinzutreten läßt.

Wir verweilen einen Augenblick bei der Führungsfissur. Die große Bereitwilligkeit des Schädels, sie auszubilden, erhellt daraus, daß wir sie in einigen wenigen Fällen angetroffen haben, wenn bei E·oder A außer ihr nur je eine einzige kurze Fissur entstanden war; sie war also trotz geringer Energie des Geschosses zustande gekommen, einmal eine besonders lange Führungsfissur sogar durch ein bei A unter der Haut steckengebliebenes Geschoß. Der Weg der Führungsfissur ist im allgemeinen der denkbar kürzeste; sie verläuft demgemäß in derselben Hälfte des Schädels, in der E und A liegen, z. B. bei der Schädelbasis benachbarter Lage dieser parallel mit der Basis durch die Schläfenbeinschuppe, ein kürzester Weg, weil es sich um eine platte Partie des Schädels handelt, deren dünne und spröde Beschaffenheit offenbar das Entstehen der Führungsfissur erleichtert. Liegen E und A in zwei verschiedenen Hälften des Schädels, so ändert sich an dieser Verlaufseigentümlichkeit nichts; es können zwei den Schädel, z. B. in der ungefähren Richtung des Sektionssägeschnittes, umkreisende, durch beide Schläfenbeinschuppen verlaufende Führungsfissuren vorhanden sein.

In seltenen Fällen haben wir zwei in derselben Schädelhälfte gelegene E und A verbindende lange Führungsfissuren angetroffen, die einen Abstand von 1—2 cm hatten.

Als wir den Verlauf der Fissuren in einem früheren Kapitel besprachen, haben wir lange quere Fissuren zu erwähnen gehabt, die von der Führungsfissur oder von E und A ausgehen und von uns dem System der radiären Fissuren zugerechnet sind. Ihnen kommt auch für die uns jetzt beschäftigende Verletzungsform Bedeutung zu, da sie in der spröden und in großer Ausdehnung sehr dünnen Schädelbasis eine beträchtliche Länge und unter Umständen eine reiche Verzweigung erfahren, um so sicherer, je größer die Energie des Geschosses und je näher E und A der Basis. Am häufigsten strahlen diese Fissuren im Boden der drei Schädelgruben aus, es ist aber auch nicht selten, daß sie die Felsenbeinpyramide der Länge nach durchsetzen, sei es an der Basis, sei es in der Mitte der Vorder- oder Rückfläche. Gerade dieser Knochen, der dünne Teile enthält, nicht minder die dünnen Teile im Boden der vorderen Schädelgrube sind es, in denen ein solcher Ast in mehrere Äste, diese unter Umständen zahlreiche Zweige übergehen können; indem sich diese Fissuren miteinander verbinden, lösen sie größere oder kleinere Knochenplättchen aus ihrem Zusammenhange. Liegen E und A in zwei verschiedenen Hälften des Hirnschädels, so können die queren Fissuren im mittleren Teil der Schädelbasis miteinander in Verbindung stehen.

Hiermit haben wir zum ersten Male zu erwähnen Gelegenheit gehabt, daß der ganze Schädel von Fissuren durchzogen ist. Je vollständiger das im vorigen Kapitel dargestellte System der Fissuren, der radiären und zirkulären, ausgebildet, je länger jene, je größer der Radius dieser ist, um so größer ist das Gebiet der Splitterung im Gesamtschädel. Es wird also von einer Durchschußverletzung des Schädels bei genügender Energie des Geschosses und, wie unser Material deutlich zeigt, bei sehr großer Entfernung von E und A der ganze Schädel so beeinflußt, daß er zerspringt.

Als einen weiteren Beweis für diese Tatsache fassen wir die isolierten, mit den bisher besprochenen Fissuren nicht zusammenhängenden „Fernfissuren" auf; absolut genommen selten, sind sie bei keiner Form der Schußverletzung des Schädels häufiger als der uns jetzt beschäftigenden. Auch nach Commotio des Schädels werden zuweilen solche Fissuren beobachtet, während sonst, insbesondere am Angriffsort der erschütternden Gewalt, der Schädel in den typischen Fällen, wie wir gesehen haben, unversehrt bleibt; diese an der früheren Stelle unerwähnt gelassenen Fernfissuren sollen hier mit berücksichtigt werden.

Es handelt sich um feine komma- oder ypsilonförmige oder um stärker verzweigte Fissuren, deren Verschmelzung Knochenplättchen isolieren kann, gelegen in den dünnen Teilen der Schädelbasis. Wir haben solche Befunde erhoben in der Lamina cribrosa und dem Orbitaldach des Bodens der vorderen Schädelgrube, in der Fossa mandibularis und dem Tegmen tympani sowie anderen dünnen Stellen der Pyramide des Schläfenbeines, also im Boden und Bereich der mittleren Schädelgrube; schließlich im tiefsten Teil des Bodens der hinteren Schädelgrube; mithin an allen Orten, die aus der Anatomie als die dünnsten Teile der Basis bekannt sind. Die Häufigkeit unserer Befunde dieser Art nimmt vom vorderen zum hinteren Teil der Basis ab; insbesondere im Boden der hinteren Schädelgrube haben wir nur ganz wenige Beispiele gesehen, und diese nur in der Gestalt kurzer Bögen oder eines Ypsilons.

Die Mannigfaltigkeit der Befunde im einzelnen zu schildern, würde zu weit führen, wir beschränken uns darauf, zwei Beispiele anzuführen, an die wir unsere Schlußfolgerungen anknüpfen werden und von denen namentlich das zweite zeigt, daß diese Fernfissuren eine sehr beträchtliche Ausbildung zeigen können.

1. Durchschußverletzung von der rechten zur linken Schläfengegend, mehrere lange radiäre Fissuren von E und A, die sich nicht miteinander vereinigen. Beide Siebbeinplatten sind zersplittert und leicht eingesunken, die Splitterung setzt sich auf die Wände der blutgefüllten Siebbeinzellen und beide obersten Muscheln, besonders die rechte, fort.

2. Durchschußverletzung in der rechten Stirnvorderseite zum hinteren Teil des linken Scheitelbeines an der Lambdanaht, Führungsfissur, ausstrahlende Fissuren im benachbarten seitlichen und basalen Teil der linken Schädelhälfte.

Dreieckige imprimierte blutbedeckte Stelle, Seitenlänge $^1/_2$ cm, in der Mitte der Vorderseite der linken Felsenbeinpyramide; von ihr ausgehend erstreckt sich eine Fissur in der Vorderseite derselben bis nahe an die seitliche Schädelwand heran, wendet sich dann quer über den Kamm der Pyramide, um sagittalen Verlaufs in der Furche für den Längsblutleiter aufzuhören.

Mit derartigen Fernfissuren sowohl nach Durchschußverletzung als nach Commotio können an der entsprechenden Stelle des Hirnes Veränderungen verbunden sein; so war im ersten Beispiele ein 3:2½ cm messender kontuser Bezirk des Stirnhirnes vorhanden, dessen etwas größere Hälfte dem rechten Lappen angehörte und dessen Ausdehnung, was häufig vorkommt, ganz wesentlich größer als die der Knochensplitterung war. In anderen Fällen handelt es sich nicht um Kontusion, sondern um Diapedesisblutung, Petechien, Ekchymosen oder Infarzierung des zugehörigen Teiles der Rinde und etwa noch des anstoßenden Teiles des Markes. In einer 3. Gruppe von Fällen, so in unserem 2. Beispiel, fehlte jede Veränderung an dem der gebrochenen Schädelstelle entsprechenden Teil des Hirnes (und der Häute). Umgekehrt kann der Schädel unversehrt, auch frei von Fernfissuren, so nach Commotio in reinster Form, sein, und es können dennoch die Hirnbefunde, sei es in der einen, sei es in der anderen Form, angetroffen werden; auch nach Durchschußverletzung sind wir ihnen an von Fissuren verschont gebliebenen Stellen der Hirnoberfläche begegnet. Unverkennbar ist nach Commotio die dem Angriffsorte der Gewalt am Schädel gegenüberliegende Stelle der Hirnoberfläche, weniger ausgesprochen bei Schußverletzungen die Umgebung von A der bevorzugte Ort dieser Hirnveränderungen.

Für die Erklärung dieser Befunde an Schädel und Hirn und namentlich ihres Gebundenseins an denselben Ort ist zunächst die Deformierung des Gesamtschädels und seines Inhaltes heranzuziehen, die sie wie bei Commotio so bei Durchschußverletzung bei genügender Energie des Geschosses erleiden. Wir haben soeben gesehen, daß aus der großen Ausdehnung der Fissuren auf eine solche Beeinflussung des ganzen Schädels zu schließen ist, die in geringerer Stärke auch durch eine geringere Gewalteinwirkung zustande kommt und sich auch aus den Experimenten vieler Autoren für den Schädel nicht brechende Gewalten ergeben hat; wir haben ferner an einer früheren

Stelle, bei Erörterung der seltenen mit Fissuren mehr oder minder genau verlaufenden oberflächlichen Hirnläsionen, gezeigt, daß bei Deformierung des Schädels das in ihm eng eingeschlossene Hirn ebenfalls deformiert wird und dabei birst. Wird nun die Gestalt des Schädels plötzlich in hinreichendem Maße verändert, so hat es nichts Auffälliges an sich, wenn an einer dünnen Stelle, als an einem Orte, an dem auch die Gestaltsveränderung am stärksten ausfallen wird, der Schädel bricht, und das zusammen mit dieser Schädelstelle deformierte Gehirn eine mechanische Alteration erfährt, zu der die im Zentrum der verschobenen Schädelpartie auftretende Splitterung, sofern sie beträchtlich genug ist, beiträgt. Aber auch ohne daß der Schädel bricht, können, wie bemerkt, die angegebenen Hirnveränderungen entstehen. Der Umstand, daß dies, bei der Commotio, besonders häufig gegenüber dem Angriffsorte der Gewalt am Schädel geschieht, weist deutlich darauf hin, daß außer der Deformierung des Gesamtschädels auch die direkte Fortpflanzung des Stoßes im Hirne, die dieses gegen den Schädel anpreßt, im Spiele ist; mit derartigen Bewegungen des Hirnes gegen den Schädel dürfte auch gegenüber nicht kontralateralen Kontusionen und Infarzierungen des Hirnes zu rechnen sein; hierauf scheint uns namentlich die Häufigkeit dieser Befunde an beiden Stirn- und Schläfenlappenpolen hinzuweisen.

Dagegen glauben wir eine Fissurierung des Schädels durch das andrängende weiche Gehirn zur Erklärung der Befunde nicht heranziehen zu müssen. Wie sollte man sich auch, um auf unser zweites Beispiel zurückzukommen, vorstellen, daß das Hirn, ohne selbst zu leiden, die Felsenbeinpyramide zersplittert habe? —

Zu den im Übergehenden besprochenen Durchschußverletzungen des Schädels und Hirnes gehört die „Sprengschußverletzung des Kopfes", wie sie in Ermangelung einer besseren Bezeichnung genannt werden kann und die Gegenstand verschiedener Auffassungen geworden ist. Man versteht unter dieser Verletzung die Zersprengung des Schädels in eine größere bis sehr große Zahl von Fragmenten und die Zerfetzung des Hirnes und seiner Häute in größerem, oft sehr großem Umfange; die Bruchstücke sowohl des Schädels als des Hirnes verlassen durch die ebenfalls platzende Kopfschwarte den Körper in mehr oder minder großem Maße. Derartige Verletzungen kommen nur durch Gewehrgeschosse aus großer Nähe, also Geschosse von sehr großer Energie, die zudem einen langen Weg im Hirnkopfe zurücklegen, zustande. Indem wir davon absehen, die Einzelheiten eines solchen Befundes und seine Variationen anzuführen, erläutern wir seine Entstehungsweise an der Hand des Vorhergehenden.

Beginnen wir mit dem Schädel, so haben wir bereits gesehen, daß er bei starker Energie des Geschosses in seiner ganzen Ausdehnung von Fissuren durchzogen werden kann; hierzu kommt, daß infolge der Gesamtdeformierung die Schädelnähte da, wo sie angespannt werden, zerreißen können. Es ist weiter an die Fernfissuren zu erinnern, deren unter Umständen große Ausdehnung wir hervorgehoben haben; es steht nichts der Annahme im Wege, daß sie mit irradierten Fissuren in Verbindung treten. Da außerdem an einem zersprengten Schädel, wie auch unsere Beobachtungen gelehrt haben, E und A in das System der Fissuren eingeschaltet deutlich nachzuweisen sind, so sind wir zu dem Schlusse berechtigt, daß der hohe Grad der Fragmentierung des Schädels bei der Kopfzersprengung lediglich der besonders starken Kraft des Geschosses, die die Nähe der Gewehrmündung mit sich bringt, zuzuschreiben ist.

Der Zerreißung des Hirnes und seiner Häute gegenüber glauben wir im wesentlichen in derselben Lage zu sein. Wir haben im vorhergehenden Nachdruck auf die kleinen und großen „Sprünge" in der Hirnsubstanz und die Risse in der Dura gelegt und gesehen, daß beide sowohl irradiiert als in der Ferne vorkommen; bei maximaler Wirkung, insbesondere Geschwindigkeit des Geschosses, sind diese Befunde in erhöhter Länge und Zahl zu erwarten. Zu dieser Wirkungsform des Geschosses tritt der zerstörende Einfluß der von E in die Hirnsubstanz geschleuderten Knochenstücke, deren Größe schon bei geringerer Stärke der Geschoßwirkung beträchtlich sein kann; weiter lehrt die Beobachtung, daß ebenfalls große von A aus fortgeschleuderte Knochenstücke vermittelst der Hirnhäute Stücke von Hirnsubstanz mit sich nehmen. Schließlich ist damit zu rechnen, daß bei Nahschußverletzungen die Kraft der hinter dem Geschoß herdrängenden Pulvergase und der nachstürzenden Luft dazu beiträgt, das Hirn zu zerreißen.

Wir haben die Befunde an der Kopfschwarte als nicht unmittelbar zu unserem Thema gehörig und als übereinstimmend mit dem Verhalten der Haut bei Schußverletzungen an allen anderen Stellen des Körpers, wo Haut einem Knochen eng benachbart ist, bisher unberücksichtigt gelassen. Hier weisen wir darauf hin, daß bei A die fortgeschleuderten Knochenstücke je nach ihrer Größe die Kopfschwarte ausgedehnt zerreißen, und daß diese, wie die Dura, in beträchtlichem Grade weiterreißen kann. Auch für die Haut ist mit Fernrissen zu rechnen, die sich mit den irradierten verbinden können.

Diese Erwägungen insgesamt dürften es sicherstellen, daß bei Zersprengung des Kopfes dieselben Kräfte wirksam sind, nur auf ihrer höchsten Stufe, die den Grad der minder schweren Durchschußverletzungen bestimmen. Soweit diese indirekter Natur sind, bestehen sie ja, wie wir gesehen haben, ebenfalls in einer Sprengung; wir haben denn auch alle Zwischenformen zwischen den oben besprochenen Durchschußverletzungen und den Sprengschußverletzungen des Kopfes, den Sprengungen κατ' ἐξοχήν, festgestellt. Die Ergebnisse der Experimente, wonach leere Schädel durch Nahschüsse nicht zerspringen, beweisen nur, daß zum Zustandekommen der Zersprengung des Schädels seine Ausfüllung mit dem in der Kürze der Zeit nicht kompressiblen, in die Dura eingeschlossenen Hirne notwendig ist. Dieses bewährt sich auch gegenüber den Sprengschußverletzungen als fester Körper, nicht minder wie gegenüber den ausführlich besprochenen Verletzungen durch schwächere Geschosse.

Es liegt daher kein Grund vor, die Sprengung des Schädels und Zerreißung des Hirnes bei Nahschußverletzungen auf „hydrodynamische Druckwirkung" der flüssigkeitsreichen Hirnsubstanz zurückzuführen in dem Sinne, daß das Geschoß an diese einen Teil seiner lebendigen Kraft abgibt und ihr eine große Geschwindigkeit verleiht, vermöge welcher sie die Dura, den Schädel und die Kopfschwarte zersprengt. Bei einem solchen Vorgange müßte die Hirnsubstanz viel stärker und ausgedehnter zerstört werden, als es der Fall ist; sie wird nämlich nur grob zerrissen, zerfetzt, überdies am stärksten in der Umgebung der daran erkennbaren Geschoßbahn, und keineswegs in einen strukturlosen Brei verwandelt, wie das im Experiment an einem vor der Beschießung kadaverös erweicht gewesenen Hirne geschieht.

Die sog. „Krönleinsche Schädelschußverletzung", bei der infolge einer Lage der Gewehrgeschoßbahn in der Schädelbasis (und anstoßenden Hirnsubstanz) das Hirn aus der zersprengten, weit geöffneten Schädelwölbung wenig beschädigt, insbesondere ohne Schußkanal, austritt, haben wir zweimal beobachtet; es würde zu weit führen, auf die Entstehungsweise des Befundes einzugehen, dessen Hauptmomente in der obigen Erläuterung der Kopfzersprengung angeführt sind.

β) Kanalschußverletzung des Hirnes, Schädel nur bei E zerstört.

Hat es sich im vorigen Abschnitt um die Wirkung mit großer Durchschlagskraft begabter Geschosse gehandelt, so werden jetzt unserer Einteilung gemäß die Befunde folgen, die schwache Geschosse hinterlassen, solche, die nur einmal den Schädel durchschlagen und dann im Hirne steckenbleiben, sei es auch erst, nachdem sie es durchquert haben. Während wir es im vorigen Abschnitt mit Verletzungen nur durch Gewehrgeschosse und Schrapnellkugeln zu tun hatten, handelt es sich jetzt, was unser Material angeht, um ebenso zahlreiche Verletzungen durch Granatsplitter, deren im allgemeinen geringere Energie bekannt ist.

Was zunächst das Verhalten der Hirnsubstanz angeht, so gelten für eine Anzahl von Fällen im wesentlichen die Angaben, die wir im vorigen Abschnitt gemacht haben. Weit häufiger aber haben wir festgestellt, daß durch jene schwachen Geschosse die Hirnsubstanz mehr oder minder beträchtlich über das bei allen Schwankungen nach oben immerhin in der Regel deutlich vom Kaliber bestimmte Maß hinaus zerstört wird, das den Verletzungen durch Gewehrgeschosse und Schrapnellkugeln zukommt, die den Schädel zweimal durchsetzen. Die Form des zerstörten Gebietes, wie sie die Sektion aufdeckt, ist dann äußerst verschieden: war das Geschoß nahe E liegengeblieben, so treffen wir eine mit den Hirntrümmern und Blut gefüllte, annähernd kugelige Höhle an; je länger der Weg des Geschosses in der Hirnsubstanz, desto mehr kommt der Gang mit unregelmäßig ausgebuchteter Wand zum Vorschein; in beiden Fällen ist der Durchmesser um das Mehrfache größer als der des Geschosses. Von diesen Gängen, die am ersten noch den Namen eines Kanals verdienen, haben wir verschiedene, zwar meist undeutlich ausgeprägte, doch immerhin einigermaßen typische Formen kennen gelernt, wie die allmählich von E an zunehmende Erweiterung, auf die wir bereits früher zu sprechen gekommen sind, aber auch das Umgekehrte, nämlich die Erweiterung gegen E hin, schließlich sind uns spindelige Kanäle gegenübergetreten. Wenn auch die umfangreichsten Zerstörungen, deren Durchmesser das Längsmaß des Gewehrgeschosses übertreffen kann, von Gewehrgeschossen hervorgebracht werden, so braucht doch die Ausdehnung einer von einer Schrapnellkugel herrührenden Zerstörung nicht

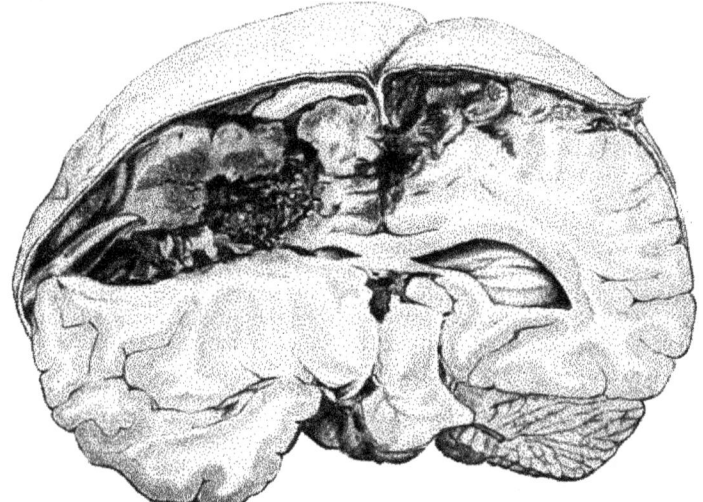

Abb. 86. Tod wenige Stunden nach der Verwundung.
Starke grobe Kontusion zwischen Schußkanal und Schädeldach durch Exkursionen des Gewehrgeschosses, dessen abgebogene Spitze gen E sieht. Keine Petechien. Um ¹/₃ Verkleinert.

viel geringer zu sein. Es ist ohne weiteres verständlich, daß derartige Verletzungen leicht das Hirnhöhlensystem eröffnen und zuweilen auch die von der Achse der Geschoßbahn weit entfernte Hirnoberfläche mit ihren Ausläufern erreichen.

Alle diese Angaben gelten auch für die Wirkung von Granatsplittern. Wir möchten wenigstens ein Beispiel einer umfangreichen Zerstörung durch einen sehr kleinen Granatsplitter kurz anführen, das wir deswegen ausgewählt haben, weil es zugleich die zerstörende Mitwirkung der Ventrikelflüssigkeit für den Teil der Bahn beleuchtet, der den 3. Ventrikel durchsetzte; auch andere Beispiele haben es uns nahegelegt, daß die Sprengwirkung der Flüssigkeit dann eintritt, wenn das Geschoß, das sie durchsetzt, minder geschwind gewesen ist.

Tod 24 Stunden nach der Verwundung. Durchmesser des fissurenlosen E-Defektes im linken Scheitelbein 3—4 mm. An den etwas größeren Defekt in der weichen Haut schließt sich ein 3 cm im Durchmesser haltender Kanal, der zum 3. Ventrikel verläuft, dessen Septum zerstört ist, dessen beide seitliche Wände je eine vorwiegend dem N. caudatus angehörige, auf den Thalamus übergreifende flache Defektfläche, Durchmesser je 2 cm, aufweisen. Die linke Defektfläche setzt sich in einen Trichter fort, an dessen Ende, an der unteren Grenze des Linsenkernes, ein 5:3:3 mm messender Granatsplitter liegt.

Die Ursache des Mißverhältnisses zwischen der Größe des Geschosses und der von ihm bewirkten Kontusion ergibt sich am klarsten, wenn wir von den stärksten Zerstörungen durch Gewehrgeschosse ausgehen: ist sein Weg durch ein Konglomerat von Blut und Hirnschollen gekennzeichnet, dessen Durchmesser ungefähr so groß ist wie die Länge des Geschosses, so unterliegt es keinem Zweifel, daß sich das Geschoß, ehe es stillstand, mehrmals in der Hirnsubstanz nach verschiedenen Richtungen hin überschlagen hat. Derartige und geringere Kontusionswirkungen können eintreten, ohne daß Größe und Gestalt des E-Defektes, besonders im Knochen, sicher verraten, daß das Geschoß in abnormer, schräger oder querer Lage zur Flugbahn in die Schädelhöhle eingetreten ist; die Zerstörung wird aber besonders umfangreich angetroffen, wenn aus dem Befunde an den Hüllen des Hirnes, insbesondere der knöchernen, hervorgeht, daß sie das Gewehrgeschoß in einer aus der Flugbahn abweichenden Stellung durchsetzt hat, sei es, daß sie diese bereits außerhalb des verwundeten Körpers, sei es, daß sie dieselbe erst beim Berühren des Kopfes erhalten]hatte. Von einer Schrapnell-

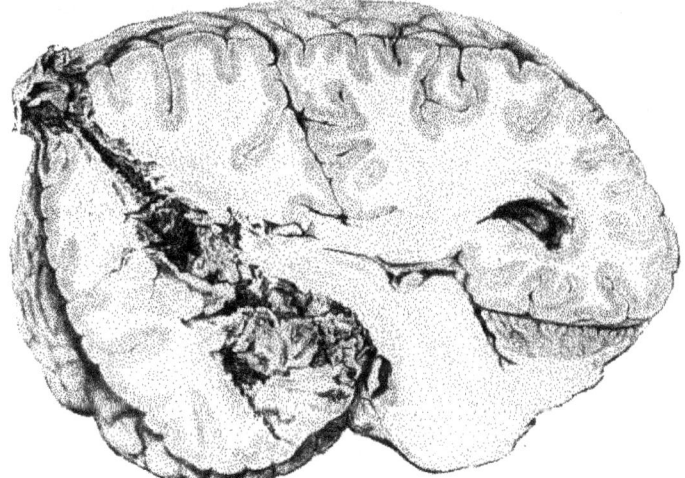

Abb. 87. Tod 5 Tage nach der Verwundung.
Schußverletzung durch den an ihrem Ende nahe der unversehrten Schädelbasis gelegenen Granatsplitter; starke zunehmende Zerstörung. Keine Petechien. Um ¹/₃ verkleinert.

kugel und einem Granatsplitter müssen wir in ähnlicher Weise annehmen, daß ihnen, ehe sie zur Ruhe gelangen, durch den Durchtritt durch den Schädel unregelmäßige Exkursionen, insbesondere Rotationen, in der Hirnsubstanz aufgezwungen werden können, die geeignet sind und ausreichen, den großen Umfang der Zerstörung zu erklären. Es würde zu weit führen, und es wäre auch nur in gewissen Grenzen möglich, die einzelnen oben angeführten Formen der längeren kontusen Strecken zu erläutern; wir weisen nur darauf hin, daß, wenn das ermattende Geschoß sich zuweilen darauf beschränkt, einen sein Kaliber an Weite wenig übertreffenden Kanal im Hirne zu ziehen, es auch nicht überraschen darf, wenn der sich an einen umfangreichen Zerstörungsbezirk anschließende Endabschnitt seiner Bahn relativ eng ausfüllt. Da der Widerstand der Hirnsubstanz, der der Bewegung des in sie eindringenden schwachen Geschosses ein Ende bereitet, ungefähr konstant ist, so ergibt sich, daß über den Umfang der Zerstörung im Hirne bereits die Entscheidung getroffen ist, ehe das Geschoß in dieses eintritt, nämlich durch die Form seiner Bewegung in der Umwelt des Verletzten und den wechselnden Widerstand, den es am Schädel findet.

Außer durch reguläre Geschosse, wie sie im bisherigen allein berücksichtigt, werden Steckschußverletzungen der uns jetzt beschäftigenden Art, und zwar unseren Beobachtungen zufolge durchaus nicht selten, verursacht durch Teile außerhalb des Körpers geplatzter Mantelgeschosse; ein solches Platzen findet an harten Gegenständen der Umgebung, z. B. einem Steine, der Panzerung einer Schießscharte, aber auch der Ausrüstung, z. B. dem Stahlhelm, auch eines benachbarten Mannes, statt. Solche Geschoßteile, sowohl Mantelstückchen aus Stahl, als Kernstückchen aus gehärtetem Blei, verhalten sich nach unseren Erfahrungen im Schädel und Hirne wie Granatsplitter von geringer Kraft.

Es sei hier angemerkt, daß das einzige hierhergehörige Beispiel der in früheren Abschnitten besprochenen, von einer Schußverletzung ausgehenden Spaltbildung in der Hirnsubstanz von einigen zusammen halberbsengroßen Bleistückchen aus dem Kerne eines Gewehrgeschosses verursacht worden ist, die sich in einem für einen Finger durchgängigen Kanal vom hinteren Teil des rechten Stirnbeines nahe der Sagittalnaht zum rechten N. caudatus bewegt hatten. Das Ende des Kanals, in dem auch einige Internalamellen lagen, stand durch einige Spalten mit dem nahen Lumen der rechten Seitenkammer in Verbindung; ein größerer Spaltraum setzte sich durch den Kopf des N. caudatus fort und stellte eine Verbindung des Schußkanals mit der Seitenkammer und dem 3. Ventrikel her. (Tod am 3. Tage nach der Verwundung.)

Wenn wir berücksichtigen, daß unser Material an den uns jetzt beschäftigenden Steckschußverletzungen doppelt so groß ist als das an Durchschußverletzungen der früher besprochenen Art, und daß wir in jenem nur einmal Spaltbildungen gefunden haben, in diesem mehrere Male, so scheint daraus hervorzugehen, daß, mag auch, wie wir gesehen haben und auch an unserem jetzigen Beispiele sehen, eine nicht maximale Energie des Geschosses genügen, sie hervorzubringen, sie doch nicht unter ein bestimmtes Maß hinuntergehen darf.

Nach diesem Exkurs nehmen wir unsere Betrachtung der Eigentümlichkeiten der Steckschußverletzung wieder auf und kommen nun zur Umgebung des Wundkanals, zur Petechienzone, der Zone der kapillären Diapedesisblutung. Bei der Gegenüberstellung von Reihen von Präparaten und bei der tabellarischen vergleichenden Übersicht über sämtliche Protokolle hat sich unzweideutig herausgestellt, daß unter sonst gleichen Umständen, insbesondere zeitlichen, Hirnsteckschußverletzungen häufiger keine Blutungen und ebenfalls häufiger nur spärliche Blutungen hervorbringen als Durchschußverletzungen des Hirnes und des Schädels, von denen wir gesehen haben, daß sie nur nach sehr rasch erfolgtem Eintritt des Todes Petechien in der Wand des Kanals vermissen lassen. Wir haben in einer Anzahl von Fällen gar keine Petechien angetroffen, nicht nur wenn der Tod, z. B. infolge von ausgedehnter Verletzung der zentralen Ganglien, sehr früh eingetreten war, sondern auch, wenn das Leben mehrere Tage nach der Verwundung fortgedauert hatte. Am häufigsten findet man nur streckenweise spärliche Petechien, wenn das Geschoß im Hirne steckt, mehrmals haben wir solche nur nahe E, nicht aber im Verlaufe der Wand des vom Geschoß hervorgebrachten Kanals angetroffen, relativ häufig solche um das breite Bett des Geschosses, wo sein Druck dauernd wirkt. Wieder spricht sich in der grauen Substanz der Rinde bei E oder der Ganglien die größere Neigung ihrer Kapillaren zur Diapedesisblutung aus.

Wir haben oben gesehen, daß die Petechien in der Wand eines Schußkanals auf der indirekten mechanischen Reizung der Gefäßnerven beruhen, die an eine gewisse Stärke der Seitenwirkung des Geschosses gebunden ist, wie sie schwache Geschosse nicht auf die Nachbarschaft auszuüben vermögen. Diese Erklärung wenden wir auch auf die schwächsten Geschosse, die im Hirne steckenbleibenden, an; es liegt offenbar kein Widerspruch darin, daß zwar die direkte zerstörende (kontundierende) Wirkung eines solchen umherwirbelnden Geschosses stärker ist als die eines mit großer Energie unentwegt das Gehirn durchsetzenden, die indirekte mechanische Wirkung aber geringer ausfällt oder ausbleibt.

An vorhergehenden Stellen haben wir gezeigt, daß zwischen der Zone der kapillären Diapedesisblutung und Stase, wie sie mehr oder minder ausgebildet an den meisten Schußverletzungen des Hirnes zu finden ist, und der zur Erweichung führenden gleichmäßig ausgebildeten Stase großen Umfanges nur graduelle Unterschiede bestehen, mögen auch nicht alle Zwischenstufen namentlich in bezug auf den Umfang des der Kreislaufstörung anheimfallenden Gebietes beobachtet werden. Wir geben im folgenden eine Beobachtung wieder, in der, obwohl der Tod gemäß den Angaben am Tage nach der Verwundung eingetreten ist, bereits ausgeprägt der Befund der roten Erweichung vorhanden gewesen ist, dazu in sehr eigenartiger Form der Ausbreitung.

Zertrümmerte Stelle, von dem in der rechten Seite der Nasenwurzel eingetretenen Geschoß bewirkt, Durchmesser 2 cm, in der Basis des rechten Stirnlappens. Vom hinteren Teil der konfusen Partie her führt ein Gang, Durchmesser 1 cm, zur Mitte des N. caudatus; hier und in der anstoßenden weißen Substanz ein Granatsplitter, 18:43 mm messend. Die hintere Hälfte des N. caudatus und ein rundlicher Bezirk von 2 cm Durchmesser der anstoßenden weißen Substanz des Marklagers bis in den Balken sind gleichmäßig dunkel gerötet und leicht erweicht; die Veränderung setzt sich durch den Balken in ungefähr derselben Größe wie rechts in das Marklager sowie auf den N. caudatus der linken Halbkugel fort. Überall stößt an das so veränderte Gebiet ein 1 cm breiter Streifen mit einem geringeren Grade derselben Veränderungen an.

Die früher charakterisierte zur Dauerstase führende Kreislaufsstörung muß in diesem Fall unmittelbar nach der Verwundung eingesetzt haben. Auch die späte Entwicklung der Erweichung haben wir. sowohl im Anschluß an Durchschußverletzungen des Schädels und Hirnes, als an Steckschußverletzungen aus dem Befunde zu erschließen Gelegenheit gehabt. Beispiele, die nicht viel anders lauten würden, als die früher mitgeteilten, müssen wir unterlassen anzuführen und auf einen Vergleich der Häufigkeit des Befundes bei den beiden unterschiedenen Formen der Kanalschußverletzung des Hirnes der Seltenheit des Auftretens der Befunde wegen verzichten.

Mit der geringeren Kraft der Geschosse, die nur bei E den Schädel zu durchsetzen vermögen, hängt es zusammen, daß wir häufiger eine infolge des Anpralles an sich intakt haltenden Schädel winklige Gestalt der Geschoßbahn beobachtet haben, als das im vorigen Abschnitt zu berichten war; zwei damaligen Beobachtungen stehen jetzt hierhergehörige gegenüber, bei allerdings doppelt so großer Zahl der Fälle in der uns jetzt beschäftigenden Gruppe. Es hat sich um kleine Granatsplitter gehandelt, die sämtlich an der Anprallstelle den Schädel nicht verletzt haben; der längste zweite Schenkel des spitzen Winkels maß 6 cm. Etwas ausführlicher möchten wir der Verletzung durch eine Schrapnellkugel gedenken, die eine winklige Bahn in der Hirnsubstanz gezogen und am Scheitelpunkt ihrer Bahn einen dünnen Teil der Schädelbasis gebrochen hat.

Die Kugel hatte den Pol des rechten Stirnlappens durchsetzt und im vorderen Teil des linken einen 15 mm im Durchmesser haltenden, frontal verlaufenden Kanal gezogen, der in der Basis dieses Lappens mit einem 3:4 cm messenden Defekt an einem Defekt der Dura von 12 mm Durchmesser endigte; in seinem Grunde ein rechteckiger Bezirk des Orbitaldaches, 12:8 mm messend, der von Fissuren begrenzt und von solchen durchzogen leicht eingedellt ist. Diese Anprallstelle der Kugel, dicht am kleinen Keilbeinflügel und dicht an der seitlichen Schädelwand gelegen, ist der Ausgangsort des zweiten sagittal verlaufenden, 10 cm langen ansteigenden Schenkels der Geschoßbahn im Hirne, die, im Anfangs- und Endabschnitt 10:18 mm, im mittleren Teile 30:20 mm messend und somit spindelig, etwas hinter der Mitte des linken Scheitelbeines, drei Querfinger vom großen Hirnspalt mit einem Defekt der weichen Haut (12:5 mm) endigte, dem ein feinstes Loch der Dura entsprach; an dieser Stelle, am intakten Schädeldach, die Schrapnellkugel.

Der Verwundete ist dauernd bewußtlos gewesen und 24—30 Stunden nach der Verwundung gestorben.

Wir machen auch auf die Maße der Geschoßbahn aufmerksam und betonen, daß Petechien nur an wenigen Stellen sehr vereinzelt dicht an dem Lumen des Kanals vorhanden gewesen sind. Der Befund ist somit auch geeignet, frühere Angaben über die Wirkung schwacher Geschosse zu illustrieren.

Wir gehen nun zum Verhalten des Schädels bei Verletzung durch ein schwaches im Hirn steckenbleibendes Geschoß über. Unsere Beobachtungen haben sehr deutlich gezeigt, daß die ausstrahlenden Fissuren sehr viel häufiger ausbleiben oder von geringerer Zahl und Ausdehnung sind, als sie Geschosse hervorbringen, die Kraft genug besitzen, den Schädel zweimal zu durchlochen.

Von Einzelheiten ist nur zu bemerken, daß namentlich die kleinen, bis erbsengroßen Granatsplitter, die durch feine Splitterung des Knochens einen wenig größeren E-Schädeldefekt setzen, keine Fissuren hervorbringen, es sei denn kurze, etwa 1 cm lange nur der Interna. Je größer ein Geschoß, je größer also der E-Defekt, um so eher kommen — vermöge der großen Masse des Geschosses — irradierte Fissuren, wenn auch spärlich und in der Regel nicht zu den „langen" gehörig, zustande, mag es sich um Gewehrgeschosse, Schrapnellkugeln oder größere Granatsplitter handeln. Nur bei der Basis des Schädels benachbarter Lage von E und nicht zu geringer Energie des Geschosses bilden sich in jener lang ausstrahlende Fissuren, die sich ihrerseits in besonders spröden Teilen der Basis in ein Netz von Fissuren fortsetzen können, was wir aber nur sehr selten beobachtet haben. Aber wir haben auch E-Defekte in der Schädelbasis selbst gesehen, von denen keine Fissuren ausgingen.

Fernfissuren, worunter wir wieder solche verstehen, die mit dem E-Defekt und den von ihm ausgehenden Fissuren nicht zusammenhängen, haben wir nur in großer Nähe von E, einmal im Orbitaldach, einmal in der Schläfenbeinschuppe, beide in geringer Länge und winklig, festgestellt. Sie treten somit zweifellos weit seltener auf, als wenn das Geschoß zweimal den Schädel durchsetzt. Durafernrisse haben wir überhaupt nicht beobachtet, Durarisse, vom E-Defekt ausgehend, nur einmal, und zwar drei mehrere Zentimeter lange, von denen zwei Fissuren entsprachen; im Grunde der keiner Schädelfissur entsprechenden Duraspalte war die weiche Haut und Rinde in der Weise zerfetzt, wie wir das früher erwähnt und erläutert haben. Es hat sich in diesem Falle um eine Verletzung durch ein Gewehrgeschoß-Mantelstück gehandelt, das einen länglichen E-Defekt im Schädel gesetzt hatte, von dessen hinterem Ende 3 Fissuren und die 3 Durarisse ausgegangen sind. —

Ein Rückblick zeigt uns, daß die einen E-Defekt, aber keinen A-Defekt im Schädel setzenden Geschosse, die inmitten von Hirnsubstanz steckenbleiben, einen anderen Befund hinterlassen, als die Geschosse, die den Schädel bei E und A durchschlagen und die Hirnsubstanz durchqueren; die Unterscheidungsmerkmale sind, abgesehen von dem häufigen größeren Umfange der Zerstörung der Hirnsubstanz durch die in ihrem Innern steckenbleibenden Geschosse, negativer Natur und ausnahmslos abhängig von der geringeren Kraft des Steckgeschosses.

Die Unterscheidung der beiden Arten von Kanalschußverletzung, die wir getroffen haben, ist somit durch die Befunde gerechtfertigt.

In mit Hirnschußverletzungen versehenen Hirnen werden diejenigen Befunde, die wir als nach reiner Commotio nicht selten vorkommend erwähnt haben, vermißt; die sehr wenigen Ausnahmen, die wir in Gestalt von Petechien festgestellt haben, würden allerdings durch mikroskopische Untersuchung von Serienschnitten durch das ganze Hirn an Zahl voraussichtlich ein wenig zunehmen.

Hieraus geht hervor, nicht, daß durch eine Schußverletzung keine Commotio entsteht (die Commotio cerebri durch Schußverletzung ist aus klinischen Gründen eine unabweisbare Annahme), sondern daß sie in der Regel schwächer ausfällt als in ihrer auf typische Weise zustande kommenden meist schwereren Form. Es liegt die Vermutung nahe, daß durch den Umstand, daß der Schädel vom Geschoß ein- bis zweimal gebrochen wird, die Übertragung der Gewalt auf das Hirn als Ganzes beeinträchtigt wird.

* * *

Zum Schlusse unserer Darstellung knüpfen wir an eine kurze Zusammenfassung einige Zusätze über das weitere Geschehen an einer Hirnschußverletzung an; da wo wir im folgenden der Kürze halber vom Schußkanal sprechen, gilt das Gesagte von jeder beliebigen größeren Verletzung und ihrer Umgebung.

Wir erinnern daran, daß das Geschoß in seiner Bahn das Gewebe in kleine Bruchstücke zerlegt, kontundiert, und daß es in einer schmalen (1—2 mm breiten) mehr oder minder deutlichen und häufigen Zone, die wir oben als Zwischenzone bezeichnet haben, im wesentlichen ohne Zerreißung den größten Teil des Gewebes unter

Erhaltung seiner Form und seines Zusammenhanges ähnlich wie ein Ätzmittel denaturiert. Hierin und in den inkonstanten Rissen, die in der Petechienzone auftreten und die, wie wir gesehen haben, ausnahmsweise sehr groß werden und sie überschreiten können, haben wir die Zerstörungswirkung des Geschosses erkannt, an die sich Auflösung des zerstörten Gewebes schließt.

Hierzu kommen die ausnahmsweise auftretenden Fernwirkungen der Gewalt; ebenfalls entweder zerstörend, oder, im oben angegebenen Sinne, funktionell störend wirkend, sind sie, wie wir gesehen haben, von dem Gebiete der sich kontinuierlich einstellenden Folgen der Gewalteinwirkung durch auf die Dauer unverändert bleibendes Gewebe getrennt, mögen sich auch anfangs in demselben in sich abstufender Stärke Kreislaufsstörungen abspielen. Es muß weiterer Forschungen überlassen bleiben, genauer als im vorhergehenden festzustellen, wie dieses Überspringen der Gewaltswirkung auf ferngelegene Gebiete des Hirnes vorzustellen ist; an seinem Vorkommen kann kein Zweifel sein, um so weniger, als zahlreiche Kriegserfahrungen das gleiche von vielen anderen Organen und Organgruppen des Körpers einwandsfrei gelehrt haben.

Was sich sonst an bisher erörterten Prozessen in der Wand des Schußkanals im unmittelbaren Anschluß an die Verletzung und später einsetzend abspielt, haben wir als funktionelle Störungen, nämlich als Wirkung des mechanischen Reizes auf die Gefäßnerven und vermittelst derselben auf die Blutstrombahn, nachgewiesen, die makroskopisch an den Petechien, mikroskopisch dazu an den Stasekapillaren — mit ihren agglutinierten Blutkörperchen — erkannt wird und sich auf $^{1}/_{2}$—1 cm erstreckt; wir haben gesehen, daß diese Wirkung in seltenen Fällen eine mächtige Ausdehnung und Verstärkung im Sinne der diffusen Dauerstase, sei es. mit, sei es ohne Diapedesisblutung, erfahren kann.

Wo immer Stase bestehen bleibt, sich nicht wieder löst, ist Nekrose durch Sequestration des Gewebes vom strömenden Blute die unausbleibliche Folge. In der Tat lehrt die mikroskopische Untersuchung, daß im Bereich der Petechienzone, auch da, wo keine Petechien vorhanden sind, sondern der reine Stasebefund vorliegt, Gewebszerfall auftritt; dieses nekrotisierte Gewebe verfällt der Erweichung und gelangt in dieser Form in den Schußkanal. Wir haben aus unseren Untersuchungen die Überzeugung gewonnen, daß keineswegs immer die ganze Petechienzone oder auch nur ihr größter Teil der Nekrose anheimfällt; deren Umfang wechselt sehr in den einzelnen Fällen und an den verschiedenen Orten des Schußkanals, je nach dem Umfange, in dem die Stase bestehen bleibt.

Aus dem Gesagten geht hervor, daß in den auf die Schußverletzung folgenden Tagen in der Umgebung des vom Geschoß durch Kontusion veränderten Gewebes anderes, dessen Kontinuität nicht aufgehoben war, aufgelöst wird. Wollte man hieraus schließen, daß hierdurch der Schußkanal regelmäßig erweitert wird, so würde man das durch Messungen keineswegs immer bestätigen können; die Erweiterung wird vielmehr häufig durch Ödem in der näheren und weiteren Umgebung des Schußkanals verdeckt, ja es kann sogar der Schußkanal dadurch enger werden, dann nämlich, wenn sich das konfuse und das nachträglich der Erweichung und Verflüssigung verfallende Gewebe unter der Wirkung des erhöhten Druckes nach außen zu entleeren vermag.

Da wo nur vorübergehende Stase auftritt und demgemäß Gewebszerfall ausbleibt, schwächt sich in der Regel, nicht überall, sondern streckenweise, der poststatische Zustand in denjenigen der Weite und Geschwindigkeit ab, der mit der Vermehrung der weißen Blutkörperchen im verlangsamt fließenden Blute und der Extravasation derselben gesetzmäßig verbunden ist; als eine Abschwächung muß dieser Übergang, auf den das Auftreten von weißen Blutkörperchen im Gewebe schließen läßt, deswegen bezeichnet werden, weil im Experiment jener dem stärkeren, dieser dem schwächeren Reize zugeordnet ist und der Übergang der Stase über den poststatischen Zustand zu dem im engeren Sinne entzündlichen (mit Leukozytenextravasation verbundenen) experimentell mit Sicherheit festzustellen ist. Da wo diese Abschwächung stattfindet, treten — mit flüssigem Exsudat — Leukozyten ins Gewebe aus. In der nicht mit eiterungerregenden und in diesem Sinne wirksam werdenden Kokken infizierten Wand eines Schußkanals ist diese Extravasation von weißen Blutkörperchen nur sehr schwach, ähnlich wie an einer experimentell unter aseptischen Bedingungen hergestellten Hirnverletzung.

Derselbe Vorgang auf einer höheren Stufe und immer wieder in neuem Gewebe von vordringenden eiterungerregenden Kokken hervorgerufen, führt durch die „weiße Stase", wie wir sie im Gegensatz zur roten nennen, nämlich durch den Übergang in Stillstand des fast nur aus weißen Blutkörperchen bestehenden, verlangsamt fließenden Inhaltes der erweiterten Strombahn, wie die rote Stase, zur Sequestrationsnekrose des Gewebes; ihr Produkt und die ausgetretenen flüssigen und zelligen Bestandteile des Blutes sind der Hirnabszeß.

Mag sich nun ein geringerer oder ein stärkerer, zur Abszedierung führender Grad von Entzündung eingestellt haben, die Strömung und Strombahnweite behält in der schmalen Zone am Schußkanal oder dem Abszeß noch lange in allmählich, in Wochen und Monaten, abnehmendem Maße ihren abnormen Charakter, das Gefäßnervensystem noch weit länger seine abnorme Erregbarkeit. Wie sich dabei im einzelnen Weite der Strombahn und Geschwindigkeit der Strömung verhalten, wie in solchem Zustande die Gefäßnerven auf die Reize reagieren, und wie von der veränderten Beziehung zwischen Blut und Gewebe abhängig die mit der Narbe endigenden Gewebsveränderungen — bestehend in Abnahme und Schwund des spezifischen Parenchyms, nämlich des Nervengewebes, und in Zunahme des Gerüstgewebes, nämlich der Glia und besonders des Gefäßbindegewebes — vorzustellen sind, müssen wir hier als nicht mehr zu unserm Thema gehörig unerörtert lassen[1]). —

Zu den teils ausführlich geschilderten, teils soeben skizzierten Vorgängen in der nächsten Umgebung des Schußkanals treten nicht allzu selten, sei es vorübergehend, sei es auf die Dauer, Vorgänge in der weiteren und weitesten Umgebung, deren äußeres Zeichen der Prolaps von Hirnsubstanz aus dem Defekt in den Hüllen des Hirnes ist; seine Ursache muß uns noch kurz beschäftigen. Sie ist ausschließlich auf eine Volumszunahme der an die verletzte Stelle in breiter Zone anstoßenden Hirnsubstanz oder auch der ganzen verletzten Hemisphäre oder des ganzen Hirnes zurückzuführen, die auf einem Ödem des Hirngewebes beruht; die so entstehende Raumbeengung in der unnachgiebigen Schädelkapsel läßt bei genügender Stärke die plastische Hirnsubstanz sich durch die Lücke vorwölben.

Ein solches zellfreies Exsudat ist, woran wir hier erinnern, eine inkonstante Begleiterscheinung der prä- und poststatischen Verlangsamung der Strömung in erweiterter Strombahn, einer Verlangsamung, die, wie wir gesehen haben, fast regelmäßig in der schmalen Petechienzone, ausnahmsweise in wesentlich größerem Umfange und in gleichmäßige Stase übergehend auftritt, und von der anzunehmen ist, nicht nur, daß sie in geringerer, allmählich abnehmender Stärke weit über die Petechienzone hinaus besteht, sondern auch, daß sie als Spätwirkung auf Grund der ver-letzung als ihre dauerhafteste Wirkung hinterlassenen veränderten Erregbarkeit des Gefäßnervensystems in verschiedener Stärke jederzeit auftreten kann.

Unsere Tierversuche haben uns gelehrt, daß jene Exsudation, sei es scheinbar unvermittelt, sei es auf Grund von neugesetzten schwachen Reizen, viele Tage und Wochen nach der ersten starken Reizung, zu einer Zeit, wo von den Folgen dieser Reizung der Strombahnweite und Strömungsgeschwindigkeit wenig mehr nachzuweisen ist, aufzutreten vermag, und daß selbst dann, wenn seit langem auch das Mikroskop nichts Abnormes mehr an der Strombahnweite und Strömungsgeschwindigkeit bemerkt, deren prästatischer Zustand mit seiner Neigung zu Exsudation zellfreier Flüssigkeit durch leichte Reizung wiederherzustellen ist, so daß Ödem des Gewebes entstehen kann.

Diese Tatsachen, zu deren Verständnis wir auf unsere Bemerkungen über die Spätwirkung der Commotio, — die neben der Nachwirkung der Verletzung hier ursächlich mit in Betracht kommt, — verweisen, sind geeignet, das Hirnödem zu beliebiger Zeit nach einer Verletzung und seine Folge, den Hirnprolaps, im allgemeinen verständlich zu machen; im speziellen sind z. B. die Entstehung einer Leptomeningitis oder eines Hirnabszesses geeignet, auf ein durch die Verletzung in seiner Erregbarkeit verändertes Hirngefäßnervensystem so einzuwirken, daß die dem Ödem zugrunde liegende prästatische Verlangsamung der Strömung in großer Ausdehnung entsteht und Prolaps hervorbringt.

Es bedeutet nur eine Steigerung dieser den Prolaps erzeugenden Kreislaufsstörung, nämlich zur Stase, wenn sich in einem solchen prolabierten Gebiet oder darüber hinaus weiße oder rote Späterweichung einstellt. —

Wenn sich diese zusammenfassenden und ergänzenden Bemerkungen auf diejenigen Folgen der Gewalteinwirkung bezogen haben, die unmittelbar nachweisbare Veränderungen, den Gegenstand unserer Darstellung, hervorbringen, so ist daneben nicht zu vergessen, daß, wie wir von den Kommotionsfolgen eingangs kurz und in unserer ausführlichen Darstellung derselben des genaueren erwähnt haben, das gesamte Nervensystem des Hirnes auch durch die verletzenden Gewalteinwirkungen, insbesondere also die Schußverletzungen, erregt und in seiner Erregbarkeit verändert wird, ohne daß dabei im Hirne nachweisbare Veränderungen entstehen. Von dieser Beeinflussung sind einmal psychische Störungen, zum anderen Innervationsstörungen extrakranieller Organe des Körpers abhängig, wie sie nach Commotio und nach Schußverletzung des Hirnes häufig und lange zu beobachten sind.

Literatur.

[1] RICKER, G. Die Entstehung der pathologisch-anatomischen Befunde nach Hirnerschütterung in Abhängigkeit vom Gefäßnervensystem des Hirnes, Virchows Archiv, 226. Bd., 1919.

[2] Vgl. JAKOB, ALFONS, Experimentelle Untersuchungen über die traumatischen Schädigungen des Zentralnervensystems (mit besonderer Berücksichtigung der Commotio cerebri und Kommotionsneurose). Histologische und histopathologische Arbeiten usw., herausgegeben von FRANZ NISSL und ALOIS ALZHEIMER, 5. Bd., 1. u. 2. Heft, Jena, Gustav Fischer, 1912.

[3] Vgl. DAHLMANN, ALBERT, Beitrag zur Kenntnis der symmetrischen Höhlen im Großhirnmark des Säuglings, mit Bemerkungen über Entstehung von Hirnhöhlen im allgemeinen, Zeitschr. f. d. ges. Neurologie und Psychiatrie, 3. Bd. 1910.

[4] Vgl. MAXIMILIAN NATUS, Versuch einer Theorie der chronischen Entzündung auf Grund von Beobachtungen am Pankreas des lebenden Kaninchens und von histologischen Untersuchungen nach Unterbindung des Ausführungsganges, Virchows Archiv 202. Bd., 1910.

B. Meningitis[*]).

Hatte bei einer Schädelverletzung nicht die Schwere der Verletzung selber den Tod unmittelbar zur Folge, so konnte die Verletzung ausheilen, falls ihre Heilung nicht durch eine rasch oder langsam einsetzende Wundinfektion gestört wurde. Die Infektion der Hirnwunde aber war die Hauptgefahr, die den Kopfschüssen, die nicht bald nach der Verwundung zugrunde gingen, drohte. Die Anschauung, daß so gut wie jede Kriegsverletzung unmittelbar nach der Verwundung im bakteriologischen Sinne als infiziert anzusehen war, bestand demnach auch für die Hirnverletzungen zu Recht (GULEKE, ALLERS. LAEWEN und HESSE). Wenn gleichwohl eine gar nicht kleine Anzahl von Hirnverletzungen reaktionslos ausheilte, so durfte diese Tatsache, falls nicht ausnahmsweise die primäre Infektion der Wunde tatsächlich ausgeblieben war, vor allem darin ihre Erklärung finden, daß sich der bakteriologischen Infektion eine Infektion im klinischen Sinne nicht angeschlossen hatte, wofür verschiedene Gründe maßgebend sein konnten: Art, Zahl und Virulenz der Infektionskeime, Ort ihrer Ablagerung, Art der Verletzung und der gesetzten Veränderungen. In einer

[*] Von ANTON GHON.

großen Zahl solcher Fälle aber war die zunächst reaktionslose Heilung nur eine scheinbare: die Infektion war da, blieb jedoch zunächst eine ruhende, um erst nach einer verschieden langen Latenzzeit aufzuflackern; oder sie war von Anfang an eine so schleichende, daß sie sich klinisch zunächst gar nicht bemerkbar machte. Und gerade bei den Hirnverletzungen erlangten diese latenten und schleichenden Infektionen eine besonders große Bedeutung. Aber auch die Fälle der Hirnwunden, die primär ausnahmsweise tatsächlich keimfrei waren oder anscheinend nicht infiziert erschienen, erlagen oft noch später einer sekundären Infektion, gewöhnlich im Zusammenhange mit dem aufgetretenen Prolaps oder der erworbenen Liquorfistel.

Von den beiden Wundinfektionen, die bei den Hirnverletzungen in Betracht kamen, war nach den vorliegenden Erfahrungen die Enzephalitis augenscheinlich die häufigere, als Todesursache aber hatte die Meningitis in ihrer eitrigen Form zweifellos die größere Bedeutung.

Die wertvollste Ergänzung erfuhren unsere Kenntnise über die eitrige Meningitis durch die Erfahrungen des Weltkrieges in der Frage ihrer Genese. Die früher herrschende Anschauung, daß nach Schädelschüssen in erster Linie die Wunde und ihre unmittelbare Umgebung als Ausgangspunkt für die eitrige Meningitis anzusehen wären, mußte aufgegeben werden, da die Beobachtungen immer wieder zeigten, daß topographisch die basale Meningitis die häufigste Form war, auch dann, wenn die Hirnverletzung die Konvexität betraf. Diese Tatsache, worauf CHIARI gleich zu Anfang des Krieges hingewiesen hatte, und die immer wieder bestätigt wurde (MÖNCKEBERG, GHON-ROMAN, WEICHSELBAUM, ERNST, BORST, BURCKHARDT, STREIT, AXHAUSEN-KRAMER u. a.), fand ihre Erklärung in der Ventrikel- oder Plexusinfektion, die der Meningitis vorausgegangen war. Nur in einem kleineren Teil der Fälle handelte es sich dabei um eine primäre Infektion der Ventrikel oder Plexus durch infizierte Geschosse oder Knochensplitter, die in den Ventrikel hineingeschleudert wurden (Diametral- und Segmentalschüsse, Volltrefferprellschüsse); in der Mehrzahl der Fälle war sie eine sekundäre und hatte sich einer progredienten Enzephalitis angeschlossen, also einer primären Infektion der Hirnsubstanz, mit oder ohne grob anatomische Kommunikation, wodurch sowohl Frühformen, als auch Spätformen der Meningitis veranlaßt wurden, oder einem Hirnabszesse, der dann gewöhnlich eine Spätmeningitis zur Folge hatte. Der Weg, den die Infektion dabei genommen hatte, war klar: er ging über die Plexus chorioidei und Telae chorioideae durch den Querspalt des Großhirns und Kleinhirns zu den großen Zysternen der Leptomeninx an der Basis, gleichzeitig aber auch durch das Ventrikelsystem in die Subarachnoidalräume des Rückenmarkes. Die ventrikuläre Infektion führte dadurch nicht nur zur basalen, sondern auch zur spinalen eitrigen Meningitis, die nach eigenen Beobachtungen die basale Meningitis immer begleitete. In vielen Fällen griff die basale Meningitis dann erst auf die Konvexität und auf die mediale Fläche der Großhirnhemisphären über, beiderseits oder nur einseitig.

Fast immer oder wenigstens in der weitaus größeren Zahl der ventrikulären Infektionen erfolgte zunächst die Infektion des Ventrikels und von ihm aus erst die des Plexus. Ab und zu griff jedoch die Infektion augenscheinlich zuerst auf den Plexus selbst über und dann erst auf den Ventrikel.

Zu dieser Annahme führte eine eigene Beobachtung: nußgroßer Abszeß im linken Schläfelappen, bis zur Decke des linken Unterhorns heranreichend, ohne nachweisbare Perforation; hier Verlötung des Plexus mit der Ventrikelwand und linsengroßer Eiterherd innerhalb der Verlötungsstelle. Ähnliches beobachtete anscheinend ERNST: herniöse Einstülpung des Ependyms in den Ventrikel durch den Abszeß, Verlötung mit dem Plexus, dann Perforation an der Ausbuchtungsstelle.

Am eindeutigsten war anatomisch die ventrikuläre Genese der basalen eitrigen Meningitis in den Fällen erkennbar, die die Verletzung schon mehrere Wochen und noch länger hinter sich hatten und nach der Verwundung operiert wurden; sie begegnete aber auch bei der Mehrzahl der sogenannten Frühfälle von eitriger Meningitis keinem Zweifel.

Eine sekundäre Ventrikelinfektion mit nachfolgender basaler Meningitis schloß sich manchmal auch den Fällen mit Liquorfistel an, die sich entweder nach primärer Eröffnung des Ventrikels gebildet hatte, oder erst nach sekundärer Eröffnung, wenn nekrotische Teile des Prolapses abgestoßen wurden.

Viel seltener war genetisch die eitrige Meningitis Folge einer Infektion der Leptomeninx von der Verletzungsstelle aus, die in solchen Fällen den primären Infekt bildete, von dem aus sich die Infektion in der Leptomeninx ausbreitete. Die Meningitis war dann meistens eine Konvexitätsmeningitis, da die Verletzungen der Konvexität häufiger waren als die der Basis. Handelte es sich in solchen Fällen einmal um eine basale Meningitis, dann unterschied sie sich gewöhnlich durch die Lokalisation des Exsudates von der basalen eitrigen Meningitis ventrikulärer Genese. Als Ursache der ungleich selteneren Beobachtungen primärer Infektion der Leptomeninx von der Verletzungsstelle aus wurden einerseits die rasch auftretenden Verklebungen zwischen Dura und Leptomeninx am Rande der Hirnwunde angesehen, deren Organisation die Subarachnoidalräume gegen den Wunddefekt abschloß (BORST u. a.), oder die solchen Verklebungen in ihrer Wirkung gleiche Tamponade der Wundränder durch den Prolaps (ZANGE, AXHAUSEN-KRAMER und CHIARI) bzw. durch das ödematöse Gehirn (STREIT), andererseits die große Widerstandsfähigkeit der weichen Hirnhäute gegenüber eingedrungenen Infektionserregern (STREIT, BURCKHARDT). Ungleich besser fundiert erscheint zweifellos die Theorie des meningealen Abschlusses. Ihre Gültigkeit kann für die Fälle mit sekundärer Infektion der Leptomeninx von der Wundstelle aus ohne weiteres anerkannt werden, wahrscheinlich auch für eine Reihe von Fällen mit primärer Infektion der Leptomeninx, aber kaum für alle, abgesehen davon, daß eine Infektion der Leptomeninx im Bereiche der Verletzungsstelle auch sekundär von der primär infizierten Hirnsubstanz nach seitlicher Ausbreitung der Enzephalitis erfolgen konnte, also mit Umgehung der entstandenen Verklebungen. In Erwägung käme meines Erachtens auch die Tatsache, daß in einer Reihe von Fällen die Meninx überhaupt nicht primär infiziert wurde, weil die Zerreißung der Meninx nicht durch das infizierte Geschoß oder den mitgerissenen Fremdkörper, sondern durch die nicht infizierte Innenfläche des Knochens erfolgt war; das Geschoß konnte so die vorher geschaffene Lücke der Meninx passieren, ohne mit ihr in Berührung gekommen zu sein. Gegen die sekundäre Infektion bildeten dann die inzwischen eingetretenen Verklebungen einen gewissen Schutzwall.

Ein Übergreifen der Infektion von einer Enzephalitis oder einem Hirnabszeß auf die Leptomeninx kam auch außerhalb der Wundstelle zur Beobachtung; die dadurch entstandene sekundäre eitrige Meningitis konnte gelegentlich auch erst nach vielen Wochen einsetzen (BORST), war also dann eine Spätmeningitis. Während in solchen Fällen die Genese der Meningitis klar erschien, war die Entscheidung, in welchem Verhältnis Meningitis und Enzephalitis genetisch zueinander standen, bei den Frühformen solcher Veränderungen im Bereiche der Verletzungsstelle schwierig oder ganz unmöglich.

Eine genetisch besondere Form der eitrigen Meningitis bildeten die Fälle, die sich einem Schädelsprung der Basis angeschlossen hatten, mit Eröffnung einer der dortigen dünnen Stellen, die hernach als Eintrittspforte für eine Infektion dienen konnten.

Nach den Beobachtungen v. HANSEMANNS handelte es sich dabei nicht immer um einen auf die Schädelbasis fortgeleiteten Sprung im Anschlusse an eine Verletzung der Schädeldecke, sondern manchmal um eine vollkommen isolierte Fraktur nach Impression der dünnen Wand. Am häufigsten kam dabei die Lamina cribrosa in Betracht, seltener die Stirnhöhlenwand, das Orbitaldach oder das Os petrosum über dem Labyrinth; an der Decke der Keilbeinhöhle sah v. HANSEMANN nie eine solche Impression. Gewöhnlich war die Impression Folge der Explosivwirkung des Schädelschusses, seltener Folge der Wirkung gesteigerten Luftdruckes von außen her, wodurch die Ränder der Frakturstelle gegen den Schädelraum aufgekrempelt erschienen im Gegensatze zu den nach außen aufgestauchten Rändern als Folge der Explosivwirkung von innen her. An der Lamina cribrosa sah v. HANSEMANN solche Impressionen von außen her.

Die eitrige Meningitis, die den Basisfrakturen folgte, war demnach eine sekundäre. Genetisch ihr gleichzustellen waren auch die Fälle von eitriger Meningitis im Anschlusse an eine infizierte Sinusthrombose, die sich nach einer Schädelverletzung entwickelt hatte (Knochentangential-, Steck- und Prellschüsse).

Das anatomische Bild der eitrigen Meningitis zeigte große Verschiedenheiten in der Lokalisation, Menge und Beschaffenheit des Exsudates. Die basale Meningitis ventrikulärer Genese war als Leptomeningitis verschiedener Mächtigkeit in den großen Lymphräumen der Basis lokalisiert; eine eitrige Pachymeningitis interna fehlte bei dieser Form. Dadurch unterschied sie sich von den Fällen basaler Meningitis, die von der Verletzungsstelle selbst ausgegangen waren und deren topographische Mannigfaltigkeit wie bei der Konvexitätsmeningitis abhängig war von der Form der Verletzung (Tangential-, Segmental-, Diametralschüsse, Volltrefferprellschüsse). Sehr oft war die Leptomeningitis dabei von einer gleichartigen Pachymeningitis interna begleitet. Auch epidurale Abszesse verschiedener Größe in der Umgebung der Wundstelle wurden beobachtet, nicht selten subdurale Eiterung verschiedener Ausdehnung mit allen ihren anatomischen Folgeveränderungen.

Das Exsudat war vorherrschend ein eitriges, zeigte aber in seiner Beschaffenheit auch Verschiedenheiten, abhängig vom Alter der Meningitis, von ihrer Ätiologie und anderen sie begleitenden Veränderungen. So war seine Beschaffenheit recht oft durch traumatische Blutungen verschiedener Ausdehnung im Bereiche der Verletzungsstelle und ihrer Umgebung beeinflußt. Vielfach war es ausgesprochen fötid und mißfarbig, selten auch gashältig. Verschieden war auch das Exsudat in den Ventrikeln und damit der Befund an den Ventrikeln. Bei den so häufigen Fällen von Meningitis ventrikulärer Genese zeigten die Ventrikel entweder den Befund eines akuten inneren Hydrocephalus mit vermehrtem, nur leicht getrübtem Inhalt, oder den eines ausgesprochenen Pyocephalus (Empyem), manchmal auch den einer hämorrhagischen Ependymitis, selten den Befund einer pseudomembranösen Ependymitis mit pseudomembranöser Entzündung des Plexus. Bei Verlegung oder Obliteration des Foramen Monroi waren mitunter auffallende Verschiedenheiten in der Größe der Seitenventrikel nachweisbar sowie in der Beschaffenheit ihres Inhaltes (ERNST, eigene Beobachtungen).

Die histologischen Veränderungen der eitrigen Meningitis im Gefolge von Schädelverletzungen zeigten nach eigenen Untersuchungen im allgemeinen keine Abweichungen von den Befunden bei eitriger Meningitis anderer Genese.

Das Exsudat der Meningitis war ein serös-zellig-fibrinöses oder ein zellig-fibrinöses und in verschiedener Mächtigkeit ausgebildet. Unter den Exsudatzellen herrschten bei den akuten Fällen die gelapptkernigen Leukozyten vor; daneben fanden sich mehr oder weniger reichlich große einkernige Zellen. Lymphozyten, Erythrozyten, Plasmazellen und sog. Makrophagen waren in wechselnder Menge nachweisbar, vorwiegend in den Maschen der Pia. Die fibrinöse Exsudatkomponente zeigte verschieden starke Netze, am deutlichsten perivaskulär. Die Gefäße, besonders die venösen, ließen nicht selten entzündliche Veränderungen ihrer Wand erkennen. Die Ungleichheiten in der Beschaffenheit des Exsudates waren z. T. von der Ätiologie der Meningitis abhängig: das Exsudat der Meningitis durch Streptokokkus lanceolatus erschien meistens fibrinreicher und weniger regressiv verändert als das durch Streptokokkus pyogenes. In seltenen Fällen fand sich in den Seitenventrikeln typisches pseudomembranöses Exsudat, in mächtiger Schichte dem Plexus und der Ventrikelwand aufgelagert.

War die Leptomeningitis von einer Pachymeningitis begleitet, so zeigte diese im allgemeinen die gleichen histologischen Veränderungen, nur erschien gewöhnlich innerhalb der Duraschichten der eitrige Charakter des Exsudates vorherrschend, auf den Außenschichten, besonders der Innenseite hingegen mehr der eitrig-fibrinöse.

Daß die Ätiologie der eitrigen Meningitis nach Kriegsverletzungen keine einheitliche sein konnte, war zu erwarten. Auch war vorauszusehen, daß dabei Infektionen mit nur einem Erreger als Ursache zurücktreten würden gegenüber Mischinfektionen.

In den 50 ätiologisch genau untersuchten Fällen eigener Beobachtung, mit 46 Fällen nach Schädelverletzung und 4 Fällen nach Wirbelsäulenverletzung, wobei es sich ausschließlich um bakterielle Infektionen handelte, zeigten 14 Fälle eine Infektion mit nur einer Bakterienart (28%),

21 Fälle eine Infektion mit 2 Arten (42%), 8 Fälle eine Infektion mit 3 Arten (16%) und 7 Fälle eine Infektion mit mehr als 3 Arten (14%); danach standen 14 Fällen (23%) von Infektion mit nur einer Bakterienart 36 Fälle (72%) gegenüber, die Mischinfektion mit 2 und mehr Arten betrafen (1:2,6).

Streptokokkus pyogenes war der häufigste Erreger; in einigen Fällen wurden Bazillen der Gasödemgruppe als alleinige Ursache der Meningitis gefunden.

Daß ausnahmsweise einmal auch eine andere als die bakterielle Noxe bei einer Schädelverletzung zu einer eitrigen Meningitis führte, dürfte wahrscheinlich sein.

In der größeren Mehrzahl der Fälle gelangten die Erreger der Meningitis von außen her in das Gehirn: Geschosse, Knochensplitter, andere Fremdkörper verschiedener Art, operative Eingriffe u. a. m. übermittelten dabei die Infektion. Sie stammten von der näheren oder weiteren Umgebung des Verletzten oder seinem äußeren Integument. Diesen exogenen bzw. ektogenen Infektionen, die primäre oder sekundäre sein konnten, standen die endogenen Infektionen gegenüber, wobei die Erreger einem keimhältigen Herde des Körpers in der unmittelbaren Nachbarschaft der Schädelhöhle entstammten. Hierher gehören die Meningitisfälle nach Frakturen der Schädelbasis mit Eröffnung der Nase und Nasennebenhöhlen oder der Paukenhöhle (v. HANSEMANN, P. SCHMIDT, GHON und ROMAN, A. WEBER, PRYM, BURCKHARDT u. a.).

Der Verlauf der eitrigen Meningitis war in der Regel ein akuter und tödlicher, seltener ein subakuter und chronischer; in solchen Fällen war Verfettung des Exsudates an der Peripherie seiner Plaques erkennbar. Anatomisch vollständige Ausheilung einer bakteriellen eitrigen Meningitis kam im allgemeinen wohl nur für umschriebene Formen in Betracht und führte dann zu Verwachsungen. Die Verklebungen und nachträglichen Verwachsungen, die in der Umgebung jeder Hirnschußwunde beobachtet wurden, waren sicher nicht oder vielleicht nur ausnahmsweise Residuen einer umschriebenen eitrigen Meningitis, sondern gewöhnlich nur der Ausdruck eines organisatorischen Prozesses (BORST). In gleicher Weise konnten wohl auch Verwachsungen der Hirnhäute im Bereiche subduraler und meningealer traumatischer aseptischer Blutungen gedeutet werden (Umgebung der Wundstelle, Contrecoupstelle).

Die eitrige Meningitis schloß sich entweder unmittelbar der Verletzung an oder erst nach einigen Tagen, nachdem die klinischen Erscheinungen der Schädelverletzung schon Besserung zu zeigen begonnen hatten (AXHAUSEN - KRAMER). Diesen Frühformen eitriger Meningitis standen die Spätformen gegenüber, bei denen sich die Meningitis erst mehrere Wochen oder viele Monate nach der Verletzung und nach abgeschlossener Wundheilung entwickelt hatte, oft plötzlich, blitzartig.

Besondere Bedeutung erlangte im Kriege die durch QUINCKE bekannt gewordene Meningitis serosa traumatica (BITTORF, PAYR, SCHLECHT, ROEMHELD, ZIEGNER, AXHAUSEN-KRAMER u. a.). Sie wurde z. T. als selbständiges Krankheitsbild aufgestellt. Dem Wesen nach handelte es sich dabei um zwei verschiedene Prozesse: einerseits tatsächlich um eine seröse Entzündung, andererseits aber um eine Zirkulationsstörung. Meningitis serosa traumatica comitans s. symptomatica wurde die exsudative Form genannt, Meningitis serosa traumatica aseptica die transsudative (PAYR). Die Unterscheidung beider Formen bereitete auch anatomisch vielfach Schwierigkeiten, zumal zwischen beiden Formen Wechselbeziehungen ihrer kausalen Genese erkennbar waren.

Genetisch schloß sich die symptomatische Form an infizierte Schädelschüsse. Sie fand sich nach PAYR in der Umgebung abgegrenzter eitriger Meningitis der Konvexität, bei epiduralen, kortikalen und tiefgelegenen Abszessen, bei sog. benignem und malignem Prolaps, bei Osteomyelitis und Thrombophlebitis, während die aseptische Form vor allem bei Zerreißungen der Arachnoidea zu finden war und bei Rupturen der basalen Zysternen, bei Basisfrakturen, die ohne sekundäre Infektion verliefen, nach Commotio cerebri verschiedener Intensität und nach Blutungen verschiedener Lokalisation und Größe.

Im anatomischen Bilde zeigte die Meningitis serosa traumatica zwei Formen: die M. s. externa, die an der Außenseite des Gehirns, in und zwischen den Hirnhäuten in Erscheinung trat, als bullöses Ödem oder in zystischer Form in der Umgebung der Verletzungsstelle und an der Contrecoupstelle, oder als einseitiger oder doppelseitiger meningealer Hydrops, wodurch die Gehirnoberfläche zurückgedrängt erschien und die Gehirnwindungen leicht abgeplattet wurden; zweitens die M. s. interna s. ventricularis, die zu mehr oder weniger starker Erweiterung der Ventrikel und der Liquorvermehrung führte.

Bei der aseptischen Form war der vermehrte Liquor wasserklar, mitunter etwas gelblich (Blutreste), bei der symptomatischen Form meistens auch klar, manchmal leicht getrübt.

Zytologisch war der Liquor der aseptischen Form zellenfrei, der der symptomatischen Form zeigte in wechselnder Menge Leukozyten und Lymphozyten.

Da der Liquor sich auch bei der symptomatischen Form in der Mehrzahl der Fälle steril erwies wie bei der aseptischen Form, konnte ätiologisch dafür in solchen Fällen nur eine toxische Noxe (Toxindiffusion) in Betracht kommen, weshalb ZIEGNER sie als M. exsudativa toxica bezeichnete. Ab und zu ließen sich im serösen Exsudat auch Bakterien in spärlicher Menge nachweisen (PAYR). Bei der aseptischen Form wurde der traumatische Reiz als Ursache der vermehrten Liquorabsonderung angesehen, von anderer Seite wurden Störungen der Resorption im Sinne vasomotorischer Störungen des Plexus dafür verantwortlich gemacht (WEITZ; SCHLECHT) oder die von den Blut- und Hirntrümmern ausgehende biologische Reizwirkung (PAYR). Der Verlauf konnte bei beiden Formen ein akuter, subakuter oder chronischer sein.

---

7. Verletzungen des Wirbelkanals und seines Inhaltes.

Von Prof. Dr. GUSTAV RICKER,
Direktor der pathologisch-anatomischen Anstalt der Stadt Magdeburg.
Im Kriege Pathologe bei der 5. u. 4. Armee, Armeepathologe der 4. Armee,
landsturmpflichtiger Arzt, Kriegsassistenzarzt
und
Geh. Sanitätsrat Universitätsprofessor Dr. CARL BENDA in Berlin.
Im Kriege Fachbeirat des Gardekorps und des III. A.-K.

A. Die pathologische Anatomie der frischen mechanischen Kriegsschädigungen des Rückenmarks und seiner Hüllen[*]).

Mit 8 Abbildungen im Text.

Wenn wir nun zur Mitteilung und Erörterung der Befunde im anderen Teile des Zentralnervensystems, im Rückenmarke, übergehen, so wird man mit Recht keine wesentlichen Unterschiede von dem, was in bezug auf das Hirn mitgeteilt worden ist, erwarten. immerhin kommen Eigentümlichkeiten vor, die anzugeben und, im wesentlichen im Anschluß an bereits Gesagtes, zu erläutern unsere Aufgabe ist.

Wir schicken der Besprechung des Rückenmarks Angaben über das Verhalten der Wirbelsäule gegenüber der Schußverletzungen voraus.

Hierzu ist zunächst anzuführen, daß vermöge ihrer Größe die Wirbelkörper häufig von Schußkanälen durchsetzt werden, während dies an den Bögen und ihren Fortsätzen, mit Ausnahme namentlich der tieferen Dornfortsätze, infolge ihrer zu geringen Dimensionen im allgemeinen nicht möglich ist; wir haben einmal eine Durchlochung eines Lendenwirbeldornfortsatzes ohne Splitterung beobachtet, die ein Gewehrgeschoß hervorgebracht hatte. Da ferner die Wirbelkörper, mit Ausnahme der durch ihre Markarmut eine Sonderstellung einnehmenden beiden ersten Halswirbel, im wesentlichen aus Spongiosa bestehen, die, von einem Geschoß durchsetzt, keine gröberen Splitter liefert, so kommt es selten vor, daß von einem Wirbelkörper Splitter, bestehend aus Teilen der dünnen Kompakta — an der meist etwas Spongiosa haftet —, geliefert und in die Nachbarschaft verlagert werden; um so ausgesprochener tritt Splitterung,

---

[*]) Von GUSTAV RICKER.

und zwar in der Regel in Gestalt spitzer und scharfkantiger Splitter, der von einem Geschoß durchsetzten übrigen Teile eines Wirbels ein, die aus einer dicken Kompakta und aus wenig, dazu grob gebauter Spongiosa bestehen. Demgemäß stammen die Knochensplitter, die durch Verlagerung das Rückenmark — oder auch nur seine Häute — ähnlich einem Geschosse verletzen, oder das Rückenmark in geringerem Grade mechanisch beeinflussen, fast stets aus den Bögen und ihren Fortsätzen.

Während über diese Zersplitterung der Bögen und ihrer Fortsätze nichts Weiteres anzugeben ist, bedarf die Art und Weise, in der ein Geschoß, das in den Wirbelkörper eintritt oder ihn durchsetzt, in diesem, und zwar namentlich dem spongiösen Teil, zerstörend wirkt, als wichtig einiger Worte. Ist das Geschoß im Wirbelkörper steckengeblieben — wobei es entweder zu einem Teil außen vorspringt, oder· ganz in seinem Innern liegt (selbst ein Gewehrgeschoß kann in einem Lendenwirbelkörper so verschwinden, daß ihm bei der unter Umständen unscheinbaren Beschaffenheit der Eintrittsstelle kaum anzusehen ist, daß er das Geschoß beherbergt) —, war also die Kraft des Geschosses erschöpft, so bleibt die Kompakta außerhalb E unversehrt, und es beschränkt sich die der Seitenwirkung zuzuschreibende Zerstörung auf eine schmale, zuweilen nur einige Millimeter breite Zone, in der die Spongiosabälkchen durcheinander gewürfelt im blutig durchtränkten Marke liegen, das dazu auch an entfernteren Stellen Blutungen aufweisen kann. Folgen von Exkursionen des steckenbleibenden Geschosses haben wir im allgemeinen nicht beobachtet, sie werden offenbar durch den relativ großen Widerstand verhindert. — Denselben oder ein wenig stärkeren Befund an der Kompakta und der Spongiosa kann man auch nach einer Durchschußverletzung antreffen, sofern sie, wie anzunehmen ist, mit schwacher Kraft zustande gekommen ist.

Im Gegensatz dazu steht die Wirkung eines Geschosses, das mit großer Energie den Wirbelkörper, zumal in einer langen Bahn, durchsetzt hat. In einem solchen Fall ist die Kompakta von vom E- und A-Defekt ausgehenden Fissuren durchzogen, die sich in die Spongiosa fortsetzen und sie völlig durchsetzen können; die Seitenwirkung in der Spongiosa kann — in seltenen Fällen — so weit gehen, daß die gesamte Spongiosa des Wirbelkörpers in einen blutigen Brei verwandelt wird. Es bedarf kaum des Zusatzes, daß, wie am Schädel, so auch an der Wirbelsäule alle Zwischenformen zwischen den angegebenen Graden der Zerstörung vorkommen.

Schließlich ist auf die Rolle der Bänder bei Schußverletzungen der Wirbelsäule aufmerksam zu machen. Sie sind es in der Regel verhüten, daß Verschiebungen der Wirbel nach Schußverletzungen zustande kommen; es sei denn, daß es sich um sehr grobe Verletzungen durch Artilleriegeschosse oder durch Gewehrgeschosse aus großer Nähe gehandelt hat, insbesondere platzende oder quergestellte; auf der anderen Seite ist es den Bändern zuzuschreiben, daß die Knochenverletzungen nicht selten weit den Umfang derjenigen überschreiten, die das Geschoß direkt bewirkt. Dies kommt dadurch zustande, daß die nächsten Dornfortsätze ober- und unterhalb der vom Geschoß gesetzten, einen oder mehrere Dornfortsätze betreffenden Wunde vermittelst der Bänder abgerissen werden; insbesondere können größere Artilleriegeschosse an einer ganzen Reihe von Dornfortsätzen in diesem Sinne wirksam werden, ohne daß diese vom Geschoß getroffen worden sind.

Die Bandverbindungen der Wirbel sind es ohne Zweifel auch, die der erschütternden Wirkung eines an umschriebener Stelle der Wirbelsäule angreifenden Geschosses auf das vom Geschoß nicht getroffene Rückenmark eine häufig so große Ausdehnung verleihen, wie wir dies im folgenden Abschnitt angeben werden. Für das Zustandekommen dieser Übertragung der Erschütterung von der Wirbelsäule auf das Rückenmark kommt folgendes in Betracht.

Zwischen dem (duralen) Periost der Wirbelkörper und den die austretenden Nerven begleitenden Duralscheiden stellen Bindegewebszüge eine Verbindung her, während die Dura selbst einerseits durch das zirkumdurale Fettgewebe und seine Gefäße mit dem

Periost in Zusammenhang steht, andererseits sich die Ligamenta denticulata an sie ansetzen, die in die Pia übergeben, deren enge Beziehung zum Rückenmark vermittelst der aus ihr in dieses eintretenden Gefäße bekannt ist. Wenn sich schon auf diesem Wege eine die Wirbelsäule treffende Erschütterung auf das Rückenmark fortpflanzen muß, so ist die kapilläre (lymphatische?) Flüssigkeitsschicht zwischen Dura und Arachnoidea und der Liquor in den Arachnoidealräumen nicht minder geeignet, Erschütterungen des Knochens auf das Rückenmark weiterzuleiten. Sind dies aus der Anatomie allgemein bekannte Tatsachen, so möchten wir noch auf eine andere weniger bekannte hinweisen, nämlich, daß im Halswirbelkanal das Fettgewebe zwischen Periost und Dura spinalis fehlt und periostales und spinales Blatt der Dura in fester Verbindung stehen; dadurch muß die Fortpflanzung einer Erschütterung der Wirbelsäule, mag sie auch an tieferer Stelle erfolgen, auf das Rückenmark erleichtert werden.

Folgen der Erschütterung des Rückenmarks.

a) Es ist zunächst die Frage zu beantworten, ob eine Schußverletzung der Wirbelsäule von der Art, wie sie, laut später zu erbringendem Nachweis, in zahlreichen Fällen auf Commotio beruhende sichtbare Veränderungen im Rückenmarke hervorruft, dieses unverändert lassen kann. In den dem Folgenden zugrunde liegenden Fällen haben teils Angaben über vom Rückenmarke ausgehende Störungen im übrigen Körper gefehlt— vorwiegend, weil es sich um ununtersucht gebliebene, rasch gestorbene Schwerverletzte gehandelt hat —, teils haben kurze Angaben über Lähmungen und Sensibilitätsstörungen vorgelegen. In einigen Fällen hat auch die blutige Infarzierung des zirkumduralen Fettgewebes, einmal sogar über fast der ganzen Länge der dorsalen Hälfte des Rückenmarks, bewiesen, daß der Inhalt des Rückenmarkkanals einer Erschütterung ausgesetzt gewesen ist von einer Stärke, die Stase und Infarzierung in diesem Fettgewebe hervorbringt.

Der Tod der Besitzer der hierhergehörigen, nach Formolhärtung makroskopisch und mit der Lupe in zahlreichen dünnen Scheiben untersuchten und unverändert befundenen Rückenmarke ist in 2 Fällen nach ½ Tag, in den übrigen Fällen zwischen dem 2. und 7. Tage eingetreten. Da, wie aus dem Folgenden hervorgehen wird, die vorkommenden Veränderungen auf die der Wirbelsäulenverletzung entsprechenden Segmente des Rückenmarks beschränkt sind oder daselbst ihren höchsten Grad besitzen, so sind nur diese Segmente in Serienschnitten, vom übrigen Rückenmark nur die verdächtigen Stellen in einer zur Aufklärung genügenden Zahl von Schnitten mikroskopisch untersucht worden.

Es sind von 7 hierhergehörigen Rückenmarken 4 derartig untersuchte auch mikroskopisch unverändert gewesen; in 3 dieser Fälle haben bestimmte Angaben über Lähmungen vorgelegen.

In 2 anderen Fällen dieser Gruppe waren in den in der Höhe der Verletzung der Wirbelsäule gelegenen 2—3 Segmenten, worauf schon makroskopisch, allerdings wenig deutlich, Hyperämie hingewiesen hatte, die Gefäßchen und Kapillaren, besonders der grauen Substanz, mit roten Blutkörperchen gefüllt, ein Befund, der in den übrigen Strecken des Rückenmarkes fehlte. Es waren früh ihren Verletzungen Erlegene, von denen über Lähmung nichts bekannt geworden ist. In dem letzten Falle (Tod 5 Tage nach der Verwundung des untersten Teiles der Brustwirbelsäule) war derselbe Befund, dazu ein ungleichmäßig ausgebildetes Ödem des Rückenmarkgewebes, nur in Höhe der Verletzung, auf mehrere Zentimeter, nachzuweisen; hierzu lag die Angabe vor, daß Parese der Beine bestanden hatte.

Wir fügen dieser Gruppe noch ein weiteres Rückenmark an, das nicht durch eine Schußverletzung der Wirbelsäule, sondern durch einen Fall des Mannes aus geringer Höhe erschüttert worden war.

Eine äußere oder eine innere Verletzung war nicht eingetreten, die Wirbelsäule, das Rückenmark und seine Häute sind bei der Sektion unverändert befunden worden. Es war keine Sensibilitätsstörung, dagegen eine starke Beeinträchtigung der Bewegung der Beine in allen Gelenken vorhanden gewesen; vom linken Arm waren lediglich Hand und Finger, der rechte im ganzen Umfange ungestört beweglich gewesen. Plötzlicher Tod 2 Tage nach dem Trauma.

Die mikroskopische Untersuchung des ganzen Rückenmarkes wies lediglich im unteren Teil des Lendenmarks ein beträchtliches Ödem der Hinterhörner nach; die Kapillaren des Lendenmarks waren, im Gegensatz zu denen des übrigen Rückenmarks, gefüllt.

Auf Grund dieser Befunde hat die Antwort auf unsere Frage zu lauten, daß

1. nach einer Erschütterung, wie sie eine Schußverletzung der Wirbelsäule oder ein anderer erschütternder Einfluß auf dieselbe mit sich bringt, das ganze Rückenmark bei der Sektion makro- und mikroskopisch unverändert sein kann, auch wenn Funktionsstörungen des Organs bestanden hatten; daß

2. diejenigen Strecken eines an anderer Stelle veränderten Rückenmarks, von denen beobachtete Funktionsstörungen abgehangen haben, ebenfalls unverändert befunden werden können; daß

3. in anderen Fällen Befunde vorhanden sind, die beweisen, daß eine Kreislaufstörung an der Stelle des Rückenmarks bestanden hat, von der die peripheren Funktionsstörungen ausgegangen sind.

Gemäß unseren Ausführungen im 1. Teil haben wir anzunehmen, daß diese Kreislaufstörung eine ausgesprochene und bis zum Tode erhalten gebliebene prästatische Hyperämie, von der wir gesehen haben, daß sie zu Ödem des Gewebes führen kann, gewesen ist, während in den Fällen der ersten und zweiten Art anzunehmen ist, daß dieselbe Kreislaufstörung, etwa in geringerer Stärke, bestanden, aber nicht in nachweisbarer Form bis zum Tode gewährt, oder daß eine andere, ihrer Natur nach schwächere und den Tod nicht überdauernde Kreislaufstörung vorgelegen hat.

b) Den Übergang zu der folgenden Gruppe, bei der deutliche, mit unbewaffnetem Auge sichtbare Veränderungen vorhanden gewesen sind, bilden mehrere Rückenmarke, in denen der oben an letzter Stelle mitgeteilte Befund, dazu aber mikroskopisch eine lockere Durchsetzung der Hinterhörner, wieder in die Höhe der Verletzung, auf etwa zwei Segmente, mit roten Blutkörperchen nur mikroskopisch festzustellen war.

Der früheste derartige Befund ist im untersten Teil des Lendenmarks erhoben worden, nachdem der Tod 13 Stunden nach der Verletzung eingetreten war, die in einer Zertrümmerung der linken Querfortsätze des 2.—4. Lendenwirbels durch einen Granatsplitter bestanden hatte.

c) Im folgenden Abschnitt behandeln wir Folgen der Erschütterung, insbesondere durch Schußverletzung der Wirbelsäule entstandene, die makroskopisch ohne weiteres erkennbar waren.

Wir beginnen mit den geringsten Befunden.

Der unscheinbarste Befund, der uns vorgekommen, eine Petechie im rechten Hinterhorn an der Übergangsstelle des Halsmarks in das Brustmark (mikroskopisch bestätigt, keine sonstigen Veränderungen), ist erhoben worden, nachdem das Gewehrgeschoß eine Furche in der Vorderfläche des 7. Hals- und 1. Brustwirbels gezogen; nach der ärztlichen Auffassung ist der Tod — ungefähr 2 Tage nach der Verwundung —, mochte auch sein Eintritt durch den linksseitigen, von einer Kanalschußverletzung des Oberlappens herrührenden Hämatothorax begünstigt worden sein, an spinal bedingter Atmungslähmung eingetreten, bald nachdem, wegen Aussetzens der Atmung, sehr reichlicher, unter hohem Druck stehender Liquor abgelassen worden war. Sonstige Lähmungen hatten angeblich nicht bestanden.

Dieser und ähnliche, hier nicht anführbare Befunde am Rückenmark: zählbare, verstreute Petechien in Höhe der vom Geschoß getroffenen Stelle der Wirbelsäule, nachdem Lähmungen bestanden hatten und früher Tod eingetreten war, sind nur mit Hilfe der in dieser Abhandlung vertretenen Auffassung, an die wir hier erinnern, verständlich, daß die Diapedesisblutung lediglich ein inkonstantes Symptom einer bestimmten Kreislaufstörung ist, die, von der Erschütterung hervorgebracht, von wesentlich bedeutenderem Umfange ist als die Petechien, und als vorübergehende Stase Funktionsaufhebung, als Dauerstase dazu die erst später nachweisbare Nekrose in dem zugleich auch direkt mechanisch gereizten und in seiner Erregbarkeit alterierten Rückenmarke hervorbringt.

Als Übergang zur Hauptgruppe führen wir das folgende Beispiel an.

Der Tod ist an Atmungslähmung zwei Tage nach der Verwundung eingetreten. Es waren dauernd die Atmungsmuskeln, beide Beine, Blase und Mastdarm gelähmt gewesen; Sensibilitätsstörungen sind nicht vorhanden gewesen.

Die Schrapnellkugel war an den 6. Halswirbel angeprallt und lag an einer rauhen Stelle seines Körpers. In der gleichen Höhe war in einer Länge von 12 mm die graue Substanz teils locker, teils dicht mit roten Blutkörperchen durchsetzt, während die unmittelbar anstoßende weiße Substanz nur wenige kleinste Petechien aufwies.

In den in der folgenden Hauptgruppe vereinigten sehr zahlreichen Rückenmarken sind die Veränderungen umfangreicher. In den ersten Tagen nach der Verwundung der Wirbelsäule und der mit ihr verbundenen Erschütterung des Rückenmarks entstanden, bestehen sie makroskopisch in Petechien, Ekchymosen oder größeren infarzierten Stellen, auf Diapedesisblutung zurückgehenden Befunden, zwischen denen hier wie überall Zwischenformen zukommen, und deren Ausdehnung mit unbewaffnetem Auge wenigstens im gröberen Sinne leicht und sicher zu erkennen ist. In der Regel ist der bevorzugte Sitz der diffusen, infarzierenden Diapedesisblutung die graue, der der Petechien die weiße Substanz; das Mikroskop zeigt dazu fast regelmäßig, daß die an die graue Substanz anstoßende weiße Substanz, auch wenn es das Aussehen hat, als sei das Grau allein infarziert, ringsum dieses in meist schmaler Schicht mitinfarkiert ist, oder hier zahlreichere Petechien aufweist, als die übrige weiße Substanz. Fehlt Infarzierung überhaupt, so enthält das zentrale Grau die größere Zahl der Petechien und Ekchymosen, zumeist so, daß die unmittelbar anstoßende weiße Substanz annähernd in gleichem Maße, oder wesentlich geringer, mitbetroffen ist. Selten ist es, daß die graue Substanz nur Petechien und Ekchymosen, die weiße neben solchen kleinere und größere infarzierte Stellen aufweist. Weitere Einzelheiten werden wir im folgenden angeben.

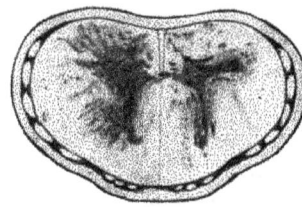

Abb. 88. Tod am 2. Tage nach der Verwundung, Anprall einer Schrapnellkugel an den Körper des 6. Halswirbels.
Diffuse Infarzierung der grauen Substanz (in der rechten Hälfte ist ihre Grenze gut erkennbar) und der anstoßenden Teile der weißen (besonders links); spärliche verstreute Petechien im übrigen Teil der weißen Substanz. — 3mal vergrößert. —
Die Veränderung erstreckte sich auf 12 mm, und zwar mit nur leichten Unterschieden in der Stärke.

Es ist als typisch anzusehen, daß eine in gleicher Höhe mit der Verletzung der Wirbelsäule gelegene stärker in der angegebenen Weise veränderte Strecke vorhanden ist, während auf- und abwärts die Veränderungen geringer sind. Nach unserer Erfahrung setzen sich diese geringeren Veränderungen nicht oder nur in Gestalt ganz spärlicher Petechien auf die in der Schädelhöhle gelegene und daher von der Erschütterung der Wirbelsäule weniger betroffene Medulla oblongata, ferner nicht auf die schwächer reagierende Kauda fort; es beziehen sich daher die folgenden Angaben auf diejenige große Strecke des Rückenmarks, in der sich die Veränderungen auf- und abwärts in vollem Umfange ausbilden können.

Die Länge der in der Höhe der Wirbelsäulenverletzung gelegenen, stärker veränderten Strecke schwankt in unseren Präparaten zwischen ¹/₃ und 4 cm. Die Länge der sich anschließenden weniger veränderten Strecken liegt sowohl auf- als abwärts zwischen 1 und 6 cm; am häufigsten kehren in unseren Protokollen die Angaben 2 und 3 cm wieder. Im allgemeinen ist die Abnahme der Stärke der Veränderungen auf- und abwärts ziemlich gleichmäßig; spärliche, vereinzelte Petechien können auch jenseits der Strecken von der angegebenen Länge vorkommen. Selten haben wir festgestellt, daß in Höhe der Verletzung der Wirbelsäule eine kürzere oder längere durch Diapedesisblutung veränderte Strecke vorhanden war und daß die sich sonst auf- und abwärts anschließenden schwächer veränderten Strecken gefehlt haben.

Die naheliegende Annahme, daß Form und Stärke der Erschütterung darüber entscheiden, ob die eine oder andere Wirkung eintritt und in welchem Grade, läßt sich, wie wir uns überzeugt haben, durch den Sektionsbefund und die Anhaltspunkte, die er namentlich für die Stärke der mechanischen Beeinflussung gibt, nicht befriedigend stützen; es kommen mit diesem Einfluß, und unter Umständen wohl stärker als dieser, andere Einflüsse in Betracht, unter denen die individuelle Reaktion des Gefäßnervensystems, an dem der mechanische Reiz der Erschütterung angreift, von Wichtigkeit sein dürfte.

Während das lokale Zusammentreffen der Wirbelsäulen- und Rückenmarksveränderung keiner weiterer Bemerkungen bedarf, haben wir zu den sich auf- und abwärts anschließenden veränderten Strecken einige Einzelheiten, insbesondere auch Abweichungen von dem Bisherigen, anzugeben.

Hier ist zunächst ein höherer Grad der Ausdehnung der Diapedesisblutung im Rückenmarke zu erwähnen. Die obigen zusammenfassenden Angaben ergeben als — selten verwirklichtes — Höchstmaß der Länge der Veränderungen im Rückenmark 16 cm; wir haben aber ausnahmsweise gesehen, daß sich von der stärkst veränderten, 2—3 cm langen Strecke die Veränderungen in abnehmendem Grade, zuletzt nur noch in verstreuten Petechien bestehend, durch das ganze Rückenmark erstreckten. Wiederum gelingt es nicht, aus dem übrigen Sektionsbefunde Anhaltspunkte dafür zu gewinnen, daß zu einer so ausgedehnten Entfaltung der Reizfolgen eine besonders starke Gewalt des Geschosses gehört; war doch, um ein Beispiel anzuführen, die Ursache einer 18 cm lang sich erstreckenden Veränderung eine halbe Schrapnellkugel, die genau in der Mitte der vorderen Wand des 6. Brustwirbels einen flachen Knochenwulst aufgeworfen hatte, in und unter dem sie steckte, mithin ein Geschoß von relativ geringer Energie.

Eine Eigentümlichkeit anderer Befunde ist ihre ungleichmäßige bis ausgesprochen diskontinuierliche Ausbildung, worunter wir einen stärkeren Grad der Ungleichmäßigkeit und Unterbrechung. verstehen, als er an sich schon dem aus infarzierten Teilen, einzeln und in lockeren oder dichten Gruppen stehenden Petechien zusammengesetzten Befunde naturgemäß zukommt. Solche gröberen Ungleichheiten sind besonders auf- und abwärts von der maximalen und dabei annähernd gleichmäßig veränderten Strecke anzutreffen; so können auf- oder abwärts, nachdem die Petechien schon an Zahl abgenommen hatten, unvermittelt deren zahlreiche auf eine kurze Strecke oder eine umschriebene Infarzierung des Gewebes zum Vorschein kommen. Einigemal haben wir dies in Form der sog. Hämatomyelie (im engeren Sinne) gesehen: längs verlaufende scharf begrenzte gleichförmig infarzierte „stiftförmige" Bezirke von einem Durchmesser von mehreren Millimetern über ein bis mehrere Segmente reichend, entweder zentral oder exzentrisch, meist zum größeren Teil in der grauen Substanz gelegen. Stärkere Grade vom Diskontinuität bestehen darin, daß eine oder mehrere dünne oder auch dickere Scheiben des Rückenmarks mitten zwischen den veränderten Strecken frei von Petechien befunden werden; ausnahmsweise können aber auch 1, ja 2 cm lange Strecken auf- oder abwärts von der maximal veränderten der Diapedesisblutungen ermangeln, während sie nach der Unterbrechung wieder vorhanden sind.

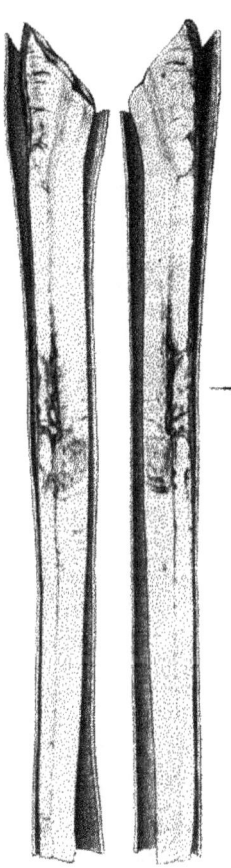

Abb. 89. Tod am Tage nach der Verwundung der Wirbelsäule durch Gewehrgeschoß (Zersplitterung der linken Hälfte des Bogens des 3. Halswirbels, Dura unversehrt).
Vorwiegend zentrale Infarzierung nach Erschütterung des Rückenmarks. Weiße Substanz ungleichmäßig und locker infarziert. Strich: Höhe des Schußkanals. Um ¼ verkleinert.

Einmal haben wir 10 cm unterhalb einer spaltförmigen Durchschußverletzung des obersten Teiles des Brustmarks (Dura zweimal durchlocht), an die sich aufwärts auf 2,5 cm, abwärts auf 2 cm eine sehr dichte, gleichmäßige Durchsetzung des Rückenmarks mit Petechien anschloß, eine 2 cm lange spindlig angeschwollene Stelle des Rückenmarks angetroffen, in der sich dieses durch die intakte, nicht gerötete weiche Haut leicht erweicht anfühlte; die weiße Erweichung betraf nur den Hinterstrang. Der Tod war ungefähr 3 Tage nach der Verwundung (durch Gewehrschuß) eingetreten.

Dieser isoliert dastehende Befund ist schwierig zu beurteilen: es kann sich nur um einen hohen Grad der oben besprochenen diskontinuierlichen Wirkung der Erschütterung gehandelt haben, es kann aber auch der Grund zu der Erweichung beim Sturz des Gelähmten auf die von der Schußverletzung entfernt gelegene Stelle der Wirbelsäule oder durch Abkühlung des hilflos Liegengebliebenen gelegt worden sein, — in jedem Fall ist er durch Stase ohne Diapedesisblutung entstanden.

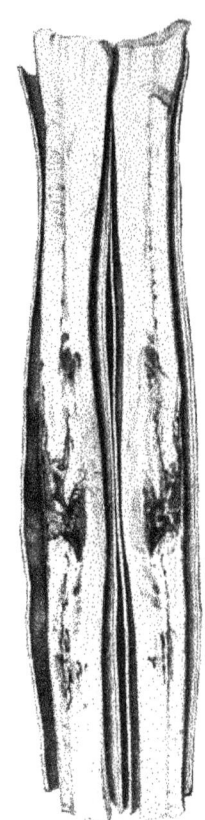

Andere Abweichungen von unserem als typisch bezeichneten Befunde bestehen darin, daß entweder die auf- oder die abwärts an die maximal veränderte sich anschließende geringer veränderte Strecke abnorm kurz ist; so haben wir einmal an eine 2,5 cm lange, in Höhe der Schußverletzung der Wirbelsäule gelegene maximal veränderte Strecke des Brustmarks sich aufwärts eine nur 34 mm, abwärts eine nicht weniger als 120 mm lange schwächer veränderte Strecke anschließen sehen. In einer kleinen Reihe von Fällen ist, wie bereits erwähnt, die zu erwartende schwächere Fortsetzung der Veränderungen entweder aufwärts oder abwärts ganz vermißt worden.

Für diese Eigentümlichkeiten hat uns die Berücksichtigung der Befunde am übrigen Körper, insbesondere der Lage der Geschoßbahn zum Rückenmarke, ebensowenig eine Aufklärung gegeben, als mechanische Betrachtungen die anderen früher angeführten Besonderheiten zu erklären vermocht haben. —

Bisher haben wir von Rückenmarken gesprochen, in denen die uns beschäftigenden Befunde (annähernd) gleich stark in beiden Hälften ausgebildet waren. Mehrere seltene Beobachtungen haben uns gelehrt, daß ausnahmsweise, und zwar nur in der mittleren, stärkst veränderten Strecke, eine Asymmetrie des Befundes bestehen kann, entweder nur so, daß in der einen Hälfte der Rückenmarksstrecke die Petechien und Infarzierung ausgesprochen zahlreicher und ausgedehnter waren als in der anderen, oder so, daß, außer der Infarzierung der (ganzen) grauen Substanz, in der einen Hälfte eine solche der weißen vorhanden war, während in der anderen Hälfte die weiße Substanz nur wenige Petechien aufwies.

Zweimal entsprach die stärker veränderte Hälfte des Rückenmarks derjenigen Hälfte des Wirbelbogens, die durch das Geschoß zerstört worden war; aber im dritten Falle, in dem das Gewehrgeschoß den Wirbelkörper durchsetzt hatte, war kein Moment zu erkennen, dem die Entstehung jener Asymmetrie hätte zugeschrieben werden können. Zweimal enthält das Krankenblatt Angaben über Lähmung nur desjenigen Armes, der von der stärker veränderten Hälfte innerviert wurde; im dritten Falle hat das Krankenblatt des Schwerverletzten keine Angaben über im Nervensystem begründete Störungen enthalten.

Am Schlusse dieses Abschnittes knüpfen wir an die am Anfange desselben mitgeteilte Beobachtung an, daß nur die Hinterhörner mit roten Blutkörperchen durchsetzt waren. Wenn schon hierin angedeutet ist, daß sich in diesem Teil der grauen Substanz leichter als in anderen der mit

Diapedesisblutung einhergehende Übergang aus dem prästatischen Zustande der Strombahnweite und Strömungsgeschwindigkeit in Stase vollzieht, so ist das in nicht ganz wenigen Beispielen der zahlreichen stärker veränderten Rückenmarke dadurch bestätigt worden, daß die Infarzierung hier stärker war als im übrigen Grau, sowie dadurch, daß in der aufwärts oder abwärts folgenden schwächer veränderten Strecke die Hinterhörner zuweilen noch infarziert waren, wenn sich auf dem übrigen Querschnitt nur verstreute Petechien fanden. Einige Male schien diese — bei dem Fehlen eines Blutergusses nicht auf Resorption von Blut beruhende — Bevorzugung der Hinterhörner dadurch hervorgebracht zu sein, daß das Geschoß lediglich den hinteren Teil des Bogens oder mehrerer Bögen verletzt hatte; andere Erfahrungen aber, in denen ein Wirbelkörper durchschossen worden war, und trotzdem jene besondere Lokalisation festgestellt wurde, haben uns belehrt, daß dem mechanischen Moment eine entscheidende Bedeutung zum mindesten nicht immer zukommt. Es muß also dahingestellt bleiben, warum die Erschütterung häufig einen stärkeren Reiz in den Hinterhörnern ausübt, als im übrigen Teil der grauen Substanz. —

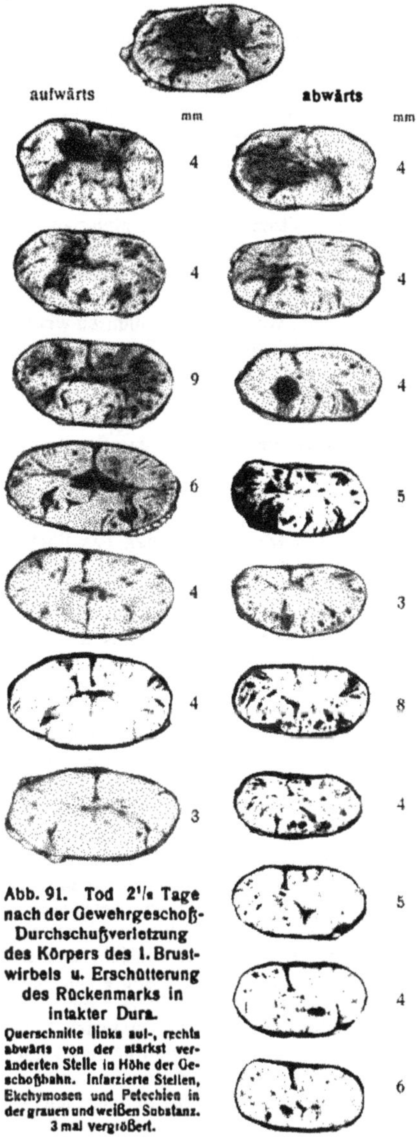

In den bisher berücksichtigten Fällen war, wie erwähnt, die Dura unversehrt geblieben. Eine andere, kleinere Gruppe von Rückenmarken mit Kommotionsfolgen unterscheidet sich dadurch, daß der Duralsack in der Höhe der Verletzung der Wirbelsäule 1—2 cm lange längsverlaufende schlitzförmige und scharfrandige oder unregelmäßige und mit fetzigem Rande versehene Öffnungen aufwies; in der Regel nur eine, einige Male, ohne daß von einer Durchschußverletzung die Rede sein konnte, deren zwei. Für die Entstehung eines einzelnen Loches, zumal eines mit unregelmäßigem Rande, kommt die Streifwirkung des Geschosses (oder auch eines geschoßartig wirkenden Knochensplitters) in Betracht; handelt es sich um einen scharfrandigen Spalt oder gar deren zwei, so ist mit einem Reißen der Dura durch Seiten- oder Fernwirkung des Geschosses zu rechnen.

Abb. 91. Tod 2¹/₄ Tage nach der Gewehrgeschoß-Durchschußverletzung des Körpers des 1. Brustwirbels u. Erschütterung des Rückenmarks in intakter Dura.
Querschnitte links auf-, rechts abwärts von der stärkst veränderten Stelle in Höhe der Geschoßbahn. Infarzierte Stellen, Ekchymosen und Petechien in der grauen und weißen Substanz.
3 mal vergrößert.

Die Rückenmarksveränderungen dieser Gruppe mit Duraverletzung sind dieselben gewesen wie die ausführlich mitgeteilten und besprochenen ohne Duraverletzung.

Verletzung des Rückenmarks und ihre Folgen.

Die Verletzungen des Rückenmarks beruhen — wie die des Hirns — auf einer Kontusion seiner Substanz, wobei sie in feine Bruchstücke zerlegt wird; zwischen diesen Bruchstücken findet man das aus den zerrissenen Gefäßen ergossene Blut. Die Bruchstücke werden entweder an Ort und Stelle vorgefunden, dies ist der Fall bei indirekter Entstehung der Kontusion, dann, wenn das Geschoß (oder der geschoßartig wirkende Knochensplitter) nicht mit der Rückenmarkssubstanz in Berührung gekommen ist, oder, bei direkter Entstehung, teilweise vom weitereilenden Geschoß davongetragen, so daß ein Defekt im Rückenmarke entsteht.

a) indirekte Verletzung des Rückenmarks.

Wir besitzen in unserem Materiale keinen einwandfreien Beweis dafür, daß durch reine Erschütterung der Wirbelsäule mit oder ohne Verletzung derselben eine Kontusion im mit unversehrter Dura versehenen Rückenmark zustande kommt; eine solche könnte nur dann bestimmt angenommen werden, wenn die kontundierende Wirkung anderer Einflüsse, wie wir sie gleich anführen werden, ausgeschlossen gewesen wäre, und könnte nur an in den allerersten Tagen nach der reinen oder mit Schußverletzung komplizierten Erschütterung festgestellt werden, ehe die Erweichung der Fragmente die Unterscheidbarkeit von nach Stase erweichter Rückenmarksubstanz unmöglich macht. Die weniger enge Beziehung zum Knochen und die freiere Beweglichkeit des Rückenmarks im Wirbelkanale schützen es vor einer Läsion, die wir vom Hirne als Folge der Erschütterung des Schädels zu erwähnen gehabt haben und läßt nur die Diapedesisblutungen zustande kommen, die wir nicht zur Kontusion rechnen.

In den Fällen, in denen bei der Sektion die Lage der Geschoßbahn bestimmt so festgestellt werden konnte, daß das Rückenmark zwar außerhalb derselben lag, aber sie nahe an ihm vorbeilief, haben wir den Kontusionsbefund sowohl bei unversehrter Dura als an Duraspalten, wie wir sie soeben besprochen haben, erhoben, und zwar so, daß er auf ein Drittel oder die Hälfte, selten die ganze Querschnittsfläche, auf eine Länge von 0,5—1 cm ausgebildet war. An diese kontuse Strecke als die stärkst veränderte schlossen sich auf- und abwärts genau in derselben Weise, wie wir das von den Kommotionsfolgen erwähnt haben, die Produkte der Diapedesisblutung an. Hatten wir schon bei der Beschäftigung mit den Duraspalten gesehen, daß ihre Entstehung nicht bestimmt angegeben werden kann, so gilt dasselbe für die in der gleichen Höhe angetroffene Zertrümmerung der Rückenmarkssubstanz, und gilt nicht minder für den Fall, daß sich eine konfuse Strecke des Rückenmarks im unversehrten Duralsack findet: es darf wohl mit einer Kontusion durch indirekte Seitenwirkung des Geschosses gerechnet werden, indessen bei genauer Berücksichtigung aller in Betracht kommenden Punkte muß es im Einzelfalle dahingestellt bleiben, ob das Geschoß durch Streifen, vielleicht bei einer Exkursion aus der normalen Bahn, den Duralsack eingedellt, oder ob es einen Knochensplitter gegen die Dura geschleudert und auf diese oder jene Weise das Rückenmark indirekt verletzt hatte. Gerade die Bedeutung der Knochensplitter in dieser Hinsicht entzieht sich, da sie in ihrer Bahn weiterbewegt werden oder von der Dura abprallen, der Beurteilung; wir können nur so viel sagen, daß uns nur sehr wenige klare Fälle vorgekommen sind, in denen ein im Duralspalt steckengebliebener, in den Duralsack hineinragender oder ein der eingedellten Dura eng und fest anliegender und in dieser Lage durch die Nachbarschaft fixierter Knochensplitter angetroffen und demgemäß seinem Anprallen die Kontusion der Rückenmarksubstanz in der unversehrt gebliebenen weichen Haut zuzuschreiben war.

Dieses Vorkommnis führt unmittelbar über zu dem anderen, daß ein Geschoß so in den Wirbelkanal ragt oder ganz in ihm liegt, daß es durch die intakt gebliebenen oder von einem kleinen Einriß betroffenen Häute hindurch das Rückenmark durch in verschiedener Stärke erfolgten Anprall mechanisch alteriert hat. Wir haben in derartigen Fällen, sei es mit noch vorhandenem Geschoß, sei es, nachdem dasselbe operativ entfernt worden war, entweder, wie hier nachgetragen werden soll, den früher beschriebenen Befund der auf Diapedesis zurückgehenden Blutungen im Rücken-marke beobachtet, mit allen seinen angeführten Schwankungen, oder aber, nach stärkerer mechanischer Beeinflussung, den uns jetzt be-schäftigenden Kontusionsbefund, sei es mit, sei es ohne Deformierung des Rückenmarks, erhoben.

b) Direkte Verletzung des Rückenmarks.

Es ist zu unterscheiden zwischen un-vollständiger und vollständiger Unter-

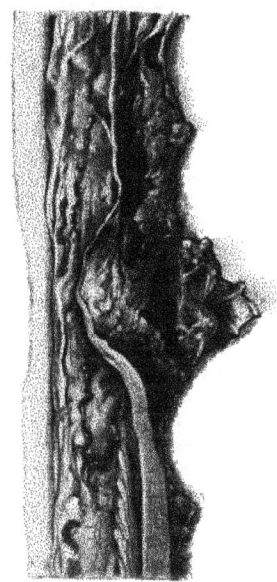

Abb. 92. Tod am 6. Tage nach der Verwundung
durch Gewehrgeschoß.
Großer dreieckiger Knochensplitter aus dem 8. Brustwirbelkörper an der (mit einem Loch versehenen) Dura, zur besseren Veranschaulichung nach rechts aus seinem Bette herausgelegt; das Rückenmark war nicht deformiert. Natürliche Größe.

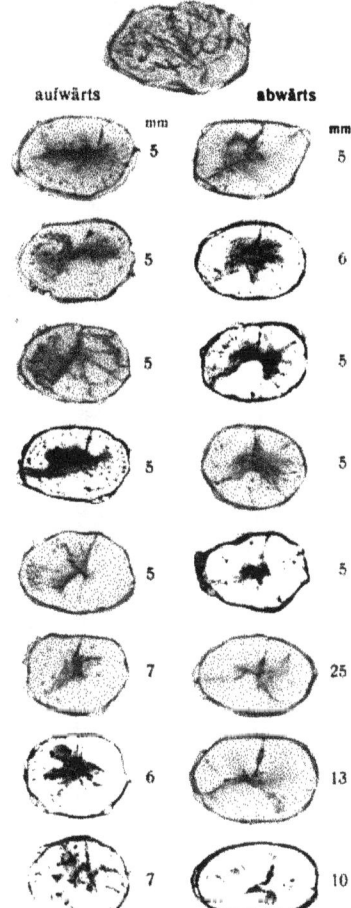

aufwärts   abwärts

Querschnitte links auf-, rechts abwärts von der stärkst Veränderten, von Spalten durchzogenen (leicht kon-tusen) Strecke, die die Länge des Splitters hat. In dieser Strecke gleichmäßige sehr leichte Erweichung. Auf- und abwärts blutige Infarzierung, Ekchymosen, Petechien. 3 mal vergrößert.

brechung des Rückenmarks durch die direkte Einwirkung des Geschosses.

α) Im ersten Falle, der vergleichbar ist mit der Furchenschußverletzung des Gehirnes, entstehen je nach der Lage der Geschoßbahn flache und tiefere Defekte, muldenförmig oder unregelmäßig gestaltet, deren Längenausdehnung vom Kaliber des Geschosses bestimmt wird, Defekte, die je nach ihrer Tiefe und in ihren verschiedenen Höhen einen größeren oder kleineren Teil der Querschnittfläche des Rückenmarks — mehr oder minder — unversehrt lassen. Es würde zu weit führen, Einzelheiten der mannigfachen Formen dieser Defekte anzuführen; es sei hervorgehoben, daß die Art des Geschosses, wir haben zumeist Wirkungen von Gewehrgeschossen, sehr selten von Schrapnellkugeln und Granatsplittern vor uns gehabt, sich in der Form der Läsion des Rückenmarks nicht aussprechen.

Den nicht zerstörten Teil des Rückenmarks in Höhe der Geschoßbahn haben wir nie unverändert angetroffen, es ist zum mindesten von Petechien oder Ekchymosen durchsetzt, die die etwa vorhandene graue Substanz bevorzugen. Mehrmals haben wir schon mit unbewaffnetem Auge, am gehärteten Präparat, feine blutgefüllte Spalten vom Grunde des Defektes ausgehen und den Rest des Rückenmarks in Höhe des Defektes durchziehen sehen; in einigen anderen Fällen, und zwar nicht nur an tiefen Defekten, war der Rest des Rückenmarkes mehr oder minder zertrümmert. Die mikroskopische Untersuchung ·hat zwar auch in Fällen, in denen makroskopisch nur Blutungen zu sehen waren, dazu jene blutgefüllte Spalten, die in Zerreißung bestehende früher — vom Hirn — erläuterte Seitenwirkung des Geschosses, festgestellt, aber keineswegs regelmäßig; unzweifelhaft kann sich also bei partieller Verletzung des Rückenmarks die Seitenwirkung des Geschosses im unzerstört bleibenden Teil auf die Diapedesisblutung und die ihr zugrunde liegende Kreislaufsstörung beschränken.

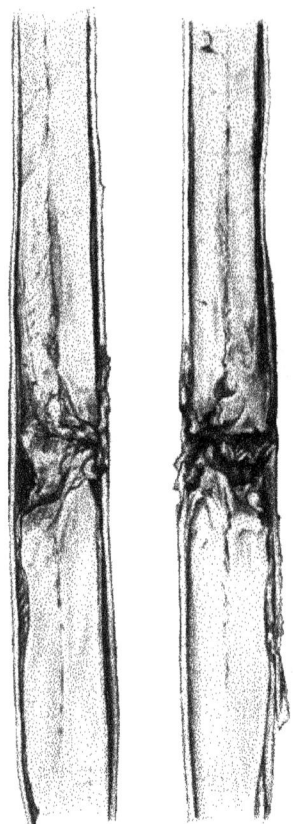

Abb. 93. Tod 17 Stunden nach der Verwundung durch Gewehrgeschoß, Durchschußverletzung des Brustmarkes in Höhe des 12. Brustwirbels.

In einer Hälfte (rechts), der eigentlichen Geschoßbahn, viel Rückenmarksubstanz vom Geschoß davon getragen, in der anderen Hälfte kontuse Substanz. Fast keine Blutungen auf- und abwärts. Verkleinerung um ¹/₈ der bei 2facher Vergrößerung angefertigten Zeichnung.

An dieser Stelle ist auch der Verletzung des Rückenmarks durch kleine Granatsplitter oder kleine Teile eines geplatzten Mantelgeschosses zu gedenken, die in ihm steckend gefunden werden, sei es von außen nicht sichtbar, sei es außen mit einem Teil vorspringend. Wir haben, neben dem häufigsten Vorkommnis, unregelmäßigen oder der Kugelgestalt angenäherten Zertrümmerungsbezirken, gangförmige beobachtet, so einmal einen schräg in der Rückenmarksubstanz bis nahe an die Pia verlaufenden von 6—7 mm Länge und 3 mm Durchmesser, in dem, von außen nicht sichtbar, der längliche Granatsplitter lag, oder quere Unterbrechungen eines großen Teiles des Rückenmarks durch die zertrümmerte Substanz, so einmal eine 4—5 mm breite, in der der kleinerbsengroße Granatsplitter zur einen Hälfte lag, während die andere heraussah.

Mag es sich nun um eine partielle Verletzung des Rückenmarks durch ein weitereilendes oder durch ein in ihm steckengebliebenes Geschoß oder Knochenfragment gehandelt haben, in keinem Falle bleiben die Befunde aus, die wir als Folgen der Erschütterung des Rückenmarks kennengelernt haben: die stärker veränderte Strecke im engen Anschluß an die Verletzung, die sich auf- und abwärts anschließenden weniger veränderten Strecken, alle drei mit ihren auf Diapedesisblutung zurückgehenden Petechien, Ekchymosen und größeren infarzierten Stellen. Genaue Vergleiche haben uns gelehrt, daß in dieser Beziehung in der Regel keine wesentlichen Unterschiede in bezug auf die Größe, Anordnung und Ausdehnung der Befunde zwischen den von reiner Erschütterung betroffenen und den dazu verletzten Rückenmarken bestehen; dies wird daraus verständlich, daß ein Geschoß, das die Wirbelsäule und das Rückenmark sei es direkt, sei es durch einen Knochensplitter verletzt, vermöge des engen Zusammenhanges der Teile die Wirbelsäule erschüttert.

Wir fügen hier ein Beispiel einer maximalen Längsausdehnung der Blutung im Rückenmark nach einer Verletzung desselben durch einen kleinen Knochensplitter ein, der von dem leicht verletzten Wirbelkörper stammte. Die Geringfügigkeit der Wirbelverletzung in diesem und ähnlichen Beispielen konnte den Gedanken wachrufen, daß vielleicht von den vom Geschoß getroffenen Rippen her eine Erschütterung auf die Wirbelsäule und ihren Inhalt übertragen werden kann.

Das Gewehrgeschoß hatte, nachdem es die Weichteile des rechten Armes durchsetzt, die rechte 6. und 7. Rippe in der seitlichen Brustwand gebrochen, einen Kanal durch den rechten Unterlappen gezogen und die rechte 8. Rippe dicht an der Wirbelsäule gebrochen, ein bohnengroßes Stück des 8. Brustwirbelkörpers durch ein von ihm hervorgebrachtes kleinbohnengroßes Duraloch in das Rückenmark geschleudert, um dann den Brustkorb links neben der Wirbelsäule zu verlassen. Das Rückenmark war von dem Knochensplitter, der in der Rückenmarkswunde angetroffen wurde, nahezu völlig durchtrennt worden; er lag, nachdem 8 Tage zwischen Verletzung und Tod verflossen, in einem bräunlichen Brei, der, aus den Rückenmarkstrümmern und dem ergossenen Blut hervorgegangen, an einen äußerst schmalen Streifen weißer Substanz dicht an der Pia der linken Hälfte (der Splitter war von rechts gekommen) angrenzte.

Abwärts ist durch den ganzen Rest des Brustmarks und das ganze Lendenmark in von oben nach unten abnehmendem Grade die Umgebung des leicht erweiterten blutgefüllten Zentralkanals blutig infarziert, im Maximum in einem Radius von einigen Millimetern.

Aufwärts ist zunächst die linke Hälfte stark, die rechte schwächer mit Petechien durchsetzt, unter Bevorzugung der grauen Substanz und ihrer nächsten Umgebung. 2 cm oberhalb des Splitterlagers ist in der Mitte der linken Hälfte des Rückenmarks ein in der Längsrichtung 12 mm sich erstreckender, gleichmäßig infarzierter Bezirk von 3 mm Durchmesser vorhanden, der sich mit einem Ausläufer durch das linke Hinterhorn bis an sein Ende fortsetzt (sog. Hämatomyelie). Außerdem feine Petechien in beiden Hälften des Rückenmarks gleichmäßig verteilt. Im weiteren Verlauf des Rückenmarks bis ins unveränderte Medulla oblongata vereinzelte Petechien unregelmäßig in grauer und weißer Substanz verstreut; dazwischen dünne Scheiben ohne Petechien.

Dem oben geäußerten Gedanken, daß etwa das dreimalige Angreifen der Gewalt an Rippen, die es brach, auf die so leicht verletzte Wirbelsäule einen Teil der Erschütterung übertragen habe, sind wir nachgegangen, haben aber niemals nach noch so schweren und ausgedehnten Rippenverletzungen irgendwelche hierher gehörige Befunde im Rückenmark, nachdem der Tod in den ersten Tagen nach der Verwundung eingetreten war, angetroffen. Die Gelenkverbindung zwischen Rippen und Wirbelsäule verhindert also die Fortpflanzung einer Erschütterung. Unser Beispiel bestätigt somit lediglich, daß relativ schwache Erschütterung der Wirbelsäule und geringfügige Verletzung des Rückenmarks zu ausgedehnter Blutung in diesem Veranlassung geben kann, unter Bedingungen, auf die wir oben hingewiesen haben.

Auf die Form eines langen „Stiftes" der blutigen Infarzierung sei noch hingewiesen.

β) Wir gehen nun zu der vollständigen Unterbrechung des Rückenmarks über und wollen hier auch diejenigen Präparate berücksichtigen, in denen, wie es nicht ganz selten vorkommt, ein feiner Faden oder eine dünne weißer Substanz an einem verschont gebliebenen Piastreifen die Verbindung zwischen der oberhalb und der unterhalb der verletzten Stelle gelegenen Strecke des Rückenmarks aufrechterhalten hat.

Eine Übersicht über unser Material ergibt zunächst eine Gruppe von Rückenmarken mit vollständiger Durchtrennung, zugleich auch der Häute, während einer oder mehrere Wirbel vom Geschoß vollständig zersplittert waren; in diesen Fällen hat sich die Lücke im Rückenmark ebensoweit, d. h. eine Reihe von Zentimetern, erstreckt. Es hat sich um Verletzungen durch grobe Artilleriegeschosse oder um Gewehrschußverletzungen aus großer Nähe gehandelt, bei denen der Sektionsbefund es sicherstellte, daß das Geschoß im Körper, und zwar offenbar bei Berührung mit der Wirbelsäule, geplatzt war. Der Tod ist, soweit darüber Angaben vorliegen, sofort oder nach einigen Atemzügen oder wenig später eingetreten, sei es bei hoher Lage der Rückenmarksverletzung durch diese allein, sei es zugleich infolge von Verletzung anderer Organe, z. B. der Aorta.

In diesen Fällen haben ober- und unterhalb die durch Diapedesisblutung entstehenden Befunde gefehlt. Das Rückenmark sah aus, wie in der Leiche durchtrennt. Die gleiche Beobachtung haben wir in 3 Fällen gemacht, wo die Durchtrennung des Rückenmarks durch das Geschoß dicht unterhalb der Medulla oblongata (oder z. T. noch in ihr) erfolgt war und sofortigen Tod zur Folge gehabt hatte.

In diesen Befunden sehen wir eine wichtige Bestätigung unserer aus Experimenten am lebenden Tier und aus den oben mitgeteilten Beobachtungen am Hirne gewonnenen Auffassung, daß die Blutungen in der Umgebung einer Schußverletzung Diapedesisblutungen sind und auf Grund einer Kreislaufsstörung entstehen, die eine gewisse Dauer des Lebens des Verwundeten voraussetzt.

In der großen Mehrzahl der von uns untersuchten Leichen mit durch ein Geschoß unterbrochenem Rückenmark war die Zerstörung des Knochens und die Länge des Defektes im Rückenmark geringer. Wir teilen die wichtigsten Eigenschaften der Befunde mit, indem wir von außen nach innen vorgehen; dabei werden wir ergänzender- und vergleichenderweise Beobachtungen an den früheren Gruppen von Rückenmarken und ihrer Umgebung anführen, die mitzuteilen wir, um Wiederholungen zu vermeiden, bisher unterlassen haben.

Was zunächst die Verletzung der Wirbelsäule angeht, so verlief die Bahn des Geschosses, das das Rückenmark durchtrennt hatte, je nach ihrer Lage im Körper in einem oder in 2 Wirbeln; der Umfang der Zersplitterung schwankte begreiflicherweise sehr. Von Einzelbefunden soll nur ein Beispiel geringster Verletzung angeführt werden: ein Gewehrgeschoß, das das Rückenmark vollständig durchtrennt hatte, hatte lediglich an dem Bogen des 5. und 6. Halswirbels kleinste, flache Defekte gesetzt, in deren Nähe die zugehörigen feinsten Knochensplitter gefunden wurden. An dieser Stelle mag auch unser einziges Beispiel ausgebliebener Knochenverletzung Platz finden: das Gewehrgeschoß war zwischen dem 1. und 2. Brustwirbel hindurchgetreten, ohne an ihnen eine Verletzung zu hinterlassen; dieses Geschoß hatte im Duralsacke einen E- und A-Defekt hervorgebracht und das Rückenmark vollständig durchtrennt.

Das zirkumdurale Fettgewebe, dessen wir bisher noch nicht ausführlicher Erwähnung getan haben, ist in den verschiedenen hier unterschiedenen Gruppen in außerordentlich wechselnder Ausdehnung und Stärke blutig infarziert angetroffen worden. Der Vergleich unserer Angaben in den Protokollen lehrt, daß nach der Durchtrennung des Rückenmarks, der vollständigen, die uns jetzt beschäftigt, und der früher besprochenen unvollständigen, stärkere Grade der Infarzierung durch ergossenes Blut, als wir sie nach Commotio angetroffen haben, vorkommen; dies gilt aber nur von der Umgebung der verletzten Stelle auf- und abwärts, zuweilen auf eine beträchtliche Zahl von Zentimetern, und erklärt sich leicht aus der vom Geschoß hervorgebrachten Rhexisblutung. Neben diese Rhexisblutung tritt die Diapedesisblutung im Fettgewebe, wie sie nach Commotio allein zur Folge hat und die sich auch bei vollständiger und unvollständiger Durchtrennung des Rückenmarks als Folge der begleitenden Erschütterung der Wirbelsäule einstellt, mitunter auf große Entfernung, doch oft diskontinuierlich und schwach. Niemals ist die blutige Durchtränkung des zirkumduralen Fettgewebes, mag sie auf die eine oder andere Weise oder auf beide Weisen zustande gekommen sein, so beträchtlich, daß das Rückenmark im Wirbelkanal komprimiert ist.

Die Dura ist bei vollständiger Durchtrennung des Rückenmarks häufig unvollständig durchtrennt, ein dünner fadenähnlicher Teil oder ein schmäleres oder breiteres Band stellt die Verbindung her; des Vorkommens von doppelter Durchlochung des Duralsackes haben wir schon gedacht, es ist in unserem Material seltener als die vollständige oder unvollständige Durchtrennung. Die unvollständige Durchtrennung der Dura ist deswegen von Bedeutung, weil sie verhindert, daß sich die beiden vom Geschoß getrennten Strecken des Rückenmarks voneinander entfernen; auch in der Leiche tritt ein Auseinanderweichen des im eröffneten Duralsack durchschnittenen Rückenmarks erst dann ein, wenn man die Dura vollständig durchschneidet. Im Duralsack ist nach Verletzung des Rückenmarks der Liquor regelmäßig mehr oder minder stark bluthaltig; selten haben wir außerdem in der Nähe der vom Geschoß verletzten Stelle des Rückenmarks Kruor gefunden, in ganz vereinzelten Fällen dünne mehrere Zentimeter lange Gerinnsel dieses Baues. Nicht einmal in diesen Fällen war die Menge des per rhexim ergossenen Blutes so beträchtlich, daß eine Kompression des Rückenmarks durch das Blut hätte angenommen werden können.

Nach reiner Commotio sind in der weichen Haut in der Regel über der Strecke, in der das Rückenmark die stärksten, auf Diapedesisblutung beruhenden Veränderungen aufweist, die Gefäße, insbesondere Venen, erweitert und prall gefüllt; mikroskopisch haben wir keine blutige Infarzierung gefunden, so daß also, in reinen Fällen, nach Commotio rote Blutkörperchen im Liquor nicht gefunden werden. Nach Verletzung des Rückenmarks, partieller und Durchtrennung desselben, ist die weiche Haut auf so wechselnde Ausdehnung mit Blut durchtränkt, daß ein Eingehen auf die Schwankungen nicht möglich ist; es handelt sich um Blut, das aus den durchtrennten Gefäßchen der Verletzungsstelle stammt. Kapillaren, aus denen eine Diapedesisblutung stattfinden könnte, sind bekanntlich in der Pia-Arachnoidea nicht vorhanden. Auch dieses Blut ist niemals so reichlich, daß es eine merkliche Kompression des Rückenmarks bewirkt.

Der geringe Umfang der Blutung aus den verletzten Gefäßen der Häute des Rückenmarks — und des Rückenmarks selbst — erklärt sich leicht aus dem geringen Kaliber dieser Gefäßchen, die sich nach der Durchtrennung rasch durch Kontraktion verschließen; ein Seitenstück zu den Blutungen aus der Arteria meningea media und dem Sinus durae cerebri besteht im Wirbelkanal nicht.

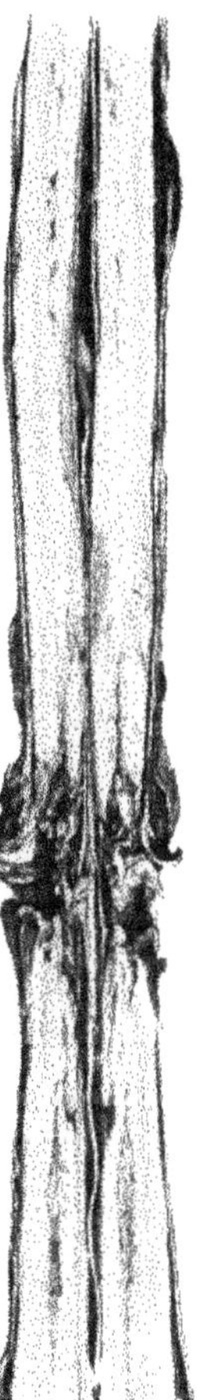

Von der vom Geschoß gesetzten Lücke im Rückenmark haben wir bereits gesehen, daß sie in ihrer Breite davon abhängt, ob die im Rückenmarkskanal ausgespannte Dura vollständig vom Geschoß durchtrennt worden ist, in welchem Falle sie bei ihrer Retraktion die Rückenmarksfragmente voneinander entfernt, oder ob sie mindestens z. T. erhalten geblieben ist und die beiden Bruchstücke des Rückenmarks am Auseinanderweichen gehindert hat. Beobachtungen an durchschossenen Rückenmarken bei mehr oder minder erhalten gebliebener Dura über den Umfang der Zerstörung der Rückenmarkssubstanz müssen infolge jenes Einflusses der Dura an in situ befindlichen Rückenmarken angestellt werden; sie ergeben eine große Abwechslung im Umfange der Zerstörung des Rückenmarks durch das hindurchgetretene Geschoß.

Abb. 94. Tod am 2. Tage nach der Gewehrgeschoßverletzung.
Dornfortsatz und Bogen des 6. Halswirbels zersplittert. 1 Durastreifen erhalten. Rückenmark bis auf eine schmale infarzierte Brücke unterbrochen.
Um ⅓ verkleinert.

Das eine Extrem sind so enge Spalten, daß es schwer verständlich ist, daß ein Gewehrgeschoß, das nachweislich die Verletzung bewirkt hat, sie hinterlassen hat; das andere Extrem Unterbrechungen auf mehrere Zentimeter, wie sie die Mitwirkung besonders zahlreicher und großer Knochensplitter in Fällen, wie wir sie eingangs angeführt haben, zuwege bringt. Dazwischen stehen als häufigster Befund Lücken, die teils dem Kaliber des Geschosses in ihrer Breite annähernd entsprechen, teils, durch die Seitenwirkung des Geschosses, etwas breiter sind; oder es sind noch größere Unterbrechungen vorhanden, zu deren Verständnis man die Mitwirkung der Faktoren, die wir gelegentlich der Erörterung der Hirnverletzungen angeführt haben, heranziehen muß, insbesondere Exkursionen des Geschosses aus seiner Bahn. Für das erwähnte Vorkommnis des Mißverhältnisses zwischen der geringen Breite der Lücke im Rückenmark und den größeren Dimensionen des Geschosses gewinnt man ein Verständnis durch Berücksichtigung der Tatsache, daß blutige Durchtränkung und Ödem die Rückenmarkstümpfe einander annähern.

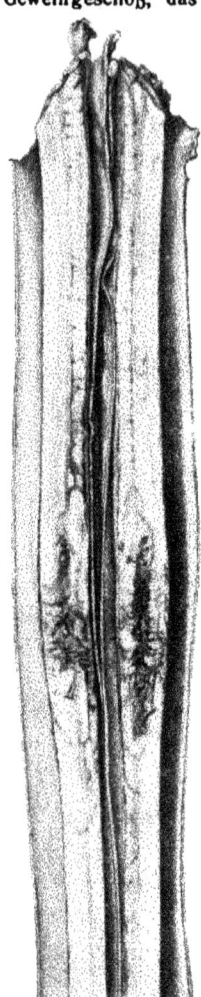

Aus unseren Angaben über die auf Diapedese zurückgehenden Rückenmarksblutungen nach reiner Erschütterung und über ihr Auftreten oberhalb und unterhalb einer verletzten Stelle geht hervor, daß die der Diapedesisblutung zugrunde liegende Kreislaufsstörung die graue Substanz des Rückenmarks bevorzugt. Da diese Zirkulationsstörung auf der mechanischen Reizung der Gefäßnerven beruht, so folgt aus dieser anatomischen Erfahrung, daß das Gefäßnervensystem der grauen Substanz gegen mechanische Reizung empfindlicher ist als das der weißen. Dieser Unterschied darf jedoch nicht überschätzt werden, denn wir haben für die Rückenmarksblutungen festgestellt, daß sie gewöhnlich die an die graue anstoßende weiße Substanz mitbefallen und für das Weiß des gesamten Zentralnervensystems Beispiele genug angeführt; die dartun, daß sich auch in ihnen die Diapedesisblutung ganz gewöhnlich und oft sehr ausgebreitet einstellt.

Während es, wie wir gesehen haben, keineswegs selten ist, daß nach Commotio cerebri Petechien (und die anderen Befunde, die wir angeführt haben) bei der Sektion fehlen, während ferner jenseits der schmalen Petechienzone von Hirnverletzungen ebenfalls jene Befunde im allgemeinen ausbleiben, haben wir gezeigt, daß es geradezu eine große Seltenheit ist, wenn ein Rückenmark nach der Erschütterung frei von Petechien angetroffen wird, und dasselbe gilt von der langen auf- und abwärts an eine verletzte Stelle sich anschließenden Strecke des bei der Verletzung erschütterten Organs. Hieraus möchten wir nicht etwa auf eine größere Empfindlichkeit der Gefäßnerven des Rückenmarkes schließen, sondern darauf, daß es vermöge der Art seiner Beziehungen zur Wirbelsäule regelmäßiger, in breiterer Form und stärker erschüttert wird als das Hirn; es kommt hinzu, daß die mit einem empfindlicheren Gefäßnervensystem versehene graue Substanz im Rückenmark im strengeren Sinne als die großen Ganglien des Hirnes zentral gelegen ist, also da, wo sich die mechanische Wirkung einer Erschütterung besonders stark zur Geltung bringt. —

Abb. 95. Tod am 6. Tage nach der Gewehrgeschoßverwundung (Kanal durch den Körper des 1. Brustwirbels) und Erschütterung des Rückenmarkes in intakter Dura.
4 cm lange zentrale blutig infarzierte Stelle (leicht erweicht). Weiß erweichte Bezirke in der Umgebung, namentlich in der linken Hälfte. Um ⅓ verkleinert.

Wir haben bisher die makroskopischen Befunde am Rückenmark allein berücksichtigt, die in Blutung, ganz vorwiegend auf Diapedesis zurückgehender, bestehend leicht sichtbar sind. Die mikroskopische Untersuchnng von Rückenmarken der verschiedenen, im vorhergehenden aufgestellten Gruppen ·hat folgende Ergänzungen gebracht.

In den ersten beiden Tagen sind außerhalb der mit roten Blutkörperchen durchsetzten Stelle in der diese enthaltenden Strecken des Rückenmarks entweder keine sicheren Veränderungen nachweisbar, oder es bestehen die bekannten Befunde, aus denen auf ein Ödem zu schließen; es kann die ganze Querschnittsfläche ödematös sein, oder regellos verteilte Stellen derselben, oder das Ödem sich mehr oder minder genau auf Rückenmarksstränge und Bahnen in solchen beschränken. Sind mindestens 2 Tage seit der Verwundung verflossen, so machen sich, sei es im Bereich der mit roten Blutkörperchen durchsetzten Stellen, meist nur der größeren und dicht infarzierten und nicht in ihrem ganzen Bereich, und in von extravasierten Erythrozyten freien, mit Stasekapillaren versehenen und meist ödematösen Stellen, wiederum nicht allen und nicht in ihrer ganzen Ausdehnung, die ersten Zerfallsveränderungen am Gewebe des Rückenmarks bemerkbar; erst zu dieser Zeit, und besonders wenig später, wenn die Zerfallsveränderungen ausgesprochen sind, kann man an diesen beurteilen, wieviel Nervengewebe infolge der Erstwirkung des Traumas verlorengegangen ist.

Unsere früheren Ausführungen genügen, den Schluß zu begründen, daß diese Zerfallsveränderungen des Gewebes auch im Rückenmarke auf Stase beruhen, wobei es, wie wir gezeigt haben, belanglos ist, ob die Stase mit Diapedesisblutung einhergegangen ist oder nicht; in jedem Falle stellt die Stase, sofern sie sich nicht löst, · eine Aufhebung der Beziehung zwischen dem strömenden Blute und dem Gewebe dar, die zu Zerfall des Gewebes führt. Unter diesen Umständen ist es begreiflich, daß man Nekrosebezirke antrifft, die durcheinander mit roten Blutkörperchen durchsetzte Teile und von solchen freie aufweisen, ferner sogenannte stiftförmige, die mit roten Blutkörperchen infarziert sind, und ebenso geformte Nekrosebezirke, denen diese fehlen.

Aus den infarzierten und den nichtinfarzierten Nekrosebezirken geht die rote und die weiße Erweichung hervor. Am 4. Tage schon erkennbar, liefert sie 6—7 Tage nach dem Trauma eine dickflüssige Masse, die in der Folge rasch dünnflüssig wird und die etwa vorhanden gewesene Blutfarbe allmählich verliert.

In bezug auf die Entstehungsweise der Stase, ihr Hervorgehen aus einem prästatischen, sei es auch noch so kurzen Zustande der Strombahnweite und Strömungsgeschwindigkeit, in bezug auf die mit ihm verbundene Exsudation, die das Gewebe ödematös macht, haben wir dem an früheren Stellen Mitgeteilten und Begründeten nichts hinzuzufügen. Das ebenfalls früher erörterte Vorkommen von Spätdiapedesisblutung im Rückenmark nach Commotio und nach Verletzung· haben wir mikroskopisch, wobei uns besonders die Untersuchung .der extravasierten roten Blutkörperchen im frischen Zustande des Rückenmarks gute Dienste geleistet hat, bestätigt. Daß wir keine Beobachtungen anführen können, aus denen hervorgeht, daß auch klinische Symptome nachträglich aufgetreten sind, die von Spätfolgen der Erschütterung abhängig gewesen sind, mag in der Unvollkommenheit der klinischen Beobachtungen im Felde bedingt gewesen ·sein, die sich in den uns vorliegenden Krankenblättern ausspricht; wir nehmen an, daß dieser Nachweis durch Feldbeobachtungen erbracht und damit bestätigt werden wird, was Friedenserfahrungen ergeben haben [1]).

Literatur.

[1]) Vgl. z. B. aus der älteren Literatur L. MINOR, Zentrale Hämatomyelie, Archiv f. Psychiatrie, 24. Bd., 1892; und aus der neuesten BUMKE, Berl. Klin. W. 1919, Nr. 30, S. 718.

B. Ältere Stadien von Hirn- und Rückenmarksverletzungen *).

Mit 7 Abbildungen im Text.

a) Gehirn.

Die weitgehende Vernarbbarkeit von Hirnverletzungen ist aus den Friedenserfahrungen hinlänglich bekannt und wird durch die Kriegserfahrungen durchaus bestätigt. Sie betrifft direkte und indirekte Traumen, solche mit und ohne Fremdkörper, große und kleine. Die kleinsten, bisweilen an der Grenze der Sichtbarkeit stehenden und von Ungeübten oft übersehenen traumatischen Narben bieten sich dem Auge als oberflächliche zitronen- bis orangegelbe Flecke (Charcots plaques jaunes) dar. Die Oberfläche der weichen Hirnhaut ist glatt, diese selbst kaum verdickt. Bei etwas größerer Ausdehnung ist eine leichte Einsenkung der Oberfläche wahrnehmbar, der auf dem Einschnitt eine Verschmälerung der Rinde entspricht. In diesem Falle zeigt die weiche Hirnhaut eine leichte Verwachsung mit der Rinde. Bei weiterer Vergrößerung reicht die Lücke tiefer in die Rinde und sogar durch diese hindurch. Das Ersatzgewebe zeigt meist eine schwammige Beschaffenheit, die regelmäßig in Erscheinung tritt, wenn die Narbe den größeren Teil einer oder mehrerer Windungen einnimmt. In letzterem Falle tritt die Pigmentierung gewöhnlich mehr in den Hintergrund und das Gewebe zeigt eine mehr grauweiße, höchstens graugelbliche Färbung. Bisweilen ist eine umschriebene Verwachsung mit der harten Hirnhaut eingetreten, doch dürfte das immer als Ausnahme gelten und den Verdacht, daß hier eine Veränderung anderer Natur vorliegt, erregen.

Mikroskopisch findet sich eine ganz geringfügige Vermehrung des Bindegewebes in den weichen Hirnhäuten mit Ablagerung von Hämosiderin innerhalb von leukozytären oder epithelioiden (endothelialen) Phagozyten. Das nervöse Gewebe ist vollkommen geschwunden. Am auffälligsten tritt bei jeder geeigneten Färbung das Fehlen jeder Markscheide hervor, so daß scheinbar die weiße Substanz schwerer als die graue geschädigt ist; bei geeigneten Färbungen, bes. Bielschowsky, ist aber auch der völlige Schwund der Achsenzylinder und Ganglienzellen der grauen Substanz erkennbar. Größere Ganglienzellen erhalten sich bisweilen auffallend lange in ihrer äußeren Form bei völligem Verlust ihrer feineren Struktur und Ablagerung von Kalksalzen in dem nekrotischen Leibe. Die Glia zeigt, wie ich im Gegensatz zu den gewöhnlichen Darstellungen betonen muß, nur ganz unwesentliche Vermehrung. Das ist eben der Grund für die charakteristische Eigenschaft aller Narben des Zentralnervensystems, zu tiefen Trichtern und selbst Löchern zusammenzufallen, und so lange dies durch die Spannung des Nachbargewebes unmöglich ist, durch lokalen Erguß hydropischer Flüssigkeit Scheinzysten zu bilden. Eine Gliavermehrung tritt nur an der Grenze gegen normales Gewebe auf.

Diese Narben sind lange Zeit noch mit den tropfigen Abbauprodukten des Nervengewebes, die in Phagozyten eingeschlossen sind, durchsetzt und erweisen sich als die narbigen Endprodukte traumatischer Blutungen und Degenerationen. Die traumatischen Narben unterscheiden sich in ihrem histologischen Aufbau in keiner Weise von den Narben hämorrhagischer oder anämischer Erweichungsherde, die aus Gefäßveränderungen oder Entzündungen hervorgehen. Die für gutachtliche Fragen oft so außerordentlich wichtige Entscheidung über ihre Ursache ist fast ausschließlich aus ihrer örtlichen Anordnung zu treffen, soweit nicht etwa der mikroskopische Nachweis arteriosklerotischer oder endarteriitischer Erkrankung gelingt. Das maßgebliche Kennzeichen ihrer traumatischen Natur, welches ich in den Lehrbüchern nicht hinreichend scharf umschrieben finde, ist nach meinen Erfahrungen darin zu erblicken, daß sie bei kleinster Ausdehnung auf die Gipfelwölbung der Windung, nämlich denjenigen Abschnitt der Windung, der dem Knochen anliegt, beschränkt sind, und daß sie bei größerer Flächen- und Tiefenausbreitung von der bezeichneten Stelle aus tangential und segmental weitergreifen, indem sie, wenn ich so sagen darf, der geometrischen und nicht der anatomischen Gehirnperipherie folgen. Diese Eigenschaft tritt am handgreiflichsten in Erscheinung, wenn die gelben Flecke, bzw. Rindennarben mehrere benachbarte Windungen umfassen. In diesem Falle zeigt sich auf einem Einschnitt die Rinde der zwischen den erkrankten Windungen gelegenen Hirnfurche unversehrt, soweit sie nicht in das zerstörte Oberflächensegment fällt. Im Gegensatz hierzu halten sich angiotische Erweichungen und Narbenbildungen an die anatomische Oberfläche, nämlich die Ausbreitung der Piamater und der von dieser in die Hirnoberfläche eindringenden Arterien und Venen, dringen also stets in die Furchen ein und erreichen sogar bei arterieller Genese ihre vorwiegende Entwicklung in den Furchen, da hier die größeren Arterienverzweigungen in der Tiefe verlaufen.

*) Von CARL BENDA.

Beim Fehlen des angegebenen Merkmals, besonders bei Narben, die in der Tiefe der Hirnmasse gelegen sind, z. B. bei den ebenfalls nach indirekten Traumen vorkommenden Narben der Hirnhöhlenwände, ist die traumatische Genese zwar nicht auszuschließen, aber auch nicht zu beweisen und allerhöchstens durch das Fehlen von Gefäßveränderungen wahrscheinlich zu machen.

Befunde der gekennzeichneten Narben konnten öfters bei Kriegssektionen erhoben werden. Sie bildeten hin und wieder zufällige Nebenbefunde, wo sie auf ein leichteres, meist sonst nicht nachweisbares Schädeltrauma hindeuteten. In jedem solchen Falle ist sowohl die korrespondierende wie die entgegengesetzte Seite des Schädels auf Anzeichen einer Knochenfraktur zu untersuchen, da sie sowohl an der Frakturstelle wie an der sog. Contre-coup-Stelle entstehen. Besonders fanden sie sich bei Schußverletzungen des Schädels an solchen Stellen, die nicht unmittelbar von der Verwundung betroffen waren, so in einem Präparat von Granatsplitterverletzung der K. P. S. Zusammenfassend können wir die gekennzeichneten Veränderungen als die Narben indirekter Hirntraumen bezeichnen. Ich habe sie etwas ausführlicher besprochen, weil sie uns die reinste Form des Vernarbungsvorganges im Zentralnervensystem darstellen und damit die Grundlagen für das Verständnis jedes sich dort abspielenden Vernarbungsvorganges abgeben. Diese Grundlagen bestehen in folgenden Punkten: 1. Fehlen jeder bindegewebigen Narbenproduktion; 2. Fehlen einer irgendwie erheblichen Stützgewebsproduktion; 3. Abräumung aller Zerfallsprodukte des Nervengewebes; 4. Ausfüllung des Defektes durch Kollaps des Stützgewebes, oder wo dies nicht möglich ist, durch lokales Ödem.

Eine Komplikation dieses Narbenbildes durch stärkere Verwachsungen zwischen Dura und Arachnoidea sowie durch Eindringen stärkerer Bindegewebszüge in den Bereich der Hirnnarbe verweist mit ziemlicher Sicherheit auf eine andere Genese, nämlich durch direkte Gewalt, durch eine eigentliche Verwundung. Dieser Punkt verdient ebenfalls besondere Beobachtung. Auch in den Fällen, in denen eine perforierende äußere Wunde ausgeschlossen werden kann, ist aus Duranarben auf eine Duraverletzung durch Knochenabsprengungen zu schließen. Es ist mir schon öfter in solchen Fällen gelungen, das abgesprengte Stück der Tabula interna des Schädeldachs innerhalb der Narbe zu finden. Dem Kriegsmaterial ist in solchen Fällen auch die Beobachtung v. HANSEMANNS ins Gedächtnis zurückzurufen, der bei Explosionserschütterungen Absprengung von Bruchstücken der Siebbeinplatte vorfand. Die Brüchigkeit dieser Stelle ist mir schon aus Friedenserfahrungen durch den Umstand bekannt, daß man hier öfters ohne sonstige Zeichen von Schädeltrauma den Bulbus olfactorius mit einem gelben Fleck, fest mit der Dura der Lamina cribrosa verwachsen findet, wie es sich nur durch die Annahme einer vorangegangenen Fraktur oder Fissur erklären läßt. Ich möchte diese Art der Narben als durch indirekte Verwundung hervorgegangen bezeichnen.

Die meisten bei Kriegssektionen beobachteten Gehirnnarben gehören aber perforierenden Wunden der Schädelknochen an, und zwar offenbar auch diejenigen, die ursprünglich nur durch indirekte Verwundungen erzeugt waren, sogar viele, denen ursprünglich wahrscheinlich nur eine indirekte traumatische Blutung oder Degeneration zugrunde lag. Die Erklärung für diese Tatsache wird durch die in großem Umfange geübte operative Behandlung durch Trepanation oder größere Knochenlappenbildung gegeben.

Die Operation ist anscheinend nach der verschiedenen theoretischen Stellung der behandelnden Chirurgen in den verschiedensten Zeitpunkten des Krankheitsprozesses vorgenommen worden — in einem Falle sogar vor dem Schädelschuß. Dieser Fall, der Gegenstand eines interessanten Gutachtens wurde, betraf einen Unteroffizier H., der 1908 und 1910 unter dem Verdacht eines Hirntumors am Hinterhaupt kraniotomiert wurde, ohne daß ein anderer Befund als Hirnödem erhoben wurde. Die Operationswunde vernarbte und die Hirnsymptome verloren sich, so daß H. zum Kriegsdienst eingezogen wurde und mitkämpfte. Er wurde 1915 durch einen Streifschuß am Scheitel verwundet und bald geheilt. Hin und wieder trat an den alten Narben ein Hirnprolaps hervor. Er wurde dann im Heimatgebiet im Bureaudienst verwandt. Im August 1917 erkrankte er plötzlich, angeblich nach schweren dienstlichen Aufregungen und starb an einer eitrigen Enzephalitis des Prolapses und eitriger Leptomeningitis. Die Sektion ergab, daß die Schußverletzung weder den Schädel noch das Gehirn in Mitleidenschaft gezogen hatte, und die Infektion ausschließlich von der alten Narbe ausgegangen war. Wir haben bei den Infektionen noch einmal auf den Fall zurückzukommen.

Auch die perforierenden Schädel- und Gehirnwunden gelangen zu vollkommener Vernarbung, selbst unter Einheilung von Fremdkörpern, wie der eine meiner 1908 veröffentlichten Fälle beweist, wo ein 18 Jahre vorher verübter Selbstmordversuch mit Verletzung des Orbitaldaches und des Stirnlappens unter Einheilung der Revolverkugel in der mittleren Schädelgrube vollkommen vernarbt war. Auch unter meinen Kriegssektionen und unter den Präparaten der K. P. S. befinden sich weit vorgeschrittene Vernarbungszustände solcher perforierenden Wunden. Ich nehme aber gleich vorweg, daß unter 60 Fällen älterer Hirntraumen meines Sektionsmaterials nur vier gezählt werden können, bei welchen die perforierende Wunde so vollkommen geheilt war, daß sie nur den Nebenbefund bei einer nicht damit zusammenhängenden Todesursache bildete. Sonst war in jedem Falle ein ursächlicher Zusammenhang zwischen Hirnwunde und tödlicher Erkrankung festzustellen, selbst in einem Falle, wo die Narbe von einem 22 Jahre zurückgelegenen Revolverschuß herrührte, sowie in dem schon erwähnten Falle der 12 Jahre zurückliegenden Schädeloperation.

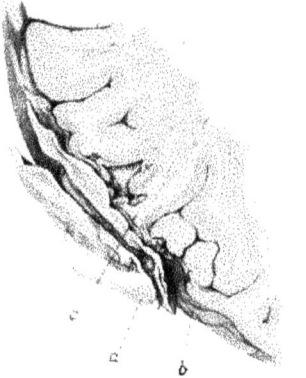

Das kennzeichnende Merkmal der Narben perforierenden Schädelwunden sind die Verwachsungen zwischen harter, weicher Hirnhaut und Gehirnnarbe, die manchmal eine zentimeterdicke Schwiele bilden und oft Knochenstückchen einschließen. Von dieser, im wesentlichen als Hirnhautnarbe anzusehenden Bindegewebsnarbe dringen reichliche gefäßführende Bindegewebszüge in die eigentliche Hirnnarbe ein. Letztere selbst unterscheidet sich auch nach vollkommener Reinigung nicht von den früher geschilderten gliösen Hirnnarben. Der Übergang der eigentlichen, mit Bindegewebe untermischten Wundnarbe in eine breite, sie umgebende Glianarbe, die aus der sich anschließenden traumatischen Nekrose und Degeneration hervorgegangen ist, ist ganz allmählich. Ich habe ein solches Bild bei einem Falle, der an Jacksonscher Epilepsie zugrunde ging, gesehen, bei dem allerdings die Narbenbildung noch lange nicht abgeschlossen war, sondern das ganze Gebiet noch mit reichlichem im Abbau begriffenen Zerfallsmaterial durchsetzt war. Ein ähnlicher Fall der K.P.S., Narbenbildung, die durch Epilepsie zum Tode führte, liegt der angefügten Abbildung zugrunde. (Abb. 96.)

Die Entstehung der Wundnarbe durch Einwucherung gefäßhaltiger Granulationen von den Hirnhäuten her läßt sich mikroskopisch verfolgen. Ich hebe hervor, daß ich diese Granulationsbildung, die SCHMAUS an den experimentell erzeugten Rückenmarksnarben beschreibt, eben nur für die perforierenden Wunden zugestehen kann. Selbst in diesen Fällen bleibt die Einwucherung bisweilen auf eine kleinste Stelle der unmittelbaren Verwundung beschränkt und die ausgebreitete gliöse Narbe daneben weist darauf hin, daß hier bereits lediglich Quetschungs- oder Erschütterungsnekrosen zur Ausheilung kamen. Aus jeder größeren bindegewebigen Wucherung läßt sich entnehmen, daß der Heilung Eiterungen mit Granulationsbildungen vorangegangen sind. Dieser Vorgang darf bei perforierenden Schädelwunden als der gewöhnliche angesehen werden. Daß in seltenen Fällen eine direkte Verwundung auch ohne jede Duraadhäsion und oberflächliche Schwielenbildung, also ohne jede voraufgegangene Eiterung heilen kann, ist natürlich nicht auszuschließen, aber ziemlich unwahrscheinlich. Andererseits könnte eine geheilte lokale Eiterung selbstverständlich auch ohne direktes Trauma dasselbe Bild ergeben.

Das traurige Verhängnis, welches über allen Gehirnwunden, von ihrer Entstehung an bis in die spätesten Stadien der Vernarbung, schwebt, ist die Infektion, und zwar in erster Linie mit Eitererregern, dann aber auch mit Tuberkelbazillen.

Die außerordentliche Mannigfaltigkeit der Zeiten und Umstände dieser Infektionen kennzeichnet von vornherein das Unterfangen als aussichtslos, allgemeine Gesetze und Regeln dafür zu finden oder selbst im Einzelfalle die Ursachen und Wege des Zustandekommens mit einiger Sicherheit aufzuklären. In vielen Fällen, in denen von vornherein der Wundverlauf ein septischer ist, kann nicht bezweifelt werden, daß die Infektion sofort mit der Verwundung einhergegangen ist. In anderen Fällen, wie dem schon mehrfach erwähnten, in dem eine 12 Jahre alte ganz überhäutete Operationsnarbe den Ausgang einer eitrigen Enzephalitis und Leptomeningitis bildete, oder in demjenigen, wo zu einer 22 Jahre alten Revolverschußnarbe eine tuberkulöse Leptomeningitis hinzutrat, darf mit einiger Sicherheit angenommen werden, daß es sich um metastatische Lokalisationen von Infektionsträgern gehandelt hat, für deren Ansiedelung die Hirnarbe den Locus minoris resistentiae abgab, sofern nicht gar das eine Mal der Hirnabszeß, das andere Mal die tuberkulöse Meningitis ganz zufällig mit dem alten Hirntrauma zusammentraf.

Von den 60 von mir sezierten Fällen von Gehirnverletzungen sind nicht weniger als 52 an Eiterungen, teils Abszessen, teils Meningitiden, häufig beiden vereint, verstorben. Die weitaus überwiegende Mehrzahl der genannten 52 Fälle von Eiterungsprozessen läßt nicht erkennen, ob es sich um eine primäre oder eine sekundäre Infektion gehandelt hat. In den meisten Fällen ist die örtliche Beziehung zu der Wunde unzweifelhaft erkennbar, so daß sich die Eiterung unmittelbar an sie anschließt, oder es gelang der sorgfältigen Untersuchung, einen versprengten Fremdkörper, einen Knochensplitter oder einen Ge-

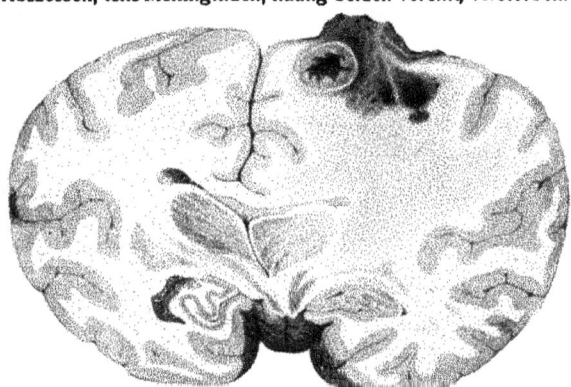

Abb. 97. Vernarbte Schußwunde mit bindegewebiger und gliös-zystischer Narbe und kleinem Abszeß, Ödem des Marklagers.
(K. P. S.)

schoßteil, als Ausgang des Prozesses zu erkennen. In vielen Fällen hat aber diese Untersuchung im Stich gelassen und der Abszeß oder die eitrige Meningitis wurde in einem von dem verletzten abliegenden Hirnteil gefunden. Oft bildet eine in die Wunde prolabierter Hirnteil den Ausgang einer diffusen eitrigen Enzephalitis, an die sich auch eine eitrige Pachy- und Leptomeningitis anschließt, und die sich bis auf die Hirnhöhlen fortsetzt und zu einem Empyem derselben führt. In anderen Fällen zeigt der Eingang der Wunde gute Granulationen und selbst vorgeschrittene Vernarbung, und daneben oder selbst ganz abgelegen davon findet sich ein mehr oder weniger abgekapselter Abszeß. (Abb. 97.)

In vereinzelten Fällen. wurden mehrere voneinander örtlich getrennte Abszesse gefunden. Die Wege der Infektion lassen sich auch in diesen Fällen nicht nachweisen; zu vermuten ist der Transport durch Lymphbahnen.

Auch zeitlich ist der Zusammenhang zwischen Eiterung und Trauma sehr mannigfach. In mehreren Fällen erfolgte der Tod an Hirnabszeß, nachdem das Hirntrauma schon über ein Jahr scheinbar völlig geheilt war, ebenso trat in mehreren Fällen eine eitrige Leptomeningitis zu völlig vernarbten Verletzungen zu, wie außer dem schon mehrfach erwähnten einer 12 Jahre alten Verletzung auch noch 2 Fälle beiegen, in denen eine Pneumokokken-Leptomeningitis sich zu vernarbten Schußverletzungen gesellte.

Über die mikroskopischen Bilder der verschiedenen Eiterungen ist nichts Wichtiges zu vermerken. Die bakteriologische Untersuchung ist nur in einzelnen Fällen ausgeführt worden. Sie ergab Streptokokken oder Pneumokokken. In alten Abszeßhöhlen ist der geringe Bakteriengehalt häufig festzustellen.

b) Rückenmark.

Von den 50 von mir untersuchten Rückgratverletzungen ist nur bei 30 das eigentliche Rückenmark betroffen. Nur in 3 von diesen Fällen handelte es sich um ganz frische, durch Unglücksfälle im Heimatgebiet verursachte Wirbelsäulen- und Rückenmarkszertrümmerungen, die unmittelbar zum Tode führten und die für unsere Betrachtung ausscheiden. Das andere waren sämtlich Kriegsverletzungen, die zum mindesten 3 Wochen

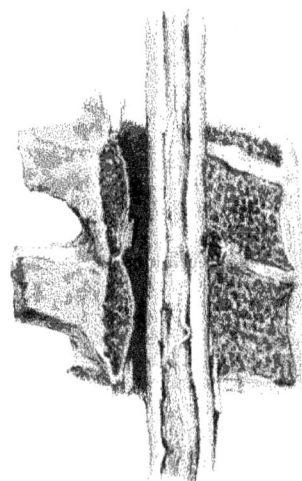

Abb. 98. Granatsplittersteckschuß der Wirbelscheibe mit Schlitzung der Dura, vernarbt. Gliöse Narbe des Rückenmarks, makroskopisch nur wenig erkennbar.
(K. S. 340 Res.-Laz. Boch.)

nach der Verwundung und erst nach Überstehung des Heimtransportes zum Tode führten. Einige Verwundungen lagen ziemlich weit zurück; unter denjenigen, bei denen der Termin genau festgestellt werden konnte, befand sich ein Fall von 10 Monaten und einer von einem Jahr. Eine genauere Feststellung der Art des Traumas war in vielen Fällen nicht möglich. Allerdings ließ sich so viel erkennen, daß es sich, mit Ausnahme einer Wirbelluxation durch Verschüttung, stets um Schußverletzungen handelte, aber die Zahl der Fälle, in denen der Geschoßbefund oder der deutlich darstellbare Schußkanal sichere Anhaltspunkte gaben, war doch eine beschränkte, und ich war darauf angewiesen, aus der Art der Narbenbildung Wahrscheinlichkeitsschlüsse zu machen. Hierbei ergibt sich, daß offenbar unter den traumatischen Schädigungen des Rückenmarks die eigentlichen Verwundungen verhältnismäßig selten sind. Abweichend von den Erfahrungen am Schädel, wo bei einer Verwundung der Dura wohl stets auch die Gehirnoberfläche direkt mitbeteiligt ist, und bei der Vernarbung alsdann jene Narbeneinwucherungen in das nervöse Gewebe zustande kommen, habe ich am Rückenmark sichere Duraverletzungen ohne Rückenmarksverwachsungen gesehen und hieraus geschlossen,

daß das Rückenmark ausweichen konnte. Aber auch in diesen Fällen, wo wahrscheinlich keine direkte Verwundung des Rückenmarks vorlag, und sogar in vielen Fällen, bei denen der Schuß lediglich den Wirbel betroffen hat und der Wirbelkanal sicherlich gar nicht oder nur ohne Verletzung der Dura eröffnet war, kommt es regelmäßig zu einer schweren Läsion des Rückenmarks durch Quetschung oder Erschütterung, und zwar oft auf eine Strecke, die weit nach oben und unten das Schußgebiet überragt. Die Läsion scheint sich fast gesetzmäßig über den ganzen Querschnitt auszubreiten, und zwar auch in denjenigen Fällen, in denen offenbar die primäre Verletzung nur partiell war, besonders in allen Fällen direkter Verwundungen, gleichviel, ob Geschoßteile oder Knochensplitter als Fremdkörper liegengeblieben sind, oder ob nur der Schußkanal seinen Weg durch das Organ genommen hat (Abb. 98). Doch kommen hier auch merkwürdige Ausnahmen vor. In dem Falle, den Abb. 99 darstellt, in dem auf dem Längsschnitt das Geschoß mitten in der linken Hälfte des untersten Lendenmarks zu liegen scheint, ergab die genauere Untersuchung, daß das Geschoß in einer Eiterhöhle der Meningen liegt und das ganze Rückenmark nach rechts verdrängt und leicht komprimiert, aber bis auf geringe entzündliche Degenerationen vorläufig nur unwesentlich geschädigt war. Vermutlich wäre allerdings bei längerer Dauer des Zustandes auch hier bald eine Kompressionserweichung des ganzen Querschnittes eingetreten.

Endlich kommen noch Nekroseherde, die von der Verwundungsstelle örtlich verschieden weit getrennt sind, als traumatische Fernwirkungen zur Beobachtung.

Die Querschnitterkrankungen im Gefolge des Traumas sind es, die die große Hoffnungslosigkeit der Rückenmarksverletzungen bedingen, so daß sie sämtlich über kurz oder lang an Dekubitus oder Urosepsis zugrunde gehen. Offenbar sind diese sekundären Schädigungen des Organismus auch nur unter der Bedingung durch sorgfältige ärztliche Pflege eine Weile zurückzudämmen, daß die Läsion nicht zu hoch gelegen ist. Alle mir zu Gesicht gekommenen über 2 Monate alten Rückenmarkstraumen liegen unterhalb des VII. Dorsalsegments. Abgesehen von den ganz frischen Verletzungen, die unmittelbar nach der Verwundung zugrunde gingen, ist mir überhaupt nur ein Fall von Trauma der Halswirbelsäule zu Gesicht gekommen, bei dem eben das Rückenmark gar nicht verletzt war und der Tod durch eine von Wirbelosteomyelitis fortgeleitete eitrige Meningitis erfolgte, und nur ganz wenige Fälle von Traumen des oberen Brustmarks, bei denen der Tod schon wenige Wochen nach der Verwundung eintrat. Auch die K. P. S. enthält keine einschlägigen Präparate älterer Traumen des oberen Rückenmarksabschnittes, so daß daraus geschlossen werden darf, daß alle diese Fälle schon schnell nach der Verwundung ihrem Schicksal erlegen sind.

Unter diesem Vorbehalt — Sitz in einer Höhe, deren Ausfall nicht an für sich lebenswichtige Funktionen vernichtet — sind die örtlichen traumatischen Schädigungen, selbst bei Anwesenheit von Fremdkörpern, in hohem Grade der Vernarbung zugängig. Vielleicht ist der Grund für diese Erfahrung darin gelegen, daß die Rückenmarksverwundungen in geringerem Grade als die Hirnwunden einer lokalen Eiterinfektion und einer Ausbreitung derselben innerhalb des Organs ausgesetzt sind. Unter meinen Fällen befinden sich nur wenige mit schweren Eiterungen und dies sind vorwiegend Steckschüsse, oder solche, bei denen durch Laminektomien größere Strecken des Organs freigelegt sind. Aber auch in diesen Fällen kommt es gemeinhin nur zu eitriger Meningitis. Nur in einem Falle fand ich eine ausgesprochene eitrige Myelitis, die sich eine kurze Strecke oberhalb der Verwundung röhren- oder stiftförmig innerhalb der

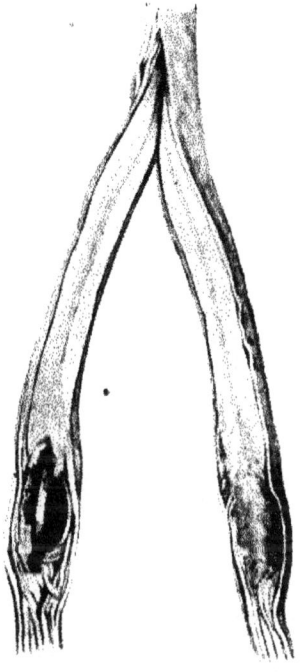

Abb. 99. Infanteriegeschoßsteckschuß des Lendenmarks.

Geschoß in einer meningealen Eiterhöhle links mit Verdrängung und Kompression des Rückenmarks nach rechts. Eitrige Meningitis. (K. S. 815 Kriegsgef.-Laz. Alexandrinenstraße.)

grauen Substanz nach oben fortsetzte. Selbst in dem bereits erwähnten, Abb. 99, abgebildeten Falle, in dem das Geschoß innerhalb des Wirbelkanals in einer Eiterhöhle lag, war es nur zu eitriger Meningitis gekommen.

Die mikroskopischen Vorgänge bei der Vernarbung schließen sich selbstverständlich in allen wesentlichen Punkten völlig den im Gehirn beschriebenen an. Nach meinen Erfahrungen gehen Bindegewebswucherungen und Bindegewebseinwucherungen in das Rückenmarksgewebe lediglich von Verletzungen der Häute aus und bleiben auch hier auf den eigentlichen Wundbezirk beschränkt, indem sie das Terrain der traumatischen indirekten Nekrosen vermeiden.

Wenn dagegen eine auf das Rückenmark übergreifende Eiterung, wie in dem eben erwähnten Falle vorliegt, erfolgen umfangreiche Einwucherungen von Granulationsgeweben von den Meningen aus, an die sich eine in diesen beginnende bindegewebige Schwielenbildung anschließt. Ähnliches ist bei einer von Wirbelkaries auf die Meningen und das Rückenmark übergreifenden tuberkulösen oder eitrigen Pachymeningitis bekannt. Ein kürzlich von HENNEBERG gezeigtes Präparat einer ausgedehnten bindegewebigen Durchwucherung einer traumatischen Rückenmarksnarbe ist meines Ermessens auf eine solche vorgängige Eiterung zu beziehen.

Innerhalb der aus reinen traumatischen Nekrosen hervorgehenden Rückenmarksnarben ist sogar um die größeren Gefäße nur ein ganz schmaler Bindegewebsmantel zu erkennen. Aus den traumatischen Zerfallsherden der nervösen Substanz gehen ausschließlich hydropische Glianarben hervor, indem sich die Herde unter Fettphagozytose reinigen. Dieser Vorgang geht äußerst langsam von statten. Selbst in einem ein Jahr alten Herd sind noch mikroskopisch massenhaft Körnchenzellen nachzuweisen, wenn der Herd auch makroskopisch schon ganz grau erscheint. Blutpigment ist meist nur wenig vorhanden. Auffallend lange erhalten sich, wie ich in mehreren Fällen sah, völlig kernlose Sequester der grauen Substanz innerhalb der Zerfallsherde. Die ebenfalls kernlosen großen Ganglienzellen der Vorderhörner bleiben innerhalb dieser Sequester in ihrer Form ganz wohl erkennbar, z. T. sind sie verkalkt. Von einer Gliawucherung ist in den meisten Fällen kaum zu sprechen. Die innerhalb der Narben zurückbleibenden zarten Gliastränge entsprechen sicher nicht einmal der normal vorhandenen Menge von Stützsubstanz. So bleiben schließlich zystenartige Hohlräume übrig, die von feinen, vereinzelte Blutgefäße enthaltenden Bälkchen durchsetzt sind.

Es bedarf keiner mikroskopischen Untersuchung, um festzustellen, daß in den Narben einer vollständigen queren Kontinuitätsunterbrechung des Rückenmarks, wie sie das noch weiter zu besprechende, Abb. 100, abgebildete Präparat K. S. 183 darstellt, auf dem Querschnitt keine Spur von Nervengewebe übriggeblieben sein kann. Auch in den Fällen von größerem Fremdkörper, z. B. von Steckgeschoß im Innern des Rückenmarks, kann kein Zweifel bestehen, daß meist auch neben der durch den Fremdkörper eingenommenen Höhle durch Quetschung und sekundäre Entzündung das gesamte Nervengewebe des Querschnittes zerstört sein muß. Doch kommen, wie schon in dem Abb. 99 dargestellten Falle makroskopisch erkennbar war und mikroskopisch bestätigt wurde, auffallende Ausnahmen vor. Andererseits habe ich mich aber auch in mehreren Fällen mikroskopisch davon überzeugt, daß selbst ohne direkte oder indirekte Verwundung bei der Vernarbung der Quetschungs- und Erschütterungsnekrosen nicht nur an der Haupttraumastelle, sondern auch in größeren Abschnitten oberhalb und unterhalb derselben bisweilen keine Spur von nervöser Substanz erhalten bleibt. In diesen Fällen enthält der von der leicht verdickten Pia und einer geringen subpialen

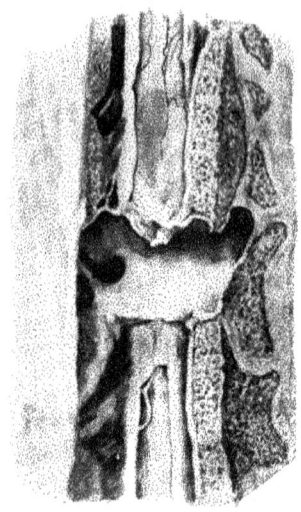

Abb. 100. Vernarbter Querdurchschuß des unteren Dorsalmarks (Verwundung vor 10 Monaten) mit völliger Kontinuitätstrennung des Rückenmarks, Verwachsung der Rückenmarksstümpfe mit der Narbe.
(K. S. 183 Barackenlazarett Tempelhofer Feld.)

Gliaschicht gebildete Mantel nur jene von spärlichen Gefäß- und Gliabälkchen durchsetzten hydropischen Höhlen. Die Narben partieller traumatischer Erweichungen liegen vorzugsweise in den weißen Strängen, doch kommen auch die gleichen zystischen Narben in der grauen Substanz vor, wo sie bisweilen Röhrenform zeigen (traumat. Syringomyelie).

An diese am schwersten veränderten Abschnitte schließen sich nach oben und unten vernarbende und sich reinigende Degenerationsfelder der weißen Substanz an, während die Veränderungen der grauen Substanz schneller verschwinden.

Die Genese der Höhlenbildungen läßt sich in dem vorliegenden Untersuchungsmaterial in allen Stadien verfolgen, und zwar in den Rückenmarksverletzungen schon darum so viel besser als in denjenigen des Gehirns, weil dort das kleine Querschnittgebiet so viel übersichtlicher ist und weil größere Blutergüsse meistens fehlen. Es handelt sich zunächst um scharf abgegrenzte Nekroseherde, die namentlich, wenn sie an die Pia anstoßen, durch ihre breitere Ausdehnung an der Oberfläche und ihre spitzwinklige oder zackige Begrenzung nach innen hin die Form eines Infarktes zeigen, so daß HENNEBERG mit Recht auf ihre Ähnlichkeit mit ischämischen Herden hingewiesen hat. Innerhalb der Herde ist die ganze Substanz, nervöse, wie Stützsubstanz völlig nekrotisch. Der Herd wird durch einen Flüssigkeitserguß allseitig sequestriert, unter Dekomposition des Myelins und Fetttropfenbildung erweicht und sein Inhalt durch Phagozyten fortgeschafft.

Diese Nekroseherde sind von ausgebreiteten Degenerationsfeldern umgeben, d. h. Gebieten, in denen die Nervenfasern Quellungen der Achsenzylinder und Dekomposition der Markscheiden erkennen lassen, aber die Stützsubstanz erhalten und kernhaltig ist. Ob es sich hier um unmittelbare Einflüsse des Traumas auf die einzelnen Fasern oder entzündliche oder sekundäre Entartungszustände handelt, ist im einzelnen nicht zu entscheiden.

Diese Degenerationen sind in dem der Verwundung nächst gelegenen Gebiet ganz regellos verteilt. In weiterer Entfernung von der Traumastelle passen sich die Degenerationsfelder dem Wallerschen Gesetz an. Dazwischen liegt aber ein in den einzelnen Fällen verschieden langes Gebiet, in welchem die Vorgänge nicht restlos aufzuklären sind. Zwar zeigen sich die typischen Felder — nach oben die Gollschen, nach unten die Hinterseitenstränge vorzugsweise verändert. Daneben bestehen aber noch ausgebreitete atypische Degenerationsfelder mit reichlichem Fettzerfall und Fetttransport, und zwar außer in den Kleinhirnseitensträngen und Gowerschen Strängen auch in den Vordersträngen. Die deutliche Stranganordnung und die auffällige Symmetrie der Felder spricht durchaus gegen ihre Deutung auf traumatische Fernwirkung. Ich halte es für wahrscheinlicher, daß hier sekundäre entzündliche Vorgänge anzunehmen sind, für die auch die Zellansammlungen in den Gefäßscheiden sprechen. Vielleicht ist auch noch ein anderer Umstand hierfür beweiskräftig. In dem einen untersuchten Fall (K. S. 183, 10 Monate alte völlige Querdurchtrennung des unteren Dorsalmarks) war im abwärts gelegenen Abschnitt die absteigende Degeneration der Hinterseitenstränge völlig zur gliösen Vernarbung gelangt. Im oberhalb des Traumas gelegenen Abschnitt fand sich dagegen noch bis ins obere Dorsalmark sowohl an den Hintersträngen wie auf breiten symmetrischen Feldern der anderen genannten Stränge reichliche Fettzellenanhäufung. In einem anderen Falle (1 Jahr altes Trauma des untern Dorsalmarks) erstreckten sich nach oben und unten atypische Degenerationsfelder mit zahlreichen Körnchenzellen, so ins Lendenmark starke beiderseitige Hinterstrangdegenerationen, nach oben die Degenerationen der vorhergenannten Stränge. In einem dritten Falle eines alten Lendenmarktraumas (K. S. AUERWALD) verfolgte ich bis ins obere Brustmark jene atypischen Degenerationsfelder, und erst vom Zervikalmark an beschränkte sich die Degeneration auf die Gollschen Stränge, die ich bis über die Pyramidenkreuzung hinaus zum Nucleus funiculi gracilis mit reichlichen Körnchenzellen verfolgen konnte. Ich meine schließen zu können, daß der erste Fall beweist, daß die unkomplizierte Wallersche Degeneration keine so lange Zeit zum Abschluß gebraucht, und daß somit der protrahierte Abbau sowohl in den Walterschen Bahnen, wie in den atypischen Feldern auf sekundäre Entzündungen zu beziehen ist.

Im Unterschiede von dem bei der Vernarbung der traumatischen Nekrose beschriebenen Vorgange traten in den späteren Stadien dieser sekundären Degenerationen reichliche Wucherungen fibrillärer Neuroglia auf, die zu einer Strangsklerose führen. Auch hierbei habe ich den Eindruck, daß sich der Vorgang durch die Reichlichkeit der gliösen Wucherung von demjenigen der reinen Wallerschen Degeneration unterscheidet. Während bei letzterer die sklerosierten Stränge deutlich schrumpfen — das ist z. B. bei der erwähnten reinen absteigenden Degeneration des Falles K. S. 183 auf den Querschnitten wohl erkennbar —, behalten sie im allgemeinen bei der Vernarbung der sekundären traumatischen Degenerationen das normale Volumen, so daß man zunächst ohne geeignete Färbungen den Grad der Zerstörung unterschätzt. Einen völligen Ablauf der sekundären Degeneration in das Endstadium der Sklerose habe ich, wie erwähnt, in keinem einzigen Falle gesehen; in den ganz alten Fällen war die Menge der Fetttropfen und Fettkristalle enthaltenden Phagozyten stark vermindert und die Glia entsprechend vermehrt.

Zum Schluß dieses Abschnittes möchte ich noch kurz auf das mikroskopische Verhalten des mehrfach erwähnten merkwürdigen Präparates des Falles K. S. 183 hinweisen, welches uns das Bild eines 10 Monate lang von seiner Kontinuität mit dem oberen Abschnitt des Zentralnervensystems völlig abgetrennten Lendenmarkes darbietet. Es zeigt außer der beschriebenen absteigenden Degeneration weder mit Markscheidenfärbungen, noch mit Fettfärbungen, noch mit der Bielschowskischen Methode schwere Veränderungen, das einzige Erkennbare ist eine stärkere Lipochromatose der Vorderhornzellen mit Schwellung des perinukleären fibrillenfreien Zellabschnittes und entsprechender Verschmälerung der neurofibrillären Zellzone, anscheinend mit mäßiger Verminderung der Neurofibrillen.

Schließlich betone ich noch, daß in keinem Präparat von Rückenmarkstrauma irgendwelche Anzeichen einer Nervengewebsregeneration wahrnehmbar waren.

Die makroskopischen Bilder der Narben traumatischer Rückenmarksläsionen bieten eine außerordentliche Mannigfaltigkeit der Formen. Hieran beteiligen sich die ein-

geheilten Geschosse und Geschoßteile, die abgesprengten und verschobenen Wirbel-
fragmente sowie das Zentralorgan selbst mit seinen Häuten. Die Geschosse fanden
sich sowohl in den Wirbeln, wo sie nach Durchbohrung des Wirbelkanals oder vor
dem Eindringen in diesen liegengeblieben waren, sie fanden sich im Wirbelkanal
außerhalb und innerhalb der Dura und können unzweifelhaft auch innerhalb des
Rückenmarks selbst abgekapselt werden. Ich habe selbst allerdings keinen derartigen
Fall gesehen, da der von mir ursprünglich als ein solcher betrachtete, in Abb. 99
abgebildete, sich bei genauerer Untersuchung, wie schon erwähnt, anders darstellte.
Vielleicht ragt die oberste Spitze des Geschosses noch etwas in das Rückenmark hinein.

Hervorzuheben ist nur, daß die älteren Verletzungen und Narben des Rückenmarks,
soweit sie nicht durch die Geschosse oder durch Knochenverschiebungen gekennzeichnet
sind, in vielen Fällen recht schwer erkennbar sind. Selbst nachdem man durch diese
Merkmale oder durch Schwielen der harten Hirnhaut unzweifelhaft auf die Verletzungsstelle hingewiesen worden ist, erscheint das Rückenmark oft zunächst unbeteiligt.
Das rührt von der durchwegs auffallend geringen Blutpigmentierung her und ferner
von der meist auffallend geringen Veränderung des Volumens des verletzten Rückenmarksabschnittes. Erst die Feststellung der beträchtlichen Konsistenzverminderung weist
auf die schwere Erkrankung hin, die sich beim Einschnitt ergibt, indem sich nun der
scheinbar nur etwas weichere Abschnitt als vollständig zystisch entartet herausstellt.
Wohl zu unterscheiden von den Zysten des Rückenmarks selbst sind mehr oder
weniger glattwandige, mit klarer oder milchiger Flüssigkeit gefüllte Hohlräume innerhalb der Bindegewebsschwielen, die teils aus gereinigten Abszessen, teils aus abgekapselten, mit Liquor cerebrospinalis angefüllten Zysten der Hirnhäute hervorgegangen
sind, und denen wir bei den Traumen der Cauda equina noch häufiger begegnen.
Eine vollständige Unterbrechung der Kontinuität des Rückenmarkes habe ich nur ein
einziges Mal in dem mehrfach erwähnten, Abb. 100 abgebildeten Fall K. S. 183 gesehen.
Hier ist das Rückenmark durch einen queren Durchschuß in der Höhe des 10. Dorsal-
wirbels auf 1¹/₄ cm Länge vollkommen quer durchtrennt und der Schußkanal nach
oben und unten durch eine derbe, z. T. verknöcherte Narbe, die eingeheilte Knochensplitter
enthält, vollkommen gegen den Wirbelkanal abgeschlossen. Die Rückenmarksstümpfe
sind beiderseits mit der Narbe verwachsen, der obere Stumpf ist auf mehrere Zentimeter,
der untere in einer schmalen Zone zystisch degeneriert. Seit der Verwundung waren
10 Monate verflossen.

c) Cauda equina.

Von den von mir sezierten 50 Fällen von Rückgratverletzungen betraten 20, also
40 %, die Lumbal- und Sakralgegend. Das beteiligte nervöse Organ gehörte somit
nicht mehr dem Zentralnervensystem, sondern der Cauda equina, d. h. also dem
peripherischen Nervensystem zu. Trotzdem klinische Symptome und Verlauf der
traumatischen Erkrankung in vieler Beziehung die Kaudaverletzungen den Rückenmarksverletzungen mehr anzugliedern scheinen, ist gerade dem Kliniker die genaue anatomische
Unterscheidung warm ans Herz zu legen, weil zweifellos die Kaudaverletzungen ganz
andere therapeutische Aussichten eröffnen als die Rückenmarksverletzungen.

Abgesehen von einem Falle, in dem eine Karies der Lendenwirbel vorlag und
deren Beziehung zu einer anamnestisch angegebenen Schußverletzung nicht festzustellen
war, und einem zweiten Fall, in dem die Ursache eines Lendenwirbelbruches ebenfalls
nicht sicher feststand, handelte es sich auch ausschließlich um Schußverletzungen.
3 Fälle scheiden wegen ihres kurzen Bestandes von wenigen Tagen aus unserer
Betrachtung aus. In dem einen dieser Fälle sowie in 6 anderen war die Todesursache
eine eitrige Meningitis. Es könnte danach scheinen, als ob die Kaudaverletzungen
der Infektion leichter zugängig sind als die eigentlichen Rückenmarksschüsse, wenn
nicht vielmehr die Deutung zutrifft, daß die an und für sich leichteren Verletzungen
des unteren Rückgratabschnittes auch noch im infizierten Zustande häufiger den

Heimatlazaretten zugeführt wurden. Auch in allen anderen Fällen war schließlich die Rückgrat- und Nervenverletzung durch Hinzutritt von Urosepsis Todesursache. Ausgenommen ist nur ein einziger, sehr merkwürdiger Fall, der Veranlassung zu einem schwierigen Gutachten gab. Hier lag ein über ein Jahr alter Steckschuß des 2. Lendenwirbels vor, der nur zu geringen partiellen Lähmungen und vorübergehenden Blasenstörungen geführt hatte, klinisch als fast geheilt betrachtet wurde und dann plötzlich an einer Hirnapoplexie zugrunde ging. Die Sektion ergab, daß nur einige Nervenbündel der Kauda in eine feste Narbe eingeschlossen waren.

Auch an der Kauda unterscheiden wir die Narben der Kontinuitätstrennungen von Nerven nach direkter oder indirekter Verwundung und die narbigen Ausheilungen der durch Entzündungen und sekundäre Degenerationen geschädigten Nerven. Hierzu kommen die umfangreichen vom Wirbelperiost und den Rückenmarkshäuten aus-

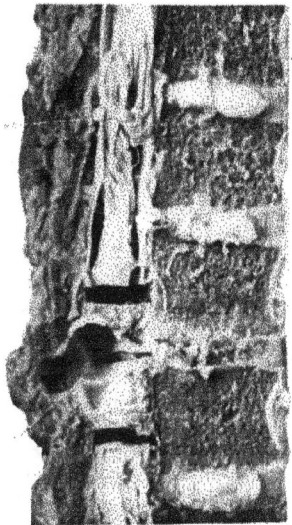 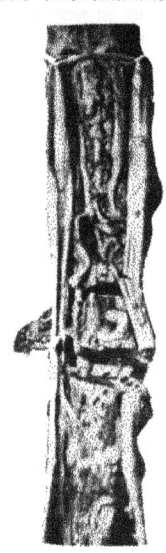

Abb. 101. Querdurchschuß d. Cauda equina mit Splitterbruch des Lendenwirbelbogens, vernarbt. Bei * große Duraxyste; bei ** kleines Amputationsneurom zweier verwachsener Nervenwurzeln, verwundet vor 4 Mon. (K. S. 33 Vereinslaz. Beelitzer Heilstätten. K. P. S. Nr. 1197.)

Abb. 102. Schrapnellstreifschuß der Cauda equina mit partiellen Nervendurchtrennungen, vernarbt unter Retraktionen der Nerven. (K. S. 4 Vereinslaz. Pfalzburger Str. K. P. S. Nr. 1172.)

gehenden Narbenbildungen und die eingeheilten Fremdkörper, nämlich Knochenfragmente und Geschosse.

Die Hauptmasse der Kaudanarben wird makroskopisch wie mikroskopisch von diesen, bisweilen den ganzen Wirbelkanal ausfüllenden Bindegewebsschwielen eingenommen. Eine merkwürdige Erscheinung innerhalb der Schwielen sind häufig in ihnen vorkommende größere glattwandige Zysten, die mit klarer Flüssigkeit gefüllt sind (Abb. 101 bei *). Einen Endothelbelag konnte ich nicht erkennen, ebensowenig eine charakteristische Wandstruktur, die sich darauf beschränkt, daß das Bindegewebe gegen die Höhlenlichtung einige konzentrische Lagen bildet. Jedenfalls haben diese Zysten nichts mit den in den Zentralorganen beschriebenen Gliazysten zu tun. Entweder muß es sich um resorbierte Abszesse handeln, oder es sind, wie mir am wahrscheinlichsten, Absackungen des Subdural-, vielleicht auch des Subarachnoidalraumes durch partielle Verwachsungen mit Einschluß von etwas Liquor cerebrospinalis. Diese Zysten füllen die Lücken zwischen den Schwielen und passen sich in ihrer unregelmäßigen Form den Lücken an. Daß sie durch ihren Inhalt einen Druck auf die Nachbarschaft ausüben, so daß ihre operative Eröffnung Vorteile bringt, wie gelegentlich von chirurgischer Seite behauptet wurde, will mir wenig glaubhaft erscheinen. In mehreren Fällen enthielten die Schwielen abgekapselte Abszesse. Knochensplitter waren öfters innerhalb der Schwielen eingeheilt; in mehreren Fällen waren die Geschosse darin eingeschlossen und fest eingekapselt. Das Verhalten der Nervenwurzeln ist sehr mannigfaltig. In einigen Fällen waren die durchschossenen Wurzeln zurückgeschnurrt und endigten in geringeren Bindegewebsverwachsungen außerhalb, ober- und unterhalb der Hauptschwiele (Abb. 102). In einem Falle konnte ich an solchen Nervenwurzeln makroskopisch und mikroskopisch kleine Amputationsneurome feststellen (Abb. 101 bei **). Meist endigen die durchtrennten Nerven innerhalb der Schwielen, viele Nerven durchlaufen sie aber auch teils in degeneriertem, teils indessen in ganz gut erhaltenem Zustande. Bei ersteren handelt es sich zweifellos z. T. um Wallersche Degenerationen von Fasern, die, falls motorisch abwärts, falls sensibel aufwärts von einer Durchtrennungsstelle liegen, teils um Fasern, die durch die Narbenbildung gedrosselt sind, bzw. der der Narbenbildung voraufgegangenen Neuritis zum Opfer fielen. Daß aber letztere Vorgänge von geringerer Bedeutung sind als die unmittelbaren traumatischen Schädigungen, wird meines Erachtens durch das gute Durchhalten einzelner Bündel innerhalb der Narben erwiesen. Eine sichere Feststellung wäre nur durch eine bei den verwickelten Verwerfungen und Krümmungen der eingeschlossenen Fasern äußerst mühsame Serienuntersuchung zu erzielen. Auf jeden Fall beweist das Nebeneinander degenerierter und erhaltener Nervenbündel in ganz alten Narben, daß abweichend von dem Verhalten im Rückenmark die traumatischen Schädigungen der Kauda im allgemeinen auf die Verwundungsstelle beschränkt bleiben. Die aufsteigende Degeneration der Hinterstränge entsprach in einzelnen Fällen den bekannten Erfahrungen und griff nicht auf andere Stränge als die Hinterstränge über. Allerdings ist auch hier der große Reichtum an Körnchenzellen auffällig, der jedenfalls länger bestehen bleibt als in den Nervenbündeln, die schon längst eine abgeschlossene Degeneration zeigen, wenn der Vorgang im Rückenmark noch fortschreitet. In anderen Fällen fand ich auch atypische Degenerationsfelder bei Kaudaschüssen. In einem Falle, in dem makroskopisch nur ein kleinerer Teil des Kaudaquerschnitts verletzt erschien, wurde diese Auffassung durch das Vorwiegen der gleichseitigen Hinterstrangdegeneration bestätigt und damit ein weiterer Beweis dafür erbracht, daß Kaudaverletzungen partiell bleiben können.

---

8. Schußverletzungen des Halses.

Von Dr. SIGFRIED OBERNDORFER,

a. o. Universitätsprofessor, Vorstand des patholog. Instituts des Krankenhauses München-Schwabing.

Im Kriege Stabsarzt A. K., Armeepathologe.

Mit 6 Abbildungen im Text.

Die Verletzungen der Halsorgane, die der Krieg mit sich brachte, so häufig sie auch bei diesem Kriege ganz im Gegensatz zu früher zur Beobachtung kamen, boten für den Pathologen nicht viel Neues, mögen die Verletzungen auch oft grotesk genug gewesen sein. Auch das Material, das zur Bearbeitung zur Verfügung steht, ist nicht allzu groß; ich habe bei einem großen Sektionsmaterial von über 1500 Fällen kaum mehr als ein paar Dutzend auf dem Sektionstisch gesehen. Das liegt nicht, wie schon erwähnt, an der Seltenheit der Halsverletzungen; denn gerade der Stellungskrieg, bei dem Kopf und Hals mehr exponiert sind als die übrigen Körperteile, war dazu angetan, die Halsschüsse zu vermehren; aber der größte Teil der Halsschüsse endete sofort oder nach kurzer Zeit tödlich, teils wegen der Verletzungen der großen benachbarten Gefäße oder des Halsmarks, das nur von den dünnen Knochenteilen der Halswirbelsäule geschützt wird, oder wegen rascher Erstickung, veranlaßt durch Verlegung der Glottis, oder vehementer Blutung in die Luftwege; auch Hautemphysem, Pneumothorax, Luftembolie können als direkte Todesursachen bei Halsschüssen in Betracht kommen. Der Teil, der nicht rasch zugrunde geht, kann in der überwiegenden Zahl der Fälle gerettet werden, mögen die Verletzungen manchmal auch recht schwer und mit großen Defekten einhergehen; in solchen günstiger verlaufenden Fällen hat der Pathologe nur, wenn ungewöhnliche Komplikationen eintreten, Gelegenheit, den Heilungsprozeß im autoptisch gewonnenen Präparat zu verfolgen oder gar nur an kleinen, bei operativen Eingriffen gewonnenen Exzisionsstückchen die feineren histologischen Veränderungen kennen zu lernen.

Von den Kriegsverletzungen der Halsorgane kommen fast ausschließlich Schußwunden der verschiedensten Art in Betracht; auffallend häufig Schrapnellverletzungen, wohl in erster Linie wegen der geringen Durchschlagskraft dieser Projektilteile im Gegensatz zu dem Gewehrprojektil oder zu Granat- bzw. Minensplittern. Fliegerpfeil-, Hieb- und Stichverletzungen sind äußerst selten zu beobachten gewesen, auch sind Verletzungen durch stumpfe Gewalt, die besonders im Kehlkopf und der Trachea zu schwersten Zerreißungen führen können, selten, wohl weil auch diese Verletzungen, wenn sie nur irgend schwerer Natur sind, meist auch sofort tödlich waren. Am Anfange des Krieges überwogen Verwundungen durch Infanterie und Schrapnelle, später beherrschte der Granatsplitter das Feld. Waren anfangs glatte Durchschüsse nicht allzu selten, so mehrten sich später die ausgedehnten Verletzungen. Ab und zu kamen auch Leuchtpistolenverletzungen vor, oft mit besonders ausgedehnten Zerstörungen; ich habe selbst 2 derartige, die die Halsgegend betrafen, gesehen.

Von den Halsorganen sind es vor allem die Luftwege, die eingehende Besprechung verdienen. Von geringer Bedeutung sind die Schüsse der Speiseröhre, der Schilddrüse, welch letztere meist rasch zu tödlichen Blutungen Anlaß gaben, bei ihrer Ausheilung aber keine interessanten Veränderungen, abgesehen von Narbenbildungen und Abkapselungen von Hämatomen, boten; etwas größer ist die Bedeutung der Hypopharynxverletzungen. Selbstverständlich sind die Schüsse meist nicht auf ein Halsorgan allein beschränkt, sondern ziehen auf ihrem Wege mehrere in Mitleidenschaft; Kehlkopfschüsse kommen meist mit Hypopharynxschüssen, Schilddrüsenschüsse mit Kehlkopfschüssen; Ösophagusschüsse mit Wirbelsäulenverletzungen zusammen vor.

Eine Einteilung, der die pathologisch-anatomische Betrachtung zugrunde liegen soll, ergibt sich demnach von selbst; sie darf nicht zu detailliert sein, denn scharf an die verschiedenen Ebenen des Kehlkopfes halten sich die Schußrichtungen nicht; deshalb ist für unseren Zweck die KILIANsche Einteilung der Schußverletzungen ihrer Lokalisation nach in:

Schüsse des Kehlkopfeingangs (Kehldeckel und Aryfalte),

Schüsse des oberen Kehlkopfraumes (Taschenbänder, Schildknorpel),

Schüsse des mittleren Kehlkopfraumes (Stimmbänder),

Schüsse des unteren Kehlkopfraumes: Ringknorpelplatte, Basis der Aryknorpel, nicht zu verwerten.

RHESE, dem die erste ausführliche Arbeit über Schußverletzungen des Halses zu verdanken ist, teilt die Schußverletzungen ein in solche ohne Beteiligung der Luftwege, in solche mit Beteiligung der Luftwege und macht verschiedene Unterabteilungen.

Besser ist die von KAHLER und AMERSBACH, die wir auch unseren Ausführungen mit einigen Modifikationen zugrunde legen wollen; diese Autoren teilen die Verletzungen der Halsorgane ein in:

Schüsse des Kehlkopfes (Streifschüsse und Durchschüsse),

Konfusionen des Kehlkopfes,

Verletzungen der Kehlkopfnerven,

Verletzungen der Luftröhre,
Verletzungen des Hypopharynx,
Verletzungen der Speiseröhre,
Sonstige Verletzungen.

Die Verletzung der Nerven ist nur von geringem anatomischen Interesse, ebenso die der Gefäße, bei denen Aneurysmabildungen der Karotis mit ihrer infausten Prognose nicht selten beobachtet wurden; die anatomischen Veränderungen von Nerven und Gefäßen im Halse unterscheiden sich von denen anderer Organe nicht, abgesehen von der Gefährlichkeit der Gefäßverletzungen wegen der großen Halsgefäße; und die Folgen der Nervenverletzungen sind hauptsächlich klinisch, für den Anatomen kaum nachweisbar. Wir werden sie deshalb nur bei den Verletzungen der anderen Organe erwähnen.

Bei der Mechanik der Halsschüsse ist immer darauf zu achten, worauf auch RHESE besonders hinweist, daß der Kehlkopf und die Trachea elastisch im Halse aufgehängt sind, daß ihnen deshalb hohe Verschiebbarkeit zukommt, die es diesen Organen ermöglicht, wie Nerven oder Gefäße auszuweichen; weiter sind für die Richtung der Schußverletzungen und ihre Folgen, vor allem für etwaige Abszeß-bildungen, die Kenntnis und die Beachtung der Lage des Halsfaszien von großer Wichtigkeit; gerade zwischen tiefem Blatt der Fascia colli und der Fascia praevertebralis verlaufen die meisten Abszesse; auch können die starken Faszien den Weg müder Geschosse stark beeinflussen. Fernerhin beachte man immer bei der Rekonstruktion des Schußkanals, daß gerade im Hals mit seiner hervorragenden Verschiebbarkeit kulissenartige Verschiebungen und Verzerrungen oft mit sehr beträchtlicher Exkursions-breite den Schußkanal verändern, große Wunden sehr klein erscheinen lassen können.

Wie bei den Schußverletzungen aller Organe kommt es auch im Hals neben der Art des Geschosses auf die Geschwindigkeit, mit der es an den Körper gelangt, an; bekanntlich können seidenpapierdünne, kleinste Geschoßfragmente (z. B. bei Explosiv-geschossen) infolge der kolossalen Rasanz selbst Knochen durchschlagen, und anderer-seits vermögen oft große Geschosse, besonders ist dies bei Schrapnells beobachtet worden, gerade nur noch die Haut zu durchbohren und bleiben vor dem Knorpel stehen, den sie höchstens noch erschüttern oder infrangieren, die ihn überziehende Schleimhaut zu Blutungen veranlassen können; trotzdem können derartig anscheinend harmlose Geschosse, eben durch die Erschütterung des Knorpelgerüstes im Kehlkopf die fein ausgespannten Schleimhäute in ausgedehntester Weise indirekt zum Zerreißen bringen und so oft schwerer ausheilbare Verletzungen setzen als glatt durchschlagende, hochrasante Geschosse. Deshalb verlaufen Schrapnellverletzungen meist schwerer als stark rasante; dazu kommt noch die stärkere Deformierbarkeit der Schrapnellkugeln infolge des weicheren Metalls und ihr größerer Durchmesser; ebenso setzen Voll-mantelgeschosse unter gleichen Verhältnissen günstigere Verletzungen als Mantel-geschosse (KOPLER).

Wir haben oben schon auf die Bedeutung der Faszien, die die Bahn müder Geschosse beeinflussen und ändern können, hingewiesen; dieselbe Rolle kann selbst-verständlich auch der Kehlkopfknorpel spielen; allgemein gültig ist auch, daß bei der Verlangsamung der Geschoßgeschwindigkeit infolge des Widerstandes der Gewebe der Reibungswiderstand für kleinere Geschosse größer werden kann als für große, so daß große Fragmente tiefer eindringen können als kleine sich abspaltende. Der Beispiele könnten hierfür viele angegeben werden; gut illustriert dieses Verhalten die folgende Beobachtung:

1. Beobachtung (S. 192). Schrapnellquerschuß durch den Schlundkopf; Zertrümmerung des rechten Unterkiefers am Einschuß. Der Rückseite der Unterkieferfragmente liegen 2 kleine Geschoß-fragmente an; der Hauptteil des Schrapnells durchbohrte den rechten Glossopharyngeus, durchquert den Schlund, bricht durch den Mundboden in der Gegend der linken glosso-epiglottischen Falte; hinter ihr bleibt er stecken, nachdem noch Carotis interna zerrissen wurde. Tod nach 18 Tagen an eitriger Mediastinitis.

Wenden wir uns nun der Besprechung der Kehlkopfschußwunden selbst zu. Zuerst die Beschreibung eines typischen Falles:

2. Beobachtung (S. 310). Der Einschuß findet sich lateral vom Schildknorpel. Der Schußkanal geht durch das linke Taschenband, das stark gegen das Kehlkopfinnere vorgewölbt wird und stark blutig infiltriert erscheint. Etwas vor der hinteren Kommissur beginnt die Schleimhautzerreißung, die Taschenband und Stimmband in sich begreift, im ganzen ungefähr einpfennigstückgroß ist; am Grunde der zerrissenen, blutigen Schleimhaut sieht man mehrere nackte Knorpelsplitter, offenbar von der Ringknorpelplatte herrührend; selbst ein kleines Fragment der linken Zungenbein-

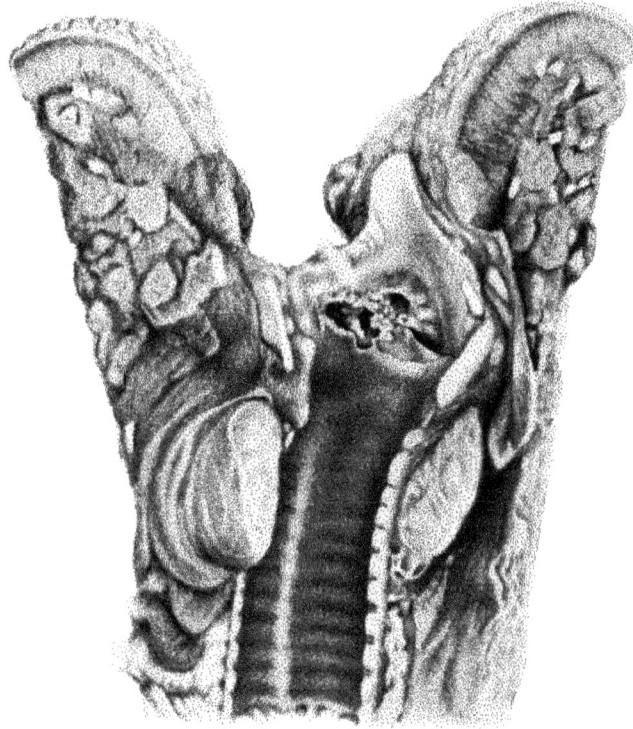

Abb. 103. S.-No. 310. Minensplitterverletzung. Pharynx-
Kehlkopfdurchschuß. Kehlkopfinnenseite.

hälfte kommt hier zum Vorschein, das in den Schußkanal hineingerissen und eingespießt ist. Die hintere Kehlkopfwand wird durchschlagen; es findet sich im Hypopharynx eine zweimarkstückgroße, blutunterlaufene Stelle, in deren Mitte eine für eine dünne Sonde durchgängige Schußöffnung sich findet; durch die kleine Öffnung ragen feinste Knorpelfragmente in den Hypopharynx vor (s. Abb. 103 u. 104).

Die Verletzung führte nach 2 Tagen zum Tode; von Interesse ist hier, trotz der gewaltigen Zerstörung des Kehlkopfinnern, die kleine Ausschußöffnung in den Hypopharynx, die bei der Sektion, da sie zuerst zu Gesicht kam, die schwere Zerstörung des Kehlkopfinnern kaum ahnen ließ.

Gleich hier sei angeführt, daß Schußverletzungen, die verknöcherte Kehlkopfknorpel treffen, die bekanntlich auch bei jüngeren Individuen nicht zu selten beobachtet werden, manchmal noch viel stärkere Zerstörungen veranlassen als Verletzungen der elastischen Knorpel; es kann aber auch umgekehrt ein verknöcherter Knorpel manchmal durchschlagen werden, wo ein elastischer Knorpel ausweicht, und dadurch noch zu stärkeren Zerreißungen der Schleimhaut Anlaß gibt.

Das Bild dieser Zerstörungen gibt gleichzeitig auch eine Vorstellung darüber, wie derartige schwere Zerstörungen ausheilen werden, wenn der ganze Schußkanal mit Knorpeltrümmern übersät ist, z. T. selbst Knochenfragmente eingespießt wurden; die ihres Perichondriums entblößten Knorpelfragmente und die nackten Knochensplitterchen

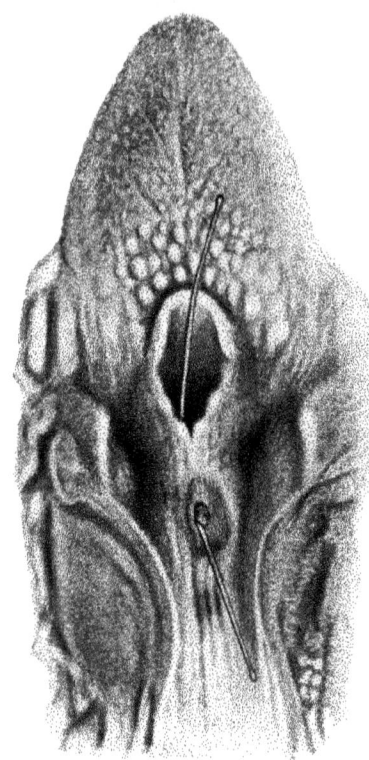

werden durch einsetzende Entzündung größtenteils ausgestoßen werden, die Perichondritis kann beträchtliche Grade mit allen ihren Folgen, dem entzündlichen Ödem und der Stenose, erreichen; Knorpel und Knochenstücke, die ihre Kambiumschicht nicht verloren haben, können einheilen, sich selbst tumorartig vergrößern, zu kleinen Ecchondromen, Exostosen Anlaß geben; aber auch ohne derartige Knorpel- und Knochenwucherungen können die einsetzenden Granulationswucherungen sehr beträchtlich werden und das Bild beherrschen; diese Granulationswucherung wird allmählich in Narben übergehen, die z. B. in der 2. Beobachtung ausgedehnte Verwachsungen an der Stelle der zerfetzten Stimmbänder und der Arygegend veranlaßt hätten, wahrscheinlich mit starker Verziehung und Verengerung der Glottis. Im ersten Stadium der Wundheilung ist mit der einsetzenden Reaktion im Wundbett starke Ödematisierung, zuerst traumatischer, dann entzündlicher Natur, zu erwarten, die lebensbedrohliche Ausdehnung erreichen kann; aber auch hier sei schon hervorgehoben, daß die endliche Heilung selbst bei so großen Larynxzerstörungen wie im vorliegenden Falle oft überraschend geringe Defekte hinterlassen kann, und daß manchmal sogar die funktionelle Wiederherstellung eine auffallend gute ist.

Abb. 104. S.-Nr. 310. Minensplitterdurchschuß von vorn nach hinten durch den Kehlkopf. Pharynxausschuß.

So beschreibt z. B. MOHLENKAMP einen Fall, wo bei einem Diametralschuß, quer durch den Kehlkopf, auf der Höhe der Stimmbänder, wobei die Spaltung des Stimmbandes in 2 Hälften, deren eine sich sogar von der Wand losgelöst hatte, zu beobachten war, nach 3 Wochen vollständige Heilung mit kleiner, weißer Narbenbildung an der Ein- und Ausschußstelle eintrat.

Eine Form stärkster Zerreißung durch ein den Kehlkopf seitlich aufreißendes Geschoß stellt folgende Beobachtung dar:

3. Beobachtung (Fall 65). Der Schußkanal ging hier ungewöhnlicherweise von hinten nach vorne: der Einschuß war oberhalb des rechten Schulterblattes am Rücken, der Ausschuß am Unterkiefer, links neben der Mittellinie; der Schußkanal reißt die rechte Schilddrüsenhälfte auf, verletzt den Thyreoidknorpel, dringt in den Hypopharynx ein, wobei die ganze rechte Larynxhälfte völlig zerstört und zersetzt wird. Der rechte Aryknorpel wird gegen das Innere des Kehlkopfes luxiert, der

ganze stehenbleibende Teil des Larynx zeigt ausgedehnteste Blutungen. Der Schußkanal setzt sich nach vorne fort in den Mundboden und verläßt den Körper nach Zersprengung des vorderen Teils der linken Unterkieferhälfte. Die Kommunikationsöffnung zwischen Kehlkopf und Hypopharynx ist fast zweipfennigstückgroß. Der Tod trat offenbar infolge der starken Blutung, vor allem aus der Thyreoidea, in 2 Stunden ein (s. Abb. 105).

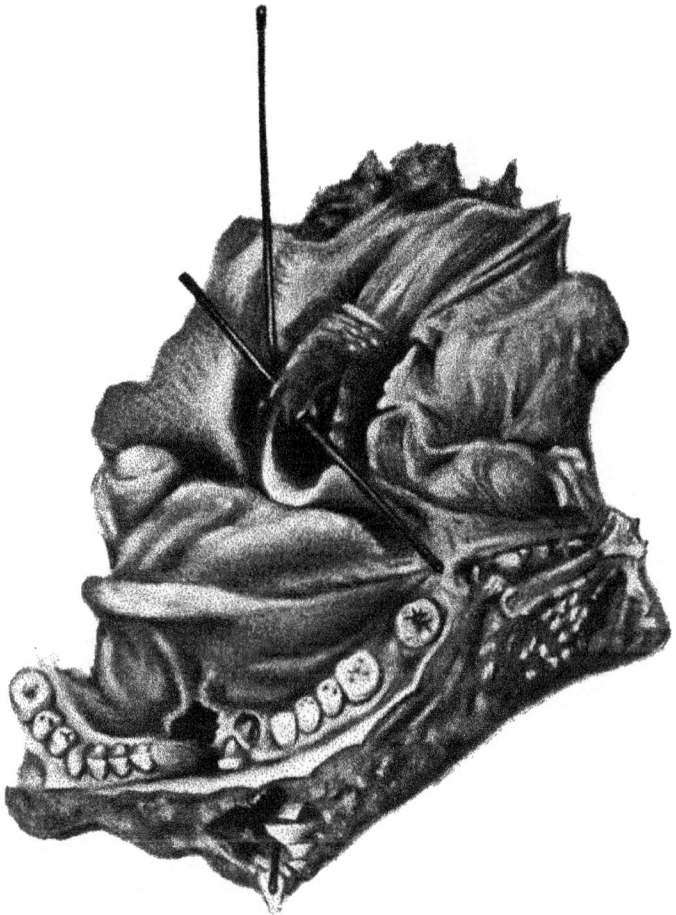

Abb. 105. S.-Nr. 65. Durchschuß durch Hypopharynx, Kehlkopf, Zungenbasis, Kiefer.

Der Fall stellt gleichzeitig auch ein Beispiel für die Längs- und Schrägschüsse dar, die überhaupt meist viel ausgedehntere Zerstörungen als die queren Durchschüsse, seien sie sagital oder transversal, setzen.

Minimale Verletzungen setzen manchmal Splitter, die in die, die Kehlkopfknorpel trennenden Membranen eindringen und sie durchbohren, dann, ohne weiter durchzuschlagen, in das Innere der Trachea fallen. Instruktiv ist in dieser Hinsicht ein Fall, den GASEL publizierte, wo der Splitter die Membrana crico-thyreoidea durchbohrte; die Verletzung heilte rasch durch Granulationswucherung; der Splitter fiel in den

27*

Bronchialbaum; die einzige, aber ebenfalls rasch schwindende Erscheinung war Ausströmen der Luft durch die Einschußöffnung; selbstverständlich konnte eine derartig leichte, nicht penetrierende Schußwunde nur ein mit geringer Eigenbewegung ausgestatteter, müder Splitter veranlassen. Ähnliche minimale Störungen hat ein Steckgeschoß (französisches infanterie-Mantelgeschoß) hervorgerufen, das mit seinem stumpfen Ende vorne im Kehlkopf, unterhalb der Stimmbänder steckte, es machte sich beim Marschieren des Patienten nur durch leichte Atembeschwerden bemerkbar (ZELLER).

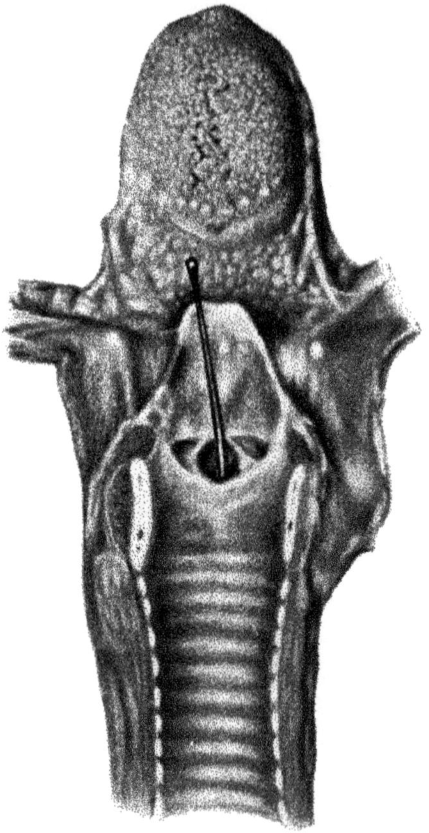

Seltener hat man Gelegenheit, Bilder ausgeheilter oder ausheilender Schußverletzungen des Kehlkopfs auf dem Obduktionstisch zu sehen. Ich bringe hierfür 2 Beispiele:

4. Beobachtung (Fall 141, Res. L. D.). Splitterverletzung der Kehlkopfgegend mit nachfolgender Tracheotomie; Schußverletzungen mehrere Monate zurückliegend. Im geschlossenen Kehlkopfeingang fällt vor allem, vom Hypopharynx aus gesehen, eine Überlagerung des rechten Aryknorpels durch den linken auf. Glottis ist höchstgradig verengert, nur etwa für eine dünne Knopfsonde durchgängig. Der aufgeschnittene Kehlkopf zeigt Fehlen des linken wahren Stimmbandes, an dessen Stelle sich eine flache, gelbliche Vertiefung findet, im Bereich der Aryteile der Stimmbänder breite, quere, narbige Verwachsung nach Art eines Diaphragma, das nur nach vorne noch einen dünnen Spalt offen läßt. Auch die Trachea ist in Mitleidenschaft gezogen; oberhalb der Tracheotomiewunde finden sich als Residuum einer offenbar ursprünglich schweren Verletzung eine hellerstückgroße, divertikelartige Ausstülpung der Trachealvorderwand, die durch Unterbrechung der Knorpelringe ermöglicht worden war.

5. Beobachtung (Fall 351). Schrapnellschuß. Exitus 23 Tage nach der Verwundung. Der Schußkanal muß den Adamsapfel gestreift bzw. aufgerissen haben; er geht vom linken Mundwinkel zum Hals; in Kehlkopfhöhe war das Projektil anfangs im Röntgenbild zu sehen, 5 Tage später war es nach abwärts gewandert und am Brustbeinansatz des Sterno-cleido nachzuweisen. Im Anfang strömte Luft aus der Halswunde aus. Die Sektion zeigt fast normale

Abb. 106. S.-Nr. 351. Schrapnellsteckschuß.
(Mundwinkel, Unterkiefer u. Hals.)

Kehlkopfverhältnisse, nur weichen an der vorderen Kommissur falsche und wahre Stimmbänder lanzettförmig voneinander, lassen eine divertikelartige Ausbuchtung nach vorne frei, die nach rechts und links 2 halbmondförmige Falten abgrenzten; diese Ausstülpung der Schleimhaut mündet in einen Trichter, der sich in einen Fistelgang fortsetzt, welcher wieder zu einem Abszeß · führt oberhalb des Schlüsselbeins; hier liegt die wenig deformierte Schrapnellkugel (s. Abb. 106).

Der Fall weist gleichzeitig hin auf die leichte Wanderung von Steckgeschossen im Hals, die nicht selten selbst bis in den Brustraum gelangen und dort eitrige Mediastiniden auslösen, gleichzeitig auch ein gutes Beispiel für die verhältnismäßig rasche und ziemlich glatte Ausheilung von beträchtlichen Larynxverletzungen; denn hier muß offenbar ursprünglich eine beträchtliche Zerstörung der vorderen Kommissur bestanden haben, allerdings ist der Schuß mehr als ein Kehlkopf-Tangentialschuß aufzufassen.

Derartige Streifschüsse müssen nicht immer so harmlos verlaufen: Wenn sie auch nicht das Kehlkopfinnere berühren, so können sie durch den Luftdruck so starke Schleimhautblutungen und Zerreißungen auslösen, daß die Verletzungen an Schwere den durch direkte Projektilwirkung entstandenen in nichts nachgeben; besonders stark ist vielfach in solchen Fällen die Arygegend beteiligt.

Oben wurde schon kurz die Möglichkeit besprochen, daß Projektile ins Larynxinnere gelangen, sei es primär bei müden Geschossen, die gerade noch Kraft hatten, die Larynxwand zu durchschlagen, die gegenüberliegende Wand aber nicht mehr zu durchbohren imstande waren, sei es, daß ursprünglich Steckgeschosse durch Eiterung usw. in das Lumen gelangen. Die Wirkung ist dieselbe wie bei andersartigen Fremdkörpern in den Luftwegen; es kommt, abgesehen von etwaigen dyspnoischen Erscheinungen, dann gewöhnlich zur Bronchitis, die in Lungeneiterung, Lungengangrän übergehen kann; in günstigen Fällen wird das Projektil ausgehustet, kann aber nach Verlassen der Luftwege vom Pharynx aus verschluckt werden und so per vias naturales aus dem Körper entfernt werden. In ganz seltenen Fällen wurden in der Trachea durch den Luftstrom sich hin und her bewegende, pendelnde Projektile beobachtet (CAESAR HIRSCH nachTrachealschuß).

Noch eine kurze Bemerkung über die Wirkung der Schußverletzungen des Larynx auf die tieferen Luftwege: Überaus häufig sind Blutungen, die in die Lunge einlaufen, hier wohl resorbiert werden können, vielfach aber noch zu eitrigen Pneumonien, manchmal auch zu Lungenverjauchungen Anlaß geben; gerade so wie Blut, kann auch Aspiration oder Einlaufen von Eiter, von sich abstoßenden Gewebsfetzen, von Knorpelsequestern wirken; auch ist es nicht selten, daß eine Infektion der Wunde mit echter Diphtherie oder Streptokokken zu deszendierendem Krupp führt, der sich bis in die kleineren Bronchien mit rascher Pseudomembranbildung fortsetzen kann (6. Beobachtung, Fall 93).

Nicht selten sind Kontusionen des Kehlkopfes durch nahe an ihm vorbeigehende Geschosse; selbst entferntere Geschosse zeigen öfters derartige Fernwirkungen auf den Kehlkopf und brauchen an Intensität nahe vorbeiziehenden nicht nachzustehen. Die Kontusionsveränderungen bestehen vorzugsweise in Blutungen; die Prädilektionsstellen für diese sind die aryepiglottischen Falten, die Ansatzstelle der Epiglottis, die Stimmbandgegend, kurz überall dort, wo die Schleimhaut etwas lockerer der Unterlage aufliegt. Derartige Kontusionsblutungen sah ich z. B. in einem Falle von Okzipitalschuß (7. Beobachtung, Fall 916) mit Hirnverletzung und folgender eitriger Meningitis; bei ganz nahen Schüssen kann es auch zu ausgedehnten Schleimhautblutungen, -Zerreißungen im Innern des Kehlkopfes kommen (Präp. 225 der Militärärztl. Akademie München), wo bei einem Halsunterkieferschuß das Kehlkopfinnere ausgedehnt geborsten war. Die Schleimhaut war hier mit Pseudomembranen ausgekleidet. Selbst die Kehlkopfknorpel waren zerrissen.

Die entfernteren Schleimhautzerreißungen sind z. T. auf Luftdruck rasanter Geschosse zurückzuführen; die Luftdruckerhöhung kann in vielen Fällen um so weniger einen Ausgleich finden, als vielfach gerade im Moment des Schusses der Atem angehalten, der Mund geschlossen wird, die in den Luftwegen befindliche Luftsäule demnach in einem nach allen Seiten geschlossenen Hohlraum, der von mehr oder minder unnachgiebigen Wänden umgeben ist, steht. Wie Zerreißungen, können natürlich auch Blutungen allein im Kehlkopf durch den Luftdruck zustande kommen (MEURER).

Fehlen Zerreißungen, so können Kontusionsblutungen glatt ausheilen; in anderen Fällen kann die Knorpelerschütterung auch zu einer chronischen Perichondritis mit Knorpelverdickung und stark beeinträchtigter Bewegungsfähigkeit der einzelnen Knorpel führen.

Über subkutanes Emphysem nach Larynxverletzungen soll unten im Zusammenhang mit den Trachealwunden berichtet werden.

a) Trachealverletzungen.

Verletzungen der Trachea sind nur wenige beschrieben; entweder sind sie rasch tödlich verlaufen oder sie heilten glatt aus. Stichverletzungen sind erst recht selten. GLAS beschreibt einen Lanzenstich der Trachea, der allerdings eine Tracheotomie nötig machte, unter Stenosenbildung ausheilte; die Stenose wurde durch einen schildkrötenrückenartig sich vorwölbenden Fleischwulst der vorderen Trachealwand bedingt. GUISEZ beobachtete eine Trachealruptur, die infolge des Luftdruckes einer in der Nähe platzenden Granate, offenbar bei angehaltenem Atem, wie oben erwähnt, entstanden war; mehrere Trachealringe waren hier zerrissen, bei geringen Anstrengungen schon bildeten sich beiderseits am Hals große lufthaltige Tumoren aus, die durch Druck leicht zurückzubringen waren und zweifellos Schleimhautdivertikeln der Trachea ihre Entstehung verdankten. Man sah bei direkter Laryngoskopie subglottisch eine rötliche Masse, die sich synchron mit der Pulswelle (Überleitung von der Karotis) bewegte; die Blase hatte eine Länge von 6 cm, erstreckte sich des genauern vom 1.—5. Trachealring und wölbte sich in der Ruhe nach innen, bei Anstrengung nach außen vor.

Frische Trachealverletzungen bieten, wenn die Knorpelringe getroffen sind, ein ähnliches Bild wie der Kehlkopf.

8. Beobachtung (Fall 107). Infanterieschuß aus 350 m Entfernung. Einschuß 5 cm unterhalb des Schildknorpels, Ausschuß oberhalb und medial von der rechten Skapula. Auf dem Wege zum Wirbelkanal, dessen Mark durchbohrt wurde, wurde die Trachea seitlich aufgerissen, mehrere Knorpelringe zerstört, deren nackte Knorpelfragmente in das Innere der zerfetzten Wand hineinragten. Der Tod trat nach 2 Tagen ein. Die Wunde zeigte am Sektionstisch die Schleimhautfetzen der verletzten Stelle z. T. mißfarbig, in weiter Umgebung waren Trachea und selbst Kehlkopf von ausgedehnten Blutungen durchsetzt (s. Abb. 107).

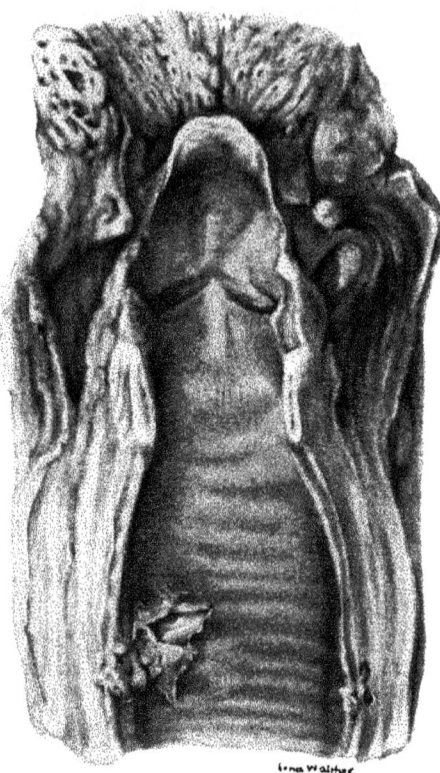

Abb. 107. S.-Nr. 107. Infanterieschuß: Schildknorpel — rechtes Schulterblatt. Seitliche Aufreißung der knorpeligen Trachealwund.

Das Hautemphysem erreicht besonders bei selbst kleinen Verletzungen der Trachea große Ausdehnung, da, wie KILIAN auch erwähnt, subglottisch beim Husten und Pressen erhöhter Druck herrscht, der die Luft aus Kontinuitätstrennungen der Trachea zum Austritt zwingt; verhindert wird das Hautemphysem, wenn die Schußverletzung offene Kommunikation mit der Halsoberfläche geschaffen hat, wenn also nicht Weichteilverschiebungen die Trachealwunde gegen außen decken, was allerdings zumeist der Fall sein wird. Das Hautemphysem kann groteske Ausdehnung gewinnen; es kann einerseits bis zum Skrotum, andererseits sich bis zu den Lidern erstrecken und für sich selbst schwerste Erscheinungen auslösen. Gleich hier sei bemerkt, daß besonders starkes Hautemphysem auch bei Schußverletzungen des Hypopharynx beobachtet wird, daß die Quelle des Hautemphysems auch Verletzungen des Ösophagus (Luftschlucken), der Pleurakuppe mit den Lungenspitzen sein können. —

Gasphlegmonen, die mit Hautemphysem, das durch Verletzung luftführender Kanäle entsteht, verwechselt werden können, kommen am Hals sehr selten vor. HARTEL vermutet mit Recht, daß die Ursache hierfür wohl der geringe Querschnitt der Halsmuskeln, d. h. der schlechte Nährboden für Anaerobier sein wird; auch die geringere Verschmutzung des Halses (!) soll eine Rolle spielen.

Die Trachealverletzungen selbst heilen, wenn weitere Komplikationen nicht bestehen, meist glatt aus, meist nur unter Zurücklassung einer lineären, weißen Narbe; aber auch hier können Granulome, Perichonditiden usw. entstehen, evtl. aus den schon genug erörterten Gründen sich kleine Chondrome bilden (KAHLER und AMERSBACHS Fall von zitzenartigem Chondrom, das von narbig veränderter Schleimhaut bedeckt war)

Trachealverletzungen durch stumpfe Gewalt als Folge benachbarter Explosionen wurden oben schon bei der Besprechung der Tracheozelenbildungen (GUISEZ) erwähnt; natürlich wurden auch Trachealzerreißungen bei Verschüttungen, bei Quetschungen usw. beobachtet; wir beobachteten einen Fall von querem Abdrücken der Trachea durch Eisenbahnpuffer.

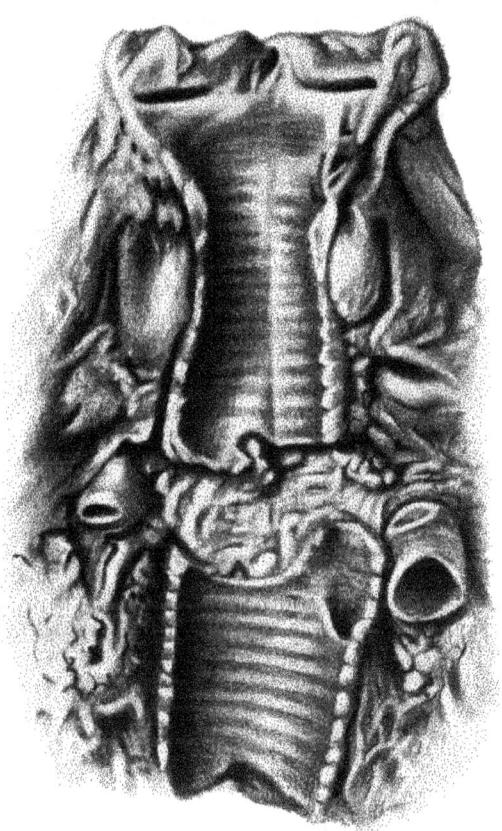

Abb. 108. S.-Nr. 176. Quetschung zwischen Eisenbahnpuffern. Abdrücken und Querzerreißung der unteren Trachea.

9. Beobachtung (Fall 176). Tod nach 12 Stunden wegen Pneumothorax, keine Rippen- oder Sternumfrakturen. Die Abbildung besagt alles Weitere (s. Abb. 108).

Schließlich seien noch indirekte tracheale Verengerungen vermerkt als Folge von Senkungsabszessen, die die Trachea verziehen; FROHWALD beschreibt einen derartigen Fall, wo im Anschluß an einen ein Steckschrapnell enthaltenden Abszeß eine derartige Verengerung der Trachea auftrat.

Über Senkungsabszesse entlang der Trachea usw. weiter unten im Zusammenhang.

b) Hypopharynx.

Die Hypopharynxschüsse sind meist mit Kehlkopfverletzungen kombiniert. Zum mindesten findet sich bei ihnen, wenn der Kehlkopf selbst stärkere Verletzungen vermissen läßt, eine ausgedehnte Blutung im Kehlkopfinnern, am Kehldeckel und Arygegend; doch können Verletzungen des Kehlkopfs vollständig fehlen, wenn gerade im Moment eines Querschusses des Hypopharynx eine Schluckbewegung ausgeführt wurde, der Kehlkopf dadurch vom Hypopharynx abgehoben war. Weiterhin werden Steckgeschosse im Hypopharynx überaus wahrscheinlich durch folgendes Ödem, das auf den Kehlkopfeingang übergreift, Glottisödem mit seinen bedrohlichen Folgeerscheinungen auslösen, auch schließlich Krämpfe der Stimmritze, evtl. auch des Ösophagus veranlassen; groß ist die Möglichkeit für Geschosse, die in der Wand des Hypopharynx stecken- bleiben, in seinem lockeren Gewebe nach abwärts zu wandern, zu Senkungsabszessen Anlaß zu geben.

Auch bei den Hypopharynxschüssen steigt die Möglichkeit glatten Durchschusses mit der Länge der Schußbahn. Nach RHESE sollen Schüsse aus einer Entfernung von 200—300 m die Wand glatt durchschlagen. Auf die intensive und häufige Bildung von Hautemphysem nach Hypopharynxschüssen haben wir oben schon aufmerksam gemacht.

Eingangs haben wir schon der großen Gefahr gedacht, die die Verletzungen der großen Halsgefäße, die Kehlkopf, Hypopharynx und Trachea so benachbart liegen, veranlassen; wir haben primäre und sekundäre Verblutungsfälle aus durchschossenen Arterien, aus aneurysmatisch veränderten, angeschossenen Teilen der Carotis communis der externa und interna, der Submaxillaris, der Thyreoidea inferior gesehen; sie boten keinerlei Besonderheiten, die von Gefäßschädigungen, Gefäßaneurysmen anderer Organe abgewichen wären, nur daß bei Karotisverletzungen oder Unterbindungen nicht allzu selten ausgedehnte Hirnschädigungen beobachtet wurden. Ebenso sollen die häufigen Nervenverletzungen mit ihren klinisch so bedeutungsvollen Ausfallserscheinungen hier nicht näher beschrieben werden; es ermangelt ihnen das anatomisch Besondere, das eine eingehendere Besprechung lohnen würde; Vagus mit Rekurrens, Phrenikus, Akzessorius und Sympathikus sowie die Plexusnerven des Oberarms sind in Mitleidenschaft gezogen worden, und die Beschreibung von Ausfallserscheinungen nach ihren Verletzungen sind zahlreiche, eine Zusammenstellung darüber ist auch bei RHESE zu finden. Bemerkt sei nur, daß gerade bei Vagusverletzungen häufig Pneumonien beobachtet werden. Auch die Schilddrüsenschußverletzungen seien hier nur gestreift. Sie gehen meist mit foudroyanten Blutungen einher, können weiterhin zu Durchblutungen im Gewebe Anlaß geben; theoretisch wäre auch eine völlige Zerstörung der Schilddrüse nach Schußverletzung möglich mit ihren Folgeerscheinungen, der Kachexia strumipriva; ein Fall der Art ist mir nicht bekannt.

Kommen wir zu den Hypopharynxschüssen zurück; ein paar typische Beispiele:

10. Beobachtung (Fall 170). Schrapnellschuß: Einschuß unterhalb des Kinns, Schußkanal am linken Horn des Zungenbeins vorbei, Durchschuß der Hinterwand des Hypopharynx auf der Höhe der aryepiglottischen Falte. Überall ausgedehnte Blutunterlaufung, auch im Kehlkopfinnern; die Umgebung des Schleimhautdefektes — der Tod trat 24 Stunden nach der Verletzung ein — zeigte frischen, fibrinösen Belag. Der Tod war Folge des gleichzeitig durchschossenen Halsmarks.

Schußverletzungen des Hypopharynx mit starker Beteiligung des Larynx wurden oben schon beschrieben (Fall 65).

Häufig sind bei Hypopharynxschüssen Abszeßbildungen der Umgebung, verursacht teils durch Primärinfektion, teils durch Infektion infolge verschluckter Speisen; ist doch das Erste in der ärztlichen Vorsorge bei Pharynx- und Ösophagusschüssen deshalb, jede Nahrungsaufnahme für einige Tage zu verhindern; die Abszeßbildungen neigen, der oben besprochenen Anordnung der Faszien folgend, sehr leicht zur Senkung. Die Gefahr, daß es so zu einer eitrigen Mediastinitis, zu einem Einbruch in die Pleura mit folgendem Empyem kommt, ist immer eine drohende. Sehr häufig bilden sich nach Pharyngealschüssen der Hinterwand retropharyngeale Abszesse. ALBRECHT beschreibt einen derartigen besonders günstig abgelaufenen Fall, wo nach einer Querschußverletzung des Halses eine retropharyngeale Phlegmone einsetzte, die zu einer Sequestierung der Platte des 6. Halswirbelkörpers führte; der Abszeß entleerte sich spontan in den Ösophagus, und die Knochenplatte kam hier ebenfalls zur Ausstoßung.

Wie erwähnt, heilen die Schleimhautverletzungen des Hypopharynx im allgemeinen glatt aus und hinterlassen schließlich kaum sichtbare Narben; möglich ist bei ausgedehnter Zerstörung der Pharynxmuskulatur in ihrem Gefolge die Bildung von Pulsionsdivertikeln; bisher findet sich in der Literatur hierüber nichts, doch wären bei dem langsamen Entstehen derartiger Ausstülpungen spätere Beobachtungen möglich.

c) Ösophagusschüsse.

Ganz ähnlich wie die Hypopharynxschüsse verlaufen die Ösophagusschüsse, bei denen vor allem, von allen Nebenverletzungen abgesehen, besonders imminent die Gefahr der periösophagealen Phlegmone mit ihren Folgen, der eitrigen Mediastinitis, ist. Ursache dieser Neigung zu Phlegmonen der Umgebung ist das den Ösophagus umgebende lockere Bindegewebe.

11. Beobachtung (Laz. D 27. 9. 1915.) Schußverletzungen der rechten Halsseite mit fast querer Durchtrennung des obersten Teiles der Speiseröhre, in der Umgebung der Schußverletzung ausgedehnte Abszeßbildung, die einerseits nach aufwärts sich erstreckte bis zur Schädelbasis, andererseits nach abwärts sich fortsetzte bis zum Mediastinum, hier zu eitriger Mediastinitis und von hier aus zu eitriger Pleuritis führte.

Sehr eigenartig und selten waren die Komplikationen in der 12. Beobachtung (Fall 483). Der Patient lebte fast 2 Monate nach einem Minensplittersteckschuß, der auf der linken Seite des Ösophagus, in der Höhe der Schilddrüse eindrang und ausgedehnte Abszeßbildungen in der Umgebung setzte; die Schluckbeschwerden waren damals noch gering, eintretendes Empyem der linken Seite veranlaßte 7 Wochen nach der Verletzung Thorakotomie, die den Exitus bei septischen Allgemeinerscheinungen nicht aufhielt. Die Sektion ergab zwischen Wirbelsäule und Ösophagus schmierig eitrigen Belag, derbe Schwartenbildungen am Hals vom oberen Teil des Kehlkopfes an bis zum Jugulum an den seitlichen Partien; die beiden Venae jugulares internae waren in diese Schwartenmassen eingebettet, vollständig thrombosiert. Die Thromben z. T. puriform erweicht; auf Bifurkationshöhe war anschließend an diese Schwarten retropharyngeal eine weitere kleine Abszeßhöhle nachzuweisen, in welcher der Stecksplitter saß. In den Lungen war es zu eitrigen Einschmelzungen gekommen, offenbar auf der Basis von Lungenabszessen, die von der Thrombophlebitis der Jugulares, die sich selbst auf die Vena anonyma fortsetzte, ihren Ausgang genommen hatten, das Empyem war Folge des Durchbruches dieser Lungenabszesse, nicht einer eintretenden Mediastinitis, zu der es in diesem Falle wegen Abkapselung der Abszesse oberhalb des Jugulum nicht gekommen war.

Erwähnt sei auch, daß bei Venenverletzungen des Halses, bei denen die umgebenden Faszien ein Klaffen der Gefäßwände begünstigen können, auch die Gefahr der Luftembolie gegeben ist. Periösophageale Abszesse mit folgender Mediastinitis suppurativa, Einbruch in die Pleura beschrieben R. SCHICKLBERGER, BENDA, BERGER; in letzterem Falle bestand auch starkes Hautemphysem, das BERGER von der Ösophaguswunde ableitete.

Die Ösophaguswunden selbst heilen meist glatt, ohne schwere Folgeerscheinungen, aus; auch bei ihnen ist, sei· es durch ausgedehnten Verlust der Muskulatur an umschriebenen Stellen, sei es durch Narbenzug von der Umgebung her möglich, daß es zur Bildung von Traktions- bzw. Pulsionsdivertikeln kommt, ebenso sind Stenosen infolge narbiger Einschnürung durch umgebende entzündliche Schwartenmassen möglich.

Die Verletzung der Halswirbelsäule und des Halsmarkes sei hier nur ganz kurz gestreift; ihre eingehende Besprechung würde nur eine Wiederholung der Wirbelsäulenschüsse und der Rückenmarksveränderungen an anderen Stellen der Wirbelsäule sein.

Nur ein Fall verdient besonderer Erwähnung: HASZEL berichtet über einen Fall, wo nach einer Schußverletzung der Halswirbelsäule ein großer Teil des Epistropheus sich sequestrierte und ausgespuckt wurde, offenbar in den Schlundkopf durchbrach, ohne daß nennenswerte Erscheinungen dabei bestanden hätten; der Sequester wanderte bis zur Einschußöffnung auf der Höhe des 4. Halswirbels und stieß sich hier ab; allerdings unter dem Auftreten stürmischer Ödeme.

Der Seltenheit wegen erwähne ich dann noch 2 schwere Halsverletzungen durch Leuchtpistolenschüsse.

13. Beobachtung (Fall 167). Hier waren die rechten obersten Nackenteile, von der Untergrenze des Warzenfortsatzes beginnend und sich in einer Länge von 6¹/₂ cm, in einer Breite von 4¹/₄ cm erstreckend, in eine tiefe Wunde verwandelt, in deren Bereich der 2., 3. und 4. Halswirbel zertrümmert waren. Von dieser Wunde aus entstand eine auf- und absteigende eitrige Meningitis.

14. Beobachtung (Fall 309). Der Tod trat hier in den ersten 24 Stunden ein. Der Schußkanal ging von vorne nach hinten, riß den rechten Zungenrand auf, setzte sich auf die Halsweichteile fort, wo die rechte Carotis externa abgerissen wurde auf der Höhe der Abgangsstellen der lingualis; Tod war durch Verblutung entstanden. Bemerkenswert war hier eine kleine Mißbildung der Thyreoidea, bei der der die beiden Hälften verbindende Isthmus fehlte.

Literatur.

ALBRECHT, Über Schußverletzungen des Halses. Arch. f. Ohren-, Nasen- u. Kehlkopfheilkunde. Bd. 98. H. 2 u. 3. S. 138.

v. BAUMGARTEN, P., Kriegspathologische Mitteilungen. M. Med. W. 1918 Nr. 7/8.

BENDA, Berliner laryngolog. Gesellsch. 30. 3. 1917. Referiert Zbl. f. Laryng. 1918. S. 144.

BERGER, Ösophagusschuß. M. Med. W. 1915 Nr. 45 S. 1547.

BORST, Pathologisch-anatomische Erfahrungen über Kriegsverletzungen. Sammlg. klin. Vorträge Nr. 35. Chir. 201.

FROHWALD, Kehlkopfschüsse bei 4 Soldaten. Bert. Klin. W. 1915 Nr. 46 S. 1199.

— Berl. Klin. W. 1915 Nr. 6 S. 142.

GARELL, Société medical chir. de la 14. Region 6. 3. 1917. Ref. Zbl. f. Laryng. 1918 S. 85.

GERBER, D. Med. W. 1916 Nr. 42 S. 1305.

GLAS, EMIL, Laryng.-rhinol. Gesellsch. 3. 11. 1915. Ref. Monatsschr. f. Ohrenheilkunde. 1916 Bd. 50 S. 345.

GUISEZ, La presse medicale. 21. 2. 1918. Ref. Zbl. f. Larvng. 1918 S. 161.

GULEKE, Hals = Borchard u. Schmieden, Lehrbuch der Kriegschirurgie. Leipzig, Barth, 1917.

HARTEL, FRITZ, Die Kriegsverletzungen des Halses. Ergebnisse der Chirurgie und Orthopädie von Payr u. Küttner. Bd. 11. 1919.

HILL, WILLIAM, Laryngological Section Royal Society of Med. 5. 2. 1915. Ref. Zbl. f. Laryng. 1917 S. 349.

HIRSCH, CAESAR, Zur Kasuistik der Halssteckschüsse. Arch. f. Laryng. und Rhinol. Bd. 32 H. 1.

IMHOFER, Meningokokkenwundinfektion nach Halsdurchschuß. Med. Klin. 1917 Nr. 10.

KAHLER, O. u. AMERSBACH, K., Kriegschirurgische Erfahrungen. Arch. f. Laryng. u. Rhinol. 1916 Bd. 30.

KILLIAN, Referat auf der 2. kriegschirurgischen Tagung. Bruns Beitrag zur kl. Chir. 1916 Bd. 101 S. 224.

— Laryng. Gesellsch. Berlin. 23. 2. 1917.

KÖRNER, O., Über Lähmungen der Nervi vagus, accesor., hypoglossi und Sympathicus mit Pharynxschädigungen bei Halsschüssen. M. Med. W. 1916 Nr. 40.

— Beobachtungen über Schußverletzungen usw. Zeitschr. f. Ohrenheilkunde. 1917 H. 4 S. 155.

KOFLER, Schußverletzungen des Larynx. Laryng.-rhinol. Gesellsch. 8. 11. 1916. Ref. Zbl. f. Laryng. 1917 S. 105.

LITTHAUER, Berl. Klin. W. 1916 Nr. 1 S. 12.

MARSCHICK, H., Über Schußverletzungen des Pharynx und Ösophagus. Wien. Klin. W. 1917 S. 636.

MENZEL, Wien. laryng. otol. Gesellsch. 10. 1. 1917. Ref. Zbl. f. Laryng. 1917 S. 273.

v. MEURERS, Beiträge zu den Kriegsschädigungen des Kehlkopfes. Zeitschr. f. Ohrenheilkunde. B. 74 H. 3 S. 112. 1916.

MOHLENKAMP, Diametralschuß des Halses. M. Med. W. 1914 Nr. 49.

ONODI, A., Arch. f. Ohren-, Nasen- u. Kehlkopfheilkunde. 1916 S. 244 Bd. 98.

PETERS, Interessante Halsverletzungen. M. Med. W. 1915 S. 1134. Nr. 33.

RHESE, Kriegsverletzungen und Kriegserkrankungen von Ohren, Nasen und Hals. Wiesbaden 1918. Bergmann.

SCHICKELBERGER, R., Hals- und Mundhöhlenschüsse. Der Militärarzt. 50. Jahrgang Nr. 17.

SCHILLING, Fall von Ösophagusschuß. M. Med. W. 1915 Nr. 32 S. 1100.

SIMMONDS, Hamburger Ärzte-Verein. 20. 4. 1915. Ref. D. Med. W. Nr. 15 S. 1053.

SKELL, HANS, Laryng.-rhinol. Gesellsch. 2. 12. 1914. Ref. ZBl. f. Laryng. 1915 S. 389.

ZELLER, D. Med. W. 1915 Nr. 46.

WOLFF, H. I., Militärärztl. Abend Ingolstadt. 19. 6. 1915. Ref. D. Med. W. 1915 Nr. 40 S. 1204.

9. Die Schuß- usw. Verletzungen der Brustorgane.

Von Prof. Dr. HERMANN MERKEL in München,

Oberstabsarzt d. R.

Im Kriege Leiter der Festungsprosektur Metz und gleichzeitig Armeepathologe der Armeeabteilung C.

Mit 14 Abbildungen im Text.

I. Allgemeiner Teil.

Vorbemerkung:

Das der nachfolgenden Bearbeitung zugrunde liegende Material umfaßt die Sektionen der Festungsprosektur Metz und der Armeeprosektur A.-A. C. und ist demnach in seiner Zusammensetzung ein außerordentlich verschiedenartiges, da es neben ganz frischen Fällen des Operationsgebietes auch reichlich solche ältere aus den Sanitätsformationen des Etappengebietes aufweist. Aus den zirka 4000 Sektionen wurden 388 Brustkorbverletzungen ausgeschieden; aus dem numerischen Verhältnis darf natürlich kein Schluß gezogen werden, da sich unter dem Festungsmaterial in großer Zahl Leichen von an Kriegsseuchen, akuten sonstigen Infektionskrankheiten usw. Gestorbenen vorfinden.

Daß die Rumpf- und Brustkorbverletzungen unter den Kriegsverletzten ein hohes Kontingent stellen, bedarf im Hinblick auf die Oberflächenverhältnisse im Vergleich zum Gesamtkörper keiner weiteren Erklärung; daß sich andererseits unter unserem Sektionsmaterial auch 200 Kopfschüsse befinden, trotzdem die Trefferoberfläche desselben gegenüber Brust- und Rumpfgebiet eine außerordentlich geringe darstellt, ist in der Eigenart des Schützengrabenkrieges begründet.

Gerade bei den Brustverletzungen, die eine Reihe lebenswichtiger, in festem Gefüge zueinander stehender Organe betreffen, ist es wichtig, darauf hinzuweisen, von welcher Bedeutung für die Feststellung der ja in vielen Fällen doch außerordentlich komplizierten Verletzungsbefunde die dauernde Erhaltung dieses organischen Zusammenhangs bei der Sektion erscheint; aus diesem Grunde hat mir stets, auch im Felde, die **Zenkersche Sektionsmethode** die besten Dienste geleistet, und habe ich die Beobachtung gemacht, daß die Demonstration des Leichenbefundes auf diese Weise gerade für die klinischen Kollegen bedeutend klarer und befriedigender war, als wenn man die Organe nach anderen Methoden bei der Sektion aus dem Zusammenhang löste!

Zumal bei Stich- und Schußverletzungen ergeben sich oft im Verlauf der Sektion recht überraschende, zuerst noch gar nicht zu überblickende Befunde — vgl. den Thoraxstich Abb. 115 S. 454 —, und ist dann, wenn man von vornherein die Organe aus ihrem Zusammenhang getrennt hat, die Orientierung zumal für die in der Erfassung pathologisch-anatomischer Befunde weniger geübten klinischen Zuschauer oft außerordentlich schwierig!

*   *   *

Über die Häufigkeit und die Mortalität der Brustkorbschüsse seien nur einige kurze Bemerkungen vorausgeschickt:

FL. GEYER hat unter 3376 Gesamtverlusten eines Frontabschnittes folgende Verteilungen errechnet:

3376 Gesamtverluste, davon 435 Brustverletzungen = 12,6 %

Verwundet: 2688		Tote: 688	
davon:		davon:	
322 Brustverletzte		113 Brustschußtote	
112 penetrierende Verl.	210 nichtpenetrierende Verl.	100 auf dem Schlachtfeld geblieben	13 auf dem Verbandplatz gestorben
36 gestorben	76 geheilt		

d. h. die Brustschußtoten betrugen 4,4% der Gesamtverluste (Verwundete und Tote) oder 34,5% der Brustverletzten und 21,8% der Gesamttoten auf diesem Frontabschnitt.

SAUERBRUCH hat unter 22145 Verwundeten 836 Brustschüsse gezählt und bemerkt, daß 30% der Brustverletzten schon auf dem Schlachtfeld sterben, und zwar an Verblutung.

Bei der Eigenart unseres Materials darf die Zahl der tödlichen Brustverletzungen gegenüber dem Gesamtmaterial natürlich wieder nicht verwertet werden. Darin aber stimmen wir mit den anderen Autoren überein, daß die Prognose derjenigen Brustkorbschüsse, die den 5. Tag erleben, dann nicht ungünstig genannt werden kann (EHRET), d. h. die Mehrzahl unserer Sektionsfälle sind Frühfälle innerhalb der ersten Tage. Auch die Angaben für die feindlichen Heere zeigen offenbar die gleichen Verhältnisse.

Die höhere Mortalität der Brustkorbsteckschüsse gegenüber den Durchschüssen ist ebenfalls anerkannt, sie findet z. B. in der Zahl von KÖRBER: 40% St.: 20% D., ihren Ausdruck, und aus unserem Material von 388 Sektionen würde sich, soweit darüber in den Protokollen bestimmte Angaben enthalten sind, das Verhältnis von St.: D. wie 250:100 gestalten, doch darf allerdings auch hierbei wieder nicht übersehen werden, daß ein großer Teil solcher Durchschüsse (besonders Herz- und Gefäßverletzungen) schon auf dem Schlachtfeld geblieben sind!

Über die Tangentialschüsse kann ich keine bestimmten zahlenmäßigen Angaben machen, da wir sie bei unserem Sektionsmaterial von Anfang an unter die Durchschußformen aufgenommen haben; sie stellen aber unter den letzteren ein ganz erhebliches Kontingent und verschlechtern die an sich schon recht ungünstige Prognose derselben noch besonders.

Was das Verhältnis der durch Handfeuerwaffen (Gewehr und Revolver) zu den durch Explosivgeschosse Getöteten betrifft, so haben wir dafür 95:260 errechnet.

Dabei ist auch wieder zu bemerken, daß eben bei diesem Kriege die Artillerieverletzungen überhaupt — also nicht nur die Todesfälle — in Zahl weitaus überwiegen. Gegenüber dieser Tatsache ist die Zusammenstellung von BORCHARDT und GERHARDT über die Insassen der Heimatlazarette von großem Interesse; es fanden sich unter 365 Verwundeten: 252 Infanteriegeschoßverletzungen = 70%; 58 Granatverletzungen = 16%; 48 Schrapnellverletzungen = 13%; ferner 3 Revolververletzungen; 2 Handgranatenverletzungen und 2 Minenwerferverletzungen.

Im Hinblick auf das eben Gesagte beweisen diese Zahlen, daß der größere Teil der Artillerieverletzten bereits im Operations- und Etappengebiet sterben!

Für unsere Betrachtungen bleiben nur die im strengsten Sinne als Brustverletzte in Betracht kommenden Todesfälle übrig, also in erster Linie Schuß- und Stichverletzte; denn es scheiden die Abstürze, Verschüttungen, Schleuderungen durch Granatexplosionen usw. aus.

Gegenüber den in ganz verschwindender Anzahl beobachteten Stichverletzungen überwiegen bei weitem die Schußverletzungen und hier, wie erwähnt, auch wieder die Verletzungen durch Explosivgeschosse, unter denen an erster Stelle die Artilleriegeschoßverletzungen stehen, denen sich dann die Fliegerbombenverletzungen anreihen, die in der 2. Hälfte des Krieges eine ungleich größere Rolle spielten und sich in gleicher Weise sowohl durch ihre enorme Durchschlagskraft wie auch meist durch die Kleinheit der Geschoßteilchen und damit oft auch durch die Schwierigkeit ihres Nachweises bei den Sektionen auszeichneten.

Was die Schußverletzungen gegenüber den andersartigen Verletzungen, besonders den Stichverletzungen so vielgestaltig macht und zunächst systemlos erscheinen läßt, das sind die sich aus der jeweiligen Situation ergebenden Anordnungen der Schußrichtungen; im Gegensatz zu den meist einfach gestalteten und meist senkrecht oder spitzwinkelig in den Körper eindringenden Stichverletzungen treffen die Schußverletzungen verschiedenster Art den Körper fast in jeder denkbaren Lage in die Brust:

Ob sich der Getroffene im In- oder Exspirationsstadium befindet, ob er vorgebeugt in raschem Lauf begriffen ist oder ob er aufrecht steht oder geht, ob er gestreckt dem Boden aufliegt oder in einem Unterstand zusammengekauert von einem Geschoß getroffen wird, das schafft in jedem einzelnen Fall infolge der jeweiligen Organverschiebungen gegeneinander ebenso vollkommen verschiedene Wund- und Schußverhältnisse, wie auch die Richtung, aus der nun seinerseits noch das Geschoß kommt: sei es nun direkt von oben, wie so oft die Schrapnellkugeln, oder in vollkommen horizontaler Richtung (Infanteriegeschosse) oder, was sehr häufig auch bei Fliegerbombenverletzungen der Fall war, direkt von unten in steilstem Winkel nach oben verlaufend.

Hat man Gelegenheit, direkt vom Schlachtfeld stammende Leichen zu sezieren, so bietet schon bei der äußeren Besichtigung die große Mannigfaltigkeit der Schußwirkung auf die Kleider und deren Verhältnis zur Körperverletzung interessante Befunde!

Es sei nur darauf hingewiesen, daß die Kleiderschüsse nicht selten ein ganz anderes Bild ergeben, wie die penetrierenden Verletzungen des Körpers selbst; auf deren eigenartiges Verhalten ist schon früher von gerichtlich-medizinischer Seite hingewiesen worden (LOCHTE):

Aus unserer forensischen Friedenserfahrung wissen wir (und der Krieg hat das bestätigt), daß ermattete Geschosse manchmal nicht mehr imstande sind, elastische Bekleidungsstücke (Flanell- oder Trikothemden) zu durchbohren, daß sich aber das Geschoß trotzdem unter handschuhfingerförmiger Vorstülpung des Hemdes usw. noch in die Körperhaut einbohren kann, so daß eine Hauteinschußwunde ohne Hemddurchschuß entsteht! Dabei kann das Geschoß mit dem trichterförmig in die Wunde hineingestülpten Hemd wieder herausgezogen werden — ein Verhalten, das ganz analog auch bei Herzschüssen ohne Herzbeutelverletzung (s. später S. 470) beobachtet wird (PUPPE).

Häufiger ist aber ein umgekehrtes Verhalten insofern, als einem einzigen Hauteinschuß 2 oder mehrere Kleiderdurchschüsse entsprechen können; gerade am Rumpf und Brustkorb ist durch besondere Körperstellung wie durch das feldmäßige Tragen von Riemen und Gurten oft Gelegenheit geboten zum Entstehen von Faltungen der sämtlichen Kleidungsstücke und damit für das Zustandekommen höchst komplizierter Kleiderdurchschüsse. Die letzteren kommen dann, wie die Abb. 109 zeigt, als einfache Faltendurchschüsse in der ungeraden Zahl 3, 5, 7, ferner als Faltenkantenschüsse oder als kombinierte Patten- und Kantenschüsse in der geraden Zahl 2, 4, 6 vor, und es können solche Bilder bei Ein- wie bei Ausschüssen gefunden werden; die Schußlöcher durch Kanten sind dabei oft auffallend groß (LOCHTE). Seltener kommen derartige Verhältnisse auch bei Stichverletzungen durch gefaltete Kleidungsstücke zur Beobachtung. Denjenigen, der sich für solche Fragen interessiert, bieten sich somit durch Vergleich an Kleider- und Körperschüssen oft recht eigenartige Befunde dar.

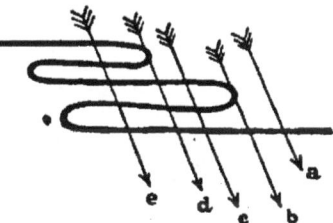

Abb. 109. Schema der Kleiderdurchschüsse.
a = einfacher Durchschuß . . . . . = 1 Loch
b = Faltenkantenschuß . . . . . . = 2 Löcher
c = Faltendurchschuß . . . . . = 3 Löcher
d = Falten- und Kantendurchschuß = 4 Löcher
e = mehrfacher Faltenschuß . . . = 5 Löcher

PLESCH teilt unter anderem einen solchen ihm unklar erscheinenden Fall mit, wo sich bei einer später als Steckschuß erwiesenen Granatverletzung bei einfachem fetzigen Hauteinschuß im Uniformrock 2 Schußlöcher vorfanden. „. . . . in ihrem Umfange und in ihrer Größe so ungleich, daß man sie kaum auf einen einheitlichen Durchschlag zurückführen konnte. Hätte es sich um eine durchschossene Rockfalte gehandelt, so hätte es vermutlich 3 Löcher gegeben . . ." Zweifellos hat hier ein Faltenkantendurchschuß vorgelegen, und gerade die ungleiche Größe der Schußlöcher spricht dafür!

Betrachtet man weiter die Schußwirkungen an entkleideten Körpern, so ergeben sich auch da oft schwierige und überraschende Befunde, wenn man das äußere Bild mit den bei der Sektion erhobenen Schußverletzungen der inneren Organe vergleicht. Lassen doch die vielfach gerade am Brustkorb durch Granatfeuer vorkommenden multiplen Steck- und Durchschüsse nur in den seltensten Fällen schon bei der äußeren Besichtigung bestimmte Schlüsse zu, was als Steckschüsse und was als Durchschüsse anzusprechen sind!

Die klinische Wahrscheinlichkeitsdiagnose „Steckschuß" bei der Sektion zu erhärten, sind wir oft nur durch den nachherigen Röntgennachweis des Splitters imstande gewesen; in anderen Fällen ist der Splitter im Brustkorb auch bei Durchleuchtung nicht mehr nachweisbar, so wenn er z. B. bei eröffnetem Thorax mit dem nach außen ergossenen Blute ausgeschwemmt oder wenn er ausgehustet wurde (eigene Beobachtung, ferner solche von BORCHARD, PERTHES usw.), oder aber wenn er embolisch verschleppt worden war. (S. später.)

An den Extremitäten sah man ja öfter, wie einem einzigen Einschuß mehrere evtl. auseinanderstrebende Schußkanäle im Innern des Körpers und oft auch 2 oder mehrfache Ausschußwunden entsprachen; auch bei Brustkorbschüssen haben wir das, wenn auch ungleich seltener, beobachtet.

Einmal sah ich auch bei Herzschuß (M. M., 50/37, S. 27. 7. 15)[*]) einen einfachen Einschuß durch Herz und Herzbeutel, dem auf der gegenüberliegenden Seitenkante ein doppelter Ausschuß durch Herzwand und Herzbeutel entsprach!

GIERCKE sah bei einfachem Einschußloch der r. Kammer 8 eingespießte Splitter in deren Innenwand.

Es beruhen diese Vorkommnisse auf verschiedenen Möglichkeiten: einmal können nach eigener Beobachtung mitunter 2 kleine Granatsplitter gleichzeitig durch eine einzige Einschußöffnung eindringen und im Körper erst verschieden gerichtete Wege einschlagen, in anderen Fällen kommen die von KÜTTNER gegebenen Erklärungen in Betracht: entweder Zerreißung des Geschoßteils in kleine Einzelsplitter, was auch beim Mantelgeschoß durch Aufreißen des Nickelmantels recht häufig zustande kam[**]) — sog. „Mantelreißer" — oder aber die enorme lebendige Kraft des Geschoßsplitters überträgt sich auf alles, was sich ihm außerhalb (Orden, Uniformteile, Knöpfe usw.) oder innerhalb des Körpers (Knochensplitter) entgegenstellt.

Wieder in anderen Fällen handelt es sich um Täuschungsbilder durch sog. Pseudoausschüsse, von denen ich einzelne interessante Beispiele anführen möchte:

EHRET fand bei einer Beobachtung einen scheinbaren queren Bauchdurchschuß, je einen Ein- und Ausschuß rechts bzw. links einander gegenüber gelegen, dabei aber auffallenderweise ohne Bauchfellerscheinungen. Bei der Durchleuchtung indessen zeigte sich, daß der eine Baucheinschuß steil durch die Bauchhöhle nach oben verlaufend das Zwerchfell durchsetzte und als Steckschuß am rechten Lungenhilus gelagert war, wobei er auf seinem Wege das Herz durchsetzt haben mußte, was sich klinisch als Herzerweiterung mit dem physikalischen Befund einer Aorteninsuffizienz kennzeichnete. Ähnliche überraschende Sektionsbefunde haben auch wir mehrmals bei Bauch-Brust-Schüssen erhoben.

Ein 2. anders gelagerter Fall eigener Beobachtung. I ..., 154/27, S. 3. 2. 18 ergab einen Einschuß auf der linken Brustseite und scheinbar 2 Ausschußöffnungen der rechten Brustkorbhälfte; wie die Sektion zeigte, war aber nur der eine der letztgenannten ein wirklicher Ausschuß, während die mediale Wunde lediglich ein kurzes Zutagetreten des subkutan verlaufenden Schußkanals in der Tiefe der durch den Pektoraliswulst bei vorgestrecktem Arm gebildeten Grube darstellte.

Ein weiterer ähnlicher Fall von Pseudoausschuß fand sich bei einer Gesichts-Hals-Brustkorb-Schußverletzung: A, 71/27, S. 15. 4. 16: rechtsseitiger Splitterdurchschuß durch den rechten Unterkiefer und scheinbarer Ausschuß zweimarkstückgroß dicht darunter am Kehlkopfvorsprung; tatsächlich aber trat an dieser Stelle, die einer tiefen Halsfalte bei geneigtem Kopf entsprach, der Schußkanal nur wieder vorübergehend zutage, durchsetzte in schrägem Verlauf tangential den linken Sinus piriformis und erreichte zwischen Luftröhre und linker 1. Rippe die linke Pleurahöhle, pflügte die Hinterfläche des linken Oberlappens in der Längsrichtung auf und endete mit einem 4,5 cm langen Schußkanal als Steckschuß im Unterlappen, wobei das Steckgeschoß direkt unter der Pleura in entsprechender Lage und Richtung steckenblieb.

Ein 4. ebenfalls interessanter Fall von Brustkorbschuß mit Pseudoausschuß war folgender: Leistner, 67/56, S. 7. 3. 16: hier war das Steckgeschoß nach Durchsetzung des Brustkorbs offenbar schon ermattet, wohl noch durch den 5. Zwischenrippenmuskel hindurchgetreten, war aber hier von der Muskulatur festgehalten worden; es hatte zwar noch mit der Spitze eine bei der äußeren Besichtigung als Ausschuß angesprochene schlitzförmige Öffnung der Haut erzeugt, war aber wieder zurückgeschnellt und steckte bei Ablösung der Brustkorbmuskulatur überraschenderweise noch unter der Haut (Präp. d. K.-W.-A. Berlin).

Der letztere Befund ist ein recht seltenes Ereignis; denn meist ist das ermattete Geschoß nach Durchsetzung des Brustkorbs gerade nicht mehr imstande, die wider-

---

[*]) Diese wie alle späteren Zahlenangaben beziehen sich auf die in der K. W. A. befindlichen Protokollhefte unseres Leichenmaterials sowie auf den Tag der Sektion, also beispielsweise hier: Protokollbuch Nr. 50 Seite 37, Sektion: 27. 7. 1915.

[**]) Ich selbst habe bei einem Karabinersteckschuß des Brustkorbs aus zirka 3 m Entfernung gesehen, daß das Steckgeschoß beim Durchschlagen durch die Hosenträgerschnalle aufgerissen wurde, so daß enorme Zerreißungen der Brustorgane unter Ausstreuung der Nickelmantel- und Bleikernteile zustande kamen! Auch JORES, NIPPE u. a. berichten über solche Befunde.

standsfähigere, sehr elastische Oberhaut von innen her zu durchschlagen. Ganz das gleiche sehen wir ja sogar nicht selten bei Lungensteckschüssen, wo das Geschoß nach Durchschlagung der Lunge unter der Pleura steckenbleibt oder eben noch mit der Spitze durch den Pleuraüberzug durchtritt. Manchmal beobachtet man auch das Steckenbleiben eines kleinen Granatsplitters beim Einschuß innerhalb der Lungenpleura, welch letztere den Splitter wie eine elastische Gummimembran beim Durchtritt festgehalten hat, wie das Abb. 110 zeigt.

Sczymaniak, 33/32, S. 12. 4. 15: Einschuß der rechten Schulter, Eröffnung der rechten Pleurakuppel, Einschuß in den rechten Oberlappen mit Steckenbleiben des Granatsplitters im Pleuraüberzug und Bildung eines röhrenförmigen Schußkanals in der Fortsetzung der Einbohrungsstelle der mit der Thoraxkuppel nicht verwachsenen Lungenspitze mit blutiger Infiltration der ganzen Spitze.

Bei Durchschußverletzungen des Brustkorbs ist nicht nur die Geschoßart oft gar nicht zu beurteilen, sondern auch die Entscheidung schwierig, was Ein- und Ausschuß darstellt, besonders dann, wenn es sich um Explosivgeschoßverletzung handelt und wenn die im Schußkanal gefundenen Knochensplitter, die doch sonst oft untrüglich die Richtung der Verschleppung beweisen, von Rippensplitterungen an beiden Enden des Schußkanals herrühren konnten; daß auch der Prolaps von Fett- oder Lungengewebe nicht beweisend für Ausschuß an dieser Stelle ist (Lagerung der Leiche, Fäulnis usw.), sei nur beiläufig erwähnt.

Über Größe und Art der Granatsplitter will ich nur bemerken, daß in den ersten Kriegsmonaten die in den Leichen gefundenen Splitter der französischen Granaten infolge ihrer gröberen Gestalt und rauhen gußartigen Oberfläche sich wesentlich unterschieden von den später gefundenen enorm scharfzackigen Granatsplittern englisch-amerikanischer Herkunft, die eine viel verhängnisvollere Wirkung entfalteten, zumal sie auch durch die stärkere Brisanz der Ladung in viel zahlreichere kleine Stückteilchen zerrissen wurden wie jene (MARWEDEL). Während nach MARWEDEL die Splitter in der Regel zwischen ¹/₈—2 cm, höchstens 3 cm, im Durchmesser betrugen und bis zu 50 g schwer waren, betraf der größte von uns beobachtete Splitter bei einem Brust-Bauch-Steckschuß ein 125 g schweres 9:3 cm messendes

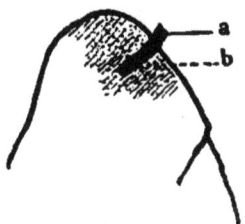

Abb. 110.
Handgranatensplittersteckschuß (*a*), in der Pleura der Lungenspitze hängen geblieben und zurückgeschnellt nach Bildung eines Schußkanals (*b*) im Lungengewebe (Fall SCZYMANIAK).

Granatstück, das eine 5fache (i) Kleiderstoffauflagerung aufwies und das trotz seiner Größe merkwürdigerweise — ohne die Lungen direkt zu verletzen — den Komplementärraum durchsetzt hatte und in der rechten Leberzwerchfellhälfte steckengeblieben war. Einmal fand ich allerdings in einer taschenartigen Brustkorbrückenwunde eines Soldaten einen vollkommenen Granatzünder mit einem Restteil nicht zur Explosion gekommener Pikrinsäurefüllung, die vermutlich den Tod durch Pikrinsäurevergiftung bewirkt hatte; die Leiche wies eine vollkommene kanarienfarbige Körperhaut auf.

Wenn ich nunmehr noch kurz auf besondere Formen unserer Brustkorbschüsse zu sprechen komme, so sei nochmals daran erinnert, daß Brustkorbsteckschüsse nicht selten an weit entfernter Stelle, z. B. im Bereich der Bauchhöhle, des Halses usw. ihren Einschuß hatten.

UNVERRICHT hat einen Infanteriesteckschuß der linken Brusthälfte beschrieben, wobei das Geschoß, was nicht so selten ist, am linken Oberarm eingedrungen war und dann, ohne den Körper zu verlassen, entweder im linken Pektoralis oder hinter den unverletzten Nerven und Gefäßen der Achselgrube direkt in den Brustkorb eingetreten sein mußte; der Verletzte soll keine subjektiven oder objektiven Erscheinungen von Lungenschuß gezeigt haben. BAUMGARTEN hat einen Schrapnellschuß durch die linke Lunge beobachtet, bei dem die Kugel dann auf nicht mehr festzustellende Weise die linke Brusthöhle verlassen hatte und als Steckschuß im unteren rechten Schilddrüsenpol gefunden wurde. Auch wir haben Brust-Hals-Schüsse gesehen, bei denen der Weg des Geschosses von der Brusthöhle durch die obere Thoraxapertur nicht mehr sicher festgestellt werden konnte, obgleich das Geschoß in den tiefen Halsweichteilen steckenblieb.

Was besondere Befunde der Geschoßlagerung anbelangt, so sind mehrfach von uns und anderen die Steckgeschosse mit dem stumpfen Ende voran in den Körper eingedrungen und dementsprechend gefunden worden, andererseits haben Autoren (WILLIAM LEVY) solche Umdrehungen um die eigene Querachse im Innern des Schußkanals feststellen zu können geglaubt.

Einen recht merkwürdigen Befund von Geschoßlagerung erhob ich einmal bei einem Bauchhöhlensteckschuß, der, wenngleich außerhalb des Rahmens meiner Darstellung liegend, doch hier kurz mitgeteilt sei: Voß: 36/33 gestorben am 6. Tage nach der Verletzung. Hier fand sich das französische Steckgeschoß nach Durchschuß durch die freie Bauchhöhle und deren Organe in der seitlichen Bauchwand und zwar sowohl mit der Spitze wie auch mit dem stumpfen Ende dergestalt eingespießt, daß nur das Mittelstück desselben in einer Länge von 0,5 cm breit intraperitoneal frei lag (s. Abb. 111). Der Fall läßt sich kaum anders erklären, als damit, daß das Geschoß sich zunächst mit dem stumpfen Ende eingebohrt hatte und dann beim Zurückschnellen sich noch mit der Spitze in die Bauchwand hineinstieß! Ein innerer subperitonealer Konturschuß, an den wir zuerst gedacht hatten, lag jedenfalls nicht vor.

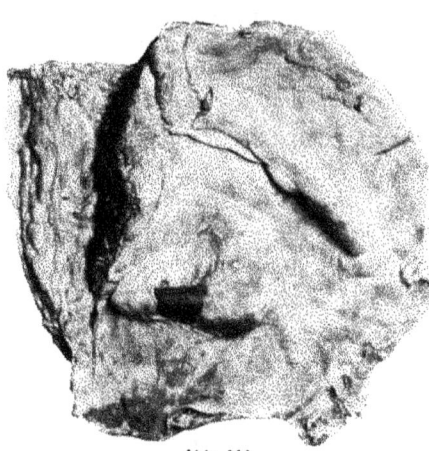

Abb. 111.
Innerer Bauchdeckensteckschuß (bipolare Einspießung eines französischen S-Geschosses).
Fall Voß. Metz 36/33. Sektion 22. 4. 15.

Winkelschüsse — ein häufigerer Befund im Bereich der Schädelkapsel — waren auch bei uns im Bereich des Brustkorbs mehrfach vorhanden.

Sie kommen (WEDDERHAKE) z. B. dadurch zustande, daß ein mattes Geschoß wohl die Lunge durchdringt, aber nicht mehr imstande ist, die direkt gegenüberliegende Brustwand von innen heraus zu durchbohren, sondern das Geschoß prallt an der Pleura costalis ab, hinterläßt dort evtl. eine kleine Verletzung mit Blutunterlaufung und bohrt sich dann unter Umständen im Winkel zurückfliegend wieder in die Lunge ein; auch MEIXNER hat über solche Beobachtungen berichtet.

Bei Schrapnellkugeln, wie auch bei Steckgeschossen, gleitet unter Umständen das Geschoß öfter an der Lungenoberfläche entlang (Kontusionsblutung!) und wird dann evtl. frei als Pleurahöhlensteckschuß — unten im Komplementärraum — vorgefunden.

Ablenkungen des Schußkanals innerhalb der Brustkorbwand — zumal am Rücken — sind auch mehrfach von uns gesehen worden, dann, wenn das mattgewordene Geschoß beim Austritt durch eine Rippe, Schulterblatt oder Dornfortsatz usw. abgelenkt wurde und sich nun der Ausschuß aus der Haut oft mehr wie handbreit oberhalb oder unterhalb der Durchschußstelle durch den Interkostalraum vorfand.

Dies führt uns endlich noch zu den nicht seltenen, klinisch und anatomisch gleich bemerkenswerten Tangentialschüssen des Brustkorbs und deren besonderer Form: der Ringel- oder Konturschüsse.

Diese Gruppe von Schußverletzungen hat ein besonderes klinisches Interesse, einmal wegen der Schwierigkeit der Diagnose, inwieweit mit ihnen Verletzungen innerer Organe verbunden sind, und in zweiter Linie deswegen, weil bei ihnen infolge der oft röhren- oder tunnelartigen Schußkanäle die Infektionsgefahr und die Infektionsschwere eine besonders große ist. Deshalb sind auch alle Beobachter darin einig, daß die Mortalität größerer Tangentialbrustkorbschüsse eine ganz erschreckende ist (nach JEHN u. a. bis zu 90%), besonders bei den meist die Bauchhöhle miteröffnenden Tangentialschüssen der untersten Thoraxhälfte.

In erweiterter Form der Einteilung von BURCKHARDT und LANDOIS unterscheiden wir bei den Brustkorbtangentialschüssen: A. offene Hautrinnenschüsse ohne und mit Verletzung des knöchernen Thorax und B. kanalförmige Hautlochdurchschüsse, meist mit Verletzung des knöchernen Thorax, wobei die Knochenverletzung die Rippen, das Brustbein, Teile des Schultergürtels oder die Wirbelsäule betreffen kann. Dementsprechend wird sich dann auch (s. später) die Mitbeteiligung der inneren Brustorgane verschieden gestalten.

Eine kurze Bemerkung sei noch über die sog. Kontur- und Ringelschüsse des Brustkorbs beigefügt; bei ihnen wirkt oft die Rippe, das Schulterblatt usw. als Gleitbahn, auf der das abgelenkte Geschoß mehr oder weniger weit den Brustkorb umkreist (GERLACH), um dann erst auszutreten oder als Steckschuß im Unterhautfettgewebe zu enden.

Daß Konturschüsse oft subkutan weithin den Körper umkreisen können, zeigt unter anderem eine Beobachtung BORSTs, nach welcher bei einem Horizontaldurchschuß durch die Brust das Geschoß subkutan in der Gesäßgegend steckend gefunden wurde.

Die Konturschüsse sind in ihrer Häufigkeit umstritten, GERLACH, VON DER VELDEN, EHRET u. a. betonen ihr häufiges Vorkommen, während z. B. BORCHARD glaubt, daß eine erhebliche Zahl der früher als Konturschüsse bezeichneten Verletzungen nichts anderes als symptomlos verlaufende Durchschüsse darstellten — besonders Durchschüsse ohne gleichzeitige Rippenverletzungen.

Hier hat der Sektionsbefund das letzte Wort zu sprechen, da — wie besonders VON DER VELDEN hervorhebt — die klinische Diagnose infolge der Weichteilschwellung, des Ödems, der Schmerzhaftigkeit (Schonung bei der Atmung, reflektorische Stillstellung einer Seite usw.), der evtl. pleuritischen Reizung usf. außerordentliche Schwierigkeiten bereiten kann. Auf Grund unserer Erfahrungen am Sektionstisch muß ich mich jedenfalls gegen die skeptische Auffassung von BORCHARD aussprechen.

Ich schließe diese allgemeinen Betrachtungen über die Brustkorbschüsse mit dem Hinweis auf die sog. Prellschüsse, bei denen entweder recht große ermattete Geschoßteile oder — wie in unmittelbarer Nähe von Granatexplosionen — mitgeschleuderte Stein- oder Erdbrocken, Holzteile usw. als indirekte Geschosse in dem Sinne einer stumpfen Gewalt wirken, daß sie zwar keine oder nur unbedeutende äußere Verletzungen setzen, dafür aber unter Umständen erhebliche Quetschungen der tieferen Weichteile und der darunter gelegenen Organe verursachen können!

II. Spezieller Teil.

Die Verletzungen der einzelnen Brustorgane.

Zunächst sei in der nachfolgenden Tabelle eine Übersicht gegeben über die 388 unserer Zusammenfassung zugrunde liegenden Brustkorbverletzungen. Aus derselben

Tabelle I.

Brusthöhlen-Verletzungen:		Dazu mit gleichzeitiger Verletzung:	
Verletzungen der A) Brustkorbwand allein:		d. Herzbeutels	des Herzens
I. Weichteile allein	19	1	5
II. „ u. knöcherner Thoraxwand	45		
B) Brustwand u. Prellungsblutung (Lunge oder Pleura)	41	—	—
C) Brustwand u. Pleuraeröffnung	75	2	3
D) Brustwand u. penetrierende Lungenverletzung . .	144	3	50
	324	6	58
		64	
Gesamtsumme 388			

ergeben sich für die Verletzungen, die auf die Brustkorbwand beschränkt sind, 64 Fälle, während sich die Beobachtungen von Brustkorbwand- und gleichzeitigen Brustorganverletzungen auf 260 belaufen. Wegen der Wichtigkeit (s. später) der umschriebenen indirekten Lungen- und Pleuraprellungen ohne gleichzeitige Pleuraeröffnung wurden auch diese eigens ausgezogen und ihre Zahl auf 41 berechnet.

A. Stich- und Schußverletzungen der Lungen und Pleura.

In erster Linie stehen hier natürlich die Schußverletzungen, und daß die Schußverletzungen der Lungen im Schützengraben- wie im Bewegungskriege so zahlreich sind, ist in dem erheblichen Lungenvolumen begründet. Wenn HARTERT die Lungenoberfläche auf die Frontalebene projizierend zu der Zahl 1:11 kommt, so erklärt dieselbe zur Genüge die große Zahl der beobachteten und auch der tödlichen Lungenverletzungen.

Es ist selbstverständlich, daß bei der Bedeutung des Artilleriekampfes in diesem Kriege die an Brustschüssen Gefallenen recht häufig Verletzungen mehrfacher Art und mehrerer Organe zugleich aufweisen; in obiger Tabelle war bei mehreren Verletzungen die schwerste maßgebend, bei Herzverletzungen neben Lungenverletzungen die erstere.

Das außerordentlich vielgestaltige Bild speziell der Lungen- und Pleuraverletzungen durch Schuß findet seine Erklärung nicht nur in der bereits obenerwähnten außerordentlichen Mannigfaltigkeit der Geschoßart und der näheren Umstände beim Verletzungsvorgang, sondern auch in dem Umstande, daß die Verletzungen der Brustorgane eben überhaupt in höchstem Grade abhängig sind von der gleichzeitigen Mitverletzung der ihn direkt ein- und umschließenden aus Knochen und Weichteilen aufgebauten Thoraxhülle; wenn man nach dem Aufbau des Brustkorbs in Betracht zieht, welch verschwindend kleiner Teil desselben nur aus Weichteilen besteht (die schmalen Interkostalräume und die Thoraxkuppeln), dann wird es klar, daß das wesentlich Mitbestimmende bei der Gestaltung der Brustorganverletzungen eben die häufige Mitverletzung der knöchernen Thoraxteile darstellen muß. Während hierfür natürlich in erster Linie die Einschußverletzung in den Brustkorb infolge der damit so außerordentlich häufig verbundenen Knochensplitterung von Bedeutung sein wird, spielt doch für die ganzen weiteren Verhältnisse auch der in der Regel noch viel größere Ausschußdefekt des Brustkorbs eine sehr wichtige Rolle, zumal er eine weite direkte Verbindung mit der Außenwelt schafft.

So schätzt SAUERBRUCH die Mortalität der Gewehrlungenschüsse im allgemeinen auf 24%, aber abzüglich der mit Rippenverletzungen oder Fremdkörpereinschleppungen verbundenen nur auf 12%.

Von der klinischen Basis der Beobachtung ausgehend, sei darauf hingewiesen, daß die allgemeine Bedeutung der Lungenverletzungen und deren Schwere für den Gesamtorganismus in den 3 Punkten beruht:

1. In der Störung des Atmungsmechanismus, weniger durch die mechanische Zertrümmerung des für den Gasaustausch notwendigen Lungengewebes, als vielmehr durch das Einströmen von Luft und Blut in die Brusthöhle.

Die 2. Rolle spielt die Blutung nach innen oder außen mit Rücksicht auf den Gesamtblutverlust für den verletzten Körper.

An 3. Stelle steht die dem Verletzungsvorgang folgende Infektion der Pleurahöhle und des Lungengewebes.

Nach diesen Gesichtspunkten gruppieren sich auch am zweckmäßigsten die Todesursachen bei den Brustkorb- bzw. Lungenwunden vom pathologisch-anatomischen Standpunkt in 1. Erstickung, 2. Verblutung und 3. Infektion von der Wunde (in weitestem Sinne gefaßt) aus.

Die Häufigkeit der Todesfälle Lungenverletzter läßt sich bis jetzt nur schwer berechnen, keinesfalls natürlich auf Grund unserer eigenen Beobachtungen (s. Vorbemerkung); es bieten einen gewissen Anhaltspunkt klinische Angaben, wie z. B. folgende:

MORITZ unter . . 532 Lungenschüssen . . . . 88 Tote = 5,26%

ROTTER „ . . 115 „ . . . . 14 „ = 12,17%

KEHL „ . . 55 „ . . . . 3 „ = 5,27%

KORBER rechnet . { bei Lungendurchschüssen . . . . mit 20,0% } Toten
{ „ Lungensteckschüssen . . . . „ 40,0% }

SAUERBRUCH zählte { in den Feldlazaretten . . . . 24,3% } Tote
{ „ „ Kriegslazaretten . . . . noch 13,0% }

Diese auffallenden Schwankungen der Zahlenangaben sind natürlich bedingt dadurch, daß die Beobachtungen z. T. dem Operations-, z. T. dem Etappen- und Heimatgebiet entstammen — hat doch FRANKENBURGER in einem Heimatlazarett unter 223 Lungenschüssen nur 4 = 1,8% Todesfälle gesehen; so erklärt sich, daß man hier vorerst keine vollgültigen Zusammenstellungen hat, kein abschließendes Urteil abgeben kann. Daß die Mehrzahl der sezierten Lungenverletzungen, wie erwähnt, Frühfälle der ersten Tage betreffen, deckt sich mit den klinischen Angaben, ebenso auch die größere Mortalität der Artillerieschußverletzten — ja, wir können sagen, wie von Anfang an, so bleibt auch späterhin für Artillerieschußverletzte die Genesungsaussicht viel geringer, wie für die durch Handfeuerwaffen Verwundeten.

Wir besprechen zunächst:

I. die indirekten Lungenverletzungen, unter denen wir die gewissermaßen durch Fernwirkung entstandenen verstehen, und stellen ihnen gegenüber

II. die direkten oder penetrierenden Lungenverletzungen, die entweder durch Geschosse selbst oder durch indirekte Projektilwirkung bedingt sind!

I. Ich möchte hier bei Besprechung der indirekten Lungenverletzung gleich auf Grund persönlicher Erfahrung am Sektionstisch und eingeholter klinischer Beobachtungen, ganz in Übereinstimmung mit DIETRICH den Satz vorausschicken: klinisch beobachteter Bluthusten spricht mit größter Wahrscheinlichkeit für eine indirekte oder direkte Lungenverletzung; doch darf anderseits aus dem Auftreten einer Hämoptoe nach Brustkorbverletzung niemals der bestimmte Schluß auf eine penetrierende Lungenverletzung gezogen werden, ebensowenig wie das Auftreten pleuritischer Erscheinungen, ja sogar der Nachweis eines geringen Hämatothorax als Beweis dafür betrachtet werden darf, sondern es muß immer dabei an die Möglichkeit einer indirekten Fernwirkung auf Lunge und Atmungswege gedacht werden! Anderseits bin ich zu der bestimmten Anschauung gekommen, daß das Fehlen jeder Blutspur im Auswurf nach Thoraxverletzungen mit fast absoluter Sicherheit gegen direkte Lungenverletzung spricht.

BORCHARD hat bei Lungenschüssen in mindestens 90% der Fälle, TOENIESSEN in allen Fällen Hämoptoe beobachtet, auch EHRET betont, daß sie bei Lungenschüssen wahrscheinlich nie fehlt, daß sie aber sehr wohl infolge der besonderen Nebenumstände bei oder nach der Verletzung (Dunkelheit, vorübergehende Bewußtlosigkeit des Verletzten usw.) unbemerkt bleiben kann. Jedenfalls konnte ich mich bei unserem großen Sektionsmaterial nicht davon überzeugen, daß es penetrierende Lungenschüsse ohne Lungenerscheinungen gibt, und stehe derartigen Beobachtungen (UNVERRICHT u. a.) sehr skeptisch gegenüber.

Nun spielt in der Tat die indirekte Verletzung der Lunge eine sehr große Rolle, und zwar besonders bei den oben schon erwähnten Formen der Tangential-Brustkorbschüsse.

Nach BURCKARDT und LANDOIS übt das mit großer Geschwindigkeit dicht am knöchernen Brustkorb vorbeieilende Geschoß auf diesen und damit auch auf die darunter gelegenen Organe einen ungeheuren Schlag aus, der in seiner Wirkung abhängig ist von der Geschwindigkeit und Größe des Geschosses, sowie auch von den anatomischen Beziehungen der betreffenden Organe zum knöchernen Thorax (s. später). Wie zuerst BEITZKE berichtet hat, findet man die Wirkungen dieser indirekten Lungenverletzungen in der Form der Kontusionsblutungen, und zwar in den geringsten Graden nur im Bereiche der Kostal- und Lungenpleura, häufiger aber noch in dem darunter gelegenen Lungengewebe und hier wieder von den leichteren blutigen Infiltrationen, bis zu ganz derben mit totaler Luftleere verbundenen Infarzierungen. — In letzteren Fällen natürlich auch von umschriebener fibrinöser Pleuritis gefolgt, die ich schon in Fällen von 2—3 Stunden nach der Verletzung erfolgtem Tode gefunden habe.

28*

Nicht selten hat man einen mehrere Zentimeter tiefen, meist unscharf abgegrenzten derartigen Bezirk vor sich; soweit darüber eigene Untersuchungen und solche anderer Autoren vorliegen, kann man annehmen, daß es sich um reparable Vorgänge handelt, d. h. bei denen eine richtige zu Nekrose führende mechanische Schädigung des Lungengewebes nur seltener vorliegt; Verdickung des interalveolären bzw. interlobulären Bindegewebes mit Blutpigmentablagerungen kann dann später neben Pigmentierung und Verdickung der Pleura das einzige Residuum derartiger Kontusionsblutungen darstellen, andererseits aber haben wir öfters zwei wichtige Folgezustände solcher Ereignisse gesehen; nämlich 1. das Auftreten rückläufiger Thrombosen von solchen Herden aus mit daran sich anschließenden, neuen sekundären infarkten bzw. Embolien und 2. — was von besonderer Wichtigkeit ist — fanden sich nicht selten, und zwar besonders in den Spitzen der Lunge, im Kontusionszentrum richtige mit Blut gefüllte kleinere und größere Höhlen*) vor (s. Abb. 112), wie sie als Folgen fortgeleiteter stumpfer Gewalteinwirkungen auch in anderen Organen, wie Milz und Leber (BAUER), bekannt sind. — Gewiß können sich auch durch bronchogene infektion richtige katarrhalische oder fibrinös-entzündliche Prozesse (Kontusionspneumonien) in solchen Herden entwickeln!

Zentrale Zertrümmerungshöhlen können sich dann später unter Umständen in glattwandige, innen pigmentierte Hohlräume (DIETRICH) umwandeln, oder sie können, was gleichfalls mehrfach beobachtet ist, durch bronchogene, hämatogene oder Nachbarschaftsinfektion von der infizierten Brustwunde aus in eitrige, seltener gangränöse Herde**) übergehen. Wir müssen bei den späteren Sektionen ehemaliger thoraxverletzter Kriegsteilnehmer auch mit solchen bisher ungewohnten Befunden rechnen; denn es resultieren dann Bilder wie bei bronchiektatischen Höhlen oder bei völlig ausgeheilten tuberkulösen Spitzenkavernen. Ob es sich in solchen Fällen um reine Kontusionsfolgen handelt oder um die Endausgänge richtiger Durchschüsse, ist in jedem Falle nicht immer leicht zu entscheiden, um so mehr, da es auch, wie DIETRICH (bei Präparat 14) beschreibt, Fälle gibt, wo es nach pleuralem Durchbruch eines solchen vereiterten Kontusionsherdes bei Brustwand-Bauch-Schuß zu Pyohämothorax gekommen war.

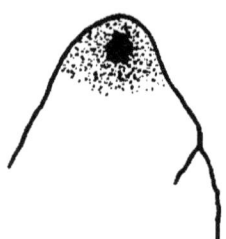

Abb. 112.
Lungenspitzen-Prellung mit blutiger Infiltration u. zentraler Höhlenbildung bei Thoraxkuppelstreifschuß (schemat.).

Für das Zustandekommen solcher Kontusionsherde als Fernwirkungen sind, wie erwähnt, von größter Wichtigkeit die anatomischen Beziehungen der getroffenen Organe (Herz und Lungen) zum knöchernen Thorax, und zwar unter normalen und krankhaften Verhältnissen. Die feste Einfügung der oberen Lungenteile, zumal der Spitzen, in die Thoraxkuppel, gestattet schon unter normalen Verhältnissen (BEITZKE) eine viel geringere Ausweichmöglichkeit bei Gewalteinwirkung und schafft dabei günstigere Bedingungen für mechanische Schädigung wie bei anderen Lungenteilen, doch fanden wir auch gelegentlich bei Tangentialschüssen der unteren Brustkorbhälfte Kontusionsblutungen in den Unterlappen.

In den der Gewalteinwirkung ausgesetzten seitlichen und hinteren Teilen der Lungen (seltener in den Oberlappenspitzen) sieht man dann auch zuweilen subpleurales, interstitielles und interlobuläres Emphysem, das aber unter solchen Umständen höhere Grade nicht zu erreichen pflegt.

Daß Tangentialschüsse der unteren Thoraxapertur analog indirekte Zerreißungen des Zwerchfelles, Kontusionsblutungen und Zerreißungen von Milz und Leber verursachen können, ist andernorts geschildert.

---

*) Mir scheint, daß sich solche Höhlen z. T. erst gewisse Zeit nach der Verletzung bilden, wenigstens habe ich sie, wie auch scheinbar BEITZKE und DIETRICH, bei einigen nach mehreren Tagen erfolgten Todesfällen gesehen.

**) Bei einem am 7. Tage Verstorbenen (Riebe 120/24 S. 20. 5. 17) kam es in einem solchen sekundär vereiterten Zertrümmerungsherd der linken Spitze zu einer erheblichen Arrosionsblutung aus einem Pulmonalarterienästchen (vgl. DIETRICH bei Präparat 14).

In die genannte Gruppe der indirekten Lungenverletzungen gehören auch die oben (S. 433) schon genannten Prellschüsse, wie wir sie bei Granatexplosionen als Geschoß- oder Steinschlagwirkung oft zu sehen Gelegenheit hatten; bei ihnen sind die zustande gekommenen Verletzungen oft kombinierter Art, indem sich außer direkt lokalisierten Prellschußverletzungen auch noch schwerere durch Schleuderung des ganzen Körpers bedingte Gewalteinwirkungen vorfinden, deren Schilderung ja außerhalb des Rahmens meiner Aufgabe gelegen ist!

Ich führe nachstehend ein Beispiel einer solchen Prellschußverletzung an, die sehr lehrreich ist als solche und auch vom allgemein-pathologischen Standpunkt aus ein größeres Interesse bietet, weil sie noch durch die sich daran anschließende generalisierte Neigung zu Thrombosen ausgezeichnet ist!

Müller, W., 41 Jahre, 107/93. S. 2. 4. 17. Gestorben 33 Tage nach der Verletzung; Granat- und Steinschlagverletzung (Prellschuß), Kontusion der linken unteren Brustkorbgegend mit Frakturen der 7.—11. Rippe, Prellung des linken Unterlappens mit hämorrhagischer Infiltration des Lungengewebes und der Pleurablätter. Retrograde Thrombose des zugehörigen Pulmonalarterienastes bis zu dessen Gabelung am Lungenhilus mit frischer fibrinöser Pleuritis und beginnender eitrig-schleimiger Unterlappenbronchitis; hämorrhagische Zwerchfellprellung, Milzprellung mit zentraler Ruptur und frischer fibrinöser Perisplenitis. Frisches zentral perforiertes Duodenalgeschwür (verw. am 28. 2., Perforationserscheinungen am 25. 3.!), linksseitige Thrombose der Vena femoralis mit puriformer Erweichung. Todesursache: Perforationsperitonitis.

Besonders aber möchte ich noch auf die außerordentliche Wichtigkeit präformierter umschriebener oder flächenhafter Pleuraverwachsungen für das Zustandekommen solcher Kontusionsfolgen hinweisen, wie ich es an unserem Sektionsmaterial sehr oft in eindeutiger Weise feststellen konnte.

In solchen bei flächenhaften Verwachsungen zustande gekommenen Lungenkontusionen entstehen manchmal zentrale Zertrümmerungsherde, die vollkommen den Eindruck von Schußkanälen hervorrufen.

Solche indirekte Lungenverletzungen können dem Kliniker große differenzialdiagnostische Schwierigkeiten gegenüber wirklichen direkten Lungen-, Steck- und Durchschüssen bereiten, zumal wieder im Bereiche der Lungenspitzen. Wie Fälle von KREZ und AGTHE und auch eine große Zahl eigener Beobachtungen dartun, bestehen diese traumatisch bedingten Verdichtungen mit den sekundären Pleuraerscheinungen unter Umständen noch wochenlang nach der Verwundung fort, können zuerst mit Kontusionspneumonien verwechselt werden und sogar in den Spitzen den Verdacht frischer oder traumatisch aufgeflackerter Tuberkulose hervorrufen (s. später).

In den unteren Partien der Lungen zeigen solche traumatische Kontusionsblutungen nicht selten auch disseminierten Charakter und mehr zentrale durch Fernwirkung bedingte Ausbreitung*), oft (WEGELIN) um die kleinen Bronchien und Arterien lokalisiert.

WEGELIN erklärt das wohl mit Recht durch den wenig homogenen Bau des Lungengewebes, in dem bei Kompression des Thorax das leicht kompressible Lungengewebe an den relativ starren Bronchien und Arterien verschoben und von deren Außenwand abgerissen wird.

BORCHARD hat bei Leberschußzertrümmerungen gleichzeitig hämorrhagische Infiltrate und Infarkte beobachtet, die durch Lebergewebsembolien zustande gekommen waren und nicht durch Fernwirkung der eben besprochenen Art.

Ich betone nochmals, daß sich solche indirekte Kontusionsfolgen der Lungen bei Brustwandschüssen, und zwar bei reinen Weichteil-, Tangential- und Konturschüssen, also auch ohne gleichzeitige Knochenverletzung finden können, und daß gerade diese Fälle besonders interessante Befunde darstellten; ich muß mit BEITZKE darin übereinstimmen, daß sich in solchen Fällen nach einigen Tagen auch physikalisch und durch Punktion klinisch nachweisbare, durch Diapedesis bedingte blutige Ergüsse

---

*) Man muß sich hüten, solche Herde mit Blutaspirationen zu verwechseln, wovor der mikroskopische Nachweis der ausschließlichen Lokalisation des Blutes innerhalb der Alveolen im letzteren Falle schützt.

im Pleuraraum nachweisen lassen — nach meinen Beobachtungen allerdings nicht über 100—200 ccm, während BEITZKE in einem Falle, der nur 2 Tage die Verletzung überlebte, eine Menge von ¹/₂ l vorfand (in späteren Tagen kann sich der Erguß natürlich noch entzündlich sekundär vergrößern; s. später). Aber auch in schweren Fällen von Tangential- und Konturschüssen des Brustkorbs samt Schultergürtel, in denen die knöchernen Teile (Rippen, Brust- und Schlüsselbein, Schultergelenk und Schulterblatt) stärker verletzt und gesplittert sind und in denen natürlich immer mindestens erhebliche Blutunterlaufungen des Rippenfelles, aber auch umschriebene Eröffnung der Brusthöhle an der betreffenden Stelle stattfand (obere Thoraxapertur und Pleurakuppel sind hier wieder bevorzugt), können unter Umständen auch nur relativ geringfügige Kontusionswirkungen auf die Brustorgane, Herzbeutel und Herz, besonders aber die Lungen, beobachtet werden.

In meinem Material findet sich aber eine größere Anzahl (s. Tabelle 1) Fälle, in denen, wie gesagt, auch bei solchen Splitterbrüchen des knöchernen Thorax nur Prellungsblutungen der Pleura und des subpleuralen Lungengewebes entstanden waren, ein Befund, der oft die behandelnden Ärzte aufs höchste bei der Sektion überraschte. In solchen Fällen liegt die Komplikationsgefahr dann allerdings in der Infektion der Pleurahöhle, die von der meist (s. oben) infizierten Brustkorbwunde ausgeht.

Es sind dann in der Regel infolge der schweren Thoraxwandverletzung die subjektiven und objektiven klinischen Erscheinungen (s. oben) bedeutend schwerer und die Wirkung auf die inneren Organe klinisch noch weniger sicher festzustellen.

Die letztere Gruppe von Brustkorbwunden können freilich auch oft mit mehr oder weniger schweren direkten Verletzungswunden der Lungen, sei es infolge von direkter Berstung oder durch Eintreibung von Knochensplittern aus der Thoraxwunde verbunden sein, und sie stellen dann die Übergänge dar zu den Brustschüssen der II. Gruppe mit den penetrierenden Lungenverletzungen.

Die oft mit großer Gewalt bei solchen tangentialen Thoraxschüssen stattfindende Eintreibung von Knochensplittern erfolgt sehr häufig senkrecht zur Richtung der Geschoßflugbahn und ziemlich tief in die darunter gelegenen Organe hinein.

II. Die direkten oder penetrierenden Lungenverletzungen.

Bevor wir diese besprechen, muß noch der nicht seltenen Beobachtungen Erwähnung getan werden, daß Durch- und Steckschußverletzungen, die mit Eröffnung der Brusthöhle und mit Eindringen des Geschosses in den Pleuraraum einhergehen, trotzdem die Lunge unverletzt belassen können. Man beobachtet dies bei Brustschüssen in zweierlei Weise: 1. infolge des Durchtrittes des Geschosses durch den von Lungenteilen freien Komplementärraum und 2. indem die Lungen dem in die Brusthöhle eindringenden Geschoß „scheinbar ausweichen" sollen.

Während sich das Fehlen von Lungenverletzungen beim Durchschuß durch den Komplementärraum leicht erklärt, zumal bei Berücksichtigung der tiefen Exspirationsphasen, bieten die Fälle der 2. Art für die Erklärung größere Schwierigkeiten. Z. T. handelt es sich dabei wohl um innere Konturschüsse (BORST), bei denen dann aber entsprechende oberflächliche Pleuraverletzungen und subpleurale Blutungen gefunden werden, in anderen Fällen wieder hat man an ein Ausweichen (BORST) der nicht verwachsenen und sich bei der Schußeröffnung der Pleura sofort retrahierenden Lunge gedacht. Auch FRANZ hat eine nicht sehr wesentlich davon abweichende Erklärung versucht, indem er auf die nicht vollkommene zeitliche Koinzidenz von Brustkorb- und Lungenbewegung hinwies. PERTHES dagegen erinnert daran, daß, zumal das Spitzgeschoß einen komprimierten Luftkeil vor sich hertreibt, der zuerst in den Pleuraraum gelangt, bei normalen Lungen die beiden Pleurablätter auseinandertreiben und so die Lunge vor der Verletzung durch das nachfolgende Geschoß — bei seitlichem Durchschuß — bewahren kann.

Die Wahrscheinlichkeit dieser Erklärung ist sicher eine größere, wie die von BORST und besonders die andere von FRANZ gegebene. PERTHES will auch die Blutunterlaufungen der Pleura nicht als Konturschuß, sondern als durch den Druck des komprimierenden Luftkeils entstanden erklären, indessen scheint mir in dieser ganzen Frage doch das letzte Wort noch nicht gesprochen zu sein.

Der außerordentlich häufigen, oft mit großer Durchschlagskraft zustande kommenden (KÜTTNER s. oben S. 430) Eintreibung von Knochensplittern und sonstigen als „indirekte Projektile" wirkenden Fremdkörpern (Uniformteile usw.) wurde bereits mehrfach Erwähnung getan, von denen die ersteren ja bei jeder Art von Schußverletzung, die letzteren häufiger als Begleiterscheinung von Verletzungen durch Explosivgeschosse wie durch Handfeuerwaffen zustande kommen. Bei beiden Verletzungsarten können gleichzeitig Infektionserreger weit in die Tiefe der Brusthöhle und der Lungenwunden gelangen, und ganz besonders gefürchtet ist bekanntlich die primäre Infektion, welche durch eingeschleppte Uniformstücke als Träger von Eiter- und Fäulniserregern entstehen kann. Als Beispiel greife ich folgenden Fall heraus:

O., D., 16./8., S. 19. 9. 14. Steckschuß der rechten Thoraxhälfte, Einschuß an der rechten Achselfalte, Streifschuß der 5. Rippe mit Eröffnung des Brustkorbs, Einschleppung eines Tornistermessingknopfes mit anhaftendem Lederstück am Ende des Schußkanals in der hinteren Thoraxwand. Jauchiger Pyothorax von 4250 ccm, totale Kompressionsatelektase der rechten Lunge, Verdrängung des Herzens nach links, Hydroperikard, enormer Tiefstand der rechten Zwerchfellkuppel und der Leber.

Nicht selten sieht man die eingeschleppten in zerfetzten Höhlen gelegenen Knochensplitter eiterumspült und, wie auch sonst bei Schußbrüchen der Extremitäten, so unterhalten solche Knochensplitter ebenfalls in derartigen Lungenverletzungen oft monatelang noch Eiterungen mit Fistelbildung (s. später).

Bei der histologischen Untersuchung solch verschleppter Knochensplitter habe ich nur Abbauvorgänge gesehen, indessen berichtet BORST, daß unter solchen Umständen auch Wucherungen und Neubildungsvorgänge einträten; in einem langen Schußkanal eines queren Lungenschusses beobachtete er sogar eine ausgedehnte Verknöcherung, die er auf Wucherung solcher mitgerissener osteoplastischer Elemente zurückführt.

Ich möchte hier einfügen, daß wir bei einem Metzer Lazarettinsassen in der Schußwunde des Oberschenkels ohne nachweisbare Knochen- und Periostverletzung gleichfalls eine röhrenförmige Knochenneubildung feststellen konnten.

Wir haben schon vorhin die Hämoptoe als konstanteste klinische Erscheinung[*]) bei indirekten und direkten Lungenschußverletzungen bezeichnet und finden sie auch bei der Sektion frischer Fälle graduell ganz verschieden ausgesprochen von Blutbeimengungen im Bronchialschleim bis zu den schwersten Formen von Blutausgüssen im Bronchiallumen des betreffenden Lappens, von dem aus dann eine Aspiration auch in andere Bezirke (Unterlappen) — evtl. mit anschließenden Bronchopneumonien — stattfinden kann.

Die Quelle dieser initialen Blutung ist in der mechanischen Zerreißung des gefäßreichen Lungengewebes selbst zu suchen, bei der gleichzeitig stets Bronchialverzweigungen verschiedenen Kalibers mitverletzt werden, in welche das Blut austritt. Dies führt uns zunächst zu kurzer Besprechung der durch das Geschoß selbst verursachten Lungenzerreißung, die wir im weitesten Sinne als Schußkanal bezeichnen.

Richtige röhrenartige Schußkanäle der Lungen mit kleinen schlitzförmigen Ein- und Ausschußöffnungen finden wir als Steck- oder Durchschüsse meist nur bei den Handfeuerwaffen und zwar aus mittleren und größeren Entfernungen dann, wenn in diesen Fällen der Einschuß glatt durch einen Interkostalraum hindurchtritt. Gelangt aber das Steckgeschoß pendelnd oder als Querschläger oder als Mantelreißer durch die Lunge, oder handelt es sich um einen größeren Granatsplitter, oder aber liegt ein Nahschuß mit einer Handfeuerwaffe vor, dann sehen wir stets eine unregelmäßige Durchreißung des Lungengewebes mit trichterartig gestaltetem Einschuß und evtl. auch

---

[*]) Sie dauert nach klinischer Angabe (EHRET, GERHARDT u. a.) nur ganz ausnahmsweise länger als 8 Tage an und wiederholt sich dann selten; andererseits hat PRANKENBURGER in 4 Fällen bei Granatsteckschüssen monatelang dauernde und immer wiederholte Hämoptysen festgestellt, und auch SCHMIEDEN gibt an, daß er wegen immer wieder auftretender Arrosionsblutungen — allerdings ein besonderer Fall — einen großen und besonders spitzigen Splitter operativ entfernen mußte.

solchem Ausschuß, die am schwersten sind, wenn noch von der Einschußstelle her Knochensplitter oder sonstige fremde Körper neben dem Geschoß — entweder in der gleichen Richtung oder aber auch einen eigenen Schußkanal bildend — das Lungengewebe durchdringen.

In der ersten relativ harmlosen Gruppe der Fälle tritt in frischen Stadien oft infolge der Kleinheit der Pleurawunden sehr rasch deren fibrinöse Verklebung ein, die dann im Zusammenhang mit dem schon oft innerhalb 24 Stunden die ganze Lunge mehr oder weniger kontinuierlich überziehenden Fibrinbelag die Aufsuchung des Schußkanals schwierig gestalten kann. Es klärt jedoch auch in diesen Fällen die Lage der gleichzeitig entstandenen Brustwandverletzung meist die Situation[*]), und man erkennt dann am schönsten auf senkrecht gelegten Serienschnitten — am frischen oder gehärteten Objekt — Richtung, Weite und sonstige Beschaffenheit des Schußkanals. In der Regel ist derselbe dann bei Durch- wie bei Steckschüssen streckenweise mit flüssigem oder geronnenem Blut gefüllt und deutlich erkennbar, aber auffallend ist die auch von anderen (von KLEBS schon 1871, neuerdings von BORCHARD, BEITZKE, BARILARI u. a.) berichtete Tatsache des diskontinuierlichen Offenbleibens desselben, d. h. man sieht die Lichtung streckenweise überhaupt nicht mehr makroskopisch, das Lumen schon verklebt — tatsächlich natürlich noch nicht etwa vernarbt —, während dasselbe im weiteren Verlauf wieder deutlich klafft, ja sogar blutgefüllte Höhlen darstellen kann.

Glatte und komplikationslos geheilte Gewehr- und Revolverschüsse, ja sogar Schrapnellkugeldurchschüsse sind zuweilen nach mehreren Wochen schon nicht mehr makroskopisch zu finden gewesen (MARCHAND, GRAP und HILDEBRAND, WEDDERHAKE u. a.) und nur evtl. an der trichterförmig eingezogenen und verdickten Pleuranarbe erkennbar.

So haben wir beispielsweise von einem Schrapnellkugeldurchschuß durch die Lunge schon am 9. Tage nicht mehr viel nachweisen können: Hummel 188/56 S. 17. 8. 18. Einschuß: rechtes Schulterblatt, Durchschuß durch die Wirbelsäule und das Rückenmark, schräg durch die linke Lunge und freie Lagerung der Kugel in der linken Pleurahöhle im Hämatothorax (2000 ccm). Manchmal kann unter solchen Umständen die Entscheidung, ob Lungendurchschuß oder Konturschuß oder Pleurahöhlensteckschuß mit Geschoßsenkung vorliegt, schwer oder unmöglich sein. — In einem 2. Fall, der 40 Tage nach einem Schrapnellkugeldurchschuß der linken Lunge infolge von Pyopneumothorax verstarb (trotz Rippenresektion) fand sich hochgradige Narbenbildung im und um den Schußkanal: Wischer 31/41 S. 12. 3. 15, Einschuß: 3. linker Interkostalraum, A: zwischen linkem Schulterblatt und Wirbelsäule. — Bei einem 3., mehrere Monate alten linksseitigen Infanteriolungendurchschuß fand ich außer schwielig schwartiger Pleuraobliteration nur an der Einschußstelle der 4. Rippe (kallös verändert) einen kleinen Abszeß, sonst vollkommen tadellose Heilung. Offenbar war hier beim Einschuß das dem Geschoß aufliegende Infektionsmaterial abgestreift worden, wie wir das mehrfach annehmen mußten.

In der Regel aber dauert die Heilung viel länger, als man dies nach den experimentellen Untersuchungen von HADLICH, TALKE, TIEGEL u. a. annehmen mußte, weil die Wundverhältnisse im Felde bekanntlich selbst bei glatten Infanteriedurchschüssen ungünstiger sind, wie bei den genannten experimentell gesetzten Wunden (meist Schnittwunden).

Ganz besonders schlecht aber sind die zerrissenen Schußkanäle der obengenannten 2. Gruppe, da die hier oft mächtigen Zerreißungen des Lungengewebes schon aus mechanischen Gründen die Heilung erschweren und der erfahrungsgemäß mit jeder Kriegsschußverletzung verbundenen Infektion des Schußkanals Vorschub leisten.

In allen Fällen der beiden Gruppen aber umgibt den Schußkanal meist eine mehr oder weniger breite, oft mehrere cm tief ins Gewebe hineinreichende hämorrhagische Infiltrationszone, die zuweilen dem Charakter von richtigen, radiär um

---

[*]) Aber auch hier ist die oft sehr auffallende durch Körperstellung und durch Atemphase bedingte Lageverschiebung der Lungen gegenüber Brustwand und Zwerchfell in Betracht zu ziehen; sie gestattet evtl. die Rekonstruktion der Stellung im Moment des Verletzungsvorganges.

den Schußkanal herumgelegten infarkten (die Spitze dem Schußkanal zugewendet) besitzen soll (BORST, BEITZKE); mikroskopisch findet man in diesem Bezirk und weiter hinaus dann thrombosierte Gefäße.

Es ist zweckmäßig, auch bei den Lungenschüssen die Schilderung des Schußkanals zugrunde zu legen, wie sie BORST und GENEWEIN in erster Linie für die Gehirnschüsse gegeben haben, indem man den primären Schußkanal, ferner die Zone der direkten traumatischen Nekrose und endlich die dritte Zone der molekulären Erschütterung unterscheidet:

Der primäre Schußkanal entspricht beim Lungenschuß dem Defekt, den das Geschoß gesetzt hat; er ist demnach beim einfachen Durchschlag der Steckgeschosse bedeutend kleiner wie bei der Verletzung der Explosivgeschosse, bei denen bekanntlich nicht nur die direkte gewaltige Vorwärtsbewegung, sondern auch noch die gleichzeitige Rotation des Splitters in allen Dimensionen des Raumes als zerstörendes Moment in Betracht gezogen werden muß. Der Schußkanal enthält neben nekrotischen, mechanisch zertrümmerten und losgelösten Lungengewebsteilen (elastische Fasern) vielfach eingeschleppte — auch mineralische — Fremdkörper, darunter am häufigsten Gewebsfasern pflanzlicher und tierischer Art, von denen die ersteren leicht im Polarisationsmikroskop durch ihre Doppelbrechung zur Darstellung gebracht werden können. Sie finden sich auch bei glatten Revolver- und Infanterielungenschüssen, heilen dann aber reaktionslos, d. h. unter Einscheidung von Bindegewebe und Anlagerung von Fremdkörperriesenzellen ein. Im Schußkanal liegt außerdem an Masse wechselnd, noch flüssiges, teils mehr oder weniger ausgelaugtes Blut und in der Form der gewöhnlichen roten Thromben unter relativ geringfügiger Fibrinabscheidung geronnenes Blut; in dieses wandern dann allerdings schon ziemlich rasch die polynukleären Leukozyten ein.

Daran schließt sich in fließendem Übergang die zweite Zone der traumatischen Nekrose; diese zeigt das noch im Zusammenhang mit der weiteren Umgebung gebliebene, aber doch durch die mechanische Schlag- und Preßwirkung offenbar direkt abgetötete Lungengewebe. Hier sieht man auch vielfach, wie die aus dem umgebenden noch lebenden Gewebe nach dem Schußkanal hinziehenden Blutgefäße nekrotische und nekrobiotische Erscheinungen aufweisen, seltener sind sie (spastisch?) kontrahiert, meist dilatiert (traumatische Gefäßlähmung?) und dann auch oft thrombosiert, im weiteren Verlauf zerrissen. Sie sind die Quelle der primären oder sekundären Blutungen (Hämoptoe und Hämatothorax).

Die hämorrhagische Infarzierung wie die einfache blutige Ausfüllung der Alveolarräume bildet dann auch den Übergang in die 3. Zone, die der molekulären Erschütterung, in deren Bereich noch die intra- und interalveolären Blutungen, oft weit sich vorschiebend in das perivaskuläre und peribronchiale lockere Bindegewebe (BEITZKE) bestehen. Diese Zone ist nicht so ausgesprochen und morphologisch charakterisiert, und auch in ihren Folgeerscheinungen nicht von solcher Wichtigkeit wie beim Gehirnschuß.

Der sog. sekundäre Schußkanal (BORST), der sich in den nächsten Tagen nach der Verletzung durch den Zerfall und die Abschmelzung der traumatisch nekrotischen Zone bildet, ist von der Größenausdehnung dieser letzteren in erster Linie abhängig; zur Zeit seiner Entwicklung besteht die größte Gefahr für Einschmelzungsblutungen, die als Nachblutungen oft dann nach innen (Hämatothorax) oder nach außen (Hämoptoe) auftreten.

Inwieweit beim Zustandekommen dieser 2. Zone der traumatischen Nekrose auch ein chemischer (Kupfer, Messing) Einfluß sowie die von MAGNUS angenommene Hitzewirkung des Geschosses beiträgt, läßt sich schwer feststellen. Bei infanteriesteckschüssen des Lungengewebes, bei denen das ermattete Geschoß doch keine stärkeren mechanischen Seitenstoßwellen mehr auf das umgebende Lungengewebe aussenden kann, ist mir oft die erheblich große nekrotische Zone des Geschoßbettes aufgefallen, so daß ich sie doch mit der Hitzewirkung des sich infolge seiner kompakten Masse bedeutend langsamer abkühlenden Geschosses zu erklären geneigt wäre[*]); ich habe auch — ohne Bakterienbefunde — mehrfache kleine Hohlräume diese Zone des Geschoßbettes durchsetzen sehen. Ob dieselben auf Vergasungsvorgängen durch die Hitze beruhen, wage ich allerdings nicht zu entscheiden.

---

[*]) Nach den Untersuchungen von LAWEN und HESSE waren die in den ersten 13 Stunden aus dem Körper entfernten Infanteriegeschosse steril, die Granat- und Schrapnellgeschosse dagegen immer keimhaltig!

MARWEDEL (BORCHARD-SCHMIEDEN, S. 143) glaubt keinesfalls an eine so große Erhitzung der Geschosse — in erster Linie allerdings der Granatsplitter, deren Hitzesteigerung MAGNUS besonders betont —, daß sie etwa die Keime auf der Oberfläche des Projektils vollständig abzutöten vermöchte, doch möchte ich trotzdem die erwähnte Möglichkeit einer derartig physikalisch bedingten Gewebsschädigung um so weniger in Abrede stellen, als ich selbst Gelegenheit hatte, die fast momentan blasenbewirkende Hitzeausstrahlung des Infanteriegeschosses an der Oberhaut des Lebenden kennen zu lernen; auch bei kleinen zwischen Haut und Hemd gelegenen Granatsplittern habe ich an Leichen kleine Brandbläschen beobachtet.

MAGNUS erblickt die Folgen der schädigenden Hitzeeinwirkung auf das umgebende Gewebe einmal in der leichten Infektionsmöglichkeit innerhalb der umfangreichen Verbrennungsnekrosen (besonders für Anaerobier) und dann auch evtl. in der toxischen Giftwirkung durch die parenterale Eiweißverdauung (im Sinne PFEIFFERS). — Was die evtl. chemische Wirkung anbelangt, so kämen nur Messing- und Kupferteile von Geschossen oder derartige Fremdkörperteile in Frage. UHLENHUTH und MESSERSCHMIDT konnten wohl eine keimtötende Eigenschaft, besonders stark bei französischen Kupfergeschossen, erheblich geringer aber schon bei Nickelmantel- und Bleigeschossen im Auskeimungsversuch aus der Platte nachweisen, während Eisengeschosse niemals bakterizid wirkten. Nachdem sich der Wachstum hemmende Einfluß bei anfangs bis zu 13 Stunden geltend macht, dann aber rasch nachläßt, wird auch kaum eine stärkere chemische Beeinflussung des Wundkanals durch die besonders bei Messing (von BAEYER) in Lösung gehenden Metallsalze möglich oder wahrscheinlich sein.

Über die weiteren Ausheilungen solch unkomplizierter Lungenschüsse ist auf die Darstellungen von MARCHAND und neuerdings von BEITZKE und BORST zu verweisen[*]):

Das in der peripheren Zone ergossene Blut wird durch Auslaugung, durch Abtransport in die Lymph- und Bindegewebsspalten und durch Abbau zu körnigem intra- und extrazellulären Pigment weggeschafft, die Alveolen werden, evtl. unter Verdickung der Septen, wieder lufthaltig.

In der mittleren Zone findet nach BEITZKE die Abstoßung größerer Nekrosen oft relativ langsam statt, kleine werden rascher demarkiert oder vom Granulationsgewebe durchwachsen; größere hämorrhagische Infarkte verzögern die Ausheilung.

Die massigen zentralen Blutklumpen halten sich auch meiner Beobachtung zufolge recht lange, sie werden nur langsam organisiert, vielfach durch ein von den noch lebensfähig erhaltenen Blutgefäßen ausgehendes Granulationsgewebe mehr umwachsen als organisiert. Wie so oft bei Reparationsprozessen scheint das junge Keimgewebe eine wesentliche Affinität zu dem in den Blut- und Thrombenmassen enthaltenen Fibrin zu besitzen, wie das ja auch sonst bekannt ist und therapeutisch verwertet wird (ASCHOFF, BERGEL).

Sehr interessant sind die Reparationsvorgänge am Lungengewebe in späteren Stadien solcher nicht wesentlich infizierter Schußverletzungen, über die BORST neuerdings berichtet; ich weise auf sie hin, ohne daß ich in dieser Hinsicht derartige Beobachtungen an Spätfällen selbst zu machen oder nachzuuntersuchen Gelegenheit gehabt hätte:

Nach BORST wird das anfänglich viel umfangreichere Gebiet der jungen Schußkanalnarbe später umgebaut und der Atmung wieder zugänglich gemacht; es findet nämlich eine Entfaltung des Bindegewebes durch eindringende Atemluft statt und ein Umbau desselben unter Epithelialisierung der lufterfüllten Bindegewebsräume von benachbarten Alveolen und Bronchiolen aus, so daß damit die höchst interessante Feststellung einer z.T. vollwertigen Regeneration des Lungengewebes gegeben wäre.

Epitheliale Aus- und Überkleidung durch Aussprossung von durchtrennten Bronchiolen aus hat übrigens auch schon HADLICH bei seinen experimentellen Stichverletzungen beobachtet, während TALKE darauf hingewiesen hat, daß durchtrennte Bronchien, wenn deren Enden nicht zu weit voneinander entfernt sind, wieder mit Erhaltung oder Neugestaltung des Lumens verwachsen können, so daß damit die Kontinuität mit dem zugehörigen respiratorischen Bezirk wiederhergestellt werden könne.

Andererseits möchte ich aber auch darauf hinweisen, daß nach meinen Beobachtungen in der Umgebung solcher Schußkanäle auch eine weitgehende und definitive Verödung des Lungen-

---

[*]) Ich möchte hier der merkwürdigen Beobachtung Erwähnung tun, die ich ziemlich konstant bei der mikroskopischen Lungenuntersuchung verunglückter Flieger erheben konnte, daß sich nämlich im interalveolären Bindegewebe in größeren Mengen intra- und extrazelluläres Blutpigment vorfand und außerdem auffallend viele sog. Herzfehlerzellen innerhalb der Alveolen. Diese Befunde, von denen ich sonst nichts gelesen habe, erkläre ich mir mit den durch die häufigen Luftdruckdifferenzen beim Auf- und Absteigen bedingten Diapedesis- und Rhexisblutungen der Lungenalveolenkapillaren.

gewebes durch Einsprossen von gefäßführendem Bindegewebe in die Blut und zelliges Exsudat enthaltenden Alveolen im Sinne der organisierenden sog. indurierenden Pneumonie eintreten kann. Auf die gleichzeitig mit der Vernarbung erfolgende Einheilung von Fremdkörpern in der Lungenwunde sei schon hier hingewiesen.

Viel schlechter gestalten sich die Verwachsungs- und Ausheilungsvorgänge bei stärker zerrissenen Lungenschußwunden, wie sie den weitaus häufigeren Befund darstellen und bei Nahschüssen und Artillerieschußverletzungen zustande kommen, aber auch dann, wenn es sich um tangentiale Längsaufreißungen oder um kurze, aber stark zerrissene Durchschüsse durch die scharfen Ränder der Unterlappen handelt. Hier verlaufen die Abstoßungen, wenn sie nicht durch Exzisionen unterstützt werden, viel langsamer. Infolge der höchst üblen Wundverhältnisse finden die Infektionserreger den allergünstigsten Nährboden für ihre Entwicklung, und es kommt zu stärkeren eitrigen oder jauchigen Einschmelzungen und den gefährlichen Arrosionsblutungen sowie zu Eiterhöhlenbildungen entsprechend dem oben beschriebenen diskontinuierlichen Offenbleiben der Schußkanäle.

Wie außerordentlich rapid und verhängnisvoll die Infektion eines solchen Schußkanals verlaufen kann, zeigt folgender Fall: Sch., J., 79/43, S. 30. 6. 16. 2 Tage alter Handgranatensteckschuß des linken Brustkorbs; Einschuß unterer Rand der nicht gesplitterten 8. Rippe, Verlauf des Schußkanals steil nach vorne und oben im linken Unterlappen mit Einbohrung zweier kleiner Splitter am Ende des Schußkanals. Ausgedehnte blutige Infiltration des Unterlappens, beginnende eitrige Infiltration in der Umgebung des Schußkanals; Thrombose eines quer durchrissenen Pulmonalastes mit septischer Einschmelzung und Arrosionsblutung (1300 ccm), Verblutung in die linke Brusthöhle. In der Tat ergab hier die mikroskopische Untersuchung eine rapide Eiterzellendurchsetzung des thrombotisch verschlossenen z. T. nekrotischen Gefäßes mit hochgradiger Kokkenentwicklung in dem Thrombus und in dessen Umgebung.

Vier Infektionswege kann man unter solchen Umständen unterscheiden: 1. die zugleich mit Geschoß, Knochensplitter oder Fremdkörper eingeführten Infektionserreger haben von vornherein die Lungenwunde (und Pleura) infiziert. 2. findet ein Übergreifen von der infizierten Brustwand aus statt — besonders bei den ausnahmslos infizierten Tangentialschüssen.

Diese beiden Arten der Lungeninfektion bei Brustschuß spielen zweifellos die Hauptrolle; was den zweitgenannten Weg betrifft, so wurde bereits oben die bedeutungsvolle Rolle präformierter pleuritischer Verwachsungen für die Kontusionsschädigungen der Lungen infolge von Tangentialschüssen betont; es muß nach unserer Erfahrung auch ganz besonders die außerordentlich große Infektionsmöglichkeit des verletzten Lungengewebes von infizierten Thoraxwunden aus unter solchen Umständen hervorgehoben werden, während sonst, d. h. ohne das Bestehen von Verwachsungen, die Lungenwunden auch recht oft trotz Pleurainfektion gute und glatte Heilung zeigen können — wohl infolge raschen Eintritts der fibrinösen Verklebung am Pleuraloch.

3. erfolgt die Infektion durch primär, d. h. schon z. Z. der Verletzung vorhandene Lungen- oder Bronchialerkrankungen, und endlich 4. auf hämatogen-embolischem Wege.

Der brochogenen Infektion, die zumal bei abgeschossenen Bronchiolen leicht eintreten wird, sprechen SAUERBRUCH u. a. eine größere Bedeutung ab, doch weisen BORCHARD und GERHARDT darauf hin, daß gerade im Winter und Herbst beim Vorhandensein gehäufter epidemischer Erkältungskrankheiten für die Prognose der Brustschüsse besonders schlecht gewesen sei, was doch mit großer Wahrscheinlichkeit für aerogene oder bronchiale Infektion spricht!

Interessant ist in diesem Zusammenhang die Beobachtung BORCHARDs, der bei vorhandenem Lungenschuß und gleichzeitig bestehender genuiner kruppöser Pneumonie der nichtverletzten Seite in der Lungenwunde und im Schußkanal Pneumokokken nachweisen konnte; so sind HIRSCH und BORCHARD auch geneigt, auf Grund ihrer Beobachtungen eine exogene Infektion der Lungenwunden auf dem Luftwege von infizierten benachbarten Bettgenossen (Wundinfektion oder Angina usw.) im Lazarett als nicht so seltene Pathogenese solcher Lungenschußinfektionen anzunehmen.

Als Beweis der wenn auch seltenen 4. hämatogen-embolischen Entstehungsart seien die Beobachtungen von BORCHARD, BOCKHORN und FREUND über Paratyphusinfektion der Lungen und der Pleuraexsudate hingewiesen, auch sei nochmals der gleichzeitigen Verschleppung von Lebergewebssequestern (evtl. mit Paratyphusbazillen) gedacht und auch darauf aufmerksam gemacht, daß gelegentlich der bei Granatverletzungen auch nach eigenen Untersuchungen so außerordentlich

häufigen und bedeutungsvollen Fettembolien erfahrungsgemäß auch mit dem Fett gleichzeitig pathogene Kokken in die Lunge verschleppt werden können.

Als Infektionserreger kommen in den Lungenwunden, worauf hier nicht näher
eingegangen werden soll, meist die gewöhnlichen Eitererreger, seltener anaerobe
Bakterien in Betracht (LAWEN, RITTER, MARWEDEL).

Der eigentliche Gasbrand kommt in der verletzten Lunge wenn überhaupt, dann offenbar nur
sehr selten zur Beobachtung, was vielleicht mit der konstanten starken Sauerstoffventilation des
Lungengewebes zusammenhängt (KENT, MARWEDEL), doch hat HARZER über eine solche Beobachtung
berichtet und nachgewiesen, daß sich die FRÄNKELschen Bazillen dabei nicht direkt im Schußkanal
und lokal vergesellschaftet mit den Nekroseherden vorfanden, sondern sich hauptsächlich im
lockeren adventitiellen Gewebe der Gefäße und Bronchien ansiedelten und dort zu eigenartigem
hochgradigen Ödem führten.

Fäulnis- und Gangränerreger sollen nach klinischen Angaben (MADELUNG, GULEKE, BORCHARD,
MORITZ, GERHARDT, HAIM u. a.) ein seltenerer Befund in Lungenschußwunden sein, doch sahen wir
gangränösen Zerfall mehrfach auf dem Sektionstisch bei Lungenschüssen mit Einschleppung von
Knochensplittern, teils mit, teils ohne jauchiges Empyem als deren Folge — nicht aber bei unkomplizierten Infanteriegeschoßverletzungen.

Solche eitrige oder jauchige Einschmelzungsherde um Fremdkörper, Knochensplitter oder Granatsplitter können sich, wenngleich abgegrenzt, doch in diesem
Zustande dann viele Monate lang halten und jeder Behandlung trotzen; sie können in
den Bronchialbaum oder nach außen oder aber nach beiden Richtungen (s. unten Fall 3)
durchbrechen[*]), in welch zweitgenanntem Falle oft erst nach Monaten die Ein- oder
Ausschußnarbe wieder aufbricht und dann weit hineinreichende Fistelgänge bei
Operation oder Sektion festgestellt werden.

So hat GEHRELS einen im September 1914 durch Schußbruch des Schlüsselbeines verletzten
Soldaten noch im März 1917 mit chronischem Lungenabszeß und einer von der Einschußstelle
oberhalb des Schlüsselbeines 20 cm tief sondierbaren Eiterfistel vorgestellt; erst, nachdem ein direkt
über der Zwerchfellkuppel (!) gelegener Abszeß geöffnet und entleert worden war, schloß sich die
Fistel an der Lungenspitze. — BORCHARD sah vielfach solche Schußabszesse der Lungen spontan
durch Expektoration oder Durchbruch sich entleeren, in einem Falle nach 6 Monaten einen Lungenabszeß um einen Granatsplitter herum gelegen, in einem zweiten Falle sogar nach ¾ Jahren.

HOPPE-SEYLER weist auf die klinisch interessante Tatsache hin, daß Kranke mit derartig
entstandenen Bronchialfisteln nach Lungenschuß durch diese bei geschlossenem Mund und Nase
unter Umständen vollkommen atmen können.

Unter meinen eigenen Beobachtungen seien drei besonders typische Fälle von Fisteln nach
Lungenschuß erwähnt:

Bonner, 52/42, S.21.8.15. Gestorben 281 Tage nach Granatsplitter-Lungensteckschuß des linken
Oberlappens infolge eines Arrosionsaneurysmas der Arteria subclavia und Verblutung nach außen. Einschuß links vom 1. Brustwirbel direkt nach vorn unter Splitterung der 2. Rippe durch die linke
Lungenspitze hindurch; in dem narbig fibrösen Gewebe der oberen und unteren Schlüsselbeingrube
steckten 2 kleinste Granatsplitter; Fistelgang von der Einschußstelle aus direkt in die derb schwartig
verwachsene Lungenspitze und in mehrere daselbst gelegene und kleinste Rippenknochensplitter
enthaltende Eiterhöhlen; ausgedehnte Induration des linken Oberlappens. Der Tod erfolgte letzten
Endes durch Luftembolie infolge Anreißung der Vena subclavia durch einen der Granatsplitter
bei einem operativen Eingriff. Klinisch interessant ist, daß B. am 18.6.15 als geheilt zum Ersatz-
truppenteil nach Metz entlassen worden war, daß aber Anfang August bereits das pulsierende
Aneurysma festgestellt werden konnte. Die Fistel schloß sich nie auf die Dauer.

Der zweite Fall Klössel, 20/98, S.30.1.15, war 4 Monate nach der Verletzung an metastatischem
Stirnhirnabszeß gestorben. Einschuß total vernarbt über dem rechten Schulterblatt, alte Abszeßhöhle
im rechten Unterlappen um frei bewegliche Knochensplitter herum entwickelt mit chronisch indurie-
render Pneumonie der Umgebung. Fistelgang vom Abszeß aus durch die obliterierte Pleurahöhle
in die vollkommen vernarbte Ausschußstelle der linken Seite, während sich rechtsseitig und
mehr nach vorne zu ein umschriebenes Empyem entwickelt hatte, das durch Rippenresektion

---

[*]) Nach GERHARDT führen derartige Eiterdurchbrüche aus Lungenabszessen und Empyemen, wie
auch wir nach Sektionsbefunden bestätigen können, doch fast niemals zu vollkommener Ausheilung
sondern erfordern immer noch radikales chirurgisches Vorgehen.

entleert war. Es handelte sich um einen Durchschuß, durch den Knochensplitter der 5. und 6. Rippe senkrecht zur Schußrichtung in den Unterlappen und durch das Zwerchfell hindurch in den rechten Leberlappen hineingetrieben worden waren.

In einem weiteren Falle erfolgte der Wiederaufbruch der vollkommen geschlossenen Einschuß-narbe am 73. Tage nach der Verletzung: Asmus, 50'29, S. 26. 7. 15. Infanterie-Wirbelsäulen-Lungen-Steckschuß. Einschuß: 7. Rippe hintere Axillarlinie, Durchschuß durch 11. Brustwirbel, Lagerung des Geschosses intrapleural am rechten Unterlappen nahe der Wirbelsäule; Fistelgang in eine schwartig abgeschlossene Empyemhöhle über dem rechten Unterlappen, letztere ausgehend von einem jetzt mit dem Bronchus kommunizierenden und in die Pleurahöhle durchgebrochenen Eiterherd. Tod am 103. Tage durch Eiteraspirations-Bronchopneumonie. Paraplegie.

Die Möglichkeit der Einheilung in die Lungen eingetriebener Fremd-körper auch ohne solche schwere Folgeerscheinungen ist seit langem bekannt; POLLICARD und DEPLAS haben neuerdings die Vorgänge bei der Einheilung derartiger mikroskopisch kleiner Fremdkörper studiert. ZIEGLER hat an der Hand einer alten geheilten Stichverletzung der Lunge mit Einheilung der Messerspitze solche Einheilung größerer Fremdkörper in der Lunge aus der Literatur zusammengestellt, während VON BAEYER schon früher experimentelle Untersuchungen über den Aufbau der metallisch sterile Fremdkörper einkapselnden Hülle mitgeteilt hat.

Diese Fremdkörper erhalten im Körpergewebe häufig einen Karbonatüberzug; besonders bei chemisch differenten Fremdkörpern (Kupfer, Messing) hat BAEYER 3 verschiedene Schichtungen bei der Einheilung unterschieden: die Orthohülle aus derbem parallelfaserigen Bindegewebe als Grenze gegen die gesunde Umgebung, die Metahülle aus meist spongiösem Bindegewebe mit fibrillärer Struktur, aufgebaut mit Einlagerung großer heller (lipoidhaltiger?) Zellen, während als innerste Schichte — aber nicht in allen Fällen — eine eiterartige Füllmasse den Fremdkörper umgibt (Parahülle nach BAEYER). Flüssigkeit haltende Zysten, wie wir sie jetzt öfter um eingeheilte S- und Schrapnellgeschosse sahen, sollen nach seinen Untersuchungen meist dann bei der Einheilung entstehen, wenn sich der Fremdkörper gegen seine Umgebung in Bewegung befindet; ist die Bewegung sehr stark oder besitzt der Fremdkörper physikalische Besonderheiten, z. B. rauhe Ober-fläche (wie also auch bei den Granatsplittern) oder chemisch schädigende Eigenschaften, so bleibt es nicht bei der Zystenbildung, es kommt zur Wanderung evtl. zur Ausstoßung.

Die Einheilung ganz sicher infizierter Fremdkörper haben wir ja alle mehrfach bei Sektionen gesehen, meist allerdings nach meiner Erfahrung in der Muskulatur und im subkutanen Fettgewebe, seltener in Brusthöhlenorganen. Granatsplitter mit fest-anhaftenden Kleiderfetzen konnten wir mehrfach in Muskelnarben ohne Eiterung fest eingekapselt finden.

Bemerkenswert finde ich folgende Beobachtungen:

Forster, 170/15, ältere in Heilung begriffene Granatsplitter- und Steinschlagver-letzungen; im vorderen Komplementärraum rechts fibrös eingekapselt ein seinerzeit als indirektes Geschoß wirkender Kieselstein, rechts direkt neben dem Herzbeutel gelegen. Bemerkenswert ist, daß sich im gleichen Falle links neben einem völlig vernarbten Lungenschuß ein kleiner Abszeß mit Einschluß von Kleiderfetzen feststellen ließ, der zur fortgeleiteten tödlichen eitrig-fibrinös-schwieligen Perikarditis geführt hatte.

Peret, 40/40, S. 15. 1. 15, Verletzung 155 Tage alt. Einschuß vollkommen verheilt an der rechten unteren Thoraxhälfte, Zwerchfelldurchschuß — Leberstecksschuß; in der Lebernarbe fanden sich vollkommen ohne Spur von Eiterung eingeheilte Kleiderfetzen, während der zugehörige Granatsplitter, von dem die ersteren abgestreift waren, ebenfalls vollkommen glatt eingeheilt zwischen Leber und Zwerchfell an der Oberfläche des linken Leberlappens lag. Und ähnliche Fälle weiter . . . .

Solche Beobachtungen sind von hoher Bedeutung für die Frage der latenten infektion, da wir sicher damit rechnen müssen, daß wir noch nach Jahren von solchen Einheilungen ausgehende Spätabszesse, Spätempyeme usw. bei früheren Kriegsverletzten zu sehen bekommen werden!

* * *

Der Pneumothorax, d. h. das Eindringen von Luft in die Pleurahöhle — nach BORCHARD in 50% der Brustkorbverletzungen vorhanden — müsste a priori bei Sektionen von penetrierenden Brusthöhlenverletzungen eigentlich ein fast konstanter

Befund sein, doch ist er nicht immer absolut sicher erweisbar; in seiner Ausdehnung ist er auch wieder abhängig vom Fehlen oder Vorhandensein präformierter pleuritischer Verwachsungen. Neben dem Pneumothorax tritt zuweilen noch ein Prolaps von Lungengewebe in die Thoraxwunde ein.

Der Eintritt von Luft erfolgt entweder gleichzeitig mit der Brustwandverletzung von außen (vgl. die PERTHESsche Theorie von der Vortreibung eines komprimierten Luftkeils vor dem Schrapnell- und S-Geschoß her; s. oben) oder aber später von innen heraus durch Lungen- oder Bronchialverletzungen, und man unterscheidet dementsprechend beim Zustandekommen des traumatischen Pneumothorax zweckmäßig:

A. der traumatische geschlossene Pneumothorax, der meist nicht schwer ist und sich rasch resorbiert;

B. der — 1. nach außen, 2. nach innen — offene Pneumothorax, der eine sehr gefährliche Begleiterscheinung einer Brustkorbverletzung darstellt.

Eine besondere und oft akut durch Herz- und Mediastinalverdrängung lebensgefährliche Form ist der sog. Ventilpneumothorax, der zum Oberdruck- oder Spannungspneumothorax führen kann; dabei kann die Ventilbildung zustande kommen entweder an der Pleura bzw. Lungenwunde, sofort bei der Verletzung, evtl. aber erst später (d. h. durch Wundlappenbildung oder durch Fibrinmembranbildung) oder aber es tritt, was seltener ist, an der Brustwandwunde die Ventilbildung ein.

Zweimal wurde in meinem Material irrtümlich ein traumatischer nach innen offener Ventilbzw. Spannungspneumothorax klinischerseits diagnostiziert, während bei der Sektion eine Zwerchfellruptur durch Schuß mit Mageneinklemmung im Brustraum festgestellt werden konnte (s. später); im ersten dieser Fälle hatte ich mich selbst sogar auch bei der äußeren Leichenbesichtigung und der Eröffnung der Brusthöhle über den Befund getäuscht!

Der Pathologe sieht die tödlichen Gefahren des Pneumothorax auf dem Sektionstische in zweierlei Richtungen, nämlich:

a) die unmittelbare mechanisch bedingte Gefahr für Atmung und Blutzirkulation,

b) die mittelbare durch Begünstigung der Infektion.

Eine nicht seltene Komplikation bzw. Folgeerscheinung des Pneumothorax ist das fortgeleitete Luftemphysem, dessen Gefahren besonders bei Ventilpneumothorax und beim Übergreifen auf das Mediastinum für Herz- und Atmungstätigkeit sehr große sind; man findet es mitunter bis in subkutane Gewebe vordringend an der ganzen Körperoberfläche, in schweren Fällen vom Kopf bis zu den Füßen entwickelt.

Die Erklärung, warum der Pneumothorax, den wir in geringeren Graden allerdings noch öfter auf dem Sektionstische wie am Krankenbett fanden, nicht eine konstante Folge aller penetrierenden Lungenverletzungen ist, liegt in folgenden Momenten: Das Geschoß, besonders das Artilleriegeschoß, läßt doch nur immer im Momente der Pleuraöffnung auch Luft eintreten, ferner schließt sich die Brustwand in vielen Fällen schnell, zumal bei schrägem Verlauf des Wundkanals; die als zweite Luftquelle in Betracht kommende Lungenwunde wird ebenfalls oft rasch durch lokale Fibrinverklebung oder durch Lungenkollaps bzw. -kompression geschlossen, und endlich bleibt zweifellos ein großer Teil der Fälle mit breitem äußeren Pneumothorax (natürlich alle mit doppelseitigem Pneumothorax) schon tot auf dem Schlachtfelde (BORCHARD).

Daß die Pneumothoraxkompression der zerrissenen Lunge von Bedeutung ist für die Blutstillung aus der Lungenwunde, ist selbstverständlich; sie stellt also unter Umständen einen bedeutungsvollen Selbstschutz dar!

Von größter Wichtigkeit ist klinisch und pathologisch-anatomisch die außerordentlich große Disposition des Pneumothorax zur Infektion, die entsprechend der Pathogenese desselben entweder direkt primär durch das Geschoß oder indirekt — sei es von der infizierten Thoraxwunde aus oder sei es bronchogen — erfolgt. Die Zerreißung des alveolären Lungengewebes, das ja meist keimfrei ist, soll weniger zur Pneumothoraxinfektion führen.

Im allgemeinen ist (RITTER, REICHE) die Resistenz der normalen Pleurahöhle gegen Infektion viel größer wie bei anderen Höhlen, besonders bei der buchtigen Bauchhöhle.

Experimentelle Untersuchungen von NOTZEL und BURCKARDT haben in der Tat gezeigt, daß Infektion mit Eiterkokken an Tieren mit intakter Brusthöhle nur selten Pleuritis erzeugt, bei Tieren mit Pneumothorax aber meist eine schwere eitrige Pleuritis hervorruft. Daher schätzen auch die Kliniker die Infektionsgefahr: Pleura—Lungengewebe und umgekehrt: Lungengewebe—Pleura nicht so hoch ein bei intakter, nicht defekter Pleura wie beim Vorhandensein eines Pneumothorax.

Es decken sich in dieser Beziehung die Anschauungen der Kliniker und der Pathologen vollkommen hinsichtlich der Gefährlichkeit der Infektion bei Pneumothorax und zwar besonders der Frühinfektion (das gleiche gilt auch für den Hämatothorax), weshalb auch von chirurgischer Seite die wenn möglich frühzeitige Naht der Lungen-thoraxwunde warm empfohlen wurde (KÜTTNER, KÜMMELL).

BAUMLER und GERHARDT haben an klinischen und autoptischen Beobachtungen das Auftreten von im allgemeinen prognostisch nicht ungünstigem umschriebenen (pleuritische Verwachsungen!) oder diffusen Spätpneumothorax Wochen, Monate, ja in einem Falle GERHARDTs erst ³/₄ Jahre nach der Schußverletzung feststellen können, meist wohl infolge Durchbruches eines subpleuralen Einschmelzungsherdes. • • •

Der Hämatothorax, d. h. der Bluterguß in den Pleuraraum, der nach klinischer Angabe in 50—60 % der Fälle von Brustkorb- bzw. Lungenschüssen festgestellt werden kann, ist natürlich in Fällen mit tödlichem Verlauf — auch nach unseren Beobachtungen — noch häufiger. Ich habe den Versuch gemacht, eine Zusammen-stellung aus unseren Sektionsbefunden vorzunehmen, um die Häufigkeit des Hämatothorax und dessen sekundäre Veränderungen und Komplikationen bei unseren Brustkorbver-letzungen festzustellen; ich habe, wie die Tabelle II ergibt, bei 388 Brustkorbverletzungen mindestens 182 Hämatothoraxfälle, wozu sicher noch einige der unter Empyem auf-genommenen Fälle zuzurechnen*) sind, so daß wir rund mindestens 200 Fälle annehmen dürfen. Rechnen wir von unseren Brustkorbverletzungen die reinen Brustkorbwand-schüsse (s. Tabelle I) ab, d. h. 19 + 45 -··· 64, so resultiert, daß von 324 Brust-verletzungen ca. 200 = 58,4 % mit Hämatothorax und dessen Folgen einhergingen.

Tabelle II.

	rechtsseitig	linksseitig	doppelseitig	Sa. der Fälle
Hämatothorax	54	65	18	137
Pneumo-Hämatothorax	28	15	2	45
Empyeme	7	10	4	21
Pyo-Pneumothorax	4	7	—	11
			Gesamtsumme:	214

Ist der Hämatothorax in meist nur geringer Menge schon als Diapedesisblutung (s. oben) bei indirekten Kontusionsverletzungen der Lungen feststellbar, so finden wir ihn bei Thoraxwandverletzungen, Durch- und Steckschüssen der Lunge je nach der Größe der Verletzung in unter Umständen ganz erheblicher, teils durch die Größe des Blutverlustes — zumal bei dem nach außen offenen Pneumothorax —, teils durch Druckwirkung (Atmung und Herztätigkeit!) verderbenbringender Masse.

Je nach Sitz und Art der Lungen- oder Brustwandverletzung kann der Hämatothorax auch doppelseitig vorhanden sein, Mengen von 1500 bis zu 2000 ccm sind nicht zu selten, in einem Falle sahen wir innerhalb der ersten Tage einen solchen von 4 l in einer Brusthöhle.

Als Blutungsquelle kommen in den Lungenwunden die teils frisch durchschossenen, teils sekundär eitrig eingeschmolzenen Lungengefäße oder Arrosionsaneurysmen in Betracht, von Brustwand-gefäßen sahen wir am häufigsten Blutungen aus den Interkostalarterien, der Mammaria interna, der Vena azygos und besonders oft bei Thoraxkuppelschüssen aus der Arteria oder Vena subclavia (seitlich gelegene Verletzungen der letzteren sind oft sehr versteckt und bei der Sektion nicht leicht zu finden!).

---

*) Im Gegensatz zum Kliniker, der durch seine fortlaufenden Punktatuntersuchungen die jeweilige Umwandlung des Hämatothorax Schritt für Schritt feststellen kann, ist das Urteil aus dem Sektions-befund allein heraus schwierig oder unmöglich!

Bemerkenswert ist das Zustandekommen eines Hämatothorax bei gleichzeitiger Zwerchfell-verletzung aus angerissener Milz oder Leber; die genannten Organe können sich (bei der Leber seltener) tamponartig in den Zwerchfellriß hineinstopfen, so daß die Bauchhöhle frei von Blut bleibt. Wenn die Leberverletzung dabei rein extraperitoneal gelegen, also auf die ziemlich umfangreiche Ansatzstelle des Lig. coronarium hepatis beschränkt ist, so fehlt ebenfalls meist die abdominelle Blutung; bei frontalen und transversalen Durchschüssen durch die rechte Unterlappenbasis haben wir das einige Male gesehen.

Bei den genannten Formen von Hämatothorax von der Leber aus kann sich auch Galle aus zerrissenen größeren Gallengängen dem Hämatothorax beimengen (Cholo-hämatothorax). Derselbe betrug in einem Falle meiner Beobachtung (Wirtz, 188/50, S. 24. 7. 18) bei Brust-Zwerchfell-Leber-Durchschuß über 2 l, in einem zweiten Falle (Mohr, 120/4, S. 13. 5. 17) war er mit Pneumothorax kombiniert.

Die Gallenbeimengung tritt meist erst einige Zeit nach der Verwundung (Borchard) infolge von Abstoßung der nekrotischen Lebersequester und Eröffnung von Gallengängen auf; die chemisch reizende Wirkung der Galle führt schon bei geringer Beimengung zu starker seröser Pleuritis, sie ist an der grünen Färbung der pleuritischen und peritonitischen Fibrinmembranen erkennbar und geht vielfach mit schwerer Kachexie (Oaza) einher, die ihre Ursache hat einerseits in der Resorption der Gallenbestandteile und andererseits in derjenigen der autolytischen Leberzerfallstoffe.

In einem solchen Falle (Schmidt) gingen durch die seitlich gelegene Thoraxwunde mehrere Spulwürmer ab, die nach Schmidt durch die zerschossene Leber hindurchgetreten sein mußten.

Bei gleichzeitiger Verletzung des Ductus thoracicus, bei hohem Sitz auf der linken (seltener) — Beobachtung von Frohmann —, bei tieferem Sitz auf der rechten Seite (häufiger) tritt der charakteristische Chylothorax bzw. Chylo-Hämatothorax auf.

Borchard hat dabei bis zu 5 l Erguß beobachtet; mikroskopisch ist das Bild der feinen Fettemulsion (Sudanfärbung!) bei völligem Fehlen von Zellelementen in der trüben Flüssigkeit charakteristisch, beim Absetzen im Spitzglas die Abscheidung einer milchartigen Oberschichte ganz ähnlich, wie man sie bei schwerer Lipämie beobachtet. Borchard nimmt 50 % Mortalität bei Chylothorax an. — Agthe berichtet von einem wochenlang rezidivierenden Hämatothorax nach Brustschuß, dessen geruchloses Punktat immer trüber und chylusartiger geworden sei, wobei allerdings die Zahl der weißen Blutkörperchen im Punktat bis zu 60000 im Kubikzentimeter betrug — was sonst bei einfachem Chylo- oder Chylo-Hämatothorax allerdings nicht der Fall ist. Die linke Lunge war völlig kollabiert, doch ging der Fall ohne Empyem in Heilung (gv.) aus. Auch in einem von Frohmann beschriebenen Falle wirkte nur die Punktion des mächtigen chylösen Ergusses (Chylo-Pneumothorax) bei senkrecht verlaufendem linksseitigen Hals-Brustkorb-Steckschuß) lebenserhaltend.

Die Größe des Hämatothorax wird durch die Schwere der Lungenwunde bestimmt, ferner verhindern vorhandene spangenförmige Pleuraverwachsungen in verhängnisvoller Weise die Blutstillung in der Lungenwunde selbst durch Ausbleiben der Retraktion oder Kompression der verletzten Lunge, während bei flächenhaften Verwachsungen die Blutung dissezierend zwischen die Adhäsionen hinein stattfindet, nach außen tritt und evtl. ein Hämatothorax überhaupt ausbleiben kann.

Bald nach der Verletzung steht oft die Blutung durch Schock und das Sinken der Herzkraft, um sich bei neuer Hebung der letzteren evtl. wieder einzustellen, es sind daher alle mit Erregung der Herztätigkeit verbundenen aktiven oder passiven Handlungen an und mit dem Verletzten, wie Aufrichten, Transporte, Narkose (Beobachtung von Paul Müller) usw., wie vielfache Sektionserfahrung gezeigt hat, verderblich; andererseits bildet erfahrungsgemäß in der Norm die Fibrinabscheidung in der Wunde, die Einrollung und die Thrombose der zerrissenen Gefäße einen wirksamen Selbstschutz, der nicht durch zu frühes Ablassen des Hämatothorax gestört werden sollte.

Nachblutungen aus der Lungenwunde kommen durch Geschoß- oder Knochensplitter-arrosion oder aber durch eitrige Ein- und Abschmelzung zustande. Daher beginnt diese Gefahr schon am 4. oder 5. Tage nach der Verletzung und hält (nach Borchard) bis zur 2. bzw. 3. Woche an. Bei der oben bereits erwähnten tödlichen Nachblutung 2 Tage nach der Verletzung (S. 443) fand sich eine solche septische Thromboarteriitis. Schmieden sah fortdauernde Arrosionsblutungen erst nach der Splitterextraktion verschwinden, während Paul Müller einen Fall beschreibt, bei dem nach einer sonst symptomlosen Lungenverletzung die erste Nachblutung nach 6 Wochen (aus der wiederaufgebrochenen Einschußwunde) und am 97. Tage die tödliche Hämoptoe erfolgte. Wohl konnte das verletzte größere Gefäß gefunden werden, der Splitter war aber entweder ausgehustet oder mit dem Blute nach außen entleert worden.

In einem selbst beobachteten Falle: Haupt, 41/46, S. 20. 12. 15, erfolgte am 70. Tage nach der Verletzung die tödliche Blutung aus einem Lungenabszeß nach außen durch eine Thorakotomiewunde (wegen Empyem).

Vom praktisch-klinischen, wie auch vom pathologischen Standpunkt aus sind von großem Interesse die weiteren Vorgänge, wie sie sich beim Brustschuß-Hämatothorax abspielen: die eigenartigen Gerinnungsverhältnisse, die quantitativen Schwankungen, die Infektion sowie die Rückbildung und Resorptionsvorgänge des Hämatothorax unter diesen jeweils verschiedenen Verhältnissen. Durch neue experimentelle und klinische Beobachtungen und Erfahrungen, wie durch anatomische Untersuchungen sind diese Vorgänge jetzt unserem Verständnis wesentlich näher gebracht worden. Gerinnungsvorgänge und Resorption stehen in engstem Zusammenhang: das Ausbleiben der Gerinnung im Hämatothorax ist ja, wie Experimentaluntersuchungen früherer Autoren gezeigt haben, die Voraussetzung für die rasche und glatte Resorption und einer restitutio ad integrum im Tierexperiment (HENSCHEN, HERZFELD und KLINGER, DEUTSCH, TOENIESSEN, KORACH u. a.).

Nach MARCHAND (Handbuch Krehl-Marchand) „.... verfällt das innerhalb des Körpers extravasierte Blut in den meisten Fällen sehr bald der Gerinnung, sowohl in Körperhöhlen als auch in den durch die Blutung selbst entstandenen Hohlräumen in den Organen, ebenso wie innerhalb des Gewebes bei hämorrhagischer Infarzierung. In seltenen Fällen bleibt das extravasierte Blut in den serösen Höhlen mit glatter, unveränderter Wandung flüssig und kann resorbiert werden ...." Die letztere, besonders von WINTRICH, TROUSSEAU, LISTER, PENZOLDT u. a. experimentell erhärtete Tatsache wurde durch PAGENSTECHERS Untersuchungen neuerdings bestätigt, aber noch dahin erweitert:

Dem ersten Blutaustritt in die Pleurahöhle folgt unmittelbar eine Reizphase (reflektorische Bauchdeckenspannung!) und in der dieser Reizphase nachfolgenden Periode tritt eine mehr oder weniger starke seröse Exsudation auf, wodurch das Blut nachweislich verdünnt, sein spezifisches Gewicht unter dasjenige des Normalblutes herabgedrückt*) und auch der kryoskopische Wert bis gegen 0,52 herabgesetzt werde. Dieser in der Pleurahöhle dann enthaltenen Blutflüssigkeit ist die Ungerinnbarkeit eigentümlich, und zwar nach PAGENSTECHERs und besonders nach den neuerlichen Untersuchungen von HENSCHEN, HERZFELD und KLINGER dadurch, daß derselben das Fibrinogen als Gerinnungsfaktor fehlt; es findet, wie diese Autoren gezeigt haben, in dem nach der Pleura- und auch nach der Perikardhöhle ergossenen Blut durch die mehr oder weniger starke physiologische rhythmische Bewegung der Organe eine Spontandefibrinierung statt, wodurch das verfügbare Fibrinogen verbraucht wird. Man findet in der Tat auch nach unserer Beobachtung (auch in der ausländischen Literatur wird diese Feststellung bestätigt — DENNY und MINOT) in dem Hämatothorax auf dem Sektionstisch nicht selten solche kleinere oder größere, beim Auswaschen in Wasser grauweiße mehr oder weniger reine Faserstoffgerinnsel in der Tiefe, zumal hinten und in den Komplementärräumen gelegen. Aus der Tatsache, daß das scheinbare Ungerinnbarbleiben des Blutes nur dann besteht, wenn das Blut nicht zu rasch in die Höhle austritt und wenn durch einigermaßen kräftige Tätigkeit des Herzens oder der Atmung die Defibrinierung erfolgen kann, und daß dann unter Umständen die Defibrinierung nur eine mangelhafte ist, erklären sich auch die in den Einzelfällen wechselnden klinischen Befunde.

TOENIESSEN hat zuerst gezeigt, das ist auch von anderen Seiten bestätigt worden (GERHARDT, DEUTSCH u. a.), daß nach den Punktionsergebnissen zuerst der Hämatothorax durch die erwähnte Spontandefibrinierung ungerinnbar ist und dabei doch scheinbar reines Blut darstellt (auch mikroskopisch), daß dann aber nach einiger Zeit (2. bis 3. Woche**) ein hellrotes, reichlich polynukleäre Leukozyten enthaltendes Punktat erzielt wird, das dann wieder gerinnt; die Leukozyten sind dabei vielfach eosinophil, ohne

---

*) Durch die Beobachtungen am Krankenbett während dieses Krieges immer wieder von verschiedener klinischer Seite bestätigt (GERHARDT, TOENIESSEN u. a.).

**) Die aus dem Brustraum aspirierte Blutflüssigkeit ist noch längere Zeit von schleimig-klebriger Beschaffenheit, sedimentiert beim Stehen in eine Unterschicht abgesetzter roter Blutscheiben und eine gelbe oder weinrote bei der spektroskopischen Untersuchung oxyhämoglobin-, hämatin- und methämoglobinhaltige Oberschicht (PAGENSTECHER), eine Gerinnung findet dabei nicht statt.

daß allgemeine Eosinophilie bestünde (TOENIESSEN und HESS). In der 3. Phase treten nach TOENIESSEN im Punktat wieder mehr Lymphozyten auf, und die spontane Gerinnbarkeit soll dann wieder verschwinden.

Da F i e b e r in den ersten Tagen auch (GERHARDT, HESS u. a.) nur durch Resorption eines Hämatothorax, aber auch durch blutige Infiltrate und Infarzierung in der Umgebung eines Schußkanals wie sogar bei stärkeren interstitiellen Kontusionsblutungen zustande kommen kann, ist in demselben ein Beweis für Infektion des Hämatothorax nicht zu erblicken, sondern es ist für den Eintritt des letzteren nur von ausschlaggebender Bedeutung der zytologische Befund des zentrifugierten Punktats (COBET). Daß die in den nächsten Tagen nach der Schußverletzung unter Fieber bis auf 38,5 oder 39 Grad erfolgende Vermehrung des Hämatothorax viel seltener durch Nachblutung als vielmehr durch entzündlich exsudative Pleurareizung (GERHARDT) bewirkt wird, scheint sicher, auch wenn der bakteriologische Befund des Punktates in dieser Zeit oft noch negativ ausfällt (COBET).

LAEWEN und HESSE haben unter 14 Punktatuntersuchungen zwischen 3. und 29. Tag nach der Verletzung 7 mal dessen bakteriologische Keimfreiheit festgestellt.

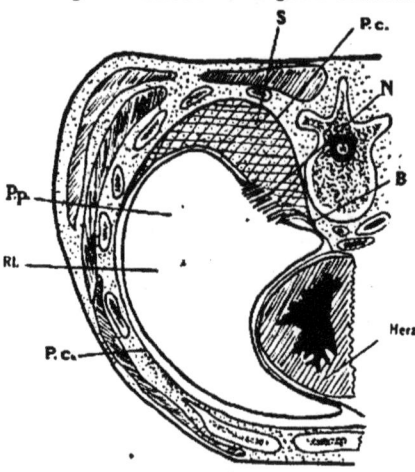

Abb. 113.

In Resorption und Organisation begriffener sog. „nicht infizierter Hämatothorax" nach Lungendurchschuß. Tod 347 Tage nach der Verletzung.

Pp Pleura pulmonalis; *Pc* Pleura costalis; *S* Schwartiger, die Blut- und Fibrinreste umhüllender, zumeist aus der Kostalpleura hervorgegangener Sack; *N* Narbe an der Einschußstelle der Lunge; *r L* Rechte Lunge.

Verfolgt man zunächst in den nicht primär infizierten Fällen eines mäßigen Hämatothorax die Resorption der sog. nicht infizierten Blutergüsse kleineren Umfanges, so soll, wie gesagt, nach klinischer Angabe doch in 3—4 der Fälle eine sekundäre seröse Pleuritis entstehen, die sich neben Sinken des spezifischen Gewichts auf 1024—1020 (Blut = 1028—1030) dadurch kennzeichnet, daß das Punktat durch Hämolyse mehr und mehr hämorrhagischserös bzw. hellserös wird. Werden dann Exsudate noch beizeiten entfernt, so kann außer geringfügigen, hauptsächlich auf den Komplementärraum und den paravertebralen Rezessus beschränkten Verklebungen bzw. Verwachsungen — röntgenologisch nachweisbar — (ZONDECK und KAMINER, HIRSCHBERG, HOFBAUER) — eine restitutio erfolgen. So glatt, rasch und restlos wie im Tierexperiment erfolgt also die Resorption bei unseren Kriegsverletzungen kaum jemals!

Langwieriger und folgenschwerer ist aber noch der Verlauf größerer Hämatothoraxformen, die sich selbst überlassen sind, wie wir das doch recht häufig bei unserem Material gesehen haben.

Hier kommt es doch, auch wenn ein Empyem ausbleibt, in vielen Fällen zu wesentlich schwereren fibrösen Schwartenbildungen und Retraktionen. Wir sahen das bei zahlreichen nicht infizierten Infanterie-Steck- und Durchschüssen, bei denen der Tod Monate nach der Verletzung durch andere Organerkrankungen (Folgen von Paraplegie z. B.) eintrat. In solchen Fällen kommt es nach unserer Beobachtung nur zu allmählicher Resorption des z. T. flüssigen und eingedickten Blutes, z. T. der in demselben brockig oder zwiebelschalenartig abgeschiedenen oft lederbraunen (Pigment!) Fibrinmassen durch bindegewebige Schwartenbildung, die nach unserem Material hauptsächlich von der Pleura costalis, viel weniger von der Lungenpleura ihren Ausgang nimmt und die offenbar wesentlich durch jene die Bindegewebsbildung anregende Eigenschaft der Fibrins- und besonders der Blutmassen (ASCHOFF) bedingt ist.

Der Typus eines derartigen Spätfalles, in dem diese Form der schwartigen Pleuritis zu einer vollkommenen Kapsel- oder sackartigen schwieligen Umwachsung der Blut- und Fibrinreste geführt hat, zeigt die obenstehende Abb. 113 im s c h e m a t i s c h gedachten Querschnitt bei einem in meinem

Besitz befindlichen Sammlungspräparat: L. A., 54/11, S. 13. 8. 15, gestorben 347 Tage nach der Verwundung an den Folgen einer Rückenmarksverletzung (Zystopyelonephritis): Im rechten Unterlappen ist der Durchschuß gar nicht mehr zu erkennen, an der Pleura hinten nur eine breite schwielige Verwachsung und vorn am früheren Ausschuß eine leichte weißliche tief eingezogene narbige Verdickung. Einschuß rechts neben dem 5. Brustwirbel; Steckschuß (französisches S-Geschoß) im rechten Pectoralis major neben der Achselfalte; Durchschuß durch den rechten Unterlappen. — Der Fall zeigt deutlich die schweren Veränderungen des sich selbst überlassenen aber nicht infizierten Hämatothorax; der schwartig-schwielige Sack läßt sich von der Lungenpleura bis auf die hintere Einschußstelle ziemlich leicht ablösen, während er mit der Rippenpleura, zumal in den hinteren Teilen, in festem, nicht lösbarem Zusammenhang steht.

Einen weiteren derartigen Fall schwielig-schwartiger Ausheilung eines nicht zum Empyem gewordenen Hämatothorax zeigt die Abb. 114, auf der auch die sekundären Verziehungen der Speiseröhre und Aorta deutlich erkennbar sind. Fall Wenger, 40/89, S. 31. 5. 15. Dieser von WEINERT publizierte Fall, bei dem sich der von seinem Lungenschuß vollkommen geheilt glaubende und äußerlich nicht wesentlich skoliotisch gewordene Soldat beim Kunststück des Degenschluckens sein Seitengewehr durch die pleuritisch verzogene Speiseröhre und Aorta hindurchstieß, ist ein praktisch wichtiges und warnendes Beispiel dafür, daß man auch späterhin bei alten Brustschußverletzten nur mit äußerster Vorsicht den Ösophagus sondieren oder bougieren darf!

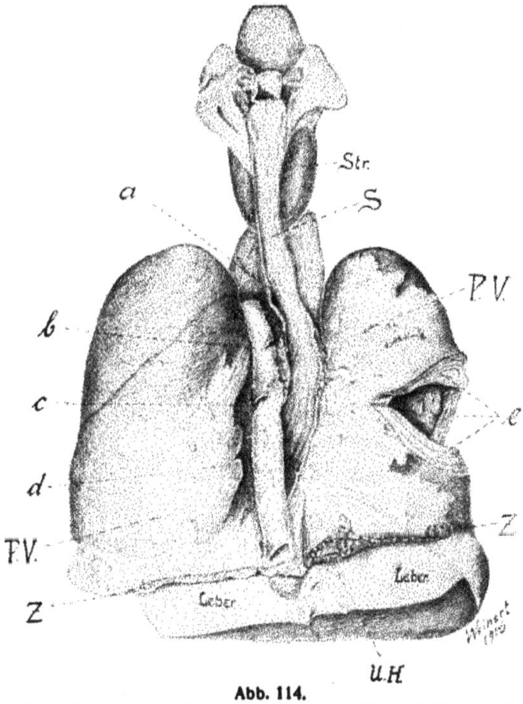

Nach klinischer Angabe tritt nun aber in 10°/o der Fälle von Hämatothorax bei Lungenschüssen durch Infektion zwischen 7. bis 20. Tag das Empyem ein.

Ich verweise darauf, daß wir unter unseren Fällen nach obiger Tabelle II (S. 447) 182 mal Hämatothorax bzw. Pneumohämatothorax und 32 mal das Stadium des Empyems, bzw. des Pyopneumothorax feststellen konnten, wobei wir die Zahlen in Beziehung

Abb. 114.

a Durchstich durch die Speiseröhre am Beginn der Verziehung; b Einstich in das Aortenrohr; c Ausstich aus der Aorta; d Einstich in den linken Unterlappen (a—e bezeichnen also den Verlauf des Stichkanals); e Keilförmiger Ausschnitt aus der hochgradig schwartig verdickten Pleura parietalis, Einblick in die zum Teil noch mit sulzig-fibrinösen Massen gefüllte Höhle; S Speiseröhre; Str Struma; PV Pleuraverwachsungen; Z Zwerchfell; UH Untere Hohlvene.
Nach WEINERT.
(Aus M. Med. W. 1916.)

setzen müssen zu den in Tabelle I unter C und D angeführten 144 + 75 = 219 mit Brustkorberöffnung und Lungenverletzung verbundenen Fällen. Es ist klar, daß bei dem Sektionsmaterial auch hier wieder das Prozentverhältnis ein größeres sein muß als wie bei der klinischen Beobachtung.

Hinsichtlich des Infektionsweges des Hämatothorax gilt das oben beim Schußkanal und beim Pneumothorax bereits Gesagte; die primäre Infektion durch Geschoß oder Fremdkörper spielt dabei nach Häufigkeit und Gefährlichkeit neben derjenigen von der Brustwandwunde aus die größte Rolle! Offenbar setzt die frische infektionsfähige Pleura beim Vorhandensein eines Hämatothorax der Ausbreitung des eitrigen Prozesses und der Resorption der Toxine nur geringen Widerstand entgegen.

Hierbei gibt es Bilder, bei denen trotz schwerer Kokkeninfektion zunächst das makroskopische Aussehen und der Geruch des Hämatothorax gar nicht verändert zu sein brauchen, aber im Ausstrich des Exsudats finden sich auch bei rasch vorgenommener Sektion massenhafte z. T. in Zerfall begriffene neutrophile Leukozyten — bis zu 20 000 im Kubikzentimeter nach klinischer Angabe — oft mit intrazellulär gelagerten Bakterien neben ausgelaugten roten Blutkörperchen. Es läßt sich auch bei der Sektion einfach durch das Ergebnis der Sedimentierung die Diagnose der Infektion stellen: gelber Bodensatz entspricht den Leukozyten und beweist die Infektion, ein roter Bodensatz (rote Blutkörperchen) spricht gegen Infektion; bei Hämolyse (hämolytische Mikroorganismen — aber auch Leichenfäulnis) ist das überstehende Serum rot (COBET).

Daneben zeigt die z. T. komprimierte Lunge — unter Umständen nur der verletzte Lappen — oft aber die ganze Seite einen schon nach 24 Stunden mehrere Millimeter bis zum Zentimeter dicken faserigen trockenen Fibrinbelag, nur bei jauchiger Infektion findet sich übler Geruch des Exsudates, evtl. sogar mit Gasentwicklung (Gaspyohämatothorax), die sich besonders noch post mortem wesentlich verstärken kann.

So gehen dann diese Fälle nach und nach in das trüb-hämorrhagische oder hämorrhagisch-eitrige Stadium über, es entsteht das Empyem, der Pyothorax evtl. Pyopneumothorax.

Die dabei auftretenden Infektionserreger sind nach den übereinstimmenden Untersuchungen die gewöhnlichen pathogenen Mikroorganismen, Streptokokken, Staphylokokken, Tetragenus, Pyozyaneus usw. Diphtheriebazillen, sogar Paratyphus B-Bazillen und endlich bei einzelnen Untersuchern auch die verschiedenen Anaerobier haben sich ergeben. (S. das betr. Kapitel.)

Sehen wir in dem bakteriell infizierten, aus dem Hämatothorax hervorgegangenen Empyem eine schwere Form der Schußinfektion der Pleura, so sei nachholend noch daran erinnert, daß die einfachsten z. T. nicht infektiösen Formen der fibrinösen Pleuritis uns schon oben bei Schilderung der Pleura- und Lungenkontusionen begegnet sind, bei denen wir sie teils direkt physikalisch-mechanisch durch das Trauma bedingt betrachten, teils indirekt als Folge der Pleuranekrosen über infarziertem Gewebe.

Wie wir uns überhaupt im Felde so oft von dem überraschend schnellen Ablauf der reaktiv entzündlichen Prozesse überzeugen konnten, so haben wir auch bei solchen Fällen schon oft wenige Stunden nach der Verletzung über den Kontusionsherden usw. solche Fibrinabscheidungen auf der Pleura gesehen.

Diese wie die anderen Formen der infektiösen eitrig fibrinösen und eitrig jauchigen Pleuritis über infizierten Kontusionsherden und von infizierten Schußwunden aus boten nichts Besonderes in Form und Verlauf gegenüber den im Frieden beobachteten bei Pleuritiden.

Auch für die Bewertung der Sektionsbefunde ist es meines Erachtens zweckdienlich, die Empyemfälle nach klinischem Vorschlag einzuteilen in die Frühempyeme, die bereits in den ersten Tagen nach der Verletzung durch die sofortige Infektion der Pleurahöhle entstehen und sie gegenüberzustellen den Spätempyemen.

Als solch letztere bezeichnet der Kliniker die ebenfalls durch den primären Verletzungsvorgang bedingten Formen, bei denen aber erst nach und nach — etwa ab 10. Tag, manchmal aber auch erst allmählich nach 6 bis 8 Wochen — die Infektion zustande kommt — Formen, die auch meist allmählich in Eiterung übergehende Blutergüsse vorstellen.

Beide Formen können jauchig-eitrig sein, je nach der Infektionsart, unterscheiden sich jedoch in prognostischer Beziehung ganz wesentlich, indem die Frühempyeme oft auch nach unseren Sektionserfahrungen durch rasch eintretende Sepsis zum Tode führen, während die Spätempyeme sich in einer bereits reaktiv entzündlich veränderten und daher offenbar nicht mehr so für Bakterien und Bakterientoxine resorptionsfähigen Pleurahöhle abspielen. Die letzteren bewirken daher lokal wohl enorme chronische fibröse Pleuritiden, führen niemals zu restloser Aushellung der Eiterhöhlen, sondern zu oft mehrere Zentimeter dicken schwartigen Ummauerungen der Lunge und der Exsudatreste (die evtl. noch verkalken können), mit den bekannten Folgen für die Lunge (Kompressionsinduration, Bronchiektasienbildung usw.), ferner zu den bekannten einseitigen Thoraxschrumpfungen, Kyphoskoliosen usw. mit den schweren Folgen für Atmung und Zirkulation.

Von den Spätempyemen könnte man noch die Formen der sog. sekundären Empyeme abtrennen, die auch erst nach 2 bis 6 Wochen oder noch später nach der Verletzung eintreten und erst infolge

Durchbruches eines langsam nach der Lungenoberfläche sich hineinentwickelnden vereiterten oder verjauchten Verletzungsherdes in der Lunge (Entstehung aus diskontinuierlichen Schußkanalhöhlen oder eingeschleppten Knochensplittern, s. oben) oder aber von einem Brustwand-, Milz- oder Lebereiterherd aus zustande kommen. In diesen Fällen entstehen infolge der hierbei vielfach zuerst entwickelten pleuritischen Verklebungen und Verwachsungen häufiger kammerige kleinere interlobäre Empyeme, die dann auch durch Fistelöffnungen (am Ein- oder Ausschuß) nach außen durchbrechen oder durch Einbruch ins Lungengewebe ausgehustet werden können; schwere unter Umständen tödliche Spätblutungen können auch hierbei noch (s. oben) zustande kommen.

In großer Mannigfaltigkeit sind auch unter unserem Material diese verschiedenen Formen vertreten gewesen.

Hinsichtlich der letztgenannten Spätempyemfälle verweise ich noch einmal auf das schon oben S. 445 bei der Besprechung der Fistelbildung gegebene Beispiel von ASMUS.

Fassen wir die verschiedenen Endausgänge der Lungenschüsse auch auf Grund der Sektionsbefunde nochmals zusammen, so überzeugt man sich von der Tatsache, daß zweifellos der weitaus größere Teil derselben mit ganz erheblichen anatomischen Störungen der Lagebeziehungen der Brustorgane zu einander und ihrer Funktionen selbst im Genesungsfalle verbunden sind!

Brustkorbstichverletzungen wurden, wie es nach der Literatur scheint, überhaupt und insbesondere in unserem Prosekturbereich nur in ganz verschwindender Anzahl gesehen; während nach GARRÉ noch im Feldzuge 1870/71 auf 2156 penetrierende Brustschüsse 11 penetrierende Bajonettstiche kamen, ist im modernen Fernkampfkrieg der Zahlenunterschied offenbar ein noch viel größerer geworden.

Im Hinblick auf das Volumverhältnis der Lungen allein müßten deren Stichverletzungen bei Brustkorbstichen viel häufiger, aber im ganzen gleichartiger sein, während der Herzstiche durch die komplizierten Lagebeziehungen desselben zum Sternum und zu den beiden Lungen und Pleurahöhlen interessante Einzelbefunde erwarten lassen.

Die Stichverletzungen der Lungen sind, zumal bei den breiten aber glatten Bajonett- und Armeedolchstichverletzungen, nicht so kompliziert im anatomischen Aufbau; Splitterungen der Rippen und der sonstigen knöchernen Thoraxwandteile fehlen zumeist ganz, beeinflussen aber auf keinen Fall wesentlich die Gestalt der Lungenstichwunden; hämorrhagische Infiltrate, die infarkte finden sich auch in dem den Stichkanal umgebenden Lungengewebe (BORCHARD); die Zone des innersten Stichkanals wie auch diejenige der traumatischen Nekrose sind, weil die Wirkung der Seitenstoßwellen und die eingetriebener Knochensplitter ausbleibt, viel geringer an Ausdehnung wie bei Schußwunden, daher auch die Demarkationsvorgänge weniger langwierig usf.

HERZOG sah bei einer Durchstichverletzung von Lunge und Herz mittels eines russischen Seitengewehres am 9. Tag auch noch den Stichkanal — wie bei Schußverletzungen — ziemlich frisch, die Pleurawunde aber auch verklebt, zumal sie beim Ein- wie beim Ausstich meist kleiner und unkomplizierter ist wie bei Schüssen. Bemerkenswerterweise hatte das dreikantige Bajonett in der Haut- und Herzwunde nur einen einfachen Schlitz, dagegen in den Pleurawunden die typische Dreiecksfigur erzeugt. (Nach unserer Friedensbeobachtung hinterlassen freilich dreikantige Stilette, Feilen usw. auch in der Haut mitunter deutliche dreieckige Stichwunden!)

Über die Heilungsvorgänge bei Lungenstichen, die schon HADELICH, KÖNIG, TALKE, TIEGEL experimentell studiert hatten (s. bei MARCHAND), sind keine neueren Untersuchungen zu verzeichnen.

Da sich der schlitzförmige Weichteilmuskelkanal durch Verschiebung meist rasch schließt, so bietet das den Experimenten zufolge einen guten Schutz gegen Infektion der Pleurahöhle und der Lungenwunde von außen, auch kommen daher nicht so oft Nachblutungen bei Lungenstichen zustande wie bei Schüssen — indessen haben wir nach unserer Friedenserfahrung doch auch bei den Lungenstichen nicht selten mit Infektionen durch das Stichinstrument zu rechnen.

So fanden wir auch bei einem am 25. Tage nach der Bajonettstichverletzung verstorbenen (R . . . ., 38;45, S. 3. 5. 15) Franzosen einen in beginnender Vereiterung begriffenen gewaltigen rechtsseitigen Hämatothorax von 4500 ccm mit den entsprechenden zum Tode führenden Verdrängungserscheinungen der rechten Lunge, des Herzens und der Leber.

Einen rasch tödlichen, außerordentlich schweren und, wie erwähnt, für die Sektion ziemlich schwierigen Seitengewehrstich stellt die in der Abb. 115 wiedergegebene vollkommene Durchbohrung der beiden Lungen dar, bei gleichzeitiger Verletzung der Aorta und der Vena azygos; der Stich ging noch bis in die jenseitige Pleura costalis hinein! — HERRENSCHNEIDER hat nun aber einen den ganzen Brustkorb vollkommen perforierenden Stich beschrieben, der trotz nachgewiesener bakterieller Infektion aber mit einer offenbar nicht pathogenen Bakterienart ohne Empyembildung in Heilung überging. Im Gegensatz zu diesem Fall beschrieb MAYER eine Bajonettstichverletzung, bei der es nach Entleerung eines 2000 ccm großen Hämatothorax am 10. Tage trotzdem zu einem Empyem kam, das analog der Form bei Lungenverletzungen von einem infizierten Teil des Lungenstichkanals (das Gewebe war hier „in Fünfmarkstückgröße zerfallen") seinen Ausgang genommen hatte.

Einen 4 Jahre alten Stich des Oberlappens hat ZIEGLER beschrieben, in dem sich innerhalb einer Kaverne die abgebrochene und eingeheilte Messerspitze vorfand — bei gleichzeitiger ausgebreiteter Lungentuberkulose (Literatur bei ZIEGLER über Fremdkörpereinheilung in der Lunge).

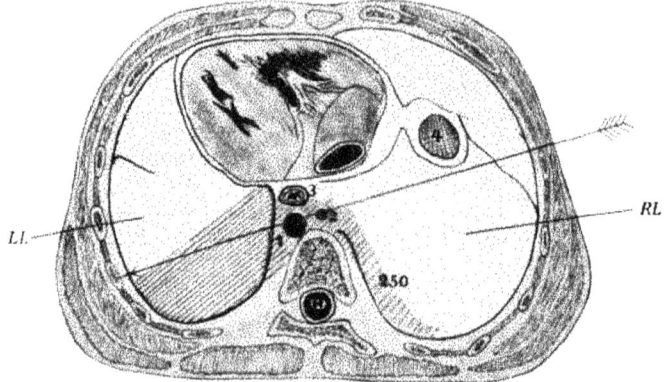

Abb. 115.
Seitengewehr-Durchstichverletzung durch beide Thoraxhälften mit Verletzung
der Aorta und der Vena azygos.
(Hämatothorax: r = 250 ccm; I – 750 ccm).
1 Aorta; *2* Vena azygos; *3* Osophagus; *4* Leberkuppe; *RL* Rechte Lunge; *LL* Linke Lunge.

Endlich haben wir bei einem durch Selbstschuß geendeten Soldaten eine mehrere Jahre alte Messerstichverletzung der linken unteren Brustkorbgegend gesehen; derselbe war mit ganz den gleichen schweren pleuritischen z. T. schwartigen Verwachsungen der Unterlappen ausgeheilt, außerdem fand sich ein nicht geschlossener Zwerchfellschlitz als Residuum der Stichverletzung, durch den — fest mit dem Loch verwachsen — das Netz mit einem Stück in die linke Brusthöhle hineingezogen war, während gleichzeitig die Flex. coli sin. und die Milz stark nach dem Zwerchfelloch herangezogen waren; daneben fanden sich noch alte peritonitische Verwachsungen zwischen Magen, Leber und Zwerchfell. Der Mann hatte von seiner alten Stichverletzung her so schwere beim Dienst ihn behindernde schmerzhafte Erscheinungen, daß er im Gefühl seiner körperlichen Insuffizienz Hand an sich legte (Steinberg, 61!97, S. 20. 1. 16).

*
*

Wir kommen nun noch auf besondere Komplikationen der Lungenschußverletzungen zu sprechen, die teils die Nachbarorgane, teils ferner gelegene Körpergebiete betreffen, und es sei deshalb zunächst auf die von den Klinikern vielfach betonte Mitbeteiligung des benachbarten Herzens bzw. des Perikards in Form der begleitenden Perikarditis hingewiesen.

FLORCKEN hat in der Beobachtung von 62 Lungenschüssen autoptisch 1 mal eine gleichseitige direkte Perikardverletzung und 3 mal fortgeleitete Perikarditis gesehen.

Bei unserem Material habe ich als begleitende Perikardkomplikationen festgestellt:

18 mal seröse bzw. serofibrinöse Perikarditis	. . . . .	(9 Gran.-, 7 Inf.-, 2 ?-Verl.)
3 mal hämorrhagisch-fibrinöse Perikarditis	. . . . .	(2 Gran.-, 1 Inf.-Verl.)
2 mal fibrinös-obliterierende Perikarditis	. . . . . .	(1 Gran.-, 1 Inf.-Verl.)
8 mal fibrinös-eitrige Perikarditis	. . . .	(1 Gran.-, 2 Inf.-, 1 ? Verl.)
31 mal		

Da unser Material abzüglich von 64 direkten Herz- und Perikardverletzungen (s. Tabelle 1 S. 433) 324 tödliche Verletzungen des Brustkorbs und seiner Organe umfaßt, so sind dabei 10 % Perikardkomplikationen zu verzeichnen gewesen oder, wenn man die reinen Thoraxwandverletzungen in Abzug bringt, dann kommen auf 260 Kriegsverletzungen der Brustorgane 31 Perikarditisfälle = 11,7 %. Diese Zahl ist wohl von Interesse als anatomische Unterlage für die mehrfachen Angaben der Kliniker (FLORCKEN [Lit.], KOHLHAAS, ZONDECK und KAMINER u. a.) über Störungen der Herztätigkeit als Spätfolgen von Brustkorbschüssen, die von den genannten Autoren als auf persistierende Perikardobliterationen, Perikard-Zwerchfellverwachsungen zurückgeführt und auch röntgenologisch nachgewiesen wurden.

Meist handelt es sich um die direkt von Empyem, infizierten Hämatothorax, Pneumothorax usw. fortgeleiteten Entzündungsprozesse. Wir haben dabei Exsudatmassen im Herzbeutel bis zu 500 ccm gefunden, bei primärer Herzschußperikarditis dagegen (s. S. 464) bis zu 750 ccm!

In einem Fall Forster, 10/40, S. 12. 4. 18 (s. S. 445) war ein kleiner um eingeschleppte Kleiderfetzen herum entwickelter Abszeß dicht neben dem Herzbeutel der Ausgangspunkt der eitrig-fibrinösen Perikarditis.

Endlich verdient hier noch ein besonderer Fall Erwähnung: Späth, 123/10, S. 23. 6. 17, multiple Granatsplittersteckschüsse des Rumpfes; Granatsteckschuß eines mit Stoffetzen umgebenen, nach Schulterblattdurchschuß unter der Oberfläche des rechten Oberlappens gelegenen Granatsplitters. Metastatische diffuse Herzwandphlegmone an der hinteren Atrioventrikulargrenze rechts, beginnende Herzwandabszesse im Konus der Aorta und an der Hinterfläche der Herzspitze mit eitrig-fibrinöser Perikarditis (ohne Endokarditis), multiplen vereiterten Lungen- und Milzinfarkten. Totale doppelseitige Schilddrüsenphlegmone; disseminierte hämorrhagisch-enzephalitische Herde mit Übergang zu Abszessen im Groß- und Kleinhirn.

Wir haben hier einen unter unseren Brustkorbschüssen seltenen Fall von dem entwickelten Bild einer Septikopyämie, wobei ich bemerken möchte, daß auch wir, wie BORST, nur die außerordentliche Seltenheit derartig schwerer pyämischer anatomischer Befunde im Felde feststellen konnten; beispielsweise war unter unseren sämtlichen Brustschüssen trotz der zahlreichen Infektionen kein einziges Mal der Befund einer akuten Thromboendokarditis oder einer ulzerösen Endokarditis zu erheben.

Was die Frage betrifft, ob sich typische kruppöse Pneumonien im Anschluß an Brustkorb- und zumal an Lungenschußverletzungen und in kausalem Zusammenhang mit diesen entwickeln können, so kann ich mich nur sehr zurückhaltend äußern, wie das auch zumeist von klinischer Seite (AD. SCHMIDT, TOENIESSEN, BÖTTNER, WEISS, EHRET) geschieht; nur FRANKENBURGER gibt an, daß er unter 223 Lungenschüssen in einem Heimatlazarett 29 mal traumatische Pneumonien gefunden habe — eine solch hohe Zahl wird sonst nirgends angegeben, und ich möchte derselben gegenüber auch erhebliche Bedenken äußern, da, wie oben dargetan, die oft weitgehenden hämorrhagischen Infiltrationen und Infarzierungen bei indirekten Lungenkontusionen, bei Steck- und Durchschüssen nur zu leicht die klinischen Erscheinungen der Pneumonie vortäuschen können.

Unter meinem Material möchte ich nur 4 Fälle von kruppösen Pneumonien als „wahrscheinlich mit der Schußverletzung in Zusammenhang stehend" bezeichnen:

Dibeaut, 33/83, S. 17. 4. 15, verwundet am 9. 4. durch linksseitigen Infanterie-Thorax-Kuppeldurchschuß mit großer Prellungsblutung im linken Oberlappen, Splitterbruch der linken 2. bis 4. Rippe, aber ohne Eröffnung der Pleurahöhle; daneben fand sich eine typische kruppöse Pneumonie des linken Ober- und Unterlappens im Stadium der grauen Hepatisation.

Heller, B., 3/11, S. 28. 10. 14, verwundet am 25. 10. durch Granatsplitter-Schulterdurchschuß links mit großer Weichteilwunde, Zertrümmerung des Schulterblattes und des Schlüsselbeines, Eröffnung der Pleurahöhle mit Hämatothorax, Prellungsblutung und zentraler Zertrümmerung des linken Oberlappens; daran sich anschließende kruppöse Pneumonie des gleichen Lappens.

Hergens, 118/95, S. 10. 6. 15, verwundet am 2. 6.: Granatsplittereinschuß durch den Sternalansatz der rechten 4. Rippe, Steckschuß des von Thromben umgebenden Granatsplitters im rechten Herzohr, geringes Hämoperikard und geringer rechtsseitiger Hämatothorax; daneben typische kruppöse Pneumonie des rechten Oberlappens.

Becker, 115/37, S. 22. 4. 17, gestorben am 6 Tage nach der Verletzung. Einschuß: am Rücken im Bereich der rechten 4. Rippe, Durchschuß des rechten Oberlappens, Steckschuß im rechten Mittellappen, rechtsseitiger Hämatothorax-Pneumothorax mit fibrinöser Pleuritis. Akute kruppöse Pneumonie des linken Oberlappens mit frischer fibrinöser Pleuritis (gekreuzt! Tod an Erstickung), Gehirnpurpura. In diesem 4. Falle spricht auch das zeitliche Zusammentreffen mit der Verletzung wohl für einen ursächlichen Zusammenhang, die Pneumonie findet sich allerdings auf der gekreuzten, also nicht verletzten Seite, was freilich auch öfters sowohl für pneumonische, wie auch für pleuritische Entzündungsprozesse klinisch beobachtet wurde. (Vgl. dazu die oben S. 443 mitgeteilte Beobachtung von BORCHARD, sowie solche von PLORCKEN (4mal), PHILIPOWICZ und LINBERGER u. a.).

Dem zeitlichen Verhältnis und der bis auf den letzten Fall gleichseitigen Lokalisation nach könnte man sehr wohl in diesen Fällen einen kausalen Zusammenhang anzunehmen berechtigt sein.

Sonst habe ich bei der Durchsicht meines Materials keine Anhaltspunkte in dieser Richtung gewonnen; die natürlich zahlreich angetroffenen lobulären bronchopneumonischen Prozesse ·bei Lungenverletzungen, die ja z. T. wenigstens in lokaler Beziehung zu Verletzungen verschiedener Art stehen, und die wahrscheinlich FRANKENBURGER in seine Zusammenstellung aufgenommen hat, lasse ich unberücksichtigt.

Sehr schwere Komplikationen stellen stets die fortgeleiteten eitrigen oder jauchigen Entzündungsprozesse im vorderen oder hinteren Mediastinum dar; ich fand sie unter unseren Brustschußverletzungen 9mal, und zwar 6mal fortgeleitet von Pleura- und Perikardeiterungen aus; dann je 1mal bei einer 27 Tage alten Schußverletzung der Speiseröhre bei einem Hals-Brustkorb-Steckschuß und verbunden mit Eröffnung des Epipharynx und Aspirationslungenbrand, während in einem weiteren Falle der Prozeß direkt ausging von einem verjauchten Granatsplittersteckschuß des gesplitterten rechten Schlüsselbeinköpfchens mit gleichseitiger fortgeleiteter fibrinöser Spitzenpleuritis. Im letzten beobachteten Falle endlich ging die jauchige Mediastinalphlegmone von einer eingeschmolzenen schwer infizierten Tangentialschußverletzung des Sternums (frontaler Durchschuß) aus und war gleichfalls begleitet von multiplen metastatisch jauchigen Lungenabszessen.

Der Vollständigkeit halber erwähne ich wenigstens von besonderer nur klinisch beobachteter Komplikation das Zusammentreffen des als Polyzythämie bezeichneten Krankheitsbildes bei Lungenschüssen, das GLASSNER in 5 Fällen beobachtet hat, muß es aber dahingestellt sein lassen, ob der von GLASSNER angenommene Kausalnexus (als Basis wird die allgemeine Zirkulationsstörung bezeichnet) tatsächlich zu Recht besteht; PICK hat bekanntlich dieses klinische Krankheitsbild auch bei einem Falle von Herzbeutelsteckschuß im Felde beobachtet und beschrieben.

Bei der Frage nach der traumatischen Entstehung von Lungentuberkulose auf Grund von Lungen- und Brustkorbverletzungen hat der pathologische Anatom eher Recht und Pflicht, auf Grund von Sektionserfahrungen Stellung zu nehmen; ich verweise auf die Ausführungen von WEINERT und BEITZKE in Kapitel 1, wo im allgemeinen auf diese Frage eingegangen wurde.

Mit Recht weist man darauf hin, daß nicht nur ein zehrendes Krankenlager als Folge evtl. jeder Art von Schußverletzung eine alte Tuberkulose — sei es in welchem Organ immer — wieder aktivieren könne und· daß die Waffe des modernen Krieges, das Kampfgas verschiedener Art, bei längeren Einatmungen wohl einer vorhandenen Lungentuberkulose in erhöhtem Maße gefährlich sei. Ebenso muß unbedingt die Möglichkeit zugegeben werden, daß direkte Gewalteinwirkungen, d. h. allgemeine den Brustkorb treffende Erschütterungen, Quetschungen usw., wie sie bei Verschüttung, bei Schleuderungen durch Granatexplosionen usw. so häufig zustande gekommen sind, zur Propagation von

Tuberkelbazillen aus verkäsenden oder ganz besonders aus einschmelzenden Drüsen- und Lungen-
herden führen können. Wie das schon im Kriegssanitätsbericht 1870/71 auf Grund klinischer allerdings
damals noch nicht vollwertiger diagnostischer Methoden dargetan wurde, und wie auch BORCHARD betont,
kann das Floridwerden einer Tuberkulose zweifellos auch dann eintreten, wenn ein Geschoß direkt oder
sonst eine Gewalteinwirkung direkt einen alten latenten oder bis zu diesem Zeitpunkt nur ganz langsam
sich entwickelnden (indurierenden) Tuberkuloseherd trifft und die Keime in die Umgebung propagiert —
und doch scheint dieses Vorkommnis tatsächlich selten oder wenigstens selten erweisbar zu sein.

Aus klinischerseits veranstalteten Umfragen in Sanatorien Deutschlands und der
Schweiz hat sich damals wenigstens ergeben, daß nur ganz vereinzelte Fälle bekannt
waren, in denen ein direkter Zusammenhang als gegeben erachtet werden konnte
oder mußte.

Nach SAUERBRUCH war in 2 Fällen, nach MORITZ in 9 Fällen ein direkter Zusammenhang mit den
Verletzungen und der Tuberkulose vorhanden, in 36 Fällen war die Verschlimmerung der Tuberkulose
mit Sicherheit (?), in 35 Fällen mit Wahrscheinlichkeit gegeben.

Daß jedenfalls größte Skepsis bei der Beurteilung der sog. traumatischen Lungentuberkulose
auf Grund rein klinischer Beobachtungen geboten ist, betont sogar FRANKENBURGER als Tuberkulose-
spezialist. Derselbe hat außer einem Fall von doppelseitiger Oberlappentuberkulose, die schon vor der
Verwundung bestand, aber nach seiner Meinung durch einen Infanterielungenschuß wieder aktiv
geworden sei, unter 226 Lungenschußfällen seines Heimatlazaretts 6 mal Lungentuberkulose als Ver-
wundungsfolge feststellen zu können geglaubt, da diese Fälle bei der Aufnahme keine, später aber
nach 2—3 Monaten dem klinischen und Röntgenbefund zufolge sichere Tuberkulose aufwiesen; 2 mal
lag Unterlappenerkrankung vor bei Unterlappen-Gewehrdurchschuß bzw. Unterlappen-Granatsteck-
schuß; 4 mal handelte es sich um Infanterie-Lungenspitzendurchschüsse (?!)

2 Fälle sind von RIEDER beschrieben worden: beim 1. Falle, einem longitudinalen Infanterie-
Brust-Bauch-Schuß mit rechtsseitigem Ober- und Unterlappendurchschuß, entwickelte sich in kontinuier-
lichem röntgenologisch beobachteten Verlauf eine an den Schußkanal sich deutlich anlehnende Tuberkulose mit positivem Bazillenbefund, während im 2. Falle bei einem Revolver-Brusthöhlensteck-
schuß gleichfalls auf der direkt getroffenen Seite sich eine schwere tuberkulöse Pleuritis mit frischen
tuberkulösen Herdchen entwickelte, d. h. physikalisch und röntgenologisch festgestellt werden konnte.

In beiden RIEDERschen Fällen entspricht die Ausbreitung der Forderung, daß sich
die Tuberkulose an der durch das Trauma betroffenen Stelle, an welcher „vermutlich"
ein alter tuberkulöser Krankheitsherd vorhanden war, entwickelt, und es ist ohne
weiteres klar, daß sich bei einem Durchschuß oder evtl. auch nur bei einer Kon-
tusionsverletzung einer an Tuberkulose erkrankten Partie, z. B. einer Spitze, eine Verschleppung der Bazillen und — durch die mechanische Gewebsirritation begünstigt —
eine Ausdehnung und rapidere Entwicklung der Tuberkulose längs des Schußkanals
entstehen könnte. Über derartig wichtige anatomische Befunde sind, wie es scheint,
bisher außer der Beobachtung von FLÖRCKEN (s. unten) noch keine Mitteilungen
gemacht worden.

PRISCHBIER berichtet auch über eine durch Lungenschuß ausgelöste, vorher scheinbar latente
Tuberkulose auf Grund klinischer Beobachtung und KREZ stellte klinisch in 2 Fällen von Durchschuß
durch die Lungenbasis unter Fortbestand des Fiebers eine initiale Spitzentuberkulose fest; sein
Hinweis darauf, daß auch bei Lungenspitzendurchschüssen Erscheinungen starker Dämpfung und
bronchialen Atmens noch wochenlang bestehen, ohne nachweisbar tuberkulöser Natur zu sein, ist
vollkommen richtig und auch durch unsere oben mehrfach mitgeschilderten Befunde bestätigt.

Wer auf dem Sektionstisch öfter bei Thoraxkuppel-Streif- und Durchschüssen,
aber selbst auch bei Schultergürtelschüssen, ferner bei Lungenbasisschüssen in den
sonst gesunden Lungenspitzen die verschieden starken Kontusionserscheinungen
(s. oben) evtl. mit Bluthöhlenbildungen und deren sekundäre Veränderungen (Resorp-
tions- und Indurationsvorgänge) gesehen hat, wird diesen nur klinisch-physikalisch
festgestellten traumatischen Spitzentuberkulosen von Anfang an mit Recht eine skeptische Beurteilung entgegenbringen, wenn sie nicht durch positiven Bazillenbefund oder
durch autoptische Sicherstellung erhärtet sind.

In letzterer Beziehung hat FLÖRCKEN folgende Beobachtung mitgeteilt: Er fand bei einem 12 Tage
nach rechtsseitigen Granat-Rückenschüssen unter schließlich meningealen Erscheinungen an serös-

hämorrhagischem Erguß gestorbenen 40jährigen Landsturmmann folgendes Sektionsbild: Starke Schwellung der trachealen und bronchialen Lymphdrüsen, starke linksseitige Pleuraadhäsionen, Tuberkel im rechten Oberlappen (über einen älteren Herd wird nichts berichtet!); dicke Fibrinbeläge über der linken Pleura, so daß der Schußkanal nicht mehr auffindbar war und endlich frische miliare Tuberkel an der Konvexität des Gehirns (?). Bei dem etwas knappen anatomischen Befund kann man zu der Ansicht FLORCKENs, daß „durch die Schußverletzung unzweifelhaft eine alte latente Tuberkulose (wo?) aktiviert worden sei und zu der tödlichen tuberkulösen Meningitis geführt habe", nur schwer Stellung nehmen, jedenfalls ist nach allgemein gültiger pathologisch-anatomischer Erfahrung ein Intervall von 12 Tagen für die Entstehung einer tuberkulösen Meningitis von einem Lungenherd aus eine etwas kurze Spanne Zeit.

Ich muß zugeben, daß die darauf gerichteten Versuche, aus meinem Material Schlüsse zu ziehen, auch Schwierigkeiten begegnet sind. Ich stelle in folgendem eine Reihe von Fällen zusammen:

Mers, 158/5, S. 2.2.18, gestorben 3 Tage nach schwerer Pistolenschußverletzung: rechte Halsseite Thoraxkuppel, Wirbelsäule; Tod an perforiertem Aneurysma der Arteria axillaris in die rechte Brusthöhle. Nebenbefund: chronisch indurierte Spitzentuberkulose mit schwartiger Pleuritis, keine frischen Tuberkel, keine Spizenkontusion.

Backer, 161/12, S. 15.2.18, gestorben 2 Tage nach rechtsseitigem Lungen- und Thoraxkuppeldurchschuß mit Hals- und Brustwirbelverletzung. Nebenbefund: doppelseitige indurierende Oberlappentuberkulose.

Frankl, 32/7, S. 29.3.15, gestorben einige (?) Tage nach Granatzerschmetterung der linken Schulter mit Eröffnung der linken Pleurakuppel, Pneumohämatothorax, hämorrhagischer Kontusion der linken Spitze mit beginnender zentraler Vereiterung. Nebenbefund: eine frische linksseitige Spitzen- und Oberlappentuberkulose. — Hier war, offenbar ohne schwerere subjektive Erscheinungen zu bieten, schon eine Spitzentuberkulose in der Umgebung eines alten schiefrig narbig abgeschlossenen Kalkherdes im Gang. In diesem Falle, der die schädigende Wirkung der indirekten Schußverletzung zeigt, hätte es sehr wohl bei längerem Fortleben durch die Kontusionsblutungen zu einem rapideren Umsichgreifen des allerdings schon von sich aus (!) im Fortschreiten begriffenen alten Tuberkuloseherdes kommen können.

„Vielleicht" ist ein solcher Fall schon in der nächsten Beobachtung gegeben:

Rötlein, 122/20, S. 29.5.17, gestorben 14 Tage nach einem frontalen Tangentialschuß des Sternums mit Splitterung desselben und mediastinaler Phlegmone, kombiniert mit Lungenabszessen, eitriger Pleuritis und Hämatothorax. Nebenbefund: doppelseitige indurierende Spitzen- und Oberlappentuberkulose mit frischer Knötcheneruption neben alten Tuberkeln und alten Spitzenadhäsionen. Die Fernwirkung auf die Lungenspitzen bei derartiger Schußverletzung ist bekannt, wenn auch hier durch diesbezügliche anatomische Veränderungen nicht erwiesen. Die frische Tuberkeleruption könnte aber wohl mit einer Schußkontusion im Zusammenhang stehen.

Reiner, 12/29, S. 18. 11. 14, gestorben 54 Tage nach Infanterieschuß. Einschuß über dem rechten Sternoklavikulargelenk, Durchschuß durch die obere Brustapertur, Wirbeldurchschuß, Ausschuß links vom 2. Brustwirbeldornfortsatz, der Schußkanal selbst vernarbt; Schußaneurysma der rechten Carotis communis, Paraplegie, Kachexie; Nebenbefund: alte verkreidete narbige rechtsseitige Spitzentuberkulose mit frischen Knötchengruppen in der Peripherie. Auch hier ist in Anbetracht der den Durchschuß direkt benachbarten Lungenspitze eine größere Wahrscheinlichkeit des zeitlichen Zusammentreffens und des Kausalnexus auch bei kritischer Beurteilung wohl zugegeben, obgleich das fast 2 monatliche zehrende Krankenlager natürlich auch an sich schon für das Fortschreiten des Prozesses in Betracht kommt.

Latour, 55/43, 14. 9. 15, gestorben 67 Tage nach heilendem großen rechtsseitigen Schulter-Thoraxkuppelschuß, großer Schulterblattdefekt, schmierig belegte Wunde. In den Lungenspitzen keine Residuen von Blutungen, linksseitige alte z. T. schiefrig narbige kavernöse Tuberkulose des Ober- und Unterlappens, disseminierte großknotige Verkäsungsprozesse in der rechten Lunge. Daß der linksseitige Lungenprozeß älter ist wie die Verletzung, bedarf keines Beweises, die Möglichkeit, daß die rechtsseitigen Eruptionen durch die Schußkommotion bedingt sind, ist wohl nicht von der Hand zu weisen, wenn auch nicht zu beweisen.

Ich füge noch 3 weitere Zufallsbefunde bei in Fällen von sofortigem Tod nach der Schußverletzung.

Blimm, 139/42, S. 29. 10. 17, 2 facher Revolver-Herzdurchschuß. Nebenbefund: ältere Spitzentuberkulose, verkäsende Tuberkuloseherde im rechten Unterlappen. (Selbstmord wegen der Tuberkuloseerkrankung!).— Hucker, 60/15, S. 28. 10. 15, Durchschuß mit Karabiner durch die linke Lunge; zufälliger Befund: alte Spitzentuberkulose, altes Empyem (tuberkulös?) käsige Nebennierentuberkulose. — Schlosowski, 80/15, S. 26. 6. 16, explosionsartiger Herzschuß durch Dienstgewehr, alte käsige und kalkig käsige, fibrös abgekapselte Unterlappentuberkulose.

Die angeführten Beispiele zeigen jedenfalls auch vom Standpunkt des Pathologen aus, wie schwierig sich erst die Frage nach der traumatischen Tuberkulose nach Schußverletzung vom Standpunkt des Klinikers aus beurteilen lassen muß.

Zum Schluß sei noch auf die Komplikationen von seiten des Gehirns als eines fernerliegenden Organs hingewiesen; wir beobachteten, wie auch schon im Frieden, als Komplikation von eitrigen Lungen- und Pleuraprozessen die bekannten auf blanden oder auf infektiös embolischen Prozessen beruhenden Gehirnschädigungen, von denen folgende 7 Fälle von uns und anderen angeführt seien:

BEITZKE, Beob. 11: 14 Tage alter Lungenschuß mit Pyohämototothorax, Vereiterung intrathorakaler Lymphdrüsen und metastatischer Abszesse im rechten Stirn- und Scheitellappen, eitrige Meningitis.

Fall DIETRICH, 6, gestorben 23 Wochen nach Lungenschußempyem an Gehirnabszeß.

Von unserem Material seien folgende 3 Beobachtungen berichtet:

1. Daum, 68/54, S. 21. 2. 16, Granatsplittersteckschuß der linken Schultermuskulatur mit starker Zertrümmerung im Bereiche der linken Nacken- und Schultermuskeln, Konturschuß der Thoraxkuppel mit zentraler Prellungsblutung im linken Oberlappen ohne Eröffnung der Pleurakuppel; enorme Blutinfiltration der ganzen linken Halsweichteile und des lockeren peritrachealen Gewebes (Vagus und Phrenikus) bis herab zur linken Lungenwurzel. Schußverletzung (und Thrombose?) der linken Arteria vertebralis, weiße Erweichungsherde in beiden Kleinhirnhemisphären übergehend auf die Brücke (wahrscheinlich ausgegangen von Thromben der Vertebralis).

2. Danek, 73/26, S. 10. 5. 16, metastatische eitrige Basilarmeningitis bei vereiterten Zünderexplosionsverletzungen der Rumpfwand und der Extremitäten.

3. Pague, 30/4, S. 6. 3. 15, gestorben am 132. Tage nach Brust-Granatsplittersteckschuß mit altem Schußempyem, großer embolischer Stirnhirnabszeß mit Perforation in den Ventrikel und Meningitis.

4. Klössel, 20/98, S. 30. 1. 15, gestorben 121 Tage nach Infanterie-Rücken-Brustkorb-Durchschuß (s. oben S. 444) bei Spätempyem nach durchgebrochenem Abszeß, embolisch metastatischer Abszeß des linken Stirnhirns (birngroß) mit Ventrikeleinbruch und Meningitis.

Endlich gab noch die Sektion eines 6 Tage nach Granatsteckschuß des rechten Mittel- und Oberlappens Verstorbenen das relativ seltene Bild einer erheblichen Gehirnpurpura:

5. Becker, 115/37, S. 22. 4. 17, Brustkorbsteckschüsse Pneumohämatothorax rechts, mit pleuritischen Verwachsungen; pneumonische Infiltration des linken Oberlappens, hochgradige Hyperämie der weichen Häute und Gehirnpurpura. Die mikroskopische Untersuchung ergibt keine Fettembolie, sondern nur röhren- und mantelförmige Blutungen im Gehirn- und Rückenmark: wahrscheinlich Erstickungsfolge.

Anhang: Zwei-Höhlenschüsse.

a) Brustkorbwirbelschüsse. — b) Brust-Bauchhöhlen-Schüsse.

a) Hinsichtlich der Mitbeteiligung der Wirbelsäule bzw. der Rückenmarkshöhle bei den Brustkorbverletzungen, begnüge ich mich mit dem Hinweis darauf, daß sich unter unseren 388 Brustverletzungstodesfällen 69 Fälle = 17,7 % mit gleichzeitiger Wirbelsäulenverletzung vorfanden, die teils als Steckschüsse und Durchschüsse, häufiger noch als Tangential- und Streifschüsse mit Absprengungen von Dorn- und Querfortsätzen einhergingen.

In der weit größeren Zahl der Beobachtungen war das Rückenmark nicht direkt verletzt, sondern — wie das ja allgemein beobachtet wurde — durch Fernwirkung und Erschütterungsblutungen verändert und mehr oder weniger leitungsunfähig geworden, nur 10mal fanden wir Geschoßsteckschüsse im Rückenmark; 4mal Knocheneinspießung im Wirbelkanal; es finden sich bei den Brustkorb-Wirbelsäulen-Verletzungen ziemlich viel (17mal) Infanterieschüsse, 4 Revolververletzungen, 37 Granat-, 4 Fliegerbomben- und 3 Schrapnellverletzungen.

Es sei noch beigefügt, daß unter den 69 Fällen 12mal eine zum Tode führende spinale Meningitis festgestellt wurde, sonst war meist das mit der Paraplegie zusammenhängende Siechtum (Zystopyelonephritis, Dekubitus-Sepsis, Bronchopneumonien usw.) die Todesursache gewesen.

b) Brust-Bauchhöhlen-Schüsse und Zwerchfellverletzungen.

Brustschüsse mit Verletzungen des Zwerchfelles, und also Beteiligung der Bauchhöhle, sollen nach GOTTO besonders vorkommen bei 'aufrechtstehendem Körper und durch Geschosse, die wie Schrapnell von oben her kommen, indessen sind nach unseren Erfahrungen ebenso häufig diese Verletzungen durch horizontale und senkrechte Tangentialschüsse der unteren Thoraxhälfte wie auch besonders durch Schußverletzungen von unten nach oben bedingt; sobald aber ein Geschoß in der Axillarlinie in der Höhe der 7. bis 9. Rippe eindringt, sind sie fast stets gegeben; auch Prelischüsse der unteren Thoraxhälfte finden sich nicht wenige darunter. Dann ist außer dem Zwerchfell sehr oft noch eine Mitbeteiligung der benachbarten Bauchhöhlenorgane (Leber, Milz, Magen, Dickdarm, Nieren) wahrscheinlich (SAUERBRUCH, BORCHARD, LANDOIS), ihre Prognose ist auch nach klinischer Anschauung schlecht, sah doch SAUERBRUCH unter 82 Fällen 71 Todesfälle eintreten!

Uns interessiert hierbei in erster Linie die Mitbeteiligung des Zwerchfelles bei Brustschüssen und die Folgen einer derartigen Komplikation. Die zerstörende Wirkung des Geschosses auf das Zwerchfell soll nach HESS in Exspirationsstellung am stärksten zur Geltung kommen.

In dem einen seiner Fälle schrie- der Mann gerade seinen Kameraden etwas zu, als er getroffen wurde.

Eine bald nach Brustkorbverletzungen auftretende und evtl. auch rasch wieder verschwindende reflektorische Bauchdeckenspannung ist oft klinisch beobachtet worden, und ruft sie jedenfalls immer den Verdacht einer Mitverletzung des Zwerchfells und der benachbarten Bauchhöhlenorgane hervor, der sich allerdings bei der Sektion nur in einem Teile der Fälle bestätigte. Die Erklärung dieser Erscheinung ist umstritten (BOTTNER, BORCHARD, HILDEBRANDT, RITTER).

Oft weist schon am Ein- oder Ausschuß im Bereiche der Brusthöhle der Prolaps von ursprünglich in der Bauchhöhle gelegenen Organen, besonders von Netz, auf die Mitbeteiligung der Bauchhöhle hin.

So sah ich bei einem longitudinalen Infanterieahschuß aus der Einschußstelle an der oberen Brustkorbhälfte neben der rechten Achselfalte bereits die Darmschlingen zutage treten (Lohmann, 81/28, S. 16. 7. 16.); bei der Sektion fand ich einen senkrechten Durchschuß mit totaler rechtsseitiger Zwerchfell- und Leberzerreißung und Verlagerung der Leber und der Darmschlingen in die rechte Brusthöhle; Lagerung des Geschosses nach Durchschuß der ganzen Bauchhöhle und des knöchernen Beckens in der rechten Gesäßmuskulatur (!).

SOBERDIN sah in ähnlicher Weise (zitiert bei BORCHARD, S. 649) aus einer Ausschußöffnung am Hals bei Longitudinalschuß — wie in unserem Falle — Galle abfließen und STERN hat einen ähnlichen Fall mit Verlagerung und Perforation des Darmes innerhalb der Brusthöhle operativ retten können.

Ich fand unter unseren tödlich verlaufenen 388 Brustverletzungen 111 Fälle = 28,6 % von Mitbeteiligung des Zwerchfells an der Brustverletzung in folgenden Formen:

Durchschüsse	78	{ 5mal doppelt, 1mal zweifacher, 1mal dreifacher Durchschuß; 1mal indirekt durch einen Rippensplitter bedingt.
Steckschüsse	7	
Tangentialverletzungen .	17	
Inkomplette Risse	3	
Reine Kontusionen . . .	6	

Summe 111 Fälle.

Aus der Friedensbeobachtung mit der Tatsache vertraut, daß Kontusionen und Quetschungen des unteren Brustkorbs mit Zwerchfellverletzungen und deren Folgen verbunden sein können, haben wir das auch im Kriege bestätigt gefunden; daß auch Prelischüsse durch Fernwirkung das gleiche Ereignis zur Folge haben können, zeigt folgende Mitteilung von HESSE:

Eine Schrapnellkugel traf am 2. 11. 14 einen Soldaten, drang aber nicht in den Thorax ein, sondern zertrümmerte ihm nur die Pfeife in der linken Brusttasche und blieb, den Kompaß zerschlagend, in diesem stecken. Am 9. 12. 14 trat plötzlich Atemnot und Schmerzen in der linken Brust ein; bei der Operation fand sich Fraktur der 8. und 9. Rippe, zwischen den Bruchstellen durch einen Zwerchfellriß hindurch ein Netzprolaps. Heilung.

Daß die sämtlichen eben genannten und bei uns beobachteten Verletzungsarten des Zwerchfells (besonders die Berstung, die Durchschüsse und die Aufreißungen) je nach ihrem Sitz auch zu direkten oder indirekten Verletzungen der benachbarten Bauchorgane führen können, wird an anderer Stelle erwähnt werden.

Auf die extraperitoneal gelegenen Leber-Zwerchfell-Verletzungen und die damit verbundenen Blutungen in die rechte Brusthöhle wurde oben (S. 448) hingewiesen. Tiefgehende Kontusionsnekrosen der Leber beobachteten wir auch bei Prellschuß des Zwerchfells ohne sichtbare Zwerchfellschädigung (Einecke, 39/31, S. 4. 5. 15: Schrapnellkugeldurchschuß der rechten Lunge mit Lagerung der Kugel im vorderen Komplementärraum: bei völlig intaktem Zwerchfell oberflächliche Berstung des rechten Leberlappens und geringer freier Bluterguß in der Bauchhöhle).

Eine der anatomisch und klinisch wichtigsten Folgeerscheinungen von penetrierenden Verletzungen der linken Zwerchfellkuppel sind die fälschlich als „traumatische Zwerchfellhernien" bezeichneten Eventrationen benachbarter Bauchorgane (Netz, Milz, Magen,

Kolon) in die linke Brusthöhle. Da diese Ereignisse im nachfolgenden Kapitel behandelt werden sollen, sei hier nur kurz das Wichtigste im Zusammenhang mit unseren Thoraxverletzungen hervorgehoben (Literatur bei HESS und ROCHS):

Prädisponierend zu solchen traumatischen Prolapsen, bei denen das Netz als Leitband (OBERNDORFER, WIETING) die Hauptrolle spielt, sind nach ROCHS die Verletzungen der Zwerchfellkuppel, und zwar an der Grenze zwischen sehnigem und muskulösem Teile, wobei meines Erachtens eine Rolle spielt, daß bekanntlich Sehnenwunden überhaupt nur eine außerordentlich geringe Heilungstendenz zeigen.

Nach den experimentellen Untersuchungen von ISELIN soll der gesetzte Zwerchfellschlitz nur dann offen bleiben, wenn sich sofort nach der Verletzung Netz in denselben einlagert, indessen hat ROCHS am Kriegsmaterial gezeigt, daß auch bei Ausbleiben eines sofortigen Prolapses doch noch später nach Monaten und Jahren eine traumatische Hernie entstehen kann; deshalb ist auch von chirurgischer Seite bei gestellter Diagnose die Operation mit Zwerchfellnaht — wenn möglich sofort nach der Verletzung — empfohlen und mit dauerndem Erfolg ausgeführt worden (STIEDA, HESSE, SCHLOSSMANN, NOBE). Bei Spätoperationen findet man in der Regel so schwere Verwachsungen am

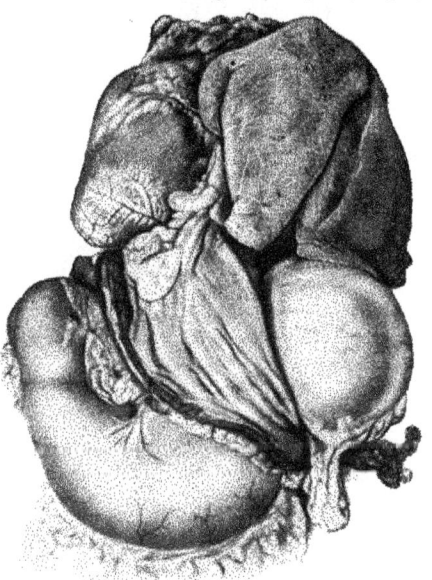

Abb. 116.
S. 83/16. Zwerchfellschuß, Magenprolaps, mit Magenstrangulation (nach OBERNDORFER).
(Aus M. Med. W. 1918.)

Bruchring des Zwerchfells, ja auch mit der Brustwand und den dorthin verlagerten Bauchorganen, daß die technischen Schwierigkeiten außerordentliche sind und man den abwartenden Standpunkt in den Fällen von HESS schwer teilen kann.

Als Organ, das sich oft glatt in den Defekt hineinlegt und ihn oft fest ohne weitere Folgen tamponierend verschließen kann, sei Netz und Milz genannt; sie sind daher auch klinisch-chirurgisch zu operativem Verschluß der Zwerchfellwunde mit Erfolg verwendet worden. Daß bei Einklemmung der verletzten Milz oder Leber aus diesen Organen massige Brusthöhlenblutungen hervorgehen können, war ebenfalls schon erwähnt. Aber auch bei glatter Einheilung benachbarter Organe in den Defekt können sich dauernde erhebliche Beschwerden erhalten, die Arbeits- und Leistungsfähigkeit ganz außerordentlich zu beeinträchtigen vermögen. Ein derartig noch jahrelang nach einer Zwerchfellstichverletzung subjektiv leidender Soldat griff aus Gram über die dadurch bedingten Dienstschwierigkeiten zum Revolver (Fall Steinberg, s. S. 454).

Solche traumatische Eventrationen als gleichzeitige Zufälle oder Spätfolgen von Zwerchfellschuß- und Stichverletzungen sind in der Kriegsliteratur recht zahlreich beschrieben; wir selbst haben 5 solcher Fälle mit Eventration verschieden hohen Grades seziert, wobei einmal sogar die distale Pankreashälfte zugleich neben Milz, Magen und Netz in die Brusthöhle hineingezogen war.

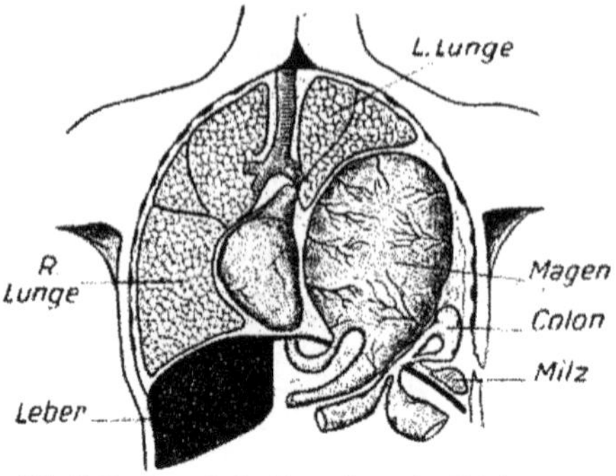

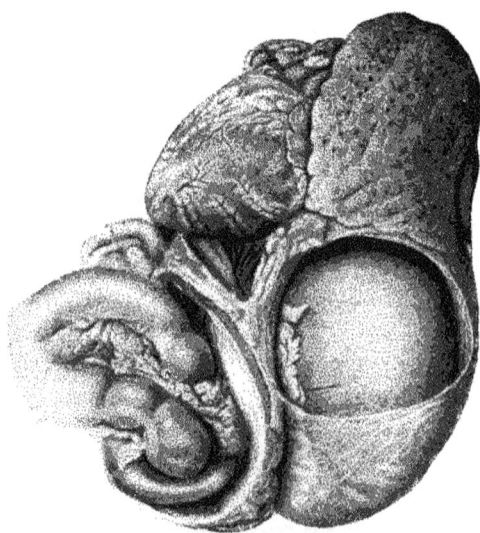

Abb. 117. Halbschematische Darstellung des Sektionsbefundes. Nach JEHN und NEGELE. (Aus M. Med. W. 1918.)

Abb. 118.
S. 370/16. Echte Zwerchfellhernie mit Peritonealausstülpung, „alter Schrapnellbrustschuß". Magenprolaps. Gestorben unter Einklemmungserscheinungen 22. 11. 16.
Nach OBERNDORFER.
(Aus M. Med. W. 1918.)

Wegen der aus einem solchen Zustand sich ergebenden früher oder später eintretenden Möglichkeit der Einklemmung genannter Bauchorgane, zumal des Magens oder Dickdarmes, ist neben der Gefahr des mechanischen Ileus hauptsächlich die Einklemmungsperitonitis (Dehnungs-Wandnekrose!), die sich alsdann in der Brusthöhle abspielt(!) und mit kotig-jauchigem Erguß verbunden sein kann, zu fürchten!

Bemerkenswert ist die Tatsache, daß sich am Berstungsriß des Zwerchfells die Vernarbungs- und Abheilungsvorgänge auch wieder außerordentlich rasch abspielen; wie ich mich an einem Präparat von CHIARI in der Straßburger Sammlung überzeugen konnte und wie auch Fall 6 von ROCHS beweist, zeigt der Schnürring schon nach mehreren Wochen eine vollkommen derb-bindegewebige Beschaffenheit. Die stark vaskularisierten Bindegewebsverwachsungen zwischen den eventrierten Bauchorganen und der Kostal-, — in geringerem Grade nur mit der Lungenpleura — weisen dann aber doch auf den nicht vor so langer Zeit erfolgten Durchschuß des Zwerchfells hin!

OBERNDORFER hat in einer ganzen Reihe derartiger Fälle die verschiedenen Modifikationen der Verlagerungen anschaulich dargestellt; die Abbildung 116 gibt ein derartiges Beispiel wieder.

Sehr interessant ist eine Übersicht über die Zeit, die von der Verletzung bis zu den bedrohlichen Einklemmungserscheinungen vergehen kann: Bei den massigsten Eventrationen handelt es sich meist um hochgradige Zwerchfellrisse und Frühtodesfälle; kleine bis zu zweimarkstückgroße Öffnungen können nach Wochen erst und Monaten — ja unter Umständen nach Jahren — zu Einklemmungserscheinungen führen (so hat SEIFERT erst 3 Jahre nach einem Brustbauchschuß, der schon 1 Jahr nach der Verletzung wieder subjektiv und objektiv kv. war, die ersten ileusartigen Erscheinungen beobachtet und mußte ³/₄ Jahre später wegen kompletten Darmverschlusses (durch Einklemmung von Netz und Flex. coli sin.) die rettende Operation vornehmen.

Wenn große Teile des Magens in die linke Brusthöhle verlagert werden, wie wir das auf dem Sektionstisch ebenfalls sahen, so macht uns der Befund verständlich, wie schwer — besonders ohne Röntgenuntersuchung — die Differentialdiagnose gegenüber dem primären Pneumothorax sein kann — selbst das Plätschergeräusch wird von solchen Patienten mit partieller Magenverlagerung angegeben (HESS).

Ein besonders schweres klinisches Bild stellt die komplette Einklemmung des total verlagerten Magens dar; jeder von uns hat wohl solche Fälle auf dem Sektionstisch gesehen, die klinisch als pulmonal entstandener Ventil- oder Spannungs-Pneumothorax gedeutet worden waren, wobei sich aber die Pleurahöhle von dem maximal geblähten Magen erfüllt erwies, und dadurch, daß die Kardia komplett und das Duodenum bzw. der Pylorus auch mehr oder weniger vollkommen abgeklemmt waren, kam ein Zustand stärksten Überdruckes zur Beobachtung, wie ihn JEHN und NEGELE in der beifolgend wiedergegebenen Abbildung schematisch recht gut darstellten (Abb. 117). Bei einem unserer Fälle hat dieses Ereignis ganz unerwartet am 80. Tage zum Tode geführt.

Neben diesen rein mechanisch bedingten Momenten meint GERHARDT, daß die exzessive Magendehnung auch mit auf Vaguswirkung (Paraplegie des Magens) zurückzuführen wäre.

In einem Falle OBERNDORFERs (Nr. 7) war es infolge eines alten Schrapnellschusses zur Entwicklung einer echten traumatischen Zwerchfellhernie (Abb. 118) gekommen, indem das Diaphragma bei der Verletzung nur inkomplett einriß und nun durch allmähliche Ausweitung des erhalten gebliebenen Peritonealblattes die verlagert in der Brusthöhle gefundenen Organe einen sackartigen Peritonealüberzug aufwiesen; in meinen drei Beobachtungen inkompletter Risse (s. oben) hätte sich dieses Ereignis später ebenso ausbilden können!

B. Schuß- und Stichverletzungen des Herzens, Herzbeutels, sowie der großen Gefäße*).

Da nach ungefährer Schätzung (KRONENFELS) die Trefferoberfläche des Herzens einschließlich der großen Gefäße zirka ¹/₄ des gesamten Thorax beträgt, so müssen folglich bei der großen Zahl der Brustverletzungen auch Herzverletzungen sehr häufig sein. Nach den klinischen Angaben ist dem freilich nicht so; der weitaus größte Teil der Herz- und Gefäßverletzten stirbt eben zweifellos auf dem Schlachtfelde oder am ersten Verbandplatz, so daß nur wenige überhaupt in Feld- und Kriegslazarette gelangen, und noch weniger erreichen natürlich dann die Heimatlazarette.

Von den in klinische Behandlung Kommenden sollen nach BORCHARDs und GERHARDTs Angaben dann noch 44°/o infolge von Infektion weiterhin zugrunde gehen; von denen aber, die Heilung finden, behält der größere Teil subjektive und objektive, die Zirkulation beeinträchtigende, entzündliche Folgezustände in Form von Herzbeutelverwachsungen, Adhäsionen mit der Nachbarschaft, Zwerchfell, Lunge usw.

Bei unserem außerordentlich vielgestaltigen Material haben wir auch relativ viele Herzverletzungen gesehen, und zwar, wenn wir davon die Schußverletzungen herausheben, so betragen diese: 64 Fälle, davon sind 58 reine Herzverletzungen und 6 reine Perikardverletzungen ohne Herzverletzung; es betragen also unter unseren 388 Brustkorbverletzten die Herz- und Herzbeutelschüsse 64 = 16,4°/o. In dieser Zahl· ist ein Fall von intraperikardialer Verletzung der Pulmonalarterie — ohne gleichzeitige Herzverletzung — inbegriffen, dagegen sind zu dieser Zahl noch hinzunehmen eine größere Reihe von extraperikardialen, aber intrathorakalen Verletzungen großer Gefäße, worunter z. B. 7 Verletzungen der Aorta ohne gleichzeitige Herzverletzung, ferner einzelne Fälle von Verletzung der Vena cava, der Vena anonyma, der azygos usw. sich befinden.

Da selbstredend die Mehrzahl unserer Herzverletzungen mit gleichzeitigen Lungenusw. -Schüssen verbunden waren, so stellen von unseren zur Obduktion gelangten Herzschüssen der größte Teil solche schwerster Art dar, die meist sofort bei der Verletzung tot waren oder nur kurze Zeit — von Minuten bis zu wenigen Stunden — die Verletzung überlebten.

---

*) Anm. bei der Korrektur: Vgl. die eben erst erschienene eingehende Arbeit von GIERCKE über die Kriegsherzverletzungen!

Aus der Gesamtzahl unserer Fälle sind nur 10 Fälle hervorzuheben, bei denen der Verletzte noch einige Tage lebte:

2 dieser Herzverletzten starben am 5. Tage (davon war der eine Fall ein extraperikardialer Steckschuß mit umschriebener fibrinöser Perikarditis, der zweite ein Brust-Bauchhöhlen-Granatsteckschuß mit perforierendem Streifschuß der linken Herzspitze).

2 weitere Fälle erlebten den 7. Tag; davon hatte der eine einen rechte Lungen-, rechten Vorhof-, Vorhofseptum-Steckschuß mit hämorrhagisch-fibrinöser Perikarditis, während der zweite einen Granatsplittersteckschuß im rechten Herzrohr aufwies, der vorher den 4. Rippenansatz und den medialen rechten Oberlappenrand durchschlagen hatte; kleines Hämoperikard — aber rechtsseitiger Hämatothorax.

3 weitere Fälle starben erst am 9. Tage; der erste mit einem schräg nach abwärts gerichteten Durchschuß: rechter Ventrikel, Papillarmuskel der Trikuspidalis — Ausschuß: Hinterwand-Zwerchfelldurchschuß — Lebersteckschuß. Bei totaler alter Perikardobliteration direkte Verblutung aus dem Herzen in die Bauchhöhle. — Der zweite mit multiplen Gewehrgranatsteckschüssen zeigte einen Steckschuß im Ventrikelseptum, der vorher den Konus und eine Tasche der Pulmonalarterie durchschlagen und bei Einschuß auf dem Sternum auch den linken mittleren Oberlappenrand durchsetzt hatte. Hämoperikard 350, linksseitiger Hämatothorax 300, fibrinöse Pleuritis, hämorrhagische Lungeninfarkte. — Der dritte Fall dieser Gruppe, ein Handgranatensteckschuß, zeigte einen Einschuß in der Mitte des gesplitterten Brustbeines, Durchschuß durch den Vorhof, inkompletten Berstungsriß, über der lateralen Trikuspidalklappe — Lochdurchschuß des Trikuspidalsegels —, Steckschuß im Ventrikelseptum dicht über der Spitze. Hämorrhagisch-fibrinöse Perikarditis 125 ccm; linksseitiger Hämatothorax 600 ccm und fibrinöse Pleuritis.

Den 13. Tag erreichte ein Verletzter, der außer einem rechtsseitigen Lungensteckschuß zufällig noch einen extraperikardial gelegenen Granatsteckschuß im vorderen Mediastinum aufwies.

Nach 17 Tagen starb ein durch Granatsplitter Verletzter am Herzschuß: Durchschuß des Sternums, Steckschuß des mit Kleiderfetzen versehenen Granatsplitters extraperikardial hinter dem Sternum: Hämorrhagisch fibrinöse Perikarditis 500 ccm. (Schubert, 38/31, S. 28. 4. 15.)

Endlich erreichte den 25. Tag ein schwer durch mehrfache Granatsplittersteckschüsse Verletzter mit Durchschuß des Sternums der rechten Ventrikelvorderwand — Steckschuß eines winzig kleinen nur röntgenologisch nachweisbaren Splitterchens im Konus der Lungenschlagader — eitrig-fibrinöse Perikarditis 750 ccm, doppelseitige hämorrhagisch-fibrinöse Pleuritis je 300 ccm, eitrige Mediastinalphlegmone. (Rudolph, 41/59, S. 29. 5. 15.)

Bis auf ganz vereinzelte seltene Fälle (s. später S. 470) waren die penetrierenden Herzverletzungen mit gleichzeitiger Herzbeutelverletzung verbunden, die Mitverletzung der rechten oder linken Lunge und die gleichzeitige Möglichkeit der Eröffnung einer oder beider Pleurahöhlen bei der direkten Herzverletzung — gleichgültig, ob durch Stich oder Schuß — ist zunächst abhängig von der Lokalisation und der Tiefe der penetrierenden Verletzung; entspricht ja doch bekanntlich nur ein ganz kleiner dreieckiger Raum an der Vorderfläche der Brustwand jener Stelle, wo nur allein der Herzbeutel direkt dem Sternum angelegen ist (REHN), während alle außerhalb dieses Raumes eindringenden Verletzungen zugleich die Lunge treffen und den Pleuraraum eröffnen oder beides bewirken müssen.

Bei der Wirkung jeder mechanischen stumpfen oder stumpfkantigen Gewalt — ganz besonders aber der Schußverletzung — ist für den am Herzen erzielten Effekt von ausschlaggebender Bedeutung die Herzphase und der Füllungszustand der Herzhöhlen; wie wir das schon aus den Friedensbeobachtungen wissen, wirkt in der Diastole die das Herz treffende stumpfe Gewalt nach hydrodynamischen Gesetzen explosionsartig, während sich bei systolisch zusammengezogenem Herzmuskel die Schußeffekte mehr oder weniger analog zeigen werden wie bei denjenigen kompakter Organe, nämlich als Lochdurchschüsse, und richtige Schußkanäle aufweisen werden.

Wir finden auch bei den Herzschüssen ähnliche Verhältnisse wie bei anderen Organen, d. h. wir können auch hier die obengenannten Zonen des Schußkanals (BORST und GENEWEIN) unterscheiden.

interessant sind solche Fälle, bei denen sich einfache Durchschußwirkung zu gleicher Zeit mit hydrodynamischer Explosionszerreißung kombiniert, wie das z. B. NIPPE beschrieben hat:

Fall 4. Durchschuß in flach frontaler Richtung mit Splitterung des Brustbeines, scharfliniger Abtrennung der Pulmonalis (komplett), der Aorta aber nur zu $^1/_8$ des Umfangs; zu gleicher Zeit aber wurden die sämtlichen 4 Herzabschnitte, die sich offenbar in der Diastole befanden, explosionsartig breit eröffnet und dabei Stücke aus der Vorderwand und dem Septum herausgerissen.

Wir selbst haben auch bei solchen flachfrontalen Nahdurchschüssen mit Infanteriegewehren derartige Doppelwirkungen beobachtet.

Auch beim Herzen unterscheiden wir zweckmäßig die indirekten und die direkten penetrierenden Schußverletzungen; die ersteren sahen wir mehrmals als recht schwere explosionsartige, also offenbar in der diastolischen Phase entstandene Verletzungen (vgl. den Leuchtpistolenschuß S. 475), ferner bei Prellschüssen des Brustbeines oder bei frontalen Thoraxdurchschüssen (Nahschüsse!), wenn das tangential verletzte Brustbein stark zersplittert war und die lebendige Kraft des vorbeirasenden Geschosses auf Herz und Herzbeutel übertragen wurde (KÜTTNER).

Vor Besprechung der direkten penetrierenden Herzschüsse seien die Steckschüsse erwähnt, die gar nicht selten (s. oben) nach Durchschuß des Sternums zwischen diesem und dem Herzbeutel im lockeren vorderen Mediastinum gelagert sind, die oft nur ganz kleine Granat- oder Minensplitterverletzungen darstellen, aber doch in hohem Grade Herz und Herzbeutel (besonders bei gegebener Infektion) gefährden können. (Vgl. GIERCKES Darstellung.)

Unter den einschlägigen Fällen fand ich, wie erwähnt, die 3, die am 5., 13. und 17. Tage nach der Verletzung gestorben waren. Während der erste nur eine ganz umschriebene fibrinöse Perikarditis entsprechend der Splitteranlagerung aufwies, war der zweite in vollkommen reaktionsloser Einheilung begriffen; ganz anders aber lag der dritte Fall (Schubert, 38/31, S. 28. 4. 15), wo der Granatsplitter mit anhaftenden Kleiderfetzen zu schwerster Infektion des Perikards geführt hatte, die dann auch die Todesursache darstellte (500 ccm hämorrhagisch-fibrinöses Exsudat).

WAEDE hat einen Schrapnellkugelsteckschuß im vorderen Mediastinum mit Erfolg operiert; das Geschoß lag 4 Monate an Ort und Stelle und war glatt eingeheilt, mit einem $CaCO_3$-Überzug versehen.

Solche Fälle von retrosternalem, extraperikardialem Steckschuß können, wie sich denken läßt, große klinisch-diagnostische Schwierigkeiten hinsichtlich der Lokalisation des Splitters (extra- oder intraperikardial?) bereiten.

Von den direkten penetrierenden Herzschußverletzungen, die in frontaler, sagittaler wie auch in den verschiedensten transversalen Richtungen zustande kommen und dementsprechend auch ganz verschiedene Verletzungen der Brustorgane erzeugen, wies unser Material eine große Mannigfaltigkeit auf:

Zunächst Streifschüsse, besonders diejenigen des linken Ventrikels, teils perforierend, die Kammer eröffnend, teils nur die Herzwand bis zu einer gewissen Tiefe aufpflügend.

Ist in letzterem Falle nicht gerade eine Kranzarterie verletzt, so kann der perikardiale Bluterguß gering sein und der Fall mit evtl. nur umschriebener perikarditischer Verwachsung ausheilen, wenn es nicht infolge der Herzwandverletzungen zunächst zur Bildung lokaler wandständiger Thromben mit Folgezuständen (Gehirnembolien), wie in einem von BAUMGARTEN beobachteten Falle kommt, oder wenn der Ausheilungsvorgang mit der Bildung von Schwielen und evtl. späterer Herzaneurysmaentwicklung einhergeht. (Sekundäre Ruptur Beobachtung von GIERCKE.)

Die rechtsseitigen Streifschüsse reißen oft den rechten Vorhof stark auf.

Bei den Steckschüssen müssen wir die intramuskulären Steckschüsse (äußere und innere), die entweder in der lateralen Kammerwand oder im Septum stecken, von den freien Höhlenschüssen (im Vorhof oder in der Kammer) unterscheiden.

Mehrfache Granatsteckschüsse bei einem einzigen Herzen sahen wir ebenfalls, z. B.: Wohl, 124/5, S. 13. 6. 17. Steckschuß des rechten Herzens mit Lagerung der Splitter im rechten Herzohr und zugleich ein zweiter Steckschuß des linken Ventrikels mit freier Lagerung des Splitters im Kammerlumen, dabei nur 130 ccm Hämoperikard vorhanden. GIERCKE (S. 35) hat bei einem Einschußloch im rechten Ventrikel 8 kleine Granatsplittersteckschüsse in der gegenüberliegenden Kammerwand gesehen.

Bei den freien Höhlensteckschüssen wurde oft das Geschoß zunächst im Röntgenbild pulsatorisch frei pendelnd oder hüpfend gefunden, während mitunter einige Zeit später entweder durch Festkeilung zwischen den Trabekeln oder durch thrombotische Ummantelung eine Fixierung eintrat (TRENDELENBURG, FINSTERER, SCHÜTZE, LION).

In dem Falle LION steckte das Infanteriegeschoß mit dem stumpfen Ende fest und nur das spitzige nach oben rechts gerichtete Ende wippte im Röntgenbild. Daß auch bei Herzsteckschüssen, ebenso wie bei Herzbeutelsteckschüssen Infanteriegeschosse verkehrt, d. h. mit dem spitzen Ende dem Einschuß zugekehrt im Röntgenbild erschienen, ist bekannt.

Mehrmals steckte das Geschoß bei uns thrombenumkleidet im rechten Herzrohr und gab mitunter zu Lungeninfarkten Veranlassung.

Pulsatorisch pendelnde Geschosse werden auch nachweislich öfters extraventrikulär, zumeist im Innern des Herzbeutels — als Herzbeutelschüsse — bei Operationen und Sektionen gefunden (LION, FREUND und CASPERSON). Auch das nachträgliche Fixiertwerden solcher Herzbeutelsteckschüsse kann durch fibrinöse Perikarditis zustande kommen und beweist also nicht die intraventrikuläre Lagerung (vgl. den Fall von JENKEL). BORST hat auch einen solchen als Zufallsbefund erhobenen Fall mitgeteilt, bei dem eine Schrapnellkugel im Perikard durch bindegewebige Umwachsung fixiert war (DOMINICUS).

inkomplette äußere Steckschüsse können, wenn in den Herzbeutel hereinragend, schwere klinische und subjektive Erscheinungen durch fortgesetzte mechanische Perikardreizung hervorrufen (DIETERICH, JENKEL, HOFMANN) — abgesehen von der Gefahr der Infektion für das letztere.

DIETERICH entfernte solch ein subepikardial gelegenes Steckgeschoß, das angeblich von 4—5 Tropfen Eiters umgeben war, was recht wunderlich erscheint, da doch das Perikard nicht erkrankt war; vielleicht hat es sich doch nicht um richtigen Eiter, sondern um die eiterartige, oft vollkommen bakterienfreie „Parahülle" von BAEYERs (siehe S. 445) gehandelt.

Die Herzdurchschüsse können, wenn bei recht kleinen Granatsplittern oder bei kleinkalibrigen Handfeuerwaffen, und wenn ohne Knochensplitterung erfolgend, oft recht klein sein, und es können Ein- und Ausschußöffnung bald fibrinös verkleben, besonders die letztere, wenn sie an der Hinter- bzw. Rückwand von Herz oder Vorhof gelegen ist und so nur eine schwächere Verschiebung dem Perikard gegenüber stattfindet. Auch sieht man nicht selten lochförmige Durchschießungen von Klappen und Segeln ebenso wie den vollkommenen Abschuß von Papillarmuskeln, in welch letzteren Fällen bei längerer Lebensdauer rasch eine Ablagerung von Plättchenthromben erfolgen kann.

Einmal sahen wir bei einer am Verletzungstage schon tödlich endenden Handgranatenverletzung (Moser, 59/37, S. 27. 7. 15) auf der einen Seite einen einfachen Einschuß durch Herzbeutel und Herz, während auf der gegenüberliegenden Seite ein doppelter Ausschuß durch beide sich vorfand, wobei es sich offenbar um die oben schon besprochene Wirkung zweier zunächst zusammengehaltener kleiner Splitter oder aber um die abweichende Bahn eines mitfliegenden Knochensplitters oder Fremdkörpers gehandelt haben dürfte; hätte sich auf der Ausschußseite nur ein Perikardloch befunden, so hätte man auch an eine Sprengwirkung in der diastolischen Phase des Ventrikels denken können, die oft, wie die Mitteilung von RORIC beweist, nicht richtig erkannt wird (vgl. GIERCRE).

Zweimal beobachteten wir, wie bei querem Thoraxdurchschuß Rippenknochensplitter der einen Brustwand durch das zerrissene Herz und Perikard hindurch gerissen wurden (Wendt, 138/13, S. 27. 9. 17 und Eckhardt, 97/4, S. 27. 12. 16), im letzteren Falle senkrechter Granatsplitterdurchschuß, Einschuß 2. rechte Rippe, Durchschuß durch den rechten Vorhof, die Leber und Einschleppung von Knochensplittern von der gesplitterten 2. Rippe bis ins Zwerchfell, während der zugehörige Granatsplitter noch durch die Leber hindurch in die Bauchhöhle eindrang.

Von den perforierenden Herzdurchschüssen gehörte aber bei uns weitaus der größte Teil zu den obenerwähnten, durch hydrodynamische Sprengwirkung ausgezeichneten Explosionsschüssen, so daß mitunter — zumal bei Infanterienahschüssen — ganze Teile der Herzmuskulatur aus dem Zusammenhang gerissen und in die Pleurahöhle geschleudert waren.

Wir beobachteten dabei mehrfach, daß bei Durchschüssen durch Herzkammerteile und Septum gleichzeitig in den Vorhöfen inkomplette oder komplette Berstungsrisse an der typischen Stelle oberhalb der Atrioventrikular-Segel zustande kommen, woraus geschlossen werden darf, daß der Durchschuß durch das Herz während des Offenseins des Klappenringes und während der Diastole oder am Beginn der Systole erfolgt sein mußte. — Bei einem Falle mit inkompletter Vorhofberstung, bei der der Tod 9 Tage, allerdings nach einer Verschüttung, erfolgt war, habe ich folgenden interessanten Befund erhoben: Es war an der typischen Stelle oberhalb des Klappenansatzes ein etwa pfefferkorngroßer, etwas flach gedrückter Polyp zu sehen; dieser erwies sich bei der mikroskopischen Untersuchung als ein von der Herzwand her in Organisation begriffener Thrombus, der seinerseits auf einer kleinen inkompletten Rupturstelle entstanden war, was sich noch deutlich nachweisen ließ. Man könnte somit annehmen, daß auf der Basis einer solchen kleinen Berstungswunde kleine polypöse Pseudofibrome oder Myxome entstehen könnten, wie sie vielfach in Vorhöfen beschrieben sind (Herzig, 90/43, S. 9. 10. 16).

Die direkte Folge der penetrierenden Herzverletzung — gleichviel ob eine Herzhöhle dadurch eröffnet wird oder ob nur ein größerer oder kleinerer Koronararterienast in der Wunde verletzt wurde — ist das **Hämoperikard** (nach BORCHARD in 40% der Herzverletzungen vorhanden), d. h. der Austritt von Blut in den Herzbeutel, dessen Menge in erster Linie abhängig ist von der Größe der Herzwunde und von deren Lokalisation (ob Vorhöfe oder Kammern), wobei die Verletzung der rechten Kammer wieder gefährlicher ist als diejenige der linken. Auch in der Herzwunde steckende Geschoßteile verzögern oder verhindern den Austritt von Blut[*] Bei gleichzeitiger Eröffnung einer oder beider Pleurahöhlen fließt — je nach der Lage und Größe des Herzbeutelloches — das Blut mehr oder weniger rasch in diese hinaus! (s. S. 464).

Es werden oft bei penetrierenden Verletzungen große Blutmassen im Herzbeutel beobachtet, zumal bei langsamer Entstehung, z. B. bei einem kleinkalibrigen Revolver zirka 500 ccm, GERINGER hat bei Stichverletzungen 460 bis 550 ccm beschrieben; B. FISCHER sah einmal bei chronischem Hämoperikard 2 l Blut im Herzbeutel, was ja natürlich ein eminent seltenes Ereignis bei einer derartigen Verletzung darstellt. Bei senkrechten Durchschüssen durch Herz und Herzbeutelbasis (an der Anheftungsfläche des Zwerchfells) tritt das Blut oft sehr rasch, ohne sich im Herzbeutel anzusammeln, durch das Zwerchfelloch direkt in die Bauchhöhle über.

So ergoß sich im Falle X. von DOMINICUS infolge des senkrechten Durchschusses nach aufwärts (Leber — Zwerchfell — Herzbeutel — rechter Vorhof) das Blut direkt in die freie Bauchhöhle.

Sonst bleibt bei penetrierenden Herzschüssen das Hämoperikard nur dann aus, wenn bei kleinen Schußlöchern die nach der Verletzung eintretende fibrinöse Entzündung in der Umgebung der Verletzung zu rascher Verklebung führt.

So hatte in einem von HAECKER beobachteten Falle, der am 5. Tage nach der Verletzung starb, eine flächenhafte fibrinöse Perikarditis den Eintritt des Hämoperikards verhindert (Einschuß links innen 2 cm von der Mamillarlinie — Durchschuß durch Herzbeutel, Vorderwand des rechten Ventrikels — Verletzung der Trikuspidalis — rechter Vorhof — Ausschuß am rechten Herzohr durch den Herzbeutel und Lagerung des Splitters dicht vor dem rechten Lungenhilus).

Recht interessant kann der Befund sein, wenn bei Herzdurchschüssen schon vorher eine alte totale Perikardobliteration bestand, wie in folgender eigener Beobachtung:

Veyron, 13/1, S. 25. 11. 14: Senkrechter Infanteriesteckschuß der Brustbauchhöhle; Einschuß im 3. rechten Interkostalraum dicht neben dem Sternum, Durchschuß durch den rechten Ventrikel mit Abreißung des einen Papillarmuskels der Trikuspidalklappe, Durchschuß direkt aus dem rechten Ventrikel durch dessen Hinterwand infolge alter vollkommener (tuberkulöser) Perikardverwachsung, durch das Zwerchfell und Steckschuß des S-Geschosses im linken Leberlappen. Der Tod erfolgte am 9. Tage nach der Verletzung durch allmähliche **Verblutung in diesem besonderen Falle direkt in die Bauchhöhle** (Präparat in der K.-W.-A.).

Die Frage, in welcher Herzphase die Blutung aus dem verletzten Herzen erfolgt, ist viel diskutiert, aber sie ist nicht einheitlich zu beantworten.

Bei Verletzung der dünnwandigen Vorhöfe spielt jedenfalls die Herzphase keine Rolle, da kann das Blut bei einigermaßen größerer Öffnung wie aus einer Fontäne kontinuierlich austreten. Auch bei Verletzung einer Kranzarterie (KNAACK) blutet es natürlich kontinuierlich, aber bei perforierenden Wunden der Kammern hat man gelegentlich operativer Eingriffe ein ganz wechselndes Verhalten beobachtet: Steckt das Projektil (das gleiche gilt auch für eine Messerklinge bei einer Stichverletzung) zunächst noch festgekeilt in der Wunde, so kann es tamponierend wirken (Fall NAST

---

[*] Geringe blutige Ergüsse (20—30 ccm) kommen auch bei umschriebenen inkompletten äußeren oder inneren Einrissen der Vorhöfe als Diapedesisblutungen zur Beobachtung.

und KOLB), das gleiche bewirkt ein oft rasch in der nicht zu großen Wunde und auf deren Oberfläche gebildetes Blut- und Fibringerinnsel (TH. MOLLER, JURACZ, BETKE). In anderen Fällen schoß bei Eröffnung des Herzbeutels systolisch-rhythmisch ein Blutstrahl aus der Ventrikelwunde (BETKE, Fall 2; SCHAFER, Fall 12), während nach MANTEUFFEL die Blutung stärker diastolisch sein sollte. Nach den experimentellen Untersuchungen BODES erfolgt bei Stichverletzungen, die nicht so groß sind, meist nur eine systolische Blutung, bei größeren natürlich ein systolischer und diastolischer Austritt von Blut, was auch ELSBERG bestätigt.

Jedenfalls ist auch nach unserer mehrfachen Beobachtung die Meinung so allgemein nicht richtig, daß Vorhofwunden am stärksten bluten und am gefährlichsten sind, denn wir sahen mehrfach bei ganz geringem Perikarderguß in bester Verklebung und Heilung begriffene Vorhofverletzungen; auch BARILARI fand nach 4 Wochen eine Einschußwunde in den rechten Vorhof vollkommen makroskopisch und mikroskopisch vernarbt.

. Hergens, 118/95, S. 10. 6. 17, gestorben am 7. Tage nach der Verletzung an kruppöser Pneumonie (s. S. 456) und Bauchschußperitonitis. Einschuß 4. rechter Rippenansatz. Durchschuß durch den medialen Rand des rechten Oberlappens, Durchschuß durch den Herzbeutel (vollkommen verklebt), am rechten Vorhof eine kleine Fibrinauflagerung über der vollkommen geschlossenen Einschußstelle, aber Steckschuß eines thrombotisch umkleideten, erbsengroßen Granatsplitters und Einlagerung ins Herzohr. Dabei im Herzbeutel nur 5—10 ccm teils geronnenen, teils flüssigen Blutes.

Hier ist wohl kaum anzunehmen, daß innerhalb von 7 Tagen (!) ein größeres Hämoperikard schon wieder hätte soweit resorbiert sein können.

Freilich sind große Vorhofwunden, besonders Berstungen, sehr gefährlich, wenn auch die Annahme von THOMA und PFEIFER plausibel ist, daß bei weitklaffender Vorhofwunde durch diastolisches Ansaugen des systolisch austretenden Blutes eine Zeitlang ein erträglicher Zustand bestehen bleiben könnte. THOMA sah bei einer breiten traumatischen Ruptur des rechten Vorhofs noch 20 Minuten vergehen, bis Herzerlahmung durch Hämoperikard (500 ccm) eintrat. Ich habe den Eindruck gewonnen, daß auch beim Entstehen des Hämoperikards manchmal ventilartige Wirkungen an der Ausströmungsstelle des Vorhofs eine Rolle spielen, auch scheint erwiesen, daß im allgemeinen Wunden des linken Ventrikels infolge der systolisch sich noch verstärkenden kompakten Wandbeschaffenheit weniger bluten (zumal Schußverletzungen) und daher weniger gefährlich sind wie die rechtsseitigen Ventrikelwunden (ELSBERG).

Der Tod durch die mit dem Hämoperikard verbundene „Herztamponade" — REHN will richtiger den Ausdruck „Herzdruck" angewandt wissen — tritt dann besonders rasch ein, wenn das Blut infolge der Lage der Wunde in dem vorne substernal gelegenen dreieckigen Raume (s. S. 464) nicht nach der Pleurahöhle oder nach außen abfließen kann, oder aber der Herzdruck wirkt erst letai, sobald die evtl. anfänglich noch durchgängige in die Pleurahöhle*) führende Herzbeutelwunde durch Verklebung geschlossen wird (eigene Beobachtung).

Bei unseren Herzschüssen finde ich, soweit in den Protokollen notiert, folgende Zahl für Hämoperikard und Hämatothorax:

A) Herzverletzungen nur mit Hämoperikard......................˙ 32 mal
B) Herzverletzungen mit Hämoperikard und mit Hämatothorax rechtsseitig 4-, linksseitig 15-, beiderseitig 5 mal................ = 24 „

Die Frage nach der Mechanik der Herzbeuteltamponade bzw. nach der Ursache für die durch Herzdruck entstehende Herzlähmung läßt sich ungefähr folgendermaßen beantworten:

Bei allen Flüssigkeitsansammlungen im Herzbeutel liegt nach H. CURSCHMANN das Herz nach vorn, und zwar deshalb, weil die mit Flüssigkeit sich anfüllenden Recessus desselben eine Dehnung und ein Anspannen der Hohlvenen und des rechten Vorhofes verursachen; dadurch wird das Herz nach vorne angepreßt, als der einzigen Richtung, nach welcher es bei seiner sonstigen Fixierung ausweichen kann. Es liegt bei maximaler Perikardfüllung der vorderen Herzbeutelwand stark an, wird es aber eröffnet, dann sieht der Chirurg mit dem auslaufenden Blut das Herz langsam zurücksinken.

---

*) Auch bei totaler Pleuraobliteration kann selbstredend ein Hämatothorax vom Herzbeutel aus nicht zustande kommen.

Der sich ständig steigernde Innendruck wirkt nun aber in erster Linie auf die viel leichter kompressiblen Vorhöfe, die in der Diastole immer weniger Blut aufnehmen können; damit steigt der Blutdruck im Venensystem immer mehr, der arterielle sinkt dementsprechend, und durch letzteren Umstand erklärt sich auch das auffallend fahle blasse Aussehen derartiger Verletzter, obwohl dieselben doch selten mehr als 200—300 ccm Blut verloren haben; strömt schließlich in den rechten Vorhof kein Blut mehr ein, dann pumpt das Herz leer und steht still.

Daß tatsächlich nur der intraperikardiale Druck die Ursache des Herzversagens bei Hämoperikard ist, hat BODE eindeutig experimentell nachgewiesen; sobald er bei drohendem Herzstillstand das ausgetretene, z. T. geronnene Blut aus dem Herzbeutel entfernte, stellte sich sofort wieder lebhafte und kräftige Herzaktion ein, ganz analog wie nach operativen Eingriffen in solchen Fällen am Menschen.

Damit erklärt sich auch die folgende interessante, sonst gar nicht verständliche Beobachtung von HUETER: Derselbe fand bei einem im paralytischen Anfall gestorbenen 42jährigen Manne, der jahrelang schon schwere Herzerscheinungen gezeigt hatte, bei der Sektion ein chronisches Hämoperikard infolge von alter, offenbar myomalazisch bedingter (Koronarsklerose!) spontaner Ruptur an der Hinterwand des linken Ventrikels. Infolge der bestehenden auf früheren myomalazischen Prozessen beruhenden perikarditischen Verwachsungen kam es bei der Ventrikelruptur seinerzeit eben nicht zum tödlichen Hämoperikard, da der Druck auf die Vorhöfe und damit auch deren Abklemmung infolge der perikarditischen Verwachsungen fehlte; so war durch das stetige Aus- und Einströmen des Blutes in dem Herzbeutel ein chronisches Hämoperikard und allmählich auch eine schwielig-schwartige z. T. verkalkende Herzbeutelverdickung entstanden.

Sekundäres Hämoperikard ohne Herzverletzung sah ich bei Lungenschuß und gleichzeitigem isolierten Herzbeutelriß durch das Einpressen von Blut aus dem riesig großen Hämatothorax; durch solche größere Herzbeutelrisse, wie wir sie bei Nahschüssen auch gesehen haben, kann das Herz total oder partiell in die linke Brusthöhle hinausschlüpfen.

Geringe Grade von Hämoperikard kommen andererseits auch bei inkompletten inneren oder äußeren Einrissen der Vorhöfe nicht selten zustande (ca. 20—50 ccm).

Ungleich seltener wie beim Hämatothorax hat man Gelegenheit, die Resorptions-vorgänge am Hämoperikard zu studieren, für die a priori das gleiche gilt, wie oben für den Hämatothorax dargelegt.

In den Herzbeutel ergossenes Blut kann nach BORCHARD, wenn nicht infiziert, restlos in einer Woche resorbiert werden. Die von REHN in den Herzbeutel eingespritzten gelösten Farbstoffe traten schon nach 5 Minuten im Harn auf, während korpuskuläre Elemente rasch in das Mediastinum und ins retroperitoneale Gewebe bis zum Pankreas hingelangten.

Kommt es bei Fällen von Herzsteck- und -durchschüssen, die nicht baldigst sterben, durch primäre und sekundäre Infektion des Hämoperikards zu den verschiedenen Formen von Perikarditis — auch hier wieder häufiger bei Artillerieschußverletzungen wie bei Schüssen mit Handfeuerwaffen! —, so sind die unter solchen Umständen noch sekundär auftretenden Ergüsse oft von außerordentlicher Größe.

Manchmal ist das Geschoß (Splitter) derartig winzig, daß es nur durch die Röntgendurchleuchtung aufgedeckt wird und so nur die ältere ursächliche Schußverletzung, auf die allerdings schon vielfach die hellbraune milchkaffeeartige Exsudatfarbe hinweist, festgestellt werden konnte. Z. B. Rudolf, 41/59, S. 29. 5. 15, 25 Tage nach der Verletzung gestorben an hämorrhagisch-eitriger Perikarditis 750 ccm, doppelseitiger hämorrhagisch-fibrinöser Pleuritis je 800 ccm und Mediastinalphlegmone; ein winzig kleiner Granatsplitter wurde erst bei der Durchleuchtung in der muskulären Vorderwand des Konus der Pulmonalarterie nachgewiesen.

Was die Größe der jeweiligen Exsudatmassen betrifft, so füge ich die Beobachtung bei, daß ich gelegentlich der Sektion eines Soldaten, der 4—5 Wochen nach vollkommen geheiltem Panaritium unter den Zeichen schwerster Herzinsuffizienz verstarb, eine metastatische eitrig-fibrinöse Perikarditis von 2000 ccm feststellte!

Daß es auch hierbei Spätinfektionen gibt, beweist die Angabe von WISCHNEWSKY (zit. bei BORCHARD), daß er 4 Jahre nach einer Schußverletzung einen Todesfall an Perikarditis unter den Erscheinungen der Herzinsuffizienz eintreten sah.

Bei wenig virulenter Infektion kann es wohl analog dem Hämatothorax zu vollkommener Perikard-obliteration mit entsprechenden klinischen Erscheinungen kommen — bei schwererer Infektion können, zumal durch Geschoßinfektion, intermuskuläre Herzabszesse, Phlegmonen usw. zustande kommen evtl.

mit sekundärem Perikardeinbruch. Sie können bei eitrigen Steckschüssen beobachtet werden, andererseits kommen aber auch Einheilungen von Projektilen und Knochensplittern im Herzmuskel zustande, wie sie in der älteren Literatur mehrfach beschrieben sind (RIESL).

Über die narbige Heilung von Herzwunden, die an den Vorhöfen am schnellsten zustande kommen, aber auch am Herzen beschrieben und studiert sind, ist nichts Neues zu berichten; ich weise auf die histologischen Untersuchungen von HELLER, FRENZEL u. a. hin, die übereinstimmend die Mitbeteiligung nicht nur des intermuskulären Gewebes, sondern auch die Bedeutung der myogenen unter Umständen lokomobil gewordenen Elemente für den Ablauf der Entzündung und beim Aufbau des Narbengewebes nachgewiesen haben.

Bei einem 9 Tage alten Herzschuß (Feigner, 51/48, S. 5. 3. 15) fand ich in dem stark eitrig infiltrierten Schußkanal mikroskopisch mehrere in Einheilung begriffene Knochensplitterchen aus dem durchschossenen Sternum. Einschuß in der Mitte des Sternums, fibrinös verklebter Durchschuß im Herzbeutel und im rechten Vorhof, lochartiger Durchschuß durch die Trikuspidalis und Steckschuß im Ventrikelseptum dicht oberhalb der Herzspitze. Hämorrhagisch-fibrinöse Perikarditis (125 ccm). Sehr interessant war, worauf oben bereits hingewiesen wurde, ein gleichzeitiger inkompletter Berstungsriß dicht über dem äußeren Trikuspidalsegel (hydrodynamische Wirkung bei Vorhofdiastole).

Im Hinblick auf unsere anatomischen Befunde bemerke ich über die klinischen Erscheinungen der Herzschüsse, daß Ab- und Durchschüsse der Klappenapparate mit und ohne sekundäre endokarditische Prozesse die physikalischen Erscheinungen von Herzfehlern hervorrufen (EHRET, ENGEL, BARILARI, KIENBÖCK, SCHMIDT, PAL, HIESS u. a.), daß andererseits Steckschüsse und damit bedingte Perikardveränderungen verschiedenartige Symptome nervöser Art (Tachykardie usw.) hervorrufen können (DIETERICH, KAMINER, ZONDECK, JENKEL, BECHER, SCHMERZ), während allerdings in anderen Fällen scheinbar Herzsteckschüsse wieder (ohne Wissen der Betroffenen) ohne Störung bestanden. Ganz besonders schwer sind die Erscheinungen, wenn durch den Herzschuß abnorme Kommunikationen zwischen den beiderseitigen Herzhälften entstehen, wie z. B. bei HUISMANN (tot nach 6 Monaten), wo ein Herzschuß zu einer indirekten Verbindung zwischen Pulmonalis-Aorta und rechtem Vorhof geführt hatte, ferner bei BARILARI, wo die Verbindung zwischen Aorta und dem rechten Vorhof eintrat usw.

Diese verhängnisvollen Kommunikationen können unter Umständen auch erst einige Zeit nach der Schußverletzung infolge des zunächst feststeckenden, aber dann durchbrechenden Splitters z. B. vom Ventrikelseptum in die benachbarte Kammer (DOMINICUS) eintreten!

Auch die Erscheinungen von Herzblock sind bei intraventrikulären Steckschüssen mit Verletzungen des Reizleitungssystems (KÖTZLE u. a.) zustande gekommen. Die Entstehung von Infarkten und Embolien im großen und kleinen Kreislauf im Anschluß an intraventrikuläre und Vorhofsteckschüsse sei auch erwähnt.

Als eine besondere Art von Herzschußverletzungen müssen noch die Fälle von penetrierenden Herzverletzungen ohne Herzbeutelwunden kurz erwähnt werden.

Diese dem Gerichtsarzt schon länger bekannten Beobachtungen (PUPPE, BERG, JOBERT u. a.) haben ihr Analogon in dem oben bereits (S. 429) erwähnten Falle der penetrierenden Hautschußverletzung, ohne gleichzeitige Durchbohrung des mitgetroffenen Hemdes, wie es z. B. JOBERT berichtet: Eine Kugel war, das Hemd vor sich herstülpend, durch die Bauchhaut hindurch in die Bauchhöhle eingedrungen; als man das in die Wunde eingestülpte Hemd aus derselben herauszog, kam auch die Kugel mit und, obwohl die Eingeweide mit hervorquollen, wurden diese doch reponiert und der Patient genas.

Ganz ebenso resistent kann sich auch, wie erwähnt, der Herzbeutel verhalten, was bei Revolverschüssen schon vor dem Kriege vielfach beobachtet worden war; nachdem LUXEMBURG 1910 die Literatur (11 Fälle) zusammengestellt hatte, brachten noch BERG 1913, ROBIC 1912 und HAECKER, sowie BERNHARD FISCHER (l. c. S. 127) derartige Fälle. In der Kriegsliteratur hat dann BORST ebenfalls über einen solchen Revolverschuß berichtet: „... bei dem das linke Herz völlig durchschossen war, obgleich das Projektil vor dem unverletzten Herzbeutel lag", und jüngst GIERCKE und KAUNITZ.

Ich selbst habe 3 derartige Beobachtungen bei Streifschüssen mit Infanteriegewehr gesehen und auch BORCHARD schreibt (l. c. S. 663): „... bei Streifschüssen des Herzbeutels braucht es sich nicht nur um ein mattes Geschoß zu handeln, wenn das Herz verletzt ist". Meine eigenen Beobachtungen sind folgende: Brill, 62.'29,S. 21. 12. 15. Infanteriegewehrschuß: Einschuß unter dem rechten Rippenbogen, horizontaler Durchschuß durch die Mitte des rechten Leberlappens. Steckschuß der rechten Zwerchfellkuppel mit Prellungsverletzung und Eröffnung des rechten Ventrikels ohne Herzbeutelverletzung; Hämoperikard 400 ccm!

Hucker, 60/15, S. 28. 10. 15. Horizontaldurchschuß sagittal durch die linke Brustkorbhälfte (Selbstmord) mit totaler Zerreißung der linken flächenhaft verwachsenen Lunge, Ruptur der linken Herzkammer mit geringem Hämoperikard ohne Herzbeutelverletzung, Ausschuß im 9. linken Interkostalraum hinten .... Dem schließe ich einen Fall aus der Münchener Revolutionszeit an: E. O. S. 1. 1. 19. Maschinengewehrdurchschuß durch die Oberbauchgegend und die linke untere Brustkorbhälfte von rechts nach links; Leber-Magen-Durchschuß, Aufreißung der linken seitlichen Zwerchfellkuppel, dementsprechend ein schlitzförmiger, nicht perforierender Riß an der Hinterwand der linken Herzkammer, geringes Hämoperikard, Herzbeutel unverletzt.

Von den 3 letzten Fällen sind die zwei mit Eröffnung der linken Kammer, dagegen der letzte Fall nur mit inkompletter äußerer Anreißung verbunden gewesen; von den früher berichteten Fällen sind auch nur ein Teil inkomplette, ein anderer Teil aber auch perforierende Kammer- oder Vorhofverletzungen gewesen.

Die Erklärung für den Mechanismus solch merkwürdiger Fälle wird von den verschiedenen Autoren in abweichender Weise gegeben, und eine kritische Sichtung der Fälle zeigt in der Tat, daß sich nur für einen Teil derselben die analoge Erklärung, wie oben für den Hemdenschuß gegeben, wahrscheinlich machen läßt, nämlich in den Fällen, bei denen ein richtiger rundlicher Schußkanal der Kammerwandung in die Herzhöhle hinein perforierend oder nichtperforierend zustande gekommen ist.

In diesen Fällen kann man sich den Vorgang wirklich so vorstellen, daß die Kugel mit dem vorgestülpten Herzbeutel die Kammer durchbohrend bis ins Innere des Ventrikels (oder nur nahezu bis dahin) vorgedrungen ist und dann wieder infolge der weitergehenden Herzaktion mit dem Herzbeutel zurückgeschlüpft sei, wie es Borst in seinem Falle schildert. Daß es unter solchen Umständen aber zu einem vollkommenen Durchschuß durch die Herzkammer (mit Ein- und Ausschuß) kommen kann, wie es z. B. Justi bei seinem Falle (2facher Revolverschuß) annimmt, halte ich für ausgeschlossen; hier handelte es sich bei der zweiten Öffnung an der hinteren Kammerwand zweifellos um eine hydrodynamische Berstung.

In anderen Fällen, wie den von Nauwerck, Robic, Zillner usw., zeigen nach der Schilderung der Autoren die Herzverletzungen weniger das Bild des Schußkanals als vielmehr das kleiner Berstungsrisse, die vielleicht in der Diastole zustande gekommen sein könnten, indem zunächst nur inkomplette Risse mit blutig infiltrierten Rändern zustande kamen, die sich erst allmählich, besonders in den diastolischen Phasen, dann zu perforierenden Wunden vergrößerten!

So erklärt sich auch, daß z. B. in den Fällen von Nauwerck der Tod erst am 8. Tage und auch bei Robic die klinischen Erscheinungen des Herzdruckes erst am 6. Tage nach der Verletzung aufgetreten sind; auch die Schilderung der Kontinuitätstrennung in dem Falle von Luxembourg zeigt, daß es sich nicht um die typische keilförmige Wirkung des Geschosses, sondern um einen Berstungsriß handelt: „.... am rechten Herzohr — beschreibt er — eine zerfetzte rinnenförmige Verletzung von 3 cm Länge, die sich etwas auf die Vena cava superior fortsetzt und in ihrem Anfangsteil eine kleine, etwa linsengroße Perforation im Herzohr aufweist ...."

Daß die Genese der beschriebenen Herzschüsse ohne Herzbeutelverletzung eine nicht vollkommen einheitliche ist, zeigen die Übergänge zur 3. Gruppe, und zwar solche Herzschüsse, bei denen ohne Herzbeutelwunde, aber auch z. T. ohne penetrierende Brustwandwunde eine Herzverletzung eingetreten ist — das sind also richtige Prellschußverletzungen, bei denen die Herzverletzung nun schon gar keine Ähnlichkeit mehr mit einem Schußkanal aufweist, sondern weitgehendste Übereinstimmung mit den traumatischen subkutanen Rupturen, wie etwa bei Hufschlag und bei der später noch zu erwähnenden Leuchtpistolenverletzung. Auch die durch Platzpatronenschuß und durch Pistolenschuß nur mittelst Pulverladung — ohne Geschoß — beschriebenen Herzverletzungen (Seemann, Rosenbaum) ohne Herzbeutelwunde sind hier anzuführen, obgleich bei ihnen z. T. Quetschwunden der Haut entstanden sind.

Hieran schließen sich auch zwanglos die von Dietrich (b Nr. 8—10) mitgeteilten Beobachtungen an, bei denen dieser selbst von „Erweichungen der Herzmuskulatur mit hämorrhagischer Durchsetzung und Durchbruch des Blutes vom Ventrikel aus" spricht.

Es wird also notwendig sein, diese Fälle wegen ihrer verschiedenartigen mechanischen Entstehung auch schärfer auseinanderzuhalten.

Endlich sei noch hingewiesen auf den recht interessanten und unter den Kriegsverletzungen mehrfach beobachteten Vorgang der embolischen Verschleppung von Geschossen und Geschoßteilen, wobei als Embolus in erster Linie kleine Granatsplitter, aber auch S-Geschosse, Schrapnellkugeln usw. in Betracht kommen. DOMINICUS und KIDERLIN haben derartige Fälle zusammengestellt, und später haben noch JAFFÉ, sowie GIERCKE, SPECHT und HIRSCH solche Beobachtungen hinzugefügt.

Da dieses Ereignis wesentlich an Verletzungen des Herzens und größerer Blutgefäße gebunden ist, soll wenigstens kurz hier darüber berichtet werden. Ich habe, um die verschiedenen Modifikationen zusammenzustellen, unter Ergänzung der Tabellen von KIDERLIN und DOMINICUS eine Tabelle der Emboliefälle gegeben, soweit sie sichere Verschleppung mit dem Blutstrom betreffen, und zwei eigene Beobachtungen mit eingereiht.

Boll, 83/82, S. 22. 7. 16. Getötet durch Fliegerbombensplitter — Gehirnverletzung —. Nebenbefund: Einschuß: im rechten Vorhof, Verschleppung eines Bombensplitters durch den rechten Ventrikel in einen Pulmonalarterienast des linken Unterlappens; Hämoperikard, rechtsseitiger Hämatothorax.

Wagner, 144/28, S. 11. 11. 17. Getötet durch multiple Handgranatensplitter ... multiple Steckschüsse in den beiden Vorhöfen, embolische Verschleppung eines 16 qmm großen Splitters in einen Pulmonalast des rechten Unterlappens. Da gleichzeitig ein größerer Durchschuß durch den Leberlappen bestand, mit Eröffnung einer größeren vena hepatica und zweifacher Einschußöffnung in deren Wand bei nur einfach vorhandenem Steckschuß, so war die Möglichkeit, daß der verschleppte Bombensplitter aus der Lebervene stammte oder aber aus dem Vorhof, gegeben.

Tabelle III über embolische Geschoßverschleppung[*]).

Zahl	Einschuß	Geschoßlagerung	Zahl	Einschuß	Geschoßlagerung
1	V. jugularis (Boob. HIRSCH)	r. Vorhof (0,5 cm tief eingebohrt)	2	r. Ventrikel	Lungen 2mal
1	V. femoralis (Boob. SPECHT)	l. Ventrikel (For. ovale offen)	3	Pulmonalvene	l. Ventrikel 2mal / Art. femoralis 1mal
2	V. cava sup.	{ r. Ventrikel / Art. iliaca (5 Tage)	3	l. Ventrikel	Art. subclavia / Art. iliaca comm. / Art. femoralis
4	V. cava inf. (Boob. JAFFÉ, GIERCKE)	r. Ventrikel 4mal	1	Art. femoralis	Art. tibialis post.
3	r. Vorhof (davon 2 eig. Fälle)	Pulmonalast 3mal	4	Brustaorta	Bauchaorta 4 bzw. Art. iliaca 4mal
1	Pulmonalarterie	Pulmonalast			
12	Fälle		13	Fälle	

Aus der Tabelle ergeben sich ohne weiteres die verschiedenen Möglichkeiten der Verschleppung je nach der Stelle, an der das Projektil in die Blutbahn gelangt ist. Die Mehrzahl der Fälle sind rasch gestorben, in der Beobachtung von KIDERLIN (Einschuß im linken Ventrikel, Embolie der Arteria iliaca) hat der Verletzte noch 14 Tage, in dem Fall von JAFFÉ und GIERCKE noch 20 Tage gelebt.

Die beiden aus der Abhandlung von BORST wiedergegebenen Fälle (s. Abb. 119—122) zeigen solche interessanten Bilder der Verschleppungsmöglichkeit im großen und kleinen Kreislauf.

Prell-Streif- und Durchschüsse, sowie vollkommene Abschüsse der großen Gefäße wurden im Bereiche des Brustkorbs oft beobachtet, meist verbunden mit schweren Lungen- und Herzschüssen; in der Regel waren es sehr rasch tödlich endende Fälle.

Schußverletzungen mittlerer und größerer arterieller Gefäße können bei kleinen Projektilen in seltenen Fällen auch narbig ausheilen, meist aber kommt es zur Bildung von Aneurysmen, die dann später wieder — nach Wochen oder Monaten — durch Perforation tödlich enden; das gilt sogar für Schußverletzungen der Aorta, bei denen übrigens mehrfach auch trotz Bildung eines Aneurysma spurium der Tod durch interkurrente Krankheiten erfolgte.

Bei PERTHES nach 9½ Monaten, bei HEIL. nach 1 Jahr, bei SCHMIDTMANN nach 2 Jahren usw. (siehe Literatur bei HULST) berichtet.

Einmal sahen wir nach penetrierender Verletzung der absteigenden Aorta den kirschkerngroßen Defekt durch einen Thrombus vollkommen verschlossen: Schanko, 192/46, S. 27. 9. 18, Bauchhöhlensteckschuß, gestorben am 7. Tage. — In einem 2. Fall: Corneli, 56/9, S. 8. 9. 15, bei doppeltem Pistolen-

---

[*]) Die Tabelle enthält die von DOMINICUS zusammengestellten Fälle, die neue Beobachtung von SPECHT, JAFFÉ, HIRSCH und GIERCKE, sowie zwei Beobachtungen von mir.

schuß mit tödlicher Herzschußwunde ein äußerer Tangentialschuß der Aorta bei intakter Intima und in einem 3. Fall: Carl, 72/1, S. 14. 4. 16, Schrapnellkugel-Bruststeckschuß; hier fand sich ein äußerer adventitieller Streifschuß der Aorta mit kleinen Intimarissen und Thrombenauflagerungen an dieser Stelle. Tod einige Stunden nach der Verletzung. — In einem 4. Fall: Möller, 122/1, S. 9. 5. 17, multiple Handgranatensteckschüsse mit Zerreißung der rechten Mammariagefäße fand sich ein mohn-

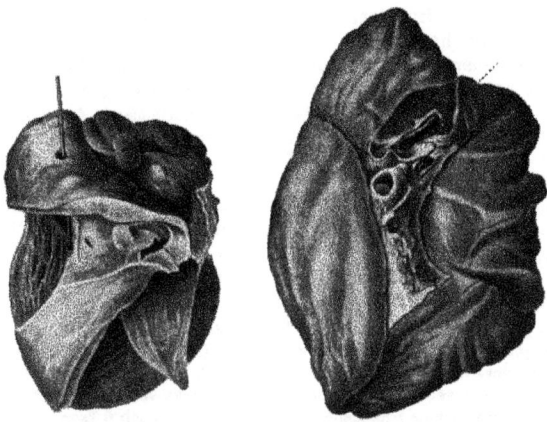

Abb. 119.   Abb. 120

Granatsplittersteckschuß des rechten Ventrikels mit Durchschuß der vordern Kammerwand und embolische Verschleppung des Splitters in einen Ast der linken Pulmonalarterie. Tod am 2. Tag durch Herzbeuteltamponade. (Nach Borst.) (Aus Borchard-Schmieden, Die deutsche Chirurgie im Weltkriege 1914/18. 2. Aufl. 1920.)

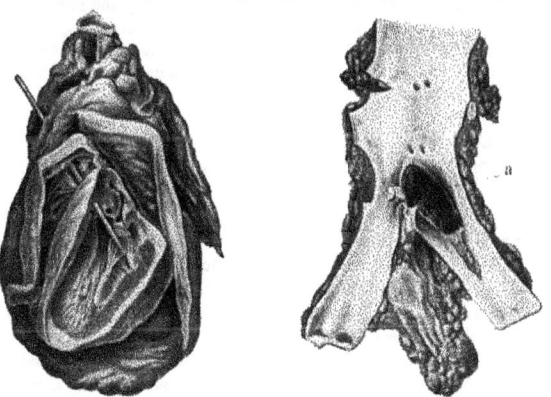

Abb. 121.   Abb. 122.

Granatsplittersteckschuß des Ventrikelseptums nach Einschuß durch die vordere Kammerwand und die Hinterwand der Pulmonalarterie mit nachträglicher Ausstoßung des Splitters in die linke Kammer und embolischer Verschleppung in die linke Arteria iliaca. Tod am 15. Tag durch Herzbeuteltamponade infolge Wiedereröffnung der Einschußwunde in der vorderen Kammerwand. (Nach Borst.) (Aus Borchard-Schmieden, Die deutsche Chirurgie im Weltkriege 1914/18. 2. Aufl. 1920.)

korngroßer Durchschuß durch den konvexen Teil des Aortenbogens mit 2800 ccm Hämatothorax rechts. Der Tod erfolgte erst 3 Stunden nach der Verletzung, aber diesmal ohne jede Thrombenbildung an der verletzten Stelle.

     Daß die venösen Blutgefäße, deren penetrierende Schuß- und Stichverletzungen bekanntlich die Gefahr einer Luftembolie mit sich bringen, ebenfalls glatt heilen können, haben wir auch mehrfach beobachtet.

So fand man bei einem 37 Tage alten in Heilung begriffenen Brustkorbsteckschuß: Forster, 40/40, S. 12. 4. 18, eine glatt geheilte Schußnarbe in der Vorderwand der oberen Hohlvene vor deren Eintritt in den Herzbeutel. (Der Fall wurde wegen der Einheilung eines Kieselsteines im Komplementärraum bei gleichzeitigem Fremdkörperabszeß bereits S. 445 erwähnt.) Über die Möglichkeit der Heilung von Vorhofwunden wurde bereits gesprochen.

Hinsichtlich der Stichverletzungen des Herzens verfüge ich nicht über solche von Feindeshand herrührende Beobachtungen; meine Fälle im Felde betrafen nur Tötungen im Raufhandel, die gegenüber den Friedensbeobachtungen ebensowenig etwas Besonderes boten wie die Lungenstiche und deren Folgen.

Ich verweise im übrigen auf die neue außerordentlich erschöpfende Arbeit von GERINGER, der 72 tödliche Herzstichverletzungen aus dem Wiener gerichtlich-medizinischen Institut genau beschrieben und besonders die Frage der Überlebenszeit, d. h. der Handlungsfähigkeit nach erhaltener tödlicher Verletzung studiert hat.

Im allgemeinen unterscheiden sich die Herzstichverletzungen dadurch, daß sie, wenn nicht operiert, meist rascher tödlich enden als viele der Herzschüsse, da die unregelmäßigen zerrissenen Durchschußwunden der letzteren viel mehr zu Verklebungen und ·zu — wenn auch oft nur vorübergehendem — Verschluß durch aufgelagerte Thromben im Gegensatz zu den glatten Herzstichwunden führen, wobei natürlich Größe und Lage der letzteren eine große Rolle spielen.

Ich weise hier jedoch noch einmal auf die oben schon (S. 453) zitierte interessante Beobachtung (HERZOG) einer sehr schweren Brustkorbstichverletzung ·durch ein russisches Bajonett hin; trotzdem es sich um einen penetrierenden Durchstich des ganzen Herzens von hinten nach vorn (linke Herzkammer — Septum — rechte Kammer) handelte, hatte der Verletzte noch 9 Tage gelebt, nachdem sich die Einstichverletzung in der Hinterwand der linken Kammer durch Verklebung mit dem Perikard festgeschlossen hatte. Der Tod erfolgte durch Herzbeuteltamponade — offenbar infolge frischer Eröffnung der zunächst gleichfalls verklebten Wunde in der Vorderwand der rechten Kammer. Stichverletzungen mit dem breiteren Armeedolch oder einem deutschen Bajonett schaffen viel ungünstigere Wundverhältnisse wie im vorliegenden Falle das schmale russische dreikantige Bajonett.

Aus der Statistik von GERINGER sind 22 Fälle zu erwähnen von Herzstichwunden bis zu 2 cm Größe, von denen 14 in wenigen Minuten starben, 3 überlebten 10 Minuten, ebenso viele ½ Stunde und nur 2 Fälle erlagen erst nach 2 Stunden der Verletzung.

Hinsichtlich der Lage der Verwundung kommt GERINGER zu der Feststellung, daß Verletzungen der Herzscheidewand (Reizleitungssystem!), besonders die im oberen und mittleren Drittel gelegenen, die Handlungsfähigkeit rasch aufheben und oft zu sofortigem Tod führen.

Auch die Folge des Herzstiches ist stets, wenn nicht die Perikardhöhle obliteriert ist, ein Hämoperikard, das im allgemeinen selten über 250 ccm beträgt, BERG (l. c. S. 125) hat bei einem Herzstich der rechten Kammer ohne Pleuraöffnung, wo der Tod erst am 6. Tage eintrat, 770 ccm Hämoperikard (+ Exsudat?) festgestellt. Auch für die Herzstiche gilt das oben bei den Schußverletzungen Gesagte hinsichtlich der Miteröffnung der Pleurahöhle, bzw. der Mitverletzung der Lunge.

Unter den 72 Fällen von GERINGER war nur 20mal das Herz allein und direkt getroffen, 2mal waren beide Pleurahöhlen verletzt, 34mal war die linke und 10mal die rechte Lunge mitverletzt. Es sind also die Verhältnisse ganz ähnlich wie bei den Schußverletzungen.

Hinsichtlich der Ausheilungsvorgänge bei Stichverletzungen ist auf das oben Gesagte zu verweisen; RISEL bespricht die Einheilungsvorgänge von Fremdkörpern im Myokard (Literatur).

Hinweisen will ich nochmals auf die merkwürdige Friedensbeobachtung von B. FISCHER, der bei einem Herzstich eine isolierte Verletzung einer kleinen Kranzarterie sah, aus der es offenbar immer wieder zu kleineren Blutungen kam, so daß bei dem 2 Monate nach der Verletzung erfolgenden Tod ein chronisches Hämoperikard von 2 Litern (+ Exsudat?) festgestellt wurde. Im Zusammenhang damit sei auch nochmal an das chronische Hämoperikard bei der Herzruptur von HUETER erinnert.

Eine vollkommene Durchtrennung des Ramus desc. sinister neben gleichzeitiger Stichverletzung des linken Vorhofs (Herzrohr) sah auch ich unter meinen Herzstichen (Stine, 156/5, S. 22. 2. 18) Hämoperikard 500, Hämatothorax links 1300.

Über die Stichverletzungen der großen Gefäße Aorta und Pulmonalis innerhalb des Herzbeutels ist wenig zu sagen, sie enden in allerkürzester Zeit durch Herzdruck ödlich, oft auch — wenn sie innerhalb des dreieckigen Raumes gelegen sind — unter erheblicher Blutung nach außen[*]. Auch die sonstigen Stichverletzungen der extraperikardialen großen Brusthöhlengefäße Aortenbogen, Truncus anonymus, Vena anonyma, Subklavia usw. bedürfen keiner besonderen Erwähnung.

Als eine besonders schwere Seitengewehrstichverletzung führe ich nochmals mit der Abbildung 115 (S. 454) folgenden Fall an:

Fall Tremel: Durchstich durch beide Lungen mit gleichzeitiger Verletzung der Aorta und der Vena azygos, der bei der Sektion um deswillen besondere Schwierigkeiten bereitete, weil auf beiden Seiten der Brustkorbwand äußere Stichverletzungen sich vorfanden und die Stichwunden der beiden Lungen zunächst auf verschiedene Einstiche zurückgeführt wurden.

Zum Schluß bemerke ich noch der Vollständigkeit halber, daß wir mehrere Fälle von subkutaner Herzruptur seziert haben, bei denen 2mal Hufschlag und 1mal eine umschriebene Prellschußverletzung durch Leuchtpistole die Ursache war. Auch hier folgte, wie gewöhnlich, bei intaktem Herzbeutel der Tod sehr rasch durch Hämoperikard (bis zu 680 ccm).

Von den durch KESSLER zusammengestellten 30 Fällen von Leuchtpistolenverletzungen betraf keiner die Brustkorborgane; KESSLER beschäftigt sich hauptsächlich mit den physiologisch-chemischen und toxischen Wirkungen der in die Weichteile eingetriebenen Ladung der Leuchtpistole.

C. Verletzungen der Speiseröhre und der intrathorakalen Luftwege

wurden in unserem Material mehrfach gesehen; die letzteren öfters bei Explosionsschüssen des Herzens und der Lungen, meist in Form von Abschüssen oder inkompletten Abreißungen. Sie waren alle rasch tödlich endende Fälle. — Von Speiseröhrenschußverletzungen haben wir unter unserem Material 10 Fälle, in Form von Abreißungen (3), Steckschüssen (1) und Durchschüssen (5), einmal als einfache Prellungsverletzung der Wand gesehen.

9mal handelte es sich um Granatverletzungen; Lungenschußverletzungen sind 7mal gleichzeitig dabei vorhanden. 3mal war Speiseröhre und Trachea zugleich verletzt. Die Hauptgefahr bei den Ösophagusverletzungen besteht, vorausgesetzt, daß sie wegen der schweren sonstigen Verletzungen (Herz, Gefäße!) überhaupt nicht baldigst tödlich enden, in der schweren Infektion der Brusthöhle oder des Mediastinums durch den Austritt von Speiseröhreninhalt (GULEKE, MADELUNG).

In einem 27 Tage die Verletzung überlebenden Falle hatte der Durchschuß im Bereiche der oberen Brustapertur zu einer schweren Mediastinalphlegmone und Lungengangrän geführt: Berg, 68/26, S. 13.3.16. In einem weiteren Falle: Wickland, S. 26.9.17, war aus dem Durchschuß eine größere Menge Mageninhalt ausgetreten und hatte sich dem 2200 ccm betragenden Hämatothorax (Lungendurchschuß!) beigemengt.

Von einem sicher sehr seltenen Falle einer Spontanheilung eines periösophagealen Granatsteckschusses berichtet GATSCHER; hierbei war es zu einem Durchbruch des Splitters in die Speiseröhre (ösophagoskopisch: kleine Narbe!) und zum Abgang durch den Darmkanal mit Ausgang des Falles in Heilung gekommen!

Literatur.
AGTHE, K., Beobachtungen an Lungenschüssen. Inaug.-Diss. Halle 1916. ·
ASCHOPP, Über Lungenschüsse. Med. Klin. 1915 Nr. 27 S.765.
BAYER, VON, Über Einheilung von Fremdkörpern. Bruns Beitr. 1908 Bd. 58.
BAUMLER, Über Pneumothorax im späteren Verlauf von im Kriege erlittenen Lungenverletzungen. M. Med. W. 1915 Nr. 9.
BARILARI, Über einen Fall von Lungen-Herz-Steckschuß mit beginnender Einheilung des Projektils. Inaug.-Diss. Heidelberg 1915.
BAUER, Die zentrale Leberruptur und ihre Folgen. Inaug.-Diss. Würzburg 1917. .
BAUMGARTEN, VON, Kriegspathologische Mitteilungen. M. Med. W. 1918 Nr. 7 S. 175.
BEITZKE, Pathol.-anat. Beobachtungen an Kriegsverletzungen der Lungen. Berl. Klin. W. 1915 Nr. 28.

[*] indessen lebte nach einer Beobachtung von SAVIARD (zit. bei BARILARI) ein durch Brust-Degenstichverletzter noch 11 Tage lang, und zwar 9 Tage bei gutem Befinden. Erst an diesem Tage traten bei einem Spaziergang schwere Atmungs- und Zirkulationsstörungen ein, denen der Verletzte am 11. Tage erlag; die Sektion ergab gleichzeitige Stichverletzung des rechten Herzohres und der Aorta mit Hämoperikard.

BERGEL, Die biologische Bedeutung des Fibrins für die Wundheilung und die Knochenneubildung. M. Med. W. 1916 S. 1111.
BETKE, Dem. M. Med. W. 1914 S. 899.
BODE, Bruns Beitr. 1897 Bd. 19 S. 167.
BOTTNER, Über Lungenschüsse. M. Med. W. 1915 S. 91.
BORCHARD, Über Lungenschüsse. Volkmanns Vortr. 1917 Nr. 730 (Chir. Nr. 200).
BORCHARD und GERHARDT. Kapitel VII im Hdb. Borchard-Schmieden.
BORST, Kapitel II loc. eod.
— Pathol.-anat. Erfahrungen über Kriegsverletzungen. .Volkmanns Vortr. 1917 Nr. 735 (Chir. Nr. 201).
BURKHARDT, Arch. f. klin. Chir. 1913 Bd. 101 H. 4 und 1917 Bd. 108.
BURKHARDT und LANDOIS, Die Tangentialschüsse des knöchernen Thorax usw. M. Med. W. 1915 S. 1057.
COBET, Zur Diagnostik des infizierten Hämatothorax bei Lungenschuß. M. Med. W. 1918 S. 18.
DEUTSCH, Der Hämatothorax usw. Zeitschr. f. klin. Med. Bd. 84 H. 1.
DIETERICH, Ein Fall von Herzschuß. M. Med. W. 1915 S. 1484.
DIETRICH, Die Kontusionsverletzungen innerer Organe. Med. Klin. 1916 Nr. 50.
— Die pathol.-anat. Begutachtung von Verletzungsfolgen an inneren Organen. Med. Klin. 1917 Nr. 29.
DOMINICUS, Über Herzschüsse, mit besonderer Berücksichtigung der Verschleppung der Geschosse. In aug.-Diss. München 1917.
EHRET, Über Lungenschüsse und deren Behandlung usw. M. Med. W. 1915 S. 550.
ENGEL, Ein Fall von einer durch Brustschuß verursachten Insuffizienz der Aortenklappen. Ref. Zbl. f. Herz- u. Gefäßkrankheiten Bd. 8.
FISCHER, B., Chron. Herztamponade durch Stichverletzung d. Koronararterie. Frankf. Zeitschr. 1910 Bd. 4.
FINSTERER, Wien. Klin. W. 1914 Nr. 11.
FLESCH, Kasuistische Beiträge für Dynamik der Steckschüsse. M. Med. W. 1917 S. 1285.
FLORCKEN, Die Therapie bei 62 Lungenschüssen im Feldlazarett usw. M. Med. W. 1918 S. 148.
— Perikarditis nach Lungenschüssen. D. Med. W. 1916 Nr. 32.
FRANZ, C., Über Schußverletzungen der Brusthöhle ohne Lungenverletzungen. Zbl. f. Chir. 1918 Nr. 43.
FRANKENBURGER, Beobachtungen an 223 Lungenschüssen im Heimatlazarett. M. Med. W. 1919 S. 536.
FRENZEL, Über die Regeneration des Herzmuskels bei diphtherit. Myokarditis. Inaug.-Diss. Leipzig 1915.
FREUND, Infektion des traumatischen Hämatothorax mit Paratyphus B-Bazillen. D. Med. W. 1917 Nr. 4.
FREUND und CASPERSOHN, M. Med. W. 1915 S. 1199.
FRISCHBIER, Zeitschr. f. Tub. Bd. 26 H. 1.
FROHMANN, Über Chylopneumothorax durch Schußverletzung usw. Mitteil. a. d. Grenzgebiet. 1915 Bd. 28.
GAZA, Über Lungen-Leber-Schüsse. D. Med. W. 1916 Nr. 21.
GEHRELS, Dem. M. Med. W. 1917 S. 1114.
GENEWEIN, Pathol.-anat. Studien über Kriegsverletzungen des Schädels. Bruns Beitr. 1917 Bd. 109.
GERHARDT, Spätfolgen eines Bruststeckschusses. M. Med. W. 1916 S. 1164.
— Über das spätere Schicksal der Lungenverletzten. M. Med. W. 1916 Nr. 47.
GERINGER, Über Stichverletzungen des Herzens usw. Wiener Beitr. z. Ger. Med. 1917 Bd. 3.
GERLACH, Disk. M. Med. W. 1915 S. 88.
GEYER, FL., Über penetrierende Brustschüsse. Inaug.-Diss. Freiburg i. B. 1916.
GIERCKE, H. W., Die Kriegsverletzungen des Herzens. Veröff. aus der Kriegs- und Konstitutionspathologie. II. Bd. H. 1, 1920.
GLASER und KASTLE, Über ein französisches Infanteriegeschoß im Herzen eines kriegsverwundeten Soldaten. M. Med. W. 1915 S. 725.
GOTIG, Über Brustbauchschüsse. M. Med. W. 1917 Nr. 50.
GULEKE, Über Mediastinalabszesse nach Schußverletzunngen. Bruns Beitr. 1917 Bd. 105
HAIM, Über Gangrän der Lunge nach Schußverletzungen derselben. Wien. Klin. W. 1915 Nr. 9.
HANUSA, Die Behandlung des offenen Pneumothorax mit sofortiger Brustnaht. Bruns Beitr. 1916 Bd. 103.
HARTERT, Über Lungenschüsse, ihre Komplikationen und Behandlung. M. Med. W. 1915 S. 199.
HARZER, Über die Infektion von Lungenschüssen mit anaeroben Keimen. M. Med. W. 1917 S. 1311.
HELLER, Über Regeneration des Herzmuskels. Zieglers Beitr. 1913 Bd. 57.
HENES, Schußverletzung der Cava inf. und Geschoßembolie. M. Med. W. 1919 S. 46.
HENSCHEN, HERZFELD und KLINGER, Über die sog. Ungerinnbarkeit des Blutes bei Blutergüssen in Körperhöhlen und über die Verwendbarkeit desselben zur Rücktransfusion. Bruns Beitr. Bd. 104.
HERRENSCHNEIDER, Zur Frage d. Behandl. v. Bajonettstichverletzungen d. Lungen. M. Med. W. 1915 S. 560.
HERZOG, Über Herz-Lungen-Durchstichverletzung. M. Med. W. 1915 Nr. 30.
HESS, Über Schußverletzungen des Zwerchfells und chronische Zwerchfellhernien. Mitt. a. d. Grenzgebieten. Bd. 30 S. 346, 1918.
— Über Lungenschüsse und ihre Folgezustände usw. M. Med. W. 1917 S. 1021; ferner Med. Klin. 1915 S. 548 und 1916 S. 400.
HESSE, Dem. M. Med. W. 1915 S. 1472.
HIESS, Herzwandsteckschuß. M. Med. W. 1916 S. 435.
HILDEBRAND, O., Kriegschirurgische Erfahrungen und Beobachtungen im Felde und in der Heimat. Volkmanns Vortr. Nr. 726/727 (Chir. 196/97. 1917. Abt. Verletzungen d. Speiseröhre u. Brustschüsse).
HINTERSTOISSER, Stichverletzungen des Zwerchfels durch das Seitengewehr. Wien. klin. W. 1915 Nr. 32.
HIRSCH, Ein Fall von embolischer Projektilverschleppung in den rechten Vorhof des Herzens mit Einbohrung in die Herzwand. M. Med. W. 1918 S. 733.
— Zur Entstehung und Verhütung von Lungenabszessen und Empyemen nach Lungenschüssen. M. Med. W. 1916 S. 1468.
HOFBAUER, Über Folgezustände bei Thoraxverletzungen. M. Med. w. 1916 S. 55.
HOFMANN, Bruns Beitr. Bd. 53 S. 778.
HOPPE-SEYLER, Dem. Med. Klin. 1917 Nr. 33 S. 901.

HUETER, Über einen seltenen Fall von Herzruptur. M. Med. W. 1906 S. 1549.
HUISMANS, Ein Fall von schwerem perforierenden Herzschuß. M. Med. W. 1916 S. 993.
HULST, Aneurysma spurium aortae abdom. nach Schußverletz. Viertelj. f. ger. Med. 1920 Folge 3 Bd. 59.
JAFFÉ, Embolische Verschleppung eines Infanteriegeschosses in die rechte Herzkammer nach Becken-steckschuß. M. Med. W. 1917 S. 983.
JEHN, Med. Klin. 1915 Nr. 17.
JEHN und NAEGELI, Über traumatische Eventration des Magens in die linke Brusthöhle unter dem klinischen Bild des Spannungspneumothorax. M. Med. W. 1918 S. 1429.
JENKEL, Steckschuß des Herzens, zweimalige Operation, Heilung. M. Med. W. 1918 S. 1243.
JORES, Über Hämatome nach Schußverletzungen. M. Med. W. 1915 S. 126.
ISELIN, Über Heilung der Zwerchfellwunden. Bruns Beitr. 1916 Bd. 102.
JUSTI, Ein Fall von schwerer Herzverletzung ohne Verletzung des Herzbeutels. D. Med. W. 1900 Nr. 50.
JURACZ, Dem. M. Med. W. 1914 S. 1827.
KAMINER und ZONDECK, Über Hämatothorax und Zwerchfellverwachsung bei penetrierenden Brustver-letzungen. D. Med. W. 1915 Nr. 35.
KAUNITZ, Verletzung des linken Herzventrikels durch eine Schrapnellkugel ohne Verletzung des Herz-beutels. Der Militärarzt. 1916 Nr. 12 S. 226.
KEHL, Über Brustschüsse. Bruns Beitr. Bd. 100 H. 1.
KESSLER, W., Über Leuchtpistolenverletzungen. Volkmanns klin. Vortr. 1917 Nr. 729 (Chir. Nr. 199).
KIDERLIN, Über embolische Projektilverschleppung. inaug.-Diss. München 1916.
KIENBÖCK, Geschosse im Herzen bei Soldaten (Lit.). D. Arch. f. klin. Med. 1918 Bd. 123.
KNAACK, Dem. . M. Med. W. 1916 S. 93.
KORACH, Berl. klin. W. 1915 Nr. 35.
KÖRBER, Über einige chirurgische Hauptgesichtspunkte usw. M. Med. W. 1915 Nr. 29.
KOTZLE, Dem. M. Med. W. 1914 S. 2064.
KOHLHAAS, Herzbeschwerden nach Lungenschüssen. M. Med. W. 1916 S. 1597.
KREZ, Über Lungenschüsse. M. Med. W. 1915 S. 560.
KRONENFELS, Neue D. Chir. Bd. 14.
KÖTTNER, HERM., Zur Bewertung des Druckdifferenzierungsverfahrens in der Kriegschirurgie. M. Med. W. 1917 S. 625.
— Zur Kenntnis der Splitterverletzungen mit einfachem Einschuß und mehrfachen Ausschüssen. M. Med. W. 1917 S. 1085.
LAWEN und HESSE, Bakterienbefund bei frischen Kriegsschußverletzungen und ihre klinische Bedeutung. M. Med. W. 1916 S. 688.
LANDOIS, Über primäre Naht bei Lungenzerreißungen im Felde. Bruns Beitr. 1915 Bd. 97.
LINBERGER, Einige Komplikationen nach Lungenverletzungen. D. Med. W. 1916 Nr. 30.
LION, Über Schußverletzungen des Herzens. Inaug.-Diss. Freiburg i. B. 1915.
LONHARD, 100 Brust-Lungen-Schüsse. D. Med. W. 1916 Nr. 2.
LUXEMBOURG, Ein Fall von Perforation des Herzens durch Schußverletzung ohne Durchschlag des Herzbeutels, zugleich ein Beitrag zur Kenntnis der Verletzungen des rechten Herzohres. D. Zeitschr. f. klin. Chir. 1910 Bd. 104.
LEVY, WILLIAM, Berl. Klin. W. 1915 Nr. 29.
LOCHTE, Beiträge zur forensischen Beurteilung von Kleiderschußverletzungen. Viertelj. f. ger. Med. 1912 Bd. 43 Spplh. 2 S. 170.
MADELUNG, Einige Kriegsverletzungen des Ösophagus. D. Med. W. 1915 Nr. 5.
MAGNUS, Gg., Weitere Untersuchungen über Verbrennungen durch das Geschoß. M. Med. W. 1918 S. 265.
MANTEUFFEL, D. Zeitschr. f. Chir. 1905 Bd. 41.
MARWEDEL, Kapitel IV im Hdb. Borchard-Schmieden.
MARCHAND, Der Prozeß der Wundheilung. 1901. Kapitel XXI. 2, XXIII. 1 und XXVI.
MEIXNER, Anatomische Erfahrungen aus dem Felde. Wien. Klin. W. 1919 Nr. 4.
MEYER, Über einen Fall von Lungenverletzung durch Bajonettstich mit kompliziertem Hämatothorax. M. Med. W. 1915 S. 280.
MORITZ, Ref. Bruns Beitr. Bd. 101.
MÜLLER, LEO und W. NEUMANN, Geschosse im Herzbeutel. M. Med. W. 1916 S. 334.
MÜLLER, P., Späte Nachblutung a. d. Lunge nach Granatsplitterverletzung. M. Med. W. 1915 Nr. 32 S. 1098.
MÜLLER, TH., Zur operativen Behandlung der Herzschüsse. M. Med. W. 1914 S. 1679.
NAST-KOLB, D. Med. W. 1910 S. 1781.
NIPPE, Gerichtsärztlich-bemerkenswerte Leichenbefunde bei Schußverletzungen aus dem Felde. Viertelj. f. ger. Med. Folge 3 Bd. 57 H. 1.
NOBE, Zur Kasuistik der Zwerchfellschußverletzungen mit Ileus. D. Zeitschr. f. Chir. Bd. 137.
NOTZEL, Über die Infektion und Bakterienresorption der Pleurahöhle. Verb. d. Ges. f. Chir. II. 1906. S. 469.
OBERNDORFER, Zwerchfellschüsse und Zwerchfellhernien. M. Med. W. 1918 S. 1426.
PAL, Dem. M. Med. W. 1915 S. 56.
PHILIPPOWICZ, Über Komplikationen bei Lungenschüssen usw. M. Med. W. 1917 S. 718.
PICK, FR., Herzsteckschuß mit Polyzythämie. M. Med. W. 1918 S. 1296.
POLLICARD und DESPLAS, Über das Verhalten des Granulationsgewebes in vernarbenden Wunden gegen-über mikroskopisch kleinen Fremdkörpern. Ref. M. Med. W. 1917 S. 624.
PUPPE, Kapitel „Schußverletzungen" in Lochtes Hdb. d. Gerichtsärztl. u. Polizeiärztl. Techn. 1914 S. 405 ff.
REHN, Zur Chirurgie des Herzbeutels, des Herzens u. d. gr. Gefäße im Felde. Bruns Beitr. Bd. 106 H. 5.
REICHE, Über die Resistenz der Pleurahöhle gegen septische Infektion. M. Med. W. 1915 S. 95.
RIEDER Lungenschüsse und Lungentuberkulose. M. Med. W. 1915 S. 1673.
RISEL, Ein Beitrag zur Kasuistik der Fremdkörpereinheilung im Herzen. D. Med. W. 1910 Nr. 19.
RITTER, Zur Prognose und Therapie der Lungenschüsse. M. Med. W. 1915 S. 93.

RITTER, Zur Bewertung des Symptoms der Bauchdeckenspannung für die Diagnose der Brust- oder Bauchverletzung. M. Med. W. 1917 S. 361.
ROCHS, Zur Kenntnis der traumatischen Zwerchfellhernien nach Gewehrschußverletzungen. Berl. klin. W. 1917 Nr. 4 S. 98.
ROTTER, Med. Klin. 1915 Nr. 4.
SAUERBRUCH, M. Med. W. 1915 S. 102; M. Med. W. 1916 S. 739; Bruns Beitr. Bd. 101.
SCHAFER, Beitrag zur Frage der konservativen oder operativen Behandlung von Herzwunden. M. Med. W. 1915 Nr. 19 S. 674.
SCHILLING, Ein Fall von Ösophagusschuß. M. Med. W. 1915 S. 1101.
SCHLOSSMANN, Dem. M. Med. W. 1917 S. 919.
SIMON, D. Zeitschr. f. Chir. 1912 Bd. 115 S. 225.
SCHMERZ, Bruns Beitr. 1912 Bd. 81 S. 499.
SCHMIDT, M. Med. W. 1914 S. 2283.
SCHMIDT, Dem. M. Med. W. 1917 S. 62.
SCHÜTZE, D. Med. W. 1916 Nr. 17.
SEIFFERT, Eingeklemmte Zwerchfellhernie nach alter Schußverletzung. M. Med. W. 1918 S. 1430.
STIEDA, Dem. M. Med. W. 1918 S. 917.
THOMAS, Ein Beitrag zur Kasuistik der Herzohrverletzung. Viertelj. f. ger. Med. Bd. 40.
TIEGEL, Über Spontanheilung von Lungenwunden. Arch. f. klin. Chir. 1913 Bd. 101.
TOENIESSEN, Über Lungenschüsse. M. Med. W. 1915 S. 89.
UHLENHUTH und MESSERSCHMIDT, Bakterizide Wirkung der Geschosse durch chemische Lösung von Metallteilchen usw. Med. Klin. 1916 Nr. 17.
UNVERRICHT, Lungenschuß ohne Lungenerscheinungen. M. Med. W. 1915 S. 561.
VELDEN, VON DER, Beobachtungen bei Schußverletzungen des Brustkorbes. M. Med. W. 1915 S. 97.
VORSCHÜTZ, Geheilter Herzdurchschuß. M. Med. W. 1914 S. 1636.
WEGELIN, Über Kommotionsblutungen im Lungengewebe. Korrespondenzbl. f. Schweiz. Ärzte 1917 Nr. 47.
WEDERHAKE, Zur Behandlung der Lungenschüsse. Med. Klin. 1917 Nr. 33 S. 890.
WEINERT, Beitrag zur Kenntnis der Spätfolgen nach Lungenschuß. M. Med. W. 1916 Nr. 20 S. 727.
WAEDE, M. Med. W. 1915 S. 478.
ZIEGLER, K., Über einen eingeheilten Fremdkörper in der Lunge nach Stichverletzung und seine Beziehungen zur Lungentuberkulose. Inaug.-Diss. Heidelberg 1917.

---

10. Die Schußverletzungen der Bauch- und Beckenhöhle.

Von Prof. Dr. ALBERT DIETRICH in Köln.
Im Kriege Armeepathologe V. Armee.
Mit 7 Abbildungen im Text.

Unter den Verletzungen der Bauch- und Beckenhöhle sollen alle unmittelbaren Schädigungen der Organe des Bauches und des Beckens durch Geschosse oder andere Waffenwirkungen betrachtet werden, als auch die mittelbaren Folgen, die sich an Verwundungen oder andere durch die Kriegsverhältnisse bedingte Schädigungen anschließen.

Wir müssen die Verletzungen unterscheiden, die in die Bauchhöhle selbst eindringen (intraperitoneale Verletzungen), und solche, die von außen an die Bauchhöhle herantreten (extraperitoneale Verletzungen), indem sie entweder außerhalb gelegene Organe treffen oder von der Bauchwand aus auf die innerhalb liegenden Teile einwirken. Das Verhalten der Bauchhöhle bzw. ihres Überzugs, des Peritoneums, ist ein wesentlicher und bestimmender Faktor bei beiden Formen der Verletzungen, daher müssen wir dieses zuerst betrachten.

A. Die Verletzungen des Bauchfells (Peritoneums) und ihre Folgen.

a) Arten der Verletzung.

Wir unterscheiden eindringende und durchdringende Verletzungen (Steckschuß und Durchschuß) und Prellungen (Prellschüsse, Quetschungen und andere Einwirkungen stumpfer Gewalt) des Bauchfells. Letztere spielen keine wesentliche klinische Rolle und führen zu geringfügigen anatomischen Veränderungen in Form von Blutungen kleineren oder größeren Umfanges. Wir finden sie häufiger in den hinteren Teilen der Bauchhöhle, z. B. der Nierengegend, da dort Geschosse extraperitoneal viel leichter steckenbleiben. Von Bedeutung können Prellungen (Kontusionen) nur dadurch werden, daß eine Infektion von der Nachbarschaft aus, die den Bluterguß ergreift, leichter auf die Bauchhöhle fortgepflanzt werden kann. Von Einrissen im Gekröse (Mesenterium) wird noch zu sprechen sein.

b) Folgen der Verletzung.

1. Vorfall (Prolaps) von Eingeweiden.

Bei den eindringenden und durchdringenden Verletzungen sind die ersten Folgen abhängig von der Größe der Öffnung im Bauchfell, des Einschusses wie des Ausschusses. Bei hinreichend klaffender Öffnung und genügendem Druck in der Bauchhöhle, wie er zumeist vorhanden ist, kommt es zum Vorfall (Prolaps). In erster Linie ist das Netz beteiligt, sodann die Därme, zuletzt kommen die übrigen Baucheingeweide je nach der Lage des Schusses. Der Vorfall erfolgt durch die Bauchdecken nach außen; er bleibt klein bei den Durchschüssen durch Infanteriegeschosse, wird oft gewaltig bei ausgedehnten Zerreißungen der Bauchwand durch Granatsplitter. Tritt Darm aus der Öffnung, so muß man den Vorfall verletzter Abschnitte (perforierten Prolaps) und unverletzter (nicht perforierten Prolaps) unterscheiden (Läwen), wobei es für die Folgen von Bedeutung ist, ob die Verletzung nur den prolabierten Darmteil betroffen hat oder noch in der Bauchhöhle gelegene Abschnitte, die meist mitverletzt sind.

Prolabierte Teile sind in der Regel der Nekrose verfallen, schon durch Austrocknung, falls sie nicht besonders geschützt werden, die im Netzzipfel anschaulich unter Schrumpfung verläuft und zur Abstoßung führt. Am Darm sehen wir auch trockenen Brand (Mumifikation) mit schwärzlich zundriger Umwandlung, aber auch feuchten Brand (Gangrän) unter . Mitwirkung bakterieller Zersetzung. Sofern nicht schon durch primäre Infektion eine Bauchfellentzündung (Peritonitis) eintritt, vermögen die an dem Wundring sich einstellenden Verklebungen ein Weitergreifen der bakteriellen Zersetzung auf die Bauchhöhle nicht sicher aufzuhalten. Außer der einfachen Nekrose durch Austrocknung spielen aber auch Kreislaufstörungen für den Untergang der vorgefallenen Teile eine Rolle, entweder durch Unterbrechung des Kreislaufes bei Gefäßverletzung oder durch Stauung, die zu den höchsten Graden der Stase führen kann. Das Auftreten von Thrombose hierbei ist schon als eine Folgeerscheinung aufzufassen.

Unter gewissen Bedingungen kann der Vorfall nicht ganz nach außen treten, sondern zwischen die Schichten der Bauchwand eindringen (unvollkommener Prolaps). Man spricht wohl auch von Bauchwandhernien, jedoch mit Unrecht, da nicht eine Vorstülpung des Bauchfells vorliegt, sondern ein Durchtritt von Eingeweiden durch eine Lücke. Ich sah solche unvollkommenen Prolapse der Bauchwand bei operierten Bauchverletzungen, wenn die inneren Nähte sich gelöst hatten und die äußeren noch hielten, aber auch bei primären größeren Verletzungen des Bauchfells und verhältnismäßig kleiner äußerer Wunde.

Diese Neigung zum Vorfall findet sich ebenso wie bei Eröffnung der äußeren Bauchdecken, aber auch bei Verletzungen der Bauchhöhle von anderen angrenzenden Stellen aus; eine besondere Rolle kommt dabei den Verletzungen des Zwerchfells zu, bei Brust-Bauchschüssen oder auch bei Querschüssen durch den Rumpf, die nur das Zwerchfell durchdringen, ohne weiter in die Bauchhöhle hineinzuführen. Es entsteht der Zwerchfellprolaps. Gebräuchlich ist wohl immer noch die Bezeichnung traumatische Zwerchfellhernie, obwohl schon WIETINO u. a. auf die Unrichtigkeit dieser Bezeichnung hingewiesen haben. Unter Hernie verstehen wir, wie schon bemerkt, die Ausstülpung des Peritoneums durch eine Lücke, so daß die nachfolgenden Eingeweide in einem peritonealen Bruchsack liegen. Dieses Verhalten am Zwerchfell, also die Bildung echter Zwerchfellhernien, ist nach Trauma sehr selten (OBERNDORFER); es kann sich nur einstellen nach tangentialer Verletzung des Zwerchfells ohne Einreißen des Peritoneums.

Den gewöhnlichen Zwerchfellprolaps finden wir überwiegend auf der linken Seite. Kleine Verletzungen können oft durch Milz verlegt werden, die Verklebungen und Verwachsungen eingeht, so daß ein Vorfall nicht entstehen kann. Viel regelmäßiger ist das rechts der Fall, wo die Leber die ganze Zwerchfellswölbung ausfüllt und so die Öffnung gegen die Bauchhöhle abschließt. Bei größeren Verletzungen tritt die Leber durch die Lücke hindurch, sie drängt sich wie ein Pfropf in die Öffnung und da sie selbst verletzt sein muß, so fließt das Blut aus der Wunde nur in die Brusthöhle, die Bauchhöhle kann ganz frei bleiben (BURCKHARDT und LANDOIS u. a., auch eigene Beobachtung). Der Durchtritt größerer Teile der Leber und gleichzeitiges Durchtreten von Magen oder Darm ist wohl nur bei schwersten, rasch tödlichen Verletzungen zu erwarten, also ohne praktische Bedeutung. Auf der linken Seite dagegen ist bei Brust-Bauchverletzungen oder Brustschüssen, welche die Zwerchfellkuppel streifen, das Auftreten von Prolapsen sehr viel häufiger als früher angenommen wurde (siehe WIETING). Der Häufigkeit nach treten Netz, Querkolon, Magen, Dünndarm und Milz durch die Zwerchfellücke hindurch (HOFFMANN) und in die linke Brusthöhle ein.

Bemerkenswert ist bei Eintritt des Magens, daß eine Drehung der Magenachse erfolgen muß. Liegt die Zwerchfellöffnung im vorderen Teil, so wendet sich die große Kurvatur nach vorne und die kleine wird nach hinten gedrängt; bei Zwerchfellöffnung im hinteren Abschnitt muß die große Kurvatur nach hinten gehen und die kleine sich nach vorne wenden. Schon dadurch wird eine Behinderung bewirkt, sie wird noch verstärkt durch Abknickung der Kardia, wenn der Prolaps erhebliche Größe erreicht.

Im ganzen ist es auffallend, wie selten Zwerchfellvorfall zu früh einsetzenden schweren Störungen und zu folgeschweren Erkrankungen führt. Meist sind erst im weiteren Verlauf Folgeerscheinungen aufgetreten. Solche ergeben sich aus Verwachsungen mit dem Brustfell und mit der Lunge, besonders auch aus Verwachsungen am Rand der Lücke, der allmählich durch narbige Umwandlung zu einem straffen, schwieligen Ring wird. Doch können Einklemmungen bewirkt werden, genau wie an einer Bruchpforte, entweder Abschnürung größerer Darmschlingen oder auch teilweise Darmbrüche (Darmwandbrüche), wie mir ein Präparat vorlag von einem teilweisen Darmbruch des Colon transversum, der zu Stenose und Ileuserscheinungen Anlaß gegeben hatte. Die Folgen von Einklemmung und Gangrän der Darmschlingen machen sich dann ebenso in der Brusthöhle geltend durch Auftreten eines Pyothorax als auch an den Bauchorganen selbst, an denen die bekannten Folgen des akuten Darmverschlusses (Ileus) in Erscheinung treten. Die geringsten Folgen pflegen vorgefallene Netzzipfel mit sich zu bringen. Diese heilen in die Lücke ein und runden sich durch Granulationsgewebe gegen die Brusthöhle zu ab.

2. Blutungen in der Bauchhöhle.

Blutungen bilden die häufigste Todesursache bei Bauchverletzungen. Es ist dabei nicht nötig, daß ein größeres Gefäß des Gekröses oder der hinteren Bauchwand durchrissen ist, schon aus den Darmgefäßen, vor allem bei mehrfachen Durchreißungen, kann eine hinreichend schwere Blutung erfolgen. Bemerkenswert ist, daß das Blut sich in der Bauchhöhle verhältnismäßig lange flüssig erhält, aber vielfach auch dann lockere Gerinnselbildung erfährt. Das Blut wird durch Beimengung von Darminhalt rasch zersetzt, es nimmt ein schmutziges Aussehen an und bietet den aus dem Darm eintretenden Bakterien einen günstigen Nährboden.

Über die Resorption des Blutes aus der Bauchhöhle ist nach Friedenserfahrungen schon viel geschrieben worden, vor allem über die Möglichkeit einer Resorption der roten Blutkörperchen. Sicher ist, daß die Flüssigkeit und gelöster Blutfarbstoff resorbiert werden und so Blutungen nach einiger Zeit verschwinden können. Als Zeichen früherer Blutung finden wir die Ablagerung von Blutpigment in bräunlichen oder durch Schwefelwasserstoff schwärzlich gefärbten Streifen im Netz, Gekröse und wandständigem Bauchfell, besonders auch im Beckenperitoneum. Weiterhin werden durch Blutungen Verwachsungen in der Bauchhöhle zweifellos begünstigt, auch werden Überreste von Blutungen durch Bindegewebe organisiert und bleiben als bräunliche Anhängsel auf der Serosa des Darms zurück.

3. Die Infektion.

a) Quellen der Infektion.

Nächst der Blutung ist die Infektion des Bauchfells bestimmend für den Ausgang der Verletzung. Wir haben die Möglichkeit eines Übergreifens von Infektion von der Nachbarschaft auf die Bauchhöhle. Sie kommt vor von der Bauchwand, von vereiterten Schußkanälen, die nahe an das Peritoneum heranreichen, ohne einzudringen, häufiger jedoch von retroperitonealen Verletzungen, z. B. der Nierengegend, oder von retrozökaler Phlegmone. Auch von dem Beckenbindegewebe kann eine Infektion auf das Bauchfell übergreifen, entweder bei Verletzung des Beckens oder auch bei aufsteigender Infektion vom Gesäß oder Oberschenkel. So ist bemerkenswert, daß anaerobe Infektionen bei Gasödem des Oberschenkels oder des Gesäßes das Bauchfell erreichen und zu einer Infektion des Bauchfells selbst führen können.

Weiterhin kann eine Infektion der Bauchhöhle eintreten durch einen Schußkanal selbst bzw. durch das Geschoß oder mitgerissene Fremdkörper. Dies wird dann anzunehmen sein, wenn kein Hohlorgan verletzt ist. Im ganzen läßt sich dieses Verhalten nicht häufig annehmen, doch habe ich Fälle beobachtet, wo von Granatsplittern oder von Tuchfetzen aus ohne Eröffnung des Darmrohres eine allgemeine Peritonitis ausging. Am häufigsten ist eine Infektion durch Verletzung des Magen-Darm-Kanals. Sie erfolgt durch das Eindringen von Bakterien des Darmrohres, auch ohne daß wesentliche Mengen von Darminhalt austreten.

Es findet sich nach frischer Darmverletzung oft nur ein geringer schleimiger Belag in der Umgebung der Wunde, nach 2 Stunden zarte fibrinöse Ausscheidungen und nach 24 Stunden Verklebungen, aber es wird dadurch nur ein unvollkommener Abschluß erreicht, der einer Infektion den Weg nicht versperrt. Im großen und ganzen wird bei Verletzungen des Magens und Dünndarms die Infektion eine geringfügigere sein als bei Verletzungen des Dickdarms. Außer der Darmverletzung ist noch zu berücksichtigen, daß eine Schädigung des Bauchfells selbst das Haften einer Infektion begünstigt.

Die Infektionserreger sind selten reine Eiterbakterien, Streptokokken und Staphylokokken, zumeist mit Darmbakterien vermischt. LAWEN konnte schon nach wenigen Stunden in der verletzten Bauchhöhle Bact. coli, Streptokokken und Staphylokokken nachweisen. Anaerobe Bakterien sind häufig beteiligt, jedoch lassen sich an den anatomischen Veränderungen keine besonderen Erscheinungen anaerober Infektion feststellen. Das Auftreten von Gas muß vorsichtig beurteilt werden, da schon durch das Bact. coli Gasbildung entstehen kann.

β) Akute Peritonitis.

Als Folgeerscheinung der Infektion und als die häufigste Todesursache, abgesehen von der Blutung, finden wir die akute Bauchfellentzündung. Entzündliche Erscheinungen lassen sich schon sehr früh feststellen, bereits 2—3 Stunden nach der Verletzung, in Form von Trübungen und zartesten fibrinösen Verklebungen. Die Umgebung der Wunde ist mit einem schleimigen oder etwas klebrigen Überzug bedeckt, in dem sich mikroskopisch Leukozyten und Bakterien nachweisen lassen können. Nach 4 Stunden konnte ich die entzündlichen Erscheinungen schon deutlich beobachten, nach 9 Stunden fand HASSNER ausgesprochene Fibrinausscheidungen. Schwer ist es jedoch, zu sagen, ob diese frühen entzündlichen Erscheinungen für den Tod mit verantwortlich gemacht werden können.

Es ist zu bedenken, daß die Erscheinungen der Peritonitis sich in gleichem Sinne zu denen des Schocks hinzugesellen können, indem sie zu Blutfülle der Bauchgefäße und zu Blutdrucksenkung führen, ferner, daß bei Blutverlust auch geringe entzündliche Erscheinungen bereits eine schwere Komplikation darstellen. Somit muß auch geringfügige und frühzeitige Peritonitis bei der Beurteilung des Todes in Rechnung gestellt und als eine wichtige Erscheinung angesehen werden.

Bei der Beurteilung geringfügiger Grade von Peritonitis kann das Verhalten der Nebennieren einen Fingerzeig für die Beurteilung geben. Bei einfacher Blutleere und dadurch bedingtem Tode fehlen Veränderungen in der Nebennierenrinde, während man bei Peritonitis schon sehr früh, nach 24 Stunden, Veränderungen feststellen kann, die sich äußern in einer Aufsplitterung der Lipoidtröpfchen und regressiven Veränderungen der Zellen (DIETRICH).

Ausgesprochen treten die Erscheinungen der akuten Peritonitis nach 24 Stunden vor Augen, zumeist führen sie in 2—4 Tagen zum tödlichen Ausgang. Wir finden fibrinöse Beläge, Injektion in längsgeordneten Streifen und Verklebungen. Ein eitriger Charakter ist erst nach etwa 4 Tagen ausgebildet und besonders bei älteren Formen der Bauchfellentzündung ausgesprochen.

Die Folgen der akuten Peritonitis sind keine anderen, als wir sie nach Friedenserfahrungen kennen. Es fällt manchmal auf, daß die Darmatonie, die sich nach dem Tode bei frühzeitiger Obduktion in starker Blähung äußert, nicht so hochgradig ist,

wie z. B. nach geschwüriger Perforationsperitonitis. Besonders ist sie bei Dünndarmverletzungen oft geringer als bei Dickdarmverletzungen, wohl dadurch, daß die vorherrschenden Streptokokken und Staphylokokken allein weniger giftig auf die Nerven
des Darmes einwirken als im Verein mit dem Kolibazillus. Daher sind die klinischen
Erscheinungen der Bauchfellentzündung häufig anfangs sehr unbestimmt.

Der Darminhalt ist gewöhnlich flüssig, die Füllung eine schwappende. In der
Schleimhaut des Dünn- und Dickdarms finden wir vereinzelt Gefäßfüllungen und kleine
Blutungen. In einigen Fällen ergreift aber auch die Entzündung die Darmschleimhaut
in Form von kleinen Geschwüren oder auch membranösen Belägen (Enteritis crouposa),
die sich bis ins Jejunum erstrecken können, entweder die ganze Wand bedeckend oder
teilweise nur auf den Falten aufgelagert. Im Magen finden wir als Folgen der Peritonitis
hämorrhagische Erosionen bis zu frischen, runden Magengeschwüren.

γ) Abgegrenzte Bauchfellentzündung (lokale Peritonitis).

Eine abgegrenzte Entzündung kann an jeder Stelle vorkommen um Geschosse
oder Fremdkörper, die zwischen Darmschlingen, Netz oder Mesenterium eingeschlossen
werden. Aber sie findet sich auch bei Darmdurchschüssen und -steckschüssen,
indem sich Verklebungen der Umgebung bilden. Die lokale Peritonitis ist entweder
serofibrinös, sie kann aber auch eitrigen Charakter annehmen und zu abgesackten
Eiterherden (Bauchfellabszessen) führen und bei Einschluß von Darminhalt zu kotigen
Eiteransammlungen (Kotabszessen); auch Blut, entweder flüssig oder in Blutgerinnseln,
kann durch peritonitische Verklebungen eingeschlossen werden.

Abgekapselte Peritonitis kann jederzeit zu einer allgemeinen führen, ferner zu
Durchbruch in den Darm, besonders in den Dickdarm oder in das Rektum oder irgendeine andere Höhle, so z. B. durch das Zwerchfell gegen die Pleura. Es kommt dann
zu einer Fistelbildung, die auch durch die Bauchwand nach außen treten kann. Beachtenswert ist die Geringfügigkeit der klinischen Erscheinungen bei abgekapselter Peritonitis,
so daß selbst ausgedehnte Eiterherde vollständig verborgen bleiben können.

Den großartigsten Fall einer abgesackten Peritonitis sah ich nach einer Magenverletzung durch
Infanteriegeschoß. Es hatte eine kleine Wunde mit Netzprolaps in der linken Bauchgegend bestanden.
Nach anfänglichen peritonitischen Erscheinungen war Besserung aufgetreten, später eine eitrige
Parotitis. Nach etwa 4 Wochen entleerte sich Eiter durch den Mastdarm. Plötzlich setzten Lungenerscheinungen ein und stinkender Auswurf. Der Tod erfolgte etwa 6 Wochen nach Verwundung. Es
fand sich ein großer, eitererfüllter Hohlraum der linken Bauchseite, der durch Verklebungen und
Verwachsungen gegen die Bauchhöhle abgeschlossen war. Ein rundes Loch an der Vorderwand
des Magens mündete in diesen Raum, ein Ausschuß am Magen war nicht festzustellen. Nach oben
ging der Hohlraum in einen subphrenischen Eiterherd über, der rechts hinter die Leber reichte
und an der rechten Zwerchfellkuppe gegen die Brusthöhle durchgebrochen war. Am rechten Unterlappen bestand ein großer Gangränherd (s. BURCKHARDT und LANDOIS, Fall 29).

δ) Besondere Formen.

Besondere Formen der abgegrenzten Peritonitis bilden die abgegrenzte subphrenische Peritonitis, die retrogastrische und die Beckenperitonitis. Die erstere,
vielfach auch subphrenischer Abszeß genannt, findet sich in der linken Seite bei Magen-
und Milzverletzungen, auch bei durchdringenden Brustbauchschüssen. Der Abschluß
gegen die freie Bauchhöhle erfolgt durch Magen, Netz und Colon transversum. Es
wird dadurch aber nicht eine Senkung des Eiters bei längerem Bestehen verhindert,
die sich dem Netz entlang in einem Kanal zwischen Netzverwachsungen und Bauchwand bis zum Beckeneingang erstrecken kann. Auf der rechten Seite ist die subphrenische
Eiterung bei Leberverletzung mit Infektion ein häufiger Befund. Diese Eiterung kann
entweder, wie auch oben beschrieben, durch das Zwerchfell durchbrechen oder kann
gegen das Becken hin geleitet werden entlang dem Colon ascendens, entweder außen
zwischen Kolon und Bauchwand · oder innen zwischen Kolon und Verwachsungen
angrenzender Teile. Nach Friedenserfahrungen ist auch der umgekehrte Weg vom

Zökum aus entlang dem Kolon zum Zwerchfell möglich. Derartige Fälle habe ich jedoch nach Kriegsverletzungen nicht beobachtet.

Die zweite Form, die retrogastrische Peritonitis, bildet sich besonders nach Magenverletzungen, indem Mageninhalt in den Netzbeutel eintritt. Es kann sich akute Peritonitis durch Weiterleitung anschließen oder abgesackte Eiteransammlungen. Andererseits aber entstehen hinter dem Magen große Blutergüsse bei Verletzung der hier verlaufenden Gefäße, und daran anschließend erfolgt Infektion.

So beobachtete ich bei einem Durchschuß durch den Magen eine Eiteransammlung in dem Netzbeutel, die vorne bis gegen den Leberrand reichte und bis dicht unter die Bauchdecken weitergegriffen hatte. Außerdem bestand hinter dem Magen eine Thrombose der Vena lienalis, entsprechend einer Aufreißung des Gefäßes und Ansammlung großer Blutgerinnsel. Von hier aus waren metastatische Leberabszesse entstanden.

Der dritte Ort abgesackter Peritonitis ist das Becken, nach oben meist abgedeckt durch Dünndarmverwachsungen, auch Verklebungen mit der Flexura sigmoidea. Es kann Einbruch in Blase oder Mastdarm erfolgen, falls nicht schon durch die verursachende Verletzung Verbindungen bestanden. Daß ein Weiterfortschreiten auf die Bauchhöhle durch die Verklebungen nicht verhindert wird, ist auch hier aus Friedenserfahrungen genügend bekannt.

c) Chronische Peritonitis.

Chronische Peritonitis bzw. Spätfolgen von Bauchfellentzündung treten auf in Form chronisch fibrinös-eitriger Entzündung, oft auffallend durch geringe klinische Erscheinungen. So findet man Splitter eingeschlossen in zähe, fibrinöse Verklebungen, aber auch abgegrenzte eitrige Herde mit festem Abschluß gegen die Nachbarschaft, teils mit, teils ohne Verbindung mit dem Darm. Die wesentlichsten Spätfolgen örtlicher und allgemeiner Entzündung sind Verwachsungen, teils flächenhafte, die bis zur unentwirrbaren Verlötung gehen können, teils strangförmige, zwischen den Därmen oder zwischen ihnen und der Bauchwand. Blutreste dazwischen werden rasch resorbiert, es bleiben schwärzliche Flecke und Streifen, auch bilden sich schwärzliche Einlagerungen in den Verwachsungen und polypenartige, pigmentierte Anhängsel auf der Serosa. Solche Verwachsungen können auch ohne durchdringende Verletzung, nur durch Prellung des Bauchfells bzw. der Därme zustande kommen.

Die Folgen der Verwachsungen sind bekannt. Auch nach Kriegsverletzung ist Strangulationsileus wiederholt beobachtet worden. Zu erwähnen ist aber noch die Einheilung von Fremdkörpern in diesen Verwachsungen oder auch innerhalb des Netzes, das z. B. Schrapnellkugeln vollständig einschließen kann, ebenso Infanteriegeschosse und Granatsplitter.

Anschließend seien noch Zerreißungen des Gekröses (Mesenterium) durch stumpfe Gewalt erwähnt. Diese können eintreten durch Überfahren oder ähnliche große Gewalteinwirkungen. Auch bei Absturz mit dem Flugzeug ist ein vollständiges Abreißen des Darms vom Mesenterium beobachtet worden.

B. Magen und Darm.

Magen und Darm bilden Hohlorgane von wechselndem Füllungszustand. Dieser ist von vorwiegendster Bedeutung für die Geschoßwirkung, ferner die Kontraktilität und Elastizität der Wand und das Verhalten der Wunden zu den Gefäßen. Ferner ist von Bedeutung die Richtung der Verletzung von den Durchschüssen in dem kürzesten Durchmesser und Schrägschüssen zu Längschüssen mit schlitzförmiger Aufreißung, endlich zu den Streifschüssen, die nur die äußersten Schichten treffen. Aus all dem ergibt sich die unendliche Vielfältigkeit der Verletzungen.

Wir müssen auch die intraperitonealen Verletzungen und die extraperitonealen unterscheiden, die letzteren bei Duodenum und Dickdarm; auch sind zu unterscheiden Magendarmverletzungen mit durchdringender Bauchfellverletzung oder ohne Eröffnung des äußeren Bauchfells durch das Geschoß.

31*

Die anatomische Lage bringt es mit sich, daß die Verletzungen überwiegend mehrfach sind mit den verschiedensten Graden und Formen, besonders am Dünndarm. Dickdarm- und Magenverletzungen sind häufiger einfach, aber dafür um so mehr mit Verletzungen anderer Organe vereint.

a) Magen.

1. Durchschüsse und Steckschüsse.

Durchschüsse des Magens zeigen das wechselnde Verhalten je nach Schuß- richtung und Füllung in ausgesprochenem Maße, hinzu kommt besonders bei den Infanterieverletzungen die Entfernung. Bei Nahschüssen sehen wir schwere Zerreißungen des Magens, vor allem des gefüllten, so daß derartige Verwundete wenig zur Beobachtung in den Lazaretten gekommen sind. Bei anderen Durchschüssen ist der Unterschied von Ein- und Ausschuß bemerkenswert, am auffallendsten bei Längsschuß in der Magen- richtung, wobei es zu langen, schlitzförmigen Öffnungen kommt. Am ausgesprochensten ist die Aufreißung an der großen oder kleinen Kurvatur, wo zugleich die größte Blutungs- gefahr besteht.

. Steckschüsse werden überwiegend durch Granatsplitter gesetzt, aber auch durch andere Geschosse, mit einfachen Einschüssen in Kalibergröße bis zu Aufreißungen der Einschußstelle. Die Form der Einschußöffnungen ist ebenso vielgestaltig, meist ist sie glattrandig, aber auch mit Sprüngen. Schleimhautvorstülpungen wie am Darm kommen am kontrahierten Magen und auch bei mittelvollem Magen vor, spielen jedoch im allgemeinen keine Rolle. Andererseits kann durch verschiedene Kontraktion der Schichten die Schleimhautöffnung größer sein als die äußere. Das Geschoß kann frei im Hohlraum liegen; es verliert, besonders bei mittlerer Füllung und Spannung des Magens, bei der es nicht zur Sprengwirkung kommt, seine lebendige Kraft und bleibt im Inhalt liegen. Es kommt nach klinischen Beobachtungen Abgang eines Splitters durch den Darm vor, auch bei der Obduktion fanden sich Geschosse in den Darm fortgeschleppt.

Andererseits kann das Geschoß die Magenwand noch teilweise durchbohren und steckenbleiben. Es kommt zu Einspießungen mit festem Haften des Splitters oder zu Schleimhautrissen, während der Splitter im Inhalt liegt. Diese Schleimhautverluste haben unregelmäßige Formen und sind zunächst von einem Blutschorf bedeckt. Nach Friedenserfahrungen kann leicht Heilung eintreten, doch ist bei Infektion und tieferem Eindringen in die Wandschichten auch eine sekundäre Perforation wohl denkbar. Es ergibt sich vor allem die Frage, ob aus solchen Verlusten Magengeschwüre entstehen können. Beobachtungen dieser Art sind mir nicht bekannt.

Eine Ähnlichkeit mit Magengeschwür kann bei Durchschuß und Steckschuß noch durch das verschiedene Verhalten der Magenwandschichten entstehen. Mir lag ein Präparat vor von Verletzung nahe der kleinen Kurvatur, an dem die Schleimhaut von der Kardia aus überhing und gegen den Pylorus zu abgedrängt war. So war ein schräger Trichter gebildet, wie bei einem chronischen Magengeschwür. Diese Beobachtung ist ein lehrreiches Beispiel für die Richtigkeit der mechanischen Deutung der typischen Form des Magengeschwürs (ASCHOFF).

2. Streifschüsse und Prellschüsse.

Beziehungen zum Magengeschwür sehen wir noch mehr bei Streifschüssen und Prellschüssen. Ein Präparat zeigt einen Wandschuß durch Infanteriegeschoß, der die Serosa und Muskularis durchdringt. Zwischen schlitzförmigem Ein- und Ausschuß spannt sich eine Brücke der äußeren Wandschichten. Die Schleimhaut selbst ist unverletzt, aber auf dem Boden einer fünfmarkstückgroßen Blutung sieht man zwei runde Geschwüre mit schuppig belegtem Grund. Ein ähnliches Verhalten beschreibt HASSNER bei einem Serosa-Streifschuß. Prellschüsse brauchen die Serosa gar nicht zu verletzen, sie können allein durch die Fortpflanzung der Gewalt zu Schädigungen bis in die inneren Wandschichten führen. Einen solchen Fall beschreibt JENNICKE; aber es ist nicht eine Thrombenbildung in den Wandgefäßen nötig, sondern allein durch die Erschütterung der Gefäße kann Stase und Blutung eintreten.

Das schönste Beispiel sah ich in einem Fall von Handgranatverletzung mit Einschuß an der 7. Rippe und Streifung der Milz. Der große Splitter lag vor der großen Kurvatur des Magens ohne Verletzung der äußeren Wand; es waren nur kleine Blutungen am Ansatz des Netzes zu erkennen. Auf der Schleimhaut fand sich ein dreieckig geformtes, bohnengroßes Geschwür, dessen Grund von weißlichgrünem, weichem, zerfallendem Gewebe gebildet wird und das bis zur Serosa reicht. Die Umgebung der Schleimhaut war aufgewulstet, von kleinen Blutungen und Gefäßerweiterungen durchsetzt (s. Abb. 123).

Es ist kein Zweifel, daß auch Prellungen ohne Verletzung des Bauchfells, ja stumpfe Gewalteinwirkung auf die Bauchdecken in gleicher Weise zu Blutungen und frischen Geschwürsbildungen führen können. Wir haben es mit akuten Geschwüren zu tun, aber auch mit erheblichen Blutungen und mit der Möglichkeit des Durchbruches. So fand sich bei einem Milz-Leber-Schuß ein kleiner Granatsplitter im linken Leberlappen, mit abgedecktem Eiterherd. An der Vorderwand des Magens nahe der kleinen Kurvatur bestand ein 3 mm großes Loch und auf der Schleimhaut ein unregelmäßiges Geschwür, das terrassenförmig die Schichten durchsetzt hatte.

Ein anderes Kontusionsgeschwür der vorderen Magenwand beobachtete ich bei Verletzung der linken Niere und Milz sowie des Pankreas, bei dem eine Fernwirkung durch Fortleitung der Gewalt nahegelegt wurde.

Das frische Magengeschwür, sofern es nicht sofortige schwere Erscheinungen hervorruft, neigt erfahrungsgemäß zur Heilung, aber es kann zum chronischen Geschwür unter den örtlichen Bedingungen werden, wie sie bestimmte Teile des Magens bieten, und unter Hinzutreten anderer begünstigender Einflüsse (ASCHOFF). So geben Beispiele, wie die angeführten, einen Fingerzeig für die Beurteilung der Bedingungen, unter denen chronische Magengeschwüre von Kriegsbeschädigungen oder Unfallsverletzungen des Friedens ihren Ausgang nehmen können.

Wir müssen hier unterscheiden die Entstehung von Magenblutungen (hämorrhagischen Erosionen) und Geschwüren im Anschluß an andere Bauchverletzungen, die sich auf dem Boden von Peritonitis entwickeln können. Die Entscheidung ist nicht immer leicht, wenn die Möglichkeit einer fortgeleiteten Kontusion besteht.

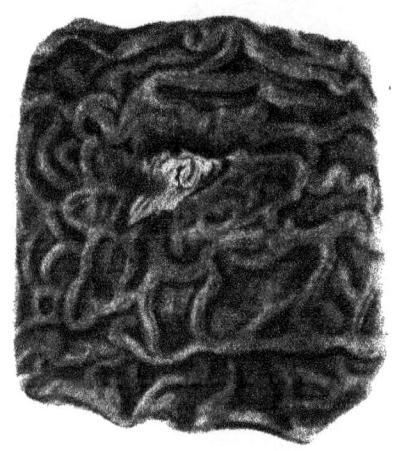

Abb. 123.
Magengeschwür durch Prellung.

Verletzungen des Magens durch stumpfe Gewalt werden noch durch Fliegerabsturz bewirkt, wobei es zu schweren Zerreißungen kommen kann, ferner durch Überfahren.

Die Folgen aller Magenverletzungen ergeben sich einerseits aus der eintretenden Blutung oder aus der Vereinigung der Verletzung mit der anderer Organe. Peritonitis stellt sich ein durch Austritt von Mageninhalt, wobei wir schon auf die abgesackten Entzündungen des Netzbeutels hingewiesen haben.

Beachtenswert ist, daß kleine Magenwunden rasch heilen können, besonders begünstigt dazu erscheint die hintere Wand, während an der vorderen die Schußöffnungen bestehen bleiben. Nach anfänglichen Verklebungen wird dadurch das Eintreten einer abgesackten Peritonitis begünstigt, die immer wieder aufflackern und zu weiteren Folgen führen muß, wie oben beschrieben.

b) Duodenum.

Die anatomische Lage ergibt, daß Verletzungen kaum ohne Beteiligung anderer Organe möglich sind, die für die Folgeerscheinungen bestimmend sind. Der Anfangsteil wird mit Magen und Leber zugleich betroffen werden; ich sah Aufreißungen des Anfangs zugleich mit dem Pylorus. Im mittleren und unteren Abschnitt sind das Pankreas und die großen Gefäße, die Pfortader und die Vena cava die bedeutungsvolle Nachbarschaft; auch die Verletzung der großen Gallenwege kommt in Frage. Bemerkenswert für die Verletzungen des Duodenums sind zwei Umstände: erstens der Austritt von Galle in die Bauchhöhle, wenn die Gegend der Papille oder zugleich der Ductus choledochus betroffen sind, sodann der Austritt von Pankreassaft. Auch wenn das Pankreas selbst nicht verletzt war, habe ich in der Umgebung der Duodenalwunde kleine Fettgewebsnekrosen gesehen, wie wir sie beim Pankreas noch zu besprechen haben.

c) Dünndarm.

Die Vielgestaltigkeit der Verletzungen kommt besonders im Dünndarm zur Erscheinung. Da hierüber die Literatur eine überaus große ist und vor allem in dem chirurgischen Teil ausführlich besprochen wird, will ich nur auf die wichtigsten anatomischen Verhältnisse eingehen.

1. Durchschüsse und Steckschüsse.

Bei Durchschüssen und Steckschüssen sehen wir oft kleinste, fast punktförmige Öffnungen, die durch kleinen Blutschorf bedeckt oder nach wenigen Stunden bereits von fibrinösen Verklebungen überzogen sind, so daß sie selbst bei der Obduktion leicht übersehen werden. Übereinstimmend mit den Chirurgen läßt sich aber feststellen, daß in den seltensten Fällen diese Verklebungen und Überdeckungen dicht halten, vielmehr tritt bei geringer Spannung schon Darminhalt aus.

Bei größeren Durchschüssen ist ein Mißverhältnis von Kaliber und Wunde in zweierlei Beziehung zu beobachten. Infanterieschüsse können sich so zusammenziehen, daß sie kaum erkennbar sind, auch Schrapnell- und Granatverletzungen, wiewohl sehr viel weniger. Andererseits kommen sowohl bei Infanteriedurchschüssen wie bei Granatverletzungen vollständige Durchreißungen vor. Hierfür ist der Füllungszustand und die Spannung maßgebend, die besonders bei Durchschuß nahe dem Mesenterialansatz zu

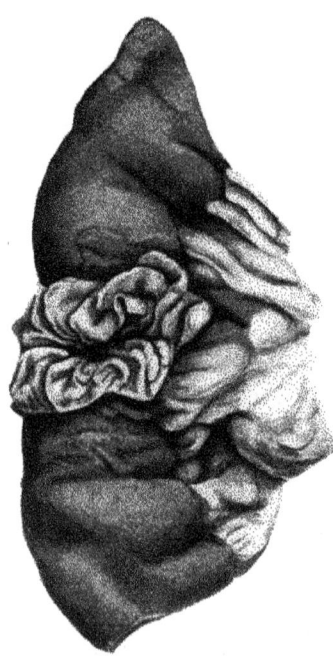

Abb. 124.
Dünndarmdurchschuß mit Vorfall der Schleimhaut.

querer Berstung führt, andererseits die Kontraktion, indem bei Erschlaffung die Schußöffnung größer erscheint. Es können durch Sprengwirkung Teile herausgerissen oder ganze Wandabschnitte zerfetzt werden.

Bei der Besprechung der Darmschüsse werden die Ausstülpungen der Schleimhaut bei umschriebenen Wandverletzungen viel erörtert. Sie sind keine regelmäßige Erscheinung, sondern man findet oft unmittelbar nebeneinander Durchschüsse ohne Ausstülpung und solche, wo rosettenartig die Schleimhaut den Schußkanal umgibt (s. Abb. 124). Die Lage spielt insofern eine Rolle, als die Ausstülpungen nahe dem Ansatz des Mesenteriums und auf der Höhe weniger ausgebildet zu sein scheinen als in der Mitte der Seitenwand. Maßgebend für die Entstehung ist die Erhaltung der Kontraktilität der Muskulatur, die durch ihre starke Zusammenziehung die Schleimhaut herausdrückt. Den klinischen Beobachtungen muß unbedingt beigepflichtet werden, daß diese Vorstülpungen mehr als lippenförmige Verbindungen wirken wie als abschließender Schutz. Es sind keine Verklebungen beobachtet, und die peritonitischen Verlötungen in der Umgebung werden eher verhindert als befördert. Die Kontraktion ist aber auch wesentlich für das Klaffen der Schußöffnung überhaupt, somit wird das Verhalten der Schußöffnung mit der Zusammenziehung des Darms wechseln und nicht immer von dem Obduktionsbefund aus beurteilt werden können.

2. Streifschüsse und Prellschüsse.

Streifschüsse führen zu schlitzförmigen Rissen, besonders auf der Höhe des Darmrohres; auch wenn nur die Serosa verletzt ist, kann es zu Berstungen kommen und somit oft zu schwereren Zerstörungen als bei Durchschüssen.

Auf die Preilschüsse möchte ich aber noch besonders hinweisen. Es kommt ihnen eine größere Bedeutung zu, als im Anfang des Krieges angenommen wurde. Prellungen treten ein bei durchdringenden Verletzungen in der Nachbarschaft oder in entfernten Schlingen, ferner bei Verletzungen anderer Organe, wie Leber, Niere, Milz. Vor allem sind es Beckenschüsse, die auch ohne Eröffnung des Douglasschen Raumes die im kleinen Becken liegenden Darmschlingen erschüttern können, und Bauchwandverletzungen, entweder tangentiale Durchschüsse der Wand ohne Eröffnung des Bauchfelles, als auch Prellungen ohne eindringende Verletzung überhaupt. Die Prellung (Kontusion) des Dünndarms zeigt sich als eine Blutdurchsetzung aller Schichten von der Serosa bis zur Schleimhaut, so daß die Serosa leicht abgehoben erscheint, auch sehr rasch ein trübes Aussehen gewinnt und fibrinöse Beläge erhält. In schwächeren Graden ist die Serosa unversehrt, die Blutung der inneren Schichten schimmert nur schwärzlich durch an einer oder mehreren Stellen.

Es mag vorkommen, daß durch die Blutung die einzelnen Wandschichten getrennt, vor allem die Schleimhaut unterhöhlt wird (submuköse Blutbeulen, BORST); ich habe dies im Dünndarm nicht so beobachtet wie im Dickdarm. Die Regel ist es nicht und nicht notwendig zum Zustandekommen des Durchbruches.

Für die Blutungen in die Darmwand bei Prellungen ist nach unseren Erfahrungen weder die Zerreißung kleiner Gefäße eine Vorbedingung, noch die Bildung von Thromben in diesen. Vielmehr sind die Prellungsblutungen als Staseblutungen durch Diapedese aufzufassen, indem durch die Erschütterung die Gefäßnerven gelähmt und der Kreislauf auch zum Stillstand geführt wird, entsprechend den Vorstellungen RICKERS. Sie stehen auf der gleichen Stufe wie die Erschütterungsblutungen im Gehirn und die Blutungen an serösen Häuten und in verschiedenen Organen, die auch bei geringfügigen mechanischen Einflüssen sich einstellen.

Nicht immer liegen die Prellungsblutungen der auftreffenden Gewalt zugekehrt, sondern oft in entfernten, ja entgegengesetzten Abschnitten des Darms. Die Fortleitung und Gegenstoßwirkung spielt namentlich bei gefülltem Darmrohr mit.

Es können die Blutungen zur gleichmäßigen Nekrose der befallenen Darmstelle führen, die morsch und bräunlich sich scharf gegen die Umgebung abgrenzt. Aber das ist nicht das gewöhnliche Schicksal der Prellungsblutungen, sondern dies gestaltet sich derart, daß sich auf der in ihrer Ernährung geschädigten Schleimhaut Schorfe bilden, durch Nekrose des Epithels und fibrinöse Exsudation unter Hinzutreten bakterieller Einwirkung. Es sind anfangs schuppige kleine Beläge, die in der Mitte der betreffenden Stelle in unregelmäßiger Begrenzung sitzen und fest haften. Durch Abstoßung entsteht ein Geschwür, das nach dem Grad der Gewebsschädigung mehr oder weniger tief reicht. Das Geschwür kann alle Wandschichten durchsetzen, oder geringfügige Veranlassungen, wie sie schon durch die Peristaltik gegeben sind, können den Durchbruch hervorrufen, der zur Peritonitis führt, sofern nicht vorherige Verklebungen Abschluß bewirkt haben, was im ganzen selten ist.

Diesen Hergang des Geschwürsdurchbruchs nach Prellung muß man unterscheiden von einem primären Berstungsriß, wie er auf der Höhe gefüllter Schlingen eintreten kann. Am Aussehen ist das nicht immer leicht, wiewohl Einrisse meist längliche Form haben. Der klinische Verlauf ist aber kennzeichnend, indem beim Berstungsriß die Erscheinungen am Bauchfell sich sofort einstellen, während die Geschwürsbildung mehrere Tage bis zum Durchbruch braucht.

Ich konnte viele Fälle von überraschend einsetzender Peritonitis nach nicht durchdringendem Bauchschuß auf diese Prellungsgeschwüre zurückführen; am Dickdarm werden wir darauf nochmals zurückkommen. Auch nach operierten Darmverletzungen ist mit diesen Prellungen zu rechnen, denn der Operationserfolg kann dadurch vereitelt werden.

3. Folgen der Darmverletzungen im allgemeinen.

Die weiteren Verletzungsfolgen ergeben sich aus dem Auftreten von Blutungen, die auch ohne Einriß des Mesenteriums von den Darmgefäßen aus schwere sein können. Weiterhin ist der Austritt von Dünndarminhalt wesentlich, der nicht massig zu sein pflegt und durch Blut verdünnt ist. Schon nach 2 Stunden pflegt sich durch seinen Einfluß ein trübes, schmieriges Exsudat in der Umgebung der Wunde zu bilden (s. oben). Unter dem austretenden Darminhalt finden wir auch Parasiten des Darms, Askariden, Bandwürmer. Die allgemeine oder abgegrenzte Peritonitis, die hieraus hervorgeht, ist oben ausführlich besprochen worden.

Als besondere Verletzungsfolge ist noch das Auftreten einer Invagination an einer Verletzungsstelle zu erwähnen. SYRINQ beschreibt 7 Stunden nach Schußverletzung eine 8 cm lange Einstülpung des Dünndarms genau in der Höhe der gleichzeitigen Mesenterialverletzung. Er erklärt das Zustandekommen durch Verletzung der mit den Gefäßen verlaufenden Äste des Plexus mesentericus, wodurch die Peristaltik gehemmt wurde.

Eine andere Beobachtung betrifft ein Durchschlüpfen des Darms durch einen Mesenterialriß und gleichzeitigen Volvulus (KOHLHAAS) bei einer Schrapnellverletzung des Gekröses und Einschuß in den Dünndarm. Eine 60 cm lange Schlinge, in deren Lichtung die Kugel steckte, war durch den Mesenterialriß getreten und hatte sich ganz um die Achse gedreht, offenbar unter dem Einfluß des schweren Bleigeschosses.

Beachtenswert ist endlich noch das eigenartige Verhalten von Darmschlingen im Bruchsack. Bei einem Skrotalschuß war eine Darmschlinge im Leistenbruch mehrfach durchschossen und zerrissen. Durch die Schwellung war jedoch der Leistenring ganz abgeschlossen, so daß die Bauchhöhle frei von Blut und Darminhalt blieb (SUDHOFF) In gleicher Weise können ausnahmsweise vorgefallene, durchschossene Darmschlingen außerhalb der Bauchhöhle gehalten werden und Infektion verhindern.

d) Dickdarm.

Für die durchdringenden Verletzungen des Dickdarms ist noch viel mehr als beim Dünndarm der wechselnde Füllungszustand von Bedeutung, so daß Sprengwirkungen bei prall gefülltem Kolon, vor allem im Zökum, häufig auftreten. Es kommt die viel erheblichere Infektiosität des Dickdarmkotes hinzu, der sich in die Bauchhöhle ergießt. Bei stark kontrahiertem Dickdarm, wie er manchmal harte Kotballen umschließt, bilden die Haustren Vorsprünge mit tiefen Furchen, so daß Längsstreifschüsse eine vielfältige Durchlöcherung hervorrufen können.

Weiterhin ist die extraperitoneale Lage der Rückwand des Colon ascendens und descendens sowie des Rektums von Bedeutung. Intraperitoneale und extraperitoneale Verletzungen ergeben erhebliche Unterschiede. Der Ausgang der ersteren ist die allgemeine oder abgekapselte Peritonitis, der anderen retroperitoneale Kotphlegmone, die sich besonders an Blutungen anschließt, oder der Kotabszeß, der nach Durchbruch zu Kotfisteln Anlaß gibt.

Hinsichtlich der Durchschüsse und Steckschüsse ist den Ausführungen bei den Dünndarmverletzungen nichts hinzuzufügen. Schleimhautausstülpungen kommen wohl auch vor, jedoch seltener und nicht so ausgeprägt. Prellschüsse, auch Prellungen bei unverletzten Bauchdecken, spielen eine noch größere Rolle als beim Dünndarm, da der Dickdarm fest angeheftet und vermöge seiner Füllung den fortgepflanzten Gewalteinwirkungen stärker ausgesetzt ist. Prellungen kommen vor bei durchdringenden Bauchschüssen, bei denen das Geschoß bis an die Dickdarmwand gedrungen ist, aber auch bei weiter abliegenden Verletzungen durch fortgeleitete Wirkung, so z. B. bei Beckenschüssen, bei Leber- und Milzverletzungen. Besonders wichtig ist die Prellung der hinteren Wand bei extraperitonealen Verletzungen, die die Nieren treffen, aber auch vom Gesäß oder Rücken bis in das retroperitoneale Gewebe vordringen. Ohne Eindringen in die Bauchwand sah ich Kontusionsgeschwüre bei Verletzung des Rippenbogens, bei der sich die Wirkung bis zum Colon descendens fortpflanzte, ferner bei Verletzung des knöchernen Beckens am Zökum und an der Flexura sigmoidea.

Die Erscheinungen der Prellung (Kontusion) bestehen erstens in Berstungsrissen, die sich vor allem am stark gefüllten Zökum einstellen, weiterhin in ausgedehnten Blutungen der Wand, die durch Infektion im ganzen zerfallen und so zu großen Nekrosen aller Schichten führen können, im ganzen selten. Am häufigsten sind, wie im Dünndarm, zunächst Blutungen bis zur Schleimhaut, danach Schorfbildung und Geschwüre, die nach Abstoßung des Schorfes zum Durchbruch Anlaß geben. Die Perforationen sind oft mehrfach, und es finden sich alle Stadien nebeneinander von der Blutung bis zum Durchbruch.

Die Folgen bestehen in Verklebung oder in Peritonitis, es entstehen weiterhin retroperitoneale Phlegmone sowie abgesackte Abszesse mit sekundärer Fistelbildung. Bemerkenswert ist, daß diese Folgen sich ganz unbemerkt heranbilden können, so fand ich 5 Tage nach einer Prellung des Rippenrandes als zufälligen Befund einen großen Abszeß hinter der Mitte des Colon descendens; ihm entsprach eine linsengroße Perforation in der Mitte einer Blutung, daneben noch kleine Schorfe. Hiermit erklärt sich das oft überraschende Einsetzen von schweren Erscheinungen.

In der Literatur wird noch das Vorkommen von Appendizitis nach Bauchverletzungen beschrieben (SCHMIEDEN, LAWEN, KORTE). Manche Fälle hiervon gehören auch in das Kapitel der Kontusionswirkungen, sofern es sich nicht um ein Aufflackern älterer Entzündungen handelt. Eine eigene Beobachtung steht mir nicht zur Verfügung.

Bei den Verletzungen des Mastdarms ist noch zu erwähnen die Komplikation durch Verletzung der Blase und die dadurch begünstigte Ausbreitung schwerer Beckenphlegmone. Aufgefallen ist mir die Neigung zu Blutungen, auch bei kleiner Verletzung, die sich durch das Vorhandensein von Hämorrhoidalknoten erklären läßt.

C. Leber- und Gallenwege.

Durch ihre Größe und Lage ist die Leber Verletzungen sowohl allein als auch zusammen mit anderen Organen der Bauchhöhle und der Brusthöhle ganz besonders ausgesetzt; sie ist am häufigsten an den Bauchverletzungen beteiligt nächst dem Magen-Darm-Kanal. Vermöge ihres Baues ist sie besonders empfindlich und durch eigenartige Folgeerscheinungen ausgezeichnet.

a) Durchschüsse und Rinnenschüsse.

Durchschüsse, besonders durch Infanteriegeschosse, treffen die Leber allein nur sehr selten, und zwar bei bestimmten schrägen Durchschüssen durch den Rumpf. Entweder ist der Durchschuß verbunden mit Eröffnung der Brusthöhle, zum mindesten des Komplementärraumes, oder mit gleichzeitiger Verletzung des Magens, Dickdarms und Dünndarms und der rechten Niere. Die Leberverletzung bestimmt aber in der Mehrzahl der Fälle die Schwere der Erscheinungen und den Ausgang.

1. Sprengwirkung.

Umhüllt von einer straffen Kapsel ist die Leber von weichem Gewebe mit weiten Gefäßräumen gebildet, somit wie kaum ein anderes Organ der hydraulischen Sprengwirkung ausgesetzt. Bei Nahschüssen der Leber in jeder Richtung kann die Leber so vollständig zerrissen werden, daß diese Verwundungen in kürzester Zeit tödlich enden und kaum zur genauen Untersuchung gelangen. Schwere Sprengwirkungen treten aber auch bei Verletzung aus großer Entfernung ein, während andererseits manchmal bei Infanteriedurchschuß aus geringer Entfernung keine erhebliche Berstung zu bestehen braucht. Die Annahme von THÖLE, daß bei dem modernen infanteriegewehr auch bis zu den weiteren Schußentfernungen Leberverletzungen sofort tödlich sein würden, hat sich nicht bestätigt. Im allgemeinen ist die Sprengwirkung außer von der Durchschlagskraft (Rasanz) des Geschosses von der Richtung abhängig. LÄWEN unterscheidet Durchschuß durch den Leberrand, glatte lange Durchschüsse mit grobem Schußkanal und Zertrümmerung an Ein- und Ausschuß, endlich lange Durchschüsse mit radiären Seitenrissen und ausgedehnter Zertrümmerung.

Die Sprengwirkung ist bei Durchschüssen mit kleinem Durchmesser der Leber (von Unterfläche zur Kuppe des rechten Leberlappens) am anschaulichsten. Um den kleinen Einschuß sehen wir verhältnismäßig wenig ausstrahlende Sprünge, dagegen den

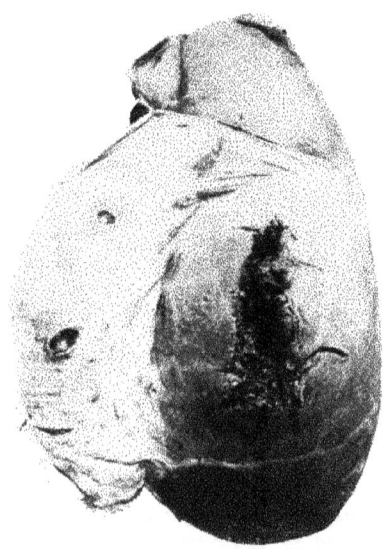

Ausschuß weit, zerfetzt und tiefgreifende, klaffende Risse, die wieder untereinander verbunden sind. Abgesehen von den Leberrandschüssen sah ich die geringsten Zerstörungen bei den Durchschüssen im langen (queren) Durchmesser der Leber, die den rechten und linken Leberlappen durchsetzen können. Es finden sich geringe Sprünge an Ein- und Ausschuß und in der Mitte kann der Schußkanal vollkommen verschlossen sein, kaum durch eine stiftförmige Blutung angedeutet mit nur feinen auslaufenden Sprüngen.

2. Aufbau des Schußkanals.

Um den Schußkanal der Leber kann man aber folgende Schichten unterscheiden, die für den weiteren Verlauf von Bedeutung sind:

a) die Schicht der unmittelbaren Zertrümmerung durch das Geschoß und die blutige Ausfüllung des Kanals,

b) die durch auslaufende Sprünge auseinandergerissenen Leberteile, die dadurch in ihrer Ernährung geschädigt und dem Untergang verfallen sind,

Abb. 125. Leberrinnenschuß mit Zwerchfelldurchschuß. Revolver. (Sprengwirkung.)

c) die durch Zerreißung von Gefäßen ihrer Ernährung beraubten Teile. Diese . verfallen der anämischen Nekrose, es entsteht der traumatische Leberinfarkt.

Verstopfungen oder Absperrungen der Pfortader und ihrer Äste rufen in der Regel keine Schädigung der Leber hervor, dagegen jede Unterbrechung der Leberarterie und ihrer Verzweigungen. Praktisch ist die Durchtrennung infolge Verletzung die fast allein vorkommende Ursache.

Gefäßthromben spielen für die Entstehung der Nekrosen keine Rolle, dagegen können sich Thromben vom infarzierten Gebiet aus in den Lebervenenästen bilden, meist nur in den feineren Zweigen, aber auch, falls Infektion eingesetzt hat, bis in die größeren Äste.

Die traumatischen Infarkte der Leber sind nicht so scharf und regelmäßig begrenzt, wie etwa Nieren- und Lungeninfarkte, sie liegen vom Wundkanal aus gegen die Leberoberfläche mit unregelmäßiger Begrenzung. Durch die Infarktbildung gewinnt die Schnittfläche um den Leberschuß ein buntes Aussehen, zumal wenn blutdurchtränkte Sprünge das Gewebe durchziehen und infolge Verletzung von Gallengängen eine grüne oder gelb-bräunliche Fleckung der nekrotischen Teile entsteht. Am Rand stellt sich schon in kurzer Zeit ein rötlicher Saum ein, der die Reaktion des Nachbargewebes anzeigt. Diese besteht in strotzender Gefäßfüllung bis zu kleinen Staseblutungen, Auswanderung von Leukozyten mit Fettinfiltration und weiterhin reaktiver Gewebsneubildung.

b) Prellschüsse.

Prellschüssen, ebenso wie anderen Verletzungen durch stumpfe Gewalt, ist die Leber in hohem Maße ausgesetzt. Außer Verletzungen benachbarter Bauchorgane, wie z. B. der Niere, sind es Bauchdeckenverletzungen, entweder oberflächlich eindringende Schüsse als auch bloße Prellungen ohne Hautverletzungen, oft nur mit oberflächlichem Schorf oder nur mit geringer Sugillation, die an der Leber die schwersten Wirkungen ausüben, vor allem aber Verletzungen der unteren Rippen, die gegen die Leber durch ihre Federkraft geschnellt werden, und Brustschüsse, die entweder das Zwerchfell in Mitleidenschaft ziehen oder auch nur durch dieses fortwirken. Am Ort der Prellung sehen wir Risse der Leberkapsel in ringförmiger oder strahliger Anordnung, von geronnenem Blut ausgefüllt (s. Abb. 126). Die Sprünge im Lebergewebe selbst sind teilweise nur oberflächlich, aber bei umschriebener stärkerer Wirkung setzen sie sich in die Tiefe fort, und es bilden sich, genau wie bei einem eindringenden Schuß, Nekrosen (Infarkte) mit teilweise galliger Imbibition. Ich sah solche Infarkte bei einfacher Kontusion durch die Bauchwand bis 4 cm tief.

Bei Prellungen kommen auch Gegenstoßwirkungen vor, durch Anprall der Leber an die Wirbelsäule oder Fort-

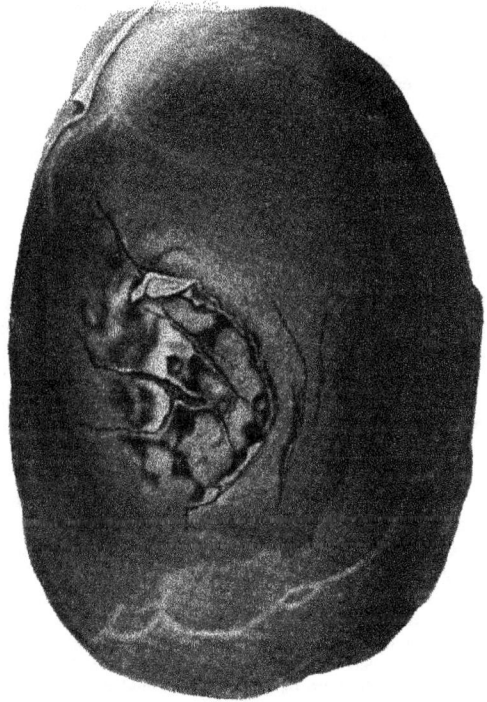

Abb. 126.
Leberkontusion durch die Bauchdecken.

pflanzung stärkerer Gewaltwirkungen gegen die Unterfläche (THÖLE). Schwere Zerreißungen durch stumpfe Gewalt entstehen bei Verschüttung oder Überfahren, auch bei Fliegerabsturz kommt vollständige Zerreißung der Leber vor.

c) Folgen der Leberverletzungen.

1. Blutung und Vernarbung.

Für den tödlichen Ausgang der Leberverletzung ist zuerst die Blutung das Bestimmende, die in die Bauchhöhle, die mitverletzte Brusthöhle oder nach außen tritt. Das weitere Schicksal hängt von der Ausdehnung des zertrümmerten oder geschädigten Gewebes und seinen Veränderungen ab.

Kleine Zertrümmerungsherde oder infarkte können durch die reaktiven Vorgänge der Resorption zugeführt werden und zur Narbe führen. Im anfänglich noch zellreichen Gewebe finden wir fetthaltige Resorptionszellen und sehen reichliche Gallengangssprossungen, auch mit Übergang in unvollkommene Leberzellgruppen, niemals bis zum funktionsfähigen Lebergewebe. Besonders heilen oberflächliche Kontusionsrisse rasch und ohne wesentliche Folgeerscheinungen. Von größeren Herden können abgestorbene Gewebsmassen liegen bleiben und in fester Bindegewebskapsel verkalken; sie werden aber auch resorbiert, und es bildet sich eine zumeist mit galligem inhalt erfüllte Zyste.

2. Infektion (Abszeßbildung).

Das Beherrschende aber ist wiederum die Infektion. Bei Steckschüssen und Durchschüssen kommt die infektion von dem Geschoß oder von dem äußeren Schußkanal her, aber auch bei Prellung kann sie von der Nachbarschaft einsetzen oder vom Blutwege eingeschleppt werden, vielleicht aber auch von den Gallenwegen aus aufsteigen. Durch die Infektion setzt der Zerfall des zertrümmerten oder weiterhin geschädigten Lebergewebes früher und stürmischer ein, überschreitet auch die Grenzen der unmittelbaren Verletzung. So kommen bei Steckschüssen Höhlenbildungen oder bei Durchschüssen Kanäle zustande, die zu der Größe des Geschosses oft in ganz überwältigendem Mißverhältnis stehen.

Die Höhlen enthalten anfangs Zerfallsmassen und Eiter mit galliger Färbung, oft ausgesprochen eitrige Galle bei Durchreißung von Gallenwegen, späterhin mehr reinen Eiter oder vorherrschend gallige Flüssigkeit. Die Wand ist anfangs fetzig, grenzt sich mehr und mehr durch reaktive Randzone ab, glättet sich oder wird zu einer ausgesprochenen Abszeßmembran, deren Innenfläche einen eitrig-fibrinösen Belag darstellt. In diesem Kanal oder Hohlraum liegt nun der kleine Splitter oder Fremdkörper, entweder frei oder in der Wand eingeschlossen. So bildete ein etwa erbsengroßer Splitter einen fast 3 Finger dicken Kanal und ein hanfkorngroßes Granatstückchen eine hühnereigroße Höhle. Den größten galligen Abszeß, der fast den ganzen rechten Leberlappen einnahm, sah ich bei einer Schrapnellverletzung 13 Tage nach der Verwundung.

Der abgegrenzte, zu chronischem Verlauf neigende Leberabszeß muß von dem fortschreitenden unterschieden werden, bei dem die eitrige Einschmelzung auf das ursprünglich erhaltene Lebergewebe übergreift. Die Infektionserreger sind die Eiterkokken mit wechselndem Anteil von Stäbchen, darunter Bact. coli. Eine besondere Wichtigkeit kommt aber noch den anaeroben Infektionen zu.

Unter allen Organen wird die Leber von postmortaler Zersetzung durch gasbildende Bazillen (Gasödembazillen) zuerst und am stärksten befallen. Wir finden bei Gasödem eine Schaumleber sogar oft so früh, daß eine mindestens agonale Einschwemmung und Wucherung angenommen werden muß. Noch viel mehr wird die postmortale Einwirkung sich beim Vorhandensein der gasbildenden Anaerobier im infizierten Schußkanal der Leber selbst geltend machen. Daher ist bei Gasabszeß der Leber und sekundärer Schaumleber in seiner Umgebung vorsichtige Beurteilung am Platze. Aber abgesehen von Beobachtungen an Lebenden sind mir so früh nach dem Tode Abszesse mit Gasbildung begegnet, die Bazillen vom Typus der Gasödemerreger enthielten, daß ihre Entstehung während des Lebens außer Zweifel ist. Außer Granatsplittern fanden sich meist auch mitgerissene Tuchfetzen, durch die wohl die anaeroben Keime hineingebracht wurden. Die allgemeine Giftwirkung der Gasödemerreger ist von der Leber aus nach den von mir beobachteten Fällen eine sehr schwere.

Abgesehen von diesen schwersten anaeroben Formen können auch die anderen Leberabszesse zu allgemeinen toxischen Erscheinungen oder zu bakterieller Sepsis führen. Es ist dabei nicht ein grober Einbruch in Lebervenen und eitrige Thrombophlebitis nötig. Auch Pfortaderthrombose kann hervorgerufen werden und durch Einbruch in die großen Gallenwege eine Cholangitis. Aber außer diesen äußersten Folgen neigen auch die langsam verlaufenden Leberabszesse zu Nachschüben und Aufflackern. Sie können gegen die Bauchhöhle durchbrechen mit allgemeiner oder abgesackter Peritonitis, oder gegen die Brusthöhle und in die Lungen, zumal bei gleichzeitiger

Verletzung der Brustorgane und Verwachsungen. Oberflächliche Abszesse der Leber, auch Rinnenschüsse, deren Grund in gleicher Weise zerfällt und verändert wird, öffnen sich vor allem häufig gegen den Zwerchfellraum; es bildet sich subphrenische Peritonitis (subphrenischer Abszeß), deren Folgen bereits besprochen wurden. In einem solchen Falle fand ich Durchbruch der Eiterung in die Flexura coli dextr. Auch gallige Beimengung zur örtlichen Peritonitis ist nicht selten und der weitere Übergang zu allgemeiner Peritonitis mit galligem Charakter.

Als eine besonders eigenartige Form der Infektion sah ich einen Fall von Tetanus nach Infanteriesteckschuß der Leber, der 22 Tage nach Verwundung zum Tode führte. Neben einer Granatverletzung des Oberschenkels war ein kleiner Infanterieeinschuß im Rücken unbemerkt geblieben. Das Geschoß steckte zwischen Leber und Niere; ein Rinnenschuß am rechten Leberrand war fest vernarbt, und um das Geschoß, das zur Hälfte in der Leber steckte, war eine dichte, narbige Kapsel gebildet. Am Geschoß waren Tetanusbazillen nachzuweisen, ebenso in den innersten Gewebsschichten des Schußkanals, eine Eiteransammlung bestand nicht.

3. Gallenfisteln.

Ein Wort sei noch über Gallenfisteln gesagt, die klinisch als Folge von Leberverletzungen häufig beobachtet werden, teils gegen die Bauchwand, teils gegen die Brusthöhle, ja gegen die Luftröhren zu, im äußersten Fall bei einem Rumpflängsschuß bis zum Hals (LIECK). In einem Fall von lang anhaltender Gallenfistel gegen eine operativ erweiterte Wunde der Pleura konnte ich mich überzeugen, daß auch ohne Verletzung großer Gallenwege erheblicher Gallenfluß stattfinden kann.

Es fand sich 74 Tage nach Granatverletzung ein rasch sich zuspitzender Trichter in der Leber mit schwieliger, glatter Wand. Am Grund ging dieser zunächst in einen bleistiftdicken Kanal und danach in narbiges Gewebe über, in dem ein erbsengroßer Splitter steckte. Der Kanal kreuzte auf einem Querschnitt einen Zweig der Glissonschen Kapsel und eröffnete einen stricknadeldicken Gallengang, von dem somit 65 Tage lang ein starker Gallenfluß ausging.

Ein ungewöhnliches Ereignis ist Blutung durch die Gallenwege nach Leberverletzung. Es können bei der Verletzung großer Gefäße der Leber intrahepatische und extrahepatische Aneurysmen entstehen, erstere gegen Zertrümmerungshöhlen, wie oben beschrieben, die schließlich zu Zysten mit galligem Inhalt werden. Durch späteren Einriß kann schwere Blutung durch den Gallengang in den Darm erfolgen (KADING).

d) Verletzung der großen Gallenwege.

Die Verletzungen der großen Gallenwege und der Gallenblase bedingen im ganzen selten besondere Veränderungen, da sie zumeist mit schweren Verletzungen der angrenzenden Teile einhergehen, vor allem der Gefäße an der Leberpforte, und somit nur als Begleiterscheinungen rasch tödlicher Wunden beobachtet werden. Ist der Verlauf günstiger, so ist der Austritt von Galle die beherrschende Erscheinung. Allerdings kann bei einfachem Durchschuß die Gallenblase durch Blutgerinnsel fest austamponiert werden, so daß nur der augenblickliche Inhalt ausströmt und bis zum Zerfall der Gerinnsel sich die Schußöffnungen geschlossen haben können. Aber das dürften Ausnahmen sein und nicht in Betracht kommen bei Längsrissen und bei Eröffnung der Gallengänge.

Galliger Erguß in die Bauchhöhle wird unter den meisten Umständen infiziert sein und den Charakter gallig-eitriger Peritonitis annehmen, aber daß Galle allein als Entzündungsreiz wirkt, ist aus Friedenserfahrungen bekannt. Es bilden sich ausgedehnte, zottig-fibrinöse, dunkelgelbe Beläge, welche den Erguß umhüllen oder ihn durch Verklebung in Fächer teilen. So beschreibt LIECK 9 Tage nach Verletzung des Ductus choledochus gallige Peritonitis mit mehreren Litern Inhalt. Es kann zur Abkapselung durch Organisation kommen und so das Bild von galligen Zysten entstehen (THÖLE).

Die Folgen des Gallenergusses äußern sich in mittleren Graden mit Ikterus, der nach LAWEN auch wieder verschwinden kann. THÖLE nimmt Cholämie an, wenn Galle resorbiert wird, aber im allgemeinen scheint rein galliger Erguß keine schweren Erscheinungen hervorzurufen. So beschreibt LAWEN einen galligen Ascites (richtiger Cholascos) von 7 Litern, der 5 Wochen lang vertragen wurde.

D. Milz.

Eine feste Gewebskapsel umhüllt auch das weiche, blutreiche, nur von zarten Stützbälkchen durchzogene Gewebe der Milz. Daher ist auch die Sprengwirkung und Zerreißbarkeit eine noch größere als bei der Leber. Die Milz kann als einziges Organ der Bauchhöhle verletzt werden bei Steckschüssen ohne erhebliche Gewalt, bei tangentialen Rumpfschüssen und bei Brustschüssen, die von den untersten Rippen eindringen. Es kommen Verletzungen vor, die Milz und Nieren treffen, somit im ganzen in ihrer Wirkung extraperitoneal bleiben, vor allem bei gleichzeitiger Brustverletzung, sonst aber ist die Beteiligung anderer Bauchorgane durch die Lage und Kleinheit des Organs weitaus die Regel.

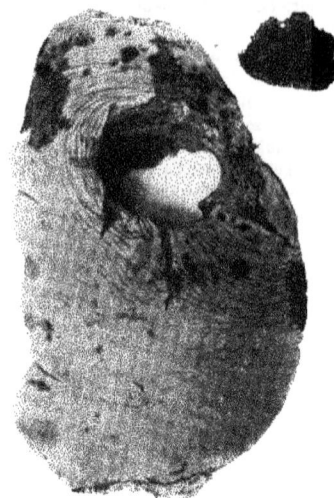

Abb. 127. Lochschuß der Milz mit Granatsplitter.

a) Durchschüsse und Steckschüsse.

Durchschüsse und Rinnenschüsse geben nur selten scharfe Wunden (s. Abb. 127), zumeist sehen wir ausstrahlende Sprünge der Kapsel bis tief ins Gewebe hinein. Die Milz kann zerrissen oder bei Nahschuß durch die Sprengwirkung vollständig in kleine Stücke zerfetzt werden.

Steckschüsse bilden einen zerrissenen Wundkanal, aber bei kleinen Granatsplittern, die ja zumeist nur zu Steckschüssen führen, kann die Wunde sich alsbald verschließen und nur geringe unmittelbare Folgeerscheinungen in der Nachbarschaft zeigen.

b) Streifschüsse und Prellungen.

Bei oberflächlichsten Streifschüssen sind die Einrisse der Kapsel und des Gewebes erheblich (s. Abb. 128), ebenso kennzeichnen sie die Verletzungen durch Prellung, sei es durch fortgeleitete Geschoßwirkung von der Nachbarschaft, sei es durch stumpfe Gewalteinwirkungen aller Art. Prellungsrisse finden sich bei Streifschüssen des Rückens oder der linken Seite, vor allem, wenn sie die letzten Rippen verletzen, häufig natürlich mit Eindringen in die Brusthöhle, aber auch nur mit gleichzeitiger Prellwirkung auf die Brustorgane. Ferner können eindringende und durchdringende Brustschüsse durch das Zwerchfell zu fortgeleiteten Prellungsrissen der Milz führen. Das gleiche geschieht bei

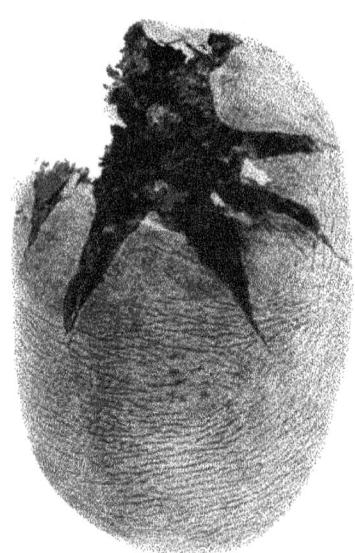

Abb. 128. Rinnenschuß der Milz mit strahlenförmigen Sprüngen.

Verletzung angrenzender Bauchorgane, z. B. der Niere. Es lassen sich hierbei auch an der Leber Gegenstoßwirkungen durch Anprall an die untersten Rippen beobachten.

Milzverletzungen durch stumpfe Gewalt, von den leichtesten Einrissen bis zum vollständigen Zerreißen, sind aus Friedensunfällen sehr bekannt, so durch Überfahren und durch schwere Rumpfquetschungen. Unter Kriegsverhältnissen spielt die Verschüttung die hauptsächlichste Rolle. Hierbei ist das Zusammenpressen des Rumpfes, mit dem eine augenblickliche Stauung verbunden sein muß, wohl maßgebend. Verschüttungsrisse können einfach oder zahlreich sein und verlaufen quer zur Längsachse der Milz.

c) Folgen der Milzverletzungen.

Die Folge der Milzverletzung ist zunächst die Blutung, die selbst ohne Beteiligung der Hilusgefäße bei stärkerer Zerreißung tödlich sein kann. Das Blut ergießt sich in die freie Bauchhöhle; bei der Häufigkeit von Verwachsungen des Kolon und des Netzes im Milzwinkel kommen aber auch abgesackte Hämatome vor oder es können sich langsam entwickelnde Blutergüsse zu abgesackten werden.

Ein gewaltiges Hämatom fand ich 30 Tage nach einem Bruststreifschuß durch Infanteriegeschoß mit Zersplitterung der 8. bis 12. Rippe, ohne eindringende Brust- oder Bauchverletzung. Im Bauchfell bestand bis·zum Becken schwärzliche Fleckung, zwischen Leber, Magen und Kolon waren feste Verwachsungen. Dahinter war die ganze linke Zwerchfellshöhlung vollständig durch schalenförmige alte Blutgerinnsel ausgefüllt, die in der Mitte noch einen Hohlraum mit flüssigem Blut einschlossen. Dieses über kindskopfgroße Hämatom drängte den Fundus des Magens vor, so daß sich die Wand kugelig gegen die Magenhöhlung vorwölbte. Die Schleimhaut schimmerte schwärzlich durch, erschien verdünnt, doch nicht durchbrochen, aber es bestanden einige hämorrhagische Erosionen, von denen aus eine erhebliche Blutung [(klumpiges Blut) erfolgt war. Die Milz saß dem Hämatom wie eine Kappe auf, fest mit dem Zwerchfell verwachsen, durch einen tiefen Riß, vielleicht noch mit Seitensprüngen, fast in zwei Teile getrennt.

Der Durchbruch in den Magen durch Ernährungsstörung der Wand stand jedenfalls nahe bevor, wenn auch die Blutung durch die hämorrhagische Erosion bedingt worden war. Infiziert war der Bluterguß nicht; der Tod war durch Pneumonie im rechten Unterlappen hervorgerufen bei gleichzeitiger schwerster Anämie, ein Hämothorax bestand links.

Geringfügige Einrisse, auch Schußkanäle, werden durch Blutgerinnsel ausgefüllt. In der Nachbarschaft tritt ein Bluterguß in das zertrümmerte Gewebe ein, oder noch darüber hinaus, so daß am Rand Streifen oder mehrere Herde hämorrhagisch durchsetzten derben Gewebes entstehen. Daneben bilden sich infolge Unterbrechung der Blutzufuhr anämische Gewebsnekrosen, die allerdings nicht so regelmäßig und nicht in gleicher Ausdehnung wie in der Leber die Verletzungen begleiten. Die Folgen der hämorrhagischen und anämischen infarkte sind ebenfalls geringfügiger wie bei der Leber, sofern nicht primäre Infektion erfolgt. Resorption, Abkapselung und Narbenbildung ist der gewöhnliche Gang. Es kann sich Thrombenbildung in den kleinen Venen anschließen, weiterreichende Thrombose ist mir nicht bekannt geworden.

Bei Infektion des Infarktes kommt es zur Einschmelzung oder zur Abstoßung durch demarkierende Entzündung. Durch Verwachsungen wird sich eine abgesackte subphrenische Peritonitis einstellen, deren weitere Erscheinungen oben besprochen sind.

BORST erwähnt multiple hämorrhagische Milzinfarkte ohne scharfe Abgrenzung nach Leberschüssen und denkt an rückläufige Stoßbewegungen bis in die Vena lienalis. Es ist nicht angegeben, ob frische oder infizierte Leberverletzungen vorlagen. Derartige multiple hämorrhagische Herde der Milz sieht man im Anschluß an septische Infektion sehr oft (fleckig-septische Milz). Daher ist Vorsicht in der Deutung solcher Bildungen zu empfehlen.

Viel erörtert ist noch die Verpflanzung zersprengter Milzteilchen in die Bauchhöhle, aus denen sich kleine Ersatzmilzen bilden. Abgesehen von den Friedensbeobachtungen der Literatur (BENEKE) ist mir von einer solchen Beobachtung im Felde wohl berichtet worden, die ich aber selbst nicht gesehen habe. Im ganzen kommt dieser autoplastischen Verpflanzung mehr theoretisches Interesse als praktische Bedeutung zu (s. KREUTER, STUBENRAUCH).

E. Pankreas.

Die Bauchspeicheldrüse wird, bei ihrer Lage zwischen den Baucheingeweiden und den großen Gefäßen der hinteren Bauchwand ohne schwerwiegende Mitbeteiligung der Nachbarschaft nicht getroffen werden können, auch Form und Größe bringen eine verhältnismäßig geringe Häufigkeit von Verletzungen mit sich.   Beachtenswerte Eigentümlichkeiten haben die frischen Wunden des Pankreas nicht.   Allein die Folgen sind von allgemeiner Bedeutung.

Austritt von Pankreassaft zugleich mit Gewebsschädigung führt unter Aktivierung des tryptischen und fettspaltenden Fermentes zur Fettgewebsnekrose.   Diese äußert sich in Trübung und wachsartig-fester Umwandlung der Fettträubchen, die bald ein weißes Aussehen durch Kalkablagerung annehmen.   Abgetrennte oder durch Blutungen stärker geschädigte Stückchen des Pankreas können außerdem durch das Ferment vollständig aufgelöst werden.

Solche Fettgewebsnekrosen haben wir bei Verletzungen des Duodenums bereits erwähnt, ich sah sie bei Verletzungen des Pankreas schon in kurzer Zeit nach Verwundung, immer beschränkt auf die nächste Umgebung des Wundgebietes.

Im Anschluß an einen Brust-Bauch-Schuß fand ich eine Nekrose des Pankreasschwanzes, von dem ein bohnengroßer, losgelöster Sequester in einem abgekapselten Abszeß mit eigenartig krümeligem Eiter und schwärzlichen Blutungen lag. Von diesem war Durchbruch auch in das Kolon erfolgt.

Die Wirkung des Pankreassaftes scheint mir aber auch von Wichtigkeit für die Entstehung von Thromben in den benachbarten mitverletzten Blutgefäßen, der Pankreassaft ist in höchstem Maße gerinnungsfördernd. So sah ich nach Schrapnelldurchschuß das Pankreas und der Vena cava oberhalb und unterhalb der Gefäßwunde einen etwa 4 cm langen Thrombus, mit weißer und roter Schichtung, der offenbar rasch entstanden war, denn der Tod war etwa 12 Stunden nach Verletzung eingetreten.

Das Auftreten der Fettgewebsnekrosen nach stumpfen Verletzungen des Pankreas ist nach Friedensbeobachtungen so bekannt, daß darauf sowie auf die weiteren Folgen nicht eingegangen zu werden braucht. Unter Kriegsbedingungen wäre ein gleiches Ereignis bei Prellung des Bauches, auch bei Verschüttung denkbar; mir sind Beobachtungen nicht bekannt, dagegen ausgedehnte Pankreasfettgewebsnekrosen nach Hufschlag und gleichartigen Verletzungen.

Einen Fall von Diabetes nach Pankreasverletzung beschreibt ROCHS. Es fanden sich bei dem nach 3¹/₄ Monaten im Koma Verstorbenen Verwachsungen des Pankreas, fibröse Induration und hyaline Degeneration der Inseln.

F. Nebennieren.

Lage und Kleinheit sichern in noch höherem Maße die Nebennieren vor Verletzungen.   Durchschüsse oder Streifschüsse mit mehr oder weniger vollständiger Zertrümmerung des weichen, blutreichen Organs finden sich links bei Milz- und Nierenverletzungen, rechts bei Leber- und Nierenschüssen, gleichzeitige Verletzungen beider Nebennieren können bei horizontalen Schüssen durch die Wirbelsäule vorkommen.

Prellung habe ich einige Male bei Nieren- oder Leberverletzungen beobachtet. Die hierbei vorkommende blutige Durchsetzung des Organs wird durch den Reichtum und die hohe Empfindlichkeit der Gefäße begünstigt.   Wir kennen die Neigung der Nebenniere zur hämorrhagischen Infarzierung unter toxisch-infektiösen Einflüssen.

Doppelseitige Prellwirkung wäre bei Wirbelverletzung, auch bei Verschüttungen denkbar.

Folgen hat einseitige Nebennierenzerstörung nicht.   Bei doppelseitiger Zertrümmerung oder blutiger Durchsetzung können sich die Ausfallserscheinungen einstellen, die unter Blutdrucksenkung und Kollaps das Bild des akuten Nebennierentodes darstellen.

Bei chronischer Vernichtung der Nebennierensubstanz, wie sie durch beiderseitige Narbenbildung entstehen kann, liegen Friedensbeobachtungen von Addisonscher Krankheit vor. Es ist eine seltene Verletzungsfolge, da schon kleine Reste von Rindensubstanz die Erscheinungen verhindern.

In einem Fall von Infanteriewirbeldurchschuß in Höhe des ersten Lendenwirbels fand sich 6 Wochen nach der Verwundung eine vollständige Einbettung beider Nebennieren im Narbengewebe. Auf dem Durchschnitt sind Rindenabschnitte in gewöhnlicher Form und mit Lipoidgehalt erkennbar, daneben unregelmäßige strahlige Einsprengungen von Lipoid, die auf Regeneration schließen lassen. Addisonerscheinungen hatten nicht bestanden, der starke Verfall der letzten Wochen ließ sich mit septischem Einfluß von andern Wunden aus erklären.

G. Nieren.

Durch ihre extraperitoneale Lage, eingebettet in die Höhlung neben den ersten Lendenwirbeln, sind die Nieren bei den durchdringenden oder eindringenden Verletzungen, welche die Bauchhöhle im engern Sinne treffen, wenig in Mitleidenschaft gezogen, vor allem bei den von vorn eindringenden Schüssen. Dagegen steht ihre Beteiligung bei den Rückenverletzungen im Vordergrunde. Man unterscheidet demnach intraperitoneale Nierenverletzungen bei Mitbeteiligung der Bauchhöhle und extraperitoneale, welche diese nicht berühren. Schußverletzungen treffen zumeist eine Niere, namentlich durch Infanteriegeschosse, nur bei queren Rückendurchschüssen können beide zugleich verletzt werden; nicht so selten ist das dagegen bei mehrfachen Granatverletzungen der Fall, mit wechselnder Schwere auf jeder Seite.

Unter den Organen der Nachbarschaft ist die Mitverletzung des Colon ascendens oder descendens, sowohl bei den vom Rücken oder der Seite aus eindringenden als bei den von der Bauchhöhle herkommenden Schüssen, von wesentlicher Bedeutung; sie kann sowohl extraperitoneal bleiben, wie mit Eröffnung des Peritoneums verbunden sein und mit Verletzung anderer Darmabschnitte. Sodann ist auf der rechten Seite die gleichzeitige Verletzung von Niere und Leber, auf der linken von Niere und Milz ein häufiges Vorkommnis, auf das bereits aufmerksam gemacht wurde. Die Einbeziehung der Nebennieren geschieht häufiger durch den retroperitonealen Bluterguß als durch Geschoßwirkung. Besonders muß noch auf die Mitverletzung der großen Gefäße vor der Wirbelsäule hingewiesen werden und auf die Beteiligung der Wirbelsäule. Lendenmark und Niere werden entweder zugleich getroffen, mit Eröffnung des Rückenmarkskanals, oder die Gewaltwirkung pflanzt sich mittelbar von der Wirbelsäule gegen die Niere zu fort oder bei Nierenverletzung ist das Rückenmark durch Fernwirkung beteiligt.

a) Durchschüsse und Steckschüsse.

Durchschüsse sind sehr viel häufiger wie Steckschüsse, was sich aus der kleinen Masse erklärt. Letztere habe ich nur bei Granatverletzungen, und zwar durch kleine Splitter gesehen. Größere Splitter zerreißen die Niere, um dann liegenzubleiben, bedingen also die gleiche Wirkung wie Durchschüsse.

Von einer gewissen Regel des Durchschusses ist nur bei Infanterieverletzungen zu sprechen; sie können kalibergroß die Niere durchsetzen, der Einschuß kleiner, mit etwas eingedrückten Rändern, der Ausschuß größer, vielleicht trichterförmig, mit aufgeworfenem Rand. Aber man ist manchmal von dem geringen Durchmesser des Schußkanals überrascht, auch eine Schrapnellkugel kann eine bloß strichförmige Wunde hinterlassen.

Am Einschuß sehen wir in wechselndem Maße kleinere radiäre Sprünge, am Ausschuß größere Risse, die zur Absprengung von Teilen führen können. Durch stärkere Sprengwirkung kommt es zu einer Verbindung der Risse, aber am schwersten ist die Zersprengung bei Durchschüssen nahe dem Hilus. Hierbei entstehen dann Mißverhältnisse von geringer Splittergröße und Schußwirkung, ähnlich, wie wir bei der Leber beschrieben. Abreißen großer Teile oder vollständiges Auseinanderbersten des Organs ist die äußerste Folgeerscheinung.

An den Sprüngen klafft die elastische Kapsel oft stärker als das Nierengewebe, aber man beobachtet doch auch Risse, die unter der erhaltenen Kapsel verlaufen. In dem Verlauf wird von allen Untersuchern (OPPENHEIM, W. KOCH) auf eine gewisse Gesetzmäßigkeit hingewiesen, indem die Risse den Zwischenschichten der Renculi entsprechen, in denen auch die Gefäße zur Rinde aufsteigen. Daraus ergibt sich die große Blutungsneigung dieser Sprünge.

Der Schußkanal oder die Umgebung einer klaffenden Durchreißung läßt verschiedene Schichten erkennen. Wir haben zunächst den Kanal selbst, der entweder eine mit Trümmern und Blut erfüllte

Lichtung bietet oder so vollständig von geronnenem Blut verschlossen („plombiert") ist, daß man ihn kaum verfolgen kann. Ihn umgibt eine Schicht von Gewebe, das von der Ernährung abgeschnitten und von Blutung durchsetzt der Nekrose verfallen ist („Ringinfarkt", W. KOCH). Weiter sehen wir aber in wechselnder Ausbildung und Größe vom Schußkanal gegen die Rinde reichende keilförmige, scharf abgegrenzte Herde von weißgelber Farbe, d. h. anämische Keile (Infarkte), die dem Gebiet der durchtrennten Gefäße entsprechen (s. Abb. 129). Der Bau dieser Keile (Infarkte) wird noch näher zu besprechen sein, ihre Ausdehnung hängt von der Richtung des Schußkanals und dem Grad der Gefäßverletzung ab; so sehen wir sie auf schmale Streifen oder kleine Herde am Ein- und Ausschuß

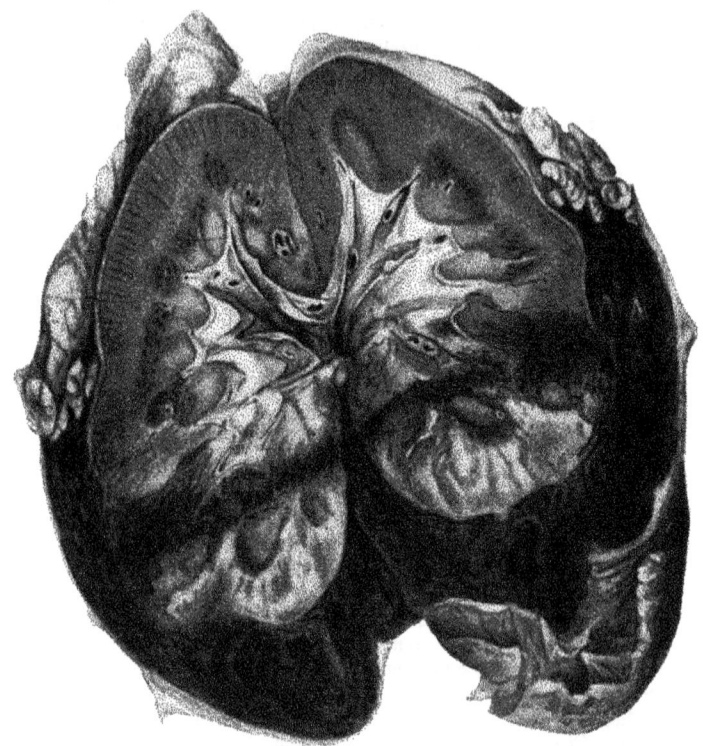

Abb. 129.
Nierendurchschuß mit Infarktbildung und Kapselhämatom.

beschränkt, bald aber fast einen Pol davon eingenommen, oder schließlich ist das ganze Gebiet zwischen Ein- und Ausschuß der anämischen Nekrose verfallen („Brückeninfarkte" KOCH). Von diesen Keilen durch unmittelbare Schußwirkung sind entfernter gelegene anämische Herde zu unterscheiden, die durch Gefäßschädigung und Thrombose im Anschluß an weiterreichende Sprünge hervorgerufen sind oder durch fortgeleitete Gefäßverstopfungen von den Ästen des Wundgebietes.

Steckschüsse der Niere bieten das gleiche Verhalten des Schußkanals bis zu dem Bett des meist nur kleinen Splitters hin. Gemäß der geringen . Durchschlagskraft ist die Zertrümmerung des umgebenden Gewebes und die Ausbildung von Sprüngen geringer, ebenso auch die weiteren beschriebenen Wirkungen, sofern nicht gerade ein größeres Gefäß nahe dem Hilus verschlossen wurde.

b) Streifschüsse und Rinnenschüsse.

Rinnenschüsse und Streifschüsse lassen ein Wundbett erkennen, das die gleiche Schichtung wie die durchdringenden Schußkanäle aufweist, ausgefüllt von Blutgerinnseln. Aber die über das Wundbett hinausreichenden Sprünge zeigen ein sehr wechselndes Verhalten. Sie spielen keine Rolle im Gebiet der Nierenpole, werden beträchtlich bei Verletzung des gewölbten Nierenrandes (Konvexität) und erreichen die größte Ausdehnung an der mittleren Nierenfläche, vor allem nahe dem Hilus (KOCH). Der Verlauf der Risse hängt, wie auseinandergesetzt, von dem inneren Aufbau der Niere ab, das Verhalten der Örtlichkeit aber erklärt KOCH nicht durch die hydrostatische Druckwirkung, sondern damit, daß das Fettgewebe des Nierenlagers zusammen mit dem Nierenbecken gerade um die mittleren Teile ein nachgiebiges Polster bildet, so daß eine Zusammenpressung des Nierenmantels erfolgen und die Risse begünstigen kann. An den Polen fehlt das Polster, daher kommt ein Abreißen von Stücken eher vor als tiefe Berstungsrisse (KOCH). Ich möchte doch die Mitwirkung des hydraulischen Druckes in der Nähe des Nierenhilus nicht so ganz ablehnen, der allerdings von dem sehr wechselnden Füllungszustand abhängen wird.

c) Prellschüsse und stumpfe Gewaltwirkung.

Prellschüsse der Niere sind als Nebenbefund bei Verletzungen des Rückens und der Nachbarschaftsorgane ein sehr häufiger Befund. Wir haben wie bei der Leber und Milz, unmittelbare Wirkungen, wenn die Geschoßbahn das Nierenlager berührt, aber auch fortgeleitete Beeinflussung (Fernwirkung). So wird die rechte Niere bei Leber-, die linke bei Milzverletzungen in Mitleidenschaft gezogen, vor allem aber bei Schußfraktur der letzten Rippen, selbst wenn auch diese, hauptsächlich die 12., nur tangential berührt werden. Namentlich ist aber Verletzung der Wirbelsäule von Bedeutung; schon der Bruch eines Dornfortsatzes der ersten Lendenwirbel hatte fortgeleitete Prellung der Nieren bedingt.

Die Prellwirkung kann sehr verschieden sein. Wir sehen oberflächliche hämorrhagische Durchsetzung in einem mehr oder weniger breiten Streifen, hervorgerufen durch Erschütterung und Staseblutungen, aber auch durch kleine Einrisse der Substanz mit und ohne Kapselrisse. Aber es treten auch die oberflächlichen Risse mehr in den Vordergrund, wiederum besonders in dem mittleren Teile und mit der Neigung zu horizontalem Verlauf. Die Erschütterungsblutungen können die ganze Breite der Rinde durchsetzen, und wir finden in frischen Fällen die Harnkanälchen mit Blut erfüllt; dieses ist auch in der Umgebung der sichtbaren Risse der Fall.

Der Prellwirkung durch Geschosse ist die durch andere stumpfe Gewalten im ganzen gleich, die durch Quetschungen des Bauches oder des Rückens, vor allem auch bei Verschüttungen vorkommen. KOMMEL nimmt außer Einwirkung auf der Seite der Gewalt auch eine Gegenstoßwirkung an, indem die Niere gegen die Wirbelsäule geschleudert werden kann. Bei Verschüttung aber kommt noch die Zusammenpressung des Organs in der Längsrichtung in Betracht, deren Wirkung durch die Stauung im Kreislauf und im Nierenbecken verstärkt wird. Die Folgen sind in leichten Graden Kapselrisse, die horizontal oft in mehreren Reihen parallel verlaufen, über die hintere Kante hinweg oder die ganze Oberfläche umkreisend, tiefere Risse mit Blutungen ins Gewebe und endlich vollständige Durchtrennung. OPPENHEIM denkt auch an die Möglichkeit einer Biegung über die 12. Rippe; ich habe solche Fälle nicht beobachtet.

d) Folgen der Nierenverletzungen.

1. Die Blutung.

Klinisch ist die Blutung durch die Harnwege das wichtigste Anzeichen selbst geringfügiger Nierenverletzung. Übereinstimmend wird aber von allen Untersuchern festgestellt, daß bei der Obduktion von Nierenverletzungen blutiger inhalt im Nierenbecken und Blase gegenüber der Blutung in das Nierenlager zurücktritt (BORST, KOCH). Dies rührt davon her, daß die Blutung gegen das Nierenbecken vorübergehend ist und auch bei dunkler Färbung des Urins nicht sehr massig zu sein braucht.

Blutung in die Harnkanälchen kann ohne Gefäßzerreißung erfolgen bis zu recht bedrohlichen Graden, wie es bei der sog. essentiellen Nierenblutung bekannt ist. Das kann der Fall sein bei Prellungen und stumpfer Gewaltwirkung, bei denen durch Erschütterung des Gefäßnervensystems eine Stase entsteht. Wir finden dann nur kleine blutige Durchsetzungen des Gewebes, wie oben beschrieben, starke Füllung der Glomeruli und Blutzylinder in den Harnkanälchen.

Bei Sprüngen und Einrissen des Nierengewebes, wie wir sie als mittelbare Folgen von Prellungen, Streif- und Durchschüssen kennen gelernt haben, aber auch durch die Schußkanäle selbst werden Harnkanälchen eröffnet und Blut hineingepreßt. Auch diese Blutungen kommen rasch zum Stehen, da die Blutgerinnung durch die Fermentwirkung der zerstörten Gewebsteile sehr rasch und vollständig erfolgt, wodurch auch die Ausfüllung der Schußkanäle durch feste Gerinnsel eine so auffallende ist. Die Lichtung kleinerer Gefäße wird zugleich durch Thromben verschlossen.

Erheblicher ist die Blutung bei Zerreißungen und Schußkanälen, die das Nierenbecken erreichen und dadurch zugleich größere Gefäßäste durchtrennt haben. Doch auch in solchen Fällen ist man überrascht, Nierenbecken und Blase frei zu finden, da das Blut seinen Weg nach dem Nierenlager nahm.

Somit ergibt sich eins sicher aus den anatomischen Befunden, daß der Blutaustritt in die ableitenden Harnwege nicht der Schwere der Nierenverletzungen zu entsprechen braucht und Rückschlüsse darauf trügerisch sein können.

Abgesehen vom blutigen Inhalt und Gerinnseln in der Blase, finden wir als Erscheinungen dieser Form der Blutung Gerinnsel im Nierenbecken. Daß solche Gerinnsel, die auch im Ureter steckenbleiben, den Harnabfluß behindern und Infektionen von der Blase her begünstigen können, ist wohl möglich; mir sind einschlägige Beobachtungen nicht begegnet, ebenso nicht eine Inkrustierung von Gerinnseln durch Uratniederschläge, die BORST für möglich hält.

Blutung nach außen kann unter die Bindegewebskapsel der Niere erfolgen, so daß sie von der Niere abgehoben wird, das ist jedoch nur in begrenztem Maße der Fall. Im allgemeinen wird durch den Blutaustritt die Fettkapsel teils zur Seite gedrängt, teils durchsetzt, so daß nach eingetretener Gerinnung ein ziemlich scharf umgrenztes Hämatom die Niere wie ein Mantel umhüllt, oder aber der Erguß erstreckt sich ohne Abgrenzung in das retroperitoneale Bindegewebe hinein vom Zwerchfell bis zum Becken und bis in die Wurzel des Mesenteriums. Je älter die Blutung ist, um so mehr formt sich der unmittelbar der Niere anliegende Teil und schließt sich mit zunehmender Organisation an sie an, so daß am Ende eine schwartige Umhüllung mit Einlagerung brauner Pigmentmassen kaum mehr eine Entscheidung ermöglicht, ob die Blutung außerhalb oder innerhalb der fibrösen Kapsel lag.

Natürlich wird bei Verletzung vom Rücken her ein Teil der Blutung durch die Wunde nach außen erfolgen, ebenso bei Eröffnung der Bauchhöhle in diese eintreten. Die Fettkapselblutung aber ist meist anatomisch die hervorstechendste Erscheinung.

2. Infarktbildung.

Auf die anämischen Nekrosen in der Umgebung von Durchschüssen der Niere ist bereits hingewiesen worden; wir unterscheiden die Nekrosen in unmittelbarer Nachbarschaft des Schußkanals infolge Zertrümmerung des Gewebes, Durchsetzung mit Rissen und Absprengung einzelner Teile, besonders am Ausschuß, andererseits die anämischen Keile (Infarkte) infolge Abtrennung größerer Rindengebiete von den Gefäßen und endlich Ferninfarkte durch Unterbrechung von Gefäßen, die zu weiter abliegenden Nierengebieten führen. Letzteres kann eintreten, wenn Sprünge vom Wundgebiet aus die entferntere Gebiete versorgenden Arterien durchreißen oder ihre Wand so schädigen, daß sich Thromben bilden. Aber es können auch Thromben aus den durchrissenen Gefäßen des Wundgebietes fortschreitend den Verschluß anderer Ästchen bedingen. OPPENHEIM stellt die Thromben als Ursache der Ferninfarkte in den Vordergrund; nur die genaue mikroskopische Untersuchung wird jedesmal Aufschluß geben können. Die Eigentümlichkeit der Gefäßversorgung der Nieren, deren aufsteigende Arterienäste Endarterien im Sinne COHNHEIMS sind, bringt es mit sich, daß diese anämische Keilbildung (Infarkte) als Verletzungsfolge so stark in den Vordergrund tritt, wie bei keinem anderen Organ der Bauchhöhle.

Der Bau der Keile ist dem der spontan vorkommenden Niereninfarkte gleich, auch besteht kein durchgreifender Unterschied zwischen der Schichtung in unmittelbarer Umgebung des Wundkanals und den entfernter gelegenen anämischen Nekrosen. Die Mitte wird von völlig nekrotischen Kanälchen eingenommen mit kernlosen, scholligen Epithelien, gegen den Rand findet sich eine Schicht, in der man den Kernzerfall noch nicht abgeschlossen findet, während bereits nach 1—2 Tagen sich Leukozyten von dem Randstreifen verschieben. Ich vermag diese Grenzschicht am Schußkanal nicht, wie BORST, als eine besondere Zone der „molekularen Erschütterung" von der durch Anämie bedingten Nekrose abzutrennen.

Den Abschluß bildet die Randzone, in der die Gefäße strotzende Blutfüllung bis zur Stase darbieten und von der aus sich nach kürzester Zeit eine Leukozyteneinwanderung entwickelt. Die Leukozyten beladen sich mit Fetttröpfchen, wie auch in Epithelien des Randgebietes feintropfige Verfettung eintritt. Diese ist als resorptive Verfettung, als Zeichen der Einleitung resorptiver Vorgänge aus dem untergehenden Gewebe anzusehen (DIETRICH).

Die Randzone stellt sich makroskopisch oft schon als deutlicher roter (hyperämischer) Saum dar, Blutungen (hämorrhagische Randzone) können den Streifen noch verstärken. Von ihm entwickelt sich bereits nach wenigen Tagen eine lebhafte Gewebsneubildung, die teils der Resorption des Nekrotischen und der narbigen Durchsetzung, teils der bindegewebigen Abkapselung zustrebt. Darauf kann näher nicht eingegangen werden, es sei nur hingewiesen, daß an der Ausbildung der Randzone das Alter dieser Infarkte und des Schußkanals fast auf Tage genau bestimmt werden kann. Den Ausgang bildet die vollständige Narbe bei kleinen Herden, der geschrumpfte Infarkt mit breiter Randschwiele bei großen; bei ausgedehnter Nekrose kann die ganze Niere zur Infarktschrumpfniere umgewandelt werden (s. OPPENHEIM).

In der Randzone der Infarkte, wie auch an der Grenze des zertrümmerten Gewebes am Wundkanal finden sich auch Regenerationsvorgänge. Diese verlaufen einerseits intrakanalikulär dort, wo die Harnkanälchen geschädigt, aber noch in Zusammenhang mit vermehrungsfähigen Epithelstrecken geblieben sind. Schon nach 6 Tagen läßt sich Vermehrung nachweisen (OPPENHEIM) und allmählicher Ersatz der nekrotischen Zellen durch vollwertiges Kanälchenepithel. Andererseits sieht man besonders im Randgebiet größerer nekrotischer Abschnitte Sprossungen von jungen Kanälchen, die von kleinen Epithelknospen bis zu geschlängelten Epithelröhren führen, in mannigfaltiger Form, ausgezeichnet durch kernreiche dunkle Zellen. Funktionsfähige Harnkanälchen werden dadurch nicht gebildet. Man findet diese Sprossungen noch in älteren Narben, aber allmählich erliegen sie wohl der Rückbildung. Regenerative Vorgänge an den Glomeruli sind nicht beobachtet (OPPENHEIM, ZILL).

Die in den Gefäßen anämischer Keile gefundenen Thromben werden gewöhnlich in ursächliche Beziehung zu der Nekrose gebracht. Doch ist Vorsicht hierbei geboten. Es kann sich auch in den Randgebieten eine Thrombose entwickeln, die sich bis in größere Venenästchen fortsetzt. Man findet solche Thromben besonders häufig in den hämorrhagisch durchsetzten nekrotischen Gebieten von Prellungen (Kontusionsinfarkten), die im übrigen die gleiche, wenn auch unregelmäßiger verteilte Schichtbildung aufweisen. Diese unter dem Einfluß der resorbierten Stoffe entstandenen Thromben (autotoxische Thromben) bleiben aber im ganzen auf die Äste des Gebietes beschränkt, eine Fortsetzung in die Hauptstämme hinein ist, außer bei erheblicher Zertrümmerung oder bei Wandschädigung dieser, zumeist auf die Mitwirkung infektiöser Einflüsse zu beziehen (DIETRICH). So kann eine Thrombose von der Niere bis in die Vena cava weitergreifen und Embolien veranlassen.

3. Infektion.

Im ganzen ist es auffallend, daß der Infektion der Nierenverletzungen eine geringere Rolle für die Erscheinungen an der Niere selbst und deren Rückwirkungen auf den Körper zukommt, als an anderen Organen. Gewöhnlich steht die Beteiligung benachbarter Organe oder Körperteile für die Ausbildung infektiöser Prozesse sehr viel mehr im Vordergrund. Selten ist die eitrige Infektion eines Schußkanals in der Niere selbst oder die Einschmelzung von anämischen Nekrosen (Infarkten). Anders liegt es mit der Infektion des perirenalen Blutergusses, die vom Geschoß bzw. mitgerissenen Teilen erfolgen kann, oder von der äußeren Wunde des Rückens, drittens aber auch von einer Mitbeteiligung des Darmes, vor allem des Kolon (Verletzung oder Kontusionsperforation). Es tritt eitrige Zersetzung oder jauchiger Zerfall des Blutes ein und retroperitoneale Phlegmone, deren Beziehungen zur Bauchhöhle schon besprochen wurden. Im phlegmonösen Gebiet werden abgesprengte Nierenteile dem bakteriellen Zerfall zugeführt, während die Niere selbst ganz unbeteiligt bleibt.

Ein eigenartiges Beispiel anaerober Infektion möge dies beleuchten. Nach Granatverletzung des Rückens wurde 3 Tage später ein großer Splitter aus der Nierengegend entfernt. Das ganze Nierenlager war mißfarbig und gasdurchsetzt, von leichenartigem Geruch; Tod am 7. Tage nach Verwundung. Bei der Obduktion wölbte sich das Lager der linken Niere stark vor, das Peritoneum darüber war trüb mit Fibrinbelägen und Verklebungen. Das ganze retroperitoneale Fettgewebe bis zur Beckenwand war von trüber Infiltration mit Gasblasen durchsetzt, übergehend in schmierige Durchsetzung des Bauchwandfettgewebes. Den unteren Nierenpol aber umgab eine Zerfallshöhle mit zundriger Wand; darin lag ein abgerissenes, mißfarbiges Nierenstück. An der Niere selbst war die jauchig belegte Abrißfläche durch einen Saum scharf abgegrenzt, das Nierengewebe erchien trüb, aber ohne stärkere Veränderungen. Doch ging von den kleineren Gefäßen des Wundgebietes eine Thrombose aus, die sich bis in die Vena cava, nahe der Leber, fortsetzte, beckenwärts der Kavawand bis zur Iliaka anliegend.

Außer von der Wunde und von der Bauchhöhle kann eine Infektion der verletzten Niere aufsteigend von der Blase erfolgen. Dies geschieht bei gleichzeitiger Verletzung des Rückenmarks mit nachfolgender Blasenlähmung, die zur Zystitis führt. Dann kann es zur Abszeßbildung in der Niere selbst und eitriger Einschmelzung geschädigter Abschnitte kommen (KOCH). Sekundäre Infektion geschädigter Nierengebiete auf dem Blutwege, die von anderen Verletzungen möglich wäre, ist mir nicht bekannt geworden.

4. Andere Verletzungsfolgen.

Klinisch und durch experimentelle Untersuchungen ist bekannt, daß bei Verletzung einer Niere durch reflektorischen Gefäßkrampf die Harnsekretion kürzere oder längere Zeit aufgehoben sein kann. Diese reflektorische Anurie kann auch die andere, unverletzte Niere ergreifen. Man findet in solchen Fällen die Blase ganz zusammengezogen und leer, und die Niere, sofern nicht agonal der Füllungszustand der Gefäße verändert ist, auffallend blaß. Es ist die Anurie bei Verletzung einer Niere von der bei doppelseitiger Nierenverletzung zu unterscheiden; beides ist beschrieben (KOCH).

Ich beobachtete einen Fall, bei dem 48 Stunden lang vollständige Harnverhaltung bestanden hatte. Es fand sich ein Granatsplitterstecksschuß in der vergrößerten rechten Niere bei angeborenem Fehlen der linken. An Stelle des linken Ureterabganges zeigte die völlig leere Blase ein Divertikel, von dem noch ein geschlossener Strang bis zum Beckenrand reichte. In der Niere, die außer dem kleinen Steckschuß offenbar eine stärkere Prellung von einer Rücken-Beckenwunde erfahren hatte, fiel mikroskopisch der wechselnde Blutgehalt auf; neben Bezirken mit leeren und engen Kapillaren fanden sich erweiterte Gefäße mit vermehrten Leukozyten.

Es sei anschließend daran bemerkt, daß man bei der Häufigkeit von Entwicklungstehiern der Niere häufiger mit Verletzung verlagerter oder verbildeter Nieren rechnen müßte. Mir sind Beispiele, außer dem angeführten, nicht bekannt geworden, nur GRUBER berichtet über die Zerreißung einer Hufeisenniere bei Fliegerabsturz.

Die Nierenentzündung (Nephritis) nach Verletzung ist vielfach erörtert worden (LAWEN). Ich sah einen Fall von klinisch festgestellter Nephritis nach Schrapnelldurchschuß. Die Beurteilung dieser Entzündungen ist dann erschwert, wenn andere Verwundungen mit eitrigen örtlichen oder allgemeinen septischen Erscheinungen vorhanden sind, deren Folge eine septisch-toxische oder metastatisch-embolische Nephritis sein kann, wie auch in dem einen Fall von LAWEN. Es ist wohl denkbar, daß bei der Häufigkeit der Kriegsnephritis und ihrem plötzlichen Auftreten nach unbedeutenden äußeren oder inneren Anlässen (DIETRICH) auch durch Verletzung die Erscheinungen ausgelöst wurden. Ich konnte mir hierüber weder nach eigenen Fällen noch nach genaueren Berichten ein Urteil bilden.

H. Harnwege und Blase.
a) Nierenbecken und Ureter.

Die Verletzungen des Nierenbeckens schließen sich eng an die der Niere an, sind zumeist auch wohl damit verbunden. Die Besonderheit der Nierenbecken- und Ureterverletzungen besteht jedoch in dem Austritt von Urin bei funktionsfähig erhaltener Niere. Der Urin kann in das retroperitoneale Gewebe oder bei gleichzeitiger Eröffnung der

Bauchhöhle in diese eintreten. Er kann zur Resorption gelangen (s. u.) oder die Infektion der durchtränkten Gewebe begünstigen und verstärken. Findet der Urin durch die äußere Wunde Abfluß (Urinfistel), so findet man als Folge der infektion die aufsteigende Pyelonephritis. Narbige Verengerung oder Verschluß des Ureters kann Hydronephrose zur Folge haben.

Eine ungewöhnliche Verletzung des Nierenbeckens beobachtete ich bei einem Manne, der 2 Tage vorher in einen Granattrichter gestürzt war. Es bestand bei ihm eine Phimose, Balkenblase und Erweiterung des Nierenbeckens. Das rechte Nierenbecken war bis zu Dreivierteln des Umfanges quer eingerissen (hydraulische Sprengwirkung beim Sturz), das retroperitoneale Gewebe vom Becken bis zum Duodenum eigenartig sanguinolent durchtränkt; es bestand allgemeine Peritonitis ohne Bauchfell- und Darmverletzung.

Bei Prellung des Nierenbeckens kann es zu Schleimhautblutung und Blutaustritt in den Urin kommen, was für die Beurteilung von Blutung nach Nierenverletzung wichtig ist (KOCH).

b) Verletzungen der Harnblase.

Die Verletzungen der Harnblase können extraperitoneal oder intraperitoneal sein. Das Verhalten der äußeren Wunde dabei kann sehr wechseln, je nach dem Füllungszustand im Augenblick der Verwundung, so daß die Beurteilung der Wundrichtung später, wenn die Blase sich wieder verändert hat, sehr schwer ist. Nur selten bleiben Verletzungen ganz extraperitoneal und auf die Blase beschränkt. Bei Verwundungen des Blasenhalses wird, abgesehen von den Weichteilen und Knochen des Beckens, zumeist der Mastdarm mitgetroffen; Verletzungen der oberen Blasenhälfte gehen mit Beteiligung der Bauchorgane, vor allem der Därme einher.

1. Durchschuß und Steckschuß.

Durchschuß kann zu Zersprengung der Blase führen bei praller Füllung, aber man ist überrascht von der Häufigkeit glatter Durchschüsse ohne jede Einrisse, sowohl von Infanteriegeschossen wie von Granatsplittern. Der Ausschuß ist manchmal kaum größer als der Einschuß, beide können extraperitoneal oder intraperitoneal sein oder verschieden. Die Schußöffnungen können sich durch die Kontraktion der Muskulatur fast ganz schließen, selbst bei Schrapnellkugeln und größeren Splittern. Wenn die Schußrichtung aber mehr tangential verläuft, kommen auch schlitzförmige Öffnungen vor, zumeist in der Längsrichtung.

Die Häufigkeit der Steckschüssen wird als Eigentümlichkeit von allen Beobachtern betont, ZUCKERKANDL schätzt sie auf 33%, KIELLEUTHNER auf 50%. Ihr Vorkommen auch bei Infanterieverwundungen erklärt sich, daß bei mittlerer Blasenfüllung die lebendige Kraft des Geschosses aufgefangen wird, ohne daß die elastische Wand eine Schädigung durch die auseinandergedrängte Flüssigkeit erfährt. Granatsplitter können auch die anliegende Wand sekundär durch scharfe Kanten und Spitzen verletzen oder sich einbohren, so daß sie eine Ausbuchtung (Divertikel) bilden.

2. Streifschüsse und Prellungen.

Streifschüsse rufen schlitzförmige Einrisse hervor, können aber auch kleinste rundliche Öffnungen zurücklassen, die gegen die Bauchhöhle oder das Beckengewebe gehen. Sind nur die äußeren Wandschichten berührt, so treten Blutungen auf, wie bei Prellschüssen und stumpfen Gewaltwirkungen (Prellungen).

Diese Blutungen, die, wie an den anderen Organen, so z. B. Magen und Darm, als Staseblutungen durch Erschütterung der kleinen Gefäße, weniger durch unmittelbare Zerreißung aufzufassen sind, bleiben entweder auf den Ort der Stoßwirkung beschränkt, oder können einen größeren Bezirk einnehmen; es kommen auch hier Gegenstoßwirkungen vor, indem z. B. eine Prellung des Blasenpols kleine Schleimhautblutungen am Blasenhals zur Folge haben können. Der Füllungszustand ist hierbei wesentlich (DIETRICH).

Einrisse der Schleimhaut oder der ganzen Wand kommen bei stärkeren Prellungen vor, bei geringeren oberflächliche Schorfe und Geschwüre, wie am Darm beschrieben.

Blasenrisse durch stumpfe Gewalt bei starker Füllung können bei Stoß gegen den Leib, auch bei Verschüttung eintreten. Wie geringfügig die Gewalt zu sein braucht, zeigt das Beispiel eines Mannes, der mit stark gefüllter Blase ausgleitend auf das Gesäß fiel und 2 Tage später an den Folgen des Urinaustritts durch diesen Blaseneinriß starb. (Beobachtung von Prof. KAYSER-Köln.)

3. Folgen der Blasenverletzungen.

a) Blutungen.

Die Schwere der Blutung bei Durchschuß und Steckschuß ergibt sich aus dem Grade der Wandverletzung, besonders bei Beteiligung des Blasenhalses. Bei Durchschuß des Fundus mit starker Zusammenziehung der Wunde kann sie ganz gering sein, ebenso manchmal bei Steckschuß, so fand ich ein Infanteriegeschoß in der gefüllten Blase ohne jede blutige Färbung des Urins.

Blutaustritt kann aber auch bei Prellung selbst ohne Schleimhautrisse recht erheblich erscheinen. Bei Verletzungen des Blasenhalses ist die Mitbeteiligung des reichen Gefäßnetzes des Beckengewebes von wesentlicher Bedeutung.

ß) Urinaustritt.

Wesentlich für den Ausgang der Blasenverletzungen ist der Austritt des Urins; er kann in die Bauchhöhle, das Beckengewebe oder auch nach außen durch die Haut oder den Mastdarm erfolgen.

Urinaustritt in die Bauchhöhle ist gewöhnlich mit schwerer Peritonitis verbunden, indem die Infektion vom Schußkanal aus (von außen oder durch Geschoß und mitgerissene Teile) erfolgt, aber viel erörtert ist auch die Frage der unmittelbaren Wirkung. Nach ROST tritt der Tod bei intraperitonealer, nicht infizierter Blasenverletzung durch Urämie, infolge der Urinresorption ein. Die angeführte Beobachtung von Blasenruptur nach Sturz, bei der jede Peritonitis fehlte, spricht für die Richtigkeit dieser Auffassung.

Ebenso wird Infektion zumeist das Schicksal bestimmen, wenn Urin in das Beckengewebe bzw. retroperitoneale Gewebe tritt. Es entsteht das schwere Bild der Urinphlegmone, das zu urinös-eitriger Durchtränkung aller Weichteile führt und schwere allgemeine Sepsis mit sich zieht. Von Chirurgen (z. B. BURCKHARDT-LANDOIS) wird darauf hingewiesen, daß dieser schwere, gefürchtete Ausgang sich nicht so regelmäßig einstellt, wie angenommen wird, oder wie er dem pathologischen Anatomen begegnet. Urinfisteln können zu chronischen werden ohne Infektion der durchtränkten Gewebe.

Bemerkt sei, daß Urinfisteln auch sekundär eintreten nach geschwürigem Durchbruch der Blasenwand, so z. B. im Anschluß an Prellungen.

γ) Infektion der Blasenschleimhaut.

Betroffen ist die Blasenschleimhaut von Infektion vor allem bei Steckschuß, wenn die Erreger mit dem Splitter eingeschleppt sind, oder durch den Reiz des Fremdkörpers und Behinderung der Blasenentleerung das Eindringen und Haften von Keimen begünstigt wird. Gefährdet ist die Schleimhaut auch bei Blutungen oder Schorfbildung nach Streifschuß und Prellung entweder von benachbarten infizierten Wundgebieten aus oder von der Urethra.

Die Zystitis bietet alle Grade von fibrinösen Belägen und kleinen Blutungen und Schorfen (einfache akute Zystitis), stärkerer Auflockerung mit Abstoßung oberflächlicher Schichten und eitriger Sekretion (eitrige Zystitis) bis zu ausgedehnteren Schorfen, die der Blasenwand fest anhaften und sich geschwürig abstoßen (verschorfende Zystitis). In den schwersten Graden wird die ganze Schleimhaut in großen Fetzen abgestoßen oder löst sich als fast zusammenhängende nekrotische, von Eiter und Uratausfällungen durchsetzte Masse ab, in deren Mitte der Splitter oder Fremdkörper liegt (dissezierende Zystitis).

Auf die Folgen der Zystitis soll nicht eingegangen werden. Im Vordergrund steht die aufsteigende Pyelonephritis, dann bei schweren, geschwürigen Formen das Übergreifen auf die Nachbarschaft. Bei Ausheilung der Zystitis, vor allem auch bei Urinfisteln, kann die Blase narbig schrumpfen, so daß sie nur einen kleinen, schwielig umhüllten Hohlraum darstellt.

b) Andere Folgen.

Geschosse und Fremdkörper, Knochensplitter, Tuchfetzen bieten eine Grundlage zur Ablagerung von harnsauren Salzen und Phosphaten, die durch infektiöse Zystitis noch begünstigt wird. Es können kleine Splitter ganz eingehüllt werden und als Blasensteine erscheinen, größere lagern die Konkremente vorwiegend an den rauhen Flächen und den frei gegen das Innere vorragenden Teilen ab. So ergibt sich eine sehr große Vielgestaltigkeit.

Aber außer den primär durch die Verwundung eingedrungenen Fremdkörpern finden sich auch sekundär eingewanderte, entweder Geschosse, die in der Nachbarschaft lagen oder Knochensplitter vom Becken, die allmählich die Blasenwand durchdringen (LOHNSTEIN).

Die Verletzungen der Harnröhre sind vor allem in dem Anfangsteil (Pars membranacea) von Wichtigkeit, da sie außer durch unmittelbare Durchtrennung mittelbar durch Beckenfrakturen entstehen können. Aber auch durch Kompression des Beckens ohne Beckenbruch bei Verschüttung kann die Harnröhre zerrissen oder durch Prellung geschädigt werden (DANZIGER). Die Folgen ergeben sich aus der Rückwirkung auf die Blase und bringen nichts Neues gegenüber Friedenserfahrungen.

Die Verletzungen der Samenblasen und der Prostata sind nur Begleiterscheinungen von Verletzungen der anderen Beckenorgane und spielen keine praktische Rolle.

Literatur.

1. Allgemeines.

[1] BORST, M., Einwirkung der Schußverwundungen usw. Lehrb. der Kriegschirurg., herausg. v. Borchard. u. Schmieden. 1917.
[2] — Pathologisch-anatomische Erfahrungen über Kriegsverletzungen. Volkm. klin. Vortr. Nr. 735. 1917
[3] BURCKHARDT, H., u. LANDOIS, F., Die pathologische Anatomie und Behandlung der Bauchschüsse. Bruns Beitr. Bd. 103 H. 1/2. 1916.
[4] LAWEN, A., Die Schußverletzungen des Bauches und der Nieren. Ergebn. d. Chir. 1918.
[5] Über die Wirkung und kriegschirurgische Bedeutung der neuen Handfeuerwaffen, bearb. v. d. Med. Abt. d. preuß. Kriegsminist. Berlin 1894.
[6] VOLLBRECHT u. WIETING, Kriegsärztliche Erfahrungen. Berlin 1914.

2. Einzelarbeiten.

[7] BENEKE, R., Milzregeneration. Naturforscherversammlung 1910.
[8] BENDA, Zwerchfellbrüche. D. Med. W. 1917 S. 1519.
[9] DANZIGER, F., Harnröhrenverletzungen infolge Verschüttung. Bruns Beitr. Bd. 107. 1917. S. 252.
[10] DIETRICH, A., Die pathologisch-anatomische Begutachtung von Verletzungsfolgen. Med. Klin. 1917 Nr. 29.
[11] — Die Kontusionsverletzungen innerer Organe. Med. Klin. 1916 Nr. 50.
[12] — Die Nebennieren bei Wundinfektionskrankheiten. Zbl. f. Pathol. Bd. 29. 1918.
[13] — Überraschende Todesfälle durch Nephritis. Berl. Klin. W. 1917 Nr. 22.
[14] — Die Thrombose nach Kriegsverletzungen. Jena (G. Fischer) 1920.
[15] GEIGES, FR., Schußverletzungen der Harnblase. Bruns Beitr. Bd. 105. 1917.
[16] GRUBER, G. B., Zweihöhlenschüsse mit Zwerchfellverletzung. Mitt. a. d. Grenzgeb. d. Chir. Bd. 32. 1920.
[17] — Über Verletzung bei Sturz aus großer Höhe. Verb. kriegspathol. Tag. Berlin 1916.
[18] HASSNER, H., Pathologische Anatomie im Felde. Virch.-Arch. 221. 1916.
[19] HOFFMANN, A., Über traumatische Zwerchfellhernien. Bruns Beitr. Bd. 114 S. 254.
[20] JÄNNICKE, E., Seltene pathologisch-anatomische Befunde. D. Med. W. 1917 Nr. 25.
[21] KADING, Ein geheilter Fall von intrahep. Aneurysma. Zeitschr. f. Chir. Bd. 150. 1919. S. 82.
[22] KIELLEUTHNER, Über Schußverletzungen der Harnblase im Kriege. Bruns Beitr. 1916 Bd. 100.
[23] KOCH, W., Demonstration von Kriegsverletzungen der Harnorgane. Zeitschr. f. Urologie Bd. 14. 1920.
[24] KOHLHAAS, Ergebn. von Leichenöffnungen. Württ. med. Korresp. 1916.
[25] KREUTER, E., Experimente über die Entstehung der sog. Nebenmilzen. Zbl. f. Chir. 1919 Nr. 29.
[26] KOMMELL, H., Nierenverletzungen. Berl. Klin. W. 1918 Nr. 32.
[27] LAWEN, Erfahrgn. zur Pathologie und operativen Behandlung der Bauchschüsse. M. Med. W. 1915 Nr. 39.
[28] — Erfahrungen über Bauchschußverletzungen. Bruns Beitr. Bd. 97. 1915.
[29] LIECK, Über Bauchschüsse, insbesondere der Leber. Arch. f. Chir. Bd. 107 H. 3.
[30] LOHNSTEIN, H., Fremdkörper der Blase. Bruns Beitr. Bd. 109. 1918.
[31] OBERNDORFER, Zwerchfellschüsse und Zwerchfellhernien. M. Med. W. 1918 Nr. 51.
[32] OPPENHEIM, FR., Über die Verletzungen der menschlichen Niere. Bruns Beitr. Bd. 116. 1919.

[80]) ROBERT, Über Zwerchfellschußverletzungen. Zeitschr. f. Chir. Bd. 147 H. 5/6. 1918.
[84]) ROCHS, K., Traumatische Zwerchfellhernien. Berl. Klin. W. 1917 Nr. 4.
[85]) — Pankreaserkrankung mit Coma diabet. als Folge von Granatverletzg. Berl. Klin. W. 1918 Nr. 38.
[86]) ROST, Woran sterben die Patienten mit intraperitonealer Blasenverletzung. M. Med. W. 1917 Nr. 12.
[87]) SCHMIEDEN, Bauchverletzungen. Kriegschirurgentag Brüssel. Bruns Beitr. Bd. 99. 1916.
[88]) SCHLOESMANN, Über chronischen Zwerchfellbruch. Bruns Beitr. Bd. 113. 1917.
[89]) STUBENRAUCH, Das Auftreten milzähnlicher Tumoren. Zbl. f. Chir. 1919 S. 244.
[40]) — Verlust und Regeneration der Milz beim Menschen. Bruns Beitr. Bd. 118. 1919.
[41]) SUDHOFF, W., Eine eigenartige Darmverletzung. M. Med. W. 1915 Nr. 46.
[44]) SYRING, Bauchschuß und Invagination. Bruns Beitr. Bd. 114 S. 131.
[43]) THOLE, F., Die Verletzungen der Leber und Gallenwege. Neue deutsche Chir. Bd. 4. 1912.
[44]) WIETING, Über die Hernia diaphragmat. Zeitschr. f. Chir. Bd. 82. 1906. S. 315.
[45]) ZILL, L., Beiträge zur Anatomie der Nierenschußwunden. Diss. München 1918.
[46]) ZUCKERKANDL, Schußverletzungen der unteren Harnwege. Wien. Med. W. 1916 Nr. 25.

B. Direkte Kriegserkrankungen durch gröbere physikalische Einwirkungen.

Von Dr. HERMANN GROLL in München,
Im Kriege Assistent des Armeepathologen Oberstabsarzt Prof. Dr. MAX BORST.

Mit 2 Abbildungen im Text.

Die direkten Kriegserkrankungen durch gröbere physikalische Einwirkungen gleichen im allgemeinen jenen Schädigungen durch stumpfe Gewalt, die wir auch im Frieden zu Gesicht bekommen; aber die Verletzungen, die uns im Alltagsleben als seltene unglückliche Ereignisse erscheinen, häuften sich im Kriege zur Unzahl; so bekamen wir unter der übergroßen Zahl solcher Schädigungen eine Reihe von Beobachtungen zu Gesicht, die wir vorher noch nicht oder nicht oft genug gesehen hatten, als daß wir uns ein einigermaßen klares Bild über ihre Art und die Weise ihres Zustandekommens hätten machen können.

Gerade die mechanische Entstehungsweise der Verletzungen durch stumpfe Gewalt ist bei der Verschiedenartigkeit der Gewalteinwirkung und des durch dieselbe hervorgerufenen Effektes oft äußerst schwer klarzustellen. Erscheint es doch schon fast unmöglich, nur alle Arten aufzuführen, durch welche stumpfe Gewalt den menschlichen Körper schädigen kann. So muß ich mich darauf beschränken, alle jene Verletzungen, die uns gegenüber den Friedensbeobachtungen nichts Neues boten, nur kurz zu streifen. Ich erinnere hier an die mannigfaltigen bei der Bedienung von Maschinen eintretenden Unfälle, an die Verletzungen durch Überfahrenwerden mit Wagen, Kraftwagen und Eisenbahn, an Quetschungen, die zwischen Puffern oder sonstwie zustande kommen. Ihnen reihen sich an die Schädigungen durch einfache Stoßwirkung, wie sie hervorgebracht werden durch Hufschlag, durch den Anprall großer Metallstücke bei „Rohrkrepierern", durch das Auftreffen ganzer nicht explodierender Granaten, durch fortgeschleuderte große Steine, sog. sekundäre Geschosse, durch Steinschlag im Gebirgskriege und endlich im Handgemenge durch Gewehrkolbenstöße u. dgl. In all diesen Fällen kam es je nach der Intensität und Lokalisation der Einwirkung zu den verschiedensten Schädigungen leichten bis schwersten Grades. Von einfachen Hautabschürfungen und geringfügigen Weichteilquetschungen angefangen, konnten alle Übergänge bis zur Zerschmetterung und dem völligen Abriß ganzer Körperteile beobachtet werden. Neben Brüchen und Luxationen der Extremitätenknochen fanden sich Frakturen des Beckens, des Brustkorbskeletts, der Wirbelsäule und des Schädels. Entsprechend wechselten auch die Befunde an den inneren Organen[*]), von der Commotio des Gehirns und Rückenmarks bis zur fast völligen Zerstörung, von geringfügigen

---

[*]) Ich möchte hier auf die Ausführungen DIETRICHs hinweisen, wie eine fortgeleitete Gewalt — sie kommt ja bei gröberen physikalischen Einwirkungen häufig in Betracht — schädigend auf die Organe wirken kann. Abgesehen von gröberen Zertrümmerungen und Zerreißungen unterscheidet DIETRICH 4 Möglichkeiten, 1. das Reißen oder Bersten feiner Blutgefäße, 2. die (kaum eine Rolle spielende) Thrombenbildung in geschädigten Gefäßen, 3. das Fortwirken der Gewalt auf das Gefäßnervensystem, Gefäßkontraktion und Dilatation, Stase nach RICKER, 4. die molekulare Schädigung der zellulären Zusammensetzung.

Kontusionen der Brust-, Bauch- und Beckenorgane bis zur schwersten Zerreißung, Zerquetschung und Zermalmung. Neben solchen, ich möchte fast sagen alltäglichen Schädigungen durch stumpfe Gewalt traten bei der Eigenart moderner Kriegführung bestimmte Verletzungsmöglichkeiten besonders in den Vordergrund, nämlich die Schädigungen durch Absturz aus der Luft, durch Verschüttung und Luftdruck.

Eine gewisse Klasse für sich bilden auch die durch Propellerschläge beim Aufsteigen und Landen von Flugzeugen bedingten Verletzungen. Aus dem Bau des Flugzeuges erklärt sich ohne weiteres, daß durch den Propellerflügel fast ausschließlich die obere Körperhälfte getroffen wird; auch erfolgen, worauf TICHY hinweist, die meisten Verletzungen von links her, da sie gewöhnlich beim Andrehen des Motors zustande kommen und der Verletzte dann vor dem Propeller steht. Die Schwere der Schädigung — meist Frakturen der oberen Extremitäten, des Brustkorbskeletts, der Wirbelsäule und des Schädels — ist natürlich auch hier unterschiedlich; die große Wucht der Gewalteinwirkung konnte ich bei einem Fall erkennen, bei dem die Haut und die oberflächlichen Weichteile des Halses zwar unversehrt waren, aber die Halswirbelsäule samt dem Rückenmark, ebenso die Speiseröhre, die Trachea und die großen Halsgefäße völlig quer abgerissen waren.

1. Absturz aus der Luft.

Neben dem häufigen Sturz des Reiters vom Pferde brachte das Kriegsleben nicht selten Unglücksfälle mit sich durch Sturz von den Beförderungsmitteln aller Art, ferner aus Fenstern, von Mauern und Treppen, durch den Fall in Unterstände, Keller und Kanäle und endlich durch Absturz aus der Luft. In all diesen Fällen aber zeigte sich immer wieder, daß für die Schwere der Verletzungen durchaus nicht nur die Höhe des Sturzes den Ausschlag gibt, daß vielmehr maßgebend erscheint vor allem die Wucht im Moment des Aufpralles, dann aber auch die Lage des menschlichen Körpers beim Aufprallen und die physikalische Beschaffenheit, die größere oder geringere Elastizität der Grundfläche, auf welcher der Aufschlag erfolgt.

So weist BORST darauf hin, daß sich beim einfachen Sturz vom Pferde oft ausgedehnte Frakturen der Schädelkonvexität und -Basis finden, auch bei unverletzter Schädelschwarte, denen meist die Hirnverletzungen an Ausdehnung und Schwere entsprechen, daß aber, auch wenn nur geringe Schädelfrakturen vorhanden sind, trotzdem schwere Schädigungen des Gehirns und seiner Häute vorkommen können. Im Gegensatz zu solchen tödlichen Verletzungen beim Sturz aus einer Höhe von wenigen Metern auf die gepflasterte Straße können andererseits Abstürze aus vielen hundert Metern ganz harmlos verlaufen, wie der von ZIEMANN erwähnte Fall beweist, bei dem ein Flieger nach dem Sturz aus 500 m Höhe mit Quetschungen und nervösen Störungen davonkam, da Dach und Zimmerdecken eines Hauses, die durchschlagen wurden, als Widerstände wirkten und den Aufprall milderten. Für den mehr oder minder unglücklichen Ausgang eines Sturzes mit dem Flugzeug kommen aber auch noch andere Momente mit in Betracht; abgesehen von der Verbrennung durch Entzündung des Brennstoffes und von Verletzungen durch Teile des Flugzeuges verursacht der schwere Motor oft eine Quetschung und Kompression des Fliegers, deren Wirkungen anatomisch meist nicht von jenen des Sturzes selbst zu trennen sind.

Die häufigsten Verletzungen beim Absturz sind Knochenbrüche, oft verbunden mit Kontusionen, Quetschungen, Zermalmungen und Durchspießungen der Muskulatur und Weichteile. Daß die Ausdehnung der Frakturen von der Sturzhöhe im allgemeinen unabhängig ist, darin sind sich alle Autoren einig; einzelne aber, vor allem SCHÖPPLER, vertreten die Ansicht einer gewissen Gleichartigkeit in der Lokalisation der Knochenbrüche, die meisten aber stimmen GRUBER bei, der nur eine relative Häufigkeit der durch Stauchung bedingten Frakturen zugibt, da sich oft Zertrümmerung der Fußwurzelknochen und Schädelbasisbrüche bei unverletzter Wirbelsäule finden; ebensooft aber bestehen im Gegensatz zur Angabe SCHOPPLERS auch Verletzungen der Wirbelsäule — Wirbelfrakturen, Luxationen und Abreißungen der Bandscheiben mit entsprechenden Rückenmarksverletzungen — allein oder in Verbindung mit ausgedehnten Frakturen der Schädelbasis und -konvexität; daß mit diesen größere oder geringere Schädigungen des Zentralnervensystems verbunden sind, erscheint selbstverständlich.

Außerordentlich umfangreich sind meist die Verletzungen der Brust- und Bauchorgane. Gerade an den ersteren sehen wir manchmal die stärksten Quetschungen

und Zerreißungen, ohne daß die Weichteile und das Knochenskelett des Thorax
wesentliche Merkmale einer traumatischen Einwirkung erkennen lassen, was sicherlich
z. T. auf der großen Elastizität des Thorax bei den meist jugendlichen Verunglückten
beruht. In wechselnder Stärke kommen Kontusionsinfarzierungen der Lungen, Rupturen und Einrisse der Pleuren und des Lungengewebes, auch der Abriß einer Lunge
am Hilus oder isolierter Abriß eines Hauptbronchus zustande. Auch Zerreißungen
der Trachea und Speiseröhre finden sich. Am Herzen und den großen Gefäßen kann
man ebenfalls die verschiedenartigsten Verletzungen beobachten; Einrisse in den Herz-
wandungen und Klappen, Abrisse von Teilen des Herzens, auch völlige Zerreißung
des ganzen Herzens. Dazu ist meist der Herzbeutel verletzt und nicht minder zeigen
die großen Gefäße als Folge der Gewalteinwirkung nicht nur Einrisse, sondern oft
auch vollständige Durchreißung und Abreißung.

   Für das Zustandekommen der Lungenverletzungen dürfen wir wohl meist als Ursache — ähnlich
wie bei Überfahrenwerden und Einklemmung, etwa zwischen Puffern oder bei Verschüttungen — mit
BERBLINGER eine Thoraxkompression annehmen. Mag diese Kompression nun durch Flugzeugteile,
wie den Motor, oder einfach durch den Anprall des Körpers hervorgerufen werden, ihre Folgen sind
einmal von der Intensität der Gewalteinwirkung, dann
aber auch vom Zustand der Lungen, vom Lungenvolumen und von der Beschaffenheit der Thoraxwand
abhängig; bei Rippenfrakturen kommt es natürlich
häufig zur Anspießung der Lunge; bei unverletztem
Thorax aber kann die Lunge, falls die Luft am Ent-
weichen verhindert ist (reflektorischer Glottisschluß),
wie eine luftgefüllte Blase einreißen (STERN). Daß
das Lungengewebe durch anprallendes Blut (bei Herzruptur) zerrissen wird (GRUBER), dürfte wohl nur selten
für die Entstehung der Lungenrupturen in Betracht
kommen. Abrisse der Bronchien (und wohl auch der
ganzen Lunge) lassen sich nach TIEGEL dadurch erklären, daß bei sagittaler Kompression die mittleren
Partien der Brustwand keilförmig zwischen die beiden
Lungen hineingetrieben und diese auseinanderge-
drängt werden, wodurch die bis aufs äußerste gespannten Bronchien schließlich zerreißen. — Erwähnt
sei an dieser Stelle noch als Seltenheit die totale
Zerreißung der Luftröhre durch den Riemen des Sturz-
helms infolge Einschnürung, Quetschung und Durchtrennung ohne Verletzung der Haut (REINHARDT).

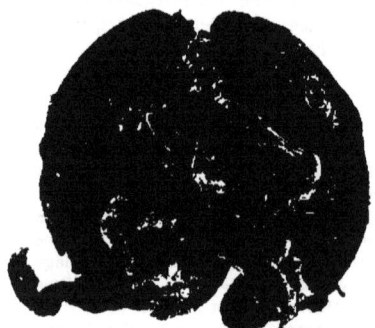

Abb. 130. Brustorgane eines abgestürzten
Fliegers.

Einriß des Herzbeutels und Austritt des Herzens durch
den Riß in die rechte Pleurahöhle. Querer, unvollständiger
Aortenabriß. Zerreißung des rechten Lungenunterlappens.

   Die mechanische Entstehung der Herz- und Gefäßverletzungen ist ziemlich umstritten. Einmal
können die Verletzungen infolge von Quetschung und Zermalmung durch frakturierte Knochen entstehen; dann sind die Platzrupturen von den Zerrungsrupturen zu trennen. Die Platzrupturen von
Herz und Aorta lassen sich einerseits erklären durch direkte Kompression, die infolge von Druckwirkung ein Platzen der blutgefüllten Organe bewirkt (BEITZKE, BERBLINGER, v. GIERKE); GRUBER
und M. B. SCHMIDT andererseits sind der Ansicht, daß die kinetische Energie, die hydrodynamische
Wirkung des fallenden Blutes genügt, um Aorten- und Herzklappenrupturen hervorzurufen. In beiden
Fällen ist jedenfalls, wie BERBLINGER hervorhebt, für das Zustandekommen von Herzklappenzerreißungen
die Phase der Herztätigkeit, die Spannung der Klappen im Augenblick des Traumas von ausschlaggebender Bedeutung. Neben Platzrupturen und evtl. direkten Verletzungen kommen aber auch sicher
Zerrungsrupturen in Betracht; das Herz wird durch die einwirkende Gewalt aus seiner Lage verdrängt
und so stark gezerrt, daß es an der Stelle der größten Zerrung einreißt. Außerdem kann das Herz
durch „Weiterschnellen" (RÖSSLE, JAFFÉ und STERNBERG) von den großen Gefäßen abreißen. So
habe ich einen Fall seziert, bei dem das Herz selbst unverletzt, aber von der unteren Hohlvene fast
ganz, von der Aorta z. T. abgerissen ist und im „Weiterfallen" auch den Herzbeutel zerrissen hat und
durch den Riß in die Pleurahöhle ausgetreten ist (Abb. 130). Auch die queren Einrisse der Aorta können
als Zerrungsrupturen durch Überdehnung in der Längsrichtung gedeutet werden, während für die
Längsrupturen wohl sicher das „Bersten" als Ursache anzusprechen ist. Die oft multiplen Intimarisse,
besonders in der Aorta descendens, lassen nach BORST auch noch an „Effekte gewaltsamer Ver-

schiebungen der Blutsäule bzw. an die Fortleitung von mächtigen Stößen innerhalb derselben" denken; richtig mag auch die Ansicht von SCHUMM sein, daß solche Intimaläsionen als ein Symptom der besonders hohen Verletzlichkeit dieser Haut des Gefäßsystems aufzufassen sind.

Während nun die Brustorgane durch das Skelett des Brustkorbes immerhin allseitig einen gewissen Schutz genießen, ist ein Skelettschutz für die Unterleibsorgane nur teilweise gegeben, so daß dieselben um so mehr der Schädigung ausgesetzt sind. An der Leber zeigen sich Rupturen, die oft bis zur Abtrennung großer Teile und völliger Zerreißung führen, oft isoliert nur das Zentrum, besonders des rechten Lappens betreffen; oft auch bestehen oberflächlich nur zirkumskripte Ablösungen der Kapsel mit Hämatombildung. Ebenso sehen wir in der Milz Einrisse, Abreißungen und komplette Zerreißungen, ferner zentrale Zertrümmerungsherde oder oberflächliche Parenchymquetschungen mit Blutung zwischen Parenchym und Kapsel, auch hämorrhagische Infarkte. Ähnliche Bilder bieten die Nierenverletzungen. Selten ist Zerreißung des Pankreas, häufiger sind totale und unvollständige Abreißungen und Rupturen im Bereich des Magen-Darm-Kanals, Zerreißungen der einzelnen Schichten der Darmwand, intramurale Hämatome und Peritonealablösungen, endlich Verletzungen, Einrisse und Abrisse des Mesenteriums und Netzes. Zu erwähnen bleibt schließlich noch der Vorfall von Organen der Bauchhöhle durch Risse im Zwerchfell oder in den Bauchdecken, der Vorfall der Hoden durch Schlitze der Skrotalhaut oder gar Austritt abgerissener Darmteile durch Rektum und After.

Zur Verletzung der parenchymatösen Unterleibsorgane können verschiedene mechanische Momente führen; abgesehen von der direkten Gewalteinwirkung beim Anprall, können Pressung und Anprall gegen die Wirbelsäule (oder die Rippen), gewaltsame Biegungen über die konvexen Flächen (BORST, BAUER) Rupturen hervorbringen. Die Risse am Hilus und in der Nähe von Aufhängebändern der Organe kommen sicher durch Zerrung oder „Weiterschnellen" der Organe zustande. Nach DIETRICH bietet oft die federnde Wirkung des Rippenrandes Veranlassung zu indirekten Verletzungen der Leber und Milz und nach GRUBER können auch die kopfwärtsstürzenden Darmteile unter Umständen die Kapselberstung dieser Organe bewirken. BORST weist auch auf die Möglichkeit hin, daß durch maximale Blutüberfüllungen der Organe (infolge gewaltsamer Verschiebung der Blutsäule in der Aorta) Kapselüberdehnungen und -einrisse entstehen können; diese für Verschüttungen gegebene Erklärung dürfte wohl auch beim Absturz zuweilen anwendbar sein. Für die zentralen Leberrupturen kann man mit HOLM eine „Schub- und Scherwirkung" oder nach BAUER eine torquierende, durch zwei entgegengesetzte Gewalten entstandene Bewegung annehmen; BORST macht für zentrale blutige Zerstörungen intrahepatische Pfortaderrisse verantwortlich[*]. Auf Gefäßrisse ist auch die Bildung anämischer und hämorrhagischer Infarkte in den Organen zurückzuführen.

Für die Verletzungen am Magen-Darm-Kanal kommen Zermalmungen und Durchquetschungen der Wandung, ferner Platzen und Bersten des mit Flüssigkeit und Gas gefüllten Darmabschnittes in Betracht, endlich auch ein queres Abreißen, besonders in der Nähe von Fixationsstellen durch Überdehnung in der Längsrichtung und eine Lostrennung vom Mesenterium durch Zerrung und Weiterschnellen besonders des durch die Art der Fixation so beweglichen Dünndarms und Querkolons. Der Anprall von noch in fallender Bewegung befindlichem flüssigen Inhalt gegen die Darmwand kann im Moment der Hemmung des Sturzes zweifellos auch Rupturen verursachen. Für das Platzen der Bauchdecken, für Risse im Zwerchfell und für die damit verbundenen Prolapse ist sicherlich in erster Linie die Drucksteigerung im Bauchraum beim Aufschlagen verantwortlich, dann aber auch, besonders bei starker Füllung, der Anprall von Darmteilen, die infolge ihrer beweglichen Aufhängung nicht gleichzeitig mit dem Körper im Fall gehemmt werden. Mit solchem Weiterfallen erklären HERZOG, JAFFÉ und STERNBERG auch das Heraustreten der Hoden durch knopflochartige Schlitze in der Skrotalhaut.

Die Todesursache liegt bei Abgestürzten wohl meist in schweren Schädigungen des Zentralnervensystems, der Kreislauf- oder Atemorgane, in anderen Fällen führt Verblutung oder Fettembolie zum Tode. Daß schon während des Absturzes der Tod oder auch nur Verlust des Bewußtseins eintritt, erscheint nach den Beobachtungen KOSCHELs beim Absprung mit dem Fallschirm ausgeschlossen. Auch scheint es mir nicht wahrscheinlich, daß, wie JAPPÉ und STERNBERG für möglich halten, schon

---

[*] Der Einwand BAUERS, daß der Pfortaderblutdruck nicht zur Zerstörung von Lebergewebe hinreichend sei, dürfte insofern unzutreffend sein, als auch im Pfortadergebiet unter Umständen eine „gewaltsame Verschiebung des Blutes" und damit eine hydraulische Pressung eintreten dürfte.

während des Falles manche Zerreißungen eintreten; jedenfalls ist die Fallbeschleunigung nicht, wie diese Autoren meinen, vom spezifischen Gewicht der einzelnen Organe, sondern nur vom spezifischen Gewicht des ganzen Körpers (dem Luftwiderstand) abhängig und damit für die einzelnen Organe auch nicht verschieden. Rupturen während des Falles könnten also nur dann zustande kommen, wenn noch in der Luft eine plötzliche Hemmung in der Fallbewegung eintreten würde. Daß diese Hemmung sehr plötzlich, ruckartig sein müßte, um Schädigungen zu bewirken, beweisen die vielen Fälle, in welchen Flieger ohne nachteilige Folgen selbst nach hohem Absturz ihr Flugzeug wieder in die Gleichgewichtslage brachten.

2. Verschüttung.

Wer die verheerende Wirkung des modernen Artilleriefeuers, wer eingestürzte Eisenbetonunterstände und die riesigen, durch Granaten und Minen ausgeworfenen Trichter gesehen hat, wird begreifen, daß im neuzeitlichen Kriege, der sich ja vielfach in und unter der Erde abspielt, die Verschüttung eine große Rolle spielt. Erd- und Steinmassen, Balken, Eisenteile und ganze Betonklötze stürzen mit Wucht auf den menschlichen Körper, den sie so einerseits durch Kontusion und Quetschung, andererseits durch oft langdauernde Druckwirkung, durch Kompression, schädigen, wenn es nicht gelingt, den Unglücklichen bald aus seiner verzweifelten Lage zu befreien.

Bei Verschütteten treffen wir nun wieder auf alle jene Schädigungen durch stumpfe Gewalt, die wir schon bei Abgestürzten kennen gelernt haben; der Unterschied in der Gewalteinwirkung besteht eben nur darin, daß dort, beim Sturz, die Wirkung durch den Anprall des Körpers, hier durch den Anprall von festen Massen auf den Körper entsteht, wozu sich noch eine kürzer oder länger dauernde Belastung gesellt. Je nach der Körpergegend, die hauptsächlich betroffen wird, sind natürlich auch die Verletzungen verschieden, mehr oder minder lebensbedrohend. Es ist verständlich, daß — wie FRANKENTHAL angibt — vor allem prominente Körperstellen und die unteren Körperteile bei der Verschüttung in Mitleidenschaft gezogen werden. Dies gilt allerdings wohl mehr für klinische Beobachtungen; unter den rasch tödlichen zur Sektion kommenden Fällen fand ich ebensooft Verletzungen des Kopfes und der Brustorgane neben oder ohne Schädigung der Bauchorgane und unteren Extremitäten; dabei kommen — worauf schon FRANKENTHAL hinweist — Frakturen der unteren wie oberen Extremitäten verhältnismäßig nicht oft zur Beobachtung. Um so häufiger fand ich Rippenbrüche, weiterhin Frakturen des Beckens, der Wirbelsäule und des Schädels. Ebenso wechselnd lokalisiert wie für das Skelett sind natürlich auch die Folgen der Verschüttung für die einzelnen Organe. Am Zentralnervensystem finden sich neben Kommotionen und Kontusionen (am Gehirn auch durch Contrecoup zuweilen selbst ohne Schädelfraktur) blutige Erweichungen und Hämatome. An den inneren Organen konnte ich am häufigsten oberflächliche und tiefe Rupturen von Milz, Leber und Nieren feststellen, sehr oft auch Anspießungen, Zerreißungen und traumatische Infarkte der Lungen. FRANKENTHAL sah auch Kompressionsatelektasen einzelner Teile und ganzer Lappen. Außerdem kommen noch die verschiedenartigsten Verletzungen des Verdauungstraktus und der ableitenden Harnwege, zuweilen auch Herzrupturen und Einrisse und Abrisse von Gefäßen vor.

Ein eigenartiges, aus Friedenszeiten nicht bekanntes Bild bieten endlich ausgedehnte Muskelnekrosen, die FRANKENTHAL und ORTH zuerst bei Verschütteten beschrieben. Makroskopisch sind oft große Muskelabschnitte — besonders am Ober- und Unterschenkel, selten an der Brust — trocken, weißlich und fischfleischartig, stellenweise von Blutungen durchsetzt. Histologisch gleicht der Befund dem bei wachsartiger Degeneration; in späteren Stadien dieser Veränderung sind auch Regenerationen und Verkalkungen feststellbar. Neben dieser Muskelschädigung besteht an den betroffenen Körperstellen eine teigige Schwellung, ein Ödem (gelegentlich auch mit Gelenkerguß und Blasenbildung in der Haut*). Manchmal kommt es sogar zur Verschüttungsnekrose

---

*) Nicht zu verwechseln sind diese Blasen mit jenen, die durch mechanische Insulte, durch Verschiebung und Abreißung der Kutis von der Subkutis entstehen. Das Auftreten des Ödems, der teigigen Schwellung, erscheint mir nicht ganz geklärt. WIETING führt die Schwellung mehr auf die parenchymatöse Degeneration der Muskelelemente, weniger auf Blutung und Störung der Lymphzirkulation zurück. ORTH glaubt an eine reaktive Gewebsdurchtränkung nach Aufhören des Druckes. Vielleicht aber handelt es sich auch um eine Art von osmotischer oder kolloidchemischer „Säure"-Quellung infolge einer Anhäufung von Stoffwechselprodukten.

ganzer Extremitäten. KÜTTNER unterscheidet hierbei solche mit und ohne Verschluß der Hauptgefäße und unter letzteren wieder Gangrän durch primäre Nekrose der oberflächlichen und tiefen Gewebsschichten.

Zur Erklärung der Muskelnekrosen werden vor allem zwei Momente herangezogen, die Schädigung durch direkten Druck und durch mangelhafte Blutversorgung. Für die Wirkung des direkten Druckes sprechen sich ORTH und KÜTTNER aus; ersterer weist darauf hin, daß sich im mikroskopischen Bild stellenweise Zertrümmerungen und Zerreißungen zeigen, letzterer erklärt die oberflächlichen Nekrosen bei intakten Hauptgefäßen durch intensive Kontusionswirkung bei kürzerer Dauer der Verschüttung, die primäre Nekrose der Muskulatur durch langdauernde, gleichmäßige Druckwirkung. Im gleichen Sinne wurden auch frühere Beobachtungen von Muskelschädigungen durch PIELSTICKER und COLMERS (akuter Dekubitus bei durch Erdbeben Verschütteten) als Drucknekrosen erklärt. FRANKENTHAL dagegen faßt die Nekrosen als ischämische auf, entstanden durch Blutleere infolge von direkter Druckwirkung oder infolge eines länger bestehenden Gefäßverschlusses bei Kompression oder Knickung des zuführenden Gefäßes, außerdem denkt er auch an eine reflektorische Wirkung auf die Vasokonstriktoren. DIETRICH, SCHMINCKE und WIETING, auch KÜTTNER stimmen den Ausführungen FRANKENTHALS bei, BORST betont vor allem die Wahrscheinlichkeit vasomotorischer Störungen (Spasmen), die sowohl „lokal bedingt an den oft feuchter Erde vergrabenen und stark abgekühlten Körperteilen auftreten, als auch reflektorisch*) von anderen Körperstellen ausgelöst werden können". Hierfür spricht nach BORST die oft symmetrische, auf die Gefäßverzweigung hinweisende Anordnung der Muskelnekrosen und das Fehlen aller Zeichen einer äußeren Gewalteinwirkung an der Haut und den oberflächlichen Weichteilen oft gerade über den schwerst geschädigten Muskeln. Daß bei Verschütteten vasomotorische Störungen vorkommen, geht auch noch aus anderen Beobachtungen hervor. So hat BORST durch HACKRADT akute vasomotorische Nephrosen nach Verschüttung beschreiben lassen; die Nieren zeigen beim Fehlen der charakteristischen Entzündungsmerkmale vorwiegend tubulöse Schädigung zusammen mit schwerer Zirkulationsstörung (Stase und Hämorrhagie). Weiterhin fanden wir des öfteren bei der Sektion von Verschütteten, die nicht an Verblutung gestorben waren, eine auffallende Anämie der Haut und der Baucheingeweide, wohl auch eine Folge spastischer Gefäßkontraktionen. Endlich könnte als Schädigung der vasomotorischen (und Wärmeregulations-) Zentren noch der Befund VOLKMANNs gedeutet werden, der nach Verschüttung eine außerordentliche Senkung der Körpertemperatur· sah.

Erwähnt sei schließlich noch eine besondere Art der Verschüttung im Gebirgskrieg, nämlich die durch Schneelawinen. Wesentlich neue Beobachtungen brachte der Krieg hier nicht. Neben der durch Druck, Kälte und Atmungsbehinderung schädigend wirkenden Verschüttung durch Schnee kommen gleichzeitig Verletzungen durch mitgerissene feste Gegenstände und beim Auffallen des Körpers vor. Das Spezifische der Lawinenverletzungen liegt aber nach ROSMANIT in der Art der Bewegung des Schnees, welcher den Körper vor allem zusammenrollt, reißt und zerrt, ferner in der Einbettung in eine mehr oder weniger plastische Masse, deren Druck ganz enorme Höhen erreichen kann.

Ein allen Verschütteten gemeinsames klinisches Symptom bedarf noch der Erörterung, die Schockwirkung. BORST weist darauf hin, daß die Annahme einer speziellen nervösen Wirkung durch den autoptischen Befund, der meist schwere Verletzungen aufdeckt, fast immer überflüssig erscheint; SIEGMUND macht auf die bei Kriegsverletzungen große Häufigkeit der Fettembolie zur Erklärung von Schocksymptomen aufmerksam; doch kommen auch Todesfälle nach Verschüttung vor, bei denen die Sektion weder Fettembolie noch schwere innere Verletzungen ergibt, bei denen nur ausgedehnte Muskelnekrosen bestehen. Hier ist wohl in Verbindung mit den obenerwähnten vasomotorischen Störungen — also einer gewissen Schockwirkung — eine Autointoxikation durch den massenhaften Zerfall von Muskelsubstanzen (FRANKENTHAL, WIETING) als direkte Todesursache anzusehen. In diesem Zusammenhang möchte ich auch darauf hinweisen, daß FAUSER und UHLMANN organspezifische Abbaufermente im Blute von Verschütteten nachweisen konnten, wobei es allerdings fraglich blieb, ob äußere oder psychische Schädigungen das Auftreten der Fermente hervorrufen. Erwähnt sei schließlich noch das Vorkommen einer Blutschädigung (Hämoglobinämie), die sich in dem Auftreten von braunen Blut-farbstoffzylindern in Harnkanälchen äußert (BREDAUER).

---

*) Auf eine solche Fernwirkung durch mechanische Gewalt, auf eine Fortleitung der vaso-motorischen Störung über den primär betroffenen Bezirk hinaus verweisen besonders BOYKSEN, DIETRICH und SCHMINCKE.

3. Luftdruck.

Die Kriegsschädigungen des menschlichen Körpers durch Luftdruck sind verschiedener Art; es kann infolge plötzlich enorm erhöhten Luftdruckes bei der Explosion von Granaten und Minen der menschliche Körper oft weit fortgeschleudert werden und bei diesen Schleuderungen können alle für stumpfe Gewalteinwirkung typischen Verletzungen zur Beobachtung kommen, Quetschungen, Frakturen, Verletzungen und Rupturen an inneren Organen mit ihren mehr oder minder deletären Folgen.

Als Beispiel sei hier nur auf einen von BORST (Dissertation ROESE) beschriebenen Fall verwiesen; der bei einer Granatexplosion Hingeschleuderte hatte einen angeborenen Isthmusverschluß der Aorta, durch die Druckerhöhung kam es zur Aortenruptur oberhalb der Klappen (Abb. 131). Dann aber kann auch der Fall eintreten, daß nicht der menschliche Körper fortgeschleudert wird, sondern in seiner Ruhelage bleibt, während die Unterlage, der Boden, auf dem der Mensch steht, durch Explosionsdruck schnell und plötzlich gehoben wird. Besonders im Seekrieg kommt es häufig vor, daß durch Minen- oder Granatexplosion im nächst unteren Raum des Schiffes eine plötzliche Hebung des Bodens erfolgt, die zu einer Art „Stauchung" des oben Stehenden führen muß und dadurch typische Seekriegsverletzungen

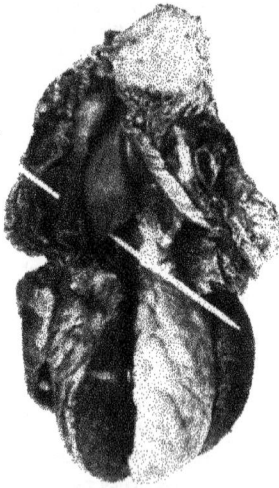

hervorbringt, die Kompressionsfraktur des Kalkaneus und Zertrümmerungen der Fußgelenksknochen. AUFFERMANN und MAGNUS haben diese Beschädigungen eingehend beschrieben.

Aber nicht nur indirekt, durch Schleuderungen usw. entstehen Verletzungen durch den Luftdruck, die plötzliche Steigerung desselben bei Explosionen kann auch direkt, unmittelbar, zu Schädigungen*) führen. v. HANSEMANN konnte feststellen, daß durch den plötzlich gesteigerten Luftdruck — ohne sonstige Kopfverletzung — eine Perforation der Lamina cribrosa hervorgerufen werden kann. In solchen Fällen finden sich Sprünge, die manchmal etwas auf die Orbitaldächer übergreifen, bei stärkerer Einwirkung kann auch die Dura perforiert sein. Mit und ohne Zerreißung der Dura fand v. HANSEMANN zuweilen neben den Bulbi olfactorii leichte oberflächliche Zertrümmerungen der Gehirnsubstanz selbst. Die Bedeutung dieser Verletzung liegt vor allem darin, daß sie als Eintrittspforte für die Infektion der Hirnhäute dienen kann, sie weist aber auch einen Weg zur Erklärung plötzlicher Todesfälle bei Menschen, die sich in der Nähe einer Explosion befanden, ohne irgendwie verletzt zu werden. v. HANSEMANN hat zwar selbst keinen solchen Fall beobachtet, aber er zweifelt nicht daran, daß der Tod „durch die Übertragung des gesteigerten Luftdruckes durch die gesprengte Lamina cribrosa auf den Innenraum des Schädels zustande kommen kann." Auch DIETRICH hält die Möglichkeit für gegeben, es könne bei Explosionen das Zentralnervensystem in seinen fein organisierten Zellen so geschädigt werden, daß Ausfallserscheinungen oder der Tod eintreten. Bei einem Soldaten, der dem Explosionsdruck einer Granate, ohne Verletzungen zu erleiden, ausgesetzt war, traten schwere allmählich zum Tode führende Gehirnsymptome auf, deren Grundlage in einer feinwabigen Porenzephalie und Rindensklerose bestand. DIETRICH betrachtet als Ursache für diese Veränderung die Erschütterung, doch ist evtl. auch an eine direkte Wirkung des gesteigerten Luftdruckes zu denken; auf diese gewaltige Druckerhöhung bei Granatexplosion führt unter anderen BERGER den Befund zahlreicher kapillärer Blutungen in der Rinde des Großhirns, zurück. Wir

Abb. 131.
Aortenruptur bei angeborenem
Verschluß des Isthmus der Aorta.

---

*) Auf die so entstandenen Verletzungen des Ohres, vor allem des Trommelfells, auf die Schädigungen des nervösen Hörorgans möchte ich nur hinweisen (siehe: „Verwundungen und Erkrankungen der oberen Luftwege und des Gehörganges". Bd. 6 B. II) und ebenso auf die klinisch beobachteten Schädigungen des Zentralnervensystems. (Bd. 4 B.)

sehen also, daß wir für die Möglichkeit des plötzlichen Todes durch Luftdrucksteigerung wohl anatomische Grundlagen anführen können, aber immerhin scheint damit diese Todesmöglichkeit noch nicht erwiesen. Zum mindesten müßte sie äußerst selten sein, da sie noch nicht einwandfrei festgestellt werden konnte, trotzdem der Weltkrieg doch reichlich die Gelegenheit zu solchen Sektionen geboten hätte.

Literatur.

ANDERS, Bruns Beitr. z. klin. Chir. 114. H.5. — AUFFERMANN, Kriegspathol.Tagung Berlin 1916 S.57.— BAUER, Viertelj. f. ger. Med. 56. H. I. — BEITZKE, Kriegspathol.Tagung Berlin 1916 S. 39 u.41. — BERBLINGER, Viertelj.f.ger.Med.52. 1916 S.189. — BERGER, Zeitschr.f.ges. Neur.u.Psych.35. 1917 H.4 u. M. Med.W.1919 Nr. 12 S. 338. — BORST, Volkmanns klin.Vorträge 1917 Nr. 735. Derselbe, Lehrbuch der Kriegschirurgie v. Borchard u. Schmieden 1920. — BOYKSEN, M. Med. W. 1917 Nr. 19. — BREDAUER, Inaug.-Diss. München 1920. — DIETRICH, Med. Klin. 1916 Nr. 50. Derselbe,Virch.-Arch. 226.— FRANKENTHAL, Kriegspathol.Tagung Berlin 1916 S.12. Derselbe,Virch.-Arch. 222.1916. Derselbe,Bruns Beitr. z. klin. Chir. 109 H.4. 1918.— FAUSER, Württ. Med. Korr.-Bl. 1915. — v. GIERKE, Kriegspathol. Tagung Berlin 1916 S.40. — GRUBER, G.B., Kriegspathol. Tagung Berlin 1916 S. 34. Derselbe, D. militärärztl. Zeitschr. 1916 S. 397. Derselbe, Fortschr. d. Med.36. Nr. 26/27.— HACKRADT, Inaug.-Diss. München 1917.— v. HANSEMANN, Berl. Klin. W. 1917 Nr. 18. — HERZOG, Kriegspathol. Tagung Berlin 1916 S. 40. — HIRSCHLAFF, Berl. Klin.W. 1918 Nr. 18. — JAFFÉ, M. Med. W. 1917 Nr. 23. — JAFFÉ u. STERNBERG, Viertelj. f. ger. Med. 58. H. 1. — KEHL, M. Med.W. 1917 Nr. 34. — KELEMEN, M. Med. W. 1916 Nr. 50. — KOSCHEL, Zeitschr. f. ärztl. Fortbildung 15. 1918 S.73. — KÖTTNER, Bruns Beitr. z. klin. Chir. 1918. 112. H.5. — LEUPOLD, Frankf.Zeitschr.f.Pathol. 1918. 21. H. 2. — MAGNUS, D. Zeitschr. f. Chir. 134. 1915. — MARX. Viertelj. f. ger. Med. 56. H. 2. Derselbe, Berl. Klin. W. 1914 S. 53. — MAYER, WILHELM, M. Med.W. 1915 Nr. 19. — MEIXNER, Wien. Klin.W. 1919 Nr.4. — MOLLER, Zeitschr.f. Krüppelfürs. 10. H.5. — OPPENHEIM, M. Med. W. 1918 Nr.45. — ORTH, M.Med.W. 1916 Nr.39.— PHILIPOWICZ, Arch.f.klin.Chir. 112. H. 1. — PICK, Ärztl. Sachverst. Zeitg. 1920 Nr.2. — REINHARDT, M. Med. W.1916Nr.22. — RIEDEL, D. Med.W.1914 S.1776. — ROESE, ADELE, Inaug.-Diss. München 1917. — ROSMANIT, Wien. Klin. W. 1917 Nr. 42. — SCHANZ, Zbl. f. Chir. 1917 Nr. 35. — SCHMIDT, M. B., Kriegspathol. Tagung Berlin 1916 S. 40. — SCHMINCKE, Volkmanns klin. Vortr. 1918 Nr. 758/59. — SCHOPPLER, D. militärärztl. Zeitschr.44. 1915. — SCHUMM, Bruns Beitr. z. klin. Chir. 113. H.3. — SIEGMUND, M. Med. W. 1918 Nr.39. — TICHY, M. Med.W. 1917 Nr.2. — UHLMANN, M. Med.W. 1916 Nr.10. — VOLKMANN, M. Med.W. 1917 Nr.10. — WIETING, M. Med.W. 1918 Nr. 12. — ZIEMANN, Kriegspathol. Tagung Berlin 1916 S. 40. — Beiträge zur Kriegsheilkunde, Berlin 1914, bei Springer. — Angaben über die ältere Literatur vor dem Kriege, vor allem bei BAUER, BERBLINGER, GRUBER, JAFFÉ, ferner STERN, Traumatische Entstehung innerer Krankheiten 1900 bei Fischer in Jena.

C. Thermische Kriegsschädigungen.

Von Universitätsprof. Dr. LUDWIG PICK,

Prosektor des städt. Krankenhauses im Friedrichshain-Berlin.
Im Kriege Oberstabsarzt und Armeepathologe der 3. Armee.

Mit 3 Abbildungen im Text.

1. Verbrennung.

· Unter den thermischen Kriegsschädigungen stehen nach der Mannigfaltigkeit der Ätiologie und der pathologisch-anatomischen Befunde die Verbrennungen weitaus in erster Reihe. Wenn man von den hier nicht zu erörternden Verbrennungswirkungen durch das heiße Geschoß absieht, so entstehen Verbrennungen im Felde durch das Explosionsfeuer der Artilleriegeschosse oder überhaupt der Geschosse· mit größeren Sprengladungen (Granaten, Minen, Bomben) oder durch die Flammen der gerade für diesen Zweck konstruierten Kampfmittel (Flammenwerfer, Brandgranaten) oder durch die zufälligen Explosionen von fertiger Munition; von Lademasse oder von Motorbetriebsstoffen (Benzin, Petroleum) oder auch bei den Bränden von Häusern, Scheunen u. dgl. Dazu kommt als ätiologisch und anatomisch ganz besondere Form die Verbrennung durch Leuchtpistolen (Leuchtkugeln und Leuchtsterne). Und auch die Verbrennungen bei den Explosionsglücksfällen in den Munitionsfabriken der Heimat zählen hierher. Danach ist die Rolle der Explosionen in der Ätiologie der Kriegsverbrennungen eine hervorragende.

Explosion bedeutet eine auf irgendeine Weise (Stoß, Schlag, Zündung) erzeugte Zersetzung von Explosivstoffen, bei der diese plötzlich eine große Menge Gas entwickeln, und das Volumen dieses

Gases wird durch die hohe Temperatur bei der Zersetzung, d. i. dem Übergang aus dem festen in den gasförmigen Aggregatzustand, noch auf das Vielfache gesteigert. So besitzt die gesamte glühende Masse der Explosionsgase eine gewaltige Expansionskraft. Diese ist nicht bloß mittelbar an den Wirkungen des Luftdruckes, sondern auch unmittelbar an der Fortschleuderung kleinerer und größerer Körper über den Bereich des Explosionsfeuers ersichtlich; sie entwickelt gegen den der Explosionsflammenwirkung ausgesetzten Menschen eine gleichsam mechanisch-aggressive Kraft der Flamme und treibt die glühende Gasmasse in die natürlichen Öffnungen der Körperoberfläche. Besonders konzentriert erscheint diese Kraft in der bei der Explosion vorschießenden „Stichflamme", die durch rein mechanische Momente — z. B. beim Herausschlagen aus dem Verschluß des Geschützes — oder auch durch die lokal günstigsten Bedingungen der Oxydation geformt und gerichtet ist, übrigens aus diesen nämlichen Ursachen auch ohne Explosion bei jeder anderen Art der Feuerbildung entstehen kann. Bei den enormen Sprengladungen der modernen artilleristischen Kampfmittel ist natürlich die Explosionsflamme in Masse und Expansionswirkung ins Großartigste gesteigert.

Neben den Verbrennungen durch die Flamme, sei es direkt durch die Flamme der Explosion oder die Flamme brennender Substanzen, treten für die kriegspathologische Betrachtung die anderen Möglichkeiten der Verbrennung — durch strahlende Wärme oder durch die Berührung heißer Körper (heißer Dämpfe, heißer Flüssigkeiten oder fester Substanzen, von der Verbrennung durch das Geschoß abgesehen) — völlig in den Hintergrund und liefern, wie die auch im Felde gelegentlich vorkommenden Verbrennungen durch den elektrischen Starkstrom, keine besonderen Gesichtspunkte im Vergleich zu den Friedenserfahrungen. Die Kriegspathologie der Verbrennung bedeutet also, immer unter Ausschluß der Verbrennung durch das heiße Geschoß, wesentlich eine Pathologie der Verbrennung durch die Flamme.

Bei der pathologisch-anatomischen Auswertung der Kriegsverbrennungen werden zweckmäßig als besondere Gruppe diejenigen Fälle gesondert, in denen der Tod während der Verbrennung erfolgt, entweder allein durch die Ausdehnung und Schwere der Verbrennung oder infolge Erstickung durch Rauch oder Qualm oder durch gleichzeitige Gewalteinwirkung auf den Körper. Bleibt der Tote, wie oft in solchen Fällen, noch längere Zeit der Flammenwirkung überlassen, so tritt Verkohlung ein.

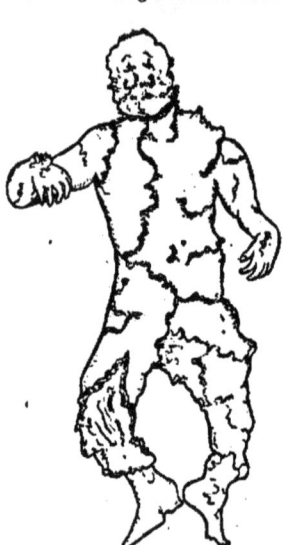

Abb. 132. Nach Absturz u. Explosion des Benzinmotors verbrannter Flieger. „Fechterstellung." Vielfache Berstung der Haut.
(Skizze von Dr. Weinert.)

Ein Typus dieser Art ist der „verbrannte Flieger". Er „stürzt brennend ab", oder die Explosion des Benzinmotors und die Verbrennung erfolgt erst bei dem Aufschlagen auf den Boden. Das anatomische Bild der Verkohlung ist namentlich in der forensischen Medizin vielfach untersucht und geschildert. Die Haut des oft bis zur Unkenntlichkeit Verbrannten zeigt häufig Risse und Sprengungen. Die Muskeln — an den Hautrissen freigelegt, wie gedörrt, später gleichfalls verkohlend — bedingen durch ihre Schrumpfung die eigentümlichen Krümmungen der Glieder, die „Fechterstellung" (Abb. 132) des Verkohlten. Die Gelenke werden eröffnet, die organischen Teile an ihnen zerstört, die Knochen mehr oder weniger verkohlt. Das Schädeldach kann durch die intrakraniellen Verbrennungsgase in großen Stücken abgesprengt werden. Das Gehirn pflegt dann in seiner allgemeinen Form erhalten, aber samt der Dura durch die Hitzewirkung erheblich geschrumpft zu sein. Platzen die Bedeckungen der Brust- und Bauchhöhle, begegnet man hier den nämlichen Schrumpfungen. Andernfalls sind die Brust- und Bauchorgane oft noch überraschend gut erhalten. Auffallend ist bei Luftleere der Lungen zuweilen reichlicher Schaum in den Bronchien durch Auskochen des Lungengewebes. Einmal (Sektion vom 16. 10. 1915 der Festungsprosektur Metz) bestand bei einem aus 60 m Höhe mit dem Flugzeug abgestürzten und auf dem Boden nach Explosion des Benzinmotors verbrannten

Flieger eine auf gleiche Art zu erklärende eigentümliche Blasenbildung beiderseits unter der Lungenpleura, teils in Form allerfeinster, z. T. gruppierter Bläschen, teils, wo die Verkohlung der äußeren Haut eine besonders hochgradige war, in Gestalt großer mit Luft oder Flüssigkeit gefüllter Abhebungen; teilweise liefen die feinen Bläschen, mit subpleuralen Blutungen kombiniert, parallel zu den Interkostalräumen.

Dazu kommen insbesondere beim Fliegersturz als besondere Sektionsfunde die mannigfaltigen Folgen der mechanischen Einwirkung: Knochenbrüche (evtl. mit Fettembolie) und Luxationen, Blutungen, Quetschungen und Zerreißungen von Muskeln oder inneren Organen, Herz- oder Aortenrupturen, Veränderungen, die auch bei schwerer äußerer Verkohlung im allgemeinen wohl stets mit genügender Sicherheit festzustellen und zu beurteilen sind.

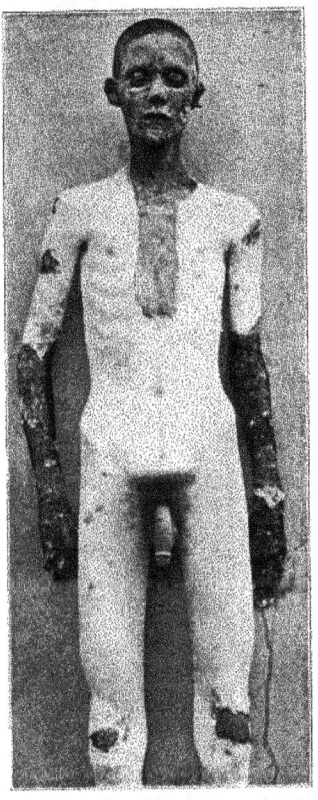

Verkohlung einzelner Glieder oder Gliederteile kommt auch bei Leuten vor, die die Verbrennung — wenigstens zunächst — überstehen. Aber doch nur in seltenen Ausnahmefällen. Im Gegenteil: die gerade bei den Explosionen nur ganz kurze Zeit einwirkende Flamme, wie die plötzlich vorschießende Stichflamme überhaupt, erzeugt lediglich Verbrennungen ersten und zweiten Grades (Rötung, Blasenbildung) und auch nur an den von der Kleidung und Kopfbedeckung nicht geschützten Teilen, also an Gesicht und Händen, immerhin kann auch durch die bedeutenden Hitzegrade der Explosionsflamme gelegentlich fast momentan Schorfbildung (Verbrennung dritten Grades), ja, Verkohlung, z. B. im Gesicht, bewirkt werden, und die Verbrennung wird überhaupt intensiv und allgemein, wenn die Kleider Feuer fangen und aufflammen; dabei wirkt neben der Flamme immer noch die Hitze der verbrennenden und verkohlenden Stoffe (TSCHMARKE). Durch schützende Monturteile, z. B. das Leder einer Armbanduhr, können auch hier gelegentlich charakteristische Aussparungen veranlaßt sein (Abb. 133).

Bedeutungsvoll für das anatomische Bild der Haut ist ferner der Umstand, daß bei der Explosion die Sprengmasse nicht restlos in den Gaszustand übergeführt wird, sondern kleine und kleinste Partikel — Schwarzpulverteilchen, Pikrinsäure — unzersetzt bleiben und durch die Explosionsgewalt fortgeschleudert werden. Darum sind die Verbrennungsflächen an der Haut wie auch über deren Bereich hinaus die Haut selbst nach Explosion von Pikrinsäureladungen häufig gelb gefärbt, nach Schwarzpulverexplosionen von einer schwärzlichen Schicht bedeckt, die nach Schwefel riecht, oder die unzersetzten Pulverkörner werden durch die

Abb. 133.
Schwere Verbrennungen zweiten Grades durch in Brand geratenes Benzin.
Schutz durch die Kleidung; über dem linken Handgelenk charakteristische Aussparung an der Stelle einer Armbanduhr.
(Sektion: Oberarzt Dr. Wätjen.)

Explosivgewalt in die Haut eingetrieben, die dadurch ein eigentümliches schwarzblau gesprenkeltes Aussehen erhält, ganz ähnlich dem Bilde beim Nahschuß. Es bedarf oft genauerer anatomischer Untersuchung, um bei den kleinen blauschwarzen Tüpfelungen der Haut festzustellen, ob hier metallische Geschoßteilchen oder Pulverkörner oder vielleicht auch Erd- und Schmutzpartikel, die natürlich bei der Explosion gleichfalls fortgeschleudert werden, eingedrungen sind. Gelegentlich gibt es förmliche Fern-

33*

wirkungen dieser Art, ja, sogar besondere Verbrennungsfernwirkungen seitens unzersetzt gebliebener, ins Glühen geratener Teilchen der Geschoßladung, wie eine interessante Beobachtung von BURCKAS lehrt.

Ein Offizier, der von der Mündung einer feuernden (15 cm-) Feldhaubitze ca. 50 m entfernt halblinks seitlich zu Pferde sitzt, empfindet an dem dem Geschütz zugekehrten Auge nach dem 21. Schuß plötzlich brennenden Schmerz und das Gefühl eines eingedrungenen Fremdkörpers. Zwei Stunden später bot die ganze Wange das Bild der Verbrennung zweiten Grades, Rötung, Schwellung und reichliche Blasenbildung. In der Haut saßen ziemlich tief eingebrannt zahlreiche Pulverpartikelchen, auch auf den Lidern einige Pulverkörner. Sicherlich waren in der Richtung des Feuerkegels unzersetzte glühende Pulverteilchen fortgeschleudert, wahrscheinlich weil die Pulverladung der Kartusche — es hatte tagelang zuvor geregnet — feucht geworden war.

Die Expansionskraft der Explosionsgase treibt nun aber nicht bloß fortgeschleuderte Körper in die Haut, sondern veranlaßt, wie schon oben hervorgehoben, ein plötzliches Eindringen der glühenden Gase in die Körperöffnungen, in erster Linie also in Nase und Mund, oder der Mensch, der, wie namentlich bei Explosionen im geschlossenen Raum, plötzlich von einem „Meer von Flammen" umgeben ist oder von einer Stichflamme im Gesicht getroffen wird, aspiriert, auch wenn er den Mund reflektorisch schließt, das glühende Gas. Die Wirkung sind Verbrennungen der Schleimhaut der Mund- und Nasenhöhle, des Rachens, vor allem aber der Schleimhaut des Respirationstraktus, grundsätzlich ähnlich der Verbrennungs- und Verbrühungsschädigung durch den plötzlich frei werdenden gespannten Dampf bei Kesselexplosionen.

RAYSKY hat bei einer Verbrennung durch Stichflamme (im Gesicht, an den Armen, Beinen, an Brust und Bauch bei 53jähriger Frau; Tod am Tage nach der Verbrennung) die Verbrennungsschädigung der Schleimhaut der Respirationswege makro- und mikroskopisch eingehend studiert. Sie ist eine Folge der „Stichflammenaspiration".

Bei makroskopisch ausgesprochenen Pseudomembranen auf der mehr oder minder intensiv geröteten Mukosa des Kehlkopfs, der Trachea und der Bronchien ergaben sich mikroskopisch, und zwar gegenüber der makroskopischen Veränderung in bedeutendster Ausdehnung Nekrosen der Schleimhaut, die zum Teil tief in die Mukosa, ja, bis in den Muskel der Stimmlippen schneiden und dann von pseudomembranöser Entzündung gefolgt sind. Regelmäßige Begleiterscheinungen der Nekrosen, die in mikroskopischer Ausdehnung auch an der Zungenwurzel, Epiglottis, Pharynxschleimhaut und den Tonsillen nicht fehlen, sind Infiltrationen verschiedener Intensität und Hyperämie, nicht selten mit Hämorrhagie verbunden. Erhaltene und abgelöste Überreste des Epithels erscheinen als Pseudo-Pseudomembranen.

Die Schleimhautnekrosen und die makroskopischen Kruppmembranen sind am intensivsten in der Gegend der Stimmritze; die natürliche Stenose und die durch den reflektorischen Stimmritzenverschluß gegebene Barriere boten dem aspirierten glühenden Gas eine besondere Angriffsfläche. So entstand an der rechten unteren Stimmlippe eine typische Brandblase zwischen Tunica propria und abgelöstem Epithel*).

Die Erfahrungen in Fällen von frühem Tod nach Explosionsverbrennungen im Felde liefern zu den RAYSKYschen Befunden willkommene Ergänzung. Sowohl nach der negativen Richtung, daß bei Explosionsverbrennungen, bei denen das Gesicht freibleibt, die Respirationswege sich völlig unversehrt darstellen, dann aber besonders auch in positivem Sinne.

1. 29jähriger Infanterist, starb im Laufe des ersten Tages nach Verwundung und Verbrennung durch Minenexplosion (Sektion vom 15.2.1915 der Festungsprosektur Metz). Es fanden sich multiple schwere Splitterverletzungen (am linken Ober- und Unterarm, Händen, Thorax; Steckschuß im linken Leberlappen, in beiden Stirnlappen, hier zugleich mit Knochensplittern); Zerreißung der linken Arteria meningea media mit ausgedehnten extra- und subduralen Blutungen; linksseitige Trommelfellruptur; Lungenödem; Prellung (Blutung) des linken Oberlappens. Die Gesichtshaut zeigte totale Verbrennung zweiten Grades mit Verbrennung beider Hornhäute und Zerstörung der Bulbi. Im Rachen viel dunkelroter Schleim. Schleimhaut gerötet mit fleckigen Blutungen. Im Kehlkopf aus-

---

*) Vgl. auch bei FISCHER-GOLDSCHMID, Sektion 196/1917: 20jähriges Mädchen, 15 Tage nach Explosion in Munitionsfabrik gestorben. An der Hinterfläche der Epiglottis und oberhalb der Stimmlippen die Schleimhaut etwas verdickt, grau, runzlig, „wie beim Einreißen von Bläschen".

gedehnte Schleimhautblutungen, an den Taschen-, den Stimmbändern und an der Schleimhaut unterhalb dieser. In den tieferen Luftwegen stärkere Rötung der Schleimhaut." 2. 21 jähriger Flugzeugmonteur. Verbrennungen durch Explosion des Flugzeugmotors beim Hängenbleiben im Drahtverhau gelegentlich einer Notlandung. Tod zwei Tage nach dem Unglücksfall an Pneumonie mit Glottisödem (Sektion 638 des Armeepathologen V). Verbrennungen zweiten Grades im Gesicht, an beiden Händen und untersten Teilen der Vorderarme. „Rachenschleimhaut aufgelockert, mit feinen grauen Belägen an Stelle von oberflächlichen Epithelverlusten, besonders am Zäpfchen und Kehlkopfeingang. Die Umgebung des Kehlkopfs erscheint locker gerunzelt. Die Taschenbänder treten stark hervor. Die Schleimhaut des Kehlkopfs und der oberen Luftröhre ist fleckiggrau, z. T. leicht höckrig. Gegen die unteren Teile wird sie dunkelrot bis in die feinsten Aste."

Beide Fälle erweisen die Einwirkung der Explosionsflamme auf Rachen und großer Luftwege in bedeutendster Ausdehnung, der erste bringt zugleich den Beweis, daß sich die Veränderungen auch in der Art ausgiebiger makroskopischer Blutungen darstellen können, im Bereich des Rachens und Racheneinganges sowohl wie in Kehlkopf- und Trachealschleimhaut. Diese Blutungen sind freilich wohl nicht durch die Hitze der Explosionsgase, sondern, wie mir scheint, durch ihre Druckkraft, also ihre gleichsam mechanische Komponente, verursacht. Sie preßt oder prellt die Schleimhäute im Augenblick des Eindringens gegen ihre Unterlage. Besonders zu betonen ist ferner die sicher primäre, d. h. der Brandwirkung unmittelbar folgende Genese der fibrinösen Schleimhautentzündung[*]. RAYSKY stellt die unmittelbare Beziehung der fibrinösen Exudation zu den tiefer in die Schleimhaut greifenden Verbrennungsnekrosen histologisch außer Zweifel.

Diese Verbrennungsschädigungen der Schleimhaut der großen Luftwege sind, wie gleichfalls gerade die pathologisch-anatomischen Erfahrungen der Kriegsjahre gelehrt haben, für das weitere Schicksal der Verbrannten von wesentlichster Bedeutung. Sie bilden den Boden für schwere, oft tödliche sekundäre Infektionen der Atmungsorgane, die sich auf die geschädigte Schleimhaut aufpfropfen. Ich komme darauf noch zurück.

Das pathologisch-anatomische Gesamtbild des reinen, von ätiologisch konkurrierenden Momenten freien Verbrennungstodes („primären Verbrennungstodes" [KOLISKO]) ist zuletzt in den Darstellungen F. MARCHANDS, M. ASKANAZYS, TSCHMARKES und PFEIFFERS entwickelt. An sich keineswegs ergiebig, hat es auch durch die kriegspathologischen Erfahrungen keine nennenswerte Ergänzung erfahren können.

Die bekannten oft besprochenen physikalischen Hitzeschädigungen der roten Blutkörperchen — Erythrorrhexis und Erythrolysis —, die (Met-)Hämoglobinzylinder und (Met-)Hämoglobininfarkte in der Niere erwiesen sich auch hier selbst bei sehr intensiven und ausgedehnten Verbrennungen als keineswegs regelmäßige Befunde und erreichten selten einen hohen Grad.. Das gilt besonders wieder für die Explosionserscheinungen, bei denen die Flamme, falls nicht die Kleider brennen, ja nur kurze Zeit zu wirken vermag. Im frischen oder z. B. nach PAPPENHEIM panoptisch gefärbten Ausstrich der meist etwas vergrößerten blutreichen Milz sind die verschieden geformten Erythrozytentrümmer oder Hämoglobinschollen oft leicht zu zeigen; auch auf Schnitten, wobei mit Vorteil die von G. LEPEHNE[**]) in meinem Feldlaboratorium ausgearbeitete Benzidinfärbung herangezogen werden kann. Der etwaige Milztumor ist also ein „apodogener". Zahlreiche Erythrophagen im Milzparenchym beweisen die thermische Schädigung auch morphologisch unversehrter Erythrozyten. Rote Blutkörperchen oder ihre Trümmer innerhalb von Zellen auch außerhalb der Milz — etwa im Knochenmark oder in den Kupfferschen Sternzellen der Leber — nachzuweisen, ist mir nicht gelungen. Das Blut selbst ist dunkelrot, flüssig, mit meist nur wenigen Gerinnungen und in diesen reinen Fällen sicherlich stets ohne makroskopische Thrombenbildung (vgl. unter den letzten Autoren zu dieser Frage PFEIFFER, MARCHAND-BEYER), abgesehen natürlich von den Thromben in den Gebieten der äußeren Verbrennung, in denen das Blut unmittelbar durch die Hitzewirkung oder mittelbar als Folge der thermischen Gefäßwandschädigung gerinnt. — Die besonders auffallende Note erhält das Sektionsbild durch die allgemeine peripherische Gefäßerweiterung, am Gehirn und seinen Häuten sowohl wie in den Lungen und den Organen der Bauchhöhle[***]); sie ist der Ausdruck der allgemeinen

---

[*]) Vgl. auch einen älteren Fall FR. STRASSMANNS (Lehrbuch der gerichtl. Medizin, S. 303) von kruppöser Entzündung der „von der Verbrennung mitbetroffenen Luftwege", 1½ Tage nach dem Unglücksfall.
[**]) Vgl. ZIEGLERS Beitr. z. patholog. Anatom. u. z. allgem. Patholog. Bd. 65, H. 2, S. 184 ff., 1919.
[***]) Vgl. bei BEYER S. 32 f. die ziffernmäßigen Angaben über die Beteiligung der einzelnen Organe in 71 Sektionsfällen von Verbrennungen.

Vasomotorenlähmung und bedingt im Verein mit der Herzschwäche die deletäre Blutdrucksenkung. Am regelmäßigsten besteht die Hyperämie der Lungen. Auf der Darmoberfläche kann, wie ich gelegentlich sah, die Rötung in besonders intensiven Längsstreifen erscheinen, die, wie bei frischer Peritonitis, denjenigen Stellen entspricht, wo zwischen den aneinanderliegenden Darmschlingen ein auf dem Querschnitt dreieckiger Raum freibleibt*). Am Herzen begegnet man subepikardialen Blutungen des öfteren, subendokardialen viel seltener; parenchymatöse Degeneration des Herzmuskels kann, ebenso wie in Nieren oder Leber, fehlen oder in wechselnder Intensität getroffen werden.

Ein erbsengroßes sicherlich nicht ganz frisches Duodenalulkus, das ich bei einem im Laufe des ersten Tages nach schwerer Verbrennung (und Verwundung) durch Minenexplosion Verstorbenen fand, gebot Vorsicht bei der Annahme eines Zusammenhanges des Ulcus duodeni mit der Verbrennung in einem zweiten Fall: pfenniggroßes dicht hinter dem Pylorus gelegenes Duodenalgeschwür bei einem 23jährigen Musketier, der beim Brand einer Scheune Verbrennungen im Gesicht und an den Händen erlitten hatte und 22 Tage später zugrunde gegangen war. Übrigens wird das als Verbrennungsfolge viel umstrittene**) Ulcus duodeni unter den Veränderungen des Magen-Darm-Kanals seit CURLING (1842) viel zu ausschließlich in den Vordergrund gestellt. Gar nicht selten und gelegentlich sogar ziemlich reichlich trifft man kleine punktförmige oder mehr flächenhafte Blutungen in der Schleimhaut, hyperämische Schleimhautgebiete und mehr oder minder starke Schwellungen der Solitärknötchen und Peyerschen Haufen; zuweilen auch einfache hämorrhagische Erosionen („ekchymotische Ulzera").

Die allgemeine akute Schwellung der Lymphdrüsen, die zuerst BARDEEN beim frühen Verbrennungstod feststellte und DOHRN bestätigte, betrifft nach meinen Befunden, wie auch bei BARDEEN selbst, in erster Linie die Mesenterialdrüsen (vgl. auch bei BEYER). Die histologischen Befunde BARDEENS — ödematöse Schwellung und zahlreiche kleine Nekroseherde in den Follikeln, die an diejenigen bei Diphtherie erinnern und wahrscheinlich toxischen Ursprungs sind — versieht MARCHAND als Verbrennungsfolge mit einem Fragezeichen. Ich traf in den Mesenterialdrüsen ähnliche histologische Bilder wie BARDEEN, Zell- und Kernzerfall der Lymphozyten im Zentrum der Lymphfollikel und Aufnahme der karyorrhektischen Trümmer durch einzelne Makrophagen, bei Verbrennungstod durch explodiertes Azeton nach 48 Stunden.

Besonderes Interesse beanspruchen die Befunde an den Nebennieren, zu deren Prüfung die Mitteilungen KOLISKOS aus neuerer Zeit veranlassen.

Er fand beim Verbrannten oder Verbrühten nicht selten eine partielle hämorrhagische Infarzierung einer Nebenniere oder beider, gelegentlich sogar totale hämorrhagische Infarzierung mit völliger Nekrose der Organzellen, schwere Durchblutungen der Nebenniere, zuweilen schon einige Stunden nach der Verbrennung; beim „Spänod" (nach KOLISKOS Definition Tod nach den ersten 24 Stunden) ausnahmslos Hyperämie und mit der Protrahenz des Falles fortschreitende Abnahme der Lipoide sowie hyperplastische Veränderungen der Rindenzellen, besonders der Zona glomerulosa; bei besonders protrahierten Fällen schon makroskopisch deutliche Nebennierenrindenhypertrophie. Die Veränderungen werden, wie KOLISKO ausführt, durch ein bei der Verbrennung (vielleicht aus den hitzegeschädigten Erythrozyten?) entstehendes Gift ausgelöst, und sie gleichen durchaus denen, die bei den verschiedenartigsten infektiös-toxischen Einflüssen, insbesondere auch bei den akuten Infektionskrankheiten (E. THOMAS, LOESCHKE) zu erheben sind. Hier liegt für KOLISKO der Angelpunkt einer neuen Theorie des Verbrennungstodes: er ist hier wie dort die Folge einer Funktionserschöpfung, eines „akuten kompletten Ausfalls der Nebennieren".

Wie die Befunde NAKATAS an menschlichem Material bestätigen, sind an den Nebennieren Verbrannter auch da, wo komplizierende infektionen fehlen, hyperämische Zustände mit kleinen Hämorrhagien, Zellalterationen in der Rinde, Lipoid- und Fettschwund, andrerseits Hypertrophie der Rindenzellen mit Größe- und Gewichtszunahme des Organs sicherlich zu finden. Dagegen sah ich nicht in einem einzigen meiner (25) Fälle makroskopische Blutungen in das Organ, geschweige denn hämorrhagische Totalinfarzierungen. Organvergrößerung nach Maß und Gewicht ließ sich für eine Anzahl von Fällen, keineswegs etwa für alle, bestätigen. Ich sah bei Todesfällen zwischen dem dritten und zehnten Tage — in den Tierversuchen NAKATAS wurden nach diesem Termin die Veränderungen wieder rückgängig — Gewichte bis zu 14—15 g bei lipoidarmer, zuweilen besonders breiter Rinde***).

---

*) Vgl. E. KAUFMANN, Lehrbuch d. spez. path. Anatom. 6. Aufl. 1911, S. 551.
**) Vgl. Verhandl. d. Deutsch. patholog. Gesellsch. 1914. S. 290ff.
***) Freilich muß durch die mikroskopische Untersuchung eine andere Genese der Vergrößerung ausgeschlossen werden. So fand ich in den besonders stark vergrößerten Nebennieren (links fast 8,5 : 3 : 0,5 cm) bei einem am 10. Tage nach Verbrennung durch Brandgranate Verstorbenen zahlreiche Kokkenembolien.

Trotz allem scheint die Theorie Kolisko in ihrer Verallgemeinerung nicht ohne Bedenken. Gerade für die Todesfälle bei protrahiertem Verlauf dürften die neueren Pfeifferschen oder Heyde-Voottschen Anschauungen vom Intoxikationstod durch „Überproduktionsurämie" oder durch anaphylaktischen Stock nach Selbstsensibilisierung größere Wahrscheinlichkeit beanspruchen als die Annahme einer plötzlichen funktionellen Insuffizienz des Organs, das durch eine unter Umständen erhebliche restitutive Hypertrophie die anfänglichen Schädigungen durch ein längst ausgeschiedenes Gift bereits ausgeglichen hatte.

Im Gegensatz zu den reinen Verbrennungstodesfällen liefert die pathologisch-anatomische Untersuchung der Regel nach ein auch für die Feststellung der Todesursache eindeutiges Bild bei den Nachkrankheiten, Komplikationen und akzidentellen Wundkrankheiten, die der Verbrennung erst nach Tagen oder Wochen folgen (Koliskos „sekundärer Verbrennungstod"). Hierhin zählen Eiterungen, Thrombophlebitiden mit embolischer Verschleppung von Thromben und Pyhämie, Erysipele, Phlegmonen usw., Eröffnungen von großen Blutgefäßen oder selbst der großen Körperhöhlen bei der Schorfabstoßung (vgl. dazu Tschmarke). Von besonderer Bedeutung ist der Tetanus. Die von Tschmarke mit Recht bekämpfte Annahme früherer Autoren, daß gerade den Verbrennungswunden eine besondere Neigung zur Infektion mit Tetanusbazillen eigen sei, ist auch in dem Sinne unzutreffend, daß die Infektion dieser Wunden erst später, „akzidentell", erfolgt. Sie kann vielmehr, wie eine meiner Beobachtungen zeigt, bei der Verbrennung selbst, mit ihr zugleich geschehen, wenn nämlich durch die Explosionsgase tetanussporenhaltige Erdpartikelchen in die Haut getrieben werden.

Drei Grenadiere hatten bei der Explosion von Handgranaten-Lademasse in einem Unterstand im Sektor vor Reims Verbrennungen zweiten und dritten Grades im Gesicht und an den Händen erlitten. Sie starben bei relativ wenig ausgedehnten Verbrennungen sämtlich an Tetanus; bei den Sektionen fand ich die Muskeln teilweise durchblutet, teilweise wachsig verwandelt. Keiner der anderen nach Hunderten zählenden Verwundeten im gleichen Lazarett erkrankte um diese Zeit an Tetanus!

Endlich die Pneumonien. Neben solchen, die durch die Einatmung von Rauch und Qualm bei der Verbrennung oder aber bei Verbrannten einfach hypostatisch oder durch Aspiration, namentlich bei eiternden Wunden im Gesicht in der Nähe der Mund- oder Nasenöffnung entstehen, lehrt der Krieg eine besondere Gruppe kennen, auf die ich schon oben hinwies, nämlich diejenigen Pneumonien, die im Anschluß an die Verbrennungsschädigungen der großen Atemwege durch Explosionen oder gegen das Gesicht gerichtete Stichflammen anderer Ätiologie zustande kommen. Über wertvolle systematische Untersuchungen zu dieser Frage an einem großen Material verfügen Fischer und Goldschmid.

Sie hatten die Möglichkeit, von 54 Frauen und Mädchen, die bei der Explosion von Granatenfüllmasse in einem Fabrikraum tödlich verunglückt waren, 20 zu sezieren, und zwar Leichen aus allen Stadien, sowohl von Fällen, die wenige Stunden nach dem Unglück starben, wie von den Todesfällen nach 3—4 Wochen. Neben den mehr oder weniger ausgedehnten Verbrennungen des Gesichts, der Kopfhaut, des Halses und Nackens, der Hände zeigte die Sektion, daß in erster Linie Veränderungen der Luftwege und der Lungen für den Tod verantwortlich zu machen waren. Wiesen die Fälle der ersten Tage neben vereinzelten oder (bei Tod am zweiten Tage) bereits konfluierten Bronchopneumonien in den großen Luftwegen nur eine starke Schleimhautrötung auf, so wird in den späteren Fällen das Bild ganz beherrscht durch die hinzutretende verbreitete schwere Infektion der Atemwege. Im Vordergrund stand dabei eine schwere pseudomembranöse Laryngitis, Tracheitis, Bronchitis, die in einigen Fällen die Tracheotomie veranlaßt hatte, bald eine intensive eitrige evtl. mit der pseudomembranösen Form kombinierte Entzündung von Larynx, Trachea, Bronchien; oder es fanden sich oft eitrige oder eitrig eingeschmolzene Bronchopneumonien, oder es war schon früh zu Pleuraempyemen gekommen. Auch Ulzera, namentlich im Larynx, fehlten nicht. Unter den 9 bakteriologisch untersuchten Fällen wurden 4mal Diphtheriebazillen (darunter nachweislich vollvirulente) gefunden, teilweise kombiniert mit Staphylo- und Streptokokken, oder diese allein; in den Bronchopneumonien auch Pneumokokken. Das Primäre aller dieser Prozesse liegt nach Fischer und Goldschmid in der schweren Schädigung der Atemwege durch die Aspiration der glühenden Gase, die den Raum im Augenblick der Explosion vollkommen erfüllten. Art und Umfang derartiger Läsionen — Nekrosen mit anschließender Hyperämie, Blutungen, zelliger Infiltration und pseudomembranöser Ausschwitzung — habe ich oben (S. 516) dargestellt. Offenbar ist die Gewebsschädigung, wie ja allgemein bei Verbrennungen, eine so intensive, daß der aufgepfropften Infektion durch Eitererreger oder Diphtheriebazillen der günstigste Boden bereitet ist, um so mehr, als die Zirkulation durch den Verbrennungskollaps daniederliegt.

Meine eigenen einschlägigen Befunde decken sich mit denen FISCHER-GOLDSCHMIDs vollständig.

Zwei Infanteristen erlitten bei der Explosion einer Brandgranate vor einem Stollen schwere Verbrennungen an Armen, Beinen und im Gesicht. Im Augenblick der Explosion war „der ganze Stollen voll Flammen, die herumspritzten". „Alles, worauf sie trafen, verbrannte." Der eine der beiden starb $3^3/_4$ Tage, der andere 10 Tage nach der Verbrennung. Bei ersterem fanden sich neben eitriger Bronchitis und doppelseitigen Bronchopneumonien mit frischer fibrinöser Pleuritis am r. Unterlappen eine frische diphtherisch-pseudomembranöse Laryngo-Tracheitis und diphtherische Schorfe im l. Sinus pyriformis, zugleich akute Pharyngitis und Ödem der Epiglottis und ary-epiglottischen Falten. Nase und Nebenhöhlen waren frei bis auf leichte Rötung der Nasen- und Siebbeinzellenschleimhaut. Bei dem zweiten: eitrige Bronchitis, doppelseitige Bronchopneumonien, doppelseitige frische fibrinöse Pleuritis, pseudomembranöse Laryngo-Tracheitis bis in die Hauptbronchien mit zahlreichen kleinen Blutungen und flachen Geschwüren.

Natürlich ist die aufgepfropfte schwere pseudomembranöse laryngo-tracheale oder tracheo-bronchiale Entzündung von der makroskopisch anscheinend weit mehr zurücktretenden primären zu trennen. Diese ist unmittelbare reaktive Folge der Verbrennungsnekrose, jene Produkt sekundärer infektion.

In einer Anzahl von Fällen sind die pathologisch-anatomischen Veränderungen nicht reine unmittelbare oder entferntere Verbrennungswirkungen, sondern offenkundige Folgen ätiologischer Komplikation, die von der Verbrennung als solcher unabhängig ist. Diese komplizierten Kriegsverbrennungen kommen zustande durch gleichzeitige Verwundungen oder überhaupt Verletzungen des Körpers oder durch die Einatmung giftiger Verbrennungs- bzw. Explosionsgase, unter denen, wie bekannt, das Kohlenoxyd in erster Reihe steht. Bei allen traumatischen Komplikationen, namentlich bei den Frühtodesfällen, bleibt der Anteil der Fettembolie festzustellen, wenn diese freilich gelegentlich auch bei reinen Verbrennungen vorkommt. Unter den Schädigungen durch Verbrennungsgase verdient die sonst zuweilen im Gefolge von Kampfgas-(Phosgen-)vergiftungen beobachtete Bronchiolitis obliterans besonders hervorgehoben zu werden. Ich sah einen sehr charakteristischen Fall dieser Art.

Ein 29jähriger Kanonier erlitt bei der Explosion „einer Art Brandgranate" Verbrennungen zweiten Grades im Gesicht, am behaarten Kopf, an den Ohren und den Händen. Die Stellen heilten glatt ab, aber 13 Tage nach der Verbrennung trat Dyspnoe und Rasseln über der ganzen Lunge auf. Die Atemnot nahm zu, die Lungen wurden stark gebläht, der Puls verschlechterte sich, und der Tod erfolgte am 16. Tage. Der anatomische und histologische Befund war der für die Bronchiolitis obliterans typische, die besondere Art des schädigenden Gases freilich nicht mehr festzustellen. —

Es bleiben die Leuchtpistolenverletzungen, die eine Art Zwischenstellung zwischen den reinen und den komplizierten Kriegsverbrennungen einnehmen.

Leuchtkugeln und Leuchtsterne sollen das Gelände erhellen oder Signale geben. Durch unglückliche Zufälle können seitens der Leuchtkörper Verbrennungen bewirkt werden, und die in Friedenszeiten ausschließlich bei der Marine gesammelten Erfahrungen auf diesem Gebiet sind während des Krieges beim Landheer um ein Vielfaches vermehrt worden. Die Leuchtkugelpatrone enthält am Boden die Treibladung (Pulver), darüber den Leuchtsatz und eine Korkscheibe als Abschluß. Die Leuchtsterne sind samt ihrer Treibladung in eine Zinkhülse eingeschlossen"). Der Lauf der Leuchtpistole ist bei 2,5 cm Kaliber verhältnismäßig kurz, die Rasanz des Geschosses daher sehr gering, das Geschoß bei preßkohlenähnlicher Konsistenz weder hart noch schwer, so daß Geschoßwirkungen der Leuchtmasse nur beim Nahschuß in Frage kommen. Der Leuchtsatz liefert als Verbrennungsgase in erheblichen Mengen Stickstoff und Schwefeldioxyd; als Rückstand bleiben grauschwärzliche Oxydationsprodukte verschiedener Metalle. Trifft die herabfallende oder aus großer Entfernung abgeschossene Leuchtkugel auf die Haut, so kann sie, ohne Schaden anzurichten, abprallen, oder sie bewirkt Verbrennungen ersten und zweiten Grades an der getroffenen Stelle wie an den Händen, denen die alsbaldige Entfernung der brennenden Masse gelingt. Schwerer ist die Verbrennung,

---

") Ich folge den Ausführungen KESSLERs, denen in erster Linie eine meiner eigenen Beobachtungen (vgl. S. 521) zugrunde liegt.

wenn die Kleider Feuer fangen oder die Kugel längere Zeit auf der Körperfläche abbrennt. Der Leuchtsatz „saugt sich", in erster Linie wegen seines großen Sauerstoffreichtums, „an der brennbaren Unterlage gleichsam fest", und die Verbrennung wird eine um so intensivere, als zu der längeren Dauer sich die außerordentlich hohe Verbrennungstemperatur des Leuchtsatzes gesellt. So wurden z. B. in einem Falle GOBELs in kaum einer Minute die sehr widerstandsfähigen Sehnen und Bänder des Knies zerstört und das Gelenk breit eröffnet. Die Wunde ist gewöhnlich durch die festen krustigen Rückstände der Leuchtmasse verklebt und überdeckt. Gleichzeitig aber dringen die bedeutenden Mengen der Verbrennungsgase in das Unterhautzellgewebe und verbreiten sich von hier unter starkem Druck mehr oder minder weit nach allen Richtungen in den bindegewebigen Interstitien, so daß Muskeln, Gefäße und Nerven isoliert und bei gleichzeitiger Einwirkung durch das heiße Gas gleichsam gekocht werden. Dazu kommt wahrscheinlich noch eine Reizung der Gewebe durch das Schwefeldioxyd. Auch bei Schüssen auf kürzere Entfernung ist der Befund, wenn nicht wiederum das Leuchtgeschoß überhaupt abprallt, der nämliche, während allerdings die Korkscheibe der Patrone oder Sprengstücke der Zinkhülse durch die Haut in die Tiefe eingetrieben werden und sogar den Knochen zertrümmern können. Dringt aber die Leuchtkugel selbst in die Gewebe, so ist trotz der geringen Tiefe des Schußkanals die Verbrennungswirkung des Leuchtsatzes wie die Sprengkraft und Hitzewirkung der Verbrennungsgase eine sehr viel schwerere, da der Leuchtsatz, der an sich genügende Sauerstoffmengen enthält, im Innern des Körpers restlos verbrennt.

Komplizierter für die Abschätzung der Wirksamkeit der einzelnen Faktoren werden die Verhältnisse bei den Leuchtpistolennahschüssen, besonders beim Aufsetzen der Pistolenmündung auf die Körperoberfläche. Denn hier kommt zu der Geschoßwirkung der Korkscheibe oder der Hülsensprengstücke und zur Geschoßwirkung der Leuchtmasse noch der Effekt der glühenden Treibgase: d. h. also Nahschußverbrennung, Sprengwirkung, die z. B. am Schädel den Knochen zu zertrümmern vermag, sowie eine Einpressung der Gase unter die Haut und in die Bindegewebslager tieferer Teile, die die gleichwirkende Kraft und sicher auch den Hitzeeffekt der Verbrennungsgase des Leuchtsatzes entsprechend verstärkt. Da die Gase der Treibladung neben Kohlensäure und Stickstoff Kohlenoxyd enthalten, so kann von großen emphysematösen Gebieten aus eine unter Umständen sehr schnell tödliche Kohlenoxydvergiftung zustande kommen.

Einen Leuchtpistolenschuß dieser Art in größter Form sah ich bei einem 22jährigen Offizier, der aus unmittelbarster Nähe einen Leuchtpistolenschuß in die r. Gesäßhälfte drei Finger breit rechts unterhalb des Afters erhalten hatte und noch vor Ablauf der ersten 24 Stunden zugrunde ging. Der Leuchtkörper hatte als Geschoß gewirkt und eine tiefe Weichteilwunde bis in die Beuger des r. Oberschenkels gesetzt; im Grunde der Wunde fand ich auch die gleichfalls geschoßartig eingedrungene Verschlußscheibe. Durch die Verbrennungsgase des im Gewebe vollständig verbrannten Leuchtsatzes und die Treibsatzgase war ein Hautemphysem des ganzen rechten Beines, am Bauch, an den Lenden und am Rücken entstanden, das sich über die Hälfte der ganzen Körperoberfläche erstreckte. Die Muskeln um die Brandstelle des Leuchtkörpers herum waren gekocht, mißfarbig, das Unterhautfettgewebe der emphysematösen Partien zundrig gelockert, eigentümlich grünlich verfärbt. Im Blut war Kohlenoxyd unschwer nachzuweisen. Eine eingehende Darstellung der Beobachtung hat KESSLER gegeben.

Freilich braucht selbst beim Aufsetzen der Leuchtpistole auf die Haut der Leuchtkörper nicht notwendig einzudringen oder überhaupt anzubrennen. Man wird daher in jedem Einzelfall die jeweilig wirksamen Momente der Leuchtpistolenverletzung zu analysieren haben.

2. Hitzschlag.

Der Hitzschlag, obschon in unseren Breiten eine typische Soldatenkrankheit, hat in diesem Kriege trotz seiner Dauer und trotz der marschierenden Millionenheere anscheinend keine nennenswerte Rolle gespielt. Sicherlich liegen die Ursachen hierfür in der starken Entwicklung des Stellungskrieges, in den zur Deckung der Truppe, namentlich gegen die Fliegergefahr, unternommenen Nachtmärschen und in der vorherrschenden Benutzung der Eisenbahnen, wie sie für Verschiebungen der Truppen durch die Ausdehnung der Kampfgebiete unumgänglich war, nicht zum letzten sicherlich auch in der zweckmäßigen Prophylaxe. So ist auch die Zahl der im Kriege bekannt gewordenen Leichenöffnungen bei Hitzschlag eine verschwindend geringe. Trennt man mit MARCHAND von dem typischen hyperpyretischen Hitzschlag, der mit oft ganz abnormen Steigerungen der Eigenwärme verbunden ist, den Sonnenstich, d. h. die durch die Sonnenstrahlen bewirkte lokale Überhitzung des Gehirns und die einfache „Hitzerschöpfung" (Marschohnmacht), wie sie mit unter Umständen selbst tödlichem Ausgang bei organisch

Geschwächten, z. B. Herzkranken, besonders bei gleichzeitiger körperlicher Anstrengung zu beobachten ist, so muß allerdings doch die eine Mittelstellung einnehmende „asphyktische Form" (Marschasphyxie) in die Betrachtung einbezogen werden. Denn diese Form des Hitzschlags ist nach dem um die Hitzschlagfrage so verdienten ARNOLD HILLER in der Armee weitaus die häufigste. HILLER stellt neben die Hitzschlagasphyxie als weitere „Formen" die thermische, bei trockener heißer Haut und hoher Eigenwärme, die urämische, gekennzeichnet durch Koma, periodische Konvulsionen, Erbrechen und Durchfall, und die hämostatische, bei der aus der allgemeinen venösen Stase Lungen- oder Hirnödem hervorgeht. Näher betrachtet gibt diese „Formen"-Einteilung eigentlich nur eine mehr theoretische Isolierung verschiedener Symptomenkomplexe, da sich, nach HILLER selbst, die thermische meist mit der asphyktischen Form oder die urämische stets mit diesen beiden im Bilde des hyperpyretischen Hitzschlags kombiniert, die hämostatische Form — das Lungen- oder Hirnödem — überhaupt nur eine rein „terminale" Bedeutung besitzt. Immerhin ist es gerade für den Leichenfund nicht belanglos, unter welcher dieser „Formen" der Tod und natürlich auch in welchem Stadium des Hitzschlages — es kommen überdies protabierte, erst später zum Tode führende Fälle vor — der Exitus erfolgt. Danach ist verständlich, daß, wenn es schon, wie MARCHAND betont, keinen wirklich pathognomonischen Leichenfund für den Tod an Hitzschlag gibt, nicht einmal das Sektionsbild ein unbedingt einheitliches ist. Folgende Befunde werden in den akuten Fällen erhoben:

Die Totenstarre ist kräftig und tritt schnell ein. Auf der anderen Seite läßt als Folge der hohen Temperatur der Leiche selbst wie der warmen feuchten Außentemperatur die Fäulnis nicht lange auf sich warten. Erfolgt der Tod unter ausgesprochener Asphyxie mit blassem zyanotischen Gesicht, trifft man, wie sonst bei Ersticken, Erhängten usw., das rechte Herz und das gesamte Venensystem blutüberfüllt, allgemeine Zyanose der Organe, insbesondere auch der weichen Häute des Gehirns. Bei sehr schnellem Tod wird die meist starke Blutüberfüllung des Gehirns und seiner Häute als eine rein kongestive gedeutet; andere Male sind dabei Gehirn und Pia auffallend anämisch, in noch anderen Fällen ödematös. Besonders stark ist regelmäßig die Hyperämie der Lungen. Sie kann bis zu wirklichen Blutaustritten gesteigert sein. In manchen Fällen — am häufigsten zwischen der 5. und 12. Stunde der Erkrankung (HILLER S. 66) — herrscht ein starkes Ödem, öfters mit Pleuratranssudation verbunden, in der Lunge vor. Das Herz nimmt an der allgemeinen derben festen Muskelstarre besonders in seiner linken Hälfte teil. Das Blut ist, wie in den Fällen akuter Erstickung, flüssig. Schädigungen und Zerfall der roten Blutkörperchen in gleichem Sinne wie bei der Verbrennung werden behauptet (vgl. SENFTLEBEN). Doch läßt wenigstens an der Leiche die schnell einsetzende Fäulnis alle als auffallend berichteten Eigenschaften des Blutes als problematisch erscheinen.

Bestanden reichliche Krämpfe, wie besonders bei der „urämischen" Form HILLERS, so beherrschen als Folge der venösen Stauungen kleine punktförmige und größere verschieden geformte Ekchymosen der serösen Häute, der Leptomeningen, unter dem Schädeldach, unter dem Endokard (namentlich am Septum und im linken Ventrikel), in den Schleimhäuten der Halsorgane so auffallend und so häufig das Bild, daß DITTRICH sie geradezu als pathognomonisch für Hitzschlag anspricht. Aber Extravasate gleicher Genese und Lokalisation sind auch sonst bei schnellem Tod nichts Ungewöhnliches, besonders da, wo er, wie z. B. bei der Eklampsie, unter Krämpfen erfolgt (MARCHAND). Auch innerhalb der Hirnsubstanz, innerhalb der sympathischen Ganglien des Grenzstranges und im Grenzstrang selbst, in den Scheiden der Nervi vagi und phrenici, in den Bindegewebsscheiden der großen Halsgefäße, in der Marksubstanz der Nieren (vgl. bei HILLER S. 68 und 69) werden die Stauungsblutungen getroffen.

Die Organparenchyme als solche sind frei; die Parenchymdegenerationen haben in den akuten Fällen „nicht Zeit genug zu ihrer Entwicklung". Häufigere „Nebenbefunde", wie Verwachsungen der Lungen oder des Zwerchfells mit der Leber, Lungenemphysem, allgemeine Fettleibigkeit oder besonders auch epikardiale Fettauflagerung, Concretio pericardii oder ältere Klappenveränderungen und Hypertrophie der linken Kammer, hypoplastische Herzen oder enge Aorta sind von besonderer Bedeutung als dispositionelle Momente, sofern sie die individuelle Leistung der Atmung und Zirkulation, die bei angestrengter Muskeltätigkeit in der Hitze besonders beansprucht wird, ungünstig beeinflussen.

Neuerdings haben WIESEL und HEDINGER auf eine Hypoplasie des ganzen chromaffinen Systems, des Nebennierenmarks wie der Paraganglien, als ein dispositionelles Moment für den Hitzschlag erwiesen. WENULETS experimentelle Nachprüfung hat aber diese Angaben nicht zu stützen vermocht.

Als Todesursache ist ein Versagen der Zentren der Medulla oblongata (der Respiration, Herztätigkeit, der Vasomotoren und Schweißsekretionsnerven) anzusprechen. Auch die Erschöpfung und schließliche Lähmung des Herzens unter dem Einflusse der hohen Eigenwärme und der bedeutenden Leistung der Körpermuskulatur ist in Anschlag zu bringen.

3. Erfrierung*).

Im Seekrieg sind, wie bei Seeleuten überhaupt, Erfrierungen größte Seltenheiten. Im Landkrieg fordert jeder Feldzug im Winter unter der kämpfenden Truppe zahlreiche Opfer an Erfrierungen**). Allgemeine Erfrierungen sind dabei mehr gelegentliche, wenn auch — wie im russisch-türkischen Krieg am Schipkapaß — zuweilen gehäufte Vorkommnisse, und unter den partiellen Erfrierungen der „gipfelnden" Teile stehen in allererster Reihe die Erfrierungen der Füße. Das bestätigen die äußerst zahlreichen Beobachtungen, besonders auf dem östlichen Kriegsschauplatz, zumal in den Kampfgebieten der Karpathen und Beskiden.

O. ZUCKERKANDL sah in seinem Lemberger Lazarett im Winter 1915/16 nicht weniger als 800 Erfrierungen aller Grade. Am häufigsten waren die Zehen ergriffen, in abnehmender Häufigkeit der vordere Fußabschnitt, der ganze Fuß und der Unterschenkel bis ans Knie. Auch die Ferse, zuweilen zugleich mit der Sohlenhaut war wiederholt in typischer Form beteiligt (vgl. hierzu Abb. 134). In mehr als der Hälfte aller Fälle waren die Erfrierungen beiderseitig; die einseitigen Fälle betrafen stets leichte, nur die Zehen oder die Endglieder einbeziehende Formen. Kombination mit Erfrierungen der Finger bestand in zirka 6% der Fälle. An den Ohren wurden nur Erfrierungen ersten und zweiten Grades beobachtet.

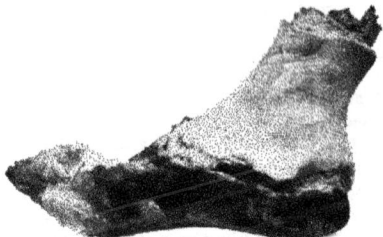

Abb. 134. Frostgangrän der Ferse und Sohle. Die Zehen sind nur wenig beteiligt. Tiefe Demarkationslarche. Erfrierung vor 3 Monaten. (Eigene Beobachtung.)

Die Erfahrungen und Ergebnisse des letzten Krieges decken sich auf diesem Gebiet in allen Richtungen mit denen des letzten Balkankrieges. Auch im Balkankrieg wurde Frostgangrän der Füße in größtem Umfange beobachtet — WIETING allein sah 300 Fälle —; auch hier entstand die Erfrierung vielfach als „Frostschaden ohne Frostwetter" bei Temperaturen, die nie unter den Nullpunkt gesunken waren, und auch hier ergab sich die überragende Bedeutung der dispositionellen Faktoren für das Zustandekommen der Kältegangrän.

Besonders gefährlich erwies sich die „nasse Kälte", das Stehen in kaltem Wasser, in schmelzendem Schnee oder im kalten Schlamm der Schützengräben. Schon in kurzer Zeit kann hier die Erfrierung vollendet sein.

SCHMINCKE sah Gangrän beider Füße und des unteren Drittels beider Unterschenkel bei einem Infanteristen, der im November 1914 in einem Karpathenbach bei nicht sehr niedriger Wassertemperatur ½ Stunde gestanden hatte.

Disponierend wirken u. a. alle Momente, die die Zirkulation beeinträchtigen, sei es lokal (drückendes Schuhzeug, verkrustete Fußlappen, langes Hocken und Knien) oder allgemein (Unterernährung, oder namentlich akute Darmaffektionen, wie Cholera, Typhus, Ruhr), herabgesetzte Muskeltätigkeit (das Liegen im Schützengraben). Ferner Fußbekleidung (Schnürschuhe, Wickelgamaschen), die Nässe eindringen läßt; durch die Verdunstung werden dem Körperteil außerordentliche Wärmemengen

---

*) Außer den Erfrierungen gehören zu den Kälteschädigungen die „Erkältungskrankheiten" im engeren Sinne. Zu diesem vielumstrittenen Kapitel hat der Krieg geradezu „Massenexperimente an menschlichem Material" geliefert, und H. SCHADE hat auf der Grundlage dreijähriger Beobachtung an einer Fronttruppe die Frage der Erkältungskrankheiten und die Wege, auf denen die Wetterkälte krankmachenden Einfluß auf die Körpervorgänge erlangt, eingehend geprüft (vgl. Zeitschr. f. d. ges. experim. Med. Bd. 7, 1919, S. 275—374 und M. Med. W. Nr. 36, 1919, S. 1021 ff.). Auch G. STICKER hat (Enzyklopädie d. klin Med. 1915) der Darstellung der „Erkältungskrankheiten und Kälteschäden" eine während des Krieges erschienene umfassende Monographie gewidmet.

**) Vgl. die Zusammenstellung bei TSCHMARKE S. 84 u. 85.

entzogen. DREYER und KOCH sprechen geradezu von „Nässegangrän". Disponierend wirkt vor allem eine gleichzeitige Verwundung (O. ZUCKERKANDL; vgl. auch PLASCHKES). Bei Verwundeten, die in der Kälte nicht geborgen werden konnten oder beim Transport dem Frost lange ausgesetzt sind, weist die Erfrierung, sicherlich wiederum wegen der verminderten Triebkraft des Herzens, weit höhere Grade als bei gesunden Soldaten auf. Bei Schußfrakturen an den unteren Extremitäten erstreckt sie sich an dem verletzten Teil weiter zentralwärts. Bei Schußfraktur im rechten Oberschenkel sah ZUCKERKANDL die Gangrän rechts bis ans Knie reichend, während der linke Fuß nur bis zum Sprunggelenk nekrotisch geworden war. Hier wäre an eine Fortleitung vasomotorischer, der Kältewirkung günstiger Schädigung über das eigentliche Verwundungsgebiet hinaus zu denken").

Auch die Erörterung zur Pathogenese der Frostgangrän ist durch die ausgedehnten Kriegserfahrungen über die partiellen Frostschäden neu belebt worden. MARCHAND scheidet den durch wirkliches „Durchfrieren" der Teile entstehenden direkten Kältebrand von dem ischämischen, d. h. der gewöhnlichen Frostgangrän, die bei anhaltender Einwirkung mäßiger Kältegrade durch die spastische Kontraktion der Arterien zustande kommt. Nach WIETING gehören aber die von ihm in so großem Umfang beobachteten Erfrierungen der Füße weder zur einen noch zur anderen Form MARCHANDS. Das Wesentliche ist vielmehr die Gefäßlähmung durch schwere Schädigung der Gefäßinnervation mit schließlicher Stase und Thrombose, der Vorgang selbst eine „paralytische Kältegangrän".

WIETING sah, daß sonst gesunde Leute einer Kältewirkung ausgesetzt waren, daß sie dann nach einigen Tagen an Dysenterie oder Enteritis erkrankten und daß nun im Verlauf dieser Erkrankung, z. B. am 6.—10. Tage nach der Kältewirkung die Fußgangrän sich einstellte. Und diese Fälle werden von ihm so erklärt, daß die Kältewirkung die Gefäßveränderungen (Paralyse, Thrombose) schuf und diese Gefäßveränderungen unter dem Einfluß der schwächenden Krankheit nicht, wie sonst bei Gesunden, ausgeglichen werden konnten.

Die Bedeutung der Paralyse der Gefäße für den Erfrierungsbrand wird von NAGELSBACH durchaus bestritten, dagegen aber neben der spastischen Verengerung der Schlagadern die Thrombenbildung in den Blutgefäßen für das Zustandekommen des Gewebstodes als ausschlaggebend bewertet. RIEHL betont neuerdings die regelmäßige Kombination von Gefäßerweiterung und Thrombenbildung mit der Erfrierung. Damit ist für das Gebiet der menschlichen Frostgangrän eine Frage aufgerollt, die für die direkten Gewebsdurchfrierungen im Tierexperiment seit SAMUEL und COHNHEIM verschiedentlich geprüft und verschieden beantwortet wurde.

SAMUEL, COHNHEIM, KRIEGE u. A. lassen die Gewebsnekrose als Folge primärer Stase und Thrombose entstehen, während nach RISCHPLER (MARCHAND) durch Stase und Thrombose die Ausdehnung der primären selbständigen Kälteerötung der Gewebe lediglich begünstigt wird. Histologische Befunde, die bei menschlichem Kältebrand in positiver Form zugunsten der Abhängigkeit des Gewebstodes vom Arterienverschluß verwertet werden könnten""), sind in den älteren Untersuchungen v. RECKLINGHAUSENS (1883) an einem gangränösen Fuß und vielleicht in denen HODARAS an einem brandigen Unterschenkel gegeben. WIETING vermochte an seinem chirurgisch noch vor der Demarkation gewonnenen Material, das histologisch an der Grenze des Amputatum sowohl wie des Gesunden untersucht wurde, schlüssige Befunde nicht zu erlangen.

Dagegen ist NAGELSBACH beizupflichten, wenn er die besonderen Fälle WIETINGS von spät auftretender Kältegangrän als ein beweiskräftiges Argument für die Bildung und Bedeutung der Thromben beim Kältebrand heranzieht. Denn durch eine primär erzeugte Kältethrombose, die bei der interkurrenten Herabsetzung der Herzkraft durch die akute Ruhr oder Enteritis zum Gewebstod führt, erklären sich diese Beobachtungen WIETINGS am einleuchtendsten. Die großen Arterien können dabei durchgängig bleiben. Auch gewisse noch zu besprechende Spätfolgen der Erfrierung müssen wohl für ihre Genese an die Annahme primärer Thromben knüpfen.

Die pathologisch-anatomischen Befunde der Stadien, der Ausdehnung und der Komplikationen des Frostbrandes an den Unterextremitäten hat ZUCKERKANDL an der Hand

---

") Vgl. analog in Fällen von Muskelkontusionen, Verschüttungen, Verwundungen bei SCHMINCKE, S. 682.
"") Die hyalinen Kapillarthromben in den erfrorenen Hautgebieten, die durch direkte Wirkung der Kälte auf die Erythrozyten entstehen, bleiben natürlich hierbei außer Betracht.

seines reichen Materials in einer Anzahl wohlgelungener Abbildungen (Taf. XXVii—XXIX und S. 597 und 605) veranschaulicht.

Die Demarkation erfolgt am ehesten zwischen Bindegewebe und Muskeln. Sehnen und Ligamente sind weit widerstandsfähiger, und am spätesten vollzieht sich die Trennung im Knochen, leichter im spongiösen als im kompakten. Oft erfolgt Spontanabsetzung in den Gelenken. Die Zeitspanne für die Lösung ist abhängig vom Querschnitt und von der Art der Gewebe an der Grenze zur Nekrose. Einzelne Zehen lösen sich in 3—4 Wochen; die Demarkation in den gesamten Metatarso-Phalangealgelenken oder in den Tarso-Metatarsalgelenken dauert $1^1/_2$—2 Monate; Spontanlösungen in der Substanz der Metatarsi sind oft nach Monaten noch nicht vollendet. Sehr eigentümliche und typische „groteske" Bilder entstehen bei der Demarkation nach Erfrierungen der Zehen bis zur Mitte des Metatarsus. Die Abstoßung der gesamten Zehen im Metatarso-Phalangealgelenk samt den nekrotischen Weichteilen des Mittelfußes erfolgt zu einer Zeit, wo die nekrotischen distalen Abschnitte der Metatarsi sich innerhalb der Substanz der Diaphyse noch nicht gelöst haben. Sind die demarkierten Teile entfernt, so ragen die bloßgelegten nekrotischen Knochen jetzt frei aus der Granulationsmasse (Taf. XXVIII, Abb. 6 und S. 595, Abb. 7—9). Sie stoßen sich nach geraumer Zeit in der Ebene des Granulationswalles ab; „der durch Erfrierungsgangrän bloßgelegte Knochen unterliegt nur bis in die Ebene der Granulation der Nekrose". Das gilt bei der Gangrän der Ferse auch für den bloßgelegten Kalkaneus, der sich in schalenförmiger Nekrose löst.

Beim Übergang des trockenen Brandes in feuchte stinkende Gangrän durch akzidentelle Infektionen sind Schußverletzungen der erfrorenen Teile wiederum ein besonders disponierendes Moment; bei Schußfrakturen und Frostgangrän desselben Gliedes trifft man, zumal wenn noch Phlegmone hinzutritt, oft schwerste Bilder der Zerstörung. Auch sonst können Erysipele, Abszesse, Phlegmonen, namentlich der Sehnenscheiden, Phlebitiden, Entzündungen der Lymphgefäße und Lymphknoten, gelegentlich auch malignes Ödem gefunden werden. Im allgemeinen sind sekundäre Infektionen bei der Frostgangrän sehr häufig. ZUCKERKANDL traf sie, oft schon ganz frühzeitig, an seinem Material in mehr als 60% der Fälle. Ganz unvermutet und überraschend kann schwerste Septikopyhämie auftreten, wenn die Demarkationslinie ein Phalangealgelenk an den Zehen (Metatarso-Phalangeal- oder Interphalangealgelenk) durchschneidet und das eröffnete Gelenk mit Eitererregern infiziert wird (O. BURKARD). Daß die feuchte Gangrän an den oft mit Erde beschmutzten Füßen zu Tetanus disponiert, ist ohne weiteres verständlich.

Eine anatomisch eigenartige Komplikation der Erfrierung ist die Spätgangrän.

Sie tritt an den erfroren gewesenen Gliedern unter Umständen erst nach Jahren ein und beruht auf einem der „Endarteriitis obliterans ähnlichen" Verschluß der größeren Arterienstämme, der von der Stelle der ursprünglichen Erfrierung aus auf eine weite Strecke hin erfolgt ist. Sofern in solchen Fällen ätiologische Momente anderer Art für den Arterienverschluß — Arteriosklerose, Lues, Nikotin — mit Sicherheit auszuschließen sind, bleibt in der Tat kaum eine andere Erklärung als die einer organisierten Thrombose. Sie entstand sekundär, fortgeleitet von den primären Thromben in den kontrahierten Arterien des erfrorenen Bezirks. Die durch Rekanalisation und Kollateralbahnen erträglich ausgeglichene Zirkulation versagt, sobald irgendwelche Hemmnisse — verminderte Triebkraft des Herzens oder etwa spastische Kontraktionen bei neuen Kälteeinwirkungen — die vis a tergo einschränken. Die Folge ist ischämische Gangrän des ganzen zugehörigen Gebietes. NAGELSBACH hat zu dieser Gruppe eine anatomisch eingehend untersuchte Beobachtung während des Krieges berichtet.

Literatur.

M. ASKANAZY, Äußere Krankheitsursachen in L. ASCHOFFs Pathol. Anat. Bd. I. 1911.
BARDEEN, Johns Hopkins Hospital Reports. Bd. 7. 1898.
BEYER, Über Frühtod bei Verbrennungen. Inaug.-Diss. Leipzig 1916.
BURCKAS, Ein eigenartiger Fall von Verbrennung. M. Med. W. Nr. 12 S. 327. 1918.
O. BURKARD, Spätkomplikationen nach Erfrierungen. M. Med. W. Nr. 23 S. 789. 1915.
O. DITTRICH, Über Hitzschlag mit tödlichem Ausgange. Zeitschr. f. Heilkunde Bd. 14 S. 277.
DOHRN, Zur pathologischen Anatomie d. Frühtodes nach Hautverbrennungen. D. Zeitschr. f. Chir. Bd. 50. H. 1 u. 2. 1901.
DREYER, Eigentümliche Fußgangrän aus dem Balkankrieg. Zbl. f. Chir. Nr. 42, S. 1628. 1913.
B. FISCHER und E. GOLDSCHMID, Über Veränderungen der Luftwege bei Kampfgasvergiftung und Verbrennung. Frankf. Zeitschr. f. Patholog. Bd. 23. H. 1. 1920.
GOBEL, Verbrennung durch Leuchtkugel. D. Med. W. Nr. I. 1916.

HEDDAUS, Veröffentlichungen aus dem Gebiete des Militärsanitätswesens. H. 68. 1918.
HEDINGER, Zur Lehre des Hitzschlages. Verhdlg. d. D. pathol. Gesellsch. S. 193. 1912.
ARNOLD HILLER, Hitzschlag und Sonnenstich. Leipzig 1917 (Literatur).
HODARA, Beiträge zur Pathologie der Erfrierungen. Monatsschr. f. prakt. Dermatologie Bd. 22. H. 9. 1896.
KESSLER, Leuchtpistolenverletzungen usw. Volkmanns Samml. klin. Vor. Neue Folge. Nr. 729. 1917. (Literatur).
KOLISKO, Über Befunde an den Nebennieren beim Verbrennungstod. Viertelj. f. ger. Med. u. öffentl.
     Sanitätswesen. 3. Folge. XLVII. Suppl.
KRIEGE, Über hyaline Veränderungen der Haut durch Erfrierungen. Virch.-Arch. Bd. 116. 1889.
F. MARCHAND, Die thermischen Krankheitsursachen in KREHL-MARCHANDS Hdb. d. allgem. Pathol. Bd. I. 1908.
NAKATA, Nebennierenveränderungen nach Verbrennung. Korrespondenzbl. f. Schweiz. Ärzte S. 1283. 1918. II.
E. NAGELSBACH, Thrombose und Spätgangrän nach Erfrierung. M. Med. W. Nr. 13 S. 353. 1919.
H. PFEIFFER, Das Problem des Verbrühungstodes. Wien 1913.
PLASCHKES, Neigung verletzter Gliedmaßen zu Erfrierungen. Wien. Klin. W. Nr. 1. 1916.
RAYSKY, Beitrag zur Kasuistik der lokalen und allgemeinen Veränderungen beim Tode durch Verbrennung.
     Virch.-Arch. Bd. 201 S. 208. 1910.
V. RECHLINGHAUSEN, Handbuch der allgem. Pathologie d. Kreislaufs und d. Ernährung., D. Chir. Liefer. 2/3.
RIEHL, Wien. Klin. W. Nr. 11. 1915.
RISCHPLER, Über die histologischen Veränderungen nach der Erfrierung. Zieglers Beitr. z. pathol.
     Anatom. u. z. allgem. Pathol. Bd. 28. 1900.
SCHMINCKE, Die Kriegserkrankungen der quergestreiften Muskulatur. Volkmanns Samml. klin. Vortr.
     Neue Folge. Nr. 758/59. 1918.
SENFTLEBEN, Berl. Klin. W. Nr. 25/26. 1907.
E. SONNENBURG und P. TSCHMARKE, Die Verbrennungen und die Erfrierungen. Neue D. Chir. Bd. 17. 1915.
WENULET, Der Hitzschlag und die Nebennieren (russ.). Refer. Zbl. f. Pathol. S. 664. 1914.
WIESEL, Über Befunde am chromaffinen System bei Hitzschlag. Virch.-Arch. Bd. 183. 1906.
WIETING, Gefäßparalytische Kältegangrän im Balkankrieg. Zbl. f. Chir. Nr. 16 S. 539 u. Nr. 52 S. 1985. 1913.
O. ZUCKERKANDL, Über Erfrierungen im Felde. Bruns Beitr. z. klin. Chir. Bd. 101, H. 5, S. 594. 1916.

D. Direkte Kriegserkrankungen durch Einwirkungen chemischer Mittel.

Von Stabsarzt a. D. Dr. WALTER KOCH, Reg.-Med.-Rat,

Vorsteher der patholog.-anatomischen Abteilung der Kaiser-Wilhelms-Akademie in Berlin.

Im Kriege stellvertretender Armeepathologe beim Feldsanitätschef.

Mit 2 farbigen Tafeln.

1. Vergiftung durch Gas.

a) Vergiftung durch Chlorkohlenoxydgas (Phosgen).

Die anatomischen Befunde am menschlichen Leichenmaterial nach Phosgengas-vergiftung (das Tierexperiment ist hier nicht berücksichtigt) lassen sich in drei Haupt-gruppen einteilen (s. Tab. S. 532). Die erste Gruppe umfaßt die Fälle von akutem Gastod unmittelbar oder innerhalb der ersten Stunde nach Einatmung des Gases, die zweite Gruppe die mittelschweren und schwereren Fälle, welche innerhalb der ersten 2—3 Tage der Gasvergiftung erliegen. In der dritten Gruppe sind die Folgen und Ausgänge der durch Hinzutreten der Infektion bewirkten anatomischen Veränderungen zusammen-gefaßt. Absolute Grenzen zwischen diesen einzelnen Gruppen bestehen nicht, sondern die Übergänge sind fließend; dagegen sind die anatomischen Merkmale auf der Höhe dieser einzelnen Stadien so ausgesprochene und die zeitlichen Befunde, wenn auch nicht in ihrem Wesen, so doch in ihrer Symptomatologie derartig voneinander abweichend, daß diese Trennung gerechtfertigt ist.

Wie ASCHOFF[1]) es erstmals festgelegt hat, beruht das Wesen der Phosgengas-vergiftung auf einer Alteration des Blutgewebes und Gefäßsystems. Alle anatomischen Befunde während der noch nicht komplizierten Stadien der Gasvergiftung lassen sich dadurch erklären. Wie ferner RICKER[2]) auf Grund ausgedehnter Erfahrung und experimenteller Untersuchungen betont, ist die noch intra vitam schnell einsetzende Stase der Ausgangspunkt für alle anatomischen Veränderungen, welche die Obduktionen des Gastoten im Krankheitsbild der ersten Tage bieten.

Der Angriffspunkt des Gases ist naturgemäß das Gebiet der Luftwege, und zwar vorwiegend der pulmonalen Abschnitte. Die Beteiligung des übrigen Gefäßsystems, besonders der kleineren Gefäße in entfernteren Organen und Körperabschnitten, ist sekundär. Durch die toxische Paralyse der Lungenkapillaren und die dadurch einsetzende gewaltige Stase kommt es zu einer Exsudation in das Lungenparenchym und zu einer Verarmung des gesamten Körperblutes an Blutplasma, welche auf der Höhe des Krankheitsbildes das Blut sekundär in eine an der Leiche zähe, dickflüssige, homogen geronnene Kruormasse umwandelt und, wie ASCHOFF hervorhebt, den charakteristischen Blutbefund am Herzen und in allen Gefäßen bedingt.

Wie das beiliegende Schema (S. 530) jedoch zeigt, ist dieser ausgesprochene Blutbefund nur für die zweite, die Hauptgruppe, charakteristisch. Bei akutem Gastod sowohl wie bei protrahierten Fällen nach dem Stadium der zweiten Gruppe ist der Blutbefund ein anderer. Die pathologisch-anatomischen Befunde der drei Gruppen geben daher, kurz zusammengefaßt, folgende Bilder:

Der akute Gastod unmittelbar nach Einatmen des Gases oder doch innerhalb der ersten 15 Minuten bis schätzungsweise eine Stunde nach Vergiftung, bietet den Gesamteindruck akuter Erstickung mit gleichzeitig schwerster chemischer Schädigung des Lungenparenchyms. Die Totenfleckbildung ist reichlich, da das gesamte Körperblut, auch das im Herzen, flüssig, zuweilen etwas dickflüssig gefunden wird. Es zeigt sich keine Schichtung des Blutes in Kruor und Speckhaut. Das Herz kann leichte Dilatation der Kammern aufweisen und enthielt in mehreren Fällen auch im linken Ventrikel flüssiges Blut.

Die Lungen sind lufthaltig, zuweilen partiell gebläht, nicht ödematös, sondern eher als trocken, ja unter Umständen fast lederartig zu bezeichnen. Sie sind von auffallend dunkler Farbe mit rötlich braunem Farbenton, hyperämisch. Es besteht keine Pleuritis. Auf der Schnittfläche herrscht ebenfalls der bräunliche Farbenton vor. In einem besonders schweren Falle fanden sich aber außerdem umschriebene, schmutzig graugrünliche Herde von der Größe und Anordnung bronchopneumonischer Herdbildung, und zwar sowohl im Ober- wie im Unterlappen. (Tafel V, Abb. 1.)

Mikroskopisch klären sich diese Befunde dahin auf, daß eine weitgehende Alteration des Blutes mit Zerstörung der roten Blutkörperchen zu finden ist, und daß das Lungengewebe schwere chemisch-toxische Veränderungen aufweist, so daß es im mikroskopischen Bilde wie verätzt und gekocht aussieht, wobei inselförmige Herde besser erhalten sein können. In den erweiterten Gefäßen verändertes Blut. Die Alveolen sind teils kollabiert, teils gebläht, enthalten größtenteils keinen besonderen Inhalt, nur sieht man eine Homogenisierung der Alveolarwände und stellenweise einen zähen glasigen Wandbelag, von ASCHOFF als Quellungssäume bezeichnet, welcher wie ein zellfreies, zähes, beginnendes Ödem aussieht, aber auch homogenisierte und gequollene Wandendothelien enthält. In diesen Quellungssäumen ist Fibrin nur andeutungsweise enthalten. (Tafel V, Abb. 2.)

Weiter sieht man, besonders an den Bronchioli respiratorii und den Alveolargängen Verdickung, Verklumpung, Verkürzung und Einrollung der vorspringenden Enden der Alveolarsepten und gerade auf ihren Kuppen kappenartige Auflagerungen von der Art der Quellungssäume.

Auch die oberen Luftwege im Rachen und der oberen Luftröhre zeigen eine gleichmäßige Trübung und mißfarbene Tönung, welche einer oberflächlichen Verätzung ohne Mazeration des Gewebes entspricht.

Es sei bemerkt, daß in anderen Fällen, die anscheinend nicht so konzentriert unter der Einwirkung des Gases gestanden hatten, aber ebenfalls sofort tödlich waren, mehr eine plasmareiche Blutbeschaffenheit mit schlechter Färbekraft desselben und etwas geringeren Verätzungszeichen gefunden wurden. In diesen Fällen ließen die Quellungssäume deutliche Fibrinreaktion erkennen.

Die übrigen Organe zeigten im wesentlichen nur Hyperämie.

Das anatomische Bild ändert sich wesentlich, wenn bis zum Eintritt des Todes längere Zeit verstreicht, und es stellt sich dann ein sehr typisches Bild ein, welches in der zweiten Gruppe hauptsächlich den 1. und 2. Tag nach der Gasvergiftung umfaßt. Die Höhe der Erscheinungen möchte ich nach über 100 einschlägigen Sektionsprotokollen und eigener Beobachtung in den Zeitpunkt von 24—36 Stunden

nach der Vergiftung legen.   Charakteristisch ist dabei der Befund des Blutes, des
Herzens, der Lunge und des Zentralnervensystems.   Dem Blute an der Leiche fehlt
die typische Schichtung in Kruor und Speckhaut, und es besteht neben mehr oder
weniger dünnflüssigem Blut hauptsächlich aus einer dunklen zäh-schmierigen Kruormasse, dem Speckhautgerinnsel völlig fehlen oder nur in Spuren beigemengt sind.
Diese Blutschmiere findet sich nicht nur in den Venen, sondern auch in den auffallend
weit bleibenden Arterien.   Besonders charakteristisch ist es im Herzen zu übersehen.
Die Herzen sind auffallend groß; alle Herzhöhlen, besonders auffällig an der linken
Kammer, sind dilatiert und maximal gefüllt mit homogen geronnener dunkler Kruormasse.   Auch der linke Ventrikel ist prall damit ausgefüllt.   Die Totenstarre des Herzens
bleibt entweder völlig aus oder kann sich wegen des schwerbeweglichen Inhaltes
wenigstens nicht genügend geltend machen.   Sind Speckgerinnsel vorhanden, so
handelt es sich nur um ganz geringe Mengen, welche dann meistens in der rechten
Kammer in der Pulmonalisausflußbahn gefunden werden.   Dieser Blutherzbefund, auf
dessen Spezifität ASCHOFF zuerst hingewiesen hat, ist ein so typischer, daß man
allein nach ihm auf die Natur und Dauer der Erkrankung weitgehende Rückschlüsse
machen kann. (Tafel V, Abb. 3.)

   Diese Eindickung des Blutes wird verständlich, wenn man den Lungenbefund berücksichtigt.
Die Lungen sind auf der Höhe der Erkrankung, besonders am Ende des 1. und Anfang des 2. Tages
nach der Vergiftung, außerordentlich voluminös. Sie füllen den Thoraxraum prall aus, bewirken
Tiefstand des Zwerchfells, die vorderen Lungenränder berühren oder überlagern sich, die Lungen
sinken nicht zurück. Nach der Herausnahme zeigen sie meist blasse Farbe mit marmorierten Flecken.
Zahlreiche Alveolargruppen, besonders der Randpartien, aber auch sonst an den subpleuralen Stellen
sichtbar, sind maximal gebläht; auch interstitielles Emphysem wird beobachtet. Die Lungen sind
schwer und fühlen sich wie mit Wasser gefüllte Säcke an. Gewichte von über 1000 bis 1265 g
für die einzelne Lunge und bis zu $2^1/_2$ kg für beide Lungen sind öfters beobachtet; wenn letztere
Zahlen auch die höchsten von uns gefundenen Werte bedeuten. Demgegenüber stehen Normal-
gewichte einzelner Lungen nach unseren Feststellungen von 220 bis 300 g, also etwa $^1/_4$ kg und
etwas darüber für beide Lungen. Diese Gewichtszunahme ist zurückzuführen auf hochgradige Wassersucht der Lungen, welche von der Schnittfläche schaumiges, meist farbloses, zuweilen leicht hämorrhagisches Ödem in Strömen abfließen lassen. Die Pleura ist spiegelnd und glänzend, zeigt vielfach
Ekchymosen. Pleuritis gehört nicht zum Bilde dieses Krankheitsstadiums, sondern könnte nur eine
Komplikation anderer Ätiologie vorstellen. Klarer Pleuraerguß findet sich dagegen häufiger; schätzungsweise in der Hälfte der Fälle, beiderseits ziemlich symmetrisch, in einer Menge von 20 bis 500 ccm,
meistens zwischen 100 und 200 ccm sich haltend. Es sei erwähnt, daß die übrigen Körpergewebe,
vor allem auch die Muskulatur, dafür eher als trocken zu bezeichnen sind. Bei starkem Ödemgehalt
ist der Blutgehalt der Gefäße wenigstens in den Kapillaren gering, und Ödem und Emphysem
zusammen bedingen die blasse Färbung der Lungen.

   Auf der Schnittfläche zeigt sich, daß das Ödem nicht die Lunge gleichmäßig beherrscht,
sondern in kleineren und größeren Bezirken, allerdings sehr dicht stehend, die gesamte Lunge, von
der Spitze bis zur Basis, durchsetzt. Dazwischen liegen geblähte, ödemfreie Lungenbezirke. Die
zentralen Abschnitte der Lunge im Gebiet der Bronchialverzweigungen herum sind am massivsten
betroffen. Die ödemhaltigen Abschnitte sind etwas dunkler als die emphysematösen und bedingen
das marmorierte Aussehen der Lungen. Die ödemhaltigen Stellen sind zunächst nicht trocken, nicht
prominierend, sondern eher gelatinös glasig. (Tafel V, Abb. 4.)

   Dem entspricht das mikroskopische Bild, wo wir ein zunächst zellarmes, diffuses, helles Ödem
in den Alveolen unter Aussparung ödemfreier, geblähter, ja zerrissener Alveolarbezirke finden. Im
Ödem sieht man abgestoßene Epithelien und mehr oder weniger reichlich rote Blutkörperchen.
Keine Mikroorganismen. Verätzungszeichen an den Bronchiolsrespiratorii fehlen für gewöhnlich oder
sind doch nur geringfügig. Im Gegensatz zu RICKER möchte ich aber doch eine gewisse Abhängigkeit
des Ödems von den feineren Bronchialverzweigungen annehmen; dafür spricht die gesamte Anordnung,
wie wir sie sonst auch bei Bronchopneumonien finden, und das weitere Schicksal dieser Herde.

   In den Bronchien kann schon zu dieser Zeit ein katarrhalisches Exsudat gefunden werden.

   Etwa nach 36 Stunden zeigen sich makroskopisch auch die ersten Veränderungen
des Zentralnervensystems, die in miliaren Blutungen der weißen Substanz sich
kennzeichnen.

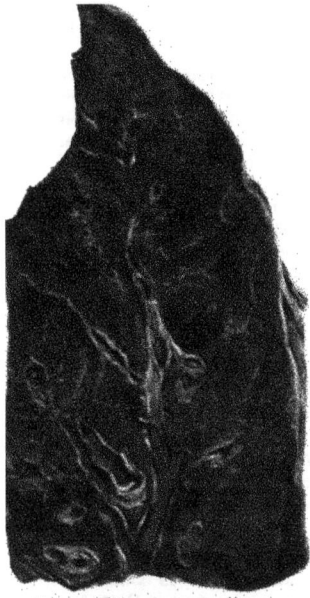

Abb. 1. Phosgengasvergiftung.
Tod 15—30 Minuten nach der Vergiftung.
Hyperämische, nicht ödematöse Lunge mit
Ätzungsherden.

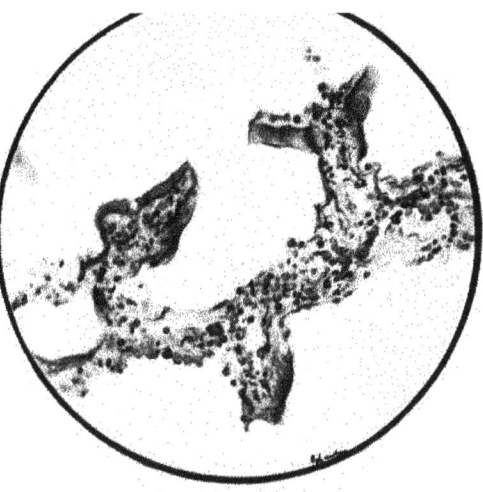

Abb. 2. Phosgengasvergiftung.
Tod 10 Stunden nach der Vergiftung.
Quellungssäume der Alveolargangssepten. Kapillarstase.

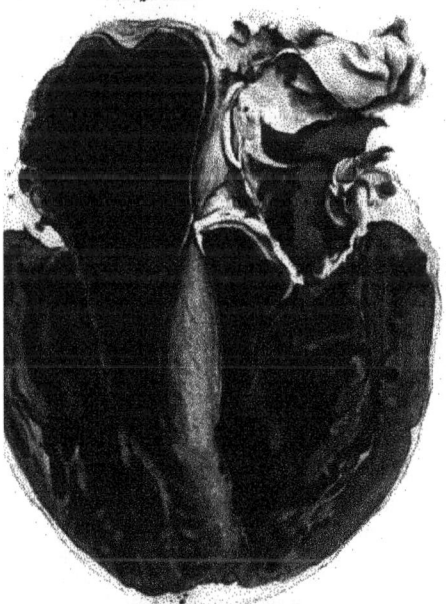

Abb. 3. Phosgengasvergiftung.
Tod ca. 36 Stunden nach der Vergiftung.
In allen Höhlen dilatiertes Herz mit ungeschichtetem Kruor
prall ausgefüllt.

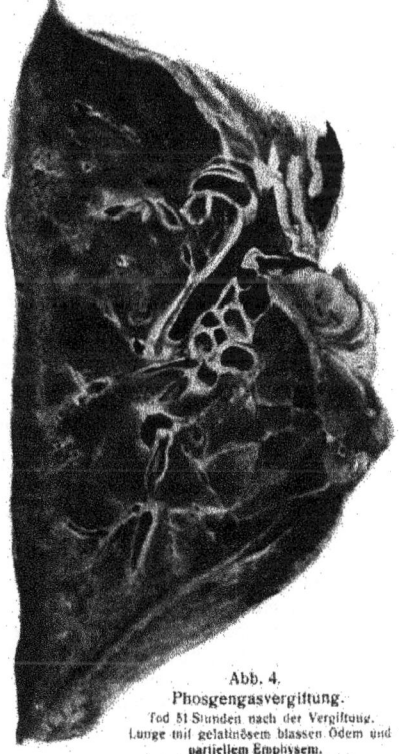

Abb. 4.
Phosgengasvergiftung.
Tod 51 Stunden nach der Vergiftung.
Lunge mit gelatinösem blassen Ödem und
partiellem Emphysem.
Ungeschichtetes Blut in den Gefäßen.

Verlag von Johann Ambrosius Barth in Leipzig.

Mikroskopisch findet man die Blutungen schon früher, schon nach 12 Stunden. Die ersten und ältesten Blutungen zeigt gewöhnlich der Balken, in dem ich auch die größten Blutungen, bis etwas über Stecknadelkopfgröße, in dichtester Anordnung gefunden habe. In der Folge wird aber auch in der gesamten übrigen weißen Substanz in den Marklagern des Gehirns das Auftreten diffuser Purpura cerebri beobachtet, desgleichen in der weißen Substanz des Rückenmarks. Die graue Substanz wird, wenn überhaupt, sehr viel weniger betroffen. Mikroskopisch sieht man die Blutungen ringförmig, meistens wohl als Diapedesisblutung in den Lymphscheiden der feinen Gehirngefäße, wobei die Blutungen sich weiter in die umliegende Gehirnsubstanz mit Zerstörung derselben ausbreiten. Sichere Gefäßzerreißungen habe ich auch an Serienschnitten nicht gesehen, kann sie aber nicht ausschließen; nachweisbare primäre Gefäßveränderungen fehlen aber. Die zeitweilig beobachteten kapillären Thrombosen, die auch in anderen Organen, wie z. B. der Lunge, beobachtet werden, sind eher eine Seltenheit und können daher nicht zur allgemeinen Erklärung dienen, so daß die RICKERsche Ansicht, daß es sich um Stasenblutungen handelt, wohl der Wirklichkeit am nächsten kommt.

Zu erwähnen sind hiermit im Zusammenhang die Blutungen in die Netzhaut und Glaskörper, auf welche von anderer Seite wohl näher eingegangen wird.

Mit fortschreitendem Alter der Vergiftung bzw. Länge der Krankheitsdauer zeigen die Lungen in ihren ödemhaltigen Bezirken zunehmende Verdichtungen, die schon nach 48 Stunden als beginnende Anschoppung, als beginnende Bronchopneumonie, als lobulär katarrhalische Pneumonie usw. in den Obduktionsprotokollen angeführt werden. Wir kommen damit zur dritten Gruppe des anatomischen Bildes der Gasvergiftung, d. h. zu dem Stadium, wo die hinzutretende Infektion das Bild kompliziert und das Typische der vorangegangenen Stadien verwischt, wenn auch manches Charakteristische noch erhalten bleibt. In der Lunge kommt es zu ausgesprochenen Bronchopneumonien mit trockenen körnigen Herden, welche in dem günstigen Boden die Neigung haben, sich schnell auszubreiten, zu konfluieren und ganze Lungenabschnitte zu hepatisieren.

Wenn auch dieser Entwicklungsvorgang der gebräuchliche zu sein scheint, ist das gleichzeitige Befallenwerden ganzer Lungenlappen, wie bei der lobären Pneumonie, ebenfalls mitgeteilt worden. Die lobuläre Entwicklung scheint jedoch vorzuherrschen; das ergibt sich auch daraus, daß man, selbst bei Lungen, welche makroskopisch völlig hepatisiert erscheinen, mikroskopisch inselförmige Lungenabschnitte findet, deren Alveolen im wesentlichen frei sind von Exsudat und welche eher noch als gebläht zu bezeichnen sind. Das mikroskopische Bild unterscheidet sich im übrigen nicht mehr besonders von den bei Bronchopneumonie und fibrinöser Pneumonie gebräuchlichen, wenn auch die Fibrinausscheidung eher stärker zu sein pflegt als bei der einfachen katarrhalischen Bronchopneumonie. Außerdem ist direkte Schädigung des Lungenparenchyms noch vielfach deutlich. Zu diesem Zeitpunkt, vor allem zwischen dem 3. und 6. Tage, findet man nunmehr auch die gebräuchlichen Mikroorganismen. Eine gewisse auffallende Erscheinung ist die starke leukozytäre Durchsetzung der Alveolarsepten bzw. der Wandungen der feinen Gefäße, welche darauf schließen läßt, daß hier das Gas anscheinend direkt angegriffen hatte. Zu gleicher Zeit entwickelt sich auch die begleitende fibrinöse Rippenfellentzündung mit Exsudatbildung, welche vorher fehlten. Die Höhe der pneumonischen Erscheinungen ist auf den 6.—9. Tag nach der Vergiftung, natürlich je nach Intensität derselben, zu legen. Die Prozesse können sehr ausgebreitet werden und beide Lungen in großer Ausdehnung ergreifen, wie nach der Natur der primären Lungenschädigung verständlich ist. Im Gegensatz zur gewöhnlichen Pneumonie sind alle Lungenabschnitte gleichmäßig betroffen. Ja es macht den Eindruck, als wenn die Oberlappen eher bevorzugt seien.

Das Leichenblut zeigt im Verlaufe dieser Periode die Neigung, sich in gebräuchlicher Schichtung wieder zu zeigen, und zwar scheint dieser Befund ungefähr vom 5.—6. Tage ab wieder erhoben werden zu können. Ja von diesem Zeitpunkt ab ist, entsprechend der meist protrahierten Agone, die Speckhautgerinnselbildung (s. Schema) besonders reichlich. Es besteht aber zu Beginn dieser Periode noch eine gewisse Erschlaffung des Gefäßsystems, die sich am Herzen in einer noch nicht genügenden Totenstarre und einer mäßigen Dilatation der linken Kammer kundtut, welche in mehreren Fällen noch bis zur Spitze mit, allerdings geschichtetem, Blut gefüllt war, während in noch späteren Tagen der übliche Leichenherzbefund mit kompletter Totenstarre der linken Kammer zu finden ist.

Die Purpura des Gehirns kann in dieser Zeit in frischeren und älteren Herden, bei denen anscheinend stufenweise Nachschübe erfolgen, noch voll ausgebildet sein und ist jedenfalls bis 14 Tage nach der Vergiftung noch sehr ausgesprochen beobachtet worden.

Das weitere Schicksal der Lungenerkrankung gestaltet sich sehr verschieden. Es können völlige Heilungen aus den beiden zuletzt beschriebenen Gruppen resultieren. In einem nicht unbeträchtlichen Prozentsatz der Fälle scheinen jedoch auf Grund der primären Gewebsschädigung Lungenkomplikationen zurückzubleiben, die auf schlechte Resolution und Abhustung des Exsudats und auf konsekutive Organisation desselben zurückzuführen sind. Wir sehen daher chronisch pneumonische Prozesse bis zur Karnifikation in mehr oder weniger großer Ausdehnung, meist in Anlehnung an Bronchialverzweigung, sich einstellen und als zweite, für die Phosgengasvergiftung im gewissen Sinne typische Folge, die Bronchiolitis obliterans. Gerade in diesem Prozeß, auf dessen Beziehung zu dieser Gasvergiftung OBERNDORFER zuerst aufmerksam gemacht hat, tut sich meines Erachtens wieder die bronchogene Ätiologie der Lungenbefunde kund, da vorwiegend an den Bronchioli respiratorii, wie ASCHOFF hervorgehoben hat, als an der größten Enge des Bronchialbaumes die schwersten Schädigungen des Epithelbelags und der septalen Wandungen beobachtet werden, so daß es verständlich ist, wenn es hier zu Narbenverengung, zu Kollaps der zugehörigen Azini und zu Organisationen des liegengebliebenen Exsudates kommt. Makroskopisch kann die Bronchiolitis obliterans nur auf umschriebene Abschnitte beschränkt und mit chronisch pneumonischen Prozessen vergesellschaftet sein. Es kann aber auch zu weitestgehender allgemeiner Bronchiolitis kommen, welche der Schnittfläche der Lunge fast das Bild der azinösen Phthise verleiht, wie es in einem von PICK der kriegspathologischen Sammlung übergebenem Präparat zu sehen ist, welches allerdings von einer Vergiftung mit „Brandgranate", deren Gase nicht sicher festgestellt sind, herstammte.

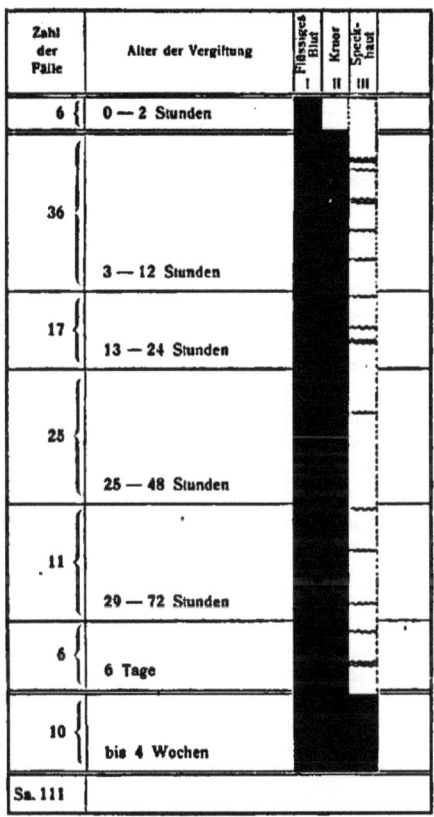

Schema des Leichenblutbefundes von 111 Fällen von Phosgengasvergiftung
(unter Mitbenutzung einer Borstschen Tabelle).
Die schraffierten Stellen in Fach I u. II bedeuten Fehlen des angegebenen Blutbestandteils, in Fach III das Vorhandensein von Spuren Speckhaut.

An den Bronchien kann eine diffuse Bronchiektasie und chronische Bronchitis öfters beobachtet werden. Damit im Zusammenhang kommt es nicht selten zu Emphysem, welches bei der Bronchiolitis obliterans am ausgesprochensten zu finden ist.

Seltenere Lungenkomplikationen sind Lungenabszeß, Lungengangrän und Empyem.

Die übrigen Organe bieten nichts besonders Charakteristisches. Es kann an den oberen Luftwegen wohl zu Ulzeration und Blutungen in die Schleimhaut kommen. Auch am Magen und Duodenum sind Ekchymosen beobachtet, in der Leber und Milz kleine Blutungen, bei ersterer auch miliare Nekrosen in vereinzelten Fällen. Ob diese mit dem als Nachkrankheit beschriebenen Ikterus in Zusammenhang zu bringen sind, ist fraglich und muß offen bleiben.

An anderen Folgen der Phosgengasvergiftung ist noch hinzuweisen auf die dabei beobachteten Thrombosen und Embolien. Erwähnt sind schon die kapillären Thrombosen in Lunge und Gehirn, vereinzelt in der Niere. In aufsteigender Thrombose scheint es dabei, und zwar vom 2. Tage ab, zu größeren, ja sehr ausgedehnten Thromben in den Lungenarterien mit gleichzeitiger Infarktbildung in den Lungen kommen zu können. Auch Klappen- und Wandthromben im Herzen, Thromben in dem Schenkelvenen, Embolien in die Koronargefäße, die Nieren, die Lunge und in den Längs- und Querblutleiter der Dura mater sind beschrieben worden, unter meinen Fällen etwa in 14%.

Neben den schon erwähnten subpleuralen und subepikardialen Blutungen sind kleinere, aber auch beträchtliche subendokardiale Blutungen am Ventrikelseptum in der Austreibungsbahn der Aorta, wohl im gleichen Sinne, wie man sie bei Erstickung findet, zu beobachten.

Schließlich muß noch darauf hingewiesen werden, daß in 12% meiner Fälle Thymuspersistenz z. T. mit Status lymphaticus angegeben wurde. Alle diese Fälle betrafen solche Personen, die innerhalb der ersten 12 Stunden gestorben waren. Weiter ist noch hervorzuheben, daß in 26% der Fälle ältere Rippenfellverwachsungen, meistens beiderseits oder sehr ausgedehnt an einer Seite, sich gefunden haben, wobei geringfügigere Verwachsungen nicht berücksichtigt worden sind.

Von 111 zur Obduktion gekommenen Fällen von Phosgengasvergiftung starben:		
innerhalb von	innerhalb von	innerhalb von
1— 2 Stunden 5	49— 72 Stunden (3. Tag) . . 11	11.—12. Tag 1
2—12 „ 37	73—120 „ (4. u. 5. Tag) 6	13. Tag 1
13—24 „ 17	121—216 „ (6.—9. Tag) 6	4 Wochen 1
25—48 „ 25	10. Tag 1	
(unter Mitbenutzung einer Statistik von BORST)		

b) Vergiftung durch Dichloräthylsulfit (Gelbkreuz, Senfgas, Yperit[2]).

Ein völlig anderes anatomisches Bild als die Chlor-Phosgengasvergiftungen finden wir bei den Vergiftungen durch die sog. „bunten Gase", unter welchen das sog. „Gelbkreuzgas" die hervorragendste Rolle spielt. Da es sich bei seiner Verwendung nicht allein um eine gasförmige Masse handelt, sondern um flüssiges Material, welches mit Geschossen versprengt wurde und dabei langsam zur Verdunstung gelangte, ist es verständlich, daß die pathologischen Veränderungen nicht allein auf dem Wege der Inhalation am Respirationstraktus sich geltend machen, sondern auch an der äußeren Bedeckung durch direkte Einwirkung an den unbekleideten Körperstellen und infolge der chemisch ätzenden Einwirkung an den bedeckten Körperstellen dort, wo die verspritzte Flüssigkeit in der Kleidung sich eingefangen hatte.

Aber auch an den Luftwegen, welche die ausgesprochensten und direkt oder indirekt zum Tode führenden Veränderungen aufweisen, macht sich gegenüber den Phosgengasvergiftungen nicht nur die veränderte wesentliche Lokalisation, sondern auch die andere Natur der anatomischen Veränderungen geltend. Während bei den Phosgengasvergiftungen primär die tiefsten Luftwege und, durch Alteration des Blutes mitbedingt, vorwiegend die Lungen selbst erkranken, finden wir bei den Gelbkreuzvergiftungen primär gerade die obersten Abschnitte der Luftwege, vom Nasenrachenraum ab gerechnet, befallen und die eigentlichen Lungenabschnitte vorwiegend sekundär betroffen. Auch das Blut beteiligt sich nicht, wenigstens nach dem Leichenbefunde zu schließen, mit ähnlichen Veränderungen, wie sie für die Phosgengasvergiftung auf der Höhe der Erscheinungen so typisch sind.

34*

Schema der makroskopisch-pathologisch-anatomischen Befunde bei Phosgengasvergiftungen (nach ASCHOFF-KOCH).

	Stadium	Alter der Vergiftung	Blutbefund	Herzbefund	Lungenbefund Pleura	Zentralnervensystem	Andere Organe	Todesursache	Todesart
I.	des akuten Gastodes (schwere Erkrankung)	Einige Minuten bis etwa 1 Stunde	Dickflüssig, eingeronnen	Unvollkommene Totenstarre Linker Ventrikel erweitert, mit Blut gefüllt	Ätzungsherde Substant. und interstit. Emphysem Kein oder geringes Ödem Keine Pleuritis	Piaödem Stauung	Ätzung der Schleimhaut der oberen Luftwege	Erstickung Lähmung des Atemzentrums	Lungen-Gehirntod
					Mittelschwere Erkrankungen.				
II.	des akuten Ödems	Bis etwa 48–72 Stunden	Gleichmäßig, geronnen ungeschichtet	Unvollständige Totenstarre. Dilatation aller Herzhöhlen mit gleichmäßig geronnenem, ungeschichtetem Blut	Voluminöse, geblähte Lungen. Azinös konfluierendes gelatinöses Ödem. (fibrin.) Bronchitis Keine Pleuritis	Blutungen in die weiße Hirn- und Rückenmarkssubstanz. Purpura cerebri	Kapillarthrombose Thrombose der Lungenarterien Thromboendokarditis Embolie	Lungenödem Herzerweiterung Dickflüssigkeit des Blutes	Lungen-Herztod (l. Herz)
III.	der sekundären Infektion	Nach etwa 3 Tagen	Wiederkehrende Schichtung in Kruor und Speckhaut	Unvollkommene Totenstarre des linken Ventrikels. Geschichtetes Blut	Konfluierende Broncho-pneumonie. Hepatisation Vikariierendes Emphysem Bronchitis Fibrin. Pleuritis		Netzhautblutungen Subendokardiale Blutungen Stauungsorgane (Leberverfettung, Lebernekrosen)	Chron. Erstickung und Infektion	Lungen-Herztod (infektiös-toxisch) (r.Herz)
IV.	der chronischen Pneumonie (Bronchiolitis oblit.)	Nach etwa 10 bis 12 Tagen	Normale Gerinnung und Schichtung	Gute Totenstarre. Dilatation und Hypertrophie des rechten Ventrikels.	Emphysem Eitrige Bronchitis, Bronchiolitis oblit. Chron. peribronchiale Pneumonie. Lobuläre Atelektase. Pleuritis	—	—	Chron. Erstickung (Asthma) und Infektion	Lungen-Herztod (r.Herz)
V.	der Leberschädigung				nur klinisch beobachtet				

I. Gruppe   II. Gruppe   III. Gruppe

Ein nicht unwesentlicher Unterschied ist auch darin zu sehen, daß, entsprechend dem primären Angriffspunkt des Gases an nicht unbedingt lebenswichtigen Organen, der akute Gastod durch Gelbkreuzgas in reiner Form mir überhaupt nicht bekannt geworden ist, in den ersten beiden Tagen von meinen 62 Fällen nur 4 starben und, abgesehen von einer Häufung bei besonders schweren Vergiftungen am 3. Tage, der Tod hauptsächlich am Ende der 1. und am Beginn der 2. Woche nach der Vergiftung eintrat. (Siehe Tabelle I.)

Eine verhältnismäßig so scharfe Stadieneinteilung, wie sie für die Phosgengasvergiftung zwanglos möglich war, läßt sich für die Gelbkreuzvergiftungen nicht durchführen, da je nach Schwere des örtlich einwirkenden chemischen Mittels die örtlichen Veränderungen sehr viel intensiver und schneller oder langsamer einsetzen können. Da aber durch die bei der Gelbkreuzvergiftung besonders wirksam werdende hinzutretende Infektion und allmähliches Deszendieren der Prozesse, welches natürlich an eine gewisse Zeit gebunden ist, doch verschiedene Gruppen im anatomischen Bilde eine gewisse Einheitlichkeit zeigen, ist eine Einteilung, ähnlich wie sie Aschoff in einem Bericht an das Kriegsministerium festlegte, ganz zweckmäßig. (Siehe Tabelle II.)

Tabelle I.

Von 62 zur Obduktion gekommenen Fällen von Gelbkreuzgasvergiftung starben:			
am 1. Tage	1	4	
„ 2. „	3		
„ 3. „	7	7	27 in der 1. Woche
„ 4. „	5	16	
„ 5. „	4		
„ 6. „	2		
„ 7. „	5		
„ 8. „	2	10	24 in der 2. Woche
„ 9. „	8		
„ 10. „	4	14	
„ 11. „	3		
„ 12. „	4		
„ 13. „	2		
„ 14. „	1		
„ 15. „	1	5	
„ 16. „	1		
„ 17. „	1		
„ 18. „	1		
„ 20. „	1		
„ 23. „	1		
„ 26. „	2		
„ 29. „	1		
„ 35. „	1		
„ 39. „	1		
Sa. 62			

Ich muß nur dazu bemerken, daß nach meinem Material das I., das katarrhalische Stadium, in einigermaßen reiner Form nicht zur Beobachtung kam, und wohl mehr klinische Bedeutung hat, da schon bei Todesfällen am 1. und 2. Tage ausgesprochene beginnende und ausgebreitetere pseudomembranöse Laryngotracheitis bestand. Mit geringer Verschiebung der zeitlichen Angaben würde daher die Aschoffsche Stadieneinteilung etwa folgende Form annehmen:

Tabelle II. Stadien der anatomischen Veränderungen der Luftwege bei Gelbkreuzgasvergiftungen (nach Aschoff u. Koch).

I.	Katarrhalisches Stadium		ca. 1. Tag
II.	Stadium der pseudomembranösen Laryngotracheitis		ca. 2. u. 3. Tag
III.	Stadium der deszendierenden pseudomembranösen Bronchitis u. Bronchopneumonie	Sekundärinfektion	ca. vom 4. Tage ab
IV.	Stadium der Abszeß- und Gangränbildung in der Lunge		ca. vom 10. Tage ab

Die Veränderungen der Haut, welche durch das Gelbkreuzgas gesetzt werden, entsprechen denen, wie wir sie auch sonst bei chemischen Verätzungen zu finden gewohnt sind; sie beginnen mit Hyperämie, an welche sich sehr schnell Blasenbildung anschließen kann. Die blasige Abhebung kann die verschiedenste Ausdehnung von miliaren Bläschen bis zu faustgroßen und noch größeren

Blasen erreichen. Bei Hautveränderungen im größeren Bezirk sieht man die Bläschen vielfach perlschnurartig am Rande der verätzten Hautfläche angeordnet. Der Inhalt frischer Blasen ist bernsteingelb und zunächst klar. Wenn auch die Blasenbildung in den ersten Tagen nach der Vergiftung zunächst, wie verständlich, häufiger angetroffen wird, so ist sie doch als Nebenbefund bei den Hautveränderungen bis in die 3. Woche zu verfolgen. Mit dem Aufplatzen der Blasen, deren Inhalt sich schnell trübt, kommt es zu geschwüriger Freilegung der Lederhaut, welche mit starker Rötung und schmieriger Absonderung zutage liegt, mit Blasenwandfetzen am Rande umsäumt ist und inselförmige, noch geschlossene Blasen oder Blasenfetzen auf der Wundfläche zeigt. (Tafel VI, Abb. 1.) Nächst der schweren Rötung der Umgebung macht sich ziemlich bald eine oft recht auffällige bräunliche Pigmentierung bis auf weite Strecken in der Umgebung der Wunden hin bemerkbar. Wie mikroskopische Präparate zeigen, sieht man in den Hornschichten der Oberhaut bräunliches Pigment in körniger oder die Hornzellen diffus färbender Form an der Grenze der Körnerschicht liegen[1], während die eigentliche Pigmentschicht der Haut unverändert bleibt. Diese Pigmentierung, welche bis zu fast schwärzlichem Farbenton gelangen kann, findet man auch, unabhängig von nachweisbaren Verätzungen, an anderen Körperstellen. Das Schicksal der verätzten Hautflächen mit Geschwürsbildung ist das gebräuchliche, nur scheint die Heilungstendenz eine schlechte zu sein, da die Hautveränderungen bei vielen Wochen allen Fällen in den Sektionsprotokollen erwähnt werden. Auch plötzliche Rezidive in anscheinend schon vernarbten Bezirken mit neuer Blasenbildung und Abstoßung von grüngelblichen, meist wohl aus der Lederhaut stammenden Fetzen sind beobachtet, tiefere Ulzerationen anscheinend selten. Bei vielleicht weniger intensiver Gaseinwirkung kann übrigens die Blasenbildung ausbleiben und es kommt mehr zu kleienförmiger Abschuppung, zu ödematöser Durchtränkung und borkiger Verschorfung und Verdickung pigmentierter Hautbezirke.

Vorwiegend betroffen werden naturgemäß zunächst die unbedeckten Körperstellen des Gesichts und derjenigen Hautpartien, an welche, wie durch das Ärmelloch, den Halskragen usw., das Gas leicht hingelangen kann. Stirn, Augenlider, Naseneingang, Lippen, Kinn und Hals, demnächst Schulter, Unterarm und Schamgegend sind Lieblingsstellen der Gelbkreuzhautverätzung. Außerdem sind, wie ASCHOFF betont, diejenigen Hautbezirke vorwiegend beteiligt, wo sich das Gas in höhlenartigen Ausbuchtungen der Körperoberfläche fängt und länger hält, so an den Achselfalten, in der Leistenbeuge, Kniekehle, am Rücken in der Lendengegend, und drittens kommen die Stellen in Betracht, wo von seiten der mit Kampfstoff imprägnierten bespritzten Kleidung eine längere und damit meist intensive Einwirkung möglich war. Dabei machen sich Druck bestimmter Kleidungsstücke und Schwitzen der Hautstellen besonders geltend, so daß man unter der Halsbinde, unter den Hosenträgern, unterhalb des Hosenbundes und ähnlichen Stellen besonders lokalisierte, oft streifenförmige Hautverätzungen findet.

Nächst der Haut sind die Augen, wenn auch seltener infolge ihrer natürlichen Schutzeinrichtungen, nach meinem Material aber mindestens in der Hälfte der Fälle, mitbetroffen. Nächst den schon erwähnten, mehr oder weniger beteiligten Augenlidern, Ekzeme des Lidrandes usw., kommt es zu starker konjunktivaler Reizung, zu Blutungen in die Konjunktiva, zu Chemosis, zu, wohl sekundären, Hornhauttrübungen, also im ganzen zu akuten Reizerscheinungen bis zu oberflächlichen Hornhautgeschwüren, welche gegen Ende der ersten Woche ihren Höhepunkt erreichen und innerhalb von ca. 14 Tagen wieder abklingen.

Die Erkrankungen der Atemwege, wie sie das Sektionsbild zeigt, beginnen mit einem Katarrh der oberen Luftwege von den Nasengängen angefangen, welcher, da Frühtodesfälle, wenn überhaupt, so doch nur sehr selten beobachtet werden, auch dem Anatomen kaum zu Gesichte kommt und da, die im folgenden näher gekennzeichneten Veränderungen vielfach zunächst nur in stufenförmigen Abschnitten auftreten, an den dazwischen liegenden Abschnitten des Respirationstraktus mit beobachtet werden können. Es scheint daher das eigentliche katarrhalische Stadium sich praktisch nur auf wenige Stunden, vielleicht auf den 1. Tag nach der Vergiftung, zu beschränken und es setzt außerordentlich schnell das 2. Stadium ein, welches in einer fibrinösen diphtheroiden Entzündung, zunächst des Nasen-Rachenraums, des Kehlkopfes und der Luftröhre, besteht. Es ist wahrscheinlich, daß schon sehr bald nach Auftreten dieser charakteristischen fibrinösen Beläge Sekundärinfektion, welche später sicher das gesamte Krankheitsbild beherrscht, mitbeteiligt ist. Es finden sich daher am 2. Tage schon die Zeichen pseudomembranöser Entzündung, zunächst als fibrinöse Auflagerungen in den Nasengängen und am Kehlkopf, meistens in der unteren Hälfte der Glottis und den obersten Abschnitten der Luftröhre; hier sind es zuweilen nur kleienartige Schüppchen. Die Nasennebenhöhlen sind sehr häufig, allerdings sehr wechselnd, mitbeteiligt.

An den dazwischen liegenden Abschnitten des oberen Rachens und an den tieferen Luftröhre bestehen gleichzeitig die Zeichen der katarrhalisch-schleimigen oder hämorrhagischen Entzündung. Der histologisch mit Nekrosen der zunächst oberen Schleimhautschichten einhergehende Prozeß

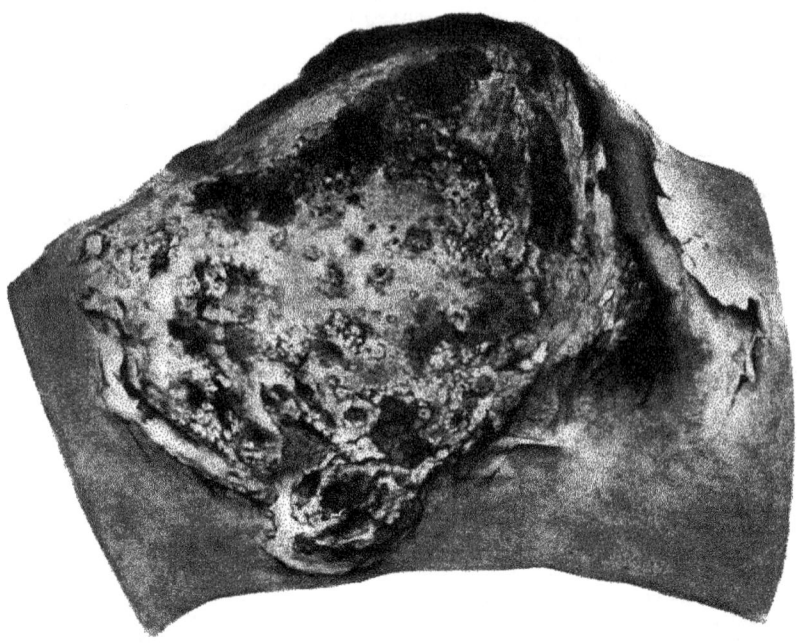

Abb. 1. Gelbkreuzgasvergiftung.

Tod 9 Tage nach der Vergiftung. Oberflächliches, mit schmierigen Granulationen bedecktes, großes Hautgeschwür mit Blasenfetzen am Rande.

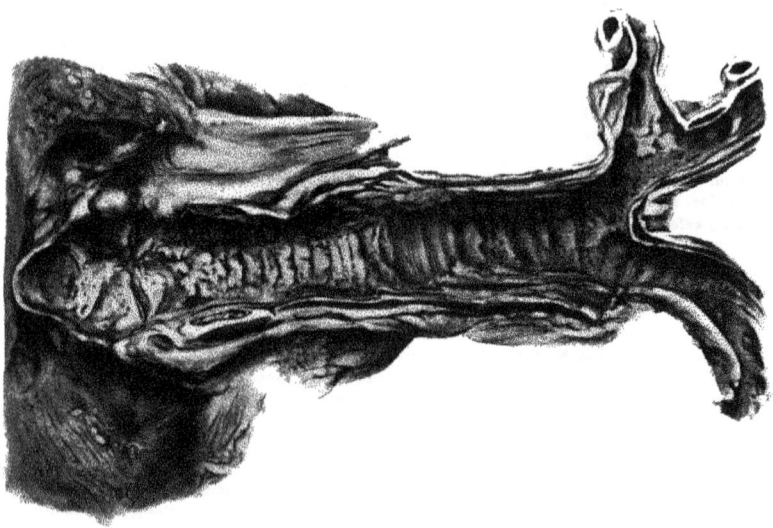

breitet sich außerordentlich schnell in mehr zusammenhängender Form vom 3.—6. Tage im ganzen System der oberen Luftwege bis in die Bronchien hinein aus. Er greift in Gestalt dicker membranöser Auflagerungen auf Gaumen und Zäpfchen, Tonsillen und Epiglottis, die hintere Rachenwand, und vor allem auf das eigentliche Kehlkopfgebiet über. (Tafel VI, Abb. 2.) Der Kehlkopf kann mit fest zusammenhängenden Membranen völlig ausgekleidet sein. Der eigentliche Verdauungsweg, d. h. die vordere Mundhöhle und der Schlund, bleiben relativ frei, beteiligen sich aber mit starker Hyperämie an den Veränderungen. Der Prozeß breitet sich rapide in dem Bronchialbaum aus, während die Lungen selbst, in bezug auf Herdbildungen, zunächst frei bleiben. Da aber durch Glottisödem, durch die Larynxmembranen, viel mehr wohl noch durch die massigen Membranen in den Hauptbronchien an der Zweiteilung und weiterhin in die feineren Bronchien die Atmung stark behindert wird, ist ein fast regelmäßer Befund das akute Lungenemphysem, welches in den Obduktionsberichten fast immer erwähnt wird und vorwiegend als alveoläres, aber in einem großen Prozentsatz gleichzeitig auch als interstitielles angegeben wird, und nicht selten mit Mediastinal-Emphysem vergesellschaftet ist. In einem Fall ist sogar infolge membranösen Verschlusses des rechten Hauptbronchus Kollaps der gesamten rechten Lunge angegeben. Weiterhin ist die starke Hyperämie der Lunge und gewisses Ödem derselben ein fast regelmäßiger Befund in der 1. Woche.

Wie zu erwarten, können bei so schweren Bronchialveränderungen die Herdbildungen in den Lungen nicht lange ausbleiben. Im Beginn werden sie daher schon vom 2. Tage ab erwähnt. Wie bei anderen infektiösen schweren Bronchialerkrankungen findet man sie, vorwiegend in den Unterlappen der Lungen und in den paravertebralen Abschnitten ausgesprochen um die Bronchialverzweigungen lokalisiert. Zunächst freilich handelt es sich mehr um hypostatische Verdichtungen, erst etwa vom 4. Tage ab zeigen die Herdbildungen körnige trockene Beschaffenheit. Auffallend ist der hämorrhagische Charakter dieser Bronchopneumonien.

Dem entspricht auch das Auftreten der immer wieder erwähnten Pleurablutungen, welche die gesamte Lunge buntscheckig tiecken können. Auch die fibrinöse Pleuritis setzt sehr frühzeitig ein; diese bleibt aber merkwürdig trocken. Exsudatbildung wird sehr selten und meist nur in geringen Mengen angegeben.

Die Bronchopneumonien konfluieren im Verlaufe der Krankheitstage, nicht nur über die gesamte Lunge sich ausbreitend, sondern vor allem zu größeren Herden zusammenfließend. Trotzdem es sich aber um ausgesprochene fibrinöse Entzündung handelt, kommt es so gut wie nie zu typischer lobärer Lungenentzündung, sondern es bleibt beschränkt auf vorwiegend im Unterlappen lokalisierte, oft allerdings sehr ausgedehnte Bezirke ergreifende, fibrinös-hämorrhagische Bronchopneumonien, welche vielfach an das Bild der Grippelungen und an die Schluckpneumonie erinnern.

An den oberen Luftwegen macht sich in der Folgezeit, so etwa vom Ende der 2. Woche ab, eine Reinigung bemerkbar, indem die Beläge einschmelzen, sich loslösen und abgehustet werden. Am längsten haften sie in den kleineren Bronchien und in der Glottis. Die Luftröhre und großen Bronchien zeigen dann eine buntfleckige Innenfläche mit vielfachen Blutungen, allgemeiner Hyperämie und inselförmigen Abschnitten, an denen noch Membranteile hatten können. Mikroskopisch zeigt sich, daß die eigentliche Schleimhaut fehlt oder weitgehend nekrotisch ist. Es kommen nunmehr auch tiefer greifende, verschorfende Prozesse zum Vorschein, die sich in unregelmäßiger Geschwürsbildung an Gaumen und Zäpfchen, an Kehlkopf und Trachea und der hinteren Rachenwand erkennen lassen. Am Kehlkopf kann es zu Abszedierungen des Aryknorpels kommen; auffallend lange bestehen bleiben kann eine infiltrative Verdickung der Epiglottis. Druckgeschwüre an derselben, Knorpelabstoßungen, narbige Verziehungen sind beobachtet.

Im Verlaufe der Krankheit lokalisieren sich die Hauptbefunde immer mehr in die Lungen hinein, und es entwickeln sich Komplikationen seitens derselben, welche, etwa vom 10. Tage ab frühestens, in eitriger Einschmelzung bronchopneumonischer Herde, oft in ausgedehntester Weise bestehen. Unter den 62 Fällen meines Materials befinden sich 11 mal Abszeßbildungen, also in ca. 16% der Fälle; nimmt man dagegen die 25 Fälle vom 10. Tage ab, so erhält man 44% Abszeßbildung und bei 12 Fällen vom 14. Tage ab ergeben sich sogar 66%. Eine andere, wenn auch sehr viel weniger häufige Komplikation ist die Lungengangrän, welche allerdings nur bei länger währendem Krankenlager und nach meinem Material erst vom Ende der 3. Woche ab (in 3 Fällen) das anatomische Bild kompliziert hatte. Daß es bei Abszeß- oder Gangränbildung unter Umständen auch zu Empyem kommen kann, auch zu fortgeleiteter Perikarditis, ist wohl verständlich. Ferner sind noch Empyeme der Nasennebenhöhlen zu erwähnen. Auch verdient darauf hingewiesen zu werden, daß die schwere fibrinöse eitrige Bronchitis vielfach zu diffusen Bronchiektasien führt.

Von den übrigen Organen interessiert das Herz insofern besonders, als sich in ihm keinerlei ähnliche Blutbeschaffenheit erkennen läßt, wie wir sie bei der Phosgengasvergiftung in so typischer

Weise in Gestalt der homogenen Kruorgerinnsel finden. Bei der Gelbkreuzvergiftung ist das Blut, falls nicht Erstickung als Todesart in Betracht kommt, in üblicher Weise in Kruor und Speckhaut geschichtet, ja die Speckhautbildung kann infolge der mit schwerem Krankenlager einhergehenden Prozesse besonders reichlich sein; die gewaltigen Dilatationen des Phosgengasherzens werden nicht beobachtet. Die Herzen sind eher als klein zu bezeichnen und akute Dilatationen, vor allem des linken Ventrikels, halten sich in bescheidenen Grenzen. Subpleurale und subendokardiale Blutungen werden vielfach miterwähnt.

Die Milz zeigt öfters Schwellung leichteren Grades, was bei der schnell sich infizierenden Erkrankungsform der Luftwege nicht auffallen kann.

Im gleichen Sinne zu bewerten sind die Schwellungen der regionären Lymphdrüsen, von welchen die tracheobronchialen am regelmäßigsten, demnächst die zervikalen und bei entsprechender Hautveränderung die axillaren und inguinalen betroffen sind.

An Niere und Leber können toxische Schädigungen leichter Art beobachtet werden mit oder ohne kleinere Blutungen, die auch in der Milz zu finden sind. Häufigere kleine Blutungen finden sich dagegen im Magen und, ähnlich wie bei der Phosgengasvergiftung, auch im Gehirn, wo es selbst zu ausgesprochener Purpura kommen kann; doch beteiligt sich das Zentralnervensystem sehr viel weniger als bei der Phosgengasvergiftung, unter meinem Material nur 4 mal zwischen 3. und 9. Tage.

An den graden Bauchmuskeln sind anämische Herde, wachsige Entartung und Durchblutungen bis zu größeren Hämatomen in derselben Form zu finden, wie wir sie bei schweren infektiös toxischen Erkrankungen, z. B. beim Gasödem und Tetanus, immer wieder beobachten.

Über die Infektionserreger, welche die Krankheitsprozesse der Atmungswege komplizieren, liegen keine ausgedehnteren Untersuchungen vor. Nach einer kleinen ASCHOFFschen Statistik wurden 2 mal Diphtheriebazillen, 5 mal influenzaähnliche Bazillen mit Mischinfektionen, 7 mal Diplostreptokokken gefunden. Es wird daher die Mischinfektion mit der Flora der Mundhöhle der bedingende Faktor für die pseudomembranöse Entzündung auf dem Boden der durch das Gelbkreuzgas chemisch-toxisch geschädigten Schleimhäute sein.

Schließlich sei noch erwähnt, daß bisweilen allgemeiner, wenn auch geringgradiger, Ikterus angegeben wird. Daß es sich dabei um einen echten Ikterus hepatogener Natur handelt, erscheint nach den ganzen pathologisch-anatomischen Befunden unwahrscheinlich; an resorptiven Ikterus bei den ausgedehnten Blutungen in die serösen Häute, in die Schleimhäute und dem hämorrhagischen Charakter der Bronchopneumonien, wäre eher zu denken, wenn es sich nicht überhaupt um den Pseudoikterus durch Verfärbung der Gewebe durch das Kampfmittel selbst handelt, wie es an der äußeren Haut schon erwähnt ist und wie er auch an der Schleimhaut der Konjunktiven und Nebenhöhlen ausgesprochen braungelbliche Verfärbung bedingen kann.

Literatur.
[1]) Kriegsministerielle Druckvorschrift: Über anat. u. histolog. Befunde bei „Gasvergiftungen". — [2]) Beiträge zur Kenntnis der toxischen Wirkung des Chlorkohlenoxydgases (Phosgen): Sammlung kl. Vorträge von VOLKMANN. 1919. Nr. 763/67. [3]) STAEHELIN, Die Spätfolgen der Vergiftungen durch Kampfgase für die Respirationsorgane. Jahreskurse für ärztl. Fortbildung 1920. Februarheft. S. 17.

---

2. Erstickungen besonderer Art.

Von Professor Dr. JOHN MILLER in Tübingen.
Im Kriege Armeepathologe Stabsarzt d. R.

Als Erstickungen besonderer Art sollen hier die Obduktionsbefunde bei der Vergiftung durch Kohlenoxyd und Dinitrobenzol besprochen werden.

a) Die Kohlenoxydvergiftung.

Es bedarf kaum der Erwähnung, daß das Sektionsergebnis bei der CO-Intoxikation im Felde sich in keiner Weise von den Veränderungen der Friedenszeit unterscheidet. Charakteristisch ist bekanntlich die schöne hellrote Farbe des meist flüssigen Blutes, der großen parenchymatösen Organe — auch der Schilddrüse — und der Rumpfmuskulatur. Gewöhnlich wird diese Farbe als „kirschrot" angegeben, eine Bezeichnung, die meines Erachtens gar nichts besagt, denn einerseits schwankt die Kirschenfarbe zwischen rötlichem Gelb und Schwarzrot, und andererseits habe ich Kirschen in der Farbe des Kohlenoxydhämoglobins überhaupt noch nicht gesehen.

Nicht selten kann man die Wahrscheinlichkeitsdiagnose an der entkleideten, auf dem Rücken liegenden Leiche schon vor dem ersten Schnitt, durch die bloße Betrachtung der Hautdecke, stellen. Die Totenflecke präsentieren sich nämlich in einem ganz ungewöhnlichen Hellrosa und stellen sich bemerkenswerterweise auch an den hochgelegenen Teilen des Körpers, z. B. an Gesicht, Brust, Oberarmen und Geschlechtsteilen, ein.

Einen solchen rosaroten Ton zeigen mehr oder minder deutlich auch die Großhirnrinde und die basalen Ganglien. Zerebrale Blutungen habe ich jedoch in den acht von mir untersuchten Fällen nicht nachweisen können. Da es sich ausschließlich um ganz akute Vergiftungen handelte, sind auch Spätschädigungen der nervösen Zentralsubstanz ebensowenig zur Beobachtung gelangt wie degenerative Veränderungen an den großen parenchymatösen Organen.

Erwähnt sei noch, daß sich in einem Falle am Rumpf multiple kleine Hautblutungen von teils blau-, teils rotvioletter Farbe und von Sand- bis Hirsekorngröße fanden.

Ein Lungenödem, Pleuratranssudate und Herzerweiterung gehören nicht zu den konstanten Befunden. Eher darf man darauf rechnen, ein Ödem des Kehlkopfeingangs vorzufinden: Die Arygegend erscheint etwas plump bis leicht wasserkissenartig, ihre Schleimhaut — wie auch die der Epiglottis, des Hypopharynx und zuweilen auch die der Uvula — ist in zahlreiche parallele Fältchen gelegt. An den übrigen Rachengebilden fiel mir mehrmals*) eine ausgesprochene lymphatische Hyperplasie auf: große buchtige Mandeln und deutlich hervorspringende Follikel des Zungengrundes, die in Verbindung mit einer follikelreichen Milz die Annahme eines Status lymphaticus gestatteten. Ich habe den Eindruck, daß derartig stigmatisierte Individuen der Intoxikation leichter erliegen als Normalpersonen.

Differentialdiagnostisch kommt die Zyankalivergiftung in Betracht, die durch den Bittermandelgeruch des Gehirns erkannt wird. Für die Entscheidung in Zweifelsfällen besitzt das Spektroskop nur dann Wert, wenn man Schwefelammonium zur Hand hat. Das Kohlenoxydhämoglobin zeigt nämlich, bis auf ganz unwesentliche Differenzen, keine Abweichungen vom Oxyhämoglobin: In beiden Fällen erscheinen die beiden Absorptionsstreifen zwischen den Fraunhoferschen Linien D und E. Erst nach Zusatz eines Reduktionsmittels, wie Schwefelammonium, läßt sich eine sichere Entscheidung treffen. Es läßt das CO-Spektrum unverändert, während die beiden Absorptionsstreifen des Oxyhämoglobins verschwinden und dem verwaschenen, breiten Streifen des gasfreien Hämoglobins Platz machen. Vom Standpunkt des Diagnostikers aus ist also im Felde die Untersuchung auf CO mit dem Spektroskop ohne Reduktionsmittel lediglich eine Zeitvergeudung — zum mindesten für den Ungeübten.

Anstatt dieser nicht einmal besonders feinen Methode empfehle ich die von WACHHOLZ bereits 1896 angegebene Formalinprobe (über die KATZ in der Wien. Klin. W. 1918 S. 526—528 alles Wissenswerte auseinandersetzt). Man vermischt etwa 10 ccm CO-Blut — sowie eine Kontrollprobe — mit der gleichen Menge käuflichen (unverdünnten) Formalins und beobachtet nach kräftigem Schütteln, daß sofort „eine auffallend hellrote Farbe auftritt, die in kürzestem in ein dunkleres Rot bei der COHb-haltigen und in ein Schmutzigbraun bei der COHb-freien Portion unter gleichzeitiger Koagulation des Blutes umschlägt. Bis zur fixen Einstellung auf den schönroten, bzw. schmutzigbraunen Farbenton ist im allgemeinen ein Zeitraum von etwa fünf Minuten erforderlich. Bis dahin ist auch die Koagulation des Blutes eine vollständige. — Man kann als unterste Grenze der Empfindlichkeit einen Gehalt von etwa 15% COHb annehmen, wodurch sich die Formalinprobe dem spektroskopischen Nachweise, der bei 20% COHb bereits negativ ausfällt, überlegen erweist". Sie gelingt auch an faulem Blut; mit Zyanoxyhämoglobin fällt sie negativ aus.

---

*) Einzelheiten nicht erinnerlich. Von den acht beobachteten Fällen sind von den Zwischeninstanzen nur drei Protokolle an die kriegspathologische Sammlung abgeliefert worden.

Ich warne davor, allein aus der Farbe des Leichenbluts eine Leucht-
gas- oder Kohlendunstvergiftung zu diagnostizieren; auffallend hellrotes
Blut findet man — wenn auch selten — in Leichen, bei denen jede Möglichkeit einer
CO-Vergiftung ausgeschlossen ist. Als Beispiel sei folgende Beobachtung angeführt:

30 jähriger Mann, „litt seit längerer Zeit an Herzbeschwerden. Verstarb plötzlich nach einem
Marsch". Hauptbefund: Atherosklerose und Mesaortitis syphilitica der. Wurzel und des Bogens.
Hochgradige Verengerung der linken Kranzarterie mit ausgedehnter Schwielenbildung in ihrem
Versorgungsgebiet, besonders im vorderen linken Papillarmuskel. Hypertrophie des linken Ventrikels.
Völlig flüssiges, schön hellrotes Blut (Armeepath. B. Süd. Nr 172).

Erwähnung verdienen noch die äußeren Umstände, unter denen die tödliche
Vergiftung in den von mir sezierten Fällen zustande kam:

Vier Mann wurden das Opfer der Gasentwicklung einer Granate mit Verzögerung,
die das gewachsene Dach eines Stollens durchschlug und seinen einzigen Ausgang
verschüttete. Die konzentrierten Explosionsgase, die bis zu 60 % aus CO bestehen,
drangen in das innere des Felsenganges und wirkten dort in kürzester Frist tödlich.
Gasmasken gewährten hier naturgemäß keinen Schutz.

Ganz ähnlich lagen die Verhältnisse in einem fünften Fall.

Zwei andere Soldaten wurden tot in einem Unterstand aufgefunden, in dem ein
Schützengrabenofen gebrannt hatte.

Die letzte Beobachtung betraf eine Schwester, die in einem neu eingerichteten
Kriegslazarett am Morgen nach der ersten Nacht tot in ihrem Bett aufgefunden
wurde. Sie hatte sich spät abends für die Nachtruhe eingeheizt; da aber in ihrem
Zimmer das Rohr des benutzten kleinen eisernen Ofens in einen Blendkamin
führte, erlosch das Feuer nach einiger Zeit, ohne alle Kohle verzehrt zu haben,
offenbar unter erheblicher CO-Entwicklung. Die trügerische Einrichtung des falschen
Kamins, die im nördlichen Frankreich nicht ungewöhnlich sein soll, hatte wie die
berüchtigte Ofenklappe gewirkt.

b) Die Dinitrobenzolvergiftung.

Zu den Erstickungen besonderer Art kann auch die Dinitrobenzolvergiftung
gerechnet werden, eine Affektion, deren pathologisch-anatomisches Bild auch schon
vor dem Kriege — wenigstens in großen Zügen — bekannt war.

Die aromatischen Nitroverbindungen sind z. T. Blutgifte, doch zeigen sie ausgesprochene graduelle Unterschiede in ihrer toxischen Potenz, und zwar ist die
Giftigkeit aufs innigste mit dem chemischen Aufbau der Grundsubstanzen verknüpft.
Die verschiedenen in diese Gruppe gehörigen Chemikalien als einheitlich wirkende
Gifte anzusprechen, ist nicht mehr zulässig. Weitaus am gefährlichsten sind die
nitrierten Benzole: Das flüssige Mononitrobenzol (Mirban- oder unechtes Bittermandelöl,
$C_6H_5(NO_2)$) und das m-Dinitrobenzol $C_6H_4(NO_2)_2$, das ein fester Körper ist und
in großen gelben Stücken in den Handel kommt. Vergiftungen mit den gelben
Trinitrobenzolkristallen — $C_6H_3(NO_2)_3$ — konnte KOLSCH in der Literatur nicht nachweisen; nach englischen Autoren wirkt es beim Menschen nicht wesentlich giftiger
als die nächst niedrige Nitrierungsstufe, das Dinitrobenzol. Schon bei ganz kurzer
Beschäftigung mit letzterem kommen — namentlich in Munitionsfabriken — schwerste
Vergiftungen vor. Ihr wesentlichstes Merkmal ist die Methämoglobinämie, die in
ihrer schwersten Form mit innerer Erstickung gleichbedeutend ist. Das durch Aderlaß
entleerte Blut ist in letal verlaufenen Fällen tatsächlich kaffeebraun und teerartig
eingedickt. In Fall 6 konnten dem Schwerkranken aus der V. mediana cubiti im
ganzen kaum 100 ccm und aus der Art. (!) radialis nur 13 ccm Blut entzogen werden
(SIEGMUND). Methämoglobinurie wurde im Felde jedoch nicht beobachtet.

Als sehr auffällig muß es bezeichnet werden, daß der spektroskopische Nachweis
des Methämoglobins keineswegs in jedem Falle gelingt, vielmehr „merkwürdigerweise

besonders in den mit schwerer tiefdunkler Zyanose einhergehenden Fällen nicht selten versagt" (KOLSCH). Es erscheint nicht ausgeschlossen, daß es sich in solchen Beobachtungen gar nicht um Methämoglobin, sondern um einen braunen Anilinfarbstoff handelt, der aus dem Nitrobenzol durch Reduktion zu Anilin, und weiter durch Einwirkung von salpetriger Säure, entstehen könnte (SIEGMUND). (Bismarckbraun ist Triamidoazobenzol). Nach RABE „bildet das in den Kreislauf übertretende Gift zuerst Methämoglobin, das dann in Hämatin übergeht".

Es sei auch besonders betont, daß die schweren Blutveränderungen an der Leiche oft nicht mehr deutlich nachweisbar sind. In den sechs zur Sektion gelangten Fällen war das Blut ungeronnen,

einmal*) dunkelrot,

einmal*) ziemlich rein rot mit leichtem Stich ins Violette (wie mir das auch bei Methylalkoholvergiftung aufgefallen ist),

zweimal*) schmutzig rot, darunter der Fall 6; Sektion 20 St. p. m.,

einmal dunkel bräunlichrot; Sektion 13 St. p. m.,

einmal schmutzig braunrot; Sektion 10 Min. p. m.

Die Möglichkeit, daß mit der Zunahme der nach dem Tode bis zur Leichenöffnung verstreichenden Frist die Bräunung des Blutes abnimmt, liegt auf der Hand.

Ähnlich mag es sich mit der Färbung der sichtbaren Schleimhäute und der Totenflecke verhalten, die zuweilen jedes auffällige Kolorit vermissen lassen. Eine Kongruenz zwischen Blut- und Hautfarbe braucht jedoch nicht zu bestehen. In positiven Beobachtungen hatte der Gesichtsfarbe des Toten einen leicht gelblichgrauen Ton; die Schleimhäute zeigen ausgesprochene blaugraue Verfärbung; die Totenflecke sind grauviolett, die Fingerspitzen und -nägel tief livide. Leichter allgemeiner hämolytischer Ikterus wurde zweimal beobachtet.

Entscheidend für die Diagnose der anfangs ganz rätselhaften „Seuche" — der Korpshygieniker nahm eine von kranken Pferden durch deren Läuse auf den Menschen übertragene Infektionskrankheit an! — war eine ausgesprochene Gelbfärbung des linken Handtellers bei einer Leiche — als Effekt der Xanthoproteinreaktion, wie man sie bei Arbeitern, die mit Nitrokörpern zu tun haben, ganz gewöhnlich findet.

Einmal sah ich „über und zwischen den Schulterblättern eine große Anzahl mohnkorn- bis zweibohnengroßer blauvioletter, z. T. mit rötlichem Zentrum versehener, z. T. auch ganz rotvioletter Flecke", und in einem anderen Falle ganz ähnlich „in der oberen Skapulargegend etwa miliare violette Stippchen".

An den inneren Organen sind kleine, wenig auffällige subpleurale und subepikardiale Ekchymosen zu verzeichnen. Blutungen zeigen sich ferner in der Schleimhaut des Magens und oberen Dünndarms — als Begleiterscheinung eines akuten Katarrhs. In dem ganz frisch sezierten Fall waren kleine hämorrhagische Erosionen entstanden.

Die großen parenchymatösen Organe zeigen ebenso wie die willkürliche Muskulatur degenerative Veränderungen wechselnden Grades. Namentlich ist öfter eine fleckige Entartung des Myokards ausgesprochen, die besonders auf Flachschnitten als lehmgelbe Sprenkelung auffällig hervortritt. In einer besonders interessanten Beobachtung meines damaligen Assistenten SIEGMUND fand sich „eine starke Erweiterung der linken Herzkammer mit Ausbildung wandständiger Thromben an der Herzspitze; embolischer Verschluß des Hauptstammes der linken Arteria fossae Sylvii mit anämischer Erweichung des linken Schläfen- und Scheitelhirns".

Ein Ödem des Zäpfchens, des Kehlkopfeingangs, der Lungen, des Gehirns und seiner weichen Häute ist wiederholt registriert, aber nicht konstant. Der Schweißkern präsentiert sich gleichmäßig grau mit einem leichten Stich ins Lehmfarbige. Der

---

*) Zwischenzeit nicht erinnerlich; die Protokolle fehlen in der kriegspathologischen Sammlung.

Linsenkern, der die gleiche Grundfarbe zeigt, bietet verwaschene rötliche Fleckung. Letztere ist noch deutlicher in den Sehhügeln, deren Substanz etwas glasig über das Niveau der Frontalschnitte hervorquillt. Zu diesem **fleckigen Ödem der basalen Ganglien**, das ich auch bei anderen Intoxikationen, sowie bei Infektionen, angetroffen habe, tritt noch, wie angedeutet, eine auffällige wässerige, fast sulzige Durchtränkung der Meningen.

Die beiden ikterischen Leichen boten größere **spodogene Milztumoren.** —

Die **Aufnahme des Gifts** erfolgt in erster Linie durch die **Haut.** Respirations- und Digestionstraktus spielen als Eingangspforten nur eine nebensächliche Rolle.

Die sehr interessanten und recht komplizierten, durch falsche Angaben anfänglich irregeführten Nachforschungen und Überlegungen, die zur Aufstellung der Diagnose führten, zu schildern, muß ich mir versagen.

Literatur.

KOLSCH, F., Beiträge zur Toxikologie der aromatischen Nitroverbindungen. Zbl. f. Gewerbehyg. V. Jahrg. Juli 1917.

RABB, F., Die Wirkung der aromatischen Nitroverbindungen auf den Blutfarbstoff. Arch. f. exp. Path. u. Pharm. 1919. Bd. 85, S. 91—94.

IV. Die Heilung der Kriegsbeschädigungen besonders der Wunden. Störungen und Komplikationen der Wundheilung.

A. Die Störungen der Heilung durch Infektion der Wunde.

Von Geheimem Rat Prof. Dr. LUDWIG ASCHOFF in Freiburg i. Br.
Im Kriege Generaloberarzt, Armeepathologe beim Feldsanitätschef.

1. Allgemeines über Wundinfektion.

Im Anfang des Krieges glaubte man, daß die Wundinfektion nicht die große Rolle wie in den Jahren 1870/71 spielen würde. Waren es doch gerade die pyämischen und septischen Zustände, welche damals den Chirurgen und Pathologen am meisten beschäftigten. Wir besitzen aus jener Zeit, abgesehen von den Mitteilungen im Sanitätsbericht, zwei klassische Werke hervorragender Pathologen, ARNOLD und KLEBS, welche beide Gelegenheit hatten, in badischen Lazaretten eine große Zahl von Leichenöffnungen auszuführen. Im Vergleich mit ihren Angaben zeigen die statistischen Zahlen des jetzigen Krieges, daß die Pyämien und Septikopyämien zwar zurückgegangen, aber keineswegs verschwunden sind. Daran tragen wohl die an Zahl weit überwiegenden Granatsplitter- und Steinschlagverletzungen mit ihren durchschnittlich viel komplizierteren Verletzungen und starken Verschmutzungen die Hauptrolle.

Wollen wir den Gang der Wundinfektion verstehen, so müssen wir uns folgende Begriffe klarmachen; wenn die glatt durchschlagenden Infanteriegeschosse keine eitrigen Entzündungen verursachten, so lag das nicht daran, daß die Wunde nicht infiziert worden wäre. Ebenso falsch war der Schluß, daß man nichts anderes zu tun hätte, als sie vor der Infektion zu hüten. Es war eigentlich von Anfang an selbstverständlich, daß jeder Fremdkörper, welcher die Uniform und die Haut oder auch nur die Haut durchsetzte, Bakterien mit in die Tiefe reißen mußte; infiziert sind also sämtliche Wunden, die glattesten Infanteriegeschoßwunden ebensogut wie die schwersten Artilleriegeschoßzertrümmerungen. Der Unterschied besteht nur in den quantitativen Verhältnissen. Wir bezeichnen diese Infektionen am besten als primäre Infektionen. Damit ist über das Schicksal der Wunde und des Verwundeten noch gar nichts gesagt. Solange diese bakterielle Infektion eine ruhende bleibt, ist sie für den Körper bedeutungslos. Der Körper kümmert sich sozusagen nicht um die Bakterien, soweit sie nicht als Mikrofremdkörper in Betracht kommen. Man spricht von einer „ruhenden“ oder „latenten“ Infektion oder von Invasion (ORTH). Die latente Infektion braucht nicht effektiv zu werden. Sie kann mit dem Untergang der Bakterien ganz verschwinden. Die Reaktion, welche sich an der Wunde abspielt, gilt nur der Beseitigung der Gewebstrümmer, ist eine reparative, oder dient der Wiederherstellung verloren gegangenen Gewebes, ist dann eine regenerative. Wenn der Kliniker, wie es meist geschieht, nur dann von Entzündung spricht, wenn es sich um eine Reaktion gegen bakterielle aggressive Invasion handelt, so liegt bei der latenten Infektion trotz aller reparativen und regenerativen Reaktionen noch keine Entzündung vor. Die Wunde ist — trotz der vorhandenen, wenn auch nur mikroskopisch erkennbaren Merkmale der Entzündung (Hyperämie, Exsudation, Emigration) — für den Kliniker nicht entzündet. Die „Wunde entzündet sich“ für den Kliniker erst, wenn ein bakteriell bedingter Reizzustand entsteht, d. h. eine defensive Reaktion einsetzt, die in der Regel von viel lebhafteren, mehr in die Augen fallenden Symptomen der Entzündung begleitet wird. Doch handelt es sich in Wirklichkeit nur um quantitative Unterschiede, soweit die Symptome als Merkmal der

Entzündung gelten sollen. Der pathologische Anatom muß daher schon die regenerativen und reparativen Reaktionen als entzündliche Reizzustände ansehen (z. B. Dermatitis regenerativa, reparativa) und teilt daher die gesamten Reizzustände des Organismus in die nach den Merkmalen der Entzündung sich immer steigernden regenerativen, reparativen und defensiven Reaktionen ein. Das Wort Entzündung könnte dann ganz fortfallen. Jedenfalls ist es klarer, von defensiven Reaktionen zu sprechen, als von „Entzündung", unter welcher Kliniker und Anatom ganz verschiedene Dinge verstehen oder doch verstehen können. An Stelle des Ausdrucks „die Wunde hat sich entzündet" sollte die genauere Bezeichnung treten „der Wundheilungsverlauf hat einen defensiven Charakter angenommen".

Die erste bei der Wundinfektion zu berührende Frage ist die nach der Art der gefundenen Mikroorganismen bei der primären Wundinfektion. Es liegt darüber eine ziemlich ausgedehnte bakteriologische Literatur vor, auf die hier verwiesen sein muß. Von Bedeutung ist nur das starke Hervortreten der Anaerobier. Wie weit sich die vielfachen Infektionen gegenseitig gehemmt und gefördert, wie weit die Gegenwart von Aerobiern das Angehen der so gefürchteten Tetanus- und Gasödeminfektion ermöglicht oder verhütet hat, ist ebenfalls seitens der Bakteriologen eifrigst diskutiert worden. Das statistische Material, welches bisher vorliegt, erlaubt keine Entscheidung (JECKL, GHON u. ROMAN u. a.).

Solange die Infektion ruht, besteht noch keine defensive Reaktion, noch keine Eiterung, kein diphtherischer Wundbelag, kein schmieriger Zerfall usw. Erst wenn die Infektion wirksam, d. h. effektiv wird, dann treten die Symptome der defensiven Entzündung auf.

Daß dieses Effektivwerden der Infektion nicht nur von der Menge und der Virulenz der Erreger, sondern in ebenso hohem Maße von der Natur des Nährbodens, auf dem sich die Mikroorganismen ansiedeln, abhängig ist, ist uns eine von den Friedenszeiten her geläufige Tatsache. Die Schußverletzungen haben diese Erfahrungen genügend bestätigt. Wir sahen die Wundinfektion um so leichter eintreten, je massiver die Verschmutzung der Wunde war, je größer die Zertrümmerung und Durchblutung der Gewebe, je gefährdeter die Blutversorgung, je geschwächter der ganze Organismus. Auch die Gesamtzustände des Nerven- und Gefäßsystems, der Schock und der Kollaps sind als fördernde Bedingungen für das Angehen der Primärinfektion von den verschiedensten Seiten hervorgehoben worden. Ebenso spielen die Temperatur, Nässe und Kälte eine große Rolle. Das alles sind Dinge, die von chirurgischer Seite besser als von seiten des pathologischen Anatomen geschildert werden können. Doch möchte ich hier auf die Untersuchungen von BULLOCK und CRAMER über die Bedeutung der Kalksalze für die Abschwächung der Schutzkräfte des Organismus hingewiesen haben. Auf Genaueres einzugehen, verbietet der Raum. Die Therapie paßte sich während des Krieges der in ihrer Bedeutung immer besser erkannten primären Infektion an, insofern man sich bemühte, durch möglichst frühzeitige und möglichst gründliche, ohne stärkere neue Gewebsschäden erreichbare Entfernung der Fremdkörper, durch Ausschneiden alles sichtbar geschädigten Gewebes, besonders der gequetschten Hautwundränder, durch möglichste Ruhigstellung und Höherlagerung des verletzten Körperteiles das Angehen der primären Infektion zu verhüten.

War die Verhütung des Effektivwerdens der primären Infektion durch die Maßnahmen der Chirurgen gelungen, so drohte eine zweite ebenfalls nicht zu unterschätzende Gefahr, die Sekundärinfektion. Wir verstehen darunter das nachträgliche Eindringen von Erregern in ein Wundgebiet von der Außenwelt oder anderen Stellen des Körpers her. Früher spielte die Gefahr der Sekundärinfektion in den Lehren der Kriegschirurgie die Hauptrolle. Die unnötige Berührung, Untersuchung, Sondierung einer frischen Wunde war auf das schärfste verpönt, da die Wunde als nicht infiziert galt und die Möglichkeit der sekundären Infektion auf jeden Fall vermieden werden sollte. Diese Anschauungen haben sich den Erfahrungen des Weltkrieges gegenüber bekanntlich sehr bald ändern müssen. Wenn wir heute annehmen, jede Wunde sei infiziert, so wird es sich im einzelnen Falle mehr um die Frage handeln, ist beim Unberührtbleiben einer Wunde die Gefahr des Wirksamwerdens der primären Infektion nicht größer als die der sekundären Infektion beim Untersuchen und Operieren an der Wunde. Für die Mehrzahl der mit stärkerer Gewebszertrümmerung einhergehenden Steckschüsse, besonders Granatsplitter- und Fremdkörpersteckschüsse, wird das erstere gelten, ist also die Entfernung des Fremdkörpers, wenn irgend möglich, geboten. Aber auch bei Durchschüssen, die vielleicht keinen Eingriff wegen der Gefahr des Angehens einer primären Infektion verlangen, fordert nach unseren jetzigen Erfahrungen gerade die Sorge vor einer sekundären Infektion nicht selten den chirurgischen Eingriff. Den wichtigsten habe ich schon bei der primären Infektion genannt. Die Quetschung der Wundränder, wie sie bei den unförmlichen Granatsplittern gang und gäbe ist, bedingt eine Mortifizierung derselben. Der Organismus muß viel Mühe und Zeit aufwenden, um diese toten Massen durch reparative Eiterung und Demarkation zu entfernen. Das mortifizierte Gewebe bietet aber, solange es nicht entfernt ist, den von außen, besonders von der umgebenden Haut her stammenden Eitererregern den günstigsten Nährboden. Die Ansiedelung und damit das Eindringen der Erreger in den Wundkanal selbst wird dadurch begünstigt. Die Umschneidung und chirurgische Entfernung der Hautwundränder erscheint also geboten, zumal bei den größeren Wunden, wo der Substanzverlust kleinerer Hautbezirke im Verhältnis zur eigentlichen Wunde gar keine Rolle spielt. Sind aber die Eitererreger erst einmal in die Wunde eingedrungen, so können sie in der Tiefe des zertrümmerten und abgestorbenen Gewebes neue Nahrung und Ansiedelungsmöglichkeit finden.

Ob eine defensive Reaktion, z. B. eine Eiterung, im Einzelfalle auf eine primäre oder sekundäre Infektion zurückzuführen ist, wird sich nicht leicht entscheiden lassen, da die Erreger in beiden Fällen im wesentlichen die gleichen sind. Während wir aber bei den Anaerobiererkrankungen (Tetanus, Gasödem) die primäre Infektion als die Hauptquelle betrachten, neben welcher die sekundäre so gut wie ganz verschwindet, ist das bei den Aerobiererkrankungen nicht in gleicher Weise der Fall. Hier spielt die sekundäre Infektion eine nicht zu vernachlässigende Rolle. Diese Rolle wird noch deutlicher, wenn es sich bei den Verwundungen um die Eröffnung tiefer gelegener bakterienführender Hohlräume handelt, wie den Magen-Darm-Kanal. Auffällig ist, daß auch hier die gewöhnlichen Eitererreger in Mischung mit Fäulniserregern die Hauptrolle spielen, daß dagegen die Gasödeminfektionen und Tetanuserkrankungen trotz der im Kot vorhandenen Erreger keine nennenswerte Zahl ausmachen. Schließlich kommt noch die sekundäre Wundinfektion auf metastatischem Wege in Betracht. Sie ist jedenfalls eine seltene Erscheinung, muß aber bei septikopyämischen Prozessen in Rechnung gesetzt werden.

Für die sekundäre Infektion gelten die gleichen Grundsätze der Latenz und des Effektivwerdens wie bei den primären Infektionen.

Ist nun die Infektion effektiv geworden — gleichgültig, ob sie primär oder sekundär zustande gekommen ist — so verläuft die defensive Reaktion unter den von der Friedenszeit her bekannten Bildern, der serösen, eitrigen, fibrinösen, verschorfenden, jauchigen Entzündung, oder einer der bekannten Mischformen. Die Art der defensiven Reaktion ist im wesentlichen abhängig von der Art des Erregers. Es gelten hier die gleichen Gesetze, wie wir sie bereits vom Frieden her kennen. Etwas Neues war nur die Häufung der Wunddiphtherie. Auf die Frage der Übertragung der Diphtherieinfektion, der Wunddiphtheriebazillenträger usw. kann hier nicht eingegangen werden. Ich verweise auf die bakteriologischen und klinischen Abschnitte. Uns interessiert hier nur die Frage, wie sieht die Wunde bei diphtherischer Infektion aus. Das Aussehen wechselt stark (WEINERT).

Das erste Zeichen pflegt der Stillstand des Heilungsprozesses zu sein. Treten dann auf frischen Granulationen fester haftende Beläge auf, die an Diphtheriemembranen erinnern, und zeigt der mikroskopische Schnitt das bekannte Bild der Rachendiphtherie, d. h. Nekrose der oberflächlichen Granulationsgewebsschichten mit daraufliegendem Balkennetz von Fibrin, darin womöglich charakteristische Haufen von Bazillen, dann ist die Diagnose leicht, auch ohne daß die Kultur sie endgültig sichert. Anders, wenn solche Membranen fehlen und nur eine Nekrose der Gewebe vorliegt. Die Granulationen färben sich schmutzig grau und zerfallen. Es entwickeln sich mehr oder weniger scharf umschriebene oft ausgedehnte Geschwüre, die jedoch keinen unbegrenzt fortschreitenden Charakter tragen. Eine dritte Form ist die Umwandlung der Granulationen in eine glasige Masse, die pilzförmig die Ränder überragt und reichlich seröse Flüssigkeit sezerniert und durch den positiven Züchtungsbefund von Diphtheriebazillen als spezifisch bedingt angesehen werden muß. Ob eine vierte Form, die sogenannte phlegmonöse, vorkommt, wird von WEINERT bezweifelt. Klinisch fällt außer der schweren Heilbarkeit die große Schmerzhaftigkeit der Wunden auf.

Ob diese verschiedenen Formen von Wunddiphtherie, besonders die nekrotisierende und geschwürsbildende, mit gewissen Formen des früher so gefürchteten Hospitalbrandes identifiziert werden darf, wird von Wieting diskutiert und auch bejaht. Er weist aber darauf hin, daß unter Hospitalbrand die verschiedensten Erkrankungen zusammengefaßt worden sind. Nach den Schilderungen der älteren Autoren muß man auch an nomaähnliche Prozesse denken; dagegen werden die Gasödeme bzw. Gasbrand von dem Hospitalbrand nach den vorliegenden Schilderungen abzutrennen sein[*].

Eine andere Frage ist, ob sich die defensiven Prozesse im Kriege besonders schwer oder in besonderer Ausdehnung entwickelten. Man muß dabei berücksichtigen, daß die Widerstandskraft durch die Unterernährung und die sonstigen Strapazen der Kriegszeiten vielfach erschüttert und herabgesetzt war, so daß z. B. lang anhaltende Eiterungen im Anschluß an Knochenbrüche nichts Ungewöhnliches waren. Besonders gefürchtet waren die Gelenkerkrankungen, bei denen die schwer resorbierbaren Trümmer des Gelenkknorpels, des Knochens und der Gelenkkapsel zur Unterhaltung der Erkrankung beitrugen. Wie weit die prophylaktische Behandlung der Gelenke gegen das Wirksamwerden der Infektion, z. B. durch Vuzin, die schwere Eiterung verhindern kann, läßt sich nur durch die chirurgische Beobachtung entscheiden.

Ich darf hier eine kurze Bemerkung über die prophylaktische Behandlung der Wundinfektion überhaupt einfügen. Ein besonderes Serum, wie auf französischer Seite (Sachaud u. Vallée), kam von deutscher Seite — von dem Schutzserum gegen Tetanus und Gasödem abgesehen — nicht zur Anwendung. Jedoch wird vielfach behauptet, daß das letztgenannte Schutzserum auch gegen die gewöhnlichen Wundinfektionen einen gewissen Schutz gewährte. Etwas Positives läßt sich jedoch nicht feststellen. Dagegen wird dem Vuzin ein großer antiphlogistischer Wert zugesprochen (Literatur bei Schöne). Nach bisher unveröffentlichten Untersuchungen im Freiburger Institut (Korner) scheint die wesentliche Wirkung des Vuzin keine einseitig bakterizide, sondern eine für alle Lebensprozesse lähmende zu sein, die sich sowohl auf das Wachstum und den Stoffwechsel der Mikroorganismen, als auch auf die zelligen Bestandteile des Organismus (Gefäßendothel, Leukozyten) erstreckt. Besonders schön ließen sich diese Verhältnisse an der Bauchhöhle und an der Kornea studieren. Bei der eiweißfällenden Wirkung, die stärkeren Vuzinlösungen zukommt, ist auch die Adsorption der Bakterien durch Niederschlagsbildungen, z. B. in der Gelenkhöhle, zu berücksichtigen und ein Teil der guten Erfolge der Vuzinbehandlung darauf zurückzuführen.

Die lang dauernden lokalen Eiterungen, die wir so vielfach im Kriege sahen, ließen ein vermehrtes Auftreten amyloider Entartung der inneren Organe gegenüber der Friedenszeit erwarten. Das war nicht der Fall. Die amyloide Entartung war eher seltener wie im Frieden[**]).

Wie weit dabei die Art der Ernährung eine Rolle spielt, bleibe dahingestellt. Immerhin muß betont werden, daß auch im Frieden die gewöhnlichen Eiterungen, auch die der Knochen, selten Anlaß zur Amyloidbildung geben, daß es vielmehr die spezifisch tuberkulösen und syphilitischen Infektionen sind, welche diese eigenartigen Stoffwechselstörungen hervorrufen. Die Erfahrungen des Krieges zeigen, daß man mit der Einreihung chronischer Knocheneiterungen in die Ursachenliste der Amyloiderkrankungen vorsichtiger sein sollte.

An die lokalen defensiven Prozesse schließen sich die fortschreitenden an. Hier wären in erster Linie das Erysipel und die Phlegmone zu nennen. Das Erysipel bot im Kriege nichts Besonderes. Dagegen wandte sich den Phlegmonen erhöhtes Interesse zu, weil manche derselben zu Verwechslungen mit beginnendem Gasödem Veranlassung gaben. Insbesondere waren es die braunen Formen der Gasödeme, deren Anfangsstadien durch Streptokokkeninfektion vorgetäuscht werden konnten.

Ich habe mich davon mehrfach überzeugt. Das pralle, rasch entstehende Ödem ließ beim Beklopfen einen eigenartigen Schachtelton erklingen, der von den verschiedensten Chirurgen als

---

[*]) Ich möchte nicht unterlassen, darauf hinzuweisen, daß ein so erfahrener Epidemiologe, wie H. Hirsch, die Identifizierung des Hospitalbrandes mit der Wunddiphtherie ablehnt (Handb. d. histor.-geogr. Path. II, S. 344). Die beste Schilderung des Hospitalbrandes ist die von v. Heims (Handb. d. allgem. u. spez. Chirurgie v. Pitha-Billroth, I, 2. 1869—74), auf die Wieting verweist. Er unterscheidet bereits die drei Formen der Wunddiphtherie, die diphtherische Infarzion, die diphtherisch-pulpöse Gangrän und den diphtherisch-ulzerösen Wundzerfall.

[**]) Nach Untersuchungen Krönigs am Material des Pathol. Instituts (Diss. med. 1919).

charakteristisch für Gasbildung angegeben wird. Und dennoch fand sich in diesen Streptokokkenphlegmonen kein Gas. Erst die bakterioskopische und bakteriologische Kontrolle klärte den Irrtum auf. Die Behauptung einiger Autoren über das Vorkommen von Gasphlegmonen, die durch Streptokokken hervorgerufen waren, kann ich nicht bestätigen*). Ich habe niemals bei Gasödem mit echter Gasbildung Stäbchen vermißt.

An die Hauptphlegmonen schließen sich die Muskelphlegmonen an. Im allgemeinen gilt für sie das, was wir schon von Friedenszeiten her wissen, das Fortkriechen in der Richtung der Spaltbarkeit der Gewebe, der Schwerkraft, der Lymphgefäße usw. Wichtig ist der Einbruch in die Gelenke, noch wichtiger die Miterkrankung der größeren Blutgefäße. Sie stellt sich dar als infektiöse Thrombophlebitis.

Die Pathogenese der letzteren ist keine andere als wie in Friedenszeiten. Das Fortkriechen der Infektion von der Umgebung auf die Gefäßwand und von dieser hindurch bis zur Intima, die Ablagerung thrombotischer Massen an derselben und Durchsetzung der Thromben mit Bakterien ist der eine Weg. Die primäre Thrombose, besonders an unterbundenen Gefäßen der Amputationsstümpfe, mit sekundärer Einwanderung der Mikroorganismen, z. B. von der eiternden Wundfläche her, der andere Weg. Beide führen zu der gleichen Gefahr, zu der septischen Erweichung des Thrombus mit den sich daran anschließenden Bildern der Sepsis und Septikopyämie. Daß bei den von infizierten Wunden ausgehenden lokalen Thrombosen die Infektion eine ganz überragende Rolle spielt, ist wohl von keinem Kliniker oder Pathologen bestritten worden. Leider wird in der Literatur die so notwendige Trennung zwischen traumatischer und autochthoner, zwischen lokaler und entfernter Thrombose nicht genügend durchgeführt, obwohl eine solche klare ·Trennung allein eine Verständigung in der Thrombosefrage verspricht.

Die klinischen und pathologisch-anatomischen Bilder der Sepsis und Pyämie glichen ganz denen der Friedenszeit**). Die Beurteilung septischer Zustände war dadurch etwas erschwert, daß ein sogenannter impf- oder Kriegstumor der Milz bestehen konnte. Vermag ich auch nicht anzuerkennen, daß die verschiedenen Schutzimpfungen eine dauernde Vergrößerung der Milz hinterließen, so konnte eine vorübergehende, auch wochen- und monatelang anhaltende Schwellung sehr wohl die Folge sein. Dazu kommen andere infektiöse Momente, besonders die Malaria und der Typhus. Scheidet aber die Milz aus, so ist ohne bakteriologische Blutuntersuchung die Diagnose der akuten Sepsis nicht immer einwandsfrei zu stellen. Anders in den Fällen, in denen bakterielle Metastasen bereits zu reaktiven Eiterungen geführt haben, das Bild der Septikopyämie oder Pyämie besteht***). Etwas Besonderes ist mir bei diesen Bildern nicht aufgefallen. Ebensowenig bei den Schlucklungenentzündungen, bedingt durch Verletzungen der Halsorgane, oder bei den Bauchfellentzündungen, bedingt durch Magen-Darm-Verletzungen, oder bei den Eiterungen der Gehirn- und Rückenmarkshäute im Anschluß an Verletzungen der knöchernen Hüllen. Im allgemeinen sind die Erfahrungen des Friedens bestätigt worden. Soweit bei den einzelnen Organen besondere Befunde erhoben worden sind, werden sie in den betreffenden Kapiteln abgehandelt werden †).

Hier wären noch einige Worte über die primäre und sekundäre Latenz der Infektion einzufügen. Unter primärer latenter Infektion verstehen wir diejenige, bei welcher es überhaupt zu keiner Reaktion seitens des infizierten Organismus gekommen ist. Unter sekundärer Latenz ist das Weiterbestehen einer Infektion nach abgeklungener Reaktion zu verstehen. In beiden Fällen kann die latente Infektion durch traumatisch-physikalische oder serologisch-chemische Einflüsse zu einer effektiven werden. Wie man sich den Schutz des Organismus gegenüber einer latenten Infektion vorzustellen hat, ob rein physikalisch durch den Wall des Granulationsgewebes, oder biochemisch durch immunisationsprozesse in den abkapselnden Granulationen, ist überhaupt nicht einseitig zu beantworten. Die

---

*) Siehe dazu auch WEINBERG und SÉGUIN, „La gangrène gazeuse", S. 264.
**) Der Versuch BAUMGARTENS, den Begriff Sepsis auf die faulrigen Infektionen zu beschränken, ist nicht durchgedrungen. Ich bezeichne daher mit Sepsis alle für den klinischen Verlauf des Falles entscheidenden Blutinfektionen, besonders die mit Eitererregern (septische Bakteriämie).
***) BORST hat eigentliche Pyämie kaum beobachtet. BAUMGARTEN sah sie häufiger. In dem von Dr. SEELIGER zusammengestellten Freiburger Material von 1000 infizierten Schußwunden fand sich als Todesursache 134mal Sepsis und 20mal Pyämie.
†) Auf z. T. recht erhebliche Veränderungen der Nebennieren bei septischen Zuständen weist DIETRICH hin (s. Literatur).

Ausführungen von V. GAZA über die kolloidchemischen Vorgänge bei der Wundheilung scheinen mir hier besonderer Berücksichtigung wert. Festzustehen scheint, daß Granulationsgewebe für die verschiedenen Eiweißkörper und verschiedenen chemischen Substanzen verschieden durchlässig ist, so daß sehr wohl große Giftmengen innerhalb eines Granulationsgewebswalles angehäuft sein können, ohne daß der Körper selbst Vergiftungssymptome zu zeigen braucht. Wir kommen darauf beim sog. Spättetanus noch einmal zurück. Ein genaues Eingehen auf diese Frage ist hier um so weniger am Ort, als der Krieg sie zwar von neuem zur Debatte gestellt, aber kein Mittel zur Lösung an die Hand gegeben hat. Hier hat das Experiment das letzte Wort.

2. Die Gasödeme.

Es gibt wohl keine Krankheit, bei welcher die Schwierigkeit der Benennung eine so große ist, wie bei den mit Gasbildung einhergehenden Infektionen des Menschen. Sie rührt davon her, daß diese Infektionen, je nach der Schwere und Eigenart des Falles, bald dieses, bald jenes Symptom besonders stark oder allein hervortreten lassen. Daher wird von dem einen Autor das Schwergewicht auf die Gasbildung, von dem andern auf die Gangrän, von dem dritten auf das Ödem, und von dem vierten auf die Blutung gelegt. Eine symptomatologische Bezeichnung ist daher sehr schwierig, sollte aber aus ärztlichen Gründen jedenfalls nur die Symptome hervorheben, welche in frühen Stadien der Krankheit schon bemerkbar sind oder bemerkbar sein können, d. h. zu einer Zeit, wo noch eine gewisse Wahl des therapeutischen Eingreifens möglich ist. In solchen Fällen fallen aber zwei Symptome am meisten in die Augen, das Ödem und die Gasbildung. Man darf ruhig sagen, daß es sich im wesentlichen um eine zur Gasentwicklung neigende Ödembildung handelt. Das hat schon WILHELM KOCH scharf betont und sich gegen die Bezeichnung „Brand" gewendet. Man könnte trotzdem an dem Namen „Gangrène foudroyante" oder „Gasbrand" festhalten, wenn sich nachweisen ließe, daß die zum Brand führenden Formen durch ganz besondere Bazillen hervorgerufen werden, die von denen, welche Ödem und Gas allein bilden, scharf zu trennen sind. Das ist aber, wie wir sehen werden, nicht der Fall. Es gibt keinen gasbildenden Bazillus, dem allein oder vor allem andern die Eigenschaft zukäme, Gangrän hervorzurufen. Allerdings muß man die Symptome vom Menschen und nicht von den Versuchstieren hernehmen. Man wendet dagegen ein, daß es beim Menschen keine rechten Fälle von Reininfektion gäbe. Auch das entspricht nicht den Tatsachen. Wenn wir nun sehen werden, daß die Bilder des gasbildenden Ödems mit oder ohne Gangrän von allen möglichen gasbildenden Bazillen erzeugt werden können, so erscheint es richtiger, alle diese Krankheitsbilder unter dem Namen „Gasödem", die Erreger dieser Krankheiten als „Gasödemerreger" zusammenzufassen.

Jedenfalls sagt dieser Name über die Ätiologie im engeren Sinne nichts aus, legt also den Kliniker in der Diagnose nicht fest. Eine genaue ätiologische Benennung wird erst dann möglich sein, wenn wir bereits aus den klinischen Symptomen die verschiedenen Erreger erkennen können. Wieweit wir dazu imstande sind, wird später erörtert werden. Solange das aber nicht möglich ist, wird man Ausdrücke wie „Gasbrand, Gasphlegmone, Rauschbrand, malignes Ödem" vermeiden müssen. Da nach meinen und meiner Mitarbeiter Versuchen auch der Rauschbrand beim Rind (wie ZEISSLER bestätigt) und das maligne Ödem beim Pferd durch verschiedene Arten von Gasödemerreger bedingt sein können, so wäre auch bei den Tierinfektionen der Name „Gasödem" vorzuziehen. Genau wie die Typhusgruppe, wäre die Gasödemgruppe durch die bakteriologisch-serologische, und wenn möglich, schon klinische Beurteilung in ihre weiteren Untergruppen (Welch-Fraenkel-Gruppe, Rauschbrandgruppe, Ödemgruppe) zu zerlegen.

Auf die geschichtliche Entwicklung der Frage der „Gasödeminfektion" vor dem Kriege brauche ich nicht weiter einzugehen. Ich verweise diesbezüglich auf die Arbeiten von WILH. KOCH, WELCH, E. FRAENKEL, H. COENEN und meine eigenen Ausführungen. Es hat keinen Sinn, die Widersprüche der historischen Darstellung zu diskutieren, noch weniger auf die Frage einzugehen, ob nicht das von TRÉLAT schon 1884 gezeichnete Bild der Septicémie gangréneuse, bei welchem von CHAUVEAU und

ARLOING zum erstenmal der Vibrion septique gezüchtet wurde, dem klassischen Gasödem des Krieges eher entspricht als der Gasbrand, bei welchem FRAENKEL 1893 den Welchschen Bazillus als Erreger fand*).

Wohl aber halte ich es im historischen Interesse für wichtig, den Standpunkt zu fixieren, der von den führenden Bakteriologen und Pathologen bei Beginn des Krieges gegenüber dieser Frage eingenommen wurde. Nur dann ist es möglich, den großen Fortschritt zu verstehen, den die während des Krieges gesammelten Erfahrungen für uns bedeuten. Die herrschende Lehre ließ sich dahin zusammenfassen: Es gibt drei Formen von ödem- und gasbildender Anaerobierinfektion, den Gasbrand, welcher beim Menschen beobachtet und so gut wie ausschließlich durch einen ganz bestimmten Bazillus, den Fraenkelschen Gasbrandbazillus hervorgerufen wird, den Rauschbrand, welcher für das Rindergeschlecht, und das maligne Ödem, welches für das Pferdegeschlecht als spontane Erkrankung charakteristisch ist. Wie schwer diese Krankheitsbilder sowohl klinisch, wie ätiologisch in Wirklichkeit voneinander abzugrenzen sind, war den Autoren vor dem Kriege nicht bewußt. Der Gasbrand wurde 1917 von FRAENKEL folgendermaßen definiert: Man versteht darunter eine Erkrankung, bei der es unter gleichzeitigem Auftreten von Gasbläschen zu einer, nicht von irgendwelchem Geruch begleiteten Erweichung und zunderartigem Zerfall der Muskulatur und des Bindegewebes an den befallenen Körperteilen kommt. Er hielt „Gasbrand" für den richtigen Namen, weil da, wo Gas auftrat, das Gewebe abgestorben ist (1899). Eine irgendwie nennenswerte Durchsetzung des Gewebes mit Flüssigkeit besteht dabei nicht (1917). Als Erreger dieser durch Gasbildung und zunderartigen Zerfall des Gewebes ohne nennenswerte Ödembildung charakterisierten Krankheit kam nach FRAENKEL nur der Gasbrandbazillus „Weich-Fraenkel" in Betracht. FRAENKEL war von der ausschließlichen Bedeutung des Gasbrandbazillus bei Fällen menschlichen Gasbrandes so überzeugt, daß er im Jahre 1899 einfach von „dem Gasbrandbazillus" sprach. Charakterisiert war derselbe vor allem durch seine Unbeweglichkeit, durch seine Grampositivität, durch den Tierversuch am Meerschweinchen.

Danach mußte man schließen, daß Fälle mit reinem Ödem, oder solchem mit Ödem und Gasbildung ohne zunderigen Zerfall des Gewebes nicht durch den Gasbrandbazillus hervorgerufen werden, also auch nicht mit dem Namen Gasbrand belegt werden dürfen. Der Krieg hat diese Frage in einem der FRAENKELschen Definition widersprechenden Sinne beantwortet, wie wir noch sehen werden.

Bis zum Kriege hat man nur ganz wenige Fälle von gasfreiem oder nahezu gasfreiem Ödem beim Menschen beobachtet. FRAENKEL selbst sah solche Fälle. Er fand dabei einen Bazillus, den er dem „Kochschen Bazillus des malignen Ödem" nahestellt. Da der Kochsche Bazillus des malignen Ödems aber von KOCH selbst weder kulturell, noch toxikologisch, noch serologisch irgendwie sicher charakterisiert war und werden konnte, da sogar über die einfachsten morphologischen Merkmale desselben, ob gramfest oder nicht, über seine biologischen Merkmale, ob fäulniserregend oder nicht, die Meinungen völlig auseinander gingen, so erschien es etwas kühn, Infektionen beim Menschen als malignes Ödem zu bezeichnen, weil angeblich der gefundene Erreger mit dem im tierexperimentellen Bilde bekannten „Kochschen Bazillus" übereinstimmte**).

Als sich die Fälle von „Gasbrand" und „malignem Ödem" zu häufen begannen, auch alle möglichen Zwischenformen auftraten, standen wir sehr bald vor der Frage, ob unsere bisherige Lehre zutreffend war:

1. Wird wirklich die Mehrzahl aller Fälle menschlichen Gasbrandes durch den Weich-Fraenkelschen Bazillus hervorgerufen?

2. Werden wirklich die Bilder des malignen Ödems beim Menschen allein durch den Erreger des malignen Ödems des Pferdes erzeugt?

3. Spielt wirklich der Rauschbrandbazillus bei den menschlichen Erkrankungen keine Rolle?

4. Waren wirklich die bisher bekannten morphologischen, kulturellen und tierexperimentellen Merkmale genügend, um die Gruppe der Rauschbrandbazillen von der Gruppe der Ödembazillen so scharf

---

*) Eine vorzügliche Kritik der babylonischen Sprachenverwirrung auf diesem Gebiete geben WEINBERG und SÉGUIN, deren abschließendes Werk (¹⁴) ich erst nach Absendung meines Manuskriptes zu lesen bekam.

**) Ich befinde mich mit den französischen Autoren WEINBERG und SÉGUIN in voller Übereinstimmung, wenn sie die Benennung „Bazillus des malignen Ödems" als eines fest umschriebenen Bazillus völlig verwerfen.

zu trennen, daß man darunter fest umgrenzte Arten verstehen konnte. Wurden die Spontanerkrankungen beim Rinde tatsächlich so gut wie ausschließlich durch den Rauschbrandbazillus, die des Pferdes allein durch den Ödembazillus bedingt?

5. An welchen Merkmalen erkennt man den Kochschen Bazillus des malignen Ödems? Sind diese Merkmale nicht viel zu willkürlich von den Bakteriologen angegeben? Sind die Beschreibungen nicht viel zu widersprechend, wird es nicht nötig sein, von neuem festzulegen, was man unter Kochsohem Bazillus des malignen Ödems und was man unter Rauschbrandbazillus verstehen will?

Ich habe auf Grund eigener und gemeinsamer Untersuchungen mit den Herren ERNST, FRAENKEL, KÖNIGSFELD und FRANKENTHAL bereits im Herbst 1915 diese Fragen dahin beantworten zu müssen geglaubt:

1. Der Welch-Fränkelsche Bazillus ist nur in der Minderzahl der tödlich verlaufenden gasbildenden Infektionsfälle des Krieges als der Erreger anzusehen.

2. Die Bilder reinen Ödems beim Menschen finden sich auch bei Infektionen mit Bazillen, die beim Rind typischen Rauschbrand erzeugen.

3. Der dem Rauschbrandbazillus nahe verwandte, bzw. nach V. HIBLER eine Zwischenform zwischen Rauschbrandbazillus und Ödembazillus darstellende Ghon-Sachssche Bazillus und Abarten desselben spielen bei den menschlichen Infektionen des Krieges eine große Rolle.

4. Die bisher bekannten morphologischen, kulturellen und tierexperimentellen Merkmale genügen nicht, um die Gasödemerreger scharf genug in Welch-Fraenkelsche Bazillen, Rauschbrandbazillen und Ödembazillen zu trennen. Beim Pferd und Rind spielen wahrscheinlich, ähnlich wie beim Menschen, die verschiedenen Erreger eine Rolle.

5. Die Gruppe des Rauschbrandbazillus und diejenige des Ödembazillus müssen noch genauer erforscht und die bisher in der Luft schwebende Benennung „Kochsche Bazillus des malignen Ödems" durch allgemeine Übereinkunft einem bestimmten Bazillus beigelegt werden*).

Die sich daran weiter anknüpfende Frage, ob zwischen den verschiedenen Erregern der Gasödeme noch heute Übergänge im Sinne GRASSBERGERS und SCHATTENFROHS möglich sind, stellte ich zur Erörterung, ließ sie aber absichtlich offen.

Diese Behauptungen haben zunächst bei den Fachbakteriologen größten Widerspruch hervorgerufen. Nachdem aber durch CONRADI und BIELING einerseits, durch KLOSE andererseits das häufige Vorkommen beweglicher Gasödembazillen, die dem Rauschbrandbazillus nahestehen, ebenfalls festgestellt worden war, RICKER und HARZER die ödem- und gasförmige Nekrose erzeugenden Eigenschaften des von uns wieder in den Vordergrund des Interesses gestellten Ghon-Sachsschen Bazillus anerkannt hatten, haben auch solche Forscher, welche ursprünglich glaubten, daß man in den an der Front zu beobachtenden Fällen von Gasbrand so gut wie ausnahmslos den Fraenkelschen Gasbazillus, womöglich in Reinkultur, gefunden hätte, und welche neben dem Fraenkelschen Gasbrandbazillus nur noch den Kochschen Ödembazillus als seltenen Erreger gasbrandähnlicher Erkrankungen des Menschen anerkennen wollten, ihren Standpunkt gewechselt.

So erkennt FRAENKEL selbst an, daß in einer bisher ungeahnt großen Zahl von Gasödemfällen des Krieges nicht sein Bazillus, sondern ein Bazillus des malignen Ödems gefunden worden ist, ferner daß es nicht einen „Kochschen Bazillus des malignen Ödems" gibt, sondern daß mehrere Bazillen des Kochschen malignen Ödems existieren, von denen man nicht weiß, welches nun der echte Kochsche Ödembazillus ist, mit dem so viele Bakteriologen bis heute noch als etwas selbstverständlich Bekannten operieren. Auch der von KLOSE und mir geführte Nachweis, daß eine bestimmte Gruppe von Gasödemerregern durch Kittsches Rauschbrandserum spezifisch beeinflußt wird, daß also diese Bazillen zur Gruppe der Rauschbrandbazillen gehören, findet insoweit Anerkennung, als am Schlusse des Krieges FRAENKEL und ZEISSLER auch kulturelle Unterschiede unter den bisher von ihnen als Ödembazillen genannten Erreger feststellen können, welche sie zwingen, einen Teil derselben als Rauschbrandbazillen anzusprechen. Damit wird der von uns serologisch geführte Nachweis des Vorkommens von Rauschbrandbazillen „Kitt" bei menschlichen Gasödemfällen auch durch kulturellen Vergleich mit den Originalstämmen bestätigt. Wenn ich schließlich noch erwähne, daß gerade diese beiden auf dem Gebiet der Anaerobenforschung besonders bewanderten Autoren sich gezwungen sahen, sowohl bei den Ödembazillen wie bei den Rauschbrandbazillen

---

*) Auch nach WEINBERG und SÉGUIN bestehen zwischen dem Vibrion septique (Baz. d. malignen Ödems) und dem Rauschbrandbazillus so gut wie keine Unterschiede.

sehr verschiedene Arten zu unterscheiden, wenn man berücksichtigt, daß SIMMONDS den Welch-Fraenkelschen Bazillus in verschiedenste Gruppen einteilt, und wenn man endlich bedenkt, daß bei klinisch ganz gleich aussehenden Fällen ganz verschiedene Erreger gefunden werden können, deren Identifizierung nur mit Hilfe besonderer Züchtungsmethoden möglich ist, so erscheint der Vorschlag gerechtfertigt, diese Infektionskrankheiten beim Menschen nicht einseitig als „Gasbrand oder Rauschbrand oder malignes Ödem" zu bezeichnen, sondern für sie den indifferenten Namen „Gasödem" so lange zu wählen, bis die kulturell-serologisch-experimentelle Untersuchung des Erregers festgestellt hat, in welche Gruppe von Erregern der gefundene Bazillus hineingehört.

Wie schwierig die Diagnose der verschiedenen Gasödemerreger noch heute ist, geht am besten daraus hervor, das FRAENKEL und ZEISSLER die morphologisch-kulturellen und experimentellen Methoden für völlig ausreichend erklären, während KOLLE und WASSERMANN die serologischen Prüfungen auf Toxinbildung und Antitoxinbildung für allein entscheidend halten.

Auf Grund der Prüfungsmethoden mit bakteriziden Sera stellten im Anschluß an die von GRASSBERGER und SCHATTENFROH eingeführte Einteilung ASCHOFF und KLOSE folgende Gruppeneinteilung für die beim Menschen gefundenen Gasödemerreger auf.

Tabelle.

	Apathogene oder schwach pathogene Form	Pathogene Form
I. Immobile Butyrikusgruppe (früher Gasbrandgruppe)	Bac. saccharo-butyricus immobilis	Welch-Fraenkelsche Gruppe
II. Mobile Butyrikusgruppe (früher Rauschbrandgruppe)	Bac. amylobacter.? Bac. saccharo-butyricus mobilis Bac. paraputrificus	Conradi-Bielingsche Gruppe Ghon-Sachssche Gruppe (Vibrion septique Pasteurs) Aschoff-Fraenkel-Königsfeldsche (Colmarer) Gruppe
III. Putrifikusgruppe (früher malignes Ödem)	Bac. putrificus	Hiblers maligner Ödembazillus (Kochs maligner Ödembazillus?) Koch-Hiblersche Gruppe

Als Kriterium für die Rauschbrandgruppe war die Beeinflußbarkeit durch Kittsches Rauschbrandserum gewählt worden. Bei einer späteren Nachprüfung der Stämme durch WASSERMANN und FICKER mit Hilfe eines Rauschbrandserums von GRASSBERGER und SCHATTENFROH zeigten sich dieselben nicht beeinflußt. Statt daraus den einzig richtigen Schluß zu ziehen, daß die Rauschbrandsera von KITT einerseits, von GRASSBERGER und SCHATTENFROH andererseits zwei ätiologisch verschiedenen Fällen von Rauschbrand entstammten, benannten WASSERMANN und FICKER letzt die auf das Serum von GRASSBERGER und SCHATTENFROH reagierenden Stämme der dritten Gruppe als Rauschbrandbazillus, diejenigen der zweiten auf Kittsches Serum reagierenden Stämme als Bazillus des malignen Ödems. So ergab sich gerade die umgekehrte Benennung wie früher. Da nun sowohl KITT wie auch GRASSBERGER und SCHATTENFROH klinische Fälle von Rauschbrand vor sich gehabt, aber dennoch verschiedene Mikroorganismen gezüchtet hatten, so schwebt die Bezeichnung „Rauschbrandbazillus" ebenso wie die des „Kochschen Bazillus" in der Luft (s. a. WEINBERG ([45]) S. 109).

Um diesen Schwierigkeiten der Bezeichnung aus dem Wege zu gehen, wurde im Dezember 1917 von führenden Bakteriologen und Pathologen beschlossen, folgendes Arbeitsschema so lange zu benutzen, bis eine endgültige Benennung der verschiedenen Erreger durch eine wissenschaftliche Kommission stattgefunden hätte.

Typus A. Gruppe des unbeweglichen Buttersäurebazillus:
  Welch-Fraenkelscher Gasbrandbazillus.

Typus B. Gruppe des beweglichen Buttersäurebazillus:
  Ghon-Sachsscher Bazillus.
  Höchster Rauschbrandbazillus (Klose).
  Aschoff und Mitarbeiter (Vogesenstamm).
  Pfeiffer-Bessau-Ficker Ödemstämme.

Typus C. Gruppe des beweglichen Putrifikusbazillus:
Bac. putrificus (Bienstock).
K. I.-Stämme (Klose). ·
Uhrzeigerbazillen }
Parödembazillen } (Pfeiffer-Bessau).

Die Darstellung der komplizierten ätiologischen Verhältnisse wäre unzureichend, wenn ich nicht kurz darauf hinweisen würde, daß auch von französischer Seite die bunte Vielheit der Erreger betont worden ist. Es genügt hier festzustellen, daß WEINBERG, der sich am eifrigsten mit diesen Dingen beschäftigt hat, folgende Formen unterscheidet:

1. Bacillus perfringens — Bazillus des Typus A.
2. { Bacillus ödematiens } — Bazillen des Typus B.
   { Vibrion septique }
3. Bacillus sporogenes — Bazillus des Typus C.

Zwischen diesen Gruppen steht der Bacillus fallax und der Bacillus histolyticus*).

Ich habe diese Entwicklung der ätiologischen Frage, und das schließlich zur Benennung gewählte Schema den weiteren Ausführungen voransetzen müssen, um mich überhaupt verständlich zu machen. Die Ausdrücke Gasbrand, malignes Ödem, Rauschbrand sind vorläufig viel zu widersprechend, als daß sie in der wissenschaftlichen Diskussion benützt werden dürften. Wenn man bedenkt, wie wenig Autoren Gelegenheit gehabt haben, auch nur wenige Fälle von Gasödem sowohl klinisch, wie pathologisch-anatomisch, wie bakteriologisch in eigener Person genau zu verfolgen, so wird man verstehen, welche Fülle von Mißverständnissen, Unklarheiten, irrigen Behauptungen bei jenen Bearbeitern entstehen mußten, die nur klinisch, oder nur pathologisch-anatomisch, oder nur· bakteriologisch die Fälle zu Gesicht bekamen.

Um so größeren Anspruch auf Bewertung darf daher das Material beanspruchen, welches ich selbst sowohl klinisch, wie pathologisch-anatomisch, wie bakteriologisch verfolgen durfte.

Die erste und wichtigste Frage ist natürlich die, ob man schon nach dem klinischen Bilde die verschiedenen Erregertypen diagnostizieren kann. Ich habe mich auf Grund früherer Beobachtungen gegen diese Möglichkeit ausgesprochen**).

Ich hatte zwischen ausgesprochenen Gasbrandfällen und reinen Ödemfällen alle möglichen Übergänge gesehen. Es handelte sich dabei vorwiegend um das an der Vogesenfront (1915 und 1916) und vor Verdun 1916 beobachtete Material. Auch die Fälle, die ich 1917 in St. Quentin, in der Champagne und an der Somme sah, bestärkten mich in meiner Auffassung. Ich konnte auch die von PAYR gemachte Unterscheidung einer epifaszialen und einer subfaszialen Form der Gasödeme nicht recht anerkennen. Ich hielt diese im wesentlichen für eine Trennung der ödematösen von der gasbildenden Form. Ich glaubte, feststellen zu können, daß die Gasbildung ein sekundäres Phänomen war, daß jede Gasödemerkrankung, selbst wenn sie zur hochgradigsten Gasbildung führt, mit Ödem begann. Mit zunehmender Stärke der Gasentwicklung sinkt entsprechend die ödematöse Quote auch im Lebenden. Die verschiedene Färbung der Ödemflüssigkeit (gelb-braun bis blutig-rot) glaubte ich auf die verschieden starke hämolytische Wirkung des Erregers zurückführen zu dürfen.

Gegenüber dieser mehr einheitlichen Auffassung des Krankheitsbildes, wie es sich trotz Verschiedenheit des Erregers ergab, hat nun THIES eine schärfere klinische Trennung der Gasödemfälle vorgeschlagen. Ich muß auf diese kurz eingehen, wenn ich auch im übrigen ebenso wie bezüglich der genaueren Biologie der Erreger auf die diesbezüglichen anderen Stellen des Handbuches verweisen muß. THIES stellt die sogenannte braune Form der blauen Form gegenüber. Die Merkmale sind kurz folgende.

---

*) Daß die französische Forschung auf dem Gebiete der Gasödemerkrankungen fast bis in die Einzelheiten der deutschen parallel lief, habe ich schon in meinem Berichte an die K. W. A. 1917 hervorgehoben. Während WEINBERG noch im März 1915 den Bac. perfringens für den Erreger der Gangrène gazeuse hielt, berichtet er im Mai und genauer im Dezember 1915, also zu gleicher Zeit mit uns, über die ätiologische Bedeutung des Bac. ödematiens usf.
**) Auch WEINBERG und SÉGUIN lehnen das ab, lassen allerdings zwei Hauptformen zu, aber nicht nach der Art der Erreger, sondern nur nach der besonderen Virulenz (Gasbildung) oder Toxizität (Ödembildung).

Braune Form	Blaue Form
Beginn 3—4 Tage nach der Verletzung, meist größere Zertrümmerungen.	Beginn am 2. Tage nach der Verletzung, auch von kleinen Wunden ausgehend.
Starkes Ödem, von der Wunde ausgehend.	Ödem entfernt von der Wunde auftretend, mäßig starke ödematöse Schwellung.
Gelblich bis braune Färbung des Ödems.	Schmutzigrote Färbung der Ödemflüssigkeit.
Allmähliches, aber nicht übermäßig starkes Auftreten von Gas in der Haut.	Schnelle, sehr starke Gasbildung in dem Unterhautfettgewebe.
Widerlich süßer Geruch des Gases.	Kein besonderer Geruch des Gases (nur bei Mischinfektion).
Herdförmiges Auftreten von Gas in der Muskulatur.	Streifiges Auftreten des Gases in der Muskulatur (Fiederung).
Rost- bis kupferbraune Färbung der Haut als solche fortschreitend.	Schnell fortschreitende tiefblaue Färbung der Haut.
Abgrenzung der gefärbten Bezirke durch blasse Zone.	Abgrenzung mit feiner roter Peripherie.
Nicht konfluierende Epidermisblasen mit klarer gelber Flüssigkeit gefüllt.	Konfluierende mit blutiger Flüssigkeit gefüllte Blasen, die Gas enthalten.
Zerfall der Muskulatur zu marmeladenartigem Brei.	Rauschbrand der Muskulatur, kein Zerfall.
Hautvenen nicht thrombosiert, wenig sichtbar.	Hautvenen thrombosiert.
Beschleunigte Herztätigkeit und Atmung.	Starke Beschleunigung der Herztätigkeit u. Atmung.
Bewußtseinsstörungen.	Keine Benommenheit.
Wechselnd hohes Fieber.	Meist hohes Fieber.
Neigung zum Ikterus.	Keine Neigung zum Ikterus.

Diese Trennung in zwei Formen, eine mehr gutartige, braune, und eine mehr bösartige, blaue, hat THIES noch einmal in seinen nachgelassenen Aufzeichnungen betont. Am Tage vor der Nacht, in welcher er durch eine Fliegerbombe sein Leben verlieren sollte, hatte ich mit ihm eine letzte ausführliche Rücksprache über das gleiche Thema. Seitdem ich mein klinisches Auge für die von THIES hervorgehobenen Unterscheidungsmerkmale eingestellt hatte, konnte ich nicht anders, als ihm recht geben und die Existenz dieser beiden Formen anerkennen. Aber unsere Meinungen gingen anfangs noch sehr auseinander, soweit es sich um die Häufigkeit des Auftretens beider Formen und um die Erreger derselben handelte. Ein merkwürdiger Zufall wollte es, daß von dem Augenblick an, wo ich im März 1918 in le Cateau zur Mitarbeit an dem dortigen Gasbrandlaboratorium eintraf, die bisher fast ausschließlich beobachteten braunen Fälle ganz selten wurden, die blauen dagegen ganz in den Vordergrund traten. Da unsere Truppen noch im Vormarsch waren, konnte man daran denken, daß vielleicht das neue Gelände der Grund der andersartigen Infektion wäre. Aber geologisch handelte es sich um die gleichen Strukturen. Wichtig erschien, daß die blauen Fälle sich häuften, als das bis dahin trockene Wetter in ein Regenwetter umschlug. Das ist von besonderer Bedeutung. Ich habe im Gegensatz zu THIES gerade die blauen Fälle mindestens ebenso häufig, wenn nicht häufiger, oft ganz überwiegend oder allein beobachtet, und zwar in den Vogesen wie vor Verdun. Gerade vor Verdun hatten wir aber lange Perioden naßkalten Wetters, währenddessen die Gasödeme geradezu erschreckende Ernte hielten. Aber das nasse Wetter allein war nicht schuld. Nach eigenen Erfahrungen an einer großen Kampfesfront muß ich behaupten, daß für das Überwiegen der einen oder der anderen Form nicht der Boden, auch nicht so sehr das Wetter, als vielmehr die Art des Abtransportes das Ausschlaggebende ist. Je schwieriger der Abtransport wird, je später die chirurgische Hilfe einsetzen kann, je stärker das mit Anaerobiern infizierte Glied noch nach der Verwundung mechanisch geschädigt wird, um so mehr überwiegt die blaue Form. Ich habe das an der Somme und Marne kurz hintereinander auf zwei ganz verschiedenen Geländeformen sehr gut beobachten können.

Diese Tatsache des zeitweiligen Überwiegens der blauen Form über die braune Form läßt jedoch nicht verstehen, daß ich nach meiner Erinnerung die blaue Form immer als die häufigere, THIES dagegen die braune Form als die weitaus gewöhnliche bezeichnet. Eine gewisse Erklärung lag darin, daß ich unter Wechsel meines Aufenthaltsortes vorwiegend im Gebiet stärkster Kampfhandlungen als Armeepathologe tätig war, während THIES auch die stillen Perioden chirurgisch mitdurchlebte. Noch wichtiger ist aber folgender Punkt. Der Chirurge sah alle Fälle von Gasödem und Gasabszeß, auch die ganz gutartigen Formen, während der Pathologe sowohl am klinischen Material, aber erst recht am anatomischen nur die schweren zur Amputation und zum Tode führenden Fälle beobachtete. Denn nur zu den ausgesprochenen, d. h. schweren Fällen wurde er von dem Chirurgen an das Krankenbett gerufen. Da nun gerade die blauen überwiegend bösartig waren, so ergibt sich von selbst, daß der pathologische Anatom vorwiegend solche zu sehen bekam. Unter Berücksichtigung dieses Umstandes gelangten THIES und ich in dieser letzten Aussprache vor seinem Tode zu dem gemeinsamen Ergebnis, daß unter den schweren, tödlich verlaufenden Fällen unzweifelhaft die blaue Form die vorherrschende war. Ja THIES selbst ging so weit, die prozentuale Beteiligung der blauen Form an den Todesfällen auf etwa 90°/₂ zu schätzen, was ich für gewisse Kampfperioden nur bestätigen kann.

Wie sich diese merkwürdige Tatsache erklärt, wird sich erst diskutieren lassen, wenn wir die zweite Frage beantwortet haben, ob den beiden Formen verschiedene Erreger zugrunde liegen oder nicht. THIES sprach sich im bejahenden Sinne aus. Er glaubt, daß die braune Form durch den Welch-Fraenkelschen Bazillus, die blaue Form durch Erreger vom Typus B, seltener durch solche vom Typus C, bedingt sei. Nach dem von mir selbst untersuchten Material muß ich das bis zu einer gewissen Grenze anerkennen, wenn auch die Farbe nicht in allen Fällen einen sicheren Schluß auf den Erreger gestattet. Ich hatte die Absicht, gemäß einer Verabredung mit THIES, dessen großes, außerordentlich wertvolles Material nach dieser Richtung hin mit ihm durchzusehen. Sein Tod machte das unmöglich. Die von FICKER übernommene Herausgabe des THIESschen Materials wird die genügende Unterlage zur Beurteilung schaffen. Inzwischen muß ich meine eigenen Zahlen von der Somme und Marne geben, soweit es sich um klinisch, pathologisch-anatomisch und bakteriologisch genau untersuchte Fälle handelt.

Im ganzen eingehend untersucht 27 Fälle,

davon braun 7, davon gestorben 1 = 13°/₀

„   blau 20,   „   „   13 = 65°/₀

Unter den 7 braunen Fällen fand sich 4 mal der Typus A

als Haupterreger . . . . = 60°/₀

Unter den 20 blauen Fällen fand sich 15 mal der Typus B

als Haupterreger . . . . = 70°/₀

Unter den 14 tödlichen Fällen fand sich als Haupterreger

Typus A 1 mal . . . . = 7°/₀

„   B 11 „ . . . . = 78°/₀

„   C 2 „ . . . . = 15°/₀

Unter den 13 geheilten Fällen fand sich als Haupterreger

Typus A 7 mal . . . . = 53°/₀

„   B 5 „ . . . . = 38°/₀

„   C 1 „ . . . . = 9°/₀

Kann man also im großen und ganzen THIES zustimmen, so fällt um so mehr in die Augen, daß er gerade die braunen durch den Welch-Fraenkelschen Bazillus hervorgerufenen Fälle als solche mit stärkstem Ödem und geringer Gasbildung, die blauen durch die Typen B und C hervorgerufenen als rauschbrandartige charakterisiert. So kämen wir also zu Schlüssen, die unseren vorkriegszeitlichen Anschauungen gerade entgegengesetzt sind, nämlich den Welch-Fraenkelschen Bazillus als den Erreger eines vorwiegenden Ödems, die Typen B und C als Erreger des Gasbrandes (Rauschbrandes) zu bezeichnen. Man sieht, zu welchen Unstimmigkeiten die bisherige ätiologische Bezeichnung führen, müßte*).

*) Wie unberechtigt das Verlangen PRAENKELS ist, nur die Fälle, bei denen sich sein Bazillus findet, klinisch als „Gasbrand" zu bezeichnen, hat auch ein so erfahrener Bakteriologe, wie BAUMGARTEN, betont. Siehe auch die Kritik von WEINBERG und SÉGUIN, desgl. von MARCHAND. (M. Med. W. 1920 Nr. 24.)

Denn die Ödemfälle hätten als „Gasbrandbazillenfälle", die Rauschbrandfälle als „Ödembazillenfälle" bezeichnet werden müssen. Damit will ich natürlich nichts gegen eine ätiologische Benennung sagen, wohl aber gegen die falsche oder ungenaue Bezeichnung der Erreger, die ihren Namen von den Krankheiten bekamen, von denen wir jetzt wissen, daß sie durch ganz verschiedene Erreger hervorgerufen werden. Im übrigen kann ich THIES nicht darin beistimmen, daß alle blauen Fälle durch den starken Gasgehalt charakterisiert sind. Ich sah so gut wie reines Ödem gerade bei blauen Fällen. Ich komme darauf weiter unten zurück.

Wenn wir nun annehmen, daß die mehr gutartigen braunen Fälle vorwiegend durch den Welch-Fraenkelschen Bazillus, die blauen durch den Typus B oder auch C hervorgerufen werden, so wird man zugleich vor die Frage gestellt, warum im Frieden und in ruhigen Kampfzeiten die Erkrankungen von dem Typus A, in schweren Kampfzeiten diejenigen von dem Typus B (oder C) überwiegen. Unwahrscheinlich ist, daß in Friedenszeiten die Infektionen mit Typus A häufiger sind wie die mit Typus B oder C. Wahrscheinlich ist vielmehr, daß beide Infektionen im Frieden wie im Krieg im gleichen prozentualen Verhältnis neben und miteinander vorkommen. Also lautet die Frage, warum gehen im Frieden gerade die Infektionen mit dem Typus A, im Kriege diejenigen mit dem Typus B (oder C) an? Die Antwort darauf dürfte wohl lauten, daß der Typus A anspruchsloser ist, leichter angeht. Sein Angehen wird begünstigt durch stärkere Muskelzertrümmerungen. Der Typus B (oder C) geht an sich schwerer an, die frühzeitige chirurgische Hilfe läßt die Infektion eher hemmend beeinflussen, als bei dem Typus A. Fehlt allerdings die chirurgische Hilfe oder kommt sie zu spät, wird das verwundete Glied durch lange Transporte stark mitgenommen, dann geht auch der Typus B (oder C) an und überflügelt schnell den etwa gleichzeitig auskeimenden Typus A. Allerlei Beobachtungen sprechen für diese Hypothese, die allerdings eine Hypothese bleibt. Als auf Grund eines von THIES, FICKER und mir gemeinsam erstatteten Berichtes der Feldsanitätschef eine genauere Aufzeichnung der braunen und blauen Fälle innerhalb der Armee anordnete, um damit das nötige Material für eine Entscheidung dieser wichtigen Frage zu sammeln, standen wir bereits dicht vor dem alle weitere Arbeit unmöglich machenden Rückzug.

Diese ätiologischen und klinischen Betrachtungen mußten vorausgeschickt werden, um einen einigermaßen festen Boden für die anatomische Betrachtung zu gewinnen. Nicht die Anatomie der Gasbrandbazillen- oder Ödembazilleninfektion beim Menschen können wir beschreiben — sie ist viel zu wechselnd und voller fließender Übergänge —, sondern nur die anatomischen Unterlagen der braunen und der blauen Fälle liefern. Meine ersten Schilderungen aus dem Jahre 1916 bezogen sich, ebenso wie die meiner Mitarbeiter, im wesentlichen auf die blauen Fälle.

Schon damals machte ich darauf aufmerksam, daß nur ganz frisch sezierte Fälle für die Beschreibung brauchbar wären. Die Bilder, die uns aus der Friedenszeit her bekannt waren, entsprachen deswegen nicht der Wirklichkeit, weil sie meist erst viele Stunden nach dem Tode seziert waren. Dabei findet eben eine so gewaltige postmortale Invasion der Bazillen in den gesamten bisher nicht erfolgreich infiziert gewesenen inneren Körper und eine so gewaltige Gasbildung statt, daß daraus gar keine Schlüsse auf den Zustand beim Lebenden gezogen werden dürfen. Leider ist das vielfach geschehen. Solche Fälle imponieren dann als Gasbrand, während im Leben keine Spur von Gas vorhanden gewesen zu sein braucht, was übrigens FRAENKEL schon hervorhebt. Auch hier haben wir wieder die engen Beziehungen zwischen Ödem und Gasbildung. Die vielfach beschriebenen Schaumorgane sind keine notwendigen Attribute der Gasödeme. Seziert man die Fälle alsbald nach dem Tode, etwa 1¹/₂—1 Stunde nach Eintritt desselben, so findet man keine Spur von Gasbildung in den inneren Organen. Noch wichtiger ist, daß bei solchen Leichen, bei denen man frühzeitig die Bauchhöhle breit öffnet, auch bei weiterem Liegenlassen keine Schaumorgane gebildet werden. Jedenfalls nicht bei kühler Witterung. Die Temperatur innerhalb der Leiche und der Mangel an Sauerstoff ist also ausschlaggebend für die Bildung derselben. Der Zeitpunkt der Sektion ist aber auch maßgebend für den Bazillenbefund in den inneren Organen. Wenn ich früh seziere, finde ich die rechte Herzhöhle nicht nur nicht mit Gas gefüllt — was bei spät sezierten Leichen immer der Fall ist —, sondern ich finde das Blut auch steril. Jedenfalls sind die Keime, falls überhaupt vorhanden, verschwindend an Zahl. Das gleiche gilt für die Milz. Ich verdanke diese bakteriologisch-kulturellen und z. T. auch experimentellen Prüfungen den Herren Kollegen ERNST FRAENKEL und KOENIGSFELD.

Diese Angaben scheinen in Widerspruch zu stehen mit den Befunden von BINGOLD, PRIBRAM und KLOSE, die sehr häufig bei Fällen von Gasödemen (der Gebärmutter:

BINGOLD, der Gliedmaßen: KLOSE, PRIBRAM) aus dem strömenden Blut Gasödembazillen züchten konnte. Daraus hat man allgemein den Schluß gezogen, daß bei den Gasödemen septische Prozesse in dem Sinne SCHOTTMÜLLERs eine Rolle spielen, daß also die Besiedelung des Blutes seitens der Mikroorganismen das Maßgebende ist. Aber der Widerspruch mit unseren Züchtungsversuchen aus dem Herzblut der Leiche ist nur scheinbar, die Schlußfolgerung der Autoren eine irrige. Sowohl bei BINGOLD, wie bei KLOSE und PRIBRAM, handelt es sich überwiegend um Fälle, bei denen durch Ausräumung des Uterus oder durch die chirurgischen Eingriffe, bzw. den Transport, das infektiöse Material mehr oder weniger gewaltsam in die Blutbahn gepreßt worden war. Blutuntersuchungen über sozusagen unberührte Fälle liegen so gut wie gar nicht vor. Ich leugne keineswegs, daß während des Lebens, besonders in der allerletzten Zeit vor dem Tode, Bazillen in die Blutbahn übertreten, aber ich kann das nicht als einen Zustand der „Sepsis" anerkennen*). Die bei unberührten Fällen spontan in das Blut übertretenden Bazillen bilden immer eine kleine Zahl, deren Nachweis im Gegensatz zur gewöhnlichen Sepsis schwer gelingt. Nur in der agonalen Periode treten sie reichlicher auf. Die Bazillen gehen gewöhnlich sehr schnell im Blute zugrunde, ohne erst vom bestehenden Schutzgewebe, etwa dem der Milz, vernichtet werden zu müssen. Denn in allen reinen Gasödemfällen fehlt jede makroskopisch oder mikroskopisch erkennbare defensive Reaktion der Milz. Nur unter ganz besonderen Bedingungen kommt es zum Weiterleben und zur Ansiedelung der in das Blut gelangten Mikroorganismen an anderen Stellen des Körpers, zur echten Metastasenbildung, wie wir noch sehen werden. Von Sepsis, d. h. einem Zustand, bei welchem die Invasion von Mikroorganismen in das Blut den Tod herbeiführt, kann daher beim Gasödem, gleichgültig, ob es sich um braune oder blaue Fälle handelt, keine Rede sein. Die Blutinfektion, wie sie andauernd beim Gasödem stattfindet, ist an sich bedeutungslos, soweit es sich um die lebenden Erreger handelt. Daher hat auch die Therapie auf diese Blutinfektion keine Rücksicht zu nehmen. Vielmehr müssen wir uns klar vor Augen halten, daß der Tod ausschließlich durch eine Vergiftung zustande kommt, die von dem Herde der Erkrankung, nicht aber von den Bazillen im Blute, ihren Ausgang nimmt. Dafür spricht, daß trotz negativen Befundes im Herzblut und in der Milz der Leiche der Tod unter den charakteristischen Erscheinungen der Vergiftung eingetreten sein kann. Ob der Vasomotorenapparat dabei geschädigt wird, ob der Tod ein Herztod ist, kann nur die klinische oder toxikologisch-experimentelle Beobachtung entscheiden. Nach KLOSE soll es sich bei den Giftwirkungen des Typus B um primäre Lähmungen des Atemzentrums, nach STRAUB um direkte Wirkungen auf das Herz handeln. Der pathologische Anatom findet keine wesentliche Schädigung der lebenswichtigen Organe, wenn ich von bisher nicht erkannten oder erkennbaren feineren zellulären Störungen des Zentralnervensystems absehe. Auch die von BULLOCK und CRAMER so in den Vordergrund geschobenen Veränderungen der Nebennieren (s. später) sind nicht so gesetzmäßig, daß man von einem Nebennierentod sprechen könnte. Aber etwas anderes fällt häufig in die Augen. Das ist die schwere Schädigung der roten Blutkörperchen.

Die ungemein starke hämolytische Wirkung der Gasödembazillengifte geht ja schon aus der Beschaffenheit der Ödeme beim Lebenden hervor. Diese sind bei den braunen Fällen goldgelb bis bierbraun, in den blauen Fällen rötlich bis tiefrot gefärbt. Wenn auch gerade im letzteren Falle Blutungen dabei eine Rolle spielen, so handelt es sich doch im wesentlichen um Hämolyse. Ich habe die braunen Ödeme spektroskopisch auf Methämoglobin untersucht, ohne es jedoch finden zu können. Welche Umwandlung des Blutfarbstoffes der Braunfärbung zugrunde liegt, vermag ich nicht zu sagen. Diese hämolytische Wirkung macht sich aber auch im übrigen Blut bemerkbar. Die aus dem erkrankten Herd stammenden und von dort aus in das Blut übertretenden Gifte müssen

---

*) Den besten Beweis gegen den „septischen" Charakter der tödlichen Gasödemfälle bringen die Versuche von EUGEN PRAENKEL, WELCH und NUTTALL, BULLOCK und CRAMER, welche dichte Aufschwemmungen von Kulturrasen den Tieren intravenös injizierten, ohne daß diese erkrankten. Auch WEINBERG und SÉGUIN lehnen die Auffassung der Sepsis ab.

es sein, welche diese intravitale Hämolyse bewirken. Sie äußert sich in dem Auftreten eines hämolytischen Ikterus. Nach Ansicht von THIES soll die ikterische Färbung bei den braunen Fällen häufiger auftreten wie bei den blauen. Das vermag ich nicht zu entscheiden. Ich kann nur behaupten, daß auch bei den Infektionen mit Typus B (oder C) Hämoglobinurie sowohl klinisch, wie an der Leichenniere nachzuweisen ist, und daß man bei den Versuchstieren gleichfalls Hämoglobinurie beobachten kann (s. PRANKENTHAL). Diese Beobachtungen finden weitere Stütze in den Kulturversuchen von ZEISSLER. Doch darf ich nicht unerwähnt lassen, daß bei einer auf Veranlassung vom Kollegen MORAWITZ vorgenommenen klinischen Untersuchung einer allerdings beschränkten Zahl von Gasödemfällen weder Hämoglobinämie noch Hämoglobinurie festgestellt werden konnte. Umgekehrt weisen die Leichenbefunde wieder eindringlichst auf die schwere Schädigung des Hämoglobins durch die Toxine der Gasödembazillen hin, wobei nicht weiter diskutiert werden soll, wieweit es sich um Wirkung der Bazillengifte selbst oder der in den zersetzten Geweben aus den Eiweißkörpern und Fetten gebildeten Gifte handelt. Während man in ganz frisch sezierten Leichen nur im Bereich des erkrankten Gliedes eine blutige Imbibition der Intima der Gefäße findet, das übrige Gefäßsystem höchstens eine eben angedeutete ikterische Färbung, z. B. an den Herzklappen und an den Speckhautgerinnseln, erkennen läßt, ist bei später sezierten Leichen das ganze Gefäßsystem, und zwar zunächst das von dem erkrankten Glied abführende Venensystem mehr oder weniger stark blutig imbibiert, so wie wir es bei Infektionen mit den hämolytischen Streptokokken, z. B. bei den jetzigen Grippeepidemien, zu sehen gewohnt sind. Leider habe ich keine Gelegenheit gehabt, ganz frisch der Leiche entnommenes Blutplasma auf seinen Gehalt an Blut- und Gallenfarbstoffen mit geeigneten Methoden zu untersuchen. Aber ich möchte betonen, daß gerade bei nicht zu spät sezierten Fällen, wo eine postmortale Hämolyse im nennenswerten Umfange auszuschließen war, die bereits vorhandenen Speckhautgerinnsel des rechten Herzens, die mehr oder weniger tiefe Gelbfärbung zeigen konnten, wie wir sie bei Fällen des hämolytischen Ikterus zu sehen gewohnt sind. Aus alledem geht hervor, daß die Vergiftung bei den Gasödemfällen mit in erster Linie die roten Blutkörperchen trifft. Ich stehe nicht an, die so charakteristische Atemnot der Gasödemkranken z. T. auf diese Erythrozytenschädigung zurückzuführen, und finde mich da mit älteren Angaben in der Literatur (LENHARTZ u. Nachf.) in Übereinstimmung. Dabei handelt es sich natürlich um etwas prinzipiell anderes, als um die von DIBBELT bei septikopyämischen Prozessen beschriebene, durch das Sauerstoffbedürfnis der blutinfizierenden Bakterien bedingte Reduktion des Hämoglobins. Eine solche kommt bei den Anaerobiern nicht in Frage. Da die hämolytischen Vorgänge aber nicht immer nachweisbar sind, meist auch nur gering sind, so kann der Tod nicht damit in Zusammenhang gebracht werden.

Unter den Leichenveränderungen ist sonst nichts Besonderes hervorzuheben. Die Totenstarre der Muskulatur und des Herzens zeigt keine Abweichung gegen die Norm*). Nur die Zersetzungserscheinungen treten naturgemäß sehr viel früher auf, als bei anderen Leichen. Neben der unförmigen Auftreibung des ganzen Körpers durch Gas und der zunehmenden Grünfärbung spielt die blasige und fetzenartige Abhebung der Epidermis eine große Rolle. Über die Schaumorgane (ERNST) hätte ich dem aus der Friedenszeit Bekannten nichts hinzuzufügen.

. Wende ich mich nun zur Beschreibung der anatomischen Bilder, so muß ich zunächst betonen, daß auch an der Leiche bald mehr braune, bald mehr blaurote Färbungen der Haut hervortreten. Aber ich habe an der Somme und an der Marne mehrfach Fälle gesehen, wo eine Mischfarbe von braun-gelb und violettrot, d. h. eine kupfrige Färbung, vorlag. Auch sah ich Fälle, wo braune Fleckungen neben violetten bestanden, oder wo sich braunfarbiges Ödem bei blau-violetter Färbung der Haut vorfand. Ob es sich hier immer um Mischinfektionen handelte, möchte ich bezweifeln. Ich sah solche Fälle, wo einmal der Welch-Fraenkelsche Bazillus (Fall RITTARD), das andere Mal der „maligne Ödembazillus" (Fall GLAUNER) in Reinkultur gezüchtet wurde. Ich verdanke diese Züchtungen im ersten Falle Herrn Dr. ZEISSLER, im letzteren Herrn Geheimrat PFEIFFER. Die gleichen Bazillen wurden unabhängig davon in dem Gasbrandlaboratorium Cambrai und im Gasbrandlaboratorium der Kaiser-Wilhelm-Akademie in diesen Fällen gefunden. Allerdings konnten die

---

*) Von einer besonders ausgeprägten Totens'arre, wie sie nach BULLOCK und CRAMER bei den Versuchstieren die Regel ist, und welche die Autoren auf die „Säuerung" des Organismus zurückführen, ist an den menschlichen Leichen nichts zu finden.

beiden letztgenannten Untersuchungsanstalten, welche das Material nicht in gleich sorgfältiger Verpackung erhielten, im Falle RITTARD noch ein Sporenträger vom Typus B bzw. C nachweisen. Beide spielten aber zahlenmäßig neben dem Welch-Fraenkelschen Bazillus keine Rolle, so daß wir berechtigt sind, mit ZEISSLER den Fall RITTARD als Reininfektion anzusprechen. Ich komme später auf diese Frage noch einmal zurück.

Ich muß also aus meinen Beobachtungen schließen, daß dieselben Bazillen beide Färbungen der Haut bedingen können, wenn es auch die Regel ist, daß in den braunen Fällen die Welch-Fraenkelschen Bazillen, in den blauen Fällen die Bazillen vom Typus B gefunden werden. Die Färbungen nehmen gewöhnlich von der Schußwunde ihren Ausgang und breiten sich je nach der Dauer und Schwere der Erkrankung über große Flächen der Haut aus. Wenn THIES betont, daß die blauroten Flecken oft in weiterer Entfernung von der Schußöffnung liegen, so hat er damit recht. Über die Ursachen dieses merkwürdigen Verhaltens spricht er sich nicht weiter aus.

Ich selbst glaube die Erklärung dahin geben zu können: Ich fand dort, wo z. B. isolierte blaurote Flecke in der Kniekehle oder in der Wade bei gleichzeitigem Oberschenkelschuß zu beobachten waren, daß die eigentliche Erkrankung von der Tiefe, aus der Umgebung des Steckschusses oder liegengebliebener Tuchfetzen und anderer Fremdkörper, ihren Ursprung nahm. Von hier aus kroch das entzündliche Ödem zwischen den Muskelscheiden, und zwar mit Vorliebe in den lockeren Gefäß- und Nervenscheiden, zentral- und peripherwärts fort. Diese Anschmiegung an die Gefäß- und Nervenscheiden ist auch von BEITZKE betont und von FRANKENTHAL im miskroskopischen Bilde beschrieben worden, wird aber zu wenig berücksichtigt. So gelangte das Ödem mit den Verzweigungen des Nervus ischiadicus allmählich an die Oberfläche und führte zur Infektion der überliegenden Hautbezirke. Ich habe ähnliche Beziehungen der blauroten Flecke zu den infizierten Nervenscheiden auch sonst wiederholt feststellen können.

Die Verfärbung der Haut ist nun, wenigstens im Beginn der Erkrankung, stets mit einer ödematösen Durchtränkung der Haut verbunden. Auch THIES hat sich auf Grund seiner reichen klinischen Erfahrung meiner Ansicht angeschlossen und bezeichnet es als das Wahrscheinlichste, daß alle Fälle von Gasödem, gleichgültig, ob sie der braunen oder blauen Form angehören, mit einem Ödem beginnen*). Diese erste Phase des Ödems führt zu einer mehr oder weniger starken Schwellung der Haut, welche auch über die Gebiete der Verfärbung hinausragt, also muß man das Ödem als das früheste Zeichen der Gasödeminfektion bezeichnen, welchem die Verfärbung erst nachfolgt. Beide sind aber so innig miteinander verbunden, daß man sie gemeinsam zur ersten Phase rechnen muß. Über die von THIES hervorgehobene blasse Randzone und den geröteten Grenzsaum dieser blassen Randzone kann ich als Pathologe nichts aussagen, da ich sie an der Leiche nicht mehr auffand. Schneidet man aber in die Haut ein, so erhält man auch hier sofort den Eindruck konzentrischer Zonen.

Dazu gehört freilich, daß man möglichst mit einem Zuge, etwa von den Schulterblättern über den Rücken, das Gesäß, Ober- und Unterschenkel, den Übersichtsschnitt führt. Wenn ich in meiner ersten Darstellung drei Zonen unterschied, nämlich die der Wunde benachbarte meist gashaltige zentrale Zone, dann die Zone des schmutzig-roten Ödems, dann diejenige des gelblichen Ödems, so galt das natürlich nur für die vorgeschrittenen Fälle. In den Frühstadien, d. h. bei den sog. Ödemfällen, bestehen nur zwei Zonen, eine zentrale, stark braun oder schmutzig-rot gefärbte, und eine periphere, mehr gelblich gefärbte Zone. Das Gas fehlt völlig oder so gut wie völlig. Ich muß THIES darin recht geben, daß sich in der Mehrzahl solcher Fälle von etwas älterem reinen Ödem eine mehr bierbraune Färbung der Ödemflüssigkeit vorfindet, muß aber bemerken, daß sich braunes Ödem auch bei gleichzeitig gashaltiger Muskulatur fand. Die braunen Ödeme waren meist von besonderer Stärke und lagen als mächtige Schicht der Faszie auf, entsprachen also z. T. der epifaszialen Form (PAYR). Die Muskulatur war, von der traumatischen Muskelzertrümmerung abgesehen, mehr oder weniger durchfeuchtet, aber auch frei von Gas. Das braune Ödem nahm, wie alle Gasödeme, seinen Ausgang vom lockeren epifaszialen Gewebe und schritt von da aus auch auf das Unterhautfettgewebe fort. Die Lederhaut selbst erschien auf dem Durchschnitt so gut wie ungefärbt, war nur durchfeuchtet.

---

*) Die von BORST vorgeschlagene Trennung in Gasgangrän ohne Ödem, Gasphlegmone, Gasödem entspricht wohl verschiedenen beobachteten Bildern, ist aber keine ätiologisch oder pathogenetisch zu begründende Einteilung.

Dagegen ist bei dem schmutzig-roten Ödem im Gebiet der Blaufärbung auch die Lederhaut diffus rötlich gefärbt wie bei blutiger Imbibition. Daß eine solche vorliegt, beweist auch der Umstand, daß sich die blaue Färbung der Haut nicht durch Druck entfernen läßt. Bei den blauen Fällen besteht vielfach eine Stillstandsthrombose der kleinen Hautvenen.

Worauf beruht nun die Färbung der Ödeme? Zweifellos auf der Beimischung von Blut bzw. Blutfarbstoff. Der Nachweis von roten Blutkörperchen bzw. Blutkörperchenschatten ist bei den schmutzig-roten Ödemen sehr leicht zu führen. Bei den braunen fanden sich wohl rote Blutkörperchen, aber keine Blutkörperchenschatten. Wahrscheinlich liegt aber auch hier Hämolyse bzw. Umwandlung des Blutfarbstoffes der Ödemfärbung zugrunde. Warum in dem einen Falle ein roter, im anderen ein brauner Farbstoff gebildet wird, ist schwer zu sagen. Ich habe, wie schon bemerkt, spektroskopisch in den braunen Fällen kein Methämoglobin nachweisen können. Daß Methämoglobinbildung bei Infektionen mit dem Welch-Fraenkelschen Bazillus vorkommt, scheint durch die Literaturangaben bewiesen (siehe COENEN).

Als zweite Phase findet sich die Gasbildung. Sie beginnt in den ältesten Gebieten der Infektion. Je mehr Gas sich bildet, um so trockener wird der Durchschnitt der Haut.

Diese nachträgliche Austrocknung kann zu einem völligen Verschwinden des Ödems in den zentralen Gebieten führen. Wartet man nach dem Tode mehrere Stunden, so kann schließlich durch die weiter fortschreitende starke Gasbildung das ganze Ödem unsichtbar werden. So erklärt sich die Annahme FRAENKELS, daß es Fälle von Gasbrand ohne Ödem gibt. Das sah ich nie, wohl aber umgekehrt Ödembildung ohne Gas. Dieser meiner Auffassung hat sich auch der auf diesem Gebiete erfahrenste Chirurge THIES angeschlossen. Nun gibt es freilich Fälle, wo die Haut im Gebiet stärkster Verfärbung weder Ödem noch Gas erkennen läßt. Nach meinen Erfahrungen kommt das nur dann vor, wenn der unterliegende Muskel durch Gas besonders stark aufgetrieben und die darüberliegende Haut sozusagen von Ödem und Gas leer gepreßt wird.

Damit kommen wir zu der wichtigen Frage des Fortschreitens der Ödeme und der Gasbildung. Daß beides sich in der Haut sehr schnell vollzieht, ist klinisch ganz bekannt. Wir finden anatomisch, besonders wenn man sich bemüht, die ganze Haut über weite Strecken des Rumpfes und ganzer Extremitäten abzupräparieren, stets eine viel weitergehende Ödembildung, als sie äußerlich vermutet wurde. Daß das Ödem der Gasbildung vorausgeht, führte ich schon an. Von den entzündlichen Ödemen sind die einfachen mehr farblosen Stauungsödeme in der Peripherie der proximal an Gasödem erkrankten Glieder wohl zu trennen. Daß das Gas bei stärkerer Bildung rein mechanisch weiter gepreßt werden kann, also nicht auf lokale Bildung geschlossen werden kann, hob ich schon hervor.

Wie breiten sich aber die Ödeme gegen die Tiefe zu aus? Auf dem gleichen Wege, auf dem sie, wie oben geschildert, bei tiefsitzender Infektion aus der Tiefe an die Oberfläche gelangen, d. h. im Bereich der Nervenscheiden. Immer wiederholt sich von neuem das Bild, wie sich bei Unter- und Oberschenkellokalisation das gelbe, braune, meist schmutzig-rötliche mehr oder weniger gashaltige Ödem an den Scheiden des Tibialis, Peroneus, Ischiadikus hoch hinauf erstreckt bis zum Foramen ischiadicum. Ähnliches gilt für die oberen Extremitäten. Je nach dem Entwicklungsstadium findet man hier bereits die gleichen Erreger wie in der Haut. Diese Ödeme schreiten viel schneller fort, als die etwaige gleichzeitige Infektion im benachbarten Muskel. So werden sie zu den gefährlichen Quellen des Rezidivs bei Amputation im anscheinend gesunden Muskelgebiet. Besonders zu fürchten ist der Ischiadikus bei Oberschenkelamputation, weil er an der ungünstigsten, dem Druck und der Anämisierung am leichtesten ausgesetzten Stelle liegt. In der Regel geht das Rezidiv von den ihm benachbarten, bei der Amputation womöglich von der Nervenscheide aus infizierten Muskelbäuchen aus.

Die Blasenbildungen an der Haut sind nur eine Folge des entzündlichen Ödems. Der schwerere Charakter der „blauen" Infektion bedingt auch stärkere Mazeration. Da es sich in den „blauen" Fällen meist um Infektion mit den beweglichen Formen der Gasödembazillen handelt, ist das schnelle Auftreten der Erreger in dem Blaseninhalt nicht verwunderlich.

Verweilen wir einen Augenblick bei den Erregern, d. h. bei den bakterioskopischen Befunden in der Leiche. Diese letzteren waren es, die mich schon im Frühling 1915 zu berechtigten Zweifeln an der Richtigkeit der Fraenkelschen Lehre von der Vorherrschaft des Welch-Fraenkelschen Bazillus zwangen. Will man zu eindeutigen Resultaten gelangen, so darf man nicht, wie es gewöhnlich geschieht, von der Schußwunde aus die umgebende Haut spalten, dann verschmiert man selbstverständlich die ganze reichhaltige Flora des Schußkanals auf die gesamte übrige Schnittfläche. Da die Chirurgen meist in dieser Weise bei Spaltung der Wunde vorgehen, so ist das Muskelmaterial, welches den Untersuchungsanstalten zugesandt wird, von dem Schußkanal aus mitbeschmutzt. So nimmt es nicht wunder, daß die Bakteriologen, welche viele Stunden oder Tage später dieses Material untersuchen und darauf ihr Urteil über den ganzen Fall bilden, zu der Lehre der vorherrschenden Mischinfektion gelangten. Nichts ist falscher als dies. Ich kann dafür auf Grund meiner eigenen Beobachtungen von Fällen, wo ich das sorgfältig entfernt von der Schußwunde entnommene Muskelmaterial verschiedenen Untersuchern von anerkannter Autorität zusandte, einstehen. Während das nach meiner Methode entnommene und vorsichtig versandte Material in den Händen des einen Spezialkenners der Anaeroben in 4 Fällen hintereinander Reinkultur ergab, diagnostizierten andere Anaerobenforscher von gleicher Sachkenntnis auf Grund des gleichen, nur anders behandelten Materials Anaerobenmischinfektion. Ich muß daher den Impfergebnissen aus übersandten Muskelstückchen, wie sie z. B. den Veröffentlichungen von Pfeiffer und Bessau zugrunde liegen, eine entscheidende Bedeutung absprechen.

Über das Material von Hauser und Coenen kann ich mir in dieser Beziehung kein abschließendes Urteil erlauben, da ich nicht weiß, wie sorgfältig das Material bei der Entnahme und bei dem Versand behandelt worden ist. In der Schußwunde kann es von den verschiedensten Anaerobiern und Aerobiern wimmeln, auch sind die Grenzzonen des Wundkanals oft mehr oder weniger mischinfiziert. Aber darüber hinaus in dem spezifisch erkrankten Gewebe findet sich in der Regel nur ein und derselbe Erreger, vorausgesetzt, daß es sich um frische Infektion handelt. Die Verteilung derselben in Hautödem ist die von mir schon früher beschriebene. Im gashaltigen zentralen Gebiet meist sporenhaltiges Material, im schmutzig roten Ödem reichlich Bazillen, im gelben Ödem gar keine oder nur vereinzelte Bazillen. In den blauen Fällen fanden sich meist bewegliche Organismen, worunter ich Beweglichkeit in einzelnen Exemplaren verstehe, in den braunen Fällen vielfach ganz unbewegliche, die auch durch ihre plumperen Formen den Welch-Fraenkelschen Bazillen gleichen. Doch ist selbstverständlich nur die Kultur für die Diagnose entscheidend. Aber die bakterioskopische Methode ist für die vorläufige Orientierung und für die Übersicht über die Ausbreitung der Infektion unersetzlich. Leider ist sie von anderen Autoren sehr wenig in diesem Kriege geübt worden[*]. Ob das periphere Hautödem oder die Durchfeuchtung eines Muskels rein toxisch oder infektiös bedingt ist, ob die eitrige Beimischung des Hautödems oder die zundrige Erweichung eines Muskels auf Mischinfektion mit Kokken beruht, ob und wann Sporenbildung in den verschiedenen Erkrankungsbezirken eintritt, das alles läßt sich, wenn man wirklich sichergehen will, nur durch die alsbald nach dem Tode während der Sektion vorgenommene bakterioskopische Untersuchung entscheiden. Was man histologisch in spätfixierten oder gar verschickten Muskelstücken findet, ist ätiologisch gar nicht, und so weit es sich um die Morphologie der Bakterien handelt, nur im negativ begrenzten Sinne maßgebend.

Wende ich mich nun der Histologie der Hautödeme zu, so ist die ödematöse Auflockerung immer am stärksten in den tieferen Schichten ausgesprochen. Die Zusammensetzung des entzündlichen Exsudats ist außerordentlich wechselnd, wie schon Eugen Fraenkel hervorhebt. Bald findet man ein reines Ödem, bald sehr reichliche Fibrinbeimengungen, bald wechselnd starken Leukozytengehalt. Letzteres wird auch von Ricker betont. Im großen und ganzen gilt das Gesetz, daß der Leukozytengehalt steigt, je mehr man sich dem Zentrum des ganzen Erkrankungsherdes nähert, und ferner, daß die Leukozyten vorwiegend in den tiefsten Schichten der Subkutis bzw. in dem epifaszialen Bindegewebe angehäuft sind. Nur selten erreicht die leukozytäre Emigration solche Stärke, daß man von einer Phlegmone sprechen darf. Der Bazillenbefund geht der Leukozytenanhäufung nicht völlig parallel, wenn auch im allgemeinen stärkere Leukozytenanhäufung auch deutlichen Bazillenanhäufungen entsprechen. Aber es muß ausdrücklich betont werden, daß es rein toxisch bedingte, so gut wie bazillen-

---

[*] Nur Weinberg und Séguin haben sie ebenfalls ausgiebig benutzt. Wenn aber die Autoren glauben, aus den Bazillenformen des Ausstrichpräparates die einzelnen Arten diagnostizieren zu können, so muß ich hinter diese Behauptung ein großes Fragezeichen setzen. Man vergleiche nur die Fig. 27 und 37 dieser Arbeit miteinander.

freie leukozytäre Infiltrate gibt, und daß umgekehrt Bazillen in rein serös-ödematösen Partien gefunden werden. Die Leukozytenbeimischung ist durch die Gasödembazillen selbst bzw. durch ihre Toxine keineswegs immer durch Mischinfektion bedingt.

Die Ausführungen von HAUSER und COENEN, welche das Vorhandensein morphologischer Entzündungselemente in erster Linie auf Kokkenbefunde zurückführen und das nur bazillenhaltige Ödem als nichtentzündlich ansehen, sind nur so zu erklären, daß die Autoren ungeeignetes Material von der Umgebung der Wunde untersucht haben. Nur in der Nähe der eigentlichen Wunde spielt diese Mischinfektion, besonders mit Eiterkokken, eine Rolle. Daß die Gasödembazillen wirklich die Ursache der leukozytären Emigration sind, beweist am besten die mehrfach beobachtete Phagozytose der Bazillen durch die Leukozyten. Ich kann mich daher den in der Literatur niedergelegten Behauptungen (siehe COENEN), daß die Gasödembazillen negativ chemotaktisch auf die Leukozyten einwirken, nicht anschließen. Nur ist die positive Chemotaxis sehr gering und tritt nur bei schwachvirulenten Stämmen deutlicher hervor. Werden die Bakterien nicht schnell vernichtet und hat erst die Toxinbildung begonnen, dann ist es freilich mit der defensiven Kraft des Organismus, soweit sie sich in Phagozytose äußert, mehr oder weniger vorbei (s. die Bilder bei BULLOCK und CRAMER). Die Verbreitung der Bazillen in den einzelnen Hautschichten ist ebenfalls eine wechselnde. Am reichlichsten finden sie sich in den tiefsten Schichten der Subkutis. Dort treten sie in der Regel auch zuerst auf. In den peripheren Gebieten des Ödems, sowie in den braungefärbten Partien bleiben sie im wesentlichen auf diese tieferen Schichten beschränkt. Daß die Bazillen in den nur schwach gelb gefärbten äußersten Zonen des Ödems ganz oder so gut wie ganz fehlen können, sei nochmals hervorgehoben. In den stärker ergriffenen Hautpartien, besonders aber in den blaurot gefärbten Stellen, finden sich die Bazillen meist in ungeheuren Mengen, und zwar bis in den Papillarkörper hinein und in dem Gebiet der Blasen bis über diesen hinaus. Hier findet sich im Gegensatz zu den blassen Ödempartien auch regelmäßig ausgesprochene Hyperämie, förmliche Stase der kleinen Gefäße, mehr oder weniger reichlicher Austritt von Erythrozyten. Die Bazillen sind von wechselnder Gestalt und Größe. In der peripheren Zone des Ödems waren die hier meist spärlicheren Bazillen durchschnittlich länger als in dem bazillenreichen Haupterkrankungsgebiet. Mit zunehmender Gasbildung stellte sich in der Regel auch Sporenbildung ein. Der Nachweis derselben geschah bei der möglichst bald nach dem Tode vorgenommenen Sektion. Da die blauen Fälle viel mehr zur Gasbildung neigten wie die braunen, bezieht sich der Nachweis der Sporenbildung hauptsächlich auf die ersteren, und damit auch auf die hier gezüchteten Erreger des Typus B. Den höchsten Grad erreicht die Hautveränderung mit dem richtigen Brand. Dieser deutet sich durch mißfarbiges grünliches Aussehen und mikroskopisch durch zunehmenden Mangel der Kernfärbung an. Mit diesem immerhin seltenen infektiösen Brand der Haut ist der Brand peripherer, besonders gipfelnder Abschnitte der Extremitäten durch Kompression der abführenden Venen seitens der polsterartig wirkenden gashaltigen Muskulatur und dadurch bedingter Thrombose derselben nicht zu verwechseln.

Wenden wir uns von der Haut der Muskulatur zu, so zeigt diese gleich wechselnde Befunde. Auch hier muß ich daran festhalten, daß die ersten Zeichen der Erkrankung in einer stärkeren Durchfeuchtung, also in einer Ödembildung bestehen, wie das auch von RICKER beschrieben wird. Diese nimmt in der Regel ihren Ausgangspunkt von der Wunde, d. h. von der Verletzungsstelle des Muskels selbst. Aber das ist nicht immer der Fall. Ich habe schon in unserer ersten Veröffentlichung darauf hingewiesen, daß man erkrankte Muskeln neben ganz gesunden finden kann, und zwar auch entfernt von der Wunde; das betonen auch alle erfahrenen Chirurgen. Es beruht das auf der Art der Fortleitung der Infektion. Während diese sich innerhalb desselben Muskelbauches sehr schnell ausbreitet, überschreitet sie die Muskelscheide viel schwerer. Besonders können Faszien der Ausbreitung hindernd in den Weg treten. Umgekehrt werden entfernte Muskeln auf dem Wege der Gefäß- und Nervenscheiden infiziert. So kann der Ischiadikus von erkrankten Muskeln förmlich umscheidet sein. So erklärt es sich, daß man beim Sezieren unter ganz gesund erscheinender Muskulatur in der Tiefe unerwartet auf erkrankte Muskeln stößt. Diese frühesten Erkrankungsstadien des Muskels zu erkennen, ist nicht leicht, ohne bakterioskopische Kontrolle oft unmöglich. Dahin gehören vielleicht jene Fälle von FRANZ, die akut tödlich verliefen, ohne daß beim Lebenden etwas von Gas zu bemerken gewesen wäre, die Diagnose auf „Gasbrand" überhaupt nicht gestellt werden konnte. Die Farbe des ödematösen Muskels ist gegenüber der Norm oft gar nicht verändert, gelegentlich etwas blasser. Eine Trübung besteht nicht oder ist nur angedeutet.

Das Bild ändert sich in dem Augenblick, in welchem die zweite Phase, die der Gasbildung, beginnt. Jetzt wird der Muskel unter gleichzeitiger stärkerer Auftreibung mehr oder weniger trocken, er läßt beim Durchschneiden ein deutliches Rauschen hören, und zeigt gleichzeitig deutliche Farbenänderung. Statt des gesunden rötlichen Farbentons tritt eine hellrosa, oft ganz blasse Färbung auf, der Muskel gewinnt ein Aussehen, das an zerfasertes gekochtes Fischfleisch erinnert. In anderen Fällen tritt eine dunkelrote bis schwarze Färbung ein. Dieses fast an Verkohlung erinnernde Aussehen liegt vor allem der Benennung „Gasbrand" zugrunde. Die Farbentöne der einzelnen dicht nebeneinander liegenden Muskelbäuche wechseln stark. Ein rechter Grund -- vorausgegangene größere Blutfülle, stärkere Infektion, vorgeschrittenere Phase? — ist nicht recht zu erkennen. Der verschiedenen Färbung liegt zweifellos eine mehr oder weniger starke Hämolyse mit nachträglicher Umstimmung des Hämoglobins zugrunde. Warum aber in einzelnen Fällen diese Färbung bis zum Schwarzrot oder gar Schwarz vorschreitet, ist nicht zu verstehen. Eine hämorrhagische Infarzierung, wie sie Ricker annimmt, liegt ihr nach meinen Beobachtungen an frischem Material nicht immer zugrunde.

Ich habe früher als dritte Phase die Erweichung, den zunderartigen Zerfall der Muskulatur bezeichnet. Ich möchte daran für gewisse Fälle auch heute noch festhalten. Aber ich weiß nicht, ob es nicht Fälle gibt, bei denen sich die Erweichung direkt an die Ödembildung anschließt oder jedenfalls die Gasbildung so rasch begleitet, daß sich in den Muskelinterstitien gar kein Gas anhäufen kann, sondern daß es aus dem erweichenden Muskel sofort entweicht. Daß auch der erweichte Muskel bis zu einem gewissen Grade gashaltig ist, hat Ricker am spezifischen Gewicht festgestellt. Die Konsistenz des erweichenden Muskels ist sehr verschieden. Zunächst besteht nur eine erhöhte Zerreißlichkeit. Der Muskel läßt sich wie feuchte Watte zerzupfen. Drückt man gashaltige Muskulatur leer, so kann man oft schon eine Muskulatur von eben erwähnter Konsistenz erhalten. Je länger der Prozeß geht, um so leichter zerfällt der Muskel. Schließlich erfährt er eine, wie die Kliniker mit Recht sagen, marmeladenartige Erweichung. Thies war der Meinung, daß sie im wesentlichen nur durch den Welch-Fraenkelschen Bazillus zustande kommt. Ich habe mich von einer solchen Gesetzmäßigkeit nicht überzeugen können. Es läßt sich feststellen, daß meist die der Schußwunde benachbarten Muskeln am frühesten und am stärksten erweichen, wenn überhaupt eine Erweichung eintritt, was ja nur ausnahmsweise der Fall ist. Es kommen für solche Fälle, wo die ganze übrige entfernter liegende Muskulatur gashaltig, aber nicht erweicht ist, in erster Linie Mischinfektionen, besonders mit richtigen Fäulniserregern, in Betracht. Aber erstens riechen die erweichten Muskeln nicht immer faulig, zweitens findet man auch ganz erweichte Muskeln fern von der Schußwunde, wie z. B. bei den Metastasen im Glutaeus. Leider stehen mir von solchen einwandfreien Fällen keine bakteriologischen Kulturuntersuchungen zur Verfügung. Für viele unter ungünstigen äußeren Bedingungen sezierte Fälle war sie eben nicht durchführbar. Soweit ich aber urteilen kann, muß ich bezweifeln, ob wirklich die nicht durch Mischinfektion hervorgerufenen marmeladenartigen Erweichungen nur durch den Welch-Fraenkelschen Bazillus bedingt sind oder nicht nur ein besonderes weit vorgeschrittenes Stadium der Infektion mit Gasödembazillen überhaupt darstellen. Die Eiweißeinschmelzung würde sich der Kohlehydratvergärung erst anschließen.

Von dieser infektiösen Erweichung der Muskulatur ist wiederum die Einschmelzung abgestorbener Muskeln in einem gangränösen Bein, wie es sich unabhängig oder gleichzeitig mit Gasödem etwa des Oberschenkels vorfinden kann, scharf zu trennen. Diese nekrotische Einschmelzung hat mit Bakterien gar nichts zu tun. Meist aber wandern von der Schußwunde aus Anaerobier in großer Menge in den abgestorbenen Muskel ein und erzeugen nun nachträglich in demselben Gas (Gasbildung im bereits toten Muskel). Damit hat die echte Gasödembildung nichts

zu tun. Es ist hier der Ort, ganz kurz auf die vielumstrittene Frage einzugehen, ob die Gasödemerkrankungen einen Nosoparasitismus darstellen, d. h. ob die Gasödembazillen sich nur im
Bereich toten Gewebes vermehren, wie es WESTENHÖFER und WASSERMANN schildern, oder ob die
Wucherung der Bakterien in noch lebendem Gewebe vor sich geht, und das Absterben desselben
erst die Folge der Giftwirkung der Mikroorganismen ist. Ich glaube, daß alle Pathologen, welche
eingehende histologische Untersuchungen anstellen konnten, mit EUGEN FRAENKEL die WESTENHÖFERsche
Theorie des Nosoparasitismus ablehnen. Das Einwuchern der Bazillen in das strukturell völlig erhaltene
Muskelgewebe, die ausgesprochenen defensiven Reaktionsprozesse mit Ödembildung, Fibrinnieder-
schlägen und Leukozytenemigrationen, die Blutungen beweisen den Ablauf des Prozesses im lebenden
Gewebe. Daß auch die fauligen Zerfallsprodukte des abgestorbenen Muskels nicht die Ursache des
weiteren Zugrundegehens des lebenden Gewebes unter fortschreitender Ansiedlung der Bakterien
sind, geht aus den Befunden von reinem aber hochgradigem Ödem der Haut mit typischen Bazillen-
befunden hervor. Ich muß daher auch die Anschauung von HAUSER und COENEN ablehnen, welche
das Ödem auf die Wirkung zerfallener Muskelmassen zurückführen und in diesem die Vorbereitung
für das in der Gasbildung sich äußernde Wirksamwerden der Gasödembazillen erblicken. Wo sich
Bazillen in einem rein ödematösen Gewebe ohne Gas finden, glauben sie, daß die Bazillen nicht
spezifisch wirkten. Sie verkennen damit, daß die Wirkung der Gasödembazillen in zwei Phasen
verläuft, in der entzündlichen Ödembildung einerseits, in Nekrotisierung und Gasbildung andererseits.

Die mikroskopische Untersuchung der Muskulatur zeigt, daß die Wirkung der Gasödembazillen im noch lebenden Muskel einsetzt. Die Bakterien liegen, wie ich in Bestätigung von
EUGEN FRAENKELS Angaben immer wieder feststellen konnte, zunächst in den feineren Septen und
zwischen den Muskelfasern eines so gut wie unveränderten Muskels. Die feinere Struktur der Muskel-
lasern, die Kernfärbung der Muskeln und Bindegewebskerne, alles ist aufs beste erhalten. An anderer
Stelle finden wir deutliche ödematöse Auflockerungen, vielfache Fibrinniederschläge. Auch leukozytäre
Infiltrate sind nicht selten, oft mit oft auch ohne Bazillen, also mehr toxisch bedingt. Von diesen
seltenen Gasödemphlegmonen sind die eitrigen Demarkationszonen gegen den Wundkanal zu, in
welchem sich regelmäßig Eiterkokken neben den Bazillen oder sogar allein nachweisen lassen, zu
trennen. Zweifellos bildet dieser leukozytäre Wall ein Hindernis für die Gasödeminfektion von der
Wunde aus. Aber entweder entwickelt er sich zu spät oder er wird durch Transport, Trauma, Operation
durchbrochen. Der einmal infizierte Muskel geht nun schnell der Nekrose entgegen, so gut wie
stets unter gleichzeitiger Gasentwicklung. Die Querstreifung bleibt noch längere Zeit bestehen,
während die Kernfärbung längst verloren gegangen ist.

Die Zahl der zwischen den Muskelfasern befindlichen Bazillen ist meist eine ungeheure.
Sie bevorzugen die feineren Septen der Muskulatur, die Gefäß- und Nervenscheiden, breiten sich in
langen, fischzugähnlichen Zügen an ihnen aus. Stets fand ich in den gashaltigen Muskeln, wenigstens
der blauen Fälle, auch versporte Bazillen oder freie Sporen, oft in gewaltigen Mengen. Sie bevorzugen die Nachbarschaft der Gasblasen. In den Gefäßen des Muskelbindegewebes sind wohl Stasen,
selten richtige Plättchenthromben, nachzuweisen. Ein Eindringen der Bazillen in Gefäße mit gut
erhaltener Wandung ist nur ausnahmsweise zu finden. Im absterbenden Muskel ist alles so von
Bazillen überschwemmt, daß auch ein Eindringen in die Blutbahn während des Lebens möglich
wäre, vorausgesetzt, daß die Zirkulation noch besteht, was wohl aber meist nicht der Fall ist. Die
etwa in die Blutbahn eingedrungenen Bazillen gehen aber in der Regel im Blut zugrunde. Bei
vorgeschrittenen Nekrosen finden sich die Bazillen auch innerhalb des Sarkolemms. Bei Eintreten
der Erweichung zerfallen die bis dahin noch strukturell gut erhaltenen Muskelfasern in kleinste
Bruchstücke. Hierbei ist die mechanische Zertrümmerung bei der Herausnahme immer in Betracht
zu ziehen. In anderen Fällen erleiden die Muskeln vor dem Zerfall weitgehende Veränderungen,
insbesondere Vakuolisierungen und schollige Degeneration. Bei eigentlicher wachsiger Entartung
muß man immer an etwaige vorausgegangene Druckwirkungen seitens des Verbandes denken. Nicht
zu vergessen ist, daß sehr häufig Blutungen sowohl subfaszial wie auch intramuskuläre die Bazillen-
invasion begleiten. Die Ausdehnung der Blutungen wechselt sehr.

Was die Form der gefundenen Bazillen anbetrifft, so finden sich bald plumpere an Welch-
Fraenkelsche Bazillen erinnernde Stäbchen, bald schlankere „Rauschbrand"- oder „Ödem"-Bazillen.
Ich konnte mich nicht davon überzeugen, daß die Form allein ein diagnostisches Urteil erlaubt.
Eine sichere Darstellung der Bazillen, sowohl in den braunen wie in den blauen Fällen, gelang nur
mit der Weigertschen Methode. Die einfache Gramfärbung ergab zu wechselnde Resultate. Was
die Sporenbildung anbetrifft, so lagen die Sporen bald mehr endständig, bald mehr mittelständig,
waren in der Regel oval, sehr selten knopfförmig, wie beim Tetanusbazillus. Vielfach lagen die
Sporen frei. Auch hier muß ich daran festhalten, daß in ein und demselben Falle, den ich nach

den bakteriologischen Untersuchungen für Reininfektionen halten mußte, die verschiedensten Sporen-formen, bald mehr end- bald mittelständige zu Gesicht kommen können. Ich muß auch hier die Möglichkeit, aus dem morphologischen Bilde der Sporen die Zugehörigkeit des Erregers zu einer engbegrenzten Art diagnostizieren zu wollen, bestreiten. Ich kann nur die Mannigfaltigkeit der Form, in welcher die Versporung ein und desselben Erregers sich äußert, in Übereinstimmung mit dem besten Kenner der Anaerobeninfektion, v. HIBLER, hervorheben. Wenn HAUSER und COENEN nach dem Gehalt an Sporen, nach der Uhrzeigerform der letzteren die Infektion mit Fäulniserregern diagnosti-zieren wollen und aus dem zonenartigen Befund von sporenfreien und sporenhaltigen Bazillen auf eine nachträgliche Einwanderung der Fäulniserreger schließen, so kann ich dem auf Grund meiner Erfahrungen nicht beistimmen[*]. In dem als Reininfektion mit Ghon-Sachsschen Bazillen erkannten Fällen habe ich in den ödematösen Partien die sporenfreien Stäbchen, im nekrotischen Muskel ungeheure Mengen versporter Stäbchen (Uhrzeigerform von COENEN und HAUSER) und freier Stäbchen gefunden. Jedenfalls gilt für diese Infektion mit Bazillen des Typus B der Satz, daß die Versporung nur ein vorgeschrittenes Stadium der Erkrankung, aber keine Mischinfektion mit Bazillen der Putri-fikusgruppe anzuzeigen pflegt.

Ähnliche Veränderungen, wie in dem direkt befallenen Muskel, finden sich auch in den Metastasen, mit denen natürlich die gelegentlich vorkommenden multiplen Gasödemerkrankungen, die von verschiedenen Schußverletzungen ausgehen, nicht verwechselt werden dürfen. Diese Metastasenbildungen sind zweifellos selten, und doch wieder nicht so selten, wie man früher geglaubt hat. Allerdings bin ich davon über-zeugt, daß gerade die Kriegsverhältnisse die Entstehung der Metastasen begünstigt haben. Sie entstehen nämlich nur dort, wo die Muskulatur durch Druck anämisch und sozusagen für das Haften der Infektion empfänglich gemacht wird. Ich verweise hier auf die von allen Autoren hervorgehobenen bevorzugten Stellen der Metastasierung, nämlich die Gesäß- und Schultermuskulatur, d. h. diejenigen Stellen des Körpers, die beim Schwerverletzten unter den oft wenig günstigen Bedingungen der Lagerung im Feldlazarett am meisten dem Druck ausgesetzt sind. In Cambrai sah ich einen Fall, wo am Tage nach der Amputation des an Gasödem erkrankten linken Oberarmes Metastasen in den beiderseitigen Gesäßmuskeln auftraten, und von dort aus die Infektion an den Scheiden des Nervus ischiadikus abwärts bis zu den Knien kroch, um an der Haut sichtbar zu werden. Auch die Metastasenbildung von dem Gasödemherd des einen Beines aus in das von Frost oder sonstwie geschädigte andere Bein ist hier zu nennen, ferner die Metastase an Stellen, wo durch Injektionen aller Art Schädigungen des Muskelgewebes oder des Unterhautfettgewebes erfolgt waren. Die Annahme, daß mit der Nadel selbst von der Oberfläche der Haut her Gasödembazillen in die Tiefe verschleppt worden sind, mag für einige Fälle von Gasödeminfektionen nach subkutaner oder intramuskulärer Injektion zutreffen. (Lit. bei COENEN.) In der Regel wird man bei bereits bestehendem Gasödem an hämatogene Metastase denken müssen. Neben dieser kommt aber auch die Metastase auf dem Wege der Gefäß- und Nervenscheiden in Betracht, besonders für die Gasödemherde in der Gesäßmuskulatur. Eine Fortleitung auf dem Lymphwege im engeren Sinne, eine Mitbeteiligung der Lymphknoten am eigentlichen Erkrankungsprozeß habe ich nicht gesehen. Mit der Frage der Metastase steht diejenige der Rezidive in engstem Zusammenhang. Sie wird leichter gelöst werden können, wenn man gleichzeitig die Fälle von Spätgasödemen berücksichtigt. In der Regel tritt das Gasödem zwischen dem 2. und 4. Tag nach der Verletzung auf. Für die blauen Fälle berechnet THIES das Inkubationsstadium nach seinen Beobachtungen an Amputationsstumpfrezidiven auf 2 Tage. Je gröber die Verschmutzung (Steckschuß) des verletzten Gliedes ist, je stärker dasselbe noch nach der Verletzung in Anspruch genommen oder der Kälte und Nässe ausgesetzt wird, ehe kunstgerechte chirurgische Hilfe eintritt, um so früher wird die latente Infektion effektiv. Umgekehrt findet man Fälle, in welchen erst nach vielen Tagen oder gar Wochen das Gasödem entsteht. Ob man hier von Spätgasödem oder von ruhender Infektion (COENEN) sprechen will, ist eine weniger wichtige Frage. In der Regel trat das Spätgasödem im Anschluß an

---

[*]) Siehe auch WEINBERG und SÉGUIN (Fig. 27 S. 246).

einen Verbandwechsel, Transport, kurz nach mechanischen Erschütterungen des Wundgebietes auf. Es muß dadurch den schlummernden Keimen (Sporen) erst die Gelegenheit zum Auskeimen oder zur Vermehrung bzw. zum Überschreiten des bereits gebildeten Reaktionswalles gegeben worden sein. Wie, das entzieht sich noch unserer Kenntnis. Die Tatsache des verspäteten Auftretens ist aber wichtig, weil sie uns davon abhalten soll, Übertragungen durch Instrumente, Verbandsmaterial usw. in solchen Fällen anzunehmen, wo anscheinend keine andere frischere Infektionsmöglichkeit nachzuweisen ist. Bei genauester Untersuchung der Leiche findet man aber doch noch kleinste anscheinend längst eingeheilte, überhaupt nicht beachtete Granatsplitterchen oder Tuchfetzen inmitten des Erkrankungsherdes. Ähnliches kann manchen sog. Rezidiven zugrunde liegen. Die neue Gasödemerkrankung geht von einem ganz anderen Geschoßsplitter oder Fremdkörper aus als die erste. Schwieriger zu deuten sind die Verhältnisse bei Rezidiven nach Amputationen im anscheinend Gesunden, wenn kein zweiter Infektionsherd gefunden wird und das Rezidiv offensichtlich von der Amputationsfläche ausgeht. Einmal ist hier die Verunreinigung der Amputationsfläche durch das Messer des Chirurgen selbst zu nennen, wenn die Haut an der Amputationsstelle nicht recht gründlich von dem darüber geflossenen Sekret der erkrankten peripheren Teile gesäubert worden ist. Die Jodierung allein bietet hier wohl keinen genügenden Schutz. Wichtiger aber als solche Infektionen durch das chirurgische Messer selbst, die auch noch auf andere Weise möglich ist, bleibt die Gefahr, daß man nicht im Gesunden operiert hat. Daß sich die Bazillen sehr bald im ödematösen Hautbezirk, und zwar über die gefärbten Zonen hinaus erstrecken, ist bekannt. Aber in der Regel wird man im Gebiet der blassen ödematösen Haut, wo sich nur gelblich gefärbtes Ödem findet, ruhig operieren können, weil die Zahl der Bazillen zu gering ist, als daß sie zu einer erfolgreichen Infektion führen könnten, wenn sie der nach der Amputation einsetzenden heftigen reparativen Reaktion an der Amputationsfläche ausgesetzt sind. Wird allerdings die Wundfläche ungeeignet behandelt, die Haut durch Nähte straff gespannt, die Muskelstümpfe förmlich von der Luft abgesperrt, dem Sekret der Abfluß gehemmt, so sind alle Bedingungen geschaffen, um dort ein Rezidiv eintreten zu lassen. Umgekehrt sollte man durch offene Wundbehandlung und Erhöhung der Sekretion (durch Stauung) die etwa vorhandene Infektion am Effektivwerden verhindern. Am gefährlichsten bleibt nach dieser Richtung bei Oberschenkelamputation die Scheide des Ischiadikus. Von hier habe ich die meisten Rezidive ausgehen sehen. Sie ist in der Regel schon infiziert, wenn Haut und Muskulatur in gleicher Höhe noch frei von Infektion sind. Zum Nachweis genügt die bakterioskopische Untersuchung der betreffenden Stelle am Amputationsstumpf sofort nach Abtragen des Gliedes (hängender Tropfen). Ich hatte mehrfach Gelegenheit, solche positiven Untersuchungen im Operationsraume auszuführen. Nun kann es aber vorkommen, daß die Infektion zunächst latent bleibt. Erst im Anschluß an einen Transport oder auch einen Verbandwechsel bricht das Gasödem aus. Druck durch den Verband, durch die Art der Lagerung, begünstigt zweifellos dieses Angehen der Infektion. Das ist noch nach vielen Tagen möglich.

Schwieriger liegt die Frage bei Gasödemerkrankungen an Amputationsstümpfen, bei denen vorher ein Gasödem am amputierten Glied nicht bestanden hat. Solche Fälle kommen vor. Hier ist allerlei zu berücksichtigen. Es kann eine Gasödemerkrankung des amputierten Gliedes bestanden haben, ohne daß sie klinisch bemerkt wurde. Die ersten ödematösen Stadien, besonders wenn sie von einer Tiefeninfektion (Steckgeschoß) ihren Ausgang nehmen, können bei frühzeitiger Amputation übersehen werden, während der Ischiadikus bereits infiziert ist. Infektion der Amputationsfläche von der verschmutzten Haut her ist nicht immer auszuschließen. Auch diese Infektionen können spät angehen und eine nachträgliche Infektion durch Verbandsmaterial beim Verbandwechsel vortäuschen. Jedenfalls muß man mit der Annahme sog. Hospitalinfektionen beim Gasödem recht vorsichtig sein. Einen wirklich beweisenden Fall habe ich nicht gesehen. Sie sind, wenn sie überhaupt vorkommen, äußerst selten (BEITZKE, siehe dazu die Kritik von COENEN).

Die Rezidive beginnen nicht immer in der Muskulatur, sondern gelegentlich in der Haut. So sah ich mit THIES zusammen am Hautlappen eines Amputationsstumpfes einen ganz isolierten blauen Fleck auftreten; aber auch hier ist Vorsicht bezüglich der Beurteilung der Infektion geboten. Wenn der Hautlappen der Amputationsfläche durch die Art des Verbandes aufgedrückt war, so kann von dort aus (Ischiadikusscheide) die Hautinfektion zustande kommen, in der Haut aber, wegen ungünstiger Ernährung derselben, früher wirksam geworden sein als in den Muskeln.

Es wären jetzt noch die Eintrittspforten der Gasödeminfektionen zu besprechen. Fast ausnahmslos handelt es sich um Verletzungen des Rumpfes und der Extremitäten, und zwar besonders der muskelreichen Partien, also des Beckengürtels, des Ober- und Unterschenkels, des Schultergürtels, des Ober- und Unterarmes, der Bauch- und Brustwand. Die Häufigkeit der Erkrankungen folgt ungefähr dieser Reihenfolge (siehe WIETING). Nur einmal sah ich primäre Gasödeminfektion der Hirnhäute, ein andermal der Leber. Auch die Literatur zeigt, daß primäre Gasödemerkrankungen der inneren Organe nach Verletzungen sehr selten sind. Soweit trifft das Wort von FRANZ bis zu einem gewissen Grade zu, daß die Gasödeme Erkrankungen des Muskels sind, besser gesagt, von Muskelverletzungen ihren Ausgangspunkt nehmen. Die muskelarmen Partien des Körpers, Gesicht, Hand und Fuß bleiben so gut wie ganz von der Gasödemerkrankung, aber nicht von der Gasödeminfektion, verschont. So gut wie stets findet sich bei der Gasödemerkrankung eine, wenn auch oft nur geringfügige, Verletzung der Muskulatur. Reine Hautschüsse geben nach meinen Erfahrungen nur sehr selten Veranlassung zu Gasödemerkrankungen. Ich habe keinen beweisenden Fall erlebt. Richtig ist aber, daß die transfasziale Verletzung des Muskels recht unbedeutend sein kann. Erwähnen muß ich, daß anscheinend primäre Gasödemerkrankungen der Gelenke vorkommen.

Man hat versucht, für das häufige Auftreten von Gasödemen an bestimmten Kampffronten eine besondere Verunreinigung des Erdbodens mit Leichenteilen, mit Abgängen von erkrankten Menschen, mit Kot der Gesunden verantwortlich machen zu müssen (FLÜGGE, PFEIFFER und BESSAU). Ich halte diese Anschauung für falsch. Eigene Versuche haben mir gezeigt, daß jungfräulicher Boden, wie ich ihn im Bereich der Vogesenstellungen (am Sudelkopf) sammeln konnte, für die Versuchstiere äußerst infektiös war, jedenfalls Bazillen vom Typus B und C reichlich enthielt. Ich habe von fast allen Kampffronten Erdproben gesammelt und hoffe, daß diese noch einmal einer wissenschaftlichen Untersuchung unterworfen werden, wie das bereits von englischer Seite geschieht*). Die Proben befinden sich in der Kaiser-Wilhelms-Akademie. Die Häufigkeit der Gasödeme ist nur insoweit von der Natur des Bodens abhängig, als sandige oder lehmige, krümlige oder steinige Beschaffenheit desselben es bedingt, ob bei der meist durch Granatsplitter hervorgerufenen Verletzung viel oder wenig infektiöses Material mit in die Wunde gerissen wird. Durchfeuchtung des Bodens begünstigt das Haften des Erdmaterials am Geschoß und erhöht damit die Infektionsgefahr, daher das starke Ansteigen der Erkrankungen in Regenzeiten. Gerade umgekehrt sinkt die Zahl in der trockenen Zeit oder bei strenger Kälte. Im übrigen sah ich die gleich schweren Fälle von Gasödem an der Somme wie am Sereth, in der Champagne wie in den Vogesen, an der Aisne wie vor Verdun. Das gleiche betonen WIETING und COENEN. Auf die endogenen Gasödeminfektionen, die von Verletzungen des Magen-Darm-Kanals, besonders bei Beckenschüssen, ihren Ausgang nehmen können, gehe ich hier nicht weiter ein.

Eine noch nicht berührte Frage wäre die nach der besonderen Disposition der schußverletzten Muskulatur zum Angehen der Gasödeminfektion. Soweit es sich dabei um ein allgemeines Infektionsproblem handelt, lasse ich es beiseite. Doch möchte ich darauf hinweisen, daß RICKER weniger in der Schaffung eines geeigneten Nährbodens durch die zertrümmerte Muskelsubstanz, als in den traumatisch bedingten eigenartigen Störungen des kapillaren Kreislaufs die wesentliche Bedingung für die erfolgreiche Infektion erblickt. Von BIER und anderen Autoren ist auf die gleichzeitige Verletzung der großen Gefäße als begünstigenden Faktor für die Entstehung fortschreitender Gasödeme Wert gelegt worden. Ich konnte mich von der Richtigkeit dieser letzteren Annahme nicht überzeugen. Die Gefäßverletzung spielt nach meinem Amputations- und Sektionsmaterial keine entscheidende Rolle.

---

*) BULLOCK und CRAMER weisen darauf hin, daß der Gehalt der Erde an bestimmten Salzen (Kalksalzen) für das Angehen der Infektion von Wichtigkeit sein könnte. Wenigstens sprechen ihre Versuche mit gleichzeitiger Injektion von Gasödembazillen in Sporenform und Kalklösungen dafür.

Ich wende mich nun zu den Erkrankungen der anderen Organe. Über die Leichenveränderungen derselben habe ich schon das Nötige gesagt: Ich könnte dem noch hinzufügen, daß man die kadaverösen Veränderungen leicht nachahmen kann, indem man die bereits bazillenhaltigen, aber noch nicht gashaltigen, sondern nur ödematösen Muskeln der Temperatur des Brutofens aussetzt. Dann findet man am nächsten Tage die stärkste Gasbildung, die sich auch im Röntgenbilde als klassische Fiederung nachweisen läßt. Dagegen ist die marmeladenartige Erweichung nicht so ohne weiteres zu erzielen. Aber ich habe die Versuche daraufhin nicht weiter ausgedehnt.

Mit der Milz verhält es sich ganz ähnlich. Wird sie relativ spät nach dem Tode herausgenommen und der Brutofentemperatur ausgesetzt, so entwickelt sich reichlich Gas in ihr, als Zeichen, daß bereits Bazillen in sie eingewandert waren. Wichtiger als diese postmortalen Veränderungen ist die Tatsache, daß die Milz, von wenigen Fällen gleichzeitig bestehender andersartiger Infektion abgesehen, normale Größe besaß, auch mikroskopisch nicht die geringsten reaktiven Veränderungen erkennen ließ. Von einem infektiösen oder gar septischen Milztumor beim Gasödem kann keine Rede sein. Je nach dem Zeitpunkte, in welchem die Sektion vorgenommen wurde, findet man gar keine oder reichliche Mengen von Bazillen in der Pulpa, die gelegentlich, wie auch in der Leber, zu Fäden ausgewachsen sind. Eine besondere hämolytische Funktion der Milz in Form der Phagozytose roter Blutkörperchen war nicht festzustellen. Ebensowenig eine bakterizide in Form der Phagozytose von Bazillen.

In der Leber ist der Bazillenbefund gleich wechselnd; je früher seziert wird, um so eher ist er negativ. Dann fehlt auch jede Schädigung des Lebergewebes, soweit eine solche nicht durch Mischinfektion mit Streptokokken oder lange dauernde Narkose usw. bedingt war und sich in zentralen Nekrosen der Läppchen äußerte. Auch war keine besondere hämolytische Funktion der Leber nachzuweisen. Erst infolge der kadaverösen Veränderungen entwickelten sich die bekannten Herde von Bazillenanhäufungen mit mangelnder Kernfärbung der Leberzellenbalken, aber ohne jede Zeichen der Reaktion (ERNST). Die Lungen zeigen wechselnde Bilder, je nach dem etwa vorhandenen Ödem, oder den Bronchopneumonien, welche terminal auftreten können. Doch bilden die Lungenkomplikationen keine notwendige Ergänzung des Krankheitsbildes. Der Tod bei den Gasödemerkrankungen ist kein Lungen-, sondern ein Herzgefäßtod. Das Herz zeigt bei frühzeitig vorgenommener Sektion die charakteristischen Zeichen der Totenstarre. Weder makroskopisch noch mikroskopisch lassen sich besondere Veränderungen nachweisen. Erst die kadaverösen Vorgänge führen zur Auftreibung der Herzhöhlen durch Gas, zur Erschlaffung der Muskelwandung, zur Trübung des Herzfleisches, zur blutigen Imbibition der Herzklappen und der Intima der großen Gefäße. Thymus, Schilddrüse, Hypophyse, Epithelkörperchen lassen nichts für die Gasödeme Charakteristisches erkennen. Die Nebenniere zeigt meist ein geringes Ödem, gelegentlich Vakuolisierung des Epithels, bald vorgeschrittenen Lipoidschwund, bald stärkeren Lipoidgehalt, ohne daß sich Gesetze darüber aufstellen ließen. Eine für Gasödem charakteristische Veränderung fand sich jedenfalls nicht[*]).

Das einzige Organ, welches, außer den Nebennieren, klinisch wichtige Veränderungen erkennen läßt, sind die Nieren. Sie lassen sowohl makro- wie auch mikroskopisch eine parenchymatöse Schwellung, allerdings nur ganz mäßigen Grades, hervortreten. Oft sind die Harnkanälchen erweitert und mit eiweißartigen Niederschlägen erfüllt. Aber wichtiger ist der gelegentliche Befund deutlicher Hämoglobinzylinder. Wir fanden diese Hämoglobinurie noch viel ausgesprochener im Tierversuch. Auf Grund dieser Beobachtungen, welche die Mitteilungen von SCHOTTMÜLLER bestätigen, haben wir auch klinisch der Hämoglobinurie erhöhte Aufmerksamkeit geschenkt. Sie tritt aber, wie bereits oben erwähnt, nicht so häufig in die Erscheinung, wie man bei den stark hämolytischen Eigenschaften der Gasödembazillen vermuten sollte. Ob auch hier Unterschiede zwischen braunen und blauen Fällen bestehen,

---

[*]) Allerdings habe ich den Adrenalingehalt der Marksubstanz nicht geprüft. GERINGER will einen Verlust der Chromierbarkeit gefunden haben. BULLOCK und CRAMER glaubten auf Grund ihrer Experimente den Tod bei Gasödeminfektion in erster Linie auf den Adrenalinverlust des Marks, dann aber auch auf den Lipoidschwund der Rinde zurückführen zu müssen. Dieser Erschöpfungszustand der Nebennieren wird durch Abkühlung des vergifteten Tieres, durch Zufuhr von Säure (Milchsäure) beschleunigt. Die Verfasser ziehen daraus bemerkenswerte therapeutische Konsequenzen. DIETRICH sah keinen wesentlichen Verlust der Chromierbarkeit, wohl aber allerlei Schädigungen der Rinde.

muß offen bleiben. Thies betont das häufigere Auftreten von ikterus bei braunen Fällen. Daß Hämoglobinämie und Ikterus eng zusammengehören und hämolytischer Natur sind, bedarf wohl keines besonderen Beweises. Ich möchte aber — im Gegensatz zu Thies — betonen, daß ich die stärksten Grade von ikterus gerade bei blauen Fällen gesehen habe. Ein solcher Zustand von ikterus — kein hepatogener, sondern hämatogener ikterus — der sich auch durch seine braungelbe Tönung von der grüngelben des Leberikterus unterschied, konnte, wie ich in einem Falle von Infektion mit einem Bazillus vom Typus B (Fall Glauner) beobachtete, 36 Stunden anhalten, ehe der Tod eintrat. Auch sah ich in Guyemont einen Fall von hochgradigem ikterus, bei dem das Gasödem auf Einschnitte zurückging, der ikterus aber am nächsten Tage noch immer so stark ausgeprägt war, daß man am Aufkommen des Patienten zweifelte. Histologisch ließ sich der Zerfall der roten Blutkörperchen in dem ersten Falle sowohl in der Milz, wie in der Niere und im Herzmuskel feststellen (Erythrorhexis von Lepehne). Die Zerstörung roter Blutkörperchen zeigt sich auch in einer mehr oder weniger deutlichen Blutarmut der inneren Organe. Der Harn wechselt in seiner Färbung, war meist dunkel gefärbt. Hervorheben möchte ich noch die Galle. Ich habe sie in der Mehrzahl der Fälle auffallend dunkelfarbig, zähflüssig und mit deutlichem Bodensatz gefunden, d. h. also in einem Zustande, wie wir ihn bei starken Säfteverlusten, z. B. bei der Ruhr, andererseits bei hämolytischen Prozessen, zu finden gewohnt sind.

Die Lymphknoten sind makroskopisch ebensowenig wie die Lymphgefäße an dem Krankheitsprozeß beteiligt. Doch kann man auch bei rechtzeitigen Sektionen (etwa 12 Stunden p. m.) im Ausstrich zugehöriger Lymphknoten Bazillen finden. Gelegentlich sah ich starke Phagozytose roter Blutkörperchen in dem Lymphsinus.

Am Gehirn sind von Anders und Florchen allerlei Veränderungen (Odem, Pigmentablagerungen, Degeneration der Ganglienzellen, Neuronophagie) als charakteristisch beschrieben worden. Eugen Fraenkel und Wohlwill haben bei Nachprüfung an einem Falle menschlichen Gasödems und bei experimentellem Gasödem der Tiere diese Angaben nicht bestätigen können. Nach den am Freiburger Institut ausgeführten Untersuchungen Wolffs müssen die Angaben von Anders und Florchen ebenfalls abgelehnt werden. Es wurde die Großhirnrinde, das verlängerte Mark und das Rückenmark abwechselnd von verschiedenen Fällen menschlichen Gasödems untersucht. Die feineren Veränderungen der verschiedenen sensiblen und motorischen Kerne der Medulla oblongata sind zu schwer zu beurteilen, um sichere Schlüsse zu ziehen. Jedenfalls fehlen alle gröberen Degenerationen, es fehlt die Neuronophagie, es fehlen Gliawucherungen. Der einzige aber ganz uncharakteristische Befund ist der eines gelegentlichen Odems oder wechselnder Fettpigmentablagerung in den Gefäßscheiden der Großhirnrinde, die man bekanntlich unter allen möglichen Bedingungen findet und die sicherlich nichts mit der akuten Erkrankung an Gasödem zu tun haben.

Wir haben uns bisher nur mit den fortschreitenden Formen der Gasödemerkrankung beschäftigt. Es bedarf noch eines kurzen Hinweises auf die lokalisierten Gasödemerkrankungen nach Schußverletzungen. Dabei kann es sich um zwei verschiedene Formen handeln. Nämlich einmal, um ein primäres Fortschreiten des Gasödem, welches selten spontan, meist unter dem Einfluß therapeutischer Maßnahmen (Biersche Stauung) zum Stillstand gekommen ist, und sich nun unter völliger Erweichung und Verflüssigung der erkrankt gewesenen Muskeln und gleichzeitiger starker Gasbildung in einen mit deutlicher pyogenener Membran versehenen Gasabszeß umwandelt. Man kann diese gashaltige Höhlenbildung, wie ich sie gerade bei der erfolgreichen Stauungsbehandlung unter Biers eigenen Händen auftreten sah, als echte Gasödemabszesse (abszedierende Gasödeme) bezeichnen, weil hier die gasbildenden Mikroorganismen den ganzen Prozeß einleiten und beherrschen. In anderen Fällen handelt es sich um Abszeßbildung in zertrümmerten Weichteilen, bei welcher als Haupterreger pyogene Mikroorganismen in Betracht kommen, die gleichzeitig zur Besiedelung des zerfallenen Materials mit Gasödembazillen (und zwar meist mit Weich-Fraenkelschen Bazillen, wie Thies angibt) und zur Gasentwicklung in der Abszeßhöhle führt (gashaltige Abszesse, sekundäre Gasabszesse).

Wiederum verschieden von der fortschreitenden und lokalen Gasödemerkrankung (Gasödemabszessen) und von den gashaltigen Abszessen ist die bereits früher erwähnte Gasentwicklung in bereits mortifiziertem Gewebe, z. B. in einem durch Kniegefäßverletzung nekrotisch gewordenen Unterschenkel. Hier handelt es sich, im Gegensatz zu dem vitalen Prozeß der Gasödemerkrankung, um einen sozusagen „kadaverösen" Prozeß, denn die Zersetzung durch die Anaerobier beschränkt sich auf die abgestorbenen Gewebe. Der Prozeß greift nicht oder nur ausnahmsweise auf das lebende Gewebe über. Die Gasbildung pflegt keine sehr lebhafte zu sein; ebenso fehlt aus begreiflichen Gründen völlig das eine vitale Reaktion darstellende Ödem. Dagegen herrscht hier die musartige Erweichung vor. Zweifellos spielen dabei, wie der felide Geruch zeigt, Mikroorganismen der Putrifikusgruppe eine größere Rolle, als Stämme aus der A- und B-Gruppe. (Nekrotische Gasbildung.)

Endlich muß man den Luftgehalt einer Wunde (Aerotympanie) von dem lokalen Gasödem (Gasödemabszeß) trennen. Als Anatom kann ich nichts dazu sagen, verweise auf die Schilderungen der Chirurgen, die übrigens auch die Differentialdiagnose zwischen den so häufigen traumatischen Blutungen in dem Unterhautfettgewebe und dem Muskelbindegewebe einerseits und der durch das Gasödem bedingten sehr viel schneller auftretenden hämorrhagisch-hämolytischen Verfärbung der Haut andererseits betonen. Das gehört aber nicht mehr in das Kapitel der Gasödeme.

3. Der Wundstarrkrampf.

Die pathologische Anatomie des Wundstarrkrampfes bietet an sich, vom Nervensystem abgesehen, so wenig interessantes daß sie gegenüber den Fragen der Ätiologie und Pathogenese ganz zurücktritt. Letztere sollen uns daher zunächst beschäftigen. Über die ätiologische Bedeutung des Tetanusbazillus besteht ja heute kein Zweifel mehr. Ich lasse daher die bakteriologischen Probleme, soweit es sich um den Erreger handelt, ganz beiseite. Um so bedeutungsvoller sind für uns die Fragen der Infektion, des Angehens der Infektion, der Pathogenese überhaupt.

Auch hier schildere ich am besten den Werdegang der Tetanusprophylaxe im Kriege, so wie ich sie selbst erlebt, um zu zeigen, wie auch hier der Krieg unser Lehrmeister, oder besser gesagt, Wiedererwecker vergessener Tatsachen gewesen ist.

Bleiben wir zunächst bei dem Bekannten. Daß die erdrückende Mehrzahl aller Tetanusinfektionen durch Geschoßwirkung zustande kam, brauche ich nicht zu betonen. Daneben spielen andere Schmutzinfektionen eine geringe Rolle. Fraglich bleibt der sog. rheumatische und postoperative Tetanus. Ich sah einen Fall, der im Anschluß an eine Appendektomie erfolgte. Bazillenhaltiges Catgut oder Infektion vom Darmlumen aus kann hier eine Rolle gespielt haben. Ein Beweis war nicht mehr zu erbringen. Fälle von rheumatischem Tetanus kamen mir nicht zu Gesicht. Wo sich in diesen Fällen der Tetanusbazillus ansiedelt und von wo aus die Giftresorption statt hat, ist eine viel diskutierte Frage. (Literatur und Kritisches siehe bei NATONECK.) Für die Infektionsfälle nach Verwundung gilt zweifellos der Satz, daß die Granatsplitterverletzungen gefährlicher sind als die glatten Durchschüsse des Infanteriegeschosses. Je beschmutzter die Kleidung, je brüchiger der Stoff, um so leichter wird natürlich auch das Infanteriegeschoß erdiges infektiöses Material in die Tiefe reißen und eine erfolgreiche Infektion bewirken können. Auf die große Bedeutung der erdigen Verunreinigung für das Angehen der Tetanusinfektion haben VAILLARD und ROUGET hingewiesen. Wichtig sind die Buchten- und Taschenbildungen, in denen unter Abschluß der Luft die Aussporung der Erreger und die ungestörte Giftbildung vor sich gehen kann. Stärkere Durchblutung und stärkere Sekretion der Wunde ist für das Angehen der Tetanusinfektion nicht günstig. Vorbedingung ist ein besonderer Nährboden, wie er in dem Unterhautzellgewebe und in der Muskulatur gegeben ist. Die inneren Organe und besonders das Nervensystem sind für ein Wachstum der Bazillen, jedenfalls für eine Giftbildung ungeeignet. Auch das Unterhautfettgewebe des Gesichts ist im ganzen ein wenig günstiger Nährboden. Bevorzugte Erfolgstellen sind unzweifelhaft die Extremitäten. Man könnte gegen diese Abhängigkeit von bestimmten Geweben einwenden, daß es nicht so sehr diese Gewebe, als vielmehr die großen motorischen Nervenstränge wären, welche als Leitbahnen für das Gift eine Rolle spielen. Da die Nerven der Extremitäten auf geradlinigstem Wege in einer noch näher zu besprechenden Weise das Gift zum Rückenmark führen, so wäre auf diese Art die große Bedeutung der an motorischen Nerven reichen Extremitäten für das Erfolgreichwerden der infektion besser erklärt. Ich habe mich daher bemüht, in den einzelnen Fällen die Beziehungen des Wundkanals zu den Nervenstämmen festzustellen, und habe nachgesehen, ob eine Verletzung etwa der Nerven selbst einen begünstigenden Faktor darbietet. Ich kann das nicht bejahen. Die Verletzung der Nerven selbst spielt keine Rolle. Ja, man könnte auf Grund der später zu erörternden Theorie der Giftwanderung eher daran denken, daß die im Anschluß an die Verletzung auftretende starke Reaktion an den Rißstellen des Nerven die etwaige Resorption des Giftes hemmt. Die Erfahrung zeigt auch, daß die einfachsten und kleinsten Haut- und Muskelentzündungen, bei denen von Verletzungen größerer Nervenäste gar keine Rede sein kann, zum schwersten Tetanus Veranlassung geben können. Es liegt also die Annahme nahe, daß gerade eine möglichste Unversehrtheit der Nerven die in ihnen erfolgende Resorption begünstigt. Alle diese Überlegungen werden aber dadurch hinfällig oder erheblich an Wert eingeschränkt, daß es sich beim Menschen, wie ich noch zeigen werde, gar nicht um eine vorwiegend lokale, von der Verletzungsstelle ausgehende Resorption durch den Nerven, sondern um eine gleichzeitig und gleich intensiv stattfindende Verbreitung des Giftes auf dem Blutwege handelt. Dann ist allerdings die Tatsache, daß gerade die Extremitätenschüsse die Bedingungen für erfolgreiche Tetanusinfektionen bieten, die Kopfschüsse und Steckschüsse des Gehirns und der inneren Organe aber nicht, nur mit einer gewissen natürlichen Resistenz dieser letztgenannten Organe gegen eine erfolgreiche Infektion mit Tetanusbazillen zu erklären. Ich spreche hier nur von den Erfahrungen beim Menschen, nicht von Tierexperimenten. Der Krieg bot uns gerade die Gelegenheit, den menschlichen Tetanus zu studieren, und nur von diesem und von den Schlußfolgerungen, die auf ihn Bezug haben, soll hier die Rede sein*).

Will man die Pathogenese des Tetanus verstehen, so muß man sich zuerst über die Giftwanderung klar sein. Bis zum Kriege galt die von MEYER und RAMSON durch sorgfältige Versuche begründete Lehre, daß das Gift in den peripheren Nerven, und zwar sehr wahrscheinlich in den Achsenzylindern fortgeleitet wird. Das ist der Hauptweg. Der Blutweg spielt daneben keine Rolle. Daß die Nerven als Hauptleitung beim Tierexperiment (Meerschweinchen) in Betracht kommen, ist zweifellos. Alle Nachuntersucher haben diese Angaben von MEYER und RAMSON bestätigt. Ohne solche Annahme wäre das Entstehen des lokalen Tetanus, das kraniale Aufwärtswandern der tetanischen Erscheinungen bei Intoxikation am Hinterfuß, die Verzögerung der Vergiftungserscheinungen bei Nervendurchschneidung nicht zu verstehen. Fraglich blieb nur, ob die Fibrillentheorie für die Giftleitung durch den Nerven die richtige ist. Ich will hier die verschiedenen recht zahlreichen und meist sehr sorgfältigen experimentellen Arbeiten früherer Zeit nicht erörtern. Ich verweise vielmehr auf die von mir und ROBERTSON ausgeführten Kontrollversuche. Auf Grund derselben müssen wir den Standpunkt vertreten, daß nicht die Fibrillen, sondern die engeren Lymphscheiden der Nerven die Leitungsbahn für das Gift darstellen. Damit lassen sich alle Erscheinungen des experimentellen Tetanus zwanglos erklären. Die Überwanderung des Giftes durch die vorderen Wurzeln auf die Vorderhornzellen und die Weiterwanderung des Giftes innerhalb des Rückenmarks in den Maschen der Pia, die Nichtüberwanderung durch die im Gebiet des spinalen Ganglien für die Lymphbewegung stärker gesperrten hinteren Wurzeln, die Unterbrechung der Giftresorption bei Nervendurchschneidung, die Resorption der Gifte bei direkter Injektion in den Nerven selbst.

Diese Modifikation der Theorie von MEYER und RAMSON hat auch bereits Zustimmung gefunden (GOTTLIEB und FREUND). Aber sie genügt nicht für den Menschen. Zwar scheinen die Tierversuche dafür zu sprechen, daß selbst bei intravenöser Injektion des Giftes die eigentliche Überwanderung desselben auf das Zentralnervensystem nur durch die „Saugwurzeln" der peripheren Nerven zustande kommt. Nimmt man das auch für den Menschen als gültig an, so würde bei einer bestimmten Geschwindigkeit der Giftwanderung in dem Lymphgefäßsystem der Nerven die Wanderungszeit für die Nerven der unteren Extremität gegenüber derjenigen in dem Nervengebiet des Kopfes eine sehr viel längere sein. Berücksichtigt man, daß die „Massage", welche im Gebiete der Sprach- und Kaumuskelnerven des Menschen stattfindet, die Fortbewegung des Giftes fördernd beeinflussen muß,

---

*) Für den experimentellen Tetanus haben BULLOCK und CRAMER die große Bedeutung gleichzeitiger Injektionen von Chlorkalzium für das Angehen der Infektion erwiesen.

so ist leicht zu verstehen, daß bei einer gleichmäßigen Verteilung des Giftes im Blute des Menschen doch die Zentren der Kaumuskeln zuerst vom Gifte erreicht und in Erregung versetzt werden. Jedenfalls läßt sich der „deszendierende" Tetanus, der beim Menschen der häufigste ist, nur auf dem Wege der Blutverteilung und indirekten Resorption des Giftes auf dem Nervenwege, nicht auf dem Wege direkter Fortleitung des Giftes durch die Nerven des verletzten Beines erklären. Beim Menschen spielen die lokalen Tetanussymptome eine so geringe Rolle, selbst wenn sie neben oder vor dem deszendierenden Tetanus festgestellt werden, daß sie für die therapeutischen Maßnahmen nicht ins Gewicht fallen.

Nach den noch unveröffentlichten Zusammenstellungen von SPIEGEL über 147 Fälle von tödlichem Tetanus begann derselbe unter 131 Fällen, bei denen genaue klinische Angaben verzeichnet waren, 7 mal mit lokalen Symptomen. Von diesen 7 Fällen betraf nur einer die untere Extremität, die übrigen 6 die obere, bzw. den Schultergürtel. Ob hier die relative Kürze der Nervenbahnen eine Rolle spielt, wird von SPIEGEL kurz erörtert. Wichtig wäre eine Statistik über die Sterblichkeit der Fälle von lokalem Tetanus überhaupt. Nach Angaben in der Literatur sind sie, wenn sie die Extremitäten betreffen, gutartiger als die primär deszendierenden Fälle. Das mag damit zusammenhängen, daß in solchen Fällen von lokalem Tetanus der Extremitäten überhaupt wenig Gift gebildet wird, welches zwar genügt, um im Nerven resorbiert lokale Symptome seitens des Rückenmarks auszulösen, auf dem Blutweg transportiert aber eine so starke Verdünnung erfährt, daß nicht genügend Gift durch die übrigen Nervenbahnen zur Medulla transportiert wird, der deszendierende Tetanus daher ausbleibt oder milde verläuft. Wichtig ist in dieser Beziehung die sorgfältigen Beobachtungen von PRIBRAM, auf Grund deren er eine eingehende Beschreibung der verschiedenen Formen von Tetanuskrämpfen gibt. Er erwähnt dabei, daß alle seine Fälle (41) mit Trismus begannen, daß aber beim Auftreten der allgemeinen Krämpfe der lokale Tetanus der verletzten Extremität überwiegt. Daraus geht hervor, daß auch bei der deszendierenden Form des Tetanus neben der allgemeinen Verbreitung des Giftes auf dem Blutwege und sekundärer Resorption durch den Nerven eine primäre lokale Resorption durch die Nerven der verletzten Extremität eine Rolle spielt, die sich aber erst spät bemerkbar macht, nämlich dann, wenn die Allgemeinsymptome infolge der Giftverschleppung auf dem Blutwege zum Ausdruck gekommen sind.

Der Mensch stirbt eben nicht am lokalen, sondern am allgemeinen, d. h. deszendierenden Halsmarktetanus. Beim Menschen wird also die Therapie gegen das Toxin im Blute gerichtet sein müssen, weniger gegen das Toxin im Nerven der verletzten Extremität. Man könnte einwenden, daß bei lokalem Tetanus, z. B. dem bekannten Fall von KOSTER, die Injektion in den Nerven vorzuziehen sei, da hier ja das im Nerven wandernde Gift getroffen werden soll. Das gilt aber nur für die Beeinflussung der lokalen Symptome — in wie geringem Maße werden wir gleich noch hören —, nicht für den tödlichen Halsmarktetanus, den wir ja in erster Linie bekämpfen wollen. Wir müssen uns, wenn wir überhaupt eine rationelle Serumtherapie treiben wollen, den Zustand der Giftverteilung klarmachen, der in dem Augenblick existiert, in welchem die ersten Symptome des Tetanus auftreten. Erst dann kann ja von einer Behandlung die Rede sein. Sobald die ersten Spannungen, gewöhnlich in der Kiefermuskulatur, bemerkbar werden, ist bereits die Medulla vergiftet, das Gift verankert. Können wir dieses aus den vergifteten Zellen durch Antitoxin herausreißen? Man spricht zwar davon, daß bei sehr großen Dosen eine solche Entfernung des Giftes möglich wäre. Aber alle Tierversuche früherer und neuerer Zeit (GOTTLIEB und FREUND) zeigen unerbittlich, daß die einmal vorhandenen Vergiftungssymptome nicht wieder zum Schwinden zu bringen sind. Die Hoffnung, durch noch so große Dosen Antitoxin die einmal vergifteten Zellen zu retten, ist trügerisch. Die Antitoxinbehandlung kann also nur den Zweck haben, die weitere Vergiftung zu verhindern. Leider sagen uns die ersten Symptome nichts darüber aus, wie konzentriert die Toxinmenge ist, welche die Ganglienzellen umspült, wie schnell die Vergiftung fortschreiten wird. Der sicherste Weg wäre, Antitoxin in das verlängerte Mark selbst, und zwar möglichst in die Piamaschen zu bringen. Er würde jedenfalls noch wirksamer sein, wie die von GOTTLIEB und FREUND auf Grund ihrer Tierversuche empfohlene intralumbale Seruminjektion, bei denen sie Tiere noch retteten, die bei intravenöser Anwendung des Toxins verloren waren. Theoretisch wäre die antitoxische Behandlung der Medulla das einzig Empfehlenswerte. Nur die Gefährlichkeit des Eingriffes kann uns davon abhalten. Die zu injizierende Menge könnte sehr gering sein und doch genügen, um alles etwa vorhandene Gift im verlängerten Mark und oberen Halsmark zu neutralisieren. Solange man vor diesem Eingriff zurückscheut, bleibt nur ein zweites Mittel, die Neutralisierung alles noch im Körper vorhandenen Giftes auf dem Blutwege, d. h. die subkutane, oder besser intravenöse, Injektion, damit das Antitoxin so schnell wie möglich zum Halsmark gelangt. Dazu genügen die bekannten 10 oder 20 ccm. Erhält der Kranke dieselbe Dosis auch noch subdural, bei lumbaler Injektion unter gleichzeitiger Tiefenlagerung der Halsgegend, so ist alles geschehen, was geschehen kann.

Helfen diese 20 ccm oder zusammengenommen 40 ccm nichts, so ist der Kranke durch Antitoxintherapie überhaupt nicht zu retten. War die Vergiftung in der Zeit der Antitoxininjektion noch nicht so schwer, daß der Tod erfolgen mußte, so wird der Kranke durchkommen. War sie um diese Zeit bereits bis zur tödlichen Bindungsmenge vorgeschritten, oder schritt sie bis zum Eintreffen der ersten Antitoxineinheiten so weit vor, so wird der Betreffende sterben, gleichgültig, wieviel Antitoxin noch weiter eingespritzt wird. Dieses trifft überhaupt nicht mehr auf reaktionsfähige Substanzen. Die tödliche Bindungsmenge ist natürlich keine konstante, da ja der Tod an Tetanus von Komplikationen abhängig ist, auf die aber gleichfalls die Menge des antitoxischen Serums keinen Einfluß hat. Wir kommen also auf Grund experimenteller Erfahrungen und theoretischer Vorstellungen zu einer vollkommenen Verwerfung der Therapie mit großen Serumdosen. Vielmehr genügen 20 ccm Antitoxin intravenös und 20 ccm intralumbal. Ob nicht auch die reine intralumbale Injektion von 20 ccm genügen würde, um alles Gift aufzufangen, muß noch dahingestellt bleiben. Solange wir das nicht wissen, muß die intravenöse Injektion unbedingt stattfinden. Auch diese Injektionen wirken nicht therapeutisch, sondern nur prophylaktisch gegen eine Steigerung der bereits vorhandenen Vergiftung. Von letzterer allein (und den etwaigen Komplikationen) hängt es ab, ob der Patient durchkommt oder nicht. Diese sog. sekundäre Prophylaxe kann natürlich nur dann wirksam sein, wenn sie bei allererstem Beginn der Symptome angewandt wird. Hat sich der Tetanus schon zur schweren Form entwickelt, so ist auch sie so gut wie wertlos, da die bestehende Vergiftung schon zu weit vorgeschritten zu sein pflegt.

Die Tatsache, daß selbst bei Anwendung riesenhafter Dosen so gut wie gar keine Beeinflussung schwerer Fälle von Tetanus zu erzielen ist, beweist nur, daß diese Serumtherapie auch in den leichten Fällen nur eine scheinbare Wirkung ausübt. Schwerer und leichter Verlauf der Fälle hängt nicht von genügender und ungenügender Antitoxintherapie, sondern ausschließlich von der Art der Vergiftung ab. Die schnell eintretenden Vergiftungen sind durchschnittlich auch die schwereren. Sie gehen trotz aller Therapie zugrunde. Die erst spät bemerkbar werdenden Vergiftungen sind die leichteren und kommen mit und ohne Therapie gleich häufig durch. Ich selbst entsinne mich keines früh aufgetretenen Tetanusfalles, in welchem die Therapie mit noch so hohen Antitoxindosen bei noch so verschiedener Anwendung irgendeinen wirklichen Erfolg aufgewiesen hätte.

Auf die Therapie mit Narkotika usw. gehe ich nicht ein, ohne sie haben mit der Pathogenese und Ätiologie des Tetanus nichts zu tun. Jedenfalls sind alle Mittel, welche die schweren Muskelkrämpfe verhindern oder mildern können, schon deswegen zu begrüßen, weil sie eine Entlastung des Kreislaufs und damit auch des Herzens herbeiführen, und das sind die gefährdeten Organe beim Tetanus.

Bei solchen trüben Aussichten der Rettung einer bereits erkennbaren Tetanusvergiftung muß das ganze Bestreben darauf gerichtet sein, dieser Vergiftung überhaupt zuvorzukommen. Es blieb nichts anderes übrig als die primäre prophylaktische Impfung aller Verletzten überhaupt. Es ist eine allgemein bekannte Tatsache, daß diese Prophylaxe Wunder gewirkt hat. Die Hauptsache war, daß die Einspritzung des Serums so früh wie möglich stattfand, nämlich vor dem Zeitabschnitt, in welchem die Überwanderung der etwa von den Bazillen gebildeten Giftes in die Blutbahn stattfand. Das Serum muß das Gift sozusagen abfangen. Wie schnell wird aber das Gift gebildet und bis wann ist es in den Körper übergetreten? Das läßt sich nur aus den klinischen Beobachtungen heraus beurteilen. In der Regel treten die Symptome des Tetanus nicht vor dem 3. Tage auf. Seltener schon am 2. Tage, ganz selten am Ende des 1. Tages. Man muß also, wenn man ganz sicher will, mit einer Spanne Zeit von etwa 12 Stunden rechnen, da ja noch die Zeit zwischen Übertritt des Giftes in die Blutbahn und wirksamer Verankerung des Giftes in die Ganglienzellen des Halsmarkes abgezogen werden muß. Innerhalb dieser ersten 12 Stunden nach der Verletzung sollte die schützende Seruminjektion stattfinden, wenn sie auf jeden Fall wirksam sein will. Je später sie stattfindet, um so unsicherer wird ihr Erfolg. Das Gift, was bis zu Augenblick der Serumeinspritzung schon bis zu den Ganglienzellen gelangt und von ihnen aufgenommen worden ist, wird von dem Serum nicht mehr neutralisiert. Die Folgen dieser zellulären Vergiftung können dann trotz der Schutzimpfung später erkennbar werden. Man könnte nach dem Zeitintervall, welches zwischen prophylaktischer Seruminjektion bei einem noch anscheinend Gesunden und dem Auftreten des Tetanus, trotz der Injektion, liegt, die sog. Inkubationszeit des Tetanusgiftes im Zellkörper ungefähr berechnen. Allerdings nur ungefähr. Denn es vergeht noch eine gewisse Zeit, bis das Antitoxin über den Blutweg bis zu dem bereits in den Nerven- und Rücken-

markscheiden vorhandenen Gift gelangt ist. Dieses Gift wird aber inzwischen auch noch aufgenommen und wirksam. Doch kann es sich da nur um ganz kurze Zeitintervalle handeln. Es
fehlen mir die klinischen Unterlagen, um eine solche Berechnung auszuführen. Man müßte die
Fälle sammeln, in denen trotz Seruminjektion der Tetanus noch am selben oder an einem der gleich
folgenden Tagen ausgebrochen ist. Man muß natürlich solche Fälle ausschalten, bei welchen der
Mißerfolg nicht auf verspätete, sonst kunstgerechte Injektion des Heilserums zurückgeführt werden
muß, sondern wo Fehlinjektionen vorliegen, oder wo die Injektion fälschlicherweise als vorgenommen
angegeben wird, während es sich um ganz andere Arten von Injektionen (Morphium, Gasödemserum)
handelte. Ich sah solche Mißerfolge, z. B. vor Verdun, besonders in den schweren Kampfzeiten,
wo die Verwundeten sich oft erst sehr spät bis zu dem Sanitätsunterstand schleppten und entsprechend
spät (2. oder gar 3. Tag nach der Verwundung) gespritzt werden konnten. Aber trotzdem
blieben Fälle übrig, wo bei anscheinend rechtzeitiger Injektion am 1. Tage der Tetanus bald
danach ausbrach. Soweit ich selbst sah, verliefen sie milde, nur ganz selten tödlich. Wenn hier
nicht doch irgendein Versehen bei der Injektion oder ein schlechtes Antitoxin vorlag — Nummer
und Herkunft des Antitoxin konnte leider in diesen Fällen nicht mehr festgestellt werden —, so
müßte man an eine ganz besonders schnelle Giftbildung im Körper denken, wie sie ausnahmsweise
vorkommen kann, oder eine besondere Art von Tetanusgiftbildung annehmen, auf welche das
Antitoxin nicht genügend eingestellt ist, oder endlich an eine besondere Form der Verletzung denken,
welche die Aufnahmefähigkeit für das Gift besonders steigert. Ich habe schon oben ausgeführt, daß
direkte Verletzungen größerer Nervenstämme nicht als solche Prädispositionen aufgefaßt werden dürfen.
Auch sonst fand ich in solchen Fällen nichts, was vom anatomischen Standpunkt aus als bemerkenswert zu bezeichnen gewesen wäre. Restlos werden nicht alle Fälle bei dem Mangel an genügender
Unterlage geklärt werden können. Sie bilden aber nur die bekannten Ausnahmen zu der Erfahrung,
daß man mit der prophylaktischen Seruminjektion das Auftreten des Tetanus so gut wie sicher
verhindern kann.

Eine gewisse Schwierigkeit bereiteten die Fälle von sog. Spättetanus. Daß
solche vorkommen, ist bekannt. Auch in diesem Kriege wurde mehrfach darüber
berichtet, darunter über Zeitintervalle von vielen Monaten. Sie lassen sich unschwer,
ebenso wie die Spätfälle von Gasödem, damit erklären, daß die Tetanusbazillen bis
dahin sozusagen geschlummert haben, und nun infolge irgendeines Traumas, welches
eine Umstimmung des Fremdkörperbettes — denn meist lag ein Fremdkörper vor —
mit sich brachte, zum Auskeimen und zur Giftbildung veranlaßt wurden. Wenn solche
Beobachtungen an sich ebensowenig verwunderlich sind, wie diejenigen über das Aufflackern einer latenten Phthise, so mußten doch Fälle stutzig machen, wo nach rechtzeitiger Einspritzung von Heilserum doch noch Spättetanus eintrat. Soweit mir
bekannt, ist der früheste Tag, an welchem das verspätete Auftreten des Tetanus nach
Schutzseruminjektion beobachtet wurde, der siebente gewesen. Meistens liegen die
Fälle später, vielfach Wochen nach der Verletzung. Um diese Fälle richtig zu verstehen, muß man das Schicksal des Antitoxins im menschlichen Körper
kennen. Bis zum Kriege lag nur eine Beobachtung von BEHRING selbst vor. ROBERTSON
und ich haben in eigenen Versuchen an mit Schutzserum gespritzten Soldaten diese
Angaben bestätigen und genauer formulieren können. Wir fanden, daß nach etwa
15 Tagen das Antitoxin so gut wie ganz aus dem Blut der gespritzten Soldaten
geschwunden war. Ob ausgeschieden oder zerstört, haben wir nicht festgestellt.
Rechnet man damit, daß etwa 10 ccm nötig sind, um große Giftmengen zu neutralisieren, und nimmt man eine ziemlich gleichmäßige Ausscheidung oder Zerstörung
an, so ist es klar, daß nach dem 7. Tage nicht mehr eine für alle Toxinquantitäten
genügend große Menge Antitoxin im Blute vorhanden ist. Überlegt man sich andererseits, daß, wie die Beobachtung von Spättetanus bei Gespritzten lehren, die Tetanusbazillen durch das Antitoxin in ihrer Lebensfähigkeit nicht beeinträchtigt werden,
sondern sich ruhig entwickeln und Gift produzieren können, so ist es klar, daß der
Schutz des Antitoxins nur ein vorübergehender, aber kein dauernder sein kann. Nur
während der ersten 7—8 Tage neutralisiert das Antitoxin das im Körper
gebildete Toxin genügend, dann nur noch unsicher oder gar nicht. So
müßte man eigentlich annehmen, daß in der Mehrzahl der Fälle von Steckschüssen

der Tetanus noch am 8. Tage oder später ausbricht. Wenn er das nicht tut, so geschieht das nur deswegen, weil inzwischen der Fremdkörper samt Tetanusbazillen und Giftdepot von einer Kapsel undurchdringlichen Granulationsgewebes umgeben worden ist*). Nur wenn diese Schutzhülle durch einen operativen Eingriff, durch ein Trauma des Transportes oder des Verbandwechsels durchbrochen wird, muß die Giftwirkung eintreten, dann aber auch mit besonderer Schwere, weil sich inzwischen viel Gift hat bilden können, welches nun auf einmal in kürzester Zeit in den Körper übertritt und diesen in einer Konzentration überschüttet, wie wir es unter gewöhnlichen Verhältnissen gar nicht zu sehen gewohnt sind. Deshalb sterben diese Fälle auch in so unheimlich kurzer Zeit, sind alle von besonderer Schwere. Der ursprünglich durch das Heilserum ausgeübte Schutz wird jetzt zum Verderben. Gegen diese Spätfälle von Tetanus bei rechtzeitig Geimpften gibt es nur eine Rettung, nämlich die Wiedereinspritzung von 20 ccm von Antitoxin bei allen Patienten, bei denen nach dem 7. Tage eine Operation wegen Steckschuß oder wegen komplizierter Wundverhältnisse überhaupt vorgenommen wird, oder welche einem schwierigen Transport bzw. Verbandwechsel ausgesetzt werden sollen.

Damit hätten wir die Pathogenese, soweit sie sich heute deuten läßt, klargelegt. Wir wenden uns nun zur pathologischen Anatomie. Im Mittelpunkt des Interesses stehen Gehirn und Rückenmark.

Ich habe versucht, ein größeres Material von Tetanusfällen zu sammeln. Ein Teil desselben wurde von Herrn Dr. Reinhold eingehender untersucht. Diese Untersuchungen sind aber noch nicht abgeschlossen. Die Deutung der Befunde stößt deswegen auf so große Schwierigkeiten, weil nur bei einem tadellos konservierten Vergleichsmaterial an normalen Präparaten die pathologische Bedeutung der gefundenen auffälligen Merkmale erkannt werden kann, wobei noch die kadaverösen Veränderungen auszuschließen sind. Bedenkt man, daß bei der Fülle der verschiedenen Nervenkerne in der Brücke und im verlängerten Mark, auf die es hauptsächlich ankommt, die allerverschiedensten Ganglienzellenstrukturen gefunden werden und wohl auseinandergehalten und für sich wieder mit normalen Präparaten verglichen werden müssen, so wird man die Vorsicht des Urteils verstehen. Trotz aller Bedenken muß ich aber in Übereinstimmung mit älteren Angaben (insbesondere Goldscheider u. Flatau, Nissl) und der neuesten Autoren auf diesem Gebiete (Getzowa, daselbst auch Literatur) zugeben, daß beim menschlichen Tetanus sehr schwere Veränderungen der Ganglienzellen, zumal der motorischen Kerne (Hypoglossus, Fazialis, Vorderhornzellen), gefunden werden, die sich in Schwellung, Zerbröckelung, Zerstiebung der Tigroidschollen, in veränderter Färbbarkeit des Kernsaftes mit körnigen Niederschlägen, Schwellung oder Schrumpfung des Kernkörperchens, Verdrängung des Kernes selbst äußern. Diese Befunde sind aber, was ich besonders hervorheben muß, in ein und demselben Falle sehr wechselnde, ganz verschieden in den verschiedenen Zellgruppen ein und desselben Vorderhorns usf. Wie dieser Wechsel auch an Ganglienzellen derselben Kernart in verschiedenen Segmenten des Rückenmarks zu erklären ist, vermag ich nicht zu sagen.

Die Nekrosen, sowie die Wucherungen der Gliazellen, die Getzowa freilich in erster Linie für die Fälle von Tetanus mit Magnesiumsulfatbehandlung beschreibt, sahen wir an unserem reinen Material nicht.

Bemerkenswert ist das oft hochgradige Ödem der Rückenmarkspia, welches sich auch in das Rückenmark hinein erstreckt. Wir gewannen den Eindruck, daß es mitbedingt sei durch die Zirkulationsstörungen, welche bei langdauernder und wiederholter Anspannung der Längsmuskulatur des Rückens durch Kompression der Venen entstehen müssen.

Die übrigen Organbefunde sind weniger wichtig. Immerhin gibt es einige Merkmale, deren richtige Einschätzung uns erst die Erfahrungen des Krieges ermöglicht haben. Vorher will ich kurz die Leichenveränderungen anführen. In der Regel ist die Totenstarre ganz besonders ausgeprägt. Auch das Herz zeigt starke Totenstarre. Das Blutgerinnungsbild im Herzen ist normal. Die Fäulniserscheinungen treten nicht später als bei dem Durchschnitt der Leichen ein. Die stärkere Auftreibung der Därme durch Gas, auf die Monckeberg als etwas besonders Eigentümliches hinwies,

---

*) s. auch S. 545.

kann ich mit BAUMGARTEN nicht als etwas Besonderes anerkennen. Sie ist, wie die früh sezierten Fälle zeigen, auch beim Tetanus nur eine Leichenveränderung, die aber mit der Giftwirkung nichts zu tun hat. Auch sonst wüßte ich nichts, was unter den Leichenerscheinungen auffiele.

Als wichtigste pathologische Veränderung ist die wachsige Entartung der Skelettmuskulatur zu nennen. Sie findet sich nach. meinen Erfahrungen hauptsächlich am Rectus abdominis, nach M. B. SCHMIDT auch an den Obliqui, nach meinen und anderer Autoren Erfahrungen weiterhin am Ileopsoas, endlich auch an den Sternocleidomastoidei und an dem Zwerchfell.

Über die Ursache dieser wachsigen Entartung, die histologisch ganz mit derjenigen beim Typhus, bei der Ruhr, Influenza, bei den Kampfgasvergiftungen usw. übereinstimmt, ist es schwer, ein abschließendes Urteil zu fällen. Die letzte Ursache ist die Anämie. Wie aber kommt diese zustande, durch Druck allein, oder durch Gefäßsperre, und ist letztere erst wieder die Folge einer besonderen Spannung der Bauchdecken oder vasomotorisch bedingt? Daß der Druck von Bedeutung ist, geht daraus hervor, daß gerade die Stellen des Rektus, welche die Rippenbögen überqueren, und beim tetanischen Anfall über diese weggespannt werden, am häufigsten beteiligt sind. Ferner sind es die zwischen den Inscriptiones tendineae gelegenen Muskelbäuche und das Ansatzgebiet oberhalb der Schamfuge, welche prädisponiert sind. Dann ist zu nennen die zentrale Partie des Psoas, dort wo dieser die Linea innominata überschreitet. Ob wirklich die hier vorliegenden Druckwirkungen, beim Rektus der quere Zug an den Faszien ausschlaggebend sind, oder ob Sperrungen an den Eintritts- oder Durchtrittspforten der Gefäße mitwirken, läßt sich schwer sagen. An eine toxische Wirkung allein, oder auch nur in vorherrschendem Maße, möchte ich bei der eigenartigen Lokalisation der wachsigen Entartung nicht glauben. Bei den Darm- und Lungenerkrankungen, welche mit wachsiger Entartung der Bauchmuskeln verbunden sind, kommen gleichfalls die mechanischen Momente bei der starken Inanspruchnahme der Atmungs- und Defäkationsmuskulatur in Betracht.

Vielfach sind die wachsigen Entartungen mit Blutungen vereinigt. Zweifellos sind kleinere und größere. Einrisse der Muskulatur und der zugehörigen Gefäße die Quelle dieser Blutungen. Gelegentlich sieht man große Hämatome an der ganzen vorderen Bauch- und an der Beckenwand.

Die zweitwichtigsten Veränderungen weisen die Atmungsorgane auf. Neben allen Formen der Bronchitis und der Schluckpneumonie finden sich aber auch Fälle, in denen an der Lunge gar nichts zu finden ist. Der Tod beim Tetanus braucht also kein Lungentod zu sein, er kann auch als Gehirntod eintreten. Die Milz ist, wie beim Gasödem, von normaler Größe und Beschaffenheit, wenn keine besonderen Komplikationen vorliegen.

In diesen Komplikationen wollen GHON und ROMAN bei einem gewissen Prozentsatz der Tetanusfälle die eigentliche Todesursache sehen. Nun spielt ja die Mischinfektion der Wunde beim Tetanus zweifellos eine Rolle. Einmal in dem Sinne, daß die gleichzeitige Infektion mit Aerobiern und Anaerobiern (Versuche von V. HIBLER), oder die Gifte der Ödembazillen (TULLOCK) das Angehen der Tetanusinfektion begünstigen können. Ich sah einen Fall, wo nach erfolgreicher Amputation wegen Gasbrand der Tod an schnell auftretendem Tetanus erfolgte. Andererseits erzeugen die Wundinfektionen auch mehr oder weniger septische Zustände, die sich in den mehrfach gefundenen weichen Milztumoren äußern. GHON und ROMAN bringen auch bakteriologische Beweise dafür. Sie fanden neben Proteus, Streptococcus pyogenes, Bacillus pyocyaneus auch anaerobe Bakterien, die sie mit dem Ghon-Sachsschen Bazillus identifizieren. An einem recht großen Material von 142 Tetanusfällen konnte SPIEGEL jedoch zeigen, daß solche septischen Zustände wohl in einzelnen Fällen den Tod beschleunigen können, daß aber die Lungeninfektion die eigentliche und wichtigste Todesursache ist, soweit es sich nicht um reine Fälle von Tetanustod handelt, die nach unserem Material weit häufiger sind, als GHON und ROMAN auf Grund ihrer Beobachtungen annehmen mußten[*]). Wieweit die Fieberkurven bei Tetanuskranken auf die Lungeninfektion, wieweit auf die Mischinfektion der Wunden, wieweit auf den Tetanus selbst zurückzuführen sind, kann ich bei dem Mangel an klinischen Notizen bei der Mehrzahl der sezierten Fälle nicht beurteilen[**]). Unsere Befunde stimmen mit den sorgfältigen klinischen Beobachtungen von PRIBRAM überein. Er sah von 23 Patienten 11

---

[*]) Auch BAUMGARTEN sah keine septischen oder pyämischen Allgemeininfektionen.
[**]) Über Fieber bei reinem Tetanus s. ROSE in dem Handb. d. allgem. u. spez. Chirurgie von PITHA u. BILLROTH I. 1869—74.

rein pneumonisch zugrunde gehen. FRANZ beobachtete bei 32 Obduktionen 12 mal konfluierende Lobulärpneumonien, 14 mal Schluckpneumonien. In unserem Material von 142 Fällen wurde 69 mal Bronchopneumonie festgestellt.

Neben der Pneumonie beherrscht der reine Herztod das Bild. Er ist in jenen Fällen anzunehmen, wo eine Pneumonie fehlt, auch keine septische Allgemeininfektion besteht, also das Bild des reinen Tetanus vorliegt. PRIBRAM glaubt an eine toxische Herzmuskelschädigung, wie sie sich in einer parenchymatösen fettigen Degeneration des Herzmuskels widerspiegeln soll. Von einer solchen regelmäßig vorkommenden Deneration habe ich mich in meinen Fällen nicht überzeugen können. Die Verfettung des Herzmuskels ist von so vielen Faktoren (Ernährung, Kreislaufstörungen) abhängig, daß sie, wie ich schon oft betont habe, nicht als Ursache der Herzschwäche in Betracht kommen kann. Trotzdem kann das Herz, auch wenn es gar keine makro- oder mikroskopischen Veränderungen aufweist, an toxischer Schädigung zugrunde gegangen sein. Gewöhnlich aber versagt das Herz wegen der zu starken Belastung, welche die schweren Muskelkrämpfe für den Kreislauf bedeuten. Daß dieses Erlahmen bei Glottis- und Zwerchfellkrämpfen besonders leicht, ja förmlich akut eintreten kann, erscheint begreiflich. Der pathologische Anatom kann dem Leichenherzen dieses Versagen nicht ansehen oder anfühlen. In der Regel ist bei der Leichenöffnung das Herz in starker Totenstarre. Auf die Erschwerung der Zirkulation sind auch die gelegentlich zu findenden Blutungen der serösen Häute zurückzuführen, die PRIBRAM, neben den Bildern der allgemeinen Stauung, als wichtige Symptome für den Zwerchfell- und Glottiskrampf wertet. Wieweit unter der Einwirkung des Glottiskrampfes echte Erstickung vorkommt, ist anatomisch schwer zu entscheiden. Das Blut zeigt immer Gerinnungserscheinungen, also nicht den Befund wie bei akuter Erstickung.

An den Drüsen mit innerer Sekretion, Nebenniere, Thymus, Schilddrüse, Hypophyse, Epithelkörperchen, ist nichts Besonderes zu finden. Die Hoden zeigen die wechselnden von anderen Verhältnissen abhängigen Störungen der Spermatogenese oder sind normal. So sind die Sektionsergebnisse etwas dürftige. Ein Punkt verdient noch besondere Besprechung. WEICHSELBAUM glaubte in einer lymphatischen Diathese eine besondere Disposition für den tödlichen Ausgang der Tetanusinfektion gefunden zu haben. Ich habe im Kriege möglichst genau darauf geachtet, habe mich aber von der Richtigkeit dieser Annahme nicht überzeugen können. SPIEGEL hat aus dem Freiburger Material die betreffenden Beobachtungen zusammengestellt. Unter 51 tödlichen Fällen fand er nur 3 mal einen Status lymphaticus, 3 mal einen Status thymico-lymphaticus. In den übrigen 41 Fällen war nichts von lymphatischer Diathese zu finden. Ebensowenig konnte ein Zusammenhang zwischen tödlichen Tetanuserkrankungen und Schilddrüsenentartungen (MÖNCKEBERG) festgestellt werden. Auch BAUMGARTEN lehnt das ab. Erwähnung verdienen noch die subserösen, wohl mit den Erstickungsanfällen in Verbindung zu bringenden Blutungen an den serösen Häuten. Dagegen vermißte ich in meinem Material die subendokardialen Blutungen, die RIBBERT gefunden haben will. Ich weiß nicht, wie umfangreich das Material von RIBBERT gewesen ist und ob nicht der Zufall oder Nebenursachen (schwere Blutverluste) eine Rolle gespielt haben.

Zu der seitens der Kliniker und Pharmakologen eifrigst diskutierten Frage über die Bedeutung der sog. Muskelstarre bei der Tetanusvergiftung vermag ich als pathologischer Anatom auf Grund des Sektionsmaterials keine Stellung zu nehmen.

4. Die von der Wunde unabhängigen komplizierenden Infektionen.

Neben den von den Wunden ausgehenden oder durch die Art der Verwundung direkt bedingten Infektionen spielen die davon unabhängigen Infektionen der Luft-, Harn- und Verdauungswege eine nicht zu unterschätzende Rolle. Auch sie bieten gegenüber den Erfahrungen des Friedens nichts Neues, und ich könnte sie hier mit Stillschweigen übergehen, wenn sich nicht bezüglich der Pathogenese einige Streitfragen ergeben hätten. Daß die bei schweren Verletzungen des Schädels so häufig auftretenden Lungenentzündungen auf Aspiration zurückzuführen sind, ist allgemein angenommen. Dagegen wird behauptet, daß die Bronchopneumonien bei Tetanus, vielleicht auch bei Gasödem und bei sonstigen schweren Wundinfektionen, metastatisch, d. h. hämatogen, entstehen und damit spezifischer Natur sind (PRIBRAM). Man glaubt ja vielfach das gleiche für die Pneumonie beim Typhus annehmen zu müssen. Ich habe durch Herrn Dr. BERTEZ eine große Zahl von Lungenentzündungen bei Tetanus, Typhus, Gasödemen, Schußphlegmonen usw. genau bakterioskopisch untersuchen lassen. Dabei hat sich herausgestellt, daß, von ganz wenigen septikopyämischen Fällen abgesehen, nur bronchogene Infektionen mit nichtspezifischen Bakterien vorlagen. Man konnte den Weg der Aspiration beim Tetanus, Gasödem, Typhus usw. förmlich im mikroskopischen Bilde verfolgen. Dabei zeigte sich, daß die Bakteriengemische der Bronchien in den Bronchioli respiratorii förmlich abgefiltert werden. Die Streptokokken und verschiedenen Bazillenarten bleiben in der Regel liegen, während die Pneumokokken leichter bis in das Alveolargangsystem gelangen. Nur bei sehr massiven Aspirationen erfolgen diese direkt bis in das respirierende Gewebe hinein. Eine hämatogene Infektion der Lungen durch Typhusbazillen, Tetanusbazillen, Gasödembazillen usw. muß ich ausschließen, wenn ich von den seltenen, von mir nicht beobachteten typhösen Abszessen absehe.

Eine andere Frage ist die der Darminfektion, besonders der sog. septischen Dickdarmruhr bei Schwerverletzten. Auch hier denkt man neben der deszendierenden Infektion, welche ja die größte Wahrscheinlichkeit für sich hat, an hämatogene oder auch an aszendierende Infektion. Für die hämatogene Entstehung waren gar keine Anhaltspunkte zu gewinnen; dagegen legen nach GRAFF die vorwiegende Lokalisation im Mastdarm, die häufige Kombination mit schwer infizierten Oberschenkelschüssen und den komplizierten Verbänden den Gedanken an eine vom Anus aufwärtssteigende Infektion sehr nahe. Zweifellos ist dieser Hinweis zu beachten. Leider fehlt es an genügenden bakteriologischen Untersuchungen.

Literatur*).

Wegen der Gasödemliteratur siehe HERMANN COENEN: „Der Gasbrand" (erschienen 1919, Springer-Berlin).

[1]) ASCHOFF, L., u. ROBERTSON, H. E., Über die „Fibrillentheorie" und andere Fragen der Toxin- und Antitoxinwanderung beim Tetanus. Med. Klin. 1915 Nr. 26/27.

[2]) v. BAUMGARTEN, P., Kriegspathologische Mitteilungen. M. Med. W. 1918 Nr. 7 S. 175—178 und Nr. 8 S. 212—216.

[3]) BORST, MAX, Pathol.-anat. Erfahrungen über Kriegsverletzungen. Sammlung klinischer Vorträge, Chirurgie Nr. 201/735, 1917.

[4]) BULLOCK, W. E., u. CRAMER, W., On the mechanism of bacterial infections, with special reference to gas grangrene. Investigations of the Imperial Cancer Research Found VI. 1919.

[5]) COENEN, HERMANN, Der Gasbrand. 1919. Springer-Berlin.

[6]) CRAMER, W., Observations of the functional activity of the suprarenal gland in health, and in disease. Sixth Scientific Report of the Imperial Cancer Research Found. 1919.

[7]) DIETRICH, Die Nebenniere bei den Wundinfektionskrankheiten. Zbl. f. Pathol. 29 S. 169. 1918.

[8]) FRAENKEL, EUGEN, Über die Reinzüchtung der Krankheitserreger des malignen Ödems und Gasbrandes aus infizierten Wunden. Zentralblatt für Bakteriologie, Parasitenkunde und Infektionskrankheiten, I. Abtlg. 81. Bd. (Originale) 1918.

[9]) FRAENKEL, EUGEN, u. ZEISSLER, JOH., Die Differenzierung pathogener Anaerobier. M. Med. W. 1919 Nr. 2 S. 19.

[10]) GETZOWA, SOPHIE, Über das Rückenmark beim menschlichen Tetanus mit und ohne Magnesiumsulfatbehandlung und über Amitosen im zentralen Nervensystem. Frankf. Zeitschr. f. Pathol. Bd. 21. 1918. S. 366.

[11]) GHON u. ROMAN, Über Misch- und Sekundärinfektion bei Tetanus traumaticus. Das österr. Sanitätswesen 27 Nr. 11. 1915.

[12]) GOTTLIEB, R., u. FREUND, H., Experimentelle Studien zur Serumtherapie des Tetanus. M. Med. W. 1916 Nr. 21 S. 741.

---

*) Die nach der ersten Korrektur der Bogen erschienene bzw. mir zugänglich gewordene englisch-amerikanische Literatur (Journal of Pathology and Bacteriol. Vol. XXIII Nr. 3, The Imperial Cancer Research Found VI Report, Studies of the Rockfeller Institute Vol. XXVII, 1917, ff.) konnte nicht mehr berücksichtigt werden. Ebenso leider nicht die wichtige, einen Ausgleich der widerstrebenden Meinungen herbeiführende Arbeit von ZEISSLER (Menschliche Wundinfektion und Tierseuchen. Berlin, Schoetz 1920).

[12]) JECKL, EUGEN, Wundsekretuntersuchungen im Kriege. Wien. Klin. W. 1920 Nr. 9.
[14]) KLIENEBERGER, OTTO, Klinische Erfahrungen über Tetanus auf dem westlichen Kriegsschauplatz. Berl. Klin. W. 1915 Nr. 32.
[15]) KLOSE, F., Bakteriologische und serologische Untersuchungen mit einem zur Gruppe der Gasödembazillen gehörenden Anaerobier. Zeitschr. f. Hygiene und Infekt.-Krankheiten. Bd. LXXXVI.
[16]) — Der Rauschbrand und verwandte Erkrankungen der Tiere. Berl. Klin. W. 1919 Nr. 13 S. 292.
[17]) KREUTER, Die moderne Behandlung ·des Tetanus. Beiträge zur Klinik der Infektionskrankheiten und zur Immunitätsforschung. 1916.
[18]) KRONIG, WERNER, Amyloid- und Tuberkulosestatistik im Kriege. Diss. med. Freiburg 1919.
[19]) KOMMELL, Wundinfektion, insbesondere Wundstarrkrampf und Gasbrand (Verhütung durch primäre Wundversorgung). Bruns Beitr. z. klin. Chir. Bd. XCVI H. 4 (Kriegschir. Bd. I H. 4).
[20]) — Die Erfolge der Schutzimpfung gegen Wundstarrkrampf. Berl. Klin. W. 1916 Nr. 16.
[21]) LOESER, Latente Infektion. D. Med. W. 1919 Nr. 2.
[22]) MADELUNG, Über Tetanus bei Kriegsverwundeten. Straßb. Med. Ztg. 1914. H. 12.
[23]) MELCHIOR u. ROSENTHAL, Über das Resorptionsvermögen des Granulationsgewebes. Berl. Klin. W. 1920 Nr. 13.
[24]) MEYER, HANS H., Über Tetanus. Mediz. Feldblätter der X. Armee v. 15. September 1917 Nr. 22.
[25]) MEYER, OSKAR, u. WOLFF, ELLA, Die Amyloidosefrage. Med. Klin. 1919 Nr. 23·
[26]) NATONEK, DESIDER, Der nicht traumatische Tetanus. Zbl. für die Grenzgebiete der Medizin und Chirurgie 1913, Bd. 17 Nr. 1/3.
[27]) NAUWERCK, Gasbrand (malignes Ödem) nach subkutaner Injektion. M. Med. W. 1918 Nr. 34 S. 945/946.
[28]) PRIBRAM, B. O., Klinische und theurapeutische Erfahrungen über den Tetanus. Berl. Klin. W. Nr. 33—35 (1915).
[29]) ROBERTSON, M., Serological groupings of vibrion septique and their relation to the production of toxin. The Journal of Pathology & Bacteriology 1920 XXIII Nr. 2. ·
[30]) ROSSLE, R., Bedeutung und Ergebnisse der Kriegspathologie. Jahreskurse für ärztliche Fortbildung, Januarheft 1919: Allgemeine Pathologie und pathol. Anatomie.
[31]) SCHMIDT, M. B., Kriegspathologische Demonstrationen. Tetanus. Sitzungsberichte der physikal.-mediz. Gesellschaft zu Würzburg. Jahrg. 1915.
[32]) SCHMINCKE, ALEXANDER, Die Kriegserkrankungen der quergestreiften Muskulatur. Sammlung klinischer Vorträge, Innere Medizin 1918 Nr. 253/254.
[33]) SIMMONDS, Studies in Bacillus Welchii with special reference to classification and to its relation to diarrhea. Monograph of the Rockefeller Institute for Medical Research, 1915, Number 5, September 27.
[34]) STRAUB, WALTHER, Toxikologische Untersuchung des M. Fickerschen Gasödemtoxins und Antitoxins. M. Med. W. 1919 H. 4 S. 89.
[35]) TEUTSCHLANDER, OTTO, Spättetanus nach frühzeitiger prophylaktischer A-T-Injektion. D. Med. W. 1915 Nr. 49.
[36]) TULLOCK, British medical Journal, Juni 1. 1918 (Zitat nach BULLOCK u. CRAMER).
[37]) WEINBERG u. SÉGUIN, La gangrène gazeuse. Monographie de l'Institut Pasteur, Paris, Masson 1918.
[38]) WEINERT, A., Wund- und Narbendiphtherie. M. Med. W. 1919 Nr. 9 S. 235—239.
[39]) WOLFSOHN, Zur Lehre von der ruhenden Infektion. Med. Klin. W. 1920 Nr. 27.
[40]) WIETING, Wunddiphtherie und Hospitalbrand. M. Med. W. 1920 Nr. 9 S. 262.
[41]) ZEISSLER, JOHANNES, Zur Züchtung des Bacillus phlegmonis emphysematosae Eugen Fraenkel. D. Med. W. 1917 Nr. 28.
[42]) — · Über die Reinzüchtung pathogener Anaerobier (Fraenkelscher Gasbazillus, Bazillen des malignen Ödems). Zeitschr. f. Hyg. u. Infektionskrankheiten, Bd. LXXXVI, Jahrg. 8.
[43]) — Der Rauschbrand und verwandte Erkrankungen der Tiere. Berl. Klin. W. 1919 Nr. 5 S. 107.

B. Komplikationen anderer Art, besonders durch Kreislaufstörung.

Von Prof. Dr. ROBERT RÖSSLE in Jena.
Im Kriege beratender Facharzt für die Lazarette Thüringens.

1. Dekubitus.

Es liegt in der Natur der Sache, daß keine unerwünschte Komplikation des Krankenlagers bei den Soldaten so häufig war wie der Dekubitus. Die Notwendigkeit rasch angelegter, oft provisorisch gedachter, durch die Umstände der Schlacht, des verzögerten Transports, der Häufung Verwundeter, länger als beabsichtigt liegenbleibender Verbände, die erzwungene Materialersparnis in Verbandstoffen, die harten Lagerstätten der Lazarette der Front und vieler Transportmittel, vor allem aber die Schwere der Verwundungen, der Blutverlust, die Unbeweglichkeit der Lage der Verwundeten, die furchtbare Häufigkeit der Hirn- und Rückenmarksverletzungen und die

Unmöglichkeit, von vornherein durch angemessene und genügende Krankenpflege der Entstehung des Dekubitus entgegenzuarbeiten, sind die Ursachen für seine traurig große Bedeutung im Kriege. Die ungewöhnlich zahlreichen Bedingungen für ihn schufen auch seine besonders mannigfaltigen Erscheinungsformen: außer an den gewöhnlichen Körperstellen, wie der Gegend des Kreuzbeins, der Dornfortsätze der Wirbelsäule, auch der gut hohl liegenden Lendenwirbelsäule, der Kanten und Leisten des Schulterblattes, der Hüftknorren, Fersen und Knöchel, des Hinterhauptes, sah man ihn an Ellenbogen, Waden, Rippen, Zehen, Fußballen*). Nicht nur Pressung dünner Weichteillagen zwischen Knochen und harter Unterlage, sondern auch unbewegliches starkes Anliegen von Weichteilen aneinander macht Druckgeschwüre (nicht verwechselt mit intertrigo), so die Unterfläche des Penis auf der Oberfläche des Hodensackes, in Seitenlage Knie auf Knie, oder Leistenfalte am Oberschenkel.

Zwei Bedingungen erscheinen zur Entstehung des Druckbrandes wesentlich: die Quetschung und die schlechte Ernährung des Gewebes; sie können allein oder zusammenwirken: die Quetschung braucht nicht, wie es freilich gewöhnlich der Fall ist, lange anzudauern**); eine länger dauernde Quetschung vermag auch allein die Vorbedingung für den Druckbrand zu schaffen, nämlich die Nekrose durch kapilläre Anämisierung; aus diesem Grunde sind auch die Muskelnekrosen, wie sie FRANKENTHAL bei Verschüttungen gesehen hat, eine dem Druckbrande sehr verwandte Erscheinung. Am häufigsten kommt direkte traumatische Beschädigung der Gewebe durch Quetschdruck und verschlechterte Blutversorgung zusammen vor. Blutsperrung allein vermag unter besonderen Verhältnissen zum Druckbrand zu führen. So sieht DIETRICH in der Abklemmung der Arteria glutaea am Rande des Foramen piriforme die wichtigste Ursache für den Druckbrand der Kreuzbeingegend, bzw. für die ihr vorausgehende infarktähnliche Nekrose des Glutealmuskels***).

Die Geschwürsbildung an den aufgelegenen Stellen entsteht auf verschiedene Weise; die bisherige (und bisher ungeprüfte) Meinung war die, daß unter dem Druck zuerst die Haut, bzw. die Epidermis leidet, daß sie wund wird, die Infektion in die Tiefe vermittelt und der geschwürige Zerfall dorthin fortschreitet. Diese Anschauung trifft auch für manche Fälle, besonders für die flachen und langsam entstehenden Dekubitalstellen zu (traumatischer Dekubitus von WINIWARTER). Was den von WINIWARTER so genannten „akuten oder neurotischen Dekubitus" anlangt, so ist seine Entstehung durch neue Arbeiten von WIETING und A. DIETRICH aufgeklärt worden; hier entwickelt sich der Gewebsverlust nicht von außen nach innen, sondern umgekehrt, von innen nach außen; es sterben zuerst die unter der Haut gelegenen bindegewebigen (auch Fett, Faszien und Periost) und muskulären Gewebsteile ab, und wenn schließlich darüber noch die Haut der Nekrose verfällt und aufbricht, so hat es den Anschein, als ob eine sehr plötzliche und sehr tiefe, auf besonderem trophoneurotischen Wege zustande gekommene Geschwürsbildung erfolgte, während die Sequestration der tiefen Teile schon unter der noch zusammenhängenden Haut vorbereitet war†). Diese von DIETRICH auch histologisch am Kreuzbeindekubitus genauer studierte Pathogenese des Druckgeschwürs läßt sich auch für andere Körperstellen leicht bestätigen; ein klinisches Zeichen für den sich vorbereitenden Dekubitus ist, besonders deutlich an den Fersen, die Dunkelfärbung der Haut, das verräterische Zeichen der sich entwickelnden Stase. Es ist sehr fraglich, ob außer den Störungen der Blutbewegung und der Gewebsreinigung neurotische Einflüsse eine Rolle spielen; die Fälle, in denen es so scheint,

---

*) Bei einem ungewöhnlich großen (191 cm) Fliegerleutnant mit Halswirbelbruch.
**) So sah ich einen typischen Dekubitus des Gesäßes ohne weitere Verletzung sich im Anschluß an Überfahrenwerden durch Flugzeug entwickeln.
***) Analoge Veränderungen kommen an Muskeln durch Thromben und Embolien (LORENZ), bei Kältewirkung (VOLKMANN) vor.
†) Übrigens ist diese Art des Zustandekommens des Dekubitus, speziell auch für die Gesäß- und Trochantergegend, bereits von COLMERS an den Verschütteten beim Erdbeben von Messina 1908 beschrieben worden.

sind solche, wo etwa bei einseitiger Hirnverletzung und gegenseitiger Lähmung der beginnende Kreuzbeindekubitus in der Tiefe auf dieser letzteren Seite stärker ist; ich möchte dies aber darauf zurückführen, daß die gesunde Seite aktiv vom Patienten geschont, die gefühllose kranke Seite ohne Warnung dauernd belastet wird. Daher sind auch alle Arten Narkosen nicht ohne Einfluß auf Entwicklung und Ausbreitung des Prozesses; auch Benommenheit und Fieber wirken so begünstigend; in letzteren Fällen kommen auch noch die gleichzeitig vorliegenden toxämischen und bakteriämischen Wirkungen, besonders auf die Muskulatur, in Betracht.

Daß der von außen nach innen sich entwickelnde Dekubitus sofort infiziert ist, versteht sich von selbst; der Dekubitus mit primärer ischämischer Tiefennekrose kann bis zum Augenblick, wo die Haut darüber sich entzündet oder auseinanderweicht, aseptisch bleiben; jedoch kommen hier (locus minoris resistentiae!) auch hämatogene Infektionen (Allgemeininfektionen, Gasbrand [WIETING], Influenza) und solche aus der Nachbarschaft übergreifend vor.

Unter den Folgen des Druckbrandes sind zu nennen: lokale und fortgesetzte Thrombenbildung, Gefahr der Lungenembolien*), Wundrose, Allgemeininfektionen, und speziell vom Dekubitus des Rückens Einbruch der Eiterung in den Wirbelkanal, selten ist Peritonitis von hinten her.

Die Zeit, in der Druckbrand entsteht, ist von vielen Bedingungen, teils lokaler, teils allgemeiner Art, abhängig; aber es ist von praktischer Bedeutung, zu wissen, daß das Schicksal einer Druckstelle, z. B. am Kreuzbein, binnen 3—4 Tagen nach der Verwundung besiegelt sein kann; denn um diese Zeit findet man bereits weiter fortgeschrittene Tiefennekrosen, z. B. den roten oder weißen, infarktähnlichen Muskelkeil von DIETRICH am Glutäus. Systematische Untersuchungen erlauben auch den Heilungsvorgang nach eingeleiteter solcher Nekrose zu verfolgen: entzündliche Verschwielung, die übliche schwachen Anläufe der Muskelregeneration.

Andere Formen des Dekubitus, wie die Drucknekrosen durch Drains, Kanülen, Prothesen, die druckbrandigen Geschwüre im Munde, am Kehldeckel, Speiseröhre, Dickdarm (sterkorale Geschwüre) sollen hier nicht besprochen werden.

Literatur.

COLMERS, Arch. f. klin. Chir. Bd. 90. 1909. DIETRICH, Virch.-Arch. Bd. 226. 1919. — FRANKENTHAL, Virch.-Arch. Bd. 222. 1918. — WIETING, M. Med. W. 1918 Nr. 12 u. D. Med. W. 1919 Nr. 48. — WINIWARTER, Deutsch. Chirurgie Bd. 23.

2. Gangrän.

Über die Gangrän durch Erfrierung von Gliedern, die Gangrän bei Infektionskrankheiten, besonders bei Fleckfieber**), die Gangrän der Lungen durch Schußverletzungen dieser selbst, oder der Luftröhre und des Kehlkopfes, ferner durch Verjauchung von Lungeninfarkten, durch Aspiration bei Verletzungen, Erbrechen usw. wird an anderen Stellen des Handbuches die Rede sein. Hier soll uns nur die spontane und traumatische Gangrän von Gliedmaßen kurz beschäftigen. Sie hat überdies den Feldchirurgen mehr als den Armeepathologen beschäftigt, da abgestorbene Glieder meist amputiert wurden. Die spontane Gangrän war bei den Soldaten ein sehr seltenes Ereignis, weil ihre anatomische Grundlage, die autochthone oder embolische Verstopfung der Extremitätenarterien und ihrer Äste im jugendlichen Mannesalter eben selbst selten ist.

Unter den Ursachen der traumatischen Gangrän sei nur flüchtig auf die ebenfalls seltene Abquetschung oder Verklemmung von Schlagadern durch anliegende Verbände

---

*) DIETRICH macht auch auf die Möglichkeit aufmerksam, daß die gewöhnliche Thrombose der Venae femorales vom Dekubitus des Kreuzbeins, bzw. von der Ansatzstelle des Glutäus sich ableiten kann.

**) Die Kriegspathologische Sammlung der Kaiser Wilhelm-Akademie in Berlin enthält davon gute Beispiele.

oder Knochenfragmente hingewiesen. Die einzige häufige und wichtige Ursache der Gangrän ist die Verletzung und Verlegung der Arterien, meist durch Abschuß, notwendige Unterbindung, Thrombose, Streifschuß mit folgender Hämatom- (sog. falscher Aneurysma-)bildung. Dabei haben sich neue Erfahrungen über die unbedingte und bedingte Versorgung der Gewebsgebiete durch die einzelnen Arterienäste der Art. brachialis, femoralis usw. ergeben, auf die hier einzugehen zu weit führen würde. Es sei auf die Spezialliteratur und die Berliner Sammlung hingewiesen. Durch große Blutergüsse kann eine vorübergehende starke Verlegung bedingt sein; wenn eine beginnende Gangrän dann zurückgeht, hat es den Anschein, daß sich Kollateralen ausgebildet hätten. Daß äußere (Haut) und innere Teile (Muskeln, Knochen) verschieden weit der Gangrän verfallen (die Muskeln meist mehr proximalwärts) ist von praktischer Bedeutung für den Ort der Wahl und die Technik der Operation (vgl. BERTELSMANN). Das Zustandekommen der Gangrän ist natürlich auch von individuellen Bedingungen des Falles abhängig: von Besonderheiten des Gefäßverlaufes, von der Herzkraft, der Blutmenge, und vor allem der Zeit, in der die Verstopfung der Blutbahn zustande kommt; am deutlichsten ergibt sich dies bei der Verlegung der Carotis interna: Unterbindungen oder rasche Thrombosen sind, wie es scheint, ausnahmslos von der tödlichen gleichseitigen Hirnerweichung gefolgt; bei langsamer Verstopfung bildet sich im Circulus arteriosus Willisii ein genügender Kollateralkreislauf aus. Es ist nun von SEHRT und von PROPPING darauf aufmerksam gemacht worden, daß das Schicksal eines ischämischen Bezirks bzw. der Eintritt von Gangrän wesentlich davon abhänge, ob neben der Arterie auch die Begleitvene verschlossen ist. Ist dies der Fall, so bleibe die Gangrän aus; ja es werde auf diese Weise sogar die Unterbindung der Karotis oft erträglich. Es wird deshalb von beiden der Rat gegeben, die Unterbindung der Arterien nicht allein vorzunehmen, weil hierdurch noch am Arm, wo die Verhältnisse doch durch den Venenreichtum an sich günstig lägen, in 7,8% der Fälle Gangrän auftrete, während die gleichzeitige Unterbindung der Venen die Gefahr der Gangrän für den Arm ganz, für das Bein auf etwa die Hälfte herabdrücke. Dieselbe Angabe findet sich bei ENDERLEN. Der Grund für diesen Unterschied soll in der starken Blutabsaugung aus dem von Blutzufuhr abgesperrten Gefäßgebiet durch die offenen Venen gegen Herz und Lungen liegen. Aus pathologisch-anatomischer Erfahrung ist nur zu bestätigen, daß in der Tat auch die spontane gleichzeitige Verstopfung von Arterie und Vene an den Gliedern zufällig und ohne Gangrän gefunden wird. GRUBER und WERNER sahen übrigens zwei Fälle von tödlicher Hirnerweichung bei gleichzeitiger Unterbindung von Karotis und Jugularis.

Der Vollständigkeit halber sei schließlich die seltene spontane infektiöse Gangrän der äußeren Geschlechtsteile des Mannes (Hodensack und Glied) erwähnt (Fourniersche Gangrän) (KÜTTNER). Die jauchende Gangrän betrifft hier vorwiegend die Haut, ergreift aber auch tiefere und benachbarte Teile. Die Ursachen und die Erreger sind unbekannt.

Literatur.

BERTELSMANN, Zbl. f. Chir. 1916 Nr. 18. — ENDERLEN, Beitr. z. klin. Chir., 98. Bd. 1916. — GRUBER und WERNER, D. Med. W. 1919 Nr. 45. — H. KÜTTNER, Berl. Klin. W. 1916 Nr. 33. — K. PROPPING, M. Med. W. 1917 Nr. 18, Feldärztl. Beil. S. 598. — SEHRT: Med. Klin. 1916 Nr. 51.

3. Thrombose.

Es wird hier vor allem von zwei Punkten die Rede sein müssen: erstens vom Vorkommen und der Bedeutung der Thrombose bei den verletzten und kranken Opfern des Krieges, zweitens von der Bedeutung der Erfahrungen an solchen für die Theorie der Thrombose.

Was zunächst die Häufigkeit der Thrombosenbildung bei schußverletzten Soldaten anlangt, so hat sich wohl jeder Kriegspathologe davon überzeugt, daß ausgedehnte fortschreitende Thrombosen in den oder in die großen Gefäßstämme zu den Seltenheiten gehörten, jedenfalls im Vergleich zu der Unzahl von eiternden großen und kleinen Wunden; wir sehen ausdrücklich dabei von den kleinen Thrombosen der Verletzungsstellen und ihrer Umgebung ab. Es wird in dieser Hinsicht auch wohl kaum einen Unterschied zwischen den Beobachtungen des Kriegspathologen im Felde und denen in der Heimat geben. Auch von klinischer Seite (FEHLING) ist dies bestätigt worden. Entsprechend war auch die fulminante Embolie der Lungen ein seltenes Ereignis.

Anders in den Fällen, wo Soldaten unter ähnlichen Bedingungen operiert wurden, wie im Frieden, so bei Hernien, Hämorrhoiden, Appendizitis, Otitis media u. dgl., oder infolge von Seuchen und Leiden krank lagen, die zu Thrombosen führen können, wie Fleckfieber, Typhus, Diphtherie, Scharlach, Skorbut, Krebskachexie u. dgl. In diesen Fällen war höchstens die Wahrnehmung zu machen, daß nicht· nur keine besondere Neigung im allgemeinen zur Thrombose vorlag, sondern daß auch hier die jungen, kräftigen Körper eher verschont blieben.

Man kann sich also vielleicht so ausdrücken: die dem Kriege eigentümlichen Verletzungen und Krankheiten haben an der Regel, daß bis zur Mitte des vierten Lebensjahrzehnts Thrombosen, vor allem Arterienthrombosen, seltener sind, nichts zu ändern vermocht.

Teilen wir die Thrombosen in statische (mechanisch bedingte) und infektiöstoxische (chemisch bedingte, meist entzündlicher Natur) ein, so will mir scheinen, als ob die Kriegsbeobachtungen dahin drängten, der statischen Thrombose im speziellen Fall der Kriegspathologie und darüber hinaus allgemein eine geringere Bedeutung beizumessen, womit freilich nicht gesagt sein soll, daß den mechanischen Momenten (abnorme Strömung durch Wirbel, Widerstände, Unregelmäßigkeiten der Lichtung, und vor allem der Herzkraft) keine Bedeutung zuzumessen sei; aber sie haben doch mehr die Bedeutung wichtiger Hilfsursachen. Bemerkenswert ist z. B. das Ausbleiben der Thrombose bei Intimasprengungen und Gefäßeinrissen infolge von benachbarten Durch- oder Steckschüssen (BORST), Stürzen (Aorta) usw., das Ausbleiben ferner der sog. marantischen Thrombose bei reiner Auszehrung (Hunger, Säfteverlust) ohne Fieber und Resorptionsvergiftung; daher, wie mir scheint, auch bei Ödemkrankheit nur dann häufiger, wenn andere Störungen hinzutreten.

Da die toxisch-infektiösen Thrombosen nicht immer am „naheliegenden" Orte· sondern auch durch Fernwirkung auftreten können, so muß man mit der Diagnose der reinen statischen Thrombose sehr vorsichtig sein*). So macht auch HASSNER meines Erachtens mit Recht darauf aufmerksam, daß bei septischen Zuständen infolge von Verwundungen Thrombosen in Gefäßstrecken entstehen, die mit der Stelle ¦der Verwundung gar nichts zu tun haben. Ich glaube, daß gerade manche Lungenarterien- und Herzthrombosen, die Vielheit der Bedingungen (toxisch-infektiöse Fernwirkungen neben lokalen mechanischen Anlässen) darzutun vermögen.

Viel leichter war bei den Kriegsbeobachtungen die infektiöse, bzw. entzündliche Genese der Thrombosenbildung in vielen Fällen mit Sicherheit nachzuweisen. Auf die überragende Bedeutung dieser Entstehungsbedingungen haben auch LUBARSCH und BORST hingewiesen. Weithin überwandernde Thrombophlebitis ließ sich oft von der Peripherie bis in große Venen des Stammes beobachten, vor allem bei Beinschüssen, wo z. B. von der Zusammenflußstelle der Venae iliacae aus die Thrombose wieder rückwärts ins Becken- und Beinvenengebiet der anderen Seite übergriff; rückläufige Thrombose konnte man in ungewöhnlich klarer Weise häufig verfolgen**);

---

*) Die Berliner Sammlung enthält z. B. unter der Bezeichnung „statische Thrombose der Cava inf." ein Präparat von einem Manne, der ungefähr 1½ Monate nach Verwundung und Vereiterung der Schwertfortsatzgegend an eitriger Pleuritis und Perikarditis zugrunde gegangen ist: an der Stelle der Verwundung lag ein Druckverband.

**) Als einen derartigen Fall erwähne ich aus der Literatur kurz den von HANDMANN und HOFMANN mitgeteilten: Infanteriesteckschuß von der Bauchhaut aus in die untere Hohlvene, allmähliche obturierende Thrombose derselben, Wachstum der Thrombose rückwärts in die großen Beckenvenen und Tod durch vereiternde Infarkte und Abszesse der Lungen.

nicht selten waren auch die Fälle, in denen Stück für Stück durch immer wiederholte Amputation ein Glied wegen immer von neuem auftretenden lokalen Thrombophlebitiden geopfert werden mußte, hier lag sozusagen eine lokale Thrombophilie vor; aber auch an die Fälle mit allgemeiner Thrombophilie, besonders bei sehr heruntergekommenen Patienten sei erinnert. Längeres Krankheitslager, Gelegenheit zu Stasen und Allgemeininfektionen, vermehrten, wie immer, die Neigung zur multiplen Thrombenbildung. Es gab andererseits Fälle, in denen man Thromben geradezu hätte erwarten dürfen, und wo sie z. B. bei perakuter Allgemeininfektion überall fehlten.

Sehr lehrreich, z. T. aber doch unübersichtlich, ist das Verhalten des Blutes bei abnormem Gefäßinhalt; einerseits sieht man bei Steckschüssen des Herzens keineswegs konkrementartig konzentrisch anwachsende Thrombose um den Fremdkörper, wohl aber solche bei gleichzeitiger Infektion, z. B. bei Steckschuß der unteren Hohlvene (vgl. den Fall und HANDMANN und HOFMANN, siehe oben), andererseits vermögen ohne Zweifel Zerfallsstoffe aus Geweben im Abbau (Dekubitus, aseptische Nekrosen) Thrombosen auszulösen, abgesehen von den Fällen, wo großartige Gerinnungsthrombosen in Anschluß an intravenöse Injektionen auftreten, wie sie ASCHOFF in einem bemerkenswerten Fall bei intravenöser Ätherinjektion vom Arm bis ins Herz als Todesursache fand.

Die Folgen der Thrombosen brauchen hier kaum ausgeführt zu werden: von der fulminanten Embolie von Lungen- und Herzarterien bis zu den Infarkten und metastatischen Abszessen vom Hirn, Milz, Nieren, Darm usw.; in einem Fall von Thrombophilie sah ich nekrotisierendes Erysipeloid der Haut.

Literatur.

ASCHOFF, Militärärztl. Sachverständ.Tätigkeit. II. Bd. G. Fischer, Jena 1917. — BORST, Volkmanns Samml. klin. Vorträge 735. 1917. — PEHLING, .M. Med. W. 1918, 151. — HANDMANN und HOFMANN, D. Med. W. 1916 Nr. 20. — HASSNER, Virch.-Arch. Bd. 221, 1916. — LUBARSCH, Berl. Klin. W. 1915 Nr. 18. Es sei auf die eben erschienene Schrift A. DIETRICHs: Die Thrombose nach Kriegsverletzungen, Jena, G. Fischer, 1920, verwiesen.

4. Erosionen der Magenschleimhaut.

Die Erosionen der Magen- und Duodenalschleimhaut sind bei denselben Grundkrankheiten (Meningitis, Hirntumor, Endokarditis, Pneumonie, Leber-, Darm- und Peritonealerkrankungen), (Fleckfieber!), häufig, aber nicht regelmäßig an der Leiche zu finden; dies spricht schon deutlich dafür, daß individuelle, und zwar wahrscheinlich konstitutionelle Bedingungen, mit eine Hauptrolle spielen. Daher kommt es, daß an den Leichen von Soldaten die Häufigkeit der Erosionen nicht der großen Zahl von obigen Krankheiten, sondern nur der größeren Zahl der von geeigneten Grundkrankheiten befallenen und außerdem überhaupt disponierten Individuen entsprach. Von prinzipieller Bedeutung für die Auffassung des Wesens der Erosionen und ferner wegen ihres möglichen Überganges in Magen- und Duodenalgeschwüre ist aber die Tatsache, daß die Erosionen und frische Ulkusbildung verhältnismäßig häufig bei Schußverletzungen besonders solcher des Bauchhöhle waren (was auch ASCHOFF hervorhebt); es ergibt sich hieraus die Möglichkeit einer traumatischen Enstehung blutender Defekte der Magenschleimhaut und des Duodenum durch direkte Kontusion der Bauch- bzw. Magenwand, sowie durch nervöse Fernwirkung (worauf ich früher bereits hingewiesen habe). Insofern spielt auch die Dienstbeschädigungsfrage herein. Wichtig sind schließlich auch die zeitlichen Verhältnisse; in klarer Weise zeigten wieder die Sektionen an Soldaten, daß in wenigen Tagen aus hämorrhagischen Erosionen größere echte, z. T. bereits tödlich blutende Magengeschwüre hervorgehen können. Neben eigenen Beobachtungen führe ich solche von OBERNDORFER, WEINERT und JENNICKE an.

Literatur.

L. ASCHOFF, Militärärztl. Sachverständ. Tätigkeit. II. Bd. G. Fischer, Jena 1917. — JENNICKE, D. Med. W. 1917 Nr. 25. — OBERNDORFER, M. Med. W. 1918 Nr. 42 u. 43. — RÖSSLE, Bedeutung und Ergebnisse der Kriegspathol. Jahreskurse f. ärztl. Fortbildung 1919, Jan.-Heft. — WEINERT, M.Med. W. 1917 Nr. 37 S. 1211.

Sachregister.

A.

Abbaupigmente
Abdominaltyphus
Abmagerung
Abnutzungspigmente
Abschüsse, totale Durchtrennungen der Gefäße

Absturz aus der Luft
Abszesse, gashaltige
Addisonsche Krankheit
Aerotympanie
Akromegalie
Albuminurie, orthostatische
Aleppobeule
Amöbenenteritis
Amöbenruhr und Bazillenruhr
Amöbiasis, diffuse
Anaplasie der Zellen
Anatomie, pathologische, ihre Aufgabe
Aneurysma nach Schußverletzungen der Gefäße

— arterio-venosum
— —, Strömung im vollendeten
—, falsches
— spurium arteriale
Angina
— Vincentii
Ankylostoma duodenale
Anurie, reflektorische bei Nierenverletzung
Aorta bei Fleckfieber
Aortenbogen, Durchschuß durch denselben
Aortenintima, Dehnungsruptur durch Über-
fahren
Aortenruptur bei angeborenem Verschluß des
Isthmus der Aorta
Appendizitis
— infolge Oxyuris vermicularis
Äquatorialfissuren bei Schädelschüssen
Arbeitshypertrophie des Herzens
Armeerevolver, Herzschuß
Arteria brachialis, falsches Aneurysma
— —, Schußaneurysma
— femoralis, doppelt durchschossene
— —, falsches Aneurysma
— profunda femoris, falsches Schußaneurysma

— tibialis ant., Aneurysmasack
— — post., Aneurysma derselben
Arterien, durchschnittliche Weite derselben
—, Hämatom nach Streif- und Lochschüssen
—, partielle Durchlöcherung
—, Quetschwunden
Arterienästchen bei Fleckfieberroseola
Artilleriegeschoß, Einschußwunden
Askariden
Atherosklerose, juvenile
—, Lokalisation derselben
Atmungsorgane, Kriegserkrankungen

Atmungsorgane, Mißbildungen
Atrophische Veränderungen
Augenveränderungen bei Grippe
Ausschuß-Defekt des Hirns
Ausweichen von Geweben und Organen
Axialstrangfasern

B.

Bakteriämie bei Typhus
Balantidenruhr
Bänder der Wirbelsäule bei Schußverletzungen

Bartflechte
Basedowsche Krankheit
Bauch, Infanteriegeschoßquerschuß
Bauchdecke, innerer Steckschuß
Bauchfell, Schußverletzungen
— —, Arten derselben
— —, Folgen derselben
Bauchfellabszesse
Bauchfellentzündung, abgegrenzte
—, s. a. Peritonitis.
Bauchhöhle, Blutungen
—, Schußverletzungen
Bauchspeicheldrüse bei Weilscher Krankheit
—, s. a. Pankreas.
Bazillenruhr und Amöbenruhr
Beckenhöhle, Schußverletzungen
Beckenperitonitis
Benzin, Verbrennungen dadurch
Beriberi-Krankheit
Bewußtlosigkeit
Biegungsbrüche des Schädels
Bilharzia-Larve
Blase, Abknickung
Blasenrisse
Blasenschleimhaut, Infektion derselben
Blasenverletzungen, Folgen
—, Blutungen
—, Infektion der Schleimhaut
—, Urinaustritt
Blut bei Fleckfieber
Blutbeulen, submuköse
Blutegel in den oberen Luftwegen
Blutkörperchen, rote, Cholesterinverarmung
— —, hochgradige Zerstörung
Blutungen in der Bauchhöhle
—, okkulte, durch Würmer verursacht
—, subendokardiale
— im Verdauungsschlauch
— bei Weilscher Krankheit
Brandblase
Brieseldrüse
Bronchiektasien
Bronchien bei Fleckfieber
— bei Genickstarre
— bei Grippe
Bronchitis

Bronchitis bei Kriegsnephritis
Bronchopneumonie
— bei Kriegsnephritis
— bei Tetanus
Brüche infolge Zwerchfellschußverletzungen
Bruchsack, Verhalten der Darmschlingen
Brückeninfarkte
Brust-Bauchhöhlen-Schüsse
— und Zwerchfellverletzungen
Brustkorb, Verletzungen
Brustkorbschüsse
—, besondere Formen
—, Tangentialschuß
— ·Wirbelschüsse
Brustorgane eines abgestürzten Pliegers
—, Verletzungen
Brustwarzen, überzählige
Brustwirbel, Schußverletzung
Buttersäurebazillus, beweglicher und unbeweg-
licher

C.
Cauda equina, ältere Stadien von Schußver-
letzungen
Chagas-Krankheit
Chemische Mittel, direkte Kriegserkrankungen
durch solche
Chemotaxis der Schwannschen Zellen
Chlorkohlenoxydgas, Vergiftung durch solches

Cholera
—, Diagnose an der Leiche
—, Nebenbefunde
— und Ruhr
— und Typhus
Choleraniere
Choleraschutzimpfung
—, Reaktionen
— und Choleraverlauf
Cholohämatothorax
Chylohämatothorax
Chromosomen, Ausschaltung und Änderung
Colitis balantidica
— cystica
— haemorrhagica
Colon ascendens bei Nierenverletzung
— sigmoideum, großes
Commotio cerebri et spinalis
Compressio cerebri
Contrecoupverletzungen
Contusio cerebri
Conus pulmonalis, fibröse Stenose
Cystitis bei Kriegsnephritis ; s. a. Zystitis.

D.
Darmbakterien
Darmblutungen bei Trichocephalus dispar
Darmgeschwüre, dysenterische
Darminfektion
Darmschüsse
Darmtraktus, Erkrankungen desselben
Darmtyphus, sequestrierende Form
—, (exsudativ-)ulzerierende Form
—, Rückbildung
Darmveränderungen bei epidemischer Dys-
enterie
—, typhöse
Darmverletzungen, allgemeine Folgen
Darmwandbrüche
Dauerstase, diffuse
Deformationsbrüche des Schädels

Deformationstheorie
Degeneration, traumatische, nach Nervenver-
letzung
Degenschlucken
Dekubitus
—, akuter, neurotischer
Dermatomykosen
Dermatosen bei Kriegsteilnehmern
Dermatozoen
Dermoidzysten
Diabetes nach Pankreasverletzung
Diapedesisblutungen
—, kapilläre
Dichloräthylsulfit, Vergiftung damit
Dickdarm, kombinierte Infekte
—, Verletzungen
Dickdarmruhr, septische
Dicrocoelium lanceolatum
Digestionstraktus bei Fleckfieber
Dinitrobenzolvergiftung
Diphtherie
Diplococcus meningitidis
Diporische Kanalschußverletzung des Hirns
Dorsalmark, vernarbter Querdurchschuß
Druckbrand, Folgen desselben
Druckwirkung, hydrodynamische
Drüsen, atavistische
Drüsen mit innerer Sekretion
· Hypophyse
— Nebennieren
— Schilddrüse
— Thymusdrüse
Drüsentuberkulosen
Ductus Botalli, offener
— thyreoglossus
Dünndarm, Durchschuß mit Vorfall der Schleim-
haut
—, Verletzungen
Duodenalgeschwüre
Duodenum-Divertikel
—, Schußverletzungen
Dura bei Durchtrennung des Rückenmarks

—, Verletzungen
Dynamik der Geschosse
Dysenterie, chronische
—, epidemische
—, Darmveränderungen
— —, primäre Giftwirkung
— —, erste reaktive Erscheinungen
— —, Darmgeschwüre
— —, Heilungsvorgänge
— —, Residuen
—, Beteiligung der übrigen Organe
— paratyphöse
— rezidivierende

E.
Eingeweide, Vorfall
Einschuß-Defekt des Hirns
Einschüsse mit aufgesetzter Waffe
Eisenbahnpuffer, Quetschung zwischen solchen

Eiterung an Haut und Subcutis bei Fleckfieber

—, reparative
Ekchymosen bei Fleckfieber
Empyeme, interlobäre
—, sekundäre
Encephalitis lethargica
— malarica
Enddarm, Gangrän desselben

Entamoeba histolytica
— —, nekrotisierende Wirkung
Entartung, amyloide
Enteritis follicularis
—, disseminierte follikuläre gangränöse
Eosinophilie bei Trichocephalus
Epilepsie
Epiphysenbrüche
Epizoen
Erfrierung
Ergotismus, chronischer
Ergüsse, wässerige, im Verdauungsschlauch
Erkältungskrankheiten
Erkrankungen, allgemeine
—, Erschöpfungskrankheiten
—, Geschwülste, angeborene
—, —, bösartige
—, Infektionen, phthisische
—, Mißbildungen, angeborene
—, Phthisen, fortschreitende
Erschöpfungskrankheiten
—, Hungerosteopathie
—, Ödemkrankheit
—, Skorbut
Erschütterung, molekulare
Erstickungen besonderer Art
Erysipel
Eunuchoidismus
Explosionen
Explosionsbrüche des Schädels
Explosionsgase
Explosionsschüsse

F.

Faltenschüsse
Faserneubildung nach Nervenschüssen
Febris recurrens
Fechterstellung
—, postmortale Muskelverkürzung bei Cholera
Feldnephritis
Fernfissuren des Schädels
Fernkontusion des Hirns
Fernwirkung der Geschosse
Fettembolie, Allgemeines
— arterielle Form
— kardiale Form
— renale Form
— zerebrale Form
Fettgewebe, Atrophie desselben
—, zirkumdurales
Fettgewebsnekrosen
Fibigers Reiztheorie
Fisteln, arteriovenöse
Fleckfieber
—, Hauterscheinungen
—, innere Organe
Fleckfieberknötchen im Gehirn
Fleckfieberroseola
Flieger, Brustorgane eines abgestürzten
—, verbrannter
Fliegerpfeile, Stichverletzungen dadurch
Formalinprobe bei Kohlenoxydgasvergiftung
Formes frustes
Fourniersche Gangrän
Fremdkörper in der Lunge
—, Verschleppungen bei Durchschüssen
Frostgangrän
Frühempyeme
Führungsfissur

Funktionsstörungen im Hirn durch indirekte
    mechanische Beeinflussung
Furchenschußverletzung des Hirns
Fußgelenksknochen, Zertrümmerung

G.

Galle, Erguß in die Bauchhöhle
— bei Fleckfieber
Gallenblase, Schußverletzungen
Gallenfisteln
Gallensteine
Gallenwege, Blutung durch sie nach Leber-
    verletzung
—, Schußverletzungen
— bei Weilscher Krankheit
Ganglien, fleckiges Ödem der basalen
Ganglienzellen, irreparable Schädigungen
Gangrän
—, Fourniersche
Gasbildung bei Gasödemen
— in mortifiziertem Gewebe
—, nekrotische
Gasödeme
—, lokalisierte
Gasödemerreger
—, hämolytische Wirkung
— in der Leber
Gasödeminfektion, Eintrittspforte
Gastod, akuter
Gastritis phlegmonosa
— paratyphosa
Gastroenteritis paratyphosa
Gasvergiftung
Gefäße, Schußverletzungen
—, Abschüsse
—, partielle Durchlöcherung
—, Quetschwunden
—, Stichverletzungen
—, Streifschüsse
Gefäßkrampf bei Glomerulonephritis
—, reflektorischer, bei Nierenverletzung
Gefäßsystem, Erkrankungen desselben
—, Mißbildungen
Gefäßveränderungen bei Grippe
Gefäßwand, Verbindung mit dem Aneurysma-
    sack
Gehirn bei Fleckfieber
— bei Grippe
—, Komplikationen bei Brustschüssen
— bei Malaria
— bei Tetanus
—, s. a. Hirn.
Gehirnentzündung
Gehirnerschütterung
Gehirngliome
Gehirnschüsse
Gekröse bei Weilscher Krankheit
—, Zerreißungen
Gelbkreuzgasvergiftung
Gelbsucht
Gelenke, Schußverletzungen derselben
— —, Heilung
— — — der aseptischen
— — — der infizierten
Gelenkblutungen bei Skorbut
Gelenkeiterung
Gelenkentzündungen bei Dysenterie
Genickstarre, epidemische
—, Bedingungen
—, Begleit- und Mischinfektionen
—, Benennung
—, Pathogenese

Genickstarre, Todesursache
Genitalgangrän, spontane
Geschlechtsorgane, Mißbildungen
— bei Weilscher Krankheit
Geschosse, embolische Verschleppung
—, winklige Bahn
—, Wirkung
Geschwulstanlagen
Geschwülste, angeborene
—, bösartige, Ätiologie derselben
Gesicht, Melanose der Haut
Gewebe, verschiedene Widerstandsfähigkeit derselben
—, elastische
—, feste
—, weiche
Gewebeverschleppung bei Durchschüssen
Gewebsnekrosen, anämische
Gewebsschichten, lokale Verschiebung im Bereiche der Schußkanäle
Giftwanderung bei Tetanus
Giftwirkung, primäre, bei epidemischer Dysenterie
Gliazellwucherung, perivaskuläre, bei Malaria

Glomerulonephritis
Glutäalmuskulatur, Nekrosen im Gebiet derselben
Granatkontusion
Granatsplitter
Grippe
Grippeenzephalitis

Hals, Schußverletzungen
Halsfisteln
Halslymphknoten bei Weilscher Krankheit
Halsmarktetanus, deszendierender
Halsvenen, Verletzungen
Halswirbel, Schußverletzung
Hämatom nach Streif- und Lochschüssen der Arterien
Hämatothorax
Hämochromatose, allgemeine
Hämoglobinämie bei Verschütteten
Hämoglobingehalt des Blutes bei Trichocephalus dispar
Hämoglobinurie bei Gasödem
Hämoperikard
Hämoptoe
Hämorrhagien bei Dysenterie
— bei Rückfallfieber
Hämosiderinablagerungen
Harn, blutiger, nach Nierenverletzungen
Harnblase bei Fleckfieber
—, Mißbildungen
—, Verletzungen
Harnorgane, Mißbildungen
Harnröhre, Verletzungen
Harnverhaltung bei Nierenverletzung
Harnwege, Schußverletzungen
Haut, absichtliche Beschädigung
—, Erkrankungen derselben
— bei Fleckfieber
— bei Gasödem
— bei Gelbkreuzgasvergiftung
— bei Genickstarre
— bei Grippe
— der Malarialeiche
Hautödeme, Histologie derselben
Hautschüsse
—, Einfluß der Zeitlänge

Hautschüsse, Durchschüsse
—, Einschuß mit Platzpatrone aus Karabiner 242.
—, frische und alte
—, mikroskopische Unterscheidungsmerkmale von Ein- und Ausschuß
—, Narbenstadium derselben
Hautwassersucht bei Skorbut
Heilung der Kriegsbeschädigungen
—, Störungen durch Infektion
—, Komplikationen
Heine-Medinsche Erkrankung
Hernien, Treitzsche
Herpes bei Fleckfieber
Herz, atrophische Veränderungen
— bei Fleckfieber
— bei Gasödem
— bei Genickstarre
— bei Grippe
— bei Malaria
—, Mißbildungen
—, penetrierende Verletzungen ohne Herzbeutelwunden
—, Proportionalgewicht
—, Schuß- und Stichverletzungen
—, Verhalten desselben im Kriegsdienst
—, Vorhofwunden
— bei Weilscher Krankheit
Herzbeuteltamponade, Mechanik derselben
Herzblock
Herzdilatation bei Kriegsnephritis
Herzdruck (Rehn)
Herzfehlerzellen
Herzkrankheiten, Beeinflussung durch den Krieg

Herzruptur, subkutane
Herzschüsse
—, Durchschüsse
Herztamponade
Herztod bei Tetanus
Herzwand, Abszesse
—, Phlegmone
Herzwunden, narbige, Heilung
Hirn, frische mechanische Kriegsschädigungen

—, Aus- und Einschuß-Defekt
—, Fernkontusion
—, Furchenschußverletzung
—, Kanalschußverletzung desselben
— —, Schädel bei Einschuß zerstört
— — — bei Einschuß und Ausschuß zerstört

—, s. a. Gehirn.
Hirnanämie
Hirndruck, allgemeiner und lokaler
Hirnerschütterung, funktionelle Störung
— einer umschriebenen Stelle
Hirnerweichung, rote und weiße
Hirnhaut, Entzündung
—, Schußverletzung
Hirnmasse, Kompressibilität derselben
Hirnprolaps
Hirnquetschung
Hirnschüsse
Hirnsubstanz bei Kanalschußverletzung
—, Spaltbildung
—, Sprung in ihr
—, Zerbröckelung durch Erschütterung
—, — durch Knochensplitter
Hirnverletzungen durch indirekte mechanische Beeinflussung
—, ältere Stadien
Hirnwindungen, Abnormitäten derselben

Hirnzerreißung
Histiozytärer Apparat, Reaktion bei Typhus

Hitzschlag
Hoden, Geschwülste
—, Hyperplasie
Höhlenwassersucht bei Skorbut
Hohlvene, Verdoppelung der unteren
Hospitalinfektionen bei Gasödem
Hungerödem
Hungerosteopathie
Hydrocephalus
Hydrodynamische Druckwirkung
Hydronephrosen, Zustandekommen derselben
Hymenolepis nana
Hypopharynx, Schußverletzungen
Hypophyse, Erkrankungen
— bei Weilscher Krankheit

I.

Ikterus infolge Askariden
— bei Gasödem
— bei Grippe
Ileum, Beteiligung bei Dysenterie
Ileus verminosus
Immunitätsreaktionen, Morphologie derselben
Impetigo contagiosa
Impftod
— nach Typhusschutzimpfung
Impftyphus
Inanitionskachexie
Infanteriegeschoß, Selbstmord damit
—, Schuß aus kurzer Entfernung
Infantilismus, sexueller
Infektion des Bauchfelles
— als Grundlage der Kriegsnephritis
—, phthisische
—, von der Wunde unabhängige
Intima, Evertierung oder Ektropionierung
Intimazellen, Veränderungen bei Fleckfieber
Invagination
Ischiadikus, Scheide desselben

J.

Juckreiz

K.

Kälte, nasse
Kantenschüsse
Kapillarschädigung, schwere
Kapselphlegmone
Karzinom, branchiogenes
Kehlkopf bei Grippe
—, Kontusionen
—, Schußwunden
—, Veränderungen bei Typhus
Keimdrüse, männliche, innersekretorischer An-
teil
Kiefer, Durchschuß
Kleiderdurchschüsse, Schema derselben
Kleiderläuse
— und Rückfallfieber
Knochenbildung nach stumpfen Muskeltraumen
2
— nach Vernarbung von Muskelschüssen
Knochenerschütterung
Knochengerüst, Schußverletzungen
— —, anatomisches Verhalten
— —, Arten derselben
— —, Heilung
— — — der aseptischen Sch.
— — — der infizierten Sch.
— —, Mechanik derselben

Knochenmark, Blutungen bei Skorbut
— bei Fleckfieber
— bei Grippe
— bei Malaria
— bei Weilscher Krankheit
Knochennekrosen infolge Erschütterung
Knochenschüsse
Knochensplitter im Hirn
Knochenveränderungen bei Skorbut
Knorpeldecke, elektrolytische Stichelungsver-
suche Axhausens
Knorpelgeschwür
Knorpelusuren
Kohlenoxydvergiftung
Kolloidchemische Veränderung
Kommotionsnekrosen
Kommotionsparesen
Konjunktivitiden bei Dysenterie
Kontusion durch Erschütterung einer um-
schriebenen Stelle des Hirns
— an irradiierten Fissuren des Schädels
— durch versprengte Knochensplitter im Hirn

Kontusionsgeschwüre
Kontusionsverletzungen, Allgemeines
Konvexitätsmeningitis
Kopf, Sprengschußverletzung
Kopfschwarten, Schrapnellkugel darin
Koronarsklerose bei Kriegsteilnehmern
Kortikalis bei der Heilung von Schußfrakturen

Kot, Untersuchung auf Wurmeier
Kotabszesse
Krankheitsprozesse, nicht für den Krieg charak-
teristische
Kratzekzem
Krätzmilbe
Krebs bei jüngeren Individuen
Kreislauf, großer, Fettembolie desselben
—, Luftembolie
Kreislaufstörungen, Komplikation durch solche

Kreuzbeingegend, Druckbrand
Kriegserkrankungen, direkte, durch Schuß, Stich,
Hieb usw.
— —, durch gröbere physikalische Einwir-
kungen
Kriegsherz
Kriegsnephritis
—, disponierende Momente und Infektion
Kriegsödem
Kriegsparalyse
Kriegsschädigungen, thermische
Kriegsseuchen und fortschreitende Phthise
Krönleinsche Schädelschüsse
Kropfträger
Kutis, Abreißung von der Subkutis

L.

Lageanomalien, allgemeine
Lamina cribrosa, Perforation durch Luftdruck

Landrysche Paralyse
Laryngitis bei Kriegsnephritis
Larynx, Entzündung bei Fleckfieber
Leber, anaerobe Infektionen
—, atrophische Veränderungen
—, Blutung und Vernarbung
— bei Dysenterie
— bei Fleckfieber
— bei Gasödem
— bei Grippe
— bei Malaria

Leber bei Typhus
— bei Weilscher Krankheit
—, Schußverletzungen
— —, Folgen derselben
— —, Aufbau des Schußkanals
— —, Rinnenschuß mit Zwerchfelldurchschuß

— —, Sprengwirkung
Leberabszeß .....
—, subphrenischer
—, Gasabszeß
Leberarterie, Aneurysma derselben
Lebergewebsembolien
Leberinfarkt, traumatischer
Leberkontusion durch die Bauchdecken
Lebermißbildungen
Leberveränderungen, krankhafte
Leberverletzungen, Folgen
— —, Blutung
— —, Gallefisteln
— —, Infektion
Lederhaut, Verhalten ders. bei Schüssen
Leichenblutbefund bei Phosgengasvergiftung

Leichennerven zur Transplantation
Lendenmark, Steckschuß
Leptomeningitis
—, eitrige
Leptomeninx bei Fleckfieber
— Infektion von der Verletzungsstelle aus
Leuchtpistolenverletzungen
Lochschüsse der Gefäße
Luftdruck, enorm erhöhter
Luftembolie
Luftemphysem
Luftgehalt der Wunde
Luftstreifschüsse
Luftwege, Veränderungen bei Gelbkreuzgasver-
giftungen
—, obere, bei Weilscher Krankheit
Lunge, eingetriebene Fremdkörper
Lungenentzündung, kruppöse
Lungengewebe, Reparationsvorgänge
—, Verödung desselben
Lungenlappen, überzählige
Lungenparenchym, Entzündung bei Fleckfieber

Lungenschüsse
—, Komplikationen
Lungenspitzen, Prellung derselben
Lungentuberkulose auf Grund von Lungen- und
Brustkorbverletzungen
Lungenveränderungen bei Genickstarre
— bei Grippe
— bei Malaria
— bei Typhus
— bei Weilscher Krankheit
Lungenverletzungen, direkte, penetrierende
—, indirekte
Lungenverwachsungen
Lungenwunde, Nachblutungen
Lymphdrüsen bei Dysenterie
— bei Fleckfieber
— bei Grippe

M.

Magen bei Dysenterie
—, Mißbildungen
—, Schußverletzungen
—, Sekretionsanomalien
Magenblutungen im Anschluß an Bauchver-
letzungen
Magen-Darm-Kanal bei Fleckfieber

Magen-Darm-Kanal bei Weilscher Krankheit
Magengeschwüre
— durch Prellung
Magenschleimhaut, Erosionen derselben
Malaria perniciosa (tropica)
—, Pigmentreste
—, Veränderungen
Malariagehirn
Malariagranulom
Malariamelanin
Malariaplasmodien
Manteireißer
Markkallus
Marschasphyxie
Mastdarm, Narbenstenose
—, Verletzungen
Meckelsche Divertikel
Mediastinum, Entzündungsprozesse im vorderen
und hinteren
Medulla oblongata bei Fleckfieber
—, Versagen bei Hitzschlag
Melanose der Gesichtshaut
Meningitiker
Meningitis
— meningococcica
— serosa interna s. ventricularis
— — traumatica
—, spinale
Meningokokkenerkrankung
Meningokokkus
Meridionalfissuren bei Schädelschüssen
Mesaortitis thoracica
Mesenterialdrüsen bei Paratyphus
Mesenterium commune
—, Zerreißungen
Metastasen bei Gasödem
Mikroorganismen bei Wundinfektion
Miliaria crystallina
Milz bei Dysenterie
— bei Fleckfieber
— bei Gasödem
— bei Malaria
— bei Paratyphus
— bei Weilscher Krankheit
—, Mißbildungen
—, Schußverletzungen
— —, Folgen derselben
Milzinfarkte, hämorrhagische
Milztumor, akuter infektiöser
— bei Febris recurrens
—, impf- oder Kriegstumor
— bei Kriegsnephritis
—, spodogener
—, typhöser
— nach Typhusschutzimpfung
Minensplitterverletzungen
Mischinfektionen
—, bakteriologische Diagnose
Mißbildungen, angeborene
Mittelohr bei Grippe
Molekulare Erschütterung
Monoporische Kanalschußverletzung des Hirns

Morbus Addison
— — und Status thymico-lymphaticus
Muskelgewebe, chemisch-toxische Schädigungen
durch Geschosse
Muskeln, Kriegserkrankungen durch Schuß,
Stich, Hieb, stumpfe Gewalt
— —, Wundverlauf
Muskellappen, Zwischenschaltung gestielter, bei
Nerventransplantation

Muskelnekrosen bei Verschütteten
Muskelphlegmonen
Muskelschüsse
Muskelveränderungen bei Grippe
Muskulatur bei Gasödemen
Mutterkornvergiftung, chronische
Myelinscheide, Veränderungen derselben
Myokard, fleckige Entartung
Myxödem, idiopathisches

N.

Narbenstadium der Hautschüsse
Nasennebenhöhlen bei Grippe
Nasenrachenraum bei Grippe
Nässegangrän
Nebenbefunde bei Sektionen
Nebenlunge mit totalen Bronchiektasien
Nebenmilz
Nebennieren, Atrophie bei Kriegsteilnehmern
— bei Fleckfieber
— bei Grippe
—, Schußverletzungen
—, Tuberkulose
— bei Typhus
   bei Verbrennung
— bei Weilscher Krankheit
Nekrose, direkte traumatische
Nephritis
Nerven bei Weilscher Krankheit
Nervendurchtrennung, völlige
Nervenfaserneubildung
—, Merkmale derselben
Nervennaht
Nervenpfropfung, doppelte
Nervensystem, peripheres, Schußverletzungen

— — —, Degenerationsvorgang
— — —, Histopathologische Grundlagen der
   operativen Behandlung
— — —, Regenerationsprozeß
— — —, Ursachen für das Ausbleiben spontaner
   Heilung
Nervenschüsse
—, Fernschädigung
—, Fremdkörper in der Schußnarbe
—, makroskopisches Bild der verletzten Nerven-
   strecke
—, Häufigkeit derselben
—, Kontinuitätstrennung
—, Schädigung durch sie
Nerventransplantation
Nervenüberbrückungen, Methoden derselben
Nervenversorgung, Varietäten
Nervus ischiadicus, resezierte Narbe
— —, marklose Fasern in der alten Schwann-
   schen Scheide
— —, Scheide desselben
— —, Zellbänder aus der Narbe
   medianus nach Schußverletzung
   peroneus, Markschwund an alten und regene-
   rierten Fasern des zentralen Nervenstumpfes

— — und tibialis, spindelförmige Narben
   radialis, Narbe
— ulnaris, Edingersche Überbrückung
Netz bei Weilscher Krankheit
Neuritis, aszendierende
Neurom, zentrales, Markscheidenpräparat daraus

Neuronophagie bei Malaria
Nieren, Abszeßbildung bei paratyphus
—, akute Erkrankungen

Nieren, arteriosklerotische Veränderungen
— bei Fleckfieber
— bei Gasödem
— bei Grippe
— bei Malaria
— bei Weilscher Krankheit
—, Mißbildungen derselben
Nierenbecken, Verletzung
— bei Weilscher Krankheit
Nierenblutung
Nierenentzündung
Niereninfarkt
Niereninfektion
Nierenkanälchen, Schädigungen derselben
Nierenkapillaren, Schädigung derselben
Nierenparenchym, Veränderung desselben
Nierenschüsse
—, Durchschuß mit Infarktbildung und Kapsel-
   hämatom
—, extra- und intraperitoneale
—, Folgen
Nierenzysten
Nosoparasitismus

O.

Oberschenkel, Granatbrocken aus einer Trüm-
   merwunde
Ödem, chronisches hartes
— bei Kriegsnephritis
Ödemkrankheit
Ohrspeicheldrüse bei Fleckfieber
Ohrverletzungen durch Luftdruck
Organkrankheiten
—, Atmungsorgane
—, Drüsen mit innerer Sekretion
—, Gefäßsystem
—, Haut
—, Herz
—, Nieren (Feldnephritis)
—, Verdauungsorgane
—, Zentralnervensystem
Organphthisen, ausgebreitete
Ösophagusschüsse
Ossifikation
Osteomyelitis, eitrige
Oxyuren
Oxyuris vermicularis

P.

Pachymeningitis, hämorrhagische
— interna
Pachymeninx bei Fleckfieber
Pankreas, Affektionen
— bei Fleckfieber
—, Schußverletzungen
— versprengte Anlagen
Paralyse
Paralytische Entartung des Nerven
Paratyphus abdominalis, Typen desselben

—, dysenterieartige Veränderungen
—, Komplikationen
Paravakzine Pirquets
Pars membranacea, Verletzungen
Pediculi
Pellagra und Melanose
Periarteriitis nodosa
Perikarditis, eitrig-fibrinöse
Peritoneum bei Dysenterie
—, s. a. Bauchfell.
Peritonitis, akute
—, chronische

Peritonitis, lokale
—, retrogastrische
—, subphrenische
— nach Darmverletzungen
— bei Grippe
Perroncitosches Phänomen
Petechien bei Fleckfieber
—, Zone derselben
Pfeifferscher Bazillus
Pferderäude
Pharynx-Kehlkopfdurchschuß
Phlegmone
—, paraartikuläre
Phosgengasvergiftung
—, Schema der makroskopisch-pathologisch-anatomischen Befunde
Phthise, Infektion
—, fortschreitende
—, Verschlimmerung durch den Krieg
Pialtrichter
Plaödem bei Typhus
Pirquetsche Tuberkulinreaktion
Plaques jaunes Charcots
Plasmazellen bei Dysenterie
Platzrupturen
Pleura bei Grippe
— Schußinfektion
Plexus chorioideus bei Fleckfieber
Pneumonien, fibrinöse
—, indurierende
—, kruppöse
— — paratyphöse
— bei Verbrennung
Pneumothorax
—, Therapie
Pocken
Poliomyelitis
Polymyositis der Skelettmuskeln
Polyneuritis
Polyzythämie
Projektil
Pseudoaneurysmen nach Gefäßschüssen
Pseudoausschüsse
Purpura febris exanthematica
Putrifikusbazillus, beweglicher
Pyämie
Pyelitis bei Kriegsnephritis
Pyelonephritis, aufsteigende
Pyodermien
Pyopneumothorax

R.

Radialgefäße, arterio-venöses Aneurysma
Rauschbrandbazillen
Reaktion, defensive
Regeneration nach Nervenverletzungen
Reisneuritis
Reiztheorie, Fibigers
Respirationstraktus bei Fleckfieber
Rickettsia Prowazeki
Ringelschüsse
— des Brustkorbs
Ringinfarkt
Rippenkortikalis, Aufblätterung an der Durchschußstelle eines Infanteriegeschosses
Röhrenknochen, Schußverletzungen
Rohrkrepieren
Roseolen, typhöse
Roseolaexanthem bei Fleckfieber
—, Umwandlung in Papeln
Rückenhaut, Infanteriegeschoß-Ein- und Ausschuß

Rückenmark, Erkrankungen
—, Folgen der Erschütterung
—, frische mechanische Kriegsschädigungen
—, Verletzung und ihre Folgen
— —, Genese der Höhlenbildungen
— —, ältere Stadien
— bei Tetanus
—, vollständige Unterbrechung
Rückenmarkschüsse
Rückfallfieber
Rückprall der Geschosse
Ruhr
—, Epidemische Dysenterie
—, Amöbenenteritis
—, follikuläre
—, noduläre
—, schwer toxische
—, Heilungsvorgänge
—, Residuen
— und Paratyphus 195.
— und Typhus
Ruhrbazillen

S.

Salvarsantodesfälle mit Status thymico-lymphaticus
Sarkoptesarten
Schädel, Schußverletzungen
— —, Krönleinsche
— — steckengebliebenes Geschoß
Schädelbasis, Sprung und eitrige Meningitis
—, Verletzungen
Schädel-Berstungsbrüche
—, Mechanik derselben
Schädeldach, Defekt durch Geschoßwirkung
Schädelfissuren, irradiierte, und Hirnkontusion

Schädelhöhle bei Weilscher Krankheit
Schädelwunden, Narben perforierender
Schallwellentheorie
Scheitellappen, Narbe eines Tangentialschusses

Schilddrüse, pathologische Vergrößerungen derselben
— bei Weilscher Krankheit
Schizotrypanum cruzi
Schleimhautblutungen bei Skorbut
Schleimhautentzündung bei Paratyphus
Schleimhauthyperplasien bei chronischer Dysenterie
Schleimzysten
Schmetterlingsfraktur
Schmieröl komedo
Schmieröl-Vaselinhaut
Schmutzaffektion der Wurmträger
Schmutzdermatosen
Schneelawinen, Verschüttung durch solche
Schocktod
Schockwirkung bei Verschütteten
Schrapnellkugel
— Einschußwunden
Schuhdruck
Schußaneurysma, s. Aneurysma.
Schußkanal, Ablenkungen desselben
— mit Holzstöckchen und Borsten
—, primärer
Schußverletzungen der Gefäße
— der Gelenke
— der Haut
— des Knochengerüstes
— der Kopfhöhle
— der Muskeln

Schußverletzungen des peripheren Nervensystems

Schutzimpfung gegen Typhus
Schwannsche Zellen, Wucherung derselben

Schwund der fettigen und lipoiden Stoffe
Selbstmord bei Status thymico-lymphaticus
Senfgasvergiftung
Sepsis
Seuchen des Krieges
—, Cholera
—, Fleckfieber (Haut) . . (innere Organe)
—, Genickstarre, epidemische
—, Grippe
—, Heine-Medinsche Krankheit
—, Immunitätsreaktionen
—, Malaria
—, Mischinfektionen
—, Paratyphus
—, Pocken
—, Rückfallfieber
—, Ruhr
—, Typhus abdominalis
—, Weilsche Krankheit
Sinusthrombose, infizierte
Sinusverletzungen
Situs inversus totalis
Skelettmuskulatur bei Fleckfieber
—, wachsartige Entartung bei Tetanus
— bei Weilscher Krankheit
Skorbut
Spätapoplexie
—, kapilläre
Spätempyeme
Spätgangrän als Komplikation der Erfrierung

Spätgasödeme
Spättetanus
Speicheldrüse, Mischtumoren
Speiseröhre, Magenschleimhautinseln
—, Traktionsdivertikel
—, Verletzungen derselben
— bei Weilscher Krankheit
Spirochäten in Meningealgefäßen
— des europäischen Rückfallfiebers
Spiroptera neoplastica
Spitzgeschoß, Verletzungen der Gewebe
Spongiosafrakturen
Stase, dauernde und vorübergehende
Status thymo-lymphaticus
Steinschlag, Einschußwunden dadurch
Stichflammenaspiration
Stoßschwingungen
Strangulationsileus
Strapazenherz

T.

Taenien
Tetanie, idiopathische
Tetanus, deszendierender
—, Giftwanderung
—, Antitoxintherapie
—, Prophylaxe im Kriege
Thermische Kriegsschädigungen
Thoraxkontusionen
Thrombophlebitis, infektiöse
Thrombose
—, statische
Thymusdrüse
— bei Weilscher Krankheit
Thymustod
Trachea, Entzündung bei Fleckfieber

Trachea, Senkungsabszesse
—, Verletzungen
Tracheitis bei Kriegsnephritis
Tracheopathia osteoplastica
Tracheozelenbildung
Transformation des Nerven
Trauma und Geschwulst
Treitzsche Hernien
Trennungsneurome
Trichocephalus dispar
— major
Trichophyton gypseum
Trichozephalen
Trikuspidalklappe, persistierendes Blutknötchen

Tuberkulose, Häufigkeit derselben
—, Manifestwerden durch Schußverletzungen
Tuberkulosetod
Turgor vitalis
Typhus abdominalis
—, Beginn, sowie anatomischer und klinischer
    Verlauf
— und Paratyphus
— und Strapazenherz
Typhusrezidiv
Typhusschutzimpfung
—, Reaktionen, allgemeine und entfernte
— —, lokale und regionäre
Typhussepsis

U.

Überbrückungsmethode Edingers
Überhäutung bei kleinen Schußwunden
Überproduktionsurämie
Überschußregeneration nach Nervenschüssen
Ulnarislähmung
—, neugebildete Fasern in Zellbändern
Ulzera, ekchymotische
Unterernährung, chronische
—, Kachexie
Unterleibsorgane bei Absturz aus der Luft
Unterschenkeldurchschuß
Ureter, Verletzung
Urinaustritt in die Bauchhöhle
Urinfistel
Urinphlegmone

V.

Varix aneurysmaticus
Vasa tibialia post., arterio-venöses Aneurysma

Vena jugularis int., Stichverletzung derselben
— tibialis post., Aneurysma derselben
Venen, partielle Durchlöcherung derselben

— bei Fleckfieber
Ventilpneumothorax
Verätzungen
Verblutungstod
Verbrennung
—, Fernwirkungen
Verbrennungstod, primärer
—, sekundärer
Verdauungsdrüsen bei Fleckfieber
Verdauungskanal bei Grippe
—, wässerige Ergüsse und Blutungen
Verdauungsorgane, Kriegserkrankungen
—, Mißbildungen
Vergiftung durch Gas
Verkohlung

Verschüttung
Verschüttungsnekrosen
Verstorbene, plötzlich
Volvulus

W.

Wallersche Entartung
Wanderungen der Geschosse
Wanzen
Weilsche Krankheit
— —, Differentialdiagnose
— —, Erreger derselben
— Nephritis
Weiterfallen
Weiterschnellen
Welch-Fraenkelscher Bazillus
Winkelschüsse
Wirbelkanal, Verletzungen desselben
Wirbelsäule, Schußverletzungen
Wunddiphtherie
Wundinfektion, Allgemeines
—, primäre
—, sekundäre
Wundstarrkrampf
Wurmbefunde, Prozentsatz derselben
Würmer
Wurmfortsatz

Y.

Yperitvergiftung

Z.

Zellbänder, Bedeutung derselben
Zellen, Anaplasie derselben
Zenkersche Degeneration bei Cholera
— Sektionsmethode
Zentralnervensystem bei Fleckfieber
— bei Gasvergiftung
—, Kriegserkrankungen
Zerebrospinalmeningitis, epidemische
Zerrungsrupturen
Zirkulationsapparat bei Fleckfieber
Zone der Petechien
— der molekularen Erschütterung
— der traumatischen Nekrose
— der Schußverletzung
Zottenhämosiderose
Zwei-Höhlenschüsse
Zwerchfell, Prolaps
—, Schußverletzungen
—, Stichverletzungen
Zwerchfellhernien, echte
—, traumatische
Zwerchfellkuppel, Verletzungen derselben
Zyankalivergiftung
Zystenbildungen in drüsigen Organen
Zystitis   s. a. Cystitis.

Lightning Source UK Ltd.
Milton Keynes UK
UKHW021332090119
335176UK00018B/517/P